现代超声显像诊断学

主　编　李泉水　李建国
副主编　熊　奕

科学技术文献出版社
SCIENTIFIC AND TECHNICAL DOCUMENTATION PRESS

·北京·

图书在版编目（CIP）数据

现代超声显像诊断学 / 李泉水，李建国主编.—北京：科学技术文献出版社，2011.6
ISBN 978-7-5023-6950-7

Ⅰ.①现…　Ⅱ.①李…②李…　Ⅲ.①超声波诊断　Ⅳ.① R445.1

中国版本图书馆 CIP 数据核字（2011）第 102714 号

现代超声显像诊断学

策划编辑：周明理　薛士滨　责任编辑：薛士滨　责任校对：赵　瑗　责任出版：张志平

出　版　者	科学技术文献出版社
地　　　址	北京市复兴路15号　邮编 100038
编　务　部	（010）58882938，58882087（传真）
发　行　部	（010）58882868，58882874（传真）
邮　购　部	（010）58882873
官 方 网 址	www.stdp.com.cn
发　行　者	科学技术文献出版社发行　全国各地新华书店经销
印　刷　者	北京高迪印刷有限公司
版　　　次	2011 年 6 月第 1 版　2015 年 3 月第 1 次印刷
开　　　本	889×1194　1/16
字　　　数	1752千
印　　　张	64.25
书　　　号	ISBN 978-7-5023-6950-7
定　　　价	548.00元

版权所有　违法必究

购买本社图书，凡字迹不清、缺页、倒页、脱页者，本社发行部负责调换

编委

主　编　李泉水　李建国
副主编　熊　奕

编　委　于秀珍　副主任医师　江西省萍乡市人民医院
　　　　万承爱　教授　　　　南昌大学第三附属医院
　　　　万淑华　主任医师　　江西省肿瘤医院
　　　　方　都　教授　　　　天津医科大学总医院
　　　　王珍丽　主任医师　　南昌解放军95医院
　　　　叶　军　教授　　　　赣南医学院附属医院
　　　　邓林云　教授　　　　南昌大学第一附属医院
　　　　车国卿　教授　　　　江西省妇幼保健医院
　　　　刘燕娜　教授　　　　南昌大学第二附属医院
　　　　向莎利　教授　　　　昆明医学院第一附属医院
　　　　朱剑芳　教授　　　　南昌大学第一附属医院
　　　　李建初　教授　　　　中国协和医科大学协和医院
　　　　李建国　教授　　　　北京大学第二临床医院人民医院
　　　　李建辉　副主任医师　南方医科大学中西医结合医院
　　　　李沿江　教授　　　　南昌大学第二附属医院
　　　　李泉水　教授　　　　深圳大学第一附属医院
　　　　李振洲　博士　　　　深圳大学第一附属医院
　　　　沈学东　教授　　　　上海复旦大学附属中山医院
　　　　沈　理　教授　　　　上海交通大学附属仁济医院崇明分院
　　　　张家庭　主任医师　　深圳大学第一附属医院
　　　　陈书文　主任医师　　深圳大学第一附属医院
　　　　陈常佩　教授　　　　湖北省妇幼保健院超声科
　　　　邹　霞　主治医师　　深圳大学第一附属医院
　　　　罗福成　教授　　　　合肥解放军第105医院
　　　　林　琪　主任医师　　暨南第二临床医学院深圳市人民医院
　　　　易　艳　主治医师　　暨南大学第二临床医学院深圳市人民医院

编 委	金震东	教授	第二军医大学附属上海长海医院
	胡士敏	教授	首都医科大学附属北京同仁医院
	郜朝辉	博士	中国协和医科大学北京阜外医院
	郭瑞军	教授	首都医科大学附属北京朝阳医院
	徐佩莲	教授	浙江省人民医院
	徐南图	教授	北京邮电医院
	贾译清	教授	江苏省肿瘤医院
	温建中	教授	南昌大学第三附属医院
	梁萍	教授	中国人民解放军总医院
	梁海南	主任医师	暨南大学第二临床医学院深圳市人民医院
	粟晖	主任医师	深圳大学第一附属医院
	熊奕	主任医师	暨南大学第二临床医学院深圳市人民医院
	熊华花	主任医师	深圳大学第一附属医院
	袁光华	教授	中国协和医科大学

序

由李泉水、李建国教授主编，20多名专家执笔的《现代超声显像诊断学》与读者见面了，全书共五十五章，内容十分新颖丰富。

超声诊断学仍在不断发展，国内已出版许多专著，而本书具有独到之处，增加了不少新病种，超声显像可以提供可靠的诊断依据，在技术方法上也有许多新内容，例如：三维超声、超声造影、数字化管理以及介入性超声等均重点加以介绍。而对每个病种的超声诊断，抓住了其超声显像的最主要特点，附有典型而清晰的图片进行阐述，提出了鉴别诊断的依据，这对初学者帮助甚大。

总之本书内容全面、系统、新颖，注重科学性和先进性，突出了实用性和可读性，图文并茂，深入浅出，是一本良好的参考书，教科书，特予推荐。

郭万学

前　言

超声诊断是影像医学的一门新学科，电子技术和计算机技术的发展，新的超声仪器的研发，极大的推动了该学科的飞速发展。现在临床上普遍采用的彩色多普勒诊断仪具有全数字化和宽频带等新技术，无论在图像的对比清晰度，细微分辨力和图像的均匀性等方面都得到了很大提高。近几年来三维彩超仪的应用，更能逼真直观地显示器官或病变组织的血流信息，使超声诊断从以解剖、病理为基础的形态学诊断发展为以形态学和血流动力学相结合的综合诊断。并采用彩色多普照勒能量图和新型声学造影剂的二次谐波成像以及速度向量图等新技术，进一步扩大了超声诊断临床应用的范围，提高了诊断水平，使超声诊断在临床医学中占居越来越重要的地位，已成为诊断疾病中不可缺少的手段。

为了更好的发挥超声诊断在临床诊断中的作用，需提高超声医师水平，为超声人员提供实用易懂的参考书，不断丰富知识。由于超声应用范围的不断扩大，超声队伍迅速壮大，超声科已成为医院一个重要的学科，每年需增加不少新的超声诊断医师。为了能更好满足广大超声专业工作者的需要，我们组织了20多位超声专家执笔撰写了《现代超声显像诊断学》。

本书从实用出发，又兼顾了本学科的系统性，全书共分五十五章，涉及基础理论、头颅、心脏、血管、妇产科、腹部、小器官、介入超声和超声造影等，附声像图千余幅，图文并茂。为了扩大读者的思路，提高对疾病的诊断与鉴别诊断能力，对某些超声图像相似的疾病进行纵横向比较、纵向比较是"一病多图的描述"，而横向比较则为"不同疾病似一图"作鉴别阐述。资料翔实，理论联系实际，深入浅出，是超声医师值得阅读的参考书。

本书在编写过程中得到了各位作者的大力支持与协作，他们毫不保留地提供了多年积累的宝贵资料，在此谨致以诚挚的谢意。由于医学知识和技术处于飞速发展的信息时代，本书内容多，涉及面广，难免存在很多不足之处，恳请各位同仁及广大读者批评指正。

李泉水　李建国

目　录

第 1 章
超声医学原理

第 1 节
超声波的基本特性

一、超声波的频率范围

1. 超声波的定义 超出正常人耳可听声音频率范围(即高于20000Hz)的声波就称为超声波(图1-1-1)。

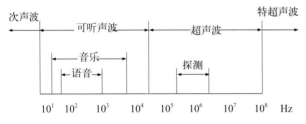

图 1-1-1 超声波的频率范围

2. 超声波的振态 超声波在固体中有纵波、横波和表面波三种振态,而在液体和气体中则只有纵波一种振态,因此在超声诊断中应用超声波的振态是纵波。

3. 超声波的应用范围

频率为 0.1 ~ 1.0MHz 的超声波,用于声呐导航及测量距离。

频率为 3.0 ~ 5.0MHz 的超声波,用于心脏、腹部及软组织成像。

频率为 5.0 ~ 10.0MHz 的超声波,用于小器官成像。

频率为 10.0 ~ 30.0MHz 的超声波,用于皮肤及血管内成像。

频率为 40.0 ~ 100.0MHz 的超声波,用于生物显微镜成像。

二、超声波的基本物理量

超声波有三个基本物理量,即波长（λ）、频率（f）和声速（c）,它们之间的关系为:

$$c = \lambda \cdot f \quad (即 \ \lambda = c / f)$$

1. 频率 单位时间内声源振动的次数就称为频率,它以赫兹（Hz）为单位（1Hz=1 次 / 秒）,但在超声诊断中,常用千赫兹（kHz）和兆赫兹（MHz）为单位。频率也是周期的倒数,如果振动周期为 T,则

$$f = 1/T$$

2. 声速 声速是指单位时间内超声波在介质中传播的距离,单位为米 / 秒（m/s）。声速是决定声阻抗及根据回声测定距离精度的重要因素,它与介质的弹性（k）和密度（ρ）有关,即 $c = \sqrt{k/\rho}$,而与超声波的频率无关。

3. 波长 波长是指介质中两个相邻周期质点之间的长度。对纵波而言,波长就是两个相邻压缩区中心点之间的距离（图1-1-2）。

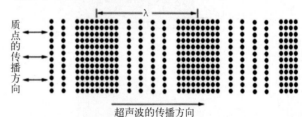

图 1-1-2 纵波质点的运动及波长

三、超声波的发生

在超声诊断中,超声波是由探头中晶体的压电效应产生的。在自由状态下晶体处于自然形态（图1-1-3A）;当在压电材料两端加一压力时,此

时压电材料将机械能转变成电能，这种效应称为正压电效应（图 1-1-3B 和图 1-1-3C）；而当在压电材料两端加一交变电信号时，此时压电材料则将电能转变成机械能，这种效应称为逆压电效应（图 1-1-3D 和图 1-1-3E），超声探头便由此产生了诊断用的超声波。

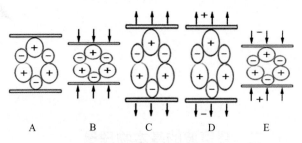

图 1-1-3 晶体的压电效应及逆压电效应

四、超声波的传播

1. **介质** 介质是传播声音的媒介物质，气体、液体和固体都是传播声音的介质。超声波必须在介质中才能传播，在真空中超声波是不能传播的。在超声诊断中，人体的脏器和组织都是超声波传播的介质。介质的声学特性与超声波成像的关系非常密切。

2. **匹配层** 超声探头中的晶体与人体接触的一面具有多层声阻抗匹配层，以有利于超声波的传播，从而提高宽频带探头的信号噪声比（图 1-1-4）。

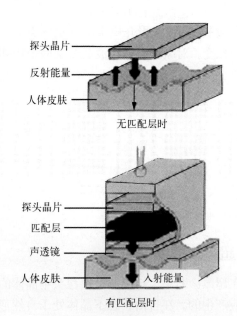

图 1-1-4 超声探头的晶体匹配层

3. **波动** 声源振动的传播过程就是波动（图 1-1-5）。质点在原位来回振动时，超声波的能量则从一端传到另一端。

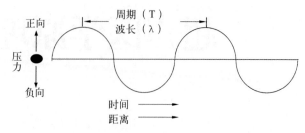

图 1-1-5 超声波的传播

4. **振幅** 质点从平衡位置到最大位移之间的距离称为振幅（又称为幅度或幅值）。

第 2 节
生物组织的超声特性

超声波在人体组织及生物材料中传播，最重要的特性是超声波的衰减、散射、反射和折射。

一、生物组织对超声波的衰减

生物组织对超声波有衰减作用，影响最明显的就是逐步减弱从深处反射回来的回波的幅度，使其难以检测。

1. **超声波能量衰减的原因**

（1）由于"内摩擦"，使超声波机械能转变为热能而被组织"吸收"。

（2）由于声束发散、散射及反射而引起超声波束方向的改变（图 1-2-1）。

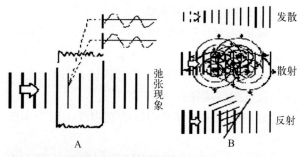

图 1-2-1 超声波能量衰减的原因

A 图为由于弛张现象，部分回波的相位偏移形成波的干涉而使超声波能量的损失 B 图为由于超声波的发散、散射及反射引起超声波方向改变而导致流经某一特定面积超声波能量的衰减

2. 衰减的单位及影响因素　声强或声压的衰减和吸收以分贝（dB）为单位。分贝是一对数单位，采用对数单位的优点在于可以把相当大的数值用相当小的数值来描述。

生物组织的衰减系数不仅决定于组织的厚度，而且还决定于超声波的频率，因此频率越高的超声波在越厚的人体组织中衰减越明显。超声波衰减系数的单位为 dB/（cm·MHz）。

3. 生物组织衰减的一般规律　人体软组织对超声波的吸收不仅与介质的物理特性有关，而且与其生理状态也有关。从临床试验得知，正常组织与病变组织对超声波的反应不同。例如，癌组织对超声波的吸收较多，炎症组织对超声波的吸收稍少，血液和眼前房液对超声波的吸收最少，肌肉组织对超声波的吸收有所增加，纤维组织和软骨可吸收大量的超声波能量，骨质对超声波的吸收更多。因此，超声波在人体组织中的衰减规律具体可细分为：骨（或钙化）＞肌腱（或软骨组织）＞肝脏＞脂肪＞血液＞尿液和胆汁。另外，组织中含胶原蛋白和钙质越多，声衰减就越大，而液体中如果含有蛋白成分则声衰减增大。

二、生物组织对超声波的散射

1. 散射（Scattering）　当介质以粗糙的表面、单个小障碍物或一组小障碍物的形式出现时（直径只有几个波长或更小），则有一部分能量被散射，散射的程度决定于介质的几何条件（图 1-2-2）。

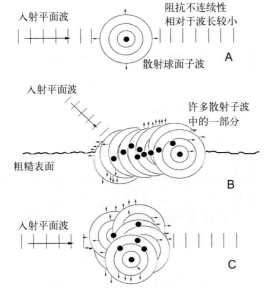

图 1-2-2　引起超声波散射的三种情况

2. 背向散射（back scattering）　与超声波波长相近或更小的微小结构对超声波的散射在形成软组织的超声图像中起着重要的促进作用，甚至可以认为正是超声波的这种背向散射构成了超声图像中的决定性信息，是超声成像法研究人体内部结构的重要依据。在研究红细胞的运动规律时，背向散射是极有价值的超声信息，超声束内红细胞的数量越多，散射源也就越多，超声探头接收的背向散射信号的强度也就越大，而红细胞数目的多少与频移范围无关系。

三、生物组织对超声波的反射和折射

1. 超声波的反射　超声波在生物组织中传播时，遇到不同声阻抗的分界面时就会产生反射和折射（图 1-2-3），而分界面两边的特性声阻抗值则决定了入射超声波如何在折射和反射之间的分配。

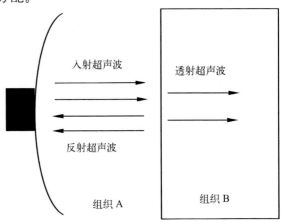

图 1-2-3　超声波的界面反射

（1）介质的特性声阻抗：介质的特性声阻抗（z）等于密度（ρ）和超声波在介质中传播速度（c）的乘积，即：

$$z = \rho \cdot c$$

物质的密度一般是固体＞液体＞气体，而且超声波在介质中的传播速度也是固体＞液体＞气体，故特性声阻抗值一般也是固体＞液体＞气体。人体软组织及实质性脏器的密度、声速及特性声阻抗值与水相近（因脏器含水量为 60%～70%）。

如果界面两侧介质的特性声阻抗值相等（即 $z_1=z_2$）时，则称为均匀介质，不会产生超声波的反射；如果界面两侧介质的特性声阻抗值不同，则一部分超声波被反射，并且与光学反射时的情况一样，其反射角等于入射角，这种反射又称为镜面反射（图1-2-4）。

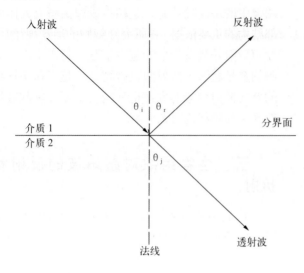

图1-2-4 界面的反射与折射
θ_i 为入射角 θ_r 为反射角 $\theta_i = \theta_r$ θ_j 为折射角

此时，反射的程度取决于入射侧介质的特性声阻抗值（z_1）和折射侧介质的特性声阻抗值（z_2）的相对值，如下式所示。

反射系数（R_1）+ 折射系数（r_1）= 1

$$反射系数 = \frac{z_2 - z_1}{z_2 + z_1}$$

$$折射系数 = \frac{4z_2z_1}{(z_2 + z_1)^2}$$

（2）特性声阻抗差异大的界面反射特性：界面反射是超声波诊断的基础。当 z_1 和 z_2 相差很大时，即无论是 $z_1 \gg z_2$（从固体→气体）还是 $z_1 \ll z_2$（从气体→固体）都将发生近乎全反射而没有折射。例如，在水和空气的界面上，水的特性声阻抗值为 1.492（$kg/m^2 \cdot s$），而空气的特性声阻抗值为 0.00428（$kg/m^2 \cdot s$），因此反射系数为：

$$R_1 = \left(\frac{1.492 - 0.00428}{1.492 + 0.00428} \right) = 0.99$$

即，此时入射的超声波能量中有99%被反射回去。

由此可见，超声波从液体（或固体）向气体中传播几乎是不可能的；反之，超声波从气体向液体（或固体）中传播也几乎是不可能的，这就是为什么超声波诊断肺组织疾病十分困难的缘故，因为肺组织中充满气体。

同样的道理，进行超声检查时在探头与人体受检部位之间要涂上足够的耦合剂，就是为了减少空气对超声波传播的影响。

（3）特性声阻抗差异小的界面反射特性：如果 z_1 和 z_2 相当接近，则超声波的反射很少，但只要界面有1‰的特性声阻抗差，就会产生反射波，所以超声波对软组织的分辨力很高。

软组织的特性声阻抗值彼此非常接近，垂直于肝脏和肾脏分界面的入射超声波，反射回肝脏的大约仅占入射超声波能量的6%，其余94%则透过界面进入肾脏。

2. 超声波的折射 超声波在界面两侧介质中的声速不同时，声速之比决定了折射的程度，其关系是：

$$\frac{\sin \theta_i}{\sin \theta_j} = \frac{c_1}{c_2}$$

式中，θ_i 为入射角，θ_j 为折射角，c_1 为入射侧介质中的声速，c_2 为折射侧介质中的声速

根据超声波的折射原理，采用声速较大或较小而衰减系数又很小的材料做成的超声聚焦透镜，可使超声波束聚焦在焦平面处。当两种介质的声速相差甚大时，由于超声波的折射而会引起被测目标的变形，即产生伪像。

第3节
超声生物效应及超声声强

一、超声波的生物效应

当一定强度的超声波在生物组织中传播时，通过它们之间相互作用的机制，致使生物组织的功能和/或结构发生变化，这就是超声波的生物效应。

1. 超声波的物理作用

（1）空化作用：当人体组织或体液中受到强超声波照射时，会产生一种类似雾状的气泡，此现象称为超声波的空化作用。人体组织由于超声

波的空化作用而产生不能复原的破坏性改变，导致细胞坏死，甚至整个组织坏死。这种强剂量的超声波治疗可用于粉碎结石和血栓消融。

（2）热作用：生物组织在超声波机械能的作用下，由于生物组织对超声波的黏滞和吸收，会将一部分超声能转化为热能，使生物组织的温度上升，当超声辐射达到治疗剂量时，热作用明显增强，因此可用于癌肿的治疗。

2. **超声波对生物组织和器官的影响**　不同的生物组织对超声波的反应会随着超声波频率的增加而发生改变，频率高的超声波损伤生物组织所需的照射时间需要增加。例如，脊髓组织和细胞内游离电子运动平衡较低，其空化阈值也将随着超声波频率的升高而迅速增加。

二、超声场的声强

超声仪器输出脉冲超声波的声强对人身安全关系密切，尤其是对孕产妇和胎儿的影响更甚。

1. **声强的定义及限定值**　空间峰值时间平均声强（I_{spta}）是指在声场中或者某一指定平面上时间平均声强的最大值，单位为 mW/cm^2。真实声束声强（I_{ob}）是超声仪器发射超声波的真实声强，单位为 mW/cm^2。根据国际电工委员会的规定，声强的限定值为：

$I_{ob} \leqslant 20 \ mW/cm^2$

$I_{spta} < 100 \ mW/cm^2$

胎儿　$I_{ob} \leqslant 10 \ mW/cm^2$

如果超声场的声强超出限定值，则会产生若干生物效应。例如，育龄妇女早熟、排卵、受孕率下降，胎儿体重减轻，产后新生儿发育迟缓等。

2. **超声仪器的工作方式**　超声仪器通常采用短脉冲发射超声波，其平均声强低于连续超声波，因此脉冲工作方式是比较安全的工作方式。

（袁光华）

第 2 章

超声成像分析方法

一、超声成像的方法

1. **波形表示法** 波形表示法包括 A 型超声和 M 型超声，A 型超声探测脏器界面或目标点的回声幅度，M 型超声探测心脏运动与时间关系的变化曲线。

2. **超声断层扫描法** 超声断层扫描法又称为 B 型超声或二维灰阶超声。超声断层扫描探测人体脏器的二维结构，其声像图与脏器的断层解剖结构关系密切。

3. **彩色多普勒成像法** 彩色多普勒成像探测脏器的断层结构及血流信息，用颜色表示血流的方向和速度，并叠加在二维灰阶图像上。

4. **谐波成像法** 利用造影剂微气泡对超声波二次谐波散射增强的效应，接收谐波信号成像，称为造影剂谐波成像；而利用超声波在组织中传播的非线性关系，接收其谐波信号成像，则称为自然组织谐波成像。

5. **三维超声成像法** 三维超声成像法探测心脏、腹部及血管的立体信息，经计算机三维重建，显示具有立体感的图像。

以上多种探测方法，在临床中均行之有效，但超声断层扫描法（即二维灰阶成像）依然是现代超声医学的主体部分。

二、超声图像的分析方法

超声成像主要是为了了解被检查脏器的边缘和轮廓、脏器的内部结构细节、脏器的活动规律及血流的动态信息。在临床实践中行之有效的诊断方法包括：

1. 回声测量距离。
2. 脏器的动态变化规律和功能变化规律。
3. 液性组织、实性组织和气体的鉴别。
4. 组织对超声波的吸收和衰减。
5. 血流频移改变的特点等。

三、超声成像的一般规律

1. **回声的来源** 回声的产生主要来自大界面的反射和散射源的散射。

2. **界面与声束的角度** 界面与声束的角度对超声成像影响较大。例如，球形病灶常常仅有前后壁回声，而侧壁回声常常消失，其后方有带状无回声区，即侧声影。

3. **衰减对成像的影响** 衰减小的脏器，其后方回声增强；而衰减大的脏器，其后方回声减弱，即称为声影。脏器对超声波的衰减主要表现在其后方回声。

4. **囊性物体的声像图特征** 囊性物体的声像图表现为囊肿内部为无回声或极低回声，前壁和后壁回声增强，侧壁回声失落，后方回声增强和侧声影。

5. **多重反射** 强反射界面后方出现一系列间隔均匀的、回声依次衰减的影像，称为多重反射，这是超声束在探头与介质交界面之间往返多次所形成的一种假象。

四、人体不同器官和组织的超声成像特点

1. **皮肤** 不论采取直接接触式检查还是采取

水耦合式检查，皮肤均呈线状强回声。在皮肤有增厚、变薄或凹陷等改变时，只有用水耦合的检查方法才能显示出来。

2. **脂肪**　回声强弱不一，皮下组织和层状分布的脂肪呈低回声，与包盖它们的筋膜之间形成明显的线状强回声分界；而当某些解剖结构或肿瘤组织中的脂肪与其他组织成分混杂分布时，则常表现为强回声。

3. **纤维组织**　纤维组织回声的强弱取决于纤维组织的排列方式以及其中是否混有其他成分，当纤维组织与其他成分交错分布时其回声强，而当其排列均匀时回声则较弱，如纤维瘤。一般来说，纤维组织的衰减程度比较明显。

4. **肌肉组织**　肌肉组织的回声较脂肪组织强，质地较粗糙。

5. **血管**　血管呈无回声的管状结构，动脉常有明显的搏动，在加大增益的条件下，可以见到管腔内血细胞流动所产生的点状散射回声。

6. **骨组织、钙化或结石**　这些均表现为很强的回声，其后方伴有声影。

7. **实质脏器**　实质脏器表现为较均匀的低回声，如果以肝脏为标准，脾脏回声较肝脏低而且均匀、细腻，肾脏实质回声也较肝脏实质回声低，胰腺回声较肝脏高而且粗糙。脏器的纤维被膜显示为线状回声。超声还可以较清楚地显示脏器内部的一些结构，诸如肝内管系、胰腺导管、肾皮质、肾髓质及弓形动脉等。

8. **空腔脏器**　空腔脏器的形状、大小和回声特征常因脏器功能状态的不同而不同。例如，胆囊和膀胱可随充盈状态不同而呈现出不同的特点，在排空状态下囊壁增厚、不平而类似于病变回声。胃肠道则因其内容物不同而有不同的表现，其内充满液体时可表现为管状的无回声区，充满含有气体的内容物时可形成杂乱的强回声反射，气体反射常呈多重反射的斑纹状强回声，称"彗星尾"征。但当管壁痉挛或有肿瘤时，则形成含有强回声核心的椭圆形低回声区，称为假肾征，低回声区代表肠壁，强回声核心来自肠腔内容物和肠黏膜表面。

五、病理声像图的特点

1. **实质脏器的弥漫性病变**　实质脏器的弥漫性病变可以产生回声强度的改变，继而使整个脏器的大小、边缘和回声等发生一系列变化。应当指出，超声诊断弥漫性病变时缺乏特异性，也仅在一定程度上与疾病的严重程度相关，而且两者也并非完全对应。声像图上有轻微改变时，患者可能早已有明显的功能损害或实验室检查异常；相反，有时声像图虽有明确的改变，但因处于功能代偿期，临床上也可无明显的异常。此外，慢性过程和急性过程也有不同的表现（表2-1）。

2. **占位性病变**　根据占位性病变的声像图表现也可以对占位性病变的性质进行鉴别，有时还能对病变良恶性的鉴别提供一定的参考，详见表2-2和表2-3。

表2-1　慢性病变和急性病变的声像图表现

	急性病变	慢性病变
脏器的体积	增大	增大或减小
脏器的边缘	饱满、圆钝	不平或结节状
脏器的回声	减低	增加
脏器的结构	变化不大，但急性坏死性病例除外	变形或显示不清

表2-2　囊性病变和实性病变的鉴别

	囊性病变	实性病变
病变形态	圆形或类圆形	团块状
边界回声	清晰、光滑	可不清楚或不光滑
内部回声	无	有
后方回声	回声增强	回声增强或无变化、衰减出现声影
周围组织	可有压迫、移位	可有压迫、移位、浸润或破坏征象

表 2-3　良性病变和恶性病变的鉴别

	良性病变	恶性病变
病变形态	多规则	多不规则
边界回声	清楚、光滑	不清楚或浸润状
内部回声	均匀、中等回声	不均匀、低回声多见
周围组织	可有挤压	可有浸润、破坏征象

3. 病变中某些成分的声像图表现　由于受超声自身分辨能力的限制，超声检查一般不能分辨组织学上的改变，以下一些初步观察的结果可供分析声像图所见时参考。

（1）细胞与纤维组织成分：当病变成分单一而且排列均匀时，不论是细胞还是纤维组织在声像图上均表现为微细而且均匀的回声，但以纤维组织成分为主时衰减却较明显。

（2）脂肪成分：当病变中混有脂肪成分时，表现为强回声，后方可伴有声影。

（3）钙化成分：表现为后方伴有声影的强回声，但细小的钙化不易被识别。

（4）组织坏死：一般而言，当病变发生坏死时呈杂乱的强回声，而当坏死组织发生液化时又可以形成透声区。

（5）靶征的意义：靶征是指某些肿瘤在声像图上表现为强回声区而其周围有低回声带或晕环环绕，这一征象曾被认为是由于肿瘤周围反应性水肿存在的缘故，但有学者通过声像图与病理的对照研究发现，有的肿瘤这一低回声环与肿瘤周围部分排列整齐尚未出现坏死的细胞区相对应，而中心的强回声区则与肿瘤组织坏死区相对应。

六、声像图的描述

1. 回声强弱的描述　灰阶超声图像不仅可以反映回声的有无，还能通过不同的灰阶度来反映回声的强弱，因此可以根据声像图中灰阶度的不同分为强回声（或高回声）、等回声、低回声（或弱回声）及无回声。回声的高低强弱应根据病灶的回声与周围正常脏器的回声比较来确定。例如，肾肿瘤的回声强度如果与邻近肾实质回声相等则称为等回声，回声比邻近肾实质高则称为高回声，回声比邻近肾实质低则称为低回声。

2. 后方回声的描述　病灶或组织后方的回声也在一定程度上反映组织的特性。当病灶界面有较强的反射以及有较强的衰减特性时，后方回声减弱乃至消失，称为声影；当病灶或组织为液性或衰减不明显时，其后方回声强于周围组织的回声，称为回声增强；而当病灶本身表现为低回声或无回声而其后方回声增强时，则称为透声区。

3. 回声分布的描述　回声分布的描述可以根据回声分布的情况，用"密集""稀疏""分布不均匀"等词汇来描述。纵观病灶内回声分布的状况可用"均质"或"不均质"来形容。

4. 病变形态的描述　有人直接用病理学术语来描述声像图上病变的表现，如描写肝脏内占位性病变时直接描述为"肝右叶可见肝癌"等。但是，肝癌的声像图是不具有特异性的，同样的声像图表现也可见于肝脏的良性肿物和脓肿，因此这样不顾声像图表现的描写很可能会导致错误的结论。一般而言，除了典型的囊肿和结石以外，超声诊断一般不直接作出上述具体病理诊断的结论。此外，仅描述某一幅声像图的平面特点，而不注意描述病灶的立体形态，这也是不够全面的，因此超声医师应该通过不同切面的声像图特征来描述病变的整体形态，这才符合医学影像学的原则。

5. 一些声像图征象的描述　超声医师形象化地把某些病变的声像图特征命名为某征象，用以强调这些声像图特征。我们认为这些征象的描述，只要命名是准确的、贴切的，并在文献中得到广泛使用的，都值得加以推广和应用。例如，某些肝脏肿瘤病灶中心强回声区的周围形成圆环状的低回声带，宜称为"靶环"征；肝脏肿瘤自肝脏表面凸起时称为"驼峰"征；胆管扩张后在声像图上形成与门静脉平行的、直径相近甚至更粗的管道状影像，则形容为"平行管"征或"双筒枪"征；乳腺囊肿或肿瘤形成的圆球形无回声区或低回声区、后方伴有狭长的带状回声增强区称为"蝌蚪尾"征等。

七、超声诊断的基本要求

1. **针对性**　应根据检查申请单提出的问题进行有目的、有重点的全面检查，并尽可能地给予明确肯定或明确否定的回答，即使不能给予明确的回答也应实事求是地加以说明。

2. **客观性**　应当确切地描写声像图所见，诸如病变的解剖定位，病变的形态、大小、数目及邻近的结构，病变边界回声及内部回声的特点，病变的动态变化，重要的阴性所见也应描述，以供鉴别诊断时参考。

3. **独立性**　进行超声诊断时应根据声像图的客观表现进行分析，并参考临床表现作出判断，任何结论都不能离开声像图的客观表现，切忌随意附和和主观臆断。

4. **系统性**　有的病变在其发展过程中呈动态改变，因此有必要进行系统的追查与随访，检查者应提出复查的日期和具体内容。超声诊断仅是医学影像学的一个环节，也仅是全面、周密的临床检查中的一种辅助手段，因此在诊断时必须考虑可能需要的下一步检查的手段和目的，并向临床医师提出必要的建议。

5. **科学性**　对病变图像的拍摄和报告的书写应注意其科学性。拍摄超声诊断图像时应注意：

（1）图像应具有代表性，它应能使人观察出拍摄的是什么脏器、部位及主要病变，这就要求能清楚地显示图像的解剖关系。

（2）图像应具有对比性，包括两个垂直切面的对比、左右对比、动态改变以及与前次检查的对比。

（3）图像应具有系列性，能通过一系列的图像反映病变引起的相关改变，例如肾积水病例应包括膀胱的图像，胰头癌病例应包括肝脏、肝外胆管以及胆囊的图像。

八、超声诊断的分类

1. **一级诊断**　有典型的声像图表现，根据声像图表现即可明确诊断，此类疾病诸如胆石症、囊肿、多囊肝、多囊肾、妊娠、胎儿等。

2. **二级诊断**　有明显的声像图异常，可提示为或符合某种临床诊断，这时可以在结论中描写主要的声像图所见及可能的诊断和必要的鉴别诊断，并可作适当讨论，例如"肝右叶实性占位性病变，肝癌可能性大"。

3. **三级诊断**　声像图上有异常所见，但无法解释为何种病变，此时可直接描写声像图所见而不必作任何具体的诊断。

4. **四级诊断**　四级诊断为未能在检查部位发现异常病变。

5. **五级诊断**　由于某些因素的干扰而未能得到满意的、可供诊断的图像，应在诊断中予以说明。

（袁光华）

第 3 章

超声诊断基础及原理

第 1 节
灰阶超声概述

A 型超声显示单超声束界面回声的幅度（amplitude），故又称为振幅调制型。A 型超声是以脉冲波的幅度来反映回声的强弱，可用于测量组织界面的深度和反映界面的组织基本特性，并以此作为临床超声诊断的依据，因此 A 型超声属于一维图像（图 3-1-1）。A 型超声诊断仪主要应用在颅脑和眼科方面。

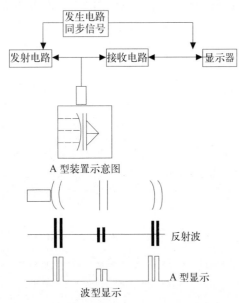

图 3-1-1　A 型超声原理示意图

B 型超声显示与超声束径向一致的切面回声图像，界面回声的强弱用明暗度（即灰阶）来表示，它属于辉度（brightness）调制型的二维图像（图 3-1-2）。B 型超声由于具有许多特点，尤其是实时 B 型超声能直观而且逼真地显示人体组织的二维图像。

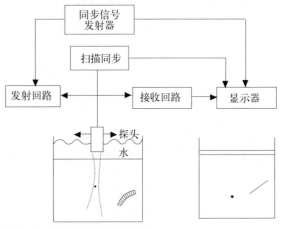

图 3-1-2　B 型超声原理示意图

M 型超声显示超声束沿途各层次的运动回声曲线，因此它也属于辉度调制型。在实际探测时，M 型超声的垂直方向代表人体软组织或脏器从浅到深的空间位置，而水平方向则代表时间，并由此可得出一条"位置 - 时间曲线"（图 3-1-3）。

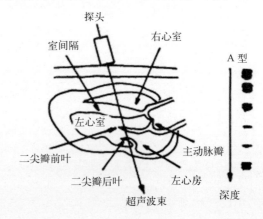

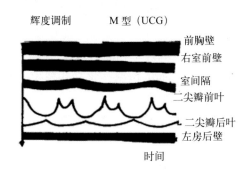

辉度调制　　　M 型（UCG）

　　　　　　　　　　　　　　前胸壁

　　　　　　　　　　　　　　右室前壁

　　　　　　　　　　　　　　室间隔

　　　　　　　　　　　　　　二尖瓣前叶

　　　　　　　　　　　　　　二尖瓣后叶
　　　　　　　　　　　　　　左房后壁

　　　　　　　时间

图 3-1-3　M 型超声心动图原理示意图

第 2 节
B 型超声扫描原理

　　B 型超声诊断仪按扫描成像方式可分为四大类：一是手动扫描；二是扇形扫描，包括电子相控阵扫描、机械扇形扫描和环阵扇形扫描；三是线阵扫描，包括电子线阵扫描和电子凸阵扫描；四是径向扫描。下面仅详细介绍目前应用最多的电子线阵扫描和电子相控阵扫描。

一、电子线阵扫描

　　将多个晶体（阵元）组成一个线阵，用电子开关按一定时序将激励电压加到换能器某些阵元上，使它们发射出一束超声波，同时再由电子开关按一定时序去接通某些阵元，使其接收反射回来的超声信息，由此而形成的超声束扫描就是电子线阵扫描。

　　接收到的回波信号经放大器放大、预处理和后处理及显示器 Z 轴调辉，并用显示器的 Y 轴表示回波的反射深度，X 轴与超声束扫描线的位置相对应，三者合成即为一幅完整的超声断层图像。线阵扫描探头是由多个（80 个或 128 个）超声线阵单元组成，扫查时探头本身不动（放置在人体受检部位），而以 7～8 个超声阵元为一组，由电子开关控制发射和接收超声束形成线阵扫描，这就是线阵扫描超声诊断装置的工作原理。其具体工作流程为：先以一定数量的阵元（第一次用 7 个）发射和接收超声束，此时超声束的中心轴位于所用阵元的中心阵元处（用 7 个阵元时，中心阵元是第 4 号阵元），此时显示器上的扫描线

与中心阵元同步，并在扫描线上显示回波的亮度；然后，第 8 号阵元加入原先工作的 7 个阵元，形成 8 个阵元同时工作，此时超声束的中心移到第 4 号阵元和第 5 号阵元的中间，这样超声束的中心仅移动了 1/2 个阵元间隔（即 1/2d），并在显示器上显示出第二条扫描线；不断重复上述步骤，直到最后一个阵元也参加工作为止，由于采用电子高速扫描，因此形成一帧图像所需要的时间是很短的，这样就能在 1 秒钟内形成数十帧图像（一般为 30 帧 / 秒），从而保证了能够实时观察人体内的运动器官和活动目标（图 3-2-1）。

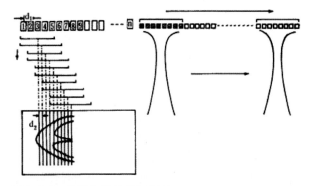

图 3-2-1　线阵扫描原理示意图

　　这种扫描方式也称为线性内插补法，它一方面是线性扫描，另一方面又在两个阵元之间插入了一条扫描线，这就达到了超声扫描线密度加倍的作用。

二、电子相控阵扫描

　　电子相控阵扫描是利用雷达天线的相控阵扫描原理来实现人体脏器的超声成像，使用较小的换能器就能得到十分广阔的视野，所以最适用于心脏的超声诊断。电子相控阵扫描探头晶体阵元数增加到 96 个或 128 个，从而成为高密度探头，检查角度为 81°～90°，扫描最大深度为 20cm，成像速度为 30 帧 / 秒，每幅图像扫描线可达 115 条，经数字扫描转换器（DSC）转换插补，其线密度可增加 1 倍。

　　电子相控阵扫描的原理为：把脉冲电压同时加在呈等间隔排列的晶体 1、2、3……上，由于各晶体发射的超声波面聚集于正方向上，所以超声波束便向着正向传播（图 3-2-2）。

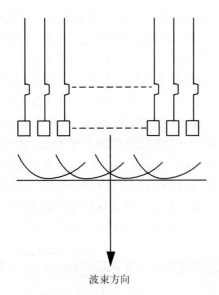

图 3-2-2 同时加激励脉冲的多晶体片

如果在不同的时间在各晶体片上加上激励脉冲电压，并且使各晶体片之间激励脉冲的时间差相等，即在第 1 个晶体片加激励脉冲之后间隔一定的时间，再把激励脉冲加在第 2 个晶体片上，并依次类推，从而使叠加脉冲超声波的前平面与阵元平面之间有一个相位差，因此叠加后的超声束方向与阵元面的法线方向也有一相位差（图3-2-3）。该时间又称为等级差时间。

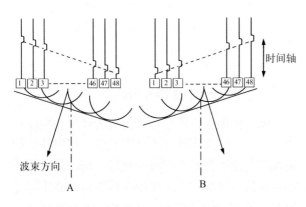

图 3-2-3 激励脉冲为等级延时的叠加超声波束

随着激励脉冲等级差时间的改变，相位差也将随着改变，如果将首端与末端的激励脉冲互相交换位置，叠加后超声波束的方向则移至法线的另一侧。这种用时间控制激励脉冲而获得超声波束方向变化的扫描方法，就叫做相控阵扫描，而这些超声阵元就叫做相控阵超声阵元。

三、有关 B 型超声图像的一些基本概念

在超声诊断仪的数字扫描转换器（DSC）中，常涉及一些图像方面的概念、定义和公式，在这里作一简要说明。

1. **像素 (pixel)** 图像中最小的基本单元就称为图像的像素或像点。

2. **图像 (imaging)** 若干个像素的集合便组成了图像，往往也称为影像。

3. **灰阶** 图像中像素的亮度等级，由黑到白分为 256 级灰阶，但人眼一般只能大致分辨出 16 级灰阶，而现行 B 型超声诊断仪大多数采用 256 级灰阶。

4. **存贮容量 (memory capacity)** 超声图像的质量一般取决于像素的多少和灰阶的级数，一个存贮器的容量等于像素与存贮位数的乘积。假如图像按 N 行（row）、M 列（column）排列，则行与列的交点就构成了一个像素。总像素（b）等于 N 和 M 的乘积，N 和 M 一般表示为 2 的整数倍（如 2^8、2^9）。也就是说，一幅 256 行、512 列图像的总像素就等于 256×512。

灰阶级数（G）$=2^m$，其中 m 为存贮位数，单位为比特（Bits），因此，当 m=4 时，G=16；m=5 时，G=32；M=6 时，G=64；m=7 时，G=128；m=8 时，G=256。

超声诊断仪的存贮容量（用 B 表示），则 $B=N \cdot M \cdot m$，如果一台超声诊断仪的图像具有 256×512 个像素和 64 级灰阶（m=6 Bits），则这台超声诊断仪的存贮容量就等于 $256 \times 512 \times 6$。

由于显像管屏幕的亮度正比于 DSC 中像素的灰阶值，因此回声信号越强，对应的灰阶级数也越高，显示的图像就越亮。

5. **标准电视制式** 目前电视制式有多种，但最常用的主要有二种，一种是 NTSC 制式，它的规格是扫描 525 行、60 场 /30 帧（隔行扫描），美国、日本和西欧的一些国家采用；另一种是 PAL 制式，它的规格是扫描 625 行、50 场 /25 帧（隔行扫描），我国采用的就是 PAL 制式，因此凡在我国使用的电视机、录像机和摄像机等均采用 PAL 制式。

6. **逐行扫描显示** 现在中高档彩色多普勒超声仪器均已采用高分辨、逐行扫描、无闪烁的专

业监视器，其最高分辨率达 1280×1024。

7. 二维数字分辨力 包括空间分辨力、对比分辨力和时间分辨力。

（1）空间分辨力：又称为细微分辨力，它是指对血管定点瞬时血流速度的检测，与脉冲多普勒取样容积的大小有关。取样容积越小，越能反映特定细微血流的瞬时血流速度，空间分辨力也就越好。

（2）对比分辨力：又称为速度分辨力，它是指在血流检测时对血流速度变化的对比分辨能力。当既要检测高速血流、又要检测高速血流过后的低速血流时，速度分辨力越高，对这种变化的检测能力也越强，它与壁滤波器的自适应能力有关。

（3）时间分辨力：又称动态分辨力或帧分辨力，它是指彩色成像的速率（即帧频）。在心血管疾病的诊断过程中，由于心跳较快，帧频只有在每秒25帧以上时才能不失真地显示心脏血流的动态变化过程。时间分辨力小，帧频减少，时间分解能力也下降，因此也就无法观察细小的异常血流。

第3节
多普勒超声基本原理

一、超声多普勒效应

当声源与反射边界固定不动时，反射波的频率等于入射波的频率，但当声源与反射边界有相对运动时，则由于超声波在一定介质中的传播速度（c）是恒定的，则可看作是超声波波长的压缩或扩展，而超声波波长的变化必将伴随着频率（f）改变，但它们仍需满足 $c=\lambda \cdot f$ 的关系（图3-3-1），这种现象叫做多普勒效应（Doppler effect）。

它们之间的关系可用下式表示（假设运动方向与入射超声波之间有一夹角 θ 时）：

$$f_d = f_0 - f_r = 2V \cos \theta / c$$

f_0 为入射超声波的频率，f_r 为反射超声波的频率，f_d 为多普勒频移（Doppler shift），V 为反射物体的运动速度，c 为介质中超声波的传播速度，θ 为夹角。其中，f、c 是不变的，而 V 是

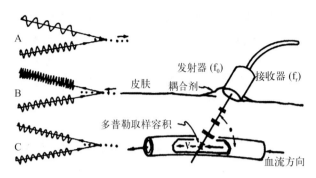

图 3-3-1 多普勒原理示意图

在不断变化的，因此 f_d 与 V 成正比，也就是说，反射波的频率随被测物体的运动速度而改变，即可用 f_d 来反映物体的运动速度。此外，物体的运动方向也是十分重要的，当物体朝向声源运动时 f_d 为正，而当物体背离声源运动时 f_d 为负，这就是方向性多普勒系统的基础。例如，当入射超声波的频率 f_0 为 5MHz、运动物体的速度为 10cm/s、θ 为 60°、超声波在介质中传播的声速为 1500m/s 时，由多普勒频移公式算得的多普勒频移（f_d）为 300Hz。

另外，在实际探测时 f_d 一般都在可听音频范围内，因此检出的 f_d 可以根据其发出的声音来监听，并可用快速傅里叶变换对 f_d 进行频谱分析。

二、连续多普勒和脉冲多普勒

根据多普勒效应建立的血流测量方法主要有连续多普勒、脉冲多普勒（图3-3-2）和 HPRF 脉冲多普勒三种方式，这三种方式各有优缺点。

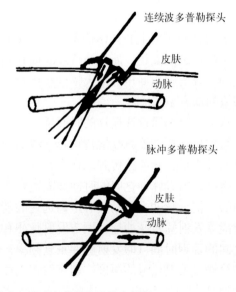

图 3-3-2 脉冲多普勒和连续多普勒

1. 连续多普勒 连续多普勒（continuous waved Doppler，CW）通常采用两个换能器来获取有关的血流资料，一个换能器恒定不变地发射超声波，而另一个换能器恒定不变地接收反射回来的超声波（图3-3-3）。

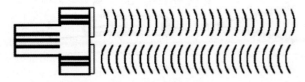

图3-3-3 连续多普勒的工作原理示意图

2. 脉冲多普勒 脉冲多普勒（pulsed waved Doppler，PW）采用单个换能器在很短的脉冲期限内发射和接收超声波，因此它在脉冲期间内有一"可听期"（图3-3-4）。

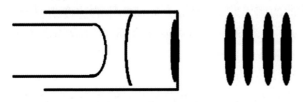

图3-3-4 脉冲多普勒的工作原理示意图

分辨元又称为多普勒取样容积，脉冲多普勒的取样容积不同于连续多普勒的取样容积，其分辨元为三维断裂水滴状，它能测量特殊区域内的血流速度，并能在心脏或大血管的任何位置进行定位。

脉冲多普勒对心脏疾病的定位诊断和体积血流的定量测定具有其独特的优势，其分辨元是提供数据相互作用的材料体积，分辨元的大小一般取决于它在超声束上的具体位置。分辨元的长度取决于超声束的直径，而脉冲持续时间和超声束宽度的有效值则由回声的最大幅度和诊断系统检测阈值的动态范围决定。

脉冲多普勒通过选择性的时间延迟，对目标点进行定位。换能器断续地传送超声波后，足够的时间过去后，脉冲波传到取样容积处，再返回到换能器，所以脉冲之间的时间间隔通常为传送时间的二倍。脉冲多普勒具有距离选通的能力，在换能器发射短暂脉冲后，调节发射脉冲和取样门之间的延迟时间（即发射脉冲重复频率）来决定需检测多普勒信号的深度。超声波在人体组织中的速度大约是1540m/s，因此距离因素大约是

每厘米深度延迟13μs，而取样容积长度的调节范围一般为1～10mm。

3. HPRF脉冲多普勒 高脉冲重复频率多普勒（high pulsed repetition frequency Doppler，HPRF），HPRF是在脉冲多普勒基础上的改进。HPRF脉冲多普勒在工作时，探头在发射一组超声脉冲波之后，不等取样部位的回波信号返回探头便又发射第二组超声脉冲波，这样就使得沿超声波束的方向在不同的深度有一个以上的取样容积。若有三组超声脉冲波向心腔内发射，则第二组超声发射后探头接收的实际上是来自第一组超声脉冲波的回波，而第三组超声发射后探头接收的实际上是来自第二组超声脉冲波的回波。依此类推，相当于脉冲重复频率加倍，这样检测到的最大频移也就增加了一倍。因此，高脉冲重复频率多普勒的血流速度可测值的最大扩展范围一般为普通脉冲多普勒的三倍。然而，高脉冲重复频率多普勒虽然增加了速度可测值的范围，但也牺牲了一定的距离分辨能力，因此它是介于连续多普勒和脉冲多普勒之间的一种多普勒技术。

三、频谱显示

灰阶波谱是可听多普勒信号内包含的全部频率组分经计算机处理后以图形方式显示出来的。在双功能超声检查中它将视觉资料与听觉资料结合起来反映每一心动周期内的信息。音频信号如同心脏听诊一样，可以判断血流的性质，并能根据音调的高低、声音的响度来定性分析血流速度的大小和血流信号的性质，频谱分析还可进行血流动力学定量测量，其频移（速度）对应于时间的显示即为频移（速度）时间曲线（图3-3-5）。

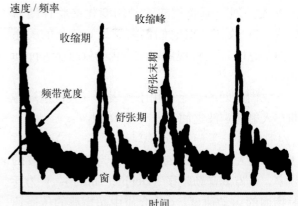

图3-3-5 频移（速度）时间曲线

频谱图上"横轴"代表时间（时基），即血流持续时间，单位为秒（s），能够扩大或缩小频谱显示中频谱的比例。"纵轴"代表频移的大小，用 kHz 表示，当 θ=0 时，还可表示为速度，以 m/s 为单位。"收缩峰"指在心动周期内达到收缩期峰值频率和峰值速度的位置。"舒张期末"为将要进入下一个收缩期之前舒张期的最末点。"窗"为无频率显示的区域；"中间水平线"（横轴线）代表零频移线（基线），基线上面的频谱为正向频移，表示血流朝向探头而来，而基线下面的频谱则为负向频移，表示血流背离探头而去。"频带宽度"表示频移在垂直方向上的宽度，即某一瞬间取样血流中血细胞速度分布范围的大小。速度分布范围大，频带宽；速度分布范围小，频带窄。"频谱灰阶"即为信号幅度，表示某时刻取样容积内血流速度相同血细胞数目的多少，速度相同的血细胞数目越多，散射回声越强，灰阶级数也越高（显示较亮）；反之，速度相同的血细胞数目越少，散射回声越弱，灰阶级数也越低（显示较暗）。

四、频率混叠现象

采用脉冲多普勒超声测量血流速度时受脉冲重复频率的限制。当第一组超声波发射后，有一个"可听期"来接收取样点的回声，到第二次再发射超声波时，中间有一段时间间隔 t_d（即一个周期），而脉冲重复频率（PRF）等于周期 t_d 的倒数（即 $PRF=1/t_d$）。

为了准确地显示频移的大小和方向，根据取样定理，PRF 必须大于多普勒频移（f_d）的两倍，即：

$$PRF>2f_d \quad 或 \quad f_d<1/2\,PRF$$

其中，1/2 PRF 称为奈奎斯特频率极限，如果多普勒频移（或者换算为血流速度）超过这一极限，脉冲多普勒测量的频率就会出现大小和方向的伪差，即频率失真（频率混淆）。

五、脉冲重复频率、取样深度和测量速度之间的关系

1. 脉冲重复频率与最大取样深度　脉冲多普勒检测的最大取样深度（d_{max}）取决于脉冲重复频率，即由二个发射脉冲之间的时间间隔所决定，

因此最大取样深度用以下公式表示：

$$d_{max}= \frac{c}{2PRF}$$

脉冲重复频率越高，两个脉冲之间的时间间隔越短，取样深度也愈小；反之，取样深度则越大。因此，为了获得深部的血流信息，就要以减少脉冲重复频率为代价。脉冲重复频率与取样深度的关系详见表 3-3-1。

表 3-3-1　脉冲重复频率与取样深度的关系

脉冲重复频率	近似取样深度	最大可检出频移（Δf）
25 kHz	3 cm	12.5 kHz
18 kHz	4.3 cm	9 kHz
12.5 kHz	6 cm	6.25 kHz

2. 距离测量与速度测量　为了避免距离模糊，最大测量深度与最大测量速度必须遵循以下公式：

$$d_{max}\cdot V_{max} \leqslant \frac{c^2}{8f_0}$$

由此可见，当 f_0 一定时，$d_{max}\cdot v_{max}$ 乘积固定，探测深度越深，可测得的速度范围就越小，两者互相制约（图 3-3-6）。

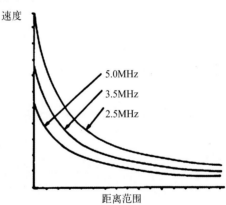

图 3-3-6　速度与深度的关系

第 4 节
彩色多普勒血流成像原理

彩色多普勒是使用运动目标显示器（即 MTI）测算出血液中血细胞的动态信息，再根据血细胞的移动方向、速度和分散情况，调配红、蓝、绿三基色，变化其亮度并叠加在二维超声图像上。

一、MTI原理

探头发射超声波后，超声波则会如图3-4-1所示的那样，从心脏的壁层和红细胞反射回来，当探头接收到这两个反射回来的超声信号后，探头会再发射一次超声波。由于红细胞运动速度很快，而心脏壁层移动缓慢，因此将第一次和第二次所接收到的回波信号相减，便可形成第三种波型。心脏的壁层由于几乎没有运动，将两次反射回来的回波信号相减，其回波信号就会消失；反

之，红细胞由于在快速运动，其回波的位置不相同，相减之后，回声依然保留下来。然后，超声探头在同一方向上反复多次（6~12次）发射超声波，并对其变化进行比较和统计分析，就能够更加准确可靠地获取运动红细胞的动态信息。

血流显像的质量主要取决于MTI滤波器的性能，MTI滤波器可从接收到的超声回波信号中分离出血流信号成分，假如滤波器的性能不佳就会出现其他成分（如心壁、瓣膜等）的回声信号，或者整个图像出现红色或蓝色的伪像，从而会增加诊断的难度。

每台彩色多普勒血流显像系统都会精心设置高性能的MTI滤波器（图3-4-2）。彩色滤波器根据血流速度快于心脏和瓣膜运动这一特点，把慢动作的信号（即心脏壁层和瓣膜的动态信号）删去。但是，由于血流速度、心脏壁层和瓣膜的运动因人、因年龄、甚至因病而异，因此应删除的动作速度也不能一概而论，故一般将MTI滤波器定为高、中$_1$、中$_2$、低四级。

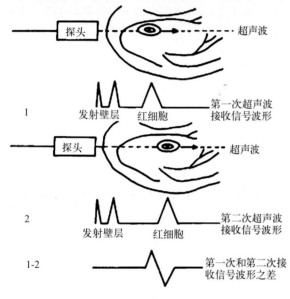

图3-4-1　MTI原理示意图

二、血流分散

血流分散主要用于显示血流的紊乱情况。彩色多普勒图像的一个像素中存在着若干个红细胞，而且超声波波束的直径也远远超过红细胞的

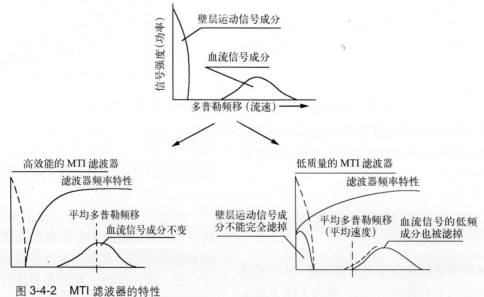

图3-4-2　MTI滤波器的特性

在接收到的超声回波中，包含了多普勒频移较大的血流信号和多普勒频移较小的壁层运动信号。使用MTI滤波器滤掉多普勒频移较小的低频信号，只保留多普勒频移大的血流信号，然后予以彩色显示

直径，因此彩色多普勒不可能具有测量和显示单个红细胞移动速度的能力，而只能显示存在于同一像素中全部红细胞的平均移动速度和平均移动方向。

当血流为层流时，一个像素内的红细胞都以基本相同的速度朝大致一样的方向移动，因此显示出来的一个像素内全部红细胞的平均速度和平均方向与各个红细胞的移动情况基本一致。但是，当血流处于湍流状态时，一个像素内各个红细胞的移动速度和移动方向皆不相同，它所显示的像素内全部红细胞的平均速度和平均方向有很大的出入，此时仅显示平均速度和平均方向是无法区别它们之间有无不同。另外，不论血流是层流还是湍流，如果仅显示速度和方向的话，当一个像素内全部红细胞的平均值相同时，也会遇到同样的问题。因此，就有必要显示"分散"，以反映一个像素内红细胞运动速度和运动方向的分散情况。血流分散在彩色标尺中可得到体现（图3-4-3）。而且，彩色多普勒的分散显示也正好对应于脉冲多普勒和连续多普勒的频带宽度（图3-4-4）。

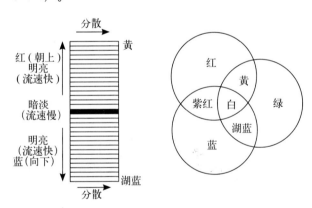

图 3-4-3　血流颜色显示示意图

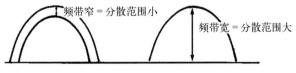

图 3-4-4　血流分散示意图

三、彩色血流显示

彩色多普勒血流显像时，由于频谱显示不能高速处理大量的采样数据，因此采用人眼敏感和分辨率高的彩色显示方式。彩色血流显示分为速度显示、方差显示和功率显示三种模式，显示角度可以从30°～90°选择，最大帧频为25～30帧/秒，当以30°和45°显示时，可在90°扇形扫描灰阶图中移动，用以仔细检查所需观察的部位。彩色多普勒的显示参数主要有：

1. 血流速度显示　用于显示血流速度（多普勒频移）的大小和方向。

（1）血流的速度：彩色多普勒用颜色的色调（色泽）来表示血流速度的大小，血流速度越高，色调越浓（即彩色越亮）；反之，血流速度越低，色彩越淡（即彩色越暗）。

（2）血流的方向：用红、蓝两种颜色分别表示，红色表示血流朝向探头而来，蓝色表示血流离开探头而去。由于扫描线上任一取样点的血流速度均可分解为与扫描线平行的速度分量，如果它朝向探头而来则用红色表示，离开探头而去则用蓝色表示，与超声束平行则不标色。这样，即使同一方向的血流，由于它相对于超声束的位置不同也可表现为不同的色彩（图3-4-5）。所以，在血流速度显示模式中，如果利用色彩的改变来判别血流方向就必须注意取样点在二维图像中的位置及其与扫描方向之间的关系。

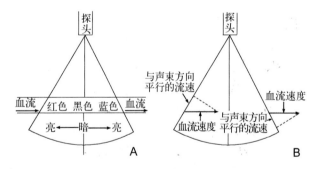

图 3-4-5　血流方向与彩色显示的关系示意图

（3）零电平位移动：可把单一方向的最大血流测量速度扩大两倍，从而避免高速血流的颜色反折现象。

2. 血流分散显示　血流分散显示也称方差显示模式。当血流速度范围超过仪器所规定的加速度或血流方向紊乱不规则时，图像中即会出现附加的绿色斑点，用以表示涡流。涡流速度越快，速度方差值就越大，绿色的亮度也越高；涡流速度越慢，速度方差值就越小，绿色的亮度也越低。

在高速射流时，由于频率失真而导致彩色逆转和涡流的出现，使上述色彩互相混合而出现白色。在明显的血流紊乱时，可出现红、蓝、绿、黄、青、白等多彩斑点的血流图像，称为镶嵌状图形。

3. **血流功率显示**　血流功率显示是根据多普勒频谱曲线下的面积（即功率）进行彩色编码来表示多普勒频移功率的大小。在血流功率显示模式中，血流速度的大小和方向所使用的色彩和色调与血流速度显示模式完全一样。但是，由于信号功率的大小取决于取样容积中具有相同血流速度血细胞相对数量的多少，因此它不受超声束与血流之间夹角的影响。也就是说，不会像血流速度显示模式那样，当超声束与血流之间的夹角较大时，测得的血流速度较低，即显色暗淡或不显色。因此，无论是高速血流还是低速血流在血流功率显示模式中均可得到良好的显示（图3-4-6）。

四、彩色多普勒能量图

彩色多普勒能量图（CDE）的主要特点如下所示：

1. 角度的非依赖性。入射超声束与血流之间的夹角改变时，只会改变曲线的形状，而其积分面积为一定值，曲线下的面积（即能量的总和）不会发生改变。

2. 增加动态范围，提高血流的检测灵敏度，显示低流量和低流速的血流。

3. 不会发生频率混叠现象，不论血流信号叠加与否，能量频谱的积分是不变的。

4. 缺点在于不能显示血流方向和血流速度，而且当脏器活动时，会造成闪烁伪像。

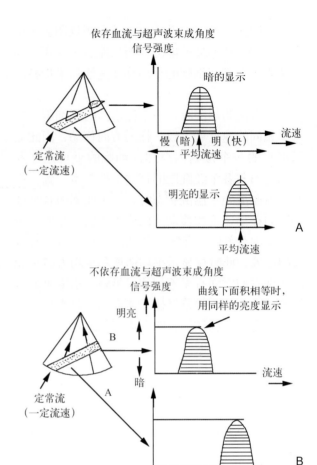

图 3-4-6　血流速度显示模式与血流功率显示模式的比较示意图

A．彩色亮度表示血流速度的大小，但因受超声束与血流之间夹角的影响，在夹角较大时，血流显色较暗（B点），而在夹角较小时，血流速度显色较亮（A点），但实际上这两点的血流速度是相同的；B．彩色亮度代表功率的大小，当A、B两点多普勒信号的功率（曲线下的面积）相同时，血流功率显示模式因不受超声束与血流之间夹角的影响，尽管超声束与血流之间的夹角较大，也显示为同样的亮度

（袁光华）

第 4 章

超声医学技术的发展趋势

第 1 节
数字式多波束形成技术

一、波束形成器

波束形成器有两种类型，即数字式波束形成器和模拟式波束形成器。数字式波束形成器，延迟精度高，系统灵活性大，稳定性好，它采用 A/D 数字电路延时与叠加，而传统的模拟式波束形成器则采用模拟延迟线延时与叠加来产生超声波束（图 4-1-1）。

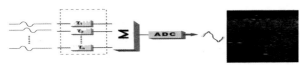

输入信号　模拟延时处理　模/数转换器　输出信号
模拟波束形成过程

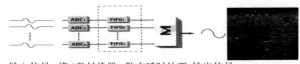

输入信号　模/数转换器　数字延时处理　输出信号
数字波束形成过程

图 4-1-1　数字式波束形成器与模拟式波束形成器

决定数字式波束形成器优劣的因素主要有阵元密度、延迟精度、A/D 位数、波束形成通道数。数字式多波束形成器主要有以下特点：

1. 数字式超声发射聚焦，数字式接收聚焦延迟线，并固化在专用的集成电路中，可连续地将超声束聚焦在一个很小的范围内，使聚焦精度比常规方式提高 10 倍以上，发射超声波时有 8

个以上的焦点，而接受回波信号时每个像素即为焦点，这就是全程（连续）动态聚焦（图 4-1-2）。

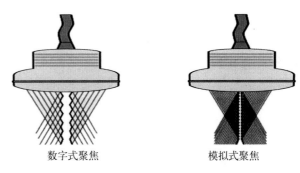

数字式聚焦　　　　　模拟式聚焦

图 4-1-2　数字聚焦与模拟聚焦

2. 由模拟延迟线叠加聚焦转变为时间型叠加聚焦，准确性高，无距离失真，并能减弱旁瓣效应。

3. 数字式延时。采样→延时→求和→检测→ DSC，全程均由计算机控制，延迟量可分级变换，因此它具有快速、准确、大量等特点。

4. 数字式动态变迹。改善超声波束主瓣与副瓣的相对大小，抑制副瓣（旁瓣）效应，消除副瓣伪像。发射超声波时，改变孔径上各阵元的激励电压；接收超声波时，改变各阵元信号叠加前的加权系数。

二、多波束形成技术和高速同步处理技术

若干个阵元接收回波信号后，经延迟和叠加而形成一条扫描线，阵元与通道一一对应，但并不是所有的通道都在同一时间起作用。在每条超声波束的形成过程中实际使用的阵元和通道的数

目对成像质量有密切的关系，阵元与通道越多，成像质量越好。使用多波束形成器和多倍信号处理技术，4个相位同时接收回波信号，可以明显提高帧频，以90°视角显示时，帧频可达79帧/秒；以45°视角显示时，帧频可达158帧/秒；而且在彩色血流显示时帧频可提高3倍，即时间分辨力得到明显提高（图4-1-3）。

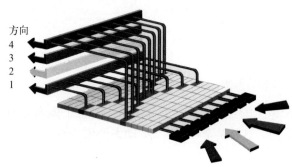

图4-1-3　四倍信号处理技术

采用高速同步处理技术能够应用多参数接收、同步高速接收、同步高速运算来处理和提取多普勒频谱参数及二维图像的全部重要参数（图4-1-4），使二维图像的分辨率、频谱检测的灵敏度及彩色血流显示的效果同时满足临床诊断的需要。

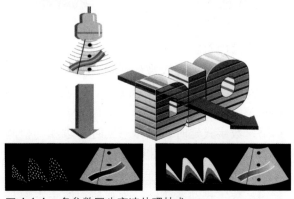

图4-1-4　多参数同步高速处理技术

第2节
造影剂谐波成像技术和自然组织谐波成像技术

一、造影剂谐波成像

1. 声学造影剂　目前，声学造影剂主要包括含空气造影剂、含二氧化碳造影剂、含氧气造影剂、含氟碳气体造影剂、以糖类为基质的造影剂、以人体蛋白为基质的造影剂等种类。它具有以下特点：

（1）气泡更稳定、半衰期更长。

（2）气泡的大小可控制，易排出人体。

（3）对人体无害，不影响人体血流动力学。

（4）具有良好的显影作用，经外围静脉注射就能通过肺循环使心肌显影。

2. 造影剂谐波成像(second harmonic imaging, SHI)的原理　造影剂二次谐波成像采用直径小于$10 \mu m$的气泡，气泡可通过肺循环而明显增强谐波散射信号，如果入射超声波的频率为f_0，则散射信号中不仅含有f_0的基波信号，而且含有nf_0的谐波信号（图4-2-1）。

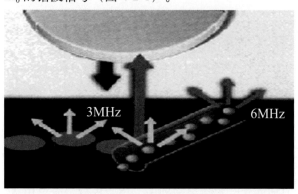

图4-2-1　造影剂二次谐波成像原理示意图

3. 造影剂谐波成像的应用范围和局限性　由于造影剂气泡可使背向散射信号得到明显的增强，因此造影剂谐波成像技术能明显提高成像效果。当血液内出现造影剂气泡时，即可灵敏地检测出小血管内极低血流速度的血流，从而使心肌组织显影；而且正常人体组织与病变组织对造影剂的反应存在明显的差异，因此造影剂谐波成像技术能提高肿瘤的检出率。

造影剂谐波成像技术广泛应于心血管、胃肠道、胆囊、输尿管和子宫等方面。但是，造影剂谐波成像技术也具有明显的局限性。例如，造影剂价格十分昂贵，不利于广泛应用；增强效果受造影剂剂量和推注时间的影响；增强的持续时间有限，不利于全面、充分地观察和分析病变（图4-2-2）。

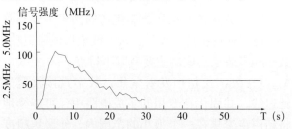

图4-2-2　正常人声学造影后彩色多普勒信号强度的动态变化曲线

二、自然组织谐波成像

1. **自然组织谐波成像的原理**　超声波在组织中呈非线性传播，会产生多倍于发射频率（即基波）的信号（如二次谐波、三次谐波等），而在接收回波信号时，只检测基波信号通过非线性传播所产生的高频信号及组织细胞的谐波信号（图 4-2-3），即为自然组织谐波成像（tissue harmonic imaging，THI）的原理。

2. **自然组织谐波成像的应用范围**　自然组织谐波成像技术提高了空间分辨力和对比分辨力，从而可以清晰地显示组织回声的边界（图 4-2-4）。自然组织谐波成像技术主要应用于以下方面：

（1）增强心肌和心内膜的显示。

（2）增强心腔内声学造影剂的回声。

（3）增强超声仪器对细微病变的显现力。

（4）增强彩色多普勒信号，尤其是对肝脏内血流信号的增强效果十分明显。

（5）帮助鉴别肝内管系，了解肝脏内细小血管病变。

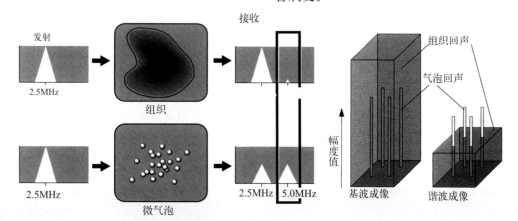

图 4-2-3　自然组织谐波成像的信号检测

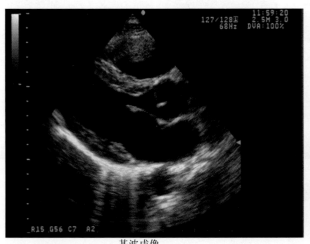
基波成像

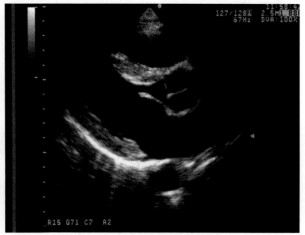
谐波成像

图 4-2-4　自然组织谐波成像的应用

第 3 节
三维超声成像技术

一、三维超声成像原理

将数百个沙粒大小的陶瓷晶体安装在电子仗上发射高频超声波，超声波同时覆盖所需探查目标的整个容积，另外使用数百个沙粒大小的陶瓷晶体接收反射回声（图 4-3-1），再利用高速大规模并行计算机同时处理和分析大量的超声回声信息，同时使用先进的微电子线路将回声信息转换、加工为实时的数字化图像（图 4-3-2）。

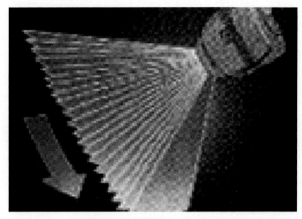

图 4-3-1　三维超声信号的提取

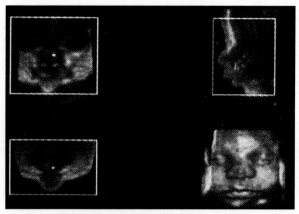

图 4-3-2　三维超声图像的显示

二、超声诊断的虚拟现实技术

B 超及彩超成像设备获得数据，经过三维超声重建技术即可实现超声图像的虚拟探查（水平转、垂直转、径向转）。例如，乳腺肿瘤的三维重建和虚拟显示，可作为手术方案的技术支持；胎儿的三维重建及虚拟显示（图 4-3-3），可以明确判断肢体及胎儿表面的缺陷（如兔唇、多指、脊椎裂等）；血管的三维重建及虚拟显示（图 4-3-4），可分析血管的分布、走向及对血管病变进行空间定位；心脏的三维重建及虚拟显示（图 4-3-5），可对心脏内瓣膜、房间隔、室间隔等正常结构及其病变进行空间定位显示。

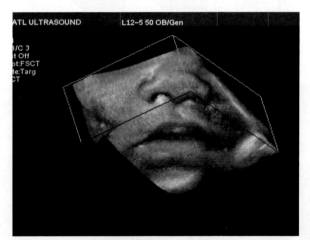

图 4-3-3　胎儿三维超声图像

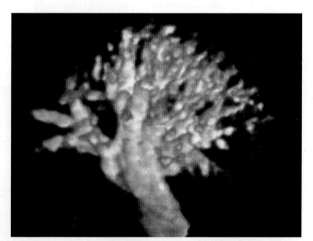

图 4-3-4　血管三维超声图

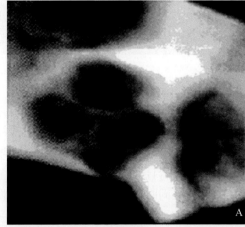

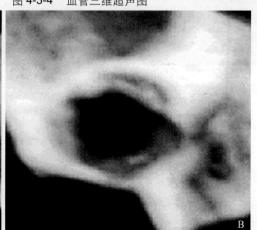

图 4-3-5　心脏三维超声图像

A 图为三维超声重建显示关闭的主动脉瓣图像　B 图为开放的主动脉瓣图像

实时捕捉跳动的心脏及胎儿活动的图像并显示在屏幕上，就如同在人体开一小窗口来观察人体脏器的实际形态及运动情况，而且可同时调出16 个切片的画面，切片的薄、厚和视角都可不相同，存储的图像也可以随时观看、分析和教学演示，还可以传送连续的实时或静态图像到会诊中心。

第4节
超声图文资料的数字化管理

随着超声、X 线、CT 和 MRI 等医学影像设备在临床中的应用越来越普及，大量的图像数据及病历资料都需要保存下来以供查询和检索，这就使传统的医学图像管理方式面临着严峻的挑战。

国际医学影像学界为了使医学影像信息得到更有效的利用，在图像的采集、存储、处理、传输、重显、查询等信息流程的各个环节正在大力实施数字化，并不断利用信息技术的最新成果。图像存档与通信系统（picture archiving & communication system，PACS）正是为适应影像医学发展的需要而迅速发展起来的数字化管理手段。

一、PACS 的基本功能及组成

PACS 是通过电子网络（计算机及数字化电路）将数字化诊断设备（超声、CT、X 线机、MRI、ECT 等）及信号处理设备连接成一个系统，实现医学图像信息的采集、存储、处理和传递全电子化，并将各种医疗影像设备生成的图像转变为数字信息，以数字文件的形式存储，影像医师可以随时调用和显示自己需要的图文资料，以便于更有效地作出客观的诊断。

在超声医学领域中发展 PACS 系统，就是采用数字化的最新成果，对超声图文资料进行全面的数字化管理。超声数字化管理的主要任务就是将超声诊断中的非数字化信息数字化，并有效地利用数字化信息的优点，更快、更好和更准确地处理、存储和传输超声图文资料。

超声数字化过程包括典型图像、病历资料、文献索引及图书卡片等实现无胶片、无纸张化管理，并对患者的临床表现和超声图像进行分类和编码。

1. 超声图文资料数字化管理与传统管理的区别 详见表 4-4-1。

表 4-4-1　超声图文资料数字化管理与传统管理的区别

类　别	数字化管理	传统管理
图像记录格式	数字图像记录	模拟视频记录
图像记录介质	磁盘、光盘、磁光盘	照相、录相、一次成相
图像显现方式	激光打印、彩色喷墨打印	热敏打印、彩色视频打印
资料管理模式	无纸化、无胶片化	纸张、胶片、图片
资料保存质量	20 年以上不变质	图像易老化、变质
资料安全性	安全、不会丢失	易丢失、受热、受潮、有火险
文档保存空间	10 万份病历仅需 250～1000 张光盘	10 万份病历约需 16m² 的空间
病历检索查询	方便、快捷、准确	麻烦、费时、易出错
病历传送方式	网络、不受限制、快速	人工、近距离、时间长、易丢失

2. 超声图文工作站的特点 超声图文工作站是超声图文资料数字化管理的基础，其主要特点有：

（1）优化超声图像与文档资料的科学化、规范化管理。

（2）方便典型病例图像动态捕获、存储、回放及对比分析。

（3）根据意愿检索和查询超声图文资料。

（4）快捷生成、存储和打印图文并茂的诊断报告单。

（5）更具时代特征的超声诊断、教学培训及科学研究的手段。

（6）诊断医师在数字化工作环境中培养良好的操作规范，与信息化时代同步前进。

二、动态超声图像的捕获和存储

超声图文工作站每次可以捕获 80～120 幅动态图像，能连续多次捕获，并且可以设定窗口和窗位，窗位还可任意移动捕获感兴趣的区域，以节省存储空间。对心血管疾病、妇产科疾病、泌尿系疾病及小器官疾病的超声图像进行动态捕获并存储，可以反映病变的连续变化过程，回放重显能真实地再现当时的检查情况，更有利于进行脱机分析和对比，这比只保存几幅静态图像具有更显著的优越性，特别是对彩色血流、运动脏器（如心脏和外周血管）和胎儿更具有优越性。

动态图像电影回放及多幅同屏对比显示分析，可以不同时相、相同断面显示分析，也可以相同时相、不同断面对比显示，而且回放速度的快慢可以调整，并能够循环回放及任意选择图像进行组合回放和对比观察。对于心脏及腹部各脏器均可多幅同屏动态显示，并能对其中最有价值的图像再进行单帧捕获、存储、打印及制作幻灯片。

三、科学的病案管理系统

1. 先进的 PACS 系统最重要的特征是，在同一界面完成多项操作，而且系统软件功能实用、操作简便。具体包括：报告单登录、报告模板调用、病例列表、实时超声图像显示、动态及静态图像存储、超声图像描述、检查提示、打印图文并茂的诊断报告单（带超声图像 1~4 幅）、报告单预览、存储超声图文报告单等，这些操作程序都能在同一界面中完成，大大简化了医师的操作步骤，便于普及应用。

2. 报告快速自动生成，利用预设模板中（医生也可自己编制）的超声图像描述及诊断提示快速录入超声图文报告单中。

3. 病案管理中对病例实现快速检索是关键，其中包括：按单项条件检索、按多项组合条件分类检索、列出病案简表及相应的病历总数、调出某一病例号时其图文资料均迅速地呈现在屏幕上，并可以选择其中的图像重新打印图文报告单。

4. 存储和打印图文并茂的报告，使超声诊断报告规范、美观，存档后可备长期查询。

四、超声数字化管理的其他功能

1. 图像增强处理。对灰阶图像进行伪彩色处理；对彩色图像进行对比度增强、线性增强、非线性增强及边缘增强处理；对超声图像进行局部放大。

2. 对超声图像进行编辑、配音、解说，生成形象的多媒体教学和会诊材料。

3. 建立个人病历档案，编制成一个文件夹，科学地管理每个患者的全部影像和病例资料，病人的新老资料可重新组合进行综合管理，患者的各种检查结果即刻合并和调用。

4. 图像及文件备份。采用光盘、磁光盘等数字记录介质，记录质量好，保存时间长，占用空间少，检索查询速度快，耗材成本低，传输距离远，实现信息无纸张、无胶片化管理。

5. 可编写模板、词典和报告模板，相关设置简单、易用，专家系统可以不断完善，医师个人经验可以日积月累。

6. 图像传输可配备 DICOM3.0 标准接口，对于目前已在使用的非 DICOM 标准的超声、CT 和 X 线机等设备可以将其视频信号转化为数字信号，并符合 DICOM 3.0 标准传输协议；对于已具备 DICOM 3.0 标准的影像设备，直接捕获其原始图像，实现图像数据无损存储和传输。

五、网络化超声数字化管理

1. 局域网的组成。①中心服务器；②超声图文工作站数台；③主任专用工作站；④共用彩色打印机；⑤登录患者资料专用工作站；⑥网卡、网线及集线器等。

2. 构建星形网。

3. 信息处理流程。①各超声诊断仪器的图文资料由相应的超声工作站采集、编辑和传送到服务器；②患者资料登记后，通过服务器传送到各超声工作站；③检查患者时，其一般资料、图像及报告单均在该超声工作站生成；④通过共用打印机，打印图文并茂的超声报告单，患者在入口登录处取走诊断报告单。

4. 病历资料查看。各超声工作站通过网络可以检索和查询存储在服务器中的图文资料，并可以双向互动式查找、显现和对比分析。主任专用工作站除了可查看全部资料外，还有修改病历、重新存档的权利。

5. 服务器与各站点通过网络传送资料，各超声工作站可以独立工作，互不干扰，保证网络的安全性。

（袁光华）

第 *5* 章

正常超声心动图

超声心动图是反映心脏解剖结构及血流信息的无创性检查方法，自 20 世纪 50 年代超声心动图诞生以来，超声心动图检查技术取得了很大的进展，已成为诊断心血管疾病的重要手段。目前临床常用的类型有：M 型超声心动图、二维超声心动图、多普勒超声心动图（包括频谱多普勒和彩色多普勒）。临床上应用二维超声心动图和 M 型超声心动图了解心血管系统的解剖结构及心功能状态，而应用多普勒超声心动图了解心血管系统的血流动力学变化、心腔内分流及瓣膜反流情况，从而达到无创性诊断心血管疾病的目的。

第 1 节
超声心动图与心时相

一、超声心动图测定心动周期时相的方法

M 型超声测定心动周期时相必须与心电图、心音图同步记录。心时相的时间以毫秒（ms）为单位，M 型曲线及心电、心音描记曲线要清晰。

1. 电机械延迟时间（UFZ） 为心电图 QRS 波起点至 M 超二尖瓣前叶曲线的 C 点或 B 点（因 B 点常不清晰故量至 C 点较多），即 Q—C（或 B）时间。正常参考值：平均 26.6ms。

2. 等容收缩期（ICT） 为 M 超二尖瓣前叶曲线 C 点（或 B 点）至主动脉瓣开放点（AVO）的时间。正常参考值：平均 70ms。

3. 射血期（ET） 为主动脉瓣开放点（AVO）

至主动脉瓣关闭点（AVC）的时间。此期受心率影响较大，需以下式校正：

男：$LVETI=1.7×HR+LVET$

女：$LVETI=1.6×HR+LVET$

式中，LVETI 为校正后的左心室射血时间；HR 为心率；LVET 为实测的左心室射血时间。

由于左心室射血时间差别较大，其正常参考值可从 200ms 至 400ms。

4. 射血前期时间（PEP） 为电机械延迟时间加等容收缩期时间，须用下式校正：

$$PEPI=0.4×HR+PEP$$

式中，PEPI 为校正的射血前期时间；PEP 为实测的射血前期时间。正常参考值为 $131±10ms$（男）；$133±10ms$（女）。

5. 等容舒张期（IRT） 为 M 超主动脉瓣关闭点至二尖瓣前叶 D 点的时间，即 AVC—MVD 时间或第二心音至 MVD 时间。正常参考值：平均 90ms。

6. 快速充盈期（RFT） 有三种划分法。

（1）M 超二尖瓣前叶曲线的 DE 段。

（2）DE 段加 EF_0 段。

（3）DE 段加 EF 段。以此种划分法最为常用。

正常参考值：平均 100ms。

7. 慢速充盈期（SFT） 受心率影响大，无统一的划分标准，一般认为：

（1）心率慢时为二尖瓣曲线 F 点至 G 点（FG 段）的时间。

（2）心率快时为二尖瓣前叶曲线 F，但与快速充盈期重叠。

8. 心房收缩期（AST） 划分方法不统一。

（1）心率慢时为二尖瓣前叶曲线 G 点至 B 点，或 G 点至 C 点的时间。

（2）心率快时为二尖瓣前叶曲线 A 点至 C 点的时间，但与电机械延迟时间重叠。

正常参考值：平均 150ms。

9．右心室射血前期时间（RVPEP）及右心室射血时间（RVET） 根据 M 型超声心动图肺动脉瓣曲线划分。RVPEP 为心电图 Q 波始点至肺动脉瓣曲线 b 点的时间；而 RVET 则为肺动脉瓣曲线 b 点至 e 点的时间。

二、超声心动图上各结构与心时相的对应关系

1．二尖瓣前叶曲线

（1）B 点为心室收缩期开始点。

（2）C 点为二尖瓣关闭点，与第一心音同步。

（3）CD 段及主动脉壁曲线的上升段（U—V）为心室收缩期。

（4）DC 时间及主动脉壁曲线下降段（V—U）为心室舒张期。

（5）二尖瓣的 A 峰为心房收缩所致。

2．二尖瓣、三尖瓣关闭点（MVC、TVC）的时间很接近，相差不超过 30ms。二、三尖瓣的 A 峰为心房收缩所致。

3．主动脉瓣开放点（AVO）至关闭点（AVC）的时间，肺动脉瓣开放点至关闭点的时间分别为左、右心室的射血时间（LVET 和 RVET）。主动脉瓣关闭点（AVC）与第 2 心音同步。肺动脉瓣的 a 波为心房收缩所致。

三、心时相与心瓣膜活动的关系

1．电机械延迟时间：房室瓣开放，半月瓣关闭并存。

2．等容收缩期：房室瓣、半月瓣均关闭。

3．心室射血期：房室瓣关闭，半月瓣开放。

4．等容舒张期：半月瓣、房室瓣均关闭。

5．快速充盈期：半月瓣关闭，房室瓣开放。

6．慢速充盈期：房室瓣开放，半月瓣关闭。

7．心房收缩期：房室瓣开放，半月瓣关闭。

四、超声心动图与心音图的对应关系

1．主动脉壁曲线 U 点、二尖瓣前叶曲线 C 点和肺动脉瓣曲线 b 点均与第 1 心音对应。

2．主动脉瓣曲线的关闭点、肺动脉瓣曲线的关闭点与第 2 心音对应。

3．二尖瓣前叶及三尖瓣曲线上的 A 峰、肺动脉瓣曲线上的 a 波与第 4 心音对应。

五、心时相在临床上的应用

1．等容收缩期（ICT）：其时间延长说明心肌收缩减弱，如缺血性心肌病、心肌炎等。

2．LVPEP/LVET 比值：LVPEP/LVET 与冠心病严重程度有关。当此值大于 0.5 或持续增大，提示心肌梗塞范围大，预后不良。当严重高血压时，LVPEP 延长，LVET 缩短，也可表现此值增大，而单纯 LVET 延长（LVPEP 正常），使比值 <0.3 时提示后负荷增加，但心功能尚好。如 LVET 延长，LVPEP 也延长，虽比值仍在正常范围（0.35 ~ 0.38），但说明心功能已有轻度减退。

3．RVPET/RVET 比值：如比值大于 0.4，则表明肺动脉压（舒张压）增高，大于 25mmHg。

4．单纯 LVET 延长：这种现象常见于主动脉瓣狭窄。

5．二尖瓣曲线的 C 点与第一心音不同步：如 C 点又提前，则提示主动脉瓣关闭不全。

第 2 节 超声心动图检查方法

一、检查条件

1．仪器要求 为了能清晰地显示心脏的结构，必须根据受检者的不同条件选用不同频率的探头。儿童由于胸壁薄，因此宜选用高频探头（5MHz 探头），而成人（尤其是老年人）由于胸壁较厚、又有肺组织气体干扰，因此宜选用低频探头（2.0 ~ 2.5MHz 探头）。

2．患者体位和检测部位 心前区（即胸骨左

缘区)和心尖区是常规的检查部位,并辅以剑突下区和胸骨上窝。心前区和心尖区检查时患者一般取仰卧位或左侧卧位,剑突下区扫查时患者平卧、双膝屈曲,胸骨上窝扫查时患者平卧并垫高肩部以充分暴露颈部。

二、二维超声心动图标准切面

二维超声心动图(two-dimensional echocardiography)又称为切面超声心动图(sectional echocardiography),是在 M 型超声心动图的基础上发展起来的。二维超声心动图是各种类型超声心动图的基础,多普勒超声心动图、声学造影、经食管超声心动图均建立在清晰的二维超声心动图的基础上。二维超声心动图从二维空间显示心脏、大血管不同方位的断层结构和毗邻关系以及它们的动态变化,是心脏疾病的核心检查手段,适用于各类心血管疾病。

二维超声心动图采用扇形显示,扇尖为近场,代表身体表浅结构的反射;扇弧为远场,代表身体深处结构的反射。超声成像的方位与探头方向之间有固定的关系,与人体方向的关系随探头位置的变化而变化,因此必须以患者解剖学方位的上、下、左、右、前、后为标准。二维超声心动图由于探头的位置和声束的方向不同,因而可以获得心脏和大血管的不同系列断面图像。

1. 心前区 (parasternal region)

(1)左心室长轴切面(long axis view of left ventricle)。是临床上最常用的切面之一,探头放置在胸骨左缘第3肋间或第4肋间,声束与受检者右胸锁关节和左乳头的连线平行,即与心脏的长轴平行。图像上可显示右心室、左心室、左心房、室间隔、主动脉、主动脉瓣、二尖瓣等结构(图5-2-1)。在此切面上观察各房室的大小、室间隔和心室壁的活动度和厚度、瓣膜的回声和活动度等。

在正常情况下,主动脉前壁与室间隔相连续,主动脉后壁与二尖瓣前叶相连续。主动脉前后壁的回声较强,呈同向运动。主动脉瓣靠主动脉前壁的是右冠状瓣,靠主动脉后壁的是无冠状瓣,收缩期主动脉瓣开放,二瓣叶分别向主动脉前后壁靠拢,舒张期在主动脉根部的

中央呈线形闭合。室间隔膜部以下为逐渐增厚的肌性组织,并与左心室后壁呈异向运动。二尖瓣前叶长,活动度大,后叶短,活动度小,附着于房室环,收缩期二尖瓣前后叶在左房室沟的下方闭合,舒张期二尖瓣开放,前后叶呈异向运动。临床上常采用左心室长轴切面进行 M 型超声心动图检查,测量心脏和大血管的内径,以此判断心腔和大血管正常与否。

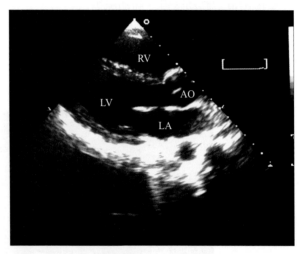

图 5-2-1 左心室长轴切面

(2)大动脉水平短轴切面(short axis view of aorta)。又称为主动脉根部短轴切面或心底短轴切面,探头放置在胸骨左缘第2至第3肋间,声束与左肩和右肋弓的连线平行。图像上可显示主动脉根部、主动脉瓣、左心房、右心房、房间隔、三尖瓣、右心室、肺动脉瓣、肺动脉、肺房沟及左右冠状动脉主干等结构(图5-2-2),将探头向上倾斜还可显示肺动脉主干及左右肺动脉。在

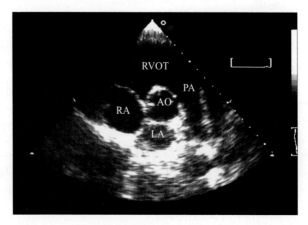

图 5-2-2 大动脉水平短轴切面

此切面上观察右心系统的结构、主动脉瓣的形态和活动，应注意主动脉和肺动脉之间有无交通。

在正常情况下，主动脉根部呈圆形结构显示在中央，右冠状瓣显示在主动脉的内上方，无冠状瓣和左冠状瓣显示在左下方和右下方，主动脉瓣开放时，其开口近似三角形，关闭时呈"Y"形。主动脉的后方为左心房，围绕主动脉根部按顺时针方向排列的结构依次为房间隔、三尖瓣、右心室流出道、肺动脉瓣、肺动脉等。

在大动脉水平短轴切面上可以对主动脉和肺动脉的位置关系作出判断，当大动脉转位时，通过此切面可以发现主动脉和肺动脉的位置异常并可以观察三尖瓣的位置、形态和活动幅度。由于

在大动脉水平短轴切面上可显示肺动脉的长轴，从而可以使声束与血流的夹角尽量接近于0°，因此常常在此切面上测量肺动脉的血流速度和压力阶差，以判断肺动脉瓣狭窄的程度和肺动脉内血流动力学的改变。

（3）二尖瓣水平短轴切面（short axis view of mitral level）。探头放置在胸骨左缘第3肋间或第4肋间，声束方向与大动脉水平短轴切面相同。图像上可显示左心室、右心室、室间隔、左心室前壁、后壁、侧壁、二尖瓣口等结构（图5-2-3）。在此切面上观察左心室的前后径、室间隔和心室壁的运动、二尖瓣的形态和瓣口面积等。

在正常情况下，左心室腔呈圆形，二尖瓣前

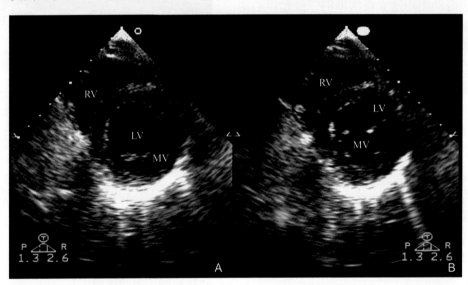

图 5-2-3　二尖瓣水平短轴切面

后叶被声束横切，在舒张期呈"鱼口样"开放，收缩期关闭呈线状，室间隔与左心室后壁呈异向运动。

（4）乳头肌水平短轴切面（short axis view of papillary muscle level）。探头放置在胸骨左缘第4肋间，声束方向与大动脉水平短轴切面相同。图像上可显示左心室、乳头肌和部分右心室（图5-2-4）。

在正常情况下，左心室腔呈圆形，于3点及8点处分别可见前外侧乳头肌和后内侧乳头肌，乳头肌呈强回声，凸入左心室腔内，收缩期室壁增厚，左心室缩小，舒张期室壁变薄，左心室扩大，室间隔向右心室弯曲。

（5）心尖水平短轴切面（short axis view of apical level）。探头放置在胸骨左缘第4肋间，声

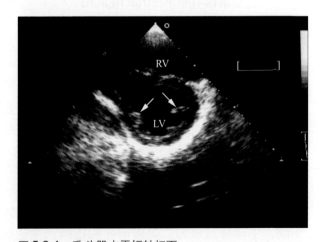

图 5-2-4　乳头肌水平短轴切面

束方向指向左下。图像上可显示左心室及部分右心室（图5-2-5）。在此切面主要观察左心室近心尖部分的病变（例如心尖室壁瘤和血栓形成）。

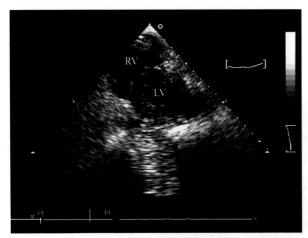

图 5-2-5　心尖水平短轴切面

在正常情况下，左心室心尖很小，呈圆形，右心室很少见到或仅可看到一部分，此处室壁最厚。急性心肌梗死后心尖部室壁瘤形成时，心尖水平左心室腔明显扩大，受累心肌出现矛盾运动。

2. 心尖区 (apical region)

（1）心尖四腔心切面 (apical four-chamber view)。探头放置在心尖搏动最强处，声束指向右侧胸锁关节。图像上可显示左心室、右心室、左心房、右心房、室间隔、房间隔、二尖瓣、三尖瓣等结构（图 5-2-6）。将探头稍向上倾斜，则在四心腔之间可见主动脉腔，即心尖五腔心切面（图 5-2-7）。

在正常情况下，室间隔与房间隔相连续，从而与二尖瓣、三尖瓣的连线形成"十字交叉"，将心脏分为四个腔，三尖瓣隔叶的附着点比二尖瓣前叶的附着点低 0.5 ～ 1.0cm。在此切面上可以观察左心室侧壁和室间隔的室壁运动情况。

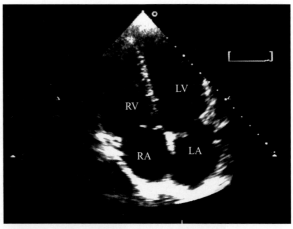

图 5-2-6　心尖四腔心切面

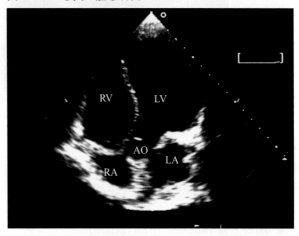

图 5-2-7　心尖五腔心切面

（2）心尖二腔心切面 (apical two-chamber view)。探头放置在心尖搏动最强处，声束指向右侧胸锁关节，旋转 90°，沿左心室长轴纵切，声束与室间隔平行。图像上着重显示左心房和左心室，用以了解左心室长轴的长度以及左心室前壁和下壁的室壁运动情况等（图 5-2-8）。

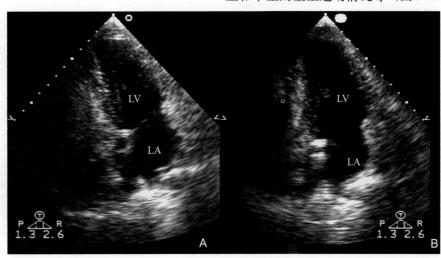

图 5-2-8　心尖二腔心切面

3. 剑突下区 (subcostal region)

（1）剑突下四腔心切面 (subcostal four-chamber view)。探头放置在剑突下，声束指向左肩，接近冠状切面。图像上可显示肝实质回声、右心室、右心房、左心室和左心房。此切面显示的房间隔完整，一般无假性回声中断，是用以判断房间隔缺损最重要的切面（图 5-2-9）。

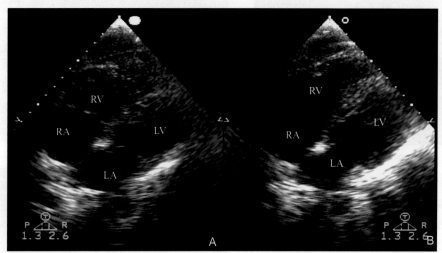

图 5-2-9　剑突下四腔心切面

（2）下腔静脉长轴切面 (long axis view of inferior vena cava)。探头放置在剑突下腹中线或略偏右侧，声束方向与下腔静脉平行。图像上可显示肝实质、肝静脉、下腔静脉和右心房（图 5-2-10）。

4. 胸骨上窝 (suprasternal region)

（1）主动脉弓长轴切面 (long axis view of arotic arch)。探头放置在胸骨上窝，声束与左肩和右乳头的连线平行，并指向心脏。图像上可显示升主动脉、主动脉弓、降主动脉、主动脉弓上的大动脉分支（从右至左分别为无名动脉、左颈总动脉、左锁骨下动脉）、右肺动脉横断面、左心房等（图 5-2-11）。

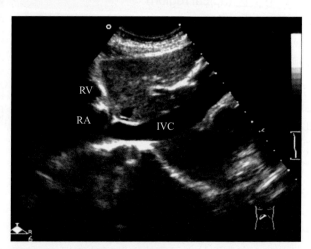

图 5-2-10　下腔静脉长轴切面

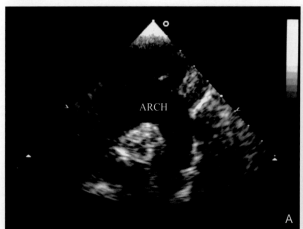
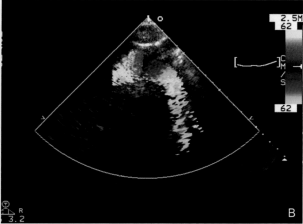

图 5-2-11　胸骨上窝主动脉弓长轴切面
A 图为二维超声心动图　B 图为彩色多普勒血流显像

（2）主动脉弓短轴切面（short axis view of arotic arch）。探头放置在胸骨上窝，声束与左肩和右乳头的连线平行，旋转 90°指向心脏。图像上可显示主动脉横断面、肺动脉分叉处、右肺动脉（图 5-2-12），有时还可显示上腔静脉和无名静脉。

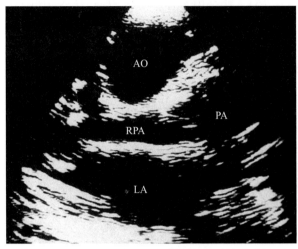

图 5-2-12　胸骨上窝主动脉弓短轴切面

第 3 节
M 型超声心动图

M 型超声心动图（M-mode echocardiography）是指采用一维声束探测心脏和大血管的各层结构，使用慢扫描技术将各层回声随时间展开，构成时间—运动曲线，并以同步记录的心电图作为定位标志，可用于分析心壁厚度、运动速度、幅度、斜率及瓣膜运动的轨迹。但由于单声束探测信息量小，难于全面展现心内结构的改变以及空间毗邻关系。随着二维超声心动图的广泛应用，在现代心血管疾病的超声心动图诊断中 M 型超声心动图已不单独使用，而是作为一种辅助性诊断手段。

心前区是最常用的 M 型超声心动图探测部位，患者平卧或左侧卧位，平静呼吸，探头放置在胸骨左缘第 2～5 肋间，在显示心脏切面图像后将取样线对准所需探查的结构，行 M 型转换即可获得相应的 M 型曲线。心前区探查常规分为七个区。

1. I 区　心室波群（乳头肌水平）　可观察到的解剖结构由前向后依次为：胸壁、右心室前壁、

右心室腔、室间隔、左心室腔、乳头肌、左心室后壁（图 5-3-1）。此区显示的心室腔较小，故不用作测定各腔室的内径。

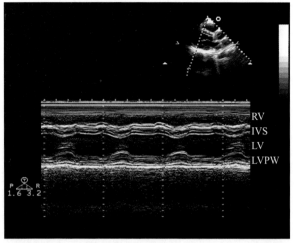

图 5-3-1　心室波群（乳头肌水平）

2. Ⅱa 区　心室波群（腱索水平）　可观察到的解剖结构由前向后依次为：胸壁、右心室前壁、右心室腔、室间隔、左心室腔、二尖瓣腱索、左心室后壁等，此区用作左心室内径的标准测量区（图 5-3-2）。

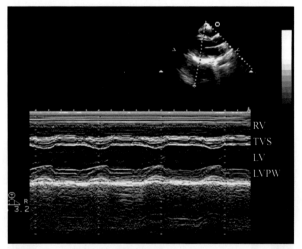

图 5-3-2　心室波群（腱索水平）

此区的特点为：室间隔收缩期向后运动，舒张期向前运动，与左心室后壁呈异向运动，与右心室前壁呈同向运动。

3. Ⅱb 区　心室波群（二尖瓣前后叶水平）可观察到的解剖结构由前向后依次为：胸壁、右心室前壁、右心室腔、室间隔、左心室流出道、二尖瓣前叶、二尖瓣后叶、左心室后壁（图 5-3-3），此区通常用作测量右心室的内径及二尖瓣开放的

幅度。

此区的特点为：舒张期二尖瓣前后叶曲线呈异向运动（即前叶向前运动而后叶向后运动），二尖瓣前叶曲线呈双峰（即 E 峰和 A 峰，而且 E 峰高于 A 峰）；收缩期二尖瓣前后叶曲线闭合为一条缓慢向前运动的 CD 段。

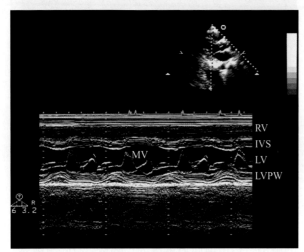

图 5-3-3　心室波群（二尖瓣前后叶水平）

4. Ⅲ区　二尖瓣前叶波群　可观察到的解剖结构由前向后依次为：胸壁、右心室前壁、右心室腔、室间隔、左心室流出道、二尖瓣前叶、左心房腔和左心房后壁（图 5-3-4）。

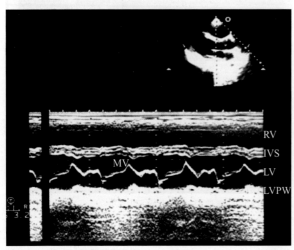

图 5-3-4　二尖瓣前叶波群

此区二尖瓣前叶曲线呈双峰，是波幅最高、最活跃的曲线，是观察二尖瓣最理想的探测区。

（1）E 峰为二尖瓣开放达到的最大幅度。

（2）EF 段为二尖瓣开放后左心房血液迅速经二尖瓣口进入左心室，使左心室压力迅速上升，

左心房和左心室之间的压力阶差迅速减小，进入左心室的血液从心室侧漂起二尖瓣，使二尖瓣处于半关闭状态所致。

（3）D 点至 F 点之间的时间为快速充盈期。

（4）F 点至 G 点之间的时间为缓慢充盈期。

（5）A 峰是由于心房收缩，左心房压力升高，使处于半关闭状态的二尖瓣前叶向前运动而引起。

（6）B 点为心房收缩后，左心房压力减低，二尖瓣前叶再处于半关闭状态，但由于心室收缩紧随在心房收缩之后，故导致二尖瓣前叶迅速后移，形成较陡的 AC 段，而 B 点常不显示。

5. Ⅳ区　心底波群　可观察到的解剖结构由前向后依次为：胸壁、右心室前壁、右心室流出道、主动脉前壁、主动脉右冠状瓣、无冠状瓣、主动脉后壁、左心房、左心房后壁（图 5-3-5）。

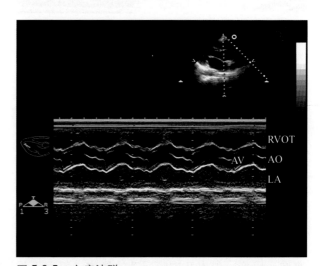

图 5-3-5　心底波群

此区的特点为：主动脉呈二条明亮的、波浪形的同步运动曲线，上线为右心室流出道后壁及主动脉前壁，下线为主动脉后壁及左心房前壁，收缩期向前运动，舒张期向后运动，大多数人可见到重搏波。

在主动脉曲线之间可显示一六边形的结构，此为主动脉瓣曲线，收缩期二线上下分开，靠近主动脉前后壁，舒张期迅速关闭为一线，上线来自右冠状瓣，下线来自无冠状瓣，曲线分开处为主动脉瓣开放点（K 点），相当于主动脉瓣开放，曲线闭合处称主动脉瓣关闭点（G 点），相当于主动脉瓣关闭，K 点与 G 点之间的时间代表左心

室射血时间。

6. V区　三尖瓣波群　可观察到的解剖结构由前向后依次为：胸壁、右心室前壁、三尖瓣前叶、右心房、右心房后壁或房间隔、左心房、左心房后壁（图5-3-6）。

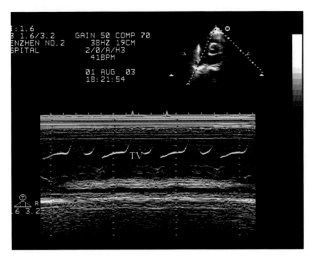

图5-3-6　三尖瓣波群

此区的特点为：出现类似二尖瓣前叶曲线的波形，其上方无室间隔回声，距离胸壁较近。

7. VI区　肺动脉瓣波群　可观察到的解剖结构自前向后依次为：胸壁、右心室流出道、肺动脉瓣后瓣和肺动脉（图5-3-7）。其中肺动脉瓣曲线a波的测量方法为f点和b点的连线至a波最低点的距离，a波深度的正常参考值为2～4mm。

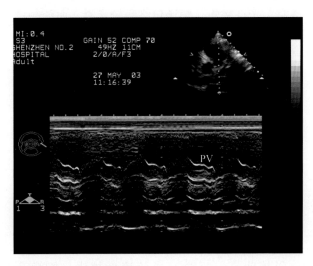

图5-3-7　肺动脉瓣波群

第4节
多普勒超声心动图

一、多普勒超声心动图基本原理

多普勒效应是自然界普遍存在的一种物理效应，1842年由奥地利学者C.Doppler首先发现。当声源与接收器的位置在均匀介质中发生相对运动时，接收器所接收的声波频率不同于声源发射的声波频率，故在物理学上将这种现象称为多普勒效应。这种相对运动所产生的声频之差值称为多普勒频移。

在日常生活中多普勒效应可以被感觉到，如火车鸣笛，当火车从远而近时，人感到笛声由粗变尖，反之则由尖变粗，这是由于火车笛声具有一定频率，当朝人来或背人而去时，火车与人之间发生相对运动，这样人所接收到的声音频率与汽笛的振动频率不同，即有一个频率的移动（频移现象）。朝人来时，频率增大（正频移），音调变尖；背人而去时，频率降低（负频移），音调变粗。这种频移现象就是由多普勒效应造成的。

根据多普勒效应及频移规律，多普勒超声心动图利用血流中的红细胞作为散射体，检测散射超声频率与探头发射频率之间的差值（频移），可用下式表示：

$$f_d = f_0 - f_r = 2v \cos \theta / c$$

式中，f_d为多普勒频移；v为红细胞速度；c为血流中的声速；f_0为发射频率；θ为声束与血流之间的夹角。

由此可见：

（1）多普勒效应发生的基本条件是声源与接收器发生的相对运动。

（2）多普勒频移f_d的大小同发射超声频率f_0、相对运动速度v及声束传播方向与相对运动方向之间夹角的余弦成正比。

（3）在c、v、f_0一定的条件下，f_d大小取决于$\cos \theta$，当$\theta = 0$时，f_d最大；当$\theta = 90°$时，$f_d = 0$，所以在进行多普勒检查时，应使声束与血流方向的夹角尽可能小。

（4）已知v、θ、f_0、c，可求出f_d；反之，已知f_d、θ、f_0、c，也可求出运动物体的速度v。即

$$v = f_d c / 2 \cos \theta = (f_0 - f_r) c / 2 \cos \theta$$

用脉冲多普勒技术测定血流速度时，就是先求出 fd，再换算成 v。

二、多普勒超声心动图的类型

医用多普勒超声诊断装置是根据多普勒效应研制出来的，根据其对多普勒血流信号的提取、处理和显示方法的不同，分为频谱多普勒（包括脉冲多普勒和连续多普勒）和彩色多普勒血流成像。它们的具体特点分述如下：

1. 连续多普勒血流仪 连续多普勒血流仪（简称连续多普勒），其发射与接收的超声波均为连续性。

（1）优点：速度分辨力强，其频谱可反映高速血流的速度而不受脉冲重复频率（PRF）限制。

（2）缺点：无距离选通能力，缺乏距离分辨力，声束所经的途径各点信息重叠，被探头同时接收，从而使得输出信号无法定位，必须根据心脏生理、病理知识分析异常频谱的起源。

2. 脉冲多普勒血流仪 脉冲多普勒血流仪（简称脉冲多普勒），其发射与接收的超声波均为间断脉冲式，每秒钟发射的超声脉冲个数称为脉冲重复频率（PRF）。

（1）优点：有距离分辨能力，可定点测定心血管内某小块区域（取样处）的瞬时血流频谱，因此可定位异常血流。

（2）缺点：①最大取样深度及最大显示频率受 PRF 限制，PRF 增加则取样深度减小。②最大显示频率为 PRF/2，PRF 小，则最大显示频率低，如流速超过最大显示频率，则在频谱上出现折返（或称倒错）现象，因此不能定量测定高速血流。

3. 彩色多普勒血流成像仪（CDFI） 连续多普勒和脉冲多普勒均为一维显示法，而彩色多普勒为二维显示法，可反映心血管断面图上宏观血流的分布状态，以不同色彩反映血流方向、宽度，还可用色彩组合反映血流速度和性质。

（1）优点：与连续多普勒和脉冲多普勒相比，能形象显示血流的宏观分布，能实时显示瞬时异常血流方向，其血流信息与二维超声显示的解剖信息重叠，可节省时间，及时诊断。

（2）缺点：设备昂贵，具有与脉冲多普勒一样的最大频率限制，对高速血流仅可半定量，计

算血流速度和压差时需转换成连续多普勒或脉冲多普勒。

三、显示方式

1. 频谱多普勒显示方法

（1）音频显示：由于受心内正常血流或异常血流的影响，使多普勒超声接收频率与发射频率之差（即多普勒频移的范围）在 1 ～ 20kHz，属于可闻声范围，因此可用可闻音频信号输出。音频信号的变化反映血流的性质，音调的高低反映频率的高低，声音的响度反映频移振幅的大小。层流呈平顺乐音，湍流则呈粗糙杂音；高速血流的声调高尖，低速血流的声调低沉。

（2）频谱显示：横轴代表时间，纵轴代表频移大小（目前大多数仪器已换算成血流速度以 cm/s 表示），中间水平轴为基线。基线以上的频移信号为正值，表示血流方向朝向探头；基线以下的频移信号为负值，表示血流方向背离探头。频谱的辉度用亮度表示，反映取样容积或声束内具有相同血流速度的红细胞数量的相对多少。速度相同的红细胞数量越多，散射信号强度越大，频谱灰度也就越亮；反之，散射信号强度低，频谱灰度就越浅、越暗。以频谱的宽度表示频谱的离散度，代表某一瞬间取样容积或声束内红细胞速度分布的范围，速度分布范围大则频谱宽；反之，速度分布范围小则频谱窄。频谱的宽度是识别血流动力学改变的重要因素。层流时，显示频谱窄，光点密集，频谱包络线较光滑，血流频谱和基线之间常呈现空窗（图 5-4-1）；湍流时，显示频谱增宽，光点疏散，频谱包络线毛糙，血流频谱和基线之间没有空窗（图 5-4-2）；而涡流时，由于红细胞运动呈多方向性，因而其特征为双向湍流频谱。

2. 彩色多普勒显示方法

（1）红色表示朝向探头的正向血流，蓝色表示远离探头的负向血流，由此可清楚判断血流的方向。

（2）红蓝两色明暗的辉度表示频移的大小（即血流速度的快慢）。血流流速越快，则色彩越明亮；反之，血流速度越慢，则色彩越暗淡。

（3）绿色代表紊乱血流，紊乱较轻者绿色暗

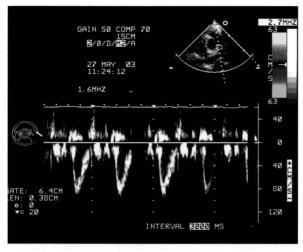

图 5-4-1　层流的多普勒频谱

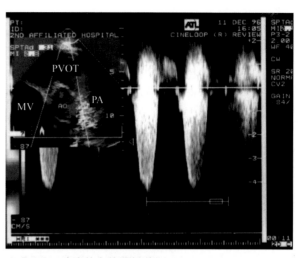

图 5-4-2　湍流的多普勒频谱
肺动脉瓣狭窄时的收缩期高速湍流频谱

淡，紊乱程度严重者绿色明亮。并根据电视三原色的原理，将正向血流有紊乱者标记为接近黄色，将负向血流有紊乱者标记为接近青色。由此可根据颜色及其辉度来确定血流的方向、有无血流紊乱及其程度。

四、正常多普勒超声心动图

利用多普勒超声技术可记录心脏及大血管中各点的血流频谱，为了获得血流速度的准确测值，应选择适当的探查切面及取样部位，详见表5-4-1。

表 5-4-1　正常多普勒超声心动图特征及探测方法

探测部位	常用切面	取样部位	图像特征	血流速度 (m/s)	
				儿童	成人
上腔静脉	胸骨上窝上腔静脉长轴切面	右房上腔静脉入口处	蓝色负向双期窄带双峰波形		0.51(0.28 ~ 0.80)
下腔静脉	胸骨旁大动脉短轴切面、四腔心切面	右房下腔静脉入口处	红色正向双期窄带双峰波形		0.51(0.28 ~ 0.80)
右心房	心尖四腔心切面、剑下四腔心切面	三尖瓣环上	红色正向舒张期窄带双峰波形	0.47(0.38 ~ 0.74)	
右心室流入道（三尖瓣）	胸骨旁大动脉短轴、胸骨旁四腔心切面	三尖瓣瓣尖	红色正向舒张期窄带双峰波形	0.60(0.50 ~ 0.80)	0.50(0.30 ~ 0.70)
右心室流出道	胸骨旁大动脉短轴切面	肺动脉瓣环	蓝色负向收缩期窄带单峰波形	0.76(0.50 ~ 1.05)	0.75(0.60 ~ 0.90)
肺动脉	胸骨旁大动脉短轴切面	肺动脉瓣上	蓝色负向收缩期窄带单峰波形	0.76(0.50 ~ 1.05)	0.75(0.60 ~ 0.90)
肺静脉	心尖四腔心切面、心尖二腔心切面	左房肺静脉入口处	红色正向双期窄带双峰波形		0.51(0.40 ~ 0.60)
左心房	心尖四腔心切面、心尖二腔心切面	二尖瓣环上	红色正向舒张期窄带双峰波形	0.58(0.40 ~ 0.80)	大于 0.5
左心室流入道（二尖瓣）	心尖四腔心切面、剑下四腔心切面	二尖瓣下	红色正向舒张期窄带双峰波形	1.00(0.80-1.30)	0.90(0.60-1.30)
左心室流出道	心尖五腔心切面或胸骨上窝升主动脉长轴切面	主动脉瓣瓣环	蓝色负向或红色正向的收缩期窄带单峰波形	1.00(0.70 ~ 1.20)	0.90(0.70 ~ 1.10)
升主动脉	同上	主动脉瓣上	同上	1.30(1.20 ~ 1.80)	1.35(1.00 ~ 1.70)
降主动脉	胸骨上窝主动脉长轴切面	主动脉弓与降主动脉交界处	蓝色负向收缩期窄带单峰波形	1.02(0.70 ~ 1.60)	

五、多普勒超声心动图的血流动力学检测技术

利用多普勒超声心动图不仅可用于心血管病的定性诊断，还可对其血流动力学改变还可以进行定量诊断。

1. 跨瓣压差的测定 首先应用连续多普勒技术测定通过狭窄瓣口的最大射流速度，然后据此计算跨瓣压差。狭窄瓣口的压力阶差可由简化的柏努力方程计算：

$$\Delta P = 4V_{max}^2$$

式中，ΔP 为狭窄瓣口前后的压力差（单位为mmHg）；V_{max} 为通过狭窄瓣口血流的最高峰值速度（单位为 m/s）。

2. 瓣口面积的估测

（1）二尖瓣狭窄瓣口面积的测量：采用压差半降法，二尖瓣狭窄患者舒张早期左心房与左心室之间的最大压差下降到一半所需的时间与二尖瓣狭窄程度呈反比，这一时间称压差半降时间（PHT），正常人正常参考值为 20 ～ 60ms。二尖瓣狭窄时，PHT 延长，可达 90 ～ 383ms；二尖瓣关闭不全时，PHT 为 30 ～ 80ms。根据 Hatle 经验公式还可以估测二尖瓣口面积：

$$MVA（cm^2）=220/PHT$$

式中，MVA 为二尖瓣口面积；PHT 为压差半降时间（单位为 ms）。

在频谱中测量 PHT 时，应先测出二尖瓣舒张期 E 峰的最大流速 V_E，再计算 $0.7 V_E$，并在 E 峰下降支中标出此点，从 V_E 点到 $0.7 V_E$ 点之间的时间即为 PHT。此法适用于二尖瓣狭窄合并二尖瓣关闭不全及联合瓣膜病变的患者。

（2）主动脉瓣狭窄瓣口面积测量。

①单纯主动脉瓣狭窄的患者。

$$AVA（cm^2）=CMA \times DVI/SVI$$

式中，AVA 为主动脉瓣口面积；CMA 为二维超声测量的舒张期二尖瓣口的平均面积；DVI 为脉冲多普勒测量的舒张期二尖瓣口的血流速度积分；SVI 为脉冲多普勒测量的收缩期主动脉瓣口的血流速度积分。

②主动脉瓣狭窄合并关闭不全的患者。

$$AVA（cm^2）=AOA \times SVI_1/SVI_2$$

式中，AOA 为二维超声测量收缩期主动脉瓣环的面积；SVI_1 为脉冲多普勒测量收缩期主动脉瓣环处的血流速度积分；SVI_2 为脉冲多普勒测量主动脉瓣口的血流速度积分。

3. 肺循环血流量与体循环血流量的测定 已成为无创性定量测定房间隔缺损分流量的标准方法。由于房间隔缺损左向右分流时，经三尖瓣和肺动脉瓣的血流量代表了肺循环血流量，而经二尖瓣和主动脉瓣的血流量则代表了体循环血流量，二者之差即为分流量。可用以下公式计算：

$$Q_P/Q_S=（PV_p \times POD）/（PV_a \times AOD）$$

式中，Q_P 为肺循环血流量；Q_S 为体循环血流量；POD 二维超声在胸骨旁大动脉短轴切面测得的肺动脉瓣环直径；AOD 为二维超声在左心长轴切面测得的主动脉瓣环直径；PV_p 为肺动脉最大血流速度；PV_a 为主动脉最大血流速度。

4. 肺动脉压力的测定 对既无分流也无瓣膜返流的病人可应用脉冲多普勒测量收缩时间间期估测肺动脉的收缩压和平均压。常用指标有：

（1）P_c-T_o 间期。从肺动脉瓣关闭（P_c）至三尖瓣开放（T_o）的时间，即为右心室等容舒张间期。肺动脉压愈高，则 P_c-T_o 时间越长，因此其长短可反映肺动脉压水平高低。

（2）RVPEP/RVET。即右心室射血前期时间与射血时间的比值。此比值与肺动脉收缩压和平均压呈正相关。在肺动脉高压时，收缩早期右心室压力升高至肺动脉压力的时间延长，所以射血前期时间延长，而收缩晚期右心室压力下降到肺动脉压的时间缩短，因而射血时间缩短。其正常参考值小于 0.34。

（李沿江）

第 6 章
心脏声学造影

心脏声学造影（cardiac acoustic contrast echocardiography）自问世以来，发展异常迅猛，它的发展过程大致可划分为三个阶段：右心声学造影（right heart contrast echocardiography）、左心声学造影（left heart contrast echocardiography）和心肌声学造影（myocardial contrast echocardiography）。其工作原理都是基于声学造影剂微气泡进入心腔或心肌内产生后散射而形成的云雾状阴影。

第1节
右心声学造影

一、历史背景及回顾

右心声学造影诞生于20世纪60年代，其后10年经过许多学者的细致观察和精心研究，使之在检查方法和应用范围等方面都有了长足的进步。目前，右心声学造影已发展成一门比较成熟、广泛应用于心脏疾病检查的无创性诊断方法。

近年来，随着彩色多普勒技术迅速发展，右心声学造影的应用范围已有所缩小，但它仍有其存在的必然性和重要价值，右心声学造影仍是检测心腔内右向左分流最敏感的方法之一。例如，室间隔缺损伴轻中度肺动脉高压（即形成艾森曼格综合征）时，由于舒张期右心室压力明显升高并超过左心室压力，因此会产生右向左分流。但是，由于此时左、右心室之间的压力阶差较小，故产生的右向左分流速度较慢，不易被彩色多普勒和频谱多普勒检测出来，但右心声学造影却可以通过观察各心腔内气泡的充盈情况来判断有无右向左分流。

右心声学造影对有心腔内分流的各种先天性心血管畸形的诊断能提供非常有用的信息，而且已作出了重大的贡献，特别是对还没有开展彩色多普勒检查的医院就显得更加重要，即使是已开展彩色多普勒的医院，右心声学造影仍然有它不可被取代的地位。右心声学造影对少量右向左分流的检测，对永存左上腔静脉、右上腔静脉缺如、肺动静脉瘘以及其他大静脉畸形等疾病的诊断，都能提供彩色多普勒所不能提供的信息，具有它独特的优点。即使是最常见的先天性心脏病，例如室间隔缺损、房间隔缺损和动脉导管未闭，要判断有无右向左分流及分流的程度，目前也还没有一种比右心声学造影更简便、更直观的方法。右心声学造影根据右向左分流气泡的量，可以直接了解有无肺动脉高压及其大致的程度，对决定是否需要采取手术治疗具有重要的价值。

二、右心声学造影剂应具备的条件

右心声学造影的原理是右心声学造影剂在血液中能产生密集的气泡，气泡散射超声波而形成云雾状阴影，再根据各心腔内气泡的充盈情况，提供对诊断和鉴别诊断有价值的信息。一种良好的右心声学造影剂应具备以下条件：

（1）能产生较多的气泡，造影效果较好而且重复性强。

（2）气泡直径小，均匀一致，能在血液中迅速弥散，并密集分布于心腔的各个部位。

（3）右心声学造影剂仅能使右心系统显影，

经肺时即被滤过而"消失",除非存在右向左分流血流,否则左心系统不出现气泡回声。

(4) 药物进入血液后易于降解,不产生毒副反应。

(5) 操作简便,易于掌握。

(6) 药源广泛,容易保存与配制,价格不应太过昂贵。

在各种造影剂气体中,二氧化碳在血液中的溶解度最大、弥散速度最快,因此在使用中也最为安全;氮气由于在血液中的溶解度极小,故对怀疑有右向左分流的病例应严格控制剂量(为相对禁忌证);氧气在血液中的溶解度略大于氮气,但是氧浓度过高具有细胞毒性作用,因此也需要严格控制剂量,尤其是有大量右向左分流的病例;空气的主要成分为氮气和氧气,在血液中的溶解度较小,但由于氮气的毒性作用较小,因此相对来说,空气比纯氧气作为右心声学造影剂更为安全,不过在有右向左分流的病例中仍应严格控制剂量。

三、常用的右心声学造影剂

在临床上,曾相继应用过数十种右心声学造影剂,这其中包括早期的靛氰蓝绿、碘剂、自身血液、右旋糖酐、生理盐水、山梨醇、葡萄糖以及各种气体造影剂(氧气、氢气、氮气和二氧化碳等)。但是,它们或者因为造影剂需要特制,或者因为造影剂有严重毒副作用,或者因为造影效果不佳等原因而未能在临床上得到广泛应用。目前,临床上应用较广的右心声学造影剂主要有以下几种:

1. 双氧水溶液 双氧水溶液作为右心声学造影剂是由同济医科大学协和医院王新房教授等首先提出的,并迅速得到国内外超声医师的关注和推广使用。

(1) 原理。双氧水进入血液后,过氧化氢(H_2O_2)在血液细胞内过氧化氢酶的作用下,迅速分解释放出氧气,释放出的氧气一部分与血红蛋白结合,其余则呈游离状态,弥散于血液内。反应方程式如下所示:

$$2H_2O_2 \xrightarrow{\text{过氧化氢酶}} 2H_2O + 2[O]$$
$$O_2 \uparrow$$

双氧水溶液作为右心声学造影剂时必须严格控制剂量,以期获得最佳造影效果而又不至于出现不良反应。其常用剂量为:

① 非发绀患者。每次注射 3% 双氧水溶液的剂量为 0.01ml/kg,一次最大剂量不超过 1ml;

② 紫绀患者。由于紫绀患者多存在右向左分流,气泡可不经肺循环"过滤"直接进入左心系统,甚至到达冠状动脉循环和脑部血管,如果所用剂量过大,可导致眩晕、头晕等反应,因此剂量应减半,一次 3% 双氧水溶液剂量为 0.005ml/kg,每次最大剂量不超过 0.3ml。

(2) 优越性。双氧水溶液心脏声学造影法效果良好,剂量适当时无特殊不良反应,故在国内外已被广泛应用。其主要优势表现在以下几个方面:

① 双氧水溶液进入血液后分解出氧气微气泡,超声波通过此区域时即产生强烈的散射回声,其量多少可由检查医师根据需要加以控制;

② 双氧水造影效果维持时间较长(一般在 1min 以上,其中最密集的时间可达 20s 左右),光点大,反射强,在确定有无右向左分流时显示清晰,具有独特的优点;

③ 双氧水声学造影方法简便,不需插入心导管或静脉导管,只需用一般头皮静脉针穿刺注射即可获得良好的造影效果,而且只要剂量控制适当,无任何特殊不良反应,属于安全有效的非损伤性检查;

④ 双氧水溶液药源广泛,价格低廉,不需特殊设施,容易普及使用;

⑤ 双氧水分解出氧气之后,在心腔内迅速弥散,由于气泡较大,反射较强,所以对显示心内膜边缘、判定心腔界限以及确定有无负性显影区等方面有一定的帮助,但较声振微气泡造影法稍为逊色。

(3) 存在问题。双氧水进入人体血液后,在血液内经过氧化酶的作用释放出氧气,用量过大时会对人体造成损害,尤其是有右向左分流的患者及婴幼儿患者。氧浓度过高本身对人体也具有毒性作用,而且过氧化氢与氧自由基合称为活性氧,它们在缺血再灌注损伤机制中起着重要的作用,所以从静脉直接输入大量的过氧化氢对先天性心脏病患者有无潜在损害还有待商榷。因此,在使用双氧水溶液进行右心声学造影检查时必须严格计算剂量，以免过多的双氧水进入人体血液而造成机体受损害。

临床上常有关于双氧水溶液进行右心声学造影时出现并发症的报道，这在我们应用双氧水的过程中也常遇到。患者主要出现头痛、麻木等症状，严重者还会出现栓塞和出血，导致一过性失明等。此外，双氧水溶液也不是临床上的常用药，也需要特制或专门购买，而且其保存时间也较短。

2. 二氧化碳类右心声学造影剂　二氧化碳在用于右心声学造影的所有气体中，溶解度最大、弥散速度最快，因此它也是最安全的。我国学者在二氧化碳心脏声学造影方面作出了巨大的贡献，并得到国内外众多超声医师的广泛应用。其反应原理为酸碱中和反应释放出二氧化碳。反应方程式如下所示：

$$H^+ + HCO_3^- = H_2O + CO_2 \uparrow$$

目前，二氧化碳类右心声学造影剂主要有醋酸碳酸氢钠混合液、维生素 C 碳酸氢钠混合液、盐酸碳酸氢钠混合液和维生素 B_6 碳酸氢钠混合液等四种。

（1）醋酸碳酸氢钠混合液。碳酸氢钠和醋酸混合后可产生二氧化碳，从静脉注射也可产生较强的声学反射，获得良好的右心声学造影效果。5% 碳酸氢钠是市售成品，5% 醋酸溶液系将冰醋酸经稀释、消毒、密封等过程而制成。使用时取 5% 碳酸氢钠 5ml 和 5% 醋酸 1ml 于 5 ~ 10s 内注入周围静脉。其反应原理也是酸碱中和反应释放出二氧化碳，此造影剂造影效果好，无毒副作用，也无严重并发症产生，但是它需要制剂室制备，无现成制剂购买，许多医院都因为制剂室不愿生产而停止右心声学造影检查。

（2）维生素 C 碳酸氢钠混合液。维生素 C 碳酸氢钠混合液作为右心声学造影剂是由上海医科大学中山医院徐智章教授等首先提出的，他们将碳酸氢钠和维生素 C 混合发生化学反应，释放出二氧化碳，以此进行右心声学造影检查。维生素 C 和碳酸氢钠的反应原理为维生素 C 中的苯环断裂产生少量的 H^+，再与碳酸氢钠发生反应释放出少量的二氧化碳。但是，使用临床上常用的维生素 C 制剂进行右心声学造影检查时，产生的气泡稀疏、量少、气泡直径大，造影效果差，无法满足临床诊断的需要。而徐智章等采用的维生素 C 是经特殊处理过的维生素 C，即在封装时加入了一定量的盐酸使其 pH 下降至 1.2 ~ 1.6，此时其反应原理也已经转变为酸碱中和反应了，而且这种反应也需在进行造影检查时临时配制，操作烦琐，无法拿来就用，为临床广泛应用带来了许多不便。

（3）盐酸碳酸氢钠混合液。中国医学科学院阜外医院和同济医科大学协和医院于 1982 年曾用盐酸和碳酸氢钠混合产生二氧化碳，进行右心声学造影检查，也取得了良好的造影效果，其反应原理也是基于酸碱中和反应，反应方程式为：

$$NaHCO_3 + HCl = NaCl + H_2O + CO_2 \uparrow$$

然而，由于盐酸是强酸，在临床上也不常用（一般仅用于急性代谢性低氯性碱中毒的抢救），因它对皮肤有强烈的刺激作用，静脉推注时因局部渗出可引起疼痛和炎性反应，不易被患者接受。如果盐酸被过度稀释后，因其 pH 明显升高而使造影效果不佳，而且盐酸与碳酸氢钠是强酸与弱碱的反应、是无机物反应，反应速度极快，在进行右心声学造影检查时因在混药和推药过程中有一个时间延迟，常常会导致盐酸迅速被碳酸氢钠中和，从而使造影效果受影响。

（4）维生素 B_6 碳酸氢钠混合液。维生素 B_6 碳酸氢钠混合液作为右心声学造影剂是由江西省萍乡市人民医院和江西医学院第二附属医院首先提出的，其反应原理也是酸碱中和反应释放出二氧化碳，反应方程式如下所示：

$$C_8H_{11}NO_3 \cdot HCl + NaHCO_3 = C_8H_{11}NO_3 + NaCl + H_2O + CO_2 \uparrow$$

此反应的实质就是维生素 B_6 中的 HCl 与碳酸氢钠起酸碱中和反应并释放出二氧化碳。维生素 B_6 与碳酸氢钠起反应释放二氧化碳的过程是一个反应速度较恒定的过程，如果不用力振荡，需 20 ~ 30min 才会达到最大产气量。因此，在进行右心声学造影检查时，即使混药和推药速度稍慢些也不会明显影响造影效果，这可能是由于维生素 B_6 中的盐酸并不是游离的，而是借化学能较小的共价键与维生素 B_6 的有效成分（$C_8H_{11}NO_3$）结合在一起，故二氧化碳的释放呈一个较为持续的过程，而不会像盐酸和碳酸氢钠反应那样迅速完成。

通过对比研究，还可以明确看出，同样是临床常用药的维生素C的造影效果远不如维生素B_6，因此在药源方便的造影剂中仅有维生素B_6具有良好的造影效果。

维生素B_6在临床上是最常用的药物之一，它在自然界存在三种形式，即吡哆醇、吡哆醛和吡哆胺，经体内吸收后与ATP经酶的作用转变为磷酸吡哆醛和磷酸吡哆胺，起辅酶的作用。维生素B_6的化学名为6-甲基-5-羟基-3,4-吡啶二甲醇盐（$C_8H_{11}NO_3 \cdot HCl$），其结构式为：

$$\left[\begin{array}{c} CH_3 \quad N \\ \\ HO \qquad CH_2OH \\ CH_2OH \end{array} \right] \cdot HCl$$

维生素B_6的毒副反应小，在肾功能正常的情况下几乎不产生任何毒性作用，若每天服用维生素B_6 200mg持续30天以上时可产生维生素B_6依赖综合征；每日服用维生素B_6 2～6g持续几个月可引起严重神经感觉异常，进行性步态不稳，甚至手足麻木、不灵活，停药后可缓解，但软弱无力。因此，我们只从静脉推注300～600mg维生素B_6，对人体不会产生任何不良反应，而且维生素B_6和碳酸氢钠配伍使用，其混合液很稳定，不会因配伍禁忌而产生严重的后果。虽然临床上偶有注射维生素B_6产生过敏性休克的报道，但其发生率极低，在动物实验和数百例病例观察中还尚未遇到。

维生素B_6碳酸氢钠混合液与其他右心声学造影剂相比较，它具有以下优点：

①药物来源方便，适于各级医院普及使用。因为维生素B_6注射液和碳酸氢钠注射液都是临床上的常用药，同时它也很好地解决了灭菌消毒的问题。

②价格便宜，为患者节省资金，创造出良好的社会效益。

③操作简便，剂量固定，无需计算剂量，也不需临时配制。无论是成人还是儿童都可采用静脉推注维生素B_6 300mg和5%碳酸氢钠溶液4～5ml即可进行右心声学造影检查。

④产气速度快、产气量大，造影剂气泡密集（图6-1-1），可清晰地显示出造影剂的负性显影区（图6-1-2），其高峰持续时间足以完成所需观察的内容。

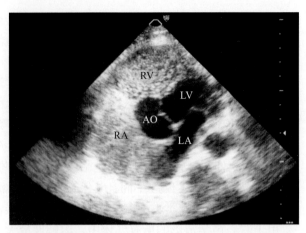

图6-1-1　密集的超声剂气泡
心尖五腔心切面显示右心房和右心室内充满密集的造影剂气泡回声，而左心房、左心室内无气泡回声（LA-左心房　LV-左心室　RA-右心房　RV-右心室　AO-主动脉）

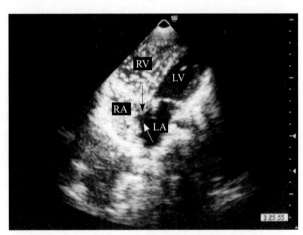

图6-1-2　左向右分流时造影剂负性显影区的显示
房间隔缺损时，于房间隔右室面显示造影剂负性显影区（箭头所示）（LA-左心房　LV-左心室　RA-右心房　RV-右心室）

⑤毒副反应小、并发症少。经试验证明，维生素B_6和碳酸氢钠起反应的原理就是酸碱中和反应，并未涉及维生素B_6结构的改变，因此也就减少了因发生复杂的有机物反应而产生不良反应的危险性；在用于右心声学造影检查的各种气体中，二氧化碳在血液中溶解度最大，弥散速度最快，因此它在血液中也是最安全的。在我们的病例中尚未发现使用此造影剂有任何不良反应。

3. 声振微气泡右心声学造影　声振微气泡右心声学造影技术是1984年由Feinstein首先应用的，其目的是希望这种直径仅5μm的微小气泡能通过肺毛细血管进入肺动脉，从而使左心系统显影。然而，同济医科大学协和医院试用声振泛影葡胺和葡萄糖技术产生微气泡，经静脉注入进行右心声学造影检查时，虽然其未穿过肺毛细血管进入左心系统，但其右心声学造影效果却受到了临床上的关注。声振微气泡右心声学造影常用的造影剂有76%泛影葡胺、50%葡萄糖和5%白蛋白。进行右心声学造影检查的操作方法与双氧水造影的方法相似，取76%泛影葡胺、50%葡萄糖或5%白蛋白6～8ml，经声振处理注入周围静脉，即可在右心系统获得明显的右心声学造影效果。经临床观察，声振微气泡右心声学造影具有如下特点：

（1）所有患者在右心系统均能显示造影剂回声。

（2）声振微气泡造影产生的气泡直径小、数量多、回声较双氧水造影稍弱，但光点密集，遍布整个心腔，能清晰且准确地勾画出心内膜的轮廓。

（3）由于右心系统密布微小的造影剂光点，故当有心腔内左向右分流时可出现边缘清晰的负性显影区。

（4）声振微气泡造影气泡反射稍弱，故在观察右向左分流和造影剂流经方向时较双氧水和二氧化碳类右心声学造影剂稍为逊色。

四、右心声学造影检查的临床应用价值

1. 分辨心腔内结构和勾画心界　进行超声检查时，心内膜、房间隔、卵圆孔及肺动脉前壁等结构常会发生假性回声失落现象，而右心声学造影检查有助于勾画右心腔的内膜边界，提供真实的心内结构。

2. 检测心腔内分流　右心声学造影检查是检测右向左分流最敏感的方法之一，它可以通过造影剂回声在各心腔内的分布情况来确定分流的部位（图6-1-3）。右心声学造影对心腔内低速右向左分流的检测极其敏感，它可以通过分析造影剂回声在心脏各腔室的充盈情况来确定右向左分流的部位。尤其是原发性肺动脉高压，由于常伴发卵圆孔重新开放，其缺损小、分流速度慢，二维超声和彩色多普勒超声无法检测出来，而右心声学造影却可以将它敏感地检测出来（图6-1-4）。此外，右心声学造影检查对左向右分流的检测也有较大的帮助。造影剂负性显影区是右心声造影检测心腔内左向右分流存在的重要证据，而且它可以根据负性显影区的出现部位判断缺损的部位。右心声学造影检查对房水平和室水平右向左分流的检出敏感性和特异性均为100%，而它对房水平和室水平左向右分流的敏感性和特异性约为90%。

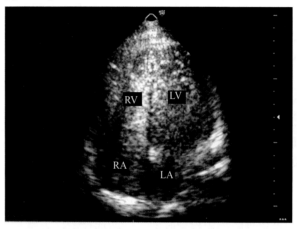

图 6-1-3　房间隔缺损时大量右向左分流
右心声学造影显示右心房、右心室、左心房、左心室内均充满密集的造影剂气泡回声（LA-左心房 LV-左心室 RA-右心房 RV-右心室）

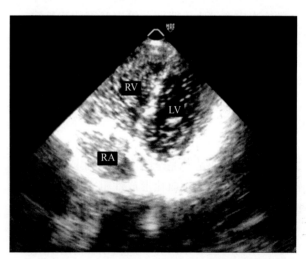

图 6-1-4　原发性肺动脉高压卵圆孔未闭时少量右向左分流
右心声学造影显示右心房和右心室内充满密集的造影剂气泡回声，而左心房和左心室内仅见少量气泡回声（LA-左心房 LV-左心室 RA-右心房 RV-右心室）

3. 测定循环时间　从周围静脉注射造影剂后至心腔内出现云雾状回声所经历的时间称为臂心循环时间，它与临床上使用的臂肺循环时间和臂舌循环时间属于同类性质的检查。臂心循环时间的长短在一定程度上可以反映心脏的功能，这是由于右心声学造影测定臂心循环时间方法简便而且不受患者主观因素的影响，故有其独特的优点。

4. 检测三尖瓣关闭不全 右心声学造影检查对三尖瓣关闭不全诊断的敏感性和特异性均为100%，而临床上对三尖瓣关闭不全的检出率很低，因此右心声学造影检查对本病的检出有很大的重要性。其特征性表现为：在平静呼吸条件下，右心声学造影剂于心脏收缩期或全心动周期反流入下腔静脉或肝静脉内，并持续5个心动周期以上；在四腔心切面上还可看到造影剂回声在三尖瓣口来回穿梭现象。

5. 改善多普勒信号 经静脉注射适量右心声学造影剂可以明显改善右心腔内血流的频谱多普勒信号和彩色多普勒信号，从而使右心腔内各瓣膜口反流的检出更为敏感，大大避免了对反流程度的低估。造影剂对多普勒信号的增强作用可使低速血流的检出成为可能，而且能改善彩色多普勒成像的质量，有助于疾病的检出，明显提高诊断的可信度，缩短检查时间，帮助选择治疗方案和减少不必要的有创检查。

6. 辅助诊断左上腔静脉 左上腔静脉是一种比较少见的体静脉回流畸形，它是由于胚胎期左前主静脉未完全消失，残留一管道与冠状静脉窦相连通而形成。右心声学造影可根据左心房、右心房和冠状静脉窦是否显影及其显影的顺序，辅助诊断左上腔静脉并判断其类型。

7. 辅助诊断布加综合征 从下肢静脉注射右心声学造影剂，通过观察下腔静脉和肝静脉的显影情况可以判断下腔静脉或肝静脉是否存在阻塞、是完全阻塞还是不完全阻塞以及确定阻塞的部位和特征，并能鉴别血栓形成性阻塞、膜性阻塞或其他血管异常疾病。其特征性声像图表现为：当下腔静脉不完全阻塞时，下腔静脉血流变窄，但右心房内仍有造影剂回声；而当下腔静脉完全阻塞时，造影剂回声不能进入右心房，回流至下腔静脉的阻塞部位即终止。声学造影检查是诊断布加综合征的一种简便、安全而又经济的诊断手段。

五、右心声学造影的禁忌证及注意事项

1. 禁忌证

(1) 重度心功能不全患者。

(2) 重度出血倾向患者。

(3) 昏迷患者。

(4) 尿毒症患者。

(5) 严重酸中毒患者。

(6) 重度肺气肿、肺心病患者。

2. 注意事项

(1) 仔细检查药物，严禁使用过期、变质或含有杂质的药物。

(2) 注射部位应选择肘静脉等粗大血管，并应保证血管通畅、不受挤压。

(3) 二氧化碳类右心声学造影剂混合后产生的二氧化碳气体不应排出，否则会影响造影效果。

(4) 如果需要重复造影，则每次应间隔5分钟以上，待上次造影的气泡完全消失后再进行声学造影检查，并尽可能减少造影次数。

(5) 注意观察患者有无不良反应，并应准备好必要的抢救药品。

(6) 在造影过程中嘱患者连续咳嗽或深吸气，可增加右心压力，诱发房室水平右向左分流，提高房间隔缺损和室间隔缺损的检出率。

(7) 对不合作的儿童患者应在睡眠后进行检查，必要时可使用镇静剂。

(8) 对心功能不全患者一般不宜做声学造影检查，如果因临床需要而必须行右心声学造影检查，则应在内科医师的监护下进行，并准备好抢救药品。

第2节
左心声学造影

左心声学造影是介于右心声学造影和心肌声学造影之间的声学造影方法。左心声学造影有两种注药方式：一种是通过心导管将造影剂直接注入左心房内，使左心系统和主动脉显影；另一种是经静脉注入造影剂，造影剂微气泡通过右心房、右心室和肺循环而使左心系统显影。

1. 经心导管的注药方法 其优势主要在于它对声学造影剂无特殊要求，无论是右心声学造影剂、左心声学造影剂，还是心肌声学造影剂都可以达到使左心系统显影的目的。然而，心导管属有创性检查手段，操作烦琐，对设备要求高，不能被众多的患者所接受，因而也就限制了它在临

床上的普及应用。

2.经静脉的注药方法 其优势在于操作简便，无需特殊设备，但它对声学造影剂的要求较高。由于右心声学造影剂无法通过肺循环，所以它无法用于经静脉左心声学造影，而心肌声学造影剂一般都可以达到使左心系统显影的目的。进行经静脉左心声学造影检查时，各心腔的显影顺序依次为：右心房、右心室、肺循环、左心房和左心室。由于声学造影剂微气泡经右心系统而使左心系统显影，各心腔内都充满了造影剂回声，因此经静脉左心声学造影检查对心腔内分流的检测意义不大，其临床价值主要在于：分辨左心室腔内结构和勾画心腔边界、改善多普勒血流信号、测定循环时间、检测二尖瓣关闭不全等，与右心声学造影相类似，在此不再赘述。

（于秀珍 李泉水 熊 奕）

第 3 节
心肌声学造影

心肌灌注不良区域的定位诊断和定量诊断对冠心病干预性治疗效果的评价和患者预后的估计有重要的意义。近年来，超声诊断技术在这个领域的研究不断深入，诊断水平也不断得到提高，在临床上已处于重要的地位。

一、心肌声学造影的显像原理和方法

心肌声学造影是指含有微气泡的声学造影剂（图 6-3-1），经冠状动脉进入心肌（图 6-3-2），使血流灌注正常的心肌回声增强，而缺血区心肌因得不到正常的血流灌注表现为造影剂充盈缺损，以此来反映心肌血流灌注的情况及心肌缺血的部位和范围。

（一）超声波与造影剂微气泡的相互作用

声场是由一系列声波组成的，当声波通过声场时，其介质的声压也随之发生交替变化。位于声场内的造影剂微气泡具有很强的顺应性，声压

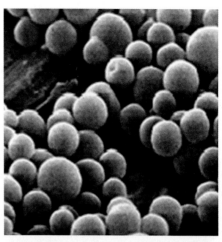

图 6-3-1 心肌声学造影剂含有 10μm 以下的微气泡

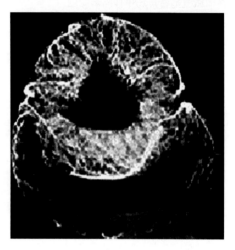

图 6-3-2 进入心肌毛细血管的造影剂微气泡

升高时微气泡收缩，声压降低时微气泡膨胀，如此不断地振荡运动，使每个微气泡又成为一个新的声源，它们产生的散射波可被超声探头接收。微气泡产生散射的方式与探头发射超声波的入射声场峰压（即声能强度）有密切的关系：①当入射声场峰压低于 0.1MPa 时，微气泡呈对称性地压缩和膨胀，产生线性散射增强，这一反应可用于勾画心内膜回声和增强多普勒信号（图 6-3-3）；②当入射声场峰压在 0.1～1.0MPa 时，微气泡对超声波的散射则显示出非线性振荡的特征，产生共振和二次谐波，这一反应可用于心肌血流灌注的谐波显像（图 6-3-4）；③当入射声场峰压大于 1.0MPa 时，微气泡被击破，在微气泡爆裂的瞬间会释放出很强的"瞬间散射"（transient scattering），也可称为"激发的声发射"（stimulated acoustic emission，SAE），这一反应可用于心肌血流灌注的触发显像。正是利用心肌声学造影剂

微气泡在声场中的这些散射特点，才使得目前心肌声学造影的显像方法得到不断的改进。

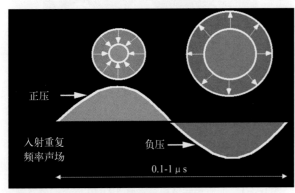

图6-3-3　微气泡在声场中伸缩示意图

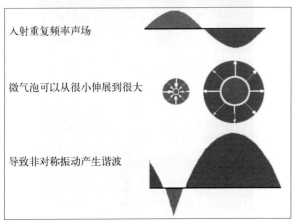

图6-3-4　心肌声学造影谐波成像

当入射声压在0.1～1.0MPa时，微气泡对声波的散射显示出非线性振荡的特征，产生共振和二次谐波，这一反应可用于心肌血流灌注的谐波显像

（二）心肌声学造影的显像方法

1. 基波成像（fundamental imaging）　当探头发射的声能强度较低时，造影剂微气泡在声场交替声压的作用下会产生机械性共振现象，使散射强度呈线性增强。但由于心肌组织中血液容积仅占6%，因此经静脉注射声学造影剂后，进入心肌微血管内微气泡的量很少。有研究发现，利用基波成像技术仅能使心肌内血流的散射强度增加10～20dB，甚至比心肌组织本身的散射强度还要低10～20dB，因此基波成像很难将心肌内血流与周围心肌组织区分开。有人曾尝试用增加造影剂浓度和剂量的方法来提高心肌内血流的散射强度，但造影剂微气泡产生的强烈声影又会妨碍左心室后方结构的显示。另外，还有学者采用

造影前后图像减影的方法来显示心肌内血流，但这样做又会丢失许多时间上和空间上的诊断信息，而且还不能实时显示，故基波成像显然不适用于经静脉心肌声学造影。

2. 二次谐波成像（second harmonic imaging）　二次谐波成像技术是利用造影剂微气泡对超声波的非线性散射，也即在声场中的微气泡除了产生相当于探头发射频率的共振（即基波反应或第一次共振）外，还可以产生第二次共振（或称二次谐波），其频率恰好是基波频率的两倍（图6-3-5）。换而言之，如果探头发射超声波的频率为2MHz，那么当声学造影剂进入心肌后，心肌微血管内微气泡的回波中不仅包含频率为2MHz的成分，而且还包含频率为4MHz的成分，但其周围心肌组织对频率为2MHz超声波的回波频率仍为2MHz。尤为重要的是，二次谐波所产生的散射强度仅比基波产生的散射强度降低很少，这样就可通过程序改变超声探头的发射频率和接收频率，使之仅接受造影剂微气泡产生的二次谐波信号而不接收周围组织结构产生的基波信号，从而产生实时减影的效果，明显提高微气泡造影剂显像的敏感性。二次谐波成像与基波显像相比，不仅明显提高了心肌内造影剂的对比强度（图6-3-6），而且还有研究表明二次谐波的散射强度与微气泡的浓度也呈非线性关系，即低浓度的微气泡也可产生相对较强的二次谐波信号，这样就可减少造影剂的用量，从而降低声影对图像质量造成的影响。

然而，二次谐波显像的效果也受到了诸多因素的影响，例如微气泡的理化特性（微气泡的直径、外壳的厚度和弹性以及气体的构成等）决定了二次谐波的散射强度。微气泡的直径与其对发

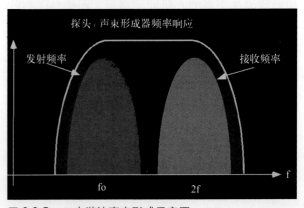

图6-3-5　二次谐波声束形成示意图

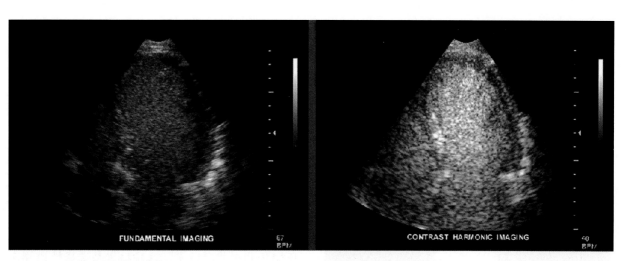

图 6-3-6　基波成像和谐波成像对比

射频率的反应呈反比，即直径较大的微气泡对较低的发射频率反应更强，而直径较小的微气泡对较高的发射频率反应更敏感；外壳弹性较好的微气泡有更强的二次谐波反应，相反，外壳坚硬的微气泡其二次谐波反应较弱。此外，其他因素（探头的发射频率、仪器的发射声能等）对二次谐波显像的效果也有重要的影响。一些研究已证实，在保持其他条件不变的情况下，增大仪器的发射声能和选用较低的探头频率都会使图像质量下降，这是由于两者都会增加微气泡破坏的结果。

目前，二次谐波成像尚存在一定的局限性。由于二次谐波成像时探头的发射频率较低，而接收频率较高，故图像的分辨力较低，加上心肌组织的回声也较弱，因此图像的总体质量不如基波成像。此外，由于左心室腔内的造影剂回声很强，致使心肌与心腔的分界线不甚清晰，而且图像不能分割显示。

3. 间隙性触发成像 (intermittent imaging)
间隙性触发成像也称为瞬间反射成像（transient response imaging）。Porter 等在心肌声学造影谐波成像的动物实验中发现，暂时终止探头发射超声波后再次启动时，心肌造影剂回声强度显著增强，并由此提出了间隙性触发显像方法。过去对此现象的解释是，超声波能够改变微气泡的形状，终止发射时微气泡恢复其形状，而当再次发射超声波时，由于微气泡外壳弹性的作用会产生适合超声成像的频率，从而增强了造影效果。

晚近人们研究发现，当入射声场峰压足够大时，超声波会击破微气泡，微气泡爆裂的瞬间会释放出很强的非线性散射波，致使心肌内的造影剂强度明显高于心肌组织本身，但由于心肌微血管内的血流速度极其缓慢（约为 1mm/s），下一心动周期时到达心肌微血管内的造影剂微气泡很少，故连续显像效果较差；而终止超声波发射期间，超声波对微气泡的破坏作用减少，使更多的微气泡聚集在心肌微血管内，因此心肌显像得以增强。研究结果显示，间隙性触发显像时测得的心肌峰值视频信号强度明显高于基波显像和连续性谐波显像时测得的心肌峰值视频信号强度，而且可以在不增加造影剂剂量的前提下，使峰值之后的心肌显像持续时间延长。较长的显像时间使我们能在注射造影剂后比较从容地获得较多的心脏切面。目前，间隙性触发显像多采用心电触发或门控的方法发射超声波脉冲，并使通常每秒成像 30 帧变为一个心动周期或数个心动周期成像 1 帧。国内外的研究一致表明，间隙性触发显像的最佳间隙周期为每 3 ~ 5 个心动周期触发成像一次，因为当触发间隙超过 5 个心动周期时心肌内造影剂的强度和显影的持续时间不再有明显增加，反而会造成图像信息的丢失。

间隙性触发显像也有一定的局限性，如图像信息的丢失、图像失去实时性、不能在观察心肌显影的同时观察室壁运动情况等。此外，间隙性触发显像时探头的位置必须固定，以便有利于进行前后对比，而且它也有赖于节律规则的心电图信号。

4. 谐波能量多普勒成像 (harmonic power doppler imaging, HPDI)　由于心肌微循环内的

血流速度极其缓慢，常规多普勒超声不可能检测出心肌内微气泡的移动速度。但是，将能量多普勒技术用于二次谐波成像中即可记录到在高输出声能下造影剂微气泡爆裂所释放的瞬间散射信号，并可根据叠加彩色的明暗程度来提供有关微气泡浓度的信息，从而反映心肌血流灌注（图6-3-7）。

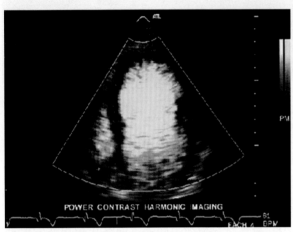

图6-3-7　谐波能量多普勒成像

谐波能量多普勒成像与单纯二次谐波成像相比，有如下优势性：

（1）谐波能量多普勒成像显示造影剂微气泡的敏感性和图像的分辨力更高，这样可减少造影剂的用量，从而使声衰减现象降至最低限度。

（2）谐波能量多普勒成像可通过放大、滤波和心电触发等手段消除室壁运动伪像，使造影前心肌内无任何彩色信号，因此也无须再进行本底减影。

（3）由于应用了彩色编码技术，谐波能量多普勒成像对左心室内膜的识别能力明显提高，更容易区分心肌组织与左心室腔的分界。

（4）图像可分割显示。

尽管谐波能量多普勒成像结合间隙性触发显像是目前心肌声学造影最为理想的显像方法之一，但是它也存在一些不足之处。例如，室壁运动伪像是在图像采集时心肌舒缩运动和呼吸时心肌被动运动所造成的，它常出现在心外膜的边缘，并可叠加在心肌显影的信号上，这就影响了我们对造影效果的准确判断。通过改变心电触发点、增加脉冲重复频率、增强壁滤波、降低接收增益或屏住呼吸等措施均可使造影前心肌内无彩色信

号显示，从而降低室壁运动伪像的发生率。采用多帧触发（multiple frame trigger）的方式不仅可鉴别是否存在室壁运动伪像，同时还可了解室壁运动的情况。此外，声衰减现象是心肌声学造影中普遍存在的现象，谐波能量多普勒显像虽然减少了声衰减现象，但并未完全消除声衰减现象，因此在判断不同节段心肌显影效果时必须首先明确心肌充盈缺损区是否是声衰减现象所造成的。

5．反向脉冲多普勒成像（pulse inversion doppler, PID）　为了改善谐波成像的分辨力和敏感性，最近又有学者提出在心肌声学造影中使用反向脉冲多普勒技术。这项技术是选择性检测声学造影剂的一种新方法，当组织内在同一声束上传播的两个连续脉冲的形态呈镜相时，其叠加后的脉冲信号为零（图6-3-8）；而当源于造影剂微气泡非线性散射的两个连续脉冲呈非镜相时，它们叠加后产生的脉冲信号较原脉冲信号明显增强（图6-3-9）。因此，反向脉冲多普勒成像会使微气泡的谐波信号得到增强，但同时又抑制了周围心肌组织的谐波信号（图6-3-10）。通过翻转每秒发射脉冲的相位来改变脉冲多普勒和彩色多普勒的脉冲序列，可使脉冲多普勒信号和谐波多普勒信号均工作在接收状态，多普勒频移也从线性状态和非线性状态转变为两个独立的区域，这样就可分别分析（也可以联合分析）组织中线性散射和非线性散射的比值，使检测出的最大多普勒频移不会超过1/2奈奎斯特极限（Nyquist limit）。反向脉冲多普勒技术通过标记线性和非线性超声波多普勒频谱上的不同部分，更可以将源于微气泡的谐波信号从组织内非线性传播所产生的谐波信号中区分出来，最大限度地消除组织信号对心肌血流灌注显像的干扰。同时，反向脉冲多普勒技术还能够在回声信号整个带宽内工作，从而使多普勒图像具有高度的空间分辨力。因此，超声仪器的发射声能较小，机械指数（MI）极低（MI在0.09～0.14），对微气泡的破坏也极小，能够进行实时显像，有利于在评价心肌血流灌注的同时评价室壁运动。临床和实验研究结果均证实，反向脉冲多普勒显像能够提供较谐波显像多达8～10dB，最多可达16dB的非线性增强效果，从而获得最大的信号噪声比，已成为最具发展前途的心肌声学造影方法。

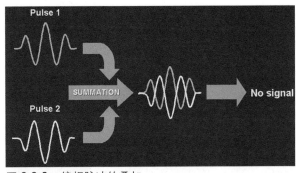

图 6-3-8 镜相脉冲的叠加

组织内同一声束上传播的两个连续脉冲（pulse 1 和 pulse 2）形态是呈镜相的，其叠加（summation）后的脉冲信号为零（no signal）

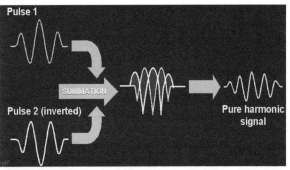

图 6-3-9 非镜相脉冲的叠加

源于造影剂微气泡的非线性声波的两个连续脉冲（pulse 1 和 pulse 2）呈非镜相的，叠加（summation）后产生的脉冲信号较原脉冲信号明显增强（pure harmonic signal）

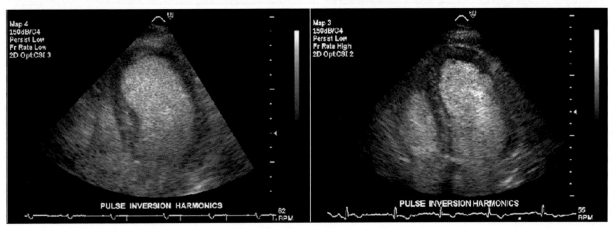

图 6-3-10 不同机械指数（MI）下的反向脉冲多普勒成像

（三）观察指标

1. **时间密度曲线** 声学造影剂进入冠状动脉后可使心肌回声增强，这一过程会随着时间的推移而逐步变化。首先，造影剂密度迅速增强，达到峰值后逐渐降低直至消失。两者之间的关系可以用时间密度曲线来表示（图 6-3-11），该曲线中的一些参数可以作为反映心肌血流量的指标，即峰值强度（PI）、曲线下面积（AUC）、前半峰时间（$T_{1/2a}$）、峰值半衰期（$T_{1/2d}$）、峰值时间（Tp）、减影峰值密度（background-subatraction peak video intensity）等。

2. **造影剂充盈缺损区** 当冠状动脉被阻塞后，造影剂微气泡不能随血流进入其供血的心肌内，使该区域心肌回声无增强现象产生，因而相对于正常心肌回声呈充盈缺损区。通过测量其面积还可以定量评价心肌血流灌注不良区域的范围（图 6-3-12）。

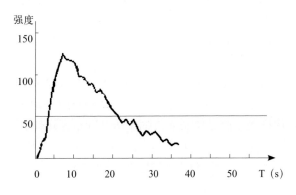

图 6-3-11 正常心肌节段显影时间密度曲线

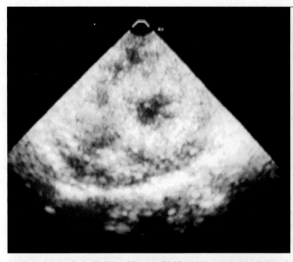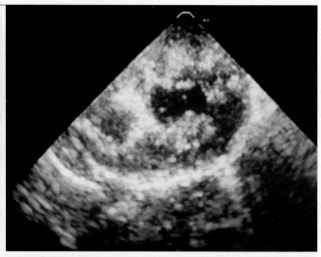

图 6-3-12 犬心肌梗死模型造影前后的二维超声成像

左图为造影前的图像，右图为造影后的图像。显示左回旋支结扎后左心室后侧壁呈充盈缺损，说明造影剂不能进入其供血的心肌内，而形成无回声增强的区域；通过测量其面积还可以定量心肌灌注低下区的范围

（四）超声仪器的设置

正确的仪器设置对心肌血流灌注显像至关重要，然而进行心肌声学造影时仪器的设置又是一个十分复杂的过程。不同的仪器应采用不同的设置，同一仪器、不同的声学造影剂所要求的仪器设置也不尽相同，而不同的显像方法即使是使用同样的仪器和相同的声学造影剂也需要采用不同的设置。

必须指出的是，仪器参数的设置对不同受检查者也并不是固定不变的，进行心肌声学造影检查时可随时作适当的调节，以使图像最清晰而伪像减至最小程度。总而言之，尽管目前经静脉心肌声学造影尚存在着近场伪像、远场声衰减、缺乏可靠的定量分析方法和价廉的造影剂等问题，但大量的实验研究和临床应用都已显示，经静脉心肌声学造影具有简便、无创、价廉、实时、图像清晰而且直观等方面的优点，它与同位素相比，所显示出的强大优势已越来越显著。可以相信，在不久的将来随着超声显像技术和造影剂的不断发展，超声心动图无创性评价心肌血流灌注终将取代核素心肌显像而成为临床医师的最佳选择。

二、常用的心肌声学造影剂

一种良好的心肌声学造影剂应具有以下特点：①不改变冠状动脉血流量；②所含微气泡能均匀地分布于心肌内，产生清晰的心肌血流灌注图像，但又不会堵塞心肌毛细血管；③使用方便、安全、无毒副作用。

目前常用的心肌声学造影剂主要有以下几类：

（一）半乳糖类造影剂

半乳糖类造影剂包括 SHU 454（Echovist）和 SHU 508A（Levovist），产地均为德国。前者是一种含有纯半乳糖的微粒状悬浮液制剂，微气泡直径较大，不能通过肺循环，只能用于右心声学造影和腔内声学造影，在心肌声学造影中的应用较少，后者含有 99.9% 能产生结晶状微小颗粒的特制半乳糖和 0.1% 棕榈酸，使用时可释放出直径为 1～8μm（平均 2～3μm）的微气泡，这些微气泡吸附在半乳糖颗粒的表面，具有明显增强回声的作用，可产生显著的声波背向散射，同时又由于棕榈酸会在微气泡周围形成一薄层，从而可以使微气泡稳定地通过肺循环，因此它可作为经静脉注射的左心声学造影剂，其效果较好，已被众多超声医师所认可。少数文献报道，SHU 508A 从静脉注射后可以获得心肌显影的效果，但由于心肌显影不稳定，图像质量欠佳，所以未能被推广应用。

（二）声振白蛋白制剂

经声振处理的 5% 人白蛋白（Albunex），每次剂量一般为 0.22ml/kg，每 5ml 液体内含微气

泡 2×10^9 个，微气泡的直径（约为 $4\mu m$）接近红细胞的直径。本制剂含有的微气泡由于被凝固的白蛋白包裹，因此存在的时间比较长而且性质稳定。经静脉注射 Albunex 后，左心显影效果已被大家肯定，但其心肌显影的效果较差且不稳定，即使增加注射剂量，仍无法达到临床诊断的要求。

（三）氟碳类造影剂

氟碳类造影剂是一种非常有前途的新型声学造影剂，它具有分子量大、溶解度小、产生的微气泡直径小等特点，在室温下呈液态而当温度升至 35℃ 以上时即转变为气态。目前已有多种氟碳类造影剂，主要包括以下几种：

1. EchoGens　由美国 Sonus 公司生产，内含氟戊烷（Dodecafluoropentane，DDFP），在室温下呈液态，当温度升至 35℃ 以上时，该化合物转变为气态，产生直径为 2～3μm 的氟化碳颗粒。EchoGens 是一种稳定的乳化剂，主要成分是直径约为 0.2μm 氟戊烷微气泡，浓度可达 1.0×10^9/ml。动物实验表明，经静脉注射 EchoGens 以后，心肌显影效果明显，可持续 5 分钟左右，未见声衰减现象；其缺点是注射 EchoGens 后患者的肺动脉压明显增高，肺血管阻力增加，伴血氧饱和度下降和心输出量下降等干扰血流动力学的作用。

2. FSO69　FSO69（Optison）是 Albunex 的第二代产品，它是一种用人白蛋白包裹的氟碳微气泡制剂。微气泡的直径为 3.6～5.4μm，浓度为 9.0×10^8/ml。动物试验证明，Optison 的心肌显影效果良好，未见明显毒副作用，但在心肌造影时有声衰减现象。

3. MRX-115　MRX-115 是一种用脂质包裹的氟碳微气泡制剂，微气泡的直径为 8～10μm，略大于红细胞的直径。由于脂质外衣的变形性能较好，所以本制剂的微气泡能通过肺循环，经静脉注射后具有较好的心肌显影效果。常用剂量为 0.005～0.01ml/kg，当剂量小于 0.05ml/kg 时，对人体的心率、血压、血气和心功能均无影响；但当剂量大于 0.05ml/kg 时会引起肺动脉平均压可逆性增高。

4. **声诺维**　声诺维（Sonovue）是一种六氟化硫制剂，微气泡的直径为 2.5μm。它是目前唯一在中国上市的心肌声学造影剂。

5. PESDA　PESDA（Perfluorocarbon-exposed sonicated dextrose albumin）是一种以葡萄糖和低浓度人白蛋白为载体的、经声振处理的六氟化三碳（Perfluoropane）微气泡制剂，微气泡的直径为 3.1$\mu m\pm1.7\mu m$，浓度为 2.0×10^9～4.2×10^9/ml。经初步研究表明，PESDA 的心肌显影效果好，无明显毒副作用，已应用于临床多巴酚丁胺负荷试验声学造影检查中，但是心肌显影时声影明显，会影响其后方的心肌显影。

三、心肌声学造影的临床应用价值

虽然心肌声学造影检查仍然有一些不足之处（如测量指标有待进一步标准化等），但是由于它使用安全、快速、方便、结果可靠、无明显毒副作用，因此今后有可能替代同位素心肌显像技术而成为无创性检测心肌血流灌注的首选方法，在临床上具有广泛应用的巨大潜力。它的用途主要体现在以下几方面：

（一）定量分析心肌血流灌注

有研究表明，造影剂时间密度曲线中的峰值强度（PI）和曲线下面积（AUC）反映了进入冠状动脉血管床内造影剂微气泡的总量，与放射性微球标记的心肌血流量呈高度相关（r 分别为 0.92 和 0.91），造影剂自心肌内消散的时间变量也与心肌血流量相关。Porter 等在动物冠状动脉左前降支近端结扎前后和冠状动脉血流再通后，分别经静脉注入声振白蛋白，测定心肌声学造影图像中的减影峰值密度，同时用冠状动脉内多普勒血流速度描记钢丝测定相应冠状动脉分支的血流量，两者的测定结果呈高度相关（r=0.95，$P<0.001$）。有学者经左心房注入造影剂，对不同程度冠状动脉狭窄的病例进行了心肌声学造影检查，发现其测定的冠状动脉血流量和经放射性微球标记测定的心肌血液容积呈高度相关（r=0.92，$P<0.01$）。因此，作者认为可以将减影峰值密度作为定量分析心肌血流灌注的敏感指标。

上海医科大学中山医院曾用心肌声学造影对 6 条犬急性心肌梗死模型进行了研究。时间密度曲线上的各项指标与各节段心肌的绝对血流量相关的分析结果表明，曲线下面积（AUC）和峰值强度（PI）与心肌血流量的相关性良好（r 为 0.87 和 0.82，$P<0.001$），而三项时间指标(T_p、$T_{1/2d}$ 和 $T_{1/2a}$)与心肌血流量虽有相关性，但相关性较差（r 分别为 -0.4、0.5 和 -0.5，$P<0.01$）。根据美蓝和 NBT 染色结果可将心肌血流量（MBF）分为三组：正常组（心肌血流量 >0.8ml/min）、缺血组（心肌血流量在 0.8～0.4ml/min）和坏死组（心肌血流量 <0.4ml/min）。经研究发现，曲线下面积（AUC）和峰值强度（PI）随心肌血流量的减少而呈下降趋势，AUC 分别为 1630±278、1042±268 和 521±135，PI 分别为 106±11、72±20 和 41±10。以上各组心肌血流量之间的差别均有显著统计意义（$P<0.001$），而三项时间指标却未有此规律。缺血区（LCX 灌注区）与非缺血区（LAD 灌注区）各项指标均值之比与缺血区心肌相对血流量的相关分析显示，AUC、PI 与心肌相对血流量均具有良好的相关性（r 为 0.92 和 0.85，$P<0.001$），而三项时间参数却无显著统计意义，这就说明了心肌声学造影剂时间密度曲线的峰值强度和曲线下面积能客观评估心肌血流量，准确反映其变化程度。这项实验结果对进一步开展心肌声学造影定量评估侧支循环和心肌存活性的研究，及其在临床上的广泛应用具有重要的意义。

（二）定量冠状动脉狭窄的程度

心肌声学造影还能反映冠状动脉轻度狭窄时的心肌血流灌注，尽管冠状动脉轻度狭窄时在静息状态下其血流量尚未下降，但心肌声学造影却已经能够发现心肌血流灌注异常。Ismail 等先缩窄冠状动脉分支，但却不使基础冠状动脉血流量下降；然后再用药物（新福林）使心肌充血，此时心肌声学造影能显示狭窄血管供血心肌的平均减影峰值密度低于正常冠状动脉供血心肌的平均减影峰值密度。两者之间的比值能够反映冠状动脉狭窄的程度，并与经放射性微球标记测定的比值呈高度相关（$r = 0.91$，$P < 0.001$），而且平均减影峰值密度低的面积和经放射性微球标记测定的低血流灌注面积也呈密切相关。因此，如果将心肌声学造影和心肌充血性药物共同应用，就能够在一定程度上反映冠状动脉轻度狭窄以及狭窄程度之间轻微差异对心肌血流灌注的影响，从

而有可能成为无创性判断冠状动脉狭窄程度及其受累心肌面积的新途径。

（三）估测危险区及梗死区的面积

危险区是指冠状动脉急性闭塞后有可能造成心肌坏死的区域，由于此区域内的心肌无血流灌注，因此在心肌声学造影上表现为充盈缺损区。有学者研究发现，如果阻塞同一支冠状动脉，阴性危险区（造影剂注入阻塞的冠状动脉，其近端所显示的充盈缺损区）的范围大于阳性危险区（造影剂注入阻塞的冠状动脉，其远端所显示的心肌充盈区）的范围，因此他们认为阴性危险区可能就是功能性危险区，而阳性危险区则相当于解剖危险区。一般将阴性危险区简称为危险区，其部位和范围相当于用 ^{99}Tc 同位素灌注显像所测定的部位和范围（$r=0.97$，$y=0.95x-0.25$，$P<0.01$）。危险区的定量分析对判断病情的严重程度、选择治疗方案和评价治疗效果的意义重大。

急性闭塞的冠状动脉恢复血流供应后，梗死心肌中的微循环受到损害，心肌血流灌注不能恢复，因此在冠状动脉血流恢复后其心肌声学造影仍然表现为充盈缺损区，其面积相当于心肌梗死的面积。研究结果表明，声学造影测定的心肌梗死面积和组织染色显示的梗死面积呈高度相关（$r=0.98$，$y=1.07x-2.39$，$P<0.01$）。

已有资料显示，危险区的面积并不会因为冠状动脉阻塞时间的延长而扩大，但可能会越来越接近实际梗死区的面积，这可能与梗死面积逐渐增加有关。

（四）评价心肌梗死区心肌的体积和重量

目前在心肌声学造影检查中运用体元模型法三维重建技术在国内尚无报道，在国外也仅刚在学术会议上发表。作者将三维重建技术应用于心肌声学造影中，采用多平面经食管探头成功地对 6 条犬的心肌危险区进行三维重建，作出了定位和定量判断，从不同角度观察了心肌灌注缺损区的形态及其在左心室的位置，提供了二维心肌声学造影所不能提供的信息（图 6-3-13）。由于该研究采用了多平面经食管探头旋转采集图像，克服了心肌声学造影常出现的声衰减现象，也避免

了经胸超声心动图图像质量受胸壁、肺和探头位置等因素的干扰。因此，它对左心室心肌灌注缺损区和灌注正常区心肌质量的测量值与病理实测值非常接近（$P>0.05$），两者呈高度相关（$r=0.95$和0.98），这也就表明了该技术能准确定量心肌危险区心肌的面积和重量，可为冠心病患者病情的判断、治疗策略的选择以及药物溶栓和导管介入治疗效果的评价提供一项可靠的检测手段。

然而，在图像采集过程中二维图像的质量和心肌显影的效果是影响三维重建图像质量的关键因素。如果左心室心内膜和心外膜界线不清或者心肌灌注缺损区与周围组织的对比不强，都会影响测量结果的准确性。因此，在采样时增益和深度的调节至关重要，在实验过程中应保持这些条件不变，最好是使用经食管超声心动图进行三维

重建，但这在临床上并不能被广大患者所接受。实验所用的声学造影剂是自制的声振5%人白蛋白，其微气泡直径为$4\sim10\mu m$，可获得满意的心肌显影效果，而且注射前后的心率、血压无明显变化，也就说明了它对血流动力学无明显影响，是一种安全有效的声学造影剂。但是，由于它需要临时配制，稳定性差，不能通过肺循环，造影剂只能从导管注入，因此本实验仍是一种有创性的检查，不宜在临床上推广应用；同时由于受计算机技术水平的限制，目前图像处理的速度还较慢，费时尚多，有待于今后进一步完善。虽然该研究尚处于初级阶段，但它是心肌声学造影研究中的又一进展，为今后进一步应用心肌声学造影评估局部心肌血流灌注开辟了一条新的途径。

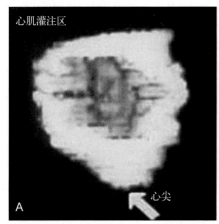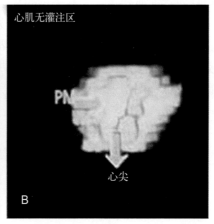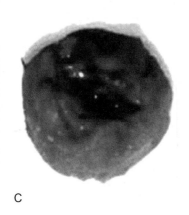

图6-3-13 犬的心肌危险区三维重建

三维重建可从不同的角度观察心肌血流灌注区（A）、充盈缺损区（B）的形态及其在左心室的位置，与解剖对照有很好的一致性（C），定位和定量判断准确，并提供了二维心肌造影超声心动图所不能提供的信息

（五）判断心肌存活性

由于冠状动脉存在广泛的侧支循环，故在心肌梗死区内仍有少量无收缩功能但又保持了生物活性的心肌，一旦冠状动脉血流恢复，这部分心肌就可发挥收缩功能。心肌再灌注后行心肌声学造影检查，可以发现这些梗死区及其周边区的造影剂密度介于正常充盈和充盈缺损之间。因此，有学者提出了造影评分指数（contrast score index）的概念：造影剂充盈缺损定为0分，造影剂均匀分布定为1分，介于两者之间定为0.5分。急性心肌梗死后，造影评分指数越高，那么心肌在一个月后其收缩功能的改善就越明显，也就说明该区域存活的心肌越多，这可能与该区域微循

环的完整程度较高有关，因此可以将造影评分指数作为判断心肌存活性的指标。

（六）判断冠状动脉侧支循环的存在

声学造影剂微气泡进入冠状动脉后，可以通过侧支循环均匀地分布在缺血心肌区域的微血管内，使超声反射显著增加而被显示出来。显然，心肌声学造影检查在这方面比冠状动脉造影更具优越性，因为后者仅能显示直径大于$100\mu m$的血管，而大部分的侧支血管直径小于$100\mu m$。有研究发现，在阻断犬冠状动脉血流后的不同时间注入等量的造影剂，缺血区的心肌因有侧支血管的血流供应其显像效果逐渐增强，而梗死区却

持续呈充盈缺损区。临床观察表明，心肌声学造影检查能显示心肌梗死后不同阶段患者的侧支循环，这就弥补了冠状动脉造影不能显示细小侧支循环的缺陷。

（七）测定冠状动脉血流储备

冠状动脉血流储备是指冠状动脉呈最大程度扩张时冠状动脉最大血流量和基础状态下冠状动脉血流量之间的比值。心肌声学造影检查通过分别测定冠状动脉呈最大程度扩张前后的心肌声学密度和时间密度曲线的某些指标来定量反映冠状动脉血流储备。Cheirif 等观察到冠状动脉正常者在血管扩张前后峰值强度（PI）显著增高，而冠状动脉明显狭窄者则无此变化，这就提示峰值强度可以作为测定冠状动脉血流储备的相对指标。Keller 等发现冠状动脉扩张前后时间密度曲线下面积（AUC）比值的变化可反映冠状动脉血流储备，其结果与经放射性微球标记测定的结果呈高度相关。Porter 等经临床观察发现，当冠状动脉严重狭窄时，血管扩张前后该比值降低；而当冠状动脉扩张后，该比值显著增加，并与狭窄改善的程度呈密切相关。晚近，Porter 采用冠状动脉内多普勒法测定冠状动脉血流储备后发现，造影剂消散的半衰期、心肌内出现造影剂回声到心肌内造影剂消散的时间及曲线下面积（AUC）都能较好地反映冠状动脉血流储备。

作者曾采用二次谐波成像技术对 11 条冠状动脉有不同程度狭窄的动物模型进行了心肌声学造影检查。结果显示，正常冠状动脉或狭窄冠状动脉灌注区心肌的时间密度曲线下面积在罂粟碱介入前后的相对变化率与用电磁流量计测定的冠状动脉血流量的相对变化率（即冠状动脉血流储备）相关性良好（r=0.77，P=0.0002）；而且狭窄冠状动脉支配的心肌缺血区在罂粟碱介入前后曲线下面积的相对变化率与冠状动脉狭窄程度也有一定的相关性（r=0.72，P=0.02），这就说明二次谐波成像技术可以定量评价冠状动脉狭窄后冠状动脉血流储备的改变，并且在一定范围内可定量反映冠状动脉狭窄的程度。

（李　清　沈学东）

第 7 章

心脏功能测定

在心血管系统疾病中，心脏功能测定对于病情的判断、治疗方案的选择、疗效的评价及预后的估计都具有重要的意义。超声心动图能够准确而又无创伤地测量心腔的大小、方向、室壁的厚度与运动度、血流的速度和方向等，可广泛地应用于心脏功能的测定。

但是，由于心脏功能受多种因素的影响，诸如心率、心肌顺应性和协调性、心脏的前后负荷、心肌收缩力和收缩速度、瓣膜的完整性、血液中儿茶酚胺水平、正（负）性肌力药物等因素均可影响心脏功能；此外，在评价心脏功能时也不能仅单凭某一指标来判定心脏功能的好坏，更何况有些指标还缺乏足够的敏感性，因此必须结合其他检查及临床表现进行全面分析，才能对心脏功能作出正确的估价。

第 1 节
左心功能测定

一、切面超声心动图测定心脏功能

切面超声心动图包括二维超声心动图和 M 型超声心动图，它能有效地评价心脏泵血功能、左心室收缩和舒张功能以及心脏负荷等指标。

（一）心脏泵血功能的测定

心脏泵血功能包括每搏输出量（SV）、心排血量（CO）、心脏指数（CI）、心搏指数（SVI）、射血分数（EF）以及左心房排空率（AEI）等，二维和 M 型超声心动图能准确测量出二维超声图像上左心室各径线的长度，并可根据公式推算出左心室舒张末期容积和收缩末期容积，从而能较为准确地测定心脏泵血功能。

1. 每搏输出量（SV）

（1）M 型超声心动图测量法。M 型超声心动图是测定心输出量最常用的方法之一，它可根据容量计算法、二尖瓣血流量计算法和主动脉血流量计算法测算出每搏输出量。

①容量计算法：有多种公式可以测算出左心室的容积，主要包括椭圆形体积法、立方体积法、回归方程法、Teichholz 校正公式法和 Meyer 回归方程法。

A．椭圆形体积法（Pumbo 法）：该方法将左心室视为一个椭圆体，其计算公式如下所示：

$$SV=\frac{\pi}{6}(Ld\cdot Dd^2-Ls\cdot Ds^2)$$

式中，Dd 为左心室舒张末期内径。其测量方法为：在同步记录的心电图 R 波顶峰处，测量左心室后壁内膜面上缘至室间隔左心室面下缘的最大距离，正常参考值为 51.00mm±5.28mm。Ds 为左心室收缩末期内径。其测量方法为：左心室后壁向前运动的最高点处心内膜面上缘至室间隔左心室面下缘的最大距离，正常参考值为 34.88mm±5.71mm。Ld 为左心室舒张末期长径。Ls 为左心室收缩末期长径。

测量 Dd 和 Ds 时应尽可能清晰地显示室间隔左心室面和左心室内膜面（图 7-1-1）。

注释：椭圆形体积法适用于测定正常成人心脏和中等大小心脏的每搏输出量。当心脏明显扩大时，心脏形态接近于球形，此时所测容积过大，而对心脏较小的患者，其心脏形态更接近于椭圆形，此时所测容积又偏小。

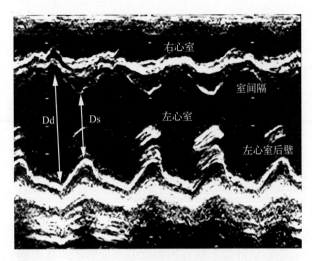

图 7-1-1　左心室舒张末期内径和收缩末期内径的测量

B．立方体积法：假设心脏为一立方体，应用超声心动图测出左心室舒张末期前后径（即内径，Dd）和收缩末期前后径（Ds），此时前后径的立方近似于左心室的容积，每搏输出量（SV）就等于左心室舒张末期容积与左心室收缩末期容积之差，计算公式如下所示：

$$SV=Dd^3-Ds^3$$

C．回归方程法（Fortuin 法）：先应用 M 型超声心动图测出左心室舒张末期内径（Dd）和左心室收缩末期内径（Ds），再根据经验公式推算出左心室舒张末期容积（Vd）和左心室收缩末期容积（Vs），两者之差即为每搏输出量（SV），其计算公式如下所示：

左心室舒张末期容积（Vd）＝ 59× 左心室舒张末期内径（Dd）－ 153

左心室收缩末期容积（Vs）＝ 47× 左心室收缩末期内径（Ds）－ 120

每搏输出量（SV）＝ 左心室舒张末期容积（Vd）－ 左心室收缩末期容积（Vs）

注释：当心脏扩大时，短轴径线的延长比长轴更为明显，此时心脏的形状极似球形，若用立方体积法计算必将高估左心室容积；而当心脏收缩时，心脏呈狭长形，此时若用立方体积法计算又将低估左心室容积。因此，Fortuin 认为对于小的心脏或大小正常的心脏，此法与立方体积法相符；而对于明显扩大的心脏，此法比立方体积法更精确。

D．Teichholz 校正公式法：此方法也是先测量出左心室舒张末期容积（Dd）和左心室收缩末期容积（Ds），再根据 Teichholz 校正公式计算出每搏输出量（SV）。其计算公式如下所示：

$$\frac{7.0\times Dd^3}{Dd+2.4}-\frac{7.0\times Ds^3}{Ds+2.4}=7.0\times\left[\frac{Dd^3}{Dd+2.4}-\frac{Ds^3}{Ds+2.4}\right]$$

注释：Teihholz 校正公式，在立方体积法的基础上作了修正，它不仅适用于中等大小的心脏，也适用于扩大的心脏和小心脏，而且所求得的左心室容积与左心室造影所测得的每搏输出量（SV）之间呈密切相关（r=0.97，$P<0.001$）。因此，可以认为 Teihholz 校正公式是最精确的 M 型超声心动图左心室功能测定公式。

E．Meyer 回归方程法：Meyer 方程仅适用于 15 岁以下的小儿，其计算公式如下所示：

$$V=-19.12+14.58D-0.62D^3$$
$$SV=(-19.12+14.58Dd-0.62Dd^3)-(-19.2+14.58Ds-0.62Ds^3)$$

②二尖瓣血流量计算法：冠心病时，由于左心室呈局限性扩大，而且左心室室壁有节段性运动异常，此时左心室内径改变甚大，从而会影响每搏输出量的计算；而且此时二尖瓣无病理改变，因此二尖瓣血流量与主动脉血流量相等，可较好地测量每搏输出量。

A．二尖瓣回波计算法（Rasmussen 方程）：本方法测量低血流量比测量高血流量更为准确，尤其是对无瓣膜病变的冠心病和扩张型心肌病患者更为适用。其计算公式如下所示：

$$SV=\left\{\frac{EE间距}{心率}+PR间期\right\}\times100+\frac{2\times DE斜率}{心率}$$

式中，EE 间距为二尖瓣前后叶舒张早期开放的总幅度，即二尖瓣前后叶 E 点的最大开放距离（单位：mm）；DE 斜率为二尖瓣前叶的开放斜率（单位：mm/s）；PR 间期可从心电图中测得（单位：s）。

B．Kavey 方程：

$$SV=0.5\times\left(\frac{EE间距}{2}\right)^2\times DE\times T=0.5\pi\left(\frac{MLS}{2}\right)^2\times MVO\times DMO$$

式中，EE 间距（或 MLS）为舒张早期二尖瓣前后叶 E 点最大开放幅度的距离；DE 斜率（或 MVO）为二尖瓣开放速率（斜率）；T（Topen

或 DC 时间或 DMO）为二尖瓣开放的持续时间。

③主动脉血流量计算法

A．主动脉根部运动简易计算法：该方法可通过测量主动脉根部运动幅度来推算每搏输出量，方法简单、易测，而且不受室壁节段性运动的影响。其计算公式如下所示：

SV=6.4×AA

式中，AA 为主动脉根部运动幅度（即主动脉收缩幅度），其测量方法为从主动脉前壁回波最低点至最高点的垂直距离，单位为毫米（mm）。

B．根据主动脉根部内径和二尖瓣前叶收缩期关闭速度也可以测定每搏输出量，主要有下列二种测量方法。

a．Lalani 公式

$$SV = BC斜率 \times \pi \left(\frac{A_0 D}{2}\right)^2 \times LVET = V \times A \times LVET$$

式中，BC 斜率为二尖瓣关闭速率（单位：cm/s）；A_0D 为收缩中期主动脉根部内径（单位：cm）；LVET 为左心室射血时间，即从主动脉瓣开放点（K 点）至关闭点（G 点）之间的时间；V 为收缩期主动脉平均血流速度，该速度大致相当于收缩早期二尖瓣前叶 M 型曲线 BC 段的斜率（无 B 点时可测 AC 斜率）；A 为主动脉根部的横截面积，$A=\pi \times (D/2)^2$，其中 D 为主动脉根部内径（A_0D），可从 M 型超声心动图 4 区测得，即以心电图 R 波波峰为标志，测量舒张末期主动脉前后壁内缘之间的距离（单位：mm）。

b．Corya 公式：此公式适用于冠心病患者，但患者必须无二尖瓣病变。

$$SV = 122 - 0.7 \times HR - \left(\frac{50 + \frac{22 - 1.8AA + 0.026EF斜率}{HR}}{}\right)$$

式中，AA 为主动脉根部运动幅度（即主动脉收缩幅度，单位：mm）；EF 斜率为二尖瓣前叶 EF 斜率（单位：mm/s）；HR 为心率。

（2）二维超声心动图容积计算法：二维超声心动图容积计算法测定左心室每搏输出量时，应首先测算出左心室舒张末期容积（Vd）和收缩末期容积（Vs），再推算出左心室每搏输出量（SV），其计算公式为：

SV = Vd − Vs

计算左心室容积（V）的公式主要有单平面法、双平面法和三平面法等三种。

①单平面法

A．面积长度公式：先在左心室长轴切面或心尖二腔心切面或四腔心切面测量左心室面积（A）和左心室长径（L），再按如下公式计算出左心室容积。

$$V = \frac{8A^2}{3\pi L} = 0.85 \frac{A^2}{L}$$

B．椭圆公式法：测量方法与面积长度法相同，但不需要测量左心室面积，而仅需要测出左心室长轴径（L）和左心室短轴径（D），再按如下公式计算左心室容积（V）。

$$V = \frac{\pi}{6} L \cdot D^2$$

②双平面法

A．圆柱 - 圆锥体公式法：本方法与左心室造影所获得的结果密切相关。先在二尖瓣水平短轴切面测出左心室面积（Am）、在心尖二腔心切面或四腔心切面测出左心室长轴径（L）后，再按如下公式即可计算出左心室容积（V）。

$$V = \frac{Am \cdot L}{2} + \frac{Am}{3} \cdot \frac{L}{2} = \frac{2}{3} Am \cdot L$$

B．圆柱体公式法：假设左心室为一个圆柱体，先在二尖瓣水平短轴切面测得左心室面积（Am）和在心尖二腔心切面或四腔心切面测得左心室长轴径（L）后，再按如下公式计算出左心室容积（V）。

V=Am×L

C．圆柱 - 半椭圆体公式法：测量方法与圆柱体法相同，计算公式如下所示：

$$V = \frac{Am \cdot L}{2} + \frac{2}{3}(Am)\frac{L}{2} = \frac{5}{6} Am \cdot L$$

D．椭圆体直径法：首先在二尖瓣水平短轴切面测得左心室前后径（D_1）和左右径（D_2）及在心尖二腔心切面或四腔心切面测得左心室长轴径（L）后，再按下列公式计算出左心室容积（V）。

$$V = \frac{\pi}{6} \times L \times D_1 \times D_2$$

E．椭圆体面积长度法：本方法假设左心室为椭圆体，先在二尖瓣水平短轴切面测得左心室面积（Am）和左心室短轴径（D）以及在心尖二腔心切面或四腔心切面测得左心室面积（Ai）和左心室长轴径（L）后，再按如下公式求出左心室容积（V）。

$$V = \frac{\pi}{6} \times L \times \left(\frac{4Am}{\pi \times D}\right) \times \left(\frac{4Ai}{\pi \times L}\right)$$

③三平面法：三平面法（圆柱－截头圆柱－圆柱体法），又称为 Simpson 公式简化法或改良 Simpson 公式法，是目前应用较广的公式。其测定原理为：将左心室视为一个圆柱体（从心底水平到二尖瓣水平）与一个圆锥体（从乳头肌水平至二尖瓣水平）的总和，并假设它们的长度相等，代入以下公式计算左心室容积（V）。

$$V = Am\frac{L}{3} + \left(\frac{Am + Ap}{2}\right) \times \frac{L}{3} + \frac{1}{3}Ap \times \frac{L}{3}$$

式中，Am 为二尖瓣水平左心室短轴切面上左心室的横断面积；Ap 为乳头肌水平左心室短轴切面上左心室的横断面积，左心室前后径和左右径用椭圆形面积公式求得；L 为左心室长轴径（在心尖二腔心切面或四腔心切面上测得）。正常参考值：60 ～ 120ml。

2. 心排血量（CO） 心排血量为左心室 1 分钟的排血量，它能反映心率对心排血量的影响，单位为 L/min。正常参考值 3.5 ～ 8.0L/min。

CO=SV×HR÷1000

注释：SV 的测量方法如前所述；HR 为心率，可在同步心电图上测出。

3. 心脏指数（CI） 心脏指数为每分钟心排血量与单位体表面积之比，其单位为 L/min·m²。

CI=CO/BSA

式中，CO 为每分钟的心排血量；BSA（体表面积）=0.006×身高（cm）+ 0.0128×体重（kg）－ 0.1529。正常参考值为 2.2 ～ 5.0L/（min·m²）。

4. 心搏指数（SVI） 以体表面积（BSA）校正每搏输出量（SV）即为心搏指数，单位为 ml/m²（毫升／平方米）。用体表面积校正后的每搏输出量，在比较时不受体形的影响。正常参考值为 40 ～ 80 ml/m²。

SVI=SV/BSA

5. 射血分数（EF） 射血分数为每搏输出量与左心室舒张末期容积的比值，也即单位容积的射血量，它直接反映了左心室的射血效率，并能间接反映左心室的心肌收缩力。EF 较每搏输出量（SV）的绝对值更能反映心脏的收缩功能

状态，因此 EF 值是评价心脏泵血功能和心肌收缩力的重要指标之一。在正常情况下，EF 应大于 50%，而当 EF 小于 50% 时则为心功能减弱，因此有学者认为当患者 EF<40% 时，手术死亡率极高；而当患者 EF>60% 时，手术安全性高，几乎无死亡病例；在冠心病和心脏瓣膜病患者中，EF<33% 即可提示预后不良，外科手术高度危险。目前主要有以下二种计算公式（均采用 M 型超声心动图法）：

$$EF = \frac{SV}{Vd} = \frac{Dd^3 - Ds^3}{Dd^3} \times 100\%$$

$$EF = \frac{SV}{Dd^3} \times 100\%$$

式中，Vd 为左心室舒张末期容积；Dd 为左心室舒张末期内径；Ds 为左心室收缩末期内径；SV 为每搏输出量。

6. 左心房排空率（AEI） 左心房排空率是衡量左心房排血阻力的有效指标。当左心房和左心室有血流动力学障碍时，左心房排血受阻，主动脉波上的左心房快速排血期下降幅度变小，X 值也变小，因而 AEI 值小于 1。AEI 值在 0.9 ～ 0.7 为左心房轻度排血障碍，在 0.6 ～ 0.5 为中度排血障碍，AEI 值≤ 0.4 为重度排血障碍。其计算公式如下所示：

AEI=X/OA

式中，OA 为舒张期主动脉后壁最高点（O 点）至左心房收缩引起主动脉壁后移点（A 点）之间的距离；X 为 OA 时距的前 1/3 与后 2/3 相交处主动脉壁与 O 点间的垂直距离。

（二）左心室收缩功能的测定

反映左心室收缩功能主要有心肌厚度与运动幅度、左心室短轴缩短率、左心室周径向心缩短速率、左心室后壁缩短率、室间隔增厚率、左心室缩短分数、主动脉搏动幅度及二尖瓣 E 点至室间隔的距离等指标，现分别叙述如下。

1. 心肌厚度与运动幅度

（1）左心室后壁厚度（WTd）。即舒张末期左心室后壁内膜面上缘至外膜面下缘之间的距离。其正常参考值为：9.07mm±1.05mm（男），9.00mm±1.06mm（女）。

（2）左心室后壁运动幅度（APW）。即左心

室后壁心内膜在舒张末期的位置（与心电图 R 波相对应的位置）与左心室后壁收缩期最大幅度之间的垂直距离，也就是舒张末期和收缩末期左心室内膜面上缘之间的垂直距离。正常参考值为：11.98mm±1.64mm（男），10.77mm±1.36mm（女）。

（3）室间隔厚度。即舒张末期室间隔右心室面上缘和左心室面下缘之间的距离。其正常参考值为：9.85mm±0.30mm（男），9.32mm±1.20mm（女）。

（4）室间隔运动幅度（IVSE）。即室间隔左心室面在舒张末期的位置（与心电图 R 波相对应的位置）与室间隔收缩期最大幅度之间的垂直距离。其正常参考值为：7.30mm±1.90mm（男），8.50mm±3.50mm（女）。

2. 左心室短轴缩短率（ΔD%）　ΔD%代表左心室收缩时内径缩短的百分比，它是表示左心室心肌纤维缩短程度的指标，同时它还能反映左心室的泵血效率。由于ΔD%受心脏大小、个体差异和心率等因素的影响较小，因此ΔD%是反映左心室收缩能和泵血功能的一项较敏感的指标。ΔD%的正常参考值为 30%～45%。

$$ΔD\% = (Dd-Ds)/Dd \times 100\%$$

式中，Dd 为左心室舒张末期内径；Ds 为左心室收缩末期内径。

3. 左心室周径向心缩短速率（Vcf）

$$Vcf = \frac{Cd - Cs}{DT} = \frac{\pi Dd - \pi Ds}{LVET}$$

式中，Dd 为左心室舒张末期内径；Ds 为左心室收缩末期内径；Cd 为左心室舒张末期圆周长度，Cd=π×Dd；Cs 为左心室收缩末期圆周长度，Cs=π×Ds；DT 为左心室后壁缩短时间（即左心室后壁开始收缩至开始舒张所经历的时间），它相当于主动脉瓣开放点（K 点）至关闭点（G 点）所经历的时间，即左心室射血时间（LVET 时间）。

4. 左心室后壁增厚率（ΔT%）　正常参考值为 30%～60%。

$$ΔT\% = \frac{PWTs - PWTd}{PWTd} \times 100\%$$

式中，PWTs 为左心室后壁收缩末期厚度；PWTd 为左心室后壁舒张末期厚度。

5. 室间隔增厚率（ΔIVST%）　室间隔的厚度在心动周期中随着心脏舒张和收缩而变化，当心脏收缩时室间隔增厚，而当心脏舒张时室间隔变薄。正常参考值为 30%～60%，如 ΔIVST% 小于 30%则提示心肌收缩功能不良。

$$ΔIVST\% = \frac{STs - STd}{STd} \times 100\%$$

式中，STs 为室间隔收缩末期厚度；STd 为室间隔舒张末期厚度。

6. 左心室缩短分数（Fs）　正常参考值为 27%～35%。

$$Fs = \frac{Dd - Ds}{Dd} \times 100\%$$

式中，Dd 为左心室舒张末期内径；Ds 为左心室收缩末期内径。

7. 主动脉搏动幅度（AOE）　主动脉后壁回声最低点至最高点之间的垂直距离即为主动脉搏动幅度。其正常参考值为 1.0～1.5cm。

8. 二尖瓣 E 点至室间隔距离（EPSS）　二尖瓣 E 点至室间隔的距离又称为二尖瓣室间隔距离，它代表二尖瓣前叶 M 型曲线的 E 点至室间隔左心室面之间的垂直距离。正常时 EPSS 应在 5mm 以内，如果 EPSS ＞ 5mm 即可反映左心室功能异常。EPSS 增大与心脏功能降低有关，从 EPSS 值可粗略推算出左心室的射血分数（EF）：EPSS ＜ 9mm 时，估计 EF ＞ 50 %；EPSS 在 9～15mm 时，估计 EF 为 35%～50%；EPSS ＞ 15mm 时，估计 EF ＜ 35%。

（三）心脏收缩时间间期

心脏收缩时间间期（STI）是一种以时间为变量评价心脏功能的指标，它主要包括总电机械收缩时间指数、左心室射血前期时间、左心室射血时间和左心室等容收缩时间等指标。

1. 总电机械收缩时间指数（Q-S₂I）　从心电图 Q 波开始点至 M 型超声心动图上主动脉瓣关闭点之间的时间，称为总电机械收缩时间（TEMS）。然而，由于总电机械收缩时间与心率呈负相关，因此必须对因心率不同而引起的差异进行校正，校正过的总电机械收缩时间就称为总电机械收缩时间指数（Q-S₂I）。Q-S₂I 正常参考值为546ms±14ms（男），549ms±14ms（女）。

Q-S₂I = Q-S₂ 实测值 + 2.1× 心率

2. 左心室射血前期时间（LVPEP） 射血前期时间有二种测量方法，即测量心电图上 Q 波至 M 型超声心动图主动脉瓣开放点（K 点）之间的时间；或者测量心电图上 Q 波至主动脉脉冲多普勒频谱开始处之间的时间。其正常参考值为 95.7ms±11.4ms，正常参考值上限为 115ms。

左心室射血前期时间与左心室内压上升速率（LVdp/dt）及每搏输出量有关。LVdp/dt 越大，心肌收缩力越强，LVPEP 就越短，也即每搏输出量越高；反之，LVPEP 则延长，因此 LVPEP 可间接反映心肌收缩力的强弱和每搏输出量的多少。

3. 左心室射血时间（LVET） 左心室射血时间相当于 M 型超声心动图上主动脉瓣开放点至主动脉瓣关闭点之间的时间，也即相当于主动脉脉冲多普勒频谱开始至结束之间的时间。其正常参考值为 304.9ms±16.1ms。

4. 左心室射血前期时间/左心室射血时间比值（LVPEP／LVET 比值） 按 Weissler 标准，LVPEP／LVET 比值的正常参考值为 0.35±0.04；LVPEP／LVET 在 0.44 ～ 0.52 为左心室功能轻度受损；LVPEP／LVET 在 0.53 ～ 0.60 为左心室功能中度受损；LVPEP／LVET ＞ 0.60 为左心室功能重度受损。

5. 左心室等容收缩时间（ICT） 同步记录 M 型超声心动图二尖瓣曲线上二尖瓣关闭点（C 点）到主动脉瓣曲线上主动脉瓣开放点（A₀ 点）之间的时间，即为左心室等容收缩时间。测量左心室等容收缩时间时需要在两个心动周期的超声心动图中分别测得 Q-A₀ 时间和 Q-C 时间（Q 为心电图上的 Q 波），再根据公式 ICT =（Q-A₀）－（Q-C）计算出左心室等容收缩时间。正常参考值为（34.0±11.9）ms。如果 ICT 延长，超过 60ms 即为异常，超过 80ms 则说明左室心肌收缩力明显受损。

（四）左心室舒张功能测定

左心室舒张功能的衡量指标包括二尖瓣前叶 EF 斜率、二尖瓣关闭速度、二尖瓣 E/A 比值和左心室心肌重量等。

1. 二尖瓣前叶 EF 斜率（MVV） 二尖瓣前叶 EF 斜率又称为二尖瓣前叶舒张早期下降速度（EFV）或二尖瓣前叶 M 型曲线 EF 段下降速度。E 峰为二尖瓣开放、血液快速充盈左心室所致，快速流入左心室的血液会产生涡流，并可作用于二尖瓣前叶，使其处于半关闭状态，形成 EF 下降段，因此 EF 斜率是反映舒张早期左心室快速充盈的指标之一。当心肌顺应性减低时，舒张早期流入左心室的血量减少，二尖瓣 EF 斜率减慢。在 M 型超声心动图上，时间位移 1 秒所对应的二尖瓣前叶曲线 E、F 两点连线延长线的长度即为 EF 斜率（单位：mm/s），其正常参考值为 80 ～ 200mm/s。当二尖瓣 EF 斜率＜ 75mm/s 时即可提示左心室心肌顺应性减低，但需除外二尖瓣狭窄的情况。

2. 二尖瓣关闭速度（ACV 或 MVAC） 二尖瓣关闭速度也称为 AC 段下降速度或二尖瓣前叶舒张末期关闭速度。在舒张中晚期，由于左心房收缩，使左心房的压力再度超过左心室的压力，导致已处于半关闭状态的二尖瓣再度开放形成 A 峰（A 峰发生于心电图 P 波开始之后 0.08 ～ 0.12 秒）；而当心室开始收缩时，左心室的压力迅速升高并超过左心房的压力，于是二尖瓣迅速关闭，形成短暂的 AC 段，它可反映二尖瓣前叶的关闭速度。在左心室舒张期压力增高、顺应性降低时，二尖瓣关闭速度加快，其值常大于 350 ～ 600mm/s（正常参考值为 125 ～ 250mm/s）；而当主动脉瓣和二尖瓣关闭不全、左心室容量负荷过重时，也可使二尖瓣关闭速度加快，甚至可使 C 点出现在心电图上 QRS 波之前。

3. 二尖瓣 A 峰/E 峰比值 为 M 型超声心动图上二尖瓣前叶曲线 A 峰高度（FA）与 E 峰高度（DE）的比值，其正常参考值为 0.65±0.02。

A 峰/E 峰比值 = FA/DE

4. 左心室心肌重量（LVMW） 左心室心肌重量也是评价左心室功能的重要指标之一，尤其是评价左心室舒张功能的重要指标。近年来普遍认为 Deverux 公式较为准确和实用。

LVMW（g）=1.04[(IVST + LVDd + LVPWT)³ － LVDd³]－13.6

式中，IVST 为室间隔厚度；LVDd 为左心室舒张末期内径；LVPWT 为左心室后壁厚度；1.04 为心肌比重，13.6 为常数。

（五）左心室前负荷的测定

1. 左心室舒张末期压力（LVEDP）　测量左心室舒张末期压力时需应用 M 型超声心动图、心电图与心音图同步记录 QC 间期和 A_2E 间期。QC 间期为从心电图 QRS 波的起始点至 M 型超声心动图上二尖瓣前叶曲线 C 点之间的时间；而 A_2E 间期是从心音图的第二心音主动脉瓣成分（A_2）至 M 型超声心动图上二尖瓣前叶曲线 E 点之间的时间。其正常参考值为 1.47kPa ± 0.27kPa（11mmHg ± 2mmHg）。

$$LVEDP(mmHg) = 21.6 \times (QC/A_2E) + 1.1$$

2. 肺毛细血管楔压（PCWP）　Abdulla 通过超声心动图和心血管造影的对比研究结果而推导出测量肺毛细血管楔压的回归方程式：

$$PCWP（mmHg）= 18.8 \times (QC/A_2E) + 1.8$$

QC 间期与 A_2E 间期的测量方法与 LVEDP 相同。其正常参考值为 1.07 ～ 1.60kPa（8 ～ 12mmHg）。

注释：但必须注意，本方法不适用于严重主动脉瓣病变和左束支传导阻滞的患者。

二、多普勒超声心动图测定心脏功能

（一）心脏泵血功能及收缩功能的测定

利用多普勒超声体积血流量技术，可测出每搏输出量、心搏指数、心输出量和心脏指数，从而对心脏收缩功能作出定量评价。在心腔内无返流和分流的情况下，流经二尖瓣口的血流量等于流经主动脉的血流量（即左心输出量），流经三尖瓣口的血流量等于流经肺动脉的血流量（即右心输出量）。

1. 主动脉血流量的测量　根据多普勒超声测量血流容积的基本原理，心脏每搏输出量（SV）的计算公式为：

$$SV = A \times FVI \text{ 或 } SV = A \times Vm \times T$$

式中，A 为主动脉的横截面积；FVI 为血流速度积分（VTI）；Vm 为主动脉平均血流速度，它等于血流速度积分除以左心室射血时间；T 为左

心室射血时间。

由上式可以看出多普勒超声测量心脏每搏输出量的要素为主动脉的横截面积（A）和主动脉血流的血流速度积分（VTI）。主动脉血流速度积分的测量一般在心尖五腔心切面上量取；而主动脉的横截面积一般在左心室长轴切面上量取，先测出主动脉的直径（D），再代入以下公式即可计算出主动脉的横截面积（A）：

$$A = \pi \left(\frac{D}{2}\right)^2 = \pi \left(\frac{D^2}{4}\right)$$

2. 二尖瓣血流量的测量　根据多普勒超声测量血流容积的基本原理，二尖瓣血流量的测量与二尖瓣面积（A）和二尖瓣血流的血流速度积分二个因素有关。

（1）舒张期二尖瓣面积的测量。舒张期二尖瓣面积的测量有两个测量部位，一个是在二尖瓣环水平测量，另一个是在二尖瓣瓣口水平测量。

①二尖瓣瓣环面积的测量。由于二尖瓣瓣环是一个椭圆形，因此利用二维超声心动图分别于心尖二腔心切面和心尖四腔心切面两个正交的切面测量舒张中期二尖瓣瓣环的两条直径（D_1 和 D_2），也即二尖瓣瓣叶附着点之间的距离，再按以下公式即可求出舒张中期二尖瓣瓣环的面积（A）：

$$A = \pi \left(\frac{D_1}{2}\right) \cdot \left(\frac{D_2}{2}\right)$$

②二尖瓣瓣口面积的测量。目前大多采用测量二尖瓣的瓣口面积来测定二尖瓣血流量。其测量方法为：取二尖瓣瓣口水平的左心室短轴切面，冻结舒张早期二尖瓣瓣口的超声图像，测量二尖瓣瓣口的最大面积。

（2）二尖瓣血流速度积分的测量。一般在心尖四腔心切面或心尖二腔心切面上测量。

3. 三尖瓣血流量的测量　在无三尖瓣返流和心腔内分流的情况下，三尖瓣血流量等于肺动脉血流量。目前认为测量三尖瓣血流量最准确的部位为三尖瓣瓣环。

（1）三尖瓣瓣环面积的测量。取心尖四腔心切面测量三尖瓣瓣环的直径，再按以下公式计算三尖瓣面积。

$$A = \pi \left(\frac{D^2}{4}\right)$$

（2）三尖瓣瓣环部位血流速度积分的测量。一般取心尖四腔心切面测量。

4. 肺动脉血流量的测量 肺动脉血流量的测定方法与主动脉血流量的测定方法相同，它也取决于肺动脉的横截面积和肺动脉血流的血流速度积分。

（1）肺动脉瓣瓣环和肺动脉主干近端横截面积的测量。一般在肺动脉长轴切面量取肺动脉的内径（D），代入以下公式即可计算出肺动脉的横截面积（A）。

$$A = \pi \left(\frac{D^2}{4} \right)$$

（2）肺动脉血流速度积分的测量。一般在肺动脉长轴切面量取。

5. 心脏泵血功能指标的计算方法 按照上述方法测量出心脏各瓣口或管腔的横截面积（A）和血流速度积分（FVI）后，代入相应公式即可计算出各项心脏泵血功能指标。

（1）每搏输出量（SV）。正常参考值为60 ～ 120ml。

$$SV = A \times FVI$$

（2）每分输出量（CO）。每分输出量（即心输出量）等于每搏输出量与心率(HR)的乘积，也即每分钟的心输出量。其正常参考值为4 ～ 7L/min（5.97L/min±1.02L/min）。

$$CO = SV \times HR = A \times FVI \times HR$$

（3）心脏指数（CI）。心输出量（CO）除以体表面积（BSA）即为心脏指数。其正常参考值 为 2.5 ～ 5.5L/min·m² （3.97L/min·m²±0.88L/min·m²）。

$$CI = CO/BSA$$

（二）心脏舒张功能的测定

左心室舒张功能是由多种因素相互作用决定的。在舒张早期，血液由左心房进入左心室是一个左心室主动舒张的过程，它包括等容舒张期和快速充盈期；而在舒张晚期则是一个左心室呈被动充盈的过程，也即左心房收缩使血液由左心房继续注入左心室。脉冲多普勒超声心动图是通过测定二尖瓣口血流速度等参数来反映左心室舒张功能的。

测量左心室舒张功能时常采用脉冲多普勒测量二尖瓣口（MV）的血流频谱。患者取仰卧位或左侧卧位，探头置于心尖或稍偏外侧，显示标准心尖四腔心切面或二腔心切面后，将取样容积置于二尖瓣左心室侧或二尖瓣环水平的中心部位，声束的方向应尽量与左心室流入道血流方向相平行（二者夹角应小于20°），深度为9 ～ 17cm，取样容积的大小固定在1 ～ 5mm，一般连续测量3 ～ 5个心动周期取平均值为最终结果。二尖瓣口多普勒血流频谱为全舒张期的双峰图像，第一峰为E峰，其波幅代表舒张早期的最大血流速度；第二峰为A峰，其波幅代表舒张晚期（心房收缩期）的最大血流速度。一般而言，A峰的波幅小于E峰的波幅。

1. 血流速度指标

（1）E峰速度。E峰速度又称为舒张早期峰值血流速度或舒张早期最大血流速度，它是反映左心室主动充盈过程的指标，与M型超声心动图的二尖瓣前叶曲线的E峰相对应。呼吸运动对E峰速度有一定的影响，吸气时的E峰速度要低于呼气时的E峰速度。其测量方法为：在多普勒频谱上从基线到E峰的垂直距离。正常参考值为60 ～ 110cm/s。

（2）A峰速度。A峰速度又称为舒张晚期峰值血流速度或舒张晚期最大血流速度，它是反映左心房收缩时左心室舒张晚期被动充盈过程的指标，与M型超声心动图的二尖瓣前叶曲线的A峰相对应。当心率较快时，A峰的上升支可与E峰的下降支重叠；而患者有心律失常或房室传导阻滞时，A峰速度会呈现相应的改变，如房颤时A峰消失等。其测量方法为：在多普勒频谱上从基线到A峰的垂直距离。正常参考值为38 ～ 48cm/s。

（3）A/E比值（A峰速度/E峰速度比值）。A/E比值表示左心室被动充盈过程与主动充盈过程的相对关系，它受心率和年龄的影响。正常人A/E通常≤1；随着年龄的增大，A峰速度逐渐增高而E峰速度逐渐降低，A/E比值增大。此外，A/E比值还受取样容积位置的影响，例如在瓣环水平取样测得的A/E比值大于近瓣尖水平测得的A/E比值（0.85±0.32 VS 0.68±0.28，$P < 0.01$）。

（4）舒张早期血流减速度（DC）。又可称为舒张早期快速充盈减速度，将E峰最大速度除以 E 峰减速时间即可得出 E 峰减速度。正常参考值为 335cm/s² ± 67cm/s² ～ 399cm/s² ± 110cm/s²。

2. 面积和面积分数　面积（又称为面积积分）它是指与心房收缩有关充盈曲线下的面积（图 7-1-2）。然而，由于多普勒血流频谱曲线下某一部分面积的绝对测值受前负荷和舒张期时间长短的影响较大，因此可用面积分数来进行校正。面积分数（又称充盈分数），它是指被测部分面积占总积的百分数。

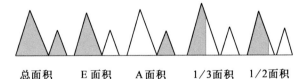

图 7-1-2　多普勒频谱曲线下面积测量示意图

（1）E 面积。又称为 E 积分（Ei），即从 E 峰开始至 E 峰结束在包络线下的面积。E 积分与舒张期血流速度积分的比值（即用 E 峰曲线所包络的三角形面积除以总面积）即为 E 峰充盈分数。其正常参考值为 0.086m² ± 0.018m²（E 面积）；0.62 ± 0.07（E 峰充盈分数）。

（2）A 面积。又称为 A 积分（Ai），即从 A 峰开始至 A 峰结束在包络线下的面积。A 积分与舒张期血流速度积分的比值（即用 A 峰曲线所包络的三角形面积除以总面积）即为 A 峰充盈分数。其正常参考值为 0.036m² ± 0.010m²（A 面积）；0.260 ± 0.071（A 峰充盈分数）。

（3）舒张期总面积。为二尖瓣血流频谱包络线下的面积，即二尖瓣口舒张期频谱曲线下所包络的总面积，又称为二尖瓣舒张期血流速度积分。

（4）0.33 面积。又称为 1/3 面积或 0.33 积分，它是指舒张期左心室最初 33%的血流速度所包绕的面积（即舒张期第一个 1/3 曲线下包络的面积）。1/3 面积与舒张期总面积的比值称为 1/3 充盈分数（1/3FF）。其正常参考值为 0.076m² ± 0.020m²（1/3 面积）；0.530 ± 0.062（1/3 充盈分数）。

（5）1/2 面积。又称为 0.50 面积或 1/2 积分，系舒张期左心室最初 50%的血流速度所包络的面积（即舒张期前 1/2 曲线下包络的面积）。1/2 面积与舒张期总面积的比值称为 1/2 充盈分数（1/2FF）。

（6）E 面积 /A 面积比值（Ei/Ai 比值）。正

常参考值为 2.50 ± 0.69。当左心室舒张功能受损时，E 面积减小，A 面积增大，故 E 面积 /A 面积比值减小。

3. 时间间期指标（图 7-1-3）

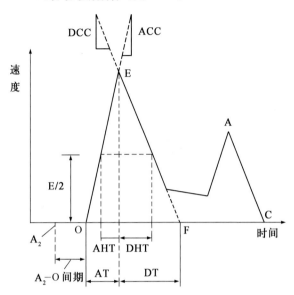

图 7-1-3　左心室舒张时间间期指标的测量示意图

（1）等容舒张时间（IRT）。测量时需同步记录多普勒超声心动图和心音图，从第二心音主动脉瓣成分（A₂）至多普勒超声心动图 E 峰起点（O 点）之间的时间即为等容舒张时间，也即从主动脉瓣关闭至二尖瓣开放所需的时间。其正常参考值为 75ms ± 11ms。

（2）E 峰加速时间（AT）。即从二尖瓣血流频谱开始点（即二尖瓣开放点 O 点）至 E 峰顶点之间的时间。其正常参考值为 100ms ± 10ms。

（3）E 峰减速时间（DT）。即从 E 峰顶点至 E 峰下降支与基线相交点（F 点）之间的时间。其正常参考值为 106ms ± 18ms。

（4）舒张早期血流速度时间。又称为 E 峰持续时间（OF 间期），它等于 E 峰加速时间和 E 峰减速时间之和，也即从二尖瓣开放点（O 点）至舒张早期血流速度下降到基线（F 点）之间的时间。其正常参考值为 214ms ± 26ms。

（5）1/2 加速时间（AHT）。又称为半加速时间，它是指 E 峰升支中点至 E 峰顶点之间的时间。其正常参考值为 62ms ± 18ms。

（6）1/2 减速时间（DHT）。又称为半减速时间，它是指从 E 峰顶点至 E 峰降支中点之间的时间。其正常参考值为 72ms ± 17ms。

（7）压力阶差减半时间。即从舒张期二尖瓣血流起始点（O点）至舒张早期峰值血流速度下降到 E/1.4 之间的时间，它表示在快速充盈期左心房压力和左心室压力梯度下降到最大值一半所需的时间。其正常参考值为 130ms±20ms。

4. 左心室充盈速率指标

（1）最大充盈速率（PFR）。最大充盈速率与左心室的主动充盈有关，它等于舒张早期最大充盈速度（E峰速度）乘以二尖瓣瓣环的横截面积（MVA），即 PFR = E×MVA，其中 MVA 由心尖四腔心切面上二尖瓣开口的最大直径(D)算得（MVA = $\pi D^2/4$）。其正常参考值为 288ml/s±66ml/s ～ 361ml/s±92ml/s。

（2）校正的最大充盈速率（NPFR）。又称为标准化峰值充盈速率或正常化的最快充盈率，它与左心室的主动充盈过程有关。一般用左心室舒张末期容积（LVEDV）来校正最大充盈速率（PFR），即 NPFR = PFR / LVEDV（校正的最大充盈率＝最大充盈速率／左心室舒张末期容积），单位为 s^{-1}。其中，LVEDV 可由 Tortoledo 的经验公式 LVEDV = (3.42×L×Dmax) − 6.44 来计算（L 为心尖四腔心切面上的左心室长轴径，Dmax 为左心室的最大短轴径）。其正常参考值为 $1.9s^{-1}±1.0s^{-1}$ ～ $2.9s^{-1}±1.0s^{-1}$。

（3）最大心房充盈速率。最大心房充盈速率等于 A 峰速度与二尖瓣瓣环面积的乘积。其正常参考值为 225ml/s±72ml/s。

（4）快速充盈指数。快速充盈指数等于最大充盈速率与平均充盈速率的比值。快速充盈指数的正常参考值为 2.3±0.3。

快速充盈指数＝最大充盈速率／平均充盈速率式中，平均充盈指数＝舒张期平均血流速度×二尖瓣环的横截面积。

综上所述，脉冲多普勒超声心动图检测左心室舒张功能的各项参数，虽然与心导管检查和放射性核素心室造影所测得的参数密切相关，具有较高的敏感性和特异性。但是，鉴于左心室舒张功能是一个涉及多种生理因素的复杂过程，其检测结果的准确性受多种因素的影响，诸如年龄、心率、呼吸、取样容积、前后负荷、二尖瓣状态、各心腔和大血管压力变化等因素均会影响左心室舒张功能，因此在临床检测和应用时应充分考虑和全面分析。

（三）心脏间期的测定

心脏收缩时间间期（STI）和舒张时间间期（DTI）是评价心脏收缩和舒张功能的重要指标，它们既可采用心机械图和心阻抗图的方法测定，又可采用脉冲多普勒超声心动图进行测定。

1. 左心室收缩时间间期的测定 将探头置于胸骨上窝取主动脉长轴切面或将探头置于心尖部取心尖五腔心切面，用脉冲多普勒超声心动图、心电图和心音图进行同步描记，并根据心动周期各时相进行测量。一般采用心尖五腔心切面进行测定（图 7-1-4）。

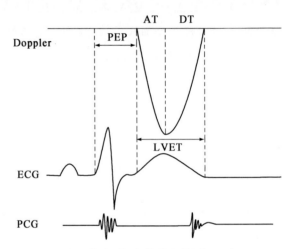

图 7-1-4　左心室收缩时间间期指标的测量示意图

（1）总电机械活动时间（TEMS）。即从心电图 Q 波起点至主动脉收缩期血流频谱终点之间的时间。由于 TEMS 与心率呈负相关，因此需采用 Weissler 回归方程进行校正，其校正公式与心机械图方法相同。

（2）左心室射血前期时间（LVPEP）。即从心电图 Q 波起点至主动脉收缩期血流频谱起点之间的时间。

（3）左心室射血时间（LVET）。即从主动脉收缩期血流频谱起点至终点之间的时间。左心室射血前期时间与左心室射血时间均与心率呈负相关，因此都需要用 Weissler 回归方程进行校正，其校正公式与心机械图方法相同。其正常参考值为：291ms±17ms（男），288ms±19ms（女）。

（4）左心室射血前期时间与左心室射血时间比值（LVPEP/ LVET 比值）。该比值与每搏输出量呈负相关。当左心室收缩功能下降时，LVPEP 延长，LVET 缩短，LVPEP/ LVET 比值增大。一般认为当 LVPEP/ LVET 比值大于 0.40 时才有临床价值。

（5）加速时间（AT）。即从收缩期主动脉血流频谱起点至主动脉血流频谱顶点之间的时间。其正常参考值为：88ms±19ms（男）；91ms±28ms（女）。

（6）减速时间（DT）。即从收缩期主动脉血流频谱顶点至主动脉血流频谱终点之间的时间。其正常参考值为：204ms±18ms（男）；197ms±17ms（女）。

（7）等容收缩期（ICT）。系从心音图第 1 心音的二尖瓣成分起点至主动脉多普勒频谱起点之间的时间。

2. 左心室舒张时间间期的测定　测量方法和测量指标详见"左心室舒张功能的测定"中时间间期指标的测定。

3. 左心房收缩时间间期的测定　近年来认为用脉冲多普勒超声心动图或心机械图测定左心房收缩时间间期对评价左心房收缩功能和左心室舒张功能具有重要的价值，并提出左心房收缩时间间期可作为反映左心室舒张期顺应性的重要指标。测量时先取心尖四腔心切面，同步记录心电图、心音图和二尖瓣血流频谱，然后再测量左心房射血前期时间（LAPEP）、左心房射血时间（LAET）和 LAPEP/ LAET 比值（图 7-1-5）。

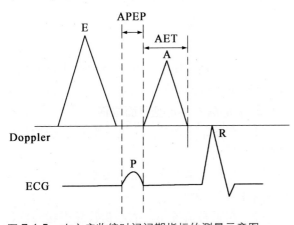

图 7-1-5　左心房收缩时间间期指标的测量示意图

（1）左心房射血前期时间（LAPEP）。即从心电图 P 波起点至二尖瓣血流频谱 A 峰起点之间的时间。其正常参考值为 87ms±13ms（成人）。

（2）左心房射血时间（LAET）。即从二尖瓣血流频谱 A 峰起点至 A 峰终点之间的时间。其正常参考值为 117ms±10ms（成人）。

（3）LAPEP/ LAET 比值。即左心房射血前期时间与左心房射血时间的比值。其正常参考值为 0.76±0.14。

（4）校正左心房射血前期时间（LAPEPc）。即用心电图上 P 波时限来校正左心房射血前期时间，正常参考值为 89ms±17ms。其计算公式为：

LAPEPc = LAPEP/ P 波时限（ms）×100。

（5）LAPEPc/ LAET 比值。即校正左心房射血前期时间与左心房射血时间的比值。正常参考值为 0.77±0.14。

第 2 节
右心功能测定

近几年来，右心功能的研究日益受到重视，人们逐渐认识到右心室在血液循环中的重要作用。右心室功能是构成总心泵功能的一部分，右心室疾病不但可引起右心室功能异常，而且左、右心室功能异常可以相互影响，因此研究右心室功能具有重要的临床意义。迄今为止，大多数右心室功能的测定方法都是从左心室功能测量方法上移植过来的。

一、右心室收缩功能及泵血功能的测定

（一）室间隔运动方向

正常人的室间隔与右心室前壁呈同向运动、与左心室后壁呈异向运动，以协助左心室射血。当右心容量负荷增加时，室间隔运动方向则相反，此时室间隔与右心室前壁呈异向运动，以协助右心室射血。

（二）右心室前壁增厚率

在正常情况下，右心室前壁厚度为 3～5mm，收缩增厚率为 50%～70%（＞30%）。

（三）右心室容积

1. 单平面法　测量右心室容积（V）时的底面积在超声心动图断面中直接测量，高度为心尖

四腔心切面上三尖瓣连线中点至心尖的距离。

$$V = \frac{1}{3} \times 底面积 \times 高度$$

2. Simpson 法

（1）椭圆 - 圆柱体公式法：该方法把右心室分成许多节段，并假设每一节段均为椭圆圆柱体的一部分，右心室容积（V）即为这些节段体积的总和。

$$每段体积 = \pi\left(\frac{D_1}{2}\right)\left(\frac{D_2}{2}\right)H$$

$$右心室容积 = \frac{\pi}{4}H\sum_0^n D_1 D_2$$

（2）长方体公式法。用此公式测量右心室容积结果偏高，但具有较好的相关性，公式如下式所示：

$$右心室容积 = H\sum_0^n LW$$

式中，L 为右心室长径，W 为右心室宽径。

（四）收缩时间间期

1. 右心室射血前期时间（RVPEP）　右心室射血前期时间有二种测量方法：一种是从心电图 Q 波起点至 M 型超声心动图肺动脉瓣开放点之间的时间；另一种是从心电图 Q 波起点至多普勒血流频谱上肺动脉瓣开放点之间的时间。正常时，右心室射血前期时间比左心室射血前期时间略短一些，其正常参考值为 77 ～ 115ms（北京阜外医院）；而当患者有心力衰竭或肺动脉高压时，右心室射血前期时间延长。

2. 右心室射血时间（RVET）　右心室射血时间也有二种测量方法：一种是从 M 型超声心动图上肺动脉瓣的开放点至关闭点之间的时间；另一种是从脉冲多普勒上肺动脉瓣开放信号至关闭信号之间的时间。在正常情况下，右心室射血时间比左心室射血时间略长一些，其正常参考值为 269 ～ 365ms（北京阜外医院）。

3. RVPEP/ RVET 比值　即右心室射血前期时间与右心室射血时间的比值，正常参考值为 0.28±0.06（北京阜外医院）。

（五）多普勒分析法

1. 肺动脉收缩期最大血流速度　又称为肺动脉收缩期峰值血流速度，其正常参考值为：成人 0.60 ～ 0.90m/s（Hatle），0.44 ～ 0.77 m/s（Gardin）；儿童 0.70 ～ 1.10m/s（Hatle）。

2. 肺动脉血流平均加速度　用肺动脉收缩期最大血流速度除以从肺动脉血流起点至最高峰之间的时间即为肺动脉血流平均加速度。一般而言，肺动脉血流平均加速度明显低于主动脉血流平均加速度。正常参考值为 2.70 ～ 5.15m/s² (Gardin)。

3. 肺动脉血流加速时间（RACTms）　从肺动脉血流频谱起点至最高峰之间的时间。

4. 右心室压力上升速度　当患者有三尖瓣反流时，先用连续多普勒求出三尖瓣反流的压力阶差，再除以三尖瓣反流的加速时间，即可得出右心室压力上升速度。此指标能直接反映右心室压力，因此它是一项可靠的右心室收缩功能衡量指标。正常参考值为 1.10 ～ 1.60m/s（北京阜外医院）。

二、右心室舒张功能的测定

（一）M 型超声心动图指标

1. 三尖瓣 EF 斜率　正常参考值为 60 ～ 125mm/s。

2. 三尖瓣关闭速度（AC 斜率）　正常参考值约为 110mm/s。

（二）二维超声心动图指标

1. 右心室面积变化率　正常参考值约为 18.8cm²/s。

右心室面积变化率 =（右心室舒张末期面积 - 右心室收缩末期面积）/ 右心室舒张期充盈时间

2. 右心房 - 右心室平面位移

（1）在正常情况下，右心房收缩引起的位移幅度约为 8mm。

（2）在正常情况下，右心室舒张引起的最大位移幅度约为 24mm。

（3）在正常情况下，右心房收缩引起的位移幅度与右心室舒张最大位移幅度的比值约为 1/3。

（三）多普勒超声心动图指标

脉冲多普勒超声心动图检测右心室舒张功能的原理和方法与检测左心室舒张功能的原理和方法相同，只需将取样容积置于三尖瓣右心室侧或三尖瓣环水平中点即可获得舒张期向上的双峰频谱，所需测量的各项参数与二尖瓣相同，但三尖瓣舒张期血流速度较二尖瓣舒张期血流速度稍低。

1. 时间指标

（1）E 峰加速时间。正常参考值为 83ms±14ms。

（2）E 峰减速时间。正常参考值为 225ms±29ms。

（3）1/2 E 峰加速时间。正常参考值约为 72ms。

（4）1/2 E 峰减速时间。正常参考值约为 82ms。

2. 速度指标

（1）E 峰速度。正常参考值约为 0.50m/s。

（2）A 峰速度。正常参考值约为 0.35m/s。

（3）A/E 比值。正常参考值约为 0.72。

（4）E 峰平均速度（即 E 峰速度时间积分/E 峰时间）。正常参考值约为 0.26m/s。

3. 充盈分数

（1）快速充盈分数。E 峰速度积分与三尖瓣舒张期血流速度积分之比的百分数即为快速充盈分数，正常参考值约为 54%。快速充盈分数下降即可提示右心室舒张功能减退。

（2）1/3 充盈分数。将三尖瓣舒张期血流频谱按时间分成三等份，前 1/3 时间的速度积分与三尖瓣舒张期全程血流速度积分比值的百分数即为 1/3 充盈分数，正常参考值约为 42%。1/3 充盈分数下降也可提示右心室舒张功能减退。

第 3 节
心腔和大血管压力的测量

心腔和大血管的压力是定量分析心血管系统疾病血流动力学改变的重要指标之一。长期以来，其测量一直有赖于有创性的心导管检查，多普勒超声技术的问世，开辟了一条无创性测量心腔和大血管压力的新途径。测量方法为：首先利用脉冲多普勒或连续多普勒超声测量出最大反流速度、最大射流速度或最大分流速度，再利用柏努力方程（$\Delta P = 4V^2$）计算出最大反流压力阶差、最大血流压力阶差或最大分流压力阶差，代入相应公式中即可计算出心腔和大血管的压力，其结果与心导管测量法密切相关。

一、左心房压力的测量

1. 正常左心房压力为 1.06～1.60kPa（8～12mmHg）。

2. 二尖瓣反流时，收缩期左心房压力的测量公式：

收缩期左心房压力（mmHg）＝肱动脉收缩压（mmHg）－二尖瓣反流压差（mmHg）

3. 二尖瓣狭窄时，舒张早期左心房压力的测量公式：

舒张早期左心房压力（mmHg）＝二尖瓣舒张早期血流压差（mmHg）

二、左心室压力的测量

1. 在正常情况下，左心室的收缩压等于肱动脉的收缩压，约为 16kPa（120mmHg），左心室的舒张压约等于左心房的压力，为 1.06～1.60kPa（8～12mmHg）。

2. 主动脉瓣狭窄时，左心室收缩压的测量公式：

左心室收缩压（mmHg）＝肱动脉收缩压（mmHg）＋狭窄口平均动脉压差（mmHg）

3. 主动脉瓣反流时，左心室舒张压的测量公式：

左心室舒张末期压力（mmHg）＝肱动脉舒张压（mmHg）－反流压差（mmHg）

三、右心房压力的测量

1. 颈静脉充盈高度法　正常参考值＜0.93kPa（7mmHg）。

2. 右心房压力估计法

（1）右心房大小正常（无或轻度三尖瓣反流）时右心房压力约 0.66kPa（5mmHg）。

$$右心房压力(mmHg) = \frac{颈静脉充盈高度 + 5cm}{1.36}$$

（2）右心房轻度扩大（中度三尖瓣反流）时右心房压力约 1.33kPa（10mmHg）。

（3）右心房明显扩大（重度三尖瓣反流）时右心房压力约 2.0kPa（15mmHg）。

3. 三尖瓣反流压差法

收缩期右心房压力（mmHg）＝右心室收缩压（mmHg）－三尖瓣反流压差（mmHg）

四、右心室压力的测量

在正常情况下，右心室收缩压为 2.66 ～ 4.0kPa（20 ～ 30mmHg），右心室舒张压为 0 ～ 0.66kPa（0 ～ 5mmHg）（约等于右心房压力），测量右心室收缩压的常用方法有以下三种。

1. 三尖瓣反流时右心室收缩压的测量方法

右心室收缩压（mmHg）＝收缩期右心房压力（mmHg）＋三尖瓣反流压差（mmHg）

2. 肺动脉瓣狭窄时右心室收缩压的测量方法

右心室收缩压（mmHg）＝狭窄口跨瓣压差（mmHg）＋ 30（狭窄口肺动脉收缩压估计值）

3. 室间隔缺损时右心室收缩压的测量方法

右心室收缩压（mmHg）＝肱动脉收缩压（mmHg）－最大分流压差（mmHg）

五、肺动脉压的测量

正常时，肺动脉收缩压为 2.66 ～ 4.0kPa（20 ～ 30mmHg）（等于右心室收缩压），肺动脉舒张压为 1.06 ～ 1.60kPa（8 ～ 12mmHg），肺动脉平均压＜ 2.66kPa（20mmHg）。

（一）测量肺动脉收缩压的常用方法

1. 三尖瓣反流时肺动脉收缩压的测量方法

（1）无右室流出道梗阻时。

肺动脉收缩压（mmHg）＝右心室收缩压（mmHg）

肺动脉收缩压（mmHg）＝三尖瓣反流压差（mmHg）＋ 8（右心房收缩压估计值）

（2）有右室流出道梗阻时。

肺动脉收缩压（mmHg）＝右心室收缩压（mmHg）－狭窄口血流压差（mmHg）

肺动脉收缩压（mmHg）＝三尖瓣反流压差（mmHg）＋ 8（右心房收缩压估计值）

2. 动脉导管末闭时肺动脉收缩压的测量方法

肺动脉收缩压（mmHg）＝肱动脉收缩压（mmHg）－导管处收缩期分流压差（mmHg）

3. RVPEP / RVET 法

肺动脉收缩压＝ 270.7(RVPEP/RVET) － 25.2

肺动脉平均压＝ 199.7(RVPEP/RVET) － 23.4

4. RVPEP/AT 法

肺动脉收缩压＝ 51.0(RVPEP/AT) － 14.3

肺动脉平均压＝ 33.5(RVPEP/AT) － 10.3

（二）测量肺动脉舒张压的常用方法

1. 肺动脉瓣反流时肺动脉舒张压的测量方法

肺动脉舒张压（mmHg）＝肺动脉瓣反流平均压差（mmHg）＋ 6

肺动脉平均压（mmHg）＝肺动脉瓣反流最大压差（mmHg）＋ 8

2. 动脉导管末闭时肺动脉舒张压的测量方法

肺动脉舒张压（mmHg）＝肱动脉舒张压（mmHg）－导管处舒张期分流压差（mmHg）

3. RVPEP/RVET 法

肺动脉舒张压（mmHg）＝ 163.4（RVPEP/RVET）－ 22.5

4. RVPEP/AT 法

肺动脉舒张压（mmHg）＝ 24.7（RVPEP/AT）－ 9.1

总而言之，M 型超声心动图是测定心排血量最常用的方法，它根据左心室容积推算心排血量，因此在心脏无明显增大时，可选用立方体法、校正公式法、间接长轴推算法等方法推算心输出量；在左心室明显增大时，采用 Teichholz 校正公式或 Fortuin 回归公式较好；而存在左心室心肌收缩不协调（如心肌梗死）时，采用二尖瓣法或主动脉瓣法推算较为合理。二维超声心动图因有多个切面可供测量，从理论上讲可能比 M 型超声心动图测量更为准确。多普勒超声心动图测量心脏收缩功能时，最多采用的是体积血流测量技术，它可简便而又迅速地测量出每搏输出量、心搏指数、心输出量和心脏指数等指标。心腔和大血管压力的测量是根据简化的柏努力（Bernoulli）方程，由射流速度测定两个连续心腔或血管的跨瓣压力阶差、跨隔压力阶差或跨狭窄压力阶差，进而计算出心腔和大血管的压力。

（王珍丽）

第 8 章

心脏瓣膜病

心脏瓣膜病（cardiac valvular disease）是指因心脏瓣膜病变而导致心脏血流动力学发生改变的一组疾病，分先天性心脏瓣膜病和后天性心脏瓣膜病，本章主要阐述后天性心脏瓣膜病。

第1节
二尖瓣疾病

二尖瓣位于左心房和左心室之间，由前叶和后叶构成。前叶位于右前方，上下径约22mm，横径稍窄；后叶位于左后方，上下径较短，约10mm，而横径较宽。瓣叶上端称二尖瓣根部，与二尖瓣环相连续，下端称二尖瓣尖部（即游离缘），与腱索相连，二者之间为二尖瓣体部，由此形成以瓣环为支点、瓣体和瓣尖为活动部的阀门样结构。二尖瓣为薄膜组织，本身无心肌纤维，不能自主活动，因此二尖瓣在心腔中所处的状态是由二尖瓣两侧的压力（即左心房和左心室之间的压力）所决定。左心室收缩时，压力增高超过左心房的压力，左心室血液将二尖瓣向左心房侧推移，使瓣膜关闭；反之，左心室舒张时，压力低于左心房，左心房血液将二尖瓣向左心室侧推起，使瓣膜开放。

二尖瓣疾病是心脏瓣膜病中最常见的疾病，分先天性与后天性两大类，最为常见的是风湿性二尖瓣病变。

一、二尖瓣狭窄

二尖瓣狭窄（mitral stenosis）多见于风湿性心脏病，先天性二尖瓣狭窄甚为少见。风湿性二尖瓣狭窄约有2/3的病例为女性，风湿热多次发作的患者容易导致二尖瓣狭窄，从初次感染至狭窄形成大约需要2年。

（一）病理特点及分型

风湿性二尖瓣狭窄主要的病理改变为瓣膜交界处水肿、炎症及赘生物形成，致使瓣膜粘连、融合、纤维化，形成瓣口狭窄。一般来说，后叶病变较前叶严重，如果前后叶病变均严重则可使瓣膜活动丧失，腱索、乳头肌粘连导致二尖瓣呈漏斗状。

根据瓣膜病变程度不同，二尖瓣狭窄分为3型：

（1）隔膜型。前叶（主瓣）无病变或病变轻，活动尚佳，主要表现为前后叶交界处互相粘连，瓣口变窄，瓣膜边缘呈纤维样增厚，瓣体虽然呈不同程度增厚，但整个瓣叶活动度不受很大的影响。

（2）漏斗型。前后叶明显增厚、纤维化，瓣膜活动受限，腱索和乳头肌粘连、缩短，整个瓣膜形成漏斗状，常有明显的关闭不全。

（3）隔膜漏斗型。瓣膜粘连，腱索和乳头肌粘连、缩短，但程度较轻，介于上述两种类型之间。

（二）血流动力学改变及临床表现

正常成人二尖瓣口的平均面积约4.0cm²，休息时通过瓣口的血流量约为5L/min。当二尖瓣因各种病变出现狭窄时，在相当大的范围内仍可维持正常的二尖瓣血流量，并不导致瓣口两端压力阶差上升，只有当瓣口狭窄程度达到正常的一半时才出现临床症状。二尖瓣狭窄使左心房舒张期血流灌注左心室受限，导致左心房压力升高，左心房扩大。左心房压力升高导致肺循环阻力增加，肺动脉压逐渐升高，右心室负荷加重，晚期导致右心室扩大。由于二尖瓣狭窄，左心室充盈受限，故左心室一般无明显扩大，甚至反而缩小，仅在合并二尖瓣关闭不全等情况下，导致左心室容量负荷过重，左心室才扩大。

患者最早出现劳力性呼吸困难，肺水肿时可咳出粉红色泡沫痰，患者常有"二尖瓣面容"，即两颧呈绀红色，心脏听诊于心尖区闻及舒张期隆隆样杂音，并伴有舒张期震颤，二尖瓣前叶弹性及活动度尚好时，可闻及二尖瓣开瓣音。X 线检查可见心影呈梨形。

（三）超声心动图表现

患者平卧或左侧卧位，先用二维超声心动图观察心脏大小、瓣膜厚度、回声强度、活动度及瓣口面积等，再以 M 型超声观察瓣膜的活动幅度，并于心尖四腔心切面采用多普勒探测二尖瓣舒张期血流速度。

1. 二维超声心动图表现

（1）二尖瓣瓣叶增厚、回声增强、可有钙化，活动受限，以瓣尖最为明显，病变严重时整个瓣膜、腱索、乳头肌均受累及，瓣下组织结构紊乱，回声增强。

（2）由于二尖瓣前后叶粘连、牵拉，导致舒张期二尖瓣前叶瓣尖与瓣体呈钩状（即呈圆隆状开放），又由于前叶是大叶，力量大于后叶，加上前叶病变不如后叶严重，使后瓣向前运动与前叶呈同向运动，此为风湿性二尖瓣狭窄特征性图像之一（图 8-1-1）。

（3）二尖瓣口狭窄：左心室长轴切面显示二尖瓣开放幅度 <2.0cm，二尖瓣水平短轴切面显示瓣口面积 <4.0cm^2，并见舒张期二尖瓣呈鱼口状开放，边缘呈结节状，凹凸不平。

（4）左心房扩大，与二尖瓣狭窄的程度呈正比，晚期肺动脉高压时右心室也扩大。

（5）部分病例左心房内有血栓形成（尤其是合并心房颤动时），血栓表现为轮廓清晰的团块状较强回声，形态不规则，边界不规整，基底部较宽，与左心房壁或左心耳壁紧密相连，一般无活动性。

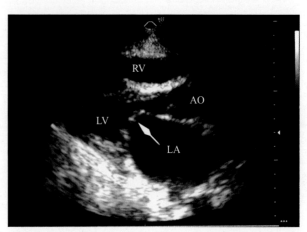

图 8-1-1　二尖瓣狭窄的二维超声心动图表现

（AO- 主动脉　LA- 左心房　LV- 左心室　RV- 右心室）

2. M 型超声心动图表现

二尖瓣狭窄 M 型超声心动图的特征性改变为二尖瓣前叶曲线呈"城墙样"波形（图 8-1-2），似高台状，E、A 两峰间的 F 点凹陷消失，EF 斜率变慢，小于 50mm/s（正常时 >80mm/s），而且由于前后叶粘连，前叶是大叶，力量大于后叶，病变程度也不如后叶严重，故牵拉后叶向前运动，前后叶呈同向运动（图 8-1-3）。

3. 多普勒超声心动图表现

（1）彩色多普勒显示舒张期自二尖瓣狭窄处开始，有一股五彩镶嵌血流射入左心室。

（2）心尖四腔心切面于二尖瓣口取样为舒张期单向朝上、光点离散度大、宽带实填的高速湍流频谱，舒张早期峰值血流速度 >1.5m/s（图 8-1-4），平均速度 >0.9m/s。

（3）左心房收缩血流速度增高，峰值血流速度 >1.2m/s（正常参考值约为 0.4m/s）。

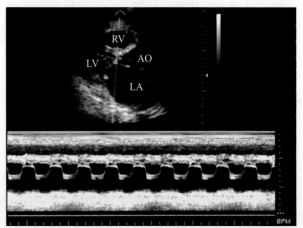

图 8-1-2　二尖瓣狭窄时二尖瓣前叶 M 型曲线呈"城墙样改变"

（AO- 主动脉　LA- 左心房　LV- 左心室　RV- 右心室）

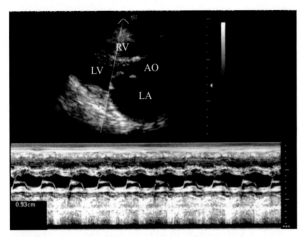

图 8-1-3　二尖瓣狭窄时二尖瓣前后叶呈同向运动

（AO- 主动脉 LA- 左心房 LV- 左心室 RV- 右心室）

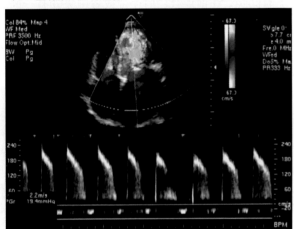

图 8-1-4　二尖瓣狭窄的多普勒超声心动图表现

（4）压力减半时间（PHT）明显延长，100～400ms。

（5）跨瓣平均压力阶差增高，大于 0.65 kPa（5mmHg），而正常时仅 0.13 kPa（1mmHg）。

4. 二尖瓣狭窄程度的判断

（1）根据瓣口面积判断。此方法为定量判断二尖瓣狭窄程度最重要的方法，瓣口越小，病情越严重，详见表 8-1-1。

表 8-1-1　瓣口面积与瓣膜狭窄程度的关系

狭窄程度	瓣口面积 (cm²)	狭窄程度	瓣口面积 (cm²)
最轻度	≥ 2.5	中度	1.0～1.4
轻度	2.0～2.4	重度	0.5～0.9
轻中度	1.5～1.9	最重度	< 0.5

（2）根据压力减半时间（PHT）判断。详见表 8-1-2。

表 8-1-2　压力减半时间与瓣膜狭窄程度的关系

狭窄程度	PHT（ms）
正常	<60
轻度	100～199
中度	200～299
重度	>300

（3）也有学者利用频谱多普勒技术的连续方程法、左心房压力下降时间法和彩色多普勒血流显像的近端血流会聚法来估测瓣口面积。

①连续方程法。仅适用于单纯二尖瓣狭窄患者。根据以下公式计算：

$$MVA（cm^2）=AOA×TVI_{AO}/TVI_{MV}$$

式中，MVA 为二尖瓣口面积（cm²）；AOA 为主动脉瓣口面积（cm²）；TVI_{AO} 为主动脉瓣口收缩期血流速度积分（cm/s）；TVI_{MV} 为二尖瓣口舒张期血流速度积分（cm/s）。

②左心房压力下降时间法。此方法主要用于单纯二尖瓣狭窄患者。其简化公式为：

$$MVA=751/AC$$

式中，AC 为二尖瓣口血流从 V_{max} 下降到零的时间（ms）。

③彩色多普勒近端血流会聚法。计算公式为

$$MVA（cm^2）=2\pi R^2×NL×\theta/（180×V）$$

式中，R 为心动周期中最大血流会聚区红蓝交错界面到二尖瓣前后叶瓣尖连线的距离；NL 为 Nyquist 极限速度；θ 为二尖瓣前后叶瓣尖的夹角；V 为二尖瓣口的峰值血流速度（cm/s）

注意事项：

1. 二尖瓣关闭不全合并狭窄时。除了具有二尖瓣狭窄的特征外，还可见左心室扩大，M 型超声心动图显示左心房后壁曲线有时有"C 凹"，与单纯二尖瓣狭窄不同。

2. 梗阻性肥厚型心肌病、左心房黏液瘤、扩张型心肌病及主动脉瓣关闭不全等疾病也可有 EF 斜率减慢。鉴别要点在于：这些疾病并不导致瓣膜本身的增厚，除具有各自疾病的特点外，二尖瓣前后叶仍呈异向运动。

3. 声束方向要正确，在二尖瓣水平短轴切面测量二尖瓣口面积时应注意声束平面要对准前后叶瓣尖，以取得真正决定血流通过难易的瓣口面积，诸如声束偏向瓣体或者离瓣尖较远，都会低估狭窄程度。

4. 仪器灵敏度调节应适当，增益不宜太高，否则可使瓣膜回声太强，轴向分辨力和横向分辨力减小，导致瓣口实测值变小。

5. 应在舒张期开始时测量瓣口面积的大小，此时瓣口开放最大。

6. 应注意观察有无血栓形成，这对判断预后及决定手术方式有重要的意义。

二、二尖瓣关闭不全

（一）病理特点

正常的二尖瓣装置由二尖瓣环、二尖瓣叶、腱索和乳头肌组成，这些结构的任何异常均可导致二尖瓣关闭不全（mitral insufficiency），其中最常见的病因为风湿性心脏病，由其引起的瓣膜瘢痕、挛缩、瓣膜硬化、腱索缩短均可导致二尖瓣关闭不全；还有二尖瓣腱索断裂、二尖瓣脱垂、冠心病心肌梗死、乳头肌功能失调及退行性变、二尖瓣环钙化、感染性心内膜炎、心肌病等疾病，均可通过不同的方式影响二尖瓣收缩期正常关闭，导致二尖瓣关闭不全。

（二）血流动力学改变及临床表现

在正常情况下，二尖瓣各个结构之间协调活动，使二尖瓣口收缩期处于充分关闭状态，因而收缩期左心室射血唯一的出口是主动脉瓣，舒张期从左心房流入左心室的血液将于下一次心室收缩时排入主动脉，舒张期二尖瓣血流量、左心室心搏量和主动脉血流量三者完全相等。

二尖瓣关闭不全时，二尖瓣结构的异常使二尖瓣在收缩期处于关闭不全状态，心脏收缩时左心室同时向主动脉瓣和二尖瓣射血，由于左心房压力低于左心室压力，左心室射血后负荷减小，左心室射血分数增加；又由于左心室血液反流回左心房，故左心房压力升高，导致左心房扩大。左心房压力升高进一步导致肺瘀血和肺动脉高压，右心室压力负荷加重，右心室逐渐扩大，而左心室除了在舒张期接受正常体循环回流的血液之外，还容纳在收缩期反流回左心房的血液，使左心室前负荷增加，从而导致左心室扩大。此时，舒张期二尖瓣血流量和左心室心搏量增加，保持相等关系，而主动脉血流量减少。

轻度二尖瓣关闭不全患者可无症状，重度二尖瓣关闭不全患者可有乏力、呼吸困难、心尖区闻及收缩期吹风样杂音并向左腋下传导等。

（三）超声心动图表现

二维超声心动图和M型超声心动图对二尖瓣关闭不全诊断的特异性较低，但对二尖瓣关闭不全病因的诊断却具有肯定的作用，而多普勒超声心动图可作为二尖瓣关闭不全确诊的方法。

1. 二维超声心动图表现

（1）二尖瓣前后叶瓣尖在收缩期不能闭拢，于胸骨旁二尖瓣水平短轴切面显示收缩期前后叶有间隙，在前连合、后连合或者中央处有一间隙。胸骨旁左心室长轴切面显示二尖瓣瓣尖相互交错，不能闭拢（图8-1-5）。轻度及中度二尖瓣关闭不全仅凭二维超声心动图难以确诊。

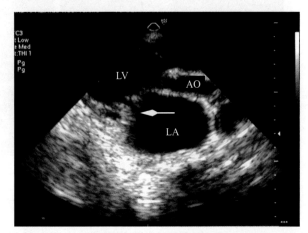

图 8-1-5　二尖瓣关闭不全的二维超声心动图表现
胸骨旁左心室长轴切面显示二尖瓣瓣尖相互交错，不能闭拢（箭头所指）（AO-主动脉 LA-左心房 LV-左心室）

（2）轻度关闭不全时二尖瓣瓣尖略有增厚，部分腱索粘连、融合；重度关闭不全时大部分或整个瓣叶、腱索及乳头肌均明显增厚、增粗，边缘不规则，回声增强，腱索互相粘连、缩短，局部回声紊乱。

（3）左心室、左心房扩大，代偿期左心室室壁收缩运动增强。

2. M型超声心动图表现　二尖瓣曲线E峰增高（≥24mm），EF斜率加快（>150mm/sec）。

3. 多普勒超声心动图表现　彩色多普勒显示异常反流束呈蓝色或五彩镶嵌色，起源于二尖瓣口闭合时的间隙处，从左心室向左心房的深部反流(图8-1-6)。将取样容积放置在二尖瓣左心房侧，可探及反流的多普勒频谱，表现为收缩期宽带型内部充填负向湍流频谱。

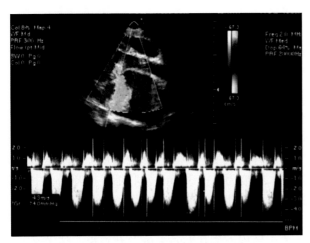

图 8-1-6 二尖瓣关闭不全的多普勒超声心动图

4.二尖瓣反流程度的判断

（1）根据反流面积判断。

轻度反流：反流局限在二尖瓣环附近，或者反流束面积 <4cm^2。

中度反流：反流抵达左心房中部，或者反流束面积为 4 ~ 8cm^2。

重度反流：反流抵达左心房顶部，或者反流束面积 >8cm^2。

（2）根据反流束长度分级。

Ⅰ级：反流信号分布在从瓣口到左心房的近端 1/3 内，或者反流束长度 <20mm。

Ⅱ级：反流信号抵达左心房的 1/2，或者反流束长度为 20 ~ 34mm。

Ⅲ级：反流信号抵达左心房的 1/2 以上，或者反流束长度为 35 ~ 49mm。

Ⅳ级：收缩期肺静脉血流出现反转，或者反流束长度为 >50mm。

（3）根据反流分数（RF）判断。判断标准为：轻度反流时 RF<0.2；中度反流时 RF 在 0.2 ~ 0.6 之间；重度反流时 RF>0.6。

RF=（MVF–AVF）/ MVF=1–AVF/MVF

式中，MVF 为二尖瓣口舒张期血流量；AVF 为主动脉口收缩期血流量。

（4）彩色多普勒血流会聚法估测。

Q=2πR^2×NL

式中，Q 为反流量；NL 为 Nyquist 极限速度。

（四）鉴别诊断

只要在左心房内检测到反流，二尖瓣关闭不全的诊断即可确立。但病因诊断有时难以作出判断，应密切结合临床资料作出综合判断。

1．舒张期反流可见于心律失常（例如房室传导阻滞、心房颤动等），但由于无左心室舒张压升高，因此无明显的临床意义。但是，如果同时存在主动脉瓣反流或者心肌病时，出现二尖瓣舒张期反流，则表明左心室舒张末压升高，这对选择治疗方案有参考价值。二尖瓣舒张期反流的特点为：反流时间短暂；反流范围不超过左心房的前半部；反流量少，无定量价值。

2．生理性反流的特征为反流束轮廓小、反流方向无偏移；反流束起源于瓣膜关闭线；反流信号的长度为 1.5 ~ 2.2cm；反流信号面积为 0.03 ~ 0.88cm^2；反流多见于收缩早期。

注意事项：

为防止脉冲多普勒检查的假阳性，必须注意：

①排除瓣膜关闭引起的非特异性紊流。

②避免取样容积靠近瓣膜，排除瓣膜本身的运动信号。

③排除其他假阳性（例如生理性反流），目前认为划分生理性反流的依据是反流信号的伸展范围不超过 2cm，其方向无明显偏移。

三、二尖瓣脱垂

（一）病理特点

二尖瓣脱垂（mitral prolapse）是由各种病因导致左心室收缩时二尖瓣向左心房膨出而产生的一种综合征。二尖瓣装置（包括瓣环、瓣叶、腱索和乳头肌）及心室壁的任何障碍均可引起二尖瓣脱垂综合征（mitral prolapse syndrome）。在临床上常由马方综合征、继发孔房间隔缺损、风湿性心脏病、冠心病、心肌病、胶原性疾病等引起，也有的原因不明。目前大多数学者认为，二尖瓣脱垂与瓣膜黏液样变性有关。

正常二尖瓣由三层结构组成：心房面，含弹性纤维结缔组织；中层，主要为黏液性海绵组织构成；心室面，为纤维质层，主要由致密的胶原纤维构成。当二尖瓣黏液样变性时，中层海绵组织增多，并嵌入到纤维质层，使其产生离断，瓣叶因而肥厚、凸出、冗长，导致瓣叶的受力部分脱垂入左心房。

（二）血流动力学改变及临床表现

大多数二尖瓣脱垂患者不伴有二尖瓣反流或者仅有轻度二尖瓣反流，而且在安静时患者血流动力学无明显改变，但二尖瓣脱垂引起重度反流时会导致左心室舒张末压增高，左心房和左心室扩大。

患者可无症状，或者有心悸、胸闷等症状，于心尖区闻及收缩期喀喇音和收缩晚期杂音，部分患者可无杂音。伴有重度二尖瓣关闭不全时患者可有乏力、呼吸困难等。猝死、感染性心内膜炎、腱索断裂和进行性二尖瓣关闭不全是二尖瓣脱垂的主要并发症。

（三）超声心动图表现

二尖瓣脱垂进行 M 型超声心动图检查时与探头方向的关系很大，如果操作不当则很容易造成假阳性或假阴性。二尖瓣脱垂患者瓣膜向左心房膨出，在超声心动图上仅在局部区域可探及，如果声束不通过这一平面则不能显示，因此应多点探查，以便更好地发现二尖瓣脱垂。

1. 二维超声心动图表现

（1）二尖瓣活动范围明显增大，二尖瓣在收缩期凸入左心房，超过二尖瓣前后叶附着点的连线，导致瓣体的一部分呈弓形凸向左心房腔（图 8-1-7）。

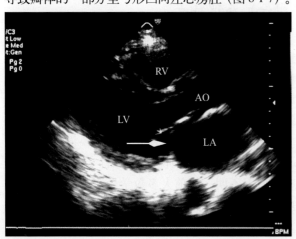

图 8-1-7　二尖瓣脱垂的二维超声心动图
二尖瓣在收缩期凸入左心房，超过二尖瓣前后叶附着点的连线，导致瓣体的一部分呈弓形凸向左心房腔（AO- 主动脉 LA- 左心房 LV- 左心室 RV- 右心室）

（2）二尖瓣前后叶闭合点向左心房移位。根据闭合点的位置在瓣环连线的左心室侧、关闭线上或左心房侧，可将二尖瓣脱垂分为轻度、中度和重度。

（3）二尖瓣前叶脱垂时，收缩期前叶与主动脉后壁之间的夹角接近于或小于 90°；二尖瓣后叶脱垂时，收缩期后叶与左心房后壁的夹角变小（呈锐角）。

（4）左心房及左心室扩大。

2. M 型超声心动图表现　二尖瓣曲线 CD 段呈"吊床样"改变，即在收缩中晚期 CD 段呈弧形下陷、幅度为 2～3mm，从收缩早期开始，中期达顶点，晚期恢复正常。

3. 多普勒超声心动图表现　彩色多普勒显示一股五彩镶嵌血流从左心室射入左心房，频谱多普勒于二尖瓣左心房面记录到二尖瓣反流的收缩期湍流频谱。

（四）鉴别诊断

二尖瓣脱垂与其他导致二尖瓣关闭不全的疾病在临床上均可在心尖部闻及收缩期杂音，超声心动图检查都有二尖瓣反流，应注意观察二尖瓣 M 型曲线 CD 段的变化及二尖瓣活动的情况等，有助于鉴别诊断。

四、二尖瓣腱索断裂

（一）病理解剖特点

二尖瓣腱索断裂（rupture of mitral valve chordae tendineae）是非风湿性二尖瓣关闭不全的原因之一，又是急性二尖瓣关闭不全最常见的原因，既可以自发地发生于正常心脏，也可以继发于风湿性心脏病、感染性心内膜炎、心肌梗死、梗阻性肥厚型心肌病及外伤等。临床表现及超声心动图表现取决于腱索断裂的数目和部位。一般而言，二尖瓣平均有 120 根腱索，如果主要的腱索断裂，则可突然发生进行性加重的呼吸困难，并迅速发展为顽固性心力衰竭，及时诊断可为患者进行瓣膜置换手术争取有利的时机；而小腱索的断裂则症状比较缓和。

（二）血流动力学变化及临床表现

腱索断裂可引起急性二尖瓣关闭不全，导致左心房压力迅速上升，引起肺水肿，并造成左心室容量负荷过重，左心室血容量明显增加，左心室扩大。

二尖瓣反流较轻时患者可无症状，反流较重时则有左心功能不全表现，心尖区可闻及收缩期杂音。

（三）超声心动图表现

1. 二维超声心动图表现

（1）腱索与二尖瓣连续性中断，超声心动图特征为二尖瓣瓣尖与一段断裂的腱索相连，断裂的腱索呈点状或线状回声，活动度大，收缩期出现在左心房内并在其内漂动，直接显示断裂的腱索是主要的诊断依据（图 8-1-8）。

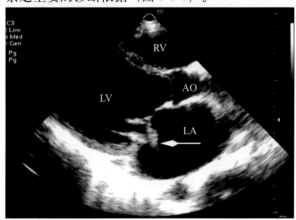

图 8-1-8　二尖瓣腱索断裂的二维超声心动图表现

二尖瓣瓣尖与一段断裂的腱索相连，断裂的腱索呈点状或线状回声，活动度大，收缩期出现在左心房内并在其内漂动（箭头所指）（AO- 主动脉 LA- 左心房 LV- 左心室 RV- 右心室）

（2）二尖瓣腱索断裂程度较轻时二尖瓣前后叶瓣尖在关闭时相互错开，不能合拢；严重时二尖瓣呈连枷样运动，特征为瓣尖活动大，瓣叶沿瓣环附着点作 180°甚至角度更大的弧形运动，附着于瓣叶的腱索残端与瓣尖失去控制，收缩期向左心房内翻转，瓣尖指向左心房，瓣体凹面朝向左心房，舒张期挥鞭样甩向左心室，瓣尖指向左心室，瓣体凹面朝向左心室。

（3）左心房、左心室扩大，这是由于二尖瓣关闭不全引起左心容量负荷过重所致。

2. 多普勒超声心动图表现　彩色多普勒超声可探及二尖瓣关闭不全的五彩镶嵌状血流信号，频谱多普勒取样为高速湍流频谱。

（四）鉴别诊断

二尖瓣腱索断裂应与二尖瓣脱垂鉴别，其主要区别在于：二尖瓣腱索断裂时瓣尖收缩期不能合拢，瓣尖指向左心房；而二尖瓣脱垂时瓣尖闭合尚可，收缩期瓣尖指向左心室，瓣体凹面始终朝向左心房。

五、二尖瓣环钙化

（一）病理特点

二尖瓣环钙化（mitral annulus calcification）是一种老年性退行性疾病，以钙盐沉积在瓣环为特征，主要发生在二尖瓣后叶与相邻的左心室后壁之间。老年（50 岁以上）、糖尿病、高血压、女性多见，青年人也可发病，其病因与钙的代谢及马方综合征有关。二尖瓣环钙化可以与钙化性主动脉瓣狭窄和肥厚型心肌病共存，但钙化的原因至今未明。钙化通常局限于二尖瓣环，以二尖瓣后叶瓣环多见，病变也可沿着纤维层和瓣叶的心室面延伸到前叶。由于瓣叶基底部钙化，瓣叶活动受限，腱索被牵拉，心脏收缩时瓣环不能缩小，故可导致二尖瓣关闭不全，但程度大多不严重。钙化累及主动脉瓣时可导致主动脉瓣狭窄，如钙化延伸至膜部室间隔或希氏束，可引起传导功能障碍。

（二）血流动力学改变及临床表现

二尖瓣环本身的钙化所导致二尖瓣关闭不全的程度往往很轻，故其血流动力学改变视原发病变而异。

（三）超声心动图表现

1. 二维超声心动图表现

（1）钙化灶呈强回声，于二尖瓣水平短轴切面和左心室长轴切面显示二尖瓣瓣环和基底部局限性强回声，严重钙化时则表现为大片状强回声。

（2）二尖瓣前叶瓣环钙化时表现为前叶与室间隔之间的新月形强回声，并且向邻近的膜部室间隔伸展；二尖瓣后叶瓣环钙化发生在后叶与左心室后壁之间，易向左心室体部伸展，并且与左心室后壁呈同向运动。

（3）严重的瓣环钙化可导致二尖瓣关闭不全，使左心房和左心室扩大。

2. M型超声心动图表现 可见二尖瓣波群中在二尖瓣后方显示浓密的增强回声带，与左心室后壁呈同向运动。

3. 多普勒超声心动图表现 可探及二尖瓣反流。

第2节
主动脉瓣疾病

主动脉瓣由三个半月瓣组成，分别称为右冠状瓣、左冠状瓣和无冠状瓣。收缩期左心室射血，瓣口开放，瓣叶贴近主动脉壁；舒张期左心室压力下降，瓣口闭合，瓣叶向中心靠拢。主动脉瓣疾病分为先天性和后天性两大类，本节主要讨论风湿性主动脉瓣病变。

一、主动脉瓣狭窄

（一）病理特点

主动脉瓣狭窄（aortic stenosis）是左心室流出道梗阻最常见的病因之一，可由先天性心脏病或后天性心脏病引起，前者是由于瓣膜发育不良、畸形或瓣膜交界粘连形成狭窄所致，而后者在我国仍以风湿性心脏病为最常见的病因，其次为老年性退行性变。

（二）血流动力学改变及临床表现

正常主动脉瓣口的面积约为3cm²，当主动脉瓣增厚、硬化和畸形，瓣膜交界处发生粘连和融合时，形成窄小的主动脉瓣口，导致左心室射血受阻。由于左心室收缩力强，使狭窄瓣口较容易得到代偿，只有当瓣口面积小于0.75cm²时才发生明显的血流动力学改变。由于左心室压力负荷过重，使得左心室壁发生明显肥厚，其程度与瓣口面积成正比，狭窄瓣膜的跨瓣压力阶差增大，脉压差减小，从而引起冠状动脉供血不足。

患者可有乏力、眩晕、心绞痛、晕厥等症状，在胸骨左缘出现粗糙的喷射样收缩期杂音，并向颈部传导，伴有收缩期震颤。

（三）超声心动图表现

二维超声心动图和多普勒超声心动图对主动脉瓣狭窄具有同样的诊断能力。

1. 二维超声心动图表现

（1）主动脉瓣增厚、变形，瓣膜回声增强、增粗，甚至钙化、僵硬，致使瓣叶从线状变为团状，收缩期开放受限（图8-2-1）。

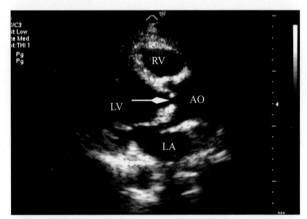

图 8-2-1　主动脉瓣狭窄的二维超声心动图
主动脉瓣增厚、变形，瓣膜回声增强、增粗，甚至钙化、僵硬，致使瓣叶从线状变为团状，收缩期开放受限（箭头所指）（AO-主动脉 LA-左心房 LV-左心室 RV-右心室）

（2）主动脉瓣口狭窄，其最大开放幅度小于15mm（正常参考值为16～26mm），在大动脉水平短轴切面测量主动脉瓣口面积小于2.0cm²。

（3）升主动脉因受高速血流冲击可出现狭窄后扩张。

（4）室间隔、左心室后壁呈向心性肥厚，厚度大多在13mm以上，病变晚期左心室也可扩大。

2. M型超声心动图表现 主动脉瓣曲线在收缩期不能充分开放，右冠状瓣与无冠状瓣曲线之间的距离<12mm，瓣膜回声增强、增厚。

3. 多普勒超声心动图表现

（1）彩色多普勒显示主动脉瓣口出现收缩期五彩镶嵌射流束。

（2）在心尖五腔心切面或胸骨上窝主动脉长轴切面上，将取样容积放置在主动脉瓣的上方，可探及收缩期宽带、内部充填的高速喷射状频谱，峰值血流速度增快，超过2m/s。血流频谱内部充填，峰值血流速度大于 2m/s 是诊断主动脉瓣狭窄的依据。

4. 瓣口狭窄严重程度的判断 瓣口面积测量是判断主动脉瓣狭窄程度的主要根据。主动脉瓣狭窄时，由于瓣膜增厚和钙化的程度不同，瓣膜形状不规则，常难以显示完整清晰的瓣口，使测量的准确性受影响。因此，主动脉瓣口面积的测量除了可以用二维超声心动图以外，还可以用多普勒超声心动图。用二维超声心动图确定瓣口面积后，再由多普勒超声心动图观察血流动力学有无改变，如果主动脉瓣口面积变小，多普勒超声心动图显示血流动力学也有相应的改变，则主动脉瓣狭窄的诊断即可确立。

（1）根据瓣口面积及瓣叶最大开放幅度判断。由于主动脉瓣开放幅度的参考值有部分重叠，因此需要进行综合判断，详见表 8-2-1。

表 8-2-1 主动脉瓣狭窄程度与瓣口面积和最大开放幅度的关系

狭窄程度	瓣口面积（cm²）	开放幅度（mm）
轻度	>1.0	12～15
中度	0.75～1.0	8～11
重度	<0.75	<8

（2）根据狭窄血流延伸的区域判断。

轻度：湍流局限于升主动脉近端。

中度：湍流局限于主动脉弓。

重度：湍流抵达降主动脉。

（3）根据主动脉瓣口的峰值血流速度和跨瓣压力阶差判断。一般而言，主动脉瓣狭窄时峰值血流速度越高，狭窄程度越重，详见表 8-2-2。

表 8-2-2 主动脉瓣狭窄程度与主动脉瓣口峰值血流速度的关系

狭窄程度	峰值血流速度（m/s）	跨瓣压力阶差（mmHg）
轻度	>3.5	<50
中度	3.5～4.4	50～80
重度	>4.5	>80

（4）根据连续方程法判断。根据连续方程。测量收缩期左心室流出道和主动脉的血流速度时间积分比值（DR），当 DR 接近 1 时，提示主动脉瓣很轻度狭窄；当 DR=0.5 时，提示瓣口面积为正常的 1/2；当 DR=0.25 时，提示瓣口面积小于正常的 1/4。

（四）鉴别诊断

主动脉瓣狭窄应与梗阻性肥厚型心肌病及主动脉瓣下狭窄、感染性心内膜炎主动脉瓣赘生物鉴别。梗阻性肥厚型心肌病和先天性主动脉瓣下狭窄的梗阻部位在主动脉瓣下（即左心室流出道），瓣膜活动一般不受影响；感染性心内膜炎主动脉瓣赘生物的强回声团块随瓣膜运动而颤动，瓣膜的活动度一般不受限制；而主动脉瓣狭窄表现为瓣膜增厚、开放受限，辅以病史等临床资料可资鉴别。

二、主动脉瓣关闭不全

（一）病理特点

主动脉瓣关闭不全（aortic insufficiency）可由风湿、梅毒、心内膜炎、马方综合征等多种原因引起。本文主要讨论风湿性疾病所引起的主动脉瓣关闭不全，其病理改变主要为瓣膜增厚、缩短、硬化，导致主动脉瓣口舒张期反流。

（二）血流动力学改变及临床表现

风湿性主动脉瓣关闭不全的发生时间早于主动脉瓣狭窄，明显的主动脉瓣关闭不全可使大量血液在舒张期反流回左心室，造成左心室容量负荷过重，从而使左心室扩大。

轻症患者可无症状，当反流较严重时，患者可有头晕、心绞痛、头部动脉搏动感等症状，脉压差增大时患者有周围血管征（诸如水冲脉、枪击音、毛细血管搏动征等），于胸骨左缘第 3 肋间闻及舒张期哈气样杂音。

（三）超声心动图表现

1. 二维超声心动图表现

（1）主动脉瓣叶在舒张期不能闭拢，间隙 >3mm（图 8-2-2）。

（2）主动脉瓣结构可有改变，表现为瓣叶增厚、纤维化、钙化，回声增强、增粗，失去正常的线状回声。

（3）舒张期由于主动脉瓣反流冲击二尖瓣前叶，影响其开放，于二尖瓣水平短轴切面可见二尖瓣前叶内陷，使二尖瓣在舒张期呈"半月形"

改变。

（4）左心室容量负荷过重，左心室扩大。

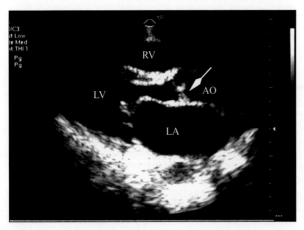

图 8-2-2　主动脉瓣关闭不全的二维超声心动图
主动脉瓣回声增强增粗，关闭见明显间隙（箭头所指）（AO- 主动脉　LA- 左心房　LV- 左心室　RV- 右心室）

2. M 型超声心动图表现

（1）主动脉瓣叶在舒张期不能闭拢。

（2）二尖瓣前叶受主动脉瓣反流的冲击而发生频率高（30 ~ 40 次 / 秒）、振幅小（2 ~ 3mm）的有规律振动。严重的反流甚至使室间隔左心室面及二尖瓣腱索等都出现振动。二尖瓣舒张期振动对诊断主动脉瓣关闭不全的意义大于瓣叶不能闭拢。

3. 多普勒超声心动图表现

（1）彩色多普勒显示舒张期一股五彩镶嵌血流从狭窄的瓣口射向左心室流出道（图 8-2-3）。

（2）频谱多普勒于主动脉瓣下方检测到舒张期从主动脉根部反流至左心室流出道的高速湍流频谱。

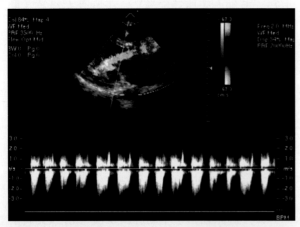

图 8-2-3　主动脉瓣关闭不全的彩色多普勒血流显像

4. 主动脉瓣反流量的判断

（1）根据反流的分布范围判断。

轻度反流：反流仅在左心室流出道。

中度反流：反流分布到左心室体部（超过二尖瓣前叶水平）。

重度反流：反流抵达心尖部。

（2）根据反流束长度判断。可分为 4 级。

Ⅰ级：反流束长度 ≤ 10mm。

Ⅱ级：反流束达到二尖瓣瓣尖水平。

Ⅲ级：反流束接近乳头肌水平。

Ⅳ级：反流束超过乳头肌水平，抵达心尖部。

（3）根据反流信号宽度与左心室流出道宽度的比值判断。

轻度反流：比值 <0.25。

中度反流：比值在 0.25 ~ 0.65。

重度反流：比值 ≥ 0.65。

（4）根据反流分数判断。计算公式为：

反流分数（RF）=1- 二尖瓣口血流量（MVF）/ 主动脉瓣口血流量（AVF）

或反流分数（RF）=1- 肺动脉瓣口血流量（PVF）/ 主动脉瓣口血流量（AVF）

轻度反流：RF<0.2。

中度反流：RF 在 0.2 ~ 0.6。

重度反流：RF>0.6。

（四）鉴别诊断

多普勒超声心动图是诊断主动脉瓣关闭不全的可靠指标，但必须注意观察异常血流的起源部位与二尖瓣狭窄鉴别。

三、连枷样主动脉瓣

（一）病理特点

主动脉瓣没有腱索，瓣叶附着在瓣环上。连枷样主动脉瓣是指主动脉瓣叶受损，在舒张期失去支持而随血液反流脱入左心室流出道，收缩期又随左心室血流冲入主动脉，形成连枷样运动。连枷样主动脉瓣常见于感染性心内膜炎，主动脉瓣赘生物使瓣叶受损，引起瓣膜穿孔、瓣膜撕裂，从而导致瓣膜运动异常。

（二）血流动力学改变及临床表现

类似于重度主动脉瓣关闭不全。

（三）超声心动图表现

1. 连枷样主动脉瓣二维超声心动图的特征性改变是：舒张期主动脉瓣叶不向主动脉腔的中央运动形成瓣叶的关闭线，而是脱入左心室流出道，收缩期又回到主动脉腔，瓣膜活动度大，摆动幅度可达180°。

2. 左心房和左心室扩大。

3. 由于瓣叶在舒张期不能闭合，故导致主动脉瓣关闭不全，彩色多普勒可探及主动脉瓣反流的五彩镶嵌状血流，连续多普勒取样为舒张期高速湍流频谱。

第 3 节 三尖瓣疾病

正常三尖瓣由前叶、后叶和隔叶组成，根部附着于房室口的纤维环，瓣尖借腱索附着于乳头肌或心室壁。心室收缩时，右心室的压力升高，超过右心房的压力，三尖瓣关闭；心室舒张时，右心室的压力降低，低于右心房的压力，三尖瓣开放，右心房的血液充盈右心室。三尖瓣疾病在心脏病中虽然比较少见，但对血流动力学的影响却较大。

一、三尖瓣狭窄

（一）病理特点

三尖瓣狭窄（tricuspid stenosis）几乎都是由慢性风湿性心脏病所引起，单纯三尖瓣狭窄少见，大多数伴有二尖瓣病变或主动脉瓣病变。瓣膜的病理改变类似于二尖瓣狭窄。

（二）血流动力学改变及临床表现

正常三尖瓣口面积比二尖瓣口面积大，当其面积缩小到 $1.3cm^2$ 时即为临界性狭窄。三尖瓣狭窄属右心室流入道梗阻，舒张期右心房血液充盈右心室受限，从而使右心房压力升高，右心房扩大，继而体静脉（下腔静脉和肝静脉等）压力升高，

导致肝瘀血甚至肝硬化、腹水。

（三）超声心动图表现

1. 二维超声心动图表现

（1）三尖瓣瓣膜增厚，回声增强，舒张期开放受限，瓣尖呈圆隆状开放，前叶瓣尖与隔叶瓣尖之间的开放幅度小于3cm（正常参考值>4cm）。

（2）右心房扩大，房间隔向左心房膨起。

（3）下腔静脉和肝静脉增宽，有右心衰竭时更为显著。

2. M 型超声心动图表现　三尖瓣曲线 EF 斜率减慢，为 8 ~ 30mm/s（正常参考值为 60 ~ 120mm/s），呈"城墙样"改变。

3. 多普勒超声心动图表现　彩色多普勒显示起源于三尖瓣口的五彩镶嵌状血流，频谱多普勒取样为全舒张期高速湍流频谱，E 峰和 A 峰双峰消失，频谱增宽、幅度增大。

4. 右心声学造影　经周围静脉注射造影剂后见造影剂气泡在右心房内滞留，呈漩涡状。

5. 三尖瓣狭窄程度的判断　由于三尖瓣口在正常情况下很难完全显示，因此一般不依靠测量瓣口面积作为诊断依据，而主要根据瓣叶的回声、活动度及血流频谱进行诊断，其中又以血流频谱的意义最大。三尖瓣狭窄的程度主要根据舒张期三尖瓣峰值血流速度和跨瓣压力阶差来判断，详见表 8-3-1。

表 8-3-1　三尖瓣狭窄程度与舒张期三尖瓣峰值血流速度和跨瓣压力阶差的关系

狭窄程度	峰值血流速度 (m/s)	跨瓣压力阶差 (kPa)
正常	<1.0	<0.133 (<1mmHg)
轻度狭窄	1.0 ~ 1.2	0.27 ~0.80 (2 ~6 mmHg)
中度狭窄	1.3 ~ 1.7	0.93 ~1.70 (7 ~12 mmHg)
重度狭窄	>1.7	1.70 (>12mmHg)

二、三尖瓣关闭不全

（一）病理特点

三尖瓣器质性病变和功能性病变均可导致三尖瓣关闭不全（tricuspid insufficiency），其中以功能性病变多见。常见的病因有风湿性心瓣膜病、三尖瓣畸形、感染性心内膜炎、右心负荷过重导致三尖瓣环扩张、肺动脉高压等。

（二）血流动力学改变及临床表现

三尖瓣关闭不全引起的血流动力学改变主要为右心室容量负荷过重。当右心室收缩时，右心室压力突然上升，使部分血液自右心室经关闭不全的三尖瓣口反流回右心房，右心房除了接受上腔静脉和下腔静脉回流的血液外，还接受右心室反流的血液，使右心房容量负荷增加，压力上升，舒张期时则有更多的血量灌注右心室，引起右心室容量负荷过重，右心室扩大，右心房压力升高还可导致体静脉压力升高，引起全身水肿。

轻症患者无症状，当患者合并肺动脉高压时可有疲乏、水肿、腹水等右心衰竭的表现，于胸骨右下缘或剑突下可闻及收缩期吹风样杂音。

（三）超声心动图表现

多普勒超声心动图是最敏感的诊断方法，但病因诊断必须结合二维超声心动图及临床资料进行综合判断。

1. 二维超声心动图表现

（1）三尖瓣在收缩期不能完全闭合，关闭时有间隙。

（2）三尖瓣可增厚、钙化。

（3）右心房和右心室扩大。

2. 多普勒超声心动图表现 彩色多普勒显示收缩期呈蓝色或五彩镶嵌色的反流束起源于三尖瓣关闭点，射入右心房中部或沿房间隔走行，连续多普勒取样为收缩期负向、宽带、内部充填的湍流频谱。

3. 右心声学造影 由周围静脉注入造影剂后可见造影剂回声在三尖瓣口来回穿梭运动，并且在肝静脉和下腔静脉也可见持续存在的造影剂回声。应当指出的是，进行右心声学造影时，为了能观察下腔静脉内有无造影剂回声，应由上肢静脉注射造影剂，而不能从下肢静脉注射造影剂。

4. 三尖瓣反流严重程度判断

（1）根据反流束的分布范围判断。

1° 反流束在右心房内的长度小于 14mm。

2° 反流束在右心房内的长度为 15～29mm。

3° 反流束在右心房内的长度为 30～44mm。

4° 反流束在右心房内的长度为≥45mm。

（2）根据反流束面积判断。详见表 8-3-2。

表 8-3-2　三尖瓣反流程度与反流束面积的关系

反流程度	反流束面积（cm²）
1°	<2
2°	2～4
3°	4～10
4°	>10

三、三尖瓣脱垂

（一）病理特点

三尖瓣脱垂（tricuspid inprolapse）极少见，其特点与二尖瓣脱垂类似。单纯的三尖瓣脱垂更少见，一般与其他瓣膜脱垂同时发生，统称为松软瓣膜综合征。

（二）血流动力学改变

主要为三尖瓣关闭不全所引起的一系列血流动力学改变。

（三）超声心动图表现

1. 心尖四腔心切面显示三尖瓣收缩期活动度增大，前叶或隔叶关闭时瓣体部分呈弧形凸入右心房，超过瓣环连线。

2. 右心房和右心室扩大。

3. M 型超声心动图显示三尖瓣曲线 CD 段呈"吊床样"改变。

4. 多普勒超声心动图可探及三尖瓣反流的五彩镶嵌血流及高速湍流频谱。

（李沿江）

第4节
人工瓣膜功能障碍

自从世界上诞生第一例人工瓣膜植入的患者起，无创性评价人工瓣膜的功能就面临着挑战。随着心脏瓣膜外科的发展，接受人工瓣膜替换术的患者人数不断增多，无创性评价人工瓣膜功能和鉴别诊断各种人工瓣膜病变就日益显示出其重要性。彩色多普勒超声心动图是近年来临床评价人工瓣膜功能的首选方法，但由于人工瓣膜的种类繁多，因此在超声诊断前应充分了解各种类型人工瓣膜的血流动力学特点和声像图特征，它对人工瓣膜功能障碍的识别有着极其重要的意义。

一、人工瓣膜的种类和特点

目前的人工瓣膜可分为带支架和不带支架两大类，不带支架的人工瓣膜是近年来的研究热点；而根据人工瓣膜所选用的材料又可将人工瓣膜分为人工生物瓣和人工机械瓣两类。

（一）人工生物瓣

1. 人工生物瓣的种类 人工生物瓣有同种生物瓣和异种生物瓣两种。同种生物瓣又有同种主动脉瓣和同种硬脑膜瓣之分。1955 年 Murray 应用新鲜同种主动脉瓣移植于降主动脉获得成功，1962 年 Ross 和 Barratt 将同种主动脉瓣移植于冠状动脉开口下方获得成功，此后同种主动脉瓣在瓣膜的灭菌和保存方法上进行了改进，到 70 年代初期同种主动脉瓣已广泛应用于临床。同种主动脉瓣的主要特点是中心血流、血栓栓塞率低、术后不需长期抗凝，但制备比较困难，不论是新鲜的同种主动脉瓣还是经冷冻、放射或化学灭菌等方法处理的同种主动脉瓣，瓣膜置换后的衰坏率都较高，而且具有取材困难、不能及时供应等缺点，目前已基本上被其他类型的生物瓣所代替。1970 年 Zerbini 等首先进行了同种硬脑膜瓣的制作和临床研究，我国于 1977 年将同种硬脑膜瓣应用于临床获得成功。硬脑膜组织为双层结构，每层胶原纤维相互垂直和交叉，因此有较好的组织张力和强度。同种硬脑膜瓣的临床应用效果与同种主动脉瓣相仿，瓣膜衰坏的发生率高仍是无法克服的突出问题，其原因是多方面的，如生物组织的强度、瓣膜的灭菌和保存方法、瓣膜的外形和结构、手术的操作技术等均可导致瓣膜破裂。

异种生物瓣也有猪主动脉瓣和牛心包瓣之分。目前常用的猪主动脉瓣有四种：Hancock 瓣、Carpentier-Edwards 瓣（图 8-4-1）、Angell-Shiley 瓣和国产瓣。这些瓣膜的基本结构相似，但瓣膜的处理方法不同，支架的选材也不同：Hancock 瓣的支架用塑料制成；Carpentier-Edwards 瓣的

支架为钴镍合金制成的弹性钢丝支架；Angell-Shiley 瓣的支架则由硬质不锈钢制成；国产瓣的制作方法与其他异种生物瓣的制作方法基本一致，但瓣膜处理时采用的戊二醛浓度不一致，支架选用的材料和结构也不一致（有硬质不锈钢支架、弹性钢丝支架和聚甲醛弹性支架三种）。

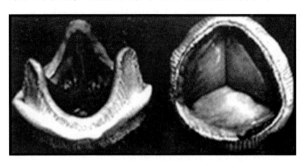

图 8-4-1　Carpentier-Edwards 人工生物瓣的外形

虽然硬质金属支架有利于人工瓣膜的固定和维持其三维形态，而且还有助于人工瓣膜的植入，但同时它也直接影响了人工瓣膜的血流动力学特性，增加了机械张力，加速了生物瓣膜的退化和钙化。为了改善人工瓣膜的血流动力学特性和使用寿命，同时又能保留人工生物瓣的优点（如大小规格任选、不需要长期抗凝治疗等），近年来发明了无支架的人工瓣膜，包括 Toronto SPV 瓣、Edwards 无支架瓣、Medtronic Freestyle 瓣和 Cryolife-O'Brien 瓣。典型的无支架瓣采用完整的猪主动脉瓣经低压处理，这样就可以避免胶原纤维处于伸展状态；某些无支架瓣经过 α-aminooleic acid 浸泡，可以防止钙盐沉积。目前，所有的无支架人工瓣膜仅能用于主动脉瓣位人工瓣膜的替换。

2. 血流动力学特性 Levine 对 122 例应用 Hancock 瓣和 Carpentier-Edwards 瓣的患者进行了心导管测压，结果显示：直径为 23mm、25mm、27 ～ 29mm 的主动脉瓣位 Hancock 瓣的跨瓣压差分别为 1.44kPa±0.79kPa（10.8mmHg±5.9mmHg）、1.59kPa±0.47kPa（11.9mmHg±3.5mmHg）、1.47kPa±0.80kPa（11.0mmHg±6.0mmHg），而相同尺寸和相同部位 Carpentier－Edwards 瓣的跨瓣压差分别为 1.01kPa±0.83kPa（7.6mmHg±6.2mmHg）、1.10kPa±0.79kPa（8.3mmHg±5.9mmHg）、0.89kPa±0.67kPa（6.6mmHg±5.0mmHg）；

直径为 29mm、31mm 和 33mm 的二尖瓣位 Hancock 瓣的跨瓣压差分别为 0.49kPa±0.16kPa（3.7mmHg±1.2mmHg）、0.47kPa±0.13kPa（3.5mmHg±1.0mmHg）、0.43kPa±0.26kPa（3.2mmHg±1.9mmHg），相同尺寸和相同部位 Carpentier-Edwards 瓣的跨瓣压差分别为 0.37kPa±0.15kPa（2.8mmHg±1.1mmHg）、0.35kPa±0.09kPa（2.6mmHg±0.7mmHg）、0.28kPa±0.15kPa（2.1mmHg±1.1mmHg）。Delcan 等对 48 例 Angell-Shiley 瓣置换术后 14 个月的患者进行了血流动力学的研究，结果显示主动脉瓣位 Angell-Shiley 瓣的平均跨瓣压差为 2.93kPa±0.93kPa（22.0mmHg±7.0mmHg），二尖瓣位 Angell-Shiley 瓣的平均跨瓣压差为 1.07kPa±0.40kPa（8.0mmHg±3.0mmHg）。

无支架人工生物瓣的血流动力学特性在理论上应该比有支架的人工生物瓣要好得多，在实际应用中也证实了这一点，术后早期主动脉瓣位无支架人工瓣膜的跨瓣压差约为 2.0kPa（15mmHg），6 个月后随访跨瓣压差下降了 30%，有效瓣口面积增加了 17%～35%，这很可能与主动脉重构和左心室肥厚得到改善有关。

（二）人工机械瓣

1. 结构和类型 人工机械瓣的基本结构可分为三部分：瓣架（由瓣环和笼架组成）；阀体（在瓣膜打开时或关闭时起阀门作用的活动构件，阀体为球形者称球体，阀体为碟形者称碟片或阀片）；缝环（缝扎于瓣环槽沟内供缝合用的弹性织品）。

人工机械瓣的种类较多，但应用较广的主要有四种类型：一是笼球型瓣；一是笼碟型瓣；一是侧倾碟型瓣；一是二叶瓣。目前应用最广泛的是侧倾碟型瓣。

（1）笼球型瓣。笼球型瓣包括 Starr-Edwards 球瓣（图 8-4-2）、Smeloff-Cutter Magovern 瓣、Braunwald-Cutter 瓣、DeBakey-Surgitool 瓣等，其结构均由金属笼架、球形阀体及缝环构成。球形阀体在笼架内，随心脏收缩舒张而上下移动，瓣口也随之启闭。笼球型瓣属于周围血流型，跨瓣压差较大，笼架高，对小心室和主动脉根部较小的患者不适用。

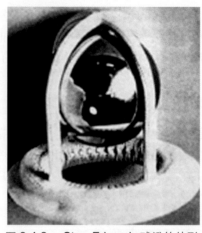

图 8-4-2　Starr-Edwards 球瓣的外形

（2）笼碟型瓣。为了解决笼球型瓣笼架高的缺点，有学者将阀体改为碟形即为笼碟型瓣，主要有 Kay-Shiley 瓣、Beall-Surgitool 瓣、Cooley-Cutter 瓣和 Starr-Edwards 碟瓣。这类瓣膜的跨瓣压差大，血流动力学特性差，血栓栓塞发生率高，溶血现象明显，而且还有笼柱折断、碟片磨损甚至飞脱的危险，故笼碟型瓣至今仍未能在临床上推广应用。

（3）侧倾碟型瓣。侧倾碟型瓣的设计和结构较笼球型瓣和笼碟型瓣更为精巧，重量轻，耐久性好，血流动力学特性也较好，为半中央血流型，溶血现象少。这种类型的瓣膜主要有 Bjork-Shiley 碟瓣（图 8-4-3）、Lillehei-Kaster 碟瓣、Hall-Kaster 碟瓣等。

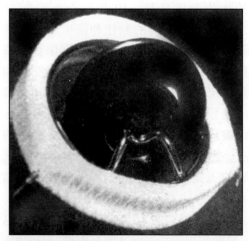

图 8-4-3　Bjork-Shiley 碟瓣的外形

（4）二叶瓣。St.Jude Medical 二叶瓣由一个瓣架、两个瓣小叶和缝环构成（图 8-4-4）。瓣环以石墨作基质和各向同性碳作涂层整体加工而成。瓣环上两侧对称的部位各有一弧形凸起，每一凸起都含有两个瓣小叶轴窝，此为两个瓣小叶在侧突支轴上的支点。每个瓣小叶又各有两个小侧突作瓣小叶的支轴。瓣小叶关闭时与瓣环呈30°～35°角，打开时呈85°角，运动灵活，打开与关闭仅需要0.11kPa（0.8mmHg）的压力。二叶瓣的优点是设计精巧、瓣架低、中央血流型、有效瓣口面积较大、跨瓣压差较小及抗凝性较强。然而，由于二叶瓣的瓣小叶靠小叶侧突支轴的旋转来产生打开与关闭的活动，因此二叶瓣瓣小叶支轴与瓣环轴窝连接处容易发生血栓，此为导致急性瓣膜功能障碍的主要原因。迄今为此，二叶瓣在临床上应用的时间还较短，其远期疗效还有待于进一步随访观察。

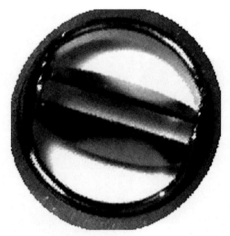

图8-4-4 St.Jude Medical 二叶瓣的外形

2．血流动力学特性 人工机械瓣的血流动力学特性与人工瓣膜的形态、结构和类型有关。Bjork 等对主动脉瓣位 Bjork-shiley 侧倾碟型瓣与 Starr-Edwards 笼球型瓣和 Key-Shiley 笼碟型瓣进行了对比研究，Bjork-shiley 侧倾碟型瓣静息时的跨瓣压差为 1.67kPa（12.5mmHg），运动时为 2.27kPa（17.0mmHg）；Starr-Edwards 笼球型瓣静息时的跨瓣压差为 2.33kPa（17.5mmHg），运动时为 5.47kPa（41.0mmHg）；Key-Shiley 笼碟型瓣静息时和运动时的跨瓣压差分别为 3.60kPa（27.0mmHg）和 5.07kPa（38.0mmHg）。Sigwart 等对 22 例行主动脉瓣位 Lillehei-Kaster 侧倾碟型瓣置换术患者研究发现，静息时的跨瓣压差为 3.07kPa±1.73kPa（23.0mmHg±13.0mmHg），运动时为 5.73kPa±1.73kPa（43.0mmHg±13.0mmHg）。Haerten 等测量了 15 例行二尖瓣位 Lillehei-Kaster 侧倾碟型瓣置换术患者的舒张期跨瓣压差，平均值为 0.83kPa（6.2mmHg）。St.Jude Medical 二叶瓣的血流动力学特性较上述所有瓣膜均佳，其主动脉瓣位人工瓣膜的跨瓣压差为 0.47kPa（3.5mmHg），二尖瓣位人工瓣膜的跨瓣压差为 0.27kPa（2.0mmHg）。

二、正常人工瓣膜超声心动图表现

超声心动图评价人工瓣膜功能的原理与自然瓣膜相似，但必须强调以下几点：首先，人工瓣膜的超声图像质量受人工瓣膜支架、金属瓣膜声学反射及声影的干扰而明显下降；其次，不同类型的人工瓣膜，其血流动力学特性也不相同；第三，与自然瓣膜相比，瓣膜远端的压力恢复现象在人工瓣膜显得非常突出，尤其是在二叶机械瓣。压力恢复现象是指狭窄瓣口远端下游的瞬时压力与其更远端下游的瞬时压力，随着血流速度的减慢，从邻近瓣口的最低值逐渐升高，到下游的某一点升到一个很高的压力。虽然压力恢复现象对自然瓣膜狭窄的重要性很小，极少影响多普勒和心导管测定跨瓣压差的相关性，但对人工瓣膜血流动力学的影响却比较显著，尤其是对二叶瓣和笼球型瓣。

完整的人工瓣膜超声心动图检查应包括：二维超声心动图评价人工瓣膜的形态和结构、心腔的大小及心脏功能；彩色多普勒血流显像检测人工瓣膜反流及其程度；频谱多普勒超声心动图测量人工瓣膜跨瓣压差、瓣口面积和肺动脉压力。

（一）二维超声心动图表现

1．人工生物瓣 二尖瓣位人工生物瓣可从胸骨旁左室长轴切面和心尖四腔心切面显示。人工生物瓣的窦部位于心房侧，支架与瓣环之间的缝合紧密，在心动周期中无过度摆动现象。人工生物瓣瓣叶纤细，收缩期关闭时瓣体不超过瓣环连线，舒张期开放时瓣叶不会游离飘动。胸骨旁二尖瓣水平左室短轴切面可显示人工生物瓣的短轴切面，此时可见人工生物瓣三个瓣叶的启闭活动与自然主动脉瓣相似。

主动脉瓣位带支架人工生物瓣可在胸骨旁左室长轴切面显示，支架与主动脉瓣之间的缝合紧密，无过度摆动。大动脉水平短轴切面可显示人工瓣膜的瓣口，其启闭活动和自然主动脉瓣相似。

主动脉瓣位无支架人工生物瓣的二维超声心动图表现与自然主动脉瓣相似，术后早期人工生物瓣的超声反射较自然瓣膜强，但随着时间的推移，主动脉瓣的超声反射可以下降。

2.人工机械瓣 人工机械瓣的类型不同，其超声心动图表现也各有所异。胸骨旁左室长轴切面和心尖四腔心切面是显示二尖瓣位人工机械瓣规律性活动最佳的切面。笼球型瓣的笼罩较高，笼罩位于心室侧，舒张期球阀浮起，血流从球阀的四周流入左心室；收缩期球阀回到瓣环水平，人工瓣膜关闭。由于超声在球阀内传播的速度要慢于它在软组织中传播的速度，因此球阀在超声图像上显示的尺寸要大于其实际的尺寸。胸骨旁左室长轴切面还可用于显示主动脉瓣位笼球型瓣；收缩期球阀浮起，血流从球阀的四周流入主动脉；舒张期球阀回到瓣环水平，瓣膜关闭。

笼碟型瓣的活动规律与笼球型瓣相似，但笼碟型瓣的笼罩较低，碟片呈片状强回声，远端有声影。

侧倾碟型瓣的活动方式与笼球型瓣和笼碟型瓣不同，其圆形瓣叶的两旁各有一个支点，但支点的连线并不在圆形瓣叶的中心，从而使瓣叶的一边偏大而另一边偏小。瓣膜开放时瓣叶偏大的一侧顺着血流向下游倾斜，它和瓣环平面的夹角视人工瓣膜的类型不同而异，瓣膜关闭时瓣叶偏大的一侧又回到瓣环水平。

二叶瓣瓣环两侧对称的部位各有一弧形凸起，每一凸起含有二个瓣小叶轴窝，此为两个瓣小叶侧突支轴的支点，每个瓣小叶又各有两个小侧突作瓣小叶的支轴。瓣膜开放时两个瓣叶同时向下游倾斜，而瓣膜关闭时两个瓣小叶又同时回到瓣环水平。

正常人工机械瓣的支架与瓣环之间的缝合紧密，无过度摆动现象。各种人工机械瓣支架和阀体的远端均有强回声拖尾，严重影响了瓣膜正常形态的显示和功能的评价。

（二）多普勒超声心动图表现

人工生物瓣和人工机械瓣的多普勒超声心动图特征大同小异。在正常情况下，频谱多普勒和彩色多普勒血流显像在二尖瓣位和主动脉瓣位人工瓣膜的上游测不到异常血流，或者仅在瓣口的上游测到轻微的反流（图8-4-5）。但是，在人工瓣膜的支架和瓣环之间绝对不能存在反流。连续多普勒在人工瓣膜的下游可测量出跨瓣压差。一般而言，连续多普勒在主动脉瓣位人工瓣膜处测量的跨瓣压差高于自然瓣膜，其大小与人工瓣膜的口径和患者的心脏功能有关。

必须指出，因受压力恢复现象的影响，左心室压力与人工瓣膜支架近端的主动脉压力之差会高于其与较远端的主动脉压力之差，尤其是二叶瓣受瓣口中心局部加速度的影响，压力恢复现象会导致整个跨瓣压差升高，从而使连续多普勒高估人工瓣膜的跨瓣压差。

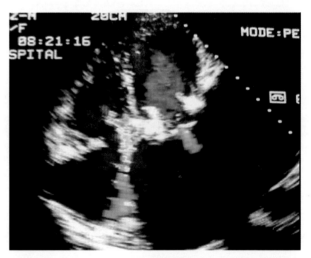

图8-4-5 二尖瓣位人工生物瓣植入术后彩色多普勒血流显像
心尖四腔心切面显示左心房增大，彩色多普勒血流显像在正常人工生物瓣的左心房侧显示收缩期轻微二尖瓣反流

（三）经食管超声心动图表现

经食管超声心动图（TEE）由于使用了较高频率的探头，而且它从心脏后方直接探测心脏，其与心脏之间无含气肺组织和骨组织相间，因此经食管超声心动图对人工瓣膜功能的评价具有图像清晰、受人工瓣膜金属支架干扰小等特点，尤其是对二尖瓣位人工瓣膜的探测更有其重要的意义。多平面经食管超声心动图在评价二尖瓣位人工瓣膜时可以将换能器置于0°位取四腔心切面，显示人工瓣膜的冠状切面；或者将换能器置于90°位取二腔心切面，显示人工瓣膜的矢状切面；有时为了显示人工瓣膜的离轴切面，也可以将换

能器置于 0°和 90°之间或者置于 90°和 180°之间；取经胃二尖瓣水平左室短轴切面，可显示人工瓣膜的短轴观。正常主动脉瓣位人工瓣膜的评价可以将换能器置于 0°位取大动脉水平短轴切面，显示人工瓣膜的横断面；或者将换能器进一步深入取五腔心切面，显示人工瓣膜的冠状切面；为了显示人工瓣膜的纵切面，可将换能器置于 110°位取左室长轴切面。

二维经食管超声心动图可从各个角度清晰显示人工瓣膜的形态和活动，以及支架和瓣环之间的关系。脉冲多普勒可在人工瓣口的上游或下游记录到多普勒血流频谱，并能测定其血流速度和方向。彩色多普勒血流显像可显示人工瓣膜上下游血流束的方向、分布、速度和性质，对研究各种人工机械瓣的血流动力学特性具有重要的价值。

但必须指出，经食管彩色多普勒血流显像较经胸彩色多普勒血流显像更容易在正常人工瓣膜处检测到轻微的反流，其特点是反流持续时间较短、色彩单一，很容易与异常反流鉴别。

三、人工瓣膜功能障碍的超声心动图表现

（一）定性诊断

1. **瓣周漏**　瓣周漏是人工瓣膜置换术后的严重并发症。轻度的瓣周漏不会产生有临床意义的血流动力学改变，而中度和重度的瓣周漏可引起瓣膜关闭不全的一系列临床表现。瓣周漏的原因可能与瓣环黏液变性后被缝线割裂以及缝合技术等因素有关，尤其是感染性心内膜炎未被有效控制就进行瓣膜置换的患者和瓣膜置换术后因心搏骤停而经心前区按压的患者最易发生瓣周漏。二维超声心动图可显示人工瓣膜支架过度摆动，支架和瓣环的连接脱落，取人工瓣膜短轴切面可显示瓣周漏的范围；彩色多普勒血流显像可在支架和瓣环之间的裂隙处显示有异常的血流信号穿行（图 8-4-6）。

2. **人工生物瓣退行性变**　人工生物瓣的平均使用寿命为 8 年。正常猪主动脉瓣为一结缔组织薄片，在流入道及其周围组织以弹力纤维为主，其余组织则以胶原纤维为主，流入道内皮细胞基底膜模糊不清，而流出道内皮细胞基底膜却生长旺

盛，而且呈多层排列。引起瓣膜损坏的主要影响因素有生物组织本身的缺陷、瓣膜制作和保存工艺、手术过程、炎症感染和患者的全身状态等。瓣膜损坏的主要病理特征为瓣膜退行性变、钙化、撕裂、穿孔和卷缩等。二维超声心动图能较敏感地显示瓣叶的增厚、钙化、狭窄和脱垂。脉冲多普勒和彩色多普勒血流显像评价人工瓣膜病理性反流的方法与自然瓣膜相似，可显示瓣叶撕裂和穿孔所导致的反流（图 8-4-7）。但在经胸超声心动图检查时，由于受人工瓣膜支架内金属成分的影响，超声束难以穿透到人工瓣膜的后方，因

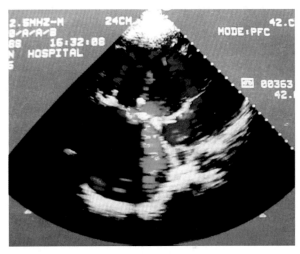

图 8-4-6　三尖瓣位人工生物瓣植入术后瓣周漏的彩色多普勒血流显像

胸骨旁四腔心切面示右心房和右心室增大，人工瓣膜支架的外缘与瓣环分离，彩色多普勒血流显像示收缩期右心室的血流经瓣周漏进入右心房

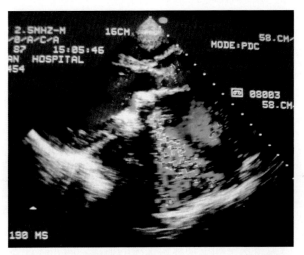

图 8-4-7　二尖瓣位人工生物瓣植入术后人工瓣叶破损的彩色多普勒血流显像

胸骨旁左室长轴切面显示收缩期左心室的血流反流入左心房

此显示其后方的血流信息十分困难，即产生"血流掩盖"（flow masking）现象。此外，金属成分还可使人工瓣膜的后方产生很强的声衰减，从而导致经胸超声心动图难以正确评价人工瓣膜后方的血流信息，造成人工瓣膜反流的漏检。

3．人工瓣膜血栓形成　人工瓣膜周围有血凝块或血栓形成时可引起阀体活动受阻、瓣膜功能障碍。当血栓黏附在碟片的支架和铰链上时，不仅会使瓣膜有效面积减小，而且还可引起瓣膜关闭不全。连续多普勒显示跨瓣压差升高；彩色多普勒血流显像显示人工瓣膜上游有反流血流信号。

4．人工瓣膜心内膜炎　人工瓣膜心内膜炎是人工瓣膜置换术后严重的并发症，死亡率高。其病因可能与手术感染有关，或者来源于患者体内的感染灶。炎症常累及人工瓣膜周围的心内膜，引起瓣环糜烂、缝线脱落和瓣周漏。二维超声心动图对人工瓣膜置换术后感染性心内膜炎的诊断有很大的临床价值，它能敏感地显示毛绒状的赘生物，并能测量其大小。

（二）定量诊断

1．人工瓣膜狭窄　超声心动图定量评价人工瓣膜狭窄的原理和方法与自然瓣膜相似，主要包括跨瓣压差和瓣口面积的测定。

（1）跨瓣压差的测定。根据 Bernolli 方程，二尖瓣位和主动脉瓣位人工瓣膜的跨瓣压差（ΔP）可根据瞬时血流速度（ΔV）来计算：

$$\Delta P \text{（mmHg）} = 4V^2$$

实验和临床研究均显示该公式计算的跨瓣压差与心导管测值有很好的相关性，但测量结果受心率、心输出量和瓣膜反流等因素的影响。测量二尖瓣位人工瓣膜的跨瓣压差时，在舒张期二尖瓣血流频谱的任何一点上，其跨瓣压差都是不同的，其中以舒张末期的跨瓣压差和舒张期平均跨瓣压差最为重要，可广泛应用于评价二尖瓣位人工瓣膜功能。但在测量过程中，必须注意二尖瓣血流方向和声束方向之间的夹角不能过大，否则会影响测量结果的准确性。对合并主动脉瓣反流的患者，需要结合彩色多普勒血流显像，以鉴别二尖瓣狭窄和主动脉瓣反流的血流，防止脉冲多普勒或连续多普勒误取主动脉瓣反流的血流频谱。

（2）人工瓣膜瓣口面积的测量。由于受人工瓣膜金属支架的影响，二维超声心动图无法清晰显示人工瓣膜的形态和活动，更不可能像自然瓣膜一样直接用二维超声心动图来定量人工瓣膜的瓣口面积。因此在这种情况下，根据经验公式估算人工瓣膜的瓣口面积是值得推荐的方法。

①压差半降时间法。压差半降时间（PHT）是指舒张期左心房与左心室之间的最大压力阶差下降一半所需要的时间，PHT 与二尖瓣狭窄的严重程度呈反比。经研究发现，当压差半降时间等于 220ms 时，二尖瓣的瓣口面积（MVA）通常等于 1.0cm^2，故得出以下经验公式：

$$MVA \text{（cm}^2\text{）} = 220/PHT \text{（ms）}$$

经研究证实，用多普勒超声心动图估计二尖瓣位人工瓣膜瓣口面积时，仍可沿用 220 这一常数，该公式的许多前提和假设均与自然瓣膜时相同，因此当患者合并主动脉瓣反流时会高估人工二尖瓣的瓣口面积；同样，大量的二尖瓣反流、左心房和左心室顺应性减低也会影响 PHT 的测量结果。

②连续方程法。根据连续方程的原理，单纯人工二尖瓣狭窄时，舒张期通过二尖瓣口的血流量应该等于收缩期通过主动脉瓣口的血流量。因此，先在胸骨旁左室长轴切面测出主动脉瓣瓣环的内径，推算其瓣环面积（AOA），再应用脉冲多普勒在心尖左室长轴切面或五腔心切面测量流经主动脉瓣瓣环的收缩期血流速度积分（SVI），然后应用连续多普勒测量舒张期流经人工二尖瓣口的血流速度积分（DVI），代入以下公式即可计算出人工二尖瓣的瓣口面积。

$$AOA \times SVI = MVA \times DVI$$
$$MVA \text{（cm}^2\text{）} = （AOA \times SVI）/DVI$$

连续方程法对人工二尖瓣瓣口面积的测量具有较高的准确性，但当合并人工二尖瓣关闭不全或主动脉瓣病变时，由于舒张期通过二尖瓣口的血流量不等于收缩期通过主动脉的血流量，连续方程法将不再适用。

在主动脉瓣位人工瓣膜狭窄的患者，也可以采用连续方程法计算瓣口面积（AVA）。先利用频谱多普勒测出每搏心输出量（SV），再用连续多普勒测出主动脉瓣口收缩期血流速度积分（SVI），代入公式即可估算出人工主动脉瓣的瓣口面积。

AVA（cm^2）=SV/SVI

但是，由于声束方向和狭窄射流方向的夹角不可能小于零，多普勒测得的血流速度也就不可能大于实际的血流速度，因此使用此公式测量的人工主动脉瓣瓣口面积常会出现高估现象。此外，当患者合并人工主动脉瓣反流时，上述公式将不再适用，然而由于此时通过主动脉瓣瓣环和主动脉瓣口的血流量仍然是相同的，因此可利用公式 AVA×SVI=AOA×SVI$'$ 来计算人工主动脉瓣的瓣口面积：先应用经胸二维超声心动图于胸骨旁左室长轴切面测得主动脉瓣瓣环的直径，进而计算出主动脉瓣瓣环的面积（AOA）；然后再使用脉冲多普勒于心尖五腔心切面记录主动脉瓣环水平收缩期血流频谱得出主动脉瓣环处的收缩期血流速度积分（SVI$'$），以及使用连续多普勒于同一切面记录主动脉瓣口的射流频谱得出主动脉瓣口处的收缩期血流速度积分（SVI），由此即可计算出人工主动脉瓣的瓣口面积（AVA）。

AVA=（AOA×SVI$'$）/SVI

应当指出，应用连续方程法测量人工瓣膜瓣口面积时，必须获得高质量的多普勒血流频谱信号和左心室流出道的二维图像，所以在估测人工主动脉瓣瓣口面积时最容产生误差的步骤是测量主动脉瓣瓣环的直径，尤其是当主动脉瓣瓣环严重钙化时，经胸二维超声心动图测量主动脉瓣瓣环的直径有较大的误差，最终会导致推算瓣口面积的误差。

③多普勒近端血流会聚法（PISA 法）。人工瓣膜狭窄同样可以用 PISA 法测量瓣口面积。根据流体力学原理，当血流流向一窄孔时，近端血流逐渐加速，其流线呈放射状向窄孔会聚。在众多的流线上，血流速度相同的点连在一起就构成了等速表面。从理论上来说，如果窄孔足够小的话，其等速表面就会呈半球形。根据血流连续性原理，这些等速表面的血流量与经过窄孔的血流量相等，又由于会聚表面的血流呈层流加速，流体的性质比经过窄孔的湍流要稳定得多，因此不难从等速层表面积(A)与其速度(V)的乘积求得流经这些等速层的血流量(Q)：

Q＝A×V

根据已知流经某一等速层的血流量即可获得流经该瓣口的血流量(Q$_0$)，即

Q＝Q$_0$

如果已知瓣口的瞬时血流速度(V$_0$)，便可进一步计算出人工瓣膜的瓣口面积(A$_0$)：

A$_0$＝（A×V）/V$_0$

根据流体力学原理，我们可以假设等速层表面是一个半径为 r 的半球形，上述公式便可转化为：

A$_0$＝（2πr^2×V）/V$_0$

影响 PISA 法测定人工瓣膜瓣口面积准确性的因素主要有：等速层的形状；等速层的血流速度（即频率混叠速度）；瓣口的角度；瓣口的形态；超声仪器的设置（如彩色增益、帧频、取样容积的数量、发射功率及探头频率等）；患者的心律和心率。

2. 人工瓣膜反流 与自然瓣膜一样，人工瓣膜反流束的长度和面积也常被用于判断反流的程度，但此方法为半定量法。在反流口附近，反流呈层流状态，而在距瓣口一段距离（瓣口径线的10倍）以后，反流逐渐转变为湍流，周围流体不断进入，反流总量也不断增加，此时的反流总量等于瓣口反流量和周围流体进入量的总和，射流质量不守恒（图 8-4-8）。

然而，人工二尖瓣反流符合轴对称射流的很少，一是因为左心房的空间有限，一部分射流被左心房顶部截去，并将能量也传递过去；二是因为大多数人工二尖瓣反流呈偏心性或附壁性，而且由于周围流体进入量较小使其中心速度下降缓慢，因此射流束的长度也会相对增加。另外，其他因素，如有肺静脉血流注入、不规则的反流口使反流束近端的形状不规则、反流的脉动性、反流平均速度与瞬间速度之间的差别以及射流持续时间的不同等因素，也能影响反流束的形状、长度和面积。因此，这就说明了简单地测量反流束的二维形态是不能真实反映体内反流量的。

（1）反流束长度的测量。用脉冲多普勒测定反流束长度来估测反流程度的方法与心导管检查有较好的相关性，通过多位点标测左心房可以确定反流束的长度。在实际工作中，常将左心房沿其长轴分成四等分，如果反流束仅局限在靠近瓣膜的第一区域内定为（+）；如果反流束抵达瓣膜侧的第二区域内定为（++）；如果反流束抵达瓣膜侧的第三区域内定为（+++）；如果反

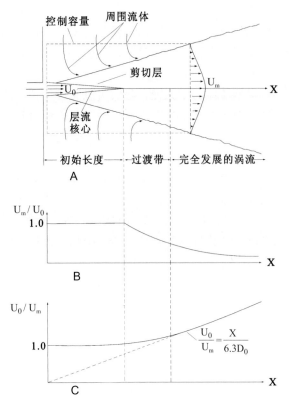

图 8-4-8　轴对称射流进入无限空间时的示意图

在反流口附近，反流为层流，流经 10 倍于瓣口径线的距离（X）后（A 图），反流逐渐形成湍流，周围流体也不断进入，反流总量也不断增加。反流总量 = 瓣口返流量 + 周围流体进入量，此时射流质量不守恒，其速度在最初的范围内是不变的，随着距离的增加，速度逐渐下降（B 图），在中心线 X 轴方向某一点的反流速度（V_m）与 V_0 的关系符合 Gaussian 曲线（C 图）。

（Qo- 反流口的血流量 Qo=Ao×Vo；Ao- 反流口的面积；Vo- 反流口的起始速度；Do- 瓣口直径）（引自 Cape EG, et al. Circulation, 1989, 79：1343）

流束靠近左心房顶部则定为（++++）。有学者报道，该方法与心导管检查结果的相关系数高达 0.87 ~ 0.88。

然而，用脉冲多普勒测定反流束的长度也有其局限因素：①标测整个左心房非常耗时，在临床上不实用；②左心房的大小对反流程度的分级也会产生影响，同样的反流束长度在心房较大时确定的反流级别低，而在心房较小时确定的反流级别高；③由于观察反流时常把探头放在心尖部，此时左心房处于远场，声衰减较明显，会导致脉冲多普勒评价反流程度时产生较大的偏差。鉴于频谱多普勒测量反流束长度有诸多的影响因素，所以脉冲多普勒已经逐渐被彩色多普勒所代替。

彩色多普勒血流显像是一种能快速而又准确地测定二尖瓣反流束长度的方法。早期的研究认为，根据反流束的长度就能定量反流的严重

程度：反流束长度 <1.5cm 为轻度反流，反流束长度在 1.5 ~ 2.9cm 为中度反流，反流束长度在 3.0 ~ 4.4cm 为中重度反流，反流束长度 >4.5cm 为重度反流。以上的分级方法与心导管的分级有良好的相关性（r =0.87）。但是后期的研究资料表明，二尖瓣反流的面积及反流面积与左心房面积的比值较单纯用反流束长度来评价反流的程度更具有价值。

（2）反流束面积的测量。二尖瓣反流束面积通常用彩色多普勒血流显像测量，不过以往也有用脉冲多普勒测量的报道。许多研究表明，单独用最大反流束面积来估测反流的程度与心导管造影有较好的相关性（r =0.76 ~ 0.83）。如果最大反流束面积 >8cm^2，就提示严重的二尖瓣反流，用这种标准判断重度反流的敏感性为 82%，特异性为 94%；如果最大反流束面积 <4cm^2，则代表轻度二尖瓣反流，用这种标准判断轻度反流的敏感性和特异性分别为 85% 和 75%；如果最大反流束面积在 4 ~ 8cm^2 则为中度二尖瓣反流。为了能取得较准确的结果，采用多个切面测量取平均值常常是一种较好的办法。经左心房面积修正的反流束面积与心导管造影也有良好的相关性，若反流束面积与左心房面积的比值 <20%，其评价轻度二尖瓣反流的敏感性和特异性分别为 94% 和 100%；若比值在 20% ~ 40%，其评价中度二尖瓣反流的敏感性和特异性分别为 94% 和 95%；若比值 >40%，其评价重度二尖瓣反流的敏感性和特异性分别为 93% 和 96%。但也有研究认为，反流束面积的测定与反流体积、反流分数的相关性并不高（r 分别为 0.55 和 0.62）。

对附壁性射流来说，由于其常贴附着左心房壁行走，而超声束只能扫描到与左心房壁相垂直的切面，因此在反流程度相同时，附壁射流所测得的面积仅为自由射流的 40%。为了减少彩色多普勒血流显像估测二尖瓣反流程度时产生的误差，我们在实际应用时还应参考左心房和左心室的大小。一般来说，轻度二尖瓣反流时，左心房和左心室的大小正常；而中度以上的二尖瓣反流时，左心房和左心室的内径常超过正常。

彩色多普勒测量反流面积时具有很好的重复性。有学者报道，同一观察者两次在胸骨旁左室长轴切面上测得的反流面积之间的相关系数极高

（r =0.99）；另有学者报道，不仅观察者自己的重复性好，而且在不同观察者间的重复性也非常好（r=0.93）。影响彩色多普勒测量反流束面积的因素主要有：

①反流束的立体形状。在通常情况下，反流束是三维立体的、不规则的形状，并随心动周期随时改变其形状和大小，这就需要操作者不断变换探头的角度，寻找出显示反流束最佳的切面，并在该切面上测量反流束的面积。在反流束方向不固定时，可以在几个不同的切面上进行测量，取测得的面积平均值作为反流束的面积。而偏心性的反流束沿着左心房壁走行，会改变其原有的形状，因此在这种情况下常会低估反流束的面积。此外，反流束面积随探头位置的不同也会有所变化，例如在心尖部测量的反流束面积与在胸骨旁左室长轴切面上测量的面积基本相同，但在胸骨旁短轴切面上测量的面积就要小一些。

②时间的瞬时影响。反流束的面积在收缩期会随着左心房和左心室之间压力的变化而随时变化。在压力阶差最大（收缩中期）时，反流束的面积达到最大值；当患者心率有变化或有早搏、房颤等心律失常时，反流束的面积在每个心动周期均不相同。因此，在这种情况下通常需要连续记录几个心动周期的反流束面积，然后取平均值。

③血流动力学的影响。众所周知，左心室压力的变化会影响反流束的面积，而动脉血压的改变也会通过血流动力学间接影响反流束的面积，因此在测量二尖瓣反流束面积时，需要在血压相对稳定的情况下进行。

④心腔大小的影响。反流束的面积受左心房的限制，左心房增大会使这种限制减小，从而使反流束的面积增大；而反流又会导致左心房增大，左心房增大又会加重反流的程度。这就提出了一个问题，反流束的面积是否需要用左心房面积来修正。根据作者的观点，用左心房面积修正过的反流束面积比单纯的反流束面积对临床的价值更大一些，两者之间的差别有显著的统计意义。但在左心房大小和形状无明显改变时，单纯用反流束面积也可以很好地反映反流的程度。

⑤仪器的影响。仪器的增益、脉冲重复频率、探头的频率和类型均会对测量结果产生影响。如果要获得稳定的测量结果，就必须先把增益调大至背景出现噪声后，再把增益调小直至噪声刚好消失为止。

（3）反流束体积的测量。先用脉冲多普勒测出左心房内反流束的长、宽、高，再代入公式：反流束体积＝长 × 宽 × 高，即可得出反流束的体积。该方法与心导管左心室造影半定量二尖瓣反流程度有较好的相关性，但由于其测量方法比较复杂，限制了它在临床上的普及应用。对于自由射流来说，用反流束体积来判断反流程度对临床的价值不大，而对于附壁射流来说则比较理想，但由于短轴面积的准确测量存在一定的困难，因此也限制了该方法的实际应用。

（4）反流量的测定。从理论上而言，舒张期通过二尖瓣的血流量等于收缩期通过主动脉的血流量。如果二尖瓣有反流时，那么，反流量＝舒张期通过二尖瓣的血流量－收缩期通过主动脉的血流量。此方法在临床和实验中都得到了验证，并与心血管造影测定的血流量呈高度相关（r=0.82 ～ 0.91）。此外，根据反流量和反流速度还可进一步求出反流口面积（ERO）：

ERO= 反流量 / 反流速度

或者：ERO= 反流容积 / 反流速度积分

但是，这种方法也有其不理想之处：①必须无主动脉瓣反流；②多步骤测量会增加误差；③迄今为止尚无确定的指标，对于反流量在每搏多少毫升（或每分钟多少升）与反流程度的关系尚无定论。

血流会聚法是定量评价人工瓣膜反流量的另一种方法，但由于左心房内彩色多普勒血流显像受人工瓣膜支架的影响而无法清晰显示，因此血流会聚法仅在经食管超声心动图检查时应用。检查时，先将换能器置于 $0°$ 角，在四腔心切面观察人工二尖瓣反流的彩色多普勒血流会聚区，调节混叠速度极限，使血流会聚区的轮廓尽可能显示清晰，并且使其形状尽可能接近半球形。测量血流会聚区瓣叶至混叠速度极限处的距离（r）和混叠速度（V_0），即可计算出人工二尖瓣的反流量（Q）。

$$Q =2 \pi r^2 \times V_0$$

（三）人工瓣膜功能障碍的经食管超声成像

Nellesson 等对一组 14 例临床拟诊为人工瓣

膜功能不全的患者进行了观察和研究，经胸彩色多普勒血流显像检测无反流 4 例，轻度反流 2 例，中度反流 5 例，重度反流 3 例；而经食管彩色多普勒血流显像检测无反流 2 例，中度反流 2 例，重度反流 10 例。14 例病例中除 1 例经食管超声心动图显示重度反流直接行手术治疗外，其余 13 例均进行了心血管造影检查，结果显示无反流 2 例，轻度反流 1 例，中度反流 1 例，重度反流 9 例。经食管超声心动图仅把 1 例轻度反流高估为中度反流，其余 13 例均与心血管造影相符，这就表明经食管超声心动图不仅在人工瓣膜反流的定性诊断方面有很高的敏感性，而且在反流的定量诊断方面与心血管造影也有很好的一致性。

上海医科大学附属中山医院对一组 28 例临床拟诊为人工瓣膜功能不全的 32 个瓣膜进行了经食管超声心动图检查，结果表明经食管超声心动图对人工二尖瓣形态和功能的评价，尤其是对

人工二尖瓣关闭不全的评价，都较经胸超声心动图为优，与国内外文献报道相一致。作者认为这可能与下列因素有关：

（1）经食管超声比经胸超声离人工二尖瓣的距离更近。

（2）经食管超声探头的频率比经胸超声高而且分辨力更好。

（3）经食管超声检测左心房内的反流时不受人工瓣膜中金属成分的干扰，从而克服了经胸超声检查中经常遇到的、由人工瓣膜支架中金属材料所致的声衰减和"声掩盖"效应的影响（图 8-4-9）。

（4）有些人工二尖瓣功能不全的反流常呈偏心性（尤其是存在瓣周漏的患者），反流束常沿着房间隔或心房壁流向心房顶部，这就使得经胸超声心动图检查很容易漏检，而经食管超声却可以清晰显示（图 8-4-10）。

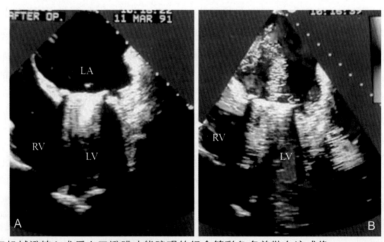

图 8-4-9　二尖瓣位人工机械瓣植入术后人工瓣膜功能障碍的经食管彩色多普勒血流成像
图 A 为二维超声显示人工瓣膜，图 B 为彩色多谱勒血流显像显示四腔心切面收缩期人工瓣膜反流（LA-左心房　LV-左心室　RV-右心室）

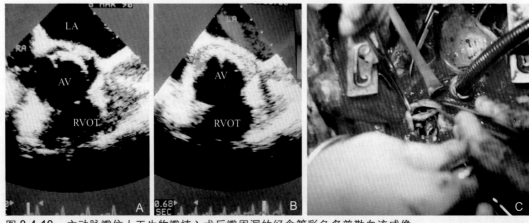

图 8-4-10　主动脉瓣位人工生物瓣植入术后瓣周漏的经食管彩色多普勒血流成像
人工瓣膜的短轴切面示人工瓣膜支架与瓣环分离（A 图），彩色多普勒血流成像示瓣周漏累及人工瓣膜支架的前半周（B 图），结果经手术证实（C 图）（AV-人工主动脉瓣　RVOT-右心室流出道）

在本组 20 例人工二尖瓣中，经胸超声漏检 7 例，其中包括 3 例中度反流和 1 例中重度反流，甚至后者在临床上可闻及 III /6 级收缩期杂音，心脏呈进行性增大，可推断有人工瓣膜撕裂，但 3 次经胸超声心动图检查反复多方位探测均未能探及反流信息，即使用经食管超声心动图检查明确有反流存在后，复查经胸超声心动图，结果仍为阴性。由此可见，经胸超声心动图评价人工二尖瓣功能不全时在技术上存在局限性。因此，对于人工二尖瓣患者，如临床上疑有人工瓣膜功能不全而经胸超声心动图检查结果为阴性时，仍应常规作经食管超声心动图检查。

经食管超声心动图对人工主动脉瓣功能的评价效果与经胸超声心动图相仿，从本组 12 个人工主动脉瓣的资料分析，经胸超声心动图和经食管超声心动图都能很好地显示人工主动脉瓣的形态及功能不全时所并发的反流。因此，在一般情况下如果疑有人工主动脉瓣功能不全时，应先作经胸超声心动图检查，除非患者由于肺气肿等因素使经胸超声心动图显像不满意时，才有必要考虑行经食管超声心动图检查。

四、鉴别诊断

超声心动图检查，尤其是经食管超声心动图检查，能准确地评价造成人工瓣膜反流的原因，使临床医师能及时采取措施挽救患者的生命。严重的人工生物瓣穿孔、破损和瓣周漏往往需要重新行换瓣手术；而轻微的反流、无血流动力学改变时，可以不必介意；人工瓣膜置换术后并发感染性心内膜炎的患者预后较差，即使行再次换瓣手术，失败的可能性仍然很大，尤其是主动脉瓣位的人工瓣膜置换，有时甚至需要将人工瓣膜植入升主动脉再加做冠状动脉搭桥手术。由此可见，人工瓣膜功能障碍的鉴别诊断在临床上具有重要的意义。

1. **瓣周漏和瓣膜反流的鉴别** 对于人工机械瓣来说，其关闭缘位于圆形瓣膜的周围，频谱多普勒和彩色多普勒血流显像极易将瓣膜反流误认为是瓣周漏。瓣膜反流可发生在正常的人工瓣膜，而瓣周漏却是临床医生最不希望发生的。必须注意，瓣膜反流是阀片和支架之间的反流，而瓣周漏则是支架和瓣环之间的反流，两者应仔细观察鉴别，作出正确的诊断，必要时可行经食管超声心动图检查。

2. **人工生物瓣穿孔和人工生物瓣反流的鉴别** 人工生物瓣穿孔是人工生物瓣年久退化破损而发生在人工生物瓣窦部的反流；而人工生物瓣反流则是因为瓣膜增厚、钙化、瓣膜关闭不全而发生在瓣缘间的反流。取人工瓣膜的短轴切面，用彩色多普勒血流显像可予鉴别。

3. **人工主动脉瓣反流和二尖瓣狭窄的鉴别** 脉冲多普勒在鉴别人工主动脉瓣反流和二尖瓣狭窄时有一定困难，这是由于两种病变均可在左室流出道内探及舒张期的异常血流，而彩色多普勒血流显像却是鉴别这两种病变即简单又易行的有效方法。

（沈学东）

第 9 章

非紫绀型先天性心脏病

非紫绀型先天性心脏病分为无分流型先天性心脏病和左向右分流型先天性心脏病。无分流型先天性心脏病是指左心系统和右心系统之间无异常通道、不产生分流的先天性心脏病（如肺动脉口狭窄）；左向右分流型先天性心脏病则是指左心系统和右心系统之间有异常沟通，但由于左心系统相应部位的压力高于右心系统，左心系统血液向右心系统分流的先天性心脏病（如房间隔缺损和室间隔缺损）。非紫绀型先天性心脏病主要包括房间隔缺损、房间隔膨出瘤、鲁登巴赫综合征、单心房、心内膜垫缺损、室间隔缺损、左心室右心房通道、动脉导管未闭、主动脉窦瘤破裂、主动脉肺动脉间隔缺损、主动脉口狭窄、肺动脉口狭窄、部分型肺静脉异位引流、冠状动脉瘘、三房心、双腔右心室、双腔左心室、主动脉左心室通道、马方综合征、主动脉缩窄、原发性肺动脉高压、特发性肺动脉扩张等。

第 1 节
房间隔缺损

房间隔缺损（atrial septal defect, ASD）是最常见的先天性心脏病之一，约占先天性心脏病发病率的 26%，多为女性，男女之比为 1 : 2。

一、病理解剖及分型

（一）病理特点

在胚胎发育过程中，如果第一房间隔未完全和心内膜垫融合，两者之间留有残余孔就称为原发孔房间隔缺损（即 I 孔型房间隔缺损）；如果继发孔过大或未被第二房间隔遮盖则称为继发孔房间隔缺损（即 II 孔型房间隔缺损）。房间隔缺损的长径大多为 1.0 ~ 4.0cm，绝大多数房间隔缺损为单孔，少数为多孔，但也有呈筛孔状的（缺损可有分隔或由多个小孔构成）。

（二）病理分型

根据心脏解剖学特点，房间隔缺损可分为继发孔房间隔缺损、原发孔房间隔缺损和房间隔缺如，其中继发孔房间隔缺损根据缺损的部位又分为四种类型（图 9-1-1）。

1. **中央型** 约占 76%，位于卵圆窝处，缺损直径多为 2.0 ~ 4.0cm（图 9-1-2）；

2. **下腔型** 约占 12%，缺损位于下腔静脉入口处（图 9-1-3）；

3. **上腔型** 少见，约占 3.5%，缺损位于房间隔的后上方、上腔静脉入口的下方，没有后缘，常伴肺静脉畸形引流（图 9-1-4）；

4. **混合型** 约占 8.5%，含两种类型以上的巨大缺损（图 9-1-5）。

二、血流动力学改变及临床表现

正常人左心房的压力为 0.53 ~ 1.07kPa（4 ~ 8mmHg），右心房的压力为 0 ~ 0.66kPa（0 ~ 5mmHg）。房间隔缺损时，过隔血流由压力较高的左心房流向压力较低的右心房，但由于两个心房之间的压力阶差不大，脉冲多普勒在房

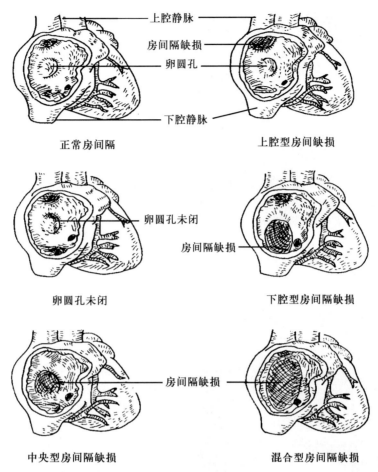

图 9-1-1　房间隔缺损示意图

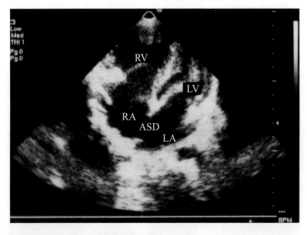

图 9-1-2　中央型房间隔缺损

（ASD- 房间隔缺损　LA- 左心房　RA- 右心房　LV- 左心室　RV-右心室）

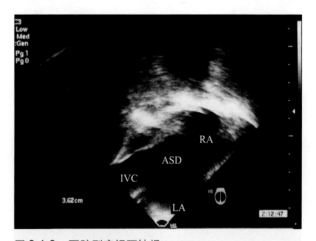

图 9-1-3　下腔型房间隔缺损

经食管超声心动图显示下腔型房间隔缺损（ASD- 房间隔缺损　IVC- 下腔静脉　LA- 左心房　RA- 右心房）

间隔缺损右心房面取样为低速连续性血流频谱，以舒张期为主，速度很少超过 1.2m/s（图 9-1-6）。目前认为，影响心房水平分流方向和分流量多少的决定因素是左右心室的顺应性。由于右心室壁较左心室壁薄，顺应性较左心室好，其舒张期压

力明显低于左心室舒张期的压力，因而使左心房的血液经缺损进入阻力低的右心房。由于心房水平左向右分流，导致右心房和右心室扩大、肺动脉增宽，肺循环血流量增多，左心室偏小；当引起肺动脉高压时，心房水平出现右向左分流。

91

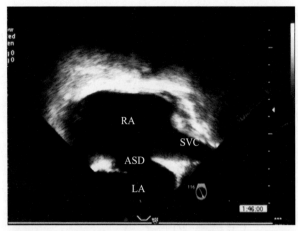

图 9-1-4　上腔型房间隔缺损

经食管超声心动图显示上腔型房间隔缺损（ASD-房间隔缺损 LA-左心房 RA-右心房 SVC-上腔静脉）

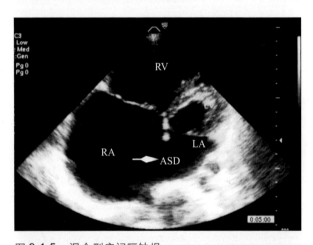

图 9-1-5　混合型房间隔缺损

（ASD-房间隔缺损 LA-左心房 LV-左心室 RA-右心房 RV-右心室）

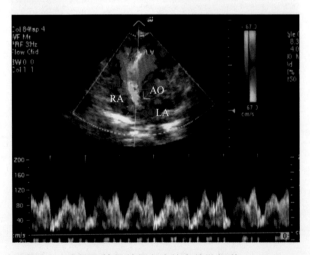

图 9-1-6　房间隔缺损过隔血流的多普勒频谱

频谱多普勒显示房间隔缺损时过隔血流速度一般都小于 1.2m/s

由于右心室顺应性好，代偿能力强，单纯房间隔缺损患者在年轻时一般不出现症状，少数患者活到 60～70 岁仍无症状。大的房间隔缺损引起肺动脉高压后，患者出现劳力性呼吸困难，活动后易疲乏，反复呼吸道感染，右心室增大，心前区呈抬举性搏动，第二心音分裂（右心室射血时间延长所致），肺动脉瓣区可闻及喷射性收缩期杂音（由于肺动脉血流量增加所致），而且响度一般为 2/6～3/6 级，较柔和，吸气时增强。

三、超声心动图表现

超声心动图扫查时，主要取剑下四腔心切面、胸骨旁四腔心切面及大动脉水平短轴切面，其中剑下四腔心切面是显示房间隔缺损的最佳切面。房间隔缺损的超声心动图表现为：

1. 二维超声心动图表现

（1）房间隔回声连续性中断，断端回声增强，类似"火柴头样"改变（图 9-1-7）。紧靠房室瓣上缘的缺损为原发孔房间隔缺损（图 9-1-8）。

（2）右心房和右心室增大，肺动脉增宽，缺损较大时左心室可缩小（图 9-1-9）。

2. 彩色多普勒血流显像　一股以红色为主的血流由左心房经缺损进入右心房，舒张期延伸到右心室，肺动脉内血流由蓝色转为五彩镶嵌色（图 9-1-10）。

3. 频谱多普勒表现　在房间隔缺损的右心房面取样，可记录到以舒张期为主的双期低速血流

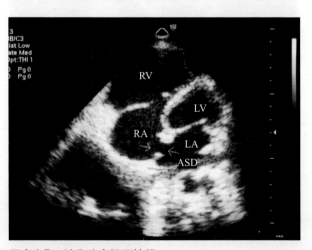

图 9-1-7　继发孔房间隔缺损

房间隔缺损的断端呈"火柴头"样改变（ASD-房间隔缺损 LA-左心房 LV-左心室 RA-右心房 RV-右心室）

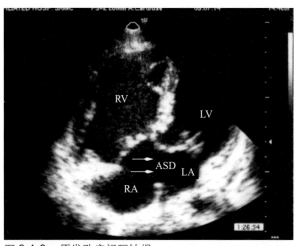

图 9-1-8　原发孔房间隔缺损

房间隔紧靠房室瓣处回声中断（箭头所指）（ASD- 房间隔缺损 LA- 左心房 LV- 左心室 RA- 右心房 RV- 右心室）

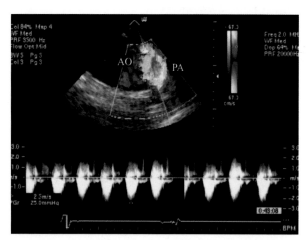

图 9-1-10　房间隔缺损时肺动脉血流的彩色多普勒表现

房间隔缺损时肺动脉血流速度加快，由蓝色转变为五彩镶嵌色，其速度达 2.5m/s（AO- 主动脉 PA- 肺动脉）

频谱，速度一般在 1.2m/s 以下。肺动脉内可探及高速血流频谱，在没有形成肺动脉高压时，房间隔缺损越大，肺动脉血流速度越快，最快时甚至可超过 3.0m/s。

4. 右心声学造影表现　房间隔右侧密集的微气泡被来自左心房的血流冲散，呈现充盈缺损区，即造影剂负性显影区。当存在房水平右向左分流时，微气泡从右心房经缺损进入左心房，从而使右心房和右心室都出现微气泡回声（图 9-1-11）。

5. 经食管超声心动图检查　可以清晰地显示房间隔的全貌及缺损的部位和数目，从而能更准确地测量缺损的大小及残端的长短（图 9-1-12），有利于选择是采取封堵术还是修补术，并能实时引导房间隔缺损封堵术（图 9-1-13 和图 9-1-14）。

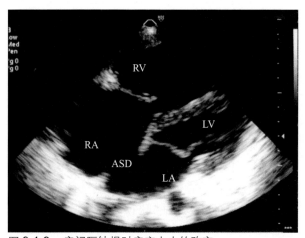

图 9-1-9　房间隔缺损时房室大小的改变

房间隔缺损较大时右心房和右心室增大，左心房和左心室缩小（ASD- 房间隔缺损 LA- 左心房 LV- 左心室 RA- 右心房 RV- 右心室）

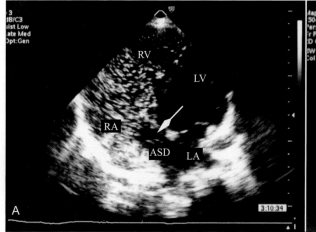

图 9-1-11　房间隔缺损的右心声学造影表现

A 图显示右心房和右心室充满密集的气泡回声，左心房和左心室内无气泡回声，于房间隔缺损右心房侧还可见负性显影区（箭头所指）；B 图为肺动脉高压形成后有少量右向左分流时，左心房和左心室内也出现气泡（ASD- 房间隔缺损 LA- 左心房 LV- 左心室 RA- 右心房 RV- 右心室）

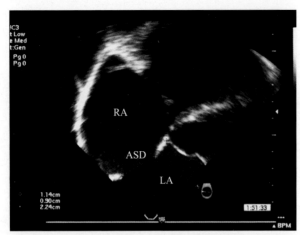

图 9-1-12 房间隔缺损的经食管超声心动图表现

经食管超声心动图可以准确地测量房间隔缺损的大小以及残端和长短（ASD- 房间隔缺损 LA- 左心房 RA- 右心房）

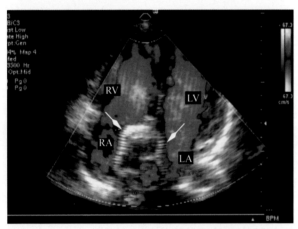

图 9-1-13 房间隔缺损封堵术后的彩色多普勒表现

彩色多普勒显示封堵器（箭头所指）位于左右心房之间，房间隔缺损过血血流消失（LA- 左心房 LV- 左心室 RA- 右心房 RV- 右心室）

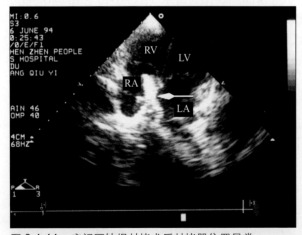

图 9-1-14 房间隔缺损封堵术后封堵器位置异常

封堵器（箭头所指）偏向右心房侧，失去正常形态，上缘伸入三尖瓣，造成三尖瓣明显关闭不全，此为选择的封堵器过大，其径线超过十字交叉至房间隔顶部的距离所致（LA- 左心房 LV- 左心室 RA- 右心房 RV- 右心室）

注意事项：

（1）房间隔中部的卵圆窝组织菲薄，超声心动图检查时常有回声失落现象，因此诊断房间隔缺损需要在两个以上切面显示房间隔回声连续性中断，小儿以剑突下四腔心切面为宜，并要结合血流动力学改变和心脏杂音进行诊断。

（2）裂隙状缺损的分流量不多，在未引起房室大小明显改变时，确诊需依靠经食管超声心动图检查。

（3）巨大房间隔缺损易误诊为单心房，需多切面、多角度观察有无房间隔缺损的残端。

五、鉴别诊断

二维超声心动图经多切面探查能显示缺损的具体部位、大小及房室腔的改变，彩色多普勒可直观地显示左心房血经缺损口进入右心房、右心室射入肺动脉的血量增多、肺动脉内血流速度增快，右心声学造影能明确判断有无右向左分流，经食管超声心动图能更准确地显示房间隔缺损的大小、具体部位和缺损边缘情况等，已成为临床医师信赖的检查手段，是手术治疗的可靠依据。超声心动图诊断房间隔缺损主要应与以下疾病相鉴别：

1. 轻度肺动脉瓣狭窄 轻度肺动脉瓣狭窄的临床表现类似于房间隔缺损的临床表现，但超声心动图显示右心房和右心室增大并不明显，肺动脉瓣回声稍增强，彩色多普勒显示肺动脉内血流呈五彩镶嵌状，频谱多普勒测量其速度常超过 2.0m/s，而房间隔缺损时肺动脉血流速度达到 2.0m/s 时，则应该是比较大的缺损，此时右心房和右心室会明显增大。轻度肺动脉瓣狭窄合并房间隔小缺损时，临床上可不出现发绀，心房水平主要是左向右分流，超声心动图检查容易只考虑房间隔缺损，而忽略了肺动脉瓣狭窄。但应当想到小的房间隔缺损时，右心室容量负荷增加不明显，肺动脉血流速度只能是轻度增快，如果肺动脉血流速度超过 2.0m/s，则应该考虑合并有肺动脉瓣狭窄。

2. 原发性肺动脉高压 原发性肺动脉高压与房间隔缺损的不同之处在于肺动脉明显扩张，肺动脉内无高速血流，肺动脉压力升高，右心房和右心室明显增大，探查不到明显的房间隔缺损。

3. 动脉导管未闭合并肺动脉高压 动脉导管未

闭合并肺动脉高压时,临床上仅闻及收缩期杂音,超声心动图检查显示右心房和右心室扩大,肺动脉增宽,当出现严重右向左分流时,肺循环血流量减少,左心室容量负荷减轻,导致左心房和左心室缩小,易误认为房间隔缺损。因此,对肺动脉明显扩张而房间隔未显示明显缺损的患者,应想到有动脉导管未闭合并肺动脉高压的可能。

4.部分型肺静脉畸形引流　部分型肺静脉畸形引流的杂音和血流动力学改变与房间隔缺损完全相同。因此,对右心房和右心室扩大、肺动脉血流速度增快而没有肺动脉瓣狭窄的患者,超声心动图检查又难以显示出房间隔缺损或者房间隔缺损较小、不能完全用房间隔缺损来解释其血流动力学改变时,应该仔细探查肺静脉的开口及走行,观察有无部分型肺静脉畸形引流存在。

第2节
房间隔膨出瘤

房间隔膨出瘤 (atrial septal aneurysm, ASA) 是一种少见的先天性心脏病,它是指房间隔卵圆窝的基底部呈瘤样凸向右心房。

一、病理特点

房间隔膨出瘤是由于房间隔局部(常位于卵圆窝区)的弹力组织发育薄弱,受心房之间压力阶差的影响,房间隔局部呈"囊袋状"向压力较低的右心房膨出,并且可在心动周期中来回摆动。

二、血流动力学改变及临床表现

当房间隔膨出瘤较小时,心脏无血流动力学改变,而当房间隔膨出瘤瘤体巨大、凸入二尖瓣口或三尖瓣口时则会造成房室瓣机械性阻塞,此时左、右心房压力明显升高,右心室及肺动脉压力均明显升高。

房间隔膨出瘤大多在超声心动图检查时偶然发现,未造成房室瓣阻塞时患者可无任何症状,但一旦阻塞房室瓣口时,患者即可出现心悸、气逼等肺动脉高压的表现。

三、超声心动图表现

1.房间隔局部变薄并呈"囊袋状"向右心房膨出,较大的房间隔膨出瘤可在两心房之间来回摆动,但主要向右心房膨出(图9-2-1)。

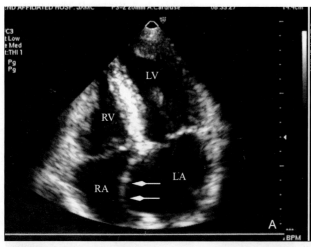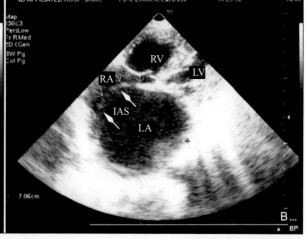

图9-2-1　房间隔膨出瘤

A 图示房间隔膨出瘤向右心房凸出;B 图示巨大房间隔膨出瘤合并二尖瓣狭窄(IAS-房间隔膨出瘤 LA-左心房 LV-左心室 RA-右心房 RV-右心室)

2.巨大房间隔膨出瘤可凸入二尖瓣口或三尖瓣口而造成房室瓣机械性堵塞,凸入二尖瓣口时导致左心房、右心房和右心室明显扩大,肺动脉增宽;凸入三尖瓣口时则导致右心房明显扩大。

3.彩色多普勒显示心房水平无分流,当房间隔膨出瘤堵塞二尖瓣口或三尖瓣口时可显示舒张期经二尖瓣口或三尖瓣口的血流呈五彩镶嵌色。如果合并左、右心室流出道狭窄时,收缩期在左心室流出道或右心室流出道内显示出五彩镶嵌高速血流信号。

四、鉴别诊断

房间隔膨出瘤未引起房室瓣阻塞时，无血流动力学改变，患者无临床症状，大多数患者都是从超声心动图检查、手术或尸解中偶然发现。超声心动图检查能充分显示房间隔膨出瘤与房间隔关系，房间隔膨出瘤具有特征性的超声心动图表现，可作出肯定性诊断，无须进行鉴别诊断。

第3节
鲁登巴赫综合征

鲁登巴赫综合征（Lutembacher's syndrome）是指房间隔缺损合并二尖瓣狭窄，发生率占先天性心脏病的0.2%。以往认为它是一种单纯性先天性心脏病，后来不少研究表明，鲁登巴赫综合征的二尖瓣狭窄大多数是由风湿所致，因此有学者提出应放宽和更新鲁登巴赫综合征的概念。

一、病理特点及分型

Goldfarb和Gueron提出了鲁登巴赫综合征的新概念，他们认为鲁登巴赫综合征是心房水平有左向右分流（包括继发孔房间隔缺损、卵圆孔未闭、部分型肺静脉畸形引流等先天性心脏畸形）同时合并有二尖瓣狭窄（先天性或风湿性）的一种复合畸形。

二、血流动力学改变及临床表现

二尖瓣狭窄使左心房血液进入左心室时受阻，导致左心房扩大；而房间隔缺损使左心房血液经缺损进入右心房，右心室容量负荷加重，引起右心房和右心室扩大，收缩期射入肺动脉的血量增多，使肺动脉扩张。晚期引起肺动脉高压和心房水平双向分流时，患者出现发绀。

患者常有活动后心悸、气短、乏力，晚期出现紫绀。肺动脉瓣区可闻及收缩期吹风样杂音，肺动脉第二音分裂亢进，心尖部可闻及舒张期隆隆样杂音。

三、超声心动图表现

1. **风湿性二尖瓣狭窄** 二尖瓣前后叶粘连、融合，瓣叶增厚，舒张期瓣叶开放受限（图9-3-1），前后叶呈同向运动，M型超声心动图显示二尖瓣开放呈"城墙样"改变。

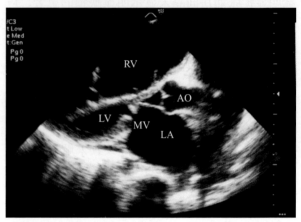

图9-3-1 鲁登巴赫综合征的左心室长轴切面
左心室长轴切面显示左心房和右心室明显扩大，二尖瓣增厚，回声增强，呈圆隆状开放

2. **先天性二尖瓣狭窄**

（1）二尖瓣瓣上狭窄。在二尖瓣上方显示环形的纤维组织结构。

（2）二尖瓣瓣下狭窄。显示腱索增粗、粘连、融合、缩短、乳头肌肥厚或心肌纤维化。

（3）伞形二尖瓣狭窄。前后瓣的腱索均附在一个乳头肌上，互相融合，类似降落伞。

3. **房间隔缺损** 房间隔回声连续性中断，房间隔缺损的断端回声增强，类似"火柴头"改变（图9-3-2）。

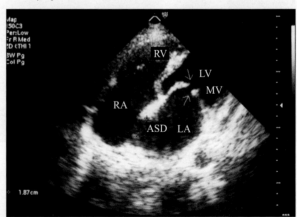

图9-3-2 鲁登巴赫综合征的四腔心切面
四腔心切面显示继发孔房间隔回声连续性中断，二尖瓣回声明显增厚，呈"火柴头样"改变（箭头所指），开放明显受限（ASD-房间隔缺损 LA-左心房 LV-左心室 MV-二尖瓣 RA-右心房 RV-右心室）

4. 彩色多普勒血流显像 舒张期和收缩期一股以红色为主的血流从左心房经缺损进入右心房，以舒张期为主（图9-3-3）。左心房血液经二尖瓣口进入左心室时呈五彩镶嵌色，肺动脉血流也呈五彩镶嵌色。频谱多普勒在二尖瓣口和肺动脉内取样为高速湍流频谱。当肺动脉高压时，心房水平可出现双向分流。

5. 血流动力学变化 左心房、右心房和右心室均扩大，肺动脉扩张。

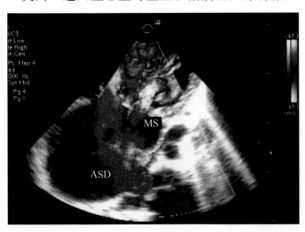

图 9-3-3 鲁登巴赫综合征的彩色多普勒表现

彩色多普勒显示房间隔左向右分流，血流呈红色，二尖瓣口血流呈五彩镶嵌色（ASD-房间隔缺损 MS-二尖瓣狭窄）

四、鉴别诊断

鲁登巴赫综合征具有特征性的超声心动图表现，超声心动图能确定病变的程度及判断有无肺动脉高压，为手术治疗提供可靠的依据，已成为首选的诊断方法。但是，鲁登巴赫综合征仍应与单纯房间隔缺损相鉴别，较大的单纯性房间隔缺损导致右心室显著扩大时，室间隔明显后移，使左心室缩小，左心房血液进入左心室阻力增加，导致左心房扩大，易误诊为二尖瓣狭窄，此时需要仔细观察二尖瓣的厚度、回声、有无圆隆状开放及前后叶是否同向运动等，单纯性房间隔缺损时二尖瓣不会有这些形态学改变，两者的鉴别诊断详见表9-3-1。

表 9-3-1 鲁登巴赫综合征与单纯房间隔缺损的鉴别诊断

	鲁登巴赫综合征	单纯房间隔缺损
房间隔回声	房间隔回声连续性中断	房间隔回声连续性中断
各腔室大小	左心房、右心房和右心室扩大	右心房和右心室扩大
二尖瓣形态	回声明显增粗、增强	形态及回声正常
二尖瓣启闭情况	开放明显受限，彩色多普勒显示二尖瓣口舒张期五彩镶嵌血流	开放及关闭无明显影响，舒张期二尖瓣口无五彩镶嵌血流

第 *4* 节
单心房

单心房（aingle atrium，SA）指心房之间无房间隔存在而形成一房二室的三腔心，单心房的下界为房室瓣或室间隔，常合并二尖瓣裂隙、三尖瓣裂隙、室间隔缺损、单心室、三尖瓣闭锁等畸形。

一、病理特点及分型

根据肺静脉和腔静脉引流入心房的位置分三种类型：心房正位、心房反位和心房不定位。

1. 心房正位 上腔静脉和下腔静脉引流入单心房的右侧，肺静脉引流入单心房的左侧，肝脏及胃等脏器位置正常。

2. 心房反位 上腔静脉、下腔静脉及冠状静脉窦引流入单心房的左侧，肺静脉引流入单心房的右侧，肝脏、脾脏及胃的位置与正常人相反。

3. 心房不定位 上腔静脉、下腔静脉、肺静脉及冠状静脉窦引流入单心房的位置不定，多合并有肺静脉异位引流、水平肝、无脾综合征或多脾综合征。

二、血流动力学改变

由于右心室壁薄、顺应性好，右心室舒张期的压力明显低于左心室舒张期的压力，使心房内血液大部分进入右心室，导致右心室明显扩大、肺动脉扩张，而进入左心室的血量减少，导致左心室缩小。肺动脉高压形成以后，则出现双向分流或出现明显的右向左分流。

单心房临床上出现的症状和体征与房间隔缺损类似。

三、超声心动图表现

1. 右心室扩大，多切面探查显示房间隔回声缺失（图9-4-1）。

2. 肺动脉明显扩张（图9-4-2），彩色多普勒显示肺动脉血流呈五彩镶嵌状，连续多普勒取样为高速湍流频谱。

3. 彩色多普勒显示单心房内一束很宽的红色血流束从房间隔的中下部流入单心房的右侧后，再经三尖瓣口进入右心室，而仅有少量的血流束经二尖瓣口进入左心室（图9-4-3）。单心房患者右心室明显扩大、左心室反而缩小，就是由于生理性右心室舒张期压力低于左心室舒张期压力使单心房大部分血液进入右心室的缘故。

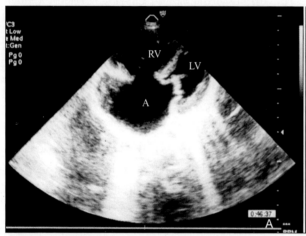

图9-4-1 单心房的二维超声心动图
多切面探查显示无房间隔回声（A-单心房 LV-左心室 RV-右心室）

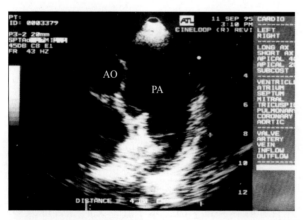

图9-4-2 单心房时肺动脉扩张
（AO-主动脉 PA-肺动脉）

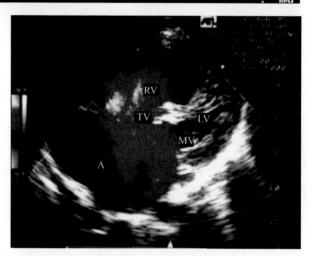

图9-4-3 单心房的彩色多普勒表现
彩色多普勒显示单心房的血液在舒张期大部分经三尖瓣口进入右心室（A-单心房 LV-左心室 MV-二尖瓣 RV-右心室 TV-三尖瓣）

4. 右心声学造影显示微气泡回声主要出现在单心房的右侧，再经三尖瓣口进入右心室，同时在舒张期也有少量微气泡进入单心房的左侧，再经二尖瓣口进入左心室。如果单心房的两侧同时出现大量气泡，并见较多气泡进入左心室，则提示有明显肺动脉高压形成。由于单心房很容易引起肺动脉高压，因此当彩色多普勒检查发现肺动脉内血流速度不增快时，应行右心声学造影检查，观察心房和右心室内微气泡的量，估测有无肺动脉高压形成。

四、鉴别诊断

超声心动图诊断单心房的敏感性和特异性均

为 100%，它不仅能作出准确的诊断，而且能全面了解血流动力学改变的情况，通过右心声学造影还能大致估计右向左的分流量及判断肺动脉高压的程度，为外科手术治疗提供较全面的资料。超声心动图诊断单心房时主要应与巨大的继发孔房间隔缺损相鉴别：单心房患者无房间隔回声，

彩色多普勒显示有二、三尖瓣反流，常合并部分性或完全性心内膜垫缺损，合并完全性心内膜垫缺损时显示收缩期一股五彩镶嵌血流从左心室进入右心室；而巨大的继发孔房间隔缺损则可显示出残余的房间隔，一般无二尖瓣裂、三尖瓣裂及室间隔缺损，两者的鉴别详见表 9-4-1。

表 9-4-1 单心房与巨大继发孔房间隔缺损的鉴别诊断

	单心房	巨大的断发孔房间隔缺损
房间隔回声	多切面探查均无房间隔回声	可探查到房间隔缺损的残端
各心腔大小	单心房、右心室明显扩大	右心房、右心室扩大
二、三尖瓣裂缺	常合并，甚至形成共同房室瓣	无
二、三尖瓣反流	常合并二、三瓣反流，尤以三尖瓣反流为明显，而且程度较重	常合并三尖瓣反流
其他	常合并其他心脏畸形，以部分型心内膜垫缺损最为常见	合并或不合并其他心脏畸形

第 5 节
心内膜垫缺损

心内膜垫在发育过程中，参与形成二尖瓣前瓣、三尖瓣隔瓣、房间隔的下部和膜部室间隔，还间接地影响房室传导系统的分布。心内膜垫缺损（endocardial cushion defect，ECD），又称为房室管畸形（atrioventricular abnormality），是指房室瓣上下的间隔组织发育不全或缺如，同时伴有不同程度的房间隔发育异常，使心腔之间相互交通，引起明显的血流动力学改变。

一、病理特点及分型

心内膜垫缺损分为不完全性心内膜垫缺损（partial endocardial cushion defect）和完全性心内膜垫缺损（common endocardial cushion defect）两大类。

1. **不完全性心内膜垫缺损** 分以下 5 型。

Ⅰ型：单纯原发孔房间隔缺损，不伴有二尖瓣裂缺或三尖瓣裂缺。

Ⅱ型：原发孔房间隔缺损伴二尖瓣前瓣裂缺（此型最常见）。

Ⅲ型：原发孔房间隔缺损伴二尖瓣前瓣裂缺和三尖瓣隔瓣裂缺。

Ⅳ型：原发孔房间隔缺损伴后方室间隔缺损并伴三尖瓣隔瓣裂缺。

Ⅴ型：单心房。

2. **完全性心内膜垫缺损** 完全性心内膜垫缺损是指原发孔房间隔缺损和室间隔膜部缺损合并共同房室瓣（即二尖瓣和三尖瓣均有裂缺），完全性心内膜垫缺损分为 3 型。

Ⅰ型：共同房室瓣，可分辨二尖瓣和三尖瓣，二尖瓣和三尖瓣各自有腱索与室间隔相连。

Ⅱ型：共同房室瓣，可分辨二尖瓣和三尖瓣，但二尖瓣和三尖瓣的腱索不连在室间隔上部，而连于室间隔右心室面的异常乳头肌上。

Ⅲ型：共同房室瓣，无法分辨二尖瓣与三尖瓣，共同房室瓣无腱索与室间隔相连，呈自由漂浮的状态。

二、血流动力学改变

不完全性心内膜垫缺损的血流动力学改变类似于房间隔缺损，伴二尖瓣反流时左心房和左心室增大；完全性心内膜垫缺损由于房间隔和室间隔均有较大的缺损，出现大量左向右分流，分流量主要取决于体循环阻力和肺循环阻力的相对大小，当肺循环血流量超过肺血管床容量时可出现肺动脉高压，产生双向分流。左、右心室的大小主要取决于房、室间隔缺损的大小，如果室间隔缺损较大而房间隔缺损较小，则主要表现为左心室扩大为主，因此完全性心内膜垫缺损又可表现为左心室优势型、右心室优势型和均衡型。此外，若二尖瓣关闭不全和原发孔房间隔缺损合并存在，

则左心室反流入左心房的血流可通过房间隔缺损到达右心房，从而导致左心室向右心房分流，甚至可造成心房和心室之间形成交叉血流，即舒张期左心房血流向右心室而收缩期左心室血流向右心房。

不完全性心内膜垫缺损患者的症状一般出现较晚，有的到成年才出现症状，多数患者因心脏杂音就诊；完全性心内膜垫缺损患者在婴儿期就会出现症状，如呼吸困难、运动、进食及哭闹时出现紫绀等，体检时可发现心前区隆起、心尖搏动弥散、活跃，心尖部或胸骨左缘可触及收缩期震颤，心尖部第一心音减低，呈单一心音，肺动脉瓣第二音亢进并固定分裂，心尖部闻及二尖瓣关闭不全所导致的全收缩期杂音，并向前传导至胸骨甚至右胸，一般很少传向左腋下和背部传导，胸骨左缘闻及室间隔缺损所致的收缩期杂音，剑突下胸骨左缘处还可闻及三尖瓣反流所致的收缩期杂音。

三、超声心动图表现

1. 不完全性心内膜垫缺损

（1）心脏近十字交叉处的房间隔回声中断，断端回声增强，呈"火柴头"样改变（图9-5-1）。

（2）二尖瓣前瓣和三尖瓣隔瓣的根部均附着在室间隔上。

（3）右心房和右心室扩大，伴有二尖瓣反流时左心房和左心室也可扩大。

（4）彩色多普勒显示血流从左心房通过房间隔缺损进入右心房，再沿三尖瓣口直达右心室（图9-5-2），若存在二尖瓣裂缺或三尖瓣裂缺，则显示有五彩镶嵌血流从心室反流到心房（图9-5-3）。

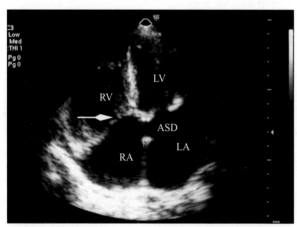

图9-5-1 不完全性心内膜垫缺损的二维超声心动图表现

原发孔房间隔回声连续性中断，断端回声增强，呈"火柴头"样改变，三尖瓣隔瓣回声连续性中断（箭头所指）（ASD-房间隔缺损 LA-左心房 LV-左心室 RA-右心房 RV-右心室）

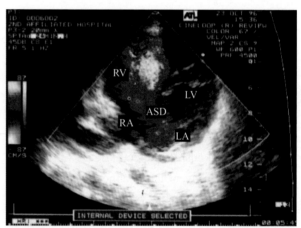

图9-5-2 不完全性心内膜垫缺损的彩色多普勒表现

彩色多普勒显示舒张期左心房血液经原发孔房间隔缺损进入右心房和右心室（ASD-房间隔缺损 LA-左心房 LV-左心室 RA-右心房 RV-右心室）

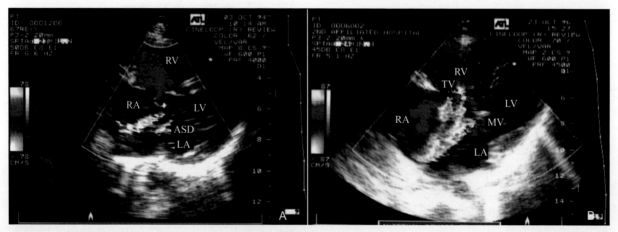

图9-5-3 不完全性心内膜垫缺损时二尖瓣裂缺和三尖瓣裂缺

A图显示二尖瓣裂缺时五彩镶嵌血流由二尖瓣前叶中部反流到左心房，二尖瓣反流由二尖瓣口反流回左心房；B图显示三尖瓣裂缺时五彩镶嵌血流由三尖瓣隔瓣中部反流回右心房，而三尖瓣反流和二尖瓣反流则从房室瓣口反流回心房（ASD-房间隔缺损 LA-左心房 LV-左心室 MV-二尖瓣 RA-右心房 RV-右心室 TV-三尖瓣）

2. 完全性心内膜垫缺损　除显示部分性心内膜垫缺损的超声心动图表现以外，还有室间隔缺损的超声心动图改变。

（1）Ⅰ型完全性心内膜垫缺损时，二尖瓣与三尖瓣分别有腱索连接于室间隔上，二尖瓣和三尖瓣可分辨；Ⅱ型完全性心内膜垫缺损时，二尖瓣和三尖瓣可分辨，但其腱索均附着在室间隔的右心室侧；Ⅲ型完全性心内膜垫缺损时，共同房室瓣无法分辨二尖瓣和三尖瓣，无腱索与室间隔相连，使瓣膜在缺口处呈上、下悬浮的状态（图9-5-4）。

（2）四腔心切面显示房间隔下部、室间隔上部、二尖瓣前瓣、三尖瓣隔瓣形成的十字交叉结构消失，四个心腔相互交通（图9-5-4）。

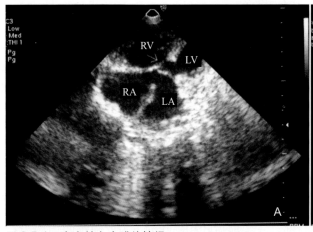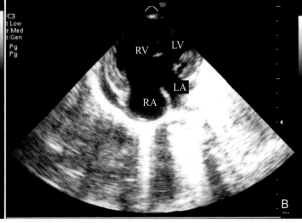

图 9-5-4　完全性心内膜垫缺损

A 图示收缩期共同房室瓣（箭头所指），共同房室瓣无法分辨二尖瓣和三尖瓣　B 图示舒张期共同房室瓣开放后四心腔相互沟通（LA-左心房 LV-左心室 RA-右心房 RV-右心室）

（3）彩色多普勒在房间隔缺损和室间隔缺损处显示有左向右分流，肺动脉高压时房水平和室水平可出现双向分流。舒张期可见左、右心房的红色血流束先汇聚于共同房室瓣口，然后再进入左、右心室（图9-5-5）；收缩期左、右心室的血液经共同房室瓣口反流到左、右心房（图9-5-6）。

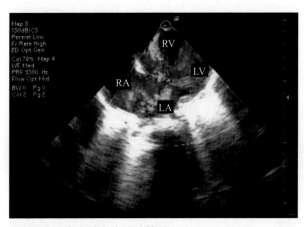

图 9-5-5　完全性心内膜垫缺损

彩色多普勒显示收缩期心室和心房水平左向右分流和二尖瓣反流，呈五彩镶嵌色（LA-左心房 LV-左心室 RA-右心房 RV-右心室）

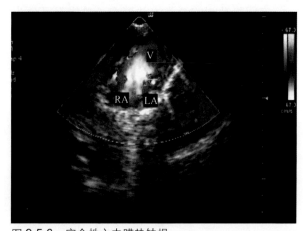

图 9-5-6　完全性心内膜垫缺损

彩色多普勒显示舒张期心内膜缺损处充满红色血流信号（LA-左心房 LV-左心室 V-单心室）

（4）右心声学造影显示四个心腔内均出现造影剂微气泡回声。

四、鉴别诊断

超声心动图能明确显示心内膜垫缺损的特征性改变，并能进行分型、估计病变的程度，对手术时机的掌握和手术方式的选择具有重要的作用。而且彩色多普勒还可以确定心内膜垫缺损的类型，但是当彩色多普勒检查发现有三尖瓣反流时并不能就因此诊断为三尖瓣裂缺，这是因为当右心室容量负荷增加时，三尖瓣可出现相对性关闭不全，此时应鉴别三尖瓣相对性关闭不全和三尖瓣裂缺：三尖瓣裂缺时裂隙常裂至瓣膜的根部，收缩期可见从瓣膜根部喷射出高速五彩镶嵌血流；而三尖瓣相对性关闭不全时三尖瓣无明显改变，只是因右心室扩大导致三尖瓣反流，反流也只出现在瓣口，绝不会出现在三尖瓣根部。

第6节
室间隔缺损

室间隔缺损（ventricular septal defect，VSD）是常见先天性心脏病之一，约占先天性心脏病的23%，可单独存在，也常合并其他畸形。

一、病理特点及分型

室间隔缺损的分类方法繁多，总体上可分为漏斗部室间隔缺损、膜部室间隔缺损和肌部室间隔缺损，而每种类型又可分出更多的类型（图9-6-1）。

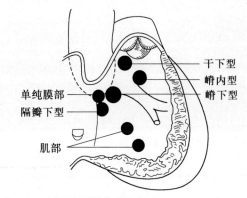

图9-6-1　室间隔缺损分型示意图

1.漏斗部室间隔缺损　此型包括干下型室间隔缺损和嵴内型室间隔缺损。

（1）干下型室间隔缺损。缺损邻近肺动脉瓣环，其上缘无心肌组织，缺损位于主动脉右冠状瓣与左冠状瓣交界联合的下方，有的病例主动脉瓣甚至可坠入缺损中而导致主动脉瓣关闭不全。

（2）嵴内型室间隔缺损。缺损位于室上嵴的中间，缺损的四周均为心肌组织。

2.膜部室间隔缺损　此型又分为嵴下型室间隔缺损、单纯膜部室间隔缺损和隔瓣下型室间隔缺损。

（1）嵴下型室间隔缺损。缺损位于室上嵴和圆锥乳头肌的下方，常累及膜部室间隔及室上嵴的一部分。

（2）单纯膜部室间隔缺损。仅限于膜部室间隔的小缺损，四周为纤维组织、三尖瓣的腱索及肌小梁，有的腱索密集成片地附着在室间隔膜部而形成室间隔膜部瘤。

（3）隔瓣下型室间隔缺损。缺损位于圆锥乳头肌的后方和三尖瓣隔叶的下方，累及膜部室间隔和右心室窦部的一部分。

3.肌部室间隔缺损　此型分窦部室间隔缺损和小梁部室间隔缺损。

（1）窦部室间隔缺损。缺损位于室间隔的后部、三尖瓣后叶和隔叶的下方，缺损四周均为心肌组织，可发生在肌部室间隔的任何部位，发生率很低。

（2）小梁部室间隔缺损。缺损位于肌部室间隔的前方或下方，常在肌部室间隔的肌小梁内扭曲穿行。

二、血流动力学改变及临床表现

收缩期左心室的部分血液经缺损分流到右心室，然后再经肺循环返回到左心房和左心室，因而会引起左心容量负荷加重，导致左心房和左心室扩大，肺动脉增宽。长期的肺循环血流量增多，还会引起肺小动脉痉挛、动脉内膜中层增厚及动脉硬化，导致肺动脉高压，使右心室阻力负荷加重和右心室肥大，室水平出现双向分流而形成艾森曼格综合征。

室间隔缺损较小时，患儿发育正常，无症状；室间隔缺损较大时，患儿常有发育不良、劳累后心悸、气喘、乏力等症状，有肺动脉高压时患者还会出现发绀。室间隔缺损的典型体征是胸骨左缘第三至第四肋间闻及粗糙的全收缩期杂音并伴有震颤，室水平左向右分流量大时肺动脉第二心音亢进。随着肺动脉压力的升高，左向右分流量逐渐减少，收缩期杂音也逐渐减弱或消失。

三、超声心动图表现

室间隔缺损的类型很多，可分布在室间隔的任何部位，超声心动图检查时必须多切面、全方位地扫查室间隔的各部位，常用切面是胸骨旁左心室长轴切面、心尖四腔心切面、胸骨旁四腔心切面和大动脉水平短轴切面。室间隔缺损的超声心动图表现为：

1. 室间隔缺损的直接征象为室间隔回声连续性中断，室间隔缺损的边缘回声增强、粗糙。通过不同超声心动图切面的扫查还可以初步确定室间隔缺损的类型。

（1）漏斗部室间隔缺损。

①干下型室间隔缺损。在大动脉水平短轴切面显示缺损位于 1 点钟处，即位于右冠状瓣和左冠状瓣的连接处及肺动脉瓣的下方（图 9-6-2）。

②嵴内型室间隔缺损。在大动脉水平短轴切面显示缺损位于 12 点钟处，即位于主动脉瓣右冠状瓣的偏左方和室上嵴的左侧（图 9-6-3）。

（2）膜部室间隔缺损。

①嵴下型室间隔缺损。此型最常见，缺损多较大。在大动脉水平短轴切面上，缺损位于 9～11 点钟处，即位于主动脉瓣右冠状瓣的右前方和室上嵴的右侧偏后方，在左心室长轴切面和心尖五腔心切面也可显示缺损（图 9-6-4）。

②单纯膜部室间隔缺损。室间隔缺损多为小缺损，显示切面与嵴下型室间隔缺损相同，但位

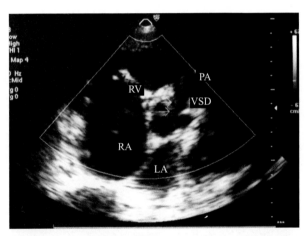

图 9-6-2　干下型室间隔缺损

（LA- 左心房　PA- 肺动脉　RA- 右心房　RV- 右心室　VSD- 室间隔缺损）

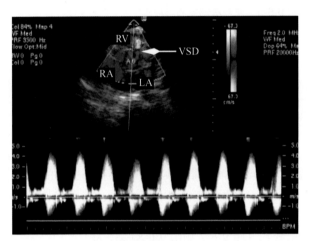

图 9-6-3　嵴内型室间隔缺损

彩色多普勒显示嵴内型室间隔缺损（箭头所指）处五彩镶嵌血流，多普勒取样为高速湍流频谱（LA- 左心房　RA- 右心房　RV- 右心室　VSD- 室间隔缺损）

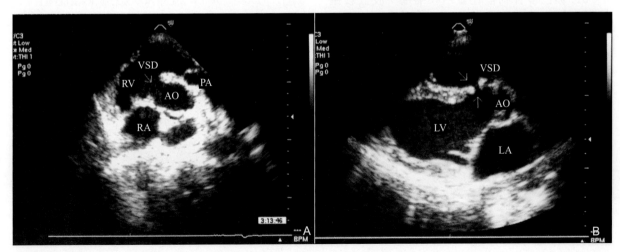

图 9-6-4　嵴下型室间隔缺损

A 图为大动脉水平短轴切面显示嵴下型室间隔缺损（箭头所指）　B 图为左心室长轴切面显示嵴下型室间隔（箭头所指）

（AO- 主动脉　LA- 左心房　LV- 左心室　PA- 肺动脉　RA- 右心房　RV- 右心室　VSD- 室间隔缺损）

置偏右后方，位于在三尖瓣隔叶根部的旁边，单纯膜部室间隔缺损容易形成室间隔膜部瘤，超声心动图显示室间隔膜部在收缩期呈"囊袋状"向右心室膨出（图9-6-5）。

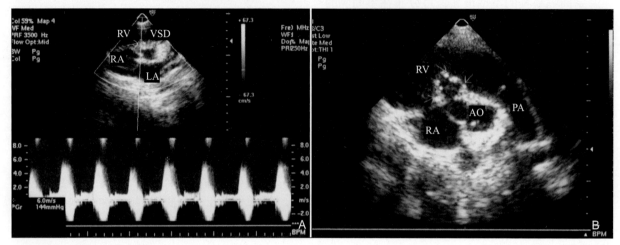

图 9-6-5　单纯膜部室间隔缺损

A 图示单纯膜部缺损，多普勒取样为高速湍流频谱　B 图示室间隔膨出瘤收缩期向右心室膨出（箭头所指）（AO-主动脉　LA-左心房　PA-肺动脉　RA-右心房　RV-右心室　VSD-室间隔缺损）

③隔瓣下型室间隔缺损。缺损的位置更偏右后方，需取心尖或胸骨旁四腔心切面探查，该切面显示缺损的前缘常有部分残留的膜样室间隔组织掩盖或三尖瓣隔叶遮挡，这些遮挡结构在收缩期呈"耳轮状"向右心室凸起（图9-6-6）。

（3）肌部室间隔缺损。窦部和小梁部的室间隔缺损，采用胸骨旁四腔心切面、左心室长轴切面、二尖瓣水平和乳头肌水平短轴切面均可显示出缺损（图9-6-7和图9-6-8）。

2．左心房和左心室扩大、肺动脉增宽，肺动脉高压形成以后右心室肥大。

3．彩色多普勒检查显示收缩期一股五彩镶

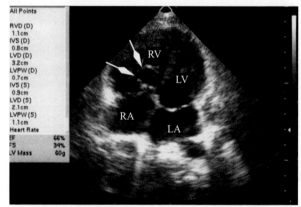

图 9-6-6　隔瓣下型室间隔缺损并三尖瓣隔瓣粘连

心尖四腔心切面显示隔瓣下型室间隔缺损合并三尖瓣粘连（箭头所指）（LA-左心房　LV-左心室　RA-右心房　RV-右心室）

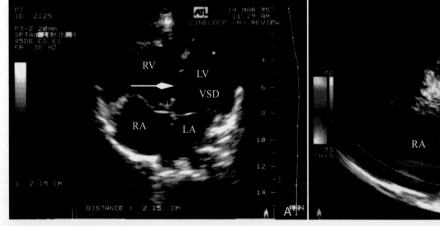

图 9-6-7　肌部室间隔缺损

A 图为心尖四腔心切面显示心肌窦部室间隔缺损（箭头所指）　B 图为彩色多普勒显示五彩色镶嵌血流经室间隔肌部缺损处喷射入右心室（箭头所指）（LA-左心房　LV-左心室　RA-右心房　RV-右心室　VSD-室间隔缺损）

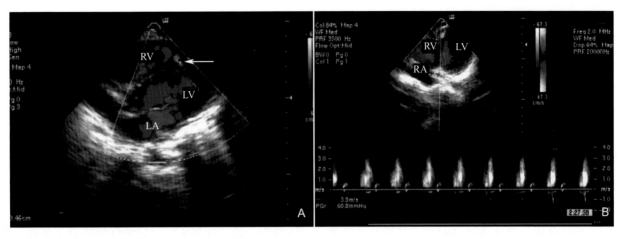

图 9-6-8 小梁部室间隔缺损

A 图为五腔心切面，彩色多普勒显示室间隔靠心尖部一股五彩镶嵌血流从左心室射入右心室（箭头所指） B 图为心尖四腔心切面，彩色多普勒显示心尖部室间隔缺损处收缩期有一股五彩镶嵌状血流信号从左心室喷射入右心室，峰值血流速度达 3.8m/s（LA- 左心房 LV- 左心室 RA- 右心房 RV- 右心室）

嵌血流从左心室经缺损进入右心室，呈喷泉状，并能显示过隔的彩色血流直接延伸到肺动脉内（图 9-6-9）；连续多普勒取样为典型的收缩期高速湍流频谱，血流速度一般超过 4.0m/s，肺动脉高压形成以后则出现正负双向湍流频谱，无肺动脉高压时肺动脉血流速度出现明显增快。

4. 右心声学造影显示缺损的右心室面呈造影剂充盈缺损区，肺动脉高压形成以后微气泡则从右心室经缺损进入左心室，从而使右心房、右心室和左心室内均充满造影剂回声（图 9-6-10）。

注意事项：

（1）室间隔缺损易合并右心室流出道狭窄、动脉导管未闭、主动脉瓣脱垂、房间隔缺损、肺动脉瓣狭窄、主动脉窦瘤破裂等畸形，因此必须

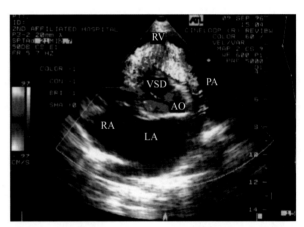

图 9-6-9 室间隔缺损的彩色多普勒表现

大动脉水平短轴切面显示五彩镶嵌血流经膜部室间隔缺损进入右心室，并延伸至肺动脉（LA- 左心房 PA- 肺动脉 RA- 右心房 RV- 右心室 VSD- 室间隔缺损）

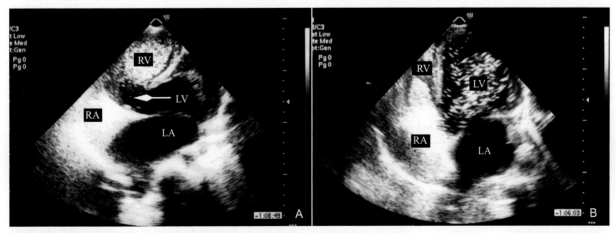

图 9-6-10 室间隔缺损的右心声学造影表现

A 图显示肺动脉压力正常时右心房和右心室充满密集的气泡回声，左心房和左心室内无气泡回声，负性显影区清晰可见（箭头所指）
B 图为肺动脉高压形成以后，右心房、右心室和左心室内均可见气泡回声（LA- 左心房 LV- 左心室 RA- 右心房 RV- 右心室）

多切面探查以除外合并畸形。如果发现右心室很大、左向右分流的速度不快而肺动脉或右心室流出道血流速度很快时，常提示室间隔缺损合并有肺动脉瓣狭窄或右心室流出道狭窄。

（2）少数室间隔缺损患者可合并室间隔膜部瘤，此时需在四腔心切面、左心室长轴切面、大动脉水平短轴切面仔细观察室间隔膜部在收缩期有无呈"囊袋状"向右心室膨出。

（3）切面超声心动图在诊断室间隔缺损容易出现假阳性和假阴性，尤其是 0.3cm 以下的小缺损更难以显示，因此在进行超声心动图检查时要结合听诊并应有二个以上切面显示有室间隔缺损才能诊断，对难以显示的缺损需借助彩色多普勒检查帮助判断。

四、鉴别诊断

由于左心室和右心室之间存在较大的压力阶差，因此左向右分流的血流速度很快，二维超声心动图与彩色多普勒联合诊断室间隔缺损的敏感性和特异性均为100%。但由于室间隔缺损常合并其他畸形，而且室间隔缺损有时也是一些复杂

畸形的一部分，因此进行超声心动图检查时仍需与以下疾病鉴别：

（一）轻型法洛四联症

临床上易将轻型法洛四联症误诊为单纯室间隔缺损，超声心动图检查也往往只注意到室间隔缺损，而忽略了其他畸形。法洛四联症时，主动脉明显增宽并骑跨在室间隔之上，左心房和左心室缩小，肺动脉纤细，右心室肥大，肺动脉瓣狭窄；而单纯室间隔缺损时左心房和左心室增大，肺动脉增宽，肺动脉瓣正常，只要仔细探查、认真分析即可作出准确的诊断，两者的鉴别诊断详见表9-6-1。

（二）左心室右心房通道

左心室右心房通道除了左心室增大以外，左心房，右心房和右心室也增大，心尖四腔心切面显示室间隔靠十字交叉处回声连续性中断，三尖瓣隔叶位于室间隔回声中断的下方，左心室与右心房直接相通，彩色多普勒显示从左心室到右心房的五彩镶嵌血流，两者的鉴别诊断详见表9-6-2。

表9-6-1　室间隔缺损与法洛四联症的鉴别诊断

	室间隔缺损	法洛四联症
各心腔大小	左心房、左心室扩大	左心房、左心室缩小或正常
右心室有无肥大	无	有
右心室流出道内径	正常或稍增宽	变窄
肺动脉内径	肺动脉内径增宽	肺动脉内径纤细
肺动脉瓣形态	正常	回声增厚，开放受限
主动脉内径	正常	主动脉明显增宽，并骑跨在室间隔之上

表9-6-2　室间隔缺损与左心室右心房通道的鉴别诊断

	室间隔缺损	左心室右心房通道
各心腔大小	左心房和左心室扩大	右心房明显扩大，右心室、左心房和左心室均扩大
缺损的位置	缺损位于室间隔	缺损位于室间隔紧靠十字交叉处、三尖瓣隔瓣的上方
十字交叉结构	正常形态	十字交叉结构回声连续性中断
异常血流信号的起止位置	五彩镶嵌血流起源于左心室，终止于右心室	五彩镶嵌血流起源于左心室，终止于右心房

第7节
左心室右心房通道

三尖瓣隔瓣位于二尖瓣前叶的下方，在两瓣膜附着部位之间有一段间隙，正常情况下其间距

一般在 0.6cm 以内，三尖瓣隔瓣上方的室间隔为房室部室间隔，而三尖瓣隔瓣下方的室间隔则为室间部室间隔。当室间隔缺损位于三尖瓣隔瓣上方时即为左心室右心房通道（communication of left ventricle and right atrium）。左心室右心房通道是一种罕见的先天性心脏病，发病率仅占先天

性心脏病的 0.08% ~ 0.2%。

一、病理特点及分型

左心室右心房通道一般以三尖瓣环为界分为三种类型：三尖瓣环上缺损型、三尖瓣环水平缺损型和三尖瓣环下缺损型。

1. 三尖瓣环上缺损型 缺损位于三尖瓣环的心房侧（即膜部室间隔的房室部），三尖瓣结构完整，前瓣和隔瓣与膜部室间隔连接正常。

2. 三尖瓣环缺损型 三尖瓣前叶和三尖瓣隔瓣的连续性中断，常累及到膜部室间隔的中央部分。

3. 三尖瓣环下缺损型 缺损位于室间部室间隔或位于窦部与圆锥间隔之间，此型常合并三尖瓣隔瓣穿孔、变形和粘连等畸形。

约有 1/3 的左心室右心房通道病例合并有其他心脏畸形，最多见的为房间隔缺损，其次为主动脉瓣下狭窄、三尖瓣关闭不全和室间隔缺损。

二、血流动力学改变及临床表现

由于左心室与右心房之间存在显著的压力阶差，因此收缩期有大量血液从左心室分流到右心房，从而使右心房明显扩大，舒张期进入右心室的血液可引起右心室容量负荷加重，右心室扩大，右心室排到肺动脉的血量增多，肺动脉血流速度增快，肺循环血量增多，回流到左心房的血液增多，又使左心容量负荷加重、左心房和左心室扩大。

患者在出生后就有明显的心脏杂音，杂音性质类似于室间隔缺损的杂音，在胸骨左缘第 3、第 4 肋间最响，三尖瓣区闻及轻微的舒张期杂音，肺动脉瓣区也可闻及收缩期杂音，肺动脉瓣第 2 心音固定性分裂。

三、超声心动图表现

1. 二维超声心动图表现

（1）四腔心切面显示室间隔紧靠十字交叉处回声中断，三尖瓣隔瓣位于回声中断的下方，左心室与右心房直接相通，或者三尖瓣隔瓣位于回声中断的上方，同时伴有三尖瓣隔瓣回声连续性中断（图 9-7-1）。

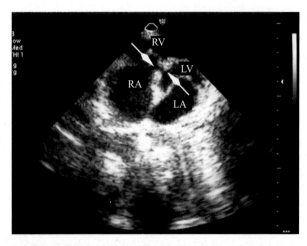

图 9-7-1 左心室右心房通道的二维超声心动图表现
四腔心切面显示左心室与右心房直接连通（箭头所指），右心房和右心室扩大（LA- 左心房 LV- 左心室 RA- 右心房 RV- 右心室）

（2）右心房明显扩大，右心室扩大，肺动脉增宽，左心房和左心室扩大。缺损较小时患者的血流动力学改变不明显，各房室腔扩大也不明显。

2. 彩色多普勒表现 彩色多普勒可显示收缩期一股五彩镶嵌血流从左心室穿过缺损进入右心房，合并三尖瓣隔瓣裂缺时可见收缩期右心室的血液经三尖瓣隔瓣的裂口处反流入右心房，呈五彩镶嵌色（图 9-7-2），连续多普勒测量左心室到右心房的血流速度多在 4.0m/s 左右。肺动脉血流速度明显增快，显色明亮。

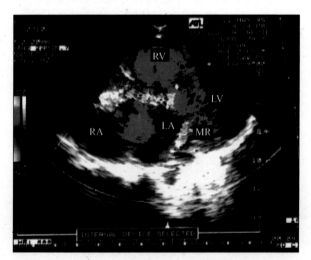

图 9-7-2 左心室右心房通道的彩色多普勒表现
收缩期五彩镶嵌血流从左心室经通道进入右心房，导致右心房和右心室扩大（LA- 左心房 LV- 左心室 MR- 二尖瓣反流 RA- 右心房 RV- 右心室）

3. 右心声学造影 经肘静脉注射声学造影剂后，收缩期在心内膜垫或三尖瓣隔瓣的根部有明显的造影剂充盈缺损区，并可见到造影剂回声受高速血流冲击而改变运动方向的现象。

四、鉴别诊断

左心室右心房通道是一种特殊类型的间隔缺损，一般缺损较小，临床表现类似于室间隔缺损，极易误诊，以往主要通过选择性右心室造影来明确诊断。自彩色多普勒问世以后，使本病无创性诊断成为可能。彩色多普勒不管缺损的内径多大，均可直接显示左心室的血液经缺损进入右心房。目前，超声心动图已成为诊断左心室右心房通道的首选方法。超声心动图诊断左心室右心房通道时需与以下疾病鉴别：

1. 三尖瓣反流 由三尖瓣病变引起的三尖瓣反流时右心房和右心室扩大，肺动脉不增宽，左心房和左心室内径正常，彩色多普勒能清楚地显示右心房内高速血流是从右心室经三尖瓣口反回右心房的，两者的鉴别诊断详见表9-7-1。

表9-7-1　左心室右心房通道与三尖瓣反流的鉴别诊断

	左心室右心房通道	三尖瓣反流
各心腔大小	右心房明显扩大，右心室、左心房和左心室扩大	右心房和右心室扩大
肺动脉内径	明显增宽	正常
肺动脉血流速度	增快	正常
反流的起源位置	起源于左心室，终止于右心房	起源于右心室，终止于右心房
右心声学造影表现	右心房显影后，右心室显影，左心房和左心室始终不显影	右心房显影后，右心室显影，而左心房和左心室始终不显影，右心房内无负性显影区

2. 室间隔缺损 左心室右心房通道杂音的性质与室间隔缺损相似，因此需进行鉴别。室间隔缺损时右心房不扩大，彩色多普勒能显示出五彩镶嵌血流是从左心室经缺损进入右心室的，两者的超声心动图鉴别诊断详见"室间隔缺损的鉴别诊断"中所述。

3. 心内膜垫缺损造成左心室右心房分流 一般而言，心内膜垫缺损时缺损内径一般较大，分流的血流速度不快，色彩较暗淡，以蓝色为主，心房水平也可显示存在分流；而左心室右心房通道一般无房水平分流，左心室与右心房之间的缺损较小，分流的血流速度很快，一般均在 4.0m/s 左右，呈五彩镶嵌状。

注意事项：

左心室右心房通道缺损较小时其血流动力学变化不明显，超声心动图检查往往容易忽略观察左心室与右心房之间有无缺损，甚至彩色多普勒也会把左心室到右心房的高速血流误诊为三尖瓣反流。因此，对临床上考虑室间隔缺损的患者，如果探查不到室水平分流，就需要仔细观察左心室与右心房之间有无通道，并仔细寻找右心房内高速血流出现的部位。

第8节
动脉导管未闭

动脉导管未闭（patent ductus arteriosus，PDA）是一种常见的先天性心脏病，发病率约占先天性心脏病的21.2%。动脉导管是胎儿期维持血液循环的重要生理通道，胎儿期血液循环与成人和新生儿不同之处在于卵圆孔和动脉导管保持开放（图9-8-1）。出生后随新生儿呼吸功能发育和肺血管扩张，动脉导管开始闭锁，约95%的婴儿在出生后一年内均已闭锁，超过一年后如果动脉导管仍未闭锁就称动脉导管未闭。

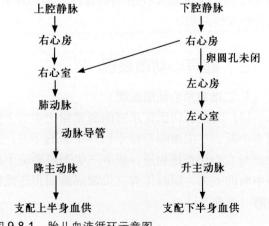

图9-8-1　胎儿血液循环示意图

一、病理特点及分型

动脉导管位于左肺动脉根或肺动脉分叉处与主动脉峡部之间（图9-8-2），位置可有变异。动脉导管的内径相差很大，大多数患者动脉导管的内径约为1.0cm，长度为0.5～3.0cm，其中以0.6～1.0cm最为多见。根据动脉导管的解剖特点可将动脉导管分为五种类型。

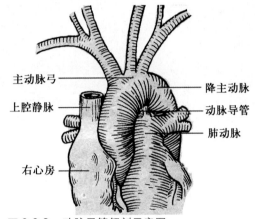

主动脉弓
上腔静脉
右心房
降主动脉
动脉导管
肺动脉

图9-8-2 动脉导管解剖示意图

1. **管型** 导管的两端粗细相等，长度多为0.5～3.0cm，直径为0.5～1.5cm，此型最常见，约占80%。

2. **漏斗型** 导管一端的内径大于另一端的内径，呈漏斗状，通常靠主动脉的一端内径较粗。

3. **窗型** 主动脉和肺动脉紧贴在一起，导管短、管腔粗。此型较少见，主动脉与肺动脉之间的分流量大。

4. **哑铃型** 导管中间细、两端粗，呈哑铃状。

5. **动脉瘤型** 导管的两端细而中间呈瘤样扩张。

二、血流动力学改变及临床表现

主动脉与肺动脉之间出现左向右分流，分流量的大小主要取决于导管的长短、粗细及主动脉与肺动脉之间的压力阶差。如果导管较长、横截面积较小，血流进入导管的阻力大，分流量就少。动脉导管未闭时左向右分流使肺循环血流量明显增多，左心房和左心室容量负荷明显增大，从而导致左心房和左心室扩大。肺循环血量增多引起肺动脉高压时，可出现右向左分流，使肺循环血量越来越少，左心房和左心室处于低容量负荷的状态，导致左心房和左心室缩小而右心室肥大，

患者出现紫绀，形成艾森曼格综合征，此时听诊只能闻及单纯的收缩期杂音。

患者活动后气促，易感冒，脸色苍白，四肢冰冷。动脉导管未闭的典型体征是在胸骨左缘第1～2肋间闻及3/6～4/6级连续性机器样高调杂音，杂音最响处可扪及收缩期和舒张期震颤。如果分流量较大，此时肺动脉阻力不很大，脉压差增大，患者会出现水冲脉、枪击音、毛细血管搏动等体征。肺动脉高压形成以后，肺动脉瓣区第二心音亢进与逆分裂，舒张期杂音减弱甚至消失，仅剩下收缩期杂音。

三、超声心动图表现

1. 二维超声心动图表现

（1）在大动脉水平短轴切面上，显示左肺动脉和右肺动脉分叉处或在左肺动脉起始部与降主动脉之间有导管相通（图9-8-3）。

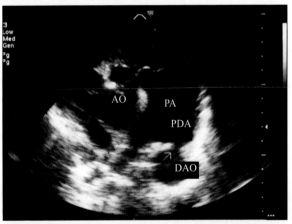

图9-8-3 动脉导管未闭的二维超声心动图表现
大动脉水平短轴切面显示降主动脉与肺动脉通过动脉导管互相连通（AO-主动脉 DAO-降主动脉 PA-肺动脉 PDA-动脉导管）

（2）于胸骨上窝主动脉弓长轴切面在锁骨下动脉的对侧（即主动脉峡部的小弯侧）或其略下方，显示肺动脉管壁回声中断，并有管道与降主动脉相通。

（3）左心房、左心室扩大，肺动脉扩张，二尖瓣前叶活动幅度增大，室间隔与左心室壁活动度增大。

2. 多普勒超声心动图表现
显示一股五彩镶嵌血流从降主动脉经导管进入肺动脉。导管粗大时五彩镶嵌血流明亮，甚至可充填整个肺动脉；而导管细长时，射出的血流束细短，色彩暗淡，呈淡红色（图9-8-4）。连续多普勒在肺动脉内

可记录到双期湍流频谱，通常在肺动脉主干的左侧部分湍流较明显，收缩期最大速度达4.0m/s以上。肺动脉高压形成以后，可显示双向分流，舒张期一股淡红色血流自肺动脉经动脉导管进入降主动脉，收缩期一股淡蓝色血流自降主动脉经动脉导管进入肺动脉。

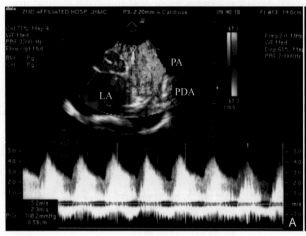
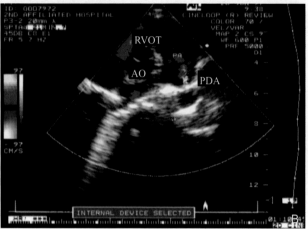

图9-8-4　动脉导管未闭的彩色多普勒表现

A图示动脉导管粗大时血流显色明亮，呈五彩镶嵌色，几乎充填整个肺动脉，多普勒取样为连续性高速湍流频谱；B图示动脉导管细长时血流显色暗淡，呈淡红色，血流束细短（AO-主动脉　LA-左心房　PA-肺动脉　PDA-动脉导管　RVOT-右心室流出道）

　　3.右心声学造影表现　肺动脉高压形成以后，右心房和右心室增大，左心房和左心室可缩小，右心声学造影显示微气泡从肺动脉经动脉导管进入到降主动脉，腹主动脉也可显示微气泡回声，而左心房和左心室无微气泡出现。

　　4.经食管超声心动图表现　由于经食管超声心动图检查时，多普勒声束方向与分流方向平行，因此它能更清楚地显示动脉导管，更准确地测量分流速度和压力阶差，而且它还可以引导动脉导管封堵治疗（图9-8-5）。

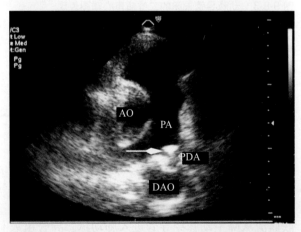

图9-8-5　动脉导管未闭封堵术后

肺动脉长轴切面显示封堵器强回声（箭头所指）紧紧堵住动脉导管的两端（AO-主动脉　DAO-降主动脉　PA-肺动脉　PDA-动脉导管）

四、注意事项

　　动脉导管未闭引起肺动脉高压时，出现右向左分流，心脏听诊为单纯收缩期杂音，此时右心房和右心室扩大，左心房和左心室反而缩小，二维超声心动图容易误诊为房间隔缺损。因此，当肺动脉明显扩张、右心房和右心室扩大时，如果难以显示出房间隔缺损，应行右心声学造影观察是否存在动脉导管未闭。

　　直接显示导管是诊断动脉导管未闭的重要依据，但有少数动脉导管因位置变异而难以显示，此时需结合临床听诊及血流动力学改变，最好进行经食管超声心动图检查来作出诊断。临床实践也证实，有一些细长的动脉导管其分流量小，听诊可无杂音，也无任何临床症状和体征，但彩色多普勒检查可显示肺动脉内有一股来自动脉导管的淡红色血流（图9-8-6），多普勒取样为连续性血流频谱。

　　动脉导管未闭的患者，由于来自导管的高速血流冲击肺动脉壁和肺动脉瓣，易引发感染性心内膜炎，在肺动脉壁或肺动脉瓣上出现赘生物（图9-8-7）。

　　此外，重症法洛四联症（假性动脉干型法洛四联症）、室间隔完整的肺动脉闭锁、主动脉弓离断或闭锁等紫绀型先天性心脏病常伴有动脉导管未闭。

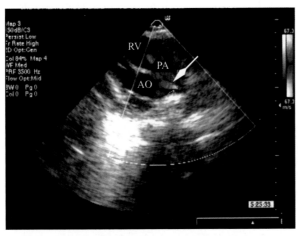

图 9-8-6 动脉导管位置异常

彩色多普勒显示动脉导管位置异常（位于肺动脉左侧壁上），动脉导管未闭血流显色暗淡，呈淡红色（箭头所指）（AO- 主动脉 PA- 肺动脉 RV- 右心室）

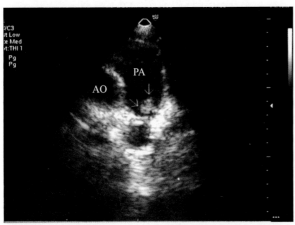

图 9-8-7 动脉导管未闭合并肺动脉侧壁赘生物

大动脉水平短轴切面显示动脉导管未闭及其开口处肺动脉侧壁上的赘生物（箭头所指）（AO- 主动脉 PA- 肺动脉）

五、鉴别诊断

　　超声心动图检查诊断动脉导管未闭有很高的敏感性和特异性，根据经导管喷射到肺动脉分流束的颜色、粗细、分布范围、所占时限的长短及分流速度的快慢等可大致判断导管的粗细、长短以及有无肺动脉高压，从而有利于临床医师正确选择治疗方案。

　　对临床症状不典型、导管难以显示的动脉导管未闭，易与主动脉窦瘤破裂、主动脉肺动脉间隔缺损、高位室间隔缺损合并主动脉瓣关闭不全、冠状动脉瘘相混淆，这些疾病均可闻及双期杂音，

但它们的病变部位不同，通过彩色多普勒显示血流出现的部位、血流的方向和时相，结合临床表现易作出诊断。

第9节
主动脉窦瘤破裂

　　主动脉窦瘤破裂（rupture of aortic sinus aneurysm，RASA）又称为瓦氏窦瘤破裂（rupture of Valsalva sinus aneurysm），其发病率占先天性心脏病的 0.31% ～ 3.56%，以青年男性为主（约占 70%），好发年龄为 20 ～ 40 岁。

一、病理特点及分型

（一）病理特点

　　主动脉窦根据冠状动脉的开口可命名为右冠状窦、左冠状窦和无冠状窦。右冠状窦的大部分邻近右心室流出道，仅有小部分靠近房间隔的前下方和三尖瓣瓣环的上方；左冠状窦邻近房间隔的左心房侧和后心包；无冠状窦则位于左、右心房的前方，邻近房间隔的右心房侧。右冠状窦发生窦瘤的概率最高（约占主动脉窦瘤的 70%），窦瘤破裂到右心室流出道和右心室流入道（图 9-9-1）；其次为无冠窦（发生率约占主动脉窦瘤的 29%），窦瘤大多破入右心房；左冠状窦发生窦瘤的概率最低（约在 1% 以下），窦瘤破入左心房、左心室，也有少数破入心包腔或胸腔。

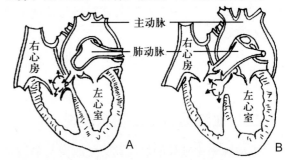

图 9-9-1 主动脉窦瘤破入右心室流入道和流出道

A 图显示右冠状窦瘤破入右心室流入道（箭头所指） B 图显示右冠状窦瘤破入右心室流出道（箭头所指）

（二）主动脉窦瘤形成的原因

　　主动脉窦瘤形成的原因，主要是胚胎时期主

动脉窦部组织发育不全，纤维构成的环状带与主动脉壁的肌肉和弹力纤维呈部分中断，或者是局部组织松软，并不断接受体循环高压血流的冲击而逐步形成窦瘤。在血液长期不断地冲击下，窦瘤也不断扩大，瘤壁越来越薄，在剧烈活动、感染性心内膜炎等诱因的影响下最终导致主动脉窦瘤破裂。

（三）病理分型

主动脉窦瘤按照病理分类，有先天性和后天性之分，后天性主动脉窦瘤发生率极低，主要是由于感染性心内膜炎、梅毒、马方综合征、结核等引起；而先天性主动脉窦瘤则常合并嵴内型室间隔缺损（发生率为 30% ～ 60%）、主动脉瓣关闭不全、肺动脉瓣狭窄、动脉导管未闭、房间隔缺损等。

Sakakibaxa 按照主动脉窦瘤发生的部位及破裂后与周围组织的关系，将主动脉窦瘤分为 4 型。

1. I型 窦瘤从右冠状窦左侧部分破入右心室流出道，其中约有 50.6% 的病例合并有高位室间隔缺损，少数病例合并主动脉瓣关闭不全，此型在临床上最常见。

2. II型 窦瘤从右冠状窦中央部分穿过室上嵴破入右心室流出道，此型少见，约占 5.7%。

3. III型 右冠状窦瘤破入右心房或右心室。根据破入右心室或右心房又分为 III$_V$ 和 III$_A$ 两亚型。

（1）III$_V$ 型。窦瘤穿过膜部室间隔在三尖瓣隔瓣的下方破入右心室；

（2）III$_A$ 型。窦瘤在三尖瓣隔瓣与前瓣交界处破入右心房。

4. IV型 无冠状窦瘤从无冠状窦的右侧破入右心房。

二、血流动力学及临床表现

主动脉窦瘤破裂的血流动力学改变与窦瘤破入的心腔有密切的关系，分流量的大小则主要取决于破裂口的直径和破裂口两端的压力阶差，破裂口小、破裂口两侧压力阶差小，左向右分流量小；而破裂口大、破裂口两侧压力阶差大，左向右分流量大。

1. 主动脉窦瘤破入右心系统 此型最常见，可引起主动脉向右心室或右心房产生连续性左向右分流，导致右心系统突然发生容量负荷过重，使右心系统扩大。当破裂口较小时，血流动力学改变主要表现为左心负荷加重，这是因为主动脉窦瘤破入右心室流出道时在舒张期和收缩期都存在左向右分流，但收缩期的分流并不会加重右心室容量负荷，因此在没有肺动脉高压时，它对右心室的影响不大，而双期分流的血液都要经肺循环进入左心系统，从而明显加重了左心容量负荷。而当破裂口大时，大量血液会从主动脉进入到右心室，右心室不能适应突然增加的过重的负荷而发生右心衰竭。

2. 主动脉窦瘤破入左心系统 可引起左心系统容量负荷过重。

3. 如果主动脉窦瘤破入心包腔 可引起心包填塞，甚至会导致患者突然死亡。

主动脉窦瘤未破裂时一般无任何临床症状，但一旦窦瘤破裂，患者则出现急性发作性胸骨后剧痛和上腹部剧痛，并常伴有呼吸困难，数小时至数天后即可出现右心衰竭，而且呈进行性加重。如果主动脉窦瘤破口较小，患者的症状可很轻，甚至有时完全觉察不到。听诊时可发现心前区突然出现连续性杂音，这种连续性杂音与动脉导管未闭的杂音性质不同，其高峰位于舒张期，有明显的周围血管体征，肺动脉瓣区第二心音增强。

三、超声心动图表现

右冠状窦瘤在胸骨旁左心室长轴切面和大动脉水平短轴切面上易显示，无冠状窦瘤破入右心房应取心尖四腔心切面和心底短轴切面，左冠状窦瘤破入左心房或左心室流出道时应取左心室长轴切面和心尖四腔心切面。

（一）二维超声心动图表现

1. 右冠状窦瘤破入右心室流出道 左心室长轴切面显示右冠状窦明显扩大，呈圆形，并向右心室流出道膨出，舒张期窦瘤呈现出清晰的破裂口，可分别测量内口径与外口径。大动脉水平短轴切面显示右冠状窦扩大并向前方膨出，瘤体呈"花瓣状"凸入右心室流出道（图 9-9-2），可有多个破裂口。单个小的破裂口时瘤体呈"囊袋状"，大的破裂口时瘤体可呈"隧道状"。破裂口多位于肺动脉瓣的下方，会引起肺动脉瓣扑动现象（M 型超声心动图显示得更清楚）。

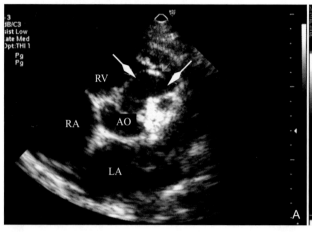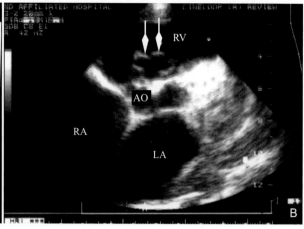

图 9-9-2　右冠状窦瘤破入右心室流出道

A 图为大动脉水平短轴切面显示"囊袋状"主动脉窦瘤（箭头所指）凸入右心室流出道　B 图为大动脉水平短轴切面显示"花瓣状"主动脉窦瘤（箭头所指）凸入右心室流出道（AO- 主动脉 LA- 左心房 RA- 右心房 RV- 右心室）

2. 右冠状窦瘤破入右心室流入道　右冠状窦瘤在三尖瓣隔瓣或后瓣的根部穿过室间隔破入右心室流入道。心尖四腔心切面或心尖五腔心切面显示窦瘤呈"囊袋状"或"隧道状"或"花瓣状"凸向右心室流入道。

3. 无冠状窦瘤或右冠状窦瘤破入右心房　在四腔心切面显示主动脉窦瘤呈"囊袋状"凸入右心房的下部、三尖瓣隔瓣根部的上方（图 9-9-3），瘤壁一般较薄，但也有较厚、回声较强的。

4. 右冠状窦瘤破入室间隔　此型较少见，左心室长轴切面能显示右冠状窦瘤破裂入室间隔，二尖瓣水平左心室短轴切面尤其能清晰地显示前间隔的左心室面和右心室面分离，形成多个囊状无回声区，有时可见囊腔之间相互交通。

5. 左冠状窦瘤破入左心室流出道或左心房　左冠状窦瘤破入左心室流出道时，在左心室长轴切面可显示主动脉瓣下有囊袋状的瘤体，舒张期出现，收缩期消失，破裂口大时瘤体呈"隧道状"（图 9-9-4 和图 9-9-5）；左冠状窦瘤破入左心房时，在左心室长轴切面显示主动脉窦瘤位于二尖瓣前叶根部的上方。

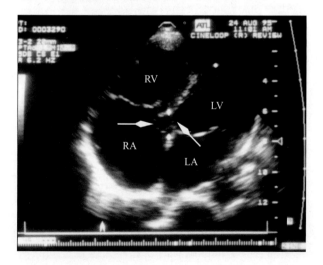

图 9-9-3　无冠状窦瘤破入右心房

四腔心切面显示无冠状窦瘤呈"乳头状"凸入右心房（箭头所指）（LA- 左心房 LV- 左心室 RA- 右心房 RV- 右心室）

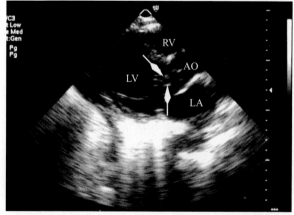

图 9-9-4　左冠状窦瘤破入左心室流出道的二维超声心动图表现

左心室长轴切面显示左心室流出道内呈"隧道状"的左冠状窦瘤（箭头所指）（AO- 主动脉 LA- 左心房 LV- 左心室 RV- 右心室）

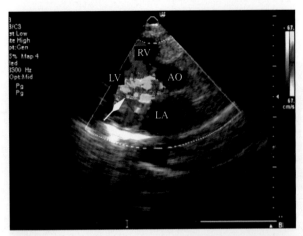

图 9-9-5　左冠状窦瘤破入左心室流出道的彩色多普勒表现

与图 9-9-4 同一切面，显示左心室流出道内五彩镶嵌血流（AO-主动脉　LA- 左心房　LV- 左心室　RV- 右心室）

6.各心腔的大小　随主动脉窦瘤破入部位和破口大小的不同，各房室腔扩大的程度也不相同。当主动脉窦瘤破裂到右心室流出道时，左心室和右心室均扩大，肺动脉扩张，破裂口较大时以右心室增大为主，而破裂口较小时则以左心室增大为主；当主动脉窦瘤破裂到右心房或右心室流入道时，则以右心室扩大为主；当主动脉窦瘤破裂到左心房时，左心房和左心室明显扩大；当主动脉窦瘤破裂到左心室时，则仅有左心室扩大。

（二）彩色多普勒血流显像

彩色多普勒血流显像能清楚地显示主动脉的血液经主动脉窦瘤的破裂口向心腔内分流，呈五彩镶嵌色，破裂口大时，异常血流所占的面积大；破裂口小时，异常血流所占的面积小。当主动脉窦瘤破入右心室血流量多时，肺动脉内血流也呈五彩镶嵌色。

（三）频谱多普勒表现

1．如果主动脉窦瘤破入右心室、右心房或左心房，频谱多普勒在破裂口可记录到全心动周期高速湍流频谱（图 9-9-6）。有一部分主动脉窦瘤的破裂口在收缩期被开放的主动脉瓣遮盖，其分流频谱以舒张期为主。

2．如果主动脉窦瘤破入左心室流出道，则只能取到舒张期高速湍流频谱，这是因为在收缩

期左心室的压力仍大于主动脉的压力，因此主动脉的血液不能经窦瘤的破裂口流入左心室。

3．如果主动脉窦瘤破裂合并室间隔缺损，则在左心室长轴切面上于室间隔的上部和窦瘤的下缘记录到全收缩期高速湍流频谱（图 9-9-7）。

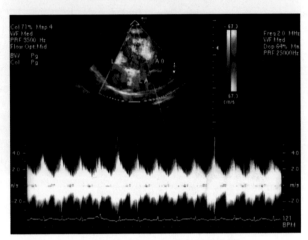

图 9-9-6　主动脉窦瘤破裂的频谱多普勒表现

大动脉水平短轴切面显示主动脉窦瘤破入右心室流出道时以舒张期为主的双期湍流频谱

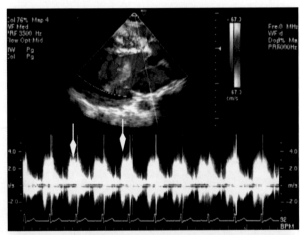

图 9-9-7　主动脉窦瘤破入右心室流出道合并室间隔缺损的频谱多普勒表现

左心室长轴切面显示膜部室间隔缺损，多普勒取样为收缩期高速湍流频谱

（四）经食管超声心动图表现

当主动脉窦瘤破裂到左心房或右心房时，经胸超声心动图往往难以显示窦瘤的全貌，尤其是当窦瘤合并室间隔缺损时，瘤体会遮盖室间隔缺损，经胸超声心动图不易辨认，而经食管超声心动图则可清晰地显示瘤体的边缘位于室间隔缺损处，而且很容易记录到全收缩期高速湍流频谱。

（五）右心声学造影

右心声学造影可清晰地显示瘤体及破裂口处呈造影剂充盈缺损区。

注意事项：

主动脉窦瘤破裂常伴有高位室间隔缺损，需仔细检查室水平有无左向右分流，常用的方法是在左心室长轴切面上用连续多普勒探查有无全收缩期高速湍流频谱。频谱多普勒是鉴别有无合并室间隔缺损的敏感方法，室间隔缺损左向右过隔血流的速度明显比收缩期主动脉窦瘤破裂入右心室时的血流速度快，这是由于收缩期左心室压力大于主动脉压力、而且主动脉的血流进入右心室还要克服瘤体阻力的缘故。

四、鉴别诊断

超声心动图可显示窦瘤的部位、大小和活动情况及窦瘤破裂后血流动力学改变的程度，尤其是彩色多普勒更能直接显示窦瘤的位置、破口的大小和数目，并能确定窦瘤破裂有无合并室间隔缺损、主动脉瓣脱垂、主动脉瓣关闭不全等。超声心动图诊断主动脉窦瘤破裂时需与以下疾病鉴别：

（一）室间隔膜部瘤并缺损

右冠状窦瘤破入右心室流出道时窦瘤的破裂口在心底短轴切面上常位于右冠状窦的前方或偏左侧，靠近肺动脉瓣，而室间隔膜部瘤则位于右冠状窦的右侧，靠近三尖瓣隔瓣；窦瘤破裂口的顶端多延伸较长，在右心室流入道内摆动，舒张期易显示，而室间隔膜部瘤的瘤体常较短，收缩期出现，舒张期消失。多普勒频谱有助于鉴别诊断，主动脉窦瘤的破裂口位于主动脉瓣的上方，取样为双期湍流频谱，而室间隔膜部瘤则位于主动脉瓣的下方，取样为收缩期高速湍流频谱，两者的鉴别诊断详见表 9-9-1。

（二）主动脉窦扩张

主动脉窦扩张多见于中老年人，常有高血压病史，一般主动脉窦的三个窦均扩张，基底部较宽，其横径大于凸出径。

表 9-9-1　主动脉窦瘤破入右心室流出道与室间隔膜部瘤并缺损的鉴别诊断

	主动脉窦瘤破入右心室流出道	室间隔膜部瘤并缺损
各心腔大小	左心房和左心室明显扩大，右心室扩大	左心房和左心室扩大
瘤体的位置和形态	位于主动脉瓣的上方，靠近肺动脉瓣，呈"花瓣状"或"囊袋状"，瘤体延伸较长	位于主动脉瓣的下方，靠近三尖瓣隔瓣，瘤体较短小
瘤体膨出的时相	舒张期	收缩期
分流的时相	舒张期为主的双期湍流频谱	收缩期湍流频谱

第 10 节
主动脉肺动脉间隔缺损

主动脉肺动脉间隔缺损（aorticopulmonary septal defect）又称为主动脉肺动脉窗，它是指升主动脉与肺动脉主干之间存在缺损，主动脉和肺动脉的血流直接沟通。主动脉肺动脉间隔缺损是一种罕见的先天性心血管畸形，约占先天性心血管畸形的 1%。

一、病理特点及分型

（一）病理特点

主动脉肺动脉间隔缺损是由于在胚胎期动脉干间隔发育不全，使升主动脉与肺动脉主干分隔不完全而遗留了升主动脉与肺动脉主干之间的缺损，造成主动脉与肺动脉之间的沟通（图 9-10-1）。

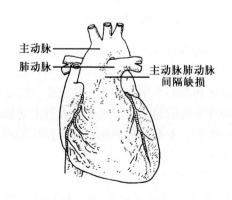

图 9-10-1　主动脉肺动脉间隔缺损示意图

（二）病理分型

按其发生部位可分为三型（图9-10-2）。

1. I型 主动脉肺动脉间隔近端缺损。缺损紧靠半月瓣的上方，在主动脉和肺动脉主干之间形成交通孔，此孔为一很短的管道。

2. II型 主动脉肺动脉间隔远端缺损。缺损与两组半月瓣尚有一段距离，升主动脉远端和肺动脉主干相交通。

3. III型 主动脉肺动脉间隔完全缺如，左肺动脉和右肺动脉好像直接起源于升主动脉。

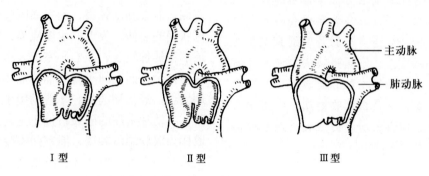

| I 型 | II 型 | III 型 |

图9-10-2 　主动脉肺动脉间隔缺损分型示意图

二、血流动力学改变及临床表现

升主动脉血流经缺损进入肺动脉，使肺循环血流量增加、肺动脉扩张，左心房和左心室容量负荷加重，从而导致左心房和左心室扩大。主动脉肺动脉间隔缺损时左向右分流量一般都较大，病情发展快，很早即可导致肺动脉高压，形成艾森曼格综合征。

主动脉肺动脉间隔缺损的临床表现与粗大的动脉导管未闭相类似，患儿常有心悸、呼吸困难、消瘦、呼吸道感染等症状，在胸骨左缘第3～4肋间闻及连续性机器样响亮杂音，肺动脉瓣区第2心音亢进，由于患者较早即形成肺动脉高压，因此连续性杂音的舒张期成分常减弱甚至消失而只剩下收缩期杂音，有明显周围血管征。

三、超声心动图表现

二维超声心动图对主动脉肺动脉间隔缺损的诊断有一定的局限性，确诊需要依靠彩色多普勒血流显像和右心声学造影，尤其是那些较早即出现肺动脉高压的患者，应考虑是否有主动脉肺动脉间隔缺损。主动脉肺动脉间隔缺损的超声心动图表现为：

1. 升主动脉与肺动脉主干之间直接相通。

2. 左心房和左心室扩大，肺动脉扩张，右心室流出道增宽，右心室扩大。

3. 彩色多普勒显示一股五彩镶嵌血流呈喷泉状从升主动脉射向肺动脉，连续多普勒于肺动脉内可记录到以收缩期为主的双期湍流频谱，高峰位于收缩期。

4. 右心声学造影时，取大动脉水平短轴切面可见微气泡在肺动脉内形成旋涡，这是由于升主动脉血流向肺动脉内喷射所造成的。由于主动脉肺动脉间隔缺损较早即出现肺动脉高压，在肺动脉高压形成后，可见微气泡从肺动脉进入升主动脉。

四、鉴别诊断

主动脉肺动脉间隔缺损在临床上闻及的杂音极容易与动脉导管未闭、冠状动脉瘘、主动脉窦瘤破裂入右心相混淆，超声心动图检查根据病变的部位和血流动力学的改变认真分析，可作出鉴别，它们的鉴别诊断详见表9-10-1。

第11节
主动脉口狭窄

主动脉口狭窄（aortic stenosis）包括主动脉瓣狭窄（valvular aortic stenosis）、主动脉瓣上狭窄（supravalvular aortic stenosis）和主动脉瓣下

表 9-10-1　主动脉肺动脉间隔缺损与动脉导管未闭、冠状动脉瘘和主动脉窦瘤破裂的鉴别诊断

	主动脉肺动脉间隔缺损	动脉导管未闭	冠状动脉瘘	主动脉窦瘤破裂
各心腔大小	左心房、左心室扩大	左心房、左心室扩大	瘘入的心腔明显扩大	破裂入的心腔明显扩大，左心房、左心室扩大
异常血流的起止部位	起源于升主动脉，终止于肺动脉	起源于降主动脉，终止于肺动脉	起源于冠状动脉，终止于分流到的心腔	起源于主动脉窦瘤，终止于分流到的心腔
异常血流的时相	以收缩期为主的双期高速湍流	以收缩期为主的双期高速湍流	瘘入右心房、右心室、左心房时，以舒张期为主的双期高速湍流，瘘入左心室时仅有舒张期高速湍流	破裂入右心房、右心室、左心房时，以舒张期为主的双期高速湍流，破裂入左心室时仅有舒张期高速湍流
其他	升主动脉与肺动脉之间回声中断	降主动脉与肺动脉间有管状回声	冠状动脉明显扩张	主动脉窦"花瓣状"或"囊袋状"瘤体

狭窄（subvalvular aortic stenosis），其发病率占先天性心脏病的 3%～6%。根据病因的不同，主动脉瓣狭窄又可分为先天性主动脉瓣狭窄、钙化性主动脉瓣狭窄和风湿性主动脉瓣狭窄；主动脉瓣下狭窄则包括先天性膜性狭窄、肌性狭窄和特发性梗阻性肥厚型狭窄；主动脉瓣上狭窄则均为先天性，而且很少见。下面仅讨论先天性主动脉口狭窄的情况。

一、病理特点及分型

先天性主动脉口狭窄根据梗阻部位的不同分为主动脉瓣狭窄、主动脉瓣上狭窄和主动脉瓣下狭窄 3 种类型。

1. 主动脉瓣狭窄　主动脉瓣狭窄包括单瓣化狭窄、二瓣化狭窄、三瓣化狭窄和主动脉瓣环发育过小等 4 种类型。

（1）单瓣化狭窄。整个瓣膜呈一隔膜，中心有一个孔，此型是主动脉瓣狭窄中最严重的一种类型。

（2）二瓣化狭窄。主动脉瓣只有两个瓣和两个主动脉窦，由于瓣膜交界部粘连产生狭窄，或者由于瓣叶过长开放受限而造成狭窄，此型是主动脉瓣狭窄中最常见的类型。

（3）三瓣化狭窄。三个瓣膜的交界处未完全分离而造成的狭窄。

（4）主动脉瓣环发育过小。由于主动脉瓣环过小而致使主动脉瓣开放受限，开口狭小。

2. 主动脉瓣下狭窄　先天性主动脉瓣下狭窄是先天性左心室流出道梗阻较常见的原因，分为以下两种类型：

（1）膜性狭窄。纤维组织薄膜紧贴在主动脉瓣的下方，膜中央有直径 0.4～1.2cm 的小孔，膜的周边与邻近组织相延续。

（2）纤维肌性狭窄。指位于主动脉瓣下的局限性环形组织，其成分除纤维组织以外还有肌性组织参与，位置较膜性狭窄低，一般距主动脉瓣 1.0～3.0cm。

3. 主动脉瓣上狭窄　主动脉瓣上狭窄是主动脉口狭窄中较少见的类型，约占先天性心脏病的 0.1%，它分为以下 3 种类型（图 9-11-1）。

（1）膜性狭窄。在主动脉窦的上缘（相当于主动脉嵴平面）有一有孔的纤维膜。

（2）壶腹样狭窄。在主动脉嵴平面有环形狭窄，同时伴有一段升主动脉细小。

（3）条索样狭窄。主动脉窦远端的升主动脉整体发育不全，管壁厚，管腔明显变细。

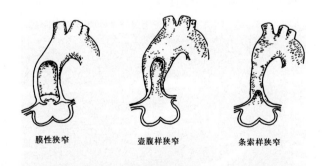

膜性狭窄　　　　壶腹样狭窄　　　　条索样狭窄

图 9-11-1　主动脉瓣上狭窄示意图

二、血流动力学改变及临床表现

由于左心室射血受阻，使左心室阻力负荷过重，导致左心室心肌和室间隔肥厚、左心房扩大。

患者有心悸、气喘、昏厥和心绞痛等症状。主动脉瓣狭窄时，主动脉瓣区有响亮的收缩期喷射性杂音，杂音向心尖和颈动脉传导，常伴有震颤；主动脉瓣下狭窄时，在胸骨左缘第 3 ~ 4 肋间杂音最响，并向心尖传导，较少向颈动脉传导；主动脉瓣上狭窄时，在胸骨右缘第 1 肋间和右颈总动脉上闻及收缩期杂音，第 2 心音一般无变化。

三、超声心动图表现

1. 主动脉瓣狭窄

（1）主动脉瓣回声增强，收缩期主动脉瓣开放呈圆隆状，活动受限（图 9-11-2），主动脉瓣开放的最大间距小于 1.5cm 即为主动脉瓣狭窄。

其中主动脉瓣开放的最大间距在 1.2 ~ 1.5cm 为轻度狭窄，在 0.8 ~ 1.2cm 为中度狭窄，小于 0.8cm 为重度狭窄。主动脉瓣二瓣化狭窄时，主动脉瓣关闭线偏移；单瓣化狭窄时收缩期见瓣膜呈半月形向主动脉腔凸出而舒张期则向左心室流出道凸出，大动脉水平短轴切面显示主动脉瓣口呈圆形，无正常三瓣叶关闭的征象。

（2）左心室及室间隔呈向心性肥厚，主动脉扩张。

（3）彩色多普勒显示收缩期一股五彩镶嵌血流呈喷泉状从左心室射向主动脉（图 9-11-3），连续多普勒在主动脉瓣上可记录到收缩期高速湍流频谱。

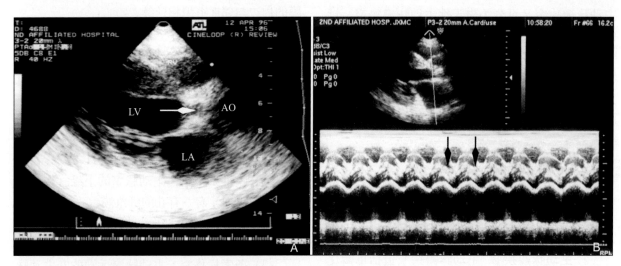

图 9-11-2　主动脉瓣狭窄的二维超声心动图表现

A. 图为主动脉瓣回声明显增强增粗，开放受限（箭头所指），左心室心肌肥厚　B. 图为 M 型超声心动图显示主动脉瓣回声增强，开放受限（AO- 主动脉　LA- 左心房　LV- 左心室）

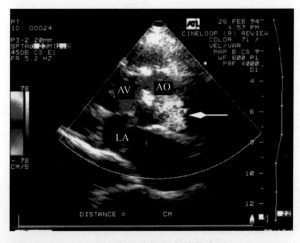

图 9-11-3　主动脉瓣狭窄的彩色多普勒表现

彩色多普勒显示主动脉内起源于主动脉瓣口的五彩镶嵌血流（AO- 主动脉　AV- 主动脉瓣　LA- 左心房）

2. 主动脉瓣下狭窄

（1）膜性狭窄时，于左心室长轴切面显示紧靠主动脉瓣的下方有一细线状回声，一端连在室间隔上，另一端附着在主动脉根部后壁与二尖瓣前叶根部的交界处，隔膜的中心有一小孔，收缩期隔膜呈圆隆状凸向主动脉，舒张期又退回左心室流出道。纤维肌性狭窄时，超声心动图于主动脉瓣下方 1.0 ~ 3.0cm 处可显示室间隔组织凸入左心室流出道，在收缩期时狭窄加重（图 9-11-4）。

（2）室间隔和左心室壁呈对称性肥厚，左心房扩大。

（3）彩色多普勒显示一股五彩镶嵌血流起源

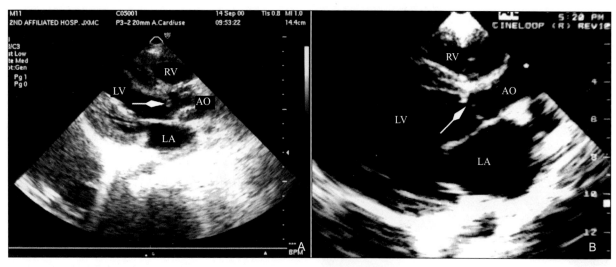

图 9-11-4 主动脉瓣下狭窄的二维超声心动图表现

A 图为主动脉瓣下膜性狭窄，图示主动脉瓣下方隔膜样回声收缩期呈圆隆状凸向主动脉（箭头所指） B 图为主动脉瓣下纤维肌性狭窄，图示主动脉瓣下方回声较强的肌性组织凸向左心室流出道（箭头所指）（AO- 主动脉 LA- 左心房 LV- 左心室 RV- 右心室）

于左心室流出道狭窄处，向主动脉内喷射，连续多普勒在主动脉瓣下方和主动脉内记录到收缩期高速湍流频谱（图 9-11-5）。

3. 主动脉瓣上狭窄

（1）膜性狭窄时，在主动脉窦的上方显示有异常的隔膜回声，中间有缺孔（图 9-11-6A）；壶腹样狭窄时，在主动脉嵴平面显示主动脉壁向主动脉腔内凸出，主动脉腔狭窄（图 9-11-6B）；条索样狭窄时，升主动脉明显变细；

（2）左、右冠状动脉扩张（图 9-11-7）；

（3）左心室明显呈向心性肥厚，乳头肌肥大；

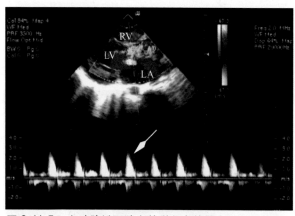

图 9-11-5 主动脉瓣下狭窄的彩色多普勒表现

彩色多普勒显示起源于主动脉瓣下方的五彩镶嵌血流向主动脉内喷射，连续多普勒取样为收缩期高速湍流频谱（箭头所指）

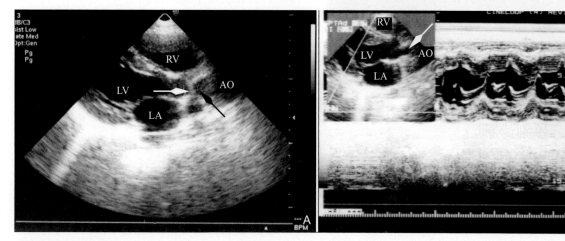

图 9-11-6 主动脉瓣上狭窄的二维超声心动图表现

A 图为主动脉瓣上膜性狭窄（箭头所指） B 图为主动脉瓣上壶腹样狭窄（箭头所指）及左心室肥厚（AO- 主动脉 LA- 左心房 LV- 左心室 RV- 右心室）

（4）胸骨上窝主动脉弓长轴切面显示条索样主动脉瓣上狭窄时，整个主动脉均发育不良。

（5）彩色多普勒显示狭窄部位血流呈五彩镶嵌色，连续多普勒取样为收缩期高速湍流频谱，血流速度可超过 5.0m/s（图 9-11-8）。

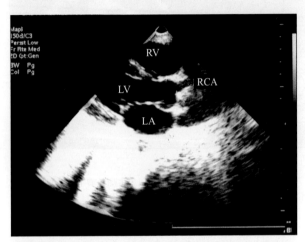

图 9-11-7　主动脉瓣上狭窄时冠状动脉扩张

左心室长轴切面显示右冠状动脉扩张（LA-左心房 LV-左心室 RCA-右冠状动脉 RV-右心室）

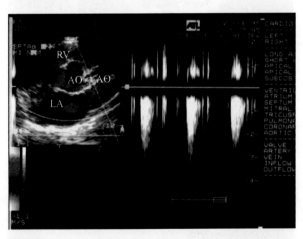

图 9-11-8　主动脉瓣上狭窄的多普勒超声心动图表现

彩色多普勒示主动脉瓣上狭窄的五彩镶嵌血流，连续多普勒取样为收缩期高速湍流频谱

四、鉴别诊断

先天性主动脉瓣狭窄主要应与风湿性主动脉瓣狭窄鉴别，风湿性主动脉瓣狭窄大多有二尖瓣病变，并且由于风湿侵犯瓣膜会引起瓣膜长期炎症，使之纤维化、萎缩、增厚等改变，所以风湿性主动脉瓣病变主要以关闭不全为主，而且风湿性主动脉瓣狭窄常发生于中老年人，很少发生于儿童。

第12节
肺动脉口狭窄

肺动脉口狭窄（pulmonary stenosis）大致可分为肺动脉瓣狭窄、肺动脉瓣下狭窄和肺动脉瓣上狭窄，主要包括右心室漏斗部狭窄、肺动脉瓣环狭窄、肺动脉瓣狭窄、肺动脉主干狭窄、左右肺动脉狭窄、外围肺动脉及其分支狭窄，其发生率占先天性心脏病的 12% ~ 20%。

一、病理特点及分型

1.肺动脉瓣狭窄　肺动脉三个瓣叶交界处相互融合，致使肺动脉瓣开放受限，如果肺动脉瓣的三个瓣叶交界处融合成二瓣，即为二瓣化畸形；如果瓣叶无交界处而仅在中心部残留一小孔，则为单瓣化畸形。轻度和中度的肺动脉瓣狭窄，其瓣叶结构尚完整，瓣环内径正常；而重度的肺动脉瓣狭窄则常伴有瓣环狭窄和瓣叶发育不良，瓣膜增厚，在肺动脉侧的瓣口边缘还常有粟粒状赘生物附着。

2.肺动脉瓣下狭窄　包括环状狭窄、肌束肥厚性狭窄及管状狭窄。

（1）环状狭窄。环状狭窄又分为高位狭窄和低位狭窄。

①高位狭窄。位于肺动脉瓣下，呈比较局限的纤维肌性环或纤维隔膜中间形成狭窄孔。

②低位狭窄。距肺动脉瓣尚有一定的距离，远端的右心室漏斗部正常或增大，形成第三心室，可引起肺动脉狭窄后扩张。

（2）肌束肥厚性狭窄。指室上嵴、壁束和隔束肥厚而引起的狭窄。

（3）管状狭窄。右心室流出道广泛性肥厚，导致右心室流出道呈管状狭窄，一般不会导致肺动脉狭窄后扩张。

3.肺动脉瓣上狭窄　肺动脉瓣上狭窄包括肺动脉主干、左右肺动脉及远端肺动脉狭窄，病变可累及一处或多处。狭窄处的血管内膜纤维组织增生，中层增厚，弹性减弱或消失，可分为3型：

（1）隔膜样狭窄。隔膜呈环状，中央有大小不等的小孔。

（2）节段性狭窄。狭窄的肺动脉有一定的长度，肺动脉腔内无隔膜存在。

（3）肺动脉弥漫性发育不全。

二、血流动力学改变及临床表现

由于右心室射血受阻，使右心室压力负荷升高，导致右心室肥厚和右心室顺应性下降，因此右心房压力也升高，右心房扩大。又由于右心室压力升高而肺动脉压力正常或降低，从而导致两者之间有明显的跨瓣压力阶差。

轻度肺动脉口狭窄的患者可无自觉症状，多在体检时偶尔发现心脏杂音，重度肺动脉口狭窄的患者常有劳累后气促、乏力、头昏、眼花等症状，并最终导致右心衰竭，其主要体征是在胸骨左缘

第 2～3 肋间闻及粗糙而响亮的喷射性收缩期杂音，向整个胸部传导，也可向颈部、背部传导，杂音响度与狭窄的程度有一定关系（一般而言，狭窄程度越严重，杂音越响亮），肺动脉瓣第二心音减弱或消失。

三、超声心动图表现

1. 肺动脉瓣狭窄

（1）肺动脉瓣增厚、增强，呈圆隆状开放，瓣膜运动明显受限。

（2）右心室肥厚，室间隔增厚，右心房扩大（图 9-12-1）。

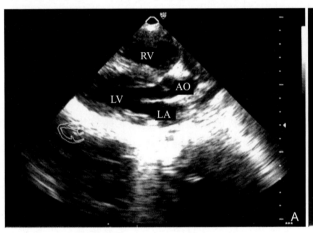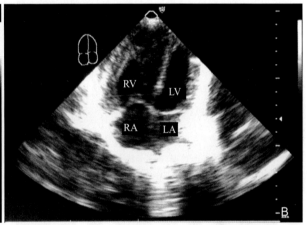

图 9-12-1　肺动脉瓣狭窄时右心室肥厚
A 图为左心室长轴切面显示室间隔和右心室壁肥厚　B 图为四腔心切面显示右心室肥厚和右心室扩大（AO- 主动脉　LA- 左心房　LV- 左心室　RA- 右心房　RV- 右心室）

（3）彩色多普勒显示收缩期一股五彩镶嵌血流从肺动脉瓣口向肺动脉内喷射，连续多普勒在取样为收缩期高速湍流频谱（图 9-12-2）。

2. 肺动脉瓣下狭窄

（1）室间隔和右心室壁明显肥厚，右心房扩大。

（2）环状狭窄时，在大动脉水平短轴切面显示紧靠肺动脉瓣下方或稍远离肺动脉瓣的室间隔和右心室游离壁呈对称性隆起，厚薄不一；肌束肥厚性狭窄时，一般仅显示单侧壁上呈局限性隆起（图 9-12-3）；管状狭窄时，整个漏斗部或大部分右心室流出道肌壁呈对称性肥厚，使右心室流出道呈一狭小的管状，收缩期时狭窄更明显。

（3）彩色多普勒显示狭窄处出现五彩镶嵌血流，连续多普勒取样为收缩期高速湍流频谱（图 9-12-4）。

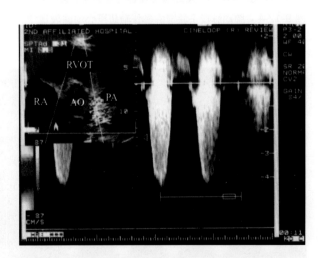

图 9-12-2　肺动脉瓣狭窄的多普勒超声心动图表现
大动脉水平短轴切面显示肺动脉内五彩镶嵌血流，连续多普勒取样为收缩期高湍流频谱（PA- 肺动脉　RA- 右心房　RVOT- 右心室流出道）

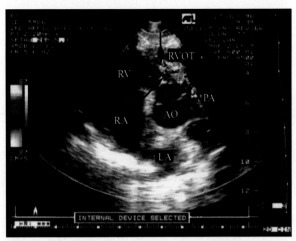

图9-12-3　肺动脉瓣下狭窄（肌束肥厚性狭窄）
大动脉水平短轴切面显示右心室肌束明显肥厚（箭头所指），右心室流出道狭窄，彩色多普勒显示起源于右心室流出道的五彩镶嵌血流向肺动脉内喷射（AO-主动脉　LA-左心房　PA-肺动脉　RA-右心房　RV-右心室　RVOT-右心室流出道）

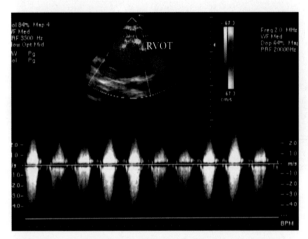

图9-12-4　肺动脉瓣下狭窄的多普勒超声心动图表现
彩色多普勒显示起源于右心室流出道的五彩镶嵌血流，连续多普勒取样为收缩期高速湍流频谱

3.肺动脉瓣上狭窄　超声心动图能清楚地显示肺动脉主干及左右肺动脉近段狭窄的部位和肺动脉呈狭窄后扩张，狭窄严重的患者还常可显示出右心室肥厚及右心房扩大。彩色多普勒显示狭窄处血流束明显变细并呈五彩镶嵌色（图9-12-5）。

注意事项：

超声心动图检查肺动脉口狭窄时，能清楚地显示狭窄的部位、程度和范围，为临床医师决定是否进行手术治疗或能否进行球囊扩张提供可靠的依据，是首选的无创性检查方法。然而，超声心动图诊断肺动脉口狭窄时还需要注意以下几点。

1.判断右心室流出道狭窄一定要从左心室长轴切面和心底水平短轴切面去测量右心室流出道的内径，观察右心室壁和室间隔有无增厚。对有房间隔缺损和室间隔缺损的患者，若显示出室间隔和右心室壁肥厚而肺动脉扩张又不明显时，应警惕有无右心室流出道狭窄和肺动脉瓣狭窄，彩色多普勒能敏感地显示狭窄部位出现的五彩镶嵌血流，有利于明确诊断。肺动脉瓣狭窄可伴有小的房间隔缺损或卵圆孔未闭，但如果肺动脉狭窄程度轻，患者无发绀，超声心动图检查易漏诊，所以对肺动脉瓣狭窄的患者应常规观察房间隔有无缺损，最好进行右心声学造影检查，如果有小的房间隔缺损存在，则可显示有少量气泡从右心房进入左心房。

2.轻度肺动脉瓣狭窄时，瓣膜增厚不明显，难以显示出瓣膜呈圆隆状开放，易漏诊，特别是

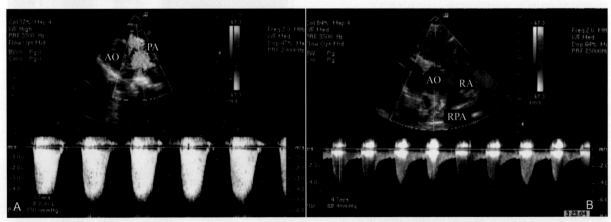

图9-12-5　肺动脉瓣上狭窄
A图为肺动脉瓣上狭窄，彩色多普勒显示起源于肺动脉瓣上的五彩镶嵌血流，连续多普勒取样为收缩期湍流频谱，峰值血流速度达5.7m/s；B图为右肺动脉起始部狭窄，彩色多普勒显示右肺动脉内的五彩镶嵌血流，峰值血流速度为4.7m/s（AO-主动脉　PA-肺动脉　RPA-右肺动脉）

当合并室间隔缺损时，常常仅注意到室间隔缺损而忽略了肺动脉瓣狭窄。若在超声心动图检查中发现室间隔缺损的左向右过隔血流速度不是很快，或者大的室间隔缺损已有少量右向左分流时，肺动脉内仍有高速血流，则应考虑有肺动脉瓣狭窄。肺动脉瓣狭窄、右心室流出道狭窄都是以右心室壁增厚为主要特征，因此凡发现右心室壁和室间隔肥厚的患者，均应仔细观察肺动脉瓣和右室流出道有无狭窄。

3. 轻度法洛三联症的患者，房间隔缺损较小，肺动脉瓣轻度狭窄，其血流动力学改变不明显，超声心动图检查时往往只注意了房间隔缺损而忽略了肺动脉瓣狭窄，或者相反。彩色多普勒根据肺动脉血流速度可鉴别有无肺动脉瓣狭窄存在，单纯的房间隔缺损引起肺动脉血流速度超过 2.0m/s 时，一般是大的房间隔缺损，此时右心室也应明显扩大，否则就应合并肺动脉瓣狭窄。

第 13 节
部分型肺静脉异位引流

部分型肺静脉异位引流（partial anomalous pulmonary venous connection，PAPVC）是指一部分肺静脉未直接与左心房相连，而与体静脉（包括无名静脉、上腔静脉、下腔静脉或肝静脉）或右心房相连接，其发病率约占先天性心脏病的 5.8%。

一、病理特点及分型

（一）病理特点

根据异位引流肺静脉的数目可分为：一侧单支肺静脉异位引流；一侧双支肺静脉异位引流；双侧单支肺静脉异位引流。

根据肺静脉异位引流的部位又可分为右肺静脉引流至右上腔静脉、右肺静脉引流至右心房、右肺静脉引流至下腔静脉、右肺静脉引流至肝静脉、左肺静脉引流至左无名静脉、左肺静脉引流至冠状静脉窦等（图 9-13-1）：

（二）病理分型 （图 9-13-1）

1. **心上型** 右肺静脉引流至右上腔静脉，或者左肺静脉引流至左无名静脉。

2. **心内型** 右肺静脉引流至右心房，或者左肺静脉引流至冠状静脉窦或右心房。

3. **心下型** 右肺静脉引流至下腔静脉或肝静脉。

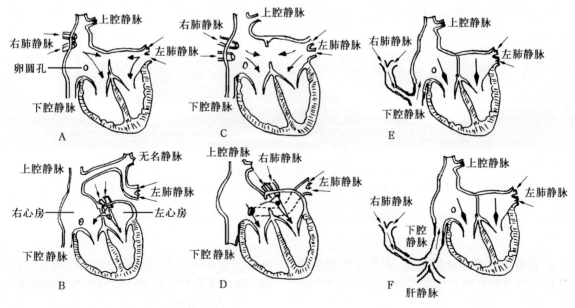

图 9-13-1 部分型肺静脉异位引流分型示意图

A 图为右肺静脉引流至右上腔静脉 B 图为左肺静脉引流至左无名静脉 C 图为右肺静脉引流至右心房 D 图为左肺静脉引流至冠状静脉窦 E 图为右肺静脉引流至下腔静脉 F 图为右肺静脉引流至肝静脉（A 和 B 为心上型，C 和 D 为心内型，E 和 F 为心下型）

二、血流动力学改变及临床表现

肺静脉血引流到右心房使右心容量负荷加重，导致右心系统扩大、肺动脉扩张。

轻度部分型肺静脉异位引流的患者无症状，常到成年时出现心悸、气急、易疲劳等症状。胸骨左缘第 2~3 肋间闻及收缩期喷射性杂音，第二心音固定分裂，杂音性质与房间隔缺损相似。

三、超声心动图表现

1. 二维超声心动图表现

（1）正常情况下，在左心房的后方和上方分别有两支肺静脉开口于左心房，其直径约为1.0cm。部分型肺静脉异位引流主要是右肺静脉的一支或两支未能与左心房相连通。心上型部分型肺动脉异位引流最常见的是右肺静脉引流入上腔静脉，在胸骨上窝上腔静脉纵切面可显示右肺静脉与上腔静脉相连；心内型部分型肺静脉异位引流在剑下四腔心切面可显示右肺静脉在房间隔

的右侧开口于右心房（图 9-13-2），左肺静脉引流入冠状静脉窦时，还可显示冠状静脉窦扩张。

（2）右心房及右心室扩大，室间隔与左心室后壁同向运动，肺动脉扩张（图 9-13-3）。

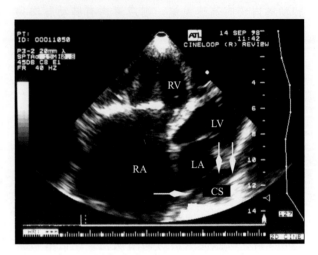

图 9-13-2 心内型肺静脉异位引流的四腔心切面

四腔心切面显示异位引流的肺静脉（箭头所指）位于左心房的后方汇入冠状静脉窦，开口于右心房（CS-冠状静脉窦 LA-左心房 LV-左心室 RA-右心房 RV-右心室）

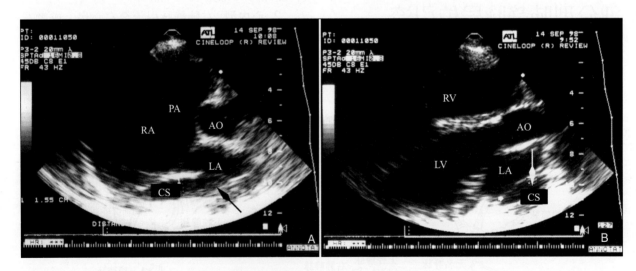

图 9-13-3 心内型肺静脉异位引流的大动脉水平短轴切面和左心室长轴切面

A 图为大动脉水平短轴切面，显示异位的肺静脉（箭头所指）在左心房的后方汇入冠状静脉窦，开口于右心房，导致右心房和右心室明显扩大 B 图为左心室长轴切面，显示异位的肺静脉（箭头所指）在左心房的后方汇入冠状静脉窦，导致右心室明显扩大，室间隔与左心室后壁同向运动（AO-主动脉 CS-冠状静脉窦 LA-左心房 LV-左心室 RA-右心房 RV-右心室）

2. 多普勒超声心动图表现 彩色多普勒血流显像显示部分肺静脉直接回流到左心房的红色血流信号消失，肺静脉血流从右心房的后壁进入右心房（图 9-13-4）。合并房间隔缺损时，在心房水平可显示双向分流。肺动脉内出现五彩镶嵌血流，脉冲多普勒在肺动脉内取样为高速湍流频谱。

3. 右心声学造影 显示扩张的冠状静脉窦内不出现造影剂气泡回声（图 9-13-5）。

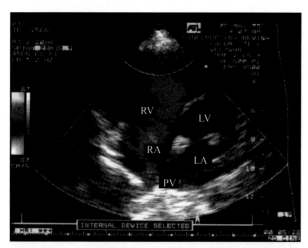

图 9-13-4 心内型肺静脉异位引流的彩色多普勒表现

彩色多普勒显示部分肺静脉直接回流到左心房的红色血流信号消失，肺静脉血流从右心房的后壁进入右心房（LA- 左心房 LV-左心室 PV- 肺静脉 RA- 右心房 RV- 右心室）

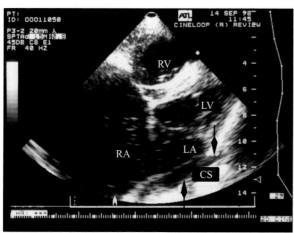

图 9-13-5 心内型肺静脉异位引流的右心声学造影表现

部分型肺静脉异位引流合并房间隔缺损时，右心房、右心室，左心房和左心室内均可见气泡回声，而扩张的冠状静脉窦内始终无气泡出现（CS- 冠状静脉窦 LA- 左心房 LV- 左心室 RA- 右心房 RV- 右心室）

4. 经食管超声心动图表现 能清晰地显示房间隔缺损的部位和大小以及肺静脉异位引流到右心房的确切部位，有助于明确诊断。

四、鉴别诊断

肺静脉异位引流的常见诊断方法有 X 线、心导管和超声心动图，而超声心动图检查能根据右心室容量负荷加重直接寻找病因，探查房间隔和肺静脉连接是否有异常，特别是彩色多普勒检查能清晰地显示四条肺静脉血流回流到左心房的部位，如果有一支以上的肺静脉与左心房的正常连

接消失，即可以诊断为部分型肺静脉异位引流。部分型肺静脉异位引流的心脏杂音和血流动力学改变与房间隔缺损相类似，二维超声心动图易把房间隔的回声失落误诊为房间隔缺损。在超声心动图检查过程中如果发现右心房和右心室扩大，肺动脉扩张，但未能显示明确的房间隔缺损或者右心室容量负荷加重与房间隔缺损的大小不成比例时，都应该仔细探查四支肺静脉是否均开口于左心房，以确定有无部分型肺静脉异位引流。

第14节
冠状动脉瘘

冠状动脉瘘（coronary arterial fistula，CAF），又称为冠状动脉心腔瘘，它是指冠状动脉与任一心腔、冠状静脉（或冠状静脉窦）或肺动脉主干之间存在的异常交通，是一种罕见的先天性心脏病，约占先天性心脏病的 0.3%。

一、病理特点及分型

（一）病理特点

冠状动脉瘘是冠状动脉与心腔之间产生异常的交通，异常交通的冠状动脉长度明显延长，起始部扩张、迂曲、管壁薄，有的呈梭形或形成囊状动脉瘤，多为一个瘘口，但也可有多个瘘口，以右冠状动脉瘘为多见，瘘口多在右心室、右心房或肺动脉等处，其中右心系统占 90%，左心系统仅占 10%。

（二）病理分型

1. 根据瘘管引流的位置分型

（1）Ⅰ型 冠状动脉瘘引流入右心房。

（2）Ⅱ型 冠状动脉瘘引流入右心室。

（3）Ⅲ型 冠状动脉瘘引流入肺动脉。

（4）Ⅳ型 冠状动脉瘘引流入左心房。

（5）Ⅴ型 冠状动脉瘘引流入左心室。

2. 根据瘘管起源的冠状动脉分型

（1）右冠状动脉瘘。

（2）左冠状动脉瘘。

（3）单一冠状动脉瘘。

（4）双冠状动脉瘘。

（5）副冠状动脉瘘。

（6）没有特殊指名的冠状动脉瘘。

二、血流动力学改变和临床表现

冠状动脉瘘至心腔时，左向右分流量的多少主要取决于瘘管的直径和瘘入的部位。一般来说，瘘管直径小或进入高压的左心室，分流量少；而瘘管直径大、进入低压的心腔，则分流量大，引起容量负荷明显加重。当冠状动脉瘘至右心房、右心室、左心房和肺动脉等处时产生连续性分流；而当冠状动脉瘘至左心室时，则只出现舒张期分流，这是由于收缩期左心室的压力高于冠状动脉的缘故。

患者一般无自觉症状，到病变晚期由于左向右分流量大，患者可出现心慌、气促、疲乏及心功能不全的症状。冠状动脉瘘患者的症状与分流的部位、分流量的多少以及合并的其他心脏畸形有关。冠状动脉瘘的主要体征是心前区闻及 3/6 级连续性杂音，瘘入左心室时仅能闻及舒张期杂音，杂音的响度与瘘入心腔的部位有关，肺动脉瓣区第 2 音亢进。

三、超声心动图表现

1. 二维超声心动图表现　冠状动脉瘘累及的冠状动脉近段常明显扩张，超声心动图能清晰地显示各种类型冠状动脉瘘的瘘口位置：冠状动脉右心室瘘时取剑突下四腔心切面和心尖四腔心切面；冠状动脉左心室瘘时取胸骨旁乳头肌水平左心室短轴切面；冠状动脉右心房瘘时取心尖四腔心切面；冠状动脉肺动脉瘘时取肺动脉长轴切面。冠状动脉瘘的超声心动图表现为：

（1）超声心动图能清楚地显示扩张的冠状动脉（图 9-14-1），沿冠状动脉的长轴可追踪其走行，有时可一直追踪至瘘口处。

（2）冠状动脉瘘入的心腔明显扩大，瘘入的血管明显扩张。

2. 彩色多普勒血流显像　可显示近端扩张的冠状动脉内出现以红色为主的血流信号，在瘘口处显示出五彩镶嵌血流，呈喷泉状（图 9-14-2 和图 9-14-3）。

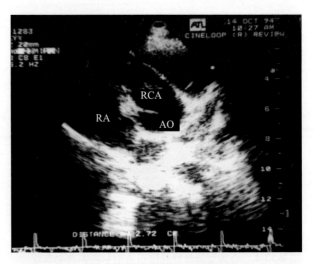

图 9-14-1　冠状动脉瘘的二维超声心动图表现

大动脉水平短轴切面显示右冠状动脉起始处明显扩张（AO- 主动脉 RA- 右心房 RCA- 右冠状动脉）

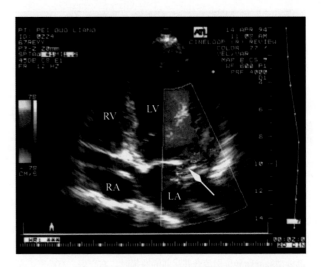

图 9-14-2　右冠状动脉瘘左心室瘘的彩色多普勒表现

四腔心切面示右冠状动脉瘘的五彩血流瘘入左心室（箭头所指），导致左心室明显扩大（LA- 左心房 RA- 右心房 LV- 左心室 RV-右心室）

3. 频谱多普勒表现

（1）冠状动脉瘘入右心室、右心房、肺动脉、左心房或冠状静脉窦等处。脉冲多普勒在瘘口处记录到收缩期和舒张期连续性湍流频谱（图 9-14-4 和图 9-14-5）。

（2）冠状动脉瘘至左心室。脉冲多普勒在瘘口处仅能记录到单纯的舒张期湍流频谱，这是因为收缩期左心室压力高于冠状动脉压力、高张力使心肌关闭了瘘口（图 9-14-6）。

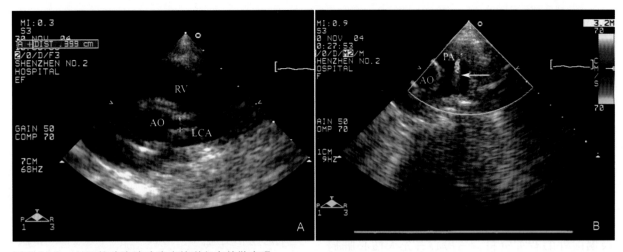

图 9-14-3　左冠状动脉肺动脉瘘的彩色多普勒表现

A 图显示左冠状动脉扩张　B 图显示肺动脉外侧壁一股蓝色血流喷射到肺动脉（AO- 主动脉　LCA- 左冠状动脉　PA- 肺动脉　RV- 右心室）

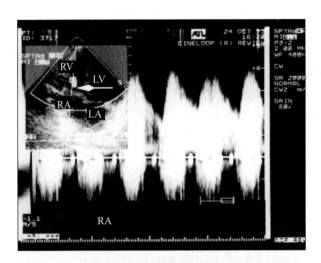

图 9-14-4　右冠状动脉右心室瘘的频谱多普勒表现

右冠状动脉右心室瘘时表现为以舒张期为主的连续性湍流频谱（LA- 左心房　LV- 左心室　RA- 右心房　RV- 右心室）

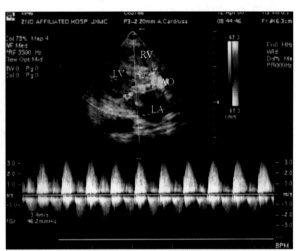

图 9-14-6　左冠状动脉左心室瘘的频谱多普勒表现

左冠状动脉左心室瘘时表现为单纯舒张期血流频谱

四、鉴别诊断

超声心动图检查可以直接显示冠状动脉扩张和迂曲，经多切面转动探头扫查，部分病例还可追踪到扩张冠状动脉的走行，同时能显示出扩张的冠状动脉内异常血流信号，根据五彩镶嵌血流喷射的部位能确定瘘口的开口位置，通过测量喷射血流的速度和所占的面积，还可大致估测分流量，所以彩色多普勒对诊断冠状动脉瘘具有决定性的作用。然而，由于冠状动脉瘘的临床表现不典型，在心尖区能闻及比较柔和的连续性杂音，超声心动图检查时需与动脉导管未闭、主动脉窦瘤破裂、主动脉肺动脉间隔缺损、室间隔缺损伴主动脉瓣关闭不全等进行鉴别（表 9-10-1）。

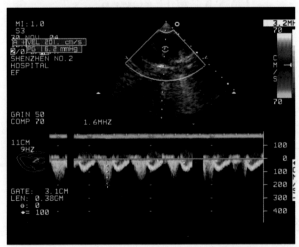

图 9-14-5　左冠状动脉肺动脉瘘的频谱多普勒表现

在肺动脉内显示一股蓝色的高速血流信号，多普勒取样为连续性频谱，峰值速度达 2m/s

第15节
三房心

三房心（cor triatriatum）包括左型三房心和右型三房心，左型三房心是指左心房内出现异常的膜样结构将左心房分隔成一个真房和一个副房，副房位于真房的后上方，接受肺静脉的回流血，并通过狭窄孔与真房相连通，真房与二尖瓣口和左心耳相连；也有极少数情况下，右心房被分隔成两个腔，此称为右型三房心。根据国外的有关资料，三房心占先天性心脏病的 0.1% ~ 0.4%，男性多于女性，男女比例为 1.5 : 1.0。由于右型三房心极为罕见，故下面仅讨论左型三房心。

一、病理特点及分型

Lucas—Schmidt 根据三房心的解剖特点将三房心分为 3 型（图 9-15-1）。

1. I 型　副房与真房相通

（1）I A 型。全部肺静脉进入副房并与真房相通。

（2）I B$_1$ 型。全部肺静脉进入副房并与真房相通，而且副房与右心房相通。

（3）I B$_2$ 型。全部肺静脉进入副房并与真房相通，副房经垂直静脉、左无名静脉或上腔静脉与右心房相交通。

2. II 型　副房与真房不相通。

（1）II A 型。全部肺静脉进入副房，副房与真房不相通，副房与右心房相通而右心房与真房相通。

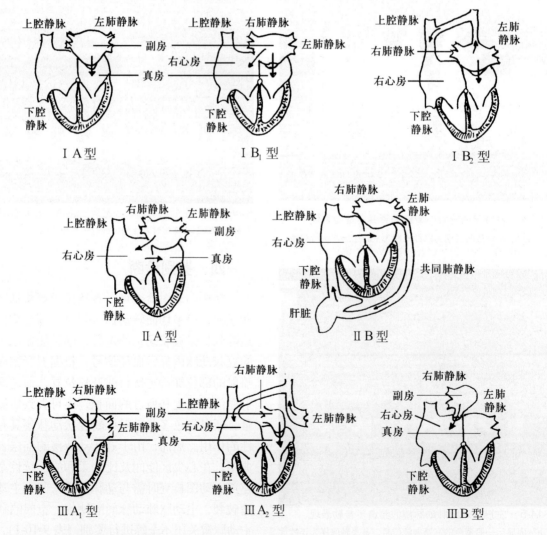

图 9-15-1　三房心分型示意图

（2）ⅡB型。全部肺静脉进入副房，副房与真房不相通，副房经共同静脉干与下腔静脉和右心房相通，右心房与真房相通。

3. Ⅲ型　不完全性三房心

（1）ⅢA$_1$型。部分肺静脉进入副房与真房相通，其余肺静脉则直接进入真房。

（2）ⅢA$_2$型。部分肺静脉进入副房并与真房相通，其余肺静脉则经垂直静脉、左无名静脉或上腔静脉与右心房相连通。

（3）ⅢB型。部分肺静脉进入副房后再直接与右心房相通，其余肺静脉则直接进入真房。

二、血流动力学改变及临床表现

由于左心房内存在隔膜，使肺静脉回流受阻，引起肺瘀血和肺水肿，被动性肺动脉高压使右心房和右心室扩大。肺静脉回流受阻的程度与左心房内隔膜开口的解剖类型以及有无房间隔缺损有关。一般来说，真房与副房之间隔膜开口的孔径越小、两侧肺静脉均进入副房、无房间隔缺损存在时，肺静脉回流受阻程度重，肺水肿及肺动脉高压形成早。

当右心房与副房之间有房间隔缺损时，在两心房之间会产生左向右分流，分流量的多少与缺损的直径、副房与真房之间隔膜开口的孔径以及右心室的充盈压力有关。缺损越大、副房与真房之间隔膜开口越小、右心室充盈阻力越低，则房水平左向右分流量越多。

当右心房与真房之间有房间隔缺损时，在两心房之间也会产生分流，分流的方向主要取决于左、右心室的充盈压力。如果左心室的顺应性好，真房内的压力往往低于右心房的压力，则产生房水平右向左分流。

三房心患者最突出的症状是呼吸困难，活动受限、易出汗、常咯血，易患肺部感染，部分患者可有发绀，发育差，肺部可闻及湿性啰音，肺动脉瓣第二音增强、分裂，有时心尖部可闻及舒张期隆隆样杂音。

三、超声心动图表现

1. 二维超声心动图表现

（1）左心房内隔膜回声。于左心室长轴切面

和心尖四腔心切面在左心房内显示有一带状强回声将左心房分为上、下两部分，上房为副房，与肺静脉相连，下房为真房，与二尖瓣口和左心室相通。纤维隔膜的回声可以是完整的，也可以有回声中断，并大多数为一处回声中断，但也可以有多处回声中断。纤维隔膜的回声中断一般位于中央，少数位于边缘。舒张期纤维隔膜凸向真房侧（图9-15-2）。

（2）房间隔缺损征象。副房与右心房之间或者右心房与真房之间有房间隔缺损，或者两者同时存在（图9-15-3）。

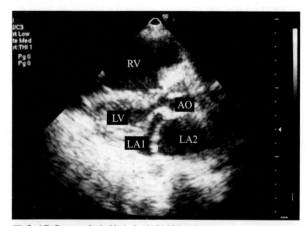

图9-15-2　三房心的左心室长轴切面

左心室长轴切面显示左心房被一隔膜分为副房和真房两部分（AO-主动脉 LA1-真房 LA2-副房 LV-左心室 RV-右心室）

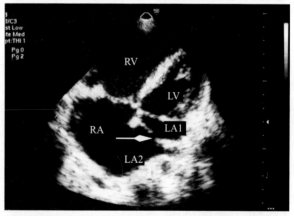

图9-15-3　三房心的四腔心切面

四腔心切面显示左心房被隔膜分为副房和真房两部分，副房和右心房之间有缺损，右心房和右心室扩大，真房和左心室缩小（LA1-真房 LA2-副房 LV-左心室 RA-右心房 RV-右心室）

（3）副房扩大，肺动脉扩张，右心室明显增大，而真房和左心室缩小。当副房不扩大时，则应高度怀疑有部分型肺静脉异位引流。

2. 多普勒超声心动图表现

（1）如果副房与真房相通，彩色多普勒显示一股红色血流从副房经狭窄孔射向真房和二尖瓣口，再进入左心室，脉冲多普勒取样为舒张期血流频谱。

（2）如果副房与真房不相通，彩色多普勒则显示副房与真房之间无红色血流相通，此时副房血需通过房间隔缺损或肺静脉异位引流分流。

（3）如果副房与右心房之间存在缺损，彩色多普勒则能显示副房血经房间隔缺损进入右房，呈现以红色为主的血流，而副房流入真房的血流量减少，多呈红色（图 9-15-4），脉冲多普勒在房间隔缺损的右心房面可记录到连续性血流频谱，在隔膜的下缘记录到舒张期血流频谱。

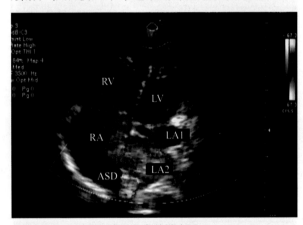

图 9-15-4　三房心的彩色多普勒表现
彩色多普勒显示副房的血液呈两股分别进入真房和右心房（ASD-房间隔缺损　LA1-真房　LA2-副房　LV-左心室　RA-右心房　RV-右心室）

（4）如果右心房与真房之间有缺损，彩色多普勒显示有一股红色血流从右心房经缺损口射向真房和二尖瓣口，右心声学造影可显示微气泡从右心房经缺损进入真房。由于副房压力高于右心房，其内始终不出现造影剂微气泡回声。

四、鉴别诊断

由于副房血液回流入真房时受阻，造成肺静脉瘀血和肺动脉压力增高，这与二尖瓣狭窄的病理生理学改变相似，有的患者由于隔膜孔径小，临床表现比重度二尖瓣狭窄还严重，临床诊断难以明确。超声心动图通过直接显示出左心房内异常隔膜能作出肯定性的诊断，并能根据左心房内隔膜有无缺损孔、心房水平有无分流进行分型。

然而，当右心室明显增大时在左心室长轴切面上增大的右心房与左心房呈部分重叠，表现为左心房内有异常的膜样回声，易误诊为三房心，此时需要多切面、多方位观察。真正的左心房内隔膜在四腔心切面也能清晰显示。因此，我们认为至少要在两个以上的切面显示有左心房内隔膜才能确诊为三房心。

此外，三房心还应与完全型肺静脉异位引流相鉴别。此时，左心房内隔膜的排列方向对鉴别诊断至关重要，三房心患者左心房内的隔膜与二尖瓣平行，而完全型肺静脉异位引流患者左心房内的隔膜则与共同肺静脉后壁平行。

第 16 节
双腔右心室

双腔右心室（double-chamber right ventricle，DCRV）是指右心室被异常粗大的肌束分为两个心腔，两个心腔之间存在压力阶差，靠近三尖瓣口的心腔压力高而远离三尖瓣口的心腔压力低。双腔右心室可单独发生，但大多数情况下伴有其他心脏畸形。

一、病理特点及分型

（一）病理特点

双腔右心室主要的病理解剖特点是右心室流出道在室上嵴水平或嵴下水平出现一条异常粗大的肌束，该异常肌束多起始于靠近三尖瓣环的室间隔上，斜行向下走行，跨越右心室腔的体部，分别止于右心室前壁、前乳头肌根部和靠近心尖的室间隔上。

（二）病理分型

Rowland 根据右心室梗阻的程度和合并室间隔缺损的大小将双腔右心室分为 4 种类型。

1. I 型　右心室流出道梗阻但不伴室间隔缺损。

2. II 型　法洛四联症型。右心室流出道梗阻严重，伴有室间隔缺损，右心室近侧腔（高压腔）经室间隔缺损形成右向左分流。

3. Ⅲ型 双腔右心室伴有左向右分流的巨大室间隔缺损。

4. Ⅳ型 伴有其他严重心内畸形的双腔右心室。

二、血流动力学改变及临床表现

右心室腔内异常粗大的肌束引起近三尖瓣口的右心室流入道血流受阻，右心室压力负荷过重，而右心室流出道压力较低，从而使两腔之间的压力阶差随着时间的推移而逐渐加大。

双腔右心室伴室间隔缺损时，缺损常位于右心室近侧的高压腔，此时由于左心室和右心室之间的压力阶差小，故不产生大量左向右分流，但随着右心室压力的增高最终会产生右向左分流。分流量的多少取决于右心室梗阻的程度和室间隔缺损的大小，右心室梗阻越重，室间隔缺损越大，右向左分流量越大。当双腔右心室伴有肺动脉口狭窄时，右心室压力负荷更重，右心室排血也严重受阻，右心室低压腔也逐渐肥大而引起右心衰竭。

双腔右心室患者的症状和体征与血流受阻的程度有关，患者年幼时易感冒，哭闹或剧烈活动时有心悸、气短症状，伴有室间隔缺损的患者可出现发绀，患者心前区有收缩期震颤，胸骨左缘第 3 ~ 4 肋间闻及粗糙的全收缩期喷射性杂音，肺动脉瓣区第二音多减弱，严重时还会出现瘀血性肝肿大、腹水、下肢浮肿。

三、超声心动图表现

根据文献报道，双腔右心室大多合并室间隔缺损，10% ~ 30% 的病例合并肺动脉瓣狭窄，5% 的病例合并主动脉瓣狭窄或主动脉瓣下狭窄，因此进行超声心动图检查时还应注意观察双腔右心室是否合并有其他畸形。

1. 二维超声心动图表现

（1）在胸骨旁四腔心切面可显示异常粗大的肌束，肌束的一端固定在室间隔上，另一端连在右心室壁上，大动脉水平短轴切面显示异常粗大肌束常位于 11 ~ 12 点的方位。右心室前壁呈楔形，室间隔呈"舌形"凸向右心室，把右心室分为靠近三尖瓣口的高压腔及远端的低压腔，肌束粗细不均，表面不光滑（图 9-16-1）。在左心室长轴切面也可显示异常粗大的肌束，其一端连于室间隔的上部，斜行向下跨越右心室腔的体部而止于右心室前壁。

（2）高压腔明显扩大，室间隔运动幅度明显加大，呈扭曲状（图 9-16-2），室间隔和右心室壁肥厚，右心房扩大。

（3）取近右心室流入道切面，部分患者可显示出室间隔膜部缺损征象（图 9-16-1）。

2. 多普勒超声心动图表现 彩色多普勒显示右心室腔内粗大的肌束处有收缩期五彩镶嵌血流信号（图 9-16-3），连续多普勒在狭窄孔处取样为高速湍流频谱。采用简化的柏努利方程可计算

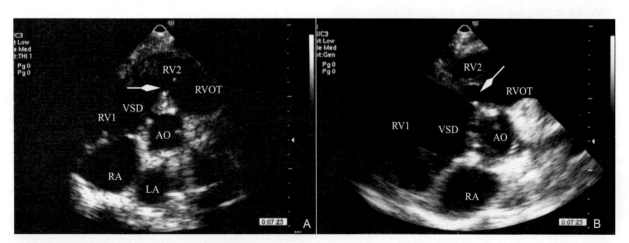

图 9-16-1 双腔右心室的大动脉水平短轴切面

A 图显示异常粗大的肌束位于大动脉 11 ~ 12 点钟处（箭头所指），右心室前壁明显肥厚，同时伴有膜部室间隔缺损 B 图显示纵跨于右心室流入道的肥厚肌束及其中间的缺口（箭头所指），同时伴有膜部室间隔缺损（AO- 主动脉 LA- 左心房 RA- 右心房 RVOT- 右心室流出道 RV1- 高压腔 RV2- 低压腔 VSD- 室间隔缺损）

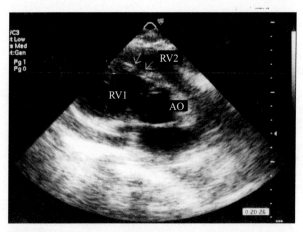

图9-16-2　双腔右心室高压腔扩大
大动脉水平短轴切面显示异常粗大的肌束一端连在右心室前壁,另一端止于室间隔上,使室间隔回声扭曲,右心室高压腔明显扩大(RV1为高压腔 RV2为低压腔 AO为主动脉)

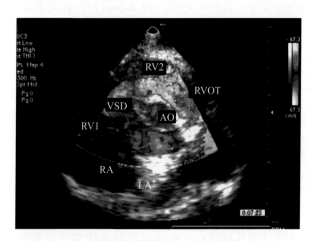

图9-16-3　双腔右心室的彩色多普勒表现
彩色多普勒显示右心室肥厚肌束缺口处的五彩镶嵌血流信号(AO-主动脉 RA-右心房 RVOT-右心室流出道 RV1-高压腔RV2-低压腔 VSD-室间隔缺损)

出最大压力阶差和平均压力阶差,有助于大致判断狭窄孔的大小。合并室间隔缺损时,室水平可显示分流信号。由于高压腔扩大,多数病例显示有三尖瓣反流的彩色血流信号。

3. 经食管超声心动图表现　经食管超声心动图可解决经胸超声心动图近场较模糊的问题,能清楚地显示异常粗大肌束的形态和分布,还能直接观察五彩镶嵌血流的起源和直径,更有利于狭窄的定位和定量诊断(图9-16-4)。

四、鉴别诊断

双腔右心室具有特征性超声心动图改变,超声心动图能清晰地显示出异常粗大的肌束横越过

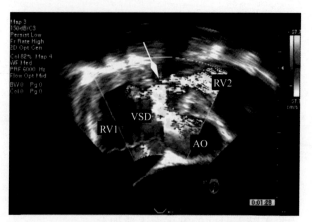

图9-16-4　双腔右心室的经食管超声心动图表现
大动脉水平短轴切面显示右心室内隔膜缺口处五彩镶嵌血流(箭头所指)及膜部室间隔缺损处五彩镶嵌血流(AO-主动脉 RV1-高压腔 RV2-低压腔 VSD-室间隔缺损)

右心室腔,并能显示其起始部位和终止部位及狭窄口的大小,通过多普勒超声心动图还能判断梗阻的程度,为临床医师决定是否进行手术治疗提供可靠的依据。双腔右心室主要应与房间隔缺损和右心室内调节束相鉴别。

(一)双腔右心室与房间隔缺损的鉴别

双腔右心室和房间隔缺损均表现为右心房和右心室扩大,但双腔右心室时肺动脉不扩张,而房间隔缺损时肺动脉扩张。诊断双腔右心室的关键在于右心室腔内能显示出异常粗大的肌束光带,此异常光带把右心室分隔成两个心腔,并存在明显的压力阶差。

(二)双腔右心室与右心室调节束的鉴别

右心室调节束靠近室间隔,不横跨右心室腔,不妨碍正常血流,不会造成血流梗阻,而双腔右心室时异常粗大的肌束接近三尖瓣口,横越右心室腔,一定会造成血流梗阻。

第17节
双腔左心室

双腔左心室(double-chamber left ventricle, DCLV)是指左心室被纤维肌束分为两个心腔,

两个心腔之间有明显的压力阶差，靠近二尖瓣口的心腔压力高而靠近心尖部的心腔压力低。关于双腔左心室的分型目前尚未见文献报道。

一、血流动力学改变及临床表现

左心室腔内隔膜的存在引起靠近二尖瓣的心腔血流梗阻，使左心室流入道压力负荷过重，而靠近心尖部的心腔压力降低，两心腔之间的压力阶差随着时间的推移逐渐加大，从而使隔膜上方的心腔明显扩大，引起二尖瓣相对关闭不全和左心房扩大。

双腔左心室患者的临床表现与二尖瓣狭窄相似，常有活动后心悸、气促、乏力等症状，体格检查时心前区可闻及以收缩期为主的双期杂音。

二、超声心动图表现

1. 二维超声心动图表现

（1）于左心室长轴切面及四腔心切面显示左心室腔内有一条异常的纤维肌束横跨于室间隔与左心室游离壁之间，把左心室分成上、下两个腔，上腔明显大于下腔（图 9-17-1）。

（2）左心房扩大，房间隔明显向右心房膨出。

（3）纤维肌束中间可显示有裂口（图 9-17-1）。

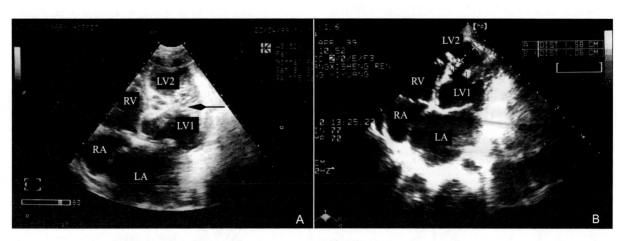

图 9-17-1　双腔左心室的二维超声心动图表现

四腔心切面显示左心室中部有多条肌束（箭头所指）横跨在左心室内，左心室上腔和左心房明显扩大（A 图），同时可以显示肌束中部的缺口（B 图）（LA- 左心房　LV1- 左心室上腔　LV2- 左心室下腔　RA- 右心房　RV- 右心室）

2. 多普勒超声心动图表现

（1）彩色多普勒显示舒张期一股五彩镶嵌血流从上腔经裂口进入下腔（图 9-17-2），连续多普勒在裂口的下缘取样为类似二尖瓣狭窄的血流频谱。

（2）彩色多普勒显示收缩期有一股五彩镶嵌血流从下腔经裂口射入上腔，并呈"火焰状"向主动脉喷射，连续多普勒取样为高速湍流信号。

（3）同时，还可显示有一股五彩镶嵌血流从左心室经二尖瓣口反流到左心房，这是由于左心室上腔扩大引起二尖瓣相对性关闭不全所致。

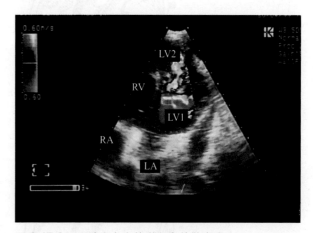

图 9-17-2　双腔左心室的彩色多普勒表现

四腔心切面示舒张期一股五彩镶嵌血流从左心室上腔经肌束中间的缺口射入左心室下腔（LA- 左心房　LV1- 左心室上腔　LV2- 左心室下腔　RA- 右心房　RV- 右心室）

三、鉴别诊断

双腔左心室的临床表现类似于二尖瓣狭窄合并关闭不全，往往误诊为二尖瓣病变。超声心动图能清晰地显示左心室腔内异常的纤维肌束产生梗阻所导致的血流动力学改变，特别是彩色多普勒能显示舒张期五彩镶嵌血流从高压的上腔经肌束上的裂口进入低压的下腔，收缩期一股五彩镶嵌血流从低压的下腔射入高压的上腔。双腔左心室主要应与左心室假腱索和左心室流出道梗阻相鉴别。

1. 双腔左心室与左心室假腱索的鉴别 左心室假腱索不会引起左心室腔内压力的改变，左心室腔内也无异常的彩色血流；而双腔左心室则必定会引起左心室上腔与下腔之间压力的变化，导致上腔和左心房明显扩大，左心室内分隔肌束中间有五彩镶嵌血流穿过。

2. 双腔左心室与左心室流出道梗阻的鉴别 双腔左心室为上腔明显增大，彩色多普勒显示五彩镶嵌血流来自左心室腔内；而左心室流出道狭窄则无这种改变，只是左心室明显肥厚，在左心室流出道内显示有高速湍流信号。

第18节
主动脉左心室通道

主动脉左心室通道（communication of aorta and left ventricle）是指在升主动脉与左心室之间存在经主动脉瓣旁的异常通道而形成的先天性心脏病。本病极罕见，在先天性心脏病中占的比例不到 0.1%。

一、病理特点及分型

（一）病理特点

主动脉左心室通道的病理解剖特点为主动脉瓣周围与左心室之间形成异常的通道，该异常通道大多数起源于右冠状动脉开口的附近。

（二）病理分型

Hovaguimian 等将主动脉左心室通道分为 4 型（图 9-18-1）。

1. Ⅰ型 为单纯隧道，无主动脉瓣移位和主

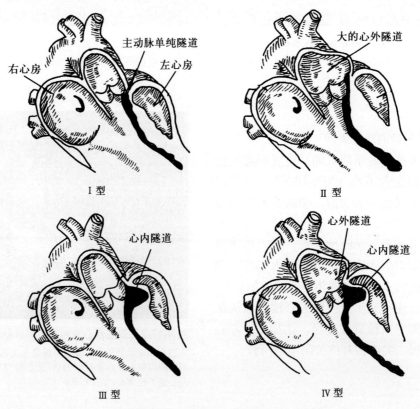

图 9-18-1　主动脉左心室通道分型示意图

动脉瓣关闭不全。

　　2.II型　为大的心外主动脉瘤样扩张的隧道。

　　3.III型　为心内间隔的瘤样隧道，右心室流出道有时可发生梗阻。

　　4.IV型　同时存在II型和III型的病理改变。

二、血流动力学改变及临床表现

　　主动脉内部分血流在舒张期经通道返回到左心室，引起左心室容量负荷过重，左心室扩大。部分病例因室间隔前移还可产生右心室流出道梗阻。

　　主动脉左心室通道患者临床症状产生的时间和程度与病理形态、主动脉瓣反流量及合并的畸形密切相关。患者主要的症状是心悸、气促，有的患儿在出生后一年内即出现充血性心力衰竭，仅有极少数患者在成年前无明显的症状。体检时患者可有脉压差增大、水冲脉、枪击音，心界向左侧扩大，胸骨左缘第 2 ～ 3 肋间隙闻及粗糙的双期杂音。

三、超声心动图表现

　　1. 二维超声心动图表现

　　（1）左心室长轴切面显示主动脉根部扩张，I 型表现为主动脉右冠状窦的前方有一隧道状无回声区通向左心室流出道（图 9-18-2）；II 型可显示主动脉右冠状窦呈瘤样扩张（图 9-18-3）；III 型显示室间隔上部呈瘤样扩张，瘤样扩张处的室间隔变薄。

　　（2）心底短轴切面显示主动脉右冠状窦的侧壁有一束状凸出的无回声区（图 9-18-4）。

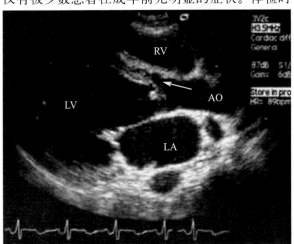

图 9-18-2　I 型主动脉左心室通道（箭头所指）

（AO- 主动脉　LA- 左心房　LV- 左心室　RV- 右心室）

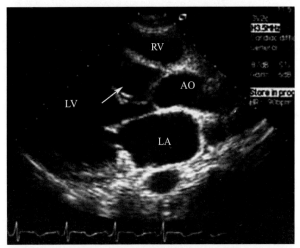

图 9-18-3　II 型主动脉左心室通道（箭头所指）

（AO- 主动脉　LA- 左心房　LV- 左心室　RV- 右心室）

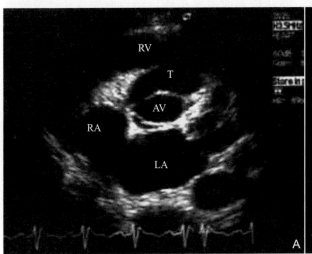

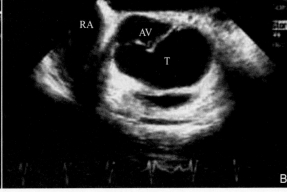

图 9-18-4　心底短轴切面显示主动脉左心室通道

（AV- 主动脉瓣　LA- 左心房　RA- 右心房　RV- 右心室　T- 主动脉左心室通道）

（3）左心室扩大，左心房轻度扩大，主动脉根部增宽。

2.多普勒超声心动图表现

（1）彩色多普勒显示舒张期一股五彩镶嵌血流呈"喷泉状"从主动脉根部经隧道反流回左心室流出道，收缩期有五彩镶嵌血流经隧道射向主动脉（图9-18-5）。

（2）连续多普勒于左心室流出道隧道口处可记录到舒张期湍流频谱，在主动脉根部隧道口处可记录到收缩期湍流频谱。

3.经食管超声心动图表现 取左心室长轴切面和大动脉水平短轴切面能更清晰地显示隧道的行程及隧道口舒张期和收缩期的湍流频谱（图9-18-6）。

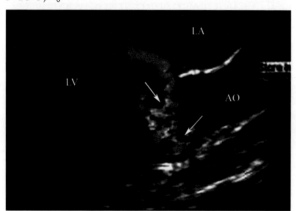

图9-18-5 主动脉左心室通道的彩色多普勒表现
彩色多普勒显示主动脉左心室通道在左心室和主动脉之间的通路（箭头所指）（AO-主动脉 LV-左心室 RV-右心室）

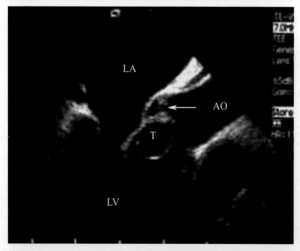

图9-18-6 主动脉左心室通道的经食管超声心动图表现
TEE显示主动脉左心室通道的主动脉侧开口（箭头所示），位于主动脉左冠瓣附着处的心室动脉连接（AO-主动脉 LA-左心房 LV-左心室 T-主动脉左心室通）

四、鉴别诊断

以往主动脉左心室通道的诊断主要依靠升主动脉造影，其不足之处在于X线造影有时难以显示主动脉左心室通道的心内部分，主动脉瓣反流也常掩盖主动脉左心室通道的异常血流，而且升主动脉造影是创伤性检查，对小儿有一定危险性。

超声心动图检查具有无创、安全、价格低廉、重复性强等优点，已成为诊断主动脉左心室通道的主要手段。主动脉左心室通道的重要体征是心脏双期杂音，与主动脉窦瘤破裂、冠状动脉瘘，动脉导管未闭、室间隔缺损合并主动脉瓣反流等相似。二维超声心动图和彩色多普勒根据各自的声像图特点可作出鉴别（表9-10-1）。

此外，主动脉左心室通道与主动脉瓣关闭不全也需鉴别。主动脉左心室通道时，彩色多普勒显示主动脉内有五彩镶嵌血流在舒张期经隧道返回到左心室流出道，形成一条曲折的通路，收缩期又可显示左心室血液经隧道进入主动脉，与主动脉瓣关闭不全时的表现不同，只要细心观察即可作出鉴别。

第19节
马方综合征

马方综合征（Marfan's syndrome）为全身结缔组织疾病，主要累及眼（导致晶状体异位或近视）、骨骼系统（导致肢体过长、蜘蛛状指、脊柱后侧曲或漏斗胸）和心血管系统（导致主动脉瘤或主动脉夹层分离，并伴有主动脉瓣关闭不全）。

一、病理特点

马方综合征主要的心血管损害为：主动脉窦和升主动脉呈瘤样扩张，早期为主动脉中层囊性坏死，晚期则为弹力纤维消失、瘢痕形成和平滑肌过度增生；主动脉壁变薄形成动脉瘤，内膜和中层损伤，经血流的不断冲击造成破裂，主动脉壁被剥离为两层而形成主动脉夹层分离；主动脉瓣环扩张引起主动脉瓣关闭不全；二尖瓣可有黏液样变性、瓣叶过长、增厚，腱索增粗和延长，出现二尖瓣脱垂合并二尖瓣关闭不全。

二、血流动力学改变及临床表现

升主动脉及其瓣环扩张引起主动脉瓣关闭不全,导致左心室容量负荷加重,左心室扩大,再加上冠状动脉供血不足而引起左心功能不全。二尖瓣脱垂伴二尖瓣关闭不全,也使左心室容量负荷加重而导致左心功能不全。

主动脉窦扩张到一定程度时,即会导致主动脉瓣关闭不全,患者有心悸、气促、胸闷、心绞痛等症状,严重者还可导致左心功能不全和肺水肿。体检可见患者身材瘦长,身高大多超过1.8m,手指和脚趾细长,呈蜘蛛脚样外观,大拇指(趾)特别长,头窄而长,眶上嵴和前额隆起,眼凹陷,脊柱侧凸和后凸畸形,由于肋骨发育过度而形成鸡胸和漏斗胸等。眼部病变特征为晶状体脱位与半脱位(占50%~80%),出现近视和视网膜剥离等;心血管病变特征为心尖部触及抬举性搏动,胸骨左缘第2~3肋间闻及舒张期杂音,心尖部可闻及粗糙的收缩期杂音,并常有周围血管征。

三、超声心动图表现

1.二维超声心动图表现

(1)升主动脉呈球样扩张,以主动脉窦部膨出为主(图9-19-1)。形成主动脉夹层分离时,主动脉壁分离成两层,严重的病例主动脉呈环形剥离,剥离的动脉壁舒张期呈弧形向左心室流出道凸起。当主动脉内膜大片撕裂时,还可显示有光带在主动脉腔内飘动(图9-19-2)。

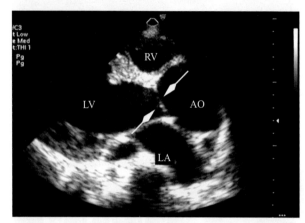

图9-19-1 马方综合征升主动脉扩张的二维超声心动图表现
左心室长轴切面显示升主动脉呈球样扩张,以主动脉窦部膨出为主,主动脉瓣关闭时见明显间隙(箭头所指)(AO-主动脉 LA-左心房 LV-左心室 RV-右心室)

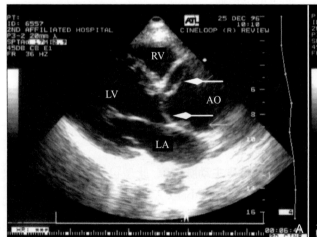
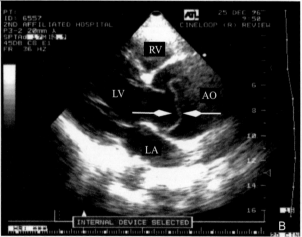

图9-19-2 马方综合征升主动脉夹层分离的二维超声心动图表现
A图显示主动脉根部呈环形剥离,剥离的动脉壁舒张期向主动脉瓣膨凸(箭头所指) B图显示收缩期剥离的动脉壁扭曲,在主动脉腔内飘动(箭头所指)(AO-主动脉 LA-左心房 LV-左心室 RV-右心室)

(2)合并主动脉瓣关闭不全和二尖瓣关闭不全时,左心室明显扩大,左心房也扩大。

2.多普勒超声心动图表现

(1)主动脉瓣右冠状瓣伸长,开放幅度大,关闭时有明显间隙,彩色多普勒显示有主动脉瓣反流(图9-19-3)。

(2)常引起二尖瓣轻度增厚合并瓣膜脱垂,表现为二尖瓣收缩期凸向左心房(图9-19-4),彩色多普勒显示收缩期一股五彩镶嵌血流从左心室反流到左心房。

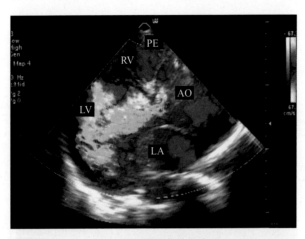

图 9-19-3　马方综合征的彩色多普勒表现

彩色多普勒显示主动脉瓣口舒张期五彩镶嵌血流反流回左心室（AO- 主动脉　LA- 左心房　LV- 左心室　RV- 右心室）

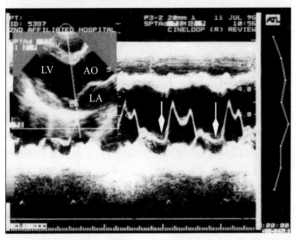

图 9-19-4　马方综合征时二尖瓣脱垂的 M 型超声心动图表现

二尖瓣轻度增厚并脱垂，二尖瓣 M 型曲线 CD 段呈"吊床样"改变（箭头所指）（AO- 主动脉　LA- 左心房　LV- 左心室）

四、鉴别诊断

　　二维超声心动图可清晰地显示升主动脉呈球样扩张、主动脉壁菲薄、主动脉瓣关闭不全、二尖瓣脱垂合并关闭不全以及左心房、左心室扩大，再结合眼部病变和骨骼病变易作出诊断。马方综合征应与动脉硬化及先天性主动脉瘤相鉴别，主动脉硬化患者大多有长期高血压的病史，主动脉扩张很少超过 45mm，而且是整个主动脉扩张，常伴主动脉瓣钙化；先天性主动脉瘤则是指主动脉局部扩张，不伴眼部和骨骼等病变；而马方综合征患者的临床表现是多方面的，一般认为当患者具有家族史、眼部病变、骨骼病变和心血管病

变四项诊断依据中的两项或两项以上时，诊断便可确立。

第 20 节
主动脉缩窄

　　主动脉缩窄（coarctation of aorta，COA）是指主动脉局限性狭窄或闭塞，发病率约占先天性心脏病的 1.6%，多见于男性，男女比例为 4∶1。

一、病理特点及分型

（一）病理特点

　　典型的主动脉缩窄是指局限于动脉导管或动脉韧带区的狭小阻塞，但少数患者主动脉缩窄也可发生于主动脉弓及其分支的任何部位。

（二）病理分型

　　主动脉缩窄可分为 4 型：

　　1. **单纯主动脉缩窄**　不伴有动脉导管未闭或其他畸形，主动脉缩窄可以是导管前型、导管旁型或导管后型。

　　2. **主动脉缩窄伴动脉导管未闭**　此型又分导管前型（婴儿型）、导管后型（成人型）和导管旁型，此 3 型均可伴有其他畸形。

　　3. **主动脉缩窄伴锁骨下动脉畸形**　此型又可分为左锁骨下动脉起源于缩窄主动脉的远端或近端和右锁骨下动脉起源于缩窄主动脉的远端或近端。

　　4. **特殊主动脉缩窄**　此型包括主动脉弓离断、主动脉峡部发育不全、主动脉多发性狭窄、胸主动脉和腹主动脉狭窄。

　　目前临床上所示的主动脉缩窄实际上是指导管前型和导管后型主动脉缩窄（图 9-20-1），导管旁型主动脉缩窄在功能和解剖方面很难与导管后型主动脉缩窄相鉴别，故已基本不用此名称。

二、血流动力学改变及临床表现

　　主动脉缩窄段的近端压力升高，使头部和上肢的血液供应增加、血压增高，从而引起左心室

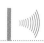

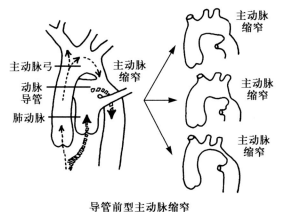

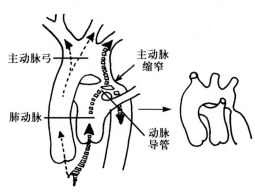

导管前型主动脉缩窄

导管后型主动脉缩窄

图 9-20-1 导管前型和导管后型主动脉缩窄示意图

压力负荷加重，继之引起左心室肥厚和劳损，最终导致左心功能不全；而主动脉缩窄段的远端由于主动脉缩窄而导致血液供应减少，从而引起下肢血压低于正常，下肢常有供血不足现象。主动脉缩窄常有丰富的侧支循环，在缩窄上段和缩窄下段之间通过侧支循环把血液供给降主动脉和腹主动脉。

主动脉缩窄患者的主要症状是由于头部及上肢高血压而引起的头痛、头晕、耳鸣、心悸、气促等，又由于下肢供血不足，患者可出现酸痛麻木、下肢无力、冷凉感和间歇性跛行等症状。特征性体征为患者上半身高血压和下肢血压低于上肢血压，在胸骨切迹处触及搏动，而下肢脉搏细弱，足背动脉搏动常摸不到；心脏体征为心浊音界向左下增大，心尖区有抬举性搏动，在胸骨左缘、中上腹、左侧背部可闻及收缩中晚期吹风样杂音，此为主动脉缩窄所产生；于肩胛骨附近、腋部及胸骨旁可闻及收缩期杂音或连续性杂音，此为侧支循环血流所产生。

三、超声心动图表现

二维超声心动图对主动脉缩窄的检出率为90% ～ 100%，但对主动脉扭曲的患者，超声心动图检查可出现假阳性，此时确诊需借助彩色多普勒检查。

1. 二维超声心动图表现

（1）缩窄部位以上的升主动脉扩张，室间隔和左心室肥厚，乳头肌肥大，约有1/3的病例伴有室间隔缺损。

（2）主动脉呈明显局限性缩窄（图 9-20-2），大多数位于左锁骨下动脉起始处主动脉的远侧端，缩窄区管壁回声增强，缩窄近段的主动脉及其分支（左颈总动脉和左锁骨下动脉）均扩张，搏动增强，缩窄远段的主动脉也扩张，但搏动减弱。偶见主动脉峡部缩窄，有时可见主动脉弓缩窄或降主动脉和腹主动脉缩窄。

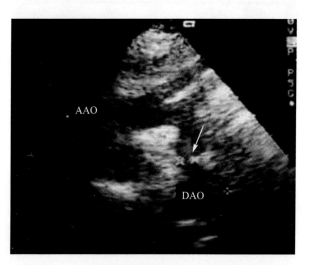

图 9-20-2 主动脉缩窄的胸骨上凹主动脉弓长轴切面
左锁骨下动脉开口处的降主动脉内径缩小（箭头所指），其远端的降主动脉狭窄后扩张（AAO- 升主动脉 DAO- 降主动脉）

2. 多普勒超声心动图表现
彩色多普勒检查于胸骨上窝主动脉弓长轴切面能显示出主动脉缩窄处呈五彩镶嵌血流（图 9-20-3），未闭的动脉导管处可探及左向右五彩镶嵌血流，连续多普勒在缩窄处取样为收缩期湍流频谱（图 9-20-4），未闭的动脉导管处取样为连续性湍流频谱。

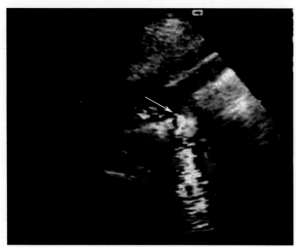

图9-20-3　主动脉缩窄的彩色多普勒表现

主动脉缩窄处彩色血流束突然变细，远端出现以蓝色为主的五彩镶嵌血流信号

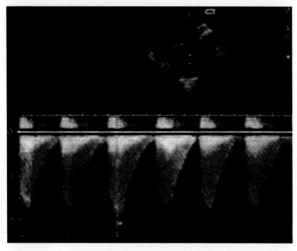

图9-20-4　主动脉缩窄的频谱多普勒表现

连续多普勒于主动脉缩窄处取样，可探及收缩期高速射流信号，峰值速度达4.0m/s

四、鉴别诊断

二维超声心动图和彩色多普勒的联合应用，能清晰地显示主动脉缩窄的部位和程度，而经食管超声心动图能更清晰地显示主动脉缩窄的长度以及是否累及降主动脉其他部位，从而有利于临床医师正确地进行临床决策。

主动脉缩窄主要应与主动脉瓣上狭窄相鉴别，两者均可导致左心室肥厚，但两者病变的部位不同：主动脉缩窄在左心室长轴切面上不能显示缩窄的部位，而必须在胸骨上窝主动脉弓长轴切面才能显示缩窄处；而主动脉瓣上狭窄取左心室长轴切面即能显示出狭窄的部位，并可见冠状动脉明显扩张。

第21节
原发性肺动脉高压

原发性肺动脉高压（primary pulmonary hypertension，PPH）较为少见，约占先天性心脏病的0.7%，以20～40岁女性最多见，而小儿发病率较低。

一、病理分型

原发性肺动脉高压时两侧肺的血管分支及血管树均受侵犯。1973年WHO将原发性肺动脉高压分为以下三种类型。

1. **致丛状病变型**　不明原因的持续肺小动脉收缩，使肺小动脉的平滑肌增生及肺小动脉中层肥厚，从而引起慢性低氧血症及胎儿期肺动脉高压。病理解剖可见肺小动脉内膜细胞增生，呈同心圆状纤维化，致丛状病变和扩张性病变不断进展形成广泛不可逆性肺血管闭塞性病变。

2. **肺静脉闭塞型**　不明原因的肺静脉和肺小静脉血栓性闭塞。

3. **肺动脉血栓栓塞型**　肺组织的肌性动脉及小动脉内的新旧小血栓不断阻塞肺小血管，组织学可见陈旧性血栓再通、纤维化或内膜偏心性纤维化等改变。此型以成年人多见，病情发展较缓慢。

二、血流动力学改变及临床表现

原因不明的肺小动脉内膜增厚和管腔变窄，使肺循环阻力增大、肺动脉压力升高，进而导致右心室肥大、右心房扩大和右心衰竭。

病变早期，患者活动后出现呼吸困难，随着肺动脉压力升高，患者呼吸困难也逐渐加重。由于右心室射血量降低，患者可出现低血压和运动性晕厥，常有劳力型心绞痛；又由于右心室压力升高常会造成卵圆孔开放而产生右向左分流，患者出现紫绀。病情严重时患者有下肢浮肿、腹水等右心衰竭征象，患者猝死或最终死于心力衰竭。体检时可扪及右心室抬举性搏动，心浊音界增大，颈静脉充盈、搏动明显，肺动脉第2心音亢进并有分裂。

三、超声心动图表现

1. 二维超声心动图表现

（1）肺动脉主干及其分支明显扩张（图 9-21-1），肺动脉瓣关闭时凸向右心室流出道，M 型超声心动图显示肺动脉瓣曲线"a"波消失，肺动脉瓣收缩中期关闭。

（2）右心室壁肥厚，右心室明显扩大，右心房扩大。室间隔凸向左心室，左心室内径变小（图 9-21-2）。

2. 多普勒超声心动图表现

（1）彩色多普勒显示肺动脉内血流暗淡而且局限（图 9-21-3），在右心房和右心室流出道分别出现三尖瓣反流和肺动脉瓣反流的血流信号。

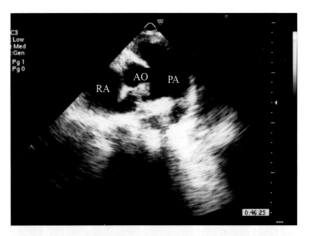

图 9-21-1　原发性肺动脉高压的大动脉水平短轴切面
大动脉水平短轴切面显示肺动脉主干和左右肺动脉明显扩张（AO- 主动脉　PA- 肺动脉）

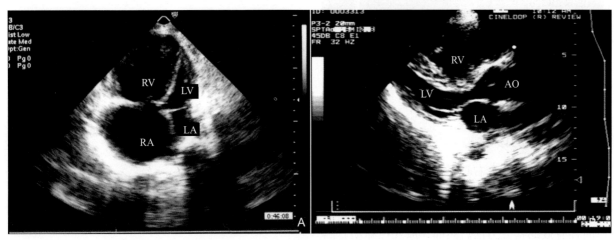

图 9-21-2　原发性肺动脉高压的四腔心切面和左心室长轴切面
A 图为四腔心切面，显示右心房和右心室明显扩大，左心房和左心室缩小，房间隔和室间隔向左凸出；B 图为左心室长轴切面，显示室间隔凹向左心室，左心室内径变小（AO- 主动脉　LA- 左心房　LV- 左心室　RA- 右心房　RV- 右心室）

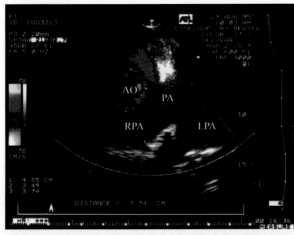

图 9-21-3　原发性肺动脉高压的彩色多普勒表现
彩色多普勒显示原发性肺动脉高压时肺动脉内血流显色暗淡，而且局限（AO- 主动脉　LPA- 左肺动脉　PA- 肺动脉　RPA- 右肺动脉）

（2）脉冲多普勒在肺动脉内记录到三角形频谱，上升支加速并出现顿挫，峰值降低并前移，右心室射血时间缩短，减速时间大于加速时间（图 9-21-4），并可记录到三尖瓣反流和肺动脉瓣反流的湍流频谱。

3. 右心声学造影　右心声学造影能清楚显示微气泡在各心腔的分布，如果有卵圆孔重新开放则可显示微气泡从右心房进入左心房。右心声学造影还能排除由动脉导管未闭引起的肺动脉高压，动脉导管未闭引起右心室增大则提示患者已有明显的肺动脉高压，此时右心声学造影可清晰地显示微气泡从肺动脉经动脉导管进入降主动脉，如果左心房和左心室没有气泡回声而在腹主动脉内出现气泡回声，即可确定有动脉导管未闭存在。右心声学造影是诊断右向左分流最为敏感有效的方法，诊断原发性肺动脉高压之前最好进行右心声学造影，以除外继发性肺动脉高压。

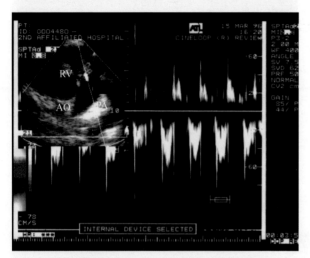

图 9-21-4　原发性肺动脉高压的频谱多普勒表现
脉冲多普勒在肺动脉内取样为三角形频谱，上升支加速，并出现顿挫，峰值血流速度减慢，峰值前移（AO- 主动脉　PA- 肺动脉　RV- 右心室）

四、鉴别诊断

超声心动图结合右心声学造影检查不但能鉴别原发性肺动脉高压和继发性肺动脉高压，而且还能大概估计肺动脉高压的程度，不失为一种简便而且有效的检查方法。然而，原发性肺动脉高压与继发性肺动脉高压在超声心动图检查时没有差别，缺乏特异性超声心动图表现，超声心动图诊断原发性肺动脉高压时需排除其他心脏病和肺血管病变引起的继发性肺动脉高压。

第22节
特发性肺动脉扩张

特发性肺动脉扩张（idiopathic pulmonary dilatation，IPD）是一种少见的先天性心脏病，占先天性心脏病的 1.2%，其特点是肺动脉主干明显扩张而不伴有其他心肺畸形，也不引起明显的血流动力学改变。

一、病理特点

特发性肺动脉扩张的形成可能由于是胚胎发育期主动脉与肺动脉分化不均而导致肺动脉较粗、主动脉较细，肺动脉由于弹力纤维组织先天性缺陷而明显扩张。

二、血流动力学改变及临床表现

肺动脉主干显著扩张可导致肺动脉瓣功能性关闭不全，从而引起右心室容量负荷增加，右心室扩大。

特发性肺动脉扩张患者往往无明显的症状，体检时在肺动脉瓣区闻及轻度收缩期吹风样杂音，第 2 心音正常或稍亢进分裂。由于肺动脉显著扩张，故可引起肺动脉瓣关闭不全而在肺动脉瓣区闻及舒张期吹风样杂音。

三、超声心动图表现

1. 肺动脉主干显著扩张，同时伴左、右肺动脉扩张和肺动脉瓣相对性关闭不全（图 9-22-1）。

2. 彩色多普勒显示一股五彩镶嵌血流从肺动脉反流到右心室流出道，收缩期肺动脉血流的宽度和亮度均明显增加（图 9-22-2）。

四、鉴别诊断

超声心动图检查根据肺动脉显著扩张而右心室不肥大等特点，并排除其他疾病（如原发性肺动脉高压和继发性肺动脉高压）所导致的肺动脉

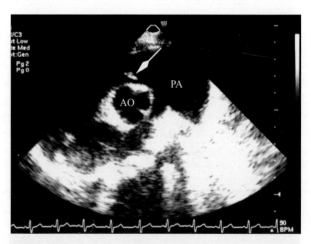

图 9-22-1　特发性肺动脉扩张的二维超声心动图表现
大动脉水平短轴切面显示肺动脉及左、右肺动脉明显扩张，舒张期肺动脉瓣关闭见明显间隙（箭头所指）（AO- 主动脉　PA- 肺动脉）

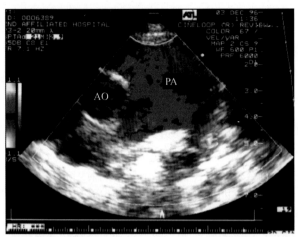

图 9-22-2　特发性肺动脉扩张的彩色多普勒表现

彩色多普勒显示肺动脉内血流宽度增加，显色明亮（AO- 主动脉 PA- 肺动脉）

第23节
肺动静脉瘘

肺动静脉瘘（pulmonary arteriovenous fistula，PAF）是指肺动脉和肺静脉直接沟通，在血流动力学改变上属心外的右向左分流性疾病，但由于它会引起心腔发生改变，故在此一并阐述。

一、病理分型

根据瘘管的数目可将肺动静脉瘘分为单发性肺动静脉瘘和多发性肺动静脉瘘。根据病变的范围又可将肺动静脉瘘分为局限性肺动静脉瘘和弥漫性肺动静脉瘘，其中局限性肺动静脉瘘又称为肺动静脉瘤。

二、血流动力学改变及临床表现

肺动脉的血经肺静脉进入左心房和左心室，引起肺静脉扩张、左心房和左心室扩大。

轻型患者可无任何症状，如果肺动脉与肺静脉分流量较大，患者可出现发绀，但发绀一般出现较晚。体检时于患者胸壁上可闻及粗糙的连续性杂音。血液检查显示患者红细胞增多、血细胞压积增高等。X 线心导管造影可发现病变的部位。CT 及 MRI 检查对确定病变的部位、大小、数量、密度等具有重要的作用。

扩张，即可作出正确的诊断，超声心动图是诊断特发性肺动脉扩张最简便、有效的方法。特发性肺动脉扩张主要应与原发性肺动脉高压相鉴别，详见表 9-22-1。

表 9-22-1　特发性肺动脉扩张与原发性肺动脉高压的鉴别诊断

	特发性肺动脉扩张	原发性肺动脉高压
各心腔形态及大小	右心室扩大	右心室肥厚
肺动脉内径和压力	肺动脉明显扩张，压力正常	肺动脉扩张，压力明显升高
其他	右心室射血时间正常	右心室射血时间和加速时间缩短

三、超声心动图表现

1. 二维超声心动图表现

（1）当瘘管较小时，超声心动图显示心内结构无改变。

（2）当瘘管较大时，则会引起肺静脉扩张。当局限性肺动静脉瘘时，肺静脉可呈瘤样扩张，瘘口近端肺动脉扩张，左心房和左心室扩大，二尖瓣活动幅度增大。

2. 多普勒超声心动图表现

（1）彩色多普勒显示一股五彩镶嵌血流从肺静脉射入左心房。

（2）脉冲多普勒取样为高速双峰血流频谱。

（3）在闻及连续性杂音的部位探查，往往可显示肺动脉内五彩镶嵌血流射入呈瘤样扩张的肺静脉内（图 9-23-1），连续多普勒在瘘口处取样为连续性湍流频谱（图 9-23-2）。

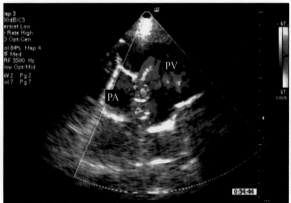

图 9-23-1　肺动静脉瘘的彩色多普勒表现

彩色多普勒显示五彩镶嵌血流从肺动脉内经瘘口喷射到肺静脉（PA- 肺动脉　PV- 肺静脉）

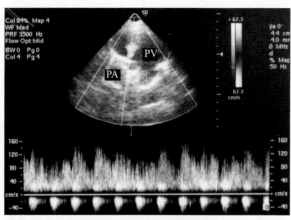

图 9-23-2　肺动静脉瘘的频谱多普勒表现

连续多普勒在瘘口处取样为连续性湍流频谱（PA- 肺动脉 PV- 肺静脉）

3. 右心声学造影　先天性肺动静脉瘘是一种少见的先天性心脏病，小的瘘管只在胸部闻及连续性杂音而无明显的血流动力学改变，也无特征性超声心动图表现，因此肺动静脉瘘的临床主要依靠右心声学造影检查。右心声学造影检查显示造影剂从右心房→右心室→肺动脉→肺静脉→左心房→左心室依次显影，各心腔均充满气泡回声，并可显示微气

泡直接从瘘口进入扩张的肺静脉（图 9-23-3）。

四、鉴别诊断

　　肺动静脉瘘是肺动静脉远段的异常交通，右心声学造影时，在右心系统显影后 3～4 个心动周期，左心房、左心室及主动脉内也出现造影剂回声，这种造影剂回声出现的时间差是诊断本病的重要依据，结合彩色多普勒显示肺静脉内射出的五彩镶嵌血流信号，即可作出明确诊断。但必须指出，有些患者如果需要确定瘘口的具体部位则还需要结合 X 线右心导管造影检查。超声心动图诊断肺动静脉瘘时需与动脉导管未闭相鉴别：两者均有左心房和左心室扩大，但动脉导管未闭时有肺动脉增宽现象，而肺动静脉瘘则无这种改变；动脉导管未闭引起肺动脉高压时，微气泡出现在降主动脉和腹主动脉，而左心房和左心室内无微气泡回声，因此右心声学造影是诊断肺动静脉瘘的可靠方法，两者的超声心动图鉴别详见表 9-23-1。

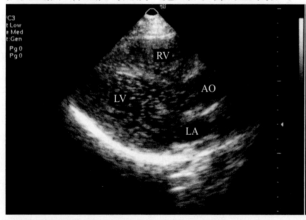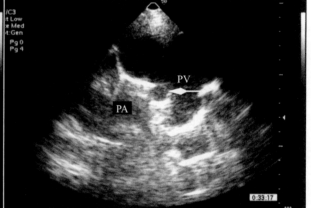

图 9-23-3　肺动静脉瘘的右心声学造影表现

右心声学造影显示肺动静脉瘘时左心房、左心室、右心房和右心室内均充满密集的气泡回声，有时还可在瘘口处显示气泡直接从肺动脉进入肺静脉（箭头所指）（AO- 主动脉 LA- 左心房 LV- 左心室 PA- 肺动脉 PV- 肺静脉 RV- 右心室）

表 9-23-1　肺动静脉瘘与动脉导管未闭的超声心动图鉴别诊断

	肺动静脉瘘	动脉导管未闭
各心腔形态和大小	瘘口小时，各心腔形态及大小无改变；瘘口大时，左心房和左心室扩大	肺动脉压力正常时，左心房和左心室扩大；肺动脉高时时，右心室也扩大
肺动脉内径	正常	增宽
右心声学造影表现	右心系统显影后 3～4 个心动周期左心房和左心室显影	肺动脉压力正常时，左心系统始终不显影；肺动脉高压时，右心系统、降主动脉、腹主动脉显影，而左心房左心室始终不显影
其他	瘘口近端肺静脉扩张，肺静脉口有五彩镶嵌血流射入左心房，多普勒取样为连续性湍流频谱	肺静脉内径正常范围，肺静脉口无五彩镶嵌血流射入左心房

（李泉水　熊　奕）

第10章

紫绀型先天性心脏病

紫绀型先天性心脏病是指由于先天性心血管畸形造成动脉血含氧量下降、表浅微血管内还原血红蛋白增高、口唇与四肢末端外观青紫的一类心脏疾病，其血流动力学严重紊乱，病情复杂，预后不良，危害极大。紫绀型先天性心脏病主要包括：法洛四联症、法洛五联症、法洛三联症、右心室双出口、大动脉转位、永存动脉干、主动脉弓离断和闭锁、三尖瓣闭锁、三尖瓣下移畸形、完全型肺静脉异位引流、单心室、左心室发育不良综合征等。

第1节
法洛四联症

Fallot 在 1888 年首先对法洛四联症作了详细的描述，该病是临床上最常见的紫绀型先天性心脏病之一。法洛四联症（tetralogy of Fallot）是一种独特的先天性心脏复合畸形，它包括主动脉骑跨、肺动脉口狭窄、高位室间隔缺损和右心室肥厚等四种畸形（图 10-1-1），其中高位室间隔缺损和肺动脉口狭窄是法洛四联症的基本病理改变。在上海医科大学中山医院 1085 例先天性心脏病患者的统计中，法洛四联症占 11.9%；在中国医学科学院 313 例先天性心脏病患者的统计中，法洛四联症占 13.5%；在 Toronto 儿童医院 15 104 例先天性心脏病的统计中，法洛四联症占 9.7%。

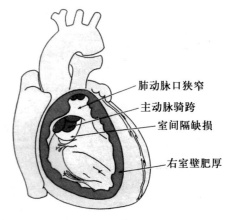

图 10-1-1　法洛四联症示意图

肺动脉口狭窄
主动脉骑跨
室间隔缺损
右室壁肥厚

一、病理特点及分型

（一）病理特点

法洛四联症的室间隔缺损大小可不等，严重时整个室间隔可完全缺失。室间隔缺损多位于主动脉瓣下、膜部室间隔的前方（即膜周嵴下型室间隔缺损）。

肺动脉口狭窄可单独累及右心室体部、右心室漏斗部、肺动脉瓣瓣环、肺动脉瓣瓣膜、肺动脉主干、肺动脉分支等 6 个部位中的任何一处，但有时也可同时存在，其中右心室漏斗部狭窄约占 50%，肺动脉瓣瓣膜狭窄约占 10%，肺动脉瓣瓣膜狭窄合并右心室漏斗部狭窄约占 20%，肺动脉闭锁约占 20%。

如果肺动脉口狭窄的程度较轻，此时通过肺动脉口的血流阻力小于通过主动脉口的血流阻力，室水平分流以左向右分流为主，患者不出现紫绀，称为非紫绀型法洛四联症；反之，如果肺动脉狭窄程度较重，那么通过肺动脉口的血流阻力要大于通过主动脉口的血流阻力，室水平分流以右向左分流为主，患者出现紫绀，称为典型法洛四联症；肺动脉闭锁合并室间隔缺损又称为假性动脉干，它是法洛四联症中的一种特殊类型，右心室和肺动脉之间无血流直接交通，静脉血经室间隔缺损进入主动脉，肺循环仅靠侧支循环、支气管动脉或未闭的动脉导管来维持。

主动脉向右、向前移位，骑跨在左、右心室之上，升主动脉粗大，骑跨率在30%～90%，程度不等一般为50%左右，如果骑跨超过90%，则归于右室双出口，也有学者认为骑跨率超过75%即应归于右室双出口。一般来说，室间隔缺损越大，主动脉骑跨就越明显。有20%～30%的法洛四联症患者合并右位主动脉弓。

右心室肥厚是右心室后负荷过重而出现的继发性变化，多呈向心性肥厚，严重时右心室室壁的厚度甚至大于左心室室壁的厚度。

（二）病理分型

右心室漏斗部狭窄是由于壁束和隔束调节束狭窄、室上嵴肌肉过度肥厚所致，漏斗部狭窄的程度和位置亦常有不同，它有3种主要类型：

1. **低位型肺动脉口狭窄** 狭窄位于右心室漏斗部的开口部位，有一个大的、发育较好的漏斗腔，肺动脉瓣瓣环内径大小正常，肺动脉瓣瓣膜无狭窄。

2. **高位型肺动脉口狭窄** 漏斗腔比较小，常伴有肺动脉瓣瓣膜狭窄。

3. **弥漫型肺动脉口狭窄** 右心室流出道和肺动脉瓣均狭窄，肺动脉瓣环内径也较小，是右心室漏斗部狭窄中最严重的一种类型（图10-1-2）。

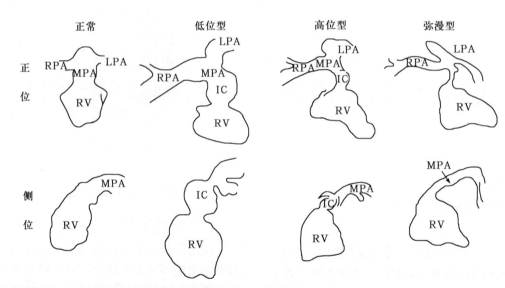

图 10-1-2　法洛四联症右心室漏斗部狭窄的三种主要类型

（RV-右心室 IC-漏斗部 MPA-肺动脉主干 LPA-左肺动脉 RPA-右肺动脉）

二、血流动力学改变

由于肺动脉口狭窄，致使右心室压力增高和右心室肥厚，右心室的静脉血通过室间隔缺损进入骑跨的主动脉，一方面由于动静脉混合血流入主动脉内，造成动脉血氧含量下降，患者出现紫绀和红细胞增多症；另一方面又因造成肺循环血流量减少，氧合的动脉血量减少，加重了患者紫绀的程度。由于体循环血流量增多，右心房回流增多，右心房容量负荷加重，从而致使右心房增大。

在法洛四联症中，肺动脉口狭窄的部位和程度是决定体循环血流量和肺循环血流量的重要因素。一般来说，肺动脉口狭窄程度越严重，肺循环血流量就越少，右向左分流就越多，患者紫绀也就越严重。严重的肺动脉口狭窄患者，体循环动脉和肺循环动脉之间还常有侧支循环建立。

肺动脉口狭窄造成右心室射血阻力增大，右心室压力负荷过重，右心室壁呈向心性肥厚。然而，室间隔缺损的存在却在一定程度上避免了右心室过高的压力负荷。在法洛四联症的患者中，右心室压力曲线的形态与左心室压力曲线的形态相似，均呈上升支和下降支较陡峭、波峰圆钝的对称性曲线，这与单纯肺动脉瓣狭窄时呈三角形的右心室压力曲线截然不同。由于室间隔缺损对右心室压力负荷有保护性作用，因此法洛四联症患者在儿童期较少出现右心衰竭征象。

三、超声心动图表现

法洛四联症具有特征性的超声心动图表现，故超声心动图定性诊断并不困难。肺动脉口狭窄、主动脉骑跨和室间隔缺损是其最基本的发育异常。二维超声心动图还可明确法洛四联症患者所伴随的各种心脏和大血管畸形。

二维超声心动图可以为法洛四联症的诊断提供形态学依据，在进行常规标准切面的扫查时，应重点显示胸骨旁左心室长轴切面，在此切面上可以观察室间隔缺损和主动脉骑跨的情况；右心室流入道切面有助于显示右心房、右心室的大小和右心室壁的厚度；大动脉水平短轴切面有利于显示室间隔缺损的大小和部位以及右心室流出道狭窄的情况；肺动脉长轴切面有利于显示肺动脉瓣及其瓣下、瓣上和肺动脉分支的情况；心尖五腔心切面有利于从心脏的冠状切面方向显示室间隔缺损和主动脉骑跨的情况。如果胸骨旁切面和心尖切面显示有困难，可以尝试取剑突下切面，力求得出一套精确、完整的肺动脉测量数据。

肺动脉瓣瓣环、肺动脉主干、肺动脉瓣下和肺动脉近端分支是二维超声心动图检查的重点，可以为临床提供肺动脉发育情况的依据。

彩色多普勒血流显像有利于观察室间隔缺损心内分流的方向，对评价肺动脉口狭窄的程度和帮助放置连续多普勒测量线也有一定的价值。连续多普勒有利于定量肺动脉口狭窄的程度。

（一）定性诊断

"主动脉骑跨征"是法洛四联症最具特征性的形态学改变，即在胸骨旁左心室长轴切面可见主动脉根部的前壁与室间隔回声连续性中断，呈一较大的缺损，而且缺损的两个残端不在同一水平，室间隔的残端在主动脉根部前后壁的中间。彩色多普勒血流显像显示收缩期有五彩镶嵌的血流由左心室和右心室同时射入粗大的主动脉，这

是确诊主动脉骑跨的直接证据（图 10-1-3）。根据左心室长轴切面上室间隔断端在主动脉腔内的位置，可大致将主动脉骑跨分为轻度、中度和重度：室间隔断端后移到半月瓣关闭线的前方为轻度骑跨；后移到半月瓣关闭线的中央为中度骑跨；后移到半月瓣关闭线的后方为重度骑跨。

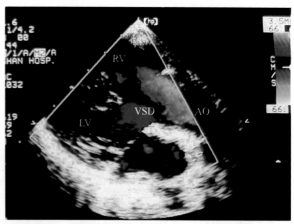

图 10-1-3 法洛四联症的胸骨旁左心室长轴切面
该切面显示室间隔大缺损和主动脉骑跨，彩色多普勒血流显像显示右心室和左心室的血流同时进入主动脉

在大动脉水平短轴切面或左心室流出道水平短轴切面显示膜周部室间隔回声大部分缺失，由于室间隔缺损较大，其直径甚至可相当于主动脉根部的内径，故又可称之为非限制型室间隔缺损。彩色多普勒血流显像可以在此切面判断心内分流的方向：左向右分流时室水平过隔血流为红色，而右向左分流时则为蓝色（图 10-1-4）。有时，彩色多普勒血流显像在心动周期的不同时相（包括收缩期和舒张期）均显示存在室水平分流，收缩期以右向左分流为主，舒张期以左向右分流为主，称为双向分流。

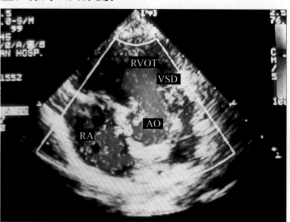

图 10-1-4 法洛四联症的胸骨旁大动脉水平短轴切面
彩色多普勒血流显像显示室水平右向左分流（VSD-室间隔缺损 RVOT-右心室流出道 RA-右心房）

由于法洛四联症患者的漏斗隔前移，因此还可见右心室流出道明显缩小（图10-1-5），右心室壁和右心室流出道壁明显增厚。在肺动脉长轴切面上，可显示大多数患者肺动脉瓣瓣环和肺动脉主干较细，其程度是决定是否进行跨肺动脉瓣瓣环补片手术的重要因素。合并肺动脉瓣狭窄的患者还可见肺动脉瓣增厚，开放受限，收缩期呈圆隆状，彩色多普勒血流显像显示肺动脉内有五彩镶嵌的细窄射流束，提示肺动脉瓣口狭窄。射流束近端的直径取决于肺动脉瓣狭窄的程度，狭窄越严重，射流束就越细。然而必须明确的是，在肺动脉口重度狭窄的患者，肺动脉内有时可无

明显血流信号存在。肺动脉瓣上狭窄的患者肺动脉主干内可见有嵴状凸起（图10-1-6）。肺动脉分支的发育程度对选择手术方案以及判断能否进行手术治疗具有决定性的意义。一般来说，左肺动脉近端内径的平方与右肺动脉近端内径的平方之和应等于肺动脉主干内径的平方。

由于法洛四联症患者右心室壁肥厚比较明显，使右心室舒张功能减退，脉冲多普勒显示三尖瓣血流频谱的A峰幅度大于E峰幅度。

在法洛四联症合并房间隔缺损（即法洛五联症）的患者中，二维超声心动图还可发现房间隔回声连续性中断，彩色多普勒血流显像可发现房

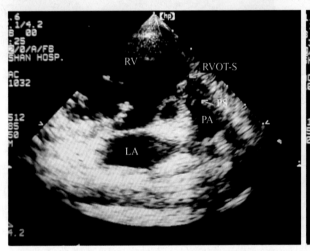
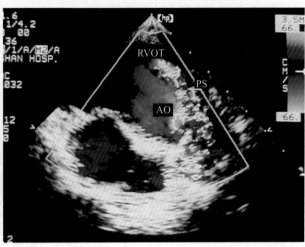

图 10-1-5　法洛四联症右心室流出道狭窄的超声心动图表现

二维超声心动图显示漏斗隔前移，右心室流出道狭窄（RVOT-S），同时存在肺动脉瓣狭窄（PS）；彩色多普勒血流显像显示肺动脉内呈现五彩镶嵌的湍流（LA-左心房 RV-右心室 PA-肺动脉）

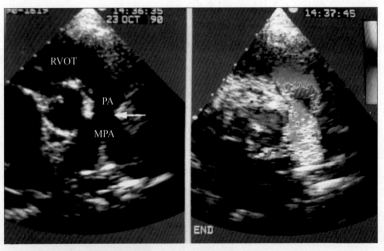

图 10-1-6　肺动脉瓣上狭窄的超声心动图表现

肺动脉主干内有嵴状凸起，彩色多普勒血流显像显示肺动脉内存在湍流
（RVOT-右心室流出道 PA-肺动脉 MPA-肺动脉主干）

水平分流。然而，在大多数患者中，二维超声心动图并不能显示出房水平异常征象，这是由于右心房容量负荷加重，致使右心房的压力等于或高于左心房的压力，故彩色多普勒血流显像也不一定能显示房水平的分流。在这种情况下，经静脉右心声学造影是判断有无房水平分流的最佳方法，而且非常敏感。在合并动脉导管未闭的患者，二维超声心动图也不一定能直接显示降主动脉和肺动脉之间未闭的动脉导管，但彩色多普勒血流显像能明确显示肺动脉主干内的湍流血流信号。

对于透声条件不佳的患者，尤其是肺动脉主干显示有困难的患者，可行经食管超声心动图检查。其优点是：①可更好地显示右心室漏斗部病变，准确测量其内径，并可观察狭窄的形态和特征；②可较清晰地显示肺动脉主干、肺动脉分叉及其分支结构（尤其是右肺动脉）；③可更清晰地显示室间隔缺损，并能判断室水平分流是左向右分流、右向左分流，还是双向分流；④可清楚地显示主动脉骑跨征；⑤可清楚地显示房间隔，明确有无合并房间隔缺损和卵圆孔未闭。

（二）定量诊断

1. 右心室流出道压力阶差的测量 首先应用连续多普勒技术在大动脉水平短轴切面测量右心室流出道的血流速度。在测到最大射流速度之后，再应用简化的柏努利方程式，即可计算出右心室流出道两端的最大瞬时压力阶差（最大瞬时压力阶差 = 4× 最大射流速度的平方）。

1985 年，Hatle 等人首先将上述方法应用于 32 例右心室流出道狭窄的患者，其结果与心导管测量的最大瞬时压力阶差相关性良好。1986 年，Currie 等在 38 例右心室流出道梗阻的患者中，利用连续多普勒和心导管技术同步测量了右心室流出道两端的压力阶差，发现多普勒测量的最大瞬时压力阶差与心导管测值呈高度相关（r =0.95）；多普勒测量的平均压力阶差与心导管测值的相关系数高达 0.94；多普勒所测量的最大峰间压力阶差与心导管测值的相关系数高达 0.92。以上结果均证明在右心室流出道狭窄的患者中，利用连续多普勒测量右心室流出道两端的压力阶差具有较高的准确性。

但是，利用多普勒超声技术测量右心室流出

道狭窄处压力阶差的方法在某些情况下也有一定的局限性。根据张运等的体会，多普勒测量右心室流出道压力阶差在以下几方面具有一定的局限性：①在少数患者中，于胸骨左缘大动脉水平短轴切面探查时，声束与射流之间存在较大的夹角，难以获得轮廓清晰的射流频谱，尤其是在小儿患者中如改用剑突下探查则有可能测得更高的血流速度；②当右心室流出道狭窄的程度较严重时，肺动脉血流量减少，难以记录到轮廓完整的血流频谱。③简化的柏努利方程是根据膜性狭窄推导出来的，因此当右心室流出道狭窄距离较长时，简化的柏努利方程计算出的数值有可能低估实际的压力阶差。

2. 右心室收缩压的测量 在法洛四联症的患者中，应用多普勒超声技术还可估计右心室收缩压。如果脉冲多普勒显示的分流速度极低或彩色多普勒血流显像显示无血流通过室间隔缺损时，则表明左心室收缩压和右心室收缩压大致相等。在排除了左心室流出道梗阻的前提下，即可用肱动脉收缩压来代替左心室收缩压，它也近似等于右心室收缩压。

如果多普勒探测到心室射血期存在左向右分流，那么也就表明左心室收缩压大于右心室收缩压，此时将多普勒记录的最大左向右分流速度转化为最大瞬时压力阶差，即可得出左心室和右心室之间的收缩期压力阶差，在无左心室流出道梗阻的前提下，右心室收缩压 = 肱动脉收缩压（代替左心室收缩压）- 左心室和右心室之间的压力阶差。

如果多普勒探测到心室射血期存在右向左分流，这也就表明左心室收缩压小于右心室收缩压。将多普勒记录的最大右向左分流速度转化为最大瞬时压力阶差，即为右心室和左心室之间的收缩期压力阶差，在无左心室流出道梗阻的前提下，右心室收缩压 = 肱动脉收缩压（代替左心室收缩压）+ 左心室和右心室之间的压力阶差。

如果患者存在三尖瓣反流，据此也可计算出右心室收缩压。Currie 等在 1985 年采用连续多普勒测量了 127 例患者三尖瓣反流的压力阶差，并与同步右心导管测量的右心室收缩压进行了对照。结果发现，用心导管测量的右心房和右心室之间的压力阶差为

1.5 ~ 17.0kPa（11 ~ 136mmHg），而连续多普勒测量的三尖瓣反流压力阶差为 1.2 ~ 16.9kPa（9 ~ 127mmHg），两者呈高度相关（r=0.96），而且在 48 例患者的检查中还进一步验证了回归方程法推算右心室收缩压的准确性。

3.肺动脉收缩压的测量　在法洛四联症的患者中，可先利用连续多普勒技术测出右心室流出道的最大射流速度，再将它按照简化的柏努利方程转化为最大瞬时压力阶差（即右心室收缩压与肺动脉收缩压之间的差值），然后在右心室收缩压已知的情况下，推算出肺动脉收缩压。即，肺动脉收缩压 = 右心室收缩压 − 收缩期右心室与肺动脉的最大瞬时压力阶差。

四、鉴别诊断

1.法洛四联症与法洛三联症的鉴别　法洛三联症和法洛四联症均有紫绀和肺动脉瓣狭窄的体征，在临床上鉴别非常困难，尤其是当主动脉骑跨程度较轻、室间隔缺损较小时，即使是超声心动图也容易误诊。其鉴别点主要在于法洛三联症的患者无室水平分流和主动脉骑跨征，而且肺动脉口狭窄大多仅累及肺动脉瓣瓣口；而法洛四联症时存在室水平分流和主动脉骑跨征，肺动脉口狭窄范围也较广泛，常同时累及右心室漏斗部和肺动脉瓣。

2.法洛四联症与法洛五联症的鉴别　法洛四联症和法洛五联症有着相似的临床表现和超声心动图特征。其鉴别点在于法洛五联症有房间隔缺损存在，采用彩色多普勒血流显像和脉冲多普勒仔细探查，可检出房水平的分流，必要时行右心声学造影检查可以明确诊断。

3.法洛四联症与右心室双出口的鉴别　右心室双出口患者主动脉的血流来自右心室，因此很容易与法洛四联症相混淆。其不同之处在于右心室双出口的主动脉骑跨更明显，骑跨率大于 75%；两根大动脉同时发自右心室；两根大动脉的位置异常，大动脉水平短轴切面显示主动脉瓣与肺动脉瓣在同一水平，主动脉后壁与二尖瓣前叶之间有肌性圆锥组织间隔。

4.法洛四联症与巨大室间隔缺损伴严重肺动脉高压的鉴别　巨大室间隔缺损伴严重肺动脉高压即已形成艾森曼格综合征，其与法洛四联症的

区别主要在于艾森曼格综合征患者无肺动脉口狭窄，左心房和左心室增大，右心室流出道和肺动脉主干增宽，而且无主动脉骑跨征；而法洛四联症患者左心房和左心室大小正常甚至缩小，右心室流出道和肺动脉主干狭窄，主动脉明显骑跨于室间隔残端之上。另外，最重要的鉴别点是艾森曼格综合征患者有明显的肺动脉高压，而法洛四联症患者肺动脉压力不高。

5.法洛四联症与永存动脉干的鉴别　由于永存动脉干和法洛四联症在胸骨旁左心室长轴切面上均可显示有主动脉骑跨征，因此永存动脉干易与肺动脉口狭窄极其严重的法洛四联症混淆。两者的鉴别要点主要在于有无肺动脉和肺动脉瓣：永存动脉干患者肺动脉主干起自主动脉，无肺动脉瓣；而法洛四联症患者肺动脉主干起自右心室，有肺动脉瓣。

（胡英　沈学东）

第 2 节
法洛三联症

肺动脉瓣狭窄合并房间隔缺损或卵圆孔未闭，再加上右心室壁肥厚就称为法洛三联症（trilogy of Fallot），它是一种较常见的先天性心血管畸形。据国外的文献报道，在 370 例先天性心脏病中，法洛三联症约占 6%。

一、血流动力学改变

在法洛三联症血流动力学改变中起主要作用的是肺动脉瓣狭窄，房水平分流的病理基础多为卵圆孔未闭，在 Fallot 最早报道的 7 例法洛三联症患者中，有 6 例为卵圆孔未闭。由于肺动脉口狭窄比较严重，会导致右心室压力负荷加重，右心室壁肥厚，右心室顺应性下降，使右心房的压力负荷也加重，当右心房压力大于左心房压力时，就可迫使卵圆孔重新开放，产生右向左分流，患者出现发绀。当存在右向左分流时，其临床表现与法洛四联征相似；而当肺动脉瓣狭窄合并房间隔缺损但未发生右向左分流时，其临床表现与单纯的肺动脉瓣狭窄相同。法洛三联症患者在婴幼

儿期即可发生右心衰竭甚至导致死亡，但大多数患者可存活至成年。

二、超声心动图表现

法洛三联症的超声心动图检查方法同肺动脉瓣狭窄和房间隔缺损。在完成标准切面扫查的同时，重点观察肺动脉瓣和房间隔的解剖形态，同时应用频谱多普勒和彩色多普勒血流显像进行进一步定性诊断和定量诊断。由于患者右心房压力甚高，彩色多普勒血流显像常不能直接显示房水平的分流，因此应常规行经静脉右心声学造影检查。一旦发现房水平分流疑有卵圆孔未闭的患者，

应及时行经食管超声心动图检查以明确房水平分流的性质。

（一）定性诊断

1. 肺动脉瓣狭窄 取肺动脉长轴切面，可显示肺动脉瓣增厚，在收缩期不能充分开放，呈圆隆状向肺动脉主干凸出。彩色多普勒血流显像显示右心室流出道的血流流经肺动脉瓣口时明显变细，形成射流束喷射入肺动脉主干，在肺动脉主干内呈现五彩镶嵌的湍流血流信号（图 10-2-1）。高速的射流可导致频率失真现象，脉冲多普勒显示为正负双向的湍流频谱。

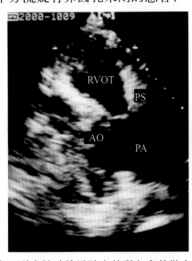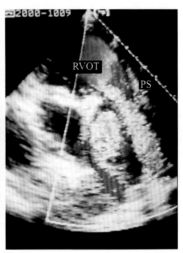

图 10-2-1 法洛三联症肺动脉瓣狭窄的彩色多普勒血流显像
肺动脉长轴切面显示肺动脉瓣增厚，收缩期不能充分开放，呈圆隆状向肺动脉主干内凸出，彩色多普勒血流显像显示右心室流出道的血流束流经肺动脉瓣口时变细，形成射流束喷射入肺动脉主干，在肺动脉主干内呈现五彩镶嵌的湍流血流（AO- 主动脉 PA- 肺动脉瓣 PS- 肺动脉瓣狭窄 RVOT- 右心室流出道）

2. 房水平分流 房水平分流的方向与肺动脉狭窄的程度密切相关。当右心室压力小于 13.3kPa（100mmHg）时，房水平分流呈左向右分流，分流的血流速度随右心室压力的增加而减慢；当右心室压力大于 20.0kPa（150mmHg），房水平分流呈右向左分流；当右心室压力在 13.3 ~ 20.0kPa（100 ~ 150mmHg）时，可有少量左向右分流或右向左分流，甚至呈双向分流。彩色多普勒血流显像可在房水平显示有红色的左向右分流（图 10-2-2）或蓝色的右向左分流、甚至双向分流，蓝色血流由于速度慢，显示不清晰，需仔细辨认。无论房水平分流的方向如何，当分流的血流速度慢到连彩色多普勒也无法显示分流信号时，则必须行经静脉右心声学造影检查才能确诊。

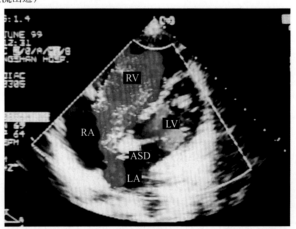

图 10-2-2 法洛三联症房间隔缺损的彩色多普勒血流显像
胸骨旁四腔心切面显示右心房（RA）和右心室（RV）增大，房间隔中部回声缺失（ASD），舒张期左心房内红色血流束经房间隔缺损进入右心房（ASD- 房间隔缺损 LA- 左心房 LV- 左心室 RA- 右心房 RV- 右心室）

（二）定量诊断

1. 肺动脉瓣狭窄的定量诊断 肺动脉瓣狭窄的程度对于手术决策的选择和术后疗效的随访具有重要的临床价值。肺动脉瓣狭窄的定量诊断指标主要包括跨瓣压差和瓣口面积。

（1）肺动脉瓣跨瓣压差的测量。肺动脉瓣跨瓣压差主要有三种：最大瞬时跨瓣压差、峰间跨瓣压差和平均收缩压差。最大瞬时跨瓣压差是根据多普勒测得的最大血流速度和柏努利公式（$\Delta P = 4V^2$）推算而得出的；峰间跨瓣压差是心导管测定的右心室收缩压和肺动脉收缩压之差，但由于这两个最大压力是无法同时到达的，因此峰间跨瓣压差在生理上是不存在的；平均收缩压差是收缩期所有瞬时跨瓣压差的平均值。Richards 认为，平均收缩压差是判断肺动脉瓣狭窄程度最准确的指标，优于瓣口面积和最大瞬时跨瓣压差。但是，当合并重度肺动脉瓣狭窄或合并重度肺动脉瓣下狭窄时，多普勒超声心动图则有可能低估跨瓣压差。

通过用连续多普勒记录狭窄处血流频谱，可估测出跨狭窄的压力阶差。Aldousany 等对 17 例肺动脉瓣狭窄的患儿进行了多普勒测值与心导管测值的对照研究，结果表明，多普勒测得的最大瞬时跨瓣压差与心导管测得的峰间跨瓣压差呈高度相关（r=0.95），多普勒测得的肺动脉平均压差与心导管测值也呈高度相关（r=0.91）。

Lima 等比较了 16 例单纯肺动脉瓣狭窄的小儿使用多普勒技术测得的肺动脉瓣最大射流速度，再根据简化的柏努利方程将其转化为最大瞬时压差，与右心导管技术测得的右心室和肺动脉之间的峰间跨瓣压差也呈高度相关（r=0.98）。

同样，也有学者对右心室漏斗部狭窄进行了多普勒与心导管的对照研究，他们通过对 31 例右心室漏斗部狭窄患者的研究，认为多普勒测量的峰间跨瓣压差与心导管插入时测得的压力阶差呈高度相关（r=0.90），与心导管撤除时测得的压力阶差相关（r=0.77），这就说明了无论是狭窄位于何处，多普勒技术均能准确可靠地测量出跨狭窄的压力阶差，并可估计狭窄的程度，有利于指导治疗及术后随访。

在以上的相关指标中，由于平均压差反映了整个收缩期肺动脉瓣跨瓣压差的变化，而且它与瓣口面积呈反比关系，因此一般认为平均压差较最大瞬时压差可更准确地定量肺动脉瓣狭窄的严重程度。

（2）肺动脉瓣的瓣口面积。肺动脉瓣的瓣口面积是评价肺动脉瓣狭窄程度的另一客观指标，由于二维超声心动图无法显示肺动脉瓣口的横截面，因此它也不能直接用勾描肺动脉瓣口的方法测量肺动脉瓣的瓣口面积。目前主要有以下几种方法计算肺动脉瓣的瓣口面积（PVA）。

①连续方程法。

$$PVA\ (cm^2) = SV/SVI$$

式中，SV 为每搏心输出量，SVI 是多普勒超声心动图测得的收缩期肺动脉血流速度积分。

②简化的格林公式法。

$$PVA\ (cm^2) = CO\ /[RV - PA]^{1/2}$$

式中，CO 是每分钟心输出量（单位为 L/min），RV - PA 是肺动脉瓣平均跨瓣压差（单位为 mmHg）。

③ Kosturakis 报道了多普勒超声心动图测定狭窄肺动脉瓣口面积的又一新方法，即：

$$PVA\ (cm^2) = SV/0.88 \times V_2 \times VET$$

式中，SV 是每搏心输出量，V_2 是最大血流速度，VET 是心室射血时间。

上述方法测得的肺动脉瓣瓣口面积与心导管测值呈高度相关（r=0.90）。

④近端等速表面积法。该方法目前可用于二尖瓣反流、主动脉瓣反流、三尖瓣反流及反流面积的定量评价。近端等速表面积法测量瓣口面积的研究仍局限于二尖瓣瓣口面积的测量，用该方法定量评价狭窄肺动脉瓣的瓣口面积还尚未见文献报道。

2. 房间隔缺损的定量诊断

（1）房水平分流量的测定。

①房间隔缺损时，彩色多普勒血流显像显示的分流束面积可以间接反映房水平的分流量。Kyo 等对 18 例房间隔缺损患者进行了研究，发现彩色多普勒血流显像测定的分流束面积指数与心导管测定的分流指数呈高度相关（r=0.91）。Sherman 等在一组 6 条犬房间隔缺损模型中，也进一步验证了该方法的可靠性，彩色多普勒血流显像测定的分流量与电磁流量计测定的分流量相关（r=0.84）。然而，用彩色多普勒血流显像测

定的分流束面积来判断分流量却难以应用于右向左分流的患者，因为该方法受到一系列技术因素的影响，其中包括患者的透声条件、仪器的增益和抑制设置、声能的衰减等因素。此外，分流束面积还会受到右心房内腔静脉回流的干扰。利用彩色多普勒血流显像测定房间隔缺损分流束的起始宽度，也可以反映分流量的大小，但其临床价值极其有限。

②应用脉冲多普勒可以对房间隔缺损的分流量进行定量评价。根据房间隔缺损的血流动力学改变，经三尖瓣和肺动脉瓣的血流量代表肺循环血流量（Qp），经二尖瓣和主动脉瓣的血流量代表体循环血流量(Qs)；然而在实际工作中，常用脉冲多普勒测量出的肺动脉血流量（Q_{PA}）来代表 Qp，用主动脉血流量（Q_{AO}）来代表 Qs。Qp 与 Qs 之比（Qp/Qs）可用来定量评价房水平分流的程度，当 Qp/Qs 比值 < 1.5 时为少量分流，Qp/Qs 比值在 1.5 ～ 2.0 时为中量分流，Qp/Qs 比值 > 2.0 时为大量分流。

Dittmann 等评价了 16 例正常人和 16 例成年继发孔型房间隔缺损患者脉冲多普勒定量肺循环和体循环血流比的准确性。结果发现，在 16 例正常人中，脉冲多普勒测定的肺循环和体循环血流比为 1.01±0.09，和心导管检查结果呈高度相关（r =0.96）；而在 16 例成年继发孔型房间隔缺损患者中，脉冲多普勒测定的肺循环和体循环血流比（1.31 ～ 4.46）与心导管测值（1.34 ～ 4.61）相似 (P=NS)，二者呈中度相关（r =0.82）。在全部 32 例中，脉冲多普勒测值和心导管测值的相关系数为 0.93，估计标准误（SEE）为 0.37，这就表明脉冲多普勒能较为准确地定量房间隔缺损的分流量。

由于正常人体循环血流量与肺循环血流量大致相似，因此 Qp 与 Qs 之差（$Q_{PA} - Q_{AO}$）即为左向右的分流量，由此可以进一步计算出分流量占肺循环血流量的百分数，即（$Q_{PA} - Q_{AO}$）/Q_{PA}×100%，其值小于 30% 为少量分流，在 30% ～ 50% 为中量分流，大于 50% 为大量分流。

(2) 房间隔缺损大小的定量研究。房间隔缺损的大小是决定分流量和影响预后的重要因素。多年来，不断有学者尝试使用二维超声心动图和彩色多普勒血流显像来定量房间隔缺损的大小，

并作了一系列有益的探索，取得了一定的成果。但是，由于房间隔在人体内所处的位置特殊，再加上房间隔缺损的形态也不规则，因此仅从二维空间对缺损的某一个切面进行测量，不仅观察差异大，而且也不可能取得客观、准确的测量数据。

上海医科大学中山医院曾用多平面经食管超声心动图体元模型三维重建法对 14 个房间隔缺损模型进行了研究，结果显示三维重建测得的房间隔缺损最大径和最小径与解剖实测值之间的差别无统计学意义（P>0.05），而且与实测值也呈高度相关（最大径：r = 0.97，Y = 1.03X − 0.04，P<0.0001；最小径：r = 0.95，Y=0.01+1.01X，P<0.0001）。在这基础上，他们进一步用同样的方法对 14 例房间隔缺损患者进行了临床研究，结果显示三维重建测得房间隔缺损在舒张期的最大径与最小径和手术中实测值均较接近，二者之间的差别无统计学意义（P>0.05），并呈高度相关（最大径：r = 0.98，Y = 0.15+1.03X，P<0.001；最小径：r = 0.94，Y = 0.01+1.09X，P<0.001）。因此，这也就说明了三维重建可以准确测量房间隔缺损的大小，并能应用于临床实践。

三、鉴别诊断

（一）法洛三联症与单纯肺动脉瓣狭窄的鉴别

在肺动脉瓣狭窄的患者中，约有 75% 的病例合并房水平的分流，但大多数法洛三联症患者肺动脉瓣狭窄的程度常较单纯肺动脉瓣狭窄严重得多，跨瓣压差常在 13.3kPa（100mmHg）以上，而且常合并明显的右心室壁肥厚。当彩色多普勒血流显像未检出房间隔缺损和房水平分流时，很容易误诊为单纯的肺动脉瓣狭窄，此时可行右心声学造影检查，从上肢静脉注入右心声学造影剂后，观察各房室腔的显影顺序，如左心房内出现造影剂回声则提示有房水平分流存在。

（二）法洛三联症与单纯房间隔缺损的鉴别

单纯房间隔缺损由于肺循环血流量增加，会造成相对性肺动脉瓣狭窄，此时应与肺动脉狭窄程度轻、无明显右心室壁肥厚的法洛三联症相鉴

别。其鉴别的关键在于明确肺动脉瓣狭窄的性质，对于器质性肺动脉瓣狭窄还应找到瓣膜狭窄的解剖学依据。流量性狭窄时，脉冲多普勒显示整个右心室流出道（包括肺动脉瓣上和瓣下）的血流速度都是增加的，而器质性狭窄时，脉冲多普勒取样容积从肺动脉瓣瓣下移到肺动脉瓣时，血流速度突然增快，明显高于肺动脉瓣下右心室流出道的血流速度。

（胡　英　沈学东）

第 3 节
右心室双出口

右心室双出口（double outlet right ventricle, DORV）是不完全性大动脉转位的一种，是一种罕见的心脏畸形。Cameron 等报道 1 610 例先天性心脏病的尸解资料中，发现本病 27 例，占 1.67%，男女比例相等。通常认为右心室双出口的定义为：①主动脉和肺动脉均起源于右心室；②室间隔缺损是左心室唯一的出口；③半月瓣和房室瓣不连续，其间有肌性圆锥组织隔开（图 10-3-1）。Lev 和 Fesifico 都提出右心室双出口的定义可以放宽，只要一支大动脉的全部和另一支大动脉的大部分起自右心室，即可称为右心室双出口。Taussig-Bing 畸形是右心室双出口的一种特殊类型，它是指主动脉起自右心室而肺动脉骑跨于室间隔之上。

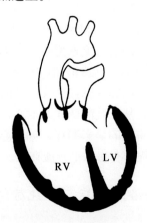

图 10-3-1　右心室双出口示意图
主动脉和肺动脉均起源于右心室（RV）；室间隔缺损是左心室（LV）唯一的出口；半月瓣和房室瓣不连续，其间有肌性圆锥组织隔开

一、病理特点及分型

（一）病理特点

右心室双出口的肺动脉主干完全起自右心室，由右心室圆锥部发出，而主动脉也起源于右心室，由第一圆锥部发出，两根大动脉平行排列在圆锥部的下方并都带有圆锥肌，主动脉多位于右侧。

在半月瓣水平，主动脉和肺动脉之间的关系有四种。①正常排列关系：肺动脉在主动脉的左前方；②相互并列关系：主动脉位于肺动脉的右侧，两组半月瓣位于同一水平面，为典型的右心室双出口畸形；③右位排列关系：主动脉在肺动脉的右前方；④左位排列关系：主动脉在肺动脉的左前方。

（二）病理分型

1. Lev 分型　右心室双出口常合并室间隔缺损，左心室血液可经室间隔缺损进入右心室，两心室的血液混合后同时进入肺动脉。Lev 将右心室双出口合并的室间隔缺损分为 4 种类型（图 10-3-2）。

2. Henry 分型　Henry 等根据室间隔缺损与半月瓣之间的距离以及有无肺动脉瓣狭窄，将右心室双出口分为 5 种类型（图 10-3-3）：

Ⅰ型：室间隔缺损位于主动脉瓣下，无肺动脉瓣狭窄。左心室血液大部分流向主动脉，体静脉回流的血液大部分流至肺动脉，此型患者在肺血管发生梗阻性病变之前很少出现紫绀。

Ⅱ型：室间隔缺损位于肺动脉瓣下，无肺动脉瓣狭窄，即 Taussig-Bing 畸形。左心室血液大部分流向肺动脉，体静脉回流的血液大部分流向主动脉，肺动脉血氧饱和度高于主动脉血氧饱合度，几乎所有患者都有发绀。

Ⅲ型：室间隔缺损同时靠近主动脉瓣和肺动脉瓣。左心室血液同时流向两根大动脉，所以经氧合的血液均等地进入主动脉和肺动脉，患者发绀和心力衰竭是否存在取决于肺循环血流量的多少。

Ⅳ型：室间隔缺损位置较低，远离主动脉瓣和肺动脉瓣。体静脉回流的血液和左心室分流来的血液在右心室充分混合后进入主动脉和肺动脉，其临床表现与 Henry Ⅰ型相同。

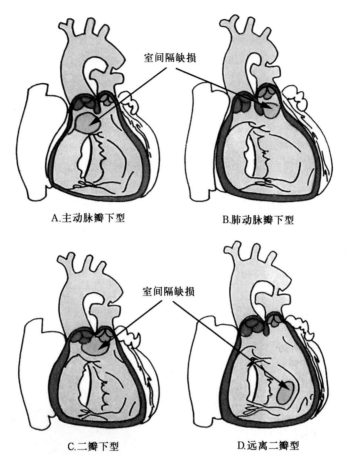

图 10-3-2　右心室双出口示意图 Lev 分型

A 图为主动脉瓣下型（subaortic），室间隔缺损距离主动脉瓣较近，距离肺动脉瓣较远　B 图为 Taussig-Bing 畸形，室间隔缺损在室上嵴的上方，距离肺动脉瓣较近，又称为肺动脉瓣下型（subpulmonary）　C 图为二瓣下型（doubly committed），室间隔缺损位于室上嵴的下方，紧贴主动脉瓣和肺动脉瓣，并有肌肉组织隔开　D 图为远离二瓣型（non-committed），室间隔缺损远离主动脉瓣和肺动脉瓣

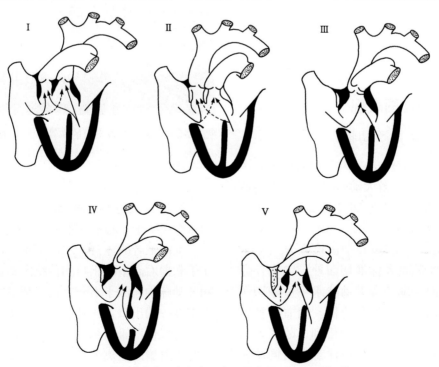

图 10-3-3　右心室双出口示意图（Henry 分型）

V型：室间隔缺损位于主动脉瓣下，伴肺动脉瓣狭窄。左心室的血液大部分流向主动脉，主动脉血氧饱和度高于肺动脉血氧饱和度。因部分体静脉回流的血液直接流入主动脉，同时因患者肺循环血流量减少，故患者发绀较明显。

Hagler等分析了36例右心室双出口的患者，意外地发现右心室双出口合并房室瓣膜异常的比例也相当高，如半月瓣的骑跨、异常的腱索连接、房室瓣的骑跨、二尖瓣裂缺等。

合并肺动脉瓣狭窄的患者其临床表现如同法洛四联症，不合并肺动脉瓣狭窄的患者其临床表现则类似于艾森曼格综合征（Eisenmenger's syndrome）。

二、血流动力学改变

右心室双出口的血流动力学改变主要取决于室间隔缺损的大小及其与主动脉瓣和肺动脉瓣的距离关系，以及肺动脉瓣和右心室流出道狭窄的程度。室间隔缺损若位于主动脉瓣的下方，则主动脉骑跨于室间隔上，主动脉的血流大部分来源于左心室，肺动脉的血流来源于右心室，故主动脉的血氧饱和度较高，患者发绀轻微，其血流动力学改变类似于一般的大型室间隔缺损；相反，若室间隔缺损位于肺动脉瓣的下方，则肺动脉骑跨在室间隔上，左心室血液主要流入肺动脉，主动脉血液大部分来源于右心室，血氧饱和度低，患者发绀严重。

三、超声心动图表现

（一）二维超声心动图

二维超声心动图对右心室双出口有很大的诊断价值，它可以同时了解大动脉的空间位置和是否伴有室间隔缺损，以及室间隔缺损与主动脉瓣和肺动脉瓣的距离关系。

右心室双出口的超声心动图检查方法除了应强调顺序诊断和系列标准切面外，以胸骨旁左心室长轴切面、胸骨旁大动脉水平短轴切面和心尖五腔心切面最具诊断价值。因右心室双出口的两根大动脉呈左右并行排列，故在显示胸骨旁左心室长轴切面时，应注意左右侧动探头，以有利于充分显示主动脉和肺动脉及其他

们与室间隔缺损之间的关系，以及半月瓣与房室瓣的连接关系。胸骨旁大动脉水平短轴切面有利于显示主动脉和肺动脉的左右并行排列关系。心尖五腔心切面有利于显示两根大动脉与右心室的关系，此切面是最能反映右心室双出口解剖特征的切面。

根据Disessa等和Hagler等对右心室双出口的研究结果，右心室双出口的特征性超声心动图表现如下所述：

1. 胸骨旁左心室长轴切面 左心室流出道缺如，二尖瓣前叶与半月瓣之间无连续。

2. 胸骨旁左心室短轴切面

（1）主动脉和肺动脉呈左右平行排列，起源于前方的右心室，两者之间有肌性圆锥组织相隔，在主动脉瓣下方及肺动脉瓣下方均可见肌性圆锥组织，二尖瓣与半月瓣连续性中断。

（2）缺乏主动脉被右心室流出道顺钟向包绕的图像特征（图10-3-4）。

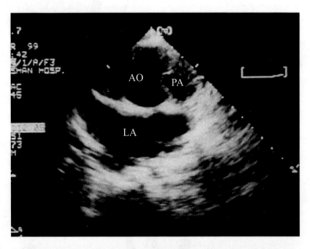

图10-3-4　右心室双出口的胸骨旁大动脉水平短轴切面二维超声心动图显示主动脉和肺动脉左右平行排列（AO-主动脉 PA-肺动脉 LA-左心房）

3. 心尖五腔心切面 此切面可以显示两根大动脉均起源于右心室（图10-3-5）。

根据笔者的体会，右心室双出口的诊断主要在于掌握右心室双出口的传统定义：一是主动脉和肺动脉均起源于右心室；二是室间隔缺损是左心室唯一的出口；三是半月瓣和房室瓣不连续，其间有肌性圆锥组织隔开。然后，根据室间隔缺损与半月瓣的距离关系以及有无肺动脉瓣狭窄对本病进行分型，最后，对所并发的心血管畸形进

行诊断。

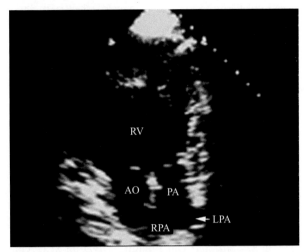

图 10-3-5 右心室双出口的心尖五腔心切面
二维超声心动图显示主动脉和肺动脉平行排列（AO- 主动脉 PA-
肺动脉 LPA- 左肺动脉 RPA- 右肺动脉 RV- 右心室）

（二）彩色多普勒血流成像

在二维超声心动图的基础上，进一步用彩色
多普勒血流显像可以明确本病合并的心血管畸形
所引起的血流动力学改变，包括室间隔缺损、房
间隔缺损、动脉导管未闭、肺动脉瓣狭窄和房室
瓣反流等，并可以指导连续多普勒选择合适的角
度测量肺动脉瓣狭窄的跨瓣压差。

彩色多普勒血流显像在胸骨旁左心室长轴切
面可显示收缩期以红色为主的分流束自左心室经
室间隔缺损进入右心室，这表明心室水平存在左
向右分流（图 10-3-6）。由于右心室双出口能存
活的患者室间隔缺损通常较大，右心室压力仅略
低于左心室，因此分流的血流速度很慢，很少见
到五彩镶嵌的分流束。在心尖五腔心切面，彩色
多普勒血流显像显示右心室的血液分别进入主动
脉和肺动脉（图 10-3-7），颇具特征性。当伴有
肺动脉瓣狭窄时，在肺动脉主干内可见到以蓝色
为主的五彩镶嵌血流。

（三）频谱多普勒表现

将脉冲多普勒取样容积置于室间隔缺损处，
可记录到分流的频谱信号，但由于右心室双出口
时左、右心室之间的压力阶差较小，分流速度较
慢，因此分流频谱可以是双向的，左向右分流频

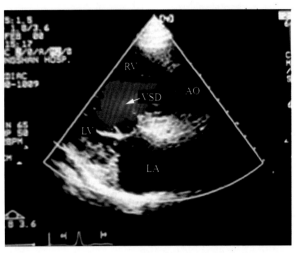

**图 10-3-6 右心室双出口室间隔缺损的彩色多普勒血流
显像**
胸骨旁左心室长轴切面显示室间隔缺损和室水平左至右分流
（箭头所示）（AO- 主动脉 LV- 左心室 LA- 左心房 RV- 右心室
VSD- 室间隔缺损）

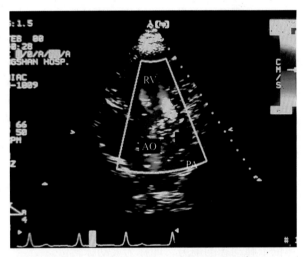

图 10-3-7 右心室双出口的彩色多普勒血流显像
心尖五腔心切面显示右心室（RV）血流同时进入主动脉（AO）
和肺动脉（PA）

谱为正向，右向左分流频谱为负向。将取样容积
置于主动脉瓣的下方，可见主动脉血流来源于右
心室。当合并右心室流出道狭窄时，通过主动脉
瓣口的血流量增加，血流速度明显加快；当不合
并右心室流出道狭窄时，可记录到肺动脉瓣口的
血流速度增快，肺循环血流量增加。

当右心室双出口合并重度右心室流出道狭窄
时，连续多普勒可记录到狭窄处呈缓慢加速和急
剧减速的匕首状高速湍流频谱，并可测量跨狭窄
处的压力阶差。

四、鉴别诊断

1. 右心室双出口与巨大室间隔缺损所致的艾森曼格综合征的鉴别 巨大室间隔缺损所致的艾森曼格综合征有室间隔缺损和肺循环血流量增多等特征，与不伴肺动脉狭窄的右心室双出口难以鉴别。其鉴别要点主要在于艾森曼格综合征两根大动脉的空间方位是正常的，而右心室双出口的主动脉与肺动脉呈左右平行排列，其血流均来源于右心室。

2. 右心室双出口与法洛四联症的鉴别 在临床上法洛四联症与伴有肺动脉口狭窄的右心室双出口较易混淆，其鉴别要点主要在于法洛四联症患者两根大动脉的空间位置及其相互关系尚正常，而右心室双出口患者两根大动脉位置却明显异常，左心室的血液不能直接进入主动脉（缺少左心室流出道），而必须通过室间隔缺损才能进入主动脉，彩色多普勒血流显像可清楚显示这一关系。

（胡　英　沈学东）

第4节
大动脉转位

大动脉转位（transposition of great artery, TGA）是指主动脉和肺动脉的位置颠倒。在正常情况下，肺动脉位于主动脉的左前方。如果主动脉位于肺动脉的前方，即称为大动脉转位。

一、病理特点及分型

（一）病理特点

在胚胎的第3周末至第4周，动脉总干被动脉干间隔分隔成升主动脉和肺动脉。在正常情况下，动脉干间隔自圆锥间隔起呈螺旋状旋转，将升主动脉推向右后方，而肺动脉主干则位于升主动脉的左前方。关于动脉干间隔呈螺旋形旋转的原因有几种解释：其一，有学者认为两根大动脉内来自心室的血流呈螺旋形方向行走，故动脉干间隔亦相应发展成为螺旋形；其二，有学者认为由于心球在发育膨大的同时发生旋转，从而使动脉干间隔亦随之旋转，导致升主动脉与左心室相

连，肺动脉与右心室相连。如果在旋转过程中发生障碍，动脉干间隔停留在矢状位，由于破坏了正常升主动脉与肺动脉的关系，即形成大动脉转位。

（二）病理分型

1. Harris和Farber分型 Harris和Farber在1939年根据心脏3个部分（即心房、心室和大动脉）的左右关系，将大动脉转位分为8种类型：

Ⅰ型：相当于van Praagh分类法的SDD（即心房正位、心室右祥、右型大动脉转位）；

Ⅱ型：相当于van Praagh分类法的SDL（即心房正位、心室右祥、左型大动脉转位）；

Ⅲ型：相当于van Praagh分类法的SLL（即心房正位、心室左祥、左型大动脉转位）；

Ⅳ型：相当于van Praagh分类法的SLD（即心房正位、心室左祥、右型大动脉转位）；

Ⅴ型：相当于van Praagh分类法的ILL（即心房反位、心室左祥、左型大动脉转位）；

Ⅵ型：相当于van Praagh分类法的ILD（即心房反位、心室左祥、右型大动脉转位）；

Ⅶ型：相当于van Praagh分类法的IDD（即心房反位、心室右祥、右型大动脉转位）；

Ⅷ型：相当于van Praagh分类法的IDL（即心房反位、心室右祥、左型大动脉转位）。

2. 大动脉转位的生理分型

（1）生理纠正型大动脉转位：即肺静脉的血仍排入主动脉，腔静脉的血仍排入肺动脉（图10-4-1）。将这个概念应用到Harris和Farber的分类法中，则Ⅱ型、Ⅲ型、Ⅵ型和Ⅶ型都属于生理纠正型大动脉转位，其中以Ⅲ型和Ⅶ型最为常见。我们通常所指的纠正型大动脉转位就是指Ⅲ型和Ⅶ型大动脉转位。

Nadas报道纠正型大动脉转位占其做心导管病例的3%。Toronto儿童医院10 535例先天性心脏病中，纠正型大动脉转位有101例，占0.9%。纠正型大动脉转位自然转归极不一致，主要取决于合并畸形。合并大型室间隔缺损、单心室或严重肺动脉瓣狭窄的患者不手术难以活过婴儿期；不合并其他畸形的患者可生存多年而无循环功能紊乱。纠正型大动脉转位患者能否长期生存取决以下两个因素：①房室传导阻滞发生的迟早；②功能左心室承受体循环负荷的大小。Cumming等

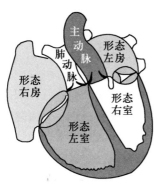 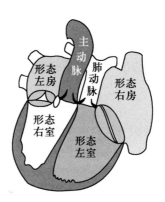

A.常见的心房排列形式　　　　B.镜像心房排列形式

图 10-4-1　纠正型大动脉转位示意图

A 图为 Harris 和 Farber 分型法Ⅲ型大动脉转位，相当于 van Praagh 分类法的 SLL，即心房正位，心室左襻，左型大动脉转位　B 图为 Harris 和 Farber 分类法Ⅶ型大动脉转位，相当于 van Praagh 分类法的 IDD，即心房反位，心室右襻，右型大动脉转位

回顾不合并其他畸形的纠正型大动脉转位病例，认为患者可有正常生命而仅有某些心功能不良，但 20 岁后发生房室传导阻滞可威胁患者的生命。现在由于人工心脏起搏器和瓣膜置换术的应用，这些患者的预后可得到改善。

（2）解剖纠正型大动脉转位。即主动脉起源于左心室，肺动脉起源于右心室。实际上这不应称为大动脉转位，而应称为大动脉异位。将这个概念应用到 Harris 和 Farber 的分类法中，则Ⅱ型、Ⅳ型、Ⅵ型和Ⅷ型都属于解剖纠正型大动脉转位。由于Ⅱ型和Ⅵ型大动脉转位在生理上和解剖上都得到了纠正，故又称为解剖生理双纠正型大动脉

转位。

（3）完全型大动脉转位。Ⅰ型和Ⅴ型大动脉转位由于在生理上和解剖上都未得到纠正，故称为完全型大动脉转位（图 10-4-2）。Kidd 等在 1971 年根据室间隔是否完整和有无肺动脉瓣狭窄，将完全型大动脉转位进一步分为 4 型：

Ⅰ型：室间隔完整；

Ⅱ型：室间隔完整伴肺动脉瓣狭窄；

Ⅲ型：伴室间隔缺损；

Ⅳ型：伴室间隔缺损和肺动脉瓣狭窄。

从心脏外科手术的观点可将完全型大动脉转位分成 2 种类型：即单纯性完全型大动脉转位（室

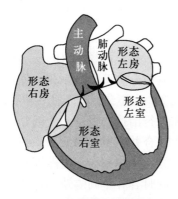 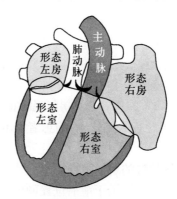

A.常见的心房排列形式　　　　B.镜像心房排列形式

图 10-4-2　完全型大动脉转位示意图

A 图为 Harris 和 Farber 分型法Ⅰ型大动脉转位，相当于 van Praagh 分类法的 SDD，即心房正位，心室右襻，右型大动脉转位；B 图为 Harris 和 Farber 分类法Ⅴ型大动脉转位，相当于 van Praagh 分类法的 ILL，即心房反位，心室左襻，左型大动脉转位

间隔完整）和复杂性完全型大动脉转位（伴室间隔缺损和肺动脉瓣狭窄）。

完全型大动脉转位的发生率在紫绀型先天

性心脏病中占第 2 位，占所有先天性心脏病的 7% ～ 9%，在北京儿童医院统计的先天性心脏病尸解资料中占 7.2%。有糖尿病的母亲，其胎儿完

全型大动脉转位的发生率约为正常人的11.4倍。

完全型大动脉转位在紫绀型先天性心脏病中死亡率最高，占第一个月内即死于心脏病婴儿的15%～20%。80%～90%的完全型大动脉转位患儿死于1岁内，其预后与合并的心血管畸形和肺循环血流量的多少直接相关，合并大型心内分流的患儿（如室间隔缺损、房间隔缺损或动脉导管未闭等）预后较佳。

（三）大动脉转位的解剖学特征

1. 纠正型大动脉转位的解剖学特征

（1）升主动脉和肺动脉主干前后位置颠倒，房室连接不一致。大多数纠正型大动脉转位患者的主动脉位于肺动脉的左前方（L-TGA，即左型大动脉转位），如Harris Ⅲ型大动脉转位。极少数心房反位的患者，主动脉位于肺动脉的右前方（D-TGA，即右型大动脉转位），如Harris Ⅶ型大动脉转位。

（2）多数纠正型大动脉转位患者为心室左襻，即解剖右心室位于左前方，解剖左心室位于右后方，如Harris Ⅲ型大动脉转位。少数心房反位的患者为心室右襻，即解剖右心室位于右前方，解剖左心室位于左后方，如Harris Ⅶ型大动脉转位。

（3）合并的其他畸形。纠正型大动脉转位患者几乎都合并其他畸形。Langford等报道101例纠正型大动脉转位，仅1%的患者不合并其他畸形，这些患者无需进行任何解剖矫正，而其余99%的患者合并有多种先天性畸形。其中，53%的患者合并肺动脉瓣狭窄，44%的患者合并室间隔缺损，40%的患者合并单心室，21%的患者合并左侧房室瓣异常，12%的患者合并房间隔缺损，11%的患者合并动脉导管未闭，6%的患者合并主动脉缩窄。

2. 完全型大动脉转位的解剖学特征

（1）升主动脉和肺动脉主干前后位置颠倒，并呈前后平行排列，心房心室连接一致。如果主动脉位于肺动脉的右前方或正前方，称为右型大动脉转位（D-TGA），如Harris Ⅰ型大动脉转位。但也有极少数心房反位的患者主动脉位于肺动脉的左前方，称为左型大动脉转位（L-TGA），如Harris Ⅴ型大动脉转位。升主动脉起自解剖右心室（有漏斗部），主动脉瓣和主动脉窦连于漏斗部之上；肺动脉起自解剖左心室（无漏斗部），肺动脉瓣与二尖瓣前瓣相连接；肺动脉瓣的位置深居于心脏的后下方。

（2）多数完全型大动脉转位患者为心室右襻，即解剖右心室位于右前方，解剖左心室位于左后方，例如Harris Ⅰ型大动脉转位。少数心房反位的患者（如Harris Ⅴ型大动脉转位）也可呈心室左襻，即解剖右心室位于左前方，解剖左心室位于右后方。

（3）主动脉瓣与二尖瓣无纤维性连接。在正常情况下，主动脉瓣下无肌性圆锥组织，因此左心室无漏斗部，主动脉瓣后瓣与二尖瓣前瓣以纤维组织相连接；而肺动脉瓣与在胚胎时肌性圆锥组织构成的肌性漏斗部相连，使肺动脉瓣与三尖瓣被隔开。由于动脉干圆锥部发育异常，使主动脉瓣下有肌性圆锥组织存在，将主动脉瓣与二尖瓣隔开，使二者之间无纤维组织相连接；或者主动脉瓣与肺动脉瓣下均有肌性圆锥组织存在，此为完全型大动脉转位的重要标志之一。

三、血流动力学改变

（一）纠正型大动脉转位

心室的转位从原则上纠正了大动脉转位所引起的血流异常，此时右心房内来自体循环的静脉血，经二尖瓣进入左心室（功能右心室），再经后位的肺动脉入肺循环进行气体交换，而左心房接受肺静脉的氧合血，经三尖瓣进入右心室（功能左心室），再经前位的主动脉入体循环。若不合并其他心脏畸形的存在，患者多无血流动力学的改变，也不会影响心脏的功能，患者可无症状，无需进行治疗。但是，大部分纠正型大动脉转位的患儿合并有室间隔缺损、肺动脉狭窄、左侧房室瓣异常或房室传导阻滞等。如果纠正型大动脉转位同时合并室间隔缺损和肺动脉口狭窄，则其血流动力学的改变与法洛四联症相似。

（二）完全型大动脉转位

此时右心房未经氧合的静脉血经右心室和主动脉进入体循环，体循环的静脉血又回流至右心房；左心房经氧合的血液经左心室和肺动脉进入肺循环，肺循环的动脉血再回流至左心房，由此就构成了两个独立的循环系统。显然，这种状况是不适宜患者生存的，因此患者常在房水平、室水平或大动脉水平存在分流，以沟通体循环和肺循环，使患者得以存活。完全型大动脉转位血流动力学的改变主要取决于体循环和肺循环沟通的程度和肺动脉口狭窄的程度。实际上，在两个循环系统之间混合的血量通常是比较少的，但就是这种小容量的分流，才是完全型大动脉转位真正的生理循环。Rudolph等在1974年指出，由体静脉回流入主动脉的"体循环"，应考虑为生理性的右向左分流；同样，由肺静脉进入肺动脉的"肺循环"，应考虑为生理性的左向右分流。因此，在完全型大动脉转位跨过解剖学上的间隔"分流"，只能用来表达其解剖学上的意义，而不能表达它在生理学上的意义。

右向左分流是指回流到右心房的血液经过缺损而进入肺动脉的那部分血量，这部分血量可命名为"有效肺循环血流量"。完全型大动脉转位的这种右向左分流，必须由等量且方向相反的左向右分流（即回流到左心房而进入主动脉的那部分血量）来平衡，这部分血量称为"有效体循环血流量"。如果这两种有效血流量不相等，则会引起一个循环血流量过多而另一个循环血流量过少。根据Toronto儿童医院的经验，其允许的变化范围为：肺循环血流量 $5 \sim 20$ L/min·m²，体循环血流量 $5 \sim 10$ L/min·m²，分流量（有效血流量）$0.7 \sim 1.5$ L/min·m²。

如果胎儿出生后动脉导管仍然保持开放，则两个循环系统之间可有一定程度的混合并伴肺循环的持久性高压。如果患儿室间隔完整而动脉导管又逐渐关闭，肺动脉压迅速下降至正常范围，则患儿低氧血症及酸中毒症状逐渐加重；如果患儿合并室间隔缺损，肺动脉压力可保持很高，而对出生头几周的患儿来说，因肺血管阻力不断下降，故肺循环血流量也将随之相应增加。

四、超声心动图表现

（一）二维超声心动图

二维超声心动图是目前诊断大动脉转位的首选方法，由于心血管造影仅能显示心脏诸结构的重叠影像，故一些患者即使已经做了心血管造影

检查，仍需要行超声心动图检查，旨在明确诊断。根据大动脉转位的解剖学特点，二维超声心动图应按照van Praagh的顺序诊断法进行检查，分别观察心房、心室和大动脉三个水平心脏诸结构的空间位置和连接关系。通常判断心房位置时多取肋下切面或剑突下切面，判断心室位置时多取心尖四腔心或胸骨旁左心室短轴切面，判断大动脉位置时多取胸骨旁大动脉水平短轴切面。在上述三个水平检查的基础上，再针对心内其他畸形，分别进行脉冲多普勒和彩色多普勒检查，以了解患者血流动力学改变的情况。

上海医科大学中山医院曾报道一组大动脉转位的超声心动图特征，他们认为在胸骨旁左心室长轴切面上，二维超声心动图可显示两根大动脉在心底部沿其纵轴方向呈前后平行排列关系（图10-4-3），前位的血管内径粗大，与前位的心室相连接；后位的血管内径较细小，与后位的心室相连接。其各自的半月瓣也常在同一高度上得以同时显现，这些表现与正常大动脉根部的超声心动图表现截然不同。

为了分辨主动脉和肺动脉，可进一步取胸骨旁左心室矢状切面，沿升主动脉向上追踪两根大动脉的走行，两根大动脉并行上升一段短距离后，后位的血管内径较细并首先分叉，此为肺动脉；而前位的血管内径较粗并继续向上行走，此时将探头方向指向脊柱左前方及左侧，即可显示它向后方弯曲，并弯成弓状，此为主动脉（图10-4-4），这种图像有时在剑突下右心室流出道长轴切面也能看到。根据以上这些特点可初步区别两根大动脉。

胸骨旁大动脉水平短轴切面能准确反映两根大动脉的空间位置关系，故可作为判断主动脉为左型转位抑或为右型转位的诊断根据。在此切面上，可见两根大动脉的根部同时被横切，呈现一前一后排列的两个圆形大血管横断图像，其外层表现为圆环状，内部为无回声管腔，正常情况时的肺动脉从左侧环绕主动脉半周而向上延续的交叉走行图像消失。若前位的主动脉位于后位的肺动脉的正前方或右前方为右型大动脉转位（图10-4-5）；若前位的主动脉位于后位的肺动脉的左前方则为左型大动脉转位（图10-4-6）。

为了确定大动脉与心室的连接关系，首先应分辨左右心室。左心室和右心室主要根据房室瓣

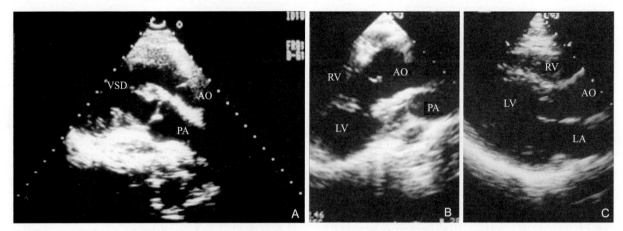

图 10-4-3　完全型大动脉转位的胸骨旁左心室长轴切面
图 A 为胸骨旁左心室长轴切面显示两根大动脉呈前后平行排列，前位的血管为主动脉，后位的血管为肺动脉，同时存在室间隔缺损；图 B 为胸骨旁左心室长轴切面显示肺动脉瓣瓣下狭窄；图 C 为正常人胸骨旁左心室长轴切面，其心脏的结构和方位截然不同（AO- 主动脉　LA- 左心房　LV- 左心室　PA- 肺动脉　RV- 右心室　VSD- 室间隔缺损）

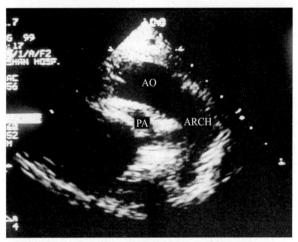

图 10-4-4　大动脉转位的胸骨旁左心室矢状切面
沿升主动脉向上追踪两根大动脉的走行，见前位较粗的血管向后方弯曲，并弯成弓状，此为主动脉（AO- 主动脉　ARCH- 主动脉弓　PA- 肺动脉）

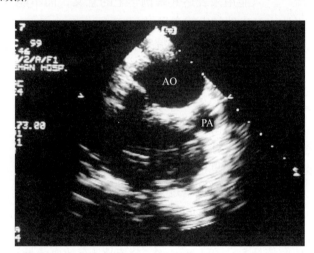

图 10-4-5　右型大动脉转位的二维超声心动图表现
胸骨旁大动脉水平短轴切面显示主动脉（AO）位于肺动脉（PA）的右前方

和肌小梁的特征来确定，即含三尖瓣的心室为右心室，含二尖瓣的心室为左心室（图 10-4-7）。右心室的内膜面肌小梁较丰富，含有调节束，而左心室的内膜面较光滑，带有假腱索。一旦确定了心室的属性，再要确定大动脉与心室的连接关系就不难了。通常我们先取心尖四腔心切面，然后探头逐步向上跷起显示心尖五腔心切面，同时观察主动脉和肺动脉与心室的连接关系。由于肺动脉在后，主动脉在前，所以在探头上跷的过程中总是先出现肺动脉，然后才出现主动脉。如果两根大动脉与心室的连接不一致，即肺动脉与左心室相连，主动脉与右心室相连，即为大动脉转位，反之则为大动脉异位。

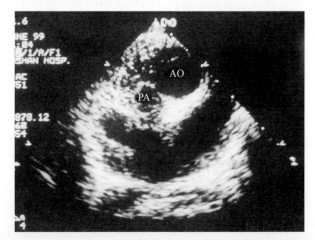

图 10-4-6　左型大动脉转位的二维超声心动图表现
胸骨旁大动脉水平短轴切面显示主动脉（AO）位于肺动脉（PA）的左前方

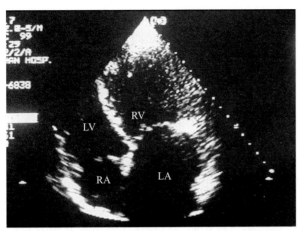

图 10-4-7　大动脉转位心室左襻的二维超声心动图表现
心尖四腔心切面示右心室位于左侧，左心室位于右侧，三尖瓣隔叶的位置较二尖瓣低，右心室内可见调节束（LA- 左心房 LV- 左心室 RA- 右心房 RV- 右心室）

超声心动图技术在全面了解患者心脏大血管畸形的同时，还有利于进行手术前的治疗决策和手术后的系列随访。孙锟等对 9 例大动脉转位矫治术后存活的患儿进行了超声心动图随访，结果发现常规标准切面、剑突下额状切面、矢状切面、右斜切面及非标准胸骨旁长轴切面等切面结合起来综合判断，即可满意地显示大动脉转位矫治术后的心脏二维解剖特征。

（二）多普勒超声心动图

彩色多普勒血流显像对本病合并症的诊断具有重要的作用，包括室间隔缺损、房间隔缺损和动脉导管未闭，尤其是动脉导管未闭，若无彩色多普勒血流显像和脉冲多普勒的帮助实难检出。彩色多普勒还有利于观察有无狭窄或反流病变，并可在彩色多普勒的指引下，将脉冲多普勒或连续多普勒取样容积置于反流或狭窄处，探测反流的时相和方向或估测狭窄瓣膜的狭窄程度。在显示房室瓣反流时，彩色多普勒血流显像有助于判断房室瓣反流是处于瓣膜的内段还是外段。

彩色多普勒血流显像对判断动脉的位置也有重要的意义，如在剑突下切面叠加彩色多普勒血流显像观察到红色的圆形结构并有搏动者为降主动脉，蓝色的椭圆形结构为下腔静脉。如果降主动脉位于第 10 胸椎的左侧、下腔静脉的右侧为心房正位；如果两条大血管位置相反则为心房反位。在大动脉转位矫治术后，彩色多普勒血流显

像还有助于发现有无肺动脉吻合口狭窄。

临床需要鉴别的疾病主要包括法洛四联症和右心室双出口等，但只要掌握大动脉转位的解剖特征和诊断原则，应用超声心动图进行鉴别诊断并不困难。

（胡　英　沈学东）

第 5 节
永存动脉干

如果原始的动脉干未能分隔成主动脉和肺动脉，代之以单一起源于两个心室的共同大动脉，就称为永存动脉干（persistent truncus arteriosus，PTA），并由它发出主动脉、肺动脉和冠状动脉。

一、病理特点及分型

（一）病理特点

永存动脉干仅以一组半月瓣跨于两心室之上，有的从升部即发出肺动脉，远端再发出头臂动脉，有的甚至无肺动脉。动脉干的半月瓣可由 2 至 4 个瓣叶组成，1/4 以上的病例合并右位主动脉弓或其他主动脉畸形，约 1/4 的病例合并单心室，其他合并畸形包括房间隔缺损、室间隔缺损、房室管畸形和主动脉弓离断等畸形。

（二）病理分型

1. Collett 和 Edwards 分型　Collett 和 Edwards 在 1949 年根据肺动脉发出的部位，将永存动脉干分为以下 5 型（图 10-5-1）：

Ⅰ型：从动脉总干旁发出短的肺动脉主干，以后再分成左、右肺动脉；

Ⅱ型：左、右肺动脉分别于动脉总干背面开口，其开口相距较近；

Ⅲ型：左、右两支肺动脉分别从动脉总干两侧发出；

Ⅳ型：无真正的肺动脉，肺循环依靠支气管动脉供应；

Ⅴ型：主动脉 - 肺动脉间隔缺损。

2. van Praagh 分型　van Praagh 又将永存动脉干分为 A、B 两大类：

① A 类。伴室间隔缺损，此类又进一步分为 4 亚型。

A_1：相当于 Collett 和 Edwards 分型中的 I 型；

A_2：相当于 Collett 和 Edwards 分型中的 II 型和 III 型；

A_3：缺少一条肺动脉分支，另一条肺动脉由侧支循环和支气管动脉（或称半动脉干，Hemitruncus）代替；

A_4：胚胎期第四鳃弓发育不良，主动脉缩窄、闭锁或缺如，同时伴有动脉导管未闭。

② B 类。主动脉肺动脉间隔缺损，相当于 Collett 和 Edwards 分型中的 V 型。

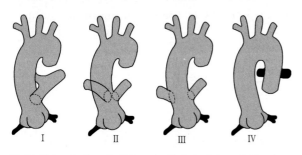

图 10-5-1　Collett 和 Edwards 的永存动脉干分型示意图

二、血流动力学改变

永存动脉干有 3 种血流动力学改变：第一种为高肺血流量伴低肺血管阻力，患者紫绀不明显，但伴有充血性心力衰竭，此为婴儿期最常见的血流动力学改变，内科治疗效果不佳；第二种为肺血流量正常或轻度增加，高肺血管阻力，患者活动时出现发绀，无充血性心力衰竭；第三种为低肺血流量，高肺血管阻力，此时由于患者有肺动脉口狭窄或进行性肺血管梗阻性病变，故患者发绀明显。

在第一种情况下，因有高肺血流量，故临床上不发生发绀或仅有轻度发绀，大量肺静脉血回流到左心房，然后再从左心室喷射到动脉总干，因此右心室的压力必须高达体循环压力水平，才能将体静脉血喷射到动脉总干。但由于患者的室间隔缺损较大，左、右心室的血液可得到较充分的混合，而左、右心室血液的混合程度往往又决定了发绀的程度，故患者紫绀不明显。由于患者肺血流量增大，心脏负荷加重，动脉总干瓣膜关闭不全，舒张期有不同程度的反流，因此极易发

生充血性心力衰竭；再加上左心房压力升高、肺水肿及肺泡与毛细血管之间氧弥散作用不良使肺静脉血氧饱和度降低，从而进一步加重发绀。van Praagh 分型中的 A_1 和 A_2 型以及 Collett 和 Edwards 分型中的第 I、II 和 III 型病例，其血流动力学改变都属于第一种情况，这些患者在高肺血流量的状态下存活，不可避免地要发生肺血管梗阻性病变，但肺动脉口狭窄程度的不同和肺动脉自永存动脉干上发出角度的不同均可影响肺血管梗阻性病变的进程。

在第二种和第三种情况下，肺血管阻力开始升高，肺静脉回流血量下降，虽然此时心力衰竭症状已消失，心脏缩小，但患者发绀却更明显。一旦肺血管阻力升高到体循环压力的 1/3 ~ 1/2，艾森曼格综合征（Eisenmenger's syndrome）的症状即呈进行性，手术成功率很低。

永存动脉干的预后不良，如不手术，约半数病例早期死亡，67% ~ 86% 的患儿在 1 岁内死亡，主要死因为肺血流量增加所导致的充血性心力衰竭；能存活至成年的患者多属 Collett 和 Edwards 分型中的 IV 型。

三、超声心动图表现

由于二维超声心动图检查能够显示心脏诸结构的空间位置和永存动脉干的解剖特征，因此它是诊断永存动脉干最有用的手段。胸骨旁左心室长轴切面和大动脉水平短轴切面是显示永存动脉干解剖特征的最佳切面，它能够显示永存动脉干及其瓣膜与室间隔缺损和房室瓣的解剖关系，特别是胸骨旁大动脉水平短轴切面，不仅能显示永存动脉干上肺动脉的起源部位，而且还能帮助确定永存动脉干的解剖分型。胸骨上窝主动脉弓长轴和短轴切面也是诊断永存动脉干的重要切面，是胸骨旁大动脉水平短轴切面很好的补充。彩色多普勒血流显像有利于显示室水平的分流及其方向、判断有无永存动脉干半月瓣反流及其程度。

Riggs 等总结了一组永存动脉干的二维超声心动图表现，认为永存动脉干有如下特点：

第一，胸骨旁大动脉水平短轴切面可显示出粗大的动脉总干，内径可达 50mm（图 10-5-2），但其周围不能显示呈顺钟向环绕的右心室流出道、肺动脉瓣、肺动脉主干及其分支。

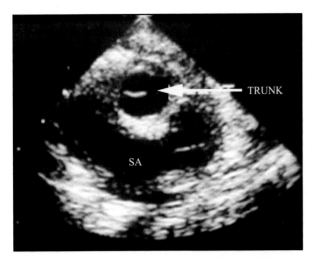

图 10-5-2　永存动脉干的胸骨旁大动脉短轴水平切面

粗大的动脉干（箭头所示），其周围不能显示呈顺钟向环绕的右心室流出道、肺动脉瓣、肺动脉主干及其分支（SA- 单心房 TRUNK- 永存动脉干）

第二，胸骨旁左心室长轴切面显示主动脉根部前壁与室间隔连续性中断，呈主动脉骑跨征象（图 10-5-3）。

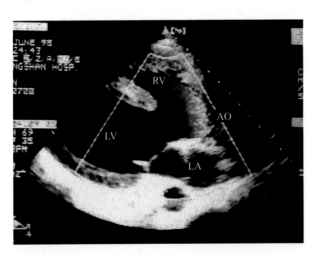

图 10-5-3　永存动脉干的胸骨旁左心室长轴切面

动脉干明显扩张，并骑跨在室间隔之上，室水平可见右向左分流（AO- 主动脉 LA- 左心房 LV- 左心室 RV- 右心室）

第三，共同动脉干只有一组半月瓣，无单独的肺动脉瓣。

为了能进一步明确永存动脉干的解剖分型，胸骨旁大动脉水平短轴切面的显示是十分重要的，此切面不仅可以明确肺动脉瓣是否存在，而且还有利于明确诊断。此外，由于肺动脉主干和左、右肺动脉都是从共同动脉干后壁或左右两侧发出的，因此胸骨旁大动脉水平短轴切面能较全面地

显示肺动脉的起源和解剖特征，从而有利于确立解剖分型。如果患者因胸骨旁透声窗不佳，尤其是使动脉总干的升部显示不清时，可试用胸骨上窝主动脉弓长轴和短轴切面（尤其是在小儿），大多能获得满意的诊断结果（图 10-5-4）。

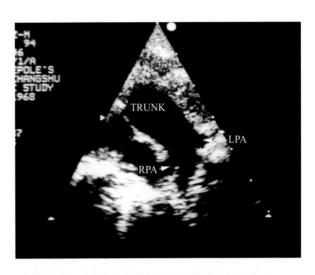

图 10-5-4　Ⅲ型永存动脉干的高位胸骨旁短轴切面

左肺动脉（LPA）和右肺动脉（RPA）分别从动脉总干（TRUNK）的两侧发出

对 Collett 和 Edwards 分型的Ⅳ型患者来说，胸骨上窝扫查还有利于显示整个主动脉弓和其周围的侧支循环，脉冲多普勒和彩色多普勒可在主动脉弓周围探及收缩期和舒张期连续性湍流。另外，彩色多普勒血流显像还有利于检测出室水平分流的方向及动脉干瓣膜的反流。

四、鉴别诊断

（一）永存动脉干与法洛四联症的鉴别

其共同之处在于法洛四联症的患者也有主动脉骑跨征，如果患者存在两组半月瓣即可排除永存动脉干的可能性。法洛四联症不伴二尖瓣畸形时，多存在右心房和右心室增大，而永存动脉干患者多为左心室增大；永存动脉干的瓣膜数量为 2 ～ 6 个，在室间隔缺损的两端均可探及舒张期湍流，此为永存动脉干半月瓣反流所特有的频谱特征。此外，在胸骨上窝检查时，永存动脉干患者在"主动脉弓"下方常可发现异常的血管分支（即肺动脉）。

（二）永存动脉干与假性动脉干的鉴别

假性动脉干是指肺动脉依然存在但因发育不良而非常细小，在透声条件不佳的情况下有时不能显示出肺动脉，极易与永存动脉干混淆。鉴别要点主要在于努力改善患者的透声条件，使图像更为清晰，才能鉴别是否有肺动脉主干、找出肺动脉及其分支的起源部位。

（三）永存动脉干与肺动脉闭锁伴室间隔缺损的鉴别

Vargas 等曾比较过 6 例永存动脉干与 13 例肺动脉闭锁伴室间隔缺损的区别，两者共同之处在于肺动脉与右心室之间均无直接血流联系，前者可见肺动脉起源于共同动脉干，不能显示右心室流出道，而后者的右心室可见流出道，闭锁段可见。

（胡　英　沈学东）

第6节
主动脉弓离断和主动脉弓闭锁

主动脉弓离断（interruption of aortic arch）和主动脉弓闭锁（atresia of aortic arch）是指由于主动脉弓的某个部位缺如或闭锁，导致主动脉弓和降主动脉之间的血流中断。主动脉弓与降主动脉完全离断，称主动脉弓离断或缺如；主动脉弓与降主动脉之间有残余纤维束相连但内腔不通，称主动脉弓闭锁。Jonas 等分析了多医学中心共 180 例主动脉弓离断合并室间隔缺损的新生儿临床资料，发现 B 型主动脉弓离断和出生后低体重、手术时低龄、流出道和小梁部室间隔缺损及流出道狭窄一样，是新生儿死亡的重要危险因素之一。

一、病理特点及分型

Celoria 和 Patton 根据离断或闭锁发生部位的不同将主动脉弓离断和主动脉弓闭锁分为 3 型（图 10-6-1）：

A 型：主动脉弓离断和闭锁位于主动脉弓左锁骨下动脉起始部的远端，即主动脉弓的三根分支均起自升主动脉，此型占本病的 42%。

B 型：主动脉弓离断和闭锁位于主动脉弓左锁骨下动脉起始部与左颈总动脉起始部之间，即无名动脉和左颈总动脉起自升主动脉而左锁骨下动脉起自降主动脉，此型占本病的 53%。

C 型：主动脉弓离断和闭锁位于主动脉弓左颈总动脉起始部与无名动脉起始部之间，即无名动脉起自升主动脉而左颈总动脉和左锁骨下动脉均起自降主动脉，其发病率约占本病的 5%。

有学者根据左锁骨下动脉的起源位置（即左锁骨下动脉起源于无名动脉、降主动脉或右肺动脉）又可分出 A、B、C 三个亚型。根据是否合并其他畸形还可分为复杂型和单纯型。

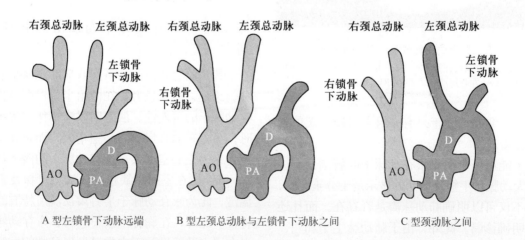

图 10-6-1　主动脉弓离断和闭锁分型示意图
（AO- 主动脉　PA- 肺动脉　D- 动脉导管）

二、血流动力学改变

由于主动脉弓离断和闭锁大多数发生在左锁骨下动脉开口的远端，故上半身血流由左心室供应，而下半身血流则通过未闭的动脉导管由右心室供给。如果主动脉弓离断和闭锁发生在左锁骨下动脉开口的近端，则左锁骨下动脉由降主动脉发出，对着未闭的动脉导管，左上肢与下肢的供血来源相同，均接受右心室的供血，故患者常发生差异性紫绀。右锁骨下动脉有时也可由闭锁段以下的降主动脉发出，此时上肢均接受右心室供血。若合并室间隔缺损或粗大的动脉导管时，下半身可无明显发绀。由于右心血流不仅要供应肺循环，还要供应体循环，使其负荷明显加重，因此会导致右心房、右心室和肺动脉呈不同程度的扩大，并且肺动脉常呈瘤样扩张。

当主动脉弓离断和闭锁患者合并其他心内畸形或心外畸形时，伴随的损害常会明显影响患者的血流动力学改变，导致早期和严重的难治性心衰。

三、超声心动图表现

主动脉弓离断和闭锁的超声心动图检查方法与主动脉缩窄相似，旨在显示清晰的主动脉弓切面，以胸骨上窝主动脉弓长轴和短轴切面为主。在透声条件较好的患者，可取高位胸骨左旁和胸骨右旁主动脉弓长轴切面。必须强调，在检查过程中应注意辨别主动脉弓离断和闭锁的盲端以及升主动脉与主动脉弓三个分支的关系，这是诊断主动脉弓离断和闭锁及其分型的重要依据。

在透声条件不佳的患者，脉冲多普勒和彩色多普勒可以作为本病的辅助诊断工具，由于本病多见于小儿，普通的经食管超声探头较大，难以进行。晚近，有一种特制的、适用于小儿的经食管超声探头问世，为本病的诊断提供了很大帮助，它不仅可提供清晰的二维图像，而且可以获得满意的彩色多普勒血流显像和脉冲多普勒频谱。

（一）超声心动图诊断要点

二维超声心动图显示升主动脉正常的上升弧度消失，呈垂直向上延伸，并发出头臂动脉，主动脉弓与降主动脉之间的连续性中断，并可显示出盲端。离断的部位不同，其盲端的位置也不相同。

A 型：主动脉弓左锁骨下动脉起始部的远端与降主动脉之间的主动脉弓连续性中断（图 10-6-2），降主动脉通过动脉导管与肺动脉相通。动脉导管大多数粗大，此时降主动脉与动脉导管连接的形态就犹如主动脉弓，但其位置低于正常主动脉弓的位置。

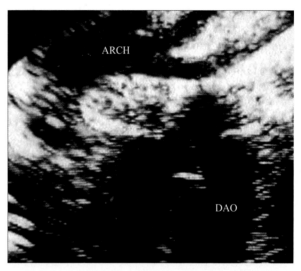

图 10-6-2　A 型主动脉弓离断的二维超声心动图表现

图中显示胸骨上窝切面，主动脉弓左锁骨下动脉开口的远端离断（ARCH- 主动脉弓　DAO- 降主动脉）

B 型：左颈总动脉与左锁骨下动脉之间的主动脉弓连续性中断（图 10-6-3），左锁骨下动脉起自降主动脉，降主动脉通过未闭的动脉导管与肺动脉交通。

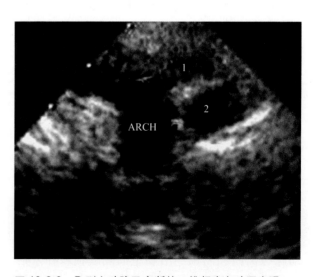

图 10-6-3　B 型主动脉弓离断的二维超声心动图表现

胸骨上窝切面显示主动脉弓发出无名动脉（1）和左颈总动脉（2）后完全回声中断

C 型：无名动脉与左颈总动脉之间的主动脉弓连续性中断，可显示出主动脉弓部的盲端，左颈总动脉和左锁骨下动脉均起自降主动脉，降主动脉通过未闭的动脉导管与肺动脉相通。

对于盲端的探查，无论是哪一种类型的主动脉弓离断和闭锁，均可取主动脉弓长轴切面。此切面可显示降主动脉与主动脉弓回声的连续性中断，并可显示升主动脉直接发出的分支动脉：A 型发出 3 支分支动脉（无名动脉、左颈总动脉和左锁骨下动脉），B 型发出 2 支分支动脉（无名动脉和左颈总动脉），C 型仅发出 1 支分支动脉（无名动脉）。

由于降主动脉与主动脉弓回声连续性中断，故在主动脉弓长轴切面上较难显示降主动脉的起源和走行。胸骨上窝近似主动脉弓短轴切面可显示左肺动脉，于左肺动脉开口处可见粗大的动脉导管与降主动脉相连续，此图像犹如主动脉弓，但其位置低于正常主动脉弓的位置。

左心房和左心室明显扩大（但也可左、右心腔均扩大），左、右心室肥厚，主动脉根部及升主动脉因发育不良而较细窄，肺动脉呈瘤样扩张，肺动脉内径与主动脉内径之比常大于 1.5。可合并其他心血管畸形，如动脉导管未闭、室间隔缺损等。

由于在主动脉弓离断和闭锁的部位无血流通过，因此无论是用脉冲多普勒还是用彩色多普勒血流显像均不能探及血流频谱或彩色血流信号，这是诊断主动脉弓离断和闭锁的重要依据。

脉冲多普勒可显示收缩期肺动脉内异常血流信号，血流加速时间缩短，峰值前移；合并动脉导管未闭或中重度肺动脉瓣反流时，彩色多普勒血流显像显示舒张期肺动脉内五彩血流信号或于肺动脉瓣下显示舒张期的红色反流信号（图 10-6-4），彩色多普勒血流显像还可显示合并其他心脏畸形及侧支循环的异常血流信号。

（二）手术后左心室流出道狭窄的预测

主动脉弓离断和闭锁常合并左心室流出道狭窄，这种狭窄在手术前并无异常症状，但常在主动脉弓离断和闭锁纠治和室间隔缺损修补术后表现出来，从而增加了手术的死亡率。Geva 等用超声心动图分别在手术前和手术后对 37 例主动脉弓离断和闭锁的婴幼儿进行了研究，发现

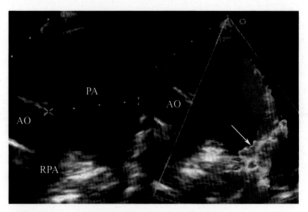

图 10-6-4 主动脉弓离断合并动脉导管未闭
左图示肺动脉明显增宽，右图示动脉导管未闭（箭头所指）（AO-主动脉 PA-肺动脉 RPA-右肺动脉）

手术后发生左心室流出道狭窄的患者在手术前左心室流出道面积就显著小于手术后未发生左心室流出道狭窄的患者（$0.64cm^2 \pm 0.25cm^2$ 与 $1.7cm^2 \pm 1.01cm^2$，$P<0.001$），而左心室流出道内径、主动脉瓣瓣环直径和主动脉瓣口面积不具备预测左心室流出道狭窄的意义，因此他们认为左心室流出道面积 $\leq 0.7cm^2$ 是预测手术后发生左心室流出道狭窄的敏感指标。研究还发现，A 型主动脉弓离断和闭锁手术后左心室流出道狭窄的发生率低于 B 型主动脉弓离断和闭锁，而手术后未发生左心室流出道狭窄的患者右锁骨下动脉畸形的发生率低于发生左心室流出道狭窄的患者。

（三）锁骨下动脉的窃血现象

锁骨下动脉窃血作为侧支循环的结果可以发生在 B 型主动脉弓离断和闭锁的患者中。当然，锁骨下动脉窃血也可发生在主动脉缩窄、永存动脉干和孤立性右锁骨下动脉的患者。Ohmochi 等报道 2 例 B 型主动脉弓离断和闭锁的患者，彩色多普勒血流显像在左锁骨下动脉内测及反向血流，这说明左锁骨下动脉通过左椎动脉发生窃血现象，并经逆行主动脉造影证实。在正常情况下，两侧椎动脉和基底动脉的血流朝向探头流动而呈现红色，Deeg 等在 8 例经造影证实为一侧锁骨下动脉窃血的患者中，用彩色多普勒血流显像发现，如果一侧椎动脉和基底动脉血流显示为红色，那么对侧椎动脉和基底动脉血流则必定显示为蓝色。1 例 B 型主动脉弓离断和闭锁伴双侧锁骨下动脉窃血的患者，椎动脉和基底动脉血流均显示为蓝色。

四、鉴别诊断

（一）主动脉弓离断和闭锁与主动脉缩窄的鉴别

主动脉缩窄与主动脉弓离断和闭锁在临床上有许多相似之处，超声心动图表现也均有左心室肥厚、肺动脉呈瘤样扩张、不同程度的全心扩大等。两者的主要鉴别点是：

1. 主动脉缩窄患者的主动脉弓和降主动脉之间存在正常的连续性，因此取胸骨上窝主动脉弓长轴切面可显示主动脉弓和降主动脉的正常连续结构，主动脉弓位置正常；而主动脉弓离断和闭锁时，两者连续性中断，不仅不能显示降主动脉的起源，而且还可探及盲端，在近似主动脉弓短轴切面可显示类似"主动脉弓"的结构，但位置低于正常，仔细检查可发现它是由肺动脉主干经粗大的动脉导管与降主动脉连接而成的。

2. 主动脉缩窄时，升主动脉常扩张，上升弧度正常，发出的无名动脉内径也大多正常，降主动脉呈狭窄后扩张；而主动脉弓离断和闭锁时，升主动脉常发育不良，内径狭小，升主动脉正常上升弧度消失、呈垂直向上延伸，发出的无名动脉也较细小。

3. 彩色多普勒检查时，主动脉缩窄患者主动脉弓及降主动脉狭窄前的血流色彩暗淡，狭窄处血流加速，血流束细窄，色调明亮，呈五彩镶嵌状；而主动脉弓离断或闭锁时，离断部位由于无血流通过，无论是脉冲多普勒还是彩色多普勒于盲端处均不能探及血流信号。

（二）主动脉弓离断和闭锁与单纯室间隔缺损的鉴别

主动脉弓离断和闭锁常合并室间隔缺损，临床听诊易误诊为单纯的室间隔缺损，手术前正确诊断是手术成败的关键。两者的鉴别要点是：

1. 单纯室间隔缺损时升主动脉内径大多数正常，而主动脉弓离断和闭锁时升主动脉常发育不良。

2. 单纯室间隔缺损伴肺动脉高压时，肺动脉可扩张，但其程度远低于主动脉弓离断和闭锁，后者肺动脉多呈瘤样扩张，其内径与主动脉内径之比常大于1.5，甚至其比值可大于2，而单纯室间隔缺损时两者之比常小于2。

3. 主动脉弓离断和闭锁时左心室肥厚的程度明显超过单纯室间隔缺损时左心室肥厚的程度，若怀疑室间隔缺损伴主动脉弓离断或闭锁时，取胸骨上窝主动脉弓长轴切面可发现主动脉弓与降主动脉回声连续性中断，并可探及降主动脉的盲端，局部不能探及血流信号即可明确诊断。

（三）主动脉弓离断和闭锁与发育不全的食管后右位主动脉弓的鉴别

Knight报道1例严重心脏畸形的新生儿，超声心动图诊断为左心室和降主动脉发育不全伴B型主动脉弓离断和闭锁。心导管检查和尸解证实主动脉弓并未离断，而是从主动脉弓远端至左锁骨下动脉起始段之间的主动脉严重发育不全，同时绕道食管后方走行。

（钱菊英　沈学东）

第7节
三尖瓣闭锁

三尖瓣闭锁（tricuspid atresia）是单侧房室连接、主腔为形态左心室而右侧房室连接缺如的紫绀型先天性心脏病。单独三尖瓣闭锁的患者不可能存活，故本病多与其他畸形复合存在，包括房间隔缺损、室间隔缺损、肺动脉瓣狭窄、大动脉转位等。三尖瓣闭锁比较少见，国外资料显示三尖瓣闭锁占先天性心脏病的1.2%～3.0%，而在国内1085例先天性心脏病中仅见1例，但在婴幼儿紫绀型先天性心脏病中并不少见，约占紫绀型先天性心脏病的5%，为一岁以后发生率仅次于法洛四联症的紫绀型先天性心脏病。

一、病理特点及分型

三尖瓣闭锁的分类繁多，最早的是Kühne分类法，它根据有无大动脉转位将三尖瓣闭锁分为两大类，Edwards-Burchell根据肺动脉有无异常又细分为若干亚型。Keith在1966年研究了143例解剖标本，对上述分型作了改进，使分类日臻完善，并在临床得到广泛应用。

（一）Keith 分型

1. I型 大动脉位置正常

A．合并肺动脉闭锁。

B．合并肺动脉发育不良和小型室间隔缺损。

C．合并大型室间隔缺损，但无肺动脉发育不良。

2. II型 右型大动脉转位

A．合并肺动脉闭锁。

B．合并肺动脉瓣狭窄或肺动脉瓣下狭窄。

C．合并粗大肺动脉。

3. III型 左型大动脉转位

A．合并肺动脉瓣狭窄或肺动脉瓣下狭窄。

B．合并主动脉瓣下狭窄。

（二）Tandon 分型

1974 年 Tandon 等研究了 45 例三尖瓣闭锁的心脏标本，并根据大动脉和心室的特征进行了新的分类。该分类在 Edwards-Burchell 和 Keith 分类的基础上进行了进一步综合，并加入三尖瓣闭锁伴有双圆锥和永存动脉干的概念。

Ⅰ型：大动脉位置正常。

Ⅱ型：伴有大动脉转位。

A．伴有主动脉瓣下圆锥。

B．伴有主动脉瓣下圆锥和肺动脉瓣下圆锥。

Ⅲ型：伴有永存动脉干。

作者认为，只有当主动脉瓣下圆锥存在时，大动脉的位置才有可能分为左型转位和右型转位。经研究发现，大动脉位置正常的患者发生肺循环血流梗阻的机会明显高于合并大动脉转位的患者，而发生体循环血流梗阻的患者都存在大动脉转位。

（三）三尖瓣闭锁的解剖形态分型

三尖瓣闭锁在解剖形态上又可分为 3 型：

1. **肌性闭锁** 右心房和右心室之间无三尖瓣组织，完全被肌性组织隔开。此型最多见。

2. **膜性闭锁** 右心房和右心室之间有类似三尖瓣样的膜性组织。

3. **瓣性闭锁** 右心房和右心室之间连接有一极小的无孔瓣样结构。

另外，三尖瓣闭锁患者的右心室往往也发育不全，通常有以下几种情况：第一种是左心室的右侧壁仅见一腔隙；第二种是右心室为一中等大小的腔，有或无发育不全的乳头肌；第三种是右心室为一个小腔，由光滑的圆锥组织和小梁组成，无右心室窦部。

最常见的合并畸形是室间隔缺损、房间隔缺损和卵圆孔未闭。室间隔缺损是三尖瓣闭锁时右心室血液唯一的流入口；无室间隔缺损时，肺循环的血流主要来自未闭的动脉导管或支气管动脉所形成的侧支循环。

二、血流动力学改变

三尖瓣闭锁时，由于右心房与右心室之间无直接交通，患者的生存有赖于卵圆孔未闭或房间隔缺损。右心房血液通过心房间的交通进入发育良好的左侧心腔，故左心房转变为混合腔，左心室是直接或间接维持肺循环和体循环的唯一动力。右侧心腔的发育随室间隔缺损的大小和肺动脉狭窄的程度不同而异，在一般情况下三尖瓣闭锁多伴有肺动脉狭窄和小型室间隔缺损，一部分血液从左心室通过室间隔缺损进入发育不良的右心室，再通过狭窄的右心室流出道至细小的肺动脉，因此肺循环血流量明显减少。然而，有少数患者仅有轻度肺动脉狭窄，甚至无肺动脉狭窄，其室间隔缺损较大，血液能进入发育良好的右心室漏斗部和正常的肺动脉，从而使肺循环血流量增加。在极少数的情况下，患者虽无室间隔缺损，但同时存在肺动脉瓣闭锁，血液到达肺循环的唯一通道是未闭的动脉导管或支气管动脉。不论三尖瓣闭锁属于上述何种类型，均有静脉血经畸形通道而至体循环，因此三尖瓣闭锁患者的动脉血氧饱和度均偏低，临床表现有不等程度的紫绀。

三尖瓣闭锁因心内解剖结构的不断变化，导致其血流动力学异常而影响患者的寿命。如果房间隔缺损较小，则不利于右心房血液分流至左心房。如果室间隔缺损缩小或完全关闭时，肺循环血流量明显减少并伴有低氧血症，Rao 报道在合并大动脉转位的病例中，室间隔缺损可自发性缩小。另外，右心室流出道也可发生进行性狭窄直至闭锁，未闭的动脉导管也可以自行关闭。然而，由于在肺动脉瓣闭锁的患者中这种自行关闭现象会堵住血液进入肺动脉的唯一通路，因此当漏斗部闭锁或室间隔缺损闭合时，会导致肺循环停止，主动脉和肺动脉之间的侧支循环逐步建立起来，血液改道经侧支循环灌注肺部。大型室间隔缺损的病例即使大动脉关系正常也可产生肺动脉高压。

三尖瓣闭锁患者如不经治疗，约有半数患儿于 6 个月内死亡。如果患儿仅存在小型的室间隔缺损，则肺循环血流量较少，患儿寿命很少有超过 1 年的。预后最佳者多为有轻度肺动脉瓣狭窄而室间隔缺损又较大的患者，由于有足够的血液灌注肺部，因此即使不治疗也可活到 8～10 岁。有文献报道，111 例经尸解证实的三尖瓣闭锁患者，几乎半数患儿（49.5%）死于 6 个月以内，至 1 岁时已有 66% 的患儿死亡，至 10 岁时 90% 的患儿已死亡，仅 10% 的患者能活到 10 岁以后，最大存活年龄为 56 岁。三尖瓣闭锁患者的预后主要取决于本病的解剖类型和血流动力学改变的程度。

总之，患者收缩期杂音较响、紫绀出现时间较晚、肺循环血流量适当、肺动脉狭窄伴大动脉转位的患者预后较好；反之，出生后头几周或几个月即发生紫绀、杂音较轻、肺循环血流量较少或过多的患者常常早期死亡。

三、超声心动图表现

三尖瓣闭锁超声心动图检查的目的在于：明确房室瓣闭锁的性质，显示心室的形态，测量室间隔缺损的大小，检测房室连接的情况，探查动脉通路的梗阻情况，检测伴随的其他心血管畸形。

一系列标准切面能够全面显示三尖瓣闭锁的解剖特征，并可作出正确分型。显示三尖瓣闭锁的最佳切面为胸骨旁右心室流入道切面、大动脉水平短轴切面、心尖及肋下四腔心切面。进行超声心动图检查时应注意观察三尖瓣的形态和启闭情况，还应注意各房室腔的大小和形态有无改变、房间隔和室间隔有无缺损、大动脉的空间位置是否正常等，这些资料无论是对于解剖分型还是对于手术决策均十分重要。脉冲多普勒和彩色多普勒血流显像有助于判断三尖瓣口有无血流。经周围静脉注射造影剂时，要注意观察造影剂的出现部位，尤其是要观察各心腔显影的时间顺序。

二维超声心动图于胸骨旁左心室长轴切面上显示左心室增大，右心室缩小（图 10-7-1），室间隔常有缺损。由于患者常有大动脉转位，因此

可见主动脉和肺动脉呈前后平行排列，位于后方的血管为肺动脉。此外，必须注意主动脉瓣下和肺动脉瓣下有无肌性圆锥组织，这对于本病的分型十分重要。根据 Tandon 的分型标准，ⅡA 型为大动脉转位伴有主动脉瓣下圆锥；ⅡB 型为大动脉转位伴有主动脉瓣下圆锥和肺动脉瓣下圆锥。三尖瓣闭锁患者如果不伴室间隔缺损时则必定伴有大动脉水平的左向右分流，否则患者不能生存。当合并有动脉导管未闭时，彩色多普勒血流显像显示降主动脉与肺动脉主干或左肺动脉之间有左向右分流。最后，还应注意后房室沟处有无扩大的冠状静脉窦，以除外左上腔静脉回流至冠状静脉窦；观察房间隔的排列方向是否垂直于后位的大血管，以除外并置右心耳（Juxtaposition of right atrial appendage）。

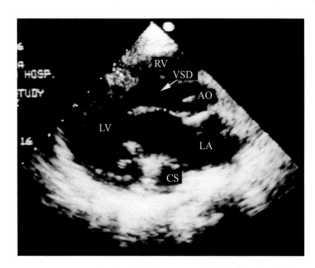

图 10-7-1　三尖瓣闭锁的胸骨旁左心室长轴切面
胸骨旁左心室长轴切面显示右心室极小，室间隔缺损。因患者合并永存左上腔静脉异位引流到冠状静脉窦，故冠状静脉窦扩张（AO- 主动脉　CS- 冠状静脉窦　LA- 左心房　LV- 左心室　RV- 右心室　VSD- 室间隔缺损）

胸骨旁右心室流入道切面和心尖四腔心切面是识别三尖瓣是肌性闭锁、膜性闭锁还是瓣性狭窄的最佳切面（图 10-7-2 和图 10-7-3）。肌性闭锁表现为右心房和右心室之间有较粗大的带状回声，无活动，通常是由右心房下部纤维脂肪组织填充房室沟所致；膜性闭锁表现为右心房和右心室之间有一膜状的条带样回声，可有轻微的摆动；瓣性闭锁表现为右房室环严重狭窄，其间的回声似瓣叶组织，回声较粗糙但无瓣叶启闭运动。由于患者右侧房室连接缺如，右心房的盲端直接与

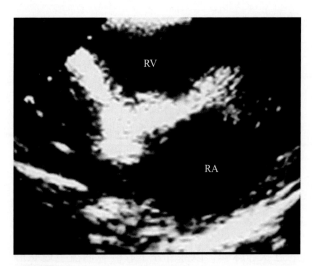

图10-7-2 三尖瓣闭锁的胸骨旁右心室流入道切面
胸骨旁右心室流入道切面显示三尖瓣被右心房（RA）和右心室（RV）之间粗大的带状回声取代，无活动

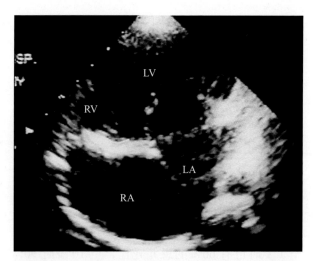

图10-7-3 三尖瓣闭锁的心尖四腔心切面
心尖四腔心切面显示右心房增大，三尖瓣闭锁（LA-左心房 LV为左心室 RA-右心房 RV-右心室）

巨大的左心室腔相邻，右心房的底部被右房室沟处一条粗大而致密的回声与心室肌分割。

　　三尖瓣闭锁时，右心房的血液不能通过三尖瓣口（图10-7-4），彩色多普勒血流显像在心尖四腔心切面显示右心房的血液经房间隔缺损右向左分流，呈现以红色为主的分流束，分流血流进入左心房后与来自肺静脉的血流汇合，舒张期经二尖瓣口进入左心室，呈明亮的红色血流信号。室间隔缺损是右心室的唯一流入口，心尖四腔心切面有助于显示流入道室间隔靠近房室环处的回声中断，缺损的大小各异，彩色多普勒血流显像显示收缩期红色血流信号自左心室穿过室间隔回声连续中断处进入发育不良的右心室，随后进入

肺动脉。因左心室和右心室之间的压力阶差并不悬殊，所以彩色多普勒血流显像显示三尖瓣闭锁时室水平左向右分流很少出现频率混叠现象（图10-7-5）。在心尖四腔心切面的基础上，将探头轻轻向前摆动，可以显示心尖五腔心切面，用以评价左心室和右心室流出道的情况。如果患者合并大动脉转位，应注意观察位于后方的肺动脉有无狭窄或闭锁。最后需要观察二尖瓣的情况，彩色多普勒血流显像有助于评价二尖瓣反流及其程度。

　　心尖四腔心切面还有助于评价三尖瓣闭锁时各心腔的大小。因体循环回心血液由右心房经唯一出口（房间隔缺损或卵圆孔未闭）至左心房，

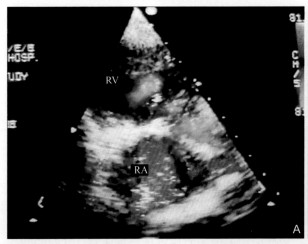
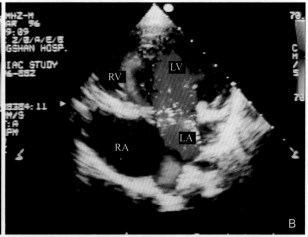

图10-7-4 三尖瓣闭锁的彩色多普勒血流显像
A图为胸骨旁右心室流入道切面，B图为和心尖四腔心切面，显示三尖瓣闭锁，右心房的血液不能直接进入右心室（LA-左心房 LV-左心室 RA-右心房 RV-右心室）

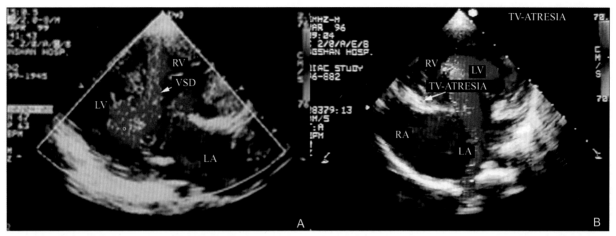

图 10-7-5 三尖瓣闭锁的彩色多普勒血流显像

A 图为胸骨旁左心室长轴切面，左心室内红色的血流束经室间隔缺损进入右心室 B 图为心尖四腔心切面，显示三尖瓣闭锁（TV-ATRESIA），右心房的血液经房间隔缺损进入左心房，然后从左心房经二尖瓣口和室间隔缺损进入右心室（LV- 左心室 RA- 右心房 RV- 右心室 VSD- 室间隔缺损）

左心房同时接受体循环和肺循环的血流，容量负荷明显增大，因此左心房和左心室明显增大，而右心室却因发育不良而较小。

四、鉴别诊断

三尖瓣闭锁具有比较特异性的超声心动图表现，但仍需与严重的三尖瓣狭窄和严重的三尖瓣发育不全相鉴别。严重的三尖瓣狭窄时仍存在完整的三尖瓣装置，包括瓣膜、腱索和乳头肌等，舒张期有三尖瓣的启闭活动，尽管开口很小，但仍有血流通过，而且通常不合并房间隔缺损和室间隔缺损；而三尖瓣闭锁时三尖瓣被一条带状强回声或似瓣叶组织所取代，无三尖瓣的启闭活动，右心房的血液不能通过三尖瓣口。严重的三尖瓣发育不全与三尖瓣闭锁也非常相似，其主要区别在于它存在残留的三尖瓣结构（包括瓣叶和腱索），彩色多普勒血流显像有助于显示右心房和右心室之间的交通。

（林贻梅 沈学东）

第8节
三尖瓣下移畸形

三尖瓣下移畸形是一种罕见的先天性心脏病，1866 年首先由 Ebstein 报道，故又称 Ebstein 畸形（Ebstein's anomaly），发病率约占先天性心脏病的 1%。三尖瓣下移畸形包括三尖瓣叶近端附着点下移（图 10-8-1）、三尖瓣发育不全、右心室发育不全和三尖瓣远端附着点下移。有文献报道 8 例母亲怀孕时接触过锂的先天性心脏病患儿中有 4 例为三尖瓣下移畸形。

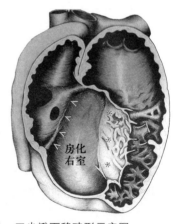

图 10-8-1 三尖瓣下移畸形示意图

图中显示三尖瓣（*）近端附着点下移，在房化右心室和右心房之间形成切迹（箭头所示）

一、病理特点

三尖瓣下移畸形，是胚胎发育早期原始瓣膜内的结缔组织和肌肉组织退化或收缩发育障碍所导致的。三尖瓣下移畸形常同时累及三尖瓣隔叶和后叶，很少有例外，只有在非常罕见的情况下，才会发生三尖瓣前叶下移（这是因为三尖瓣前叶起源于室上嵴）。三尖瓣下移最常见的部位在三尖瓣隔叶和后叶的瓣膜交界处。有的患者三尖瓣隔叶完全缺如,有的患者仅表现为小的菜花样赘生物附着于室间隔上。虽然三尖瓣隔叶可以缺如,但是三尖瓣后叶在心脏十字交叉处的转折点依然留在右心室腔(在流入道部位)而不在房室交界处。部分或全部三尖瓣瓣叶不在正常位置而下移至右心室内侧壁,会使右心室功能腔明显减小。一般来说,三尖瓣前叶较大,呈帆状,通常在正常位置,可以阻碍血流;而隔叶和/或后叶下移至右房室环下的心内膜处,但下移的程度可不一,下移的瓣膜也常有程度不等的畸形,一般较正常为小,并且有明显变形、短缩、增厚、部分缺损或有粘连,瓣膜上也可有穿孔,故下移的瓣膜可引起狭窄和严重的关闭不全;乳头肌和腱索细小,甚至缺如。

右心室被下移的三尖瓣分为两部分,一部分为畸形瓣膜以上的右心室,称"房化右心室",其心室壁变薄,与右心房合成一巨大的心腔,功能与右心房一致,较年长病例房化右心室壁可发生纤维化,最终会导致心力衰竭。另一部分为畸形瓣膜以下的右心室,为具有右心室功能的原右心室流出道,称"功能右心室",心腔的大小不等,可发生代偿性肥厚。三尖瓣下移畸形可伴有动脉导管未闭、房间隔缺损、室间隔缺损、法洛四联症、肺动脉狭窄或闭锁等心脏畸形。

有文献报道,约75%的三尖瓣下移畸形合并有卵圆孔未闭、房间隔缺损或三尖瓣穿孔。合并房间隔缺损或卵圆孔未闭的患者,可因右心房增大、右心房阻力负荷加重导致右向左分流而出现紫绀,故三尖瓣下移畸形属于紫绀型先天性心脏病。由于右心房显著扩大,个别患者可发生右心房血栓。

二、血流动力学改变

由于三尖瓣瓣膜下移,使位于瓣膜之上的心腔分为心房与心室两部分,后者为心房化的右心室流入道,它与心室同步收缩、与心房收缩不同步(时相相反),故收缩时使血液向固有心房逆流,导致右心房血液排空时间延迟,右心房压力升高,并逐渐扩大;而右心室较正常为小,不能喷出正常容量的血液,甚至部分病例还有肺动脉狭窄存在,因此进入肺循环的血量减少,由此而回流入

左心房的动脉血量也相应减少。另外,由于三尖瓣下移畸形常合并卵圆孔未闭或房间隔缺损,故可通过心房之间的交通产生大量右向左分流而出现紫绀,紫绀尚可因三尖瓣关闭不全或右心室流出道缩小引起的梗阻而加重。

由于三尖瓣下移的程度轻重不一,故其临床症状也随之有很大的变异。又由于"房化右心室"的壁薄、收缩力弱,右心房显著增大,功能右心室明显减小,因此当心室收缩时不仅对射血入肺动脉无协助作用,反而在舒张期还会影响功能右心室充盈,再加上严重的三尖瓣关闭不全使血液大量反流入右心房,最终会导致患者出现右心衰竭。合并房间隔缺损时还可出现右向左分流,发生紫绀。如果希氏束有不正常分支进入"房化右心室",尚可引起右心室不协调收缩,产生心律失常,甚至可因产生心室颤动而导致患者死亡。

三尖瓣下移畸形的预后也不尽相同。轻型病例,发绀程度轻或无紫绀的患者预后较好;而重型病例,发绀和心力衰竭严重的患者预后不佳。严重的患儿在出生后几天即死亡,但也有活至80岁的患者,其预后主要取决于三尖瓣下移畸形的程度以及有无并发症。患者的预后还取决于血流灌流肺部的程度,肺循环血流量受影响显著者可因心脏进行性增大而早期死亡。Vacca等认为,本病患者约有5%死于出生后的第一年,25%死于出生后的10年内,多数病例死于10~40岁,平均寿命为30岁。Watson根据505例国际协作研究的结果,提出三尖瓣下移畸形在儿童期多数并无妨碍,长期随访有70%的病例存活15年,心功能可达Ⅰ或Ⅱ级;儿童死亡率最高发生在出生后的第一年(45.7%),死因大多为心力衰竭;此后死亡率下降至12.4%,患者很少死于1~10岁,死亡病例较均匀分布在十多岁的青少年中。

三、超声心动图表现

胸骨旁右心室流入道切面是显示三尖瓣后叶的唯一切面,在此切面上同时还能观察到三尖瓣前叶的形态和附着点;大动脉水平短轴切面及心尖四腔心切面是显示三尖瓣前叶及隔叶的最佳切面,测量三尖瓣近端附着点与三尖瓣环的距离能够估计三尖瓣下移的程度。脉冲多普勒和彩色多普勒血流显像有利于评价三尖瓣狭窄、三尖瓣反

流和经房间隔缺损的右向左分流。在上述检查中，如果发现高速射流，可改用连续多普勒测量最大射流速度。本病通常均需要行经静脉右心声学造影检查，以有利于检出彩色多普勒血流显像常漏检的房间隔缺损。个别透声条件较差的患者，还可以行经食管超声心动图检查，以进一步观察三尖瓣的形态和活动以及房间隔的情况。

由于三尖瓣下移畸形比较少见，畸形的程度和临床表现不一，临床诊断较困难。超声心动图检查可为本病的诊断提供首要线索，它不仅能明确诊断，而且还可根据三尖瓣下移畸形的程度、房化右心室和功能右心室的大小以及合并的其他心脏畸形来判断患者预后并提供手术指征，在手术前为手术方案的决策（例如是采用瓣膜成形术还是进行换瓣手术）提供重要的信息。根据近年来国外的文献报道，在三尖瓣下移畸形中，如果三尖瓣前叶面积较大，其腱索和乳头肌发育好，无牵制，一般可作瓣膜成形术；如果三尖瓣前叶与心内膜粘连，即远端附着点下移，此时由于多条短腱索牵拉、固定在心内膜上，故多需行换瓣手术。术中经食管超声心动图的主要目的是对患者心脏的结构和功能进行综合评价以及确定最理想的手术方式。经食管超声心动图动态三维重建技术可评价三尖瓣各瓣叶的相对大小、瓣膜下移的程度、房化右心室和功能右心室的相对大小，以及它们在心动周期中的活动规律，有助于在手术前了解有无行瓣膜修复术的可能，在瓣膜置换术后，还可清晰地显示人工瓣膜的形态特征。与二维超声心动图比较，三维超声心动图能完整地显示三尖瓣各瓣叶附着部位的全貌。

（一）三尖瓣下移

识别三尖瓣近端附着点下移是诊断三尖瓣下移畸形的第一步，心尖四腔心切面是显示三尖瓣隔叶下移的最佳切面，在此切面可以清晰地显示三尖瓣隔叶的近端附着点向心尖方向移位（图 10-8-2），距二尖瓣前叶附着点的距离超过 10 ~ 15mm 以上。当然，在这个切面上切不可将位于心尖部的调节束误认为是三尖瓣附着点的下移。由于三尖瓣隔叶的腱索缩短，故瓣叶的活动往往受限。在三尖瓣隔叶缺如的患者，在此切面上可显示患者的三尖瓣隔叶消失。当三尖瓣隔叶

并未完全缺如时，心尖四腔心切面可显示呈菜花样的三尖瓣附着于室间隔中部。某些患者，由于三尖瓣隔叶下移后又转回到原来的位置，其远端附着点位于室间隔上，因此瓣叶看起来宛如管状。在极个别的情况下，残存的三尖瓣隔叶可通过桥样的组织与三尖瓣前叶相连，导致三尖瓣前叶活动受限制。

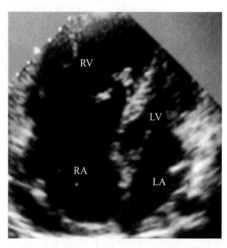

图 10-8-2　三尖瓣隔叶下移畸形的二维超声心动图表现
心尖四腔心切面显示三尖瓣隔叶的近端附着点向心尖方向下移
（LA- 左心房　LV- 左心室　RA- 右心房　RV- 右心室）

胸骨旁右心室流入道切面是最容易观察三尖瓣后叶的切面（图 10-8-3），但需识别三尖瓣瓣环的真正部位，以便估计下移的程度。由于三尖瓣下移，右心室后壁可存在三尖瓣环和三尖瓣近端附着点两个切迹，这与 X 线右心室造影时看到

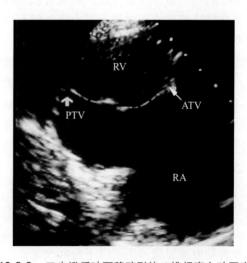

图 10-8-3　三尖瓣后叶下移畸形的二维超声心动图表现
胸骨旁右心室流入道切面显示三尖瓣后叶的近端附着点向心尖方向下移，而三尖瓣前叶冗长，开放时呈帆状（ATV- 三尖瓣前叶　PTV- 三尖瓣后叶　RA- 右心房　RV- 右心室）

的情况一致。三尖瓣前叶的附着点可在胸骨旁右心室流入道切面和心尖四腔心切面观察到，瓣叶冗长如帆状，开放时向右心室流出道隆起，

关闭时与下移的短小隔叶接触闭合，但也可关闭不全，偶尔还可见三尖瓣前叶近端附着点下移（图 10-8-4）。

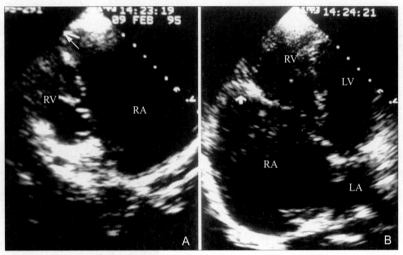

图 10-8-4 三尖瓣前叶近端附着点下移畸形的二维超声心动图表现

A 图为胸骨旁右心室流入道切面，显示右心房显著增大，三尖瓣前叶下移至心尖部（箭头所示），后叶冗长 B 图为心尖四腔心切面，显示三尖瓣前叶近端附着点下移（箭头所示）（LA- 左心房 LV- 左心室 RV- 右心室 RA- 右心房）

决定三尖瓣下移畸形手术决策的是三尖瓣远端附着点下移的形态学特点。剑突下切面和肋下切面是显示三尖瓣前叶远端附着点下移的最佳切面。当三尖瓣近瓣尖处的附着点连于心尖部肌小梁时即可确定此为病灶（图 10-8-5），宛如正常瓣叶和乳头肌的关系，其不同之处在于此附着点不在瓣尖而在瓣体部，并常有三个以上的附着点呈网状与心室壁相连，从而引起瓣叶活动受限。这种瓣叶的畸形范围十分广泛，从而导致瓣缘的主要部分都连接到右心室流入道交界处畸形的肌架上或位于心尖部的肌小梁上，严重限制了瓣叶的活动。轻度三尖瓣下移畸形看起来与正常瓣叶相似，但随着病变的加重，在室间隔与三尖瓣前叶之间会形成舐状组织，转向前间隔联合形成锁眼样结构。右心室流入道和流出道之间的沟通需要通过前间隔联合处的锁眼，若病变十分严重甚至可造成瓣叶闭锁。

（二）三尖瓣反流

由于三尖瓣下移可引起明显的三尖瓣反流，彩色多普勒血流显像可出现以下异常改变：

1. 反流的起源低 由于三尖瓣下移，三尖瓣口也相应下移，在四腔心切面上可显示反流束的起源明显低于二尖瓣环水平（图 10-8-6）。

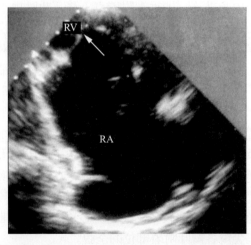

图 10-8-5 三尖瓣前叶远端附着点下移畸形的二维超声心动图表现

胸骨旁右心室流入道切面显示三尖瓣后叶下移至心尖部，三尖瓣前叶远端附着点与心壁粘连（箭头所示），表示其远端附着点下移（RA- 右心房 RV- 右心室）

2. 反流束分布范围广 由于反流程度比较严重，反流束进入右心房后明显增宽，甚至可占据整个右心房，有时还可见两条反流束，一条沿房间隔上行，另一条沿右心房侧壁上行。在下腔静脉和肝静脉内也可出现收缩期反流信号。

3. 反流速度的改变 在收缩早期和收缩晚期，三尖瓣反流速度较低，一般不超过彩色多普勒的

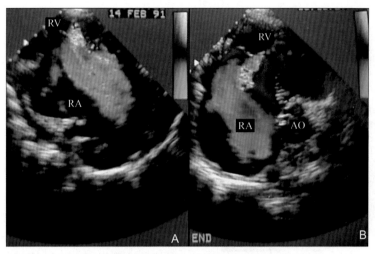

图 10-8-6　三尖瓣下移畸形合并三尖瓣反流的彩色多普勒血流显像

A 图为胸骨旁右心室流入道切面，随着三尖瓣后叶的附着点下移，其瓣口也跟着下移，
彩色多普勒血流显像显示三尖瓣反流束起源于心尖部的三尖瓣口　B 图为胸骨旁大动脉水
平短轴切面，三尖瓣隔叶下移，使三尖瓣的反流口下降至心尖部，彩色多普勒血流显像
显示三尖瓣反流束起源于心尖部（AO- 主动脉　RV- 右心室　RA- 右心房）

极限频率，因而显示为单纯的蓝色；而在收缩中期，三尖瓣反流速度超过彩色多普勒的极限频率，因而产生频率混叠现象，表现为五彩镶嵌的血流信号。

4. 三尖瓣血流异常　由于舒张期通过三尖瓣口的血流量增多，血流速度也增快，因此在三尖瓣口出现明亮且宽阔的红色血流束，血流束的中央出现频率混叠所致的蓝色斑点。同时由于三尖瓣瓣叶冗长，舒张期三尖瓣叶之间血流束的宽度明显大于正常三尖瓣血流束的宽度。合并三尖瓣狭窄时，三尖瓣口出现五彩镶嵌的舒张期射流。

（三）右心室流出道狭窄

在严重的三尖瓣下移畸形患者中，特别是存在三尖瓣前叶远端附着点下移的患者中，可发生右心室流出道梗阻，导致肺动脉功能性闭锁或解剖性闭锁。由于右心室流出道缺少正常的血流通路，因此肺动脉瓣环、肺动脉主干和分支均可发育不全，此时肺动脉血流大多依赖于未闭的动脉导管。在胸骨旁短轴切面上，于正常肺动脉的位置可呈现一条明亮的回声，由于彩色多普勒血流显像不能显示其中的血流，因此也就很难区别肺动脉是解剖性闭锁还是功能性闭锁。肋下切面是显示三尖瓣远端附着点下移和右心室流出道梗阻的最佳切面。

（四）合并畸形

三尖瓣下移畸形可以单独存在，但大多数患者合并其他心血管畸形，包括室间隔缺损（图10-8-7）、二尖瓣脱垂等。左心室的大小、形态和功能异常是由于右心室的形态异常所造成的，虽然其机制尚未完全明了，但 Hurwitz 等发现，在 10 例三尖瓣下移畸形的患者中有 6 例存在显著的左心功能抑制，这可解释为室间隔向左心室隆起和二尖瓣脱垂所致，尸检证实这些患者均存在弥漫性左心室心内膜纤维化。当本病合并卵圆孔未闭或房间隔缺损时，彩色多普勒血流显像还能用于显示房间隔水平的右向左分流，此时可见一股蓝色血流束自右心房穿过房间隔进入左心房。但用经胸超声心动图检查时发现这种现象的机会并不多见，而经静脉右心声学造影检查和经食管超声心动图检查比较容易显示房水平的右向左分流。此外，患者有时也可存在左心室和房化右心室之间的室间隔缺损，通常为左向右分流，用彩色多普勒血流显像不难检出。本病还可合并心内膜垫缺损，但仅见极少的文献报道，多为Restelli C 型（即共同房室瓣型）心内膜垫缺损，分流多局限于左心室与功能右心室之间或左心室与房化右心室之间。

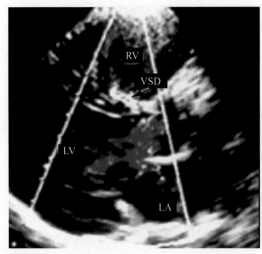

图 10-8-7　三尖瓣下移畸形合并室间隔缺损的彩色
多普勒血流显像

胸骨旁左心室长轴切面显示室间隔膜部有一细束的湍流，从
左心室分流到右心室（LA-左心房　LV-左心室　RV-右心室
VSD-室间隔缺损）

（五）右心室的大小和功能

三尖瓣下移畸形时，右心房和右心室明显扩大，右心室容量负荷过重，从而导致室间隔呈矛盾运动。因此，在评价房化右心室和功能右心室的大小时，通常取胸骨旁右心室流入道切面、心尖四腔心切面和肋下切面，右心室流入道切面则有利于观察三尖瓣后叶上方的房化右心室，心尖四腔心切面有利于观察三尖瓣隔叶上方的房化右心腔，肋下切面有利于观察功能右心室。另外，右心室也可发育不全，包括右心室壁变薄（较正常值小两个标准差以上）、室间隔和房化右心室壁呈矛盾运动或运动消失、右心室腔扩大，尸检还可发现患者右心室存在广泛的纤维化。为了能用超声心动图评价三尖瓣下移畸形的严重程度以便估计预后，Celermajer 等提出从舒张末期心尖四腔心切面来评价患者的预后指数：

预后指数 =(RA+aRV)/(RV+LV+LA)

式中，RA 为右心房的面积，aRV 为房化右心室的面积，RV 为功能右心室的面积，LV 为左心室的面积，LA 为左心房的面积。

Celermajer 等对 28 例三尖瓣下移畸形患者进行了随访，结果见表 10-8-1。

此外，利用脉冲多普勒和彩色多普勒血流显像技术，可对三尖瓣反流程度进行半定量分析。

表 10-8-1　28 例三尖瓣下移畸形随访表

级别	预后指数	患者数	死亡数
1	<0.5	4	0(0)
2	0.5 ~ 0.99	10	1(10%)
3	1 ~ 1.49	9	4(44%)
4	≥ 1.5	5	5(100%)

当合并三尖瓣狭窄时，用连续多普勒可测量狭窄瓣口的跨瓣压差和瓣口面积。当房水平的右向左分流量较大时，利用脉冲多普勒的体积血流测量技术，还可通过测量主动脉瓣环和肺动脉瓣环的血流量计算出 Qp/Qs 比值（肺循环和体循环血流量之比），从而可对右向左分流的程度作出定量分析。

四、鉴别诊断

三尖瓣下移畸形时心房和心室的改变与三尖瓣关闭不全、房间隔缺损伴严重左向右分流及主动脉窦瘤破入右心房等极其相似，应注意鉴别，鉴别诊断的关键在于认真观察三尖瓣附着点的位置。其他值得鉴别的疾病还包括右心室发育不良综合征和外伤性三尖瓣撕裂等。

（林贻梅　沈学东）

第 9 节
完全型肺静脉异位引流

完全型肺静脉异位引流（total anomalous pulmonary venous return），又称为完全性肺静脉连接异常（total anomalous pulmonary venous connection，TAPVC），即所有的肺静脉直接或间接回流入右心房，肺静脉与左心房之间无直接的沟通。TAPVC 属紫绀型先天性心脏病，其发生率仅次于法洛四联症、大动脉转位和三尖瓣闭锁，但它的确切发病率尚不清楚。Abbott 在 1 000 例先天性心脏病的解剖中发现 1 例 TAPVC，Healy 在 251 例尸检中发现 1 例 TAPVC，约占 0.4%，陶寿琪等报道 1 085 例先天性心脏病中有 2 例 TAPVC。

一、病理特点及分型

(一) 病理特点

在胚胎的第三周,肺静脉开始发育,肺芽内的小静脉丛引流至主静脉和围绕头肠的静脉系统,此时各小静脉汇合成四支肺静脉干,四支肺静脉干逐渐与共同肺静脉干连接沟通,使血液流入左心房。此后,上主静脉发育成为上腔静脉,而共同肺静脉干不断扩张,形成左心房后壁,成为左心房腔的主要部分,四支肺静脉干直接开口于其中,而原始左心房则发育成左心耳。如果四支肺静脉干未能与共同肺静脉干汇合沟通,或虽汇合但沟通后又发生闭塞,即可造成完全型肺静脉异位引流。肺静脉异位连接的好发部位依次为右上腔静脉、奇静脉、左无名静脉、冠状静脉窦、静脉导管和门静脉等,然后再间接回流入右心房。

(二) 病理分型

根据肺静脉异常连接的部位可将完全型肺静脉异位引流分为4型:

1. **心上型** 此型约占完全型肺静脉异位引流的50%。共同肺静脉干通过垂直静脉回流入无名静脉、左上腔静脉或右上腔静脉,最后进入右心房(图10-9-1)。其中,回流入左上腔静脉者约占43%。

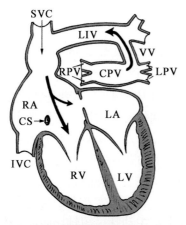

图 10-9-1　心上型完全型肺静脉异位引流示意图

(CPV-共同肺静脉干 CS-冠状静脉窦 IVC-下腔静脉 LA-左心房 LIV-左无名静脉 LPV-左肺静脉 LV-左心室 RA-右心房 RV-右心室 RPV-右肺静脉 SVC-上腔静脉 VV-垂直静脉)

2. **心内型** 此型约占完全型肺静脉异位引流的30%。共同肺静脉干直接回流至右心房或经冠状静脉窦回流至右心房(图10-9-2)。

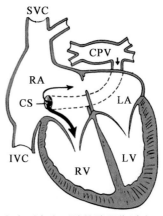

图 10-9-2　心内型完全型肺静脉异位引流示意图

(CPV-共同肺静脉 CS-冠状静脉窦 IVC-下腔静脉 LA-左心房 LV-左心室 RA-右心房 RV-右心室 SVC-上腔静脉)

3. **心下型** 此型占完全型肺静脉异位引流的12%～18%。共同肺静脉干经过下腔静脉、门静脉或肝静脉回流至右心房(图10-9-3)。

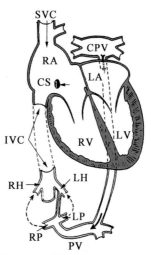

图 10-9-3　心下型完全型肺静脉异位引流示意图

(CPV-共同肺静脉 CS-冠状静脉窦 IVC-下腔静脉 LA-左心房 LH-肝左静脉 LP-门静脉左支 LV-左心室 PV-门静脉 RA-右心房 RH-肝右静脉 RP-门静脉右支 RV-右心室 SVC-上腔静脉)

4. **混合型** 此型极少见,为以上各型完全型肺静脉异位引流的混合。

Toronto 儿童医院 1950—1973 年经手术和尸检证实的 180 例 TAPVC 中,心上型有 85 例(占47%),心内型有 55 例(占30%),心下型有 32 例(占18%),混合型有 8 例(占5%)。通常而言,心上型和心内型常不伴有肺静脉出口梗阻,而心下型则常伴有肺静脉出口梗阻。

约有 40% 完全型肺静脉异位引流的患者合并其他心血管畸形,常见的合并畸形有右位心、体静脉回流异常、室间隔缺损、房室管畸形、大动脉转位和肺动脉闭锁等。

二、血流动力学改变

肺静脉完全回流入右心房是一种严重的左向右分流性先天性心脏病，可造成右心室负荷过重，导致心力衰竭和严重缺氧。但它同时也有右向左分流，在右心房内肺静脉血与体循环回流的血液混合后，一部分血液又可经过未闭的卵圆孔或房间隔缺损到达左心房和左心室；而右心房大部分的血液经过三尖瓣到右心室和肺动脉。体循环的血液供应需借助房间隔缺损或未闭的卵圆孔得以维持，混合血进入左心房的量，决定于心房间交通口的大小，而动脉血氧饱和度的高低则决定于肺循环和体循环血流量的比值，如果肺循环的血流量远超过体循环的血流量，则血氧饱和度降低不明显；如果异位引流的肺静脉口有梗阻存在，那么肺循环血液回流受限制，动脉血氧饱和度较低，患者紫绀明显。少数患者共同肺静脉干可有狭窄或阻塞（大多数为心下型完全型肺静脉异位引流的患者），此时可引起肺静脉高压，并会加重右向左分流，这种患者紫绀更加明显，多于早期死亡。少数病例因伴有其他心血管畸形而会明显加重本病的血流动力学改变。

完全型肺静脉异位引流的预后差，患者存活期大多活不过婴儿期，大多数患者死于充血性心力衰竭，患者平均死亡年龄为1.8岁，能活至成年的病例极少。Keith等认为，80%的完全型肺静脉异位引流患者死于婴儿期，心下型完全型肺静脉异位引流的患者和肺静脉口有梗阻的患者预后更差，常在出生后1周内或1月内死亡。一般来说，临床症状出现晚的患者预后较好，完全型肺静脉异位引流患者能使生命延长的唯一因素是房间隔缺损的存在。无肺静脉口梗阻而且房间隔缺损较大的患者，因有较多的混合静脉血进入体循环，故可增加患者的生存期。

三、超声心动图表现

完全型肺静脉异位引流患者由于存在严重的紫绀和呼吸困难，在临床上难以与肺动脉疾病相鉴别，诊断较困难。然而，超声心动图的诞生，尤其是彩色多普勒血流显像的问世，使完全型肺静脉异位引流的诊断已非难事，根据文献报道，超声心动图诊断完全型肺静脉异位引流的准确率已高达100%。彩色多普勒血流显像诊断完全型肺静脉异位引流的优点在于它能够快速提供二维超声图像上通过异常血管的血流方向和速度，特别是对婴幼儿中个别肺静脉很细小的患者，由于血管内径太小，单用二维超声心动图是很难显示出肺静脉的。另外，彩色多普勒血流显像沿肺静脉途径发现频率混叠区后能迅速判断其范围，及时采用脉冲多普勒或连续多普勒定量其血流速度。

超声心动图诊断完全型肺静脉异位引流必须掌握如下原则：一必须明确显示肺静脉与右心房连接的入口，二必须明确显示肺静脉与左心房的连接缺如，三必须存在房间隔缺损或卵圆孔未闭且同时伴有右向左分流。

（一）肺静脉汇合口的识别

二维超声心动图诊断完全型肺静脉异位引流最重要的一步，在于明确显示肺静脉汇合后与右心房连接的入口。一般来说，患者的左上、左下、右上和右下四根肺静脉首先在此入口汇合，然后再汇入右心房。在心内型完全型肺静脉异位引流的患者中比较容易观察到这一入口，在四腔心切面可见到左心房内有一隔膜拦截所有的肺静脉血流，然后在此基础上将探头略向上倾斜可探测到隔膜变形，隔膜上方的心腔与扩张的冠状静脉窦相连通，脉冲多普勒和彩色多普勒血流显像可显示冠状静脉窦内有收缩期和舒张期连续性血流进入右心房（图10-9-4），这就是肺静脉的汇合口，也是诊断本病的重要依据；在胸骨旁左心室长轴切面，也能显示左心房后方有一根粗大的肺静脉汇合口和扩张的冠状静脉窦。

在心上型完全型肺静脉异位引流的患者中，因肺静脉的汇合口通常在左心房的上部，所以常可在胸骨上窝主动脉弓短轴切面或剑突下切面显示（图10-9-5）；彩色多普勒血流显像有时通过胸骨上窝主动脉弓短轴切面，可观察到四根肺静脉、肺静脉汇合口和共同肺静脉干的降部。

在心下型完全型肺静脉异位引流的患者中，肺静脉或者像树枝一样汇集在膈肌的上方，因此汇合口较小，并且位于左心房的下方；或者作为

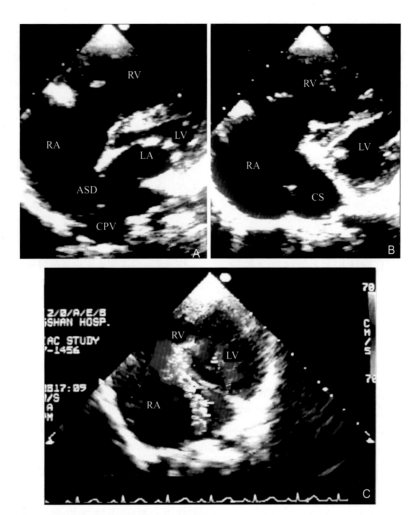

图 10-9-4　心内型完全型肺静脉异位引流的超声心动图表现

低位胸骨旁四腔心切面显示左心房内有一隔膜拦截所有的肺静脉血流（图 A），然后在此基础上将探头略向上倾斜，可见隔膜变形，隔膜上方的心腔与扩张的冠状静脉窦（CS）相连通（图 B），彩色多普勒血流显像显示肺静脉的血流汇合到冠状静脉窦，然后汇入右心房（图 C）（ASD- 房间隔缺损 CPV- 肺静脉总干 LA- 左心房 LV- 左心室 RA- 右心房 RV- 右心室）

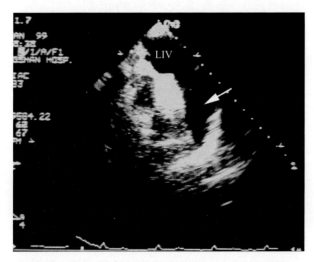

图 10-9-5　心上型完全型肺静脉异位引流的二维超声心动图表现

（胸骨上窝主动脉弓短轴切面显示左无名静脉（LIV）扩张，其下方与垂直静脉（箭头所示）相连接）

一个独立的腔，并不存在汇合口，此时取心尖四腔心切面和肋下切面比较容易观察。

混合型完全型肺静脉异位引流比较罕见，如果超声心动图检查仅发现两根肺静脉连接到肺静脉汇合口，就应高度怀疑其存在的可能。

个别经胸超声显像不佳的患者，可行经食管超声心动图检查，以有利于显示肺静脉异位引流的部位。

由于肺静脉汇合口的大小、形态和部位各异，有时要显示出来并不容易，例如技术上的限制、小儿呼吸困难和患儿不合作等因素都有可能对超声心动图检查带来困难。必须强调的是，综合应用多透声窗、多切面和彩色多普勒血流显像并用的方法，有利于发现分隔左心房和肺静脉的汇合口。左心房后部的管状结构并不能说明它们引流至肺静脉，此时必须仔细追踪肺静脉的走行才能找到分隔左心房和肺静脉的有力证据。

（二）异位引流部位的识别

在心内型完全型肺静脉异位引流（即完全型肺静脉异位引流到冠状静脉窦）的患者，肺静脉汇合口与扩张冠状静脉窦的连接可以在肋下冠状切面和矢状切面观察到，在肋下冠状切面，这种连接通常像鲸鱼的尾巴，而在其他切面也能观察到扩张的冠状静脉窦。

在心上型完全型肺静脉异位引流（即完全型肺静脉异位引流通过垂直静脉和无名静脉到上腔静脉）的患者，整个畸形的心上连接都可在胸骨上窝主动脉弓短轴切面上观察到，在此切面上畸形的肺静脉连接宛如一个巨大的项圈包绕着主动脉。在胸骨上窝主动脉弓长轴切面还可观察到扩大的无名静脉在头臂动脉的前方跨过。在婴幼儿，整个畸形的连接都可在肋下切面显示出来。另外，在胸骨旁左心室长轴切面可显示左心房后方有一粗大的垂直静脉降部的横切面（图10-9-6），并可追踪到胸骨旁大动脉水平短轴切面（图10-9-7），而心尖四腔心切面显示正常左心房与肺静脉的连接消失。彩色多普勒血流显像在垂直静脉内可探及低速背离心脏的连续性血流（而体静脉内的血流方向却是迎向心脏的）。在垂直静脉有梗阻的患者中，彩色多普勒血流显像还能观察到肺静脉狭窄处五彩镶嵌的湍流，其梗阻的部位常发生在左肺动脉和左主支气管之间或无名静脉和上腔静脉之间。

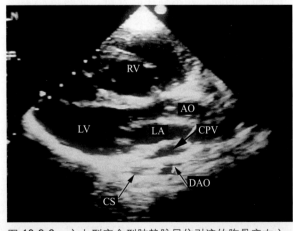

图10-9-6　心上型完全型肺静脉异位引流的胸骨旁左心室长轴切面

胸骨旁左心室长轴切面显示左心房后面扩大的肺静脉（CPV）
（AO-主动脉　CS-冠状静脉窦　DAO-降主动脉　LA-左心房　LV-左心室　RV-右心室）

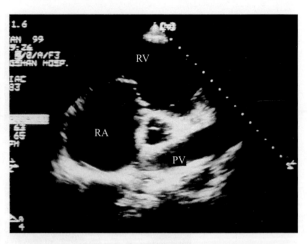

图10-9-7　心上型完全型肺静脉异位引流的胸骨旁大动脉水平短轴切面

胸骨旁大动脉水平短轴切面显示扩大的肺静脉主干纵断面
（PV-共同肺静脉干　RA-右心房　RV-右心室）

在心下型完全型肺静脉异位引流的患者，共同肺静脉干存在于肺静脉穿过膈肌（在主动脉的前方）引流到腹腔内体静脉。在肋下矢状切面，共同肺静脉干通常位于下腔静脉的左侧、腹主动脉的前面，可以跟踪到共同肺静脉干穿过膈肌到肺静脉汇合处，因此肋下切面常可显示三根主要的大血管，即下腔静脉、腹主动脉和共同肺静脉干。彩色多普勒血流显像显示共同肺静脉干内低速背离心脏的连续性血流。在共同肺静脉干穿过膈肌时常会发生梗阻，彩色多普勒血流显像可显示共同肺静脉干狭窄处五彩镶嵌的高速湍流。

（三）合并其他畸形的识别

在伴有房间隔缺损的完全型肺静脉异位引流的患者，二维超声心动图可以显示房间隔中部回声缺失，脉冲多普勒和彩色多普勒血流显像显示房水平右向左分流（图10-9-8）。在合并动脉导管未闭的患者中，彩色多普勒血流显像还能显示肺动脉与降主动脉之间的分流血流信号。

（四）手术后效果的评价

在完全型肺静脉异位引流修补术后，二维超声心动图和彩色多普勒血流显像对显示吻合口或肺静脉开口处的狭窄具有十分重要的临床价值，如有狭窄则可呈现出高速连续性的湍流，脉冲多普勒显示狭窄处血流速度超过2m/s。

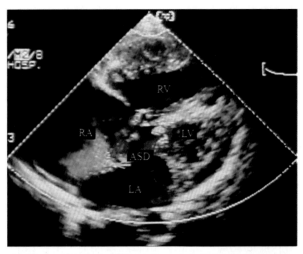

图 10-9-8 完全型肺静脉异位引流合并房间隔缺损的彩色多普勒血流显像

剑突下四腔心切面示右心房内蓝色的分流束经房间隔缺损进入左心房（ASD-房间隔缺损 LA-左心房 LV-左心室 RA-右心房 RV-右心室）

四、鉴别诊断

1. 完全型肺静脉异位引流与房间隔缺损的鉴别 几乎所有初学超声诊断者，均会将完全型肺静脉异位引流的误诊为房间隔缺损。所以，如果患者右心房和右心室增大，并且有房间隔缺损时，还应进一步了解肺静脉的连接情况，以免漏诊。

2. 完全型肺静脉异位引流与位于左心房上方右肺动脉的鉴别 完全型肺静脉异位引流的超声诊断对仪器的分辨力要求特别高，尤其是诊断混合型肺静脉异位引流或肺静脉非常细小甚至存在梗阻时，要证实肺静脉所有的连接很困难。当共同肺静脉干在胸骨旁左心室长轴切面上的位置偏上时，应注意与位于左心房上方的右肺动脉鉴别。

3. 完全型肺静脉异位引流与永存左上腔静脉回流至冠状静脉窦的鉴别 永存左上腔静脉回流至冠状静脉窦的主要特点为冠状静脉窦扩张，这一点与心内型完全型肺静脉异位引流极其相似，也很难鉴别。但是，通过经静脉右心声学造影检查却不难鉴别。经左上臂静脉注射声学造影剂后，永存左上腔静脉患者冠状静脉窦首先显影，然后右心房和右心室显影；而完全型肺静脉异位引流患者冠状静脉窦始终不显影。

4. 完全型肺静脉异位引流与三房心的鉴别 三房心是由胚胎期肺总静脉干与左心房的连接异

常所致。患者的左心房被一隔膜分成后上方的副房和前下方的真房，副房接受肺静脉的血流并经隔膜中间的小孔或隔膜上下的房间隔缺损进入真房，超声心动图可在房间隔卵圆孔和左心耳之间显示出一条纤维隔膜。由于心内型完全型肺静脉异位引流也可在左心房内呈现一条状纤维隔膜，故两者极易混淆。Saito 等对 6 例三房心和 6 例心内型完全型肺静脉异位引流的患者进行了研究，他列举了文献所报道的三房心的超声心动图特征，包括心房内隔膜的"双弧形"表现、主动脉后壁和隔膜之间的"隐窝"及其大小等。结果发现，心房内隔膜的"双弧形"表现无论是在三房心患者还是在完全型肺静脉异位引流患者中均未发现，只有在完全型肺静脉异位引流患者共同肺静脉干有阻塞时才有此表现。心房内隔膜的排列方向对鉴别这两种疾病十分有价值，三房心患者心房内的隔膜与二尖瓣平行，完全型肺静脉异位引流患者心房内的隔膜则与共同肺静脉干的后壁平行；而主动脉后壁和隔膜之间的"隐窝"及其大小在这两种疾病的诊断中无特异性。

（贾如意 沈学东）

第10节 单心室

单心室（single ventricle）是指只有一个心室腔通过房室瓣与心房相连接，其流入道室间隔完全缺如，但有时可有小梁部室间隔的残端及与残腔相连的漏斗隔存在。从解剖上定义单心室时，所谓的心室是指有房室瓣相连的心室腔（即有流入道的心室腔），而无房室瓣相连的心室腔则称之为残腔（或残余心腔）；有大动脉发出的心室腔称之为输出小腔，既无大动脉发出又无房室瓣相连（无流入道）的心室腔，则称为肌小梁囊袋。因此，在诊断单心室时，应注意寻找残腔、输出小腔和肌小梁囊袋，并应明确大动脉的位置及半月瓣的病变，这是因为单心室常合并大动脉转位、半月瓣狭窄或闭锁等畸形。

单心室是一种较少见的先天性心脏病，Keith 报告在 6500 例存活婴儿中仅有 1 例单心室，Abbott 在 1000 例尸检中仅发现 13 例单心室。在单心室病例中约有 75% 合并大动脉转位，而在大动脉转位的病例中也有 10% 合并单心室；其他常见的合并畸形尚有房间隔缺损、主动脉起始于残余流出道及肺动脉狭窄等。

单心室患者在婴儿期易发生充血性心力衰竭和肺部感染，常在早年死亡，能活至青春期或成年的患者，往往死于肺动脉高压。根据 85 例单心室的随访报道，半数患者死于 1 岁前，18 例存活至 20 岁。在 Toronto 儿童医院 182 例单心室中，117 例死亡，占 64.3%，在死亡的病例中有 50% 的患者在出生后的第 1 个月内死亡，74% 的患者在 6 个月内死亡。单心室的预后在很大程度上取决于合并的畸形：合并肺动脉口狭窄的患者预后较好；合并左侧心腔流出道狭窄的患者不论狭窄部位在哪一水平（主动脉瓣下、主动脉瓣或主动脉峡部），其预后均较差。早期减轻主动脉瓣下梗阻可改善患儿的预后，在大多数患者中，单心室是儿童期心脏移植的指征之一。

一、病理特点及分型

（一）病理特点

单心室病理改变复杂，类型繁多。单心室患者心脏发育异常，室间隔缺如，左心室和右心室融合成一共同心室。如果房间隔存在而且有两组房室瓣则称之为三腔两房心，如果房间隔缺如而且只有一组共同房室瓣则谓之为两腔心。大多数单心室患者的共同心室实际是一个扩大的左心室，伴随一小的流出腔，后者代表右心室的漏斗部，肺动脉常起源于此，而左心室则与主动脉相连续。由于大动脉起源异常，故患者多伴有大动脉转位。注意，在单心室时大动脉的起源相对正常则称为霍姆斯心（Holme's 和 eart）。

（二）病理分型

1. 按心室的构成分型 1981 年 Anderson Becker 提出了单心室和残余心腔的概念，将单心室分为 3 型：左心室型、右心室型和未定心室型，其中包括一侧房室无连接和心室大动脉连接异常。van Praagh 进一步将单心室分为 4 型：

A 型：又称左优势型，约占单心室的 78%。单心室以左心室为主，残余心腔带半月瓣称流出

小腔。在心室左襻的患者中，残余右心室位于左心室的左前方；而在心室右襻的患者中，残余右心室位于左心室的右前方。

B 型：又称右优势型，约占单心室的 5%。单心室以右心室为主，左心室流入道缺如。在心室左襻的患者中，残余左心室位于右心室的右后方；而在心室右襻的患者中，残余左心室位于右心室的左后方。

C 型：本型约占单心室的 7%。左、右心室各占一半，无残余心腔，但室间隔缺如。

D 型：本型约占单心室的 10%。单心室由原始心球壁构成，左心室和右心室均未发育，位置不定。

心球心室襻与单心室的关系极为重要，单心室腔是形成右侧漏斗腔还是形成左侧漏斗腔，主要取决于心球心室襻的扭转，如为心室右襻则漏斗腔位于单心室的右侧，如为心室左襻则漏斗腔位于单心室的左侧。

2. 按大动脉的位置关系分型

Ⅰ型：主动脉和肺动脉的解剖关系正常，即肺动脉瓣口位于主动脉瓣口的左前方。

Ⅱ型：主动脉右转位，主动脉瓣口位于肺动脉瓣口的右前方。

Ⅲ型：主动脉左转位，主动脉瓣口位于肺动脉瓣口的左前方。

Ⅳ型：主动脉和肺动脉左右反位，但前后位置正常。

3. 按心房和内脏位置分型

（1）原位。心房和内脏的关系正常，本型占 83%。

（2）异位。心房和内脏的关系异常，所在部位不定或不能确定，本型占 13%。

（3）反位。心房和内脏的位置反位，相当于正常位置的镜像，本型占 3%。

4. 根据房室连接分型

（1）双流入道型。此型为单心室中最常见的类型，占单心室的 55% ～ 70%，患者室间隔缺如，二尖瓣和三尖瓣进入同一个心室（图 10-10-1）。

（2）共同房室瓣型。此型少见，占单心室的 5% ～ 15%，患者的房室瓣不分二尖瓣和三尖瓣，以一个共同房室瓣的方式进入单心室（图 10-10-2）。

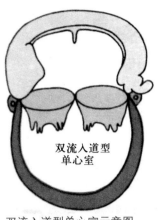

图 10-10-1　双流入道型单心室示意图

室间隔缺如，二尖瓣和三尖瓣进入同一个心室

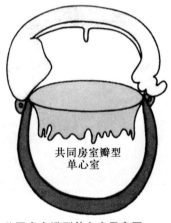

图 10-10-2　共同房室瓣型单心室示意图

房室瓣不分二尖瓣和三尖瓣，以一个共同房室瓣的方式进入单心室

（3）左侧房室瓣连接缺如型。左侧房室瓣闭锁，其下方的心室发育不全，仅通过右侧房室瓣与单心室沟通。

（4）右侧房室瓣连接缺如型。右侧房室瓣闭锁，其下方的心室发育不全，仅通过左侧房室瓣与单心室沟通（图 10-10-3）。

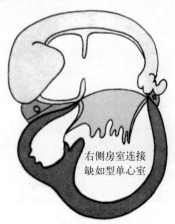

图 10-10-3　右侧房室连接缺如型单心室示意图

右侧房室瓣闭锁，其下方的心室发育不全，仅通过左侧房室瓣与单心室沟通

二、血流动力学改变

左心房和右心房的血液在心脏舒张时，进入共同心室。由于患者无室间隔，动脉血和静脉血互相混合，使进入主动脉的血液含氧量减低，故患者出现发绀。肺循环血流量的多少决定了单心室患者病情的发展过程，而肺循环血流量则取决于是否存在肺动脉口梗阻和肺血管床阻力的高低。无肺动脉口梗阻的婴儿，随着出生后肺血管阻力逐渐降低，肺循环血流量也将逐渐增加，最终会导致充血性心力衰竭；伴有肺动脉闭锁或肺动脉口梗阻的单心室患者，出生后即出现发绀，紫绀的程度取决于未闭的动脉导管和侧支循环供给肺循环的血流量。约有 80% 的单心室病例，其左心房和右心房的血流汇入单心室后均匀地混合，使肺动脉和主动脉的血氧饱和度极其接近；而约有 20% 的单心室病例，由于左心房和右心房的血流汇入单心室及由单心室排出时，倾向于保留各自的血流方向，因此单一心腔的血液混合不均匀，使肺动脉和主动脉的血氧饱和度有明显的差异。

三、超声心动图表现

单心室的超声心动图检查应按照 van Praagh 的顺序诊断法进行。首先，在肋下切面观察肝脏和脾脏的位置，明确有无内脏反位；观察心尖的位置，判定心脏位置的类型；在第 10 胸椎水平观察腹主动脉和下腔静脉与胸椎的相对位置，判断心房位置的类型。其次，在心房位置确定之后，进一步在胸骨旁切面确定心室的位置是属于右袢还是属于左袢，二尖瓣下方的心室为左心室，三尖瓣下方的心室为右心室，并应注意寻找残余心腔和输出小腔，判断房室连接是否一致，是否合并房间隔缺损。最后，观察大动脉的位置，确定属于何种类型的转位，同时观察是否合并肺动脉口梗阻。

单心室具有比较特异性的超声心动图表现，其目的旨在确定以下几方面的内容：①房间隔与房室瓣的关系、房水平分流的性质（卵圆孔未闭或房间隔缺损）以及提示左心房高压的征象（如房间隔向右心房膨出）；②房室瓣的数目及房室瓣与单心室连接的方式；③心室的形态、有无小梁部室间隔及乳头肌的形态和数目；④漏斗隔和输出小腔的位置，有无合并半月瓣下狭窄；⑤半月瓣的位置及其与单心室和输出小腔的关系。

（一）主心腔

单心室患者仅有一个心室腔（主心腔），承担着体循环与肺循环的排血工作，负荷过重，故其内径明显增大，约相当于正常人左心室和右心室内径之和。根据房室连接的不同，单心室可有

四种不同的超声心动图表现：

1. 双流入道型单心室 二维超声心动图和彩色多普勒血流显像在心尖四腔心切面示整个室间隔缺如，二尖瓣和三尖瓣进入同一个心室腔（图10-10-4）。胸骨旁左心室短轴切面显示单心室腔内一左一右分别有两个房室瓣口，根据其形态可以区分二尖瓣和三尖瓣的相对位置。由于左、右心室腔的压力均等，脉冲多普勒和彩色多普勒血流显像均不能显示分流束。

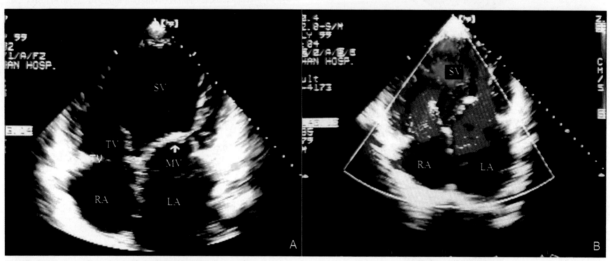

图 10-10-4　双流入道型单心室的超声心动图表现

图A为心尖四腔心切面显示二尖瓣和三尖瓣进入同一心室　B图为彩色多普勒血流显像在舒张期见两股血流分别从二尖瓣和三尖瓣进入单心室（LA-左心房　MV-二尖瓣　RA-右心房　SV-单心室　TV-三尖瓣）

2. 共同房室瓣型单心室 二维超声心动图和彩色多普勒血流显像在心尖四腔心切面显示心室腔上方仅有一组房室瓣，而无二尖瓣和三尖瓣之分（图10-10-5），胸骨旁左心室短轴切面仅显示一个较大的房室瓣开口，彩色多普勒血流显像常可显示房室瓣反流。

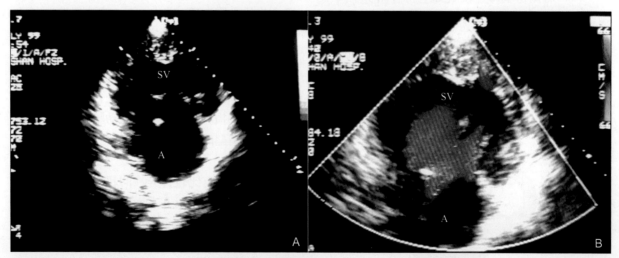

图 10-10-5　共同房室瓣型单心室和单心房的超声心动图表现

A图为心尖四腔心切面显示心室腔上方仅有一组房室瓣，不分二尖瓣和三尖瓣　B图为彩色多普勒血流显像在舒张期仅见一股血流由单心房（A）经共同房室瓣进入单心室（SV）

3. 左侧房室瓣连接缺如型单心室　心尖四腔心切面可显示左侧房室瓣闭锁，被一条粗大的纤维条索取代，其下方的心室腔极小，流入道室间隔缺损；而右侧房室瓣较大。同时合并有房间隔缺损，左侧心房的血流通过房间隔缺损与单心室相沟通（图 10-10-6）。脉冲多普勒和彩色多普勒血流显像可证实左侧心房无血流通过闭锁的房室瓣进入左侧心室腔（图 10-10-7）。

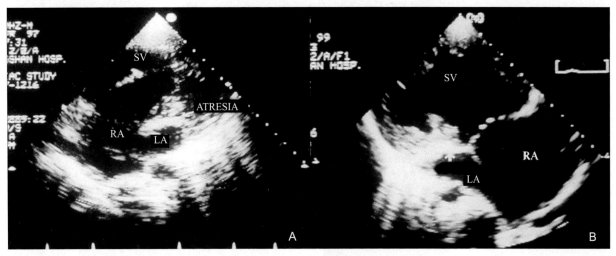

图 10-10-6　左侧房室瓣连接缺如型单心室的二维超声心动图表现
A 图为胸骨旁四腔心切面显示左侧房室瓣闭锁（ATRESIA），被一粗大的纤维条索取代，其下方的心室极小，流入道室间隔缺损，而对侧房室瓣较大，同时合并房间隔缺损，左侧心房的血流通过房间隔缺损与单心室沟通 B 图为左侧房室瓣连接缺如型单心室的左心室长轴切面（LA-左心房 RA-右心房 SV-单心室）

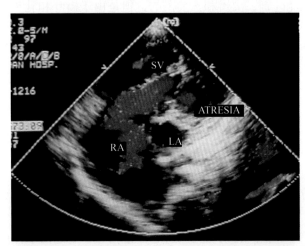

图 10-10-7　左侧房室瓣连接缺如型单心室的彩色多普勒血流显像
胸骨旁四腔心切面显示左侧房室瓣闭锁（ATRESIA），左侧心房的血流通过房间隔缺损与单心室沟通（LA-左心房 RA-右心房 SV-单心室）

4. 右侧房室瓣连接缺如型单心室　超声心动图表现与左侧房室瓣连接缺如型单心室相同，只不过左右位置颠倒（图 10-10-8）。

（二）残余心腔

残余心腔是单心室患者第二个发育不全的心室，体积通常很小，不接受流入道的血流。前位的残余心腔称为输出小腔（图 10-10-9）。这是因为，作为原始右心室的漏斗部，可有一根或更多的大动脉起源于这个心腔，主心腔可以通过流出孔（或称球心室）与输出小腔交通。当然，此时的主腔为形态左心室，在一些经典的超声著作中，这类左优势型单心室占单心室的比例为 65% ～ 78%。后位的残余心腔通常是一个带肌小梁的盲腔（图 10-10-10），主心腔肯定为形态右心室。这类右优势型单心室占单心室的比例为 10% ～ 15%。另外，还有 10% ～ 20% 的患者是不能找到残余心腔的，因此被称为不定心室型单心室。

二维超声心动图是确定残余心腔部位最可靠的手段。左心室和右心室的辅助特点，包括肌小梁、调节束及乳头肌的数目均有助于识别单心室的类型。在进行外科姑息手术时，心室形态的判断十分重要，而对根治性手术而言，对主心腔形态的判断更具有临床意义。一些学者指出，主心腔的形态是手术后即刻心功能和远期心功能的预测因子。例如，主心腔为右心室的单心室患者，形态右心室异常肥厚常提示手术后效果不佳。

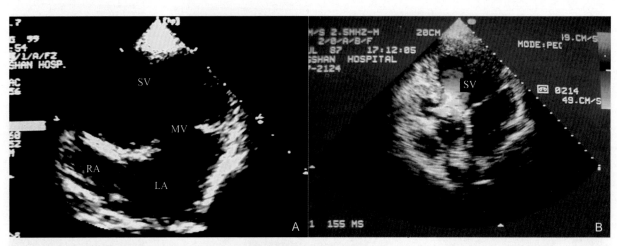

图 10-10-8　右侧房室瓣连接缺如型单心室的超声心动图表现

A 图为胸骨旁四腔心切面显示右侧房室瓣闭锁　B 图为心尖五腔心切面，彩色多普勒血流显像显示单心室的血流进入右侧的输出小腔（LA- 左心房　MV- 二尖瓣　RA- 右心房　SV- 单心室）

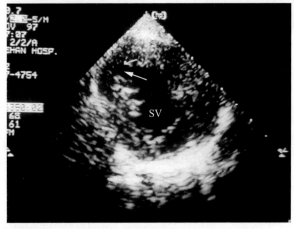

图 10-10-9　　前位残余心腔的二维超声心动图表现

胸骨旁乳头肌水平左心室短轴切面显示残余心腔（箭头所示）位于单心室腔（SV）的前方，该腔又称为输出小腔

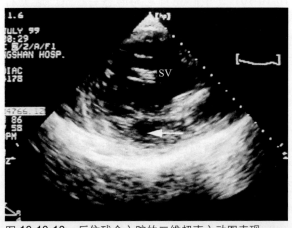

图 10-10-10　　后位残余心腔的二维超声心动图表现

胸骨旁乳头肌水平左心室短轴切面显示残余心腔（箭头所指）位于单心室腔（SV）的后方，一般来说，该腔是一个带肌小梁的盲腔，主心腔肯定为形态右心室

（三）房室瓣

单心室患者的房室瓣可以是两组，分别代表二尖瓣和三尖瓣，两者之间因无室间隔相隔离，故在舒张期时非常靠近，三尖瓣的后叶与二尖瓣的前叶几乎相撞。虽然，有时根据解剖特点是可能区别二尖瓣和三尖瓣的，但是由于瓣叶和乳头肌的数目常发生变异，因此很难确认哪一组是二尖瓣，哪一组是三尖瓣，此时最好根据其位置而称之为左侧房室瓣和右侧房室瓣较为妥当。通常而言，右侧房室瓣的位置较左侧房室瓣稍偏前，两组房室瓣基本在同一水平，瓣口大小几乎相等。但是，在某些情况下，房室瓣也可以有前后或上下位置的差别，瓣口的大小也可以不一致。心尖切面和肋下切面有助于正确观察房室瓣的数目和位置。进行二维超声心动图检查时应认真观察房室瓣的结构，包括是否有腱索骑跨于输出小腔、主心腔内腱索与乳头肌是否错位等，这是由于外科医师要考虑双流入道型单心室是否具备分割成两个心室的可能，而明显的房室瓣功能不全是进行 Fontan 手术的反指征，彩色多普勒血流显像有助于评价房室瓣反流及其程度。

房室瓣也可以不分组而形成共同房室瓣。在这种情况下，两个心房通过共同房室瓣与主心腔相连接。共同房室瓣有一个位于中间的大瓣和两个位于侧面的小瓣。此外，腱索的连接变异也很多，或者骑跨于输出小腔上，或者附着于流出道室间隔的顶部。共同房室瓣的功能可以用脉冲多普勒和彩色多普勒血流显像来评价。此型单心室对外科手术而言不存在分割心室的可能性，而且还常伴有原发孔型房间隔缺损、单心房、心房异构（有左型异构和右型异构之分，前者指患者的两侧心房均为左心房，后者则指两侧心房均为右心房）、体静脉异位引流和肺静脉异位引流。

一侧房室瓣缺如型单心室又称为单流入道型单心室，它是指一侧瓣膜正常而另一侧瓣膜闭锁，左心房或右心房无正常出口，一侧房室瓣被纤维性条索或膜性条索所取代，房间隔缺损是闭锁侧静脉回流的唯一出路。心尖和肋下四腔心切面是显示这类畸形最好的切面。在某些情况下，无功能的房室瓣可能穿孔，此时心导管和 X 线造影难以诊断，脉冲多普勒和彩色多普勒血流显像能够显示血流从闭锁侧心房经瓣膜穿孔处进入单心室，从而有助于决定手术决策和指导修补。

（四）大动脉

判断大动脉的方位和关系是二维超声心动图能够诊断单心室的另一项重要特点。比较有代表性的类型有：

1. **大动脉和心室连接正常**　肺动脉起自输出小腔，主动脉起自主心腔。

2. **大动脉转位**　主动脉起自输出小腔，肺动脉起自主心腔。输出小腔或者在右（心室右襻），或者在左（心室左襻）。

3. **双流出道**　两根大动脉或者同时起自主心腔，或者同时起自输出小腔。

4. **单流出道**　仅有一根大动脉，或者起自主心腔，或者起自输出小腔，而另一根大动脉闭锁。

在其他类型的复杂先天性心脏病中，对大动脉的识别主要是在长轴切面或短轴切面上对主动脉和肺动脉分支特征的认识，而在大多数单心室患者中均存在大动脉转位，前位的主动脉差不多以同样的概率，或者位于肺动脉的右侧，或者位于肺动脉的左侧，只有在极个别的情况下存在霍姆斯心（Holme's heart）。

（五）流出道梗阻

有无肺动脉血流梗阻是决定单心室患者临床表现和预后的主要因素。二维超声心动图和彩色多普勒血流显像可以很容易地判断梗阻的部位是在瓣膜、瓣下或瓣上，是狭窄还是闭锁，连续多普勒可进一步定量跨狭窄的压力阶差。但如果单心室患者在合并肺动脉瓣狭窄的基础上，同时合并肺动脉瓣上狭窄或瓣下狭窄，连续多普勒就无法分辨每一处狭窄的程度，因为这两处狭窄靠得太近，而连续多普勒所能反映的是跨狭窄总的压力阶差。

流出道梗阻也可以发生在输出小腔，因为主动脉或肺动脉都可从这个小腔发出，所以除半月瓣口狭窄可以影响血液排空外，主心腔和残余心腔之间室间隔缺损的大小也是影响体循环血液排空的重要因素，二维超声心动图和彩色多普勒血流显像能够正确反映这类病变的部位和程度。

（六）心功能

单心室患者的主心腔必须同时负担体循环和肺循环两套血液循环，因此主心腔的功能显得非常重要。在单心室患者的早期，心功能尚能代偿，然而随着年龄的增长，伴随的病变使主心腔的压力负荷和容量负荷日益升高，心力衰竭随时可以发生。因此，无创伤性评价单心室患者手术前和手术后的心功能是超声心动图检查的重要任务之一。由于单心室患者主心腔的形态比较特殊，采用 Simpson 法计算主心腔的容积和射血分数比较容易获得正确的结果。有些学者喜欢用 X 线造影或心脏核素显像来评价患者的心功能，但实际上由于单心室患者的心脏严重畸形，因此传统的方法已无法识别真正的主心腔，其结果必然是不可靠的。

（七）静脉回流畸形

体静脉和肺静脉回流畸形也是单心室患者常见的合并症。由于患者常常存在心房异构（或者为双侧左心房，或者为双侧右心房），故上腔静脉和下腔静脉可以分别回流入两侧心房。右心声学造影可以很容易地诊断这类畸形，从上肢静脉或下肢静脉注射声学造影剂后，造影剂可以分别回流入不同的心房。对完全型或部分型肺静脉异位引流的单心室患者而言，超声心动图的诊断方法见相关章节。在一侧房室连接缺如型单心室，房间隔缺损的大小决定了患者的预后。二维超声心动图可以从不同的切面直接观察房间隔回声缺失的大小，彩色多普勒血流显像可以观察房水平分流束的直径，判断房间隔缺损的大小，如果脉冲多普勒或连续多普勒显示分流速度大于2m/s，则常需要进行手术处理。

四、鉴别诊断

1. 单心室与三尖瓣闭锁的鉴别 三尖瓣闭锁与一侧房室连接缺如型单心室的鉴别比较困难。有无形态右心室及有无室间隔是主要的鉴别点。二维超声心动图于心尖四腔心切面显示三尖瓣闭锁时有形态右心室，左心室和右心室之间存在室间隔回声并有室间隔缺损，在左心室短轴切面上仍显示为左右心室的断面结构；而单心室患者因无室间隔，在左心室短轴切面仅显示单心室的断面结构。

有学者认为三尖瓣闭锁其实就是单心室的一种变异，因为按照单心室的定义，仅一个心室腔具有房室连接，而不管房室连接是有一个还是有两个都应属于单心室的范畴。三尖瓣闭锁后，由于右侧房室连接消失，所以三尖瓣闭锁实际上就是单心室。

2. 单心室与巨大室间隔缺损的鉴别 Anderson 和 Becker 等将 C 型单心室（即左心室和右心室均有发育而肌部室间隔较少发育者），称之为巨大室间隔缺损。因此，如果左右心室结构之间小梁部如仅为一小的隆起而未构成室间隔，就应视为单心室；而如果室间隔肌部有发育，并具有室间隔的特征，则应视为巨大室间隔缺损。二维超声心动图可鉴别室间隔是否发育，室间隔有发育者在心尖四腔心切面上可观察到心室仍可分清两个心尖结构，心尖水平左心室短轴切面仍可显示为左、右两个心室的断面结构。

（周京敏　沈学东）

第11节
左心室发育不良综合征

左心室发育不良综合征原称为主动脉瓣闭锁（aortic atresia），它是一种严重的先天性心脏畸形（图 10-11-1），一般预后较差，是婴儿出生后在头一周内即死亡的常见原因之一。其主要表

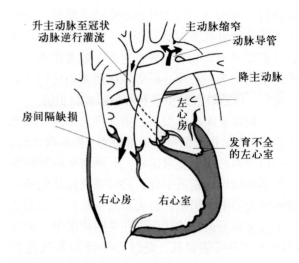

图 10-11-1　左心室发育不良综合征示意图

现为左心室发育不良，主动脉弓和降主动脉细小，肺动脉及其分支动脉粗大，但动脉干的关系正常，故又称之为左心室发育不良综合征（hypoplastic left heart syndrome）。

左心室发育不良综合征的发病率约占先天性心脏病的 1%。在我国小儿先天性心脏病 2 659 例尸检中，本病约占 2.4%。在出生后 1 个月内死亡的先天性心脏病中，本病的发病率占首位。左心室发育不良综合征以男性为多见，Roberts 报道的 73 例左心室发育不良综合征中有 70% 为男性，Sinha 报道的 30 例中有 60% 是男性，尤其是主动脉瓣闭锁同时合并二尖瓣闭锁的患者中有 73% 是男性。

一、病理特点及分型

（一）病理特点

主动脉瓣闭锁常合并二尖瓣闭锁或二尖瓣狭窄，如不合并室间隔缺损，患者总是有左心室发育不良。严重的主动脉瓣闭锁而室间隔又完整时，患者左心室很小，有时仅呈一个裂隙甚至完全闭锁；二尖瓣发育不良、闭锁或缺如，可能缺少腱索；左心房壁较厚；降主动脉细小、明显发育不良；右心室和肺动脉明显扩张；冠状动脉起源于降主动脉；动脉导管粗大、开放；常伴有导管前型主动脉缩窄和房间隔缺损。如果患者出生后动脉导管逐渐关闭，则必然会导致患者死亡，

而如果患者主动脉瓣闭锁的同时合并有室间隔缺损，则左心室的发育可正常或接近正常，左心室容积与室间隔缺损的大小呈正比，通常室间隔缺损较小者，左心室也较小。

（二）病理分型

左心室发育不良综合征根据有无室间隔缺损分为 2 型：

1. **I型**　室间隔完整，左心室发育不良，二尖瓣发育不良或闭锁。

2. **II型**　室间隔有缺损（单发或多发），左心室大小正常。

二、血流动力学改变

主动脉瓣闭锁的同时如有二尖瓣发育不良或闭锁，则左心室完全无功能，严重的病例体循环血流无法维持机体的需要，仅能反常地通过一粗大的动脉导管逆流至主动脉，如果有二尖瓣反流存在，则必须合并有房间隔缺损或室间隔缺损或肺静脉连接异常，否则不能维持生命。肺静脉血进入左心房后经房间隔缺损或开放的卵圆孔流入右心房、右心室和肺动脉，再经未闭的动脉导管进入主动脉，故主动脉血和肺动脉血均为混合血，冠状动脉接受逆行的混合血。如果患者的房间隔完整，则出生后肺循环血流量不能增加，患者病情迅速恶化、甚至致死，其临床症状取决于动脉导管的粗细及是否关闭，如患者出生后动脉导管保持通畅，肺动脉血进入降主动脉，则患儿可存活数周至数月。

三、超声心动图表现

二维超声心动图能确诊本病。一系列标准切面有利于完整地显示左心室发育不良综合征的解剖特点及合并的心血管畸形。取胸骨旁左心室长轴切面可显示畸形的主动脉和主动脉瓣及其与左心室和二尖瓣之间的关系（图 10-11-2）；胸骨旁大动脉水平短轴切面可显示主动脉和主动脉瓣的短轴切面；肺动脉长轴切面有利于显示未闭的动脉导管；心尖四腔心切面有利于显示房间隔；心尖五腔心切面和心尖左心室长轴切面有利于彩色多普勒血流显像确定主动脉瓣口有无血流通过。

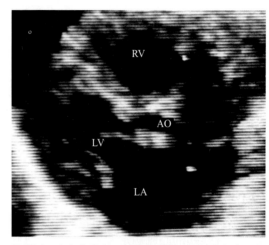

图 10-11-2　左心室发育不良综合征的二维超声心动图表现
胸骨旁左心室长轴切面显示左心房增大，而左心室和主动脉较细小
（AO- 主动脉　LA- 左心房　LV 为左心室　RV- 右心室）

左心室发育不良综合征主要的超声心动图表现为主动脉根部细小，主动脉瓣闭锁不能活动，二尖瓣活动不正常，左心室腔狭小，左心室壁增厚等，彩色多普勒血流显像显示左心室无血流进入主动脉。如果合并二尖瓣狭窄或闭锁，则可见二尖瓣开放受限或不能活动，彩色多普勒血流显像显示二尖瓣口血流细窄或无血流通过；由于患者常合并动脉导管未闭，故可见肺动脉与降主动脉之间以动脉导管相沟通，彩色多普勒血流显像显示肺动脉水平有右向左分流。

（钱菊英　沈学东）

第 11 章

心肌病

心肌病传统定义为除高血压性心脏病、冠心病、心脏瓣膜病、肺源性心脏病、先天性心脏病和心包疾病以外的以心肌病变为主要表现的心脏疾病。1980 年，世界卫生组织（WHO）和国际心脏病学联合学会（International Society and Federation of Cardiology，ISFC）将病因不明的心肌病定义为原发性心肌病，而将病因明确的或继发于全身疾病的心肌病定义为特异性心肌病。1995 年，WHO/ ISFC 对原发性心肌病进行了重新定义和分类，将心肌病定义为伴有心功能障碍的心肌病变，分为扩张型心肌病、肥厚型心肌病、限制型心肌病、致心律失常性右心室心肌病和未定型心肌病。

1. **扩张型心肌病** 以左心室或 / 和右心室扩张及收缩功能障碍为特点。

2. **肥厚型心肌病** 以左心室或 / 和右心室肥厚为特点，肥厚通常为非对称性，常累及室间隔。左心室容量正常或减小。部分患者可有左心室流出道梗阻，导致肥厚型梗阻性心肌病。

3. **限制型心肌病** 以左心室或 / 和右心室充盈受限及舒张期容量减低为特点，而其收缩功能正常或接近正常。

4. **致心律失常性右心室心肌病** 以右心室心肌逐渐被纤维脂肪代替为特点。起初多为局限性，逐渐发展为右心受累，但一般不累及室间隔。

5. **未定型心肌病** 主要包括心肌致密化不全、心内膜弹力纤维增生症、线粒体损伤等，不能分入以上任何类型。

特异性心肌病主要包括：缺血性心肌病、瓣膜性心肌病、高血压性心肌病、炎症性心肌病、

代谢性心肌病、肌营养不良性心肌病、神经肌肉病变性心肌病、过敏性心肌病、中毒性心肌病、围生期心肌病及全身疾病所致心肌病等。

第 1 节
扩张型心肌病

扩张型心肌病（dilated cardiomyopathy，DCM），既往称充血型心肌病，是一类病因不明的、以一侧或两侧心腔扩大为主的心脏疾病。常以左心扩大为主（左心型）或全心脏扩大（全心型），少数以右心扩大为主（右心型）。心肌收缩功能受损，出现进行性加重的顽固性充血性心力衰竭，还可引起心脏起搏传导系统受损而导致各种心律失常，预后极差。

一、病理特点

镜下主要为心肌细胞不均匀肥大、变性，细胞核增大，心肌间质和血管周围广泛纤维化。心室扩大呈球形，心室扩张常比心房严重。心腔扩张较轻者，心室壁稍增厚或厚度正常，随着病情加重，室壁逐渐变薄。心内膜弥漫性增厚，50%以上有附壁血栓形成，以心尖部多见。

二、临床表现

见于各年龄组，但以青、中年多见，男多于女，起病缓慢，多无自觉症状或仅有心律失常，病情发展可出现心力衰竭症状，如劳累性心悸、气急、

胸闷、乏力等。出现右心衰竭多为疾病晚期，表现为肝肿大、浮肿、尿少等，也可起病即表现为全心衰竭。少数右心型扩张型心肌病首先表现为右心衰竭。疾病晚期，心脏附壁血栓可脱落导致脑、肾、四肢动脉、肺等栓塞和猝死。

三、血流动力学改变

心肌病变使其收缩及舒张功能均受损，心排血量减低，早期心率加快以维持心排血量，晚期心血排量减少，形成高容量、低动力型血流动力学改变，心腔逐渐扩大，发生充血性心力衰竭。左心室明显扩大时，导致室间隔向右心室呈弧形凸出，合右心室压力升高，右心房血液流入右心室受阻，腔静脉瘀血。由于左心室舒张期压力升高，导致二尖瓣开放受限。心腔和房室环扩大可造成二尖瓣、三尖瓣相对性关闭不全。右心型扩张型心肌病首先表现为右心衰竭。

四、超声心动图表现

（一）二维和 M 型超声心动图表现

常用的切面有左心室长轴、心底短轴、心尖四腔心和二腔心切面等。

1. 心腔明显扩大，以左心房和左心室扩大为主（图 11-1-1）。室间隔弓形前移，左心室后壁弓形后移，左心室呈球形扩大，左心室流出道明显增宽，内径常大于 35 ～ 40mm；右心室扩大相对较轻。

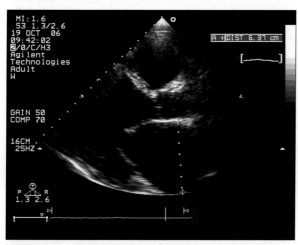

图 11-1-1　扩张型心肌病心腔扩大
心腔明显扩大，以左心房和左心室扩大为主

2. 室间隔多数变薄，左心室后壁厚度正常或略薄，两者运动幅度均弥漫性降低，尤其以室间隔更为显著。室间隔运动幅度低于 3mm，左心室后壁运动幅度低于 7mm。心腔扩张较轻者，室壁厚度变化不明显，甚至有的可稍增厚。一般室壁厚度与左心室腔大小成反比，心腔越大则室壁越薄（图 11-1-2）。

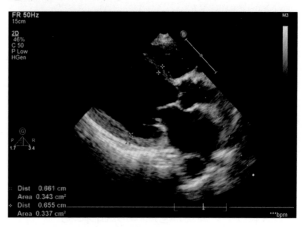

图 11-1-2　扩张型心肌病心肌变薄

3. 瓣膜自身无明显变化，但开放幅度均减低。二尖瓣开放受限，瓣口面积减小，前后叶开放幅度减小，但仍呈镜像运动，EF 斜率减慢，呈"钻石样"改变，E-E 间距 < 10mm，与扩大的心腔形成"大心腔，小开口"改变。二尖瓣前叶与室间隔之间的距离，即 E 峰间隔分开距离（E-point septal separation, EPSS）明显增大，一般 >10mm（图 11-1-3）。

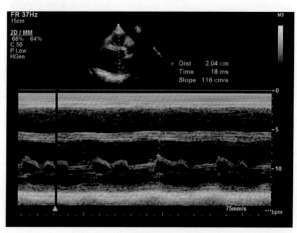

图 11-1-3　扩张型心肌病 EPSS 明显增大

4. 心脏收缩功能明显减低，射血分数（EF）≤ 30%，短轴缩短率（FS）≤ 15%，每搏输出量（SV）和心脏指数（CI）明显降低（图 11-1-4）。

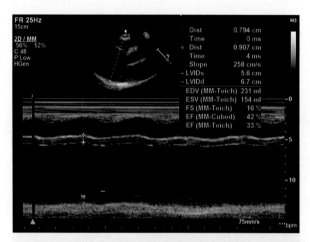

图 11-1-4 扩张型心肌病心脏收缩功能明显减低

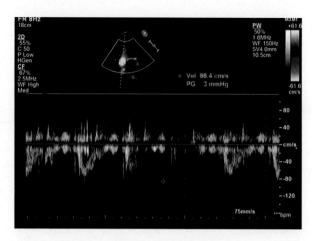

图 11-1-6 扩张型心肌病主动脉血流频谱

扩张型心肌病时，主动脉血流速度上升速度减慢，峰值后移

5．房室腔内可出现一个或多个附壁血栓，常见于左心室近心尖部。

6．可合并心包积液，多为少量积液。

（二）多普勒超声心动图表现

由于心肌收缩及舒张功能受损，心房和心室内的血流速度缓慢，导致彩色血流显色暗淡。由于心腔扩大，二、三尖瓣环相对扩大，造成相对性关闭不全，瓣口存在收缩期反流（图 11-1-5）。

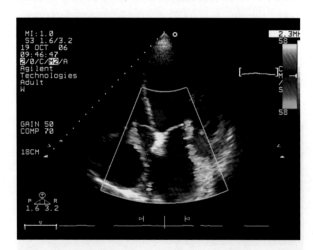

图 11-1-5 扩张型心肌病二尖瓣和三尖瓣返流

二尖瓣口舒张期 E 峰常大于 A 峰，因为左心室内充血，舒张晚期左心室压力明显增高，左心房收缩难以造成二尖瓣口较快的血流速度，A 峰明显变小甚至消失。主动脉血流速度可在正常范围内或轻度减低，但其上升速度减慢，峰值后移（图 11-1-6）。

五、超声新技术在检测扩张型心肌病中的应用

1．**三维超声心动图**（three dimension echo-cardiography） 能更为准确地测量心腔大小，从而更加客观地反映心室收缩功能（图 11-1-7）。

2．**彩色室壁运动分析**（color kinesis, CK）显示室壁运动幅度变小，彩带宽度变薄，运动速度下降。

3．**组织多普勒**（Doppler tissue imaging, DTI） 应用组织速度成像（tissue velocity imaging, TVI）模式检测室壁运动速度，可显示室壁运动弥漫性减弱，纵向及横向运动速度均减低。在 TVI 基础上发展起来的应变率（Strain rate, SR）克服了 TVI 受邻近节段心肌运动及心脏整体运动影响的局限性，有望更为准确地检测局部心肌的变形特性，评价心肌的收缩功能。扩张型心肌病患者各节段心肌的 SR 普遍降低（图 11-1-8）。

六、鉴别诊断

超声心动图对扩张型心肌病的诊断无特异性，但在出现扩张型心肌病的超声心动图表现，并排除各种特异性心肌病及各种引起心脏扩大的病因后，可诊断本病。扩张型心肌病主要应与引起心腔扩大、心功能减低的疾病相鉴别。

1．**扩张型心肌病与冠心病的鉴别** 冠心病晚期心室扩大，临床和超声心动图表现与扩张型心

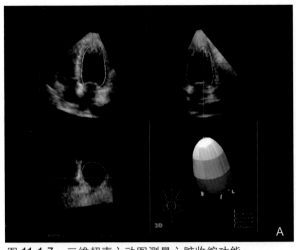

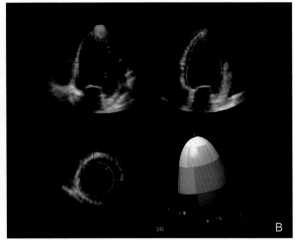

图 11-1-7　三维超声心动图测量心脏收缩功能

三维超声心动图通过测量左心室的容积来测量左室收缩功能，图 A 为收缩期，图 B 为舒张期

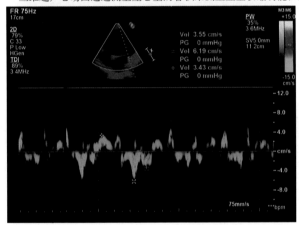

图 11-1-8　扩张型心肌病的组织多普勒表现

扩张型心肌病患者各节段心肌的心肌运动速度普遍降低

肌病有相似之处，尤其是心肌长期广泛缺血引起室壁弥漫性纤维化发展而成的"缺血性心肌病"，与扩张型心肌病的鉴别更为困难。两者的鉴别主要应结合病史及临床表现。冠心病患者常有明确的高血压、心绞痛、心肌梗死等病史，常伴心电图异常。冠状动脉造影是冠心病确诊的依据，如发现有冠状动脉狭窄可资鉴别。冠心病患者还有部分特征性超声心动图表现，如局部室壁运动异常、室壁瘤、局限性心内膜纤维化、室间隔穿孔、主动脉内径增宽、主动脉瓣退行性改变等。另外，冠心病左心室舒张功能减退出现较早，而扩张型心肌病左室收缩功能减退出现较早，且节段性室壁运动异常少见。

2. **扩张型心肌病与高血压性心脏病的鉴别**　患者有明确的高血压病史。高血压性心脏病常合并室间隔和左心室后壁对称性肥厚，室壁运动幅度多增强，主动脉扩张。晚期高血压性心脏病出现心腔扩大，伴有心力衰竭表现，结合病史可与扩张型心肌病鉴别。

3. **扩张型心肌病与心脏瓣膜病的鉴别**　二、三尖瓣和 / 或主动脉瓣关闭不全可引起左、右心增大，晚期心室收缩功能减退，其鉴别要点主要为瓣膜本身的异常声像，如瓣膜增厚、钙化、粘连、瓣下结构增粗、腱索断裂、瓣膜脱垂等。瓣膜病变引起的反流量通常较大，而扩张型心肌病瓣膜的反流量相对较小。

4. **扩张型心肌病与肺源性心脏病、原发性肺动脉高压的鉴别**　肺源性心脏病、原发性肺动脉高压均表现为右心房、右心室扩大，右心室前壁增厚，运动增强，肺动脉压力显著升高（常为重度以上），可与侵犯右心的扩张型心肌病鉴别。

5. **扩张型心肌病与特异性心肌病的鉴别**　部分特异性心肌病的超声心动图表现与扩张型心肌病类似，如系统性红斑狼疮、硬皮病、淀粉样变性、克山病、心内膜弹力纤维增生症、围产期心肌病、酒精性心肌病、查加斯病（Chagas disease，南美州锥虫病）、家族性心脏脂质沉积症等。主要应结合病史进行鉴别，必要时行组织病理学检查。

第 2 节
肥厚型心肌病

肥厚型心肌病（hypertrophic cardiomyopathy，HCM）是以心室壁非对称性肥厚、心室腔变小为特征的疾病，伴有心室收缩功能亢进、舒张功能降低。依据左心室流出道梗阻与否分为肥厚型梗阻性心肌病（hypertrophic obstructive cardiomyopathy, HOCM）和肥厚型非梗阻性心肌病，前者又称为特发性肥厚型主动脉瓣下狭窄（Idiopathic hypertrophic subaortic steriosis, IHSS）。目前认为本病是常染色体显性遗传疾病，有一定遗传和家族倾向。

一、病理特点及分型

肥厚型心肌病患者心肌明显肥厚，心脏重量增加，心室腔变小，心房扩大。肥厚的部位分布常不均匀，典型的肥厚型心肌病表现为室间隔与左心室后壁非对称性肥厚，室间隔厚度多大于 15mm，两者厚度之比常 ≥ 1.3。少数病例左心室壁呈弥漫性向心性肥厚，称为向心性肥厚型心肌病，以室间隔与左心室前侧壁肥厚最常见，占 70% ~ 75%；室间隔基底段肥厚占 10% ~ 15%；向心性肥厚约占 5%；室间隔心尖段肥厚约占 3%；室间隔中间段肥厚约占 1%；后间隔和外侧壁肥厚约占 1%。根据左心室流出道狭窄的程度，肥厚型心肌病分为梗阻型、隐匿型和非梗阻型。梗阻型患者在平静状态下即有不同程度的左心室流出道梗阻；隐匿型患者平静状态下无梗阻，但当心脏负荷发生改变或在神经、体液等因素的影响下出现左心室流出道梗阻；非梗阻型患者则在任何时候均无左心室流出道梗阻。疾病晚期，心脏扩大、室壁变薄，称为肥厚型心肌病的扩张性心肌病相。

肥厚型心肌病的组织学特点为：心肌细胞肥大、异型，病变心肌纤维异常增粗，排列方向紊乱，周围疏松结缔组织增多。可见苍白色的散在性纤维化病灶，这是由于局部心肌肥厚，冠状动脉供血不足引起缺氧，导致继发性瘢痕形成。局部冠状动脉分支也可以发生继发性管壁增厚、管腔变小、内膜纤维化等改变。

二、临床表现

临床表现的严重程度与病理类型和血流动力学改变密切相关。通常情况下，梗阻型症状最重，隐匿型次之，非梗阻型最轻，但并非绝对。大多数患者无自觉症状或症状轻微。主要临床表现为呼吸困难、胸痛、反复晕厥，或有心悸、气急、胸闷、疲劳感、头晕等症状。疾病晚期，室壁变薄，心肌收缩力减弱，出现心功能不全的症状，类似扩张型心肌病表现。不少患者未经及时治疗而猝死，甚至有的患者首次出现的临床表现即为猝死。心尖肥厚型心肌病患者可有心绞痛表现。

三、血流动力学变化

本病血流动力学变化取决于病变的部位及心肌肥厚的程度。早期呈高血流动力学状态，左心室射血分数高于正常。梗阻性肥厚型心肌病具有较为特征性的血流动力学改变：收缩早期，左心室内压迅速升高，肥厚的室间隔突入左心室腔，左心室流出道狭窄，使左心室流出道内血流速度加快，二尖瓣前叶收缩期前向运动（systolic anterior motion, SAM）可加重左心室流出道梗阻，梗阻以远部位压力暂时急剧下降，引起主动脉瓣提前不完全性关闭；收缩中晚期，左心室流出道内压力差下降，射血再次加快，随之主动脉瓣再次开放，收缩中晚期左心室腔内容量急剧减少，可导致心腔闭塞。

SAM 现象发生的可能原因如下：左心室流出道血流速度加快，流出道负压增加，将二尖瓣牵引至左心室流出道，即 Venturi 效应。正因如此，SAM 现象不是肥厚型梗阻性心肌病特有的表现，其他引起左心室流出道血流速度加快的因素都可能引起 SAM 现象。二尖瓣装置移位，肥厚的室间隔使腱索及乳头肌对二尖瓣牵引方向发生改变，收缩期牵引方向靠近室间隔，引起二尖瓣前移；另外，有学者认为二尖瓣装置的先天性异常也是一个因素。

由于心肌肥厚、心腔缩小、心肌顺应性降低，导致左心室舒张期充盈受限，左心房代偿性收缩，导致肺瘀血、肺水肿。晚期心肌收缩功能失代偿时，心腔大小可正常或扩大，引起心力衰竭。

四、超声心动图表现

（一）二维及 M 型超声心动图表现

1. 典型肥厚型梗阻性心肌病

（1）室间隔明显增厚，厚度多 > 15mm，增厚的心肌回声强度增加，内部结构呈毛玻璃样或斑点状强弱不等纹理图像（图 11-2-1）。左心室后壁不增厚或增厚不明显，舒张期室间隔厚度和左心室后壁厚度之比大多 ≥ 1.3。

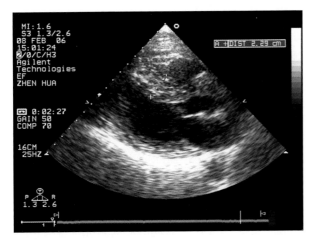

图 11-2-1 肥厚型心肌病

（2）左心室流出道不同程度狭窄，大多 < 20mm。

（3）左心室内径缩小，左心房增大。

（4）SAM 现象。根据二尖瓣前叶与室间隔有无接触及接触时相的长短可将 SAM 分为 3 级。Ⅰ级：可见二尖瓣前叶收缩期前向运动，但未触及室间隔（图 11-2-2）；Ⅱ级：二尖瓣前叶收缩期瞬间触及室间隔；Ⅲ级：二尖瓣前叶整个收缩期均触及室间隔。

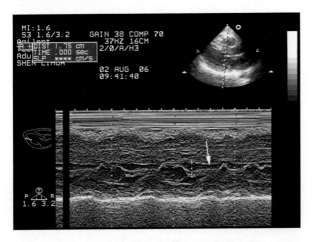

图 11-2-2 二尖瓣收缩期前向运动（箭头所指）

（5）主动脉瓣收缩中期部分关闭，表现为在 M 型超声主动脉根部波群图上，主动脉瓣开放中期出现切迹。

（6）室间隔运动幅度减低，左心室后壁运动过度增强。

（7）左心室 EF 值增高，二尖瓣 EF 斜率减慢。

2. 非梗阻型心肌病 以室间隔中下段和 / 或心尖部及左心室后壁肥厚为特征，增厚的心肌搏动幅度明显减低，收缩期增厚率减低；肥厚的部位远离左心室流出道，无明显流出道狭窄现象，流出道内径大多在 20 ～ 25mm；室间隔及左心室后壁均可增厚，左心室变小。二尖瓣前叶收缩期无 SAM 现象。心尖肥厚型心肌病以室间隔中下段及心尖部增厚为特征，心尖部心腔几乎为肥厚的心肌所闭塞。

（二）多普勒超声心动图表现

1. 彩色多普勒表现 左心室流出道内可见收缩期射流，一般起源于二尖瓣瓣尖及其附近的腱索或乳头肌，少数起源于心尖部，收缩早期射流束宽而明亮，于心尖五腔心及胸骨上窝主动脉长轴切面均可显示，收缩中晚期血流束细窄，呈五彩镶嵌色（图 11-2-3）。二尖瓣口血流 E 峰 <A 峰，这是由于左心室舒张功能受损所致。二尖瓣口全收缩期反流束可见于梗阻型患者，非梗阻型患者可无二尖瓣口反流或者短时间少量反流。

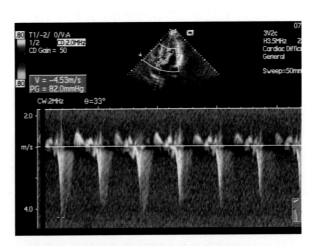

图 11-2-3 肥厚型心肌病的彩色多普勒表现

左心室流出道血流速度加快，压差增大，峰值血流速度达 4.5m/s

2. 频谱多普勒表现 左心室流出道内可探及收缩期高速射流频谱，峰值后移，呈单峰匕首状，峰值血流速度一般大于 4m/s。由于收缩早期主动脉内血流速度迅速上升后又下降，收缩中晚期再次上升后下降，因此取样容积置于主动脉瓣上处可探及收缩期高速、宽频血流,呈圆顶状双峰波,峰值后移。

五、超声新技术在检测肥厚型心肌病中的应用

1. 心肌超声组织定征 (ultrasonic tissue characterization of myocardium, MUTC) 即心肌背向散射 (myocardial backscatter, MBS) 技术。由于肥厚型心肌病心肌细胞异常肥大,排列方向紊乱,心肌间质纤维化,因此背向散射积分值 (integrated backscatter, IBS) 增大,室间隔背向散射积分在心动周期内的变化幅度明显减低,提示室间隔收缩功能减低。

2. 组织多普勒 (Doppler tissue imaging, DTI) 显示心肌收缩速度正常或增强,舒张功能降低。应变 (strain)、应变率 (strain rate, SR) 能检测局部心肌的变形特性。肥厚型心肌病应变曲线表现为收缩期最大应变、峰值应变降低,应变率曲线表现为收缩期最大应变率降低。

六、鉴别诊断

1. **肥厚型梗阻性心肌病与高血压性心脏病的鉴别** 高血压性心脏病患者有高血压病史,室间隔与左心室后壁多为对称性肥厚;而肥厚型心肌病室间隔与左心室后壁多为非对称性肥厚,两者的比值常 ≥ 1.3。此外,SAM 现象、左心室流出道狭窄、心肌回声异常等有助于两者的鉴别。但应注意,高血压性心脏病患者中,有 30% 以上也可以出现室间隔与左心室后壁非对称性肥厚,因此单独根据非对称性肥厚来鉴别两者较为困难,结合病史及多种超声心动图表现综合考虑有助于将两者鉴别。

2. **肥厚型梗阻性心肌病与主动脉瓣狭窄、主动脉瓣下狭窄的鉴别** 主动脉瓣狭窄和主动脉瓣下狭窄时室间隔与左心室后壁多为对称性肥厚,瓣膜或瓣下可见狭窄,瓣膜形态和回声异常,瓣下狭窄于左心室流出道内常可见隔膜样回声,高速射流束起源于瓣膜或瓣下局部狭窄处;而肥厚型心肌病高速射流束起源于二尖瓣瓣尖及其附近的腱索或乳头肌。此外,主动脉瓣狭窄或瓣下狭窄还可见升主动脉狭窄后扩张,肥厚型心肌病一般无此特征。

3. **肥厚型梗阻性心肌病与运动员心脏的鉴别** 运动员心脏室间隔与左心室后壁多为对称性肥厚,多无左心室功能异常,而肥厚型心肌病有左心室舒张功能减退、二尖瓣 EF 斜率减慢等改变。此外,运动员心脏改变具有可逆性,如果停止训练后,原来增加的左心室质量迅速减低,约三周后可见肥厚的室壁变薄,而肥厚型心肌病的心肌肥厚一般不可逆。

第 3 节
限制型心肌病

限制型心肌病 (restrictive cardiomyopathy, RCM),是一种原因不明的,以心肌、心内膜纤维化、心室壁硬化所引起的心脏舒张充盈受限为主要特点的心肌病。本病确诊需要靠心肌活检,但在超声心动图上有一定的特征性表现。

一、病理特点

在发病的不同阶段有不同的病理表现。急性期改变类似急性心肌炎,心内膜、心肌血管周围有嗜酸细胞浸润,心内膜坏死,心内膜下心肌细胞溶解,也称为坏死期。继之在增厚的心内膜上有附壁血栓形成。晚期在心内膜上有纤维蛋白沉着,心内膜增厚,心室腔缩小,心肌纤维化。心内膜增厚主要侵犯流入道及心尖部。病变累及腱索和乳头肌时,房室瓣被牵拉可致使瓣膜关闭不全。根据受累部位不同,可以分为左心室型(约占 20%)、右心室型(约占 20%)、双心室型(最多见,约占 60%),分别主要累及左心室、右心室或双心室,晚期分别导致左心房、右心房或双心房增大,而心室大小可正常或呈轻、中度增大。

二、临床表现

本病多见于热带和温带地区,前者发病年龄较早,多为青少年,性别差异不大;后者发病年龄较晚,大多为成人,男性多见。早期主要表现为发热、乏力。随着病情的进展,以头晕、乏力、劳累性胸闷气短、心悸为常见表现。晚期出现心力衰竭表现。累及左心室时,可出现端坐呼吸、咳喘、夜间阵

发性呼吸困难。累及右心室或双心室病变，可出现进行性反复水肿、颈静脉怒张、肝肿大、下腔静脉增宽、腹水等，与缩窄性心包炎相似。

三、血流动力学改变

限制型心肌病的血流动力学改变与慢性缩窄性心包炎相似。由于心内膜增厚和心内膜下心肌纤维化，使心肌舒张阻力增高，心室舒张充盈受限。舒张期刚开始时，心室内压力迅速下降，舒张早期压力快速回升至平台状态，压力曲线呈现"平方根"征。由于回流到心室的血量减少，排出量减少，受累侧心房压力增大，内径扩大。心房压力升高导致二、三尖瓣口舒张早期血流充盈速度明显加快，而舒张末期心室内压力较高，房室之间压力差下降，导致舒张末期血流充盈速度明显减慢，E/A 比值明显增大。左心室型限制型心肌病出现左心房扩大、二尖瓣关闭不全、肺静脉扩张、肺动脉高压，类似二尖瓣瓣膜病；右心室型出现右心房扩大、三尖瓣关闭不全、体循环瘀血、下腔静脉及肝静脉增宽，类似右心功能不全。晚期出现心室收缩功能受损和衰竭。

四、超声心动图表现

（一）二维和 M 型超声心动图表现

1. 各型相应的室壁、室间隔、内膜增厚、致密、回声增强或有钙化点，以心尖区尤甚，导致局部心腔明显缩小、甚至闭塞（图 11-3-1），有时可见附壁血栓。心内膜增厚达 4～5mm，甚至 10mm，呈不均匀性增厚。相应的心房明显增大，有时可见附壁血栓。

2. 房室瓣瓣膜增厚、变形，运动幅度减弱，瓣环扩大。二尖瓣 EF 斜率减慢，收缩期 CD 段呈双线。

3. 病变累及的室壁运动明显减弱，室壁增厚率下降，射血分数及短轴缩短率明显减小。

4. 偶尔可见心包积液。

（二）多普勒超声心动图表现

1. 房室瓣口的血流显色暗淡，这是由于心室舒张功能障碍，血流由心房流向心室受限。

2. 二、三尖瓣口 E 峰明显升高，减速时间缩短，

A 峰降低，E/A 比值明显升高（≥ 2.0），二尖瓣 E 峰幅度随吸气下降常 < 15%（图 11-3-2）。

3. 房室瓣关闭不全，收缩期可见瓣口反流束。

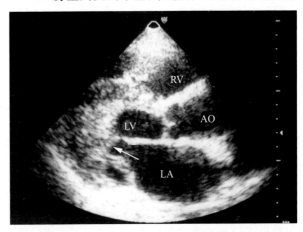

图 11-3-1 限制型心肌病的二维超声心动图表现

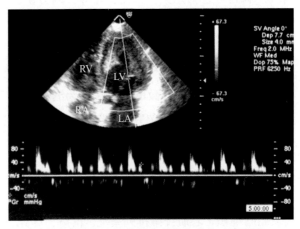

图 11-3-2 限制型心肌病的多普勒超声心动图表现

五、超声新技术在检测限制型心肌病中的应用

限制型心肌病的组织多普勒 (Doppler tissue imaging, DTI) 表现为各时相心肌运动速度减低，加速度和减速度均减小。舒张早期速度减低较收缩期明显，两者峰值速度比值（E/S）< 1.3（正常 E/S 为 1.5～2.0），对限制型心肌病与缩窄性心包炎的鉴别有一定的价值。

六、鉴别诊断

限制型心肌病与缩窄性心包炎的临床表现及超声心动图表现有很多相似之处，如心室充盈障碍、心房扩大、肺循环及体循环淤血等。两者的鉴别要点见表 11-3-1。

表 11-3-1 限制型心肌病与缩窄性心包炎的鉴别

鉴别要点	限制型心肌病	缩窄性心包炎
奔马律	多有	无
心包	正常	增厚，50%有钙化
室间隔抖动或跳动状	无	有
二尖瓣 E 峰幅度随吸气下降	< 15%	常 > 25%
室壁、室间隔、心内膜	增厚，回声致密、增强，心尖部明显	正常
乳头肌	肥大	正常
肺动脉	增宽，压力增高明显	可轻度增宽，压力增高多不明显

第4节
特异型心肌病

特异型心肌病，又称为继发性心肌病，是一组继发于已知病因或同时有其他系统疾病的心肌病。其病因可包括感染、代谢、营养、内分泌、心脏肉芽肿性浸润、家族遗传、过敏和中毒等。

一、酒精性心肌病

长期大量饮酒所导致的心肌病称为酒精性心肌病（alcoholic cardiomyopathy, ACM)。长期大量饮酒是指每天饮酒精 125ml 以上，约为白酒（42°～60°）150g 以上或啤酒 4 瓶以上，并连续 10 年以上。心肌损伤程度与饮酒量呈平行关系。由于长期大量饮酒可引起心肌变性、心肌细胞肥大、脂肪堆积，心肌纤维排列紊乱、溶解、坏死，心肌运动减弱，心功能减低。患者常因心功能不全或心律失常就诊。

酒精性心肌病的超声心动图表现取决于心肌损害的严重程度，其主要表现类似扩张型心肌病。

（1）心脏扩大。初期以左心室扩大为主，晚期心脏呈普遍性扩大。

（2）室间隔和左心室壁肥厚。呈轻度对称性肥厚，心肌重量增加，运动幅度降低，严重者 < 8mm。

（3）左心室心肌回声。见散在的异常斑点回声，遍及室壁各处，异常的斑点回声为纤维化的心肌。心内膜增厚、变亮。

（4）左心功能减退。早期心功能可表现为正常，晚期左心室收缩和舒张功能均减退，并以收缩功能减退为主。

根据患者大量饮酒史、同时存在脂肪肝等，结合超声心动图表现，可诊断酒精性心肌病。

二、围生期心肌病

围生期心肌病（peripartal cardiomyopathy, PPCM)，又称产后心肌病，指既往无心脏病史的女性在妊娠晚期或产后 3 个月到 6 个月内，发生的一种不明原因的心肌病，临床表现类似扩张型心肌病，表现为心悸、气短、呼吸困难、血痰、肝大、腹水等心力衰竭症状。

超声心动图表现：

（1）心脏扩大。以左心房、左心室扩大明显，少数患者同时出现右心房和右心室扩大。

（2）室间隔与左心室后壁厚度正常或变薄，室壁运动低下。

（3）呈"大心腔，小瓣口"改变，二尖瓣 E 峰至室间隔距离(EPSS)增大，类似扩张型心肌病。

（4）二尖瓣 E 峰明显大于 A 峰，A 峰极小甚至消失，呈限制性舒张充盈异常。常见二尖瓣口反流。

（5）左心室收缩功能减退，射血分数与短轴缩短率均低于正常值。

三、克山病

克山病（Keshan disease, KD）是流行于我国部分山区的一种地方性心肌病，1935 年首先发现于我国黑龙江省克山县，故而得名。主要病理改变为心脏扩大，室壁变薄，心肌多发性灶性变性、坏死、纤维化及瘢痕形成。临床表现主要为心功能不全及各种心功能紊乱。根据发病急缓和心功能状态可分为急型、亚急型、慢型和潜在型。超声心动图对本病的诊断无特异性，应密切结合其流行病学特点。

超声心动图表现：

（1）心脏扩大。各房室不同程度增大，尤其以左心房、左心室为明显，常见二、三尖瓣口反流。

心脏重量明显增加。

（2）室间隔与左心室后壁厚度随着心腔的扩大而变薄，室壁运动幅度减弱，室壁增厚率＜30%。

（3）呈"大心腔，小瓣口"改变，二尖瓣E峰至室间隔距离（EPSS）增大。

（4）左心室收缩功能减退，射血分数明显低于正常值。

（5）常见附壁血栓和心包积液。

四、心肌炎

心肌炎是指某种感染原引起的心脏炎症。常见的病原体有病毒、细菌、立克次体、寄生虫等。病原体通过直接侵害心肌、产生心肌毒素或通过免疫介导引起心肌损害。可累及心肌细胞、间质组织、心肌内微血管或心包。心肌炎的主要病理改变为心肌细胞坏死、间质炎性细胞浸润等。

心肌炎超声表现具有多样性，主要出现在急

性期，超声心动图诊断无特异性。重型心肌炎收缩功能明显减退，易误为扩张型心肌病，其超声心动图表现为：

（1）心脏扩大。以左心房、左心室扩大常见，也可全心扩大，急性期较为明显，类似扩张型心肌病（图11-4-1）。

（2）左心室壁和室间隔肥厚，腱索、乳头肌增粗，瓣叶和心内膜增厚，回声增强。

（3）室壁运动弥漫性减弱，心室收缩功能降低。

（4）重症患者各瓣口血流速度明显下降，常伴二、三尖瓣轻度反流。

（5）左心室舒张功能减退，二尖瓣舒张期血流E峰小于A峰。

（6）有时可见心包积液。

（7）随着病情的好转，各腔室大小和心室收缩功能恢复正常，但舒张功能在一段时期内仍将减低（图11-4-2）。

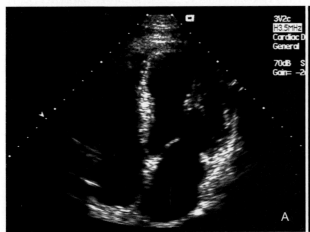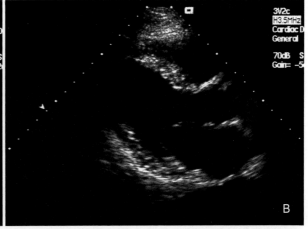

图11-4-1 心肌炎各心腔普遍扩大

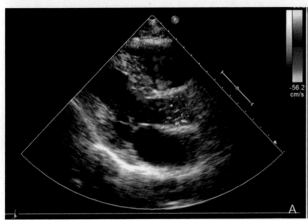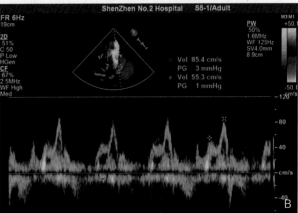

图11-4-2 心肌炎治疗后
心脏各腔室和收缩功能恢复正常，舒张功能在一段时期仍减低

五、尿毒症性心肌病

慢性肾功能衰竭普遍累及心肌引起尿毒症性心肌病，发病与毒素、高血压、电解质紊乱、钙磷代谢障碍等因素均有关。另外，做人工动静脉瘘进行血液透析可使血流动力学改变进一步加重。临床表现主要为心功能不全的症状，如心悸、气短、呼吸困难、端坐呼吸、肺水肿等。

超声心动图表现：

（1）心脏扩大。左、右心室均扩大，以左心室为主，可同时伴左心房扩大。

（2）室间隔和左心室后壁回声增粗、增强、增厚，心肌运动减弱，可呈节段性。

（3）瓣膜及瓣环增厚、钙化，心包回声异常，合并心包积液。

（4）主动脉和肺动脉增宽。

（5）各瓣膜口均可见反流血流信号。

六、糖尿病性心肌病

糖尿病性心肌病的主要病理改变为糖代谢障碍引起的心肌间质中对氨水杨酸黏蛋白沉积，心肌间质纤维化和微小血管病变。

超声心动图表现为早期左心室壁及室间隔增厚，重量增加，舒张功能受损、EF斜率减慢、二尖瓣舒张期血流 A/E 比值增高，晚期可出现左心室收缩功能的损害。

七、肥胖性心肌病

过度肥胖引起的心肌病变称为肥胖性心肌病。患者心脏呈高心排血量状态。轻者可不出现症状，重者可出现进行性气急、端坐呼吸及下肢水肿等症状。经治疗减轻体重后，心功能可恢复正常。

超声心动图表现为室间隔和左心室后壁代偿性肥厚，常为离心性增厚，室壁运动增强。心脏外脂肪层增厚。心脏高血流动力学状态还可以造成肺小动脉收缩，引起肺动脉高压、肺动脉增宽、右心室壁增厚。晚期左、右心舒张功能普遍受累，可发展为左、右心功能持续异常低下，主要表现为左心房、左心室明显扩大，左心室壁、室间隔运动幅度明显减弱，射血分数降低，类似扩张型心肌病的超声心动图改变。

八、甲状腺功能亢进性心肌病

甲状腺功能亢进患者，由于代谢亢进及甲状腺素过多的毒性作用，以及心脏对儿茶酚胺的敏感性增强，使患者收缩压升高和舒张压下降，导致脉压差增大。心肌收缩力增强呈高负荷高动力状态，同时伴有心肌细胞肥大、心肌灶状坏死及纤维化、心脏扩大、心脏重量增加等结构改变。

超声心动图表现为室间隔和左心室后壁增厚，运动增强。左心室收缩功能增强，表现为射血分数、轴缩短率增高，搏出量增加。晚期左心房、左心室及左心室流出道内径呈不同程度扩大，表现与扩张型心肌病相类似。

九、甲状腺功能减退性心肌病

甲状腺功能减退性患者，心肌主要病理改变为心肌细胞黏液样变性，心脏肥大。心肌收缩力相对减弱，临床表现为脉搏细弱、低血压、心音低钝等。心包积液常见。

超声心动图表现为左心房扩大，余各房室腔内径正常或稍偏小，室壁厚度正常或偏厚，室间隔与左心室后壁可呈非对称性增厚，心肌回声增粗、毛糙。左心室壁运动幅度降低，室壁增厚率降低，左心室收缩功能在正常范围或低于正常。房室瓣和半月瓣的活动幅度降低，可出现二尖瓣前叶收缩期向前运动（SAM现象）。心包积液常见，但不伴心包填塞征。

十、红斑狼疮性心肌病

系统性红斑狼疮（systemic lupus erythematosus，SLE）是一种累及多系统、多器官的自身免疫性疾病，心肌、心内膜、瓣膜、心包及冠状动脉均可受累，也可单个受累。

超声心动图表现为左心房、左心室扩大，室间隔和左心室后壁增厚。冠状动脉受累时，局部心肌供血障碍，可导致节段性室壁运动异常。由于有肺小血管病变，可形成肺动脉高压，导致肺动脉扩张和右心室扩大以及三尖瓣和肺动脉瓣反流。瓣膜受损，其上可见疣状赘生物。常见心包积液，心包增厚、僵硬或缩窄，可引起心包填塞征。

（李振洲　李泉水）

第 12 章

左位上腔静脉

永存左位上腔静脉是一种最常见的先天性体静脉畸形，占先天性心血管畸形的 3% ～ 5%。

第1节
病理特点与血流动力学改变

正常人左颈总静脉与左锁骨下静脉汇入左头臂静脉，然后与右头臂静脉汇合成上腔静脉，再流入右心房。冠状窦为一较大的静脉窦，位于心脏后侧左心房与左心室之间的冠状沟内，接收冠脉循环的静脉血，经冠状窦口流入右心房。当左头臂静脉发育异常时，左颈总静脉与左锁骨下静脉汇合后不回流入上腔静脉，而经主动脉弓与左肺门的前方向下走行并与心脏连接，即形成左位上腔静脉（图 12-1-1）。

根据冠状静脉窦与左上腔静脉的连接关系，可分为以下 4 型。

（一）左上腔静脉残留伴右上腔静脉存在（即双上腔静脉）

左上腔静脉与冠状静脉窦直接相连，再回流入右心房。左、右上腔静脉之间的左无名静脉狭窄或不连接（图 12-1-2）。此型最为常见，占先天性心血管畸形的 2% ～ 4%。左上腔静脉开口于右心房者若未合并其他心脏畸形，对血流动力学影响不大，其血流动力学与正常人相同，并无临床症状，但有时引起冠状窦节律或其他心律紊乱。

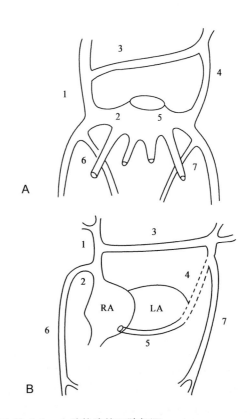

图 12-1-1　上腔静脉的胚胎起源

A 图为胚胎期体静脉示意图　B 图为成熟期体静脉示意图
1. 右上腔静脉远心段（右前主静脉）　2. 右上腔静脉近心段（右总主静脉）3. 无名静脉（左、右前主静脉的交通支）　4. 斜静脉（左前主静脉近段）　5. 冠状静脉窦（左总主静脉）　6. 奇静脉（右后与右上主静脉）　7. 半奇静脉与副半奇静脉（左后与左上主静脉）（RA- 右心房　LA- 左心房）

（二）左上腔静脉残留伴右上腔静脉缺如

右上腔静脉缺如有 3 种类型：

1. 远心段缺如　右上腔静脉近心段与奇静脉引流入右心房，右侧头臂静脉经右无名静脉引流入左上腔静脉，再经冠状静脉窦回流入右心房（图12-1-3）。

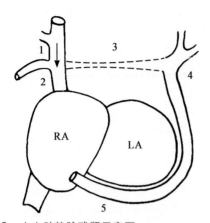

图 12-1-2　左上腔静脉残留示意图
左上腔静脉引流入冠状静脉窦，左无名静脉中断（图中注释同图12-1-1）

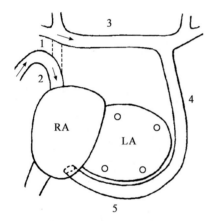

图 12-1-3　右上腔静脉远心段缺如示意图
（图中注释同图 12-1-1）

2. 近心段缺如　奇静脉与右侧头臂静脉均经无名静脉汇入左上腔静脉，再经冠状静脉窦回流入右心房（图12-1-4）。

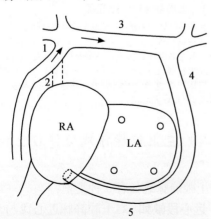

图 12-1-4　右上腔静脉近心段缺如示意图
（图中注释同图 12-1-1）

3. 右上腔静脉全缺如　奇静脉、半奇静脉及左右头臂静脉均引流入左上腔静脉，再经冠状静脉窦流入右心房（图12-1-5）。

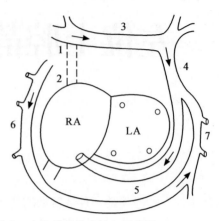

图 12-1-5　右上腔静脉全缺如示意图
右头臂静脉血流汇入左上腔静脉和冠状静脉窦（图中注释同图12-1-1）

（三）永存左上腔静脉引流入左心房

永存左上腔静脉引流入左心房分两种：

1. 左上腔静脉直接引流入左心房，大多数从左心房顶部汇入（图12-1-6）。

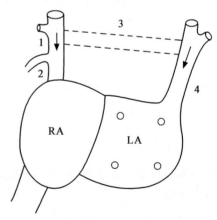

图 12-1-6　左上腔静脉直接引流入左心房示意图
（图中注释同图 12-1-1）

2. 左上腔静脉经冠状静脉窦缺口部分流入左心房（图12-1-7），导致左心房和左心室前负荷增加，引起左心房和左心室增大。且因存在右向左分流，患者常有发绀，应及早手术治疗。

（四）左位上腔静脉合并心上型肺静脉异位引流

肺静脉异位引流有两种分类方法：一种将肺静脉异位引流分为部分型和完全型。部分型指四

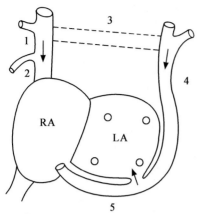

图 12-1-7 左上腔静脉经冠状静脉窦缺口引流入左心房示意图

（图中注释同图 12-1-1）

支肺静脉中有部分肺静脉未正常引流到左心房，完全型指四支肺静脉均未正常引流入左心房。另一种将肺静脉异位引流分为心上型、心内型和心下型。凡肺静脉汇入左上腔静脉或右上腔静脉称心上型（图 12-1-8 和图 12-1-9），此型多伴有房间隔缺损；肺静脉直接汇入右心房或经冠状静脉窦再汇入右心房称心内型；肺静脉经下腔静脉、门静脉或肝静脉回流至右心房称心下型。

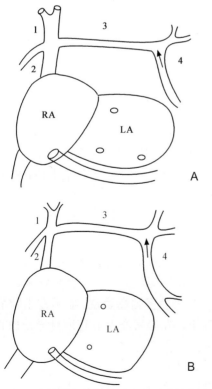

图 12-1-8 左上腔静脉合并部分型心上型肺静脉异位引流示意图

A. 为单支肺动脉异位引流；B. 为两支肺动脉异位引流（图中注释同图 12-1-1）

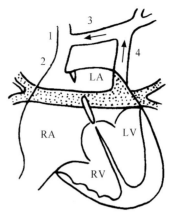

图 12-1-9 左上腔静脉合并完全型心上型肺静脉异位引流示意图

4 支肺静脉汇入肺总静脉后入左上腔静脉

1. 右上腔静脉 2. 左上腔静脉 3. 无名静脉 4. 左上腔静脉
（LA- 左心房 LV- 左心室 RA- 右心房 RV- 右心室）

完全肺静脉异位引流时通常四支肺静脉先汇合成肺静脉干，位于左心房后上方，水平走行，再由此发出一干，引流入左上腔静脉或右上腔静脉再入右心房。其中，心上型肺静脉异位引流占 45% ～ 50%，而又以汇入右上腔静脉最常见，多数合并巨大房间隔缺损。此型由于右心房接受了肺静脉异位引流的血液，导致右心房和右心室前负荷加重，从而引起右心房和右心室增大和肺动脉扩张，左心房、左心室变小。因右心房的混合血经房间隔缺损入左心房再进入体循环，因此引起发绀。

第 *2* 节 超声心动图表现

一、超声心动图检查方法

左位上腔静脉患者进行超声心动图检查时，常采用心前位左心室长轴切面及短轴切面，重点观察冠状静脉窦的形态、大小、心室腔的改变及主动脉与肺动脉的位置关系等。在心尖或剑下位四腔心切面，重点观察房室间隔回声是否有中断现象及冠状静脉窦的大小。在胸骨上窝、锁骨上窝观察左、右上腔静脉、无名静脉等血管的形态、血流来源及回流情况等。

右心声学造影是诊断左位上腔静脉的重要方

法。必须注意，应由左侧肘部静脉注药，这样才能使造影剂通过左锁骨下静脉、左上腔静脉流入冠状静脉窦、右心房和右心室，使以上结构顺序显影。

二、超声心动图表现

（一）左上腔静脉残留伴右上腔静脉存在（即双上腔静脉）

1. 二维超声心动图表现 左位上腔静脉经冠状静脉窦开口于右心房者，冠状静脉窦因血流增多而明显扩张。在左心室长轴切面上表现为左心房后壁、房室环区二尖瓣后叶附着处有一孤立的环形液性暗区（图 12-2-1）。整个结构于舒张期随着左心房壁前移。侧转探头后在二尖瓣短轴切面上变为一个新月形无回声区，包绕左心室后壁，左窄右宽，与右心房相通，这种图像具有特异性，为诊断的主要依据之一。

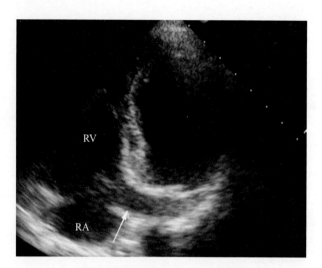

图 12-2-2　左位上腔静脉的右心声学造影表现

冠状静脉窦内首先有造影剂显影（箭头所指）（RA- 右心房 RV- 右心室）

（二）左上腔静脉残留伴右上腔静脉缺如

1. 二维超声心动图表现 冠状静脉窦增大。

2. 彩色多普勒表现 可见残留左上腔静脉血流方向向下，右头臂静脉与无名静脉相连，但未合成上腔静脉。如果右头臂静脉血流入无名静脉并向左流，为右上腔静脉远心段缺如或全缺如；若仍有血流入右心房，则可能为右上腔静脉远心段缺如；若未显示来自右上腔静脉的红色血流，则为右上腔静脉全缺如。

3. 右心声学造影表现 由左上肢静脉注入声学造影剂，造影剂首先出现在冠状静脉窦内，然后进入右心房和右心室。作右上肢静脉声学造影时也出现相同顺序的造影剂充填，而右上腔静脉开口处无造影剂进入右心房，表明右上腔静脉缺如。

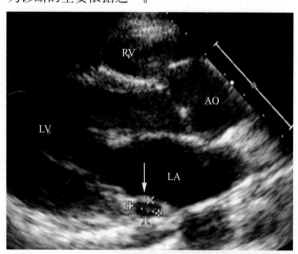

图 12-2-1　左位上腔静脉时冠状静脉窦扩大

左房室交界处后方有一薄壁的椭圆形无回声区，为扩大的冠状静脉窦（箭头所指）（AO- 主动脉 LA- 左心房 LV- 左心室 RV- 右心室）

2. 彩色多普勒表现 可见残留左上腔静脉血流方向向下。

3. 右心声学造影表现 由左上肢静脉注入声学造影剂，造影剂首先出现在冠状静脉窦内（图12-2-2），然后进入右心房和右心室，即造影剂出现的顺序为冠状静脉窦→右心房→右心室。由于房间隔完整，故左心房内无声学造影剂回声。

（三）永存左上腔静脉引流入左心房

1. 二维超声心动图表现 显示永存的左上腔静脉，左心房轻度扩大，冠状静脉窦不扩大。

2. 彩色多普勒表现 显示左上腔静脉血流方向向下，左心房左上方有来自异常血管的红色血流束注入左心房。

3. 右心声学造影表现 由左上肢静脉注入声学造影剂后，左心房首先显影。

（四）左上腔静脉合并心上型肺静脉异位引流

1. **二维超声心动图表现** 显示永存的左上腔静脉。左无名静脉增粗，与左上腔静脉及右上腔静脉相连。左心房外侧及顶部见部分或全部肺静脉未与左心房相连接，异位引流的肺静脉汇合成一支肺总静脉。常合并较大的房间隔缺损。

2. **彩色多普勒表现** 左上腔静脉内可见上行性血流进入无名静脉或右上腔静脉。合并房间隔缺损时可见心房水平右向左分流。

3. **右心声学造影表现** 由左上肢静脉注入声学造影剂后，左上腔静脉和冠状静脉窦均不显像，造影剂经无名静脉、右上腔静脉进入右心房。

三、鉴别诊断

引起冠状静脉窦扩张除了左上腔静脉之外，还有右心房压力升高使冠状静脉回流受阻而引起冠状静脉窦扩张，如慢性肺源性心脏病、风湿性二尖瓣狭窄及肺静脉异位引流等疾病。慢性肺源性心脏病和风湿性二尖瓣狭窄各有其超声心动图特征性改变，不难与左上腔静脉相鉴别。肺静脉异位引流至冠状静脉窦也可引起的冠状静脉窦扩大，此时须进行左肘静脉右心声学造影加以鉴别。

如果造影剂出现的程序为冠状静脉窦→右心房→右心室或冠状静脉窦→左心房→左心室，则为左上腔静脉；而肺静异位引流或其他疾病引起右心房压力升高的患者其冠状静脉窦内无造影剂回声出现。冠状动静脉瘘也可表现为冠状静脉窦扩张，此时瘘支冠状动静脉明显扩张，有助于鉴别；另外，经左肘静脉右心声学造影也可以加以鉴别，冠状动静脉瘘时冠状静脉窦不显影。

四、临床意义

左上腔静脉的类型不同及合并的畸形不同，其治疗及预后均不同，因此查明左上腔静脉的血流来源和汇入的部位及其合并的畸形，对患者临床治疗方案的制定非常重要。

超声心动图不仅能能诊断是否有左上腔静脉，而且对左上腔静脉引流口的部位也能作出较准确的判断。应用二维和彩色多普勒超声及右心声学造影，对左上腔静脉引流的部位、血流的来源及其回流情况能作出判断。因此，超声心动图对左上腔静脉的诊断与鉴别诊断及外科医师手术方式的选择具有重要的意义。

（李振洲　李泉水）

第13章
感染性心内膜炎

感染性心内膜炎（infective endocarditis，IE）是细菌、真菌、立克次体、衣原体或病毒等微生物通过血路直接侵犯瓣膜、心内膜或动脉壁而引起的疾病，它分为急性感染性心内膜炎和亚急性感染性心内膜炎。约80%以上的感染性心内膜炎发生于有器质性心脏病的患者，最常累及心脏瓣膜，并可同时累及多个瓣膜，其中又以主动脉瓣和二尖瓣受累最为多见，而三尖瓣和肺动脉瓣受侵犯较少见。感染性心内膜炎还可发生在心脏间隔缺损处或游离壁的心内膜，而动脉导管未闭或静脉分流处因血流冲击内膜也可发生感染性心内膜炎。人工瓣膜引起的感染性心内膜炎占4%～10%，可能是由于手术感染或起源于患者体内的感染灶，也可能是由于心肺转流装置或器械的污染而引起。抗菌素的临床应用，使感染性心内膜炎的程度有所减轻，但死亡率仍高达10%～30%，超声心动图为感染性心内膜炎的诊断提供了极有价值的依据，明显提高了感染性心内膜炎的检出率。

第1节
病理改变和病因

一、病理改变

感染性心内膜炎的基本病理改变是在心内膜、瓣膜或大血管内产生赘生物。赘生物主要由纤维蛋白、血小板和病原微生物构成，内含少量炎性细胞、吞噬细胞和红细胞。赘生物的数目不等，大小不一，质地松脆，易于崩裂和脱落而形成栓子，引起体循环和肺循环的各种动脉栓塞与迁徙性病

灶。感染性心内膜炎主要侵犯主动脉瓣，其次是二尖瓣，由此引起瓣膜脱垂和关闭不全，瓣膜可增厚、坏死、溃烂，形成缺损和穿孔、腱索断裂。少数感染性心内膜炎可累及心肌，甚至侵犯心包，尤其是急性感染性心内膜炎，其病理改变主要是瓣膜及支撑结构的损害，以及心肌和心包的化脓性病变等严重损害性改变。感染性心内膜炎治愈后残留最多的是瓣膜脱垂合并关闭不全，关闭不全的瓣膜有弥漫性或局限性纤维化，狭窄的瓣膜上有弥漫性纤维变性，并且大多数有钙质沉着。

人工瓣膜感染性心内膜炎的病理改变主要是缝线处感染而形成赘生物，甚至形成脓肿，最易导致瓣周漏或整个瓣膜装置松脱，引起严重的人工瓣膜反流。感染也可向人工瓣膜下扩散形成心肌脓肿。毒力强的细菌产生大的赘生物甚至可堵塞瓣口而引起瓣膜狭窄或导致瓣膜关闭不全。赘生物质地松脆、易碎，受血流冲击容易脱落形成栓子。人工生物瓣发生感染性心内膜炎很容易引起瓣膜撕裂、穿孔等病变。

二、病因

1. **急性感染性心内膜炎**　急性感染性心内膜炎的发病机制与亚急性感染性心内膜炎有所不同，据统计有50%～60%的急性感染性心内膜炎发生在正常的心脏瓣膜上。菌血症常起源于远离心脏的活动性感染病灶，而病原微生物常存在于皮肤、口腔、上呼吸道、肠道、生殖器或下尿道，由手术器械操作不当等造成的创口进入血液循环（如拔牙、扁桃体摘除术、支气管镜、气管插管等各种操作）。急性感染性心

内膜炎是由金黄色葡萄球菌、A 族链球菌、流感嗜血杆菌等毒力强的细菌直接侵犯瓣膜、游离壁、心内膜或大血管内膜而形成赘生物。急性感染性心内膜炎时因瓣膜产生粗大的赘生物，故可导致瓣膜化脓、坏死、破溃穿孔、腱索断裂或瓣膜脱垂而造成瓣膜反流。

2. 亚急性感染性心内膜炎　亚急性感染性心内膜炎是由毒力较低的细菌引起的，起病缓慢，病程较长，在感染性心内膜炎中较为多见。

（1）引起亚急性感染性心内膜炎的疾病。

①风湿性心脏病（占 37% ~ 76%），以二尖瓣病变最多见，其次为主动脉瓣病变，而肺动脉瓣病变和三尖瓣病变较少见。

②先天性心血管疾病（占 6% ~ 24%），其中以动脉导管未闭、室间隔缺损、法洛四联症最为常见，二叶主动脉瓣、肺动脉瓣狭窄和主动脉缩窄也易发生感染性心内膜炎，而继发孔型房间隔缺损则较少发生感染性心内膜炎。

③退行性心脏病变，如钙化性主动脉瓣狭窄和二尖瓣环钙化。

④二尖瓣脱垂综合征，即较严重的二尖瓣关闭不全。

⑤其他心血管病变，如肥厚型心肌病、瓣膜松弛综合征（除二尖瓣脱垂外的其他类型）、动脉粥样硬化、心肌梗死及心房黏液瘤等。

⑥心脏手术，主要是发生在大动脉转位根治术、法洛四联症矫治术后，约 27% 发生在手术后 2 周内，70% 发生在手术后 2 个月内。

⑦人工瓣膜感染性心内膜炎，其发生率为 4% ~ 10%，最易发生在手术后 5 周内，男性、年龄较大、手术时体外循环时间较长、手术后伤口感染或尿路感染等容易发生人工瓣膜感染性心内膜炎，但最主要的原因还是原有的自体瓣膜感染。

（2）亚急性感染性心内膜炎病原微生物的感染环节。

①心血管内膜的损害。心血管内膜损害时发生感染性心内膜炎的必备条件是：存在血液反流，血流通过狭窄的孔道，孔道两端的腔道（心腔或血管）之间具有较大的压力阶差。当血流从高压腔经过狭窄的孔道流入低压腔时，由于存在较大的压力阶差，血流速度快，可引起湍流而损害心血管内膜，成为感染发生的场所。二尖瓣关闭不全时赘生物常发生在左心房面，主动脉瓣关闭不全时赘生物常发生在瓣叶的左心室面，室间隔缺损时赘生物发生在缺损右心室面周围的心内膜，动脉导管未闭时赘生物多发生在肺动脉外侧壁及肺动脉瓣。此外，除了上述湍流的损害作用外，高速血流对低压腔内相应部位的喷射作用，也是造成该处心内膜损害的重要因素。例如，二尖瓣关闭不全时在左心房后壁也可发生赘生物，主动脉瓣关闭不全时在二尖瓣前叶腱索、室间隔上部的心室面也常产生赘生物。根据上述机制，继发孔型房间隔缺损由于在左、右心房之间无较大的压力阶差，故不容易产生赘生物，而大的室间隔缺损则由于缺损较大、两心室之间压力阶差较小的缘故也很少产生赘生物。

②无菌血栓性心内膜炎形成。湍流与喷射的损害作用可导致损害部位内膜胶原纤维暴露、血小板聚集与纤维蛋白沉着，并含有少量炎症细胞而形成无菌血栓性心内膜炎。

③赘生物形成。菌血症时，病原微生物随血液循环在心内膜的病损处黏附并大量繁殖，从而形成赘生物。

④免疫因素的作用。病原微生物在无菌血栓性心内膜炎病损处附着，反复菌血症促使血液循环中产生抗体，这主要是与凝集素的作用有关。

第 2 节
临床表现

1. 急性感染性心内膜炎　起病急骤，进展迅速，病情凶险，常无明显的心脏病史，通常发生在化脓性感染的基础上，常有败血症的症状，病人有高热、寒战、心悸、胸闷，早期多无心脏杂音，随着病情发展，由于瓣膜损害、腱索和乳头肌断裂，因此在病程中会出现新的杂音或杂音性质发生改变。由于瓣膜迅速破坏，导致短期内急速进展为充血性心力衰竭，这在主动脉瓣受累及的患者中尤为多见。其他表现有皮肤瘀点、指（趾）甲下出血、脾脏轻度肿大而有触痛，赘生物脱落后还会出现动脉栓塞的表现。

2. 亚急性感染性心内膜炎　多有风湿性心脏

病、先天性心脏病、人工瓣膜置换术、血液透析、分娩和泌尿道手术等病史，起病缓慢，病程较长，常有发热（多呈弛张热型）、多汗、畏寒、倦怠、食欲不振、气急、进行性贫血等症状，原有的心脏杂音性质突然改变或出现新的杂音。另外，约有 50% 的患者有肌肉与骨骼症状，如关节痛、关节炎、腰背痛、大小腿肌肉弥漫性酸痛等，单个关节症状与一侧性肢体肌肉酸痛是亚急性感染性心内膜炎的典型症状之一，常为早期发现亚急性感染性心内膜炎的重要线索。亚急性感染性心内膜炎可有皮肤瘀点、Osler 小结、Janeway 斑、视网膜 Roth 斑和指（趾）甲下出血五大临床表现，即 19% ～ 40% 的患者的出现皮下瘀点，多见于结膜、手背和足背皮肤，也可见于前胸、腹壁及口腔、咽、软腭等处的黏膜；仅有 5% ～ 10% 的患者出现 Osler 小结，其直径为 2 ～ 15mm，呈红色或紫红色的隆起，常见于指腹，一般仅存在 4 ～ 5 天，但有的 Osler 小结数小时便可消失；约 10% 的患者出现 Janeway 斑，直径为 1 ～ 4mm，呈红斑状、形态不规则、表面平坦的无痛性病变，多见于手掌与足底；Roth 斑为视网膜上直径约数毫米、卵圆形的苍白小点，很少见，出现率约为 5%。

第3节
超声心动图表现

患者仰卧位或左侧卧位，取左心室长轴切面、心尖四腔心切面、二尖瓣水平左心室短轴切面、心底短轴切面、心尖五腔心切面和右心室流入道切面观察二尖瓣、主动脉瓣、三尖瓣和肺动脉瓣的形态与活动，仔细探查各瓣膜有无脱垂和赘生物，并注意异常血流冲击的内膜面、动脉壁上有无异常回声，用彩色多普勒显示瓣膜关闭不全的程度、观察反流的起始部位和喷射方向，然后再用频谱多普勒测量反流的速度。

一、自然瓣膜感染性心内膜炎

1. 赘生物

（1）瓣膜赘生物。

①瓣膜上单发或多发、呈等回声或强回声的米粒状、绿豆状或息肉状异常回声，以二尖瓣和

主动脉瓣多见，而三尖瓣和肺动脉瓣较少见（图 13-3-1 至图 13-3-5）。

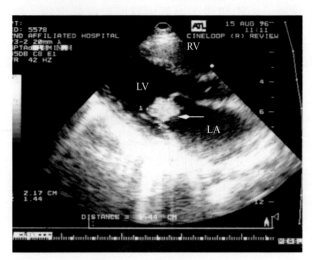

图 13-3-1　二尖瓣赘生物（团块状）

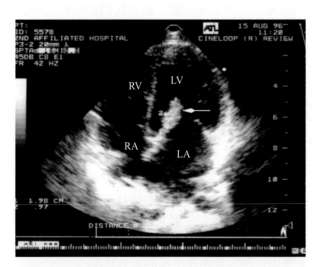

图 13-3-2　二尖瓣前叶赘生物（杂草样）

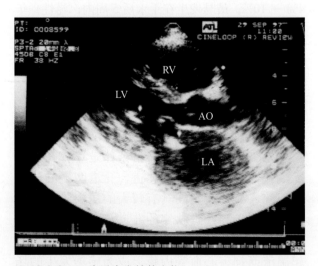

图 13-3-3　二尖瓣多发性赘生物

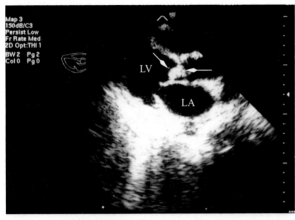

图 13-3-4　主动脉瓣赘生物

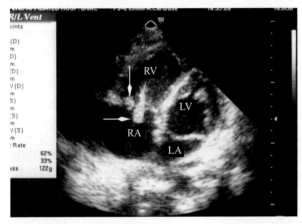

图 13-3-5　三尖瓣赘生物

②可有蒂，能随瓣膜启闭而运动。

（2）瓣膜外赘生物。

①当室间隔缺损时，在室间隔缺损的右心室面可显示呈息肉状的赘生物强回声（图 13-3-6）。

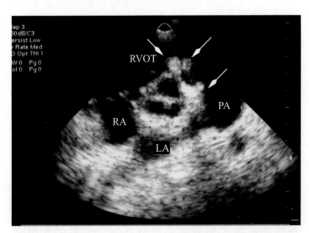

图 13-3-6　室间隔缺损时右心室面赘生物

②当动脉导管未闭时，在肺动脉内膜面和肺动脉瓣可显示大小不等的绿豆状、息肉状的赘生物强回声（图 13-3-7 和图 13-3-8）。

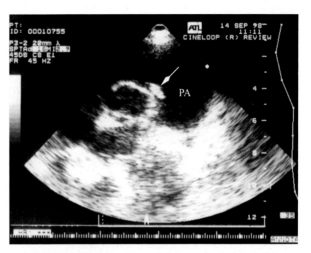

图 13-3-7　动脉导管未闭时肺动脉瓣赘生物

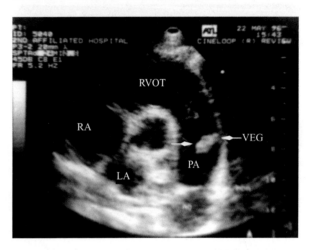

图 13-3-8　动脉导管未闭时肺动脉外侧壁赘生物

③二尖瓣关闭不全时，于左心房后壁可显示单个或多个异常强回声，有时呈串珠状。

④主动脉瓣关闭不全时，在室间隔上部或二尖瓣前叶腱索处显示呈绿豆大小的强回声赘生物。

2. 瓣膜损害征象　腱索断裂、瓣膜穿孔均可导致瓣膜脱垂。

①当主动脉瓣和肺动脉瓣脱垂时，舒张期瓣叶和赘生物脱入流出道（图 13-3-9）。

②二尖瓣和三尖瓣脱垂时，收缩期瓣叶和赘生物脱入心房。脱垂的瓣膜呈连枷样运动，瓣膜表面粗糙不平，关闭见裂隙，M 型超声心动图显示收缩期 CD 段呈"吊床样"改变（图 13-3-10），彩色多普勒显示脱垂的瓣膜口有明显的反流信号（图 13-3-11），根据反流延伸的方向及冲击的部位还有利于寻找内膜上的赘生物。同时，根据反流束占心腔的面积，还可判断反流的程度。

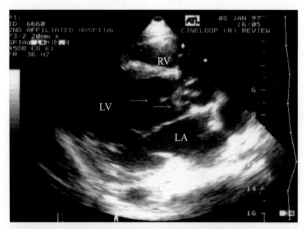

图 13-3-9　主动脉瓣赘生物合并主动脉瓣脱垂

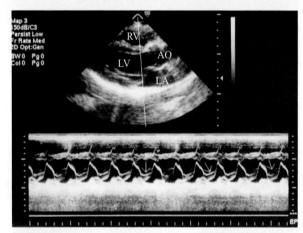

图 13-3-10　二尖瓣前叶脱垂

M 型超声心动图显示二尖瓣曲线 CD 段呈"吊床样"改变

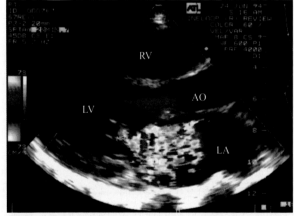

图 13-3-11　二尖瓣脱垂的彩色多普勒显像

彩色多普勒显示收缩期一股五彩血流由左心室反流至左心房

3. 心脏化脓性并发症

（1）主动脉瓣瓣环、瓣周及室间隔脓肿。呈圆形或类圆形的无回声区，壁较厚、回声粗糙（图 13-3-12 和图 13-3-13）。

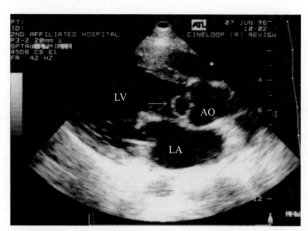

图 13-3-12　主动脉瓣环脓肿

脓肿呈圆形无回声区，凸入左心室流出道

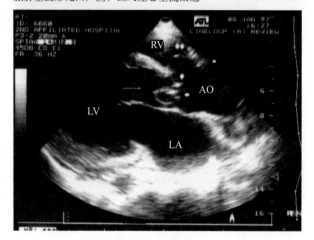

图 13-3-13　主动脉瓣无冠瓣脓肿

主动脉窦瘤破入右心室合并室间隔缺损患者，无冠瓣脓肿呈圆形无回声区

（2）主动脉窦细菌性动脉瘤。较少见，表现为主动脉窦局部扩张、搏动减弱，壁回声粗糙，少数患者还可见到主动脉窦壁有裂隙，出现血流渗漏、破裂或主动脉壁夹层分离（图 13-3-14），彩色多普勒显示血流通过裂隙进入夹层动脉瘤内。

4. 心脏各腔室大小的改变　超声心动图能清楚显示瓣膜脱垂所引起的血流动力学改变。主动脉瓣脱垂导致主动脉瓣不同程度关闭不全时会引起左心室扩大；而二尖瓣脱垂引起二尖瓣关闭不全时则会导致左心房和左心室扩大。

5. 原有的器质性心血管疾病　超声心动图检查能显示患者原有的心血管疾病，容易引起感染性心内膜炎的疾病主要有风湿性心脏病、动脉导管未闭、室间隔缺损等。

6. 心脏功能测定　超声心动图能直接显示室壁运动的情况，测量心脏收缩功能和舒张功能。

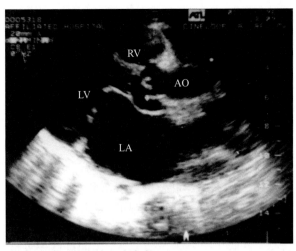

图 13-3-14　菌源性主动脉瘤
菌源性主动脉瘤导致主动脉后壁内膜剥离

7. 化脓性心包炎征象　少数急性感染性心内膜炎，感染灶经瓣环向心包扩散，引起化脓性心包炎，此时心包腔内出现液性暗区，暗区内有细小光点和光带回声。

二、人工瓣膜感染性心内膜炎

1．人工瓣膜缝合环周围的心内膜或瓣叶上出现回声增强的赘生物。

2．当人工瓣膜瓣环糜烂、脱落时，彩色多普勒显示存在明显的人工瓣膜反流，根据彩色血流出现的部位可确定人工瓣膜损坏的情况。

3．人工主动脉瓣一旦感染性心内膜炎，则在室间隔左心室面可出现赘生物或形成脓肿，脓肿表现为不规则的液性暗区。

4．当人工瓣膜周围发生炎症或纤维化时，可导致人工瓣膜活动度降低和人工瓣膜狭窄，彩色多普勒显示通过人工瓣膜的血流速度增快，呈

五彩镶嵌色，连续多普勒显示狭窄口血流呈高速湍流频谱。

第4节
鉴别诊断

超声心动图能直接显示赘生物附着的部位、数目、大小、形态及活动方式，并能探测瓣膜穿孔、腱索断裂等征象及其引起的血流动力学改变，是一种简便有效的无创性诊断方法。超声心动图诊断感染性心内膜炎时需与以下疾病相鉴别：

一、风湿性心脏瓣膜病和黏液瘤

风湿性心脏病引起的瓣膜增厚、纤维化和钙化，一般有较明显的狭窄而瓣膜关闭不全程度较轻，一般无瓣膜脱垂，其严重程度与超声心动图显示瓣膜的病变程度密切相关，风湿性心脏病瓣膜纤维化和钙化从瓣尖开始，瓣膜开放呈圆隆状；而感染性心内膜炎时瓣膜有较明显的脱垂，彩色多普勒显示有较明显的反流，即使患者病情严重时，其瓣膜增厚程度也较轻，仅受累瓣膜的中部及近瓣环处轻度增厚，局部因赘生物回声增强，瓣膜开放一般不会受限，但却有明显脱垂。大的赘生物，尤其三尖瓣大的赘生物，常含有蒂，并与瓣膜运动一致，有时很容易误诊为黏液瘤，其不同之处在于，黏液瘤的蒂多附着在房间隔上，而赘生物则附着在瓣膜上，在治疗过程中赘生物的大小有变化甚至消失。三者的鉴别见表13-4-1。

表 13-4-1　感染性心内膜炎赘生物与风湿性瓣膜病和黏液瘤的鉴别

	赘生物	风湿性瓣膜病	黏液瘤
高热病史	一般有	一般无	一般无
瓣膜脱垂	有	一般无	无
瓣膜反流	有明显反流	可有反流	可有反流
瓣膜增厚、粘连	无，仅因赘生物回声使瓣膜回声增厚、增强	有，整个瓣膜均明显增厚，尤以瓣尖更明显	无
瓣口狭窄	无	有，瓣膜开放呈圆隆状	瘤体堵住瓣口时，瓣口血流与瓣膜狭窄时相似
瓣膜赘生物	有	无	无

二、风湿性心脏炎

风湿热与感染性心内膜炎均有发热、多汗、关节痛、出现新的杂音或杂音性质改变等表现，其不同之处在于风湿热时无瓣膜赘生物形成，并且大多无瓣膜脱垂，也无进行性贫血等。二者的鉴别见表13-4-2。

表13-4-2　感染性心内膜炎与风湿性心脏炎的鉴别

	感染性心内膜炎	风湿性心脏炎
瓣膜脱垂	有	无
瓣膜赘生物	有	无
瓣膜反流	一般为单瓣膜反流	多瓣膜反流
贫血	有	大多无

三、非感染性瓣膜脱垂、腱索断裂

感染性心内膜炎多有赘生物、临床症状较严重，而自发性腱索断裂时无赘生物等改变。

四、人工瓣膜置换术后赘生物与碟瓣缝合环的"U"形铰链等强回声

感染性心内膜炎引起的赘生物，一般出现在人工瓣膜破裂、穿孔、缝线脱落和瓣周漏形成以后，彩色多普勒显示有明显的反流，而碟瓣缝合环"U"形铰链等强回声不会引起明显人工瓣膜反流，此时人工瓣膜启闭正常，无明显异常改变。

（熊　奕　李泉水）

第14章

风湿性心脏炎

风湿性心脏炎是风湿热的主要组成部分，而风湿热是一种与A族乙型链球菌感染有关的自身免疫结缔组织疾病，属全身结缔组织非化脓性炎症，主要累及心脏和关节，其次为皮肤、浆膜及血管，多有发热、关节酸痛、心悸，如得不到及时诊断和治疗，风湿性心脏炎便会转变为慢性风湿性瓣膜病，严重威胁人民的健康与生命。急性风湿热是儿童和青年的多发疾病，初次发作大多在5～15岁，25岁以后或4岁以前初次发病的患者很少见。至于风湿热的复发，大多在初次发作后的3～5年内发生，儿童进入发育期后，复发明显减少。

第1节
病因与发病机制

风湿性心脏炎的病因及发病机制还不十分清楚，目前认为可能与以下三种因素有关。

一、A族乙型溶血性链球菌感染

1. 风湿热患者在发病前1～5周内大多有扁桃体炎、咽炎或猩红热。

2. 急性风湿热患者血清中抗链球菌溶血素"O"抗体（简称抗"O"抗体）以及其他抗球菌抗体（如抗纤维蛋白溶解酶等）滴度增高。

3. 采用青霉素治疗或预防溶血性链球菌感染可明显降低风湿热的发病率和复发率。

二、人体自身免疫反应

风湿热是人体对溶血性链球菌感染产生自身免疫反应的结果，依据是：

1. 风湿热的发生距链球菌感染有1～5周的潜伏期。

2. 患者血培养及病变组织中不能直接找到链球菌。

3. 用链球菌感染动物并不能制作成风湿热的模型。

4. 免疫荧光技术证实A族链球菌与患者的肌纤维有共同抗原性，能发生交叉反应，导致心肌及心内膜病变。A族溶血性链球菌的抗原与人体的心肌及结缔组织有交叉反应，其中以M蛋白、多酶体及糖蛋白对风湿热的发生尤为重要，感染后M蛋白在人体内产生抗M蛋白抗体，此抗体可使白细胞吞噬和破坏同型溶血性链球菌。

三、内外环境的影响

1. **年龄** 风湿性心脏炎好发于儿童及青少年，初次发病年龄多在5～15岁，4岁以下发病的患者罕见，但可见于成人，发病年龄的差异可能与个体对链球菌的易感性不同有关。

2. **发病季节** 多发生在冬春季。

3. **患者的生活条件** 患者长期居住在阴冷和潮湿环境下发病率较高。

4. **遗传因素** 有研究发现，风湿热患者对链球菌抗原的免疫反应是由于与疾病的有关免疫反应基因缺陷所致。

第2节
病理改变

风湿热的病理改变可发生在任何器官的结缔组织内，但最主要累及心脏组织的胶原纤维和基质，心肌、心内膜及心包也常同时发生病变。

1. **心肌炎** 急性风湿热时，心肌结缔组织、胶原纤维肿胀，炎症细胞浸润和变性，形成小的肉芽肿（即风湿小体），风湿小体主要分布在左心室壁和室间隔心肌的间质中及心房的心内膜，由于仅累及间质周围的心肌细胞，故较少影响心肌功能。急性期过后，炎症细胞浸润减少，纤维组织增生，从而形成瘢痕，少数患者可完全恢复。

2. **心内膜炎** 心内膜炎主要累及二尖瓣，其次累及主动脉瓣，而三尖瓣和肺动脉瓣较少受侵犯，有时可同时侵犯乳头肌和腱索。炎症可引起瓣膜肿胀、增厚，瓣膜闭合处有纤维蛋白沉着，瓣叶互相粘连，瓣膜表面有由纤维蛋白及血小板所形成的纤维结节（即赘生物）。此外，炎症还可引起乳头肌和腱索继发性粘连和短缩，导致心脏瓣膜变形和瓣膜关闭不全。

3. **心包炎** 心包受风湿侵犯，心包腔内可产生纤维蛋白性渗出物或浆液性渗出物，形成心包积液，积液可完全吸收而不会引起缩窄性心包炎，或者仅遗留心包轻度增厚或粘连，一般不会影响心脏功能。

第3节
临床表现

风湿性心脏炎的临床表现各异，约有半数患者在发病前 1 ~ 5 周内有咽炎、扁桃体炎或猩红热。起病时周身疲乏无力、食欲减退、烦躁，典型表现有发热、关节炎、心肌炎、皮下小结、环形红斑及舞蹈病等。

1. **发热** 大部分患者有发热，一般呈低热或中等发热，大量出汗。

2. **关节炎** 据国内资料报道，72% ~ 92%的风湿性心脏炎患者有关节炎或关节疼痛，典型的表现是游走性关节炎，疼痛由一个关节转移到另一个关节，仅极少数患者出现在单个关节。患者年龄越小，关节症状越轻，或仅有关节酸痛，就越容易被忽视。青少年及成年人还可出现关节红、肿、热、痛，主要侵犯四肢关节。

3. **心肌炎** 早期表现心动过速、心脏稍增大、第1心音较低钝，有时可出现奔马律，心脏由于扩大导致二尖瓣环扩张而出现 2/6 级以上收缩期杂音，及时治疗后杂音可消失。

4. **心内膜炎** 心内膜炎的出现较心肌炎晚，仅累及到左心房和左心室的心内膜及瓣膜，以二尖瓣受累最多见，其次为主动脉瓣，而三尖瓣和肺动脉瓣少见，约有 1/4 的病例二尖瓣和主动脉瓣同时受累。只要有心肌炎的患者，几乎都有心内膜炎，并可以引起瓣膜关闭不全。二尖瓣关闭不全，在心尖部可闻及 2/6 ~ 3/6 级粗糙的、音调较高的收缩期杂音，并向腋下传导，这是由于急性心肌炎时心脏扩大引起相对性二尖瓣关闭不全所致；同时，在心尖可闻及轻度舒张期杂音，经治疗后杂音可消失，杂音发生的原理可能是由于左心室扩大引起二尖瓣口相对性狭窄所致，也可能是二尖瓣口和腱索在急性期发生粘连而引起。主动脉瓣关闭不全时，胸骨左缘第3至第4肋间可闻及吹风样舒张期杂音，重者可出现周围血管征。

5. **心包炎** 严重心包炎时，患者可出现心前区疼痛，听到心包摩擦音，持续数小时或数日，大多数患者出现少量心包积液，很少出现中量心包积液，故不易出现心脏压填塞征。

6. **皮疹** 约有 1/3 以上患者出现皮疹，主要分布于肘、腕、踝及指关节伸侧的骨质隆起部位或肌腱附着处，呈一种坚硬、无痛、与皮肤不相连的圆形小结，并呈对称性分布，直径为 0.5 ~ 20mm 不等；环形红斑呈淡红色的环形皮疹，有的融合成花环状，多见于躯干，发生率为 1% ~ 11%。

7. **舞蹈病** 是风湿热的重要表现之一，表现为不协调、不自主、无目的、木偶状的肌肉动作。这种患者多有发热、血沉加快等表现，多见于儿童，发生率为 10% ~ 15%。女孩患风湿性心脏炎大多有此症状，而男孩患者较为少见。

第4节
超声心动图表现

超声心动图检查时，主要从左心室长轴、心尖四腔心、大动脉水平短轴等切面观察各房室的大小，测量室间隔和左心室后壁的厚度及运动幅度；用彩色多普勒探查各瓣膜有无反流，并用频谱多普勒测量反流速度及心脏收缩和舒张功能。风湿性心脏炎主要有以下改变：

1. 心脏扩大 左心房和左心室增大，严重的患者全心增大，但以左心室扩大为主。心脏扩大是由于心肌炎使心肌间质高度水肿、心肌普遍浮肿、空泡变性及灶性肌纤维溶解所致，同时瓣膜关闭不全也会加重房室腔的扩大（图14-4-1）。

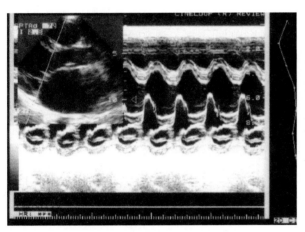

图 14-4-1　风湿性心脏炎的二维超声心动图表现
风湿性心脏炎患者左心房和左心室扩大，合并二尖瓣关闭不全

2. 瓣膜的改变 瓣膜轻度增厚，回声稍增强，主要发生在二尖瓣，其次发生在主动脉瓣。有时腱索和乳头肌可因炎症侵犯而发生增粗、肥大、继发性粘连和短缩引起二尖瓣关闭不全，并可因急性期二尖瓣叶或腱索发生粘连及左心室扩大而导致相对性二尖瓣口轻度狭窄，这种狭窄常在风湿性心脏炎治愈后消失。M型超声心动图显示二尖瓣EF斜率减慢，DE幅度降低，彩色多普勒可显示多个瓣膜有反流，其中以二尖瓣最多见，而且较明显，其次为主动脉瓣反流，连续多普勒在左心房内可探测到全收缩期湍流频谱及左心房流到左心室的血流速度明显增快（图14-4-2和图14-4-3）。

3. 心包积液 心包腔内可出现少量积液，多局限于左心室后壁心包腔内，暗区的前后径一般

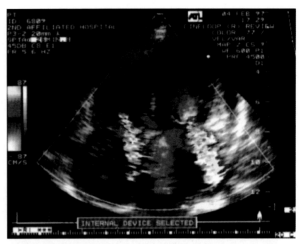

图 14-4-2　风湿性心脏炎的彩色多普勒表现
彩色多普勒显示风湿性心脏炎患者二尖瓣反流和三尖瓣反流

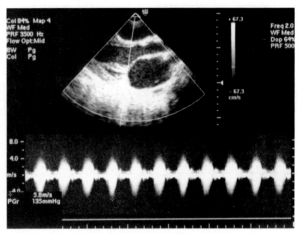

图 14-4-3　风湿性心脏炎的频谱多普勒表现
连续多普勒显示二尖瓣反流速度达 4.4m/s

在 10mm 左右，很少超过 15mm。严重的患者在右心室前壁心包腔内也可出现积液，此时由于液体产生速度快，心脏没有一个适应过程，右心室前壁心包腔内即使仅有少量积液也可导致右心室前壁塌陷而出现心包填塞征。心包积液经治疗可很快吸收，一般不遗留心包损害（图14-4-4）。

4. 心脏功能测量 无心力衰竭或者心力衰竭较轻的患者，M型超声心动图显示左心室后壁和室间隔运动幅度增大，左心室射血分数及短轴缩短率常较正常值稍增高，主要原因是风湿性心脏炎的损害以二尖瓣关闭不全为主，心力衰竭属于短期内左心室容量负荷加重导致心肌呈高张力状态的缘故。即使发生心力衰竭，在心脏泵血功能未发生改变之前，心脏收缩功能也不会受影响（图14-4-5）。

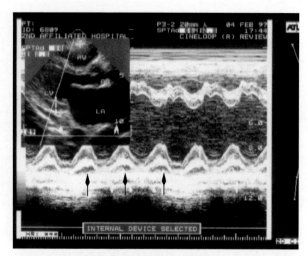

图 14-4-4　风湿性心脏炎少量心包积液
左心室后壁心包腔内见少量液性暗区（箭头所示）

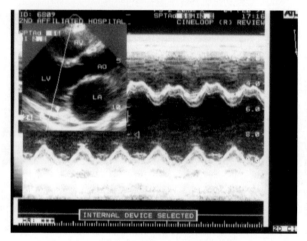

图 14-4-5　风湿性心脏炎患者的心脏功能测定
M 型超声心动图显示左心室壁和室间隔活动度增大，左心室收缩功能增强

第 5 节
鉴别诊断

风湿性心脏炎主要应与风湿性瓣膜病、扩张型心肌病、感染性心内膜炎等疾病进行鉴别，详见表 14-5-1。

第 6 节
临床意义

风湿性心脏炎曾是青少年获得性心脏病中的常见病，但随着抗生素的临床应用，风湿性心脏炎的临床表现也越来越不典型。以前由于临床对本病缺乏特异性的诊断方法，常导致很多风湿性心脏炎的患者得不到及时的诊断和治疗，从而逐渐发展成为风湿性瓣膜病，给患者带来了极大的痛苦。然而，超声心动图检查能对风湿性心脏炎的诊断提供一定的依据，从而有利于临床及时采取有效的治疗措施，并能动态观察治疗效果。

（李泉水　熊　奕）

表 14-5-1　风湿性心脏炎与风湿性瓣膜病、扩张型心肌病和感染性心内膜的鉴别

	风湿性心脏炎	风湿性瓣膜病	扩张型心肌病	感染性心内膜炎
瓣膜厚度	稍增厚	增厚	不增厚	可稍增厚，多有赘生物
瓣口狭窄	无或轻微	多明显	无	无
瓣膜脱垂	多无	无	无	有
房室增大	左心室扩大为主	左心房扩大为主	全心扩大，以左心为主	扩大
收缩功能	多正常	正常	减退	正常
发热	低热或中等发热	无	无	高热

第15章

心脏肿瘤及血栓

经胸超声心动图可以详细地显示心脏肿瘤和血栓的大小、形态、部位、活动度，观察肿瘤发展的进程及其继发改变，为临床诊断及治疗提供详尽的形态学资料。经食管超声心动图由于避开了胸壁和肺的干扰，能更清楚地显示心脏的结构，尤其是心脏深部的结构，对心脏占位性病变的诊断具有重要的价值，其敏感性和特异性更高。然而，除了黏液瘤以外，超声心动图尚难以明确肿瘤的病理性质，目前高速发展起来的声学组织定征技术，有望提高对心脏肿瘤性质的判断能力。

第1节
心脏肿瘤

一、心脏原发性肿瘤

心脏肿瘤（cardiac tumor）分为原发性和继发性两类，其中以继发性肿瘤为多见。在原发性心脏肿瘤中，以良性肿瘤多见，约占75%以上。良性肿瘤主要包括黏液瘤、脂肪瘤、畸胎瘤、淋巴管瘤、平滑肌瘤、纤维瘤、血管瘤和房室结间皮瘤等。

（一）心脏黏液瘤

1. 病理特点 心脏黏液瘤（myxoma of heart）占心脏原发性肿瘤的50%，任何年龄均可发生，以30～60岁患者发病为多见，发病率无性别差异。黏液瘤以单发为多见，其中又以心房黏液瘤为多见，左心房黏液瘤的发病率是右心房的4～5

倍，多数起源于房间隔卵圆孔附近的原始内皮细胞或心内膜细胞，有蒂与房间隔相连，少数起源于心脏的其他部位(如心房壁、心耳、房室瓣等处)，而房室多源多发性黏液瘤极为罕见。

2. 病理分型 黏液瘤来源于心内膜下层有分化潜能的原始间质细胞，瘤细胞散在分布或呈条索状排列，间质疏松，形态不规则，回声欠均匀，境界较清楚，瘤组织内可见出血坏死区及纤维变性。

（1）根据肉眼观。分为2型。

①肿块型。瘤体为实质回声，包膜完整（图15-1-1）。

②息肉型。肿块呈葡萄状、菜花状或呈卵圆形，最外层是内皮细胞层，此层易碎、脱落，导致体动脉栓塞或肺动脉栓塞（图15-1-2）。

（2）根据黏液瘤生长部位分为5种类型。

①左心房黏液瘤。瘤体在左心房内，蒂附着在房间隔或左心房后壁，随心动周期在左心房和二尖瓣口来回运动（图15-1-3）。

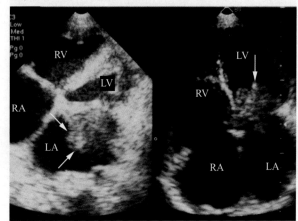

图 15-1-1 肿块型黏液瘤（箭头所指）
(LA- 左心房 LV- 左心室 RA- 右心房 RV- 右心室)

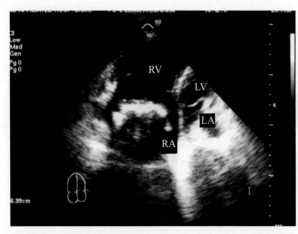

图 15-1-2　息肉型黏液瘤

(LA- 左心房　LV- 左心室　RA- 右心房　RV- 右心室)

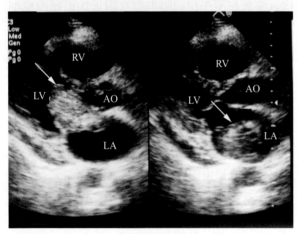

图 15-1-3　左心房黏液瘤（箭头所指）

(LA- 左心房　LV- 左心室　AO- 主动脉　RV- 右心室)

②右心房黏液瘤。瘤体在右心房内，蒂常附着在房间隔或靠近下腔静脉入口处，收缩期位于右心房，舒张期脱入到三尖瓣口或右心室内，巨大的右心房黏液瘤甚至可占据整个右心房（图 15-1-4）。

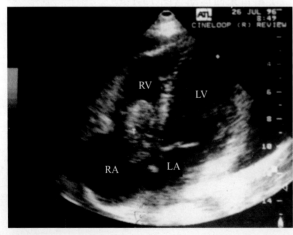

图 15-1-4　右心房黏液瘤

(LA- 左心房　LV- 左心室　RA- 右心房　RV- 右心室)

③右心室黏液瘤。瘤体在右心室内，蒂常附着在右心室流出道或三尖瓣附近，随心动周期在右心室及右心室流出道之间作往返运动（图 15-1-5），其发生率较低。

④左心室黏液瘤。瘤体在左心室内，蒂常附着左心室流出道或左心室壁上，活动性较心房黏液瘤小，收缩期向左心室流出道运动，舒张期又退回左心室腔（图 15-1-6）。

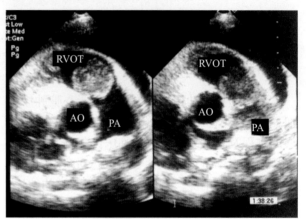

图 15-1-5　右心室黏液瘤

(AO- 主动脉　PA- 肺动脉　RVOT- 右心室流出道)

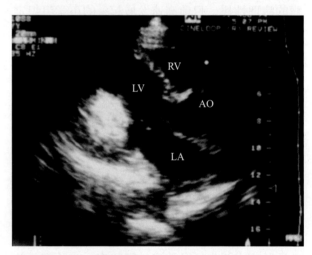

图 15-1-6　左心室黏液瘤

(AO- 主动脉　LA- 左心房　LV- 左心室　RV- 右心室)

⑤双心房黏液瘤。左心房和右心房内均见瘤体回声，活动度较大。

3. 血流动力学改变及临床表现　黏液瘤绝大多数都有蒂，活动度较大，血流动力学改变主要取决于瘤体的大小和瘤蒂的长短。瘤体较大和瘤蒂较长的心房黏液瘤在心房腔内于舒张期进入二尖瓣口、三尖瓣口，引起二尖瓣和三尖瓣狭窄，其血流动力学改变类似二尖瓣狭窄和三尖瓣狭窄。有的左心房黏液瘤可嵌顿在二尖瓣口，造成患者猝死。在心室腔内的黏液瘤于收缩期进入左、右心室流出道，导致流出道狭窄，血流动力学改变也类似于流出道狭窄，最终导致心室壁均匀性肥厚。瘤体小、瘤蒂短的黏液瘤，无明显血流动力学改变。

左心房黏液瘤的临床表现类似于二尖瓣狭窄，表现为呼吸困难、心悸、胸闷、心尖区第1心音亢进和舒张期隆隆样杂音、舒张早中期的"肿瘤扑落音"，患者特殊的表现在于更换体位时阻塞消除，症状也有所减轻。

4. 超声心动图表现

（1）直接征象（心腔内团块状回声）。

①形态。呈卵圆形、圆形、息肉状或不规则形，包膜完整，表面有小凸起，形态可随心动周期发生变化。

②与心壁关系。多数有蒂与心壁相连，蒂的粗细和长短不一，多数附着在房间隔上，少数附着在游离壁、房室环或房室瓣上，蒂回声强，与心壁间保持着间隙。

③活动度。位于心腔内的肿瘤会随心动周期运动，有蒂肿瘤的运动方向及途径与心动周期的时相有关，例如左心房黏液瘤收缩期位于左心房内，舒张期则进入二尖瓣口。

④柔顺性。黏液瘤的柔顺性大，在快速血流的冲击下，瘤体以蒂为固定点沿血流方向伸展延长，与血流垂直方向的径线则变短。

⑤回声强度。黏液瘤含有大量不定形物，间质疏松，并有散在出血和纤维素变性，回声强度介于软组织和液体之间，其内可见分隔及结节。

⑥肿瘤数目。单个瘤体容易确定，若在一个心腔内有多个肿瘤，则其数目与实际数目可能有差异，这是因为瘤体的附着部位彼此接近、不易分辨的缘故。

⑦彩色多普勒表现。以左心房黏液瘤为例，在舒张期左心房血液经二尖瓣环与瘤体之间的间隙，呈五彩镶嵌状射入左心室，收缩期左心房内可见蓝色反流束，分布范围较局限。

（2）间接表现

①由于瘤体占据了心腔的位置，排斥了等量的血液，通过血流动力学的调节作用，使心腔扩大。

②由于心房内活动的肿瘤与血液都通过房室瓣口往返于心房和心室之间，因此导致心室容量负荷过重，运动幅度增强。

5. 鉴别诊断

蒂短或无蒂的、活动幅度小的黏液瘤与活动血栓应进行鉴别，详见表15-1-1。

表 15-1-1　黏液瘤与心腔内血栓的鉴别诊断

	黏液瘤	心腔内血栓
病史	无风湿活动病史	多有反复风湿活动、风湿性瓣膜病、心肌病、冠心病、心肌梗死等病史
好发部位	好发于左心房，其次为右心房	好发于左心耳（左心房后壁肺静脉开口附近）或左心室心尖部
附着部位	有蒂，多附着在房间隔上，基底部窄、回声较强、大部分游离在心腔内	无蒂，多附在心室壁或心房壁上，基底部宽，回声较强
活动度	活动度大，具有明显的运动规律	位置较固定、活动度小

6. 注意事项

（1）黏液瘤容易复发。根据国外文献报道，手术后的复发率为5%～10%，而国内文献报道稍低，仅为2%左右。复发的原因可能与手术时瘤蒂切除不彻底，肿瘤呈多中心性生长或者手术时瘤组织脱落造成心脏内种植有关。正因为如此，手术后定期复查超声心动图很有必要。

（2）黏液瘤属原发性良性肿瘤，但有极少数发生肉瘤变，并向心腔内浸润，在检查时应仔细进行多切面、多方位探查，以免误诊。

（3）黏液瘤有家族史，有的家族父母、兄弟、姐妹均可患病，发生部位可以在心房也可以在心室，单个或多个，少数学者认为家族性黏液瘤与环境因素（如病毒感染）有关，但大多数学者认为用遗传的观点解释比较恰当。

（二）心脏其他原发性良性肿瘤

1. 心脏横纹肌瘤 (rhabdomyoma of heart)

心脏横纹肌瘤的发生率仅次于黏液瘤，多发生于儿童，一般无蒂，基底部附着在室间隔上，表现为向心腔内生长的肿瘤（图15-1-7），主要成分为横纹肌细胞。超声心动图表现为：肿瘤形态不定，轮廓清晰，边缘整齐，内部回声较强，分布均匀，肿瘤附着在室间隔上，使室间隔增厚并凸向流出道，导致流出道狭窄，肿块活动度较小，不随心动周期运动。

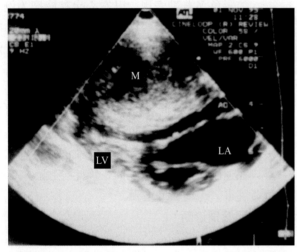

图 15-1-7　心脏横纹肌瘤
（LA-左心房　LV-左心室　M-肿块）

2. 心脏纤维瘤 (fibroma of heart)

心脏纤维瘤较为罕见，发病率在原发性心脏肿瘤中低于5%，以婴儿及儿童多见，多发生于心室，其中又以室间隔和左心室后壁多见。纤维瘤质地坚硬，没有包膜，肿瘤中央可发生钙化，瘤体一般较大，直径可达10cm以上。纤维瘤的主要成分为增生的纤维组织，超声心动图表现与心室横纹肌瘤相似，二者不易鉴别，其共同点为心室纤维瘤和横纹肌瘤都不浸润心内膜、心肌和心外膜，故肿瘤的边界清晰，轮廓整齐，似有包膜（图15-1-8）。

3. 心脏血管瘤 (angioma of heart)

心室壁和室间隔内有血管瘤浸润生长，使其明显增厚，回声强弱不等，混杂有小的液性暗区。如果是海绵状血管瘤，则内部有条索状管道样回声汇集成团块状结构，肿瘤与心肌和心内膜分界清楚，活动度小。大的血管瘤可占据大部分心房、心室，小的血管瘤直径仅为10mm。

4. 心脏脂肪瘤 (lipoma of heart)

心脏脂肪瘤的发病率约占心脏良性肿瘤的8%，可单发，也可多发，由成熟脂肪细胞、少数纤维组织、血管和淋巴管组成，内部回声均匀，呈强回声，有完整包膜，多数发生在心外膜及心包，少数向心腔内生长。

5. 心脏畸胎瘤 (teratoma of heart)

心脏畸胎瘤的发病率约占心脏良性肿瘤的3%，发生于儿童，大多数由心外累及心脏，由三个胚层、多种组织构成，回声强弱不等，强回声由骨质或牙齿构成，弱回声由皮脂和毛发构成，肿块形态规则，包膜完整。

6. 心脏淋巴管瘤 (lymphangioma of heart)

心脏淋巴管瘤少见，病理表现为淋巴管增生和扩张，好发部位是心壁，瘤体中有不规则的淋巴管，形成大的淋巴管囊肿，其内为清亮液体，回声较弱（图15-1-9）。

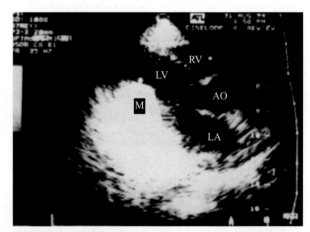

图 15-1-8　心脏纤维瘤
（AO-主动脉　LA-左心房　LV-左心室　M-肿块　RV-右心室）

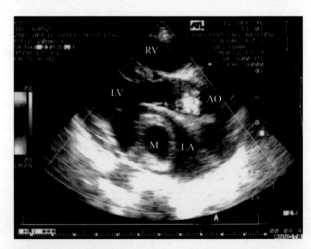

图 15-1-9　心脏淋巴管瘤
（AO-主动脉　LA-左心房　LV-左心室　M-肿块　RV-右心室）

7. 心脏平滑肌瘤 (leiomyoma of heart) 心脏平滑肌瘤罕见，主要由平滑肌细胞组成，包膜完整，回声强度比畸胎瘤低。

8. 心脏乳头状瘤 心脏乳头状瘤较罕见，多为单发，常发生于老年患者，可发生于心脏的任何部位，但大多数附着在瓣叶及其附属装置上，发生于心室的乳头状瘤有时有短小的蒂与室壁或乳头肌相连，此时较难与心室黏液瘤鉴别。

9. 心包原发性肿瘤 心包原发性肿瘤包括心包畸胎瘤（pericardial teratoma）和心包囊肿（pericardial cyst）。表现为心包腔内见异常回声团块，正常心包线状回声消失而代之以边界不规则的混合回声或囊样回声。

(1) 心包畸胎瘤的超声心动图表现。

①形态呈类圆形，包膜完整。

②肿瘤向心包腔凸出，内部回声强弱不等。

③靠近肿瘤的心房和心室呈不同程度受压改变。

(2) 心包囊肿的超声心动图表现与其他部位囊肿一样，但心包囊肿可挤压心脏，使心室舒张受限。

（三）心脏原发性恶性肿瘤

1. 心脏血管肉瘤 (angiosarcoma of heart) 心脏血管肉瘤较常见，侵犯右心系统及心包（图15-1-10），瘤体基底较宽，凸向心脏可阻塞三尖瓣口或肺动脉瓣口，肿瘤内为大小形态各异的小血管腔，有的血管腔内充满内皮细胞，使腔消失，所以血管肉瘤回声差异较大。管腔闭塞时回声增强，反之则回声减弱。

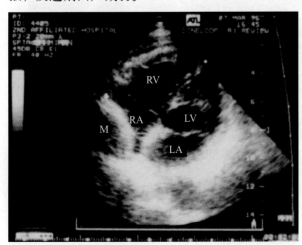

图 15-1-10 心脏血管肉瘤
(LA- 左心房 LV- 左心室 M- 肿块 RA- 右心房 RV- 右心室)

2. 心脏横纹肌肉瘤 (phabdomyosarcoma of heart) 心脏横纹肌肉瘤占心脏恶性肿瘤的20%，常为多发，主要由未分化的横纹肌细胞构成。横纹肌瘤可有蒂附着在心壁，蒂较短，呈致密的低回声，肿瘤的活动度小，心包常受累及导致产生中度心包积液（图15-1-11）。

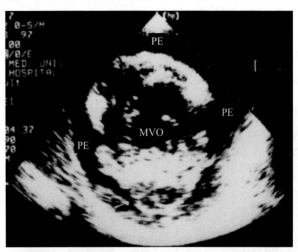

图 15-1-11 心脏横纹肌肉瘤
(MVO- 二尖瓣口 PE- 心包积液)

3. 心脏黏液肉瘤 (myxosarcoma of heart) 心脏黏液肉瘤由多种棱形和多形的恶性分裂细胞组成，因此瘤体回声杂乱，呈结节状或分叶状，边缘有凸起。它与良性黏液瘤的区别在于肉瘤的附着面较大，回声强弱不等，蒂致密而且短，无活动和形态的变化，肿瘤向心包浸润。

4. 心包恶性肿瘤 (pericardial malignant tumor) 心包恶性肿瘤以心包间皮瘤（pericardial mesothe-lioma）和心包肉瘤（pericardial sarcoma）为多见，心包间皮瘤主要侵犯心包层，瘤体呈半球形，基底较宽，无蒂，瘤组织由排列成管状、薄板状或结节状的间皮细胞组成，肿瘤内部回声低，可随心动周期在心包腔中摆动，形态多变，极少侵犯心肌。心包恶性肿瘤的超声心动图特点为：肿瘤的形态不规则，呈条索状、团块状或半球形，基底较宽，无蒂，与心包壁相连，心包腔大量积液(图15-1-12)，肿瘤较大时对心腔有压迫。

二、心脏继发性肿瘤

心脏继发性肿瘤（metastatic tumor of heart）的发生率低于其他部位的转移瘤，人体各脏器的肿瘤均可向心脏转移，例如肺肿瘤和支气管肿

223

瘤通过肺静脉转移入左心房，肾肿瘤及肝肿瘤可经下腔静脉转移入右心房，乳腺肿瘤和纵隔肿瘤可直接向心脏扩展。心脏转移性肿瘤的超声心动图表现为：向心腔内凸起的肿块，形态不规整，边缘呈分叶状或菜花状，表面有结节状凸起，内部回声强弱不等，多数肿块的基底宽，而且呈浸润性、膨胀性生长，与心肌分界不清，柔顺性极差，无活动和形态改变（图15-1-13），瘤体过大时心腔受压变形从而使腔室的大小发生改变。

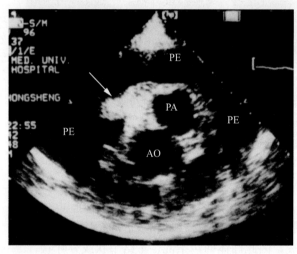

图15-1-12 心包恶性肿瘤（箭头所指）
(AO-主动脉 PA-肺动脉 PE-心包积液)

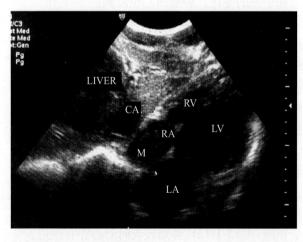

图15-1-13 心脏转移癌
肝癌右心房转移 (CA-肝癌肿块 LA-左心房 LIVER-肝脏 LV-左心室 M-右心房肿块 RA-右心房 RV-右心室)

第2节
心脏血栓

一、病理特点及分型

（一）病理特点

血栓的主要成分是红细胞、白细胞、胶原纤维和弹力纤维。心脏血栓（cardiac thrombus）最多发生于左心房，其次为左心室。左心房血栓形成的机制比较复杂，常发生于风湿性心瓣膜病患者，当二尖瓣狭窄并发心房颤动时，由于左心房压力升高，血流速度缓慢，导致血流瘀滞，再加上风湿性心脏病患者左心房内膜受到损害而变得粗糙，血液容易凝集在受损的左心房壁或左心耳壁心内膜上，从而导致血栓形成。左心室血栓多见于心肌梗死和扩张型心肌病患者，常发生于心尖部，这是由于左心室内膜缺血和节段性室壁运动减弱，促使血流在局部淤滞，从而导致血栓形成。

（二）病理分型

1. 根据血栓的回声状态分型 分3型。

（1）强回声伴声影型。此为机化血栓（图15-2-1），即陈旧性血栓，回声致密，后方伴声影，而且位置固定。

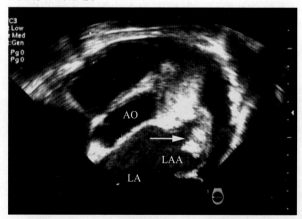

图15-2-1 强回声伴声影型血栓（箭头所指）
(AO-主动脉 LA-左心房 LAA-左心耳)

（2）稍强回声均质型。血栓内部回声稍强、均匀，位置较固定（图15-2-2），此型为新鲜血栓过渡到机化血栓的中间形态。

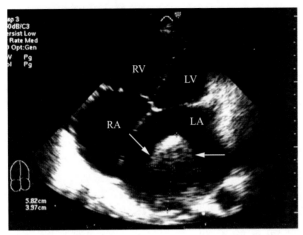

图 15-2-2 稍强回声均质型（箭头所指）
(LA- 左心房 LV- 左心室 RA- 右心房 RV- 右心室)

（3）烟雾状回声型。此型难与血液瘀滞区别，血栓回声低，边缘不清晰，容易漏诊（图15-2-3），此型为新鲜血栓，形成时间短，容易脱落而导致栓塞并发症。

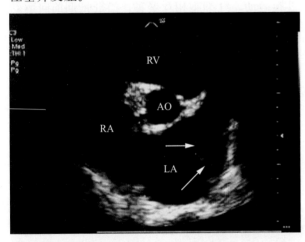

图 15-2-3 烟雾状回声型血栓（箭头所指）
(AO- 主动脉 LA- 左心房 RA- 右心房 RV- 右心室)

2. 根据血栓的活动度分型 分二型。

（1）漂浮型血栓。有一定活动度（图15-2-4），回声似烟雾状，形态如球形，无蒂，在心腔内呈无规律性翻滚、飘动，与心动周期无关，容易脱落。

（2）固定型血栓。呈椭圆形或半椭圆形，无活动、基底面宽，游离面小（图15-2-5），内部回声强，可伴钙化。

二、血流动力学改变

左心房血栓常发生于慢性风湿性心脏病患者，尤其是二尖瓣狭窄患者，血液瘀滞在左心房，

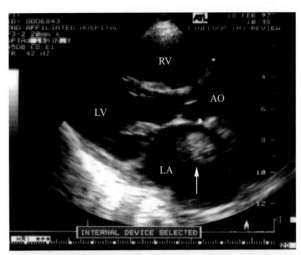

图 15-2-4 漂浮型血栓（箭头所指）
(AO- 主动脉 LA- 左心房 LV- 左心室 RV- 右心室)

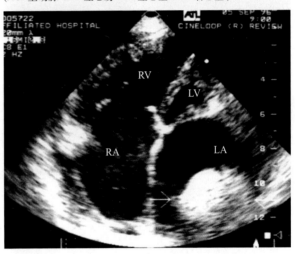

图 15-2-5 固定型血栓（箭头所指）
(LA- 左心房 LV- 左心室 RA- 右心房 RV- 右心室)

红细胞堆积在左心房壁，时间长久后形成血栓，故左心房血栓的血流动力学改变类似于二尖瓣狭窄的血流动力学改变。左心室血栓常发生于心肌梗死或扩张型心肌病患者，具有原发心脏病的血流动力学改变，血栓本身无明显血流动力学改变。

三、超声心动图表现

经胸超声心动图取胸骨旁左心室长轴切面、大动脉水平短轴切面、心尖四腔心切面、心尖二腔心切面、右心室流入道长轴切面、心尖至二尖瓣口一系列短轴切面，充分显示左心房、左心室、右心室内血栓的轮廓。由于经食管超声心动图对左心房血栓的敏感性可达100%，所以条件适合者均应常规采用，经食管超声心动图应多切面着

重观察图像的变化，以了解血栓的部位、大小、形态、数目及运动情况等。心脏血栓的超声心动图表现为：

1. 具有原发病超声心动图表现。

2. 左心房血栓多呈椭圆形或半椭圆形，边缘多不规则，呈中等强度回声或稍低回声，回声不均匀，陈旧性血栓时回声明显增强，血栓基底部增宽，与心壁广泛附着，活动度小或无活动，常发生远离房室瓣而且血流缓慢处（诸如左心耳、左心房后壁等处），可单发也可多发（图15-2-6）。

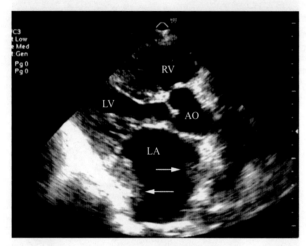

图 15-2-6　左心房多发性血栓（箭头所示）
(AO-主动脉 LA-左心房 LV-左心室 RV-右心室)

3. 左心室血栓多呈扁平状或椭圆形，基底部宽，附着于左心室心内膜，内部回声多不均匀，外围呈强回声，凸入左心室腔内，以心尖部为最多发部位，活动度小。

4. 彩色多普勒血流表现显示血栓凸入心腔，呈圆形或椭圆形，心腔内出现血流充盈缺损区。

四、鉴别诊断

（一）左心房血栓与左心房内云雾状回声的鉴别

左心房内云雾状回声又称为自发性对比回声，超声心动图表现为弥散于左心房内呈旋涡状、血流速度缓慢的细微点状回声，云雾状回声则没有固定形态，舒张期左心房内血流前向运动明显受限，瘀滞的血流只能在扩大的心房内作缓慢的盘旋运动，红细胞相互聚集，当舒张期前向运动障碍解除、血流通畅后，云雾状回声减弱或消失，两者的鉴别诊断见表15-2-1。

（二）左心室血栓与肥大乳头肌的鉴别

血栓多靠近心尖部，乳头肌则在其固有位置上；血栓呈椭圆形，乳头肌肥大呈纺锤形；血栓附着部位室壁运动减弱或消失，乳头肌所在部位室壁活动正常，两者鉴别诊断详见表15-2-2。

表 15-2-1　左心房血栓与左心房内云雾状回声的鉴别

	左心房血栓	左心房内云雾状回声
好发部位	左心耳或左心房后壁	弥漫分布在左心房内
形态	类圆形或椭圆形，边缘不规则	无固定形态
内部回声	回声不均匀，新鲜血栓呈低回声，陈旧性血栓呈较强回声	细微点状回声，当左心房梗阻解除后，云雾状回声减弱或消失
活动度	活动度小或无运动	呈旋涡状运动

表 15-2-2　左心室血栓与肥大乳头肌的鉴别

	左心室血栓	肥大乳头肌
好发部位	左心室心尖部	左心室固定部位
形态	类圆形或椭圆形	纺锤形
内部回声	回声不均匀，新鲜血栓呈低回声，陈旧性血栓呈较强回声	与心肌回声相同
活动度	活动度小或无运动	随心室壁作收缩、舒张运动
室壁运动	附着部位室壁运动减弱或消失	附着部位室壁运动正常

（三）心脏血栓与心脏肿瘤的鉴别

心腔内肿瘤回声比血栓高，与心壁更广泛粘连，使室壁明显增厚，恶性肿瘤还常伴有心包积液，需结合临床进行综合分析。左心室纤维瘤和横纹肌瘤需与左心室血栓鉴别，详见表15-2-3。

（邓林云　熊　奕　李泉水）

表 15-2-3 心脏血栓与心脏肿瘤的鉴别

	心脏血栓	心脏肿瘤
病史	常有原发病病史	无明显病史
好发部位	左心耳、左心房后壁、左心室心尖部	多发生在室间隔，尤其是室间隔基底部，常造成左心室流出道梗阻
形态	扁平状或椭圆形，形态不固定，边缘不规则，基底部宽	形态固定，边界较规则，基底部宽，与心室壁广泛附着
内部回声	回声不均匀，新鲜血栓呈低回声，陈旧性血栓呈较强回声	回声较强，内部回声较均匀，有变性或坏死时，回声不均匀
活动度	活动度小或无运动	无运动，犹如心室壁增厚
室壁运动	有节段性室壁运动异常	室壁运动正常
随诊	治疗后体积常有缩小，形态发生改变	治疗后体积无变化或逐渐增大

第16章
高血压性心脏病

高血压是一种极为常见的心血管系统疾病，其中 80%～90% 的高血压是由高级神经活动紊乱所引起的，因此又称为高血压病，亦即所谓的原发性高血压。而由原发性高血压引起心脏形态结构及功能的改变就称之为高血压性心脏病；其余 10%～20% 的高血压则是某些疾病的临床表现，故又称为继发性高血压。继发性高血压多由泌尿系统疾病和内分泌系统疾病引起，也可见于主动脉缩窄、结节性动脉周围炎、脑干感染及脑部创伤等疾病。

1978 年世界卫生组织 (WHO) 高血压专家委员会确定的高血压诊断标准为：静息时，若成人收缩压 ≥ 21.3kPa(160mmHg) 和 / 或舒张压 ≥ 12.7kPa(95mmHg) 即可诊断为高血压，而收缩压在 18.9～21.2kPa(141～159mmHg) 范围之内和 / 或舒张压在 12.1～12.5kPa(91～94mmHg) 范围之内则称为"临界性高血压"。中国在 1979 年郑州会议上修订了高血压的诊断标准，基本上参照 1978 年 WHO 的高血压诊断标准作为我国高血压的诊断标准。

1984 年及 1988 年美国全国联合委员会重新制定的高血压诊断标准为：① 正常血压，收缩压 < 18.7kPa(140mmHg)，舒张压 < 11.3kPa(85mmHg)；② 轻度高血压，舒张压为 12.0～13.9kPa(90～104mmHg)；③ 中度高血压，舒张压为 14.0～15.2kPa(105～114mmHg)；④ 重度高血压，舒张压 ≥ 15.3kPa(115mmHg)；⑤ 临界性收缩期高血压，收缩压为 18.9～21.2kPa(141～159mmHg)，舒张压 < 12.0kPa(90mmHg)。

第1节
病理特点及血流动力学改变

高血压病最早的病理改变为收缩期小动脉张力增高，随着病程的进展，高血压通过影响血管内皮细胞、平滑肌细胞及内膜通透性，使动脉内膜表面不光滑、动脉壁通透性增加，并使循环中的红细胞和血小板进入动脉内膜并沉积于该处，故而引起内膜增厚、结缔组织增多，于是血管管壁增厚、僵硬、管腔变窄，甚至闭塞，导致小动脉硬化。另外，由于血压升高使涡流增加，加重了血管内膜受损害的程度，更有利于血小板和脂质成分黏附和沉积在血管壁上，并刺激平滑肌细胞内溶酶体增多，使动脉壁清除胆固醇和低密度脂蛋白的能力降低，因此胆固醇和低密度脂蛋白沉积于血管壁，导致动脉粥样硬化形成。

早期高血压可仅表现为心输出量增加和 / 或全身小动脉痉挛，而无明显形态学改变；随着高血压持续存在和病情不断发展，可引起全身小动脉粥样硬化病变。左心室肥厚和高血压所引起的冠状动脉粥样硬化性病变是高血压性心脏病的病理基础，并由此而产生一系列血流动力学的改变。

长期的血压升高使心脏持续处于后负荷过重的状态，主要表现为左心室向心性肥厚，左心室后壁及室间隔呈对称性肥厚，但有时也可呈非对称性肥厚；左心室不扩大，外周动脉阻力明显增高，心排血量相对较低。随着时间的推移，心输出量相对性增高，尤其是有反复心力衰竭时，心脏的容量负荷过重，可引起左心室离心性肥厚，左心室腔内径增大。由于长期持续性体循环动脉高压，左心室代偿性肥厚，心肌僵硬度增加、顺应性减低、左心室舒张末压升高，从而使左心房收缩前左心室充盈不足、左心室负压抽吸作用减弱、二尖瓣流入左心室的血量减少、左心房残余血量增多；为了维持必须的心输出量，左心房收缩代偿性增强，左心房的压力负荷和容量负荷均增加，因此高血压患者左心房明显增大。左心房压力增高，使肺静脉回流阻力也增大，导致肺动脉压力相应升高、右心室肥厚、右心室腔逐渐扩大，最终导致右心功能受损。

第2节
临床表现

原发性高血压起病隐匿，进展缓慢，初期很少有临床症状，约半数患者因体检或因其他疾病就诊测量血压后，才偶然发现血压增高。随着高血压病程的进展，可出现并发症和靶器官功能性或器质性损害，呈现相应的临床表现。高血压最常累及的靶器官为心脏、肾脏和脑组织。

一、心脏损害

高血压病患者心脏受损害的程度与患病时间的长短有密切的关系。早期高血压病患者一般无临床症状，心脏的收缩功能正常，但舒张功能却有所减退。血压持续性升高可加重左心室后负荷，导致心肌肥厚，继之引起心腔扩大和反复的心衰发作。患者可出现心悸、咯粉红色泡沫样痰、肺底出现水泡音、劳力性呼吸困难、夜间阵发性呼吸困难和端坐呼吸等急性左心衰竭和肺水肿的征象。如果心力衰竭反复发作，左心室呈向心性肥厚，同时伴有左心室腔的扩大，此时左心收缩功能和舒张功能均明显下降，甚至发生全心衰竭。

高血压病患者心尖呈抬举性搏动，并向左下移位，心浊音界向左下扩大，心尖部可闻及Ⅰ～Ⅱ级收缩期杂音。当左心室明显扩大或有乳头肌功能障碍时，会导致二尖瓣关闭不全，此时心尖部的收缩期杂音可增强至Ⅲ～Ⅳ级。若高血压病累及到主动脉，则可闻及主动脉瓣区第二心音亢进，当有主动脉硬化、主动脉内径增宽或主动脉瓣相

对性关闭不全时，则可闻及收缩期杂音或舒张期杂音。高血压性心脏病有时也可出现心律失常及其相应的临床表现。

二、肾脏损害

原发性高血压的肾脏损害主要取决于肾小动脉硬化的程度和肾脏的自身调节功能。早期无任何临床症状，但极少数急进型高血压病患者，临床上会出现明显的肾功能损害。随着病程的进展，绝大多数患者会出现夜尿增多，伴电解质排泄增加，实验室检查尿中有蛋白、管型和红细胞。当伴发慢性肾衰竭时，患者有恶心、呕吐、厌食，甚至嗜睡、昏迷、抽搐、口呈尿臭味等尿毒症的表现。

三、脑损害

高血压病脑损害最主要的病变是脑出血和脑梗死。早期高血压病患者无症状，但由于血压升高，可因脑血管痉挛而产生头痛、眩晕、眼花等症状，如果血压突然升高则可产生高血压脑病，出现呕吐、视力减退、剧烈头痛、抽搐、昏迷等脑水肿和颅内高压的症状，此时如不及时抢救可导致患者死亡。

第3节
超声心动图检查方法

1. **M型超声心动图**　M型超声心动图重点探查心室波群(2a区)、二尖瓣前后叶波群(2b区)、二尖瓣前叶波群(3区)和心底波群(4区)，观察二尖瓣前叶M型曲线E峰和A峰的变化及CD段有无异常前向运动，测量左心室和左心房的内径、左心室后壁和室间隔的厚度、二尖瓣前叶曲线E峰和A峰的高度及EF斜率。

2. **二维超声心动图**　二维超声心动图重点探测胸骨旁左心室长轴切面、心尖及剑下四腔心切面，测量主动脉的内径、主动脉瓣的开口、左心房和左心室的内径、左心室后壁及室间隔的厚度、有无右心系统扩大及肺动脉内径的改变。

3. **多普勒超声心动图**　多普勒超声心动图可根据血流频谱的方向、速度及性质而较为准确地

计算左心室的收缩功能和舒张功能、二尖瓣E峰速度和A峰速度、二尖瓣和主动脉瓣的反流量等指标。

第4节
超声心动图表现

1. 主动脉内径增宽，主动脉壁回声增粗、运动幅度减弱，主动脉瓣可有不同程度的增厚或钙化（图16-4-1）。

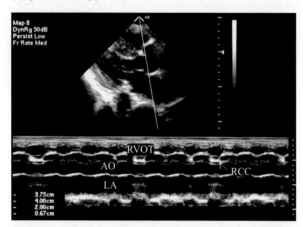

图 16-4-1　高血压性心脏病患者主动脉硬化，左心房内径增大

2. 左心室后壁及室间隔对称性肥厚（图16-4-2），但也可呈非对称性肥厚；左心室心肌重量增加。

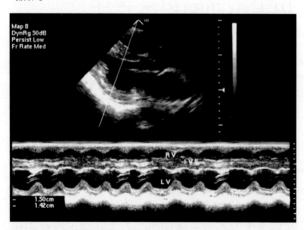

图 16-4-2　室间隔和左室后壁呈对称性肥厚

3. 左心室和左心房的内径增大（图16-4-3）。

4. 二尖瓣前叶M型曲线的改变。二尖瓣前叶CD段出现异常的前向运动、EF斜率减慢、A峰波幅高于E峰、AC段平坦。

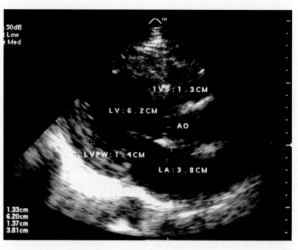

图 16-4-3　高血压性心脏病患者左心室和左心房内径增大

5. 心脏功能失代偿时，室壁运动减弱。

6. 左心功能的变化。高血压病早期，心排血量增加、外周阻力可能正常，随着病程的进展可转变为高外周阻力而心输出量可能正常、甚至降低。高血压病患者左心功能的改变在早期主要是舒张功能的改变（图16-4-4），继之出现左心收缩功能的异常；高血压病晚期，左心室腔扩大，室壁运动减弱，左心功能明显减退。

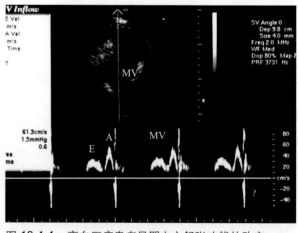

图 16-4-4　高血压病患者早期左心舒张功能的改变
舒张期二尖瓣口血流多普勒频谱E峰和A峰倒置，提示左心室顺应性明显减低

第5节
鉴别诊断

根据欧美的文献报道，高血压病患者因心力衰竭而死亡者约占高血压病患者的50%，因脑血管意外、心肌梗死、尿毒症或其他原因而死亡者

约占50%。国内的文献报道不尽相同，以脑血管意外为高血压病患者死亡的主要原因，其次为心肌梗死和心力衰竭。鉴于高血压性心脏病无特异性超声心动图表现，因此必须紧密结合临床资料，与一切能引起类似于高血压性心脏病超声心动图表现的心血管疾病鉴别。

1. 高血压性心脏病与冠心病的鉴别 高血压病本身也可以累及冠状动脉引起冠状动脉粥样硬化性病变，因此高血压性心脏病往往同时伴有冠心病。冠心病患者大多有节段性室壁运动异常，尤其是心肌梗死时，受累室壁运动明显减弱或消失，室壁变薄或呈局部膨出形成室壁瘤。经食管超声心动图检查可清晰观察冠状动脉的内径及冠状动脉管壁的厚度，为进一步明确诊断起着重要的参考作用。

2. 高血压性心脏病与肥厚型心肌病的鉴别 高血压性心脏病左心室后壁和室间隔呈对称性肥厚或呈非对称性肥厚，室间隔与左心室后壁厚度之比一般小于1.3；而肥厚性心肌病则是原因不明的心肌肥厚，室间隔的厚度明显增加，室间隔与左心室后壁厚度之比大于1.3，左心室流出道比较狭窄，左心室不扩大，二尖瓣前叶在收缩期有前向运动现象。

3. 高血压性心脏病与主动脉瓣关闭不全的鉴别 先天性主动脉瓣发育异常、风湿性心脏病及老年性退行性变引起的主动脉瓣关闭不全，都具有主动脉瓣的特征性改变，左心室明显扩大，左心房也增大，但室间隔及左心室后壁不增厚，主动脉瓣的反流量也比高血压性心脏病所引起的反流量大，因此两者不难鉴别。

4. 高血压性心脏病与扩张型心肌病的鉴别 扩张型心肌病的超声心动图特征主要是以心腔扩大为主，可以是全心扩大，也可以是左心系统扩大或右心系统扩大，而且心室腔大多呈球形扩大，具有典型的"大心腔、小瓣口"超声心动图表现；舒张期二尖瓣前叶曲线与室间隔的距离（EPSS）明显增大；左心室后壁及室间隔不增厚或仅轻度增厚，左心室后壁及室间隔运动幅度显著减弱，射血分数降低，心功能明显减退，依据上述特点不难与高血压性心脏病相鉴别。

（温建中）

第 *17* 章
肺源性心脏病

第1节
概述

肺源性心脏病 (cor pulmonale, 简称肺心病) 主要是由支气管—肺组织病变或肺动脉及其分支病变引起肺动脉高压所导致的心脏疾病。根据起病缓急和病程长短可分为急性肺源性心脏病和慢性肺源性心脏病，临床上以慢性肺源性心脏病多见。

慢性肺源性心脏病 (chronic pulmonary heart disease) 可由慢性阻塞性肺疾患、胸廓畸形或肺血管病变等三大因素引起。但无论是何种病因引起的肺心病，其共同的病理进展过程均为肺动脉高压、右心室压力负荷和容量负荷增加、右心室腔内径增大、右心室壁肥厚、肺动脉内径增宽，最终发展成右心衰竭。肺动脉压力升高是肺心病发病的中心环节和早期的临床表现。阻塞性肺气肿和肺血管床机械性阻塞等均可导致肺血管阻力增高，使得右心室阻力负荷增加，引起右心室壁肥厚和右心室腔内径增大。当右心室负荷超过其所能代偿的限度后，就会引发右心衰竭。武汉同济医科大学同济医院张青萍教授归纳的肺心病发展过程简单明了、易于掌握（图 17-1-1）。

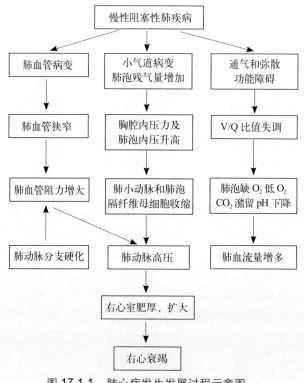

图 17-1-1　肺心病发生发展过程示意图

慢性肺源性心脏病患者的病程比较长，初期大多数患者仅表现为支气管炎的症状，如慢性咳嗽、咳痰、气短、喘息等。随着病程的发展，当肺动脉高压达到一定程度后会出现胸闷、乏力、气短、呼吸困难等症状；肺动脉压力进一步升高则会损害右心功能，患者有心慌、腹胀、纳差、恶心、呕吐、尿少、中枢性发绀（以耳垂、鼻尖、口唇、手指、脚趾较明显）等症状和体征，严重者还可出现智力下降、烦躁不安、神志恍惚、抽搐、昏迷。肺心病患者大多数有肺气肿的体征（呼气时间延长、呼吸音减弱并有干湿性啰音），严重者可导致右心衰竭，出现浅静脉怒张（尤以颈静脉怒张为明显）、肺动脉瓣第二音亢进、三尖瓣区收缩期杂音（因右心房和右心室扩大引起三尖瓣相对性关闭不全而致）、肝脏肿大并有压痛、颈静脉回流征阳性、全身性水肿、腹水及心律失常等阳性体征。

第2节
超声心动图检查方法

由于肺心病多见于老年人和患有肺气肿的患者，他们或者因为肥胖，或者因为"心窗"狭小，或者因为胸廓变形，从而使得超声探测受影响，此时再按常规部位和常规操作方法检查就难以获得满意的超声图像，因此肺心病患者在探测方法上有一定的特殊性。

1. **心前区探测**　由于肺心病的患者有肺气肿存在，心脏低垂，故患者取仰卧位，并在胸骨左缘第5肋间或第6肋间或近剑突基底部这一狭小的范围内探测。M型超声心动图探测时，超声束与被探测的组织结构应保持垂直，并仔细观察心底波群和心室波群。二维超声心动图常采用大动脉短轴切面、右心室流出道长轴切面和左心室长轴切面。严重肺气肿患者可采用呼气法扩大透声窗，并在探测时采用不同的体位和不同的呼吸时相进行检查，以提高检出率。

2. **心尖及剑突下探测**　肺心病患者常采用心尖四腔心切面或剑突下四腔心切面进行探查，尤其是剑突下四腔心切面更具有意义。将探头置于剑突下，与腹壁成15°～30°角，观察各房室腔大小、右心室前壁厚度、室间隔位置以及室间隔与左心室后壁的活动关系。

3. **胸骨上窝探测**　将探头置于胸骨上窝处，向下轻压，可显示右肺动脉，仔细观察肺动脉有无增宽和异常搏动。

第3节
超声心动图表现

1. **右心室流出道增宽**　正常人右心室流出道内径为25.18mm±2.80mm，而肺心病患者为34.60mm±6.30mm。右心室流出道内径与左心房内径的比值（RVOT/LA）增大。林礼务提出RVOT/LA比值增大（正常人＜1.40）可作为诊断慢性肺心病的指征之一，他认为该指征诊断肺心病敏感性高，而且有一定的特异性，可排除其他心脏疾病所引起的右心室流出道增宽，使肺心病"小心脏"患者右心室流出道内径相对增大并在声像图上得到反映。肺心病患者左心房变小可能与肺气肿时心脏呈悬垂位、心脏顺钟向转位及肺血流量减少有关。

2. **右心室内径增大**　肺心病患者右心室舒张末期内径＞20mm，左心室舒张末期内径与右心室舒张末期内径的比值减小（图17-3-1）。

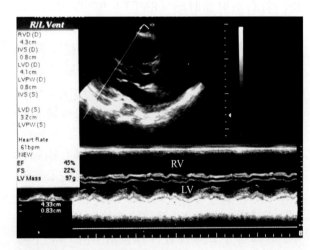

图17-3-1　肺心病患者右心室扩大

3. **右心室前壁增厚**　右心室前壁厚度＞5mm，搏动增强。

4. **右肺动脉增宽**　正常人右肺动脉内径约

15mm，而肺心病患者右肺动脉内径＞18mm（图17-3-2）。

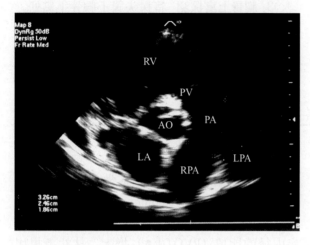

图 17-3-2　肺心病患者右肺动脉明显增宽

肺动脉主干内径 33mm，右肺动脉内径 25mm，左肺动脉内径 19mm（AO- 主动脉　LA- 左心房　LPA- 左肺动脉　PA- 肺动脉　RPA- 右肺动脉　RV- 右心室）

5. 右心房增大　肺心病患者在剑突下四腔心切面上测得的右心房内径大于 25mm。

6. 三尖瓣前叶活动曲线异常　三尖瓣前叶 E 峰高耸，DE 上升速度与 EF 下降速度均增快，而 A 峰低平或消失。

7. 肺动脉瓣开放延迟　由于肺动脉瓣开放延迟，使右心室射血前期时间（RVPEP）延长，右心室射血时间（RVET）缩短，RVPEP/RVET 比值增加。正常人 RVPEP/RVET 比值为 0.16 ～ 0.30，如果该比值＞ 0.35 即提示肺动脉高压，如果该比值在 0.30 ～ 0.35 则为肺动脉高压可能。另外，在 M 型超声心动图上观察到肺动脉瓣 "a" 波幅度＜ 2mm 时也可提示肺动脉高压。

8. 二尖瓣前叶活动曲线的改变　肺心病患者由于右心室压力负荷过重，可继发引起左心室几何形态的改变，左心室顺应性下降和舒张末期充盈速度减慢，造成二尖瓣前叶 A 峰和 E 峰幅度低平、A 峰等于 E 峰或者 A 峰显示不清、EF 下降速度缓慢，超声心动图呈 "假性二尖瓣狭窄" 的声像图。

9. 多普勒超声心动图表现　右心房内可探及三尖瓣反流频谱（图 17-3-3 所示）。

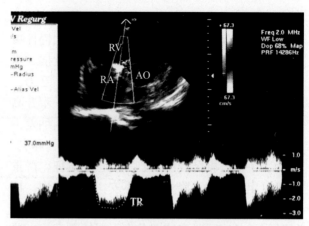

图 17-3-3　肺心病患者右心房和右心室扩大

连续多普勒示三尖瓣相对性关闭不全的高速湍流频谱

第4节
肺心病超声心动图诊断标准

1980 年全国第三次肺心病学术会议拟定的慢性肺心病 M 型超声心动图的诊断标准是：

1. 主要条件

（1）右心室流出道内径≥ 30mm。

（2）右心室舒张末期内径≥ 20mm。

（3）右心室前壁厚度≥ 5mm。

（4）左心室舒张末期内径与右心室舒张末期内径的比值＜ 2。

（5）右肺动脉内径≥ 18mm 或肺动脉主干内径≥ 20mm。

（6）右心室流出道与左心房内径的比值＞ 1.4。

（7）肺动脉瓣 M 型超声心动图出现肺动脉高压征象（a 波消失或其波幅＜ 2mm；有收缩中期关闭征）。

2. 参考条件

（1）室间隔厚度≥ 12mm，搏动幅度＜ 5mm 或者呈矛盾运动。

（2）右心房内径≥ 25mm（剑突下探查）。

（3）三尖瓣前叶曲线的 DE、EF 速度增快，E 峰呈高尖型或有 AC 间期延长。

（4）二尖瓣曲线 CE ＜ 18mm，CD 段上升缓慢，呈水平位，或者有 EF 下降速度减慢（小于 90mm/s）。

凡是患有胸部疾病的患者具有上述条件两项以上者（其中至少必须具备一项主要条件），均可提示为慢性肺源性心脏病。

第5节
鉴别诊断

肺心病血流动力学改变的中心环节是肺动脉压力升高，肺动脉压力升高可引起右心室壁肥厚、右心室腔内径扩大和肺动脉增宽。然而，引起肺动脉压力升高的原因很多，不仅仅是肺源性心脏病可引起肺动脉压力升高，其他疾病也一样可以引起肺动脉压力升高。如果仅有超声心动图提示右心功能损害和肺动脉高压，而无肺部疾病或胸廓疾病，是不能诊断为肺心病的，只有慢性肺部疾病或胸廓疾病所引起的肺动脉高压，才是诊断肺心病的关键，所以超声心动图诊断肺源性心脏病时必须结合临床上各项有关资料，进行综合分析，才能作出正确的判断。另外，临床上常把仅有肺动脉高压而无右心功能损害者称为早期肺心病；有肺动脉高压和右心功能损害而无腔静脉瘀血者称为肺心病心功能代偿期；有肺动脉高压，又有右心功能损害和腔静脉瘀血者为肺心病心功能失代偿期。因此，对肺动脉压力的测定在临床上甚为重要。用心导管的方法测量肺动脉的压力，结果准确可靠，但价格昂贵、操作复杂，而且是有创性检查，在临床上难于普及应用。

近年来，开展了采用多普勒超声心动图无创性测定肺动脉压力的研究：它以三尖瓣反流的血流速度估测肺动脉的收缩压、以肺动脉瓣反流的血流速度估测肺动脉的舒张压、以肺动脉血流多普勒频谱测定肺动脉的压力。根据国内资料，多普勒超声心动图测定的肺动脉压力与心导管测量的结果有较好的相关性，因此超声心动图对肺心病的早期诊断、肺心病的病程及预后的判定均具有重要的临床价值，但它也仍需与一些疾病相鉴别。

1.肺心病与冠心病的鉴别　冠心病和肺心病均好发于中老年人，冠心病的特征性超声心动图表现为：左心室壁节段性室壁运动异常和左心功能受损，肺动脉一般不会明显增粗。但是，也有

一部分肺心病患者可伴发冠心病。如果患者上述两种疾病都存在，那么他除了有右心损害外，大多还有左心室肥大、左心室流出道增宽、二尖瓣前叶曲线 A 峰增高等改变，连续扫查还可发现左心室壁有节段性室壁运动障碍，以及主动脉增宽、主动脉壁回声增粗、搏动低平等征象。

2.肺心病与某些先天性心脏病的鉴别　某些先天性心脏病（如房间隔缺损、肺动脉狭窄、室间隔缺损等）都可引起右心室腔内径增大、右心室壁肥厚及室间隔运动的改变，因此它们的超声心动图表现与肺源性心脏病有些相似。但是，房间隔缺损、室间隔缺损或肺动脉狭窄等先心性心脏病在超声心动图上都有其特征性改变。用二维超声心动图和彩色多普勒仔细观察心脏结构的改变，用多普勒超声还可探测到房水平或室水平分流血流或肺动脉主干内高速充填湍流频谱，不难与肺源性心脏病相鉴别。

3.肺心病与风湿性心脏病的鉴别　风湿性心脏病最常累及二尖瓣，使二尖瓣开放受限而导致肺动脉高压并能造成右心室壁肥厚。慢性肺源性心脏病患者除了有右心室壁肥厚、右心室内径增大等征象外，还具有"假性二尖瓣狭窄"征象。但是，风湿性心脏病所引起的是"真性二尖瓣狭窄"的超声心动图表现，如二尖瓣前后叶同向运动，二尖瓣瓣膜和腱索回声增强、增厚、钙化以及左心房明显增大等。

4.肺心病与肥厚型心肌病的鉴别　肥厚型心肌病的超声心动图特点为：室间隔明显增厚，室间隔与左心室后壁的厚度之比大于 1.3，二尖瓣前叶 M 型曲线 CD 段向上隆起，左心室流出道狭窄，常有左心房增大，而且有主动脉瓣提前关闭等特征性改变；而肺心病患者由于肺动脉高压，右心室压力负荷增大，也可引起室间隔增厚，但其室间隔与左心室后壁的厚度之比一般小于 1.3。

5.肺心病与原发性肺动脉高压的鉴别　原发性肺动脉高压与肺心病的超声心动图表现有一些共同之处，但结合临床资料综合分析，可作出准确的诊断。原发性肺动脉高压是排除了心脏大血管畸形、肺部疾病和胸廓疾病引起的肺动脉高压之后的、原因不明的持久性肺动脉压力升高。

（温建中）

第18章

冠心病

冠心病是冠状动脉疾病（coronary artery disease, CAD）或冠状动脉粥样硬化性心脏病（coronary atherosclerotic heart disease）的简称，是由于冠状动脉发生器质性改变或功能性改变引起心肌绝对性或 / 和相对性缺血所导致的获得性心脏病，所以冠心病又称缺血性心脏病 (ischemic heart disease, IHD)。冠心病的器质性改变主要是指冠状动脉粥样硬化导致的固定性狭窄或闭塞，而冠状动脉的功能性改变则主要是指冠状动脉痉挛引起的动力性狭窄或闭塞。

根据世界卫生组织（WHO）的分型标准，冠心病包括 5 种临床类型：隐性冠心病型（即无症状性心肌缺血型）；心绞痛型（包括稳定性心绞痛，以劳力性心绞痛为代表）和不稳定性心绞痛（以自发性心绞痛为代表）；心肌梗死型；心力衰竭型；心律失常型（包括以猝死为表现的原发性室颤和心脏停搏在内的各种心律失常）。在以上 5 型中，不稳定性心绞痛、心肌梗死和猝死统称为急性冠状动脉综合征（即冠脉事件）。

长期以来，在临床上应用超声心动图诊断冠心病及评估心脏功能一直是广大学者们研究的难点和热点。随着超声仪器和诊断技术的迅速发展，超声心动图诊断冠心病的准确性已得到了明显的提高，超声心动图已可以对冠心病所涉及的冠状动脉本身、局部心肌、心腔结构和整体功能以及血流动力学改变进行定性、半定量和定量的评估，尤其是负荷超声心动图、心肌声学造影、冠状动脉内超声和数字化技术的兴起，超声心动图在诊断冠心病中的地位得到了很大的提高。目前，在一个设备先进、配置完善和诊断医师经验丰富的超声检查室中，超声心动图对冠心病的确诊率可以达到 90% 左右。

第1节
冠状动脉的解剖及病理生理学概述

一、冠状动脉的解剖

心脏由左、右冠状动脉供血，回流的静脉血经冠状静脉窦汇入右心房，心脏本身的血液循环即称为冠脉循环。冠状动脉开口于主动脉窦，前方的左冠状窦和右冠状窦分别发出左冠状动脉和右冠状动脉，而后方的无冠状窦内无冠状动脉发出。

大多数左冠状动脉开口于左冠状窦的中 1/3 处，开口处内径为 0.20 ~ 0.75cm，然后延续为一短而粗的主干，长度为 0.4 ~ 0.8cm。左冠状动脉主干走行于肺动脉起始部和左心耳之间，于左心耳的下方分为左前降支和左回旋支。左前降支，为左冠状动脉主干的延续，沿前纵沟下行，起始段位于肺动脉起始部的左后方，被肺动脉起始部掩盖，其末梢多数绕过心尖终止于膈面，左前降支沿途发出三组分支，即：左心室前支、右心室前支和室间隔动脉支，主要供应左心室前壁的中下部、室间隔的前 2/3、二尖瓣的前外侧乳头肌和左心房壁；而左回旋支走行于左冠状沟内，末端大多数终止于心脏左缘与房室交界区之间的左心室膈面，少数则终止于心脏的左缘，左回旋支沿途也发出三组分支，即左心室前支、左心室后支和左心房支，主要供应左心房、左心室前壁的上部、左心室外侧壁、心脏膈面的左半部或全部和二尖瓣的后内侧乳头肌（图18-1-1）。

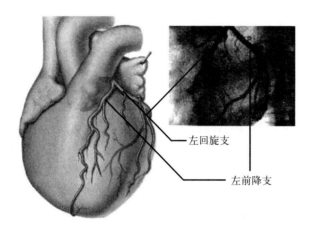

图18-1-1　左冠状动脉走行示意图

右冠状动脉自右冠状窦发出，走行于右冠状沟内，绕过心脏右缘，继续走行在膈面的冠状沟内，至房室交界区发出后降支。大多数的右冠状动脉主干在发出后降支后继续在冠状沟内走行，并向左心室膈面发出左心室后支。右冠状动脉沿途发出的分支为：右心室前支、右心室后支、左心室后支、后降支和右心房支，主要供应右心室壁、室间隔的后1/3和心脏膈面的右侧或全部（图18-1-2）。

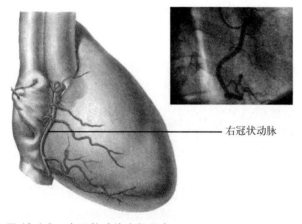

图18-1-2　右冠状动脉走行示意图

随着优势血管的不同，左冠状动脉优势型供应左心室心肌的同时供应右心室心肌；相反，右冠状动脉优势型则供应右心室心肌的同时供应左心室心肌。冠状动脉供应区往往有较多的正常变异，而且左冠状动脉和右冠状动脉以及各分支之间存在不同程度的侧支循环。

乳头肌是心内膜下心肌的一部分，是冠状动脉供血的最远端，乳头肌的血供来源变异较大，常随其表面分布的冠状动脉分支而异，而且极易受冠状动脉灌注压下降的影响而出现缺血性损伤。一般来说，前外侧乳头肌多由左、右冠状动脉双重供血；后内侧乳头肌或者由右冠状动脉供血，或者是由左回旋支的边缘支供血。相比之下，后内侧的乳头肌缺血较容易引起乳头肌功能不全，导致二尖瓣反流。

二、冠心病的病理生理学改变

冠心病的主要病理生理学改变为心外膜冠状动脉粥样硬化斑块形成而引起局部冠状动脉狭窄或闭塞，导致心肌局限性缺血或弥漫性缺血。有少数冠心病患者的心外膜冠状动脉正常，但由于心肌内垂直小动脉病变或微血管病变也可导致心肌缺血，后者在临床上又称为X综合征（X syndrome）。心肌慢性缺血可导致节段性室壁运动异常，表现为心室收缩不协调、劳力型心绞痛、心律失常和心功能不全等；心肌急性闭塞性缺血可导致不稳定性心绞痛、急性心肌梗死和猝死。冠状动脉粥样硬化斑块形成通常发生于心外膜冠状动脉的主干、近端、中段或远端，较多发生于冠状动脉的分叉处。值得指出的是，尽管在冠状动脉造影上，大多数冠心病似乎表现为一种"局限性、孤立性"病变，其实在病理上，冠心病是一种冠状动脉树的弥漫性浸润和多发性病变。已有充分的证据证明，冠心病患者在出现临床症状以前，早已存在内皮功能低下、冠状动脉血流储备降低和内膜粥样斑块形成。

在临床上，常常根据病理所见或冠状动脉造影所见，并参照正常部位冠状动脉管腔的截面内径，将粥样硬化的冠状动脉进行分类来估测冠状动脉的狭窄程度：凡截面内径比正常冠脉内径小25%以下者为狭窄1级；小26%～50%者为狭窄2级；小51%～75%者为狭窄3级；小76%～100%者为狭窄4级。一般来说，冠状动脉在1级和2级固定性狭窄的情况下，并不会引起明显的远端冠状动脉血流量减少（除非伴发血管痉挛），所以通常被认为这是一种"无病理意义"的狭窄，不能据此诊断为冠心病；而3级或3级以上的固定性狭窄或血管痉挛性狭窄则通常会引起狭窄远端冠状动脉血流量减少，导致心肌持久性或一过性缺血，所以通常被认为是一种有意义的狭窄，据此即可确诊为冠心病。

近年来，随着对冠心病研究的不断深入，传统的冠状动脉狭窄分级法的临床意义已受到越来越多的质疑。首先，根据病理和血管内超声所见，冠心病在发病的开始，整个冠状动脉树就有弥漫性病变，早期表现为冠状动脉内皮功能损伤和储备功能下降；随着病理改变的进展，除内皮功能损伤外，还表现为粥样斑块的不均匀性分布并引起管腔局限性狭窄，从而在冠状动脉造影上往往认为"冠心病的主要病理特点是孤立性狭窄病变"。其次，在冠状动脉造影上所表现的冠状动脉狭窄程度和实际的病理生理学改变（即狭窄远端的心肌灌注状态）并不完全一致，狭窄严重的冠状动脉远端心肌可以因为存在良好的侧支循环代偿，预后较好；相反，狭窄并不严重，但由于伴发冠状动脉痉挛、内皮功能极差、斑块破裂或/和出血而突发心肌梗死、猝死等心脏事件，预后不良。因此，许多学者已认识到，冠状动脉造影所反映的冠状动脉形态学改变对病变的严重性存在高估和低估的缺陷；更为重要的是，根据冠状动脉造影无法判断心肌水平病理生理学改变的情况和粥样硬化斑块的确切性质以及患者的预后。因此，除保留冠状动脉造影作为冠心病不可缺少的常规诊断手段以外，临床上已将重点转向通过超声心动图、磁共振（MRI）、核素断层成像（SPECT）和正电子发射断层成像（PET）等影像学手段来研究冠状动脉树的内皮功能、储备功能、灌注功能、心肌水平的代谢状态以及包括心肌顿抑和心肌冬眠在内的心肌存活情况等。

第2节
冠心病的超声心动图检查方法

一、冠状动脉的扫查方法

（一）经胸二维超声心动图

实践已证明，超声心动图诊断技术具有无创性确诊，或者说至少可以排除左冠状动脉主干和右冠状动脉近端病变的实用价值。然而，由于冠状动脉解剖走行的复杂性、多变性以及受超声成像技术自身的限制，经胸二维超声心动图在目前只能用于冠状动脉主干和近端病变的探查，还无法精确地探查整个冠状动脉树。

经胸二维超声心动探查冠状动脉时有以下几种方法：

1. 大动脉根部水平短轴切面，从肺动脉主干下缘和左心室上缘水平寻找从主动脉的左下缘向左延伸至右心室流出道后方的三角形致密回声带，减低增益再轻微调整探头的位置即可在主动脉3点钟的位置显示左冠状动脉主干的开口。

2. 在大动脉根部水平短轴切面，将探头稍向上方倾斜，在主动脉10～11点的位置可以显示右冠状动脉的开口。

3. 在胸骨旁显示标准的左心室长轴切面时，稍稍顺钟向转动探头，即可探查到右冠状动脉的纵切面图像。

4. 在心尖五腔心切面上，可探查到左冠状动脉主干的纵切面图像。

此外，在左心室长轴切面、左心室短轴切面、心尖两腔心切面、心尖四腔心切面、心尖五腔心切面和右心室流入道切面等标准或非标准的切面上，仔细、耐心地寻找，都可探查到左、右冠状动脉近端、中段和远端的横切面图像。

在大动脉水平短轴切面上，正常冠状动脉的开口呈漏斗状，右冠状动脉和左冠状动脉主干分别呈向右和向左延伸的两条平行线，内径为0.3～0.8cm，内膜回声平滑，管腔规则，管壁回声均匀；而冠状动脉粥样硬化则表现为管壁回声不规则、不对称、不均匀、内膜中层增厚，可见钙化所致的强回声，管腔狭窄，冠状动脉轮廓扭曲变形。左、右冠状动脉主干探查的成功率较高，可达70%～90%，然而大多数冠心病患者表现为冠状动脉主干以远的狭窄病变，但由于经胸超声心动图对中、远端冠状动脉探查的成功率并不高，故经胸超声心动图探查冠状动脉只限于对于左、右冠状动脉主干近心段的观察。

（二）M型超声心动图

在检出冠状动脉纵切面或横切面的基础上，取冠状动脉的M型图形，有利于对于该处冠状动脉的管腔内径、管壁厚度、内膜中层厚度进行观察和精确测量。

（三）多普勒超声心动图

应用彩色多普勒可以观察冠状动脉内的血流状态，应用脉冲多普勒可以观察冠状动脉血流频谱的形态、测量血流速度和血流量等参数。在正常情况下，舒张期冠状动脉的血流速度和血流量明显大于收缩期。

（四）经食管超声心动图

由于经食管超声探头距离心脏很近，较容易探查冠状动脉，操作熟练时可以观察到右冠状动脉、左冠状动脉主干及其分支（即左回旋支和左前降支）近心段的二维图像，测定冠状动脉内血流多普勒信号也较容易、而且准确。根据血管扩张药物注射前后冠状动脉内的血流速度或积分改变的程度还可以估测冠状动脉的储备功能。经食管超声心动图较多应用于冠状动脉搭桥术的围手术期监测，除了常规监测心脏功能外，还可监测冠状动脉的血流动力学参数，以及心肌声学造影观察手术前后心肌的灌注功能和存活情况，旨在确定冠状动脉搭桥术的适应证和判断手术效果。一般而言，手术前经心肌声学造影证明，病变远端的心肌处于存活状态，则适宜于行冠状动脉搭桥手术或介入治疗；但如果证明心肌已坏死、无存活时，则表明该处冠状动脉已不适宜行搭桥手术或介入治疗。

（五）术中高频超声

术中高频超声在心外膜直接探查冠状动脉，无疑能获得最详尽的、最精确的解剖学和血流动力学资料。高频超声的心外膜探查技术特别适用于冠心病搭桥手术的术中监测。开胸切开心包后，进行心外膜超声心动图检查，有利于直接验证各处冠状动脉的实际狭窄程度、狭窄病变远端冠状动脉的血流量和血流速度等参数。凡冠状动脉狭窄最严重、狭窄远端血流量最少和血流速度最慢的病变，应考虑进行优先搭桥，尽快恢复血供，以达到保护心肌的目的。当终止体外循环、恢复心跳之后、缝合心包以前，应复查心外膜超声心动图，以了解移植血管内的血流是否通畅、验证

搭桥手术是否成功。如果能在搭桥手术前进行心肌声学造影，则可了解狭窄病变远端心肌血流灌注的变化，以确定心肌是否存活，是否具备手术指征。如果手术前心肌声学造影证明病变远端心肌已经坏死，则原则上该处病变已无搭桥指征，而手术后心肌声学造影则可以验证术后移植血管远端的心肌灌注是否较手术前有所改善，手术是否取得真正成功。

（六）冠状动脉内超声

冠状动脉内超声成像（intracoronary ultrasonography，ICUS）可以获得冠状动脉造影所不能获得的信息，是冠心病影像诊断学新的里程碑。ICUS应用直径 2.9 ～ 3.5F 导管，20 ～ 40MHz 机械或相控阵探头，360°扫描，可获得高分辨率、实时的冠状动脉断面图像。它能较早地发现冠状动脉的局限性或弥漫性粥样硬化病变，较全面地掌握粥样硬化斑块的详细分布部位、面积及其性质，精确地定性和定量诊断粥样硬化病变，更敏感、更精确地判断 PTCA 术后冠状动脉的内径和特征、残余斑块的面积、斑块撕裂和夹层的形成以及支架的状态和位置。

二、冠心病的超声心动图检查方法

（一）二维超声心动图检查

冠心病在二维超声心动图上的主要表现为节段性室壁运动异常和心肌声学造影的异常表现。在重点观察室壁回声、运动特点以及各节段心肌之间协调性的同时，还应注意各心腔容积的大小、比例和心脏功能。

实验和临床研究表明：急性心肌缺血后，立即出现相应室壁的局部室壁节段性运动异常（regional wall motion abnormality，RWMA）。缺血心肌在超声心动图上出现的节段性室壁运动异常明显早于左心室舒张功能、血流动力学和心电图的改变。因此，目前普遍认为，节段性室壁运动异常是心肌缺血的一个最早、最敏感和具有相对特异性的重要指标。

1. 室壁运动的分析方法 目前，在临床上应用二维超声心动图对冠心病患者的室壁运动异常进行分析。二维超声心动图对左心室壁节段

的划分方法较多，较为通用的方法是美国超声心动图学会（ASE）推荐的左心室16节段分析法，它将左心室分为前间隔、后壁、前壁、下壁、室间隔和侧壁，其中前间隔和后壁各分为中段和基底段（共4段），前壁、下壁、室间隔和侧壁各分为心尖段、中段和基底段（共12段），共16段。

关于左心室各节段室壁与冠状动脉的供血关系，Segar等在ASE标准的基础上进行了修订，即左前降支（LAD）供应前间隔的前2/3、室间隔的中段和心尖段以及前壁；左回旋支（LCX）供应后壁和侧壁的中段；右冠状动脉（RCA）供应基底段、下壁的中段和室间隔的基底段。下壁的心尖段和侧壁的心尖段受双重供血：下壁心尖段由LAD和/或RCA供血，侧壁心尖段由LCX和/或LAD供血。该修订法考虑了冠状动脉供血的正常变异性和复杂性，提出了交叉供血的理论，为分析节段性室壁运动异常与冠状动脉供血的关系推测受累冠状动脉的提供了一个重要参考方法。

2. 室壁各节段运动的计分方法 按ASE推荐的半定量方法对各节段室壁的运动特点进行计分。

（1）运动正常为1分。心内膜运动≥5mm，室壁收缩期增厚率≥25%。

（2）运动减弱为2分。心内膜运动<5mm，室壁收缩期增厚率<25%。

（3）运动消失为3分。心内膜运动和室壁收缩期增厚率消失。

（4）反向运动为4分。收缩期室壁变薄向外运动。

（5）室壁瘤为5分。室壁回声致密、变薄、呈矛盾运动，收缩期及舒张期心室壁呈持续膨出状态。

如果多切面探查无法评定心内膜的运动幅度和心室壁的收缩期增厚率，则该节段不参与计分。根据上述室壁运动的计分方法计算室壁运动计分指数（wall motion score index, WMSI）。室壁运动计分指数越大，表明心肌缺血越严重或梗死范围越大。

WMSI＝各节段室壁的计分之和/参与计分的室壁节段数。

观察室壁运动一般以肉眼观察法最为常用，其优点是方便易行，缺点是主观随意性较大，观察者必须具有丰富的观察经验。应采用观察者自身和两个以上观察者之间的重复性试验来确定观察者的技术是否达到熟练水平。也可以用固定轴系统和浮动轴系统观察室壁运动的方法，它属于一种半自动、半定量的评估方法，有一定的优缺点。先用手工的方法分别勾画出心室舒张期和收缩期的内、外膜边缘，再由计算机预先设置的软件，应用固定轴系统或浮动轴系统在不同切面上自动定出中心点、勾画出16个节段，自动给出WMSI，这种方法可自动给出每一节段室壁在心动周期中的运动幅度、面积变化率和运动特点的计分以及左心室整体的心功能参数（包括FS、EF、SV、CO、CI等）。固定轴系统仅适用于心室形态基本正常的病例，而移动轴系统则适用于伴有室壁瘤或心室形态变形的病例。尽管计算机测定具有客观性等优点，但其正确性和重复性仍存在一定的限制，有赖于所取得的切面是否规范、勾画内外膜轮廓是否精确等因素。

右心室室壁运动分析主要应用Nanda等推荐的划分方法：即把右心室游离壁、下壁（隔壁）分为近段、中段和心尖段，从心尖四腔心切面、胸骨旁左心室长轴切面、剑下四腔心切面、剑下两腔心切面和剑下左乳头肌水平短轴切面进行观察。目前尚未见到这方面的计算机应用软件。

（二）M型超声心动图检查

二维超声心动图问世以前，冠心病的早期诊断主要依靠M型超声心动图观察节段性室壁运动异常。由于M型超声心动图具有较高的取样率、良好的时间分辨力和空间分辨力，尤其是当超声波束垂直入射室间隔、前壁和后壁时具有更明显的优越性，并可以精确地测量室壁的厚度、运动幅度、收缩期增厚率、左心室射血前期时间/左心室射血时间比值、收缩期加速度、舒张期减速度等指标。实践证明，室壁收缩期增厚率的降低对于冠心病的诊断敏感性和特异性均优于室壁运动幅度的改变。在临床实践中，常常可以观察到冠心病患者的左心室室壁运动幅度在正常范围而收缩期增厚率却明显降低的现象。M型超声心动图自主动脉根部连续扫描至心尖区，还可以获得典型的基底段、中段及心尖段的节段性室壁运动正常和异常的波形（图18-2-1）。

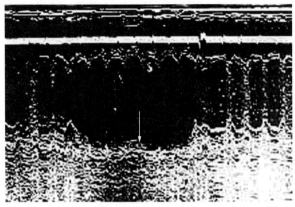

图 18-2-1 M 型超声心动图连续扫查
左心室长轴切面上，室间隔运动正常而左心室后壁中部运动消失（箭头所示）

因此，M 型超声心动图在诊断冠心病方面具有独特的优点，是二维超声心动图的重要补充。M 型超声心动图的主要缺点在于入射超声束经常不能与所探查的室壁垂直，而且不能探测所有室壁，因而会影响其测量和判断的准确性。而美国 GE 公司推出的解剖 M 型技术可以克服上述限制，使 M 型超声心动图取样线垂直于任何心室壁，从而弥补了由于超声束无法与心室壁垂直和取样角度的限制。

（三）多普勒超声心动图检查

多普勒超声心动图在诊断冠心病中的用途除了探测冠状动脉近心段血流及估测该段冠状动脉内血流动力学参数了解冠状动脉血流储备以外，尚可观察心肌内垂直小血管内的血流。近年来，利用这一技术观察冠心病弥漫性病变下游心肌严重缺血、无法行冠状动脉搭桥术和冠状动脉内球囊扩张术而行心肌激光打孔术患者的术后追踪。经初步观察证实，缺血心肌激光打孔后，近期内心肌垂直小血管内的血流较手术前丰富，但尚未能证实有远期效果。

三、冠心病的超声检查新技术

1. 彩色室壁运动 (color kinesis, CK) 显示技术 应用多普勒伪彩色编码原理标测心室内膜收缩期和舒张期室壁运动的时相、方向和幅度的技术称为彩色室壁运动显示技术，即 CK 技术（图18-2-2）。应用 CK 技术观察冠心病患者的节段性室壁运动异常具有直观、定性和定量分析等独特的优点。

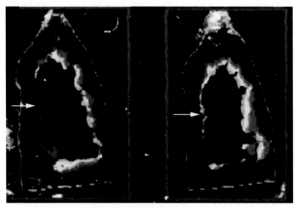

图 18-2-2 彩色室壁运动显示技术
彩色室壁运动显示技术显示左心室下壁和室间隔运动低下

2. 声学密度定量技术 (acoustic quantitation, AQ) 声学密度定量技术根据血液与心内膜界面之间存在的组织差异性，应用多普勒伪彩色编码原理标测心内膜的实时变化，从而实时勾画出心脏收缩期和舒张期的容积，并通过计算机软件实时地、自动地计算出心脏功能各种参数（图18-2-3）。

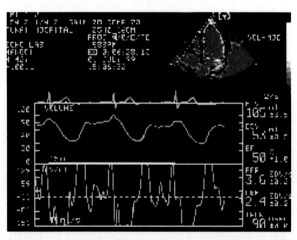

图 18-2-3 左心室面积曲线以及其衍生参数的显示方式

3. 多普勒组织成像技术 (Doppler tissue image, DTI) 多普勒组织成像技术是近年来新发展起来的一项观察室壁心肌运动的新技术。DTI 的基本原理是通过滤波器滤掉高速低振幅的血流信号而保留低速、高振幅的室壁运动信号，并以速度、加速度和能量图的形式显示，以评价室壁的运动情况。

DTI技术中应用较为普遍的是速度显示模式，该技术通过伪彩色编码心室壁在心动周期不同时相的运动速度及其血流频谱等参数，定性和定量分析正常室壁运动和异常室壁运动的特征。目前，DTI技术已经开始应用于冠心病及心肌病局部心肌功能的评估，它对检测和量化室壁运动异常、协助诊断冠心病、限制型心肌病和心肌淀粉样变性等疾病具有重要的价值。

4. 负荷超声心动图 (stress echocardiography)

（1）负荷试验的种类和机制。一类是负性负荷试验，通过增加心脏做功、增加心肌耗氧量来诱发心肌缺血，其目的在于：检出隐性冠心病；确立冠状动脉病变的部位和范围；了解已确诊为冠心病患者能耐受的合理运动量；判断急性心肌梗死患者的预后；判断病变区心肌存活情况及是否具备行冠状动脉搭桥手术或介入治疗的指征；评价冠心病患者接受药物、冠状动脉搭桥手术或介入治疗的疗效和远期效果等。负性负荷试验的方法主要包括运动、冷加压、心房调搏和药物负荷试验等，药物有多巴酚丁胺、双嘧达莫、硝酸甘油、腺苷、三磷酸腺苷、异丙肾上腺素和乙酰胆碱等。

另一类是正性负荷试验，通过负荷试验改善心肌缺血程度或心肌运动功能，其目的在于：评价心肌存活情况；作为选择治疗药物的依据；判断预后；选择血运重建的适应证等。正性负荷试验的方法主要是药物负荷试验，药物有多巴酚丁胺、双嘧达莫、硝酸甘油、腺苷、罂粟碱和乙酰胆碱等。

（2）负荷超声心动图试验最常用的观察方法。主要取心尖二腔心切面、四腔心切面和胸骨左缘左心室长轴切面观察。最常用的观察指标是左心室室壁节段性运动异常的积分指数（WMSI），以及室壁收缩期增厚率、左心室局部或整体收缩功能和舒张功能、主动脉收缩期血流频谱变化等。

（3）负荷超声心动图试验的主要限制。运动负荷超声心动图试验的主要限制在于运动导致呼吸加深加快，干扰透声窗，导致获取的图像质量下降，影响结果分析；需要患者具有一定的体力，能坚持完成目标运动量。与运动负荷超声心动图相比较，药物负荷超声心动图试验具有不干扰透声窗、获取的图像质量较好和对患者体力无要求

等特点。

负荷超声心动图试验的另一限制在于二维超声心动图对左心室内膜的识别较困难。晚近，在进行负荷超声心动图试验时，提倡合并使用左心室声学造影技术、多普勒组织成像技术（DTI技术）、彩色室壁运动显示技术（CK技术）、经食管超声心动图以及三维超声成像技术等，以改善对心内膜的分辩力，提高负荷超声心动图试验的敏感性和特异性。

（4）负荷超声心动图终止试验的标准。各种负荷超声心动图试验终止试验的标准大致相似，主要包括以下标准：

①已达到目标心率，即心率达到（220−年龄）×85%。

②出现新的节段性室壁运动异常（RWMA），或原有的节段性室壁运动异常加重。

③出现严重高血压（收缩压≥220mmHg或舒张压≥110mmHg）或低血压（血压较静息时降低20mmHg以上）。

④心电图ST-T降低或抬高≥2mm。

⑤用药已达最大剂量或运动量已达活动平板的Bruce方案五级以上。

⑥出现典型心绞痛症状。

⑦出现严重心律失常。

⑧出现患者不能耐受的症状或不良反应。

（5）超声心动图负荷试验在冠心病方面的主要适应证和用途。

①确定冠心病的定性和定位诊断，包括原因不明的胸痛等可疑冠心病患者以及无临床症状的隐性冠心病患者。

②对于已确诊为冠心病的患者，负荷超声心动图可用于了解患者对运动的耐受情况，指导患者日常工作和运动量，判断患者预后。

③对于急性心肌梗死恢复期患者，负荷超声心动图用于了解冠状动脉病变的范围、判断预后、指导患者日后运动量，尤其是可以作为确定是否需要进一步做冠状动脉造影和血运重建术的重要参考依据。

④作为判断心肌存活的一个重要方法。

⑤作为冠心病患者药物筛选的依据。

⑥作为冠心病患者药物、介入或手术等治疗后，疗效追踪观察的一个重要手段。

(6) 负荷超声心动图的禁忌证和相对禁忌证。

①心功能不全。

②明显或严重心律失常。

③梗阻性肥厚型心肌病。

④重症高血压。

⑤心电图明显缺血改变。

⑥不稳定型心绞痛。

⑦肺功能不全。

⑧体力不能胜任运动。

⑨对负荷药物有过敏反应或其他严重反应。

(7) 常见的负荷超声心动图试验。目前,在临床上以多巴酚丁胺负荷超声心动图和运动负荷超声心动图最为常用,其中又以多巴酚丁胺负荷试验更为常用,也有采用运动负荷超声心动图合并多巴酚丁胺或双嘧达莫负荷超声心动图试验的报道。

1) 多巴酚丁胺负荷试验 (DSE)。早期的动物试验曾证明,功能异常的缺血心肌注入儿茶酚胺类正性肌力药物(如多巴胺、麻黄素、多巴酚丁胺)后可使心肌功能恢复,而且无毒害作用,这一现象可能是由于功能减低的心肌尚具有进一步在收缩期运动增强和增厚的能力,即具有一定的收缩功能贮备能力。由此可以解释,处于顿抑和冬眠状态而尚存活的心肌,由于具有收缩功能的贮备,因此在小剂量儿茶酚胺类物质(如多巴酚丁胺)的作用下,表现为室壁运动的改善。为此,临床上广泛应用多巴酚丁胺超声负荷心动图试验来鉴别静息状态下室壁运动异常的心肌是存活心肌还是坏死心肌。存活心肌在小剂量药物负荷后因具有收缩功能贮备,其运动得到改善,在大剂量药物负荷后则又因耗氧量过大而导致室壁运动恶化;坏死心肌则因无收缩功能储备,大剂量和小剂量药物负荷后其运动均无变化。多巴酚丁胺负荷超声心动图评价心肌存活性时应采用小剂量多巴酚丁胺负荷超声心动图 (LDDSE),即多巴酚丁胺从 2.5 μg/kg·min 或 5 μg/kg·min 开始,每 5min 增加 2.5 ~ 5 μg/kg·min,最高加至 10 μg/kg·min 或 20 μg/kg·min;而当应用多巴酚丁胺负荷超声心动图的目的在于诱发节段性室壁运动异常检出隐性冠心病时,则采用大剂量多巴酚丁胺负荷超声心动图 (HDDSE),自 5 μg/kg·min 开始,每隔 5min 加量 5 ~ 10 μg/kg·min,最高加

至 40 μg/kg·min,如果心率仍不能达标则静脉注射阿托品 1 ~ 2 mg 强化。

多巴酚丁胺是异丙肾上腺素的一种衍生物,是一种人工合成的儿茶酚胺类药物,具有较强的 β_1 受体兴奋作用(正性肌力作用),对 β_2 受体及 α 受体兴奋性较弱(外周血管作用较小)。多巴酚丁胺增强心肌收缩力的作用大于加速心率的作用;当从静脉按 2.5 ~ 10 μg/kg·min 给药时,主要作用于 β_1 受体,可使心肌收缩力增强,而心率增加不显著;当给药速度超过 15 ~ 20 μg/kg·min 时,则使心率增快、血压升高、心肌耗氧量增加。短期冬眠心肌的动物试验表明,大剂量多巴酚丁胺可加重心肌缺血的严重程度,导致不可逆性心肌受损,所以早期主张使用小剂量多巴酚丁胺。Smart 的研究也表明,多巴酚丁胺的剂量过大会造成血流动力学改变,降低判断室壁运动异常部位心肌是否存活的敏感性,即多巴酚丁胺超过 10 μg/kg·min 时,其敏感性下降。但后来也有试验表明,HDDSE 并不增加血清心肌酶的水平,不仅可在小剂量时检测室壁运动异常的心肌运动是否有改善(即评价心肌存活性),在大剂量时由于增加了心肌耗氧量反而导致静息时正常区域出现心肌缺血,表现为节段性室壁运动异常,即室壁运动的"双相反应"(biphasic response),该双相反应对血运重建后局部心脏功能恢复的预测价值最高,因此这两种方法均可用于判断存活心肌。

关于如何根据室壁运动的改善程度判断存活心肌,目前尚没有统一的标准,各文献报道也不一致。室壁运动改善的标准多按室壁运动计分指数 (WMSI) 半定量评价。运动增强是负荷时的正常生理反应,所以运动增强的正常室壁记分仍为 1 分。一般而言,注入多巴酚丁胺后室壁运动改善的标准为:静息时无运动或反向运动(室壁计分为 3 分或 4 分),负荷后变为室壁运动正常或减弱(计分为 1 分或 2 分);静息时运动减弱(计分为 2 分)变成正常室壁运动(计分为 1 分)。应该指出的是,心肌运动由反向运动变为无运动时,不能认为室壁运动有改善。大多数学者认为室壁运动计分减少 1 分以上即可判定心肌具有存活性(图 18-2-4)。存活心肌判定标准的不一致影响了负荷超声心动图识别心肌存活性的敏感

现代**超声**显像诊断学

性、特异性和准确性。

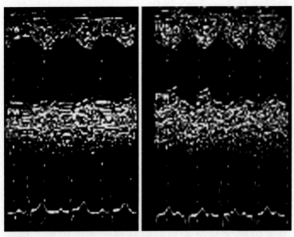

图18-2-4　多巴酚丁胺负荷超声心动图评价心肌存活性
静脉滴注多巴酚丁胺10μg/kg·min后，下壁运动明显改善，提示下壁心肌存活

Pierard于1991年首先报道了LDDSE对存活心肌的估测价值，他们对发生前壁急性心肌梗死的17名患者于3小时内给予静脉溶栓治疗，7±4天内行静息及LDDSE检查，9±5天内行PET检查，9个月±7个月内复查上述项目。结果表明，静息时运动异常的节段如果PET表现为正常灌注（即顿抑心肌），则LDDSE时都有室壁运动的改善，超声心动图随访，这些节段静息状态下室壁运动均有好转；静息时室壁运动异常节段在PET表现为低灌注高葡萄糖摄取（即冬眠心肌），大多数患者在LDDSE时表现出室壁运动的改善，然而其后的PET随诊却显示大多数节段功能没有恢复（灌注无改善、高葡萄糖摄取消失）。作者认为，LDDSE是检出存活心肌的一种有前途的方法，早期血流灌注是否恢复与其预后紧密相关。

多巴酚丁胺负荷超声心动图的副作用主要有心悸、胸痛、头晕、头疼、恶心、烦躁、室性和室上性早搏等各种心律失常、心电图ST段压低或抬高、血压增高或降低、偶可诱发心绞痛。大量临床研究表明，多巴酚丁胺负荷超声心动图不良反应的发生率为7%～10%，绝大部分患者能耐受试验，少有报道耐受欠佳者，迄今为止尚未有因多巴酚丁胺负荷超声心动图试验导致死亡的病例报道。

2）双嘧达莫负荷超声心动图。常规应用潘生

丁0.56mg/kg用盐水稀释后静脉内推注，4分钟内注完，观察注射前后室壁运动的变化情况，室壁运动变化的判断方法和多巴酚丁胺负荷超声心动图相同。必要时可采用大剂量，一次注射潘生丁0.84mg/kg或注射潘生丁0.56mg/kg的基础上追加0.28mg/kg，其目的在于增加试验的敏感性。试验完毕后静脉注射氨茶碱0.125g或0.25g以对抗潘生丁可能遗留的不良作用。潘生丁负荷超声心动图的原理是通过扩张正常的冠状动脉、诱发病变冠状动脉灌注区窃血，导致相应室壁出现节段性运动异常。潘生丁负荷超声心动图的副作用主要是头疼、心悸、诱发心绞痛和心电图ST段改变等。

3）运动负荷超声心动图。和心电图运动试验一样，运动负荷超声心动图在临床上最早开展。采用活动平板、蹬车或等长握力运动方法，以极量或次极量心率为目标，增加心脏做功和心肌耗氧量，诱发病变冠状动脉灌注区心肌缺血，导致左心室出现节段性室壁运动异常。对于急性心肌梗死恢复期患者，可采用Naugoton方案或症状限制性运动方案。

4）冷加压负荷超声心动图。冷加压负荷超声心动图的原理为低温寒冷可诱发全身小动脉收缩使外周阻力增加，从而使心脏后负荷增加，诱发冠状动脉收缩甚至痉挛，导致病变冠状动脉灌注区心肌缺血。试验方法为：双手以及腕部以上持续浸入0～3℃的冰水中5分钟，观察浸入冰水中前后室壁运动的变化情况。本方法尽管特异性较高，但其敏感性较低，而且由于方法难于规范化，因此在临床上较少应用。

5. 心肌组织定征技术(myocardial characteristization)　不同组织特性具有不同声学特性，目前国内外学者们正在致力于研究利用声衰减、散射、声学密度等心肌组织定征指标对心肌疾病的诊断意义。初步研究结果表明，正常心肌与缺血心肌之间存在超声组织定征参数的差异。从冠状动脉开始阻塞发展到心肌坏死的全过程以及心肌由缺血、坏死发展到纤维化、瘢痕化形成的全过程，心肌组织定征指标都是不断变化的，因此超声组织定征技术可以检测冠心病患者心肌声学参数的改变，对诊断冠心病具有重要的作用。

6. 血管内皮功能和冠心病的关系　血管内皮功能损伤是动脉粥样硬化的始动因素，也是动脉粥样硬化的最早期变化。为了早期检出动脉粥样硬化，近年来在临床上采用超声检测动脉的内皮功能，试图预测冠状动脉是否存在粥样硬化。多数临床研究证明，心脏以外动脉的内皮功能和冠状动脉的内皮功能之间存在相关性。

通常检测的动脉包括肱动脉和股动脉，其中以肱动脉最为常用。检测方法为：以肱动脉为例，在肘部绑上血压计的袖带，在肱动脉检测部位作一标记以便前后固定在同一部位检测。首先测定标定处肱动脉的内径，然后测定血压值，再把袖带充气至收缩压以上 30mmHg 处持续数分钟后重复测定肱动脉的内径。

7. 颈动脉硬化与冠心病关系　颈动脉包括颈总动脉、颈内动脉和颈外动脉。正常颈动脉的内膜中层厚度为 ≤ 1mm。凡颈动脉内膜中层厚度 > 1mm、内膜上有条纹样或粥样斑块时，即可诊断为颈动脉粥样硬化。经临床研究证实，颈动脉粥样硬化和冠状动脉粥样硬化之间存在高度的相关性，因此检测颈动脉具有预测冠状动脉粥样硬化的意义。

8. 三维超声心动图 (three-dimensional echo-cardiography)　由于冠心病存在节段性室壁运动异常，心脏收缩不协调，无论是二维超声心动图的改良 Simpson 法，还是 M 型超声心动图的 Techholtz 法测定心脏容积时，其准确性均受到一定的限制。相比之下，三维超声心动图测定心脏容积和整体功能，在理论上应该比二维超声心动图和 M 型超声心动图更为精确。此外，由于三维超声成像可以任意上下、左右、前后转动，并且可以对心脏进行任意切割，因此观察室壁节段性运动异常和室壁瘤等更为直观。

9. 冠状动脉内超声 (intra-coronary ultrason-ography, ICUS)　正常冠状动脉在超声图像上呈回声不同的三层结构：内层由血管内膜和内弹力膜组成，呈中等回声；中层由肌性纤维组成，呈低回声；外层由外弹力膜组成，呈强回声。正常冠状动脉内膜厚度应小于 0.3mm；中层厚度应小于 0.2mm。冠状动脉粥样硬化在 ICUS 的主要表现为内膜中层增厚和粥样斑块形成。一般可将斑块区分为软斑、硬斑（包括纤维斑和钙化斑）和

混合斑三种：软斑富含脂质，斑块内可伴有出血和坏死组织，在声像图上表现为低回声区或无回声区，回声低于血管外膜；硬斑通常由纤维组成，纤维斑的回声介于软斑和钙化斑（钙化斑的回声极强，伴声影）之间，一般不伴声影，其回声高于血管外膜。浅在性钙化斑位于斑块的表面，与冠状动脉内腔相邻；深在性钙化斑位于斑块的底部与外膜相近。根据斑块的分布特点可将粥样斑块分为向心性和偏心性两类，凡斑块的偏心指数（偏心指数 = 最薄处斑块厚度 / 对侧斑块厚度）大于 0.5 为向心性斑块；凡偏心指数小于 0.5 则为偏心性斑块。向心性斑块导致向心性狭窄；偏心性斑块导致偏心性狭窄。ICUS 可以测量冠状脉病变处内膜的截面积、外膜的截面积和斑块的截面积，并由此计算出该处管腔的狭窄百分比。

（1）与冠状动脉造影相比，ICUS 具有如下优点。

①能较早地发现冠状动脉的局限性或弥漫性粥样硬化病变，提高冠心病的诊断水平。

②能更精确地定性和定量诊断粥样硬化病变，更敏感地检出和鉴别软斑、硬斑和混合斑等。

③较全面地掌握粥样硬化斑块的详细分布部位、面积及其性质，有利于判断预后，指导血运重建术适应证的选择。

④更敏感、更精确地判断 PTCA 术后管腔的内径和特征、残余斑块的面积、斑块撕裂和夹层的形成以及支架的状态和位置。

⑤有利于研究粥样斑块的发病机制、追踪斑块自然演变规律和急性冠脉事件的发生机制。

（2）冠状动脉内超声的临床用途。

①补充、验证或纠正冠状动脉造影的诊断，提高冠心病的诊断水平。

②协助 PTCA 支架植入术或冠状动脉搭桥术等血运重建术适应证的选择。

③提供球囊、支架大小和长度选择的依据；协助球囊扩张或及支架植入的定位；协助判断 PTCA 球囊扩张术的效果是否满意，支架植入的位置是否处于最佳状态及支架是否完全张开等，有效减少并发症、提高介入治疗的成功率。

④协助追踪观察 PTCA 支架植入术的远期效果；用于研究冠状动脉血流特点及其储备功能。

⑤作为深入研究冠心病病理性斑块的自然演

变规律及其并发症形成机制的重要工具。

（3）冠状动脉内超声技术的限制。

①属有创性检查方法，要求操作者具有熟练的冠状动脉造影经验。

②目前，冠状动脉内超声检查一般和冠状动脉造影或介入治疗同时进行，超声检查部分由心内科医师或更经常由超声医师操作。冠状动脉内超声检查明显延长了检查时间，给心内科医师和患者带来不便。

③冠脉内超声检查仪器以及检查用导管价格昂贵也限制了本技术的开展和普及。

（4）冠状动脉内超声检查技术的展望。毫无疑问，冠状动脉内超声极大地改善了超声心动图诊断冠状动脉病变的深度和广度，具有广阔的前景。今后发展的方向在于将超声探头安装在PTCA球囊扩张导管上，从而冠状动脉内超声具有诊断和治疗双重功能；超声探头除了具有二维成像功能外还应具有多普勒功能。如果高频探头可以和普通超声仪通用，以及超声医师掌握冠状动脉造影技术或者冠状动脉造影医师掌握冠状动脉内超声技术，则本技术有望在临床上逐步受到重视和推广。

10. 心肌声学造影（myocardial acoustic contrast echocardiography）　静脉注射心肌声学造影剂，在右心显影以后，左心室和心肌相继显影。心肌声学造影可应用于冠心病的定性、定量和定位诊断，估测冠状动脉储备功能和判断心肌存活性，评定和追踪冠心病药物治疗、介入治疗和外科治疗的近期疗效和远期疗效等。

第3节
不同类型冠心病及并发症的超声心动图表现

一、隐性冠心病的超声心动图表现

隐性冠心病在临床上无症状，超声心动图检查时可以是阴性结果，即正常超声心动图表现。较多病例表现为左心房轻度增大、二尖瓣舒张期血流频谱A峰增高，A/E比值大于1，E峰减速度时间延长，符合左心室舒张功能受损等非特异

性改变。如果能检出程度不等的节段性运动异常、心内膜纤维化或钙化，在除外了其他器质性心脏病以后，冠心病的诊断即可成立。经研究证实，心肌缺血在超声心动图上的表现早于心电图，因此超声心动图诊断冠心病的敏感性优于心电图。各种负荷超声心动图、冠状动脉内超声均有助于早期诊断隐性冠心病。

二、心绞痛的超声心动图表现

由于心绞痛发作时间较短，很少有患者在心绞痛发作时进行超声心动图检查，因此在临床上缺少心绞痛发作时的超声心动图资料。从理论上推测，心绞痛发作前后超声心动图、心电图以及心音听诊等方面均应有动态的变化。如果在心绞痛发作前，超声心动图表现正常，则在心绞痛发作时，超声心动图应有动态性左心室舒张功能受损、乳头肌缺血所导致的二尖瓣反流、室壁收缩期增厚率下降以及左心室节段性室壁运动异常等表现，也可出现一过性心律失常。

三、急性心肌梗死及其并发症的超声心动图表现

（一）急性心肌梗死的超声心动图表现

冠状动脉粥样斑块破裂、出血和／或痉挛，导致冠状动脉内急性血栓形成和管腔闭塞是急性心肌梗死的主要病理过程。梗死区心肌历经缺血、损伤和坏死的演变过程，心肌坏死早期表现为水肿性增厚，中晚期逐渐走向纤维化和瘢痕形成。坏死心肌的瘢痕形成一般需4周以上，坏死区室壁常呈膨出（expansion）或伸展（extension）改变。心室因适应了心肌坏死而发生一系列重构变化，包括心室几何形态的改变和不同程度的心腔扩大等。根据梗死区面积的大小，心室不断地进行不同程度的重构，包括坏死区心肌变薄、纤维化、瘢痕和室壁瘤形成，以及非梗死区心肌变厚、室壁代偿性运动增强，从而使心室几何形态发生改变，导致心室腔扩大、舒张功能减退甚至发生收缩功能不全和心力衰竭等。在整个心室重构过程中，可发生各种并发症和后遗症，主要包括室壁

瘤形成、心脏破裂、假性室壁瘤形成、附壁血栓形成、缺血性乳头肌功能不全等。

根据超声心动图观察冠状动脉结扎后室壁运动异常和心肌收缩期增厚率即刻变化的动物试验结果，相应灌注区的心肌坏死形成于冠状动脉结扎4小时以后。在急性心肌梗死超急性期（即极早期），心肌收缩期增厚率降低比室壁运动异常更为敏感。动物试验和临床研究均证实，二维超声心动图是动态监测急性心肌梗死患者的心脏功能、及时检出并发症的最佳方法之一。

1. 急性心肌梗死的超声心动图表现（图18-3-1）

（1）心肌梗死超急性期（即心肌缺血损伤期）。主要表现为梗死区室壁运动异常，包括运动幅度减低或运动消失。

（2）心肌水肿浸润期。表现为室壁增厚。

（3）心肌坏死期。主要表现为室壁膨出和室壁矛盾运动引起的功能性室壁瘤改变。

在心肌缺血至损伤的全过程中，超声波的背向反射和灰阶回声均有动态的变化。非穿壁性或心内膜下心肌梗死病例，上述表现不典型或阙如。

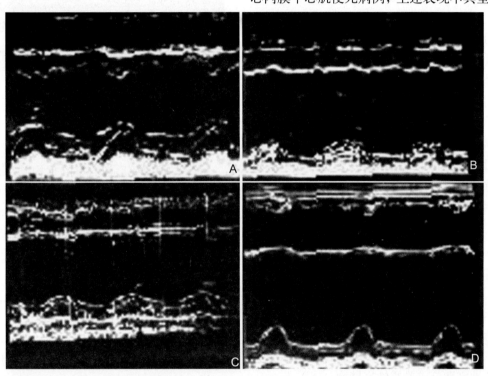

图18-3-1 急性心肌梗死的演变
A图为心肌梗死前的左心室波群 B图为急性前间隔梗死急性期，室壁增厚、运动消失 C图为急性前间隔梗死恢复期，室壁变薄、运动反常 D图为急性前间隔梗死陈旧期，室壁瘢痕形成，运动反常

尽管超声心动图对诊断急性心肌梗死无特异性的价值，但却具有重要的辅助诊断意义。超声心动图对于监测心肌梗死患者病情的动态变化，尤其是及时检出急性心肌梗死的并发症具有非常重要的实用价值。

一般情况下，心肌坏死形成以后，由于室壁运动的"牵扯效应"，根据节段性室壁运动异常所见，超声心动图往往高估急性心肌梗死的实际梗死面积，而低估陈旧性心肌梗死的实际梗死面积。目前，尚不清楚多少数量的梗死心肌才可以在二维超声心动图上显示为肉眼所能观察到的室

壁运动异常。临床研究显示，二维超声心动图显示的节段性室壁运动异常和心电图上显示的Q波及透壁心肌梗死之间存在良好的相关性。

二维超声心动图鉴别是否存在心肌梗死区以及估测梗死面积的同时，对非梗死区室壁运动的观察也是冠心病常规检查的重要项目。研究结果显示，非梗死区的功能是评价预后的一个重要指标。在正常情况下，非梗死区心肌应出现代偿性运动增强，这种非梗死区的运动增强可反映该节段心肌的血供情况。如果在非梗死区心肌没有出现代偿性运动增强，那么就应高度怀疑患者存在

多支冠状动脉病变，而且提示患者预后不良。

2. 超声评价心肌梗死患者的预后　超声心动图对心肌梗死患者的预后评价具有重要的临床意义，并已日益成为该领域的一个重要工具。有研究表明，尽管存在着人为主观因素的干扰，二维超声心动图估测梗死面积的半定量计算方法对患者预后的评估仍有较好的临床应用价值。患者的预后取决于梗死面积的大小以及存活心肌的数量和功能状态。另外，如果多普勒超声心动图检出限制性二尖瓣血流频谱（E峰增高）时，也提示患者左心室舒张末期压力明显增高，患者预后不良。

应用超声心动图鉴别胸痛患者是否为急性心肌梗死具有十分重要的意义。尤其是在急诊时，如果二维超声心动图显示为正常的室壁运动，则往往表明患者没有心肌梗死或者心肌梗死的范围局限（心肌梗死局限于心内膜下或者小于心肌厚度的20%）。目前，在急诊室内进行床旁的超声心动图检查已日益成为决定是否进行即刻溶栓治疗的重要参考依据。此外，负荷超声心动图还可以应用于估测急性心肌梗死患者预后的危险分级。

（二）陈旧性心肌梗死的超声心动图表现

陈旧性心肌梗死的超声心动图表现为梗死区心肌变薄、回声增强，这是由于心肌瘢痕化所致（图18-3-2），不同程度的向外膨出，呈矛盾运动，形成功能性室壁瘤或器质性室壁瘤。

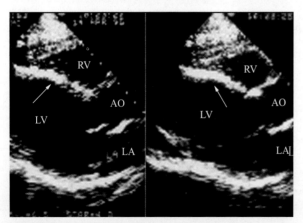

图 18-3-2　陈旧性心肌梗死时室间隔瘢痕化形成

陈旧性心肌梗死时室间隔由于瘢痕形成而表现为回声明显增强（箭头所指）（AO-主动脉　LA-左心房　LV-左心室　RV-右心室）

1. 除了与心肌梗死相关的节段性室壁运动异常以外，多支冠状动脉病变患者还可表现为非梗死区室壁运动异常（图18-3-3）。

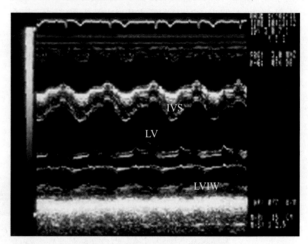

图 18-3-3　陈旧性心肌梗死

左心室波群陈旧性下壁心肌梗死下壁运动消失，室间隔运动代偿性增强（IVS-室间隔　LV-左心室　LVIW-左心室下壁）

2. 心肌梗死后左心室的重构以及可能存在的室壁和乳头肌慢性供血不足，均可引起左心室扩大、心脏功能进行性减退，表现为亚临床型或临床型心力衰竭，导致左心室舒张功能和收缩功能异常，甚至发展为继发性扩张型心肌病。少数患者可以长期伴有少量心包积液。

3. 部分患者由于急性期乳头肌断裂或乳头肌慢性缺血导致不同程度的二尖瓣反流。

4. 个别患者因急性期室壁破裂导致左心室游离壁假性室壁瘤，或者因急性期室间隔破裂导致室间隔缺损。

（三）心肌梗死并发症的超声心动图表现

1. 真性室壁瘤　室壁瘤是急性心肌梗死患者的主要并发症之一，急性心肌梗死所导致的室壁瘤分真性室壁瘤和假性室壁瘤两种。通常将真性室壁瘤简称为室壁瘤，真性室壁瘤的病理改变为：梗死区心肌变薄，心肌坏死、纤维化或者钙化，病变常累及该区域室壁全层（图18-3-4）。室壁瘤的发生率约占急性心肌梗死的15%，其中绝大多数发生在心尖部，其次发生在下壁和后壁。

室壁瘤的超声诊断标准尚未完全统一，有学者提出以下标准可供参考：

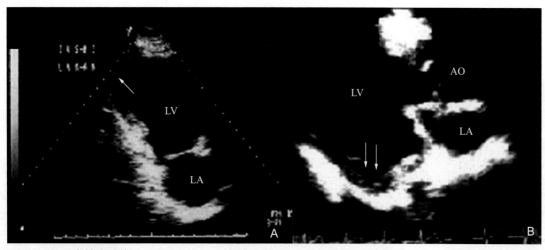

图 18-3-4 真性室壁瘤

A 图为心尖二腔心切面显示心尖部室壁瘤（箭头所指） B 图为左心室长轴切面显示下后壁室壁瘤（箭头所指）

（AO- 主动脉 LA- 左心房 LV- 左心室）

（1）心脏收缩期和舒张期室壁均呈局限性膨出。

（2）瘤壁的心肌呈明显的梗死性心肌改变（即心肌变薄、回声致密、心肌组织正常三层结构消失）。

（3）存在瘤壁的矛盾运动。

（4）运动异常区和正常心肌组织存在一个明确的转折点（即瘤颈的存在）。

（5）对于非典型的室壁瘤，例如仅表现为室壁局限性膨隆而矛盾运动不明显时，应该警惕存在室壁瘤的可能性，加强随访观察。

2. 心脏破裂和假性室壁瘤 广义的心脏破裂应该包括至少三个内容：心脏游离壁破裂、室间隔破裂（穿孔）以及左心室乳头肌断裂。

心脏破裂常发生于急性透壁性心肌梗死后的一周内，好发于左心室后壁基底部、前壁和侧壁近心尖处。心脏破裂是心肌梗死的致命性急性并发症，大多数患者因导致急性心包压塞而突然死亡，少数患者由于破裂口有纤维素包裹而发展为假性室壁瘤。超声心动图是诊断心脏破裂最快捷、最有效的工具，其诊断依据是梗死区心肌变薄、膨出、室壁回声连续性中断（图 18-3-5），伴弥漫性或局限性心包积液。中量和大量的弥漫性心包积液可导致急性心包填塞而使患者猝死。除二维超声心动图外，彩色多普勒尚可发现通过破口的低速往反性血流信号。

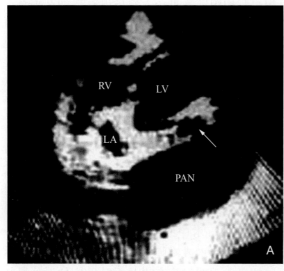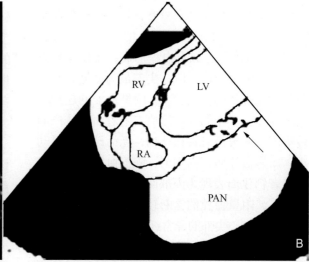

图 18-3-5 左心室破裂（假性室壁瘤形成）

A 图为剑突下四腔心切面左心室游离壁断裂假性室壁瘤形成 B 图为心尖四腔心切面左心室侧后壁基底部断裂，假性室壁瘤形成

（LV- 左心室 PAN- 假性室壁瘤 RV- 右心房 RV- 左心室）

室间隔破裂在急性心肌梗死中的发病率为0.5% ~ 1.0%，大多数病例的破裂口位于大面积前壁心肌梗死患者室间隔的近心尖部（图18-3-6）。

在临床上，如果患者心肌梗死后听诊发现胸骨左缘突然出现响亮的、粗糙的收缩期杂音、伴震颤，则提示有急性室间隔穿孔的可能。

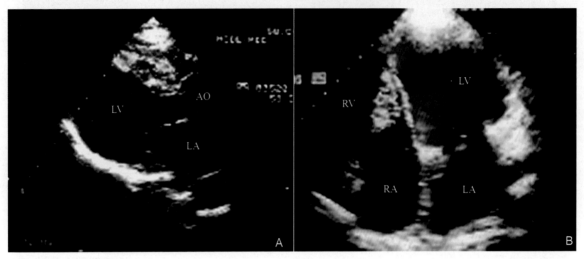

图 18-3-6　室间隔破裂穿孔
图 A 为左心室长轴切面显示右心室腔内来自室间隔断裂口的收缩期过隔血流信号　图 B 为心尖四腔心切面显示右心室腔内来自室间隔断裂口的收缩期过隔血流信号（AO- 主动脉　LA- 左心房　LV- 左心室　RA- 右心房　RV- 右心室）

乳头肌断裂一般发生于急性心肌梗死的早期、心肌梗死后的 1 ~ 7 天内（平均 4 天），常引起严重的急性二尖瓣反流，后内侧乳头肌破裂的发生率是前外侧乳头肌断裂的 3 ~ 6 倍。经胸超声心动图对乳头肌断裂有明确的诊断价值，并可以对断裂的乳头肌进行明确的定位；同时，还可以对于反流量和心脏功能的改变进行估测。

3. 附壁血栓形成　有 20% ~ 60% 的心肌梗死患者合并心室腔内附壁血栓形成，约 5% 的急性心肌梗死患者发生动脉栓塞，附壁血栓脱落是体循环栓塞的主要原因。心肌梗死患者一般在 24 ~ 72 小时内即可以有血栓形成。血栓主要发生于室壁瘤的瘤腔内，以心尖部最为多见，其次为前壁和前外侧的游离壁上。附壁血栓的超声心动图表现为：异常的回声团块，附着面积较广而且较牢固，多数没有蒂样结构，无活动或者活动度小，新鲜血栓回声尚均匀，陈旧血栓则因有纤维化或者钙化而表现为内部回声强弱不等。在一般情况下，附壁血栓的诊断较容易明确，但有时需要和左心室心尖部的异常纤维条索进行鉴别。

4. 缺血性二尖瓣反流（缺血性乳头肌功能不全）　缺血性二尖瓣反流可分为急性和慢性两类。由于一支或一支以上冠状动脉固定性狭窄造成相应乳头肌慢性缺血和功能不全而导致慢性缺血性二尖瓣反流；冠状动脉急性完全性阻塞时左心室乳头肌坏死、破裂、功能不全而导致急性缺血性二尖瓣反流。急性缺血性二尖瓣反流仅出现于急性心肌梗死的患者，而慢性缺血性二尖瓣反流仅出现于陈旧性心肌梗死或慢性冠状动脉供血不全的患者。有资料显示，在急性心肌梗死后有 17% ~ 55% 的患者出现二尖瓣收缩期杂音或者被超声心动图证实有二尖瓣反流，大部分患者呈轻微的二尖瓣反流，仅有约 3.4% 的患者出现重度二尖瓣反流。许多急性心肌梗死患者早期出现的缺血性二尖瓣反流是短暂的，可以自行消失，但也可以作为左心室重构的部分表现而持续存在。急性乳头肌功能不全而导致的急性缺血性二尖瓣反流是急诊二尖瓣人工置换术的强力指征。

仅凭超声心动图检查对乳头肌功能尚难进行诊断性评估，但对乳头肌功能不全所导致的二尖瓣反流在血流动力学上的改变，超声心动图却可以进行比较满意的观察，并可以对反流量进行半定量的评估。术中经食管超声心动图检查对于外科瓣膜成形术或瓣膜置换术的术中监测尤为重要，超声心动图对病变累及瓣叶的定位对外科修补方案的制定有明确的帮助。

四、冠心病心功能不全和心力衰竭的超声心动图表现

冠心病晚期，患者经历一次或多次心肌梗死后，在心肌长期慢性缺血的基础上，心脏从早期以舒张功能障碍为主逐步发展为舒张功能和收缩功能同时受损。冠心病所导致的心功能不全具有如下特点：

（1）节段性室壁运动异常。

（2）心脏解剖形态常表现为不规则，失去生理性协调。

（3）重症晚期病例可以呈典型扩张型心肌病的超声心动图表现（图18-3-7）。

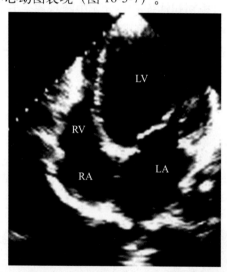

图18-3-7　冠心病心功能不全的超声心动图表现
左心房扩大，左心室明显扩大，呈球形；主动脉瓣和二尖瓣开口较小，提示低排血量；室间隔变薄、回声增强、运动消失（LA-左心房 LV-左心室 RA-右心房 RV-右心室）

（4）可以有心内膜纤维化或钙化的超声心动图表现。

（5）可以检出左、右冠状动脉近心端管腔狭窄、管壁增厚或钙化、血流量减少、血流速度减慢等改变。

五、冠心病合并高血压的超声心动图表现

在临床上，约有70%的冠心病患者合并高血压，因此高血压是冠心病最重要的危险因素之一。高血压的超声心动图表现为左心室心肌重量增加、室壁增厚、舒张功能减退，因此冠心病患者合并高血压时，心肌重量往往增加，舒张功能

受损突出。但必须指出，冠心病本身，由于心肌长期慢性缺血，心肌重量也可以增加，室壁也可以肥厚。

六、冠心病合并糖尿病的超声心动图表现

糖尿病是动脉粥样硬化发病的重要危险因素之一，因此晚期糖尿病患者除了并发糖尿病性心脏病外，往往还有冠心病合并存在。糖尿病性心脏病的主要超声心动图表现为心肌肥厚和左心室舒张功能障碍。临床上对冠心病患者应常规除外合并糖尿病的可能性，但超声心动图无法协助鉴别，今后心肌组织定征技术有可能对鉴别糖尿病患者的心肌声学特征有所帮助。

七、冠心病心律失常的超声心动图表现

冠心病时心肌急性缺血或慢性缺血可以诱发各种各样的心律失常，但超声心动图仅对某些心律失常（如心房纤颤）具有重要的鉴别意义。

第4节 冠心病的超声心动图鉴别诊断

一、室壁运动的不协调

虽然在常规超声心动图检查中，室壁运动的不协调（即节段性室壁运动异常）是冠心病患者的主要表现之一，但并不是冠心病患者特有的超声心动图表现。许多疾病（包括心肌病、心力衰竭、瓣膜病、心律失常等）均可以出现类似的节段性室壁运动异常，尤其是左束支传导阻滞、心包积液、心包粘连和心脏手术后等都会引发一定程度的室壁运动异常。鉴于超声心动图检查对室壁运动异常尚没有精确的定量评估方法，因此在实际工作中，应结合患者病史、心电图、手术史和临床表现等加以鉴别。此外，如果患者有心内膜纤维化或钙化、主动脉钙化、冠状动脉主干钙化及冠状动脉血流异常等，则更有利于冠心病的诊断。

二、手术后患者的室间隔运动异常

手术后的室间隔运动异常是自从 20 世纪 70 年代以来一直受到重视的科研课题，但迄今仍未有定论。有一项研究显示，室间隔（尤其是前间隔）的异常运动出现于手术中心包切开以后，由此可推测正常心包对左心室和右心室具有一定的固定作用和维持两个心室之间压力平衡的作用。外科手术切开心包后，正常生理状态发生变化，原有的平衡状态被打破，从而导致室间隔运动异常。但以上仅仅是一种推测，其结论尚有待于进一步证实。在目前常规的研究中，均不把心脏手术后患者室间隔的异常运动归因于心肌缺血。

三、假性室壁瘤

急性心肌梗死区室壁破裂后形成的血肿、外围由心包壁纤维组织包绕而形成假性室壁瘤。另外，心脏创伤和心包脓肿使心室壁破溃后也可有假性室壁瘤形成。假性室壁瘤的病理所见为室壁的小破裂口，构成心腔和瘤腔之间的交通，瘤壁为纤维化组织。超声心动图特征为：左心室外侧出现一"无回声区"；瘤体与心腔的交通口明显小于真性室壁瘤，一般而言，瘤颈口的内径小于瘤体内径的 40%；瘤壁不是心肌的延续，也不表现为心肌样回声，这是假性室壁瘤与真性室壁瘤鉴别的一个要点。假性室壁瘤的瘤壁主要为纤维组织，无心肌组织；而真性室壁瘤壁由变薄、回声增强的瘢痕性心肌组织组成，与真性室壁瘤瘤壁组织相邻和延续的部分无中断现象，并且可以看到心肌组织正常的三层回声，真性室壁瘤与假性室壁瘤的超声心动图鉴别诊断详见表 18-4-1。

表 18-4-1　真性室壁瘤与假性室壁瘤的超声心动图鉴别诊断

鉴别点	真性室壁瘤	假性室壁瘤
瘤颈口内径	瘤颈口内径大于瘤体内径	瘤颈口内径小于瘤体内径
瘤壁结构	坏死、变薄的心肌组织	无心肌组织，由纤维组织构成，因此心肌组织的三层结构消失
瘤壁周围结构	与病变心肌无中断现象，与正常心肌组织相连续	与病变心肌之间回声中断，有时可见纤维光带在瘤颈口飘浮

四、先天性左心室憩室

真性室壁瘤应与先天性左心室憩室相鉴别。先天性左心室憩室是先天性室壁发出的肌型或纤维型囊状凸起，在临床上罕见，迄今为止国内外报道尚不到 200 例。憩室多发于心尖部，少数起自房室沟部。肌型憩室壁厚，为心肌全层，有肌小梁结构，具有收缩功能，不易破裂；纤维型憩室为纤维组织组成憩室壁，无收缩功能，易破裂。憩室的二维超声形态不如室壁瘤平滑，无明确的矛盾运动，呈一囊性凸起，多伴有皱襞（图 18-4-1），结合病史和心电图检查，不难鉴别。

（徐南图　郜朝辉）

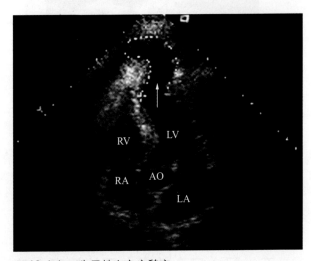

图 18-4-1　先天性左心室憩室
心尖五腔心切面显示心尖部先天性左心室憩室（箭头所示）（AO- 主动脉 LA- 左心房 LV- 左心室 RA- 右心房 RV- 右心室）

第19章

川崎病

第1节
概 述

　　川崎病（Kawasaki disease，KD）又称为皮肤黏膜淋巴结综合征（MCLS），1967 年由川崎富首先报道，它是一种病因和发病机制不明、以全身小血管炎为主要病变的急性发热发疹性疾病。

　　川崎病的血管炎可累及全身的中、小动脉，严重的是它会特异性地侵犯冠状动脉而导致冠状动脉炎，而且冠状动脉炎的发生率几乎是 100%，其中有 20% ～ 25% 的患儿可形成冠状动脉瘤。在冠状动脉瘤患儿中约有 50% 在疾病后期会发生冠状动脉狭窄或闭塞性病变。川崎病心血管损害的自然演变规律如图 19-1-1 所示。随着患儿的不断长大，其后遗症将成为青年期缺血性心脏病和动脉粥样硬化的高危因素，因而日益受到人们的重视。

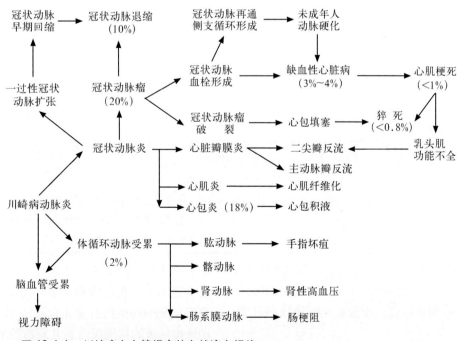

图 19-1-1　川崎病心血管损害的自然演变规律

　　川崎病于新生儿期即可发病，出生后 3 ～ 5 个月发病率开始增加，至 9 ～ 11 个月时形成一个发病高峰，2 岁以内的幼儿占发病总数的 50%，4 岁以内的儿童占发病总数的 80%。川崎病的病死率为 0.3% ～ 0.5%，复发率为 2% ～ 3%，同胞发病率为 1% ～ 2%。

　　日本川崎病流行病学调查表明：春、夏季川崎病发病较多，每三、四年有一次流行。近年来，我国小儿川崎病的发病率也逐年上升，江苏和陕西两省的流行病学调查报告显示：每年春季 3 ～ 5 月份为川崎病发病高峰，5 岁以下儿童的发病率两省分别为 2.53/10 万人口和 2.34/10 万人口，心脏后遗症的发病率分别为 13.6% 和 18.6%，男性发病多于女性（比例约为 1.6 ：1.0）。

第 2 节
川崎病的病理改变和临床表现

一、病理改变

（一）冠状动脉损害

川崎病实际上是一种全身性血管炎，主要累及冠状动脉，其病变过程可分为四期，各期都有其特征性的病理变化规律见表 19-2-1。

从川崎病发病的第 6 天开始，冠状动脉壁中层水肿较为显著，随后发生小圆形细胞浸润；在发病的第 3 ～ 4 周冠状动脉炎症慢慢消退，至第 40 ～ 60 天炎症消失。如果急性期冠状动脉炎较严重，则冠状动脉壁的内外弹性板被破坏、脆性增加，冠状动脉因不能承受动脉压力而导致冠状动脉瘤形成。

冠状动脉从川崎病发病的第 5 天开始扩张，大多数患者在发病的第 14 天其冠状动脉扩张达到最大值。冠状动脉瘤的好发部位是冠状动脉的起始部，其次是左前降支近端、右冠状动脉中段和左回旋支。临床上把冠状动脉瘤分成轻度（或者称冠状动脉扩张，冠状动脉内径小于 4mm）、中度（冠状动脉内径为 4 ～ 8mm）和重度（冠状动脉内径在 8mm 以上）三种类型，详表 19-2-2。在使用阿司匹林治疗的患儿中，冠状动脉扩张的发生率约为 40%，其中轻度冠状动脉瘤占 28%，中度冠状动脉瘤占 12%，重度冠状动脉瘤仅占 0.5% 左右。

表 19-2-1　川崎病各期的病理变化规律

分期	病程	病理变化	死因
I （急性期）	1 ～ 11 天	小血管炎，冠状动脉炎，周围血管炎，急性全心炎	心律失常、心力衰竭
II （亚急性期）	12 ～ 28 天	以中型动脉炎为主，冠状动脉炎，冠状动脉瘤及血栓栓塞，冠状动脉内膜增生	心律失常、心力衰竭、心肌梗塞、冠状动脉瘤破裂
III （恢复早期）	29 ～ 45 天	冠状动脉肉芽组织增生，血管内膜增厚，小血管及微血管的炎症消失	心肌梗死
IV （恢复晚期）	46 天～数年	冠状动脉管壁瘢痕形成、钙化，管腔狭窄或血管再通，心内膜及心肌纤维化	心肌梗死、心功能不全、猝死

表 19-2-2　冠状动脉瘤的分级

级别	最大内径	病理特征
0 级（正常）	<3mm	无冠状动脉瘤
1 级（轻度）	3 ～ 4mm	近端冠状动脉瘤，冠状动脉呈局限性扩张
2 级（中度）	4 ～ 8mm	单个、多个或广泛的冠状动脉瘤，冠状动脉呈球形扩张或呈瘤样扩张
3 级（重度）	>8mm	多个、广泛的冠状动脉瘤，冠状动脉呈弥漫性改变

此外，约有 1% 的患儿会出现中小动脉病变，例如出现髂动脉、腋动脉、颈动脉、胸主动脉、腹主动脉等外周动脉瘤，少数患儿脑动脉亦可出现病变。

（二）心脏病变

川崎病急性期心外膜炎的发生率约为 15%，并可出现不同程度的心包积液；而心肌炎的发生率约为 30%。大多数患儿没有心脏症状，有时可见心律不齐，但大多属于轻度病变，偶尔可见到心功能不全。由心内膜炎和 / 或瓣环扩大导致二尖瓣反流的病例约占患儿总数的 50%，而出现主动脉瓣反流的病例仅占患儿总数的 0.2%。

（三）冠状动脉病变的预后

轻度冠状动脉瘤在发病后 30 ～ 60 天内恢复正常，其主要病理变化是冠状动脉内膜肥厚并充填呈囊样扩张的冠状动脉，导致管腔回缩、冠状动脉内径恢复正常，又称为退缩；中度冠状动脉瘤在发病后的第 1～2 年内退缩，但有一部分可造成冠状动脉狭窄；重度冠状动脉瘤，又称为巨大冠状动脉瘤，大多数由于有血栓形成或者内膜明显增厚而导致冠状动脉狭窄和闭塞性病变。经研究表明，川崎病患儿即便无冠状动脉扩张也会残留动脉内膜肥厚等后遗损害，从而成为将来发生青年期动脉粥样硬化的潜在危险因素。

二、临床表现与实验室检查

（一）临床诊断标准

川崎病的诊断标准通常采用 1988 年 12 月第三届国际川崎病会议修订的标准，凡符合以下诊断标准中 4 项以上者即可诊断为川崎病。

1．发热：持续 5 天以上。

2．四肢末端变化：急性期时，手足硬性水肿，掌跖及指（趾）端有红斑；恢复期时，指（趾）甲床皮肤移行处有膜样脱皮。

3．发疹：多形性红斑，以躯干部为多见，不发生水疱及痂皮。

4．双眼球结膜充血。

5．口唇红肿潮湿，杨梅舌，口咽部黏膜弥漫性充血。

6．非化脓性颈部淋巴结肿大，直径 >1.5cm。

（二）实验室检查

1．白细胞增高伴核左移，血小板增多，血沉加快，C 反应蛋白阳性，低蛋白血症，轻度贫血等。

2．蛋白尿，尿中沉淀的白细胞增多。

3．心电图显示 P-R 间期延长，Q-T 间期延长，异常 Q 波，QRS 低电压，ST-T 改变，心律不齐。

4．X 线显示心影增大。

5．超声心动图显示心包积液、冠状动脉扩张及周围动脉瘤等。

（三）非典型川崎病的诊断

1.非典型川崎病的诊断

（1）诊断标准 6 项中只符合 4 项或 3 项，但在病程中超声心动图或冠状动脉造影证明有冠状动脉瘤者（多见于小于 6 个月的婴儿或大于 8 岁的儿童）。

（2）诊断标准 6 项中只符合 4 项，但超声心动图可见冠状动脉壁回声增强（此型冠状动脉扩张少见），而且已除外其他感染性疾病（如病毒性感染、溶血性链球菌感染等）。

2.非典型川崎病诊断的参考项目

（1）BCG 接种处再现红斑。

（2）血小板数显著增多。

（3）血沉明显增快。

（4）超声心动图显示冠状动脉扩张或冠状动脉壁回声增强。

（5）心脏杂音（二尖瓣反流引起的杂音）或心包摩擦音。

（6）低蛋白血症和低钠血症。

第 3 节
超声心动图检查方法

进行超声心动图检查前首先必须熟悉冠状动脉的正常走行，否则就不能够正确地评价川崎病时冠状动脉受累及的程度。

一、冠状动脉的解剖

冠状动脉是供应心肌血液的动脉，它环绕心脏在房室沟中形成环状（图 19-3-1 和图 19-3-2），故称为冠状动脉。冠状动脉有两支（左冠状动脉和右冠状动脉），分别开口于主动脉根部的左、右冠状窦。

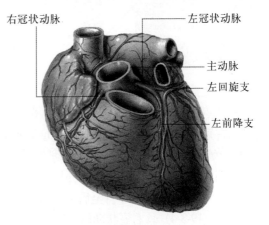

图 19-3-1 冠状动脉解剖示意图

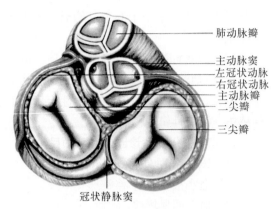

图 19-3-2　瓣膜平面冠状动脉开口的解剖示意图

1. 左冠状动脉　左冠状动脉（left coronary artery）起始于主动脉左冠状窦，在左心耳与肺动脉主干根部之间向左下走行。左冠状动脉主干全长为 2 ~ 10mm，在肺动脉左侧、左心耳下方分为左前降支（left anterior descending branch）和左回旋支（Left circumflex branch）。左前降支沿前室间沟向心尖下行，至心尖转向后方进入心脏膈面的后室间沟（图 19-3-3），沿途分出多支分支，分布于前室间沟两旁的左右心室前壁、室间隔前上 2/3、右心室漏斗部、右心室前乳头肌、心尖部、心膈面下 1/3 及希氏束；左回旋支沿冠状沟向左走行，绕心脏左侧至左心室膈面，约有 10% 的人左回旋支可抵达房室交点甚至后室间沟，左回旋支的分支分布于左心房、左心室外侧壁及部分后壁。

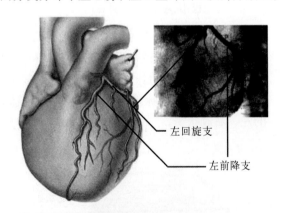

图 19-3-3　左冠状动脉走行解剖示意图
图示左前斜位左冠状动脉走行示意图和冠状动脉造影图像

2. 右冠状动脉　右冠状动脉（right coronary artery）起始于主动脉右冠状窦，经肺动脉与右心耳之间入冠状沟，然后继续向右走行并绕心脏右缘至心室膈面，再经房室交点下行至后室间沟处移行为后降支（图 19-3-4）。右冠状动脉沿途分出右心室

前支、右圆锥支、锐缘支等分支，分布于右心室前壁、右心房、部分心膈面及室间隔后 1/3。

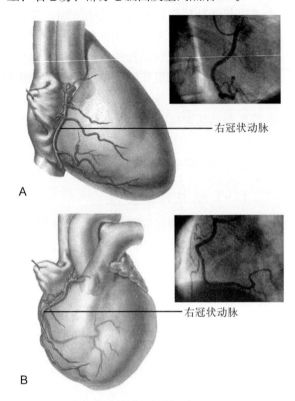

图 19-3-4　右冠状动脉走行解剖示意图
A 图为右前斜位右冠状动脉走行示意图和冠状动脉造影图像
B 图为左前斜位右冠状动脉走行示意图和冠状动脉造影图像

二、冠状动脉的超声心动图探查方法

根据冠状动脉行走所经过的途径，在不同的超声心动图切面上可显示出冠状动脉的不同节段，并可测量其内径及观察管壁回声情况。

1. 左冠状动脉的探查

（1）取心底短轴切面，声束方向稍指向左外上方，在主动脉后外侧壁（3 ~ 4 点钟的位置）可探及左冠状动脉主干，其开口呈漏斗状。在显示了左冠状动脉主干的基础上顺时针稍稍转动探头（约 30°），即可探查到左前降支及左回旋支的分叉处，指向前方的为左前降支，指向后方的为左回旋支；取胸骨左缘左心室长轴切面的基础上，探头稍往上、往右肩部方向扫查，亦可探及左冠状动脉、左前降支长轴，行走在房肺沟内。有时亦可显示左回旋支（图 19-3-5）。

（2）取胸骨左缘右心室流出道长轴切面，探头方向稍指向左外侧，可显示左冠状动脉主干的短轴图像（图 19-3-6）。

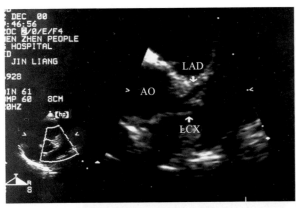

图 19-3-5 心底短轴切面显示左冠状动脉
(AO-主动脉 LAD-左前降支 LCA-左冠状动脉 LCX-左回旋支)

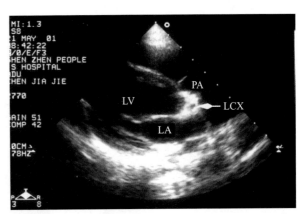

图 19-3-6 胸骨左缘右心室流出道长轴切面显示左冠状动脉主干的短轴图像

(LA-左心房 LCA-左冠状动脉 LCX-左回旋支 PA-肺动脉)

（3）取心尖两腔心切面，二尖瓣前叶根部可探及左前降支的短轴图像（图 19-3-7）。

（4）取胸骨左缘二尖瓣口水平左心室短轴切面，在前室间沟内可显示左前降支远端的短轴图

像（图 19-3-8）。

（5）取心尖五腔心切面，在房室沟内于二尖瓣后叶根部可探及左冠状动脉回旋支的短轴图像（图 19-3-9）。

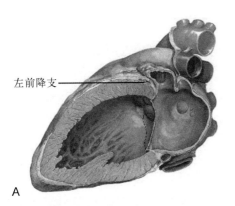

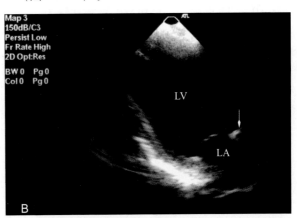

图 19-3-7 胸骨左缘心尖二腔心切面于二尖瓣前叶根部显示左前降支的短轴图像

A 图为冠状动脉左前降支解剖 B 图为川崎病患儿左前降支轻度扩张，所以能较清晰显示，正常儿童不易显示

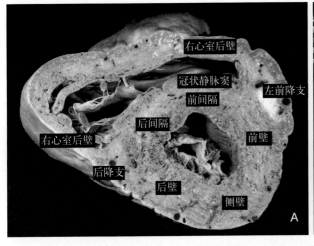

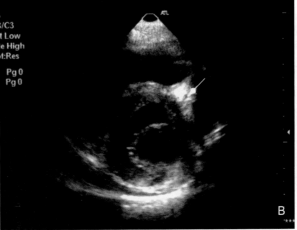

图 19-3-8 胸骨左缘二尖瓣水平左心室短轴切面，显示左前降支远端的短轴图像

A 图为解剖示意图 B 图为在胸骨左缘二尖瓣水平左心室短轴切面于前室间沟内可显示左前降支的短轴图像（箭头所指）

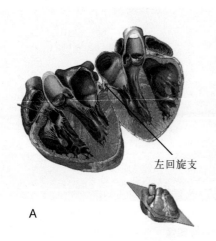

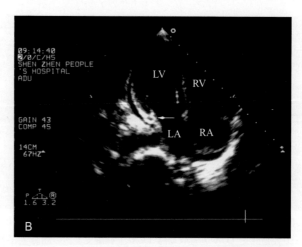

图 19-3-9　心尖四腔心或五腔心切面显示左回旋支

A 图为为心尖五腔心切面显示左回旋支短轴的解剖示意图　B 图为因少量心包积液，衬托出行走在左房室沟内的正常左回旋支的短轴图像（箭头所指）(AO- 主动脉　LA- 左心房　LCX- 左回旋支　LV- 左心室　RA- 右心房；RV- 右心室)

2. 右冠状动脉的探查

（1）取心底短轴切面，探头方向稍指向右肩，在主动脉 10 ～ 11 点钟处，可探及右冠状动脉上、中段的长轴图像（图 19-3-10）。

（2）取胸骨左缘左心室长轴切面，探头方向稍向左上方即可显示右冠状动脉起始部的长轴图像（图 19-3-11）。

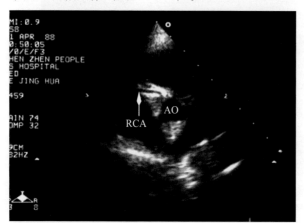

图 19-3-10　心底短轴切面显示右冠状动脉起始段

在心底短轴切面于主动脉 10 ～ 11 点钟处探及右冠状动脉起始段，表现为一条平行光带，壁光滑，腔清晰（箭头所指）（AO- 主动脉　RCA- 右冠状动脉）

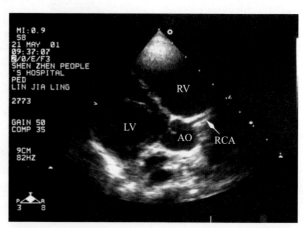

图 19-3-11　胸骨左缘左心室长轴切面显示右冠状动脉起始段的长轴图像

（AO- 主动脉　LV- 左心室　RCA- 右冠状动脉　RV- 右心室）

（3）取胸骨左缘右心室流入道切面，探头方向稍指向右侧，在三尖瓣前叶的根部可探及右冠状动脉中段的短轴图像（图 19-3-12）。

（4）取心尖四腔心或剑下四腔心切面，探头方向指向足侧直至二尖瓣和左心房从图像中消失为止，于三尖瓣的后下方（右房室沟处）可显示右冠状动脉远段（后降支）的长轴图像（图 19-3-13）。

对小儿来说，超声心动图探查左、右冠状动

脉主干的成功率几乎为 100%，尤其是当冠状动脉有扩张时。然而，标准常规超声心动图切面有时很难显示冠状动脉，特别是其远端及分支，此时应该根据冠状动脉的走行和方位调整探头的方向以显示冠状动脉的特殊切面。在探查右冠状动脉远端（后降支）时，应注意不要与冠状静脉窦相混淆。冠状静脉窦是由左房室沟进入右心房内，其内径较宽（图 19-3-14），而右冠状动脉后降支则走行于三尖瓣下方的右房室沟内，内径纤细。

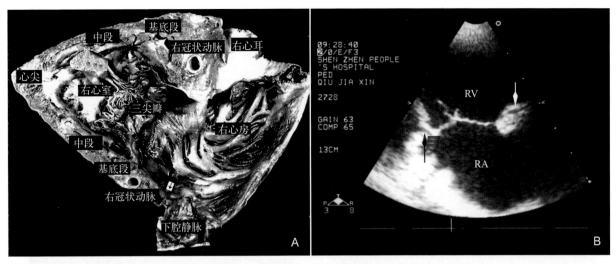

图 19-3-12 胸骨左缘右心室流入道切面显示右冠状动脉中段的短轴图像

在胸骨左缘右心室流入道切面于三尖瓣根部探及右冠状动脉中段的短轴图像（箭头所指）图 A 为解剖示意图，图 B 为胸骨左缘右心室流入道切面（RV- 右心室 RA- 右心房）

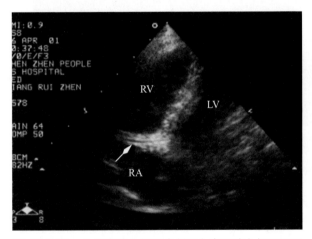

图 19-3-13 心尖四腔心切面或剑下心尖四腔心切面显示右冠状动脉末段的长轴图像

在心尖四腔心切面或剑下心尖四腔心切面于三尖瓣的后下方可探及右冠状动脉远段（后降支）的长轴图像（LV- 左心室 RA- 右心房 RV- 右心室）

图 19-3-14 正常冠状静脉窦

非标准心尖四腔心切面显示正常冠状静脉窦（箭头所指）（LV- 左心室 RA- 右心房 RV- 右心室）

第4节
超声心动图表现

超声心动图观察冠状动脉损害的主要内容包括：

1. 冠状动脉管壁回声的强度、厚度及清晰度。
2. 冠状动脉的走行。
3. 冠状动脉的内径。
4. 冠状动脉管腔内部回声的情况，包括内膜的形态及管腔内有无异常回声等。

一、二维超声心动图表现

（一）冠状动脉的损害

1. 冠状动脉扩张或冠状动脉瘤形成 于发热后的第 6 天就可以观察到冠状动脉扩张，其中川崎病的亚急性期是超声心动图发现病变的高峰期。超声心动图可显示冠状动脉壁回声增强、毛糙，冠状动脉扩张，严重的患者冠状动脉可呈囊样、梭样或串珠样改变（图 19-4-1 ～图 19-4-3）。

Kato 根据冠状动脉造影结果和二维超声心动图表现，将川崎病冠状动脉病变分为四级：

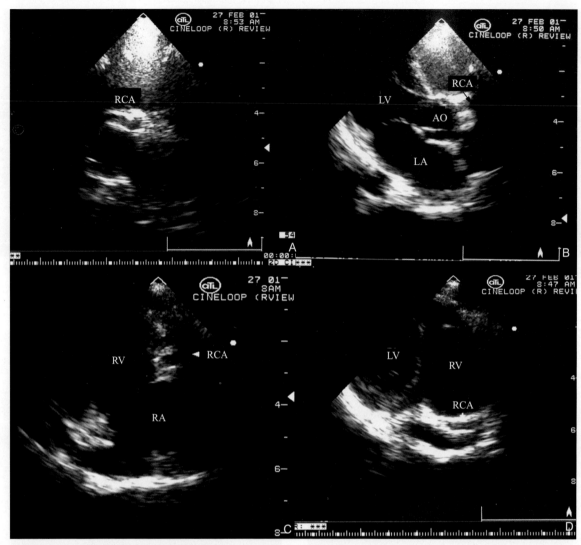

图 19-4-1　川崎病急性期右冠状动脉扩张

A 图为心底短轴切面显示右冠状动脉起始段扩张，局部呈囊样改变，壁增厚、回声增强　B 图为胸骨左缘左心室长轴切面显示右冠状动脉起始部扩张　C 图为右心室流入道切面于三尖瓣前叶的根部探及扩张的右冠状动脉中段　D 图为心尖四腔心切面在右房室沟处显示扩张的右冠状动脉末段 (AO- 主动脉 LA- 左心房 LV- 左心室 RA- 右心房 RV- 右心室)

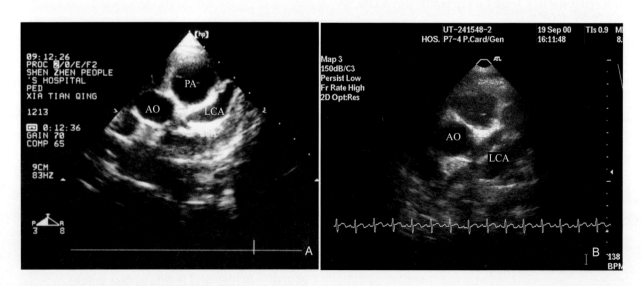

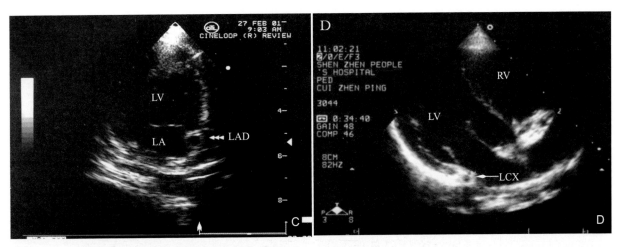

图 19-4-2 川崎病急性期左冠状动脉扩张

A 图为心底短轴切面显示左冠状动脉明显扩张并呈腊肠样改变 B 图为心底短轴切面显示左前降支呈瘤样扩张 C 图为心尖两腔心切面二尖瓣前叶根部显示扩张的左前降支 D 图为心尖五腔心切面，于左房室沟内显示扩张的左回旋支 (LA- 左心房 LAD- 左前降支 LCA-左冠状动脉 LCX- 左回旋支 LV- 左心室 PA- 肺动脉)

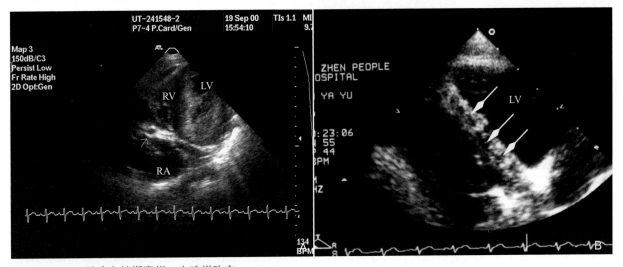

图 19-4-3 川崎病急性期囊样、串珠样改变

A 图为显示右冠状动脉第三段呈小囊样改变（箭头所指） B 图为显示左前降支呈串珠样改变（箭头所指）(LV- 左心室 RA- 右心房 RV- 右心室)

　　Ⅰ级：正常冠状动脉。冠状动脉壁回声均匀、光滑、纤细，冠状动脉内径与主动脉根部内径的比值小于 0.16。体表面积小于 0.5m^2 的患儿，冠状动脉内径小于 2.5mm；体表面积在 0.5 ~ 1.0m^2 的患儿，冠状动脉内径小于 3mm。

　　Ⅱ级：冠状动脉扩张。冠状动脉呈局限性扩张，内径为 3 ~ 4mm，冠状动脉内径与主动脉根部内径的比值大于 0.16。

　　Ⅲ级：冠状动脉瘤形成。冠状动脉呈球形、梭形或串珠样扩张，冠状动脉主干内径为 4 ~ 8mm，左前降支或左回旋支内径大于或等于 3mm，冠状动脉内径与主动脉根部内径的比值大于 0.3。

　　Ⅳ级：巨大冠状动脉瘤形成。冠状动脉内径大于 8mm，冠状动脉内径与主动脉根部内径的比值大于或等于 0.6。

　　其中，Ⅱ级冠状动脉病变又称为轻度冠状动脉瘤，此时冠状动脉呈局限性扩张，多发生于冠状动脉的近端；Ⅲ级冠状动脉病变也称为中度冠状动脉瘤，此时冠状动脉呈球形、梭形或串珠样扩张，壁回声清晰，病变较广泛，左前降支、左回旋支及右冠状动脉中段、下段（后降支）均可发生瘤样改变；Ⅳ级冠状动脉病变即为重度冠状动脉瘤，此时冠状动脉内径大于 8mm，呈多个或弥漫性冠状动脉瘤样改变。

作者在临床工作中体会到，川崎病患儿即便是冠状动脉内径正常，其管壁回声也可以增强、毛糙，冠状动脉腔回声模糊，内膜呈波浪状改变（图19-4-4）。

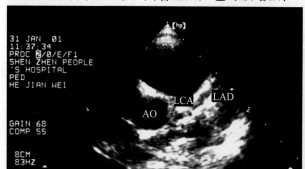

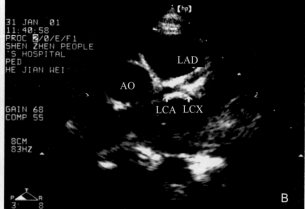

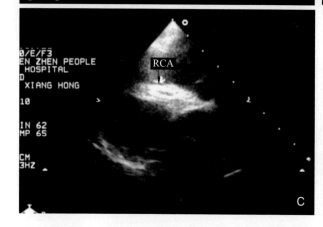

图19-4-4 川崎病急性期冠状动脉形态学改变

患者为5岁男孩，川崎病急性期冠状动脉内径正常范围但管壁回声增强、管腔模糊，管腔内膜呈波浪状改变。A图显示左冠状动脉主干及左前降支 B图显示左冠状动脉主干、左前降支及左回旋支 C图显示右冠状动脉壁回声增厚、增强，管腔变窄（AO-主动脉 LAD-左前降支 LCA-左冠状动脉 LCX-左回旋支 RCA-右冠状动脉）

2. 冠状动脉血栓形成及狭窄 中度和重度冠状动脉病变时，由于冠状动脉瘤内血流速度减慢，而患儿本身又处于血液高凝状态，因此冠状动脉瘤内很容易形成血栓，超声心动图检查可显示冠状动脉瘤内有实质性低回声（图19-4-5～图19-4-7）。血栓形成后可导致心肌梗死，严重的患者可猝死。由此可见，超声心动图对血栓形成的检出有着极其重要的临床意义。

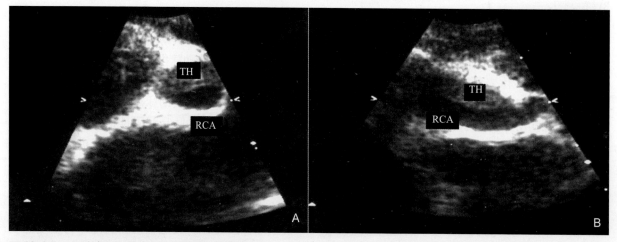

图19-4-5 川崎病亚急性期冠状动脉瘤并血栓形成

右冠状动脉中段巨大冠状动脉瘤形成，冠状动脉内径为9.3mm，管腔内见低回声的血栓（TH），约占据管腔的1/2（A图为右心室流入道切面显示右冠状动脉中段的短轴图像 B图为右冠状动脉中段的长轴图像）

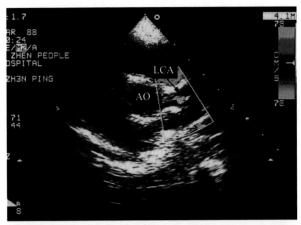

图 19-4-6　川崎病左冠状动脉瘤内彩色血流信号
(AO- 主动脉　LCA- 左冠状动脉)

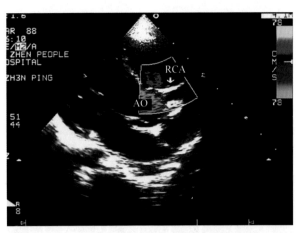

图 19-4-7　川崎病右冠状动脉瘤内彩色血流信号

　　大多数冠状动脉瘤在发病后的第 1 ～ 2 年内发生退缩,但有部分患者可形成冠状动脉狭窄。巨大冠状动脉瘤由于有血栓形成或内膜增厚而很容易导致冠状动脉狭窄或闭塞性病变。超声心动

图对冠状动脉狭窄和闭塞性病变的检出不敏感,这是由于在冠状动脉瘤处的冠状动脉管壁回声呈不均匀增强,内膜也不均匀性增厚（图 19-4-8）,从而使冠状动脉的管腔不易被显示出来。

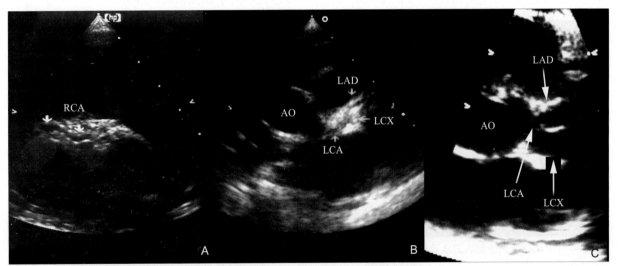

图 19-4-8　川崎病恢复期冠状动脉超声心动图表现
A 图显示右冠状动脉内径正常,但管壁回声增强、冠状动脉走行迂曲　B 图显示左冠状动脉主干、左前降支 (上方的箭头)、左回旋支 (下方的箭头) 管腔变窄,管壁回声增强　C 图与 B 图为同一患儿,显示一年前川崎病急性期时左冠状动脉明显扩张的图像

（二）心脏改变

　　1. **心包炎**　根据文献报道,川崎病急性期心包炎的发生率约为 15%。二维超声心动图显示有心包积液存在（图 19-4-9）,在日本学者报道的 1 009 例川崎病中有 3 例出现大量心包积液,心包穿刺液多为血性,但未见发生缩窄性心包炎的病例。

　　2. **心肌炎**　川崎病时心肌炎的发生率约为

30%,但大多数患儿并没有心脏症状,轻者可无超声心动图改变,重者可有心腔扩大、心肌收缩力减低及心功能不全等改变。

　　3. **瓣膜病变**　由于川崎病患儿有心内膜炎和 / 或瓣环扩大,故可导致患儿出现二尖瓣反流,其比例约占患儿总数的 50%,彩色多普勒可探及二尖瓣反流信号（图 19-4-10）,而出现主动脉瓣反流的患儿约占患儿总数的 0.2%。

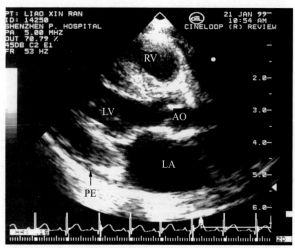

图 19-4-9　川崎病急性期时少量心包积液

(LA- 左心房　LV- 左心室　PE- 心包积液)

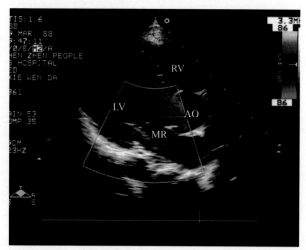

图 19-4-10　川崎病急性期出现少量二尖瓣反流

收缩期左心房内见少量蓝色反流信号（AO- 主动脉　LV- 左心室　MR- 二尖瓣反流　RV- 右心室）

4. 心肌梗死　川崎病并发心肌梗死的患儿约占患病总人数的 1%～2%，大多数发生在发病后的 1 年内，尤其是在发病后的 1～11 个月内。超声心动图检查可检出患儿有节段性室壁运动异常（图 19-4-11）。发生心肌梗死的高危因素有：①巨大冠状动脉瘤；②冠状动脉瘤形态呈囊状、串珠状或腊肠状；③急性期发热持续 21 天以上；④急性期时单独使用皮质激素。

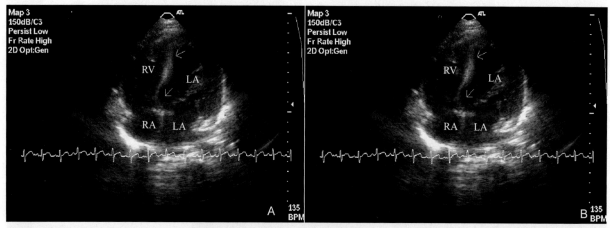

图 19-4-11　川崎病急性期右冠状动脉瘤样扩张并左心室下壁心肌梗死

患儿 7 个月，出现左心室下壁心肌梗死。A 图为收缩期　B 图为舒张期，显示左心室下壁基底段心肌回声增强、运动减弱

（三）外周血管损害

有 1%～3% 的川崎病患儿可出现外周动脉瘤，大多数发生在髂动脉、腋动脉或肾动脉，而且外周动脉瘤常与冠状动脉瘤同时存在。超声检查可显示动脉呈瘤样增宽及其内的异常血流信号。当发现巨大外周动脉瘤时，应注意动脉瘤内有无血栓形成。

二、负荷超声心动图

冠状动脉狭窄性病变大多数从川崎病发病后的第 4～7 周开始发生，即紧接于冠状动脉瘤开始发生之后。有日本学者从 4562 例川崎病患者中筛选出 1392 位患儿行冠状动脉造影检查，其中 395 例有冠状动脉病变，表现为冠状动脉分支呈节段性狭窄或局限性狭窄，主要发生在右冠状动脉，其次为左前降支和左回旋支。局限性狭窄病变多发生在川崎病发病的一年以后。川崎病并发冠状动脉狭窄性病变可导致缺血性心脏病（多为无症状性心肌缺血）、心肌梗死，但引起劳力性心绞痛少见，对患儿生命有很大的威胁。

超声心动图检查对冠状动脉狭窄性病变的诊断不敏感，但可通过负荷超声心动图检查来帮助诊断。负荷超声心动图检查虽然不能直接观察冠状动脉的病变情况，但可通过观察有无节段性室壁运动异常及其范围来估测冠状动脉病变的部位和程度，从而为年龄较大、有可能会发生冠状动脉狭窄或闭塞的患儿行冠脉搭桥手术提供重要的依据。

目前负荷超声心动图检查主要有两种方法，一种是运动负荷试验，另一种是药物负荷试验。

（1）运动负荷试验。运动负荷试验在年幼患儿中应用有很大的困难，故较少使用。

（2）药物负荷试验。目前，药物负荷试验有多巴酚丁胺负荷试验、潘生丁负荷试验和腺苷负荷试验三种，但一般采用多巴酚丁胺负荷试验。

进行多巴酚丁胺负荷试验时，先从静脉滴注多巴酚丁胺，开始剂量为 $5\mu g/(kg\cdot min)$，然后根据患儿的一般情况及循环状态，每 3～5 分钟增加 $10\mu g/(kg\cdot min)$，最高剂量不超过 $40\mu g/(kg\cdot min)$。常规取胸骨左缘左心室长轴切面、左心室短轴切面、心尖四腔心及两腔心切面，并采用美国超声心动图学会推荐的十六节段法将左心室分成 16 节段，用常规的 4 分记分法将室壁运动分为 4 类：室壁运动正常、室壁运动减弱（图 19-4-12）、室壁运动消失和矛盾运动。

负荷超声心动图对室壁运动的判定见表 19-4-1。有关负荷超声心动图的注意事项及终止试验指标请参阅相关章节。

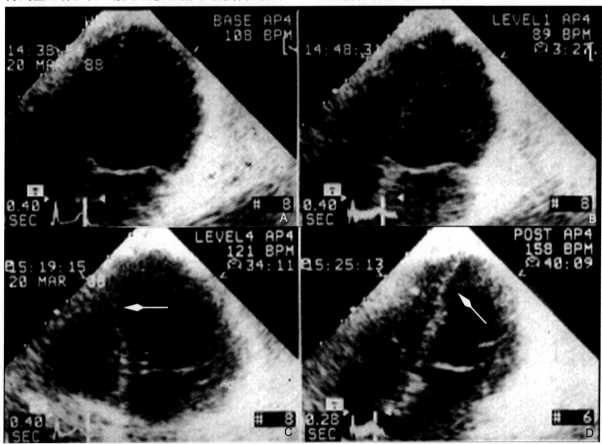

图 19-4-12　川崎病恢复期负荷超声心动图显示室壁运动减弱

该患儿2年前患川崎病,左冠状动脉轻度扩张(A、B),2年后行多巴酚丁胺负荷超声心动图检查,在峰值剂量时出现室间隔中段心肌变薄,运动减弱（C、D）（箭头所指）

第5节
诊断与鉴别诊断

临床上诊断川崎病主要依据患儿的症状和体征。超声心动图检查发现临床症状和体征不典型的患儿有冠状动脉扩张或冠状动脉瘤形成也是诊断川崎病的重要依据。但是，当冠状动脉没有扩张或者病变发生在冠状动脉远端而超声心动图检查又无明显阳性发现时也不能排除川崎病的可

表 19-5-1　负荷超声心动图对室壁运动的判定

静息时	负荷时	判定结果
室壁运动正常	室壁运动增强	正常心肌
室壁运动正常	新出现节段性室壁运动异常	缺血心肌
室壁运动异常	室壁运动恶化	缺血心肌
室壁运动异常	室壁运动无变化	梗死心肌
室壁运动异常	室壁运动改善	存活心肌

能。作者在临床工作中发现有一部分川崎病患儿虽然冠状动脉内径正常，但冠状动脉管壁回声毛糙、内膜回声呈波浪状改变、走行迂曲，而正常儿童冠状动脉管壁光滑、管腔清晰、走行平直。因此，冠状动脉内径正常而管壁有形态学上的改变，也是诊断川崎病的重要依据。（表 19-5-1）

在诊断川崎病冠状动脉瘤形成时应与先天性冠状动脉畸形中的冠状动脉瘘相鉴别。二者的超声心动图表现均有冠状动脉扩张或冠状动脉呈瘤样改变。因此，鉴别诊断的关键在于患者有无川崎病的症状和体征。此外，冠状动脉瘘患者的冠状动脉为全程扩张，而且在冠状动脉瘘的瘘口处可有动脉瘤形成，冠状动脉瘘与心腔或大血管之间有异常交通，在瘘口处彩色多普勒检查可探及湍流信号。两者的鉴别详见表 19-5-2。

表 19-5-2　川崎病冠状动脉瘤与冠状动脉瘘的鉴别诊断

疾病	发热出疹病史	冠状动脉的起源	异常引流瘘口	冠状动脉内径	冠状动脉壁回声	冠状动脉腔的回声
川崎病	有	正常	无	囊样、瘤样扩张	增粗、增强毛糙、不均匀	模糊、血栓形成
冠状动脉瘘	无	正常或异常	有	全程扩张，瘘口处可呈瘤样扩张	光滑、清晰	清晰

超声心动图是评价川崎病冠状动脉损害最佳的无创性检查方法，它安全、方便、经济而且重复性好，尤其是对冠状动脉瘤的检出，其特异性和敏感性分别为 97% 和 100%。超声心动图可动态观察川崎病演变和转归的全过程，特别是晚期可通过负荷超声心动图早期诊断心肌缺血。迄今为止，中重度冠状动脉瘤的预后仍然不佳，而轻度冠状动脉病变患儿的长期预后尚不明了。自

1967 年首例川崎病被报道出来已有 33 年的历史，现有一定数量的患者已步入成年，晚近有文献提出川崎病所导致的冠状动脉损害将成为引起青年人缺血性心脏病的重要原因。因此，使用超声心动图全面、正确地评价川崎病患儿心血管方面的损害具有极其重要的意义。

（梁海南　熊奕）

第20章

主动脉瘤

第1节
概　述

主动脉瘤（aortic aneurysm）是由于主动脉壁薄弱所引起的主动脉局限性管腔膨出、扩张而形成，可达相应正常部位内径的 1.5 倍以上，发病多在 40 岁以上，男性多于女性。

超声心动图能检出主动脉及主要分支的病变情况（图 20-1-1），清楚地测量主动脉内径和管壁厚度，特别是对主动脉根部、升主动脉、主动脉弓、降主动脉近段和腹主动脉的病变显示得更清楚，彩色多普勒还能显示主动脉腔内血流的变化，是诊断主动脉疾病简便而且有效的方法。

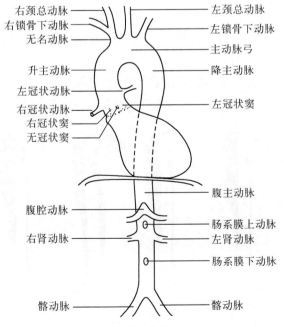

图 20-1-1　主动脉主要分支示意图

第2节
病理特点及临床表现

一、病理特点及分型

（一）病理特点

主动脉是人体最主要的传输性血管，其管壁由三层组成：内膜层、中层和外膜层。主动脉的强度取决于中层，中层较厚，它由交织呈螺旋状的弹性纤维组成，在弹力层之间有平滑肌与胶原组织交织成网状，具有巨大的张力和弹性，对促进血液循环起到重要的作用；主动脉内膜层菲薄，覆以内皮细胞；外膜层富含胶原组织及营养主动脉壁的滋养血管和淋巴管。主动脉随着年龄的增长会产生一系列的变化：原有的正常弹力纤维减少而黏液样物质相对增多。各种疾病都会引起动脉壁损害，尤其是弹力纤维被破坏后形成的纤维疤痕组织，它使动脉壁失去原有的弹性而变得脆弱，在血流的不断冲击下不断扩张膨出，从而导致主动脉扩张。

主动脉瘤的常见病因有以下几方面：

（1）动脉硬化。这是动脉瘤形成最常见、最主要的病因。

（2）创伤。直接暴力（如弹片等猛戳的贯穿伤使动脉壁部分破裂或完全离断）和间接暴力（如爆炸造成动脉严重挫伤和撕裂）均可使动脉创伤，形成动脉瘤，此种情况大多数形成假性动脉瘤。

（3）感染性。动脉内膜损伤后细菌易于侵入，引起动脉壁感染，导致动脉内膜断裂分离及扩张，从而形成动脉瘤。

（4）动脉中层囊性变性。动脉壁出现囊性变性，中层受侵犯最明显，弹力纤维被严重破坏，从而形成动脉瘤。

（5）先天性主动脉瘤。

（6）梅毒。

（二）病理分型

1. 梭形主动脉瘤 多由主动脉硬化引起，常表现为主动脉的一段弥漫性扩张，其基底较宽，与正常主动脉之间分界不清楚。

2. 囊性主动脉瘤 主动脉的某一部位管壁呈局限性囊样扩张，形成向外凸出的囊袋，直径多在 20mm 以上，瘤体与正常主动脉分界清楚，有的甚至以蒂连接在主动脉壁上。

3. 假性主动脉瘤 系由外伤使动脉壁破裂而引起，瘤壁由动脉周围组织与机化的血块构成。

4. 主动脉夹层动脉瘤 (aortic dissection) 主动脉夹层动脉瘤大多由动脉粥样硬化所致（约占 85%），以 60～70 岁为发病的高峰期。其动脉内膜或中层撕裂后被血流冲击，中层逐渐分离形成积血和膨出，即为夹层动脉瘤。夹层血肿沿主动脉壁扩展，形成主动脉夹层的假腔（false lumen），夹层血肿起源处的内膜伴有撕裂，形成入口（entry），借此与主动脉夹层的真腔（true lumen），即主动脉腔相通。主动脉夹层动脉瘤目前有以下几种分型方法：

（1）DeBakey 分型。DeBakey 根据内膜撕裂的部位和夹层血肿所波及的范围，将主动脉夹层动脉瘤分为三型（图 20-2-1）。这种分型方法多年以来得到了众多学者的普遍认可。

① DeBakey Ⅰ型。主动脉夹层分离起源于升主动脉的近心端，夹层分离涉及主动脉弓，并常累及降主动脉和腹主动脉，以此型最为常见。

② DeBakey Ⅱ型。主动脉夹层分离起源于升主动脉近心端，但只局限于升主动脉。

③ DeBakey Ⅲ型。主动脉夹层分离从左锁骨下动脉起源处开始，并向下扩展到主动脉弓、降主动脉或腹主动脉。如果主动脉夹层分离向上逆行扩展到主动脉弓和升主动脉，则称逆行性夹层分离。

（2）Stanford 分型（图 20-2-1）。DeBakey Ⅰ型和 DeBakey Ⅱ型均累及升主动脉，故统称为 Stanford A 型；DeBakey Ⅲ型仅累及降主动脉而未累及升主动脉则称为 Stanford B 型。

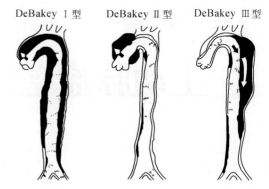

图 20-2-1　主动脉夹层动脉瘤 DeBakey 分型和 Stanford 分型示意图

（3）Erbel 分型。晚近，Erbel 等根据经食管超声心动图的结果，按主动脉夹层分离的范围、真假腔之间有无血流交通以及是否有前向性夹层分离或逆向性分离，对主动脉夹层分离进行分型，主要是对 DeBakey 分型进行了修改，提出了更为详细的分型方法。此种分型方法有利于对患者预后的判断、治疗方案的选择和随访。

① Ⅰ 型。主动脉夹层分离累及升主动脉和降主动脉，呈前向性夹层分离，真腔和假腔之间有血流交通。

② Ⅱ 型。分为 Ⅱ₁ 型和 Ⅱ₂ 型。

Ⅱ₁ 型　真腔和假腔之间有血流交通。

Ⅱ₂ 型　真腔和假腔之间无血流交通。

③ Ⅲ 型：分为以下亚型（图 20-2-2）。

Ⅲ₁ 型　真腔和假腔之间无血流交通。

Ⅲ₂ 型　真腔和假腔之间有血流交通，呈前向性夹层分离。

Ⅲ₃ 型　真腔和假腔之间有血流交通，且夹层分离位于降主动脉，并逆行向上扩展至升主动脉。

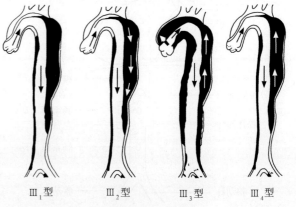

图 20-2-2　Erbel Ⅲ型主动脉夹层分离

Ⅲ₄型　真假和假腔之间有血流交通，且夹层分离位于降主动脉的远心端，并逆行向上扩展至降主动脉的近心端。

④Ⅳ型：有学者认为可把单纯的腹主动脉夹层动脉瘤定为Ⅳ型。

二、血流动力学改变及临床表现

主动脉瘤一般无明显的血流动力学改变，但是当累及主动脉根部时，主动脉瓣的支架结构受损可引起主动脉瓣关闭不全。主动脉夹层动脉瘤可以向近端或远端扩展，但由于受血流的冲击作用，大多向远端扩展。部分主动脉夹层动脉瘤在主动脉的远端穿破内膜（大多数发生在髂动脉），与主动脉真腔相通，称为再入口（reentry），这样血液又回流入主动脉腔。

主动脉瘤最常见的临床表现是搏动性肿块、剧烈疼痛、休克和压迫症状，严重者主动脉瘤破裂出血引起死亡。如果引起主动脉瓣关闭不全，则于主动脉瓣听诊区可闻及舒张期杂音。

第3节
超声心动图表现

主动脉瘤可发生在主动脉的各个部位。主动脉呈局限性扩张膨大，升主动脉段内径大于40mm，腹主动脉段内径大于30mm，即可诊断为主动脉瘤。

一、梭形主动脉瘤

1. **二维超声心动图表现**　主动脉呈局限性梭形扩张，基底较宽，凸出度较小，与正常主动脉分界不清（图20-3-1）。瘤壁回声增强，前后壁搏动方向相同。当主动脉瘤较大时，壁菲薄，前后壁呈逆向运动，即收缩期前壁向前运动而后壁向后运动，内径有扩大现象。

2. **多普勒超声心动图表现**　彩色多普勒显示扩张的主动脉内血流速度无明显增快。当主动脉瘤累及主动脉根部引起主动脉瓣关闭不全时，彩色多普勒于左心室流出道探及舒张期五彩镶嵌反流束（图20-3-2），频谱多普勒取样为舒张期高速湍流频谱。

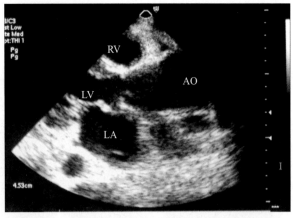

图 20-3-1　梭形主动脉瘤

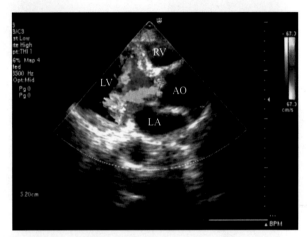

图 20-3-2　梭形动脉瘤所致主动脉瓣反流

二、囊性主动脉瘤

1. 二维超声心动图表现

（1）主动脉壁局部向外凸出，呈囊袋状扩张，与正常主动脉分界清楚，小者内径仅数厘米，而大者内径可达 20cm 以上（图20-3-3）。

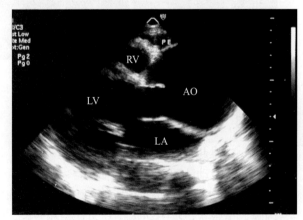

图 20-3-3　囊性动脉瘤的二维超声心动图表现

（2）瘤壁菲薄，有搏动现象。

（3）带蒂的主动脉瘤呈圆形，壁菲薄，无明显搏动，二维超声心动图极易误诊为囊肿。

2. 多普勒超声心动图表现 彩色多普勒于瘤

口处探及瘤内五彩镶嵌血流（图 20-3-4），脉冲多普勒显示入瘤的血流和出瘤的血流频谱方向完全相反，血流速度明显增快。

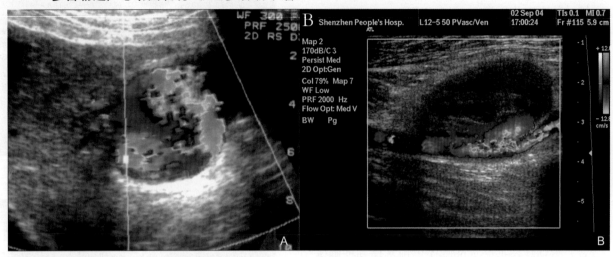

图 20-3-4　囊性动脉瘤的彩色多普勒表现

A 图显示囊性动脉瘤内五彩镶嵌血流信号，入瘤血流与出瘤血流完全相反　B 图显示囊性动脉瘤内血栓形成

三、假性主动脉瘤

1. 二维超声心动图表现 假性动脉瘤壁系由动脉周围组织与机化的血块构成，超声心动图显示主动脉壁的某一部位回声连续性中断，主动脉

旁见异常无回声区，大多为圆形，并呈偏心性改变。可有附壁血栓形成。

2. 多普勒超声心动图表现 彩色多普勒显示一股红色血流进入瘤内，入瘤处血流速度增快，而瘤体内血流缓慢，呈漩涡状（图 20-3-5）。

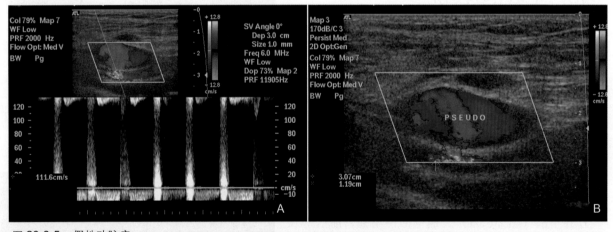

图 20-3-5　假性动脉瘤

A 图显示一股红色血流进入假性动脉瘤内，入瘤处血流速度增快　B 图显示假性动脉瘤内血流缓慢，呈旋涡状

四、主动脉夹层动脉瘤

1. 二维超声心动图表现

（1）主动脉明显增宽，前后径 ≥ 40mm。

（2）扩张的主动脉腔内可见撕裂的主动脉壁内膜，呈带状，将主动脉腔分为真腔和假腔。此带状回声可随心动周期改变位置，出现拍击样运

动，即收缩期向假腔运动而舒张期向真腔运动（图 20-3-6）。

（3）多切面探查可显示真腔和假腔相交通之处（即入口和再入口），此处带状回声有连续中断现象，断端呈飘带样运动。舒张期剥离的内膜可突入左心室流出道。

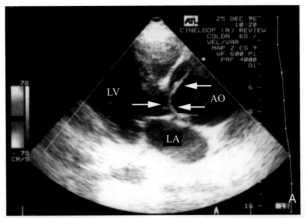

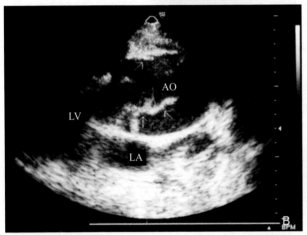 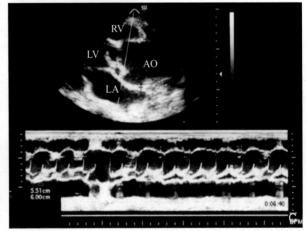

图 20-3-6　主动脉夹层动脉瘤的二维超声心动图表现

A 图显示扩张的主动脉腔内可见撕裂的主动脉壁内膜，呈带状，将主动脉腔分为真腔和假腔　B 图显示真腔和假腔相交通之处带状回声有连续中断现象，断端呈飘带样运动　C 图显示舒张期剥离的内膜可突入左心室流出道

（4）如假腔中有附壁血栓形成，则可显示质地均匀、密度较低的血栓回声，无血流信号出现。

2. 彩色多普勒表现

（1）真腔中血流速度快，颜色明亮，而假腔中血流缓慢，颜色暗淡，此两种颜色由撕裂的内膜相隔离，互不相通。

（2）有时还可见真腔与假腔之间相交通的血流信号。在入口处，收缩期血流由真腔流入假腔，舒张期血流则很少流动或由假腔流向真腔；而在再入口处，血液流动的方向则与入口处相反。

（3）主动脉夹层分离累及主动脉根部时，可探及不同程度的主动脉瓣反流的五彩镶嵌血流信号。

3. 经食管超声心动图表现

（1）经食管超声心动图较经胸超声心动图能更清晰地显示主动脉夹层撕裂的内膜呈带状回声，并随心动周期改变位置。

（2）经食管超声心动图能明确区分真腔和假腔，假腔中血流的阻力大，速度缓慢，易出现云雾状回声，形成附壁血栓。

（3）经食管超声心动图能准确地对入口和再入口进行定位。

第4节 鉴别诊断

一、四种不同类型主动脉瘤的鉴别

四种不同类型主动脉瘤的超声心动图表现各有其特点，它们之间的鉴别诊断详见表 20-4-1。

二、主动脉瘤与主动脉硬化的鉴别

主动脉瘤和主动脉硬化均有主动脉扩张，其鉴别诊断见表 20-4-2。

表 20-4-1　四种不同类型主动脉瘤的鉴别

鉴别点	梭形主动脉瘤	囊状主动脉瘤	主动脉假性动脉瘤	主动脉夹层动脉瘤
病因	多由动脉硬化引起	多见于梅毒	外伤或肿瘤等	高血压、妊娠为主要诱因
常见部位	升主动脉	主动脉弓	主动脉峡部	主动脉瓣上约 20mm 处和左锁骨下动脉起源处
瘤体形态	梭形	囊状	多呈圆形	主动脉明显扩张
瘤壁	血管壁，稍薄	血管壁，薄	纤维结缔组织，较厚	血管壁，薄
与正常主动脉的分界	无明显分界	分界明显，瘤体呈囊袋状向外凸出	分界明显，瘤体表现为主动脉旁的无回声区	分界明显
彩色多普勒表现	血流速度无明显变化	带蒂的动脉瘤显示入瘤和出瘤的高速血流信号	瘤口小，显示一股红色血流进入瘤内，瘤体内见缓慢流动的血流信号	主动脉腔内可见撕裂的内膜回声，真腔血流速度快、颜色明亮，假腔血流速度慢、颜色暗淡

表 20-4-2　主动脉瘤与主动脉硬化的鉴别

鉴别点	主动脉瘤	主动脉硬化
主动脉扩张	局限性扩张	弥漫性扩张
主动脉壁	薄	厚
主动脉瓣	多无钙化	多伴钙化

三、马方综合征与单纯主动脉瘤和主动脉夹层动脉瘤的鉴别

马方综合征的超声心动图表现可以为局限于

主动脉根部和升主动脉的主动脉瘤，也可以形成主动脉夹层动脉瘤，它们的鉴别诊断见表 20-4-3。

表 20-4-3　马方综合征与单纯主动脉瘤和主动脉夹层动脉瘤的鉴别

鉴别点	马方综合征	单纯主动脉瘤	主动脉夹层动脉瘤
部位	多局限于升主动脉	主动脉任何部位	主动脉任何部位（继发于马方综合征、动脉瘤或动脉硬化）
瘤体形状	球形	梭形或囊状	球形或梭形
动脉壁变化	薄	薄	主动脉壁内膜中层分离，形成真腔和假腔
腔内血流变化	无明显变化	一般无变化，带蒂动脉瘤时瘤内血流速度明显增快，呈五彩镶嵌色	假腔远端与真腔形成交通时，假腔内血流可呈五彩镶嵌色，血流速度明显快于真腔；假腔远端与真腔没有形成交通时，血流速度慢于真腔
其他征象	合并眼部、骨骼系统及神经系统病变	无眼部、骨骼系统及神经系统病变	继发于马方综合征时有眼部、骨骼系统及神经系统病变

[注意事项]

主动脉瘤较易合并有血栓形成，检查时需注意多切面探查，瘤壁可因血栓形成而粗糙不平，甚至使血管腔变细，频谱多普勒可显示湍流信号。

对主动脉夹层动脉瘤还需注意以下几点：

(1) 区别真腔与假腔。

①真腔收缩期增大，舒张期减小，而假腔则反之。

②真腔血流速度快，显色明亮，而假腔血流速度慢，显色暗淡或不显色。

③在主动脉夹层分离的两端，真腔与两端正常的主动脉腔或左心室流出道相延续，而假腔则渐小并逐渐消失。

④假腔内常可见血栓回声或云雾状回声。

(2) 判断主动脉夹层病变范围及类型。将经食管超声心动图与经胸超声心动图及经腹部超声结合起来，可观察到主动脉的每一部位，为确定主动脉夹层分离病变的范围及分型提供了无创的

诊断方法。

（3）判断假腔中有无血栓形成。假腔中血栓的形成与主动脉夹层分离的类型有关。非交通型夹层分离和交通型逆行性分离且局限于降主动脉的夹层分离，其血栓的发生率较高；而交通型前向性夹层分离和交通型逆向性夹层分离并扩展至主动脉弓和升主动脉的夹层分离，血栓发生率较低。

（熊华花　李泉水）

第21章

心包疾病

心包是包绕心脏的一个纤维浆膜囊，分为脏层和壁层，壁层由较致密的胶原纤维、稀疏的弹力纤维和表面一层间皮细胞构成，脏层为浆膜，紧贴于心脏及大血管的表面，脏层和壁层之间为心包腔，含少量液体（10～30ml），在心脏跳动时起润滑作用。心包在附着处折返形成的腔隙构成心包窦，在腔静脉和肺静脉处心包折返形成的腔隙为斜窦，在主动脉和左心房之间心包折返形成的腔隙则称为横窦。

第1节
心包积液

超过正常量的液体充填心包腔，即形成心包积液（pericardial effusion）。

一、病理分型

1. **急性心包炎** 心包腔内液体逐渐增多或急剧增多。

2. **亚急性心包炎** 心包腔内积液，伴有粗糙的纤维带回声。

3. **慢性心包炎** 心包腔内有少量液体或者无液体，心包回声增厚、增强、钙化。

二、血流动力学改变

由于心包腔内的液体不断增加，使心室充盈受限，产生心脏受压迫的症状，患者每搏量减少，心率代偿性增快。大量心包积液或者短时间内液体量迅速增加，心包腔压力急剧增加，导致心包填塞。如果心包腔内液体缓慢积聚，心包逐渐伸展，使心包腔内的压力不会显著升高而不易产生心包填塞，但心包顺应性也有一定的限度，当心包积液超过心包伸展能力时，心脏舒张受限、静脉血回流受阻，导致周围静脉压升高、动脉压降低、脉压差减小。

三、超声心动图表现

一般认为，少量积液时液体量小于200ml，中量积液时液体量在200～500ml，大量积液时液体量大于500ml。如果心包积液呈非均匀分布，则估计液体量就比较困难。

1. M型超声心动图表现

（1）少量心包积液。液体首先出现于左心室后壁心包腔，收缩期及舒张期均可见液性暗区，内径 < 10mm，心内结构无明显异常（图21-1-1）。

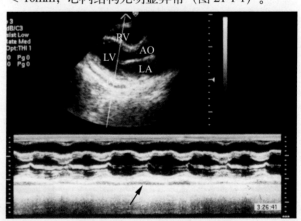

图21-1-1 少量心包积液的M型超声心动图表现

M型超声显示左心室后壁心包腔内见少量液性暗区（箭头所指）（AO-主动脉 LA-左心房 LV-左心室 RV-右心室）

（2）中量心包积液。除左心室后壁心包腔液性暗区增宽外，右心室前壁心包腔也出现液性暗区，内径＜10mm，心尖部可见液性暗区，心内结构无明显异常（图21-1-2）。

（3）大量心包积液。左心室后壁和右心室前壁心包腔内均见液性暗区，内径＞10mm，甚至液体延伸到左心房后壁心包腔，右心室前壁搏动增强，室间隔与左心室后壁呈同向运动（图21-1-3），可因腱索相对过长而出现二尖瓣脱垂和三尖瓣脱垂，这些都提示左心室充盈受限。

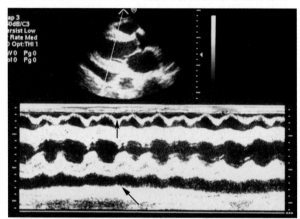

图 21-1-2　中量心包积液的 M 型超声心动图表现
M 型超声显示右心室前壁和左心室后壁心包腔内均可见液性暗区（箭头所指）

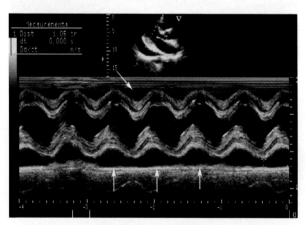

图 21-1-3　大量心包积液的 M 型超声心动图表现
左心室后壁和右心室前壁心包腔内均见液性暗区（箭头所指），内径＞10mm

2. 二维超声心动图表现

（1）少量心包积液。液体仅潴留在左心室后壁和侧壁心包腔内，内径＜10mm（图21-1-4）。

（2）中量心包积液。左心室后壁心包腔内液体增多，心尖部也可探及液性暗区，但液性暗区不越过二尖瓣环，未抵达左心房的后方，右心室

前壁液性暗区宽度＜10mm（图21-1-5）。

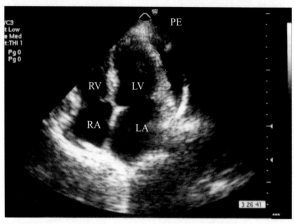

图 21-1-4　少量心包积液的二维超声心动图表现
左心室后壁心包腔内少量液性暗区，内径＜10mm（LA-左心房 LV-左心室 PE-心包积液 RA-右心房 RV-右心室）

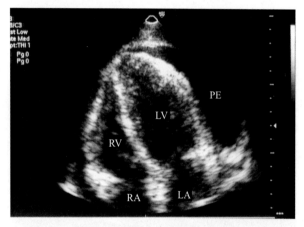

图 21-1-5　中量心包积液的二维超声心动图表现
左心室后壁和右心室前壁心包腔内均见液性暗区（LA-左心房 LV-左心室 PE-心包积液 RA-右心房 RV-右心室）

（3）大量心包积液。整个心脏被无回声区所包绕，心尖及左心室后壁心包腔内暗区最宽（图21-1-6）。大量积液无心包粘连时，悬吊在大血管下的心脏可在液体内自由摆动，称"摆动征"，即收缩后期向前运动，舒张期向后运动，摆动的幅度与液体的黏稠度密切相关。右心室前壁活动幅度增强，呈波浪式运动，左心室后壁幅度降低。将探头置于心尖部，可见暗区中出现带状强回声，即"荡击波"征（图21-1-7），若液体以渗出为主，则在液体暗区内出现有规律摆动的带状回声，形如水草或飘带（图21-1-8）。

四、鉴别诊断

1. 心包积液与左侧胸腔积液的鉴别　大量胸腔积液背部探查时常在肩胛线第 7～9 肋间探及

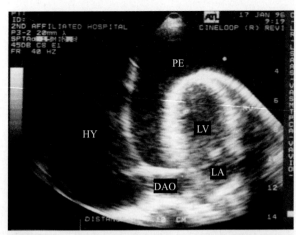

图 21-1-6　大量心包积液的二维超声心动图表现
整个心脏被无回声区所包绕，心尖及左心室后壁心包腔内暗区最宽（DAO- 降主动脉 HY- 胸腔积液 LA- 左心房 LV- 左心室 PE-心包积液）

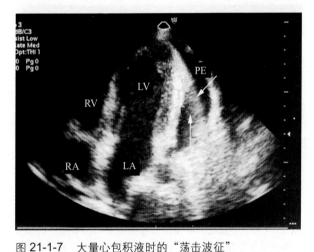

图 21-1-7　大量心包积液时的"荡击波征"
将探头置于心尖部，大量心包积液暗区中出现带状强回声，即"荡击波"征（箭头所指）（LA- 左心房 LV- 左心室 PE- 心包积液 RA- 右心房 RV- 右心室）

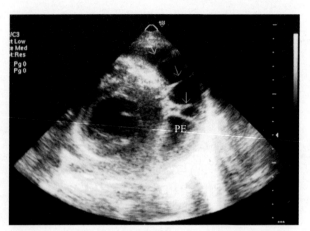

图 21-1-8　大量心包积液的飘带征
若液体以渗出为主，则在液体暗区内出现有规律摆动的带状回声（箭头所指）

不规则片状液性暗区，左侧胸腔少量积液时在左心室长轴切面上降主动脉的后方见液性暗区（图21-1-9），而心包积液的液体则位于降主动脉前方的心包腔内，两者的鉴别诊断详见表 21-1-1。

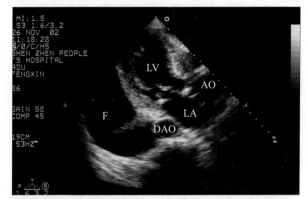

图 21-1-9　左侧胸腔积液
（AO- 主动脉 DAO- 降主动脉 F- 胸腔积液 LA- 左心房 LV- 左心室）

表 21-1-1　心包积液与左侧胸腔积液的鉴别

鉴别点	心包积液	左侧胸腔积液
左心室后壁液性暗区	呈片状无回声区，内径较小	呈大片状、不规则无回声区，内径较大
有无"荡击波"征	有	无
右心室前壁有无液性暗区	中量以上心包积液时有	无
液性暗区与降主动脉的关系	液性暗区在降主动脉的前方	液性暗区在降主动脉的后方

2. 心包积液与心外脂肪垫的鉴别　心外脂肪垫回声大多数出现在心尖部和心室壁的前外侧，将探头置于远离心包脂肪垫部位，可发现心包脂肪垫回声在心包壁层的表面，而非心腔内。心外脂肪垫无完整规则的边缘（图 21-1-10），而心包积液时心包壁层边缘完整，分界清晰；心外脂肪垫为实质性低回声，加大增益，低回声变为强回声，而心包积液无此表现，两者的鉴别诊断详见表 21-1-2。

[注意事项]

探查心包积液时，应调整增益至充分显示心内膜为宜，避免增益过大而将少量积液掩盖或者抑制过强而造成假阳性。

表 21-1-2　心包积液与心外脂肪垫的鉴别

鉴别点	心包积液	心外脂肪垫
暗区的分布范围	左心室后壁、心尖部及右心室前壁	右心室前壁和心尖部，左心室后壁不会出现
室壁活动度	增强	无改变
有无"荡击波"征	有	无
暗区的移动性	随体位改变而改变形状	不随体位改变而改变形状

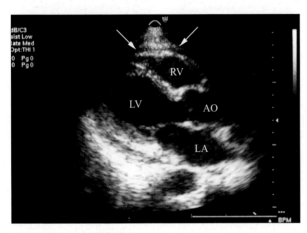

图 21-1-10　心外脂肪垫

将探头置于远离心包脂肪垫部位，可发现心包脂肪垫回声在心包壁层的表面，而非心包腔内（箭头所指）（AO- 主动脉　LA- 左心房　LV- 左心室　RV- 右心室）

超声引导下心包穿刺可准确定位，选取穿刺点应避免盲目性，穿刺点的选择原则为：宜左不宜右，宜下不宜上，宜外不宜内，宜直不宜斜。

超声心动图判断心包积液的病因及性质有一定的困难，只能作提示性诊断，心包内有血凝块或纤维素性渗出物时常提示结核性心包炎或化脓性心包炎，反复产生大量积液则多见于恶性病变。

第 2 节
心包填塞

心包大量积液时，心包腔内压力增加，使心脏受压，影响心脏的舒张和收缩，称为心包填塞（pericardial tamponade）。但心包积液量的多少和心包填塞征不成比例，心包填塞除了与心包积液的量有关外，还与积液出现的时间有关，如果心包积液短时间内迅速出现，即使是中量心包积液也可以导致心包填塞。

一、病理特点及血流动力学改变

由于心包积液增长的速度超过了心包代偿性扩张的速度，心包腔内压力急剧增高，引起心包填塞。其血流动力学改变为：心包腔压力增高，超过了右心系统的压力，故右心房和右心室壁内陷；另外，心包腔压力增高，使心脏舒张受限，心室充盈受阻，心排出量减少，肝静脉和腔静脉瘀血，导致肝脏肿大和下肢水肿。

二、超声心动图表现

心包填塞的超声心动图表现和大量心包积液不同，包括以下几方面。

1. **心脏受压征**　心包腔内压力急剧增加，使右心房、心室受压变小，进而使左心房和左心室也受压而缩小，甚至有时心内结构也难以清晰地显示。

2. **心脏塌陷征**　心房受压，静脉回流受阻，左心室和右心室充盈减少，心脏呈塌陷状态，由于右心房、右心室壁菲薄，因此右心塌陷征更为突出（图 21-2-1）。

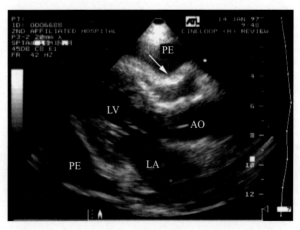

图 21-2-1　心包塌陷征（箭头所指）

（AO- 主动脉　LA- 左心房　LV- 左心室　PE- 心包积液）

3. **呼吸时相性变化显著** 吸气末，胸腔压力减小，腔静脉回流有所改善，缩小、塌陷的右心室稍增大，与此同时，左心室变小，二尖瓣运动幅度小，每搏量下降；呼气末，胸腔压力增大，右心室又缩小，甚至闭合，而左心室稍大，每搏量与血压均有所改善。

4. **房室瓣活动异常** 二、三尖瓣 M 型曲线 DE 幅度下降。

5. **二尖瓣舒张期血流变化** 二尖瓣舒张期血流 E 峰变化率增大，通常大于 22%。

6. **肝静脉和肺静脉血流频谱异常** 肝静脉血流频谱表现为舒张期峰值血流速度明显降低或消失，反流增加，整个波群呈"W"形；肺静脉血流频谱表现为舒张期血流速度减慢。

第 3 节
缩窄性心包炎

缩窄性心包炎（constrictive pericarditis）大多是因结核或化脓所导致的渗出性心包炎演变而来，心包壁层和脏层纤维素沉着，纤维组织增生，心包呈不同程度增厚和钙化，使心室充盈受限，回心血量减少，静脉压升高。

一、病理分型

1. **心包肥厚型** 心包明显增厚，厚度大于 10mm，无钙化，心肌运动减弱。

2. **心包粘连型** 心包脏层和壁层分离，轻度增厚，心包壁毛糙。心包腔内有液性暗区，并见絮状或条索状回声，随心动周期漂浮，心肌活动度正常。

3. **心包钙化型** 心包呈局限性或弥漫性"蛋壳样"回声，后方伴声影，厚度为 5 ~ 10mm，心肌活动度减弱。

二、血流动力学改变

增厚的心包压迫心脏，使心室舒张期静脉回流受阻，静脉压升高，回心血量减少，导致肺循环和体循环瘀血，心搏量减小。

三、超声心动图表现

1. 心包不规则增厚，心包回声增强、增厚，多切面显示心包呈单层或双层、厚度不均匀的带状强回声，以房室交界处最为显著，厚度 > 3mm（图 21-3-1）。

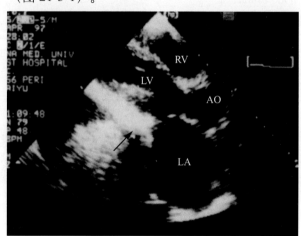

图 21-3-1 缩窄性心包炎时的心包回声
缩窄性心包炎时心包回声明显增强增厚（箭头所指），左右心房明显扩大（AO- 主动脉 LA- 左心房 LV- 左心室 RV- 右心室）

2. 左心房和右心房扩大，左心室和右心室内径正常或缩小，心室舒张受限，室间隔运动受心动周期和呼吸周期影响，运动极不规则，呈"橡皮筋样"运动（图 21-3-2）。

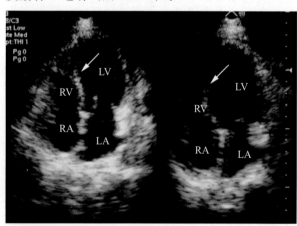

图 21-3-2 缩窄性心包炎时室间隔呈"橡皮筋样"运动
室间隔运动受心动周期和呼吸的影响，运动极不规则，呈"橡皮筋样"运动（箭头所指）（LA- 左心房 LV- 左心室 RA- 右心房 RV- 右心室）

3. 左心房后壁过度向后移位，左心房后壁与左心室后壁形成角度，夹角小于 150°。

4. 肝脏呈瘀血性改变，下腔静脉和肝静脉增宽（图 21-3-3），其多普勒频谱不随呼吸而改变。

5．左心室后壁舒张中晚期运动平直，舒张期运动幅度＜1mm。

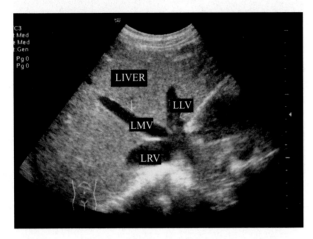

图 21-3-3　缩窄性心包炎时肝脏呈瘀血改变

缩窄性心包炎时肝脏呈瘀血性改变，下腔静脉和肝静脉增宽
（LIVER-肝脏　LLV-肝左静脉　LMV-肝中静脉　LRV-肝右静脉）

6．多普勒超声心动图显示二尖瓣舒张期血流速度吸气时减慢，呼气时加快，而三尖瓣血流速度变化与二尖瓣恰好相反；主动脉血流速度和左心室射血时间吸气时减慢，呼气时增加（图 21-3-4）。有时合并轻度二尖瓣反流和三尖瓣反流。

四、鉴别诊断

1. **缩窄性心包炎与限制型心肌病的鉴别**　二者的血流动力学改变极为相似，但限制型心肌病有心室肥厚、回声增强、心室缩小、心尖闭塞等特点。肺静脉的血流频谱有助于二者的鉴别：限制型心肌病在整个呼吸周期中舒张期血流速度大于收缩期血流速度，缩窄性心包炎在吸气时收缩期血流速度大于舒张期血流速度，二者的鉴别诊断详见表 21-3-1。

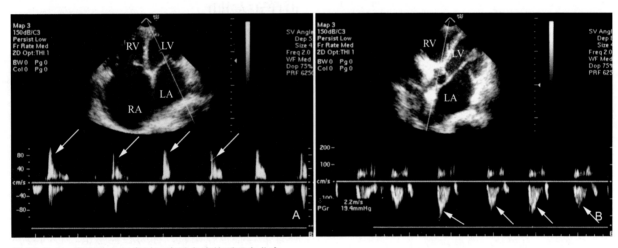

图 21-3-4　缩窄性心包炎时二尖瓣血流的呼吸变化率

A 图显示二尖瓣舒张期血流速度吸气时减慢，呼气时加快（箭头所指）　B 图显示主动脉血流速度和左心室射血时间吸气时减慢，呼气时增加（LA-左心房　LV-左心室　RA-右心房　RV-右心室）

表 21-3-1　缩窄性心包炎与限制型心肌病的鉴别

鉴别点	缩窄性心包炎	限制型心肌病
病因	各种病因引起的心包炎和心包积液	原因不明的心内膜增厚及心肌纤维化
心包回声	增强、增厚	未见明显改变
心内膜及心肌回声	未见明显改变	明显增强
心腔大小	心房明显扩大，心室内径正常或缩小	心房明显扩大，心室缩小，甚至心尖闭塞
二尖瓣 E 峰变化	随呼吸变化较大，二尖瓣舒张期血流速度吸气时减慢，呼气时加快	不随呼吸而变化
肺静脉血流	吸气时收缩期血流速度大于舒张期血流速度	整个呼吸周期中舒张期血流速度大于收缩期血流速度

2. 缩窄性心包炎腹水与肝硬化腹水的鉴别
肝硬化腹水往往有肝炎病史，门静脉和脾静脉增宽，心包无明显增厚、钙化，无缩窄性心包炎的超声心动图特征；而缩窄性心包炎下腔静脉、肝静脉增宽，心包有明显增厚、粘连、钙化现象。

[注意事项]

1. 缩窄性心包炎时由于心包回声和心外组织易混淆，不易分辨，从而使心包厚度的测量有误差，所以应多切面观察并且配合 M 型超声心动图进行测量，同时应注意灵敏度调节适当。

2. 风湿性心脏病可合并缩窄性心包炎，对风湿性瓣膜病患者需测量心包的厚度。

3. 缩窄性心包炎患者术后出现气逼、心慌等症状时，应注意是否出现心包积血等并发症。

第4节
心包肿瘤

一、病理特点和临床表现

心包肿瘤（pericardial tumor）有原发性肿瘤和转移性肿瘤两大类，原发性良性肿瘤有畸胎瘤、纤维瘤、脂肪瘤、血管瘤，原发性恶性肿瘤多为间皮瘤和肉瘤，转移性肿瘤则主要来自支气管肺癌、乳腺癌、淋巴癌、白血病等。

心包肿瘤除了具备肿瘤的表现外，还常有心包积液的症状，而且大多数为大量积液，生长迅速，容易出现心包填塞。

二、超声心动图表现

1. 于心包壁层或脏层探及回声较强的团块状回声（图 21-4-1），心包回声可出现连续性中断。

2. 肿瘤形状各种各样，有的呈结节状，有的呈分层状，有的呈菜花状或分叶状，有的可浸润心肌。

3. 常伴有大量心包积液，心包顺应性降低，心脏舒张功能受损。

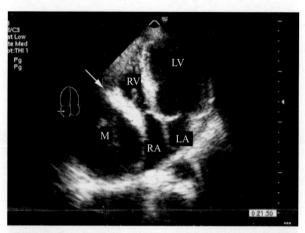

图 21-4-1　心包肿瘤
右心房右侧壁实质性占位病变向内挤压右心房（箭头所指）（LA-左心房 LV-左心室 M-肿块 RA-右心房 RV-右心室）

第5节
心包囊肿

一、病理特点和临床表现

心包囊肿（pericardial cyst）可发生在心包的任何部位，最常见的部位是右侧心膈角，囊肿的大小不一，囊壁菲薄，为纤维结缔组织内衬一层扁形间皮细胞或内皮细胞，囊肿液体清亮，呈单房或多房结构。

心包囊肿分心内囊肿和心外囊肿，心外囊肿不与心包腔相通，仅附着在心包壁。少数心外囊肿有蒂与心包腔相通，称为心包憩室。心内囊肿以体腔性心包囊肿为多见，它分为支气管源性淋巴血管瘤性囊肿、畸胎瘤性囊肿等，可完全位于心包腔内。

囊肿较小患者无症状，如果囊肿较大、占据大部分心包腔时则表现为大量心包积液或心包填塞的症状和体征。

二、超声心动图表现

1. 心包腔内圆形或形态不规则的无回声区，有包膜回声，包膜较薄、光滑（图 21-5-1），有的内部有分隔带。

2. 心包囊肿与心包分界较清晰，囊肿较大时对心脏产生压迫征象，使心室舒张功能受损。

3．心包囊肿不同于心包积液，其囊液随体位改变而总是聚积在最低的位置。

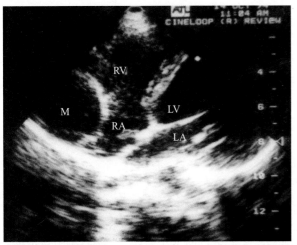

图 21-5-1　心包囊肿

（LA- 左心房　LV- 左心室　M- 心包囊肿　RA- 右心房　RV- 右心室）

第6节
先天性心包缺损

一、病理特点和临床表现

心包具有固定心脏和限制心脏过度运动的功能，先天性心包缺损（congenital pericardial defect）中约有 70% 为左侧缺损。先天性心包缺损常伴其他的先天性异常，如房间隔缺损、动脉导管未闭、法洛四联征、支气管囊肿等。

先天性心包缺损无合并症时大多数患者没有症状，仅在 X 线检查中被发现。左侧心包缺损时，由于心脏失去心包的限制作用，致使心脏左移，并出现心脏过度运动，久而久之出现心力衰竭症状。

二、超声心动图表现

由于超声心动图直接显示心包结构有一定的困难，而且心外膜呈细线样回声，难以与正常心包回声区别，因此诊断心包缺损时必须全面分析和综合判断。先天性心包缺损的超声心动图表现为：

1. 左侧心包缺损　心脏向左移位，右心房和右心室扩大，左心室壁舒张期向外膨隆，左心室后壁运动明显增强，并与室间隔呈同向运动。

2. 右侧心包缺损　心脏向右移位，左心房和左心室扩大，右心室壁舒张期向外膨隆，右心室后壁运动明显增强。

3. 部分心包缺损　在二维超声心动图上可见到相应部分室壁舒张期向外膨隆，心包缺损处心外膜呈细线样回声（图 21-6-1）。

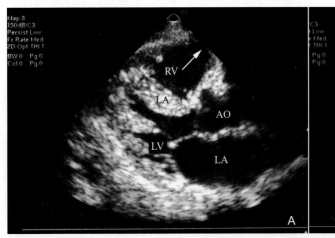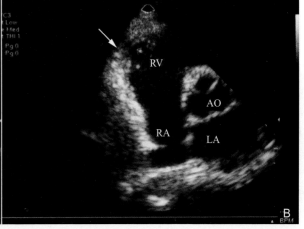

图 21-6-1　部分心包缺损

A 图为左心长轴切面显示部分心包缺损（箭头所指）　B 图为大动脉短轴切面显示部分心包缺损（箭头所指）(AO- 主动脉　LA- 左心房　LV- 左心室　RA- 右心房　RV- 右心室)

（邓林云　李泉水）

第22章

心脏其他疾病

第1节
心肌炎

心肌炎（myocarditis）可以原发于心肌，也可以是全身疾病同时或先后累及心肌所致，其病因包括病毒性、细菌性、风湿性、中毒性、过敏性等，其中以病毒感染较多见，并有相当多病例原因不明。老幼均可发病，但多见于青年人，男多于女。

一、病理特点

心脏病变范围、轻重不等，主要表现为局灶性或弥漫性心肌间质炎性渗出和心肌纤维的变性或坏死，导致不同程度的心脏结构异常和功能障碍。心包、心内膜都可受累，侵犯心包可有炎性渗出，后期粘连缩窄；侵犯心内膜，可因淋巴管变性及纤维变性而引起瓣膜狭窄和关闭不全，同时也可发生全心炎；侵犯传导系统可致心律失常。多数病例为良性自愈过程，少数病例可转化为慢性病理状态，类似扩张型心肌病。在慢性病例中，除心肌纤维变性，还可见瘢痕形成、心内膜弹力纤维增生及附壁血栓形成，附壁血栓脱落可出现栓塞现象。

二、血流动力学改变

取决于病变的程度与部位。轻者无血流动力学改变，严重者有弥漫性心肌炎或合并心包炎，心肌收缩力减弱，左心室扩大或各心腔普遍增大，可出现急性充血性心力衰竭，导致肺瘀血或肺水肿。左、右心室同时发生衰竭，引起心排出量过低，易合并心源性休克，并出现各种心律失常，是造成猝死的原因之一。

三、临床表现

心肌炎的临床表现差异很大。轻者可无症状，极重者可暴发心源性休克或急性充血性心力衰竭，于数小时或数日内死亡或猝死。典型症状与体征为心脏症状出现前数日或2周内有呼吸道感染或肠道感染，可伴有中度发热、咽痛、腹泻、皮疹等症状，继而出现心脏症状，根据病情可分轻度、中度和重度三型。

1. **轻度** 可无症状或表现为精神差、食欲不振、第1心音减弱、一过性心电图ST-T段改变。经治疗后于数日或数周内痊愈，或呈亚临床经过。

2. **中度** 除以上症状外，多有充血性心力衰竭，起病多较急、心悸、心前区疼、呼吸困难、端坐呼吸、面色苍白、口唇发绀、心脏扩大、心音钝、有奔马律或心律失常、双肺出现啰音、肝肿大。

3. **重度** 可暴发心源性休克，患者烦躁不安、面色苍白、呼吸困难、皮肤湿冷、血压下降或不能测出、心动过速、有奔马律。

四、超声心图表现

1. 室壁增厚，乳头肌、腱索和心内膜、瓣膜增粗。室壁回声减低、不均匀或增强。

2. 普遍性或局限性室壁运动运动异常，包括运动减弱、运动消失或反常运动。

3．左、右心室功能损害，心输出量、左心室射血分数、短轴缩短分数均降低，二尖瓣口多普勒血流频谱 E 峰流速降低，A 峰增加，E/A 比值减小。收缩、舒张功能受损出现的时间早于房室腔扩大，部分病例左心室收缩、舒张功能异常而左心室腔无明显扩大。

4．轻型病例房室扩大不明显，重型病例心脏常呈普遍性扩大（图 22-1-1）。

5．可出现瓣膜关闭不全，以二尖瓣关闭不全多见，重者可出现多个瓣膜关闭不全（图 22-1-2），并发细菌性心内膜炎时，房室瓣或半月瓣可有赘生物。可合并少量心包积液，室壁可有附壁血栓。

6．多数病例经治疗数月后，肥厚、回声异常的心室壁、增粗的乳头肌、腱索、心内膜、心瓣膜呈可逆性减退或消失，心功能受损、扩大的心腔恢复正常（图 22-1-3）。

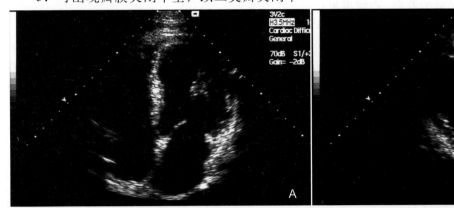

图 22-1-1　重度心肌炎全心扩大
A 图为心尖四腔心切面　B 图为左心室长轴切面

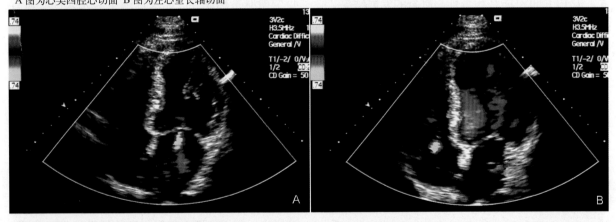

图 22-1-2　心肌炎心脏扩大并多瓣膜反流
A 图为二尖瓣轻度反流　B 图为三尖瓣轻度反流

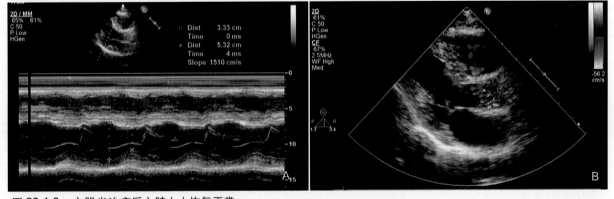

图 22-1-3　心肌炎治疗后心脏大小恢复正常
A 图为 M 型超声心动图显示心脏大小恢复正常　B 图为彩色多普勒显示心脏大小恢复正常，且二尖瓣反流消失

五、鉴别诊断

1. 心肌炎与扩张型心肌病的鉴别 左心室扩大并有室壁运动弥漫性减低的心肌炎应与左心型扩张型心肌病相鉴别，累及右心为主的心肌炎应与右心型扩张型心肌病相鉴别。其不同之处在于心肌炎心功能受损出现时间较心腔扩大早，心脏声像图改变常呈动态性变化，多数病例治疗数月后可以恢复正常。

2. 心肌炎与肥厚型心肌病的鉴别 心肌炎患者室壁增厚，乳头肌、腱索、心内膜、瓣膜增粗，易与肥厚型心肌病相混淆。但多数心肌炎数月后肥厚的室壁及增粗的瓣膜等改变可减退或消失，可资鉴别。

3. 心肌炎与心内膜弹力纤维增生症 (EFE) 的鉴别 暴发型心内膜弹力纤维增生症多见于 6 个月以下的婴儿，以反复及难以纠正的心力衰竭为主要临床表现，也可发生心源性休克，心脏明显扩大。与心肌炎不同之处在于 EFE 以心内膜增厚为特征，心脏改变无明显动态性变化，且预后严重。但 EFE 也可能是病毒性心肌炎的发展结果，故两者鉴别尚需从病程发展来考虑。

六、注意事项

1. 由于心肌炎的超声心动图表现常呈现动态性变化，所以应复查超声心图，注意对比前、后检查结果。

2. 急性或慢性心肌炎的超声心动图表现可以从完全正常到明显异常呈多样性，这些改变既可类似肥厚型心肌病和扩张型心肌病，也可类似冠心病、心肌梗死，超声心动图表现无特异性。

七、临床意义

心肌炎的超声表现虽无特异性，但结合临床表现对本病诊断有重要的辅助价值。心肌活检对本病诊断提供可靠的病理学依据。超声心动图能全面了解心肌、心瓣膜、心包和心功能受累范围和程度，对指导治疗、判断预后有重要的意义，是本病跟踪检查首选、可靠、实用、无创的检查方法。

第2节
心内膜弹力纤维增生症

心内膜弹力纤维增生症（endocardial fibroelastosis, EFE），病因尚不明了，为小儿原发性心肌病较常见的一种，2/3 患儿的发病年龄在 1 岁以内，男性多于女性。

一、病理特点与分型

主要病理改变是心内膜胶原纤维和弹力纤维呈弥漫性增生，可达数毫米，以左心室内膜受累最重，少数也可同时累及其他心腔。乳头肌、腱索、二尖瓣及主动脉瓣也可受累，其中以二尖瓣装置异常多见，表现为二尖瓣增厚、腱索缩短、乳头肌位置异常。

EFE 通常分为原发性和继发性两种类型。继发性是指 EFE 伴先天性心血管畸形或代谢异常，如伴发主动脉瓣狭窄、主动脉缩窄、室间隔缺损、心型糖原累积症等。原发性则不与先天性心血管畸形或代谢异常相伴随。原发性 EFE 根据左心室的大小分为扩张型和缩窄型两型。

1. 扩张型 约占95%。左心室扩大，心肌肥厚，左心室心内膜弥漫性增生、变厚。

2. 缩窄型 约占5%。左心室缩小或大小正常，右心房扩大，左、右心室心内膜增生、变厚。

二、血流动力学改变

取决于病变的类型和程度。EFE 左心室心内膜增生、变厚，使心脏舒张和收缩功能发生障碍，左心室扩大，心输出量减少，进而发生肺静脉压增高、肺水肿。心肌细胞本身也有非特异性退行性变，使心肌收缩力减弱。由于心内膜病变和心肌收缩力减退，心腔内血流减慢，可有附壁血栓形成。二尖瓣装置异常可伴二尖瓣关闭不全。

三、临床表现

以充血性心力衰竭为主，是婴儿期心力衰竭的常见病因之一。常于呼吸道感染后发作，最早和最常见的症状是呼吸困难。根据病情的轻重缓急分为三型。

1. **暴发型** 起病急骤,突然出现呼吸困难、呕吐、拒食、口周发绀、面色苍白、烦躁不安、心动过速,可猝死。此型病儿年龄多在 6 个月以内。

2. **急性型** 多见。起病较快,常并发肺炎,有发热、肺部湿性啰音,有时患儿因心腔附壁血栓脱落而发生栓塞。此型患儿多数死于心力衰竭。

3. **慢性型** 起病缓慢,食欲不振,呼吸困难。年龄多在 6 个月以上,经治疗可望缓解,活至成人期。

体格检查有心脏扩大,慢性患儿心前区隆起,心尖搏动减弱,心动过速,心音低钝,可有奔马律。一般无杂音或有轻度心尖区收缩期杂音。

四、超声心动图表现

1. 左心室心内膜呈弥漫性或不规则增厚,回声致密、增强。缩窄型者右心室内膜也增厚,回声增强。

2. 左心房和左心室明显扩大,少数患者全心扩大。左心室壁增厚,运动幅度普遍减弱,左心室内可有附壁血栓形成。缩窄型者左心室缩小或大小正常,多数患者右心房和右心室扩大。

3. 二尖瓣瓣叶增厚,开放幅度减低,二尖瓣腱索增粗、粘连、挛缩,左心室乳头肌增粗、回声增强,发出部位较正常高,常出现二尖瓣关闭不全。

4. 左心室收缩和舒张功能受损。左心室射血分数、短轴缩短率、心搏出量降低,二尖瓣血流频谱 E 峰速度减低,A 峰速度增大,E/A 比值减小。

五、鉴别诊断

1. **心内膜弹力纤维增生症与急性病毒性心肌炎的鉴别** 心肌炎发生心力衰竭时,其临床表现与 EFE 相似,与 EFE 不同之处在于病毒性心肌炎有病毒感染史,以心肌病变为主而不是以心内膜增生病变为主,心脏异常呈动态变化,心力衰竭控制后,室壁增厚、回声异常、运动减弱、心功能等改变可恢复正常。

2. **心内膜弹力纤维增生症与心型糖原累积症**的鉴别 心型糖原累积症一般在婴儿期发病,患儿呼吸困难,出现心力衰竭。心内膜可增厚,室壁肥厚,乳头肌肥大。与 EFE 不同之处表现在心瓣膜无损害,室壁运动增强。同时,患儿肌张力低下、舌大、发育迟缓,骨骼肌活检有大量糖原,可资鉴别。

六、临床意义

超声心动图能准确诊断心内膜增厚,为 EFE 提供重要的诊断依据。同时,还可以了解心功能、心瓣膜受损程度,对指导治疗、判断预后有重要意义,确诊 EFE 有赖于心内膜心肌活检。

第 3 节
心内膜心肌纤维化

心内膜心肌纤维化(endomyocardial fibrosis,EMF)是一种原因不明的、以心肌舒张受限为主要特点的心肌病。老幼均可发病,但多见于年青人,男女比例为 1:1。

一、病理特点与分型

基本病理改变是心内膜和内层心肌进行性纤维化和钙化。增厚的内膜通常为 2 ~ 3mm。病变主要累及心室流入道及心尖部,使心室流入道狭窄,心尖部心肌增厚,心腔缩小、变形、甚至闭塞。病变可扩展到乳头肌、腱索和房室瓣后叶,使其增粗、缩短、粘连,导致房室瓣关闭不全。心腔附壁血栓常见,使局部心腔填塞。部分并心包积液。关于 EMF 分型,国内外文献报道不一,有些学者把其分为右心型、双心室型和左心型,也有学者将其分为右心室型和左心室型。本病以右心型多见,其次为双心室型,而左心型罕见。

二、血流动力学改变

取决于病变的类型和程度。右心型 EMF 心肌心内膜纤维化,右心室心尖部闭塞,使右心室舒张、收缩受限,右心房扩大,三尖瓣环扩张及三尖瓣关闭不全,静脉压升高。双心室型左、右心室舒张均受限、功能不全,累及二尖瓣导致二尖瓣关闭不全，左心房扩大，肺静脉压升高，肺水肿。心腔附壁血栓脱落可出现栓塞现象。

三、临床表现

与病变类型和程度有关。右心型 EMF 以三尖瓣关闭不全、右心衰竭表现为主，出现反复双下肢水肿、腹胀、发绀、颈静脉怒张，心音减弱或遥远，三尖瓣听诊区 2/6 ~ 3/6 级收缩期杂音，肝肿大、脾肿大、腹水。左心型 EMF 以二尖瓣关闭不全、左心衰竭表现为主，心悸、气促、咳嗽、心音低、奔马律、心尖区 2/6 ~ 3/6 级收缩期杂音。血栓脱落出现栓塞表现，可猝死。

四、超声心动图表现

1. 右心型可见右心室壁和心内膜呈不同程度增厚，可为弥漫性增厚或局部增厚，室壁回声增强，心尖部心腔缩小、变形，甚至闭塞，部分患者心尖部心肌出现钙化。早期心内膜无明显增厚，晚期增厚，回声增强。双室型除上述表现外，左心室心尖部增厚、回声增强，腔缩小。

2. 病变处室壁运动僵硬、普遍运动减弱，甚至运动消失。

3. 右心房高度扩大，部分右心房巨大，右心室流入道增厚、狭窄，流出道增宽。双心室型者左心房也扩大，左心室流入道狭窄，流出道增宽。扩大心房内可有附壁血栓。

4. 三尖瓣增厚、移位、显著关闭不全，三尖瓣环扩张。双室型者累及二尖瓣可见其增厚，导致二尖瓣关闭不全。

5. 心包积液。

6. 下腔静脉、肝静脉均扩张。

7. 心室舒张功能受损。

五、鉴别诊断

1. 心内膜心肌纤维化与缩窄性心包炎的鉴别 缩窄性心包炎与 EMF 不同之处在于室间隔呈橡皮筋样异常运动，缩窄部位心包明显增厚，心肌厚度、回声无改变，心尖部心腔无闭塞。

2. 心内膜心肌纤维化与三尖瓣下移畸形的鉴别 右心型 EMF 患者右心房巨大、心腔变形、三尖瓣环扩张、瓣膜附着点移位并三尖瓣关闭不全，

易误为三尖瓣下移畸形，它与 EMF 不同之处在于三尖瓣下移但瓣膜回声纤细，右心室壁无增厚、回声无增强，右心室心尖部心腔不闭塞。

六、注意事项

1. 超声心动图检查一但发现心包积液不要过早满足，要注意观察室壁结构，包括室壁厚度、回声和运动。

2. 本病早期心内膜尚无明显增厚，对原因不明的右心室心尖部缩小、变形，壁增厚而运动减弱、右心房高度扩大者，除考虑右心室型肥厚性心肌病外，还要考虑本病的可能。

七、临床意义

超声心动图实时观察心脏结构和形态改变为 EMF 诊断提供可靠的依据。同时，还能了解心瓣膜、心功能受损程度，对指导本病治疗、判断预后有重要的意义。但本病易误诊和漏诊，统计国内 1994 年以前报道的 EMF 病例有 62 例，其中超声心动图检查资料记录有 33 例，超声诊断 EMF 者仅 14 例（42%）。确诊 EMF 有赖于心内膜心肌活检。

第4节
左心室假腱索

左心室假腱索是指左心室内存在的不附着于二尖瓣的肌性或纤维条索。1981 年 Nishimura 首先报道了左心室假腱索的超声心动图表现，其功能尚不明确。它是否系无病理意义的正常组织变异或有病理意义仍有争论。但解剖学研究发现，大多数人均有左心室假腱索存在。因此，目前多数学者倾向于左心室假腱索是正常组织的变异。

一、病理特点

左心室假腱索可起源于左心室任何一侧壁，多见于前壁和乳头肌，终止于室间隔膜部、肌部或心尖部，少数假腱索起止于乳头肌、心尖部和游离壁之间，极少数位于左心室流出道和主动脉

瓣。它一般呈索状，单条或多条，大致可分为含有和不含有心肌传导组织两大类。如假腱索内存在具有自律性的特殊起搏传导细胞，因心脏舒缩使其受到机械性牵拉，激发异位节奏点兴奋而成为室性早搏的原因。假腱索可单独存在，也可与各种心脏病同时存在。

二、血流动力学改变

常无血流动力学异常。少数位于左心室流出道内的假腱索，于收缩期受血流冲击而发生颤动，引起明显收缩期杂音，有时可引起左心室流出道轻度狭窄。起源于主动脉瓣的假腱索可引起瓣膜狭窄或关闭不全。

三、临床表现

绝大多数无自觉症状，少数有胸闷、心悸。部分在胸骨左缘闻及心尖区有 1/6 ～ 3/6 级收缩期杂音。可有室性心律失常，多为室性早搏。

四、超声心动图表现

1. 左心室腔可见到一条或数条索条状影（图22-4-1），回声较细，索条粗细不一，多在 4 ～ 5mm以内，有一定活动度，随左心室舒张和收缩而紧张和松弛，追踪其附着点一端常位于室间隔上段，另一端位于左心室前壁、侧壁或心尖区。其特点是不与乳头肌和二尖瓣叶相连。

2. 少数假腱索起源于室间隔膜部或主动脉瓣可引起左心室流出道或主动脉瓣狭窄及关闭不全，在左心室流出道内或主动脉瓣口远侧有收缩期湍流频谱，血流速度增快；彩色多普勒可显示五彩镶嵌血流信号。当存在主动脉瓣反流时可见舒张期左心室流出道五彩反流束。

五、鉴别诊断

左心室假腱索主要应与双腔左心室鉴别。当左心室内存在异常肥大的肌束或乳头肌时，可将左心室分隔成两个腔。双腔左心室与左心室假腱索不同之处在于两个腔之间存在压力阶差，心底腔常扩大，心尖心肌肥厚，收缩期在左心室狭窄处有五彩镶嵌血流信号，频谱多普勒取样为高速湍流频谱。

六、注意事项

1. 一般至少在两个切面均能观察到左心室假腱索，才能确诊。

2. 与室间隔平行的条状假腱索常可干扰室间隔内膜面的识别而影响室间隔厚度的测量，容易与室间隔肥厚相混淆，应注意鉴别。有时在二维图像中，将假腱索当成心内膜面，而误为室间隔中有液体存留，误为室间隔血肿、积液。移动或转动探头，仔细跟踪条索走行和多切面探测观察不难鉴别。

3. 检查发现左心室假腱索时，同时注意观察有无并发心脏疾病。

七、临床意义

超声心动图可以确诊左心室假腱索。它不仅能检出大于 2mm 及切面范围之内的条索，准确判断条索的位置、走行和数量，还可以明确有无导致左心流出道狭窄、主动脉瓣狭窄及关闭不全。

（叶　军）

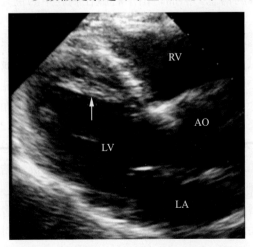

图 22-4-1　左心室假腱索（箭头所指）
（AO- 主动脉 LA- 左心房 LV- 左心室 RV- 右心室）

第23章
经食管超声心动图

经食管超声心动图（transesophageal echo-cardiography，TEE）是将超声探头置于食管内或胃内，从心脏后方探测心内结构进行超声显像和诊断心血管疾病的技术，它不仅能够避开胸骨和肺组织对超声波束的影响，为经胸超声心动图（transthoracic echocardiography，TTE）显像不佳的病例提供了新的探测途径，而且还能应用于手术中实时监控手术即刻效果。由于经食管超声心动图提供了特殊的探测途径和切面，因而为提高心血管疾病超声心动图诊断水平开辟了一条新的途径，对心血管疾病患者术前诊断、术中监测和术后效果评价发挥着重要的作用。

第1节
历史背景

经食管超声心动图的发展已有 20 余年的历史。1971 年 Side 和 Gosling 首次将直径为 5mm 的压电晶片作为换能器，将其镶嵌在食管镜的顶端，插入食管，用于观察主动脉内血流的多普勒超声信息及估测患者心脏功能，但这仅限于实验研究。1977 年 Hisanage 等首次研制出经食管超声探头（机械探头），但因探头无外部控制按钮、换能器的位置不能移动、机械探头在旋转时所引起的振动使患者有不适感以及油囊漏油等技术问题而未能在临床推广应用。1982 年 Schluiter 首次描述了经食管超声心动图时心脏超声切面与解剖的关系，1988 年 Seward 在此基础上作了更进

一步的报道，描述了胸主动脉、主动脉弓等结构与食管的关系。同年，在单平面食管探头的基础上，出现了双平面经食管超声探头，它可以从垂直和水平两个方向对心脏进行扫描，从而克服了单平面探头只能作水平方向扫描的局限性。1992 年又出现了多平面经食管超声心动图的临床应用报道。

目前，经食管超声探头有单平面、双平面和多平面三种，换能器的频率多为 5MHz，装置在纤维镜的顶端，纤维镜的长度 100cm，直径 9mm，末端有旋钮供调节纤维镜头端的弯度以控制探头的方向。单平面探头的直径为 12 ~ 14mm，由 32 ~ 64 个晶体组成，可以作与探头轴心垂直的横切面扫查。双平面探头在单平面探头的基础上加了一组换能器，既能作横切面扫查又能作纵切面扫查，可获得较单平面探头多 30%的信息。然而，由于心脏在胸腔中的位置偏左，单平面探头和双平面探头都难以获得与心脏的轴心完全平行或垂直的切面。多平面探头只有一组换能器，但可作 180°旋转，它不仅可显示与心脏轴心完全垂直或完全平行的切面，也能显示介于两者之间的离轴切面。为了评价多平面经食管超声心动图的优越性，Faletra 等对一组 250 例心血管疾病患者进行了多平面经食管超声心动图和双平面经食管超声心动图的对照研究，结果发现 24 例（9.6%）患者多平面经食管超声心动图增加了新的诊断信息，162 例（64.8%）患者虽然未能增加新的诊断信息，但却加深了医师对疾病的理解，仅 64 例（25.6%）患者多平面经食管超声心动图和双平面经食管超声心动图的诊断作

用相似。

近年来，随着高速计算机和图像处理重建技术的不断进步，超声心动图三维重建技术也得到迅速的发展，用超声心动图再现手术野的立体心脏结构、模拟手术途径已经不再是梦想。目前的三维超声显像已能从计算机图形学应用转向三维物体的计算机立体模型重建。这种模型重建方法是基于以下三种方法实现的：立体几何构成法（CGS 模型）、表面提取法和体元模型法（Voxel 模型）。CGS 模型由于需要大量的几何原物，因而对于解剖学上的三维模型或大多数生物学结构的三维模型来说不太适合，现已很少应用。表面提取法的优点在于所需计算机内存量少，运算速度快，因此目前所使用的大多数 CAD／CAM 软件设计系统大都利用表面提取法来构筑立体模型。但是，表面提取法需要人工对心脏的组织结构进行勾边，既费时又受操作者技术水平等主观因素的影响，同时也只能重建比较简单的心脏结构。体元模型法是最为理想的三维重建方法，它可对心脏所有的组织灰阶信息进行三维重建，包括瓣膜、腱索、乳头肌、房间隔、室间隔、主动脉和肺动脉等，而不是仅显示简单的心内膜轮廓。德国 Tomtec 公司最先使这项研究商品化，并能在临床上应用。目前，体元模型法三维重建已能模拟手术野显示的方式，对各种先天性心脏病和后天性心脏病进行动态三维重建，为临床心血管疾病的术前准备提供重要的定性和定量诊断依据，增加了选择治疗时机和手术方法决策方面的信息，使经食管超声心动图在手术中的应用范围进一步扩大。

在三维重建过程中，二维图像空间和时间的定位对获得高质量的三维图像是至关重要的。由于食管属于后纵隔脏器，受呼吸影响较小，因此采用多平面经食管超声探头进行三维重建，可使图像在采集时探头与心脏的空间位置不易移位，再通过应用心率和呼吸控制，就可保证所采集的每帧图像在时间定位上的准确性，同时心电触发和呼吸控制器能自动选择心电图 R—R 间期相近而且呼吸周期稳定的图像送入计算机储存和分析。

第 *2* 节
经食管超声心动图检查方法

一、检查前准备

经食管超声心动图检查前患者应禁食。常规经食管超声心动图检查前应该给患者肌内注射 10mg 山莨菪碱以减少胃肠道消化液的分泌，并需麻醉患者咽部，必要时可注射小剂量地西泮稳定患者的情绪及减轻患者的痛苦。而术中经食管超声心动图由于在手术室中进行，故只需在全身麻醉后进行即可。

二、探头的置入

常规经食管超声心动图检查时，由于患者意识清楚，插管前应给患者介绍检查的目的及过程，取得患者的合作和支持，插管时一般嘱患者取左侧卧位，将纤维镜头送入患者口中，令其咬住撑口器并做吞咽动作，徐徐将经食管超声探头送入；而行术中经食管超声心动图检查时，由于心脏手术的患者均需气管插管及全麻，放置经食管超声探头通常无困难，插管困难时还可在麻醉科医师的帮助下插入探头。无论是常规经食管超声心动图检查还是术中经食管超声心动图检查均需使用撑口器以防患者牙齿损伤探头。

三、标准切面的探测

根据经食管探头在食管中的不同深度和弯曲度，单平面经食管探头可以得到心底、四腔心和经胃左心室短轴三组切面。双平面经食管探头和多平面经食管探头则在此基础上多了一组纵切面和离轴切面，从而使检查更为完整、全面。

经食管超声心动图可对主动脉进行较为全面的检查，包括主动脉根部、升主动脉、主动脉弓和降主动脉，而且图像十分清晰。但是，在升主动脉上段，因有气管相隔，故此为经食管超声心动图检查的盲区。

四、动态三维经食管超声心动图

动态三维图像的重建能够每隔 0.8°～5°采

集一个心脏切面，因此每个心动周期采集 1～25 帧图像（连续可调）。在通常的情况下，一般设置在每隔 2° 采集一个心脏切面，每个心动周期采集 14～18 帧图像，R-R 间期允许的误差范围为 100ms，并在呼气末期采样。所有被采集的图像均以数字化的形式储存在计算机中，经处理后以动态三维图像的形式与心电图同步显示在荧光屏上。

通过调节心脏 α、β、γ 和平行方向上的位置，可从各个角度动态显示不同病变三维图像的最佳视角，主要的观察方法有五种：从心底向心尖方向观察；从心尖向心底方向观察；从心底向心尖方向斜视；从心尖向心底方向斜视；在任何一个二维超声切面上，从前向后或从左右两侧观察。整个图像的采集过程约 5 分钟，分析过程约 60 分钟。重建后认为满意的图像可储存在计算机的硬盘上或储存在磁光盘上，当然也可另接录像机记录。

第 3 节 经食管超声心动图的临床应用范围

一、经食管超声心动图在术前诊断中的应用

近 20 年来，经胸超声心动图已成为心血管疾病临床诊断中必不可少的工具，但经胸超声心动图检查尚有一定的局限性，经食管超声心动图是经胸超声心动图检查的重要补充。

经食管超声心动图与经胸超声心动图相比，由于它从心脏后方的食管内探测心脏，并使用了高频率探头提高分辨力，因此其图像更为清晰，尤其是对心脏靠后方的结构，如房间隔、左侧心瓣膜及左侧心腔的病变。但是，经食管超声心动图检查需配置特制的探头，价格较昂贵，所能显示的切面也有限，清醒患者在插入食管探头的过程中有不适感，少数患者甚至有副作用，因此其临床应用必须有指征和选择性。

一般来说，经食管超声心动图主要应用于以下几种情况：一是经胸超声心动图检查显像困难时，例如肥胖、肺气肿、胸廓畸形、近期胸部手术后以及正在使用机械辅助呼吸的患者；二是经胸超声心动图检查难以显示的部位，例如左心耳、上腔静脉、肺静脉及降主动脉；三是经胸超声心动图检查所获信息有限的病种，下面将详细阐述。

（一）主动脉夹层分离

主动脉夹层分离是内外科的急症之一，必须及时诊断和治疗，以减少死亡的发生率。据 Hirst 等报道，主动脉夹层分离累及升主动脉的患者，在出现临床症状的第一个 48 小时中，每小时的死亡率为 1%，在 2 周内死亡率迅速上升至 80%，3 个月内的死亡率则高达 90%。

主动脉夹层分离患者的治疗，有赖于在诊断时即明确下列问题：分离是否存在；分离的类型；是否合并主动脉瓣反流及其程度；有无左心室功能减退；有无心包积液和心包填塞；分离是否累及主动脉弓和主动脉的主要分支；分离的起始部位；有无新的撕裂；真腔和假腔内血流动力学的情况。

经胸超声心动图检查是明确上述问题的首选方法，其敏感性和特异性分别为 80% 和 96%，但它对肥胖、胸廓畸形和肺气肿的患者尚有局限性，特别是当主动脉夹层分离累及降主动脉时；而经食管超声心动图能够有效地补充经胸超声心动图的不足，几乎能对每一例患者提供主动脉各水平的高分辨力图像。经食管超声心动图还能及时地在床旁诊断主动脉夹层分离，显示分离真腔和假腔的飘动的内膜以及假腔内的血栓。

目前，已有一些研究中心将经食管超声心动图替代 X 线主动脉造影作为主动脉夹层分离术前诊断的常规检查手段。上海医科大学中山医院用经食管超声心动图诊断了 6 例经证实有主动脉夹层分离的患者，经食管超声心动图可在升主动脉和降主动脉内见到内膜撕裂的破口，彩色多普勒血流显像在破口处可见到收缩期五彩镶嵌的湍流自真腔涌入假腔（图 23-3-1）。在各段主动脉的横断面上，还可估计真腔的受压情况（图 23-3-2）。

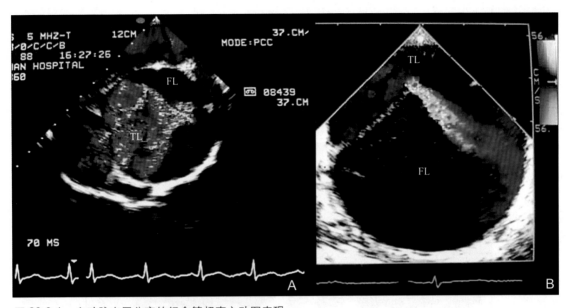

图 23-3-1　主动脉夹层分离的经食管超声心动图表现

升主动脉水平主动脉短轴切面（A 图）和降主动脉上段水平主动脉短轴切面（B 图），显示主动脉异常增宽，内膜撕裂，收缩期有血流从真腔 (TL) 通过裂孔进入假腔 (FL)

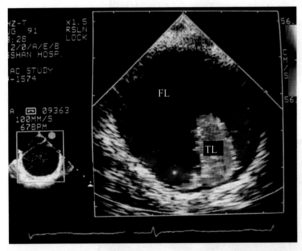

图 23-3-2　主动脉夹层分离的经食管超声心动图表现

与图 23-3-1 为同一患者，图中为降主动脉下段水平主动脉短轴切面，显示主动脉内膜呈环形撕裂，真腔居中并四面受压，最严重处真腔直径仅 1cm 左右

（二）人工瓣膜功能不全

自从世界上诞生第一例植入人工瓣膜的患者起，无创性评价人工瓣膜功能不全就面临着挑战。随着心脏瓣膜外科的发展，接受人工瓣膜替换术患者的人数不断增多，无创性评价人工瓣膜的功能就日益显示出其重要性。近十余年来，多普勒超声心动图技术，特别是彩色多普勒血流显像，已成为临床评价人工瓣膜功能不全的首选方法，但其敏感性还有待于提高。

经食管超声心动图由于使用较高频率的探头

从心脏后方直接进行探测，它与心脏之间无含气肺组织和骨组织相间，对人工瓣膜功能的评价，特别是对人工二尖瓣功能不全的探测更有其重要意义（图 23-3-3）。Nellesson 等对一组例临床拟诊为人工瓣膜功能不全的患者进行了研究，经胸彩色多普勒血流显像显示无反流 4 例，轻度反流 2 例，中度反流 5 例，重度反流 3 例；而经食管超声心动图显示无反流 2 例，中度反流 2 例，重度反流 10 例。14 例中除 1 例经食管超声心动图显示为重度反流而直接施行手术外，其余 13 例均进行了心血管造影检查，结果显示无反流 2 例，轻度反流 1 例，中度反流 1 例，重度反流 9 例，经食管超声心动图仅把 1 例轻度反流高估为中度反流外，其余均与心血管造影相符合。

因此，经食管超声心动图不仅在人工瓣膜反流的定性诊断方面有很高的敏感性，而且在人工瓣膜反流的定量诊断方面与心血管造影也有很好的一致性。这可能与下列因素有关：

（1）经食管超声心动图较经胸超声心动图与人工二尖瓣的距离更近。

（2）经食管超声心动图的探头频率较经胸超声心动图更高而且分辨力更好。

（3）经食管超声心动图检测左心房内的反流时不受人工瓣膜中金属成分的干扰，从而克服了在经胸超声心动图检查中经常遇到的由人工瓣膜支架中金属材料所致的声衰减和"血流掩盖"（flow-masking）效应的影响。

（4）有些人工二尖瓣功能不全的反流常是偏心性的，尤其是瓣周漏所导致的人工瓣膜反流，常沿着房间隔或心房壁流向心房顶部，这在经胸超声心动图检查时极易被漏检，而经食管超声心动图却可清晰显示（图23-3-4）。多平面经食管超声心动图三维重建技术的应用对鉴别是瓣膜反流还是瓣周漏具有更大的临床价值，因此对于人工二尖瓣患者，如临床上疑有人工瓣膜功能不全而经胸超声心动图检查为阴性时，仍应常规作经食管超声心动图检查。

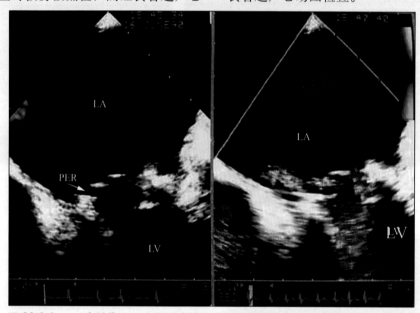

图23-3-3　二尖瓣位人工生物瓣功能不全的经食管超声心动图表现
图示生物二尖瓣脱垂和穿孔，彩色多普勒血流显像显示收缩期二尖瓣反流（LA-左心房 LV-左心室 PER-二尖瓣穿孔）

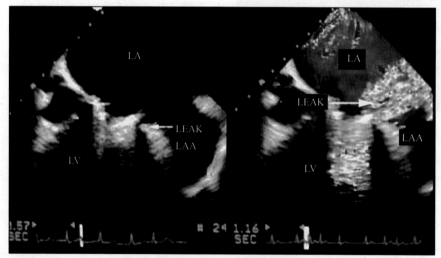

图23-3-4　人工二尖瓣瓣周漏的经食管超声心动图表现
二腔心切面显示人工瓣膜支架和瓣环之间有缝隙，彩色多普勒血流显像显示有五彩镶嵌反流信号穿过，提示瓣周漏（LA-左心房 LAA-左心耳 LEAK-瓣周漏 LV-左心室）

经食管超声心动图对人工主动脉瓣功能的评价与经胸超声心动图相仿。经胸超声心动图和经食管超声心动图都能很好地显示人工主动脉瓣的形态及功能不全时所并发的反流。因此，在一般情况下，如怀疑有人工主动脉瓣功能不全时，仅需经胸超声心动图检查，除非患者由于肺气肿等因素，经胸探测不能获得满意的图像时，才考虑作经食管超声心动图检查。

（三）自然瓣膜病变

1. 二尖瓣病变　二尖瓣在心脏四个瓣膜中位于最后方，与食管最接近，因此经食管超声心动图几乎能为每个二尖瓣病变患者提供比经胸超声心动图检查更多、更清晰的病理解剖细节，在定量测定二尖瓣反流中的作用也尤其突出。

对二尖瓣狭窄患者而言，经胸连续多普勒超声能测定二尖瓣跨瓣压差和瓣口面积等信息。然而，经食管超声心动图在检测左心房内自发性血流瘀滞及评价左心耳和左心房体部血栓方面远较经胸超声心动图优越。经食管超声心动图还能更好地评价二尖瓣叶的厚度、活动度、瓣叶钙化的部位和范围、腱索和瓣下结构受累的程度，这些信息在估价二尖瓣球囊扩张分离术和直视二尖瓣交界分离术的可行性方面极有价值。

此外，经食管超声心动图能够比经胸超声心动图更敏感地、更准确地评价二尖瓣反流的程度（图 23-3-5）。我们通常采用 Kleinman 等介绍的根据二尖瓣反流起源处射流的宽度、长度、面积和肺静脉收缩期反向血流作为标准，进行二尖瓣反流的半定量诊断，并可获得较为满意的效果。多平面经食管超声心动图在二尖瓣反流束动态三维重建中的应用，可望使二尖瓣反流的半定量诊断更具准确性。

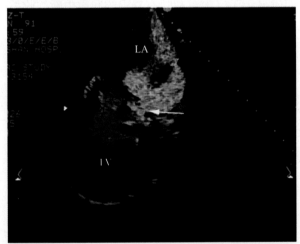

图 23-3-5　二尖瓣反流的经食管超声心动图表现

临床在心尖区闻及收缩期杂音，但经胸超声心动图却未见异常，经食管超声心动图显示有明显的二尖瓣反流（箭头所示）（LA-左心房 LV-左心室）

经食管超声心动图在评价二尖瓣反流的病因和解剖缺陷部位等方面，也较经胸超声心动图略胜一筹，其中包括风湿性二尖瓣病变、二尖瓣脱垂、二尖瓣腱索断裂合并连枷性二尖瓣、细菌性心内膜炎合并二尖瓣赘生物、二尖瓣穿孔、二尖瓣瘤等病变，这些信息对评价二尖瓣修补术是否可行极为重要。

2. 主动脉瓣病变　经胸超声心动图一般都能在胸骨旁切面很好显示主动脉瓣，但有一定比例的成年人，由于受肌肉、骨骼或者肺组织的影响，主动脉瓣得不到很好地显示。在这种情况下，经食管超声心动图，特别是多平面经食管超声心动图，能清楚地显示主动脉瓣的数目，判断主动脉瓣是一叶瓣、二叶瓣（图 23-3-6）、三叶瓣，还是四叶瓣。

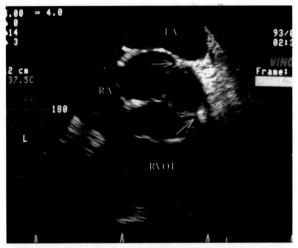

图 23-3-6　先天性二叶主动脉瓣畸形的多平面经食管超声心动图表现

当探头方向位于 44° 时，可清晰显示收缩期主动脉瓣的两个瓣膜交界（箭头所示）（LA-左心房 RA-右心房 RVOT-右心室流出道）

此外，经食管超声心动图对主动脉夹层分离、主动脉瓣脱垂、主动脉瓣赘生物等疾病及其并发症，能提供颇有价值的病因诊断信息。Hofmann 等应用经食管超声心动图还能测定主动脉瓣狭窄患者主动脉瓣的瓣口面积；Stollberger 等应用经食管超声心动图对主动脉瓣狭窄患者进行了同样的研究，并与手术和尸解所见进行对照，结果显示了很好的一致性；Mugge 和 Schwinger 等用经食管超声心动图明确鉴别了主动脉瓣下膜性狭窄和纤维肌性狭窄。

3. 三尖瓣病变　由于三尖瓣位于二尖瓣的前方，所以经食管超声心动图评价三尖瓣病变并不比经胸超声心动图检查优越。只有在肺气肿患者或患者透声不好的情况下，才考虑行经食管超声心动图检查。但是，在评价三尖瓣反流的病因方面（包括三尖瓣环扩张、三尖瓣赘生物、三尖瓣穿孔、连枷性三尖瓣、风湿性和类癌性疾病等）有一定的价值。

4. 肺动脉瓣病变 由于探头置于食管中进行探测，其所能记录的切面及所能显示的心内结构也相应受限，而肺动脉瓣就是经食管超声心动图难以显示的结构之一。将经食管超声探头置于距切齿 25cm 处的食管内略将探头向前倾，在显示主动脉短轴切面后，稍稍后退，并将探头向逆时钟方向略作旋转，即可显示位于升主动脉横切面左前方的肺动脉瓣短轴观，在正常情况下它表现为一圆形结构，内有三个瓣叶。在先天性二叶肺动脉瓣畸形时，可显示肺动脉瓣仅有两个瓣叶，开放时也仅有两个瓣膜交界，关闭时呈"一"字形。

（四）感染性心内膜炎

感染性心内膜炎所导致的瓣膜损害或其他心内结构的损害，直接关系到患者病情的转归与预后，也是治疗决策的主要决定因素。临床上常规使用的经胸超声心动图已成为评价感染性心内膜炎的首选方法，但其对心内膜炎时瓣膜赘生物的检出率报道不一，检出率一般为 34% ~ 84%。然而，经食管超声心动图对于检测感染性心内膜炎的赘生物和其他并发症的价值却有进一步的提高。Mugge 等用经食管超声心动图研究了一组 80 例感染性心内膜炎的患者，赘生物的总检出率约为 96%，90% 的患者显示有明确的赘生物，6% 的患者提示赘生物可能；与此对照，经胸超声心动图对赘生物的总检出率约为 77%，57% 的患者显示有明确的赘生物，19% 的患者提示赘生物可能。Erbel 等也报道了类似的研究结果。

自然瓣膜赘生物及人工瓣膜赘生物均可并发主动脉根部脓肿，其治疗成功与否取决于早期的诊断。经食管超声心动图能更准确地评价瓣环周围脓肿，尤其是人工瓣环周围脓肿。Daniel 等研究了 92 例感染性心内膜炎的患者，这些患者都进行了瓣膜手术，术中发现 31 例瓣环周围脓肿，其中 16 例位于主动脉根部，7 例位于室间隔，5 例位于人工瓣环，3 例位于二尖瓣装置；经食管超声心动图在术前检出其中的 26 例（占 84%），而经胸超声心动图仅检出 6 例（占

19%）。上海医科大学中山医院对一组 19 例感染性心内膜炎患者进行了研究，经食管超声心动图与经胸超声心动图比较，两种技术对主动脉瓣感染性心内膜炎的诊断价值相当，但经食管超声心动图能更敏感地显示主动脉瓣赘生物、主动脉瓣穿孔和主动脉瓣反流。与手术结果对照，经食管超声心动图诊断主动脉瓣赘生物的敏感性为 100%，而经胸超声心动图的敏感性为 85%，但两种技术各有 1 例假阳性。对感染性心内膜炎并发主动脉窦瘤破裂，经食管超声心动图和经胸超声心动图均能检出，但经食管超声心动图能清楚地显示附在窦壁及其附近的棉絮状赘生物。1 例并发主动脉周围脓肿的患者，经胸超声心动图未能发现，而在经食管超声心动图检查时却可清晰地显示（图 23-3-7）。4 例二尖瓣前叶穿孔的患者，原来均是主动脉瓣感染性心内膜炎（其中 3 例发生在自然瓣膜，1 例发生在人工瓣膜），经胸超声心动图检查仅发现典型的主动脉瓣赘生物、主动脉瓣穿孔和主动脉瓣反流，但对二尖瓣的检测，1 例仅注意到米粒大小的赘生物附着于二尖瓣前叶，未探及二尖瓣反流，2 例探及轻微的二尖瓣反流而被认为是由左心室扩大所致的功能性反流，另 1 例人工二尖瓣重度穿孔反流，但经胸超声心动图却未发现异常；而经食管超声心动图均明确显示了二尖瓣前叶有局限的回声中断，收缩期有五彩镶嵌的湍流反流回左心房，其中 1 例在瓣膜穿孔的周围有瘤状赘生物附着，这 4 例均已手术治疗，术中所见与经食管超声心动图所见完全一致。

晚近发现，精确测量感染性心内膜炎患者赘生物的大小甚至比检出赘生物存在更具有估测患者预后的意义。Robbins 等对一组 21 例有静脉滥用毒品史的右侧心瓣膜心内膜炎患者进行了研究，11 例三尖瓣赘生物患者中有 4 例（占 36%）赘生物大于 1cm，患者因为持续高热和菌血症而需要接受手术治疗；而赘生物小于 1cm 的患者却无一需要手术治疗。同样，Stafford 等也证实，超声心动图发现赘生物直径大于 5mm 的患者，赘生物脱落栓塞导致患者死亡的发生率更高。经食管超声心动图的问世也为精确测量赘生物的大小提供了有效的工具。另外，经食管超声心动图在检测感染性心内膜炎某些罕见并发症方面也明

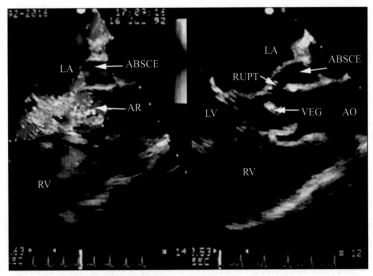

图 23-3-7　主动脉瓣感染性心内膜炎的经食管超声心动图表现

主动脉根部长轴切面显示主动脉瓣与二尖瓣之间的纤维体被感染，导致主动脉根
部脓肿（ABSCE- 主动脉根部脓肿 AO- 主动脉 AR- 主动脉瓣反流 LA- 左心房
LV- 左心室 RUPT- 破口 RV- 右心室 VEG- 赘生物）

显优于经胸超声心动图，这些并发症包括二尖瓣
憩室、二尖瓣瘤、起源于主动脉瓣和二尖瓣之间
纤维组织的主动脉瓣下瘤以及它们穿破后所导致
的与左心房的交通。

（五）心内肿块

心内肿块可分为血栓和肿瘤两部分。

1. 血栓　左心房血栓是风湿性心瓣膜病的常
见并发症，特别是二尖瓣狭窄的常见并发症。在
施行二尖瓣狭窄球囊扩张术或分离术以前，明确

有无血栓形成，对病例的选择和手术途径的决策
具有重要的意义。虽然，二维超声心动图已被作
为探测左心房血栓的首选方法，但由于受经胸探
测途径的限制，使位于声束远场的左心房后壁和
顶部常常显像欠佳，尤其是左心耳很难显露，据
文献报道经胸超声心动图检出左心房血栓的敏感
性仅为 30% ～ 60%。经食管超声心动图的出现
为超声心动图探测左心房血栓提供了新的途径，
它对左心房各部位的显像远较经胸超声心动图清
晰，尤其是左心耳（图 23-3-8）。将经食管超声

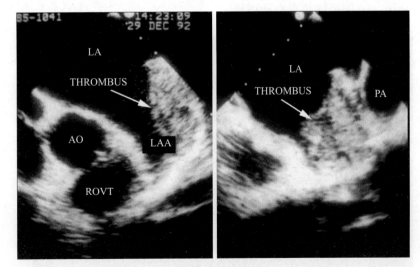

图 23-3-8　左心耳血栓的经食管超声心动图表现

左图为水平系列左心耳切面，右图为垂直系列左心耳切面（AO- 主动脉 LA- 左心房
LAA- 左心耳 PA- 肺动脉 RVOT- 右心室流出道 THROMBUS- 血栓）

心动图和经胸超声心动图检查结果与手术所见进行对照，结果显示在超声心动图检查后已手术治疗的31例中，发现左心房血栓10例，无血栓21例，经食管超声心动图仅漏检1例，敏感性为90%，而且该病例术前经食管超声心动图和经胸超声心动图均未发现左心房血栓。但是，经食管超声心动图在左心房内有烟雾状回声反射，提示左心房血栓形成前期，28天后手术发现左心耳有5g新鲜血栓。经食管超声心动图检查左心房无血栓的45例均经手术证实，提示特异性为100%，而经胸超声心动图却有3例假阳性。

经食管超声心动图还可用于检出肺动脉血栓栓塞、监测右心房异物。上海医科大学中山医院曾成功地检出了一例因经皮穿刺静脉输液管与外接头松脱后滑入颈静脉腔内、继而又进入右心房的病例，最后在术中经食管超声心动图的指导下，未经体外循环，直接在右心耳作一切口，取出一根长约26cm的硅胶管。

2. **肿瘤** 经胸超声心动图是诊断心房黏液瘤的首选方法。大部分黏液瘤的蒂附于卵圆窝附近的房间隔上，很容易被经胸超声心动图检测到。然而，发生在特殊部位的小黏液瘤，经胸超声心动图却可能漏诊，而经食管超声心动图对检测这类肿瘤、获得高清晰度的图像很有帮助。此外，经食管超声心动图还能清晰地显示黏液瘤表面有脱落危险的结节状凸起。

对一些罕见的心房囊肿，经食管超声心动图也具有独到的诊断价值。一例经胸超声心动图检查发现左心房内有一隔膜的患者，酷似三房心，经食管超声心动图显示左心房后部有一球形囊肿，包膜光整，内有均匀的云雾状回声，后经手术证实。

（六）房间隔病变

经食管超声心动图独特地从心脏后方近距离探测房间隔，其声束与房间隔相垂直，因此它对房间隔病变具有重要的诊断价值，主要体现在以下几方面：

（1）明确诊断各型房间隔缺损（图23-3-9～图23-3-11），并可判断房间隔缺损的部位与数目，经食管超声心动图还可显示位于上腔静脉下方的房间隔缺损及下腔静脉上方的房间隔缺损。

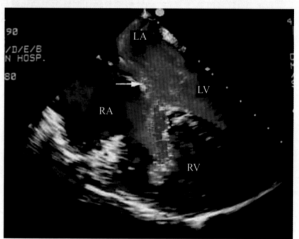

图 23-3-9 Ⅰ孔型房间隔缺损的经食管超声心动图表现
房间隔下部回声连续性中断，舒张期左心房内有蓝色血流向下穿过房间隔缺损处（箭头所指）进入右心房，并经过三尖瓣进入右心室（LA-左心房 LV-左心室 RA-右心房 RV-右心室）

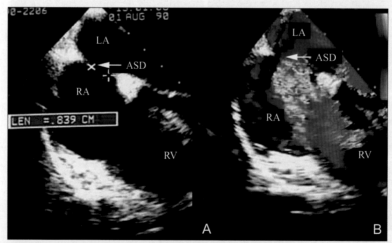

图 23-3-10 Ⅱ孔型房间隔缺损的经食管超声心动图表现
A图为右心室流入道切面，显示房间隔中部回声连续性中断 B图为彩色多普勒显示舒张期左心房内有蓝色血流穿过房间隔缺损处进入右心房，并呈现五彩镶嵌的湍流（ASD-房间隔 LA-左心房 RA-右心房 RV-右心室）

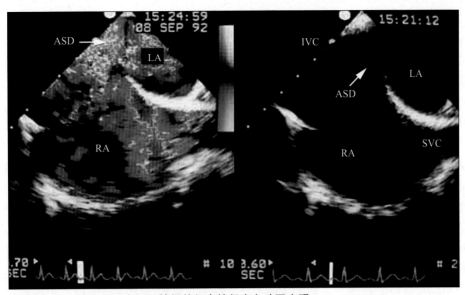

图 23-3-11　静脉窦型房间隔缺损的经食管超声心动图表现

双平面经食管超声心动图垂直系列右心房和左心房切面，显示房间隔下部近下腔静脉入口处回声连续性中断（ASD- 房间隔缺损　IVC- 下腔静脉　LA- 左心房　RA- 右心房　SVC- 上腔静脉）

（2）鉴别心房内沟通的原因是房间隔缺损，或是卵圆孔未闭。

（3）排除声学造影诊断房间隔缺损时的假阳性和假阴性。

（4）检出合并于其他心血管疾病的房间隔缺损，尤其是孔径不大、血流动力学改变不显著或被掩盖的房间隔缺损。

（5）直接显示累及房间隔的病变，如房间隔瘤、心房黏液瘤及附着在房间隔上的血栓等。

（6）对房间隔缺损修补术后及左心房黏液瘤术后的随访，经食管超声心动图也不失为一种有效的手段。

二、经食管超声心动图在术中监测及手术效果评价中的应用

众所周知，心血管疾病的术前诊断，无论是无创性检查还是有创性检查，都难免有欠完整性或不完全正确的一面，而且手术本身也难免会遗留一些残余病损。由于经食管超声心动图可提供实时的心内结构和血流信息，仪器易搬动，而且在手术中应用不干扰手术野，较 X 线造影、DSA、CT 和磁共振优越而被引入手术室中。目前国际上有很多心血管疾病中心已将其作为心脏手术中常规应用的评价手段之一，并作为麻醉科医师要掌握的必修课。

（一）手术前即刻诊断

通过手术前即刻经食管超声心动图检查，可望提高手术的成功率。上海医科大学中山医院研究了一组 48 例行手术前即刻经食管超声心动图检查的病例。经食管超声心动图在手术前即刻诊断时有新发现的病例有 14 例（占 29%），如双孔型房间隔缺损、合并肺静脉畸形引流、肺动脉瓣二瓣化畸形、并发二尖瓣穿孔和左心耳血栓等，从而改变了手术的途径和方案，尤其是在 16 例瓣膜疾病患者中，由于经食管超声心动图对瓣膜结构和反流程度的详细显示，克服了以往外科医师只能看到超声诊断报告而见不到实时动态超声图像的缺点，使 9 个二尖瓣改作整形手术，2 个主动脉瓣避免了人工瓣膜替换术，最大限度地保存了患者的自然瓣膜。

Falk 等在手术中应用经食管超声心动图对 24 例行二尖瓣微创手术的患者进行了研究，他们认为该技术对评价二尖瓣的病理特点、术前指导和连续评价主动脉内膜钳的位置并对其定位、测定主动脉根部内径、评价主动脉壁的弹性及其在手术前和手术后的形态、判断二尖瓣修复术的效果及指导何时撤离体外循环都有重要的意义。Yamada 等也有类似报道。

有学者报道，1 例手术前磁共振和心导管诊断为 Debakey I 型主动脉夹层分离的患者，术中经食管超声心动图显示为逆行主动脉夹层分离，结果改变了手术方式，指导临床采用内膜开窗术。此外，在体外循环建立前对升主动脉准备插管的部位及在冠状动脉搭桥手术前常规用经食管超声心动图检查主动脉内有无栓子，这对解释手术后发生的意外事件有极其重要的意义。

手术前即刻经食管超声心动图检查对下列情况尤其具有临床价值：一是感染性心内膜炎患者瓣膜的解剖结构与功能受损情况的检测，特别是易被遗漏的并发于主动脉瓣感染性心内膜炎的二尖瓣前叶穿孔和主动脉根部脓肿；二是二尖瓣病变患者手术前左心房血栓的检测；三是人工瓣膜功能不全，包括人工生物瓣撕裂、继发感染后的瓣膜穿孔及瓣周漏。手术前即刻经食管超声心动图检查，对手术前常规检查未被发现病损的揭示，尚可起到节省手术中探查时间和体外循环时间的作用，其所提供的在心脏跳动下的心脏结构和血流信息，也是心脏外科医生在剖心直接探查中所不能得到的。

（二）模拟手术途径

二维超声心动图是目前诊断心血管疾病的主要工具。利用二维超声成像技术，可在二维空间上看到心脏和大血管的解剖结构。然而，实际的心血管解剖形态都是三维立体的，超声医师必须从多个二维超声心动图切面，凭借训练有素的大脑进行三维重建，最终在大脑中还原成立体的心脏形态，而旁人无法看到超声医师脑中呈现的立体图像和对疾病的理解。复杂先天性心脏病的超声诊断常需要经历一个困难的思维过程，为了评价心脏的动态功能，时间的加入使这个过程更加复杂化。由于每位超声医师的经验和素质是不可能相同的，这就使诊断带有很大的主观性。形象、客观地再现心脏手术野的三维图像（即模拟手术途径），将各种心血管畸形展现在心脏外科医生面前，可极大地简化人类的思维过程，所获取的空间信息更为丰富，既能充分显示心内组织的结构层次，又可随意从各个角度对心脏进行切割，从而获取有价值的临床诊断信息，显著提高先天性心脏病和后天性心脏病的定性、定量和定位诊

断水平，全面改善诊断的准确性。

根据作者的经验，应用多平面经食管动态三维超声重建技术模拟手术途径、显示心脏病变的实质对下列疾病尤其具有临床价值。

1. 二尖瓣脱垂 二尖瓣重建术是治疗二尖瓣脱垂引起的二尖瓣关闭不全最理想的方法，其近期效果和远期效果均优于瓣膜置换术。但手术前必须对脱垂的部位和范围进行正确地定量，以便进行手术决策。长期以来，二维超声心动图一直是诊断二尖瓣脱垂的首选方法，但受二维超声成像的限制，容易出现假阳性的诊断，同时它也难以对瓣膜脱垂的范围进行定量。探讨二尖瓣瓣膜和瓣环的相互关系、修改二尖瓣脱垂的超声诊断标准及模拟手术途径评价二尖瓣脱垂的部位和范围是三维重建技术最为独特的临床应用。

Hoffmann 等于 1996 年首先用三维重建技术对 14 例二尖瓣脱垂患者进行定量研究，发现三维重建测定的二尖瓣脱垂范围为 2.4 节段 ±1.7 节段，而手术中测定的范围为 1.8 节段 ±1.2 节段，三维超声成像测定的二尖瓣脱垂范围略高于手术中所见的实际范围。作者采用体元模型法对一组二尖瓣脱垂的患者进行了以下两方面的研究：

(1) 二尖瓣脱垂的定性诊断。该技术可以准确诊断二尖瓣脱垂，不受二尖瓣环非平面特性的限制，并且可以动态模拟手术途径（图 23-3-12）。

(2) 二尖瓣脱垂的定位和定量诊断。该技术不仅可以明确脱垂所累及的瓣叶，而且还可精确测量受累瓣叶的节段，甚至能直接测量其大小。将二尖瓣前叶和后叶各分成内段、中段和外段，分别观察病变所累及瓣叶节段的部位和数目，结果显示三维重建的观察结果与手术中所见一致。经研究发现，二尖瓣脱垂的范围与手术方法的选择有直接的关系，脱垂范围较小的患者，宜行二尖瓣修复术，而脱垂范围较大的患者，则宜行二尖瓣置换术，这就给外科医师带来了极大的便利，具有很大的临床应用价值。

2. 房间隔缺损和室间隔缺损 Schwartz 等在手术室中对 3 例房间隔缺损患者进行了房间隔缺损动态三维重建，结果与手术观察到的缺损部位、形态和大小均一致，从而证实了该技术的可靠性。Vogel 等对 11 例室间隔缺损进行了研究，1 例永存动脉干纠正手术后残留室间隔缺损的患儿，三

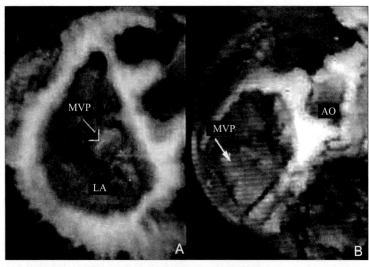

图 23-3-12　二尖瓣脱垂的动态三维超声心动图表现

A 图为模拟手术途径显示二尖瓣脱垂的形态，可见病变累及二尖瓣前叶的中段（箭头所指），与周围正常瓣叶之间有明显的分界，并可定量测量其大小和面积，诊断不受二尖瓣环非平面特性的影响　B 图为另一例二尖瓣脱垂患者的三维超声心动图表现（从左心房向左心室方向观察），显示二尖瓣脱垂范围较广，累及二尖瓣前叶的中段和内段 (AO-主动脉　LA- 左心房　MVP- 二尖瓣脱垂)

维重建显示三尖瓣开放时盖在室间隔缺损之上，三尖瓣关闭时室间隔缺损才显露出来，这与手术中打开右心房通过三尖瓣向心尖方向观察膜周部室间隔缺损所见到的情况相一致；另 1 例左心室双入口伴大动脉转位的患儿，通过行肺动脉环缩和扩大室间隔缺损等姑息性手术，病情已经得到改善，近期心导管检查静息时未发现跨室间隔缺损的压力阶差，然而三维重建却显示患者的室间

隔缺损与主动脉根部内径比较相对狭小，有产生主动脉瓣下梗阻的潜在危险。

作者对 31 例房间隔缺损和 17 例室间隔缺损患者进行了研究，其中 17 例房间隔缺损和 11 例室间隔缺损有手术对照，三维重建所见与手术所见一致（图 23-3-13），并纠正了 1 例房间隔缺损和 1 例室间隔缺损患者的经食管二维超声心动图诊断，而且还描述了缺损的立体形态、解剖部位及其与邻近结

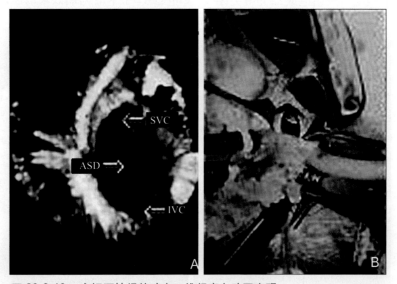

图 23-3-13　房间隔缺损的动态三维超声心动图表现

A 图为模拟手术途径显示房间隔缺损的形态（箭头所指），与 B 图手术中所见的房间隔缺损形态相似 (ASD- 房间隔缺损　IVC- 下腔静脉　SVC- 上腔静脉)

构之间的关系，克服了二维超声心动图和心导管检查不能描述房间隔缺损和室间隔缺损实际形态的缺点。作者还在部分病例中观察到了室间隔缺损被主动脉瓣部分掩盖和室间隔缺损补片部分裂开的立体图像，为术中迅速寻找缺损和术后评价残余分流产生的机制提供了重要的信息。

定量研究也表明，体元模型法三维重建测量房间隔缺损和室间隔缺损的大小可以反映手术中测到的实际大小，将它用于房间隔缺损和室间隔缺损手术前切口的选择和修补的设计、对经皮导管关闭房间隔缺损和室间隔缺损病例的选择和导管内径的判定都有着重要的意义。

（三）手术后即刻评价手术效果

经食管超声心动图也可以在手术后即刻评价手术效果，了解有无残余病损，必要时可在关胸前行再次手术使病人免遭第二次手术的不幸。Asakura 等通过手术后即刻用经食管超声心动图对 500 例心脏手术的患者进行了研究，有 103 例患者经食管超声心动图有新的发现，其中 18 例需要在关胸前再次建立体外循环重新手术。

1. 二尖瓣成形术 作者对 33 例行二尖瓣成形手术的患者用经食管超声心动图进行了手术前即刻评价，充分显示了二尖瓣关闭不全患者的瓣叶、瓣下结构（腱索和乳头肌）、瓣膜交界、瓣口面积和瓣环的扩张程度，判明造成二尖瓣关闭

不全的原因和机制，并将这些信息反馈给外科医师，选择适合患者的最佳手术方案，并在手术后即刻评价手术效果（图 23-3-14 和图 23-3-15）。Marwick 等报道在 270 例二尖瓣成形术中，用心外膜超声心动图和经食管超声心动图即刻评价手术效果，其中发现有残余反流明显而再次行修补术的患者有 15 例（占 5.6%），由于患者在手术中得到及时纠正，在手术后的 12～60 个月（平均 22 个月）内再手术率仅为 4.1%。Kalman 等在一组 86 例患者中，约有 7 例手术后经食管超声心动图发现残余有中度以上的二尖瓣反流，并可找到反流的原因，其中 4 例进行了换瓣手术，2 例成功地再修补，1 例需在 1 周后再行换瓣手术。

二尖瓣成形术的方法包括二尖瓣后叶矩形切除术、Flip-Over 手术（二尖瓣和腱索移植手术）、Goretex 二尖瓣前叶缝缩术和二尖瓣环成形术。为了评价二尖瓣成形手术后的远期效果，Chawla 等对一组 87 例二尖瓣成形手术后平均 29 个月的患者施行了经食管超声心动图检查，发现手术后 1 年内有 56 例患者无二尖瓣反流或仅有轻微二尖瓣反流；65 例患者 1 年后随访，42 例仍然无二尖瓣反流或仅有轻微二尖瓣反流，3 例因二尖瓣反流加重而需行换瓣手术。行 Goretex 二尖瓣前叶缝缩术和二尖瓣环成形术的患者日后二尖瓣反流加重的几率最高，而二尖瓣后叶矩形切除术和 Flip-Over 手术后远期效果最佳。

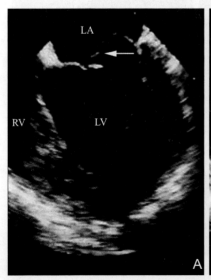
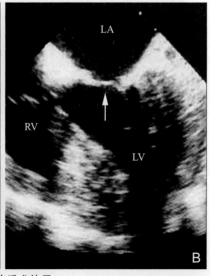

图 23-3-14　二尖瓣脱垂手术后即刻评价手术效果

A 图显示收缩期二尖瓣后叶冗长并脱垂，瓣缘对合和对位不良（箭头所指）　B 图显示二尖瓣修复术后即刻二尖瓣脱垂消失（箭头所指）（LA- 左心房　LV- 左心室　RV- 右心室）

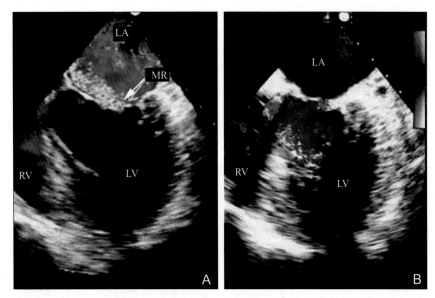

图 23-3-15 二尖瓣脱垂手术后即刻评价手术效果

与图 23-3-14 为同一例患者。A 图为手术前即刻彩色多普勒血流显像显示重度二尖瓣反流（箭头所指） B 图显示二尖瓣修复术后二尖瓣反流消失

二尖瓣环成形术后，约有 6% 的患者发生左心室流出道狭窄，遇到左心室流出道狭窄的患者施行室间隔切开补片术可取得满意的效果。Perier 等用经食管超声心动图监测左心室流出道的内径，使外科医师能目睹二尖瓣成形术后收缩期二尖瓣前向运动对病人造成的危害，以及施行室间隔切开补片术的效果。为了减少二尖瓣环成形术后左心室流出道梗阻的发生率，1988 年 Carpentier 发明了一种新的二尖瓣环成形术，称为滑动瓣叶技术，Jebara 等对 82 例行滑动瓣叶手术的患者进行术中经食管超声心动图研究以评价该技术的临床应用效果，结果发现行滑动瓣叶手术的患者，术后左心室流出道梗阻的发生率仅为 2.4%，较未施行这种手术的患者（14%）显著降低。

2. 主动脉瓣成形术 用 Cosgrove 的方法可对先天性二叶主动脉瓣畸形进行成形术，Okada 等报道可用术中经食管超声心动图监测主动脉瓣成形术的效果，术后彩色多普勒血流显像显示主动脉瓣仅有轻微反流。

3. 三尖瓣环成形术 Cook 等还在 de Vega 三尖瓣环成形术中，用经食管超声心动图监测手术效果，帮助精确调整三尖瓣环的大小，并取得成功。

4. 人工瓣膜置换术 人工瓣膜置换术后经常发生瓣叶嵌顿，致使心脏不能复苏、体外循环不能终止，情况十分危急。Masiello 等报道用术

中经食管超声心动图诊断人工二叶瓣一侧瓣叶嵌顿，可取得很好的效果，他认为对这样的手术应常规用术中经食管超声心动图监测手术效果，既有效又安全，可以减少再手术的发生率。除了瓣叶嵌顿外，主动脉瓣位人工瓣膜置换术后冠状动脉阻塞或冠状动脉痉挛也是体外循环不能终止的原因之一。术中经食管超声心动图可以帮助外科医师寻找体外循环不能终止的原因，有利于及时找到病因，挽救患者生命。Koh 等用术中经食管超声心动图检查了 2 例这样的病例，彩色多普勒血流显像分别在左冠状动脉主干和右冠状动脉内显示五彩镶嵌的湍流图形，左心室前壁有节段性室壁运动障碍，右心功能严重受损。

牡丹江心血管病医院陈江华等对 46 例心脏瓣膜病患者（共 58 个病变瓣膜）行术中经食管超声心动图检查，其中有 1 例患者因此而改变了拟行的手术方案，8 例患者（占 17.4%）手术后即刻经食管超声心动图检查发现手术效果不理想而进行了针对性处理。作者认为，术中经食管超声心动图不但可指导手术方法的选择、即刻评价手术的效果以及指导手术后的针对性处理，而且还必将推动心脏瓣膜外科的发展。赵博文等对 22 例二尖瓣位人工 St. Jude 碟瓣置换患者进行术中经食管超声心动图检查，发现 2 例患者存在瓣周漏而行即刻修补，避免了第二次开胸手术。

5. 先天性缺陷的纠治和修补术 作者曾对一

组43例行先天性缺陷纠治和修补术的患者进行手术后即刻经食管超声心动图检查，其中27例手术纠治和修补完好，未残留病损，16例尚残留一定程度的病损，其中2例在手术室中立即再次修补，避免了第二次开胸手术。Stevenson等也作了类似的报道，他们在一组667例小儿先天性心脏病患者的研究中，有44例（占6.6%）因术中经食管超声心动图发现问题而需要行再次手术，提高了手术的成功率。

6. 其他 左心室室壁瘤内缝合术是相当新的心脏外科手术方法，可获得很好的治疗效果。Cicek等报道用术中经食管超声心动图观察该手术对左心室大小、形态和功能的影响，结果显示左心室射血分数由手术前的29.6%升至手术后的48.3%（$P<0.001$），左心室舒张末期容积则由手术前的195ml±63ml降至手术后的118ml±44ml（$P<0.01$）。

为了评价带人工瓣膜的升主动脉置换术（Cabrol手术）的效果，Morocutti等用经食管超声心动图对18例行这种手术的患者进行了研究，结果显示3例有瓣周漏，1例因感染导致移植血管与右心室之间形成瘘道（经再手术证实），1例因移植的左冠状动脉阻塞，1例因发生移植血管外血管瘤、瓣周漏与右心房交通；2例发生撕裂的内膜脱入移植血管的远端，其中1例在假腔内测及血流，这是线头脱落所致。

Miche-Cherquil等还用经食管超声心动图在肺移植术中评价肺动脉吻合口狭窄和肺静脉吻合口狭窄的程度，18例行肺移植术的患者共有13个右肺动脉吻合口和22个肺静脉吻合口被成功地接受经食管超声心动图检查，其中13个右肺动脉吻合口中12个吻合口正常，直径为1.0～1.7cm（平均1.26cm±0.24cm），1个肺动脉吻合口中度狭窄，但不需要行再次手术；而在22个肺静脉吻合口中16个吻合口正常，其内径>0.5cm，收缩期峰值血流速度≤1m/s，5个吻合口异常，但不需要手术，1个吻合口因严重狭窄而需要行再次手术。

（四）术中监测左心室功能

现已证明，经食管超声心动图在手术中监测心肌缺血方面优于心电图。Smith等用经食管超声心动图和心电图在50例证实有冠心病患者的手术中监测心肌缺血的情况，其中在24例经食管超声心动图发现有新的节段性室壁运动异常的患者中，仅6例有心电图ST段改变；而有ST段改变者均在ST段改变前或改变的同期发生节段性室壁运动异常，围手术期发生心肌梗死的3例患者中，经食管超声心动图都能发现新的节段性室壁运动异常，而心电图仅1例有缺血性ST段改变。Abel等研究了11例接受冠状动脉搭桥术的患者，左心室乳头肌水平短轴切面被用于评价左心室的整体功能，经食管超声心动图测量左心室舒张末期面积、收缩末期面积和左心室面积改变分数的重复性甚高，显示左心室节段性室壁运动的重复性亦较佳，但在测定收缩期左心室室壁增厚率方面较为逊色。Barbier等为了评价经食管超声心动图在心肌成形术中的应用价值，对7例慢性充血性心力衰竭行心肌成形术的患者进行了术中经食管超声心动图检查，发现手术后虽然左心室和右心室形态发生了改变，但多普勒超声显示左心室充盈却不受影响。为了评价术中经食管超声心动图检测心肌存活性的价值，Watanabe等用术中经食管超声心动图对28例行冠状动脉搭桥术的患者用硝酸甘油诱导左心室节段性室壁运动改善的方法来评价心肌存活性并取得满意的效果。另外，经食管超声心动图还能在手术中评价麻醉药物对左心功能的影响。

（五）指导手术中排气

在心肺转流期间及转流以后，心腔内过多的残留气体可导致脑血管和冠状动脉的气体栓塞。经食管超声心动图可用于指导手术中排气，避免或减少手术后气体栓塞的发生。Orihashi等对一组手术后发生气体栓塞的患者和一组未发生气体栓塞的患者进行了经食管超声心动图研究，发现有气体栓塞的患者出现新的节段性室壁运动异常占33.3%，出现心电图ST段抬高占33.3%，而对照组无一例发生类似现象。另外，发生气体栓塞组的患者手术后发生房室传导阻滞和窦房结抑制的可能性也较对照组大。

（六）监测手术后并发症

经食管超声心动图在手术后监护室内，可留

置一段时间，尤其是在病人意识未完全恢复及血流动力学不稳定时，有利于发现手术后心肌缺血、左心室功能不全、低血容量及心包出血或心包填塞等并发症，从而有助于进行手术后处理决策。

（七）研究心脏移植术后三尖瓣和二尖瓣反流的机理

DeSimone 等用术中经食管超声心动图对 25 例心脏移植病人进行了二尖瓣反流束面积和三尖瓣反流束面积与同一平面上受体心房面积（R）、供体心房面积（D）和 R/D 比值的关系，结果显示 25 例中有 21 例手术后出现三尖瓣反流，12 例手术后出现二尖瓣反流。三尖瓣反流束的面积与受体心房面积和 R/D 比值有线性关系（r 分别为 0.90 和 0.89），表示心脏移植术后受体心房过大是造成三尖瓣反流的主要原因；而二尖瓣反流与心房的几何形态无线性关系。这一发现对今后减少心脏移植术后并发症的发生率提供了有益的见解。

（八）其他

有学者应用经食管超声心动图与声学造影心肌灌注显像相结合的方法用于手术中评价冠状动脉旁路移植的效果。这不仅在手术中可应用，而且还可扩大到围手术期，监测手术后监护病房中患者左心功能的改变。随着心导管介入性治疗的发展，经食管超声心动图还可用于手术中引导、监测狭窄瓣膜的球囊扩张成形术（包括肺动脉瓣、主动脉瓣和二尖瓣）、经心导管房间隔缺损和动脉导管未闭的关闭术等。

三、术中经食管超声心动图与心外膜超声心动图的比较

心外膜超声心动图是在心脏外科手术中，将普通超声探头套上两层消毒过的塑料袋，直接置于心外膜上进行超声心动图检查的方法。术中经食管超声心动图与心外膜超声心动图的显像均十分清晰，其优缺点比较如下表 23-3-1。

表 23-3-1　心外膜超声心动图与术中经食管超声心动图的比较

心外膜超声心动图	经食管超声心动图
成像切面多	成像切面有限
图像质量更好	图像质量好
脉冲多普勒与连续多普勒使用自如	目前无连续多普勒功能，脉冲多普勒探测方向有限
各种心内结构均能清楚显示	左心室心尖部、前壁及前间隔显示不佳
干扰手术野	不干扰手术野
可能诱发心律失常	诱发心律失常相当罕见
会干扰心外膜起搏导线	不干扰心外膜起搏导线

目前，术中经食管超声心动图的应用较心外膜超声心动图检查的应用多，因它易被心脏外科医师接受，但对于一些特殊部位的病变，经食管超声心动图不能很好地显示时，则宜选用心外膜超声心动图检查。上海医科大学中山医院曾为一例先天性右冠状动脉右心室瘘并冠状动脉瘤样扩张的患者，用心外膜超声心动图成功地进行了术中监测，该患者由于瘘口过大，第一次结扎后心外膜超声心动图仍见分流存在，第二次结扎后分流才消失。

经食管超声心动图检查的并发症虽然较少但仍存在，尤其是在儿童。Stevenson 等用术中经食管超声心动图对 667 例小儿先天性心脏病患者进行了研究，其中 24 例有并发症，包括探头不能插入（占 1.2%）、气道阻塞（占 0.9%）、血管压迫（占 0.7%）、气管损伤（占 0.6%）和胃穿孔（占 0.1%）。但作者认为，只要操作时不要过分粗暴，这些并发症都是可以避免的。

（沈学东）

第24章
肝脏疾病

肝脏是人体最大的消化腺，具有分泌胆汁、储存糖原及解毒等重要功能。超声显像技术对软组织和实质性脏器有较高的分辨率，高档彩色多普勒显像仪的临床应用，对肝脏疾病的诊断价值越来越大。

第1节
肝脏解剖概要

成人肝脏的上下径为 25 ～ 35cm，左右径为 18 ～ 20cm，前后径为 6 ～ 9cm，平均重量 1200 ～ 1500g，相当于成人体重的 2%，新生儿肝脏占体重的 5%。肝脏呈楔形，镰状韧带将肝脏上方划分为左、右叶，左叶小而扁，略呈三角形，但变异多，右叶大而圆，形似半球，比较恒定，基本位于右季肋内。肝下面有"H"沟，其横沟有胆管、肝动脉和门静脉等组成的第一肝门，左纵沟为肝下面左右叶分叶的标志，左前纵沟为镰状韧带及其游离缘包绕的肝圆韧带，其后部为静脉韧带；右前纵沟为容纳胆囊的胆囊窝，右后纵沟为腔静脉窝，下腔静脉位于此（即第二肝门）。

一、肝脏的位置

肝脏右叶大部分位于右季肋区，左叶主要位于上腹部，仅小部分位于左季肋区（图 24-1-1）。当上腹部或右季肋部遭受暴力打击或有肋骨骨折时，可导致肝破裂。肝的位置常随呼吸而改变，平静呼吸时升降可达 2 ～ 3cm。站立及吸气时稍下降，仰卧和呼气时则稍升高。

肝脏的形态大致分为长型肝、短型肝和中间型肝，与体型有密切关系。矮胖型人的肝脏多较宽，其左叶常超过左锁骨中线，呈横位型；而瘦长型人的肝脏上下径较大，左叶一般不超过左锁骨中线，呈垂位型。

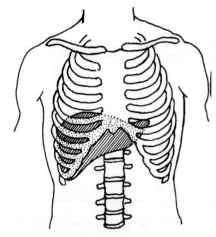

图 24-1-1　肝脏位置示意图

1. 肝脏的膈面和脏面

（1）膈面。肝脏的膈面向上隆凸，分为上、前、右、后等四个部，无明显界限，上部借膈肌与右侧膈胸膜、右肺底、心包、左侧膈胸膜及左肺底相邻；前部呈三角形，与膈肌和右侧第 6 ～ 10 肋间相对，并在胸骨下角的下方贴附到胸骨剑突及腹前壁；右侧借膈肌与右侧第 7 ～ 11 肋间相对；后部大致位于肝冠状韧带的后侧，此部有裸区、尾状叶及左叶等（图 24-1-2）。

（2）脏面。肝脏的脏面凹凸不平，在中部呈横向走行的沟称肝门，有肝管、淋巴管、门静脉、肝固有动脉和肝的神经出入，结缔组织把肝门的这些结构包绕成肝蒂。肝门的左前方有肝圆韧带，此韧带是由胎儿时期脐静脉闭锁而成，肝圆韧带向前离开纵沟后，被包裹在镰状韧带的游离缘中连接至脐，左侧纵沟的后部容纳静脉韧带。右侧纵沟宽而浅，其前方有胆囊窝，后方有下腔静脉经过，称腔静脉沟，在腔静脉的上端有肝左、中、右静脉注入下腔静脉，临床称此部位为第二肝门。在腔静脉窝的下方有肝小静脉注入下腔静脉，此处称第三肝门。右侧胆囊窝处形成胆囊切迹。肝后缘圆钝朝向脊柱，右缘圆钝，为肝右叶下缘，其最低点约在右侧腋中线第10肋处，左缘薄锐，左后端肝实质逐渐消失，移行为纤维索（图24-1-3）。

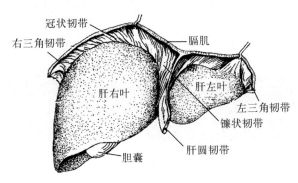

图 24-1-2 肝脏膈面示意图

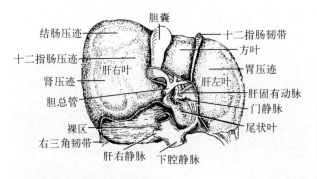

图 24-1-3 肝脏脏面示意图

2. 肝脏分区 肝脏可根据肝静脉、门静脉和肝脏韧带等结构进行分区，更能符合肝脏外科手术定位的需要，易被外科医师所接受。以血管进行分区，即以肝静脉走向为分界，以门静脉分支为中心，结合静脉韧带进行分区。具体分区方法为：由左内叶背侧静脉韧带将肝尾叶（S1）与肝左内叶分开，肝左外叶、右前叶、右后叶分别分成上下二个区域，故把肝脏分成八个区域（图24-1-4）。S1为尾状叶，S2为左外叶上区，S3

为左外叶下区，S4为左内叶，S5为肝右前叶下区，S6为肝右后叶下区，S7为肝右后叶上区，S8为肝右前叶上区。

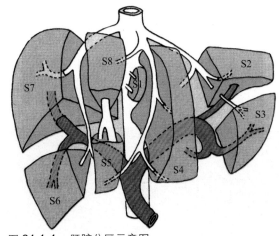

图 24-1-4 肝脏分区示意图

（1）肝静脉分区法。肝静脉将肝脏分成四个叶，由肝左静脉将左半肝分成左外叶、左内叶；肝中静脉将肝脏分成左半肝及右半肝；肝右静脉将右半肝分成右前叶、右后叶。从右肋缘下自肝下缘向肝膈面作斜切面超声扫查时，显示出三支肝静脉，根据该切面显示的肝静脉进行分区，分区的顺序一般为肝尾状叶作为S1区，依次自左向右呈逆时针方向进行命名，为第S2至S8区的排列（图24-1-5）。

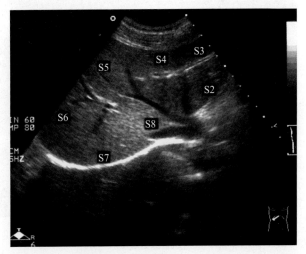

图 24-1-5 肝静脉分区声像图
自肝下缘向上斜切，显示出三支肝静脉，肝脏分区呈逆时针顺序

（2）肝内门静脉分区法。除S1（尾状叶）外，S2至S8均以相应的门静脉分支为中心。

①肝左叶门静脉分区。门静脉左支可分为横

部、矢状部、角部及三支主要分支，由主干、分支、矢状部形成不同字体的"工"字形结构。近膈面分支为左外上支，近腹侧为左外下支、左内支。肝左叶分别以各门静脉分支为中心，分界线位于分支中间。左外上支供应血液的区域为 S2；左外下支供应血液的区域为 S3；左叶门静脉"工"字形结构的右侧、肝中静脉的左侧为 S4（图 24-1-6）。

②肝右前叶门静脉分区。在右锁骨中线肋缘下斜切扫查，显示出门静脉主干和右前支、右后

支。沿门静脉右前支追踪扫查，可显示右前下支和右前上支；以该分支为中心的区域分别为 S5 和 S8（图 24-1-7）。

③肝右后门静脉叶分区。在右腋中线肋间或肋缘下扫查，显示出门静脉右后支主干及分支，门静脉分支向膈面方向走行为右后上支，向右肾方向走行为右后下支，以这些分支为中心的区域分别为 S7 和 S6（图 24-1-8）。

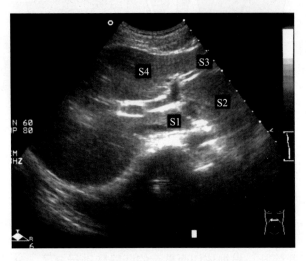

图 24-1-6　肝左叶门静脉分区法显示 S1 至 S4 区

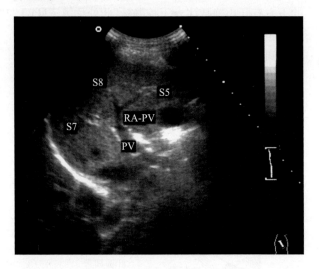

图 24-1-7　肝右前叶门静脉分区法
（RA-PV- 门静脉右前支　PV- 门静脉主干）

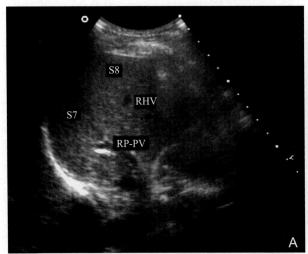

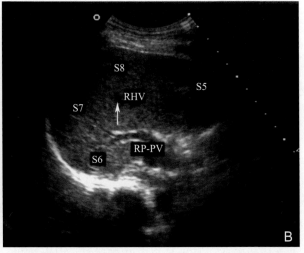

图 24-1-8　肝右后叶门静脉分区
（RHV- 肝右静脉　RP-PV- 门静脉右后支）

（3）静脉韧带分区法。尾状叶（S1）位于左半肝背侧，由一条弧形强回声的静脉韧带及小网膜围成。在胎儿期间，脐静脉血流通过肝圆韧带、门静脉左支矢状部及静脉导管流入下腔静脉。胎儿出生后，静脉导管闭锁形成静脉韧带，将尾状

叶与其他肝叶分隔开。横断切面尾状叶（S1）位于门静脉左支主干与下腔静脉之间，左侧缘为静脉韧带，右侧缘与肝右前上区（S8）相邻（图 24-1-9）。

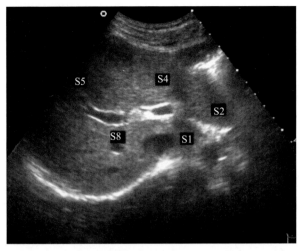

图 24-1-9　静脉韧带分区法
尾状叶（S1）与肝左内叶（S4）、左外上区（S2）和右前上区（S8）相邻

二、肝脏的被膜及韧带

肝脏除裸区、胆囊窝、腔静脉窝及肝门等处无腹膜覆盖以外，其余部分均有腹膜覆盖。肝脏与腹前壁和膈肌之间有肝镰状韧带、左右冠状韧带及左右三角韧带；肝脏与胃和十二指肠之间有小网膜，与右肾之间有肝肾韧带。

1. **肝镰状韧带**　由二层腹膜形成的皱襞，自脐延伸到肝上面，其游离缘内有由脐至肝门的脐静脉索，是左右肝分界的标志；在肝镰状韧带的游离缘中包裹有肝圆韧带，此韧带是由胎儿时期脐静脉闭锁而成，从左纵沟的前部一直延伸至脐；在左纵沟的后部容纳有静脉韧带，此韧带是胎儿时期静脉导管的遗迹。

2. **肝冠状韧带**　由前后两层腹膜形成，分左右两部，位于肝右叶者为右冠状韧带，位于肝左叶者为左冠状韧带，在肝至右肾上腺之间的后层腹膜称为肝肾韧带。

3. **肝三角韧带**　肝三角韧带左右各一，是左、右冠状韧带向两侧的直接延续，左三角韧带从肝左叶的后面至膈肌的下面，直至肝左缘附近；右三角韧带由肝右叶的后部至膈肌的下面，直至肝右缘附近。

4. **肝胃韧带**　指肝门与胃小弯相连的腹膜部分。

5. **肝十二指肠韧带**　是肝胃韧带在肝门与十二肠上部之间的部分。

三、肝脏的血管

肝脏血管包括入肝血管和出肝血管，入肝血管包括门静脉和肝固有动脉，而出肝血管是肝静脉。

（一）门静脉

门静脉由肠系膜上静脉和脾静脉汇合而成。经小网膜游离缘肝十二指肠韧带内上行至肝门，一般分左、右支入肝。门静脉主干分支形式可有不同。根据廖亚平等对 381 例尸体标本的统计，85.8% 分为典型的左右两支（Ⅰ型）；少数门静脉主干直接分出右前支和右后支，呈三叉型（Ⅱ型）；极少数右前叶支从门静脉左支发出（Ⅲ型）。

1. **门静脉右支**　较左支粗短，自肝门发出后，在右肝内水平走行很短距离即发出分支。多数分为较细的右前叶支和较粗的右后叶支（Ⅰ型），右后叶支再分上下两段支。有少数直接从门静脉发出右前叶支、右后叶上段支和右后叶下段支（Ⅱ型），或门静脉右支先分出右后叶上段支后，再发出右前叶支和右后叶下段支（Ⅲ型）。

2. **门静脉左支**　从门静脉分出后，向左横行于肝门横沟内，至矢状沟向前行于脐静脉窝的肝圆韧带内，末端成盲端，与肝圆韧带相接。门静脉左支入肝分为七支，分别为尾状叶左段静脉、外上段静脉、静脉导管小支、左叶中间支、外下段静脉、左支前支、内叶静脉。

3. **门静脉的侧支吻合**　门静脉与上、下腔静脉之间存在侧支吻合。当门静脉高压时，门静脉与上、下腔静脉之间存在的丰富吻合支主要有四支。门静脉高压形成后，血流受阻，可以引起脾肿大、胃肠瘀血和腹水。

（1）通过食管静脉丛在食管下端与胃贲门附近形成门静脉与上腔静脉吻合，其途径为胃左静脉→食管静脉→奇静脉。门脉高压患者易出现此处静脉丛破裂导致大量出血。

（2）通过直肠静脉丛形成门静脉与下腔静脉吻合，其途径为直肠静脉→直肠静脉丛→直肠下静脉及肛静脉。门静脉高压患者此处静脉丛易破裂出现大量便血。

（3）通过脐周围静脉丛形成门静脉与上、下腔静脉吻合。其途径为附脐静脉经脐周围静脉丛→腹壁浅静脉、胸腹壁静脉和腹壁上、下静脉交通。门静脉高压患者，脐周静脉怒张，形成"海蛇头"（caput medusae）。

（4）通过贴近腹后壁属于门静脉系的肠系膜上、下静脉的小属支与属于腔静脉系的下位肋间后静脉、膈下静脉、腰静脉、肾静脉和睾（或卵巢）静脉等小属支相吻合。

（二）肝静脉

肝静脉有三大属支，分别称为肝左、中、右静脉。

1. **肝左静脉**　主干位于左段间裂内，收集左外叶的静脉血。分为左后缘静脉、左叶间静脉、内侧支。

2. **肝中静脉**　主干位于肝中裂的上半部，收集左内叶与右前叶的静脉血，分为上、中、下三组。

3. **肝右静脉**　主干位于右叶间裂内，收集右后叶和右前叶上部静脉血，分为上、中、下三组。

（三）肝固有动脉

由腹腔干三大分支之一的肝总动脉发出，在肝门附近分为左、右终支入肝。右肝固有动脉又分为前叶动脉和后叶动脉，前叶动脉分布在右前叶，分为前上段动脉和前下段动脉；后叶动脉主要分布在肝后叶的上段和下段。左肝固有动脉入肝后分为内叶动脉和外叶动脉，分布在肝左内叶和左外叶；也可分为上段和下段动脉，分布于肝左外叶。肝尾状叶血液供应较特殊，有三条独立的动脉进入尾状叶，其中起于右肝固有动脉的占35%，起于左肝固有动脉的占 12%。

四、胆道系统

肝管系统分肝内和肝外两部分。毛细胆管（毛细肝管）→小叶间胆管→肝段胆管→肝叶的胆管→（肝外部分）左、右叶肝管→肝总管→胆囊管（→胆囊→胆囊管）→胆总管→止于 Vater 壶腹与胰管共同汇合开于十二指肠降部。

五、肝的淋巴管及淋巴结

肝的淋巴管一般分为浅、深两层。肝浅层的毛细淋巴管位于浆膜下的结缔组织内形成密集的网，肝膈面的毛细淋巴管更为密集，由浅层毛细淋巴管网→淋巴管吻合成丛→集合淋巴管→在浆膜下走行注入局部淋巴结，再注入肝淋巴结，最后入腹腔淋巴结，少数汇入主动脉前淋巴结等。

肝深部淋巴管多半沿门静脉的分支分布，由深面浅出走行至肝门，注入肝门淋巴结、贲门淋巴结及胃胰淋巴结，最后汇入腹腔淋巴结。

肝的浅、深层淋巴结汇入腹腔淋巴结后，经肠干注入乳糜池（在 12 胸椎和第 1 腰椎的右侧）入胸导管，只有少数淋巴管伴下腔静脉穿过腔静脉孔，注入膈上淋巴结。

（邹　霞　李泉水）

第 2 节
肝脏超声显像基础

一、探测方法

仪器多选用图像清晰、分辨力高的实时灰阶超声显像仪，一般采用凸阵或线阵探头扫查，在探测时可根据仪器类型与探头频率的不同，进行适当的调节。

探测时为排除胆道疾病，特别是胆囊疾病，必须采取空腹检查，最好在检查的前一天少吃油腻食物。在探测时，患者一般先取仰卧位，对少数肝脏位置过高、探测有困难者可采用坐位使足部下垂，或做深吸气动作使肝脏下移，以便于检查，有时还需适当变动体位。检查肝左右叶或右膈顶部及胆道系统时，常取45°～90°的左侧卧位，使肝脏下移以利于从肋下观察肝门部结构，极个别患者探测有困难时还可取俯卧位从背部观察。

二、肝脏探测的部位与顺序

1. **肝脏纵切面**　通常从肝左叶开始作纵切扫查，将探头置于剑突的左侧，使声束平行于正中线，自右向左缓慢移动，并不断侧动探头，然后自右向左重复一次。检查时尽量显示肝脏的膈面，此时可将探头略倾斜及适当上移，并嘱患者深吸气，直至显示肝左叶的膈面和心脏。

2. **肋缘下斜切面**

（1）左肋下斜切面。探头在左肋缘下，声束指向左肩，用于显示肝左外叶、左边角、胃、脾、胰尾的解剖切面。

（2）右肋下斜切面。声束由右肋缘下指向肝后上膈顶部显示肝右叶。探头在肋下平行于腹壁，缓缓转至探头垂直于腹壁，即可获得自肝右下缘至右膈顶的断面图像。如果患者肥胖或腹腔胀气，则可采取左侧卧位，使肝脏下移靠近右肋缘。

3. **沿肋间探查** 探头从右锁骨中线第 4～5 肋间开始，依次向下，在腋前线、腋中线、腋后线观察肝右叶、下腔静脉、右肾、结肠及右肋膈角。

4. **肝脏横切面** 自肝脏顶部向下每隔 1～2cm 作水平切面，即可获得一系列肝脏的横断面图像。

5. **肝脏冠状切面** 将探头置于右腋后线，在腋后线至腋前线之间，对肝右叶作冠状切面扫查，可显示右肝顶部及膈面的形态，并可观察有无膈下积液、胸腔积液，也可观察右肾、胆囊及其周围情况。

三、肝脏的正常声像图

1. **肝脏的大小与形态** 受胸廓大小、肺气肿、内脏下垂、肥胖等因素的影响，肝脏大小的个体差异性较大。肝脏为一个不规则的几何体，切面很难标准化，就是同一位医师不同时间测量，误差也较大。有学者认为以第二肝门斜切为右肝最大斜径，以右锁骨中线垂直切面为右肝厚度。

肝左叶纵切面下缘角约 45°，右叶纵切下缘角约 75°，肝角变钝常提示肝硬化，肝角增大常提示肝肿大或有病灶存在。肝脏的边缘正常时光滑，如果边缘粗糙、隆突，多见于结节状肝硬化、肝肿瘤、肝脓肿等肝内占位性病变；肝脏边缘凹凸不平或呈结节样改变，多见于肝硬化或转移性肿瘤；边缘凹陷常见于肝外压迫，如右膈下脓肿、右肾或右腹膜后肿瘤、胰腺肿瘤、胃肠肿瘤或淋巴结肿大等。

正常人肝尾状叶随个体不同有较大的差异。在肝左叶纵切时，肝静脉韧带后方显示出类椭圆形的区域。在肝横切面上多呈舌状，有的尾叶体积较大且比较圆钝，常会被误认为肝肿瘤和胰腺肿瘤。较大的肝尾叶因受静脉韧带、门静脉左支管壁回声等影响，使该处衰减明显，在声像图上常显示为低回声肿瘤的图像，应注意观察（图 24-2-1）。此时可改变探查方向，观察尾叶的形态、边界、内部回声和周围的血管与器官是否有变形

或受压情况。

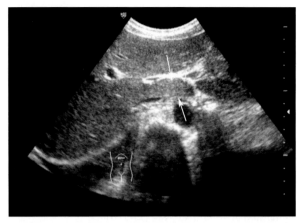

图 24-2-1 肝尾状叶（箭头所指）

2. **肝实质回声** 正常肝实质回声呈稍低的细小点状回声，分布均匀，有时可见略强的稀疏散在的点状及短线状回声，肥胖者肝脏内部回声可稍增强，回声强度由浅到深稍有减弱，后壁回声有一定程度减弱。

3. **肝内血管及胆管系统回声** 肝内门静脉、肝静脉和肝管及其一级分支均能在声像图上显示，肝固有动脉在肝门附近可观察到，但其分支难以显示。肝静脉的左、中、右及其三级属支在声像图上一般能显示，但由于肝静脉壁较薄，故在声像图上不易显示管壁回声。三支肝静脉位置常不在同一平面，很难在同一超声切面图像上同时显示完整的三支肝静脉，偶尔可以显示其一支较长的及另两支较短的流入下腔静脉时的图像。门静脉壁较厚，正常人门静脉内径变化较大，主干内径 8～14mm，右支较左支粗大，位置稍后，靠近足侧，左支位置靠前，并靠近头侧。

正常人胆总管内径为 4～6mm，左右肝管仅 1～3mm，不易分辨，相当于其后方门静脉内径的 1/3 左右。胆总管内径超过 6mm 时要考虑有轻度增宽的可能，应仔细观察有无病变，必要时密切随访复查。

四、肝脏各切面声像图

1. **右肋间斜切面** 在第 5 肋间处斜切可显示肝左内叶、一部分左外叶、肝左静脉和下腔静脉的断面。在第 7～9 肋间斜切面和沿门静脉长轴方向的切面，还可显示肝门区门静脉、肝外胆管及下腔静脉等结构。此系列切面在临床超声检查

中经常采用，采取左侧卧位时更易于显示上述结构。

2. 右肋缘下第一斜切面 探头放在右肋缘内侧从下往上斜切，并嘱患者深吸气后屏气，可观察到肝右前叶、右后叶、左内叶及部分尾状叶等结构。此切面还可显示胆囊的长轴切面、胆囊颈部连向第一肝门横沟处，并可显示门静脉的右支与左支的横切面。

3. 右肋缘下第二斜切面 探头放在右肋缘中部从下向后上斜切，可观察到胆囊、肝右静脉全程及其属支、部分肝中静脉及较大属支，该切面为常规测量肝右叶最大斜径的切面。

4. 肝脏纵切面 从左向右依次为腹主动脉纵切面、下腔静脉纵切面、肝脏-胆囊纵切面和肝脏-右肾纵切面。

（1）腹主动脉纵切面。探头置于剑突下，可显示腹主动脉纵切面；将探头置于剑突处，可显示肝左外叶的矢状切面，肝脏的膈面较平坦或略呈弧形，下缘角锐利。另外，还可显示食道下段、胃、胰体部、肝胃韧带、腹主动脉及其分支（图24-2-2）。

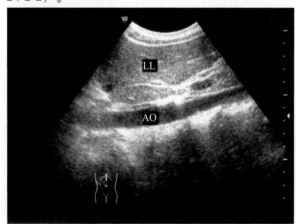

图 24-2-2 腹主动脉纵切面
（AO- 腹主动脉 LL- 肝左叶）

（2）下腔静脉纵切面。探头置于正中线右侧3～4cm处，即为下腔静脉的纵切面，可显示肝左内叶和尾状叶的矢状切面。肝脏的膈面略呈弧形，其上方为心脏，下缘境界清楚，与胃、胰头相邻，后方的尾状叶与下腔静脉相邻，在下腔静脉入右心房处常可见肝中静脉的入口。下腔静脉走行呈凹弧状，管壁薄，管腔内径的个体变异大。下腔静脉的前方为门静脉主干。

（3）肝脏-胆囊纵切面。多用于显示肝脏和胆囊的关系，也是肝门区的纵切面，可显示胆囊、胆总管和门静脉，肝膈顶部多呈圆弧状，并可显示肝中静脉和胆囊颈部，此切面可用于区分肝左、右叶。

（4）肝脏-右肾纵切面。探头置于右腋前线和锁骨中线之间作纵切面扫查，可显示肝右叶和右肾的关系。

5. 肝脏横切面 肝脏横断面对于判断肝内病灶与肝内结构的解剖定位十分有价值，在肝脏检查时是不可缺少的切面。

（1）经胆囊横切面。探头在右锁骨中线与右季肋下缘的交点处上下探查，该切面可显示胆囊的游离缘或体部，并可显示位于胆囊和肝脏后方的右肾。肝脏被胆囊和下腔静脉的连线分为左半肝和右半肝。

（2）经肝门横沟横切面。探头由下向上经过肝门时，肝内管道能清晰地显示，而且门静脉在肝门处分左、右两支，两者夹角约为150°。此切面可显示门静脉右支的全程及右前叶支和右后叶支，门静脉左支的横段大多以30°向左前方延伸，在角部以90°～120°向前方转成矢状部。门静脉左支的左缘与肝中静脉的连线，向右前方延伸，即为肝中裂所在，也是肝脏分为左、右叶的分界线。该线在肝门前方将肝脏分为右前叶和左内叶，在肝门后方将尾状叶分为左段和右段。

（3）经第二肝门横切面。即肝静脉汇入下腔静脉的切面（图24-2-3），可显示三支肝静脉呈放射状汇入下腔静脉。

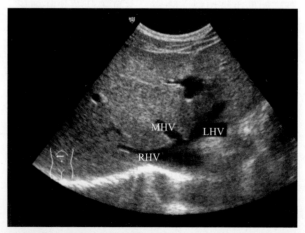

图 24-2-3 经第二肝门横切面

6. 肝圆韧带声像图 肝圆韧带处于脐静脉窝内，为脐静脉在出生后闭锁而形成的纤维条索（图

24-2-4），在声像图上呈团块状强回声，境界清楚，在不同的切面上形态各异，有的近似圆形，有的形状不规则，直径从几毫米至数厘米不等，类似肝内实质性占位病变，通常位于肝左叶门静脉矢状部与肝表面之间。

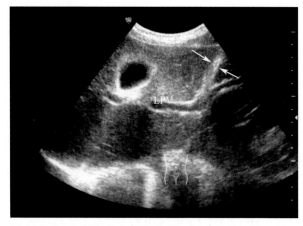

图 24-2-4　肝圆韧带声像图表现

7. 肝脏与周围脏器的关系　在右肋间外侧相当于第 8～9 肋间的斜切面或纵切面上，可观察到右前叶、右后叶及右肾的图像；从肝、肾和下腔静脉之间的相互关系可以了解肝右叶（特别是肝右后叶）萎缩或肾下垂的程度，但需注意不要把肋下斜切声像图上右肾上极的低回声和肾上腺肿瘤误为肝内占位性病变。在肝右叶的后方还可显示横结肠，于近右锁骨中线肋缘处可显示胆囊和胆总管；在胆囊的左侧、肝左叶后方可显示十二指肠第一段的气体回声、胰头和下腔静脉；在肝左外叶的后方可探及胃幽门、胃体、胰体及腹主动脉等结构。

五、肝脏的分叶

肝脏解剖结构与分叶的关系详见表 24-2-1。

表 24-2-1　肝内解剖结构与肝脏分叶的定位

结构名称	所处部位	在定位中的关系
肝右静脉	右叶间裂	肝右前叶和右后叶的分界标志
肝中静脉	正中裂的后半部	肝右前叶和左内叶的分界标志
肝左静脉	左叶间裂	肝左内叶和左外叶的分界标志
门静脉右支（前叶静脉）	肝右前叶内	流经肝右前叶中间
门静脉右支（后叶静脉）	肝右后叶内	流经肝右后叶中间
门静脉左支（横段）	横沟	方叶和尾叶分界标志
门静脉左支（矢状部）	左叶间裂	左内叶和左外叶的分界标志
下腔静脉窝	正中裂的后端	分隔肝右叶与肝左叶
胆囊窝	正中裂前半部	分隔肝右叶与肝左叶
肝圆韧带	左叶间裂前部	分隔左内叶与左外叶
静脉韧带	左叶间裂后部	分隔尾状叶与左外叶

六、肝脏的测量

正常肝脏各径线的测值因个体的差异范围较大，因此肝脏各径线正常值仅能参考。肝脏疾病的超声诊断主要根据声像图的变化。

1. 肝左叶的厚度和长度　将探头置于腹正中线稍偏左（即通过腹主动脉的纵切面），可显示完整的肝左叶上缘和下缘（图 24-2-5），在腹主动脉的前方显示肝尾状叶呈纺锤形。正常参考值：肝左叶厚度为 4.0～7.5cm，长度为 5.0～9.0cm。

2. 肝右叶最大斜径　以肝右静脉注入下腔静脉的肋下斜切面为标准，测量肝脏前后缘之间的最大垂直距离（图 24-2-6），正常参考值为 12.0～14.0cm。

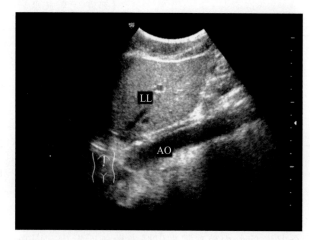

图 24-2-5　肝左叶测量切面

（AO- 主动脉　LL- 肝左叶）

3. 肝右叶前后径 在肋间切面上测量肝脏前后缘之间的垂直距离,正常参考值为8.0～11.0cm(图24-2-7)。

4. 肝右叶横径 肝右外侧缘至下腔静脉右侧壁之间的距离,正常参考值为8.0～10.0cm。

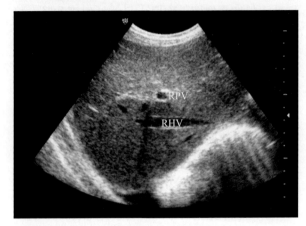

图24-2-6　肝右叶最大斜径测量切面

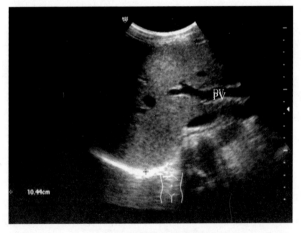

图24-2-7　肝右叶最大前后径测量切面

(邹霞　李泉水)

第3节
肝脏含液性病变

一、肝脓肿

(一) 病因和病理特点

肝脓肿多由阿米巴原虫、细菌或真菌感染而引起。阿米巴性肝脓肿大多在阿米巴肠炎后1～3个月发病,少数在阿米巴肠炎数年后发生,以单个巨大含液性壁粗糙包块多见,多发生肝右叶。细菌性肝脓肿是由化脓性细菌侵入肝脏所致,常见的是大肠杆菌、葡萄球菌及链球菌,细菌性肝脓肿常多发。

肝脓肿中心为脓液和坏死组织,外周则被纤维组织包裹,周围有退行性肝细胞和炎症细胞浸润及组织充血水肿。

(二) 临床表现

患者常有寒战、高热、肝区疼痛、食欲减退、肝区叩击痛等临床表现。实验室检查白细胞计数及中性粒细胞比例增高。阿米巴肝脓肿时嗜酸性粒细胞比例增高。

(三) 声像图表现

1. 典型肝脓肿的声像图表现

(1) 肝内单个或多个、圆形或椭圆形的液性暗区(图24-3-1和图24-3-2)。

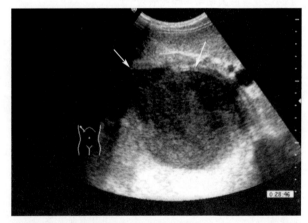

图24-3-1　单发性肝脓肿(箭头所指)

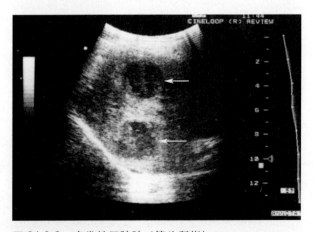

图24-3-2　多发性肝脓肿(箭头所指)

(2) 脓腔内可见浮动的细小点状回声,随体位转动而浮动,有的呈分层状,增大增益和用探头推动肝脏时更为明显。

（3）脓肿壁厚、粗糙，呈虫蚀样。

（4）脓肿与正常肝组织之间因炎症浸润出现一层较厚的回声减弱区。

（5）脓肿后壁呈增强效应。

（6）较大的肝脓肿和多发性肝脓肿常伴有肝肿大。

（7）若脓肿靠近膈面，可导致膈肌局限性抬高、活动受限，引起反应性胸腔积液。

（8）脓肿周围的管状结构受压移位。

2. 肝脓肿不同病理阶段的声像图表现　在肝脓肿的不同病理阶段可出现不同的声像图表现。肝脓肿演变过程分为肝脓肿形成前期、脓肿形成期和脓肿吸收期。

（1）脓肿形成前期（炎症期）。病灶区早期局部充血水肿，呈一个边界欠清楚的低回声，内部回声均匀，后壁回声增强（图24-3-3）。当肝组织破坏出血和坏死时，低回声内部出现点状或片状高回声，边界模糊不清，类似肝脏恶性肿瘤，需结合病史进行鉴别。

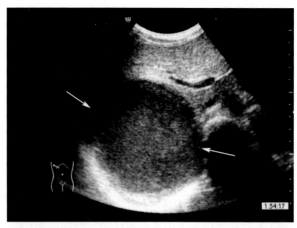
图 24-3-4　肝脓肿形成期（箭头所指）

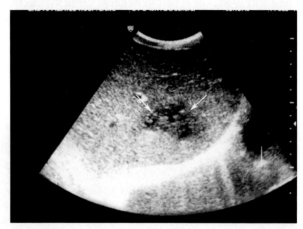
图 24-3-5　肝脓肿吸收期（箭头所指）

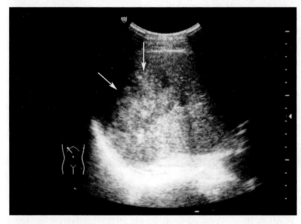
图 24-3-3　肝脓肿形成前期（箭头所指）

（2）脓肿形成期。脓肿坏死液化后声像图表现为边界清楚的无回声区。当脓汁较黏稠时，内有散在的、大小不等的小点状回声，转动体位可有浮动。脓肿壁厚而粗糙，内壁不光整（图24-3-4）。

（3）脓肿吸收期。经治疗后，脓肿逐渐缩小，无回声区慢慢消失，出现斑片状或条状高回声（图24-3-5）。

3. 慢性肝脓肿　久治不愈的肝脓肿，称慢性肝脓肿，声像图表现为脓肿壁粗糙、增厚，暗区内出现大小不等的杂乱回声，后方回声增强。

（四）鉴别诊断

1. 早期肝脓肿与原发性肝癌和淋巴瘤的鉴别　肝脓肿病灶液化不完全时，声像图表现类似小肝癌和淋巴瘤，呈实质性低回声。不同点在于肝脓肿后方回声增强，短期内随访可见其液化，而肿瘤则无这种改变。

2. 肝脓肿与肝囊肿的鉴别　肝脓肿壁厚、粗糙、侧壁失落效应不明显；而肝囊肿壁完整、较光滑、周围无炎症水肿反应。

3. 肝脓肿与肝周围病变的鉴别

（1）肝右后叶脓肿与肾上腺肿物的鉴别。肾上腺肿物从背部探查时紧贴肾的上方，与肾移动一致，而肝脓肿则与肾移动不一致。

（2）肝膈面脓肿与膈下脓肿的鉴别。膈下脓肿呼吸时与肝移动不一致，而肝膈面脓肿呼吸时与肝同步移动。

（3）肝下缘脓肿与胰腺假性囊肿的鉴别。肝下缘脓肿在肝脏内，呼吸时与肝脏同步移动；而胰腺假性囊肿在胰头或胰体部，呼吸时不随肝移动。

4. 阿米巴性肝脓肿与细菌性肝脓肿的鉴别 阿米巴肝脓肿常为单发，体积大，囊壁较薄，多有阿米巴痢疾病史，发热无细菌性肝脓肿严重；细菌性肝脓肿时脓肿较小，常多发，壁粗糙、增厚，有寒战高热，结合临床表现和病史可以鉴别。

（五）临床意义

超声检查能动态观察肝脓肿的发展过程，准确判断脓肿的部位和大小及观察疗效，特别超声引导下经皮肝穿刺，能直接把脓液抽掉，并根据药敏试验的结果注入最敏感的抗生素，绝大多数患者能免去手术治疗，深受临床医生和患者的欢迎。

二、膈下脓肿

（一）病因和病理特点

常因腹部手术后或胃肠道穿孔后，局部感染、积脓及组织坏死而形成。

（二）临床表现

患者有高热、消瘦、上腹部疼痛等症状。实验室检查白细胞与中性粒细胞明显升高。

（三）声像图表现

1. 膈肌与肝顶部或脾顶部之间出现圆形或椭圆形无回声区（图24-3-6）。

2. 无回声区壁粗糙，后方回声增强。

3. 加大增益无回声区内有散在的点状回声。

4. 右膈下脓肿使右侧膈肌呼吸运动降低，可出现反应性右侧胸腔积液。

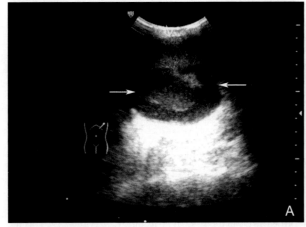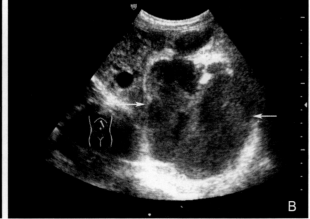

图 24-3-6　膈下脓肿
A 图显示脾顶膈下脓肿（箭头所指）　B 图显示左侧膈下脓肿见点状回声（箭头所指）

（四）鉴别诊断

1. 右侧膈下脓肿与肝脓肿的鉴别　从右前斜位肋间隙探查时，右侧膈下脓肿在肝包膜的上方，而肝脓肿在肝脏内；从肋缘下斜切时，膈下脓肿使膈肌与肝顶部之间距离增大。

2. 左侧膈下脓肿与胃积液的鉴别　左侧膈下脓肿在转动体位时，无回声区无变化；而胃积液在转动体位时，胃内液体有移动，饮水后可显示气泡。

（五）临床意义

超声检查能确定膈下脓肿的位置、大小和累及的范围，并能观察其演变过程。超声引导下穿刺，既可明确诊断，又可进行抽脓注药治疗。

三、肝囊肿

（一）病因和病理特点

肝囊肿分先天性与后天性，后天性肝囊肿又分寄生虫和非寄生虫性两大类。先天性肝囊肿生长缓慢，可单发，也可多发，以中年女性多见，囊肿大小不等，其直径为 0.5 ~ 2.0cm，病因一般认为是肝管或淋巴管胚胎发育障碍、胎儿胆管炎、肝内小胆管闭塞所致。肝囊肿壁薄，内衬以立方形或柱形上皮细胞，有分泌蛋白的功能，囊腔内为清亮无色或微黄色的液体，比重 1.010 ~ 1.022，含蛋白质、胆红素、葡萄糖、胆固醇等成分。肝钝性挫伤导致中心破裂，可形成单发性假性囊肿。较大的囊肿会使肝脏局部隆起。

（二）临床表现

小的囊肿一般无临床表现，囊肿较大时，尤其是位于肝包膜附近，患者有上腹部胀感或隐痛，囊肿压迫胃肠道时出现进食后不适、恶心、呕吐等症状。

（三）声像图表现

1. 肝内圆形或椭圆形的无回声区（图 24-3-7）。
2. 壁菲薄，边缘光滑，后方回声增强。
3. 囊肿可单发或多发，有时形态不规则，邻近囊肿可相通，少数囊肿可呈多房性改变（图 24-3-8）。

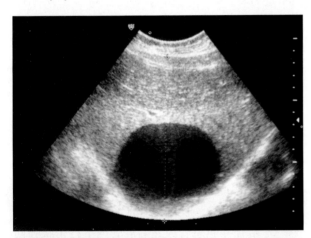

图 24-3-7　肝右叶单房性囊肿

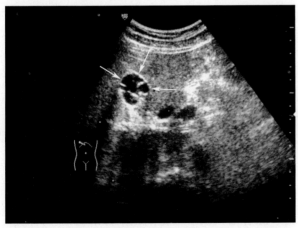

图 24-3-8　肝左叶多房性囊肿（箭头所指）

4. 较大的囊肿可引起肝肿大，或压迫正常肝组织引起肝局部萎缩，受压胆管远段扩张。巨大的肝囊肿可引起膈肌抬高和胃肠道受压征象。

5. 囊肿合并感染时，其内见小点状回声，转动体位时有浮动，囊壁增厚、不光滑。

（四）鉴别诊断

1. **肝囊肿与先天性肝内胆管扩张的鉴别**　先天性肝内胆管扩张壁较厚，可探测到其与胆管相通；而肝囊肿在任何断面上都呈圆形或椭圆形，壁菲薄，不与胆管相通。

2. **大的肝囊肿与右侧肾上腺囊肿的鉴别**　大的肾上腺囊肿，从腹侧探查时囊肿在肝右后叶内，易误诊为肝囊肿。超声检查时应仔细观察囊肿与邻近器官的相互关系，从各个不同切面观察其与肾脏、胰腺、肠管的关系。

3. **肝囊肿与肝包虫病的鉴别**　肝包虫病有牧区居住史或有与羊、狗等动物密切接触史，肝包虫病囊壁较厚，易发生钙化，有声影，病灶内有子囊存在时形成"囊中囊"或囊肿内有囊砂回声等声像图特征。

4. **肝囊肿与肿瘤坏死液化的鉴别**　肝囊腺瘤、囊腺癌、皮样囊肿及鼻咽癌和胃肠平滑肌肉瘤等肿瘤肝转移时，在声像图上呈无回声区，不同之处在于这些病变囊壁不光整、较厚，多呈不规则突起，结合病史和临床表现可作出鉴别。对难以鉴别的病例可进行超声引导下穿刺抽液化验和囊壁活检。

（五）临床意义

由于肝囊肿超声检查具有特征性表现，对于 1cm 以下的囊肿，CT 检查难以诊断，而超声却可以清楚地显示出来，并易与其他肝内囊性病变鉴别，已成为一种最简便而有效的诊断手段。

四、多囊肝

（一）病因和病理特点

多囊肝是肝内胆管发育障碍所致，具有家族遗传性。由于在胚胎的发育期，多余的肝内胆管未发生退化和吸收，逐渐节状扩张而形成多囊肝。一部分病例可同时伴有肾、胰、脾等多囊性病变。

女性多于男性，生长缓慢，肝明显增大，表面高低不平，触之软且有弹性。

（二）临床表现

多囊肝患者大多数无症状，多在超声检查时偶然发现，少数患者有上腹部肿块。随着年龄增大，肝脏日益增大，症状和体征就慢慢出现，肿大的肝脏压迫邻近组织可引起腹胀、腹痛、消化道受压症状。合并多囊肾时，患者有高血压、血尿、腰部不适和肾功能不全。

（三）声像图表现

1. 肝内布满无数大小不一的无回声区，壁薄，囊肿后方回声增强不明显（图24-3-9）。

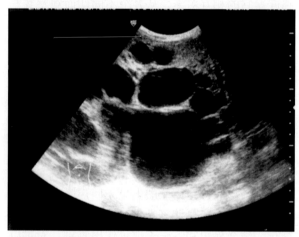

图24-3-9 多囊肝

2. 肝脏增大，形态失常，轮廓不光滑，高低不平。

3. 右肾可被推挤而移位。

4. 可合并多囊肾、多囊胰、多囊脾等。

（四）鉴别诊断

1. **多囊肝与肝多发性囊肿的鉴别** 多囊肝遍布各个肝叶，常合并多囊肾、多囊胰等；而多发性肝囊肿，仅肝脏有散在的囊肿，无其他脏器多囊性改变。

2. **多囊肝与先天性肝内胆管囊状扩张的鉴别** 先天性肝内胆管囊状扩张可同时出现在肝左右叶，表现为大小不等的无回声区，呈圆形、梭形或不规则形，其与多囊肝不同之处在于，无回声区互相沟通，并与胆管相通，而多囊肝与胆管不相通。

（五）临床意义

超声检查能直接显示多囊肝内囊肿的分布、数目、大小、位置及其与周围器官的毗邻关系，可判断多囊肝的严重程度，同时可以了解到肾、胰、脾等脏器有无多囊性改变，具有很高的敏感性和特异性，是诊断多囊肝的首选方法。超声引导下穿刺抽液注入无水酒精硬化治疗，不但能对肝表面囊肿进行穿刺，而且可以对位于肝脏实质深部的囊肿进行抽液硬化治疗，取代了创面大、效果差的囊肿开窗术。

五、肝蛔虫病

（一）病因

蛔虫从肠道钻入胆道而进入肝脏，在肝内蜷曲成团。蛔虫可把肠道细菌带入肝内胆管，导致化脓性肝内胆管炎及周围炎，引发单发性或多发性肝脓肿。

（二）临床表现

患者有右上腹部绞痛史，有的患者绞痛后出现高热。

（三）声像图表现

1. 肝内显示不均匀低回声或无回声区，开大增益或用高频探头检查显示肿块内出现蜷曲状双线高回声带（图24-3-10）。

2. 边缘粗糙，形态欠规则，后方呈增强效应。

3. 常合并胆总管或左右肝管内平行带状强回声。

（四）鉴别诊断

1. **肝蛔虫病与原发性肝癌的鉴别** 肝蛔虫病显示的肿块内出现双线状高回声带，而原发性肝癌不均匀回声为结节状。当病灶位于近场时，使用高频探头检查肝蛔虫病可清楚地显示出蜷曲的蛔虫，可作鉴别。

2. **肝蛔虫病与肝脓肿的鉴别** 肝蛔虫病因蛔虫把肠道的细菌带入肝内，可引起化脓性肝内胆管炎及周围炎，声像图表现类似肝脓肿。不同之处肝脓肿增大仪器增益内无平行带状回声，而肝蛔虫病可看到蜷曲的双线高回声带。

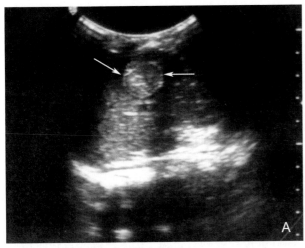
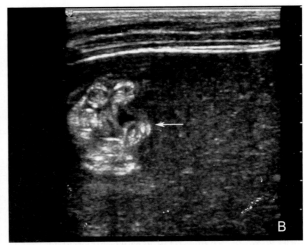

图 24-3-10 肝蛔虫病（箭头所指）

A 图使用低频探头，显示肝右前叶等回声肿块，周边有暗晕，与原发性肝癌和肝脓肿不易鉴别 B 图使用高频探头，显示肿块内呈蜷曲的双线状回声，病理证实为蜷曲的蛔虫

（五）临床意义

超声检查显示肿块有蜷曲的双线状回声是肝蛔虫病的特异性声像图表现，较其他影像学检查敏感，为首选的检查方法。笔者曾见到 1 例 3 岁小孩，因右上腹部绞痛，进行超声检查时发现肝右前叶有 3 个 3cm 以下的低回声肿块，进行了 CT 检查，CT 报告为原发性肝癌。彩色多普勒检查时，发现肿块内有平行带状回声，无明显血流信号。用高频探头可显示出肿块为蜷曲状双线状回声，呈典型的蛔虫声像。

六、肝血肿

（一）病因和临床表现

肝外伤后引起肝实质内和肝包膜下出血而导致肝血肿。肝外伤时患者有肝区疼痛，但陈旧性血肿时患者可无任何不适。

（二）声像图表现

1. 肝实质内或肝包膜下出现边界较清楚的无回声区，内可有条索状分隔，后方回声增强（图24-3-11）。

2. 当血肿内有血块和血液同时存在时，无回声区出现浮动的点状或团块状高回声。

3. 血肿机化时，回声增强。

4. 肝包膜破裂或肝破裂时，除在血肿处显示低回声区外，还可在肝周围腹膜间隙或腹膜腔内出现无回声区（图24-3-12）。

5. 陈旧性血肿类似囊肿，但壁不光整，局部可增厚。

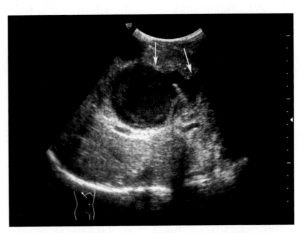

图 24-3-11 肝血肿（箭头所指）

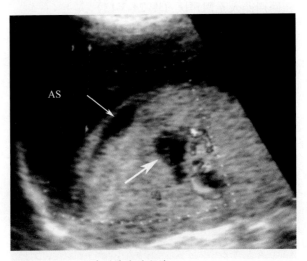

图 24-3-12 肝破裂并腹腔积液

图示肝实质血肿（大箭头所指）、肝包膜下血肿（小箭头所指）和腹腔积液（AS）

6. 彩色多普勒可显示损伤血管的血液流入无回声区，脉冲多普勒取样为动、静脉频谱。

（三）鉴别诊断

1. **肝血肿与肝脓肿的鉴别** 肝血肿可显示出高回声并有浮动的血块，转动体位时更明显；而肝脓肿因脓液黏稠可不出现浮动现象。此外，肝脓肿患者有肝区痛、发热等临床表现，而陈旧性肝血肿患者可无任何临床表现，但有明显外伤史。

2. **陈旧性肝血肿与肝囊肿的鉴别** 陈旧性肝血肿与肝囊肿的声像图表现不同之处在于，血肿壁厚度不一、粗糙，内可见到浮动的点状回声，而囊肿壁光滑、菲薄，其内无点状回声。

（四）临床意义

二维超声能直接显示血肿的部位、数量和大小，彩色多普勒能确定有无继续出血，并可观察病情的变化，指导临床采取有效的治疗措施。

七、肝脏皮样囊肿

（一）临床表现

皮样囊肿不大时患者无任何临床表现，囊肿较大时患者可出现肝区不适、腹痛及肝肿大。

（二）声像图表现

1. 肝内无回声肿块，有完整的包膜，可见强回声凸入无回声区（图24-3-13）。

2. 用力推挤以及转动体位时，可见肿块内

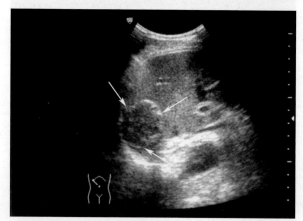

图24-3-13 肝脏皮样囊肿
图示肝右叶低回声肿块（箭头所指），可见附壁稍强回声结节

有漂浮征象。

3. 肝脏肿大，靠肿块部位肝脏向外隆起。

（三）鉴别诊断

1. **肝脏皮样囊肿与原发性肝癌的鉴别** 肝脏皮样囊肿有完整的包膜，转动体位时无回声区内见漂浮的点状回声；而肝癌坏死出血时，虽有无回声区，但无回声区凹凸不平，形态不规则，患者有消瘦、肝区痛等临床表现。

2. **肝脏皮样囊肿与肝血肿的鉴别** 肝血肿无包膜，内见凝血块，并可有条索状分隔，有外伤史；而肝脏皮样囊肿有包膜，内有漂移的点状回声，大小基本相等。

（四）临床意义

超声检查能显示皮样囊肿的部位、大小，并能根据内部和边缘回声作出诊断。当图像不典型时，可进行超声引导下穿刺活检。

八、肝囊性乳头状腺瘤

（一）临床表现

肝囊性乳头状腺瘤是来自胆管细胞的良性肿瘤，罕见。肿瘤较小时患者无任何临床表现，当肿瘤较大时患者可感到肝区不适。

（二）声像图表现

1. 肝肿大。

2. 肿块边界清楚，内部呈无回声区，内壁不整齐，有乳头状强回声突入无回声区。

3. 肿块后方呈增强效应。

（三）鉴别诊断

1. **肝囊性乳头状腺瘤与肝囊肿的鉴别** 肝囊性乳头状腺瘤内壁不光整，有乳头状强回声突入无回声区；而肝囊肿壁光滑、菲薄，无回声区内一般无异常回声。

2. **肝囊性乳头状腺瘤与原发性肝癌的鉴别** 原发性肝癌出现无回声区为坏死或出血，无回声区边缘有结节状回声，患者有消瘦、肝区痛、纳差等临床表现；而肝囊性乳头状腺瘤实质部无结节状回声，患者一般无任何临床表现。

（四）临床意义

超声检查可显示肝囊性乳头状腺瘤内有乳头状强回声突入无回声区及内壁不整齐等特点，并可在超声引导下穿刺活检作出病理诊断。

九、肝包虫病

（一）病因和病理特点

患者因吞食棘球绦虫虫卵后，其幼虫在体内脏器寄生所致。幼虫主要寄生于肝脏，故称肝包虫病。但也可寄生在肺、脑等部位，故统称为包虫病或棘球蚴病。目前认为有 4 种棘球绦虫的幼虫可引起本病，其中细棘球绦虫和多房棘球绦虫是我国重要的人兽共患病病原。细棘球绦虫引起囊型包虫病或单房性包虫病，临床表现为肝肿大，一般情况良好；而多房棘球绦虫引起泡型包虫病或多房性包虫病或泡球蚴病，临床表现肝肿大，质地硬，一般情况差。

当人误食细粒棘球绦虫卵，六钩蚴在十二指肠孵出，钻入肠壁，经血进入肝，少数可侵入其他器官，第三天即发育出现囊腔。囊肿增大很慢，第五个月直径约 1cm，通常呈圆形，以后每年约增大 1cm。

泡型包虫病所寄生器官的表面呈灰黄色，有结节样隆起或呈巨块状，并有沙粒感。病变切面呈蜂窝状或海绵样结构的小囊腔，中央缺血，发生无菌性坏死。囊液有时呈冻胶状，偶见原头蚴。病变可在肝实质内向四周浸润，虫蚴部分脱落后，可经血液在肝实质内广泛扩散，也可迁徙到其他脏器。

（二）临床表现

患者多无自觉症状，常在体格检查时偶然被发现，或患者自己发现肝脏肿大。当囊肿增大至一定程度时，患者出现肝功能损害、食欲不振和腹胀不适。

（三）声像图表现

1. 肝内单个或多个无回声囊腔，多发生在肝右叶，可有大囊套小囊征象（图 24-3-14）。

2. 囊壁较厚。

3. 大囊内或几个小囊内可能出现实质性点状反射，称为囊砂。用探头挤压后见囊内出现漂浮的点状回声，形成"落雪"征。

4. 囊壁周围有反应性回声增强层。

5. 肝增大，表面隆起，形成"驼峰"征。

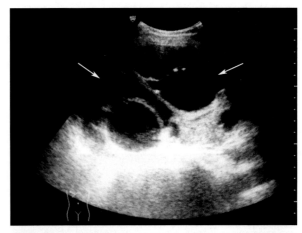

图 24-3-14　肝包虫病时"大囊套小囊"（箭头所指）

（四）鉴别诊断

肝包虫病应与多囊肝相鉴别，肝包虫病囊肿相对集中，囊壁厚，囊壁周围有反应性回声增强层；而多囊肝满布左右肝，囊壁薄，囊壁周围无反应性回声增强层，可资鉴别。

（五）临床意义

超声检查可显示肝包虫囊肿的大小、形态、数量、囊壁厚度及囊内结构等，能为临床选择合理的治疗方案提供可靠的依据。

（邹　霞　李泉水）

第4节
肝实质性病变

一、肝脏良性实质性病变

（一）肝炎性肉芽肿

1.病因和病理特点　肝炎性肉芽肿是由细菌、病毒、霉菌、寄生虫等多种病原体入侵人体而引起的局限性炎症改变。病变区呈增生性炎症改变，肉芽肿周围有淋巴细胞、浆细胞、结缔组织及其他慢性炎症细胞。个别病例有嗜酸性粒细胞浸润，中央有成熟单核吞噬细胞。

2.临床表现　患者一般无明显临床表现，少数患者有发热症状。

3.声像图表现

（1）肝内圆形、椭圆形或不规则形的低回声或混合性肿块（图24-4-1），边界清楚，后方呈增强效应。

（2）病程较长者，周围有结缔组织增生，内部可呈线状、条索状或片状高回声区，内部回声不均匀，边界清楚，不光整，似有较厚的包膜回声（图24-4-2）。

（3）彩色多普勒检查显示病灶内血管扩张，血流较丰富。

4. 鉴别诊断 肝炎性肉芽肿应与小肝癌和细菌性肝脓肿相鉴别，详见表24-4-1。

5. 临床意义 肝炎性肉芽肿无典型的临床表现，诊断极为困难，而超声显像能清楚显示肉芽肿的部位、大小、内部回声和血流供应，结合临床表现可作出初步诊断，对难以确诊的患者可在超声引导下穿刺活检，进行病理学诊断。

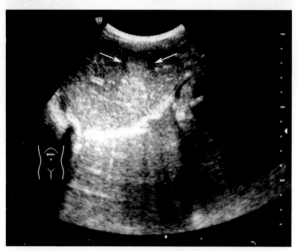

图 24-4-1 肝炎性肉芽肿（低频探头）

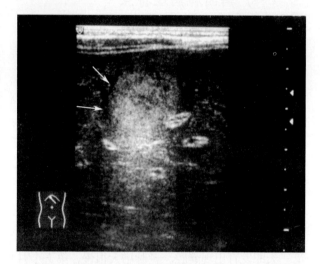

图 24-4-2 肝炎性肉芽肿（高频探头）

肿块内部回声不均匀，见片状高回声区，边界清楚，似有较厚的包膜回声（箭头所指）

表 24-4-1 肝炎性肉芽肿与小肝癌和细菌性肝脓肿的鉴别

鉴别点	炎性肉芽肿	小肝癌	细菌性肝脓肿
发热	可有	多无	有高热
白细胞增多	无	无	有
形态	圆形、椭圆形或不规则形	圆形	圆形
内部回声	多为低回声，可有少量无回声	低回声	无回声
边界	清楚、粗糙	多有声晕	清楚、粗糙
血流供应	血管扩张	很难显示增生的血管	无

（二）肝尾状叶代偿性增大

1. 病因和病理特点 肝尾状叶增大常由于肝长期瘀血或慢性肝脏损害引起代偿性增大所致。有些正常人也可出现肝尾状叶增大。

2. 临床表现 肝尾状叶代偿性增大除了原发病的临床表现外，本身无任何表现。

3. 声像图表现

（1）肝左叶纵切显示静脉韧带后方的尾状叶明显增大，其径线常超过肝左外叶（图24-4-3）。

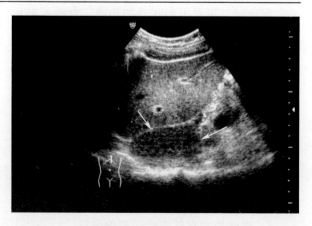

图 24-4-3 肝尾状叶增大（箭头所指）

（2）增大的尾状叶内部回声低，较均匀，声像图特点基本与正常肝组织相同。

（3）增大的尾状叶边界清晰，轮廓整齐平滑。

（4）彩色多普勒可显示走行正常的门静脉和肝静脉的血流信号（图24-4-4）。

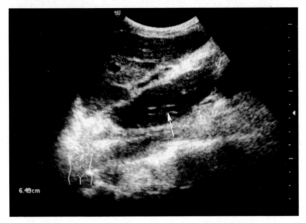

图24-4-4 增大的肝尾状叶内见门静脉穿行（箭头所指）

4. 鉴别诊断

（1）增大的肝尾状叶与肝肿瘤的鉴别。增大的肝尾状叶内部可见到正常分布的管道状回声，整体回声与正常肝组织相同，彩色多普勒在尾状叶内可显示正常走行的门静脉和肝静脉血流；而肝肿瘤呈圆形或椭圆形肿块，内无正常分布的管道，彩色多普勒能显示滋养动脉血流信号。

（2）增大的尾状叶与腹膜后肿瘤的鉴别。有些正常人也可出现尾状叶增大，易误诊为腹膜后肿瘤。其鉴别要点是观察其回声是否与肝组织一致，其内有无正常分布的管道结构。如果无这些特点就可除外增大的尾状叶。

（三）肝结节病

1. 病因和病理特点 肝结节病是原因不明的全身结缔组织性疾病，可累及所有器官，组织活检标本上可见到许多非干酪样上皮细胞肉芽肿。结节中央呈网络状，常有玻璃样硬化，无干酪化，内部有大小不等的纤维化中心及大量血管、白细胞、淋巴细胞浸润。少数结节病有胆汁瘀滞，常有小叶间胆管破坏，汇管区分界不清。结节病有慢性胆汁瘀积者可发展为胆汁性肝纤维化和肝硬化。

2. 临床表现 本病无典型的临床表现，少数患者因肝窦前门静脉循环阻滞而引起门静脉高压，严重者可出现黄疸、腹水。

3. 声像图表现

（1）肝内单个或多个大小不等、形态不规则、内部回声不均匀的低回声区或高回声区（图24-4-5）。

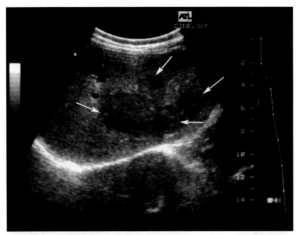

图24-4-5 肝结节病

患儿3岁，肝内见多个大小不等的低回声肿块（箭头所指），边界清晰，形态规则，内部回声均匀，伴全身多部位结节

（2）边界模糊，无包膜回声。极大的结节可由数个小的结节相互融合而成。

（3）肝脏轻度增大，形态和轮廓一般无异常。

4. 鉴别诊断 肝结节病需与原发性肝癌相鉴别。肝结节病边界模糊，而原发性肝癌边界清楚。内部回声两者难以鉴别，但约2/3的肝结节病患者有全身多部位结节，而原发性肝癌患者无全身多部位结节，结合临床表现可作出鉴别。

5. 临床意义 超声检查能显示肝结节病结节的数量和大小，可随访观察结节的变化。肝结节病经抗炎治疗后病灶可缩小直到消失。

（四）肝腺瘤

1. 病因和病理特点 病因尚不清楚，婴幼儿病例可能与先天性发育异常有关，后天性因素可能与肝硬化、肝细胞结节状增生有密切关系。目前认为口服避孕药是后天性肝腺瘤的主要原因。肿瘤呈圆形或椭圆形，多为单发，也可多发，多见于肝右叶。典型的肝腺瘤有光整的包膜，多位于肝实质内，并逐渐向肝表面凸出，直径为1cm至20cm不等。

2. 临床表现 肿瘤较大时，可出现上腹部胀、恶心、纳差，上腹部可触及表面光滑、质地硬的肿块。

3. 声像图表现

（1）肿块呈圆形或椭圆形，边界较清楚，表面光滑。

（2）腺瘤呈均匀中等回声，内部回声均匀，肿瘤巨大时内部回声不均匀（图24-4-6）。囊腺瘤为以囊性回声为主的混合性包块，有包膜，形态可不规则，暗区内可有实性不规则团块状回声。

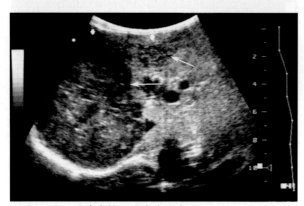

图24-4-6 肝腺瘤的二维声像图表现

肝右前叶见两个肿块，呈类圆形，边界清晰，较大的肿块内部回声不均匀（箭头所指）

（3）彩色多普勒显示肿瘤内有点状或短线状血流信号（图24-4-7）。

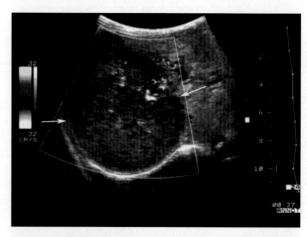

图24-4-7 肝腺瘤的彩色多普勒表现

彩色多普勒显示肿瘤内有点状或短线状血流信号

4. 鉴别诊断 肝腺瘤主要应与原发性肝癌相鉴别，详见表24-4-2。

5. 临床意义 超声检查能清楚地显示肿瘤的部位、大小，根据内部回声和血流供应的特点能作出较准确的诊断。

表24-4-2 肝腺瘤与原发性肝癌的鉴别

鉴别点	肝腺瘤	原发性肝癌
包膜	有	无
结节	多为单发，无结节	可有小结节
血液供应	不丰富	多丰富
其他肝组织	正常	回声不均匀
门静脉癌栓	无	有

（五）肝血管瘤

1. 病因和病理特点 肝血管瘤大多是先天性血管发育异常而形成的蜂窝状血窦，血窦之间为纤维组织间隔，间以血管和胆管；或者为肝内小血管感染、肝组织局部坏死或出血机化等原因造成肝内局部血循环停滞、血管海绵状扩张及静脉瘀血膨大而形成血管瘤。肝血管瘤多在中年以后发病，女性多于男性。肝血管瘤分毛细血管瘤和海绵状血管瘤，毛细血管瘤逐渐长大后可转化为海绵状血管瘤。肝毛细血管瘤间隔纤维组织丰富；而海绵状血管瘤一般较大，甚至可占肝脏的一叶，质地柔软，呈蜂窝状，内部充满液体，由纤维组织分隔，大的纤维隔内的血管和胆管偶有钙化，

有的具有较多的动静脉交通支。

2. 临床表现 肝血管瘤一般无明显临床表现。

3. 声像图表现

（1）毛细血管瘤。

①体积较小，直径一般在1～3cm，可多发，内部呈较均匀的强回声，边缘清晰（图24-4-8和图24-4-9）。

②多呈圆形或小结节状，也可呈不规则形。

③瘤内可显示细小的管道，甚至有的出现血栓机化等。

④彩色多普勒难以显示血流信号。能量多普勒有时可显示出瘤内斑点状血流信号，深呼吸时瘤内呈"繁星闪烁"征。

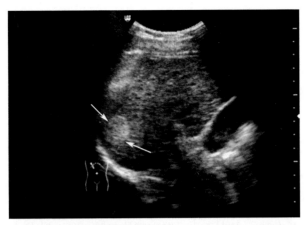

图 24-4-8　肝单发性毛细血管瘤（箭头所指）

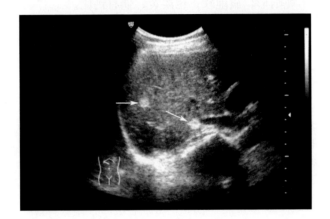

图 24-4-9　肝多发性毛细血管瘤（箭头所指）

（2）海绵状血管瘤。

①多为单发，圆形或椭圆形，内部多呈蜂窝状，有大小不一、形态欠规则的无回声区，可有钙化，呈强回声并伴声影（图 24-4-10）。

②边界多较清楚，形状多不规则，壁厚薄不一，呈强回声。

③强回声血管瘤后方无回声增强，低回声或混合回声血管瘤的后方回声可有轻度增强。

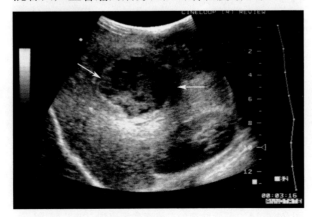

图 24-4-10　肝海绵状血管瘤的二维声像图表现（箭头所指）

④囊性血管瘤内部呈无回声，可由数个不规则的无回声区组成，暗区之间的间隔菲薄，多位于肝表面，可有血管与瘤体相通或有血管环绕。探头用力挤压时瘤体变形缩小（图 24-4-11）。

⑤彩色多普勒显示少数血管瘤内有斑点状或短线状血流信号，脉冲多普勒取样为静脉血流信号，也可测到低速动脉血流信号（图 24-4-12）。

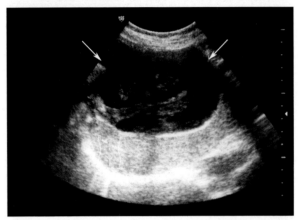

图 24-4-11　肝囊性海绵状血管瘤的二维声像图表现（箭头所指）

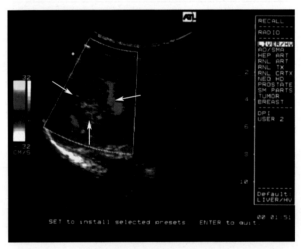

图 24-4-12　肝海绵状血管瘤的彩色多普勒表现
彩色多普勒显示血管瘤内有斑点状或短线状血流信号（箭头所指）

⑥能量多普勒显示瘤内呈"繁星闪烁" 征，部分病灶内有点状或条状血流信号（图 24-4-13）。

4. 鉴别诊断

（1）肝血管瘤与原发性肝癌和转移性肝癌的鉴别。详见表 24-4-3。

（2）肝囊性血管瘤与肝囊肿的鉴别。详见表 24-4-4。

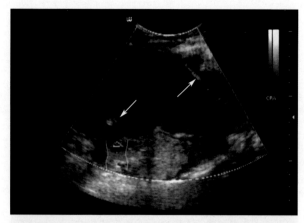

图 24-4-13 肝海绵状血管瘤的能量多普勒表现

能量多普勒显示瘤内呈"繁星闪烁"征，病灶内有点状或条状血流信号（箭头所指）

5. 临床意义 肝血管瘤是肝脏最常见的良性肿瘤，一般体检中偶然发现，超声检查对高回声型的血管瘤易作出准确的诊断。但对低回声型、混合回声型血管瘤诊断有一定的困难，如果难以肯定病变性质时，可进行超声造影和超声引导下穿刺活检。

（六）肝脂肪瘤

1. 病因和病理特点 肝脂肪瘤多见于 40 岁以上的中老年人，尤其是女性肥胖者。肿瘤多位于肝右叶，大小不一，有完整的包膜，呈分叶状或不规则形，质地软，色淡黄，偶有钙化。

表 24-4-3 肝血管瘤与原发性肝癌和转移性肝癌的鉴别

鉴别点	肝血管瘤	原发性肝癌	转移性肝癌
边缘回声	有强回声壁	无壁，可有暗晕	有暗晕
内部回声	蜂窝状	结节状	不均匀
后方回声	可增强	小肝癌有增强	多衰减
血流显示	斑点状、短线状静脉或动脉血流信号，阻力指数低	动脉血流信号，阻力指数高	可有动脉血流信号，阻力指数高

表 24-4-4 肝囊性血管瘤与肝囊肿的鉴别

鉴别点	囊性肝血管瘤	肝囊肿
形态	椭圆形	圆形
瘤壁	厚，不整齐	薄，光滑
部位	肝边缘	不定
能量多普勒	点状或线状血流信号	无

2. 临床表现 无特殊症状和体征，常伴有糖尿病、高血压或动脉硬化性心脏病。

3. 声像图表现

（1）肿瘤内部呈均匀的极强回声，细小致密，有血管通过。

（2）边界清楚，周边无暗晕，形态呈圆形，略有分叶感（图 24-4-14）。

（3）其他肝组织回声正常。

（4）彩色多普勒显示肿瘤内无明显血流信号，周围无血管包绕。

4. 鉴别诊断 肝脂肪瘤主要应与肝血管瘤相鉴别，详见表 24-4-5。

5. 临床意义 超声检查能清楚显示脂肪瘤所在的部位和大小，有特征性声像图表现，易与其他肝脏肿瘤鉴别，是首选的检查方法。

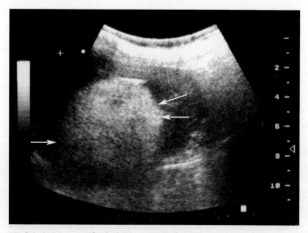

图 24-4-14 肝脂肪瘤的二维声像图表现（箭头所指）

表 24-4-5　肝脂肪瘤与肝血管瘤的鉴别

鉴别点	肝脂肪瘤	肝血管瘤
形态	不规则	圆形或椭圆形
瘤壁	无	有，较厚
内部回声	均匀强回声	蜂窝状
内部血流	无	多有点状或条状静脉血流信号

（七）肝局灶性结节性增生

1. 病理特点　肝局灶性结节性增生是肝细胞源性的良性肿瘤，其病理特点是肝细胞及枯否细胞不典型增生、肥大、透明样变，纤维结缔组织排列紊乱。病灶单发，直径可小于 1cm，也可大于 20cm。病灶多位于肝浅表部位，为不规则排列的无功能的肝小叶，其结构与肝硬化相同，但为局灶性病变，不影响全肝，病灶中心呈不规则形或星形纤维瘢痕。

2. 声像图表现

（1）肿块边界清楚，形态不规则，周边回声较低。

（2）内部可见呈辐轮状的中心瘢痕（图 24-4-15）。

（3）彩色多普勒于肿块内探及较丰富血流信号，脉冲多普勒取样可探及动脉血流频谱，阻力指数较低。

3. 鉴别诊断　肝局灶性结节性增生无典型的临床表现，超声检查时主要应与小肝癌和肝血管瘤鉴别，详见表 24-4-6。

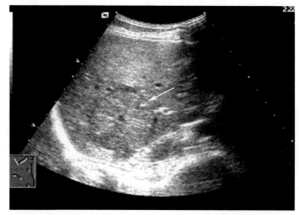

图 24-4-15　肝局灶性结节性增生的二维声像图表现（箭头所指）

表 24-4-6　肝局灶性结节性增生与小肝癌和肝血管瘤的鉴别

鉴别点	肝局灶性结节性增生	小肝癌	肝血管瘤
周边	形态不规则	有声晕	壁较厚
内部回声	高回声或低回声	90% 低回声	散在分布的"小等号"回声
后方回声	无变化	轻度增强	无变化或轻度增强

4. 临床意义　肝局灶性结节性增生是肝脏良性病变，诊断较困难，需行超声造影检查或其他影像学检查，实在难以定性时，可行超声引导下穿刺活检。

（八）肝脏血管平滑肌脂肪瘤

1. 病理特点　肝脏血管平滑肌脂肪瘤是罕见的先天性肝脏组织发育畸形的良性肿瘤，多见于幼儿，男女之比为 3 : 1，肿瘤常发生在肝包膜下，多为单发。肿瘤质地坚硬，似橡皮，表面凹凸不平呈结节状，切面呈棕色，显微镜下可见大量结缔组织呈中心性星状排列，肝细胞排列不规则，不形成肝小叶，胆管上皮及血管多数已纤维化。

2. 临床表现　本病早期无任何症状，随肿瘤增大，上腹部可扪及坚硬的肿块，无压痛。肿瘤压迫胃肠时，可引起恶心、呕吐、便秘、腹胀等症状。

3. 声像图表现

（1）肿瘤呈均匀或不均匀的强回声，形态多规则，边界清楚、不光滑。

（2）后方回声增强。

（3）彩色多普勒可探及较丰富的动脉血流信号。

4. 鉴别诊断 肝脏血管平滑肌脂肪瘤主要应与强回声血管瘤相鉴别，详见表24-4-7。

表24-4-7 肝脏血管平滑肌脂肪瘤与强回声血管瘤的鉴别

鉴别点	肝脏血管平滑肌脂肪瘤	强回声血管瘤
内部回声	片状强回声	筛网状回声
后方回声	增强	不增强或轻度增强
血流显示	显示动脉血流信号	多见点状、条状静脉血流信号

（九）肝炎性假瘤

1. 病因和病理特点 肝炎性假瘤为炎性细胞构成的肿块，肝细胞明显肿胀，淋巴细胞浸润，一般认为与非特异性炎症、药物、免疫等因素有关。病理改变以成熟的淋巴细胞、浆细胞、少量增生的胶原纤维与坏死组织为主，或以纤维结缔组织增生、浆细胞性肉芽肿、静脉内膜炎、黄色肉芽肿坏死为主。肝炎性假瘤多为单发，常发生在汇管区。陈旧性炎性假瘤病变周围有纤维组织形成的假包膜。

5. 临床意义 超声检查能根据肝脏血管平滑肌脂肪瘤的回声特点作出诊断与鉴别诊断，是一种简便、有效的方法。对图像回声不典型的病例，应进行肝脏超声造影及超声引导下穿刺活检。

2. 临床表现 本病可无任何临床表现，部分患者有右上腹部隐痛、不规则发热等。病程一般较长。

3. 声像图表现

（1）呈低回声结节，内部回声欠均匀，边界清楚（图24-4-16）。

（2）形态呈圆形、不规则形或葫芦状，边缘部分呈晕环状。病灶直径多小于4.0cm。

（3）肿块后方无增强效应。

（4）彩色多普勒显示肿块周围可有血流信号，肿块内无血流信号。

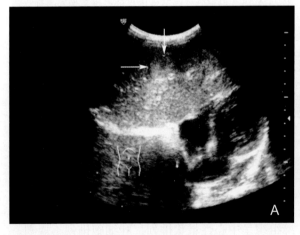
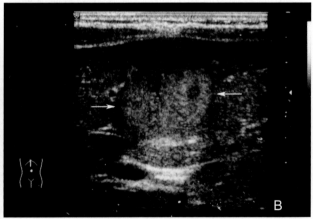

图24-4-16 肝炎性假瘤的二维声像图表现

图A使用低频探头，图B使用高频探头，显示肿块边界清晰，内部回声欠均匀（箭头所指）

4. 鉴别诊断 肝炎性假瘤应与原发性肝癌相鉴别，详见表24-4-8。

5. 临床意义 肝炎性假瘤无明显临床表现，超声检查根据病灶外肝组织回声、肿块内无血流供应及多次随访观察肿块大小无变化，可除外原发性肝癌。在超声引导下穿刺活检可作出准确的诊断。

二、肝脏恶性实质性占位病变

（一）原发性肝癌

1. 病因和病理特点 肝癌的病因尚不清楚，现在认为与肝硬化、乙型肝炎、黄曲霉素、化学致癌物质、寄生虫、酒精等因素有关，与种族和

表 24-4-8　肝炎性假瘤与原发性肝癌的鉴别

鉴别点	肝炎性假瘤	原发性肝癌
症状	多无症状	消瘦，肝区痛
病灶外肝组织	正常	回声多不均匀
AFP	阴性	多为阳性
肿块内血流	无血流信号	能显示动脉血流信号
随访观察	无变化	增大

遗传也有关。

（1）原发性肝癌的大体解剖分型。

①巨块型。最多见，占 31%～70%，以肝右叶多见，癌肿直径常大于 5cm，多为单个巨块或由许多癌结节融合而成，巨块型肝癌内部易出现出血、坏死、液化、破裂（图 24-4-17）。

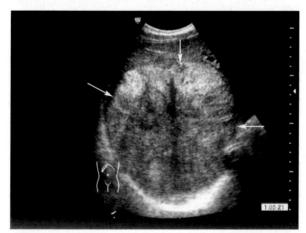

图 24-4-17　巨块型原发性肝癌的二维声像图表现（箭头所指）

②结节型。癌结节可单发或多发，直径 1.0～5.0cm 不等，可伴有肝硬化（图 24-4-18）。

③弥漫型。此型少见，癌结节大小如绿豆至黄豆不等，弥漫分布于肝内，多伴有肝硬化（图 24-4-19）。

（2）原发性肝癌的组织学分型。

①肝细胞性肝癌。最多见，占原发性肝癌总数的 76%～97%。癌细胞类似正常肝细胞，大小不一，呈多边形，细胞核大，可见核深染及核分裂，癌细胞排列成小梁状或管状，其间有丰富血窦。少数癌细胞有脂肪变性，分化好的癌细胞则有分泌胆汁的功能。

②胆管细胞性肝癌。占原发性肝癌总数的 2.5%～24%。癌细胞呈管状排列，腺腔中可见

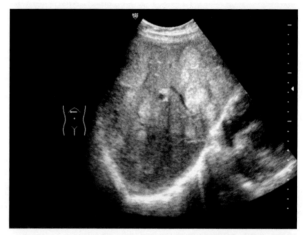

图 24-4-18　结节型原发性肝癌的二维声像图表现

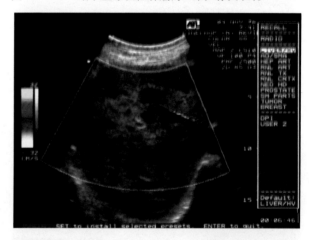

图 24-4-19　弥漫型原发性肝癌的二维声像图表现

黏液，类似胆管。癌组织中纤维组织较多，癌细胞周围为纤维组织包绕，血管较少。

③混合型肝癌。少见，占原发性肝癌总数的 2.0%～7.6%。部分组织类似肝细胞性肝癌，部分为胆管细胞性肝癌。两种癌细胞成分有时彼此分隔，有时混杂。

2．临床表现　原发性肝癌患者早期多无临床表现，一旦出现症状，已属中晚期。中晚期肝癌表现多样化，可有肝区疼痛、腹胀、食欲减退、

乏力、消瘦、腹泻、发热、黄疸、消化道出血、进行性肝肿大，上腹部触到坚硬的结节状肿块及肝破裂、腹水、恶液质、甲胎蛋白升高等。

3.声像图表现

（1）肝脏的形态和轮廓。肝脏可局限性增大，下缘角增大。病变邻近肝表面或巨块型肝癌可导致肝脏局限性向外隆起，呈"驼峰"征或出现凹凸不平（图24-4-20）。

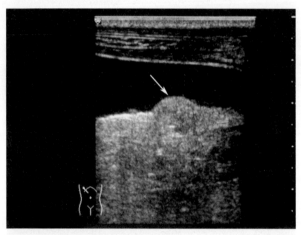

图24-4-20　原发性肝癌呈"驼峰"征

（2）病变的回声特征。

①强回声型。病变回声明显高于周围组织，结节型肝癌强回声类似"冰雹"状（图24-4-21），巨块型肝癌可呈分叶状或结节状强回声，可占据肝脏的大部分甚至整个肝叶。胆管细胞性肝癌表现为沿胆管排列的多发性强回声伴声影，边界清楚，边缘有的较整齐，有的不规则。

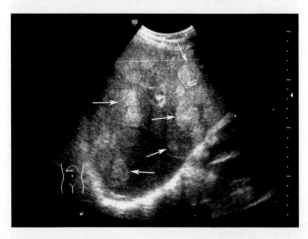

图24-4-21　强回声结节型原发性肝癌（箭头所指）

②低回声型。肿块回声低于周围肝组织，分为有包膜和无包膜两种类型，前者病变区与周围肝组织之间有一回声较强的包膜，常可见侧壁声影；后者呈圆形或近圆形，边界清晰，边缘整齐，内部回声较均匀，后方可出现回声增强，病变直径一般为1～2cm（图24-4-22）。

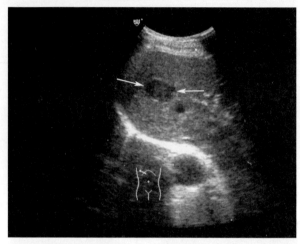

图24-4-22　低回声小肝癌（箭头所指）

③等回声型。病变回声与周围肝组织相似，但通过多切面不同方向探测，与正常肝组织之间可显示出一定的分界线，对可疑者可采用高频探头探查，能较清楚地显示出病变（图24-4-23）。

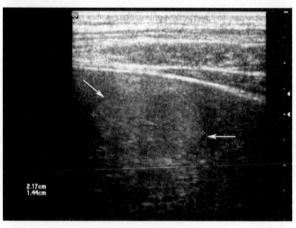

图24-4-23　等回声小肝癌（箭头所指）

（3）原发性肝癌的继发性表现。

①卫星癌结节。在巨块型肝癌周围常出现散在的小结节回声，呈圆形，多呈低回声，也可呈强回声，边界清楚，周边可有声晕。

②门静脉癌栓。门静脉癌栓可出现在门静脉的某一段或左右支，可充满整个门静脉腔内，为条索状高回声或低回声团块（图24-4-24和图24-4-25）。门静脉内被低回声或等回声癌栓充填，

门静脉因堵塞显著增宽，内径可达 2.5cm 以上。门静脉因无静脉瓣，血流可逆向流动，使癌栓沿血管逆向生长，进入脾静脉及肠系膜上静脉。肝小叶间汇管区的小动脉分支和静脉分支之间有许多动静脉交通支，在正常情况下不开放，在肝窦受压或阻塞时大量开放，导致肝动脉血直接注入压力低的门静脉分支。

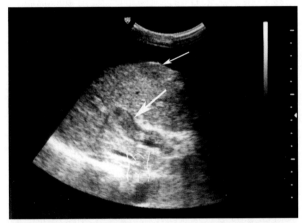

图 24-4-24　原发性肝癌并门静脉癌栓和腹水

患者有肝硬化基础，肝前间隙有腹水，小箭头所指为小肝癌，大箭头所指为门静脉癌栓

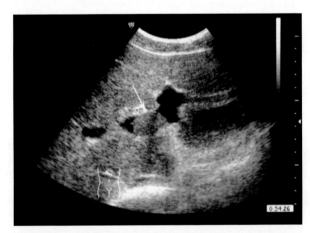

图 24-4-25　门静脉左支癌栓（箭头所指）

③肝静脉癌栓。肝静脉癌栓常出现在晚期肝癌病例，肝静脉内出现低、中回声团块。

④下腔静脉癌栓。在下腔静脉内出现均匀的低回声或等回声团块，可延伸到右心房（图 24-4-26）。下腔静脉癌栓脱落可引起肺动脉栓塞，导致猝死。

（4）癌肿肝内挤压征象。癌肿挤压肝内血管，使血管腔变窄，失去正常形态。压迫胆管可引起远端胆管扩张。

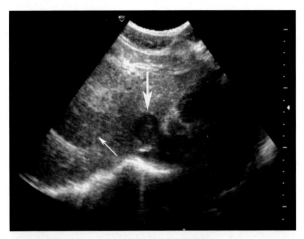

图 24-4-26　原发性肝癌并下腔静脉癌栓

患者有肝硬化基础，小箭头所指为原发性肝癌，大箭头所指为下腔静脉癌栓

（5）彩色多普勒表现。原发性肝癌门静脉和肝动脉增粗，血流量增多，分为多血管型和少血管型两类。多血管型在肿瘤内显示条状、点状或簇状血流信号，有动脉和静脉，血流的形态、粗细和走向各异，肿瘤周围有网状彩色血流包绕，可显示血流由外周进入瘤内（图 24-4-27）。少血管型者在癌肿内部难以显示血流，有的仅显示点状或细条状血流，周边可见短弧形血流。有的患者在瘤内及附近有肝动静脉瘘。门静脉癌栓时，肝动脉扩张，血流量明显增加，血流速度增快，呈五彩镶嵌色。能量多普勒因不受血流速度和角度的影响，瘤内血流信号多且连续性好，血管形态更规整（图 24-4-28）。

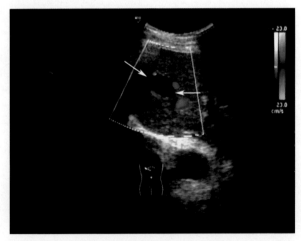

图 24-4-27　原发性肝癌的彩色多普勒表现

肝右叶见低回声小肝癌（箭头所指），肿瘤周围有网状彩色血流包绕，可显示血流由外周进入瘤内

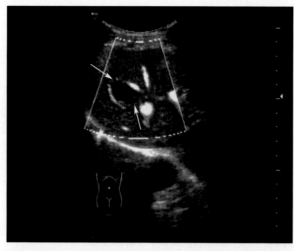

图 24-4-28 原发性肝癌的能量多普勒表现（箭头所指）
能量多普勒因不受血流速度和角度的影响，瘤内血流信号多且连续性好，血管形态更规整

（6）肝门部和腹主动脉旁淋巴结转移。在肝门部和腹主动脉旁出现圆形、椭圆形的低回声结节或团块，边界清楚。

（7）腹水。肝癌转移到腹膜或门静脉回流受阻时，可引起腹水，少量腹水时只在肝肾间隙或两侧腹部，与单纯肝硬化腹水在肝前、肝周包绕

肝脏不同。

4. 鉴别诊断

（1）原发性肝癌与肝脏其他病变的鉴别。详见表 24-4-9。

（2）原发性肝癌与肝外肿瘤的鉴别。右侧肾上腺肿瘤紧贴肝脏，从腹侧探查时易误诊为肝肿瘤，不同之处是肾上腺肿瘤有明显包膜，位于肝后缘。超声检查从背侧观察时，嘱患者深呼吸，可出现肝脏与肾上腺肿瘤的相对运动，即肝脏随呼吸上下运动，而肾上腺肿瘤不随呼吸活动或活动度很弱。对右侧腹膜后肿瘤还需仔细观察门静脉、胆囊、肝右叶的位置有无上移或左移，肝外肿瘤会挤压肝脏移位，而原发性肝癌不会出现这种现象。

5. 临床意义 超声显像能显示出肝癌的位置、数量和大小，进行肝癌分型，准确判断病变的程度，为临床医师选择治疗方案提供有价值的资料。值得注意的是，对膈顶区、左外叶外侧角部、肋骨下缘表面的肝癌检查时易漏诊，需用凸阵或扇形探头仔细扫查。

表 24-4-9　原发性肝癌与肝脏其他病变的鉴别

鉴别点	原发性肝癌	肝血管瘤	转移性肝癌	肝硬化	肝脓肿
肝脏大小	多明显增大	正常或轻度增大	正常或增大	缩小	可轻度增大
肝脏形态和轮廓	常表面隆起，下缘角增大，出现"驼峰"征等	多无改变，巨大海绵状血管瘤挤压时，肝脏轮廓变形	常表面隆起	表面呈波浪状或锯齿状	多无异常
病灶回声	结节状或杂乱回声	筛孔状，壁厚	低、中、高混合回声，常有周边暗晕	致密不均匀的强回声	内部呈低回声或无回声，后方回声增强，边缘毛糙，有较宽的低回声带
彩色多普勒	血流多丰富，有血管包绕，有血管伸入瘤内	低速静脉血流信号	血流较丰富或不丰富	无异常血流信号	无异常血流信号
门静脉癌栓	常有	无	少见	无	无

（二）小肝癌

1. 病理特点 小肝癌是指单个癌结节直径不超过 3cm，或癌结节不超过 2 个，相邻两个癌结节直径之和在 3cm 以下。小肝癌多为膨胀性生长，边界清楚，有包膜形成。包膜实际上是环绕着肿瘤的增厚纤维组织所形成的假包膜，这主要是由于肿瘤压迫正常肝实质所致。小肝癌细胞增大，核多形伴染色过深，细胞排列呈梁状和假腺管状，

血窦略扩张，结缔组织可明显增生。

2. 临床表现 小肝癌无明显的症状和体征，常在无意中发现或经体检发现。

3. 声像图表现

（1）肝脏形态大多正常，当病灶紧贴于肝包膜下时，可导致肝脏局部隆起。

（2）病灶多呈圆形或卵圆形，边界清楚，常有低回声暗晕及侧方声影。

（3）内部呈低回声、等回声、高回声或混合回声。直径小于 2cm 者大多呈低回声，直径为 2 ～ 3cm 者常为低回声伴晕环（图 24-4-29）。高回声的小肝癌非常少见，为癌肿内含有较多脂质成分，是癌细胞脂肪变性所致。混合性回声的小肝癌体积相对较大，内部成分复杂或伴有变性和坏死。

（4）后方回声增强（图 24-4-30）。原因是癌组织血供丰富，无脂肪变性和坏死。

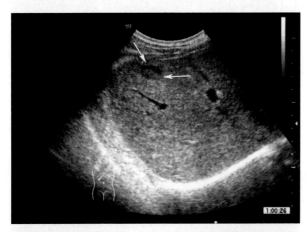

图 24-4-29　低回声小肝癌伴晕环（箭头所指）

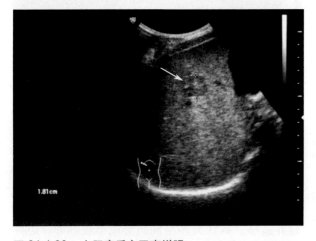

图 24-4-30　小肝癌后方回声增强

（5）彩色多普勒表现。部分病例显示癌肿周围有彩色血流环绕或伸入到瘤体内（图 24-4-31）。能量多普勒显示瘤内的血流信号多呈树枝状，以动脉血流为主，有时伴有门静脉血流。彩色多普勒与病理分级的研究得出，肿瘤的恶性程度主要取决于肿瘤实质部分瘤细胞的类型、分化程度及细胞超微结构的改变，而不是间质部分血管的多少和粗细。

4. 鉴别诊断　小肝癌与肝血管瘤、肝硬化增生结节和转移性肝癌的鉴别，详见表 24-4-10。

5. 临床意义　超声显像能显示出小于 1cm 的肝细胞性肝癌，目前已作为筛选诊断最有效、最常用的手段。小肝癌早期诊断后，可采取手术或无水酒精硬化治疗，能达到最理想的治疗效果。有研究表明，直径小于或等于 3 cm 的小肝癌患者，术后 5 年生存率明显高于直径大于 3cm 的肝癌患者。从病理对照病例中发现，小肝癌血清 AFP 并不高，AFP 测定结果阴性的病例占 30% ～ 40%，所以临床诊断极为困难。超声扫查对图像表现不典型的病例，应采用高频探头、超声造影或超声引导下穿刺活检。

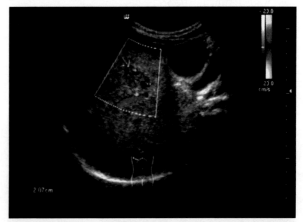

图 24-4-31　小肝癌的彩色多普勒表现

癌肿周围有彩色血流环绕和伸入到瘤体内（箭头所指）

表 24-4-10　小肝癌与肝血管瘤、肝硬化增生结节和转移性肝癌的鉴别

鉴别点	小肝癌	肝血管瘤	肝硬化增生结节	转移性肝癌
晕环	较狭窄	无	无	较宽
肝硬化	多有	无	有	无
后方回声增强	多有	轻度增强	无	可有
内部回声	低、等、中、高、混合性	筛网状或小等号状	多呈低回声	回声类似小肝癌，常多发
彩色血流环绕	常有	无	无	不明显
其他肿瘤病史	无	无	无	有

（三）转移性肝癌

1.病因和病理特点 肝脏血流丰富，是恶性肿瘤最常见的转移部位，尤其是胃癌、胰腺癌、胆道癌、结肠癌、直肠癌、卵巢癌及子宫癌等均可通过门静脉、肝动脉和淋巴管转移到肝脏，而食管下段、胃、胆囊、胰腺等处的癌可直接播散至肝脏。鼻咽癌、乳腺癌、甲状腺癌、肺癌、肾癌、黑色素瘤、淋巴系统恶性肿瘤也可通过血行和淋巴转移到肝脏。转移性肝癌的病理形态多样，大小不一、数目不等，常为多发性，多数呈灰白色结节，质地硬，大多分界清晰，可多个结节融合在一起。较少合并肝硬化和门静脉癌栓，很少发生癌结节破裂出血。

2.临床表现 转移性肝癌早期无明显症状及体征，一旦出现临床表现，则说明肝内数目较多或已巨大。转移性肝癌患者常会出现低热、肝区痛、腹胀等与原发性肝癌相似的临床表现。

3.声像图表现

（1）肝脏的形态及轮廓。癌肿较大时，可引起肝脏肿大，形态不规则，局部向外隆起。

（2）内部回声类型。

①高回声型。多见于结肠癌、胃癌、食管癌肝转移。癌肿回声明显高于周围肝组织，呈高回声、小结节状强回声、牛眼状强回声（图24-4-32）。癌肿形态欠规则，边界清楚。

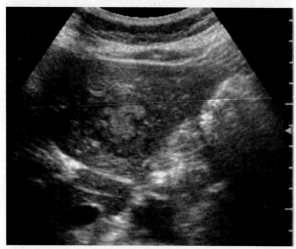

图24-4-32　高回声的肝转移癌
癌肿回声明显高于周围肝组织，呈高回声

②低回声型。见于各种癌肿肝转移。病灶呈圆形或稍不规则形，边界清楚，直径常小于3cm，内部回声低于周围肝组织回声，不均匀，后方常有轻度增强效应（图24-4-33）。

③无回声型。多见于鼻咽癌、恶性淋巴瘤、黑色素瘤肝转移，呈圆形或不规则形，边界清楚，形态规整，内部呈无回声，偶有稀疏的微弱回声，后方回声增强（图24-4-34）。

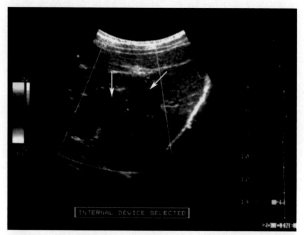

图24-4-33　低回声的肝转移癌（箭头所指）

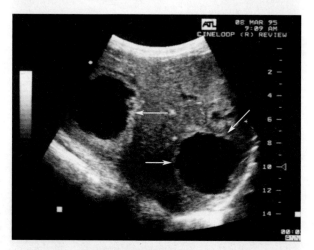

图24-4-34　无回声的肝转移癌（箭头所指）

④混合回声型。见于胃肠道、卵巢等恶性肿瘤肝转移。病灶大多呈椭圆形或不规则形，边界清楚，轮廓较不规则，内部回声部分呈高回声，可有钙化斑，部分呈不规则无回声，也有的病灶呈分隔状回声，上半部分为无回声，下半部分为低回声或网格状多房性回声（图24-4-35）。

（3）继发性征象。

①血管、胆管被肿瘤挤压中断，肝内胆管扩张。

②少数患者门静脉、肝静脉或下腔静脉出现癌栓。

（4）彩色多普勒表现。瘤周可测到搏动性血流信号，瘤内较少检出血流信号。转移性肝癌的

血流供应大多来自肝动脉，肝动脉为主要的营养血管，至少为门静脉的 2 倍。彩色多普勒显示肝

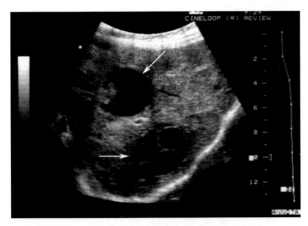

图 24-4-35　混合回声的肝转移癌（箭头所指）

动脉血流量增加，血流速度增快。多结节的肝转移癌，肿块之间可见丰富的门静脉血流。

4. **鉴别诊断**　转移性肝癌直径小于 3cm 者多为低回声，大于 3cm 的癌肿因纤维组织增生、变性、坏死等，可呈多种回声，转移性肝癌与原发性肝癌的鉴别详见表 24-4-11。

5. **临床意义**　癌肿有无在肝内转移，对决定治疗方案有重要的意义，而超声检查能较早地发现肝内转移性病灶，是癌肿治疗前后及随访中的首选诊断方法。但必须指出，对肝边缘靠膈面较小的转移性病灶，超声检查需仔细多切面扫查，对图像特点不典型时要追问病史，紧密结合临床及相关检查作出诊断。

表 24-4-11　转移性肝癌与原发性肝癌的鉴别

鉴别点	转移性肝癌	原发性肝癌
单个病灶回声特点	呈无回声、低回声或高回声	多呈低回声
包膜回声	一般无	可有薄膜回声
暗晕	有较宽的暗晕	多无暗晕或有较狭窄的暗晕
血管被推挤	多无	有
病灶内无回声区	大片状	多无或有小片状
门静脉和肝静脉癌栓	多无	易出现
肝硬化	一般无	多有

（四）肝母细胞瘤

1. **病理特点**　肝母细胞瘤是一种恶性的肝脏胚胎肿瘤，主要发生在肝右叶，以单发多见，常见于儿童，男孩患病约是女孩的 2 倍，成人极罕见。

2. **临床表现**　患者厌食、体重减轻、腹痛、易怒、间断性呕吐、腹泻。右上腹部隆起，肿块可占据右上腹，甚至整个腹部，部分男性患儿出现性早熟等。

3. **声像图表现**

（1）肝脏明显增大。

（2）肝脏表面隆起，下缘角增大。

（3）肿瘤呈圆形或卵圆形，边界清楚，周边回声偏强，欠规整，内部回声强弱不等，可有强回声伴声影或伴有不规则的无回声区（图 24-4-36）。

（4）彩色多普勒显示肿瘤内血流丰富，周围有血管包绕（图 24-4-37）。

（5）门静脉内可显示强回声癌栓。

（6）腹腔内有低回声的肿大淋巴结。

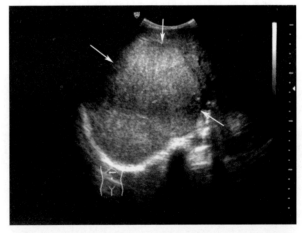

图 24-4-36　肝母细胞瘤的二维声像图表现（箭头所指）

4. **鉴别诊断**　肝母细胞瘤需与原发性巨块型肝癌相鉴别，前者见于婴幼儿，部分出现性早熟、贫血等表现，肿瘤内可出现钙化；而原发性肝癌多见成人，无性早熟、贫血等表现，肿瘤内较少出现钙化。

5. **临床意义**　超声检查能显示出肿瘤在肝脏所占的范围，可准确判断是肝内肿瘤还是肝外肿

瘤，对指导治疗起到重要的作用。

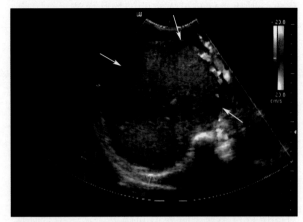

图24-4-37　肝母细胞瘤的彩色多普勒表现（箭头所指）

（李泉水）

第5节
肝脏弥漫性病变

一、肝硬化

（一）病因和病理解剖特点

肝硬化是由多种原因引起的肝细胞变性、坏死，残存肝细胞形成再生结节，网状蛋白支撑结构塌陷，结缔组织增生形成纤维隔，原有的肝小叶破坏，形成假小叶。

肝硬化的种类很多，常见的有门脉性肝硬化、坏死后性肝硬化、胆汁性肝硬化、瘀血性肝硬化、血吸虫性肝硬化等。

1.门脉性肝硬化　主要的病因是病毒性肝炎、长期饮酒、营养缺乏和毒物中毒等。早期肝体积正常或略大，伴有重度脂肪变性。晚期肝体积缩小，以右叶为明显，肝脏出现假小叶和纤维组织增生。

2.坏死后性肝硬化　由于肝炎病毒严重感染或化学物质中毒，造成肝细胞广泛坏死、结缔组织增生和肝细胞再生现象。肝脏缩小，质地变硬，表面凹凸不平，肝脏轮廓显著变形，肝左叶可严重萎缩。

3.胆汁性肝硬化　由于持续性肝外胆管阻塞和胆道上行性感染引起，临床上常见的是继发性胆汁性肝硬化，主要病因是胆道反复炎症、结石、

肿瘤等。早期肝脏体积常增大，晚期可缩小。肝质地硬，呈暗绿色，表面呈细颗粒状或结节状，结节间可见较厚的结缔组织瘢痕。

（二）临床表现

代偿期只表现为轻度肝区不适和消化不良，到后期出现乏力、食欲减退、腹胀、体重减轻、低热、肝功能减退、低蛋白血症等症状，肝脏排泄解毒功能减退，出现黄疸、肝掌、蜘蛛痣等，门静脉高压可导致脾肿大、腹水、腹壁静脉曲张、呕血，X线食管吞钡或内镜检查可发现食管静脉曲张。

（三）声像图表现

1. 肝脏的轮廓和形态改变　早期肝脏轻度肿大，形态正常，肝包膜增厚、回声增强，但尚光滑，晚期肝脏各径线测值均缩小，以右叶为明显，左右叶下缘角变钝。门脉性肝硬化肝表面呈锯齿状改变，坏死后性肝硬化肝表面凹凸不平，可见粗大的结节（图24-5-1）。

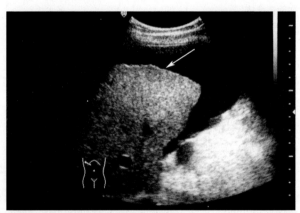

图24-5-1　坏死后性肝硬化并腹水
肝表面呈锯齿状改变，可见粗大的结节（箭头所指）

2. 肝实质回声改变　早期表现为肝实质回声增强、增粗，后期回声更粗大、密集，分布不均匀，见散在的粟粒大或米粒大的点状和斑片状回声，部分病例可见直径约1.5cm的圆形或不规则的低回声再生结节（图24-5-2）。

3. 肝内管道结构改变

（1）肝静脉变细，走行弯曲，肝静脉多普勒频谱呈连续、平坦波形，无反向血流；而正常人肝静脉多普勒频谱呈三相波或四相波，即有两个负向波和一个或两个正向波（图24-5-3）。

（2）门静脉1～2级分支管径扩张，严重时

出现血管扭曲和走行异常（图 24-5-4），门静脉右前支血流速度减慢，血流量减少。门静脉左支矢状段增宽，血流速度增快，血流量增大。肝门附近门静脉主干的瘀血指数升高，血流速度减慢，但血流量显著增加。血流量增加主要是来源于脾静脉的血流。

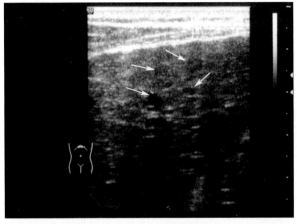

图 24-5-2　肝硬化增生结节（箭头所指）

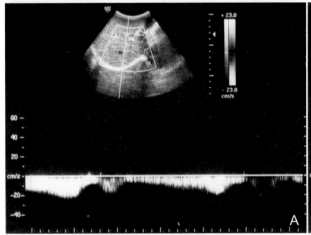

图 24-5-3　肝硬化患者的肝静脉频谱
A 图为肝硬化患者肝静脉频谱　B 图为为正常人肝静脉频谱

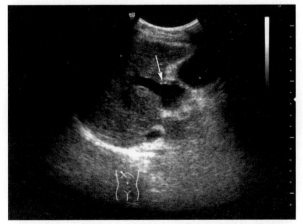

图 24-5-4　肝硬化患者门静脉走行扭曲（箭头所指）

（3）肝动脉代偿性扩张，与门静脉吻合支沟通，使动脉血量增加。

4. 侧支循环开放　胃左静脉扩张，在胃底和食管下部有时可见扩张的静脉，内径≤ 6mm，胃左静脉出现离肝血流。脐静脉开放，在肝左叶横切时可显示肝圆韧带内扩张的脐静脉，与腹壁静脉相通，彩色多普勒显示红色血流信号从开放的脐静脉进入腹壁静脉。

5. 脾静脉和肠系膜上静脉扩张　正常人脾静脉内径为 0.4 ~ 0.7cm，肝硬化患者可扩张至 2cm 以上。脾静脉血流量增多，呈高动力循环状态，这种高动力循环来自脾功能亢进。肠系膜上静脉正常内径为 0.4 ~ 0.6cm，肝硬化患者可扩张到 1.5cm 以上，腹腔动、静脉系统血流量明显增多。

6. 脾脏肿大　脾脏明显增大，脾包膜增粗，回声增强，脾实质回声增强、较致密。

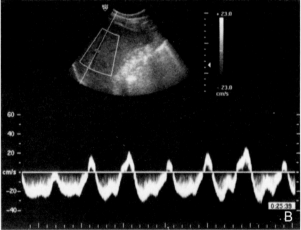

7. 肝门区和脾门区血管海绵样变　少数患者因门静脉和脾静脉及分支部分或全部受阻，在其周围形成大量侧支循环，超声显示肝门和脾门区呈网络状回声，彩色多普勒显示其内充满静脉血流信号。

8. 腹水　在肝前缘、右外侧缘、膈面及肝肾间隙区出现无回声区。少量腹水时在膀胱直肠凹或子宫直肠凹或膀胱顶部附近探及无回声区。大量腹水时肠管及大网膜在腹水中漂浮。

9. 胆囊壁水肿　严重肝硬化可引起胆囊壁水肿，呈双层，主要原因是蛋白合成明显减少，造成低蛋白血症以及胆囊静脉及淋巴管回流受阻（图 24-5-5）。

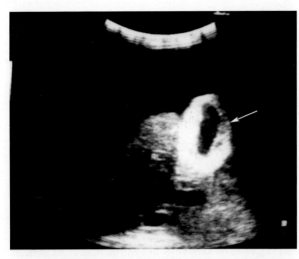

图 24-5-5　肝硬化患者胆囊壁增厚、水肿（箭头所指）

10. 胸水　中晚期肝硬化患者常在右侧胸腔内探及无回声区。

（四）鉴别诊断

肝硬化应与肝弥漫性肝癌和脂肪肝鉴别，详见表 24-5-1。

（五）临床意义

肝硬化早期，超声检查缺乏特异性声像图表现，难以作出诊断与鉴别诊断。到中晚期，根据肝脏的大小、包膜回声、内部回声、门静脉增宽、脾肿大等特点能作出诊断。Harbin 等报道肝硬化常有肝右叶缩小，尾状叶相对性增大，当肝尾叶和肝右叶的比率 ≥ 0.65（正常比率 < 0.6），诊断肝硬化的敏感性为 84%，特异性为 100%，准确率达 94%。但如要超声检查诊断是哪种类型的肝硬化，则需要结合病史和其他检查，必要时行超声引导下穿刺活检。

表 24-5-1　肝硬化与肝弥漫性肝癌和脂肪肝的鉴别

鉴别点	肝硬化	弥漫性肝癌	脂肪肝
肝脏大小	早期肿大，中晚期缩小	明显增大	轻度增大
肝包膜	增厚，呈波浪状	不厚，肝表面凹凸不平	不厚，表面光滑
下缘角	下缘角变钝	下缘角增大	下缘角正常
内部回	不均匀的点状或斑点状	肝内布满小结节	均匀性增强，后方衰减
门静脉	增宽	增宽，内多见癌栓	正常
肝静脉	变细	多变细	正常
脾肿大	有	多有	无
临床表现	消瘦、纳差、腹水等	明显消瘦、肝区痛	多有高血压、高血脂

二、肝血吸虫病

（一）病因和病理特点

血吸虫常累及肝脏，在肝脏的基本病变是虫卵肉芽肿形成，虫卵不断沉积，引起慢性增殖性病变，小叶间门静脉壁周围大量纤维组织增生。血吸虫性肝硬化时，引起门静脉高压，食管静脉曲张甚至破裂出血，脾脏肿大。

（二）临床表现

患者有疫水接触史。急性血吸虫病患者皮肤瘙痒，出现粟粒状红色丘疹，多有畏寒、发热、咳嗽，偶有痰中带血、腹痛、腹泻、食欲差、肝脾肿大，且有压痛；慢性肝血吸虫病在没有引起肝硬化时，一般无特殊表现。晚期血吸虫病例，患者出现消瘦、贫血、巨脾、腹水等系列临床表现。

（三）声像图表现

1. 急性肝血吸虫病　肝脏轻度肿大，肝脏回声增强、增粗、增多，分布不均匀，可见散在的边界模糊不规整的低回声结节（图 24-5-6）。脾脏轻度肿大。

2. 慢性肝血吸虫病

（1）肝脏形态和轮廓变化。肝脏多缩小，左叶可增大，肝脏轻度损害时大小改变不明显，血吸虫肝硬化肝表面高低不平，呈结节状，下缘角变圆钝（图 24-5-7）。

（2）肝脏实质回声。

①鳞片状回声。肝实质内呈弥漫性增强，分布不均匀，出现点状及斑片状强回声（图 24-5-8）。

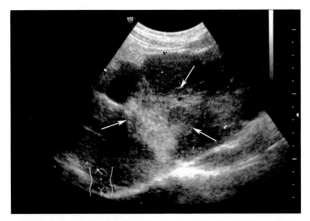

图 24-5-6 急性肝血吸虫病

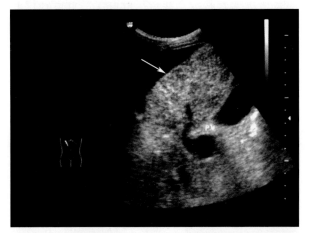

图 24-5-7 慢性肝血吸虫病的肝包膜高低不平（箭头所指）

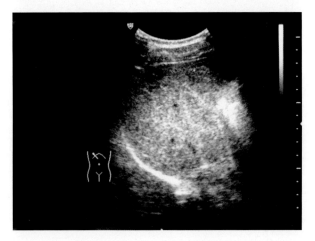

图 24-5-8 慢性肝血吸虫病呈鳞片状回声

②网格状回声。肝内呈网格状改变，强回声带把肝实质分割成小区，小区形态不规则，内部为分布稍不均匀的低回声或等回声（图 24-5-9）。

③地图状回声。强回声带明显增粗，包围肝实质，大小不等，形态不规则，呈地图状，可形成不均质的低回声血吸虫性肉芽肿（图 24-5-10）。

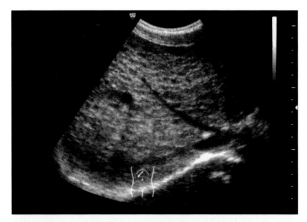

图 24-5-9 慢性肝血吸虫病呈网格状回声

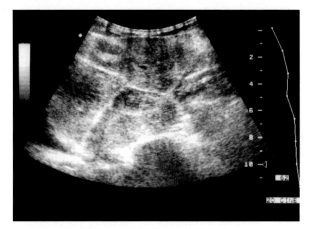

图 24-5-10 慢性肝血吸虫病呈地图状回声

④树枝状回声。门静脉主干及分支均扩张，以主干扩张为明显，门静脉壁明显增厚、增强，粗而强的带状回声包围肝实质（图 24-5-11），而肝实质回声较低，不均匀，扩张的门静脉内可出现血吸虫卵结节回声（图 24-5-12）。

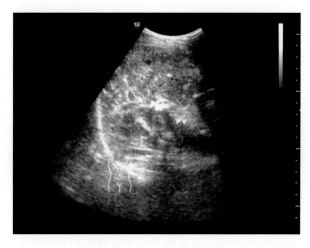

图 24-5-11 慢性肝血吸虫病呈树枝状回声

337

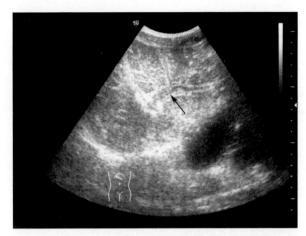

图 24-5-12　扩张的门静脉内血吸虫卵结节回声（箭头所指）

（3）脾脏肿大。慢性血吸虫肝损害没有出现门静脉高压时，脾脏常不肿大；而当脾肿大时，多见于晚期血吸虫病，同时伴门静脉和脾静脉扩张。

（4）腹水。见于血吸虫肝硬化。

（四）鉴别诊断

慢性血吸虫肝损害应与结节性肝癌相鉴别，前者肝脏不增大，右叶一般缩小，纤维带状回声包围的肝实质无结节性改变，而结节性肝癌肝常增大，内有大小不等的结节，常出现门静脉癌栓，结合病史易于鉴别。应该注意的是，超声检查时不能一见到肝呈地图状改变就诊断为血吸虫肝硬化，很多病例肝脏明显呈地图状改变，但门静脉不增宽，脾也不肿大，临床无任何不适，对这种无门静脉高压的病例只能诊断为慢性血吸虫肝损害。

（五）临床意义

临床上很多患者曾患过血吸虫病，但不知道是否有肝损害，更难以明确肝损害的严重程度，超声检查能敏感地显示出血吸虫肝损害，并可根据肝脏回声特点判断是否有血吸虫肝硬化，是诊断本病简便有效的方法。

三、肝吸虫病

（一）病因和病理特点

肝吸虫病是华支睾吸虫的成虫寄生在胆管而引起的疾病。我国南部地区以喜食生鱼或半生鱼者感染率较高。成虫寄生在人体肝内胆管、左右胆管、肝总管、胆囊管或胆总管，虫卵由粪便排出，

人服食了含华支睾吸虫蚴的鱼肉后，虫蚴由十二指肠侵入胆道系统。华支睾吸虫引起胆道阻塞，胆汁瘀积，肝内外胆管扩张，病变主要在肝左叶。虫体刺激胆管内壁，使胆管增厚，导致胆管周围组织纤维变性和门静脉周围结缔组织增生，肝组织脂肪变性，肝细胞萎缩坏死，最后形成肝硬化，虫体在胆道内造成机械性梗阻，引起黄疸，可波及胰管。

（二）临床表现

轻度感染者无症状，中度感染者有消化不良，严重感染者有腹泻、黄疸、肝肿大、肝区痛，甚至出现肝硬化表现。

（三）声像图表现

1．肝脏常轻度增大，以左叶为明显。

2．肝脏内部回声较粗糙、密集、分布不均匀，肝内有时可见模糊的小斑片状回声。

3．肝内外胆管常轻度扩张（图 24-5-13），管壁增厚，回声增强，可见间断的短线状回声，似等号状或树枝状回声（图 24-5-14）。

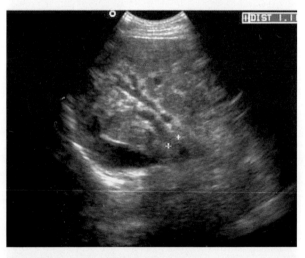

图 24-5-13　肝吸虫病时肝内胆管扩张

4．胆囊可轻度增大，壁厚，不光滑，多有胆汁瘀积，内见点状回声。

5．晚期出现肝硬化、脾肿大、腹水等表现。

（四）鉴别诊断

在南部地区超声检查中发现肝胆管增宽、壁增厚、回声增强时，应考虑有本病的可能性。但应注意与门脉性肝硬化、血吸虫肝病、胆管蛔虫等鉴别。

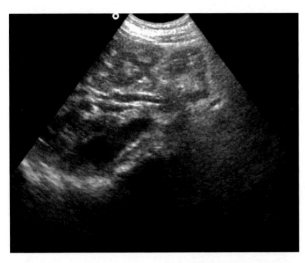

图 24-5-14　肝吸虫病时肝内胆管呈间断的等号状回声

（五）临床意义

本病有肝肿大、肝脏回声粗糙、胆管扩张、壁增厚等改变，结合消化不良等临床表现易作出诊断。华支睾吸虫成虫寄生于肝中小胆管，病变程度与感染轻重、时间长短和个体反应性有关。重度感染者肝内胆管和肝外胆管均可被虫体及虫卵充满，通过化学、机械刺激和阻塞作用，引起胆汁瘀积和胆管扩张，胆管壁结缔组织增生，出现特异性声像图改变。

四、肝结核

（一）病因和病理特点

肝结核主要继发于肺、肠道结核，结核杆菌进入血液循环，通过肝动脉或门静脉侵入肝脏，或通过淋巴系统及邻近脏器的结核病灶侵入肝脏，最多见的是肝粟粒性结核，病变小而孤立，呈灰色结节散布全肝，病灶内能找到结核杆菌，可引起结核瘤，中心为干酪样坏死，细胞溶解破坏、坏死，病灶周围出现肉芽肿，被纤维包围，极少数患者有肝内胆管结核。

（二）临床表现

患者有畏寒、低热（以午后为甚）、盗汗、乏力、纳差、肝区隐痛、肝肿大。结核阻塞肝内胆管，可引起黄疸。

（三）声像图表现

1．肝包膜回声增厚、不光滑。

2．肝实性结核表现为肝内弥漫性强回声团（图 24-5-15），轮廓清楚，边缘不规则，呈结节状突起，深部组织衰减。

3．有的肝结核表现为肝内近似无回声包块，内为均匀较密集的点状回声，周边规则，后壁回声稍增强（图 24-5-16）。

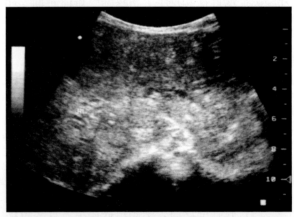

图 24-5-15　弥漫性强回声型肝结核

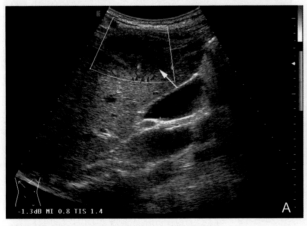

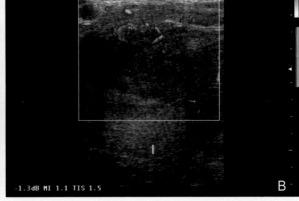

图 24-5-16　无回声型肝结核（箭头所指）

A 图使用低频探头　B 图使用高频探头，显示无回声包块内可见少量血流信号

4. 在肝实质和肝门附近有低回声的肿大淋巴结。

（四）鉴别诊断及临床意义

肝结核无特异性声像图表现，诊断时要特别注意与肝硬化、血吸虫肝、肝癌等鉴别。干酪样物质呈低回声或无回声，极易与肝囊肿和肝脓肿混淆。诊断肝结核需结合病史和其他检查资料进行综合分析。超声引导下穿刺活检是确诊的最好方法。

五、脂肪肝

（一）病因和病理特点

正常人肝脏约含脂肪 5%，肝内脂肪含量增加到 40% ~ 50% 称为脂肪肝。脂肪肝一般见于高血脂、肥胖病、糖尿病、酒精中毒。脂肪在肝脏中浸润过量，形成脂肪滴，散布在肝组织、肝细胞内，使肝体积增大，边缘钝，质地变韧，切面隆起，呈油腻状。脂肪肝为可逆性，合理治疗后可恢复正常。

（二）临床表现

一般无临床症状，实验室检查血脂升高。

（三）声像图表现

1. 均匀性脂肪肝

（1）肝脏各径线可轻度增大。

（2）肝脏近场回声不同程度增强，呈弥漫致密的点状强回声，类似云雾状，后场回声随深度增加而递减（图 24-5-17）。

（3）脂肪肝严重时，肝内管道结构模糊不清，难以辨认，肝内三支静脉明显变细，部分不显示。

2. 非均匀性脂肪肝

（1）局限性脂肪浸润型。脂肪浸润区呈强回声，类似血管瘤，但无球体感，其内可见管道走行（图 24-5-18）。

（2）局限浸润型。多呈致密的、形态不规则的强回声团，大小为 2 ~ 5cm，可单发或多发，后方回声可明显衰减。

（3）叶段浸润型。脂肪浸润的不规则强回声区沿肝段分布，后方回声衰减，与正常肝组织有

明显的界限。

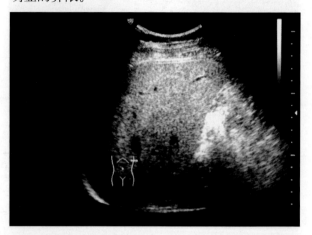

图 24-5-17　均匀性脂肪肝

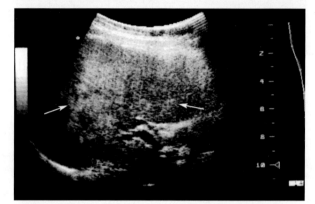

图 24-5-18　非均匀性脂肪肝（局限性脂肪浸润型）
脂肪浸润区呈强回声，类似血管瘤，但无球体感（箭头所指）

（4）弥漫非均匀浸润型。是最常见的一种。大部分被脂肪浸润的肝组织呈弥漫性增强回声，其间夹杂形态不规则的"岛屿"状的正常肝组织，表现为低回声，多位于肝左内叶及肝右前叶近胆囊床区域（图 24-5-19）。

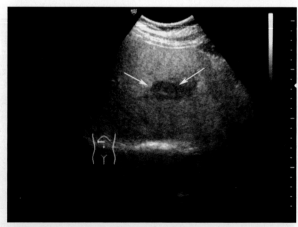

图 24-5-19　非均匀性脂肪肝（弥漫非均匀浸润型）
大部分被脂肪浸润的肝组织呈弥漫性增强回声，其间夹杂形态不规则的"岛屿"状的正常肝组织，表现为低回声（箭头所指）

（四）鉴别诊断

均匀性脂肪肝超声检查易作出明确的诊断，非均匀性脂肪肝作诊断时需与弥漫性肝癌鉴别，后者肝明显增大，布满米粒状斑块，门静脉扩张，其内多合并癌栓。而非均匀性脂肪肝无明显占位效应，血管走行正常，对周围组织无推移挤压现象，结合临床易作出诊断。

（五）临床意义

超声检查是诊断脂肪肝特异性很高的一种方法，经临床研究，脂肪肝的严重程度与血脂高低、糖尿病、饮酒、高脂饮食、肥胖等有关，降血脂、禁酒、严格控制饮食等综合措施，可使脂肪肝减轻，甚至恢复正常。

六、瘀血肝

（一）病因和病理特点

瘀血性肝肿多由右心衰竭、心包积液、缩窄性心包炎、布加综合征等引起。下腔静脉回流受阻，使肝静脉压力升高和肝静脉扩张。长期瘀血缺氧导致肝小叶中心区肝细胞萎缩、消失，网状支架塌陷，纤维组织增生，引起肝功能失常和肝小叶纤维化，形成瘀血性肝硬化。

（二）临床表现

患者有慢性心脏病、下腔静脉或肝静脉阻塞病史。临床表现为右上腹胀痛、肝肿大、压痛、饱胀感。心源性肝硬化时，肝质地较硬，压痛不明显。

（三）声像图表现

1．肝脏各径线增大。

2．肝静脉明显增宽，直径可达 1.0cm，肝静脉内见密集的点状回声在流动，此为血流缓慢红细胞叠加在一起的回声。

3．下腔静脉明显扩张，可达 3.0cm 以上，而正常人下腔静脉内径受心搏和呼吸的影响，呼气时内径为 2.0 ～ 2.5cm，吸气时变细，内径为 1.2 ～ 1.5cm。

4．肝回声均匀，肝静脉增宽（图 24-5-20）。

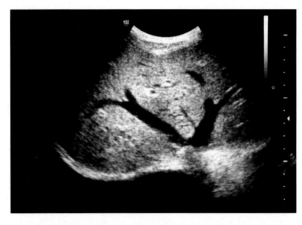

图 24-5-20　瘀血肝时肝静脉增宽、肝实质显示清晰

5．瘀血性肝硬化时，肝回声不均匀、增粗，门静脉增宽。

6．脾肿大及腹水。

7．彩色多普勒显示门静脉血流速度减慢，门静脉可出现反相波。

8．彩色多普勒显示肝静脉血流缓慢，可有逆流（图 24-5-21）。

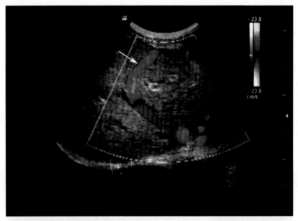

图 24-5-21　瘀血肝时肝静脉的彩色多普勒表现
彩色多普勒显示肝静脉血流缓慢，可有逆流（箭头所指）

（四）鉴别诊断

瘀血性肝硬化需与门脉性肝硬化鉴别，前者肝静脉扩张，而后者肝静脉变细、门静脉扩张。结合临床易鉴别。

（五）临床意义

肝脏瘀血是判断慢性心衰、心包积液、缩窄性心包炎、下腔静脉及肝静脉阻塞的可靠证据。超声可追查到阻塞的部位和程度，有利于临床医师采取最有效的治疗方法。

七、肝豆状核变性

（一）病理特点与临床表现

肝豆状核变性（Wilson病）又称肝脑变性，是一种遗传性铜代谢障碍所引起的全身性疾病，通常青少年期发病，男女比例在 10 : 1 以上。一般症状为乏力、消瘦、皮肤色素增加、性欲减退、腹痛或关节痛等。肝硬化、皮肤色素沉着和糖尿病为典型三联征，其次为心肌损害、脾肿大、内分泌紊乱和关节炎等。肝硬化时肝呈铁锈色或黄褐色，表面结节状，质地软。早期肝小叶周边肝细胞与胆管上皮内有大量含铁血黄素沉积和少量炎性细胞浸润，汇管区与门静脉分支周围纤维化，最终形成假小叶伴肝细胞坏死。

（二）声像图表现

1. 脂肪均匀浸润型　肝脏正常大小，内呈云雾状回声，后方回声衰减。

2. 脂肪非均匀多灶浸润型　肝内有多发性散在分布的强回声斑块，大小不等，形态多不规则，边界欠清楚。

3. 脂肪非均匀弥漫浸润型　肝内呈弥漫不均匀性增强回声，其中镶嵌大小不等的、类圆形的实质性弱回声为正常肝组织，以肝左内叶和右前叶多见，边界清楚。

4. 繁星闪烁型　肝内回声增多、粗大、增强，边界清楚，大小较一致，似夜空繁星闪烁图像，门静脉不宽（图 24-5-22）。

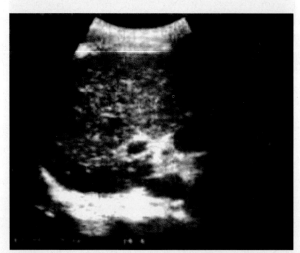

图 24-5-22　繁星闪烁型肝豆状核变性

5. 岩石征型　肝脏回声强弱相间，呈条索状回声，整个肝脏似地层断面的岩层图。肝内血管显示不清，肝脏大小、形态和门静脉内径尚属正常。

6. 树枝征型　肝内增强回声沿门静脉及其分支分布，构成树枝状强回声带，肝包膜不光滑，门静脉和脾静脉内径增宽，脾常轻度增大。

7. 结节型　肝脏缩小，包膜呈锯齿状改变，肝内有弥漫性颗粒状强回声结节，大小为 1～5mm，边界清楚，门静脉增宽，脾肿大，可有腹水。

（三）鉴别诊断

1. 肝豆状核变性与脂肪肝的鉴别　肝豆状核变性早期声像图表现主要是脂肪浸润，出现与脂肪肝一样的图像，不易与脂肪肝鉴别。不同之处在于，肝豆核变性通常是青少年期发病，而脂肪肝多见于中老年肥胖人。

2. 肝豆状核变性与慢性肝炎的鉴别　慢性肝炎仅表现为肝脏回声增粗，分布不均匀，而肝豆状核变性呈局灶性肝组织炎性细胞浸润和变性坏死，纤维组织增生，由于病灶中有过量铜蓄积，因而回声增强，而正常肝组织回声弱，形成多反射界面，呈一幅夜空繁星闪烁回声。

3. 肝豆状核变性与血吸虫肝病的鉴别　肝豆状核变性出现树枝状图像，脾肿大明显，而血吸虫病出现这种改变是在血吸虫病晚期，严重肝硬化并巨脾，患者有血吸虫感染史，结合病史和临床表现易作出诊断。

4. 肝豆状核变性与弥漫性肝癌的鉴别　肝豆状核变性结节呈弥漫性分布，与弥漫性肝癌不同之处在于肝豆状核变性时肝脏缩小，而弥漫性肝癌肝脏增大，结合病史和临床表现易鉴别。

（四）临床意义

肝豆状核变性从声像图上可直接反映肝组织受损由轻到重的病理过程，能反映不同程度肝脏受损的病理特点，超声检查在诊断与鉴别诊断中起到十分重要的作用。

八、病毒性肝炎

肝炎是由多种病毒所引起的肝脏炎症，如果

治疗不及时，病程超过半年，称为迁延性肝炎，病程持续一年以上称为慢性肝炎。

（一）急性病毒性肝炎

1.病理特点　急性甲型肝炎早期最常见的肝细胞病变为肝细胞气球样变性，肝细胞高度肿胀，形似气球样，胞浆染色变浅，胞核浓缩，胞体缩小，胞浆嗜酸性染色增强，最后胞核消失，形成红染的圆形小体，即嗜酸性小体。尔后出现肝细胞核空泡变性，发展为核溶解，最后为肝细胞灶性坏死与再生，汇管区有炎性细胞浸润及水肿，肝内胆管扩张、增生、阻塞，出现黄疸。

2.临床表现　患者主要表现为食欲不振、腹胀、恶心、呕吐、腹泻、乏力，少数患者有头痛、发热、咽喉炎等呼吸道症状。在黄疸前期，部分患者有肝区压痛及触痛，肝脏肿大，质地软，表面光滑，脾脏轻度肿大。

3.声像图表现

（1）肝脏各径线增大。

（2）肝脏回声减低、稀疏（图 24-5-23）。急性瘀胆性病毒性肝炎，肝实质呈弥漫性增粗增强回声。

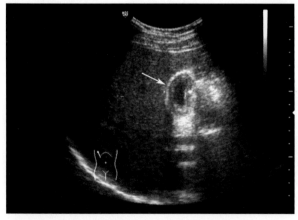

图 24-5-23　急性病毒性肝炎的二维声像图表现
肝脏回声减低、稀疏，胆囊壁增厚、水肿，呈双层改变（箭头所指）

（3）胆囊壁增厚、水肿，呈双层改变。这些变化与肝炎的严重程度成正比。

（4）胆囊腔内出现微弱的点状回声，胆囊腔缩小。

（5）胆总管壁增厚，内径变窄（图 24-5-24）。

（6）脾轻度肿大。

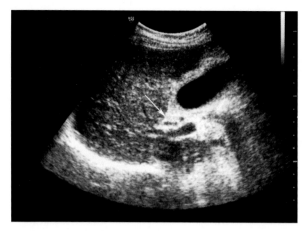

图 24-5-24　急性病毒性肝炎时胆总管壁增厚，内径变窄（箭头所指）

（7）门静脉血流速度在病变早期降低。

4.鉴别诊断　急性黄疸性肝炎出现胆囊壁水肿应与急性胆囊炎鉴别，急性黄疸性肝炎时胆囊不增大，而急性胆囊炎时胆囊明显增大，并有压痛，结合临床表现易鉴别。

5.临床意义　急性黄疸性肝炎通过肝功能检查可作出诊断，但有时不易与阻塞性黄疸鉴别。超声检查根据有无胆管扩张可作出排他性诊断，通过显示胆囊壁水肿程度、肝有无缩小、回声粗细及均匀程度等可判断肝炎的严重程度。临床研究表明，重症肝炎时，由于肝细胞广泛坏死，肝脏明显缩小，回声增粗，不均匀，胆囊壁明显双层，胆囊缩小，胆囊腔内见小点状回声，腹腔内探及液性暗区。

（二）迁延性病毒性肝炎

1.病理特点　肝炎患者病程超过半年，肝功能反复出现异常，称为迁延性肝炎。病理特点为汇管区有炎症细胞，可有轻度纤维化。

2.临床表现　患者食欲差、乏力、肝肿大、肝区痛等。

3.声像图表现

（1）肝脏各径线增大。

（2）肝回声增粗，欠均匀（图 24-5-25）。

（3）脾脏可肿大。

4.鉴别诊断和临床意义　迁延性肝炎无特异性声像图改变，超声诊断时必须结合病史和临床表现进行综合分析。

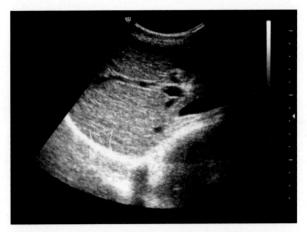

图 24-5-25　迁延性病毒性肝炎的二维声像图表现

（三）慢性病毒性肝炎

1. 病理特点　肝炎持续 1 年以上，称为慢性肝炎。病理特点为汇管区炎症延伸到肝实质中，出现明显炎症细胞浸润和一定数量的结缔组织增生。

2. 临床表现　患者食欲差、无力、腹胀、常腹泻、肝区隐痛、肝脾肿大。

3. 声像图表现

（1）肝脏增大，肝回声增粗增强，肝回声不均匀（图 24-5-26 和图 24-5-27）。

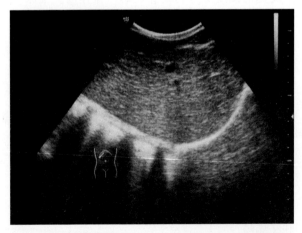

图 24-5-26　慢性病毒性肝炎的二维声像图表现（低频探头）

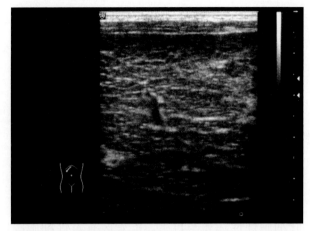

图 24-5-27　慢性病毒性肝炎的二维声像图表现（高频探头）

（2）肝静脉管径变窄，肝静脉血流频谱多出现异常（图 24-5-28）。

（3）脾肿大，脾动静脉增宽。

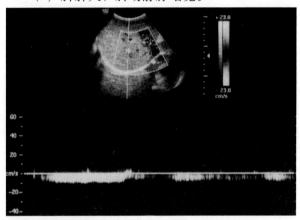

图 24-5-28　慢性病毒性肝炎的肝静脉频谱异常

4. 鉴别诊断和临床意义　慢性肝炎在声像图上不易与迁延性肝炎鉴别，两者均无明显特异性声像图表现，要判断慢性肝炎主要根据病程的长短。肝纤维化的病理组织学变化对肝静脉系统的形态和血流动力学均会产生影响，多普勒超声能在一定程度上反映病理组织学的变化趋势，可用于评价肝纤维化的程度。超声引导下肝组织穿刺活检是确诊慢性肝炎最可靠的方法。

（李建辉　李泉水）

第 *25* 章

肝脏超声造影

新型超声造影剂及造影软件的不断研制、开发和应用，成为超声领域中最前沿的跨学科研究重点，并且随着分子影像学的迅速发展，靶向性微泡造影剂也将为超声诊断及治疗学带来革命性的突破，相信这些研究成果将成为新世纪超声领域研究的创新主流与发展方向。

第 1 节 超声造影剂与 CT 和 MRI 造影剂的比较

一、组成成分及体内代谢方式

血管造影与 CT 增强使用的造影剂均为经肾脏排泄的有机碘化合物，如复方泛影葡胺、Ultravist(优维显)、Iopamidol(碘必乐)等；而 MRI 增强使用的造影剂种类较多，目前常用的是 Gd-DTPA(磁显葡胺)。碘造影剂与磁显葡胺均为小分子物质，进入血管后可迅速从血管内间隙进入到血管外间隙，在血管内外的细胞间隙达到平衡，进入血管外间隙的造影剂可被肝 Kupffer 细胞吞噬，造成延迟期造影增强，最后由肾脏排泄。

目前，临床应用的超声微泡造影剂（如 SonoVue 和 Optison）是血管型超声造影剂，由微小的气泡组成，不能扩散到血管外区域，而只留存在血液中，直至气体溶解经呼吸消除。因此，超声微泡造影剂可看作是一种血池示踪剂。

二、超声造影时相的动态显示

作为一种血池示踪剂，超声造影剂的发展已经克服了传统二维、彩色多普勒和能量多普勒超声的局限性，能够显示实质组织的微血管结构。依靠造影剂和各种超声扫查模式，在间歇或连续的超声波扫查时，可动态显示病变的增强类型。在随之产生的血管相中对各种增强类型进行描述（例如在肝脏病变中的动脉相、门脉相及延迟相），这些时相与增强 CT（CECT）和增强磁共振成像（CEMRI）的时相类似。但是，增强超声（CEUS）与增强 CT 和增强 MRI 的时相不是完全重叠的，因为超声造影剂仅停留在血管内，而目前大多数经批准的 CT 和 MRI 造影剂会从血池中快速清除，并进入细胞外间隙。

三、临床应用方法

超声造影的优势是可以得到实时的造影增强类型，不必预先定义扫描时间（scan timepoints）或者进行团注跟踪（bolus-tracking）。另外，由于患者对超声造影剂的耐受性极佳，可以进行重复检查。超声造影注射造影剂的剂量也极低，仅需几毫升，如 SonoVue 造影的注射剂量为 2.4ml；而 CT 增强需使用高压泵将造影剂快速注入静脉内，注射剂量较大，一次注射量为 80～100ml。

第 2 节
被批准可应用于临床的超声造影剂

目前有三种可通过肺循环的超声微泡造影剂被批准可应用于临床，它们是 Levovist、Optison 和 SonoVue。

一、Levovist

主要用于心脏、腹部（包括膀胱输尿管反流）和经颅检查。被批准临床应用于欧洲、加拿大和日本。

1. 组成成分

（1）外壳为半乳糖和棕榈酸。

（2）所含气体为空气。

（3）无赋形剂。

2. 包装

（1）Levovist 密闭小瓶装（内装 2.5g 或 4g 白色小颗粒）。

（2）装有注射用水的小管。

（3）小注射针。

3. 储存条件 室温下保存。

4. 重新配制后的微泡溶液稳定性 可保持 10 ～ 40 分钟，配制悬浮液的浓度不同，保持时间不同。

（1）200mg/ml 需在 10 分钟内使用。

（2）300mg/ml 需在 25 分钟内使用。

（3）400mg/ml 需在 40 分钟内使用。

5. 适应证

（1）多普勒血流信号强度不足时。

（2）B 模式下的超声心动图，包括谐波成像的应用。

（3）膀胱输尿管反流（VUR）的儿童患者。

6. 禁忌证 半乳糖血症。

7. 使用方法

（1）成人使用剂量。浓度为 300mg/ml 时 5 ～ 10ml；浓度为 400mg/ml 时 5 ～ 8ml。

（2）注射速度。持续缓慢注射，1 ～ 2ml/s，以保证均一的增强效果。

（3）注射完应尾随注射 5 ～ 10ml 生理盐水，以保证全部的 Levovist 溶液进入体内。

二、Optison

1. 组成成分 以热处理过的人白蛋白为外壳的八氟丙烷微粒，悬浮于 1% 的人白蛋白溶液中。目前唯一的适应证是心脏，被批准临床应用于美国和欧洲。外壳为白蛋白，气体为八氟丙烷，赋形剂为氯化钠注射液及人白蛋白溶液，内含人白蛋白、N - 乙酰色氨酸、辛酸、氯化钠、氢氧化钠及注射用水。

2. 包装 3ml 密闭小瓶。小瓶内抽出液可保稳定持性 30 分钟。

3. 储存条件 2 ～ 8℃下直立保存。室温下保存期为 1 天。

4. 建议用剂量 每人次经外周静脉注射 0.5 ～ 3.0ml。一般来说，3.0ml 已足够产生明显的增强效应，但有的患者可能需更高的剂量。一般每人次不应超过 8.7ml。注射 0.5 ～ 3.0ml 剂量时，造影持续时间为 2.5 ～ 4.5 分钟。Optison 可重复注射。

5. 使用方法 注射用针头不应小 20G，注射速度不应超过 1.0ml/s。注意：不要使用开放的注射通路，否则，微泡将会被破坏。注射完应立即尾随注射 10ml 的生理盐水或 5% 的葡萄糖溶液，注射速度应为 1ml/s。也可采用静脉滴注方式来将 Optison 注入体内。应使用三通管，造影剂输注速度为 "to keep open（TKO）"，当 Optison 全部进入体内后，立即将输液管放开以最快速度滴注，直至左心室的造影显像衰弱，再将输注速度调成 TKO 速度。

6. 适应证

（1）疑有或已确定的心脏病患者，从而实现心腔显影。

（2）左心室心内膜的勾画，从而提高心室壁活动情况的显示。

（3）Optison 仅能用于非增强超声心动图不能确定的患者。

7. 禁忌证 对 Optison 内任何成分过敏的患者；肺高压患者（肺动脉压 >90 mmHg）。

三、SonoVue

1. 组成成分　外壳为磷脂，气体为六氟化硫（SF6），赋形剂为聚乙烯二醇 4000、二硬脂酸卵磷脂、二棕榈酸磷脂酰甘油钠、棕榈酸，溶剂为 0.9% 的生理盐水注射液。

2. 包装　内含 SonoVue 小瓶、5ml 注射器，专用微小注射针头（Braun Mini Spike Plus 6/8R）。配制后可保持稳定 6 小时，无需特殊储存条件。

3. 建议剂量　B 模式下的心腔显影用量为 2.0ml，血管多普勒显影用量为 2.4ml，如确实需要，可按推荐用剂量重复第二次。每次注射完毕后，应尾随 5ml 生理盐水的快速推注。

4. 适应证

（1）超声心动图。用于怀疑或确定的心脏病患者的心腔显影及左心室心内膜勾画。

（2）大血管的多普勒检查。颅内动脉、颅外动脉及外周动脉的扫查，提高多普勒信号的信噪比，以提高图像显示的准确性，从而确定或除外异常血管病变；用于门静脉的评估中，以提高多普勒血流成像的质量及有临床应用价值的造影增强信号。

（3）小血管的多普勒检查。肝脏及乳腺病变血管网的显示，以提高病变特征显示的特异性。

5. 禁忌证

（1）对六氟化硫或 SonoVue 内任何成分过敏者禁止使用。

（2）近期有急性冠心病症状或临床确定的不稳定性缺血性心脏病患者禁止使用，这些疾病包括进展中或正在发作的心肌梗死、7 天内有典型心绞痛发作者、造影前 7 天有明显加重的心脏病症状、最近行冠脉介入治疗者、不稳定的因素存在者（例如最近心电图显示有加重倾向、实验室结果不正常）、急性心衰、心功能 III 或 IV 级心力衰竭、严重心律失常者。

（3）右向左分流者、严重肺高压患者（肺动脉压高于 90mmHg）、不能控制的高血压患者、急性呼吸窘迫症患者。

（4）对于妊娠期及哺乳期妇女的安全性尚未确立，因此妊娠期及哺乳期妇女禁用。

第 3 节　超声造影设备和技术要求

新型超声造影剂及各种新型超声成像技术的应用不同于常规的超声成像，它涉及到各种造影剂的种类、构成、使用方法及其相关成像软件的设置和调整。所以说，新型超声造影剂与相关成像软件技术也是超声造影获得成功的重要因素。

1. 发射功率 (power) 或机械指数 (MI) 的调节及相关造影软件　发射功率或机械指数过高会加快造影剂微泡的破坏，特别是进行器官灌注显像时，每一种造影剂所要求的发射功率或机械指数都不一样，所以针对不同的造影剂，应当设置相应的程序。

2. 不同超声设备配套不同的造影成像软件。

第 4 节　实时超声造影成像在肝局灶性病变的临床应用

在大多数影像中心，超声是肝局灶性病变的首选检查方法，用以确定肝脏局灶性病变的性质或尽可能排除肝脏局灶性病变的存在。一旦病灶被发现，最重要的问题常常是良恶性的鉴别。但是，使用普通超声来鉴别肝脏局灶性病变受到灰阶和大血管血流显示的限制。实时超声造影成像可以改善肝脏局灶病变的鉴别诊断，和其他成像方法（例如增强 CT 或增强 MRI）有着很好的诊断一致性。

由于肝脏组织有肝动脉（25% ~ 30%）和门静脉（70% ~ 75%）双重供血，因此增强超声可以定义并观察到三个血管时相，见表 25-4-1。

动脉相能提供血管分布数量和类型的信息，而门脉相和延迟相则提供了病灶与正常组织对比及造影剂清除的信息。动脉相对高灌注的肝局灶性病变具有重要的诊断价值，例如局灶性结节增生、肝细胞腺瘤、肝癌和肝转移癌。门脉相和延迟相的增强可以提供有关病变特性的重要信息，

表 25-4-1　肝脏超声造影的血管相

时相	显影开始	显影结束
动脉相	10 ～ 20s	25 ～ 35s
门脉相	30 ～ 45s	120s
延迟相	>120s	微泡消失（240 ～ 360s）

注：特定患者的血流动力学整体情况会影响三个血管相开始的时间

大多数恶性病变在门脉相和延迟相是低增强的，而大多数实质性良性病变在门脉相或延迟相是等增强或者高增强的。

一、检查步骤

1. 低机械指数技术　低机械指数造影技术使用低溶解度气体的超声造影剂，可以进行动态成像并对随后的三个不同血管相进行评估，建议的检查步骤为：

（1）常规进行基波检查，包括多普勒技术。

（2）识别目标病变后，将探头置于固定的位置，把成像模式切换到低机械指数造影成像模式。

（3）调整机械指数，获得足够的组织抑制并保持足够的穿透力。大血管结构和一些解剖标志（如横膈）应该维持在勉强可见的水平上。一些最新的造影成像软件可以同时显示组织信号和造影信号。

（4）经外周静脉（一般用肘静脉）以团注的方式注入超声造影剂，尾随 5 ～ 10ml 生理盐水冲洗。针头直径不应小于 20G，以避免注射时因机械冲击使微泡破裂。注入超声造影剂后开始计时。

（5）连续扫查 60 ～ 90s 来观察动脉相和门脉相。至于延迟相的评估，可以采用间断扫查的方法，直至超声造影剂从肝脏微血管里消失。

（6）由于实时造影增强超声具有动态图像的特点，建议在视频或者数字媒体上记录检查结果。

2. 高机械指数技术　高机械指数有意让微泡破裂，可能对探测局灶性病变更有用，但也可用于鉴别诊断。需要时，可以在三个时相进行间歇扫查。建议的检查步骤为：

（1）B 模式下的基波检查，包括多普勒技术。

（2）切换到相应的特殊高机械指数造影模式，此后不进行超声扫查。

（3）团注超声造影剂并用 5 ～ 10ml 生理盐水进行冲洗。注入超声造影剂后开始计时。

（4）延迟相推迟 2 ～ 5min 后重新开始超声检查。

（5）进行一系列快速扫查（在整个肝左叶和肝右叶至少进行一次单独的扫查），以足够覆盖整个肝实质。从记录的电影回放中进行离线回顾。

（6）图像记录。每个血管相的重要片断都应该根据各自设备的条件，以数字形式存储在设备的硬盘上。

二、肝局灶性病变的增强类型

（一）良性病变

良性实质性病变的特点是在门脉相和延迟相呈持续的造影增强，并可以用动脉相的增强类型进行进一步鉴别诊断，例如肝局灶性结节性增生（FNH）和肝腺瘤呈全病灶增强，而肝血管瘤呈环状结节样增强。

1. 肝囊肿 (liver cyst)

（1）二维超声特征。无回声、圆形、边界清晰，伴侧方声影与后方回声增强。

（2）彩色多普勒特征。肝囊肿无血流信号显示，行彩色多普勒检查主要是为了与肝内血管畸形鉴别。

（3）超声造影特征。在整个造影过程中均无造影增强，但需与肝转移癌鉴别，因此超声造影必须与二维超声结合诊断。

2. 肝血管瘤 (haemangioma)

（1）二维超声特征。大部分肝血管瘤的二维超声图像较典型。典型的特征为：直径小于 3cm，回声较高但内部回声较均一，呈圆形或卵圆形，边界清晰，周围无晕环，可位于肝血管旁，有的肝血管瘤后方可有增强（可能系内部有丰富血窦所致）。

（2）彩色多普勒特征。尽管肝血管瘤内血液丰富，但大多由小血管或血窦组成，血流速度缓慢，因而在彩色多普勒模式下血流显示率极低，仅有少数肝血管瘤可探及滋养血管和引流血管。

（3）超声造影特征。典型的肝血管瘤的造影增强方式表现为周边结节样造影增强，造影剂逐渐向中心充填，60%～80%的肝血管瘤表现为这种特征，另有20%的肝血管瘤由于血栓形成或钙化的原因，导致这些区域无造影增强。造影剂由肝血管瘤周边向中心完全充填一般只需几分钟，这个充填时间与血管瘤的大小有一定关系。如果肝血管瘤内含有丰富的动静脉短路，则充填时间会缩短到1分钟甚至几秒钟。因此注射造影剂后的60s内观察肝血管瘤的增强特征也是非常重要的（图25-4-1）。

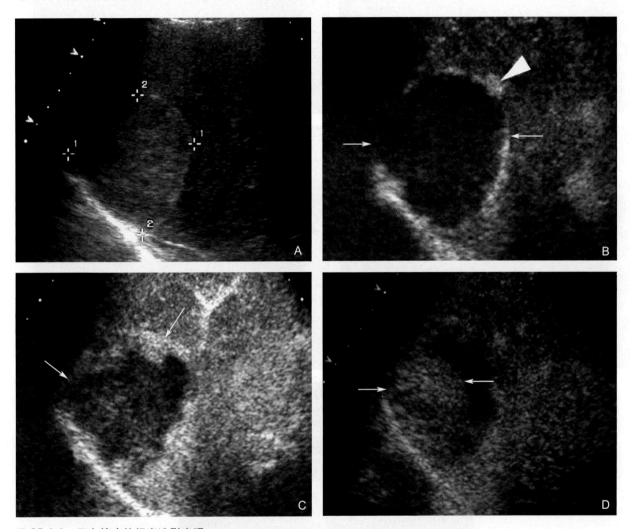

图25-4-1　肝血管瘤的超声造影表现

A图为灰阶超声显示肝右叶不均质中等回声肿块（+）　B图为谐波造影50s周边环形强化（箭头所指），并见局限性团状强化区（△）
C图为谐波造影60s周边环形强化向心性充填（↑）　D图为谐波造影156s肿块内部不规则强化（箭头所指）

3. 肝局灶性结节样增生 (focal nodular hyperplasia, FNH)

（1）二维超声特征。FNH的典型二维超声图像表现为大小不等的等回声结节，中心可有星状瘢痕或钙化（占60%～80%）。

（2）彩色多普勒特征。典型的FNH表现为动脉化的高血流信号并伴有病变中心滋养动脉（发生率＞90%）。FNH病变内血流速度常高于周围正常肝组织，可表现为"轮辐"状血流现象，但仅有70%的FNH表现为这种高血流灌注。

（3）超声造影特征。动脉期早期表现为高灌注，也就是与周围肝组织相比，病变部位表现为完全增强或"轮辐"状增强；门脉期与延迟期表现为等回声（图25-4-2）。

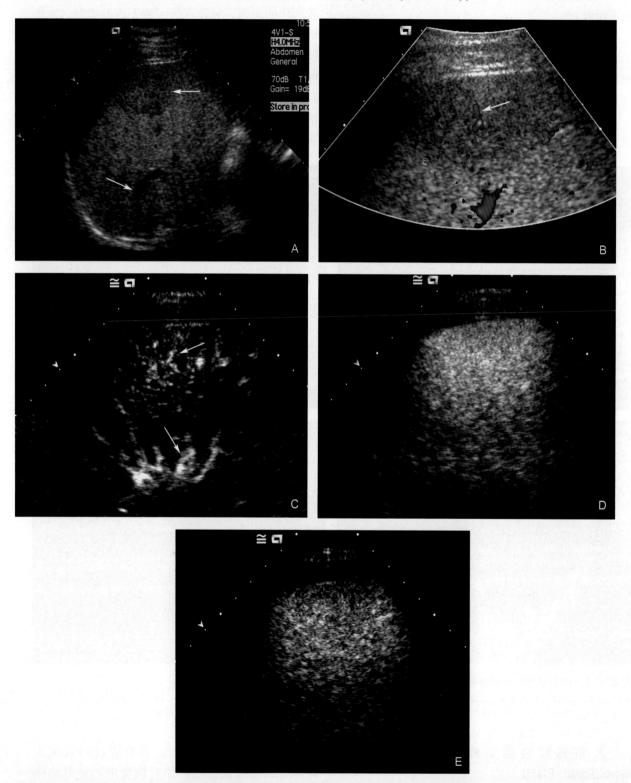

图 25-4-2　肝局灶性结节样增生的超声造影表现
A 图为灰阶超声显示肝右叶不均质弱回声肿块（箭头所指）　B 图为彩色多普勒超声显示病灶（箭头所指）内滋养动脉　C 图为实时超声造影显示动脉相病灶中心"轮辐"状增强（箭头所指）　D 图为实时超声造影显示门脉期病灶呈等回声　E 图为实时超声造影显示延迟期病灶呈等回声

4. 肝腺瘤 (hepatocellular adenoma, HCA)

（1）二维超声特征。在正常肝脏背景下，肝腺瘤可表现为等回声，因而较难发现；在脂肪肝背景下，肝腺瘤可表现为相对弱回声；在某些肝病的背景下（如糖原累积病），肝腺瘤也可表现较强的回声。肝腺瘤一般为圆形，其内可有出血灶或钙化灶。肝腺瘤内无门静脉与胆管结构。

（2）彩色多普勒特征。肝腺瘤无特征性的血流灌注方式，主要表现为以动脉为主的高血流灌注状态，多位于病变的边缘。

（3）超声造影特征。由于肝腺瘤以动脉高血流灌注为主，因此典型的肝腺瘤表现为动脉相完全增强，不增强的区域可能是出血灶或钙化灶。肝腺瘤与 FNH 的增强方式比较，二者较难鉴别，只是肝腺瘤不表现为轮辐状造影增强方式。

5. 肝脏局部脂肪病变 (regional focal fatty infiltration)

（1）二维超声特征。局部脂肪缺失表现为在脂肪肝高回声背景下的低回声病变，这部分组织可能含有相对少的脂肪或较多的纤维组织（由于不同的肝动脉和门静脉供血所致）。有45%服用皮质类固醇的患者，可于肝门旁或肝镰状韧带旁发现局部脂肪浸润。

（2）彩色多普勒特征。肝脏局部脂肪增生或局部脂肪缺失病变区域的彩色多普勒未见异常，高灌注或低灌注的血流方式均不明显。

（3）超声造影特征。超声造影增强的动脉相、门脉相及延迟相与正常肝组织增强表现一致，因而在造影过程中难以显示局部脂肪病变 (图 25-4-3)。

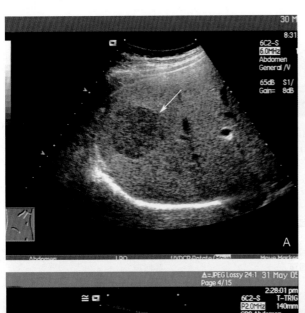
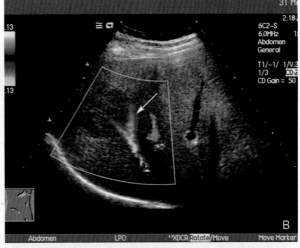
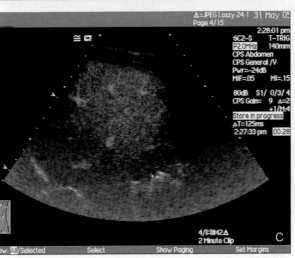
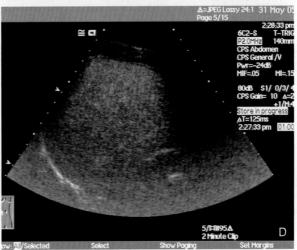

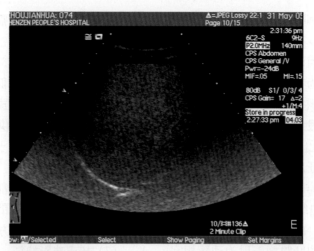

图 25-4-3　肝脏局部脂肪缺失的超声造影表现

A 图为灰阶超声显示近肝门部不均质低回声病变（箭头所指）　B 图为彩色多普勒显示低回声内部有少量血流信号，未见明显血管移位征　C 图为实时超声造影显示动脉相病变区未见增强　D 图为实时超声造影显示门脉相病变区呈等回声　E 图为实时超声造影显示延迟期病变区呈等回声

6. 超声造影增强模式

欧洲超声医学与生物联合会（EFSUMB）于 2004 年 11 月修订了超声造影剂使用规范，并列出了肝脏良性病变的超声造影增强模式，见表 25-4-2。

表 25-4-2　肝局灶性良性病变的超声造影增强模式

肿瘤种类	动脉相	门脉相	延迟相
肝血管瘤			
典型特征	周边结节状增强、中央无增强、环状增强	部分或整个肿瘤向心性增强	肿瘤整体增强
附加特征	小病灶快速整体增强		中央无增强（部分血栓形成、纤维化）
肝局灶性结节增生			
典型特征	早期完全增强呈高回声	高回声	等回声或高回声
附加特征	轮辐状离心性供血，滋养动脉	中央瘢痕呈低回声	中央瘢痕呈低回声
局部脂肪缺失	增强呈等回声	等回声	等回声
局部脂肪变性	增强呈等回声	等回声	等回声
再生结节			
典型特征	增强呈等回声	等回声	等回声
附加特征	增强呈低或高回声		
肝囊肿	无增强	无增强	无增强
肝腺瘤			
典型特征	整体增强呈高回声	增强呈等回声	等回声
附加特征	无增强区域（出血）	高回声、无增强区域（出血）	无增强区域（出血）
肝脓肿			
典型特征	周边增强，中央无增强	周边高回声或等回声增强	周边高或等回声增强，中央无增强
附加特征	内部分隔增强，肝段增强呈高回声	周边低回声、分隔增强呈高回声	

（二）恶性病变

恶性病变的超声造影特点是门脉相和延迟相造影剂微泡被清除。这在肝转移癌时尤其明显，而肝细胞肝癌可以表现出一些延迟相的增强或者呈等增强。动脉相对于显示肝细胞肝癌和多血管转移灶很重要。

1. 肝细胞肝癌 (hepatocellular carcinoma, HCC)

（1）二维超声特征。肝细胞肝癌的二维超声表现各种各样。在不均质肝硬化背景下，有时难以发现新生的肝细胞肝癌病灶。

（2）彩色多普勒特征。大部分肝细胞肝癌表现为丰富血流信号。但少数肝细胞肝癌也可表现为少血流。另外，彩色多普勒在鉴别门静脉血栓与癌栓也有一定的应用价值，门静脉癌栓可探及滋养血管，而门静脉血栓则无此现象。

（3）超声造影特征。典型的肝细胞肝癌超声造影表现为早期动脉相病灶高灌注状态，即呈快速整体增强，而静脉相和延迟相表现为低回声。

如若观察到肝细胞肝癌内造影增强方式杂乱，则表示肿瘤内新生血管形成明显。再生结节也可表现为动脉相增强，但门脉相常表现为等回声，这点可与肝细胞肝癌相鉴别。当肝硬化肝脏回声极不均匀时，发现肝细胞肝癌会较困难。应用低机械指数实时超声造影肝细胞肝癌动脉相明显增强的特点，可以提高肝硬化背景下肝细胞肝癌的诊断率（图25-4-4）。

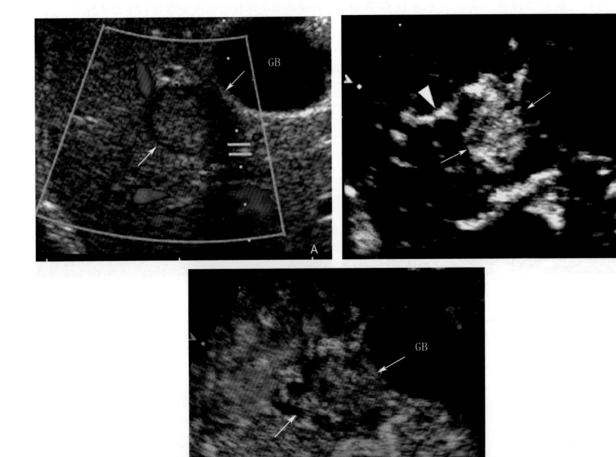

图 25-4-4　肝细胞肝癌的超声造影表现

A 图显示胆囊（GB）床旁低回声肿块内部和周边少许动脉血流信号（箭头所指）　B 图显示动脉相（16s）肿块内造影剂"充填"，回声显著增强（箭头所指），并见滋养动脉（△）　C 图显示门脉相（44s），肿块内造影剂部分"退出"，回声变弱（箭头所指）

2. 肝内胆管癌 (cholangiocellular carcinoma, CCC)

（1）二维超声特征。沿胆管发生的胆管癌常被称为 Klatskin 瘤（多位于肝门）；肝内胆管癌也可表现为肝内实体结节，这种胆管癌发生于周边小胆管，原发肿瘤结节周围可有小卫星灶。仅从二维超声来确诊肝内胆管癌一般较困难，需结合肝脏活检来确诊。

（2）彩色多普勒特征。肝内胆管癌的彩色多普勒表现大不相同，大部分肿瘤表现为较丰富的血流信号。

（3）超声造影特征。动脉相的增强方式可不相同，但大部分表现为高灌注状态，也就是呈完全增强或周边环状增强；在门脉相晚期和延迟相表现为低回声有一定的鉴别意义。Klatskin 瘤常伴有胆管周围炎，因而不一定表现为这种造影增强方式。然而，目前尚无鉴别硬化性胆管炎与胆管癌的系列研究。

3. 肝脏转移癌

（1）二维超声特征。病灶大小及回声差别

较大。

（2）彩色多普勒特征。原发灶的性质和大小不同，其内血流信号表现不同，可表现为富血供或少血供。病灶内常可见不规则的血流信号，有血流突然中断现象及病灶周边动静脉短路现象。

（3）超声造影特征。富血供的肝转移癌可表现为早期动脉相完全增强或环状增强，门脉相及延迟相呈负性显影。部分肝转移癌可显示由周边向中心走行或扭曲杂乱的血管。少血供肝转移癌动脉相表现为周边环状增强或无增强（图 25-4-5）。

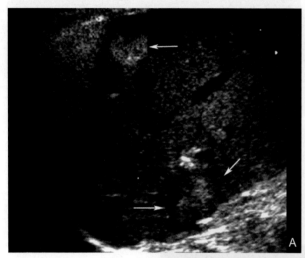
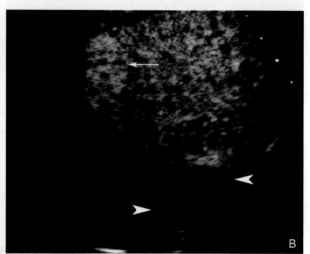
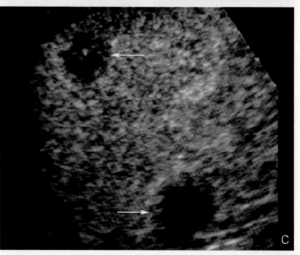

图 25-4-5　肝转移癌的超声造影表现

A 图显示呈强回声的结节（箭头所指）　B 图显示 40s 时近肝表面肿瘤回声增强，深部结节无明显强化（箭头所指）　C 图显示 120s 时肝实质回声增强，肿瘤呈低回声（箭头所指）

4. 肝淋巴瘤

（1）二维超声特征。大小不一，表现为极低回声，单一的肝淋巴瘤甚至可表现为无回声，伴后方回声增强。高回声的肝淋巴瘤很少见。

（2）彩色多普勒特征。肝淋巴瘤内的血流信号多稀疏于正常肝组织，有时还可观察到突然中断的血管及动静脉短路。

（3）超声造影特征。动脉相的增强方式各种各样，门脉相可呈现为负性显影（由于肝淋巴瘤内门脉血供较少）。

5. 超声造影剂增强方式 欧洲超声生物与医学联合会（EFSUMB）于 2004 年 11 月修订了超声造影剂使用规范，并列出了肝恶性病变的超声造影增强方式，详见表 25-4-3。

表 25-4-3　肝脏恶性病变的超声造影增强模式

肿瘤种类	动脉相	门脉相	延迟相
肝细胞性肝癌			
典型特征	肿瘤整体增强呈高回声，坏死区无增强	等回声或低回声，坏死区无增强	低回声
少血管型转移性肝癌			
典型特征	周边增强	低回声	低回声或无增强
附加特征	肿瘤完全增强，坏死区无增强	坏死区无增强	
多血管型转移性肝癌			
典型特征	肿瘤整体增强呈高回声	低回声	低回声或无增强
附加特征	扭曲杂乱的肿瘤血管		
胆管细胞性肝癌			
典型特征	周边部增强	低回声或无增强	低回声或无增强
附加特征	无增强		

（三）建议的用途

如果出现典型的增强类型，超声造影结合临床实验室数据、二维和多普勒超声，可以很好地鉴别诊断诸如血管瘤、局灶性结节性增生、转移癌和肝细胞肝癌这些病变。对于不典型性增强类型则需要进一步检查。低溶解度气体超声造影剂因为采用低机械指数造影技术进行实时动态成像，很适合肝局灶性病变的鉴别诊断。

三、适应证

超声造影在所有存在不肯定肝脏病变的患者身上均有适应证，尤其在伴有下列情况时：

1. 常规超声偶然发现。
2. 慢性肝炎和肝硬化患者的病灶或可疑病变。
3. 有恶性肿瘤病史患者的病变或可疑病变。
4. MRI、CT 或者细胞学和组织学结果不能确诊时。

四、局限性

1. 用超声造影鉴别诊断的局限性和其他类型的超声一样，其灵敏度在肝脏深部病变时会显著下降。一般规律是，基波超声不理想，超声造影也会令人失望。
2. 小病变的鉴别诊断较困难。
3. 较大病变如果没有典型的造影类型时鉴别诊断较困难。

第5节 肝脏局部微波消融治疗的超声造影监测

一、背景

超声造影在临床应用中的一个实例，是用于肝细胞肝癌及肝转移癌的治疗与随访。对肝细胞肝癌来说，外科手术仍是首选治疗方法。但是据文献报道，只有 1/3 肝细胞肝癌进行了切除治疗。其中，50% 的患者在手术后 2 年内出现复发。不用手术，对肝脏肿瘤在影像引导下进行消融治疗已经在医学界引起了很大的关注。通过这种方式可以把创伤减到最小，仅通过门诊手术即可完成，而且费用也要比传统的手术切除便宜得多。在过去的 10 年中，许多微创技术已经应用到肝脏肿瘤的消融治疗中。这些技术包括皮下酒精注射治疗、间质性激光治疗、微波凝固治疗和射频治疗。据文献报道，在肝细胞肝癌达到完全治疗的患者中，90% 的病灶（小肝癌）得到了局部肿块的完全坏死，其 5 年生存率上升了 30% ~ 50%。

经皮射频消融的既定目标是对整个肿瘤的完全消融或坏死。对肝细胞肝癌安排局部消融治疗前的评价及治疗后的随访，主要集中在检测肿瘤内部是否存在动脉血管的分布。增强 CT 和增强 MRI 的应用通常能够确定射频凝结的范围，消融后肿瘤不再增强即被认为是治疗的成功；相反，肿瘤局部增强则必须进行再次消融治疗以获得完全的治疗效果。

在超声诊断中，彩色多普勒和能量多普勒技术用于显示肝细胞肝癌内动脉血管的分布。然而，由于它们受空间分辨率的影响，易受干扰而不能充分检测微血管内的血流。随着超声造影剂的出现，特别是低机械指数实时超声成像与第 2 代超声造影剂的联合应用，能够进行高空间分辨率实时成像，得到的肿瘤血管分布信息与增强 CT 完全相同。

对局部消融治疗的患者进行诊断性成像，包括超声造影、增强 CT 和增强 MRI，以及在治疗前的诊断性检查及对患者的即时随访。

当超声作为引导消融的影像方法时，超声造影可以在下面每一个步骤里提供重要的信息。

（1）在病灶治疗前的检测时，超声造影可与增强 CT 和增强 MRI 一起来确认目标病灶的血流分布，以便比较消融前后的血管类型，并对在基波扫查上显示不佳的病变进行更好的显示。

（2）对二维超声无法检测的多血供或少血供病灶，超声造影的使用可以明显改善疗效。

（3）超声造影在治疗中可立即评价治疗效果，探测有无剩余存活肿瘤区。

（4）长期跟踪随访评价治疗效果。

二、彻底治疗反应的定义

提示完全消融的最重要的影像发现，是治疗前造影图像上病灶内造影增强消失。当在动脉相原始病变的一部分保持多血管或者门脉相出现清晰增强时，应怀疑残余存活肿瘤组织。

在低增强病灶（例如大多数转移灶），治疗的完全程度可以通过治疗前病变的大小和位置与治疗后凝固坏死区域的大小和位置进行比较来判断。这也可以判定是否获得了足够的的"安全"边缘（图 25-5-1）

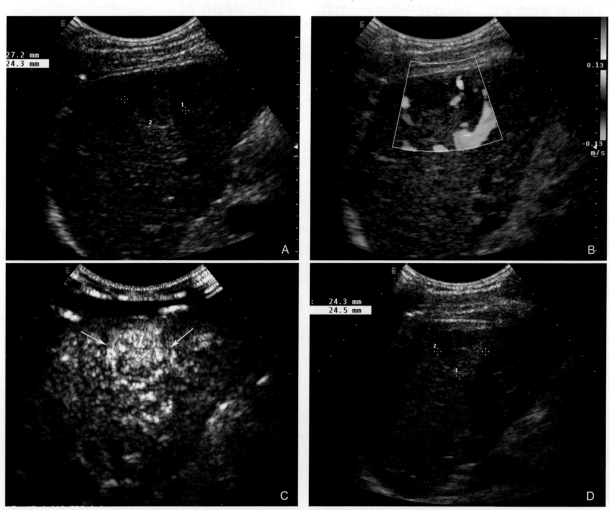

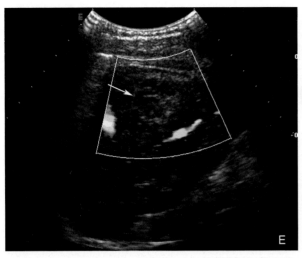
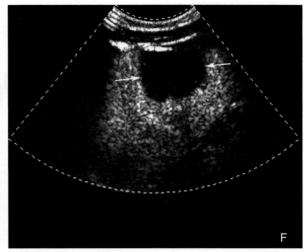

图 25-5-1　肝癌微波局部消融治疗后完全坏死的超声造影图像

A 图为 HCC 微波治疗前肿块（＊）的二维超声图像　B 图为 HCC 微波治疗前肿块的彩色多普勒图像　C 图为 HCC 微波治疗前实时超声造影显示动脉相结节呈强回声（箭头所指）　D 图为 HCC 微波治疗后肿块（＊）的二维超声图像　E 图为 HCC 微波治疗后肿块（箭头所指）的彩色多普勒图像　F 图为 HCC 微波治疗后实时超声造影显示肿块完全坏死呈无回声（箭头所指）

在使用超声造影对肿块消融后进行的早期评价中（例如在最初的 30 天里），在坏死区域的边缘可以看到一条薄而均匀的多血管增强边缘，这与增强 CT 观察到的类似。通过比较消融前后图像，可以避免把这种病变周边充血性晕圈误认为残余存活组织。

三、适应证

1. 治疗前分期和显示目标病变的血管结构，是增强 CT 和增强 MRI 的补充。建议进行治疗前的增强 CT 或增强 MRI 检查。

2. 在非增强超声上显示不完全或者不充分的病变上，有利于穿刺针的定位。

3. 消融后即刻治疗效果评估。

4. 当增强 CT 或者增强 MRI 有禁忌或者不能确诊时进行肿瘤复发的随访。尽管增强 CT 和增强 MRI 被认为是治疗效果评估的标准技术，但超声造影也可以在随访方案中应用。

（王兴华　于晓玲　梁萍）

第*26*章

胆道系统疾病

由于胆道系统具有管道结构和管内含液体的特点，因此超声检查具有良好的适应证，已成为诊断胆道系统疾病不可缺少的一种手段。胆道系统疾病十分常见，在临床实践中常用超声检查帮助诊断和鉴别诊断，因此超声检查对胆道系统疾病极为重要。

第1节
胆道系统解剖概要

红细胞衰老后释放的血红蛋白，经肝脏代谢形成胆红素，从肝细胞排出，最终流入十二指肠，这一输送过程主要由胆管来完成。胆道系统分为肝内部分和肝外部分。肝内部分称肝管，由毛细肝管汇成段肝管、小叶间肝管，再逐渐汇合成左右肝管。肝管与门静脉伴行，其分支和门静脉基本一致，形成三级分支，即左肝管及右肝管为第Ⅰ级分支，叶肝管为第Ⅱ级分支，段肝管为第Ⅲ级分支。肝外部分包括左右肝管的肝外部分、肝总管、胆囊、胆囊管及胆总管。左肝管和右肝管出肝门后汇合成肝总管，是胆道的第一个汇合，其汇合点88%的人在肝门平面以下。汇合后沿肝十二指肠韧带右下缘下行，下端与胆囊管形成胆道的第二个汇合，汇合后形成胆总管。肝总管的长度一般为 2.6 ~ 4.0cm，内径约 0.5cm。胆总管与主胰管在壶腹部形成第三个汇合，注入十二指肠。胆总管的长度自胆囊管与肝总管的汇合点到十二指肠乳头为 4.0 ~ 8.0cm，内径 0.6 ~ 0.8cm。

胆总管分为十二指肠上段、十二指肠后段、十二指肠下段和十二指肠壁内段。第一段为十二指肠上段，由胆总管起始部至十二指肠上缘止，行于门静脉的右前方、肝固有动脉的右侧；第二段为十二指肠后段，位于十二指肠上段的右方、下腔静脉的前方和门静脉的右侧；第三段为十二指肠下段，也称为胰腺段，位于十二指肠降部和胰头之间，约有 2/3 的人胆总管贯穿胰头部，另 1/3 的人胆总管在胰腺头部背面下行；第四段为十二指肠壁内段，为胆总管穿入十二指肠壁内的一段，此段与胰管形成胆道的第三个汇合，为一个短粗总管，其特征是先膨大为 Vater 壶腹，而后变窄，再开口于十二指肠乳头（图 26-1-1）。

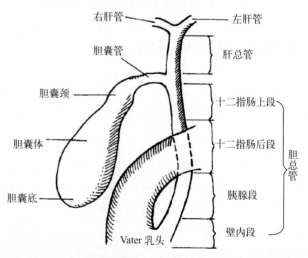

图 26-1-1　胆道系统解剖示意图

胆囊是胆道系统的一个重要组成部分，是贮存和浓缩胆汁的中空性器官，位于胆囊窝内，其上面借结缔组织与肝连接，易于分离，下面覆以腹膜，有时腹膜形成系膜使胆囊悬于胆囊窝内，可以活动。胆囊呈梨形，长 5.0 ～ 9.0cm，宽 2.0 ～ 3.5cm，容量 40.0 ～ 60.0ml。胆囊可分为四部分：胆囊底、胆囊体、胆囊颈和胆囊管。胆囊底呈钝圆形的盲端，常在肝脏的胆囊切迹处露出；胆囊体与胆囊底无明显的分界，构成胆囊的主体部分，其在肝门部右侧续于胆囊颈，胆囊颈较细，以直角弯向左侧，与胆囊管相接。胆囊管长 3.0 ～ 4.0cm，直径 2.0 ～ 3.0mm，与肝总管汇合成胆总管。在胆囊颈和胆囊体交界处常膨出形成漏斗状的囊，称 Hartman 囊，胆石常嵌顿在此。胆囊颈和胆囊管内面的黏膜皱襞呈螺旋状突入腔内，形成螺旋瓣，可以调节胆汁的进出，胆囊结石也容易于在此处滞留。

第 2 节
胆道系统超声检查基础

一、仪器

常用的实时超声显像仪都适用于胆道系统，其中线阵和凸阵探头更为方便实用，视野宽广，有利于对胆管结构作追踪观察。对肋间隙窄者或由于局部伤口等原因造成声窗较小时，也可以选用扇形探头。探头频率一般为 3.0 ～ 3.5MHz，儿童选用 5.0MHz。对胆道系统内某些异常声像，在用 3.5MHz 探头观察的基础上，再换用 5MHz 的探头探查，可获得高分辨率的图像，也可以利用放大功能，更有利于图像分析与判断。仪器的增益、时间增益补偿等设置与肝脏相似。有时可适当减低增益，有利于管道的追踪显示及避免胆囊后方回声增强影响某些声像图的观察。

二、检查前准备

检查前禁食 8 小时以上，检查前 2 天少食或不食豆制品、奶制品、糖类等易产气的食物，尤其是消化不良的患者或有慢性胃肠道疾病的患者。对胃肠胀气明显者，可予灌肠排便或置肛管排气，也可服缓泻剂消气后再行检查。对同时需作 X 线胆道造影或胃钡餐检查者，应先安排超声检查，或在 X 线检查后三天再作超声检查。

三、检查体位

仰卧位是最常用的体位。其次可采取左侧卧位，使肝脏、胆囊向左下方移动，有利于肝外胆道的追踪观察。对胆囊结石，此体位可观察结石的重力移位征及第一肝门区和胆囊颈部的声像。还可以采用坐位或站立位，对于胆囊位置较高者，此种体位可使肝脏和胆囊的位置下移，便于检查，在位置变动后，如胆囊有结石，同样可以观察其活动性。

四、检查方法

胆道系统检查除急诊外，一定要按检查要求做好准备。当十二指肠气体影响胆道显示时，可嘱患者饮水 500ml，驱赶肠道气体后再行检查。检查胆囊腔内细小病变，要密切配合呼吸，嘱患者减慢呼吸或暂停呼吸作屏气动作。当胆囊内有占位性病变时，无论是结石、肿瘤、息肉或沉积物，都应改变体位观察其移动性，切勿草率作出结论。

1. 胆囊检查

（1）右肋下与剑突间半横断面。声束指向右肩，此断面能显示胆囊底至胆囊颈和第一肝门，可以观察胆囊的形态、胆囊腔的情况及管壁的厚度等。

（2）右季肋部第 6 ～ 9 肋间隙断面。不仅可以观察胆囊长轴图像、门静脉右支及其分支，还可以显示下腔静脉、肝门、左右肝管和肝总管等。

（3）左侧卧位肋缘下矢状断面。显示胆囊和下腔静脉的长轴图像。

2. 胆管检查

（1）剑突下横断面。此断面可显示门静脉左支典型的"工"字形结构，肝管左支与其相伴行而得以显示。

（2）右肋间斜断面。此断面可在观察门静脉右支的同时显示右肝管和肝总管。

（3）右上腹正中旁纵断面。可以观察到肝外胆管向下延伸至胰头。

五、正常胆道系统声像图表现

（一）胆囊

胆囊的长轴面呈茄形或呈椭圆形，横断面为类圆形。正常胆囊轮廓清晰，壁纤细光整，呈高回声。囊内无回声，有些人胆囊内可见线状间隔，似将胆囊分成二个腔，偶见胆囊内有二个间隔，使胆囊形成多腔状结构（图 26-2-1）。胆囊后壁线明亮，整个胆囊后方回声增强。胆囊颈部因皱褶和螺旋瓣而呈高回声，其后方有时可见弱声影。

正常胆囊超声测值的个体差异较大，可因体位和切面的不同而不同。正常胆囊长度为 5.0 ～ 9.0cm，宽度为 2.0 ～ 3.5cm，胆囊壁的厚度为 2.0 ～ 3.0mm。

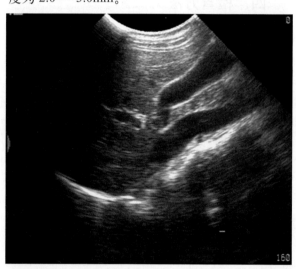

图 26-2-1　正常胆囊声像图表现

（二）胆管

1. 肝内胆管　正常肝内胆管与门静脉伴行，内径约为门静脉的 1/3。肝管的第 Ⅱ 级分支位于门静脉的前方，第 Ⅲ 级分支则大多数位于门静脉的后方。在显示门静脉的断面中，微微侧动探头，可显示伴行于门静脉的肝管，正常肝管的内径为 2.0 ～ 3.0mm。

2. 肝外胆管　分上下两段，上段与门静脉伴行，主要为肝总管和胆总管的上段，可显示的长度平均为 4.0cm；下段走行于下腔静脉的前方，常因胃肠道的气体干扰而不易被超声显示，饮水或局部加压扫查，可能提高显示率。正常胆管壁光整，呈线条状高回声，管腔内径为 4.0 ～ 7.0mm，其内呈液性无回声（图 26-2-2）。

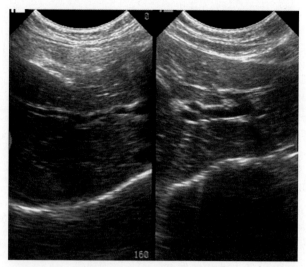

图 26-2-2　正常胆管声像图表现

第 3 节
胆囊疾病

无论是在内科临床上还是在外科临床上，胆囊病变都是常见的疾病。此外，许多疾病，诸如胃十二指肠、肝脏、胰腺等常见病、多发病，在诊断过程中都需要与胆囊疾病进行鉴别。超声检查是胆囊疾病诊断与鉴别诊断的首选检查方法。常见的胆囊疾病包括胆囊结石、胆囊炎、胆囊增生性疾病、胆囊肿瘤、胆囊出血和先天性胆囊异常等。

一、胆囊结石

（一）病理特点

胆道感染后上皮脱落与细菌形成结石核心、寄生虫的死亡虫体和虫卵形成结石核心及各种机械性梗阻所致胆汁滞留都是结石形成的主要因素。此外，胆汁内的某些成分，如胆色素、胆固醇、黏液物质及钙等，可以在各种因素的作用下析出、凝集而形成结石，发生在胆囊内的结石称胆囊结石。根据结石的组成成分，可以将结石分为三种类型，即色素性、胆固醇性和混合性。色素性结石主要是由于胆汁中游离胆红素浓度增高，与胆汁中的钙结合成不溶性的胆红素钙析出而形成。胆固醇性结石是由于胆汁中胆固醇含量过多而析出形成胆固醇性结石。混合性结石由两种以上的成分构成。在我国混合性结石最多见，常呈多面体形，少数呈球形，表面光滑或粗糙，大小、数目不等，常为 2 ～ 10 枚，有时多达数百枚；其次为色素性结石，呈泥沙样或砂砾状；胆固醇性结石相对较少，结石呈圆形或椭圆形，常为单个，直径可达数厘米，表面光滑或呈细颗粒状。

（二）临床表现

通常表现为上腹部疼痛，呈阵发性或持续性，并可向肩背部放射，伴有恶心、呕吐。结石引起梗阻可造成胆道继发性感染，出现黄疸、发热等症状。一般而言，胆囊结石的症状与结石的大小、部位、有无梗阻和炎症有关。有些胆囊结石患者可能终身无症状而被忽视。较大的结石会引起上腹部闷胀不适或慢性胆囊炎的症状，而较小的结石在进餐后胆囊收缩可将结石排至胆道，造成胆囊管或胆管堵塞，引起胆绞痛或急性胆囊炎。

（三）声像图表现

胆囊结石的声像图表现分为典型结石和非典型结石两类。

1. 典型胆囊结石

（1）强回声团块。胆囊无回声区中可见强回声团块，形态呈类圆形或椭圆形，可呈半月形、多角形或砂砾状。数目可为单枚、数枚至数十、上百枚不等。

（2）完全声影。结石的后方呈无回声的暗带（即声影），声影的宽度与结石的横径一致（图 26-3-1）。多发性结石由于结石与结石之间有缝隙，因此声影中夹有透声带（图 26-3-2）。

（3）重力性移位征。多数结石的比重大于胆汁，因此随着体位改变，结石由高位向低位滚动。但有时由于胆汁比重较高，结石呈漂浮状，因而重力性移位征不明显，在改变体位后需经较长时间或晃动患者身体后，才能促使结石由高位向低位移动，呈现缓慢重力性移位征。

2. 非典型胆囊结石

（1）胆囊颈部结石。当结石嵌顿于胆囊颈部，胆囊壁和颈部皱褶与结石紧贴，结石四周无胆汁透声区衬托，加之胆囊颈部解剖结构复杂，结石的强回声常显示不清楚，仅见其后方有声影，一

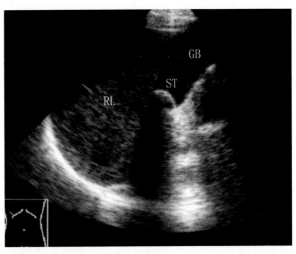

图 26-3-1　典型的单发性胆囊结石
（GB- 胆囊　RL- 肝右叶　ST- 结石）

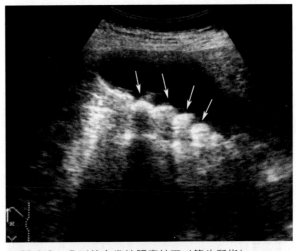

图 26-3-2　典型的多发性胆囊结石（箭头所指）

旦结石嵌顿，则重力性移位征也消失。此类胆囊结石的声像图往往表现为胆囊肿大和胆囊颈后方声影，容易发生漏诊（图 26-3-3）。

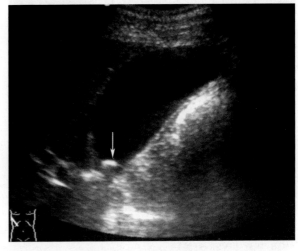

图 26-3-3　胆囊颈部结石（箭头所指）

（2）胆囊充满结石。特征性的声像图表现是囊壁、声影、结石三联征（WES 征），表现为胆囊缩小，轮廓不清，胆囊壁增厚，胆汁甚少，胆囊内仅见少量透声区或无透声区，胆囊内充满强回声团块，与胆囊前壁紧贴形成半月状强回声带，后方一片声影，后壁不显示（图 26-3-4）。

（3）胆囊泥沙样结石。常表现为在胆囊后壁的前方见多个细小的颗粒状或泥沙样强回声，长径为 1.0 ~ 3.0mm，后壁回声粗糙，后方有相应宽度的声影（图 26-3-5）。

（4）声影不明显的胆囊结石。长径约 2.0mm 的结石或结构疏松的结石，由于声束绕射或透射的缘故，在结石的后方不产生声影，或仅隐约见声影（图 26-3-6）。

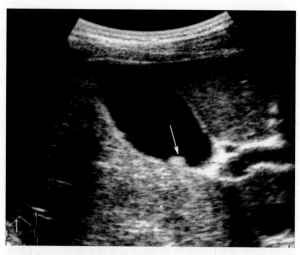

图 26-3-6　声影不明显的胆囊结石（箭头所指）

（5）胆囊附壁结石。有些较细小的结石嵌入胆囊黏膜皱褶内，局部稍有隆起，长径约数毫米，回声高于胆囊壁，后方无声影，常表现为多次反射，形成"彗星尾"征，结石不随体位改变而移动（图 26-3-7）。

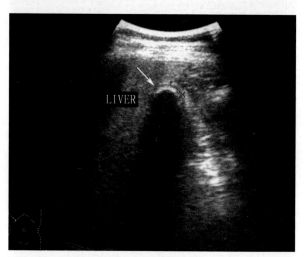

图 26-3-4　胆囊充满结石（箭头所指）

（LIVER- 肝脏）

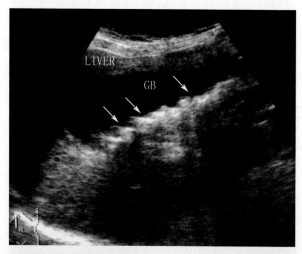

图 26-3-5　胆囊泥沙样结石（箭头所指）

（GB- 胆囊　LIVER- 肝脏）

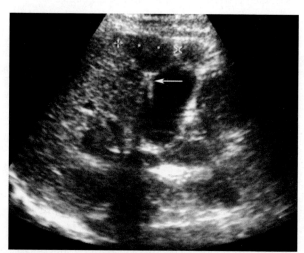

图 26-3-7　胆囊附壁结石（箭头所指）

（四）鉴别诊断

多数胆囊结石有典型的声像图表现，超声诊断胆囊结石的符合率达 95% 以上。但部分患者由于肠腔积气、结石细小及胆囊萎缩等，使胆囊结石的声像图呈各种不典型的表现，造成诊断上困难，需与多种情况进行鉴别诊断。

1. **胆囊结石与肠腔气体的鉴别**　肠腔气体呈斑片状强回声，当其重叠在胆囊断面图像内时，犹如胆囊结石，容易混淆。但经仔细观察，肠腔气体多在胆囊的后壁或颈部，表现为后方无固定声影，有闪烁感的多次反射，饮水后气体形成的强回声斑可能消散，与胆囊结石的声像图明显不同，可资鉴别。

2.胆囊颈部结石与颈部皱褶的鉴别 由于声束散射和折射的关系，颈部皱褶的后方也可出现声影，犹如颈部结石，鉴别时应采取多个断面扫查，皱褶是条索状强回声，与胆囊壁连接，不呈结石样强回声团块，也无重力性移位征。

3.胆囊疏松结石与胆汁浓缩团块的鉴别 当胆囊内胆汁排泄不畅时，易形成黏稠的团块，声像图表现为等回声团块，无声影，与胆囊疏松结石相似。实时检查时，应注意其活动度，浓缩团块一般活动不明显，后方无声影，而疏松的胆囊结石有重力性移位征，后方有暗淡的声影。

4.胆囊附壁结石与胆囊息肉样病变的鉴别 二者在临床上均无明显症状，主要依靠超声检查进行鉴别。附壁结石长径一般小于5.0mm，呈强回声，嵌入胆囊壁，位置较固定，不活动，后方常伴"彗星尾"征；而息肉样病变一般大于5.0mm，有蒂与胆囊壁相连，或有较宽基底在胆囊腔内形成隆起物，有时可见轻微飘动，多为等回声，后方回声无改变。

5.胆囊结石的假阴性和假阳性 胆囊结石有假阴性。胆固醇性结石比重轻，有时呈漂浮性结石，观察不仔细，易造成漏诊；又如胆泥、胆囊内炎性物伴结石或癌肿内有结石时，也容易发生漏诊。在检查时应变动体位，使沉积物缓慢移动，观察其中有无移动较快的、回声较高的团块及后方有无声影。癌肿伴结石，并不少见，结石可被包埋在中间，使肿块呈不均匀回声，结石一般不能移动，仔细观察可见肿块内的高回声结石影，后方伴有中间声影。此外，对于儿童胆囊结石，一定反复多次检查，不能轻易下胆囊结石的诊断。因为，儿童胆囊结石有时可以自行消失。因此，在儿童行胆囊结石手术前，必须进行超声复查，以免误诊。

（五）临床意义

胆汁与结石二者的衰减系数有显著的差异，因此在声像图上有着明显的不同，在胆汁的衬托下，胆囊结石易于确诊。目前临床常用的超声仪对1.0mm左右的结石在有胆汁充盈的情况，均可以显示。鉴于超声技术的普及，一些无症状的胆

囊结石患者在体检中被检出已是屡见不鲜。也有些胆囊结石患者，在进行超声检查以前，一直被误诊为胃部疾病，经超声检查才获得正确的诊断。此外，超声在急腹症的诊断与鉴别诊断方面起着重要的作用，急腹症患者经超声检查后，基本可以确定或排除胆囊结石的诊断，有利于急腹诊的正确处理。

二、胆囊炎症

胆囊炎症是临床上常见疾病，分急性胆囊炎和慢性胆囊炎。

（一）急性胆囊炎

1.病理特点 胆囊炎症一般先有胆囊结石，而后由于结石引起不同程度的梗阻，使胆汁瘀滞发生细菌感染，造成炎症改变。不伴胆囊胆石的胆囊炎，在我国多见于寄生虫诱发感染。胆囊功能异常和排空障碍是形成胆囊炎症的基础。在此基础上，血行而来的致病菌着落于胆囊而诱发胆囊炎。各种原因引起的肝外胆管梗阻所致胆囊内胆汁瘀滞，也可以成为胆囊继发感染的因素。

在病理上，胆囊急性炎症、黏膜层充血水肿、胆囊壁增厚，称之为单纯性胆囊炎。当炎症发展波及胆囊壁全层，浆膜面和黏膜面有炎性渗出物，即形成化脓性胆囊炎。胆囊周围积脓压迫胆囊壁，致使胆囊壁血运障碍，引起坏死，则形成急性坏疽性胆囊炎。一旦穿孔，可导致胆汁性腹膜炎。胆囊积脓也可波及胆管，引起肝内外胆管化脓性胆管炎，甚至侵犯胰腺而导致急性胰腺炎。

2.临床表现 可为初发，也可为慢性胆囊炎急性发作。临床上主要表现为右上腹痛，伴阵发性加剧，常放射至右肩背部，有恶心、呕吐、发热症状。炎症波及胆管，可出现轻度黄疸。检查腹部右上腹有压痛和肌紧张，胆囊区有触痛反应，Murphy征阳性，可触及随呼吸上下移动的肿大胆囊。感染严重时，全身症状加重，高热、脉速及白细胞计数剧增，出现黄疸、上腹部压痛范围扩大、肌紧张程度加剧等表现。

3.声像图表现 单纯性胆囊炎时，仅表现为胆囊轻度增大，张力增高，胆囊壁增厚粗糙，局部轻度压痛（图26-3-8）。化脓性胆囊炎或有坏

疝时，胆囊明显扩张，其轮廓不规则，且模糊，壁厚 4.0～10.0mm，甚至超过 10.0mm，胆囊壁间质水肿，呈双层或多层，黏膜形成不规则皱褶，造成内壁高低不平、回声中断，胆囊内可见大小不一的点状或片状回声，胆囊透声性差，有些病例在胆囊颈部见结石声像。将探头置于胆囊表面，

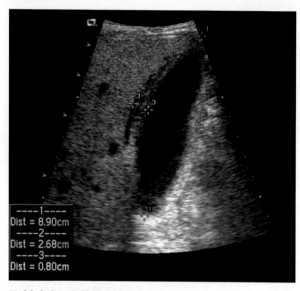

图 26-3-8　急性胆囊炎

胆囊轻度增大，张力增高，胆囊壁增厚，回声粗糙

有压痛反应。坏疽性胆囊炎发生穿孔，胆囊周围可见境界模糊的无回声区，感染严重者于膈下或肝内可见脓肿形成。

4. 鉴别诊断

（1）急性胆囊炎与其他急腹症的鉴别。急性胆囊炎在临床上常见的症状有右上腹疼痛、恶心、呕吐等，与胃十二指肠溃疡、胃肠道穿孔、急性胰腺炎等急腹症很相似。临床上通过病史询问、体格检查可以初步诊断，但进一步鉴别则需借助于影像诊断，超声是首选的方法。胃十二指肠溃疡穿孔和急性胰腺炎时，胆囊声像图无异常征象，而胃肠穿孔时，在腹腔最高处见气体反射，随体位改变会有变化。急性胰腺炎患者，胰腺呈弥漫性肿大，回声明显减弱。

（2）急性胆囊炎与肝源性胆囊改变的鉴别。急性胆囊炎胆囊壁增厚，呈双层或多层改变，而肝硬化肝功能失代偿患者常有低蛋白血症，胆囊壁也会发生继发性改变，急性病毒性肝炎患者胆囊壁增厚，也可形成双层改变，貌似急性胆囊炎，但这类胆囊病变常随着肝脏疾病的变化，胆囊壁也发生相应的改变。急性胆囊炎与肝源性胆囊改变的鉴别详见表 26-3-1。

表 26-3-1　急性胆囊炎与肝源性胆囊改变的鉴别

鉴别点	急性胆囊炎	肝源性胆囊改变
临床表现	右上腹持续性疼痛、恶心、呕吐、发热等急性症状，白细胞增高	有肝病及肝硬化等一系列表现，肝功能异常
声像图特点		
胆囊轮廓	模糊、不规则	清晰、尚规则
胆囊壁厚度	≥ 10mm	多数＜ 10mm
双边征	内、外层不平行或呈多层	内、外层常平行
透声情况	透声差、常伴结石	透声尚好
胆囊内声像	有大小不一的点状或片状回声	囊腔缩小，呈无回声
肝脏声像	正常	异常，常有肝硬化伴腹水征

（二）慢性胆囊炎

1. **病理特点**　慢性胆囊炎是由于急性胆囊炎后遗炎症或由于促使炎症发生的因素持续存在而导致，常因胆囊结石存在而发生。在慢性胆囊炎病例中，70% 有胆囊结石，因炎症反复发作，使胆囊壁增厚和纤维组织增生。轻者仅有胆囊壁粗糙增厚，重者有黏膜和肌纤维萎缩，胆囊变小，浓缩和收缩功能减退或丧失。病变继续加重，可造成胆囊萎缩，与周围组织发生粘连。如果胆囊

管堵塞、胆汁不能进入胆囊、黏膜分泌液体，可造成胆囊积液，并发感染可导致胆囊积脓。

2. **临床表现**　典型的患者可见胆绞痛，且放射至右侧肩胛区，胆囊区有轻度压痛，发作时可伴发热，少有寒战与黄疸。临床表现常不典型，多数患者有右上腹或上腹部隐痛、腹胀、呃气和厌油等消化不良症状，易被误诊为"胃病"。

3. **声像图表现**

（1）胆囊壁增厚、粗糙。胆囊壁的厚度为

0.5~1.0cm，急性发作时呈"双边"征。

（2）在疾病早期或急性发作期胆囊体积可增大，反复多次发作后胆囊腔缩小。如胆囊内充满结石，可呈"WES"征（图26-3-9）。胆囊萎缩者，可形成实质性强回声团块。

（3）胆囊透声差，后壁显示模糊，胆囊内有时出现沉积状回声，伴结石者则可见强回声团块及声影。

（4）脂餐试验显示胆囊收缩功能差或无收缩功能。

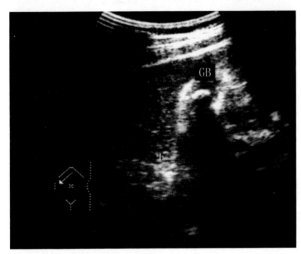

图 26-3-9 慢性胆囊炎并结石
（GB- 胆囊）

4.鉴别诊断

（1）慢性胆囊炎与胆囊腺肌增生症的鉴别。

胆囊腺肌增生症是一种原因不明的增生性病变，胆囊壁呈局限性或弥漫性增厚，临床表现主要有上腹部隐痛、消化不良等，油腻食物易诱发，临床表现酷似慢性胆囊炎。二者在声像图上的鉴别点有：

①慢性胆囊炎时胆囊壁普遍增厚、粗糙，而胆囊腺肌增生症时胆囊壁以节段性或局限性增厚为多见，弥漫性增厚少见。

②慢性胆囊炎时胆囊内可有散在的点状回声，常合并结石，而胆囊腺肌增生症时胆囊内呈无回声。

③慢性胆囊炎时胆囊透声性差，而胆囊腺肌增生症时胆囊透声性良好。

④慢性胆囊炎脂餐后胆囊收缩功能差或丧失，而胆囊腺肌增生症时脂餐后胆囊收缩功能好或亢进。

（2）慢性胆囊炎与慢性肝病引起胆囊壁增厚的鉴别。在大多数情况下，两者鉴别不困难。慢性胆囊炎时，胆囊是原发疾病，主要声像图改变是胆囊本身的改变，肝脏声像常无异常；而慢性肝病引起胆囊壁增厚时，往往在肝脏疾病发展到一定程度后才出现，因此肝脏常有异常，胆囊的改变是继发的，而且随着肝脏病变的好转或进展，胆囊病变也随之发生变化。

（3）慢性胆囊炎与厚壁型胆囊癌的鉴别。其鉴别点见表26-3-2。

表 26-3-2 慢性胆囊炎与厚壁型胆囊癌的鉴别诊断

鉴别点	慢性胆囊炎	厚壁型胆囊癌
临床表现	右上腹发作性疼痛，并放射至肩背部，饮食不当可导致发病	早期症状不明显或有胆囊炎样表现
声像图特点		
胆囊壁	普遍增厚、粗糙，厚度相对均匀	呈不均匀性增厚，胆囊黏膜层形成不规则隆起（多发生在颈体部）
胆囊内回声	散在的点状回声，合并结石时可见强回声团	胆囊壁上有结节状或不规则隆起物，向胆囊内突起
胆囊透声情况	差，合并结石者，伴有声影	透声区缩小
脂餐试验	收缩功能差或丧失收缩功能	收缩功能欠佳

三、胆囊隆起性疾病

胆囊隆起性疾病分胆囊增生性疾病和胆囊息肉样疾病，前者包括胆囊胆固醇沉着症和胆囊腺肌增生症，后者包括胆囊胆固醇沉着症和胆囊腺瘤。

（一）胆囊胆固醇沉着症

1.病理特点 胆囊胆固醇沉着症是由于胆固醇代谢紊乱而引起，其病理改变为体内过多的胆固醇析出后沉着在胆囊黏膜上，使黏膜向胆囊内形成小的隆起病变。数目可以单个，呈孤立型，基底窄或有长短不等的蒂，呈息肉样改变，又称为胆固醇性息肉；也可呈多发性或弥漫性，表现为广泛分布的、粟米大小的黄色结节，有"草莓样胆囊"之称，在显微镜下可见大量泡沫细胞。

2.临床表现　本病一般无症状或仅有上腹部隐痛不适。

3.声像图表现

（1）胆囊大小、形态正常，胆囊壁光整清晰。

（2）发生在胆囊体部为多见，在胆囊壁上向腔内形成小的突起，大小为 5.0 ～ 10.0mm，数目可单枚也可多枚，呈等回声或稍高回声（图 26-3-10）。

（3）弥漫性隆起性病变的形态呈桑椹样或呈分叶状，广泛分布在黏膜上，形如"草莓"状，大小一般为 2.0 ～ 5.0mm，大者可达 10.0 ～ 15.0mm。

（4）隆起物附着在胆囊壁上，无重力性移位征，也无声影。

4.鉴别诊断　胆固醇性息肉在声像图上主要表现为胆囊内壁有高回声或等回声的小隆起性改变，因此需注意与胆囊附壁结石相鉴别，详见表 26-3-3。

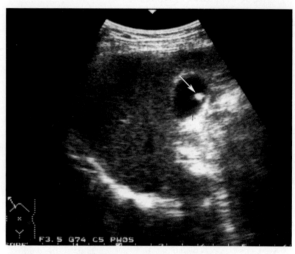

图 26-3-10　胆囊胆固醇沉着症（箭头所指）

表 26-3-3　胆囊胆固醇性息肉与胆囊附壁结石的鉴别

鉴别点	胆固醇性息肉	胆囊附壁结石
病变与胆囊壁的关系	有蒂相连，基底窄，在胆囊内形成隆起物	嵌入胆囊壁
病变的大小	多为 5.0 ～ 10.0mm	5.0mm 左右
病变的回声	等回声或稍高回声	强回声
后方回声	无改变	有"彗星尾"征
实时观察	有蒂者，可见漂动	较固定

（二）胆囊腺肌增生症

1.病理特点　胆囊腺肌增生症是胆囊壁的非炎性、非肿瘤性病变，是一种原因不明的增生性病变。初期为黏膜增生，继之上皮组织向壁层膨胀，穿入肌层延伸扩大，形成小的窦道和憩室样物，肌层增厚至正常的 3 ～ 5 倍。根据病变的广度分为三种类型，即：节段型，仅累及胆囊壁的一部分；局限型，胆囊壁局部明显增厚，呈帽状改变；弥漫型，胆囊壁普遍增厚。

2.临床表现　本病以成年女性多见，发病时有上腹部隐痛、腹胀不适等消化不良症状，进食油腻食物常是发病的诱因。

3.声像图表现

（1）节段型。胆囊壁呈节段性增厚，仅累及一部分胆囊壁，使胆囊形成环状狭窄，未受侵的胆囊壁正常，胆囊透声性好。

（2）局限型。病变常发生在胆囊底部或体部，局部增厚，呈椭圆形或呈扁帽状，其他部位胆囊壁正常（图 26-3-11）。

（3）弥漫型。胆囊壁普遍增厚、模糊，此型较少见。

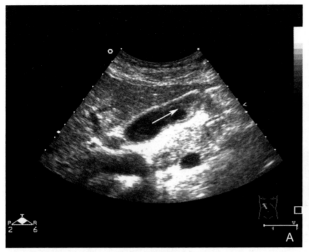
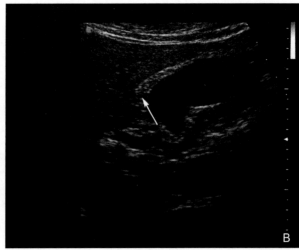

图 26-3-11　局限型胆囊腺肌增生症（箭头所指）

4. 鉴别诊断　慢性胆囊炎和厚壁型胆囊癌均有胆囊壁增厚，与胆囊腺肌增生症有类似之处，其鉴别诊断详见表 26-3-4。

表 26-3-4　胆囊腺肌增生症与慢性胆囊炎和厚壁型胆囊癌的鉴别

鉴别点	胆囊腺肌增生症	慢性胆囊炎	厚壁型胆囊癌
胆囊壁	节段性或局限性增厚，弥漫性增厚少见	普遍增厚，粗糙，胆囊壁厚度差别不大，即呈相对均匀性	增厚，不匀称，局部黏膜层向腔内形成不规则隆起，以颈、体部多见
胆囊内回声	呈无回声状态	有散在的点状回声，常合并结石	囊壁上有结节或不规则隆起物
透声情况	良好	差，伴结石者有声影	透声区缩小
彩色多普勒	胆囊壁无明显血流	胆囊壁无明显血流	病变部位血流信号增多
脂餐试验	收缩功能好或亢进，脂餐试验有时可诱发本病	收缩功能差或丧失	收缩功能欠佳

（三）胆囊腺瘤

1. 病理特点　胆囊腺瘤分为单纯性腺瘤和乳头状腺瘤二种，瘤体一般较小，可发生在胆囊的任何部位，以颈、体部较多见，常为单个，瘤体大小以 1.0～1.5cm 为多见。腺瘤由结缔组织基质内的上皮腺泡组成，混有肌肉与结缔组织。腺瘤有发生恶变的可能，乳头状腺瘤更被认为是癌前病变。

2. 临床表现　临床上常无症状，诊断较为困难，超声是诊断本病的较好方法，常在体检时被发现。少数病例伴发慢性胆囊炎，可出现腹痛、腹胀、厌油及消化不良等症状。

3. 声像图表现

（1）好发部位。病变好发在胆囊颈部或体部，大小多为 1.0～1.5cm。

（2）形态。呈乳头状，基底较宽，个别有蒂，呈中等回声或稍高回声。

（3）瘤体与胆囊壁的关系。瘤体与胆囊壁紧密相连，无重力性移位征，后方无声影（图 26-3-12）。

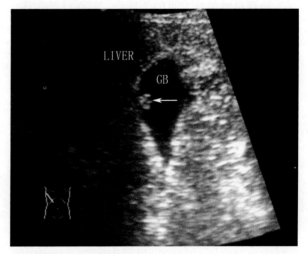

图 26-3-12　胆囊腺瘤（箭头所指）
（GB- 胆囊　LIVER- 肝脏）

4.鉴别诊断

（1）胆囊腺瘤与胆囊结石的鉴别。胆囊结石回声强，后方伴声影，并有重力性移位征，二者鉴别不困难。

（2）胆囊腺瘤与胆囊沉积物的鉴别。胆囊腺瘤直径一般＜1.5cm，而胆囊沉积物直径常＞1.5cm，且有重力性移位征，而且移动后形态会发生改变。

（3）胆囊腺瘤与胆固醇性息肉和早期胆囊癌的鉴别。详见表26-3-5。

表26-3-5　胆囊腺瘤与胆固醇性息肉和早期胆囊癌的鉴别

鉴别点	胆囊腺瘤	胆固醇性息肉	早期胆囊癌
好发部位	颈、体部多见	体部多见	颈、体部多见
形态	乳头或分叶状，基底宽，偶有蒂	桑椹状，基底狭，常有蒂	乳头状、结节状或不规则团块
大小	大都在1.0～1.5cm	0.5～1.0cm	常＞1.0～1.5cm
病变与胆囊壁的关系	与胆囊壁紧密相连，分界不清	分界清楚	瘤体与胆囊壁紧密相连，或呈浸润状
回声强度	中等回声或高回声	中等回声	回声强弱不均
脂餐试验	收缩功能欠佳	收缩功能正常	收缩功能欠佳

四、胆囊蛔虫症

胆囊蛔虫症和胆管蛔虫都是肠道蛔虫经十二指肠乳头开口处钻入胆道系统的并发症，蛔虫停留在胆管即形成胆管蛔虫，窜入胆囊管而进入胆囊者即形成胆囊蛔虫。因此，胆管蛔虫和胆囊蛔虫的病因病理、临床表现及主要声像图表现基本一致，本是一个病症，只是蛔虫寄生的部位不同而已，故将胆囊蛔虫与胆管蛔虫一并合为胆道蛔虫加以讨论。

五、胆囊肿瘤

（一）胆囊良性肿瘤

胆囊良性肿瘤常见的为腺瘤，前面已经叙述。其他如平滑肌瘤、脂肪瘤、纤维瘤等均少见。

（二）胆囊癌

1.病理特点　胆囊癌是胆道系统常见的恶性肿瘤，癌肿多发生在胆囊颈部，也可发生在体部，多数为腺癌，其次是鳞状上皮癌，常呈孤立性坚硬的肿块，形似乳头状或菜花状，有的病变甚大，可填塞整个胆囊腔，胆囊内无回声区消失。胆囊癌的扩散和转移较为迅速，癌细胞可直接侵入邻近的肝、十二指肠、横结肠等。淋巴道转移多见，常转移至胆囊、门静脉、胰头周围淋巴结和腹膜后淋巴结。肿大的淋巴结压迫胆道，可导致阻塞性黄疸。

2.临床表现　主要临床表现有右上腹持续隐痛、食欲不振、恶心、呕吐。早期症状常不明显，有的直至晚期出现黄疸才发现，在病史中多有长期慢性胆囊炎。

3.声像图表现　胆囊癌的声像图表现依据病理形态分为五种类型。

（1）结节型。病变由胆囊壁向胆囊腔内形成结节状突起，基底宽，边缘不规则，呈分叶状，病变内部回声不均匀，无重力性移位征和声影（图26-3-13）。如合并胆囊结石，则可见结石的强回声，后方有声影，有的结石被包埋或镶嵌在癌瘤内，此时结石无重力性移位征。

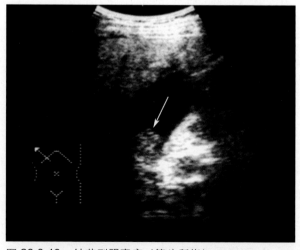

图26-3-13　结节型胆囊癌（箭头所指）

（2）蕈伞型。胆囊内见蕈伞状肿块，基底宽窄不一，呈中等回声，其声像图特征明显，诊断不难（图26-3-14）。

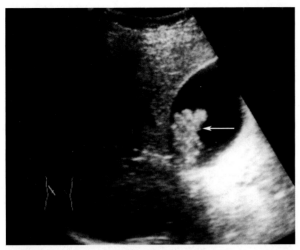

图 26-3-14　蕈伞型胆囊癌（箭头所指）

（3）厚壁型。胆囊颈部先受侵犯，逐渐向胆囊体部和底部浸润，致使整个胆囊壁呈不均匀性增厚、僵硬，胆囊腔常变小（图 26-3-15）。

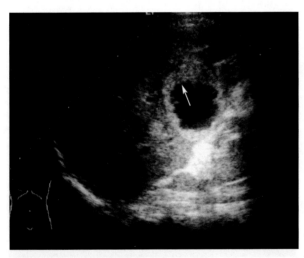

图 26-3-15　厚壁型胆囊癌（箭头所指）

（4）肿块型。多属晚期病变，癌肿充填胆囊腔，胆囊腔缩小或消失，透声区也相应发生变化，肿块与胆囊壁之间的分界不清，胆囊形态失常。肿块内部回声不均匀，当肿块内包有结石时，可见强回声镶嵌在肿块的中间，后方出现中间声影（图26-3-16）。

（5）混合型。胆囊壁呈不均匀性增厚，同时胆囊腔内可见结节状或蕈伞状突起，即上述类型中有二种以上类型混合存在。

4. 鉴别诊断

（1）结节型胆囊癌与孤立性胆固醇性息肉和胆囊腺瘤的鉴别。结节型胆囊癌与胆囊壁紧密相连，或胆囊壁深层受侵犯造成胆囊壁连续性中断；

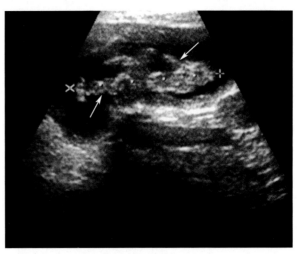

图 26-3-16　肿块型胆囊癌（箭头所指）

肿块内包有结石时，可见强回声镶嵌在肿块的中间，后方出现中间声影

而孤立性胆固醇性息肉与胆囊壁连接不紧密，有蒂的息肉有漂动感；胆囊腺瘤与胆囊壁有明显的分界，胆囊壁无浸润征象，较大的腺瘤与早期结节型胆囊癌有时鉴别较为困难。

（2）厚壁型胆囊癌与慢性胆囊炎的鉴别。厚壁型胆囊癌时胆囊壁局限性增厚，呈结节状向胆囊腔内突起，而慢性胆囊炎时胆囊壁常普遍增厚，有时呈双层改变，常伴有结石声像，多数病例鉴别不困难。

（3）蕈伞型胆囊癌的声像图特征明显，不难诊断。

（4）肿块型胆囊癌与结肠肝曲肿瘤的鉴别。结肠肝曲肿瘤活动度大，团块中可见气体强回声，而肿块型胆囊癌虽然失去正常胆囊的形态和声像图特征，但胆囊与门静脉右支的空间解剖位置，可以帮助识别胆囊病变。如合并胆囊结石，则可见结石声像，更有助于鉴别。

5. 临床意义　胆囊癌的扩散与转移迅速，手术时多属较晚期，无法切除，即使切除生存期也很少超过一年。自从超声广泛用于临床以后，许多临床表现不明显或诊断困难的胆囊疾病，以及一些易诱发胆囊癌的疾病，如胆囊良性肿瘤、胆囊结石、慢性胆囊炎等，都能及时得到诊断与治疗。一些胆囊癌病例常在较早阶段即被超声发现，一些可疑胆囊癌或癌前病变都能及时进行手术治疗，手术时期比以往早，术后存活情况也得到明显的改善。

六、先天性胆囊发育异常

1.病理特点 先天性胆囊发育异常并不多见，但种类繁多。胆囊数目异常方面有胆囊阙如、双胆囊、三胆囊；胆囊形态异常方面有大胆囊、胆囊皱褶、双房胆囊及胆囊憩室等；胆囊位置变异有左位胆囊、右侧高位胆囊、肝内胆囊及游离胆囊等。

2.临床表现 在临床上很少出现症状，因此常不易发现，多数因并发结石、感染或其他腹部疾病作超声检查时才被检出。

3.声像图表现

（1）胆囊缺如。多方位、多切面探测未见胆囊声像图，胆总管内径往往增宽。

（2）大胆囊。除胆囊体积增大、径值超过正常外，无其他声像图异常。

（3）胆囊皱褶。较常见，在胆囊体、底之间或是颈、体之间见条索状较强回声的皱褶，犹如将胆囊分隔成两个腔（图26-3-17）。

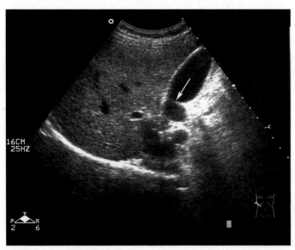

图 26-3-17　胆囊皱褶

（4）双胆囊和双房胆囊。双胆囊在胆囊窝可见两个独立的椭圆形腔，较正常胆囊腔小，壁光整，两腔互不相通。两腔大小一般相近，有的一大一小，有的可部分重叠成"8"字形。两腔如果互相连通，则为双房胆囊（图26-3-18和图26-3-19）。

（5）胆囊憩室。由胆囊壁局部向外凸出一个小圆形的囊腔，通常发生在胆囊体部，憩室通过一小口与胆囊腔相通，憩室内也可以发生结石或合并感染（图26-3-20）。

（6）异位胆囊。在正常胆囊窝不见胆囊，而

在偏左侧近正中线处扫查到胆囊，少数异位胆囊发生在肝右后叶的上段，形成右侧高位胆囊，胆囊的声像图表现正常（图26-3-21）。

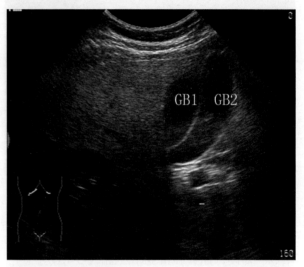

图 26-3-18　双胆囊

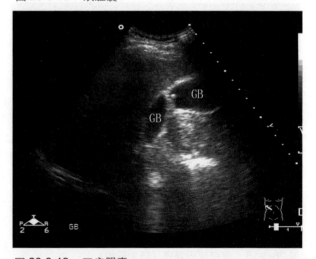

图 26-3-19　双房胆囊

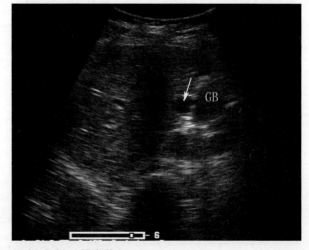

图 26-3-20　胆囊憩室

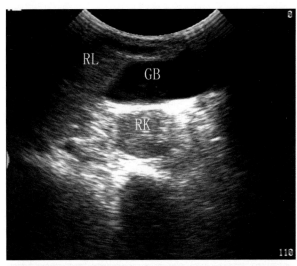

图 26-3-21 异位胆囊

第4节
胆管疾病

超声诊断胆管疾病时，不仅要提示疾病的性质（如结石、肿瘤、寄生虫等），还应指出病变的部位。胆管疾病的定位诊断对超声检查来说，一般是容易的，但对于临床选择治疗方法却十分重要，应予重视。

一、胆管结石

发生在胆管内的结石称胆管结石，胆管结石分肝内胆管结石和肝外胆管结石。

（一）肝外胆管结石

1. **病理特点** 肝外胆管结石可以由肝内胆管结石或胆囊结石排至肝外胆管，也可以在肝外胆管内形成。肝外胆管结石的病理变化主要来自结石梗阻和感染。结石可造成胆管梗阻，使梗阻以上部位的胆管发生不同程度的扩张，出现阻塞性黄疸；继发感染引起胆管炎症及化脓性胆管炎，使胆管壁充血水肿，纤维组织增生，胆管壁增厚；或因溃疡愈合和管壁瘢痕形成，导致胆管狭窄等改变。

2. **临床表现** 右上腹出现反复发作性疼痛时，出现寒战、高热、黄疸，如合并化脓性胆管炎，则出现全身脓毒血症、中毒性休克和弥散性血管

内凝血，甚至死亡。慢性阶段症状轻微，表现为右上腹轻度隐痛、腹胀，可发生胆管部分梗阻，出现轻度黄疸，也有的患者黄疸时隐时现，症状时起时伏。

3. **声像图表现**

（1）肝外胆管内显示形状稳定的强回声团块，呈圆形或半月形，团块与胆管壁分界清楚，结石与管壁之间的夹角多为锐角（图 26-4-1）。

（2）胆管内强回声团块后方有完全声影，约有 5% 为疏松结石，后方声影浅淡。

（3）强回声团上段的胆管呈不同程度扩张，肝内胆管也呈不同程度扩张。

（4）如梗阻部位在胆囊管与肝总管汇合以下水平（即胆总管结石），胆囊常因积液而肿大，胆囊内可见沉积状的胆泥回声，有时在胆囊内可见结石。

（5）结石内径较大者，常在胆管内嵌顿，不发生重力性移位征；而内径较小的结石在体位改变时，可见强回声团块有重力性移位征。

（6）急性发作或反复发作时胆管壁增厚。

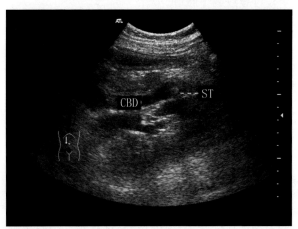

图 26-4-1 肝外胆管结石
（CBD-胆总管 ST-结石）

4. **鉴别诊断**

（1）肝外胆管结石与肝外胆管积气的鉴别。肝外胆管积气的声像图也表现为强回声团，但胆管积气通常不引起梗阻，不会造成近端胆管扩张，其强回声团的形状也不恒定，深呼吸或饮水后，形状可能发生改变甚至消失，后方无固定的完全声影，有时可见多次反射所形成的"彗星尾"征，一般不难鉴别。

（2）肝外胆管结石与胆管癌的鉴别。由于癌肿在胆管内，形成梗阻，因此梗阻以上胆管也会

扩张，易与胆管结石混淆，二者的鉴别诊断详见表 26-4-1。

表 26-4-1　肝外胆管结石与胆管癌的鉴别

鉴别点	肝外胆管结石	胆管癌
胆管内回声	呈强回声，边缘光整，呈半月形或弧形	呈等回声或弱回声，形态呈菜花状或乳头状
与管壁的关系	二者分界清楚或有间隙，团块与管壁之间的夹角呈锐角	二者分界不清，管壁受浸润，管腔呈不规则狭窄或完全阻塞，团块与管壁之间呈钝角
重力性移位征	可有	无
后方回声	有完全声影	无变化或有轻度声衰减
胆管扩张情况	随着胆管炎有好转，扩张程度可减轻或缓解，若结石排出，则恢复正常	胆管扩张呈进行性加重
彩色血流显示	无彩色血流显示	常有彩色血流显示
其他声像	胆囊或肝内胆管可合并结石	可发生周围淋巴结转移或肝内转移

（二）肝内胆管结石

1. 病理特点　结石发生在肝内胆管称为肝内胆管结石，结石可发生在各级肝管，其中以左外叶最为多见。结石常引起梗阻和继发感染，梗阻以上部位的胆管呈不同程度扩张。炎症反复发作可导致胆管壁增厚，如合并化脓性感染可引起肝脓肿、肝组织坏死及肝叶萎缩，有的因胆管积脓穿破可导致膈下脓肿。

2. 临床表现　肝内胆管结石的位置不同以及有否发生梗阻现象，其临床表现也有不同。孤立性肝管小结石，常不发生梗阻和继发感染，多数无症状。一旦有局部梗阻和继发感染，则可出现肝区持续闷胀感，急性发作表现为右上腹疼痛、畏寒、发热、黄疸等急性胆管炎及梗阻症状。

3. 声像图表现

（1）肝管内见强回声斑，有的沿胆管排列形成串珠状。结石可以单发或多发，大小多数 < 1.0cm。

（2）结石所在胆管呈局限性扩张，因肝内毛细胆管互相交通，因此广泛性肝内胆管扩张不多见，多见的是结石所在处胆管扩张，或周围少数终末支扩张。

（3）结石后方可见明显声影，但由于肝内胆管结石常较小，因此其声影往往呈线状暗带（图26-4-2）。

（4）一般无重力性移位征。

4. 鉴别诊断

（1）肝内胆管结石与肝内正常结构的鉴别。肝圆韧带、静脉韧带的横断面，在肝内呈小的强回声团，并可伴声影，酷似结石，应注意鉴别。

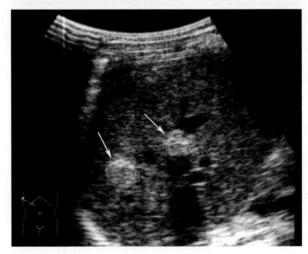

图 26-4-2　肝内胆管结石（箭头所指）

韧带有恒定的解剖关系和位置，且其纵断面呈条带状回声，鉴别不困难。

（2）肝内胆管结石与肝内小血管壁纤维组织增生或钙化的鉴别。各种原因的肝脏炎症，例如病毒性肝炎和寄生虫感染，均会引起小血管纤维组织增生或钙化，表现为强回声团。其与肝内胆管结石不同之处在于它呈二条平行的短线状强回声带，长径多数小于1.0cm，往往在肝内多处可见，后方无声影。

（3）肝内胆管结石与胆道积气的鉴别。胆道积气常发生在有胆道手术病史的患者，肝内胆管内出现串珠状排列的强回声带，肝内胆管扩张不明显，其后方无恒定声影，有"彗星尾"征，呼吸时可见闪动，与肝管内结石明显不同。

（4）肝内胆管结石与肝内强回声型小血管瘤的鉴别。强回声型的小血管瘤多为圆形或分叶状，病变好发在肝右叶，与肝内胆管无恒定关系。用高频探头观察或将图像放大，瘤体内呈筛网状结构，周边可见线环征，后方无声影，与肝内胆管结石声像图特征不同。

二、胆道蛔虫症

1. **病理特点**　蛔虫成虫一般寄生在人体肠道内，当寄生环境变化时，如饥饿、发热、胃酸度降低、驱虫不当、胃肠功能紊乱、妊娠等，蛔虫发生窜动，胆道蛔虫是肠道蛔虫窜至十二指肠，经十二指肠乳头开口处钻入胆管而形成，是肠道蛔虫病的常见并发症。蛔虫进入胆管后，大部分蛔虫停留在胆总管内，少数可继续上行进入左右肝管，也有窜入胆囊管进入胆囊形成胆囊蛔虫。入侵胆道的蛔虫以一条为多见，也可有多条，个别病例蛔虫多达数百条。蛔虫在胆管内可自行退回十二指肠，也可在胆管内继续存活一段时期。由于蛔虫钻入胆道同时带入细菌，因此常伴发胆管炎，进而导致化脓性胆管炎。如果胆管壁发生溃破，会导致胆管出血，乃至穿孔形成腹膜炎。胆总管下端或主胰管梗阻，还可引起急性胰腺炎。

2. **临床表现**　骤起骤止的钻顶痛和绞痛，症状剧烈，但体征不显著，"症征不符"是胆道蛔虫的特点。压痛点常在剑突下方，压痛深在，无反跳痛及肌紧张，可出现呕吐，呕吐物中可有蛔虫或虫卵。疼痛不缓解，可出现发热、黄疸等继发感染症状。

3. **声像图表现**

（1）胆道内可见二条平行的条索状强回声带，二带之间呈弱回声，并可见稀疏的点状回声（图26-4-3）。若有多条蛔虫进入胆道，则可见多条平行的强回声带或盘旋成团状。

（2）实时观察有时可见蠕动的虫体，胆囊内的蛔虫可扭曲成"S"状。蛔虫退出后，则虫体在图像中消失。

（3）胆道蛔虫一般不引起胆管阻塞，因此胆管扩张不明显。一旦窜入至胰管，形成阻塞，则见主胰管扩张，可并发急性胰腺炎。

4. **鉴别诊断**

（1）胆道蛔虫与胆道引流管的鉴别。胆道引流管与胆道蛔虫相似，均呈双线管状回声，结合病史或抽动引流管见同步活动即可鉴别。

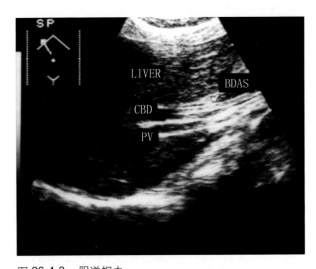

图 26-4-3　胆道蛔虫
（BDAS-胆总管蛔虫　CBD-胆总管　LIVER-肝脏　PV-门静脉）

（2）胆道蛔虫与肝门区管道重叠的鉴别。肝门区管道较多，由于声束断面关系，可出现伪像，将管道显示重叠征象。通过多切面检查或侧动探头，仔细辨认肝门部的解剖关系，不难鉴别。

5. **临床意义**　胆道蛔虫是农村中常见的一种急腹症，诊断上主要依据临床表现，客观依据甚少。超声检查便于急诊及时诊断，诊断正确率达95%，对急诊及时处理十分重要，动态观察还可以判断疗效。在内镜取虫术中，超声可提示虫体窜入胆道的部位及深度。

三、胆管癌

1. **病理特点**　胆管恶性肿瘤以癌为主，病变可发生在胆管的任何部位。各部位发生率依次为胆总管、胆囊管和肝总管与胆总管汇合处、肝总管、胆囊管、右肝管、左肝管。胆管癌形态呈乳头状或扁平形，局限型或弥漫型，癌肿多为腺癌。转移较慢，主要累及局部淋巴结，亦可侵犯腹膜或转移到肺。肝内胆管癌十分罕见，据文献报道99%为腺癌，故在病理上常命名为肝内胆管囊样乳头状腺癌。此外，胆管末端形成壶腹部是胆总管和胰管汇合形成的共同通道。壶腹部良性肿瘤极罕见，大都为癌，大体形态呈息肉状、结节状、肿块型或溃疡型。此处癌肿即使很小也易引起胆总管和胰管的阻塞症状。

2．临床表现 胆管癌的主要症状是阻塞性黄疸，并呈进行性加重，起病隐匿，常先有上腹胀痛及消化不良症状，一旦癌肿导致胆管阻塞，黄疸呈持续性加深。如伴继发感染，可出现发热、胃肠道症状。晚期患者体重减轻、消瘦、软弱乏力，甚至出现恶病质等表现，上腹部常可触及肿大的胆囊。如癌肿位于肝总管内，则胆囊不肿大，而肝脏明显肿大。

3．声像图表现

（1）肝外胆管癌的声像图表现。

①胆管内壁突起的乳头状或菜花状肿块，边界不清，使胆管回声中断（图26-4-4）；有的表现为胆管壁非均匀性增厚，管腔狭窄变细，内径为2.0～3.0mm，呈鼠尾状，严重者（如硬化型胆管癌）可以导致胆管闭塞，使管腔变为强回声带。

②多数有明显的肝内外胆管扩张，并且呈进行性加重。

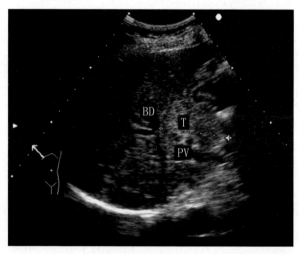

图26-4-4 肝外胆管癌
（BD-胆管 PV-门静脉 T-肿块）

（2）肝门部胆管癌的声像图表现。

①高位胆管癌常发生在肝外胆管的上段、左右肝管汇合部。

②肝内胆管扩张，肝外胆管不扩张，胆囊不肿大。

③左右肝管汇合部可见高回声或等回声团块充填管腔，边界不清楚，使胆管显示不清，犹如管道被截断。

（3）肝内胆管癌的声像图表现。十分罕见。

笔者仅见4例，其声像图特征可供参考。

①发生在肝左叶较多见，受累的胆管呈囊样扩张，形如球状，直径3.0～4.0cm，扩张的肝内胆管壁犹如囊壁。

②囊样扩张的胆管壁上长有赘生物，呈乳头状或菜花样的等回声肿块，边缘不规则，境界清楚，犹如肝内的囊实混合性占位病变（图26-4-5）。

③病灶往往为孤立性，其他部位的肝内胆管不受影响。

④超声导向穿刺活检，抽吸液性部分常为胆汁，实质部分可获腺癌细胞。

（4）壶腹部癌的声像图表现。

①壶腹部肿瘤瘤体较小，较难显示清楚，仔细观察在胆总管末端见低回声或等回声结节。不易显示时，可饮水后显示十二指肠降部的同时探及胆总管末端病变，其后方无声影。

②肝内外胆管全程扩张，胆囊肿大，并呈进行性加重。

③胰头部不增大，形态正常，但主胰管扩张。

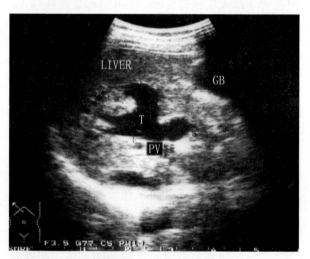

图26-4-5 肝内胆管癌
（GB-胆囊 LIVER-肝脏 PV-门静脉 T-肿块）

4．鉴别诊断

（1）壶腹部癌与胆管结石的鉴别。结石呈强回声团块，表面光滑，与管壁之间分界清楚或留有细窄的缝隙，后方有明显的声影，有时可见重力性移位征，结石引起胆管扩张，程度轻且有时可缓解；而壶腹癌呈低回声，无声影，也无重力性移位征，胆管扩张并呈进行性加重。

（2）硬化性胆管癌与硬化性胆管炎的鉴别。

炎症造成的胆管壁增厚常为均匀性普遍增厚，可累及肝内胆管和胆囊，使胆囊壁增厚，胆囊腔缩小；而硬化性胆管癌时胆管壁呈不规则增厚，且为局限性改变，如果病变发生在胆总管，则胆囊积液肿大，如果病变发生在肝总管，则胆囊萎缩变小。当胆管狭窄时，炎症常导致普遍性狭窄，表现为索条状强回声带，而胆管癌则常导致局限性狭窄或完全性阻塞，阻塞以上胆管明显扩张。

（3）肝内胆管癌与肝脏肿瘤的鉴别。肝脏良性混合性血管瘤，表现为囊实混合性回声，而原发性肝癌病灶发生坏死液化后也与肝内胆管癌有相似之处，需注意鉴别详见表 26-4-2。

表 26-4-2　肝内胆管癌与肝脏肿瘤的鉴别

鉴别点	肝内胆管癌	囊实混合性血管瘤	原发性肝癌伴坏死
受侵部位	肝内胆管，部位较恒定	肝右叶多见	肝右叶多见
病灶直径	多数为 3.0～5.0cm	常 > 5.0cm	> 5.0cm 居多
边界	分界清，有纤维囊壁	分界清，包膜较粗厚	分界模糊，有声晕
内部回声	囊壁上可见乳头状突起，构成混合性肿块	以实质回声为主，间有大小不一的无回声区，呈网状结构	以实质回声为主，呈镶嵌状，内见不规则坏死区，呈无回声
周围肝组织	大多正常	大的瘤体推移和压迫周围血管和胆囊等脏器	周围可见卫星灶或静脉癌栓或肝硬化
超声引导穿刺	液性部分为胆汁，呈黄色，实质部分可找到腺癌细胞	血性液体	可找到肝癌细胞，液性部分为血性坏死物

5. 临床意义　胆管癌在临床上常因出现黄疸才开始引起注意，随着黄疸加深，临床上会高度怀疑为胆道系统肿瘤，但是正确诊断和定位仍很困难。在超声用于临床以前，术前正确诊断率仅为 33%。超声检查不仅能正确地鉴别病变是肝内胆管癌还是肝外胆管癌、病变是在高位的肝门处还是在远端胆管，还可以明确有无周围淋巴结转移，对手术方式和治疗措施的选择有重要的意义。

四、胆管炎症

胆管炎一般分为原发性（即硬化性胆管炎）和继发性（即化脓性胆管炎）两类，前者较少见，而后者多见，尤以化脓性感染为突出表现，形成化脓性胆管炎。

（一）硬化性胆管炎

1. 病理特点　硬化性胆管炎属自身免疫性疾病，可能与细菌感染有关。在病理上，肝内、外胆管呈广泛条索状狭窄，少数为局限性改变。受累的胆管壁纤维组织增生、管壁增厚、管腔狭窄。

2. 临床表现　本病较少见，临床表现为阻塞性黄疸，继发感染时有发热、右上腹痛，治疗后可缓解，但易反复发作，并呈进行性加重，最终导致肝硬化、肝功能衰竭而死亡。

3. 声像图表现　肝外胆管壁增厚，管壁回声增强，管腔内径变小。如为局限性胆管炎，则胆管壁局部增厚，管腔狭窄，其近端胆管可能出现轻度扩张。受累的肝内胆管管壁增厚，管腔狭窄，透声腔隙不明显，胆管呈增粗的带状回声，肝内胆管形成树枝状强回声带。

（二）化脓性胆管炎

1. 病理特点　常因胆管局限性疾病（如结石、寄生虫、肿瘤、手术创伤、T 型管引流等）刺激胆管壁，使黏膜充血水肿，形成溃疡，促使纤维组织增生，最终导致管壁增厚、管腔狭窄。如继发感染则可导致急性发病，胆管发生急性化脓性感染，造成胆管梗阻、管腔内充满脓性胆汁、胆管扩张。毒素进入血液循环，临床上会出现全身脓毒血症的一系列表现。

2. 临床表现　起病急骤，右上腹或剑突下有胀痛或绞痛，并有高热寒战、恶心、呕吐，有些病例可见黄疸，严重者有全身发绀、谵语、嗜睡、血压下降、昏迷等休克表现，体温可高达 40℃以上。右上腹有压痛、肌紧张，可扪及肿大的胆囊和肝脏，白细胞及中性细胞比率明显升高。

3. 声像图表现

（1）胆总管扩张，肝内胆管也有不同程度扩张。

（2）受侵胆管壁增厚，回声粗糙，管腔透声差，胆管结构显示不清。

（3）胆管腔内有粗细不一的点状或小片状回声，使胆管透声区缩小或消失，若化脓性炎症由结石、肿瘤或寄生虫等造成，尚可见结石、肿瘤、寄生虫等相应的声像图表现（图26-4-6）。

（4）胆囊肿大、胆囊壁增厚，伴急性炎症时可呈双边征，胆囊内有点状沉积物时透声差。

（5）炎症累及肝脏时，肝内可并发脓肿，呈现脓肿的声像图表现。

（三）鉴别诊断

胆管炎有原发性和继发性两种，原发性即硬化性胆管炎，继发性主要为化脓性胆管炎，两者都有胆管壁增厚、管腔狭窄等特点，但两者的治

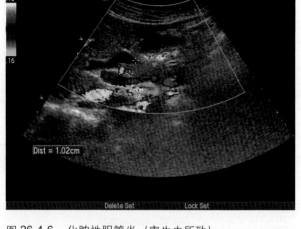

图26-4-6　化脓性胆管炎（寄生虫所致）

疗方法不尽相同，故鉴别诊断有实际意义，详见表26-4-3。

表26-4-3　硬化性胆管炎与化脓性胆管炎的鉴别

鉴别点	硬化性胆管炎	化脓性胆管炎
胆管腔内病变	常无明确的管腔内病变	常由结石、肿瘤、寄生虫或引流管等继发感染所致，管腔内可见相应病变的声像图表现
胆管腔	肝外胆管狭窄，肝内胆管腔隙不明显，呈树枝状或带状强回声	胆总管扩张，肝内胆管轻度扩张，管腔透声性差
胆管壁	肝内外胆管壁均增厚，少数仅见肝外胆管壁增厚	肝外胆管壁稍增厚、粗糙，肝内胆管壁不增厚

（四）临床意义

超声检查可以判断胆管壁增厚是在肝内还是肝外，或是肝内肝外均有；可测量胆管内径，提示有无狭窄或扩张；还可以了解管腔内有无结石、肿瘤、寄生虫以及引流管等，有利于诊断与鉴别诊断。对重症的化脓性胆管炎患者，因症状严重、病情危急，此时通过床旁超声检查，可以为临床提供重要的诊断依据，对急诊处理争取了时机，是不可缺少的检查手段。

五、先天性胆管异常

先天性胆管疾病较多见的有先天性胆道闭锁和先天性胆管囊样扩张症。

（一）先天性胆道闭锁

1.病理特点　本病是胚胎发育不良所导致的畸形，由于胆管不腔化，致使胆道闭塞不通，胆汁排泄受阻，造成阻塞性黄疸，胆道演变为束带

状。闭锁可发生在肝外胆道或肝内胆道或肝内外全部闭锁，病理改变有两种：一是胆管完全闭塞，另一是胆管上皮部分被破坏形成狭窄。

2.临床表现　胎儿出生后出现黄疸，尿如浓茶，粪便呈白陶土色，表现为阻塞性黄疸症状，肝脏因胆汁瘀积而肿大，质地硬，如不能改善，最终导致胆汁性肝硬化，预后不良。

3.声像图表现

（1）单纯肝外胆管闭锁。肝内胆管普遍扩张，如闭锁部位在胆总管，则胆囊积液肿大，胆总管呈强回声条索；如闭锁部位在肝门部，则胆囊不充盈，显示不清。

（2）肝内胆管闭锁型。又分肝内胆管全闭锁和局限性闭锁两类。患者胆囊和肝外胆管发育正常。肝内胆管全闭锁者，肝内胆管透声区消失，胆管呈条索状强回声；局限型闭锁者，其上段微小胆管可见扩张。

（3）弥漫型。肝内外胆管均闭锁，声像图表现肝内外胆管都不扩张、胆囊不显示，肝实质

损害严重，甚至呈肝硬化改变。

4. 鉴别诊断　胆道闭锁引起的黄疸，临床上应与新生儿肝炎、新生儿溶血、胆栓综合征等相鉴别。前二种疾病通过超声检查，结合临床表现和血液检查鉴别十分容易，而胆栓综合征则是由于浓缩的胆栓阻塞 Vater 壶腹，引起阻塞性黄疸，超声表现为胆道扩张和胆囊肿大。经消炎利胆治疗，病情可缓解，若栓子进入肠道，则黄疸消退，胆道也恢复正常。

（二）先天性胆管囊样扩张

1. 病理特点　先天性胆管囊样扩张按病变发生的部位，分为肝外型、肝内型和肝内肝外复合型。病变以发生在胆总管最为多见，主要是由于发育异常造成解剖结构的缺陷，也有学者认为是病毒感染后，胆管壁上皮被破坏、变性而扩张，扩张的胆管呈梭形或球形，也有的呈憩室样向外扩张，病变上段胆管由于胆汁排泄受阻而扩张，少数肝内胆管呈圆形或圆柱状扩张，病变远端胆管却多有狭窄。

2. 临床表现　主要表现为上腹痛和轻度间歇性黄疸，合并结石或继发感染者，可出现胆绞痛、畏寒、发热、恶心、呕吐。经消炎等治疗可缓解，但可反复多次发作，犹如慢性胆囊炎反复发作，每发作一次囊肿即可进行性增大，症状也越明显，囊肿增大后在腹部可打及包块。

3. 声像图表现

（1）胆总管囊肿的声像图表现。

①肝外胆管部分或全部扩张，以部分扩张为多见。

②胆总管呈圆形或呈梭形扩张，上下端与胆管相通，上端胆管可呈轻度管状扩张，下端胆管少数见扭曲、狭窄。

③胆总管扩张犹如囊肿，胆管壁构成囊壁，囊内为胆汁，呈无回声区，后方回声增强（图26-4-7）。

④囊肿直径一般为 5.0 ～ 7.0cm，故大多数病变局限在右侧腹部，病变的左侧常不越过正中线，个别巨大的囊肿可超过正中线，向下可抵达右侧髂窝。

⑤如合并结石，则囊内可见强回声团，后伴声影，且有重力性移位征；如继发感染，则囊内

可见斑点状回声。

⑥囊肿后方可见伴有的门静脉，这是对本病定位诊断的佐证。

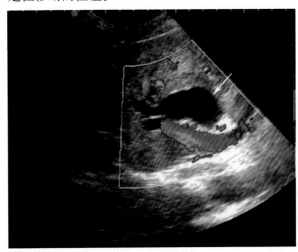

图 26-4-7　胆总管囊肿（箭头所指）

（2）肝内胆管囊状扩张（Carolis 病）的声像图表现。肝内胆管呈节段性或串珠状扩张，也可呈梭形和圆柱形扩张，向肝门部汇合，扩张的胆管互相连通，形似海星状，常可见到伴行的门静脉，囊肿穿刺为胆汁（图26-4-8）。

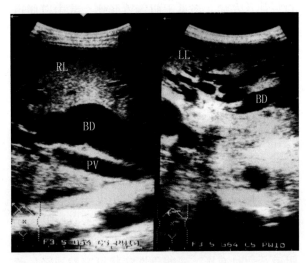

图 26-4-8　Carolis 病时肝内外胆管扩张
左图显示胆总管扩张和肝右叶肝内胆管扩张，右图显示肝左叶肝内胆管扩张（BD-扩张的胆管　LL-肝左叶　RL-肝右叶　PV-门静脉）

4. 鉴别诊断

（1）肝内胆管囊肿与肝囊肿的鉴别。肝囊肿有典型的囊肿声像图表现，即表现为肝内圆形无回声区，有完整的囊壁，两侧壁回声失落，后壁及后方回声增强，常有侧壁声影，空间位置与肝

内门静脉、胆道无恒定关系；而肝内胆管囊肿则与胆道相通，常与门静脉伴行，形态不规则，无明显的侧壁声影和侧壁失落等典型肝囊肿的声像图特征，超声引导下穿刺其内容物为胆汁。

（2）先天性胆管囊样扩张与阻塞性黄疸的鉴别。阻塞性黄疸多是肝内胆管普遍扩张，管道扩张呈均匀性，阻塞性黄疸常由结石、肿瘤、寄生虫等引起，因此可见相应的声像图特征，所以两者鉴别诊断并不困难。

5. **临床意义**　先天性胆管闭锁及先天性胆管囊样扩张均为胆管先天性缺陷造成的疾病，超声检查较其他影像学诊断简便，可实时观察胆道的连续关系，准确性高。虽然引起胆管扩张的疾病较多，但超声检查对这类疾病不仅可以确定病变的部位，往往还可以明确疾病的性质，特别是需手术治疗的先天性胆道疾病，术前作出正确的诊断颇为重要。

六、胆道积气

1. **病理特点**　胆道积气通常是胆道系统疾病的一种并发症，多见于胆道胃肠瘘，其中以胆道十二指肠瘘最为多见。主要的病因是胆管结石、十二指肠溃疡和胃疾病。内瘘形成后，胆汁及结石经瘘口流入肠道，肠道气体也可进入胆道；晚期壶腹部肿瘤等病变不能手术切除时，胆囊空肠吻合术是一种姑息的手术方法，胆汁经胆囊直接流入肠腔，以缓解阻塞性黄疸的症状，而肠道气体也可能进入胆道系统，形成胆道积气；此外，胆道穿刺造影术也是发生胆道积气的常见原因。

2. **临床表现**　胆道积气以中老年患者多见，胆道积气本身无特殊的临床表现，常以原发疾病的症状为主，但在内瘘形成后由于胆汁引流通畅，胆道可暂时减压，一些急性症状可突然减轻，黄疸减轻或消退。

3. **声像图表现**

（1）胆囊和胆管内见强回声气体反射，肝内胆管积气呈明亮的串珠样或不光整粗线状回声，后方可见"彗星尾"征（图26-4-9）。

（2）如作胆囊空肠吻合术，胆囊腔缩小或显示不清，胆囊壁增厚，原先扩张的胆管可以恢复正常。

4. **鉴别诊断**　胆道结石也表现为强回声，

尤其是肝内胆管结石的声像图表现与胆道积气类似，需注意鉴别。胆管积气虽呈强回声，但其形状不恒定，在深呼吸或饮水后，可能会发生形态改变或消失，其后方不像结石有完全声影，常表现为多次反射，呈"彗星尾"征。胆管积气时胆管一般不扩张，而结石常使胆管扩张，超声可对两者进行鉴别。

5. **临床意义**　根据声像图特点，结合病史容易作出胆道积气的诊断，鉴别诊断也不困难，其他方法均不如超声优越。

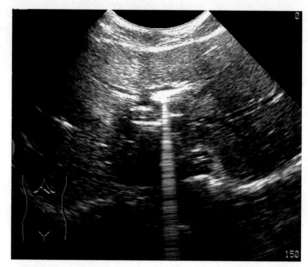

图26-4-9　胆道积气

七、胆道出血

1. **病理特点**　胆道感染和结石是胆道出血的常见原因，多是胆管炎、胆管周围炎引起多发性脓肿直接破溃侵犯门静脉或肝动脉分支的结果。另外，胆道外伤也可导致胆道出血，穿刺活检、造影或手术损伤等因素都可能造成胆道出血。

2. **临床表现**　右上腹剧痛、呕吐、黑便，出血量大，可引起出血性休克，常伴寒战、高热、黄疸等症状。

3. **声像图表现**　胆道内新鲜出血时，胆管稍有扩张，管腔内见点状回声，犹如实质性管道。胆囊内有积血，则在胆囊内见沉积物回声。血液凝固后，胆管内见低回声团块，而胆囊内的凝血块犹如软组织块，呈扁平状，改变体位时血块会跟随漂动，其外形也稍有改变。血块收缩和吸收后，则可缩小以至消失。

4. **鉴别诊断**　胆囊凝血块需与浓稠胆汁、脓团和结石等鉴别，详见表26-4-4。

表 26-4-4　胆囊凝血块与浓稠胆汁和脓团的鉴别

鉴别点	胆囊凝血块	胆囊浓稠胆汁	胆囊脓团
胆囊壁	壁薄	壁薄	壁厚，呈双层或多层，内壁粗糙，不光整
胆囊透声性	可见扁平低回声团块	囊内见散在的点状回声，有悬浮感或沉积在下方，胆汁有分层征	斑片状或团块状回声，常合并有结石
重力性移位征	随体位改变有缓慢重力性移位征，移动时形态稍有改变	呈细砂样移动，移位后仍可见分层征	呈片状或团块状移动
与胆囊壁的关系	分界清	分界清	分界模糊、粗糙
后方回声	无改变	增强	稍衰减，有结石伴声影

5. **临床意义**　胆道出血在临床上常表现右上腹剧痛、呕血、黑便等，超声检查可在床旁进行急诊检查，并可提供参考依据，有助于急诊及时处理。

第5节
阻塞性黄疸

阻塞性黄疸是由于肝内毛细胆管、小胆管、段胆管、叶间胆管直至胆总管发生机械性梗阻而引起。通常分为肝内阻塞和肝外阻塞两类，其中有些肝内阻塞性黄疸，其病变主要发生在毛细胆管内，例如毛细胆管炎性病毒性肝炎（又称胆汁瘀积型病毒性肝炎）和药物性黄疸，它是由于毛细胆管内胆栓形成而出现肝内胆汁瘀积症。此类疾病超声检查的特征性不强、不易观察到胆管扩张，病变定位困难，超声难以提供有价值的信息，常需借助于血液生化检查及胆色素定量分析来诊断，因此本节不包括这类疾病所引起的阻塞性黄疸。

一、阻塞性黄疸的声像图表现

1. **胆管扩张**　是阻塞性黄疸最主要的声像图表现，胆管扩张的范围与梗阻部位有关。如肝门部梗阻，则肝内胆管普遍扩张，而肝总管以下胆道不扩张，胆囊不肿大；如梗阻在胆囊管与肝总管汇合部，则肝总管以上部位的胆道均扩张，胆囊也增大，但胆总管不扩张；如梗阻在胆总管，则肝内、外胆管均扩张，胆囊肿大，但胰管不扩张；如梗阻在壶腹部，则全程胆管扩张，胆囊肿大，

主胰管也扩张。然而，梗阻也可以是部分梗阻，则梗阻上段胆管扩张不明显或不扩张，这些病例需结合其他声像图特征进行分析判断。

2. **平行管征**　胆管与门静脉伴行，正常人胆管的内径约为门静脉的1/3。一旦发生胆管扩张，则与门静脉构成平行管征，也称为"双筒猎枪"征，这是胆管扩张的特征性声像图表现。肝内胆管内径＞3.0mm可提示肝内胆管扩张；正常胆总管的内径约为6.0mm，胆总管内径7.0～10.0mm为轻度扩张，胆总管内径＞10.0mm为显著扩张。

3. **肝脏回声**　完全性胆道梗阻患者，由于肝内胆管普遍扩张，肝脏透声增强，肝脏回声较正常肝脏强。

4. **胆囊大小**　若梗阻在胆囊管水平以上，胆囊一般不肿大；若梗阻在胆囊管水平以下，则胆囊体积增大，并在胆囊内可见沉积物回声；若梗阻在胆囊管或胆囊本身病变，则胆囊肿大，但胆管不扩张。

5. **胆管腔内及胆管壁的声像改变**　与引起梗阻的病因有关，结石、肿瘤、寄生虫、胆管炎、胆管外肿瘤或淋巴结压迫等病变都有各自的声像图特征。

二、超声诊断阻塞性黄疸的程序

1. **观察胆管有无梗阻**　从肝内胆管各级分支直至胆总管末端及胆囊进行观察，并测量胆管的内径和胆囊的大小。确定胆管是否扩张及胆囊有无肿大。

2. **梗阻部位的确定**　根据梗阻部位上段胆管扩张而下段胆管不扩张的特点，可以判断胆管的梗阻部位。但在实践中，临床表现错综复杂，其

声像图表现也不一定按上述规律出现。有的胆管是部分梗阻，其上段胆管扩张不明显或不扩张，此时难以根据胆管内径来判断梗阻部位，需结合其他声像图特征，如胆管腔和胆管壁的声像图改变综合分析后作出判断。

3.**病因推断**　超声检查明确梗阻部位后，需进一步观察胆管内、外病变，尤其是发生梗阻的部位，梗阻常见原因可从以下几方面考虑。

（1）胆管内因素。常见的有结石、肿瘤、寄生虫、炎症、胆栓等，构成胆管腔内各种不同的声像图表现。一般而言，通过声像图分析是可以区分的。

（2）胆管壁因素。常见的有炎症、胆管癌、先天性胆管疾病、寄生虫等，各类疾病有不同的声像图特征，超声检查大多能明确诊断。

（3）胆管外因素。胆管邻近脏器（肝、胃、胰、肠等）肿瘤以及肿大的淋巴结压迫也可以导致胆管梗阻而形成阻塞性黄疸。超声诊断这些疾病并不困难。

（贾译清）

第27章

胰腺疾病

第1节
胰腺解剖概要

一、胰腺的结构及毗邻关系

胰腺为腹膜后器官，为一条形态狭长的腺体，横跨于第1至第2腰椎体的前方，具有内、外分泌腺双重功能。胰腺长12～15cm，宽3～4cm，厚1.5～2.5cm，重量为60～100g。胰腺的大小和重量随着年龄的增加而增加，至50岁以后渐趋萎缩，因此老年人的胰腺小于年轻人的胰腺。

胰腺可分为头、颈、体、尾四部分，各部无明显的界限。胰头是胰腺最宽大的部分，位于腹部正中的右侧，周围有十二指肠环绕，其上方是门静脉和肝动脉，前方及右侧为肝脏，右前方为胆囊，后方为下腔静脉，胰头的钩突部恰好位于肠系膜上静脉的后方。由于下腔静脉在胰头的后方，因此胰头癌可压迫或侵犯下腔静脉。

胰颈是胰腺最狭小的部分，前方与胃幽门部和十二指肠上部相邻，后方为门静脉（肠系膜上静脉与脾静脉汇合处），因此胰颈癌容易压迫和侵犯门静脉，引起门静脉系统瘀血。

胰体位于腹正中线的左侧，距腹壁最近，因此也最容易被超声显示。胰体的前方有胃和小网膜，后方在正中线稍偏左侧有纵行的腹主动脉。在正常情况下，网膜囊不能在声像图上显示出来，只有当胰腺炎或胰腺外伤破裂时，胰液、渗液或血液等积聚在网膜囊内形成假性囊肿时才能被超声显示出来。胰体的上缘有腹腔动脉自腹主动脉发出，腹腔动脉向前走行很短的一段距离后分叉为脾动脉和肝动脉。在声像图上常以肠系膜上动脉和腹主动脉来确定胰体的位置。

胰体向左的延伸部即为胰尾，胰尾位于脾静脉的前方，其后方为左肾上腺和左肾，前方为胃。脾静脉是胰体和胰尾的定位标志。通过显示脾静脉有助于鉴别肿瘤的来源。

胰管位于胰腺实质内，从胰头至胰尾贯穿整个胰腺，分为主胰管和副胰管。主胰管贯穿胰尾、胰体及部分胰头，在胰头部与胆总管汇合，其内径为2～3mm，主胰管阻塞时内径常大于4mm；副胰管短而细，位于胰头和主胰管的前上方，在声像图上很难显示出来。当胰管有改变时即为病理现象，主要有平滑扩张、不规则扩张和串珠状扩张等3种类型。

二、胰腺的形态

有学者报道在一个切面上或从某一角度观察胰腺的形态，可将胰腺分为斜型、水平型、直角型。

1. **斜型** 横切时从上向下，先观察到胰尾，依次是胰体和胰头，整个胰腺需分段横切才能完成扫查。

2. **水平型** 胰腺呈水平，可在1～2个横切面上观察到整个胰腺。

3. **直角型** 上段横切时，先观察到胰体，而至下段横切时，仅可观察到胰头和胰尾。

进一步了解胰腺的各种形态，有助于正确地确定各层次的胰腺断面，全面地显示胰腺，避免将胰腺各部分位置反常或胰腺外形变异误诊为异常肿块。胰腺大体可分为3种形态：蝌蚪型，胰头粗大，胰尾细窄（或者相反），此型占44%；哑铃型，胰头和胰尾粗大，胰体较细小，形如哑铃状，此型占33%；腊肠型，胰头、胰体和胰尾粗细大致相等，此型约占23%。

三、胰腺的切面解剖

胰腺的切面解剖形态与超声扫查关系密切，因此只有掌握胰腺的横切面及纵切面解剖，才能更好地分辨正常与异常的胰腺。从解剖上看，了解胰腺与周围脏器及血管的关系十分重要。

1.横切面观察 由后向前观察。首先是脊柱，脊柱的前方是下腔静脉及腹主动脉，往前是肠系膜上动脉，再往前是脾静脉；胰头位于下腔静脉的前方，胰体、尾部位于脾静脉的前方。胰腺的两侧为左、右肾脏；胰头的右侧为肝右叶，右前方为胆囊、胆总管及门静脉，前方为肝左叶，左前方为胃，左侧为脾。

2.纵切面观察 可以看到胰腺的横切面。沿下腔静脉纵切，于腹主动脉及左肝之间，可以观察到胰体，呈三角形。由胰体再往左侧，相当于主动脉左缘，可观察到胰尾，亦呈三角形。

第2节
胰腺超声检查基础

一、仪器

使用高分辨力的线阵、凸阵实时灰阶超声显像仪。大多数人胰腺回声比肝脏回声稍强。成人常用频率为3.5MHz的探头，肥胖者可选用频率为2.5MHz的探头，体瘦或儿童则宜选用频率为5MHz的探头。

二、检查前准备

检查前一天晚餐吃清淡、少渣饮食，禁食一晚，在空腹的情况下做检查。对腹部胀气或便秘的患者，可服用消胀药物或睡前服缓泻剂，检查前先排便或灌肠，也可在检查时饮水500～1000ml，使胃内充盈液体作透声窗，以便更好地显示胰腺。

急性胰腺炎因剧烈上腹痛而无法检查时，可适当止痛后再进行检查。

三、体位

1.仰卧位 仰卧位是超声检查胰腺最常用的体位。病人深吸气时膈肌向下移位，可通过下移的肝左叶作透声窗来扫查胰腺，但有时胃肠内的气体常会影响胰腺的显示，尤其是胰尾显示更差。此时，经左侧脾区作冠状断面扫查，利用脾脏或左肾作为透声窗也能观察胰尾。

2.侧卧位 当胃肠内气体较多、观察胰尾困难时，患者饮水后取左侧卧位，使气体向胃幽门或十二指肠及结肠肝曲移位，便于显示胰尾；同样，患者取右侧卧位则便于显示胰头。

3.半卧位或坐位 当肝左叶不大或腹腔气体较多时，可嘱患者取半卧位（30°～45°）或坐位，使肝脏下移，覆盖胰腺，以肝脏作为透声窗，并推移充气的横结肠，便于显示胰腺；饮水后胃内气体上升至胃底，胰腺的前方充满液体，也有利于清晰地显示胰腺。

4.站立位 站立位能使肝脏明显下移，并嘱患者饮水后进行检查，则胰腺的显示效果更佳，站立位检查特别适合于肝左叶较小的患者。

5.俯卧位 从背部检查时应先找出左肾，于左肾上极的前方可显示与脾静脉横断面紧邻的胰尾。

四、正常胰腺声像图表现

（一）横切面扫查

正常胰腺菲薄，无包膜，常呈一条内部回声均匀的带状结构或纺锤形结构，可呈蝌蚪型、哑铃型或腊肠型3种形态。正常胰腺呈右低左高斜形走行，边缘整齐、光滑，内部回声均匀（图27-2-1），其轮廓经常必须借助于周围的解剖标记来判断和勾画。胰腺的回声强度与周围脏器回声比较，肾窦回声＞胰腺＞肝脏＞脾脏＞肾实质回声。老年人胰腺的回声强度常高于肝脏，容易误诊为慢性胰腺炎，故分析图像时应予以注意。有时肥大的肝尾叶也酷似肿大的胰腺；扩张的脾静脉有时也会误认为是肿大的胰腺，但多切面观察胰腺的形态及其连续性则不难鉴别。

（二）纵切面扫查

通过肝脏与下腔静脉纵切面扫查时，正常胰头呈椭圆形，内部回声均匀，比肝脏回声稍强；通过肝脏与腹主动脉纵切面扫查时，正常胰体呈三角形，内部回声均匀；俯卧位纵切面扫查，在脾脏及左肾之间近脾门处，可显示胰尾。

（三）斜切面扫查

为了弥补横切面扫查的不足，常采用斜切面扫查，斜切面扫查除能显示胰腺全貌外，还可以观察胰腺的边界、内部回声、胰管等。

（四）胰腺各部位的正常参考值

根据文献报道，胰腺各部位的正常参考值虽有差异，但大多数近似。公认的胰腺测量法，测量选择的标志是：在下腔静脉的前方测量胰头，在主动脉的前方测量胰体，在主动脉或脊柱左缘测量胰尾。

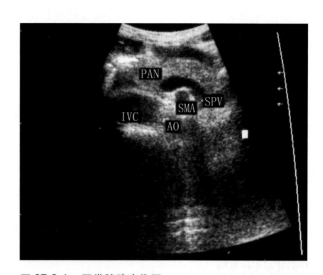

图 27-2-1　正常胰腺声像图

（AO-腹主动脉　IVC-下腔静脉　DAV-胰腺　SMA-肠系膜上动脉　SPO-胰后脾静脉）

大多数学者以胰腺的前后径（即厚径）作为胰腺的正常值。胰腺的正常参考值见表 27-2-1。

表 27-2-1　胰腺各部分的正常参考值 （cm）

胰头前后径	胰体前后径	胰尾前后径
2.0±0.4	1.5±0.2	2.1±0.2

主胰管的管径从胰尾向胰头逐渐增粗，内径为 2～3mm，超声显示胰管内径＞3mm 即为胰管扩张，胰管扩张主要有平滑扩张、不规则扩张、串珠状扩张三种类型（图 27-2-2）。

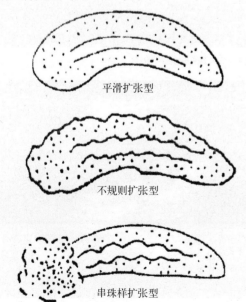

平滑扩张型

不规则扩张型

串珠样扩张型

图 27-2-2　胰管的扩张类型

由于受胃及横结肠内气体干扰，故约有 20% 患者的胰腺显像不满意，因此患者常需空腹 8 小时以上，尽可能消除胃内容物及气体后再进行检查，必要时需饮水 500ml 作为透声窗。以肝脏作透声窗时，必须嘱患者取坐位或半卧位进行检查，以得到满意的胰腺图像。然而，人体的胖瘦不同，腹壁至胰腺的距离差异很大，但由于腹膜后血管的位置比较固定，因此脾静脉可作为胰腺的定位标志（胰腺位于脾静脉的前方）。

五、胰腺超声检查适应证

1. 胰腺炎症

（1）急性胰腺炎。

（2）慢性胰腺炎。

（3）胰腺脓肿。

2. 胰腺囊肿

（1）假性囊肿。

（2）真性囊肿（包括先天性囊肿、潴留性囊肿、赘生性囊肿及寄生虫性囊肿）。

3. 胰腺肿瘤

（1）胰腺恶性肿瘤（包括胰腺癌、胰腺囊腺癌、胰岛细胞癌及转移性胰腺肿瘤等）。

（2）胰腺良性肿瘤（胰腺囊腺瘤及胰岛细胞瘤等）。

4. 胰管疾病　如胰管结石、胰管蛔虫。

5. 胰腺先天性疾病　如环状胰腺和右位胰腺等。

第3节
胰腺疾病

一、胰腺炎症

（一）急性胰腺炎

1. 病理特点　急性胰腺炎是一种常见的消化系统疾病，是外科常见的急腹症，起病急骤，呈突然发作的上腹部疼痛，疼痛剧烈而持续，常伴有恶心、呕吐，可有中度发热甚至高热，2～3天后出现黄疸，急性坏死型胰腺炎常发生休克、呼吸衰竭和胰性脑病等并发症。急性胰腺炎的病因很多，例如肠道梗阻、胆汁反流和肠道蛔虫等都可引起急性胰腺炎。从病理学的角度可将急性胰腺炎分为急性水肿型胰腺炎和出血坏死型胰腺炎，两种类型的胰腺炎实质上是同一病变的两个不同阶段。急性水肿型胰腺炎占急性胰腺炎的绝大多数，但可发展成为出血坏死型胰腺炎。急性水肿型胰腺炎时胰腺明显肿大，间质水肿、充血和炎性细胞浸润，可有轻度局部脂肪坏死，但无出血，腹膜后组织也常有水肿，腹腔内可有少量渗液；而急性出血坏死型胰腺炎较少见，但病变严重，胰实质坏死及血管损害，会引起水肿、出血、血栓形成和脂肪坏死。

急性胰腺炎如果发生继发感染则可发展成胰腺脓肿、胰腺周围脓肿、弥漫性腹膜炎或败血症。病变后期，胰腺自身消化还可形成胰腺假性囊肿。绝大多数患者有上腹部压痛、白细胞升高及血、尿淀粉酶升高。

2. 声像图表现

（1）胰腺肿大。胰腺多呈均匀性肿大，体积甚至可增大3～4倍。胰腺轮廓清楚、整齐。有时胰腺也可呈局限性肿大，初看时胰腺呈肿瘤样肿大，其边缘呈波浪形，轮廓线略不规则。

（2）胰腺内部回声。由于急性炎症产生水肿、充血、坏死等病理变化，整个胰腺声像图上回声强度减低是其主要特征（图27-3-1）。但亦可有弥漫性分布不规则的强弱不等回声或有强回声斑，多见于急性坏死型胰腺炎。

（3）胰腺压迫邻近的组织和器官。其中又以静脉受压最为明显，在胰腺周围常出现多个不规则的条状或点状液性暗区，上腔静脉和肠系膜上静脉也有受压征象。当胰腺炎症累及腹膜后和胃肠道时，可使平滑肌弛缓麻痹而引起胃肠积气和液体潴留。严重的出血坏死型胰腺炎在胰腺周围常有渗液和积液，甚至出血，形成声像图上的不规则暗区，此多见于胰头（图27-3-2）。有学者认为，胰腺区的气体反射增多，也是胰腺炎症的一种表现，不能除外急性胰腺炎存在的可能。

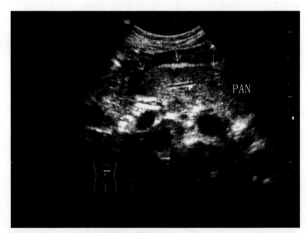

图27-3-1　急性胰腺炎声像图

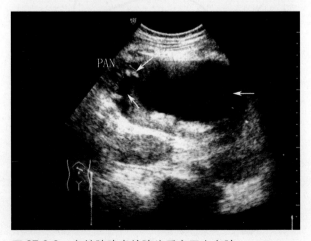

图27-3-2　急性胰腺炎并胰头后方巨大血肿

3.鉴别诊断

（1）急性胰腺炎与急性胆囊炎、胃穿孔、肠梗阻等急腹症的鉴别。急性胆囊炎有胆囊肿大、胆囊壁水肿和胆囊窝积液等征象；胆系结石、胆道蛔虫等可引起胰腺炎发作，超声检查时可显示胆囊结石或胆道蛔虫的声像图征象；胃穿孔在腹部和肝脏前方有气体反射；肠梗阻时则有肠道梗阻的声像图表现，结合临床症状、体征、X线检查及实验室淀粉酶检查可予以鉴别。

（2）局限性肿大的胰腺炎症与胰腺肿瘤的鉴别。胰腺炎症时仅有胰腺回声低，而回声分布仍均匀，边缘光整或模糊，局部肿大的胰腺内常可见胰管回声，远端胰管不扩张或仅呈轻度平滑扩张；而胰腺癌时胰腺内有边缘不规则的肿块低声，肿块内无胰管回声，远端胰管扩张呈串珠状。

4.临床意义
由于超声检查有助于某些急腹症的鉴别诊断，不仅能够除外某些疾病，而且超声还能动态观察胰腺炎的病情变化，发现胰腺假性囊肿等并发症。

（二）慢性胰腺炎

1.病理特点
慢性胰腺炎大多由急性胰腺炎反复发作演变而形成，部分与胆石症、胆道寄生虫所致的胆道炎症有关，仅少部分为饮食失调和慢性酒精中毒所致。慢性胰腺炎病理改变的范围和程度轻重不等，常见被膜增厚、胰腺表面苍白呈结节状，早期胰腺可略增大，晚期整个胰腺变小、质地硬，胰腺呈广泛纤维化，局灶性坏死，腺泡和胰岛组织被破坏、萎缩或消失，晚期常有瘢痕形成，与周围器官粘连而难以剥离，胰管因狭窄和周围组织纤维化瘢痕的牵拉而扩张，甚至呈囊样扩张，容易并发钙化或胰管结石。

慢性胰腺炎的临床表现取决于胰腺的炎性改变、腺泡和胰岛组织被破坏及纤维化的程度、胆管阻塞的程度及原发病的性质。

慢性胰腺炎的症状与急性胰腺炎的症状相似，有反复发作的上腹部疼痛、消化不良、明显消瘦、乏力、厌油、腹胀等，有的患者可发生脂肪痢。但有的患者无腹痛，无明显体征，偶有腹部轻压痛。如果病变侵及胰岛，患者可出现糖尿病的症状。如果有胰腺假性囊肿形成和纤维化等改变，可阻塞胆总管而引起持续性或间歇性黄疸。

2.声像图表现

（1）胰腺轮廓不清，边界不规则，与周围组织界限欠清，包膜可增厚。

（2）胰腺轻度弥漫性或局限性肿大，整个胰腺肿大不如急性炎症时明显。

（3）胰腺内部回声增强，分布不均匀，见条状或带状增强回声（图27-3-3）。

（4）慢性胰腺炎常常合并假性囊肿（图27-3-4）、胰管扩张、胰管结石等。

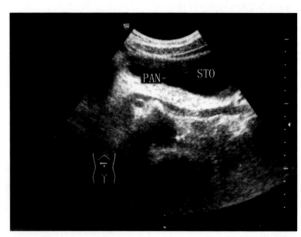

图 27-3-3　慢性胰腺炎
（PAN- 胰腺　STO- 胃）

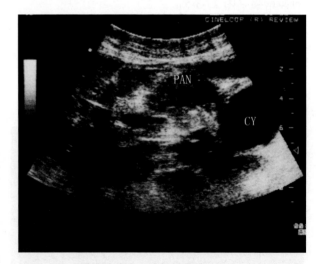

图 27-3-4　慢性胰腺炎合并假性囊肿
（CY- 假性囊肿　PAN- 胰腺）

3.鉴别诊断

（1）胰腺假性囊肿应与肝、肾囊肿相鉴别，也应与十二指肠积液、腹膜后淋巴肿瘤相鉴别。

（2）慢性胰腺炎应与胆系感染相鉴别。两种疾病往往同时存在，或者互为因果关系，鉴别比较困难，而胆系造影和 ERCP 检查可将两者鉴别。超声发现胆系结石和胆管增宽，而胰腺无改变，则有助于胆系感染的诊断。

4.**临床意义** 虽然诊断慢性胰腺炎比较困难，超声显像诊断慢性胰腺炎的准确率不如 CT，但超声对假性囊肿和伴发胆石症的诊断较为准确。有学者对比观察动脉造影、胰管造影和超声显像对慢性胰腺炎的诊断价值，他们认为还是超声显像对慢性胰腺炎的诊断灵敏度较高，是一项有价值的无创性诊断方法。

二、胰腺脓肿

1.**病理特点** 外伤或反复发作的胰腺炎均可形成胰腺脓肿，也可由慢性胰腺炎形成假性囊肿，然后因继发感染而引起脓肿。

2.**临床表现** 患者有腹痛、发热、白细胞升高等。

3.**声像图表现**

(1)胰腺局部肿大，向某一侧凸出，边界模糊、增厚。

(2)内部呈不均匀低回声或无回声区，后方回声增强（图 27-3-5）。

三、胰管结石

1.**病理特点** 多由慢性胰腺炎或寄生虫引起，由于胰腺炎反复发作使胰管梗阻而欠通畅，加上

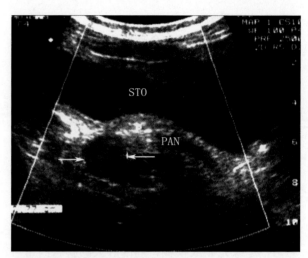

图 27-3-5　胰腺脓肿（箭头所指）

（STO-胃　PAN-胰腺）

炎症后钙盐的沉积，钙盐如在胰管内形成，即为胰管结石。

2.**临床表现** 主要症状为上腹部持续或反复性疼痛，有时伴有呕吐。

3.**声像图表现**

(1)胰腺肿大或缩小，边界欠清晰，边缘不光整，凹凸不平，胰管扩张呈腊肠状或不规则形。

(2)结石多位于胰头部胰管内，呈一个或多个强回声团，后方伴声影，结石较小时声影可不明显，转动体位时可显示强回声团在胰管内移动。多个结石常排列呈串珠状（图 27-3-6）。

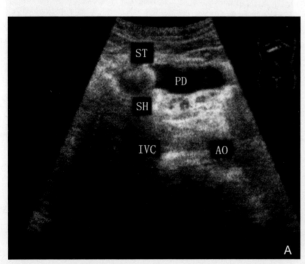
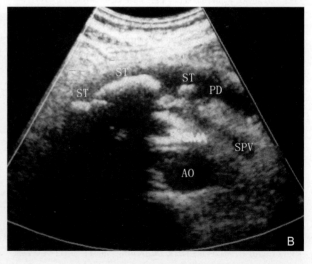

图 27-3-6　胰管结石

A 图为胰管单发结石 B 图为胰管多发结石。扩张的胰管内见结石强回声，后伴声影（AO-腹主动脉　IVC-下腔静脉　PD-主胰管　SH-声影　ST-结石　SPV-胰后脾静脉）

4.鉴别诊断 位于胰头部的结石应与胆总管下端的结石鉴别,胆总管结石会引起胆总管不同程度的扩张,或并发胰管轻度扩张,而胰管结石仅有胰管扩张。

5.临床意义 超声检查能快捷、准确地诊断胰管结石,无任何不良反应,并可用于评价胰管结石的治疗效果。

四、胰管蛔虫

本病极罕见,其病因是蛔虫进入胰管内而引起梗阻,患者疼痛极为严重。超声显示扩张的胰管内双线状强回声带,蛔虫存活时可见蛔虫蠕动特征,胰腺可肿大或呈急性胰腺炎超声改变。过去由于卫生条件差,蛔虫感染很常见。近年来,由于卫生条件及饮食卫生明显改善后,蛔虫病已逐渐减少,因此胰管蛔虫极少见。

五、胰腺囊肿

1.病理特点 胰腺囊肿包括真性囊肿和假性囊肿。真性囊肿是由胰腺组织本身形成的囊肿,一般较小,不引起任何症状,按病因分为先天性囊肿、潴留性囊肿、寄生虫性囊肿和赘生性囊肿。假性囊肿较多见,主要是由于胰腺炎和腹部外伤后流出的胰液、渗出液、血液和坏死物等积聚在小网膜内或积聚在胰腺腺泡内而形成,囊肿巨大时,甚至可占据整个上腹部。

胰腺囊肿的临床表现取决于囊肿的类型、大小和部位。真性囊肿一般无症状,假性囊肿有急、慢性胰腺炎或胰腺外伤病史,早期可无症状,常因腹腔扪及包块或者因囊肿压迫周围脏器引起症状而来就诊。

2.声像图表现

(1)真性囊肿。胰腺组织出现一个或多个小的液性暗区,边界清晰,内部回声均匀(图27-3-7)。多囊胰腺常合并有多囊肝和多囊肾。

(2)假性囊肿。

①无回声区呈圆形或椭圆形,边界清晰,少数呈多房性或无回声区内有散在的点状回声(图27-3-8)。

②囊肿以单发为多见,但也可多发。

③囊肿巨大时,可压迫周围组织。

3.鉴别诊断

(1)囊肿位于胰头部应与肿大的胆囊、胆总管囊肿和肝囊肿鉴别。

(2)胰体部囊肿应与肝囊肿鉴别。

(3)胰尾部囊肿应与脾囊肿、左肾囊肿鉴别。

(4)胰腺囊肿还应与囊腺瘤鉴别。囊腺瘤有乳头状结构,呈囊实性改变,无胰腺炎病史。

4.临床意义 胰腺真性囊肿及小的假性囊肿无临床症状,临床很难作出诊断。超声检查能为临床作出明确诊断,是首选的检查方法。

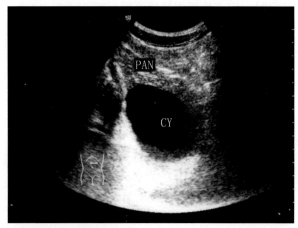

图 27-3-7 胰腺真性囊肿
(CY- 囊肿 PAN- 胰腺)

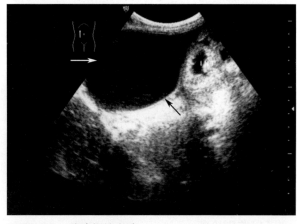

图 27-3-8 胰腺假性囊肿

六、胰腺肿瘤

(一)胰腺癌

1.病理特点 胰腺癌可发生于胰腺任何部位,以胰头癌最多见,其次为胰体癌、胰尾癌和全胰癌。从病理学角度可将胰腺癌分为两类,一种来自腺泡上皮,由圆形或多角形的小细胞组成,另一种来自胰腺导管，由柱状的肿瘤细胞组成。胰腺癌为坚实的结节性肿块，与周围的胰腺组织界限不清，如阻塞胰管可引起胰管扩张，胰头癌常阻塞胆总管下端引起胆总管扩张、胆囊肿大及肝内胆管扩张。

2.临床表现 患者上腹部不适、腹部隐痛，有时可放射至腰背部，食欲减退，乏力，体重下降，甚至出现黄疸，晚期可在腹部扪及包块。由于胰腺癌患者早期症状无特异性，因此当老年人出现恶心呕吐、腹痛、乏力、消瘦、体重减轻等临床征象时，应高度警惕胰腺癌的可能。

3.声像图表现

（1）胰腺形态的改变。胰腺多呈局限性肿大，胰腺失去正常形态，肿瘤大于1cm或向胰腺外突出时易被发现，肿瘤形态不规则，呈蟹足状向四周浸润。

（2）胰腺大小的改变。胰腺多为局限性增大。

（3）胰腺肿块回声。胰腺癌多为低回声，中间夹杂着散在不均质的点状回声，癌瘤后方回声衰减（图27-3-9）；少数表现为分布不均的强回声。当癌肿有坏死、出血、胰管阻塞时，可出现小的无回声区。

（4）胰头癌时，大多数患者（约80%）胰管呈不同程度扩张（图27-3-10），有的呈平行管状，有的呈串珠状，同时伴有肝内外胆管扩张和胆囊肿大；而胰体癌和胰尾癌时，可不出现胰管扩张。

（5）胰腺癌压迫周围脏器，可出现周围脏器受压、移位、梗阻现象。例如胰头癌可使十二指肠弯增大、肝脏受压移位，并可压迫下腔静脉导致下腔静脉变窄、远端扩张、肠系膜上动静脉受压移位等。

（6）胰腺癌晚期常伴有肝转移、周围淋巴结转移及腹水等。

4.鉴别诊断

（1）胰腺癌与胰岛细胞瘤的鉴别。无功能性胰岛细胞瘤至发现时，往往已较大，与胰体尾部癌很难鉴别，但胰岛细胞瘤常有低血糖症状，病程长，症状轻，一般情况良好，在声像图上肿块边缘规则，一般无胰管扩张和胆道扩张；而胰腺癌病程短，癌肿生长迅速，症状进行性加重，肿块周围有浸润压迫现象。

（2）胰腺癌与周围脏器肿瘤的鉴别。壶腹

瘤体小，超声难以直接显示肿瘤，故若有肝内外胆管扩张，特别有胰管扩张而胰腺图像无改变时，或者胰头后方有固定的强回声团时，均提示有壶腹部占位性病变的可能。胰体癌还应与肝癌鉴别，胰尾癌还应与左肾肿瘤、左肾上腺肿瘤、胃肿瘤、腹膜后肿瘤鉴别。

5.临床意义 胰腺癌的早期症状缺乏特异性，就诊时往往已属晚期。超声显像诊断胰腺癌的准确率较高，特别是胰头癌伴有胆道扩张和胰管扩张时，超声容易确诊。

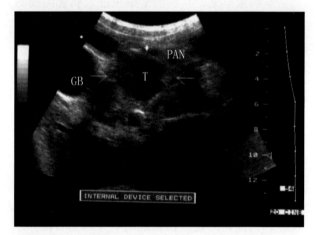

图27-3-9 胰头癌

（GB-胆囊 PAN-胰腺 T-胰头癌）

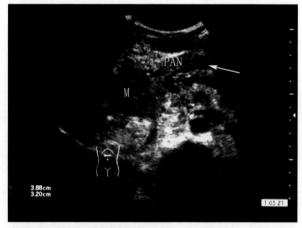

图27-3-10 胰头癌并胰管扩张（箭头所指）

（M-胰头癌 PAN-胰腺）

（二）壶腹部癌

1.病理特点 壶腹部癌又称为壶腹周围癌，大多发生于40岁以上男性，肿瘤可来自胆总管末端上皮、主胰管末端上皮，或者来自十二指肠乳头部。因此，胰头癌、胆总管癌、壶腹部癌和十二指肠乳头部癌的临床表现极为相似，它们均可引起胆道梗阻，产生梗阻性黄疸。壶腹部癌黄疸出现较早，病人就诊及时，手术切除率高，五年存活率高于胰头癌，故正确的鉴别诊断对手术及预后极为重要。

2.**临床表现**　以胆总管梗阻伴胰管梗阻为主，黄疸呈进行性加重，并常因癌性溃疡引起上消化道出血。如果患者出现黄疸，持续性背部隐痛，经常消化道出血、贫血、清瘦、乏力、食欲不振、恶心、呕吐等，应考虑壶腹癌。

3.**声像图表现**

(1) 癌瘤较小，直径大多为 1.5～3.0cm。

(2) 瘤体位于胰头及下腔静脉的右侧（图27-3-11），有的可凸入胆总管或十二指肠腔内。

(3) 大多表现为稍强回声。

(4) 胰腺形态及回声正常，有时扩张的胰管内可见肿块回声。

(5) 肿瘤边缘不规则。

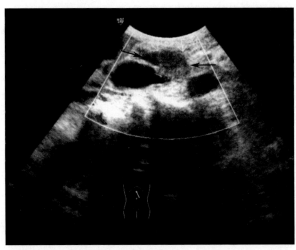

图 27-3-11　壶腹部癌（箭头所指）

4.**鉴别诊断**　壶腹部癌与胰头癌的鉴别。虽然两种疾病的临床表现及声像图极相似，但胰头癌胰头形态有改变，而壶腹癌胰头形态正常。

5.**临床意义**　超声可以直接显示壶腹部的肿块，判断肿块与胰头和十二指肠的关系。由于壶腹癌症状出现较早，易于早期发现，手术切除效果较胰头癌好，故对壶腹癌的早期诊断及其与胰头癌的鉴别诊断有重要的临床意义。

（三）胰腺囊腺瘤与囊腺癌

1.**病理特点**　胰腺囊腺瘤与囊腺癌在临床上极为罕见，据国外文献报道，在 240 万住院患者中，仅有 17 例胰腺囊腺瘤或囊腺癌。胰腺囊腺瘤好发于胰体和胰尾，是胰腺导管上皮发生的良性肿瘤，生长缓慢，体积一般较大，但也有 1～2cm 的肿瘤，形态呈圆形或分叶状，有完整的纤维包膜，切面呈蜂窝状，个别囊腺瘤内有乳头状隆起。胰腺囊腺瘤可发生恶变，乳头状囊腺瘤是一种癌前病变，易恶变为囊腺癌，但恶变过程一般较长。

2.**临床表现**　胰腺囊腺瘤与囊腺癌的临床症状相似，因生长缓慢，早期多无症状，肿块长大时，可出现上腹部隐痛或钝痛，呈持续性，也可压迫周围脏器引起背痛、胃痛。如果位于胰头的囊腺瘤压迫胆总管，也可出现梗阻性黄疸。胰腺囊腺癌可浸润或穿透邻近器官（如穿透胃、十二指肠而引起胃肠道出血）。

3.**声像图表现**

(1) 小的囊腺瘤和囊腺癌常表现为蜂窝状无回声囊腔，囊壁回声增强，而大的囊腺瘤和囊腺癌则表现为以囊性为主的肿物，内部有分隔形成多房性囊腔，并可见附壁结节。

(2) 在肿物的内部和囊壁上可见钙化点或点状回声，后方伴有声影。

(3) 肿瘤大多发生在胰体尾部，胰头部较大的肿块压迫胆总管时可导致肝内胆管扩张和胆囊肿大。

(4) 囊腺癌常伴有浸润现象及转移灶。

4.**鉴别诊断**

(1) 胰腺囊腺瘤和囊腺癌与胰腺假性囊肿的鉴别。在声像图上较难鉴别，主要应结合临床综合考虑。一般而言，胰腺假性囊肿多有急性胰腺炎或慢性胰腺炎病史，其内无乳头状凸起。

(2) 胰腺囊腺瘤和囊腺癌与胰岛细胞瘤的鉴别。胰岛细胞瘤体积较大时，常伴有瘤体内出血、坏死和囊性变而出现无回声区，与胰腺囊腺瘤或囊腺癌难以鉴别，胰岛细胞瘤的内部多呈低回声，患者有低血糖症状。

5.**临床意义**　本病少见，超声检查能显示胰腺以囊性为主的肿块，为临床确定治疗方案提供有价值的诊断依据。

（四）胰岛细胞瘤

1.**病理特点**　胰岛细胞瘤甚为常见，是胰岛 B 细胞发生的肿瘤，多属良性肿瘤，恶变较少见。

由于胰岛细胞瘤一般较小，直径为 1～2cm，定位困难，但患者有典型的低血糖症状，诊断并不困难。

无功能性胰岛细胞瘤是非 B 细胞发生的一种肿瘤，因不产生大量胰岛素，故不引起低血糖，在临床上少见，瘤体多呈圆形或椭圆形，表面可凹凸不平，包膜光整，与正常组织有明显的界限。

2. 临床表现 胰岛细胞瘤以反复发作的空腹低血糖为特征，常发生在清晨、劳累后或情绪紧张时，表现为面色苍白、心悸、乏力、恶心呕吐等，严重者伴有意识朦胧、昏迷、抽搐、精神失常、大小便失禁、口吐白沫、胡言乱语等症状，但经静脉注射葡萄糖或进食后症状可缓解，发作时血糖低于 40mg/ml。

无功能性胰岛细胞瘤无内分泌功能紊乱的症状，患者常以腹部肿块就诊。若肿块直径超过 10cm 压迫胰管、胆管、胃等脏器时，患者可出现不同程度的上腹不适、疼痛、食欲减退或黄疸。

3. 声像图表现

（1）胰岛细胞瘤。

①肿瘤常位于胰体或胰尾。

②胰岛细胞瘤小，呈圆形或椭圆形，边界清晰、规则、光滑，内部大多呈细小、均匀的低回声（图 27-3-12）。

③症状典型的患者，即使胰腺探测正常，但仍不能排除胰岛细胞存在的可能。

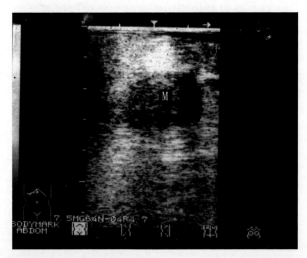

图 27-3-12　胰岛细胞瘤

（2）无功能性胰岛细胞瘤。

①左上腹部发现巨大肿物，与胰体尾相连，呈圆形，边界光滑、清楚，有时呈结节状。

②瘤体较大时，内部回声不均质，其内可见无回声区，此为肿瘤囊性变所致。

③如肿瘤生长快，有周围淋巴结转移和肝内转移等征象，则提示肿瘤已有恶变。

4. 鉴别诊断

（1）胰岛细胞瘤与胰腺癌的鉴别。胰腺癌多位于胰头部，呈低回声，周边有浸润现象，无低血糖症；而胰岛细胞瘤常位于胰体或胰尾，体积较小，呈圆形或椭圆形，边界清晰、规则、光滑，内部大多呈细小、均匀的低回声。

（2）无功能性胰岛细胞瘤与左肾上腺肿瘤、左肾肿瘤和腹膜后肿瘤的鉴别。如果发现左上腹有巨大肿块，超声往往难以分辨来自何脏器，此时仔细寻找脾静脉，以便明确诊断。无功能性胰岛细胞瘤常位于脾静脉的前方。

（3）无功能性胰岛细胞瘤与胃肿瘤的鉴别。检查时嘱患者饮水后可确定肿瘤来自何脏器。

5. 临床意义 胰岛细胞瘤分泌过多的胰岛素，临床症状明显，但超声显像难以发现肿瘤，有时需作术中超声检查才可发现。因此，对临床症状典型、反复低血糖的患者，即使超声检查显示胰腺正常，也不能排除胰岛素瘤存在的可能。

无功能性胰岛细胞瘤无临床症状，往往在体检时才被发现，或引起一系列胃肠道压迫症状时才就诊，巨大的肿块需与多种疾病鉴别后才可诊断。

（万淑华）

第 *28* 章

脾脏疾病

许多肝脏疾病（例如肝炎、肝硬化、血吸虫肝病、门脉高压等）都与脾脏有密切的关系，其他疾病（例如沙门菌感染）以及脾脏本身疾病（例如梗死、充血、肿瘤等）也可出现脾脏肿大和内部回声改变。因此，脾脏是超声常规检查的脏器。

第 1 节
脾脏解剖概要

脾脏是人体最大的淋巴器官，位于左上腹部，外侧紧贴膈肌的腹面，有腹膜包裹，内侧为脏面，近中央处为脾门，由血管、神经、淋巴组成脾蒂。脾的前上方与胃体、胃底相贴，后下方与左肾和左肾上腺邻近，前下方与结肠脾曲相邻，脾门前内侧与胰尾相邻。脾脏正常长度 10 ~ 12cm，宽度为 6 ~ 8cm，厚度为 3 ~ 4cm，重量 110 ~ 200g。40 岁以后脾脏可缩小。

脾脏血管包括脾动脉和脾静脉。脾动脉由腹腔动脉分出，直径 4 ~ 5mm，沿胰腺上缘行至脾门分成 4 ~ 7 分支，进入脾脏后又分为前支和后支。脾静脉在脾动脉的后下方，在脾门处由 3 ~ 6 条分支汇合而成，直径为 5 ~ 8mm，在胰腺的后方向右行走，在胰颈的后方与肠系膜上静脉汇成门静脉。

第 2 节
脾脏超声检查基础

一、仪器

应用高分辨力的二维实时超声仪，使用凸阵、线阵或扇形探头，频率 3.5 ~ 5.0MHz，也可用彩色多普勒超声仪，以检查脾血管的血流动力学变化。

二、检查前准备

患者于检查前空腹 8 ~ 12 小时，如果有脾肿大或脾区有肿块时，可饮水 500ml 后再检查。

三、检查方法

（一）体位

1. **右侧卧位** 是常规采用的体位，检查时患者左手举起放于头部，使肋间距离增宽，从左腋前线至腋后线的肋间隙逐一探测。

2. **仰卧位** 适用于脾肿大患者。探头尽量移向腹正中线，并可从肋下斜切或腋中线纵切。

3. **俯卧位** 脾脏较小或右侧卧位找不到脾脏时，或者脾脏明显肿大需与腹膜后肿瘤鉴别时可采用此体位。

（二）测量方法与正常参考值

1. 长径　在冠状切面上测量脾上下端之间的径线为脾脏的最大长径，正常参考值为9.23cm±0.9cm，但在此切面上脾的上部常受肺的干扰不能全部显示。因此，测量时常采用传统的长径，即在冠状切面显示脾门和脾血管断面时，测量肺外下缘与脾膈面交界处至脾下端之间的径线，正常参考值为5.29cm±1.39cm。

2. 厚径　从脾门处脾静脉中心向脾下端作一直线，再从脾静脉中心作该直线的垂直线与对侧脾膈面相交，即代表脾的厚径，正常参考值为3.0cm±0.52cm。

3. 横径　在脾横断面上测量脾两侧缘之间的径线，即为宽径，正常参考值为5.44cm±1.55cm。

4. 截面积的测量　脾脏呈曲面，上部被肺遮盖，很难测量实际面积，部分患者脾厚径在正常范围，但下部面积较大，因此测量截面积较为实用，常用的有以下几种测量方法。

（1）脾面积指数（SI）。

SI=（a×b）cm^2（正常参考值为12.2cm^2±3.8cm^2）

在前倾冠状切面上，a为脾门脾静脉中心至脾下端的距离，b为以脾静脉为中心作a线的垂直线与对侧膈面相交的距离。如果脾静脉在脾门外分支后入脾，则取脾静脉分支汇合点相对的脾门凹陷处为中心（图28-2-1）。

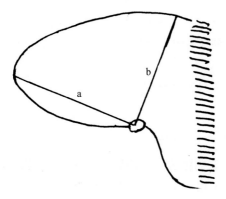

图28-2-1　脾面积指数测量示意图

（2）Koga面积计算公式。

S=K×a×b

S为截面积，K为常数，正常人K=0.8，肝病患者0.9；a为脾最大长径，b为脾厚径。

（3）直接勾画出脾脏最大面积。

5. 体积计算

（1）体积代表值。

体积代表值＝最大长径×宽径×厚径

（2）Koga体积计算公式。

V（cm^3）=7.53S-77.56

V为体积，S为卧位脾长轴截面积。

（3）Kurtz体积计算公式

体积＝最大长径×宽径×厚径÷27

6. 多普勒频谱测量　在前倾冠状断面上显示脾静脉长轴，将取样容积置于脾静脉距脾门0.5～1.0cm的管腔中心，尽量减小声束与脾静脉之间的夹角，以获取清晰的血流频谱，在患者屏住呼吸情况下，冻结图像，测量3～5个心动周期的频谱，取平均值。如果需计算脾静脉每分钟平均血流量（V），则需测量平均血流速度（Vmean）、心率（HR）、脾静脉内径（R），并按以下公式计算。

V＝π/4×R^2×Vmean×HR

四、正常脾脏声像图表现

1. 二维声像图表现　正常脾脏在肋间斜切面呈半月形，在冠状切面呈三角形，其内侧中部向内凹陷为脾门。脾脏轮廓清晰，表面光滑整齐，包膜整齐，回声偏高。正常脾脏实质呈中等回声，略低于肝脏回声，但较肾实质回声为高（图28-2-2）。

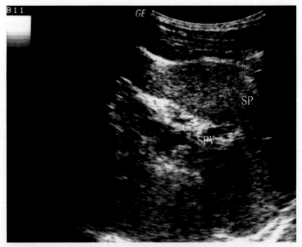

图28-2-2　正常脾脏二维声像图表现
（SP-脾　SPV-脾静脉）

2. 彩色多普勒表现　脾实质内及脾门部脾静脉的血流显示为蓝色，脾动脉及其分支走向与脾静脉相反，显示为红色。正常脾脏内血流不丰富。

3. 频谱多普勒表现 脾静脉呈连续性低速血流频谱（图28-2-3），脾动脉呈收缩期单峰宽带、舒张期下降的持续性低阻力频谱。

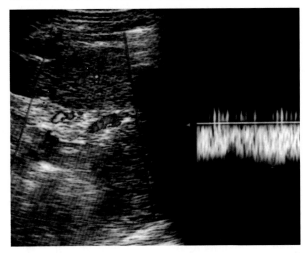

图28-2-3 脾静脉的脉冲多普勒频谱

第3节
脾脏疾病

一、脾脏弥漫性肿大

（一）病因

脾肿大多数是全身其他疾病的反应，其病因有感染（如细菌、病毒、螺旋体、寄生虫等）、脾瘀血（如肝硬化、慢性右心衰竭、缩窄性心包炎、门静脉血栓等）、血液病（如白血病、恶性淋巴瘤、恶性网状细胞病、溶血性贫血、血小板减少性紫癜等）、结缔组织疾病、网状内皮细胞增多症（如高雪病、嗜酸性肉芽肿等）、肿瘤及囊肿等。

（二）临床表现

主要是各种全身性疾病的表现及不同程度的脾肿大。

（三）声像图表现

1. 径线、面积增大及位置的改变

（1）厚径。男性 > 4cm，女性 > 3.7cm。

（2）长径。最大长径 > 11cm，或传统长径 > 8cm（图28-3-1）。

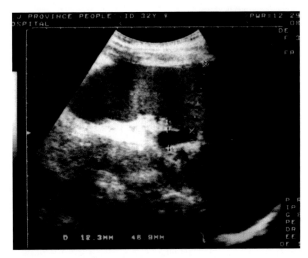

图 28-3-1 脾肿大的二维声像图表现

脾厚径大于4cm，脾静脉增宽

（3）面积指数 > 20cm^2。

（4）无脾下垂情况下，下极超过肋下或脾上极达腹主动脉前缘；仰卧位时脾容易显示，并见2个以上切迹。

2. 脾肿大程度的估侧 根据脾下极的位置分轻度、中度和重度。

（1）轻度脾肿大。脾超声测值超过正常参考值，仰卧位深吸气时，脾下极不超过肋弓下缘3cm。

（2）中度脾肿大。脾下极不超过脐水平线。

（3）重度脾肿大。脾下极超过脐水平线，并可见周围器官受压移位或变形征象。

3. 内部回声 一般无明显改变或回声稍有增高，脾内血管增宽、增多。但根据不同病因其内部回声又有差异，可将其分为3型：

（1）I型（柔软型）。又可分为2亚型.

①Ia型：脾长径和厚径增大，呈扁圆形，常见于急性病毒性肝炎、败血症等。

②Ib型：肿大的脾脏边缘清楚，内部回声略低，点状或条状回声增多，常见于急性病后期、慢性肝炎、突眼性甲状腺肿等。

（2）II型（充血型）。肿大的脾脏边缘圆钝，内部回声较低，点状或条状回声随病情加重而增多、增粗、增强，分布欠均匀，脾静脉增宽，常见于肝硬化、右心功能不全及班蒂（Bant't）综合征。部分肝硬化门静脉高压患者脾内由于淤血伴小出血、纤维结缔组织沉积，并逐渐钙化形成小结节，在声像图上出现弥漫性点状强回声，但无声影，称 Gamna-Gandy 结节。

（3）Ⅲ型（硬化型）。见于白血病和恶性肿瘤。脾脏普遍增大，边缘圆钝。血液病常形成巨脾，脾下极可达耻骨联合，内部回声更低，点状及条状回声增粗，分布不均匀。

（四）鉴别诊断

1. 脾脏弥漫性肿大与脾结核的鉴别　脾结核的钙化灶需与脾内 Gamna-Gandy 结节鉴别，前者的钙化灶回声强，后方有声影，分布不均匀，而 Gamna-Gandy 结节为弥漫于脾内的点状强回声，后方无声影，易于识别。

2. 脾脏弥漫性肿大与腹膜后巨大肿瘤的鉴别　腹膜后巨大肿瘤的形态及内部回声与肿大的脾脏不相同，肿大的脾脏内侧可找到脾门及脾静脉。

（五）临床意义

超声诊断脾肿大准确性高，可同时了解脾肿大的程度。通过复查和随访，还可以了解病情变化和疗效。但脾肿大的声像图无特异性，因此仅凭声像图改变难以作出病因诊断。

二、脾囊肿

（一）病因和病理特点

脾囊肿分真性囊肿和假性囊肿 2 种，而真性囊肿又分为上皮样囊肿和单纯性囊肿。

1. 真性囊肿

（1）上皮样囊肿。囊内壁光滑，为鳞状上皮细胞，有小梁，囊内为红色或棕色黏稠液体，内含胆固醇结晶，一般为单发。

（2）单纯性囊肿。小的囊肿大多数多发，位于包膜下，壁薄，内含浆液，偶可伴有出血。大的囊肿常为单发，直径可达 30cm，囊肿的周围为厚壁纤维组织，可与周围组织粘连。

2. 假性囊肿　常见于脾挫伤形成血肿后或脾梗死组织坏死出血后，多为单发，体积较大，假性囊肿约占脾囊肿的 7.5%。

（二）临床表现

大多数患者无明显症状，囊肿较大者可出现右上腹钝性胀痛，压迫周围脏器可产生相应的症状，囊肿合并感染时可出现腹痛和发热。

（三）声像图表现

1. 真性囊肿　囊肿呈圆形无回声区，合并感染、出血时，囊内透声性差，出现点状或斑片状低回声或中等回声，后方有增强效应。囊壁清晰，部分病例囊壁可因钙化呈强回声，后伴声影。彩色多普勒显示无血流信号。

2. 假性囊肿　大都位于包膜下，形态可不规则，内部可见血肿机化形成的条状分隔回声。彩色多普勒显示无血流信号。

（四）鉴别诊断

1. 脾囊肿与多囊脾的鉴别　多囊脾为先天性疾病，脾内布满大小不一的无回声区，囊与囊之间无正常脾组织，并伴有肝、肾等脏器的多囊性病变。

2. 脾囊肿与脾脓肿的鉴别　液化后的脾脓肿也可表现为无回声区，但边界模糊，内部透声性差，常有散在的点状回声，间以中等强度的斑片状或线条状回声。

（五）临床意义

超声是诊断脾囊肿的首选方法，其声像图有特征性，因此检出率及准确性高。

三、脾脓肿

（一）病因及临床表现

本病极少见，常由全身感染性疾病引起。患者可有发热、左上腹痛等症状，体检于左肋下触及肿大的脾脏，有触痛，实验室检查白细胞升高。

（二）声像图表现

1. 脾脏增大，脓肿周围脾组织由于炎症及反应性变化可出现回声增强、增密现象。

2. 早期脓肿病灶内呈低回声或中等回声，壁厚，边界不规则且模糊，内部回声不均匀。随着病情进展，病灶内有坏死液化灶时则呈无回声区，但其内有散在的点状或片状回声，后方有增强效应（图28-3-2）。

3．60%的脾脓肿发生在脾上极，可引起反应性胸腔积液。

（三）鉴别诊断

1. 脾脓肿与脾血肿的鉴别 脾血肿可发生在包膜下及实质内，包膜下血肿易于识别，实质内血肿可导致脾肿大，血肿处为无回声区，内含点片状回声，点片状回声在无回声区内可漂动，并有条状分隔回声，可资鉴别。

2. 脾脓肿与脾转移性肿瘤的鉴别 脾转移性肿瘤的声像图较复杂，大多数表现为脾肿大，内部可呈低回声、高回声或混合回声，病灶内如有出血坏死时呈类似囊肿的声像图表现，部分病灶周围可出现低回声晕环，可资鉴别。

（四）临床意义

脾脓肿病例虽少见，但死亡率高，因此早期诊断、及时治疗至关重要，超声显像能及时检出脾脓肿，同时在超声引导下穿刺引流可使患者免去手术之苦，得以及早痊愈。

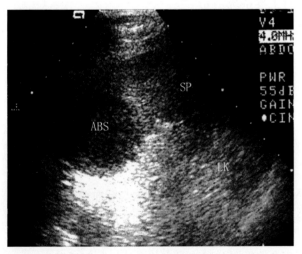

图 28-3-2　脾脓肿的二维声像图表现
（ABS- 脾脓肿　LK- 左肾　SP- 脾脏）

四、脾包虫病

（一）病因

本病多发生于牧区，与牛、羊等动物密切接触有关，由细粒棘球绦虫通过污染的食物或水进入人体。

（二）临床表现

自觉症状轻微，可有左上腹隐痛，并在左上腹触及肿大的脾脏，有囊性感。

（三）声像图表现

1．脾脏肿大。

2．脾内出现圆形或椭圆形的无回声区，壁较厚，以囊中有囊为其特征。

3．囊内也可出现条带状回声，分隔成"车轮状"或"蜂窝状"，并有点状回声。

4．部分病例囊壁钙化呈蛋壳样回声。

（四）鉴别诊断

脾包虫病需与脾假性囊肿相鉴别，脾假性囊肿患者有外伤病史，大多位于包膜下，无回声区内可有条状分隔，但无囊中有囊的特征，可资鉴别。

（五）临床意义

脾包虫病发病较少，且有一定的地区性，声像图有时不易识别，但其囊中有囊或囊壁钙化似蛋壳样的声像图表现有特征性，结合病史可作出正确诊断。

五、脾破裂

（一）病因

正常脾包膜菲薄，实质间质较少，柔软脆弱，当腹部受到直接或间接暴力或从高处堕落时，脾脏很容易损伤，特别是脾肿大的患者更容易发生脾破裂。脾破裂在腹腔内脏损伤中占首位（30%～67%）。

（二）临床表现

脾破裂的临床表现与破裂的程度、失血量和失血速度有关，常见的症状为左上腹痛、肌肉紧张。当脾包膜破裂时，血流入腹腔可引起腹膜刺激征，并有移动性浊音，失血量大时可发生失血性休克，并危及生命。

（三）声像图表现

1. 脾实质破裂出血 脾实质回声出现形态不

规则边界清晰的无回声区（图28-3-3）。

2. 脾包膜下血肿 多见于脾脏外侧或膈面，脾形态失常，包膜下出现月牙状的低回声区或无回声区，后方回声增强（图28-3-4），出血时间较长的血肿，可因机化出现条索状分隔回声。

3. 脾包膜破裂出血 脾包膜回声中断，局部边缘不规则，回声杂乱，周围有无回声区，并在腹腔探及液性暗区。

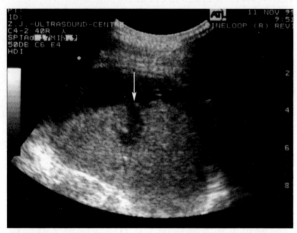

图28-3-3 脾实质破裂的二维声像图表现
脾实质回声不均匀、紊乱，形成圆形、椭圆形的无回声区，并可见破裂口（箭头所指）

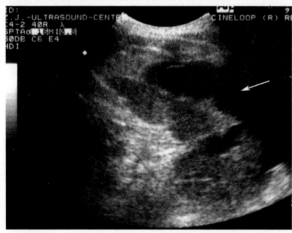

图28-3-4 脾包膜下血肿的二维声像图表现

（四）鉴别诊断

1. 脾破裂与脾囊性疾病的鉴别 脾囊性疾病（如脾囊肿、包虫病、淋巴管瘤等）各有其声像图特点，而脾破裂有外伤史，结合上述声像图表现易于识别。

2. 脾破裂与脾形态异常的鉴别 如果脾切迹较深，可形成分叶状脾脏，但其包膜完整，内部回声均匀，腹腔内无液性暗区。

（五）临床意义

1. 超声显像能及时检出脾破裂及判断破裂的类型，探测有无腹腔积血并估计出血量，为及时制定治疗方案提供了可靠的依据。

2. 对保守治疗者可随访观察病情的变化及疗效，对迟发性脾破裂，在定期复查中也可及时检出。

3. 由于脾脏受左肋部的影响，部分切面显示困难，因此有时虽发现腹腔积血却找不到破裂口。

4. 对无外伤史的陈旧性脾破裂，有时与脾肿瘤难以鉴别。

5. 部分脾脏血肿病例，在超声引导下穿刺抽液，可促进血肿愈合。

六、脾肿瘤

（一）病理特点

脾脏肿瘤较少见，特别是原发性肿瘤。良性肿瘤有血管瘤、淋巴管瘤，恶性肿瘤有恶性淋巴瘤、肉瘤等。恶性肿瘤的发生率高于良性肿瘤。脾脏转移性肿瘤的发生率达30%～50%，多来自上皮系统。

（二）临床表现

脾良性肿瘤一般无临床症状，脾原发性恶性肿瘤患者可有左上腹不适及持续性钝痛、脾肿大等表现，脾转移性肿瘤患者可有原发病引起的症状及脾肿大，部分患者有脾功能亢进。

（三）声像图表现

1. 脾血管瘤 脾血管瘤与肝血管瘤相似，呈边缘清晰的高回声，内部回声较匀，间有点状暗区（图28-3-5），部分可出现细条状或管状回声。彩色多普勒能显示星点状血流，加压后消失。

2. 脾恶性淋巴瘤 弥漫性病变时脾明显肿大，回声偏低；局限性病灶呈圆形无回声区或低回声区，边界规则；脾淋巴瘤呈蜂窝状，表现为在无回声或低回声区内出现多条带状回声（图28-3-6）。彩色多普勒显示瘤内血流丰富，脉冲多普勒可探及高速动脉血流频谱。脾肉瘤的声像图与局限性生长的恶性淋巴瘤相同（图28-3-7）。

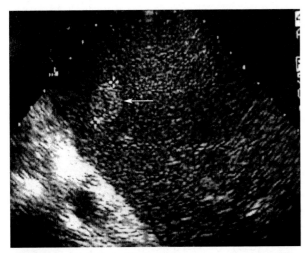

图 28-3-5　脾血管瘤（箭头所指）

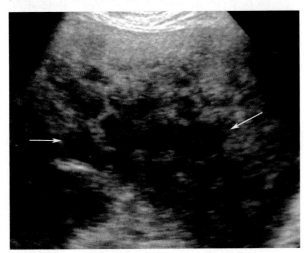

图 28-3-6　脾恶性淋巴瘤
脾明显肿大，其内可见蜂窝状低回声肿块回声（箭头所指）

3.脾转移性肿瘤　脾转移性肿瘤可有脾肿大，病灶呈高回声、低回声或混合回声，甚至呈无回声（图 28-3-8）。当肿瘤内部有出血坏死时，出现液性暗区；当病灶周围有水肿或血管时，可出现声晕，呈"牛眼"征。彩色多普勒显示肿瘤内血供少。此外，其他脏器可探及原发病灶。

（四）鉴别诊断

1.脾肿瘤与脾血肿的鉴别　脾血肿有外伤史，大多呈无回声或低回声，内有杂乱的带状分隔，彩色多普勒显示其内部无明显血流信号；而脾肿瘤无外伤史，脾脏内出现实质性占位病灶，彩色多普勒于肿块内部可探及血流信号。

2.脾肿瘤与脾脓肿的鉴别　脾脓肿时患者有急性感染症状，病灶大多数位于脾上极，早期呈低回声或中等回声，边界模糊，有坏死液化时呈无回声区，内有点片状回声，彩色多普勒显示其内部无明显血流信号；而脾肿瘤无外伤史，脾脏内出现实质性占位病灶，彩色多普勒于其内部可探及血流信号。

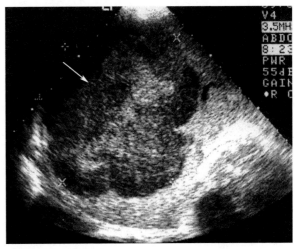

图 28-3-7　脾横纹肌肉瘤
脾明显肿大，肿块边界不清，形态不规则，内部回声不均（箭头所指）

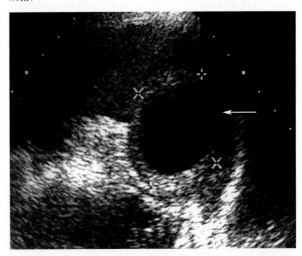

图 28-3-8　脾转移性肿瘤
脾转移性肿瘤呈椭圆形的无回声区（箭头所指）

（五）临床意义

1．超声检查是无创性检出脾肿瘤的首选方法。

2．可检出脾周围及邻近脏器的浸润灶。

3．能为脾恶性淋巴瘤的分期提供依据。

4．能为脾肿瘤的放射治疗确定照射野，并可观察疗效。

七、脾结核

（一）病因和病理特点

脾结核是由结核杆菌引起的全身结核的一部分，原发于脾脏的结核非常少见。病理上分粟粒型、干酪坏死型和钙化型3种。

（二）临床表现

全身症状有发热、消瘦、盗汗等结核病症状，也可有发绀、贫血等症状。局部症状可有脾肿大、脾区隐痛等。

（三）声像图表现

1. **粟粒型脾结核** 脾肿大，回声无改变或稍增强，有钙化时脾实质内出现均匀、密布的点状高回声或强回声，后方无声影，但可有"彗星尾"征。

2. **干酪坏死型脾结核** 脾脏呈中度或重度肿大，内有多个大小不等的、形态不规则的混合回声，如有液化则内部有无回声区，间有细小的点状回声。

3. **钙化型脾结核** 脾脏轻度肿大，内有单个或多个点状或斑片状强回声，后伴声影，可出现等号样强回声。

（四）鉴别诊断

脾结核需与脾 Gamna-Gandy 结节相鉴别，Gamna-Gandy 结节见于肝硬化门静脉高压时，显示为弥漫性点状强回声，而粟粒型脾结核有钙化时，脾内点状强回声分布密集，可有"彗星尾"征，并同时伴有其他脏器结核。

（五）临床意义

超声不仅能检出脾结核（特别是钙化型脾结核），还能观察脾结核病情的变化及治疗效果。

八、脾萎缩

（一）病因

脾萎缩是指脾厚径 < 2cm，多见于老年人。一般而言，50 岁以上人群中，脾厚径随年龄增大而缩小，大多在 3cm 以下。疱疹性皮炎、系统性红斑狼疮、甲状腺功能亢进、溃疡性结肠炎、慢性肾衰竭等均可并发脾萎缩。脾萎缩时周围血中可见痘痕红细胞和 Howell-Jolly 小体，血浆 IgM 下降。

（二）临床表现

患者一般无明显的临床症状，有原发病者常表现为原发病的症状，少数老年人有长期营养不良、消瘦、腹泻等表现。

（三）声像图表现

脾体积缩小，厚径小于 2cm，长径小于 5cm，内部回声增粗、增强。

（四）临床意义

超声能简便、快捷、正确地诊断脾萎缩，通过其他脏器的检查，有时可发现原发病。

九、脾梗死

（一）病因和病理特点

脾梗死是由于脾动脉分支栓塞所致。造成脾动脉栓塞的病因有左心系统血栓脱落、动脉硬化、炎症、胰尾部肿瘤。脾梗死多发生在脾前缘，局部组织水肿、坏死，继之逐渐机化、纤维化，并形成瘢痕。

（二）临床表现

常有左季肋部突然疼痛，并进行性加重，梗死范围小的病例可无明显临床表现，梗死范围大或伴有感染者，可有发热症状。

（三）声像图表现

1. 脾梗死典型的声像图表现为形态呈楔形、尖端朝向脾门部的低回声区，边界清楚，大小不一，可单发或多发。梗死区的形态也可呈不规则形。

2. 脾梗死早期脾脏内部呈均匀的低回声，周边回声更低，呈晕环状。

3. 脾梗死的范围大或有多个梗死区时，脾常肿大或变形。

4．陈旧性梗死内部回声逐渐增高，局部可钙化，伴有声影。

5．梗死区可坏死，形成不规则的无回声区，可发展成假性囊肿（图28-3-9）。

6．彩色多普勒显示其内部无明显血流信号。

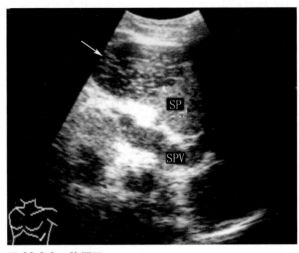

图28-3-9　脾梗死
脾下端呈楔形不均匀的低回声区（箭头所指）（SP-脾脏　SPV-脾静脉）

（四）鉴别诊断

1. **不规则形脾梗死和陈旧性脾梗死与脾脓肿的鉴别**　一般而言，脾脓肿周围的脾组织常因炎症呈反应性变化，内部出现较密集的点状回声或回声增强，病灶好发于脾上极，与脾梗死明显不同。

2. **脾梗死与脾肿瘤的鉴别**　脾肿瘤呈膨胀性生长，可引起包膜形态改变，内部回声随不同种类肿瘤略有不同，彩色多普勒于其内可探及血流信号，而脾梗死表现为形态呈楔形、尖端朝向脾门部的低回声区，边界清楚，大小不一，彩色多普勒显示其内部无明显血流信号。

（五）临床意义

超声能及时检出脾梗死，能显示梗死的部位及范围，为临床及时采取治疗措施提供可靠的依据。

十、脾静脉阻塞综合征

（一）病因

脾静脉阻塞综合征是指脾静脉本身病变或受外周病变压迫，致使脾静脉血流受阻而产生临床症状和体征。常见的病因有脾静脉损伤、感染、胰腺炎、假性囊肿、癌肿等。

（二）临床表现

1．脾肿大、食管胃底静脉曲张、消化道出血等门静脉高压症状，但消化道出血多在短期内得到控制。

2．右上腹疼痛，可触及包块并有压痛。

3．无肝病史，肝功能正常。

4．很少出现腹水。

5．手术切除脾脏效果很好。

（三）声像图表现

1．脾静脉内有实质性团块阻塞或管腔受压闭塞，阻塞远端管腔扩张，彩色多普勒能显示脾静脉阻塞的部位（图28-3-10）。

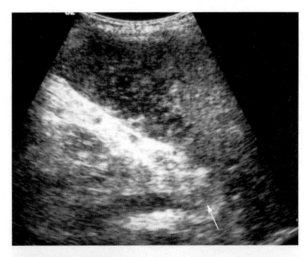

图28-3-10　脾静脉阻塞综合征
脾门处脾静脉内见实质性回声充盈（箭头所指），脾下端呈不均匀的低回声（箭头所指）

2．脾肿大。

3．如为胰腺疾病引起，则可显示胰腺疾病的声像图特征。

4．肝区超声检查无异常，门静脉不扩张，但也可伴有门静脉同时存在阻塞。

（四）鉴别诊断

脾静脉阻塞综合征主要应与门静脉高压鉴别，后者常有肝脏回声改变、腹水、脾肿大、脾静脉扩张、迂曲、侧支循环（如胃左静脉、食管下段静脉曲张）等，但无脾静脉腔内阻塞或腔外受压。

（五）临床意义

本病在临床上极容易误诊，超声能检出脾静脉阻塞的部位和病因，为无创性并有特殊价值的诊断方法。

十一、脾先天性异常

脾先天性异常分数目异常和形态异常，包括无脾综合征、游走脾、副脾、多脾综合征及脾脏反位等。

（一）病因

病因不明，可能与母体妊娠期感染有关。

（二）临床表现

无脾综合征患者常有呼吸困难、发育迟缓或紫绀。游走脾患者常在剧烈活动后出现扭转，造成脾内缺血坏死而出现腹痛，甚至休克。

（三）声像图表现

1. 副脾　在脾门的前方显示与脾脏回声相同的圆形或椭圆形低回声，包膜光整，内部回声均匀，彩色多普勒能显示其血管与脾门动静脉相通（图28-3-11）。

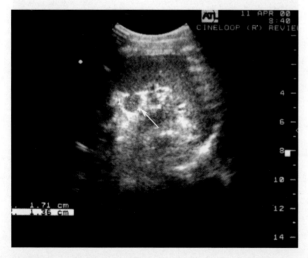

图 28-3-11　副脾（箭头所指）

2. 游走脾　在脾区探查不到脾脏，而在其他部位探及脾脏，并能随体位改变而移动，甚至可进入左髂窝或盆腔。发生脾蒂扭转时，可出现脾内出血坏死，或因静脉回流受阻，脾脏进行性肿大。

3. 无脾综合征　在脾区及腹腔内探不到脾脏，肝脏位置居中，常与先天性心脏病合并存在。

4. 多脾综合征　常探及两个以上脾脏，聚合一起，是一种少见的先天畸形，常合并先天性心脏病。

5. 脾脏反位　右上腹探及脾脏声像图，于左上腹探及肝脏，常与先天性心脏病合并存在。

（四）鉴别诊断

1. 副脾与多脾综合征的鉴别　多脾综合征常能探及两个以上脾脏聚合一起，是一种少见的先天畸形，常合并心脏畸形；而副脾为脾门前方与脾脏回声相同的圆形或椭圆形低回声团块，包膜光整，内部回声均匀，彩色多普勒能显示其血管与脾门动静脉相通。

2. 副脾与脾门淋巴结的鉴别　脾门淋巴结也表现为低回声团块，边界清晰，但与脾之间无血管相连，与副脾可资鉴别。

3. 游走脾与邻近脏器肿块的鉴别　在脾区探查不到脾脏，而在其他部位探及脾脏，并能随体位改变而移动，甚至可进入左髂窝或盆腔，而邻近脏器的肿块无脾门切迹。

（五）临床意义

超声可观察脾脏的部位、形态和大小，可作出脾脏先天异常的诊断，并可与邻近脏器的肿块相鉴别。对于有副脾的血液病患者，通过超声检出副脾，为手术彻底切除脾组织具有重要的作用。

（徐佩莲）

第29章

胃肠道疾病

第1节
胃肠道解剖概要

一、胃解剖概要

胃是消化管中最膨大的部分。具有容纳食物、分泌胃液、混合食糜、吸收和内分泌功能。成人胃的容量为 1 ～ 3L。

1. 胃的分区 胃上接食道，下连十二指肠。贲门是食管入胃的开口，幽门是胃与十二指肠的接口。食管移行入胃的喇叭口状交点为贲门口，以贲门口为中心，周围 2.0cm 以内为贲门部。正常成人下段食管过横膈食管裂孔约 3.0cm 便可到达贲门。自贲门向左后上方膨出的部分为胃底部，胃体是胃角切迹向左下方至胃大弯的连线与胃底之间的部分，约占胃体积的 2/3。胃窦部是胃角切迹右侧至幽门的部分。

2. 胃的体表投影 胃的体表投影随胃的充盈和人的体型不同而有较大的变化，一般来说，贲门、胃底及胃体的体表投影在左上腹，胃窦投影于右上腹，而贲门则位置较固定，相当左侧第 7 肋软骨和第 11 胸椎左缘的连线上。幽门在右锁骨中线与肋弓交点的左侧 2.0 ～ 3.0cm 处。

3. 胃的毗邻关系 贲门部的前方是肝左外叶的脏面，后方是腹主动脉与脊柱的左前缘。胃底的上方、横膈的外后方为脾脏。小弯侧胃前壁的一部分与肝左叶脏面相邻，其余大部分胃前壁贴靠前腹壁。胃后壁隔小网膜与胰腺、膈脚、左肾上腺、左肾、腹膜后大血管及横结肠相邻。

4. 胃的组织结构 胃壁由内向外可分为黏膜层、黏膜下层、肌层和浆膜层四层，其中黏膜层和固有肌层最厚。

5. 胃的淋巴引流和血液供应 引流胃淋巴液的淋巴结主要分布在贲门周围、胃大小弯及幽门周围，还有胃左动脉旁、肝总动脉旁、腹腔动脉旁、脾门、肝十二指肠韧带、肠系膜根部、结肠中动脉周围和腹主动脉周围等处。

胃的营养动脉来自腹腔动脉。胃动脉沿胃小弯和胃大弯分布于胃壁外表，各自形成一个动脉弓。胃小弯动脉弓由胃左动脉和胃右动脉组成。胃左动脉起源于腹腔动脉，向左向上到达贲门处，然后向下分出前、后两支，沿小弯的前后侧行走，末端与胃右动脉吻合。胃大弯动脉弓由胃网膜左动脉、胃网膜右动脉和胃短静脉组成，胃网膜右动脉起源于胃十二指肠动脉，沿胃大弯向左行，末端与胃网膜左动脉吻合。胃短动脉来自脾动脉，有 4 ～ 6 支，经胃脾韧带至胃大弯，分布于胃底外侧区。

胃静脉与胃动脉伴行，汇入门静脉。在胃小弯侧有胃左静脉（又称冠状静脉）和胃右静脉（即幽门静脉），前者直接汇入门静脉或经脾静脉汇入门静脉，后者直接汇入门静脉。在胃大弯侧有胃网膜左静脉和胃网膜右静脉，前者汇入脾静脉，后者汇入肠系膜上静脉，胃短静脉汇入脾静脉。

二、肠解剖概要

1. 小肠 小肠上接幽门，下连盲肠，全长 3.0 ～ 5.0m。是消化管中最长的一段，也是消化吸收的主要场所。小肠分十二指肠、空肠和回肠三部分。

（1）十二指肠。是小肠的首段，全长约25.0cm，充盈时管腔直径约3.0cm，呈"C"字形包绕胰头，分为球部、降部、水平部和升部。

①球部。长3.0～5.0cm，长轴与胆囊平行，位于胆囊的左后方，是溃疡的好发部位。

②降部。长7.0～8.0cm，内靠胰头，后方与右肾及下腔静脉毗邻，约在第3腰椎平面转折左行，延续为水平部。降部的左后缘与胰头之间有胆总管下行。胆总管的末端与胰管汇合后斜行穿入十二指肠降部开口于十二指肠乳头。

③水平部。长10.0～12.0cm，是十二指肠中最固定的一段，位于胰腺的下方和下腔静脉的前方，从右向左横向走行，穿越肠系膜上动静脉与腹主动脉之间，延续为十二指肠升部。

④升部。长2.0～3.0cm，自腹主动脉左侧前方斜向左上方至第二腰椎的左侧，再向前下方转折延续为空肠。

（2）空肠和回肠。空肠和回肠为腹膜内位脏器，迂曲回旋，移动度大。空肠和回肠之间无明显的分界线，近段为空肠，约占全长的2/5，位于腹腔左侧和左髂部；远段为回肠，约占全长的3/5，位于脐部、右腹部、右髂部、下腹部和盆腔。空肠和回肠借助于小肠系膜固定于腹膜后壁。空肠和回肠的营养动脉来自肠系膜上动脉的分支，静脉经肠系膜上静脉注入门静脉。

2. 大肠 大肠全长约1.5m，在右髂窝处连结回肠，终于肛门，分为盲肠、结肠和直肠。结肠又分升结肠、横结肠、降结肠和乙状结肠。大肠在腹腔内围成方框，空肠和回肠盘居在框内。

（1）盲肠和阑尾。位于右髂窝，盲肠长6.0～8.0cm，是大肠的起始部，下端呈囊状。盲肠与回肠交界处，有突向盲肠腔的上、下两片唇状瓣，称为回盲瓣。阑尾位于盲肠的下内侧，开口于回盲瓣下方的盲肠内后壁，呈细长蚯蚓状盲管。阑尾位置因人而异，变化很大，常见的位置有回肠前位、回肠后位、盲肠后位及盆腔后位等。

（2）结肠。结肠上接盲肠，下接直肠，是大肠最长的一段。结肠的营养血管是由肠系膜上动脉分出的回结肠动脉、中结肠动脉及自肠系膜下动脉分出的左结肠动脉和乙状结肠动脉。静脉经

肠系膜上、下静脉注入门静脉。

①升结肠。升结肠是盲肠的延续，在腹腔右外侧沿后腹壁和右肾的外前方上行抵达肝右叶下方，由此向左弯曲连接横结肠。升结肠外侧与右侧腹壁相邻，内侧下段后方为腰大肌。

②横结肠。横结肠自结肠肝曲向左行至脾的脏面下方，再向下弯曲延续为降结肠。它借横结肠系膜与后腹壁相连，活动度较大，仰卧位时多位于胃的下方。

③降结肠。降结肠自结肠脾曲起始，沿腹腔左侧壁下行，在左髂嵴处接乙状结肠，上段降结肠的后方为左肾。

④乙状结肠。乙状结肠起自左髂嵴，至第三骶椎上缘处连于直肠，全长呈"S"形弯曲，乙状结肠借乙状结肠系膜连于后腹壁，有一定的活动度。其后方是盆腔，前下方为膀胱。

（3）直肠和肛管。直肠为消化管的末段，位于盆腔内，上接乙状结肠，在骶尾骨的前方下行，穿过盆膈后终于肛门。直肠全长15.0～16.0cm，走行弯曲，其主要的弯曲有上方的直肠骶曲和下方的会阴曲。男性直肠的前方与膀胱、精囊腺、输精管和前列腺相邻，女性直肠的前方与子宫及阴道后壁相邻，而男性和女性直肠的后方均与骶骨、尾骨相邻。直肠的动脉血管来自直肠上动脉（肠系膜下动脉分支）、直肠下动脉（髂内动脉分支）、肛门动脉（阴部内动脉分出）。静脉在肠壁周围互相结成密网，称直肠静脉丛；由静脉丛形成的静脉血管，一部分伴随动脉上行入门静脉系统，一部分经髂内静脉入下腔静脉系。

肛管长约3.0cm，上连直肠，下端就是肛门，肛管周围有内外括约肌围绕，外括约肌为随意肌，内括约肌不是随意肌。直肠上连乙状结肠，下连肛管，长12.0～15.0cm，直肠黏膜较厚，在壶腹部还有上、中、下三个横的半月形皱襞，称为直肠瓣。直肠下端（与肛管交界处）的黏膜，由于括约肌的收缩，出现8～10个纵行的皱襞，称为直肠柱（即肛柱）。相邻两个直肠柱基底之间有半月形皱襞，此为肛瓣。肛瓣与直肠柱之间的直肠黏膜形成许多袋状小窝，称为肛窦（即隐窝）。肛窦口向上，深3.0～5.0mm，底部有肛腺开口。在肛管与直肠柱连接的地方，常有三角形乳头状隆起，叫作肛乳头。肛门三角区内肛门

周围的皮肤形成放射状皱襞，富有汗腺及皮脂腺，皮下组织（即会阴筋膜的浅层）脂肪较多，尤其在坐骨直肠窝内填充大量的脂肪。

具有临床意义的直肠肛管旁间隙有：坐骨肛管间隙（左右各一），在肛管两旁肛提肌的下方，坐骨和闭孔内肌的内侧；骨盆直肠间隙（左右各一），在肛提肌的上方，腹膜反折的下面（图29-1-1和图29-1-2）。

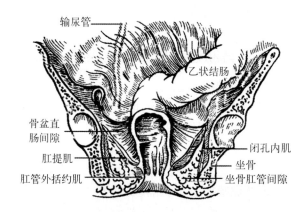

图 29-1-1 盆腔间隙示意图

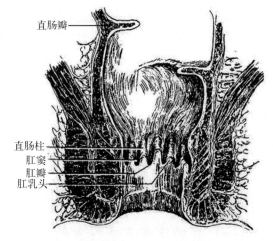

图 29-1-2 直肠肛管示意图

第2节
胃肠道超声检查基础

一、仪器

使用高分辨率实时超声诊断仪或彩色多普勒超声仪。探头首选凸阵式，频率一般用3.0～5.0MHz，如条件允许，可加用腹部专用凸阵或线阵较高频探头，频率7.0～12.0MHz，或者使用直肠腔内探头，频率为5.0～10.0MHz。

二、检查前准备

1. **胃超声检查前准备** 禁食8小时以上。检查当日禁行胃镜及钡餐检查。空腹时，由于胃腔含有气体，必须充盈后检查。常用的充盈剂有：均质无回声型（如水）、混合回声型（如汽水）、均质等回声型（如糊剂）。

2. **肠道超声检查前准备** 前一日晚餐进流质，睡前服轻泻剂，检查当日排净大便。检查前再行保留灌肠。进行乙状结肠及直肠上段超声检查时，可嘱受检查中等充盈膀胱。检查前应准备好各类物品，如灌肠桶、肛管、温度计、特制气囊导管、充盈剂、生理盐水等。

三、检查体位

胃超声检查时，主要采用坐位检查，必要时采用平卧位和侧卧位检查。肠道超声检查则通常采用仰卧位为主，应用充盈法作十二指肠超声检查时可采用坐位或右侧卧位检查；行结肠灌水或灌充盈剂检查则取左侧卧位或右侧卧位或垫高臀部，以利于显示左半结肠或右半结肠，获得较好的效果。

四、检查方法

（一）胃超声检查

首先应空腹检查了解胃排空时的状态，以便与充盈的胃腔比较，观察胃内有无液体潴留以评价幽门功能。使用胃充盈剂时，一般饮用500～600ml即可，过度充盈会影响对胃壁的观察及引起患者不适。对可疑胃穿孔的患者禁用胃充盈法进行检查。

（二）肠道超声检查

先行空腹超声扫查，其目的是了解空腹时肠道的状况，以便与充盈后的肠腔作比较；观察肠腔内容物的潴留情况及有无腹水。

1.显像方法

(1) 甘露醇显像法。甘露醇为常用的脱水剂，口服后可使肠道内晶体渗透压升高，故可暂时阻碍对水的吸收，使肠道内液体聚积，从而有助于超声显示肠道。通常在空腹状态下，患者一次口服20%甘露醇250ml，使肠道充盈，等待10分钟后即可见小肠腔内有液体回声，30分钟后显示更佳，此时即可进行肠道超声检查。

(2) 等回声超声充盈剂显像法（充盈法）。该充盈剂既能口服用于检查十二指肠及空肠，也能灌肠用于大肠的超声检查。其显像特点是能使肠腔形成等回声介质，使肠管后壁不产生明显的衰减，也无明显的增强效应，较好地消除了声学伪像，可提高肠壁结构及其病变的分辨率。口服法主要检查十二指肠，用量为500～600ml，如检查空肠时宜适当增量。常与胃超声检查同时进行。灌肠法主要检查大肠，灌肠量为1000～1500ml，温度控制在37℃左右，灌肠的同时进行超声检查。

(3) 直肠水囊显像法。从肛门放入连接肛管的水囊，然后向囊内注水，直至水囊充盈，待内部气体排净后，即可持探头在小腹部对直肠及其周围结构进行超声检查。为避免灌肠检查失败，灌肠用的溶液温度应控制在37℃左右，灌肠时肛管插入深度以抵达乙状结肠较为合适，灌肠速度应控制在60ml/min以下。直肠水囊灌水的注入量一般为80～100ml，水囊可用避孕套代替。

2.超声测量方法

(1) 肠壁的厚度。肠腔充盈时，肠壁浆膜面与黏膜面回声之间的厚度。正常参考值为2.5～3.5mm。

(2) 肠腔的内径。在未加压的横断面声像图上，肠腔充盈时肠壁黏膜面与对侧黏膜面之间的径线。在正常情况下，十二指肠球部内径<3.0cm，空肠和回肠的内径<2.0cm，大肠的内径<4.0cm。

(3) 十二指肠球部面积。正常的十二指肠球部面积为3.0～5.0cm²。

（三）肛管的检查方法

1.经会阴肛周扫查

(1) 在肛周骶尾部和肛周会阴联合处（约6点和12点处），因肛周局部皮肤呈纵行沟状，

皮肤很难与探头紧密相接，易出现探头局部与肛周皮肤脱离，形成空虚黑影，此时应将探头改为纵切，并尽可能扩展局部皮肤，使皮肤与探头紧密接触。

(2) 应注意辨认肛管周围正常结构，如女性肛管的前方有阴道，不可认为是异常包块。

2.经直肠肛管扫查

(1) 探头尽可能紧贴直肠肛管的管壁。

(2) 注意辨认直肠肛管周围的正常结构，例如前列腺、精囊腺、卵巢、子宫、阴道等。

五、胃肠道超声检查适应证

1.胃肠肿瘤

(1) 良性肿瘤。胃腺瘤、间质瘤（平滑肌瘤等）、血管瘤、小肠和结肠间质瘤等。

(2) 恶性肿瘤。贲门癌、胃癌、胃肠道间质肉瘤、胃肠道恶性淋巴瘤、结肠癌、直肠癌。

2.胃黏膜病变 胃黏膜脱垂等。

3.肠道炎症性疾病 急性阑尾炎、克罗恩病、肠结核、十二指肠球炎。

4.梗阻性病变 贲门失弛缓症、先天性肥厚性幽门狭窄、其他原因的幽门梗阻、肠梗阻、肠套叠。

5.急诊胃肠超声 急性胃肠扩张、胃肠穿孔。

6.其他疾病 胃十二指肠溃疡、胃下垂、胃内异物、胃底静脉曲张、十二指肠淤滞症、肠道蛔虫病。

六、正常胃肠道声像图表现

（一）胃的正常声像图表现

首先作上腹部常规检查，以了解有无胃潴留、胃壁增厚、胃内隆起征象等，然后在胃充盈后按标准断面进行检查。空腹时正常胃声像图表现随胃的充盈与否及充盈量的多少而各不相同。饮水后胃腔呈无回声区，胃腔的周围为胃壁结构，一般可见从外向里"三强二弱"五层结构，胃壁厚度一般不大于6.0mm。但由于胃是空腔脏器，形态多变、活动度大、个体差异大，因此有时也可不按标准断面扫查，找到胃腔后应作上腹部的连续纵断面和横断面扫查，以避免遗漏病变。

1. 贲门及食管下段断面（此断面又称为食管-胃连接部）　探头置左季肋下近剑突侧，略向左后方旋转扫查，即可获得贲门及食管下段的长轴声像图，再将探头旋转 90°，并略向后上倾斜扫查，即可获得贲门及食管下段的短轴声像图（图 29-2-1）。

（1）长轴断面。肝左外叶的后方呈倒置的漏斗状声像图，其中较规则的强回声为管腔回声，外侧的强回声是浆膜面与周围结构的界面回声。此部位上端始于膈食管裂孔，饮水时可见喷水征象。

（2）短轴断面。在肝左叶与腹主动脉之间或略偏左侧可见一扁圆形结构，中心的强回声是管腔黏膜与黏液组成的回声，周围较低的回声为管壁，呈"牛眼征"或"靶环征"。此扁圆形结构边缘规则，管壁厚度均匀对称，中心强回声居中。服充盈剂后，中心强回声可暂时消失，但其周围的管壁强回声仍固定，与左侧膈肌、心脏、肝左叶及腹主动脉之间有明确的分界，易于识别。

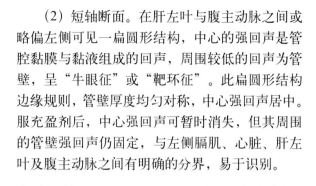

图 29-2-1　贲门及食管下段断面
A 图为长轴断面显示肝脏左外叶下方为食管-胃连接部长轴结构（箭头所指）　B 图为短轴断面显示肝脏左外叶下方和尾叶外侧的小"靶样"结构（箭头所指）　（F-充盈的胃底）

2. 胃底断面　探头斜置左肋弓下，然后向左后上方倾斜 45°扫查，可完整地显示胃底部。服充盈剂后，其断面多为椭圆形，与肝左外叶脏面相邻的是胃小弯垂直部，其对侧是胃底的脾面，两者之间的上方是胃底膈面和贲门部（图 29-2-2）。

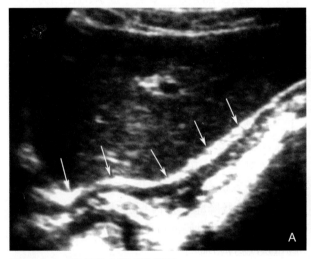

图 29-2-2　胃底和胃体纵断图像
肝脏（LIVER）的下后方是充盈的胃底和胃体（F）

3. 胃体断面　探头在左上腹纵向移动扫查即可显示胃体短轴图像；探头在左上腹横向移动扫查，即可显示胃体长轴声像图（图 29-2-2）。

（1）长轴断面。上方是与胃底的连接部，下方是胃大弯下缘。胃后方是胰腺体尾部、左肾、腹主动脉纵断面及其血管分支。

（2）短轴断面。显示一扁圆形胃体断面，其左侧为胃大弯，右侧为胃小弯。后方可清晰显示胰腺、左肾横断面以及周围血管结构。

4. 胃角横断面　探头置于上腹部正中横向连续扫查，即可获得类似"∞"形的胃角部声像图，"∞"形的交接处是胃角，左侧为胃体，右侧为胃窦（图 29-2-3 和图 29-2-4）。

5. 胃窦断面　探头斜置于右上腹，然后以不同倾斜度扫查，可获得最长的胃腔声像图，此为胃窦长轴声像图，再旋转 90°，向左右或向上下连续扫查，即可获得胃窦短轴声像图。

（1）长轴断面。其右侧通过幽门与十二指肠球部相连，左侧与胃体部相接，此断面主要显示胃窦部的前后壁和幽门。

（2）短轴断面。胃窦部短轴声像图呈扁形，腹侧是胃窦前壁，背侧是胃窦后壁，上方是胃窦部小弯，下方是胃窦部大弯，其大小可随探头位置或胃蠕动而发生变化。

6. 胃冠状斜断面 探头斜置于左上腹，向右侧倾斜连续扫查，即可获得胃的冠状斜断面，此断面对胃小弯和胃角的观察效果较好。按声束经过的顺序，在声像图上首先显示胃大弯（或胃小弯）和胃角，然后显示胰腺、胃窦及十二指肠球部。此断面是观察胃小弯及胃整体形态的理想断面（图 29-2-4）。

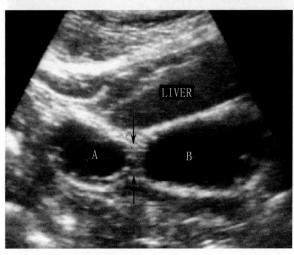

图 29-2-3　胃角横断图
肝脏（LIVER）的后方见胃体（B）和胃窦（A）的交接处为胃角（箭头所指）

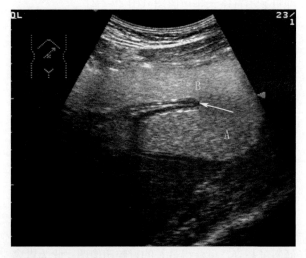

图 29-2-4　胃角冠状断面
等回声充盈剂充盈胃腔后，胃体（B）和胃窦（A）的反折部位为胃角（箭头所指）

（二）肠管的正常声像图表现

首先在腹部对小肠和大肠作空腹常规检查，以了解肠道的大概情况，如有无包块、肠管积液、肠管扩张及腹水等，然后对肠道按标准断面进行局部分段检查。

1. 十二指肠断面 探头纵向放置在右上腹，作倾斜连续移动扫查，可获得完整的十二指肠球部、降部和水平部声像图。十二指肠球部呈三角形或椭圆形，与胃窦部相连，多位于胆囊的左后方，其腹侧是前壁，背侧是后壁，左上方是胃小弯侧壁，右下方是大弯侧壁，幽门管侧是球底壁。球部远端与降部相连，两者形成上曲。降部的远端与水平部相连，两者形成下曲。水平部远端与升部相连，但升部较短，显示效果欠理想。随着幽门的开放，十二指肠球呈间歇充盈，形态规整，边界清晰。充盈法检查多可显示清晰的肠壁层次，其黏膜面平滑（图 29-2-5）。球部的大小和形态随蠕动或幽门开放而发生有规律的变化，球内回声也随之变化。十二指肠降部和水平部肠腔规整，形态规则，边界清楚，肠壁黏膜面可见纤细的黏膜皱襞回声，肠壁层次结构清晰完整。

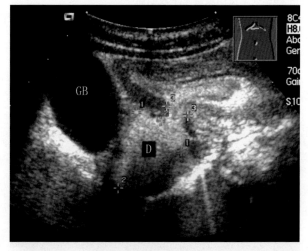

图 29-2-5　十二指肠球部长轴图像
胆囊（GB）旁"十"字标注范围为十二指肠球部（D）

2. 空肠和回肠断面 空肠、回肠分布迂回、范围广，位居整个腹部。扫查断面无特别的规定，肠腔充盈液体或充盈剂后，可显示迂曲的肠管。空肠通常位于左上腹和脐部，呈"琴键状"回声；回肠一般位于右下腹和中下腹，由于黏膜皱襞稀少，内膜面相对平整。对空肠、回肠的界限，超声也难以区别。当肠腔充盈时，小肠壁呈扭曲的线状中等回声，空肠壁的黏膜面可见纤细的黏膜皱襞回声，回肠壁的黏膜面则相对光滑、平坦。

　　3. **大肠断面**　超声检查大肠通常是在灌肠的同时进行扫查。探头扫查步骤按直肠→乙状结肠→降结肠→脾曲→横结肠→肝曲→升结肠→盲肠的顺序进行。扫查中可随时调整探头断面，分别以横断、纵断或斜断来扫查大肠各段的回声情况。必须注意到结肠肝曲和脾曲的位置较高，可通过肝脏、脾脏或肾脏作声窗探查。肠腔充盈后，作纵断扫查时，可分别显示直肠、乙状结肠、降结肠、横结肠、升结肠呈长管状结构，相互连续。作横断扫查时，则各部肠管呈圆形或类圆形的管状结构，形态规整。肠壁呈连续的线条状略强回声。乙状结肠、结肠脾曲和肝曲等部位的肠壁可扭曲，但肠腔的宽度较匀称，肠壁黏膜面整齐、光滑。充盈法超声检查可显示与胃壁五层结构相似的肠壁层次结构。回盲部通常较难显示。

（三）直肠肛管的正常声像图表现

　　1. **经会阴扫查**　在正常情况下，经会阴扫查，肛管呈低回声管道，管腔内空虚，管壁呈条带状稍低回声，管壁外周无异常低回声包块和管道（图29-2-6）。

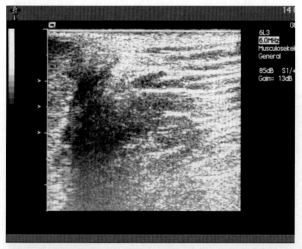

图 29-2-6　经会阴扫查肛管
经会阴扫查显示以肛管为中心的轮辐状声像图

　　2.**经直肠扫查**　肛管呈低回声管道，管腔空虚，肛管管壁比经会阴扫查更清楚，管壁四周无异常低回声或无回声的包块和管道（图29-2-7）。

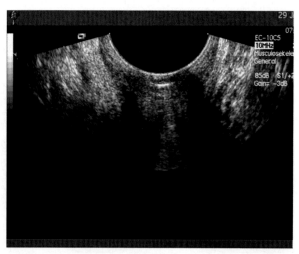

图 29-2-7　经直肠扫查肛管

第3节
胃疾病

一、胃良性病变

（一）胃平滑肌瘤

　　胃平滑肌瘤又称为胃间质瘤，是最常见的胃黏膜下良性肿瘤，占胃良性肿瘤的17%～46%，有2%可发生恶变。

　　1. **病理特点**　胃间质瘤起源于胃壁肌层，多呈圆形或椭圆形，向胃腔内突起。多数为单发，好发于胃体和胃窦。

　　2. **临床表现**　胃间质瘤可发生于任何年龄，但以50岁以上多见，患者多无自觉症状，大多数在体检时被发现，当瘤体较大或伴有溃疡时，可产生压迫或上消化道出血症状。

　　3. **声像图表现**

　　（1）肿物既可向腔内生长，也可向腔外生长，或同时向腔内腔外生长。

　　（2）胃壁内局限性实质性低回声肿物，多呈圆形，也可呈哑铃状、分叶或不规则形。

　　（3）肿物以单发为多见，内部呈均匀的低回声（图29-3-1）。

　　（4）肿物的黏膜面可有溃疡形成。

　　4. **鉴别诊断**

　　（1）胃平滑肌瘤与胃间质肉瘤的鉴别。胃间质肉瘤与胃平滑肌瘤的形态相似，但瘤体较大，

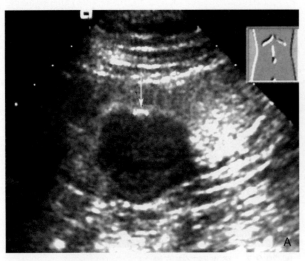

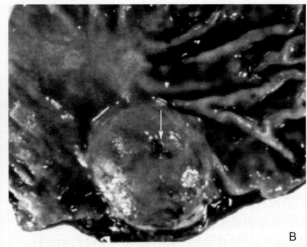

图 29-3-1　胃窦后壁平滑肌瘤

A 图显示胃窦后壁平滑肌瘤，表面见浅表溃疡，回声较强（箭头所指）　B 图为手术标本

表面容易形成溃疡，内部易液化。

（2）胃平滑肌瘤与胃癌的鉴别。部分胃癌易与胃间质瘤混淆，但胃癌多呈浸润性生长，可资鉴别。

5. 临床意义　胃平滑肌瘤多数因溃疡出血在上消化道造影时被发现，常规上消化道钡餐和胃镜对外生性的小平滑肌瘤易漏诊，在胃充盈良好的情况下，超声能检查出较小的肿物，并且能对其良、恶性作出初步的判断。

（二）胃息肉

1. 病理特点　胃息肉分真性和假性两种，真性胃息肉又称为息肉样腺瘤，最常见，由增生的黏膜腺上皮构成，多为单个病灶，表面呈结节状，多数有蒂。有 25% ～ 50% 的胃息肉可癌变。假性胃息肉是由黏膜炎性增生而形成。

2. 临床表现　发病年龄多在 40 岁以下，早期通常无明显症状。如果息肉表面有溃疡、糜烂，则会出现上腹部不适、腹痛、恶心、呕吐及消化道出血等症状。本病多见于慢性萎缩性胃炎患者，有 80% ～ 90% 的患者胃酸缺乏。

3. 声像图表现　自胃壁向胃腔内突出的低回声团块，直径大多数为 1.0 ～ 2.0cm，基底部较窄，可单发，也可多发，胃壁层次尚清晰（图 29-3-2）。

4. 鉴别诊断　息肉型胃癌的声像图类似胃息肉，但胃癌的肿块一般较大，生长较快，基底部较宽，对胃壁有浸润，该处胃黏膜回声中断。

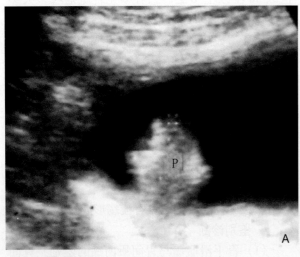

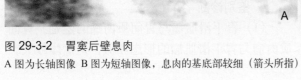

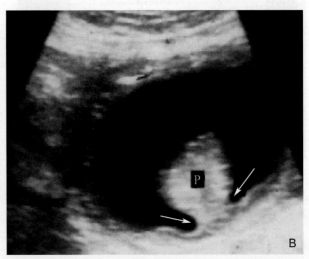

图 29-3-2　胃窦后壁息肉

A 图为长轴图像　B 图为短轴图像，息肉的基底部较细（箭头所指）

（三）胃溃疡

1.病理特点 胃溃疡是消化道最常见的疾病之一，我国患病率为 10% ～ 20%。胃溃疡多见于胃小弯及胃窦部，越靠近幽门部越多见。胃溃疡通常单发，但有 5% ～ 10% 的患者有 2 ～ 3 个病灶，称多发性溃疡。胃溃疡边缘整齐、规则，底部可深达黏膜下层、肌层，甚至浆膜层。胃溃疡可引起出血、穿孔、胃腔狭窄及恶变。

2.临床表现 胃溃疡的好发年龄为 20 ～ 50 岁，临床表现有进食后上腹部疼痛、返酸、嗳气等症状。病情呈慢性过程，易反复发作，可并发呕血、黑便、上消化道梗阻及急性胃穿孔等。

3.声像图表现

（1）胃壁局限性增厚，黏膜面出现凹陷。活动型溃疡的黏膜面凹陷较深，凹陷口的直径大于凹陷底的直径。非活动型溃疡凹陷较浅，溃疡处胃壁回声相对较强（图 29-3-3 和图 29-3-4）。

（2）凹陷形态规则，边缘对称，呈"火山口"样。

（3）较大的胃溃疡凹陷可突出胃壁，部分凹陷周缘可显示"黏膜纠集征"。

（4）多发性胃溃疡表现为互不相连的多处溃疡病变。

（5）较大的溃疡可引起胃壁局部蠕动减弱。

（6）偶尔可见胃溃疡穿孔。

4.临床意义 超声对胃溃疡的诊断价值有限，对较小的胃溃疡容易漏诊，对良恶性溃疡的鉴别有一定的困难。因此，目前诊断胃溃疡仍以胃镜和上消化道钡餐为主要手段。

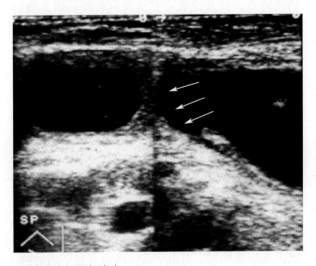

图 29-3-3　胃角溃疡

胃体的侧后壁凹陷处为溃疡（箭头所指）

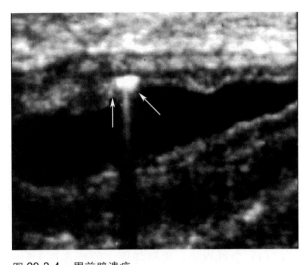

图 29-3-4　胃前壁溃疡

胃前壁溃疡凹陷处气体积聚呈强回声（箭头所指），伴有后方混响效应

（四）胃黏膜脱垂症

1.病理特点 胃窦部黏膜肥大、增厚、充血、水肿、松弛易动，也可呈息肉状隆起，甚至糜烂或溃疡。

2.临床表现 多发生于 30 ～ 60 岁的男性，常有上腹部不适或疼痛，其特点是左侧卧位可使疼痛减轻，而右侧卧位可使疼痛加剧。另外，该病常与溃疡和胃炎并存，临床易被漏诊。

3.声像图表现 胃窦部黏膜明显增粗、肥厚隆起，或突入胃腔内。炎症水肿引起的胃黏膜脱垂症，胃底层次清晰。而恶性病变引起的胃黏膜脱垂症，病变处胃壁层次不清。充盈胃后实时观察，脱垂的胃黏膜可随胃蠕动方向前移，进入十二指肠球部后又可随蠕动波的消失而回到胃窦部。有溃疡者局部黏膜凹陷，凹陷表面常有斑片状强回声。

4.鉴别诊断 胃黏膜脱垂症需与带蒂的胃息肉脱入幽门管及幽门肌肥大等疾病相鉴别。胃息肉常单发，内部呈较均质的中等回声，局部无层次结构，与炎症、水肿所致的胃黏膜脱垂症较易区别，但与恶性病变引起的胃黏膜脱垂症鉴别困难。幽门肌肥大多见于新生儿，肥厚的部分为胃壁肌层，呈对称性均匀低回声环，幽门管变小，易与胃黏膜脱垂症鉴别。

5.临床意义 充盈胃后实时观察，胃黏膜脱垂症的特征性声像图表现可帮助诊断，并可根据脱垂处胃壁层次清楚与否来大致判断良恶性。

（五）胃炎

1. 病理特点 胃炎是由各种理化因素引起的胃黏膜的急慢性炎症。急性胃炎的病理特点是胃黏膜充血、水肿或糜烂。慢性胃炎又分为慢性浅表性胃炎和慢性萎缩性胃炎，慢性浅表性胃炎的主要病理改变是胃黏膜水肿和炎性细胞浸润，而慢性萎缩性胃炎的主要病理改变是腺体萎缩、黏膜层变薄及肠上皮化生。

2. 临床表现 患者上腹部不适、疼痛、食欲减退、恶心呕吐等，有时有腹泻。

3. 声像图表现

（1）急性胃炎。胃壁增厚，厚度多在 1.5cm 以下，黏膜皱襞粗大（图 29-3-5）。

（2）慢性胃炎。胃黏膜轻度糜烂和多发性小乳头状隆起是疣状胃炎的特点（图 29-3-6）。超

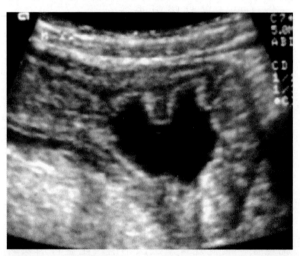

图 29-3-5　急性胃炎
胃腔充盈下可见胃体和胃窦增厚

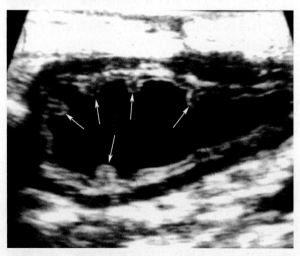

图 29-3-6　慢性活动性胃炎
胃窦黏膜皱襞肥大（箭头所指）

声对其他类型慢性胃炎的诊断缺乏特异性。

4. 鉴别诊断 疣状胃炎需与多发性胃息肉、胃癌等鉴别。

5. 临床意义 超声对于胃炎无特异性，准确性不高，不作为常规检查。

（六）急性胃扩张

1. 病理特点 急性胃扩张多由手术或暴饮暴食引起，胃腔极度扩张，胃内液体潴留，胃壁变薄，但胃壁的层次结构仍然清楚。

2. 临床表现 腹痛、腹胀，上腹部肌紧张。部分病人有呕吐。

3. 声像图表现 胃容量明显增大，胃内见液体潴留，液体内见大量点片状食物残渣；胃蠕动减弱，胃壁变薄，但层次清楚。

4. 鉴别诊断 需与肥厚性幽门狭窄、继发性幽门梗阻等鉴别。

5. 临床意义 超声诊断急性胃扩张具有较高的准确性，并且能够同时观察胃幽门部的情况，明确是单纯性急性胃扩张还是幽门肥厚、幽门部肿瘤等引起的继发性胃扩张。

（七）消化道穿孔

1. 病理特点 胃十二指肠活动期溃疡、伤寒、急性胃扩张、梗阻、坏死、外伤、恶性肿瘤等均可导致胃肠道急性穿孔，内容物流入腹腔会引起化学性腹膜炎，大量气体逸入腹腔则形成气腹。

2. 临床表现 以骤然发作的持续性上腹部剧痛为特点，延及全腹，并可向肩背部放射。腹部触诊腹肌呈板样紧张，全腹压痛和反跳痛。慢性穿孔病变可能仅有局限症状，病情常较轻。

3. 声像图表现

（1）腹膜腔内气体回声。患者仰卧位时，肝前间隙有气体强回声，其后方常见多重反射。坐位检查，在膈肌顶部与肝脏之间显示气体回声（图 29-3-7）。

（2）腹腔积液。胃十二肠穿孔后，胃酸与胆汁往往先积存于右肝下间隙，随着渗出量增加，渗出液可流向肝肾间隙，并经右结肠外侧沟下行至盲肠周围和盆腔。在这些部位可显示异常液体回声或形成脓肿，但由于液体内混有胃肠内容物，因此有时不能显示典型的无回声区，容易误认为

肠内液体。胃十二指肠后壁穿孔，容易与胰腺粘连，漏出的胃液与腹膜渗出液常局限于小网膜囊，形成积液。

（3）肠蠕动减弱或消失，肠腔积气。

（4）穿孔较大者，仔细扫查偶尔可直接显示穿孔的部位和大小及胃内容物向腹腔流动的现象，但这种征象极少能见到。

（5）穿孔被局限者，可形成脓肿或边缘模糊、回声不均的炎性包块。

4. 鉴别诊断　超声显示腹膜内气体和液体回声，是超声诊断胃肠道穿孔的特征性间接征象，

再结合患者有急性发作的腹部剧痛病史和腹膜炎体征，即可诊断胃肠道穿孔。但应与急性胃扩张、急性坏死性胰腺炎、急性胆囊炎穿孔并发腹膜炎和急性阑尾炎等进行鉴别。

5. 临床意义　在临床上，对X线检查已确诊的病例，通常不再作超声检查。但是超声检查对发现腹膜腔的游离气体也有很高的敏感性，而且对检出腹腔内积液比X线检查敏感。因此，超声对诊断胃肠道穿孔具有一定的临床价值，同时可与其他急腹症（如胆道、胰腺、妇科疾病、实质脏器破裂等）鉴别。

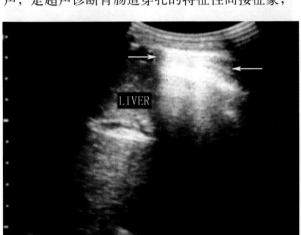
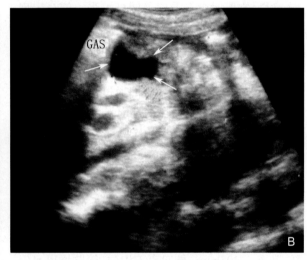

图 29-3-7　十二指肠穿孔

A 图显示肝脏（LIVER）前方的膈下气体（箭头所指）　B 图显示气体旁（GAS）可见局限性积液（箭头所指）

（八）胃下垂

1. 病理特点　胃小弯的最低点下降至髂嵴连线以下，并且十二指肠球部向左偏移，即称为胃下垂。此病多见于瘦长体形者，主要是由于胃膈韧带与胃肝韧带松弛无力及下腹壁肌肉松弛所致。

2. 临床表现　主要症状为慢性腹痛、胃部不适、腹胀、恶心、嗳气与便秘等。轻度胃下垂多无症状。

3. 声像图表现　显像剂充盈法超声检查可显示胃底和胃体的上部充盈量少，而胃体的下部和胃窦部松弛膨大。部分患者伴胃壁蠕动减弱。坐位或立位时，患者胃角低于脐水平。当胃角回声位于脐下 5.0cm 以内时为轻度胃下垂，低于 5.0 ~ 8.0cm 为中度胃下垂，大于 8.0cm 则为重度胃下垂。

4. 鉴别诊断　超声诊断胃下垂不困难，超声检查时可直接测量胃下垂的程度，测量方法是在患者坐位或立位时，使用线阵探头放置在腹部，上缘与脐平面接触，然后连续纵扫，有胃下垂者可显示胃小弯的最低点。胃下垂需注意与急性胃扩张和幽门梗阻相鉴别，根据胃小弯的位置变化和幽门管的通过情况，通常不难鉴别。

5. 临床意义　充盈法超声检查能对胃下垂进行确诊，可帮助临床解释患者的临床症状。超声可作为临床诊断胃下垂的常规手段。

（九）贲门失弛缓症

1. 病理特点　贲门失弛缓症是食管神经肌肉功能障碍所致的一种疾病，又称为贲门痉挛、食管失蠕动或巨食管。食物不能顺利通过贲门进入

胃，导致食管潴留，直到内容物重力大于食管下端括约肌压力时，才得以进入胃内，因此贲门失弛缓症时引起食管显著扩张。发病初期，食管可呈梭形扩张，继而可逐渐伸长和弯曲，甚至形成"乙"字形。此外，食管壁可出现继发性肥厚、炎症、憩室、溃疡或癌变。

2.临床表现 本病的发病年龄为45～50岁，男女大致相等。其突出的症状为吞咽困难，早期呈间隙性，后期为持续性，伴剑突下或胸骨后疼痛。

3.声像图表现

(1) 空腹时食管前庭部明显扩张，部分出现迂曲现象。近贲门管处食管在长轴断面上呈鸟嘴状或尖锥状，在短轴断面上表现为增大的环状结构，外形规整。

(2) 口服液体时显示贲门通过不畅，液体滞留于食管下段，食管壁蠕动可增强。

(3) 贲门管壁可有均匀性增厚。

(4) 实时超声显示食管下段管腔充盈达一定程度时，内容物可暂时通过贲门入胃，继而又阻塞。

4.鉴别诊断 贲门失弛缓症主要应与贲门癌鉴别，贲门癌的特征性声像图表现为食管壁不规则增厚，常大于10.0mm，壁回声不均匀，管壁增厚可侵及贲门周围的胃壁，晚期还可见转移征象。

5.临床意义 贲门失弛缓症的诊断主要靠临床表现和X线征象，超声对于贲门癌与贲门失弛缓症有一定的鉴别诊断意义。

（十）先天性肥厚性幽门狭窄

1.病理特点 本病是新生儿常见的疾病，主要病理改变为幽门环肌肥厚，致使幽门管高度狭窄，胃腔逐渐变大，而黏膜正常或有水肿。

2.临床表现 主要症状为呕吐，通常在出生后二、三周开始，逐渐加剧，可呈喷射性，呕吐液内不含胆汁。多数患儿在右上腹扪及橄榄形肿块。

3.声像图表现

(1) 幽门部胃壁呈环状增厚，短轴断面呈均匀的中等回声环或低回声环，中心为高回声；长轴断面呈梭形或橄榄形，厚度大于4.0mm。

(2) 幽门管呈狭长的高回声带，胃内容物通过受阻（图29-3-8）。胃腔略变宽，近幽门部蠕动消失或出现逆蠕动。

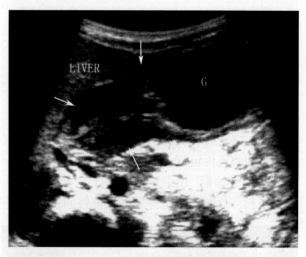

图 29-3-8　先天性肥厚性幽门狭窄

35天婴儿。肝脏（LIVER）内下方见幽门壁局限性增厚（箭头所指），幽门管狭窄，胃窦（G）内液体不能顺利通过幽门管

4.鉴别诊断 先天性肥厚性幽门狭窄与幽门痉挛的声像图表现类似，但幽门痉挛可用解痉药缓解症状。先天性肥厚性幽门狭窄还应与先天性十二指肠梗阻鉴别，后者无幽门增厚的特征，可资鉴别。

5.临床意义 超声检查能对本病作出准确诊断，对于不便于进行X线检查的新生儿可作为首选方法。

（十一）幽门梗阻

1.病理特点 幽门梗阻通常有两种情况，一种是炎症反应的水肿、充血或反射性幽门痉挛等，妨碍幽门的畅通；另一种是瘢痕组织收缩或肿瘤阻塞幽门。前者以内科治疗能缓解，后者需手术治疗。

2.临床表现 呕吐是幽门梗阻的主要症状，一般发生在进食后30～60分钟内，内含陈旧性食物。

3.声像图表现

(1) 空腹时胃腔内见大量的液性无回声区。

(2) 幽门管通常无蠕动开放征象。

(3) 胃壁蠕动亢进或消失，并常见胃窦部逆蠕动。

(4) 胃窦部癌肿所致梗阻，在声像图上可见局部隆起的实质性低回声肿物，致使幽门管狭窄变形。

4.鉴别诊断

（1）幽门梗阻与急性胃扩张的鉴别。急性胃扩张声像图表现为胃腔显著扩大，有大量的液气性内容物存留，部分患者可见明显扩张的十二指肠球部，与单纯幽门梗阻有明显的区别。

（2）幽门梗阻与十二指肠肿瘤的鉴别。十二指肠肿瘤可引起肠壁明显增厚隆起，内部呈不均匀的低回声，易引起幽门梗阻，但同时也常引起胆总管梗阻扩张。

5.临床意义 超声对明显的幽门梗阻容易诊断，并可同时检查胃壁厚度、胃蠕动及十二指肠的情况，可对幽门梗阻的病因作出判断。

（十二）胃石症

1.病理特点 胃石症是由于不能消化的物质在胃内积聚并与胃黏液凝结而形成的团块。常见的有柿石、毛发结石和混合结石。胃石症常并发黏膜糜烂或溃疡，有时发生梗阻、出血。

2.临床表现 胃石症患者可无任何症状，也可有上腹部不适、饱胀、疼痛、食欲不振等症状。

约有半数病例在上腹部可扪及肿块。

3.声像图表现

（1）胃腔内出现前缘呈弧状或带状的强回声团块，其后方伴有明显的声影（图29-3-9）。

（2）饮水充盈胃腔后可见强回声团块随体位改变而移动，还可能显示结石内部的不均质增强回声。

4.鉴别诊断 胃充盈后超声检查可显示胃腔内移动的强回声团块，伴明显而恒定的后方声影，据此可诊断胃石症。胃石症可能与巨块型胃癌和胃内气体回声相混淆。胃癌为发生在胃壁的软组织团块，无明显声影；而胃内气体为易变化的闪烁性强回声，卧位检查时紧贴胃前壁，后方有典型的"彗星尾"征，易与胃石症鉴别。

5.临床意义 既往对胃石症的诊断主要依靠X线与内镜检查。近年来，应用水充盈法或显像剂法对胃的超声检查结果表明，超声能清晰地显示胃石的大小、形态和内部回声，对胃石症的敏感性和诊断准确性均很高。

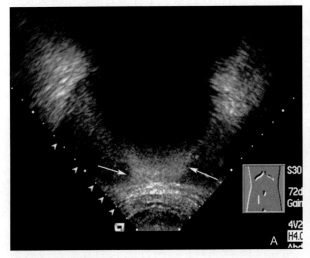
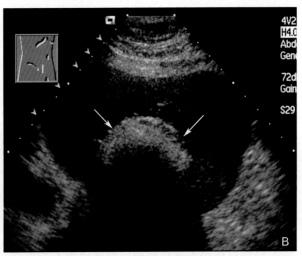

图29-3-9 胃结石
A图为膝肘卧位 B图为左侧卧位，充盈胃腔内见团块状强回声伴后方声影（箭头所指），变换体位，结石向重力方向移动

（十三）胃底静脉曲张

1.病理特点 胃底静脉曲张是门静脉高压的重要并发症，由于胃底静脉与门静脉有较多的吻合，因此任何因素引起的门静脉高压均能导致胃底静脉曲张，发生率高达80%～90%。胃底静脉曲张常与食管静脉曲张并存，也可单独存在，但胃底静脉曲张通常先发生。

2.临床表现 以门静脉高压为主，如脾肿大、脾功能亢进、腹水等。胃底静脉曲张破裂的患者出现呕血与黑便，严重者发生出血性休克。但也有少数病例不出现明显的临床症状。

3.声像图表现

（1）超声显示由胃底壁凸入胃腔的蜂窝状低回声区，基底较宽，边缘清楚，范围通常小于

5.0cm。

（2）低回声区的形态可呈圆形、椭圆形、分叶状或葡萄状。内部可见扭曲的管状回声。探头加压时，低回声区的形态有变化。彩色多普勒和频谱多普勒显示低回声内部为低速连续性血流（图29-3-10）。

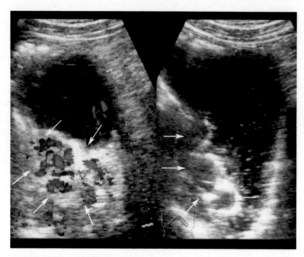

图29-3-10　胃底静脉曲张
胃底充盈后部分胃壁增厚呈波浪状隆起，内部显示多彩血流信号（箭头所指）

（3）经仔细熟练的充盈法超声扫查可显示胃底部的低回声区与扩张的胃冠状静脉或胃短静脉相通，彩色多普勒很容易显示扩张的静脉。

（4）常伴肝硬化、门静脉增宽及脾肿大等。

4. **鉴别诊断**　对肝硬化合并门静脉高压的患者，若声像图显示胃底部有附壁的椭圆形、分叶状或葡萄状的无回声区，即可提示为胃底静脉曲张。如果能显示其与胃底周围的血管相连通，即可诊断为胃底静脉曲张，尤其是使用彩色多普勒显示有迂曲的血管时即可确诊。鉴别诊断主要需与胃底部癌肿鉴别，胃底部癌肿通常呈浸润性生长，局部胃壁呈不规则隆起，内部回声不均质，表面高低不平，质地硬，病变不随探头加压而变形，使用彩色多普勒在低回声区内可呈现高速的彩色血流信号。

5. **临床意义**　应用充盈法超声检查，可以准确地显示胃底部曲张的静脉回声，能帮助临床估计胃底静脉曲张的位置与程度。此外，对部分经X线检查难与胃底癌肿鉴别的患者，通过超声检查可能得到帮助，若使用彩色多普勒检查则准确性更高。

二、胃恶性病变

（一）胃癌

1. **病理特点**　胃癌是消化道最常见的恶性肿瘤之一，发病率在癌症中居第三位。早期胃癌是指病变仅侵及黏膜及黏膜下层的胃癌。进展期胃癌又称中晚期胃癌，是指病变侵犯深度已超过黏膜下层，达固有层或更深。进展期胃癌可分为3型。

（1）肿块型。病变向胃腔内隆起，表面不平，呈菜花状，以胃体及胃底多见。

（2）溃疡型。病变向胃腔内隆起，表面不平，中央有大的溃疡形成，溃疡的底部不平，境界不清，多见于胃幽门区。

（3）弥漫型。病变沿胃壁各层的组织间隙向周围扩散，累及范围广泛，甚至累及全胃而形成"皮革胃"。

2. **临床表现**　胃癌早期可无症状，当发生梗阻时，则出现相应症状，如上腹痛、食欲减低、恶心、呕吐等。当溃疡出血时，可有呕血或黑便。胃癌晚期可出现腹水、全身多处淋巴结肿大及恶液质等。

3. **声像图表现**

（1）早期胃癌。超声诊断困难，超声内镜有较大的价值。

（2）进展期胃癌。病变侵及固有肌层是该期的重要特征。超声可显示胃壁层次紊乱、中断，当浆膜层强回声中断时，则提示癌肿已侵及胃外。与胃癌的病理类型相对应，声像图表现也可分为3型。

①肿块型。癌肿呈局限性隆起，向胃腔内凸出，表面不光滑，呈菜花状，周围胃壁也呈不同程度增厚（图29-3-11）。向外生长的肿瘤易与周围脏器粘连。

②溃疡型。向胃腔内隆起的肿块表面有凹陷，凹陷底部不光滑，周围不规则，厚度不均匀，凹陷口僵直，周围胃壁也呈不规则增厚、隆起（图29-3-12）。

③弥漫型。胃壁部分性或弥漫性增厚、隆起。黏膜面破溃或糜烂时呈强回声。空腹时胃短轴切面呈"假肾征"，饮水后见胃壁增厚不规则，层次不清（图29-3-13）。

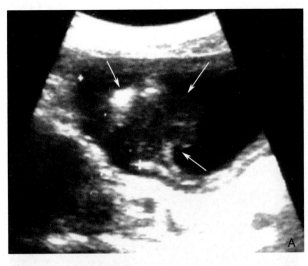
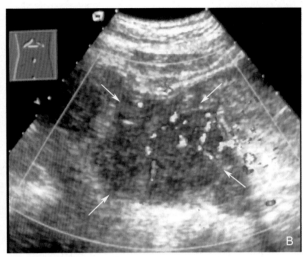

图 29-3-11 肿块型胃癌

A 图显示胃窦结节状低回声肿瘤（箭头所指）　B 图显示肿瘤内部血流较丰富

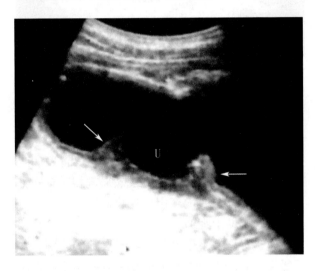
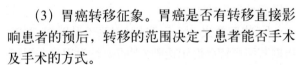

图 29-3-12 溃疡型胃癌

胃后壁溃疡型肿块，溃疡（U）周围隆起处为溃疡环堤（箭头所指）

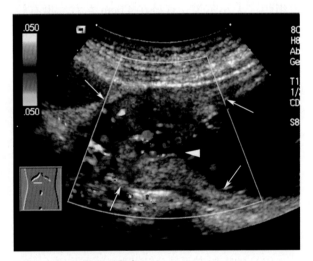

图 29-3-13 浸润型胃癌

胃体和胃窦长轴断面，显示胃窦管壁低回声型增厚为肿瘤（箭头所指），实质内血流较丰富，内膜面不平滑，管腔明显变窄（白三角所指），胃体内液体潴留

（3）胃癌转移征象。胃癌是否有转移直接影响患者的预后，转移的范围决定了患者能否手术及手术的方式。

①淋巴结转移。为胃癌转移最主要的途径，首先是局部淋巴结转移，胃下部的癌肿常转移到幽门下、胃小弯及腹腔动脉旁淋巴结。胃上部的癌肿常转移到胰旁、贲门旁、胃大弯处淋巴结。晚期胃癌可转移到腹主动脉旁淋巴结，并且由于胃壁内淋巴管有广泛的吻合，所以胃任何部位的癌肿均可向上述淋巴结转移。肿大的淋巴结形态多样，单个肿大的淋巴结多呈圆形或椭圆形，融合的肿大淋巴结呈分叶状或不规则状。

②直接扩散。声像图显示胃浆膜层强回声线中断，肿块与周围脏器的界限不清，受累脏器的边缘及内部回声异常。

③血行转移。多发生在晚期，可转移至肝脏、肺、骨骼及脑等。

④种植性转移。癌细胞脱落到腹腔可种植于腹壁、盆腔器官及腹膜，出现腹腔肿块、腹水及受累脏器异常等相应征象。当胃癌转移到卵巢形成转移性黏液癌，称为 Krukenberg 瘤。因此，当女性卵巢肿大并有腹水时，应进行胃部检查。

4.鉴别诊断　早期胃癌由于症状不典型，不易及早发现，胃镜是诊断早期胃癌的主要手段。

进展期胃癌超声容易诊断，但溃疡型胃癌易与良性胃溃疡混淆。

5. 临床意义 超声虽然难以发现早期胃癌，但由于胃充盈后在良好的透声窗的帮助下，超声可以很好地显示胃壁层次结构，观察胃肿瘤的部位、大小和形态，并能估计肿块侵犯的程度，特别是能发现胃周围的转移情况，弥补胃镜和X线检查的不足。

（二）胃恶性淋巴瘤

1. 病理特点 胃恶性淋巴瘤占胃恶性肿瘤的0.5% ~ 0.8%。其中又以恶性淋巴肉瘤最多见，约占胃恶性淋巴瘤的50%，其次为网状细胞瘤和霍奇金氏病。胃恶性淋巴瘤起源于黏膜下层的淋巴组织，大小不等，直径在4.0cm左右，也有较大者。肿瘤可呈分叶状突入胃腔，也可为表浅的局部隆起，肿瘤内部易发生出血和坏死。其黏膜面易发生溃疡，引起胃出血。

2. 临床表现 本病多见于男性，临床上有各种消化道症状，如上腹部饱胀、疼痛、恶心、黑便和食欲减退。体检可发现上腹部肿块。

3. 声像图表现

（1）胃壁呈弥漫性增厚或呈局限性隆起（图29-3-14）。

（2）增厚的胃壁或肿物内部呈低回声或无回声，透声性良好，后方回声可有增强。

（3）肿物形态可呈分叶状。

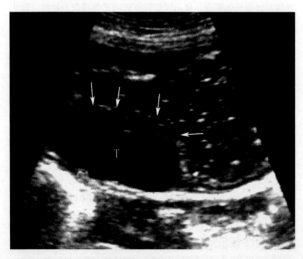

图 29-3-14　胃窦恶性淋巴瘤
胃窦后壁黏膜下扁平状低回声肿块（T），黏膜隆起形成"拱桥"样黏膜皱襞（箭头所指）

（4）由于肿物质地较软，尽管胃壁明显增厚，但胃腔狭窄不明显。

（5）肿物的表面可有溃疡凹陷和不规则的增强回声，肿物表面无溃疡凹陷处胃黏膜层回声仍完整（图29-3-15）。

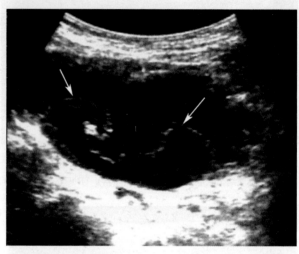

图 29-3-15　胃窦溃疡型恶性淋巴瘤
胃窦后溃疡型（U）低回声肿块，周围溃疡环堤隆起处有黏膜被覆（箭头所指）

4. 鉴别诊断

（1）胃恶性淋巴瘤与胃癌的鉴别。胃癌病变部位胃壁僵硬，而胃恶性淋巴瘤局部相对较软。另外，胃癌向黏膜内突出，黏膜面及以下层次结构不清，有助于鉴别。

（2）胃恶性淋巴瘤与胃巨皱襞症的鉴别。胃巨皱襞症是一种原因不明的黏膜及腺体疾病，仅发生于胃贲门部和胃体部。在声像图上仅见黏膜层隆起，皱褶突入胃腔，而黏膜下层呈规则的强回声，胃充盈后观察，声像图呈"琴键"状，可与胃恶性淋巴瘤鉴别。

5. 临床意义 超声可显示胃恶性淋巴瘤，并能根据其回声特点提示诊断，对胃恶性淋巴瘤与胃癌和胃巨皱襞症的鉴别也具有重要的意义。

第4节
肠道疾病

一、十二指肠溃疡

1. 病理特点 十二指肠溃疡是常见病，好发于十二指球部，约占90%；而降部溃疡比较罕见，水平部则一般不发生溃疡。发病年龄多为青壮年，男性多于女性，比例为（2～4）：1。十二指肠溃疡常呈圆形或椭圆形，大小深浅不一，直径一般小于1.0cm。溃疡多发生于球部前、后壁，其他部位相对少见。十二指肠溃疡周围与胃溃疡相似，也可形成水肿区，邻近组织有炎症改变，常伴有纤维组织增生，并发痉挛或瘢痕收缩，使球部产生畸形，还可见水肿的黏膜向溃疡纠集现象。后壁溃疡可穿透到胰腺形成包块，前壁溃疡则易向腹腔穿孔。十二指肠溃疡可以多发，2～3个小溃疡可聚积在一处，也可同时发生在前后壁。球部溃疡还可与胃溃疡同时存在，称复合性溃疡。十二指肠溃疡愈合后易复发。

2. 临床表现 中上腹部周期性、节律性疼痛，伴有返酸、嗳气，后壁穿透性溃疡疼痛可放射到背部，其疼痛多发生在夜间。十二指肠溃疡患者多数胃酸增多，当溃疡伴有出血时，可出现呕吐咖啡样物、黑便等表现。溃疡还可引起梗阻、穿孔等临床表现。

3. 声像图表现

（1）十二指肠球部溃疡。

①十二指肠球形态不规整，面积变小，小于3.0cm^2（图29-4-1）。

②十二指肠球部黏膜面出现凹陷，凹陷表面通常附有少量增强回声。

③凹陷处肠壁层次模糊不清，回声减低，局部增厚，厚度一般为4.0～10.0mm。

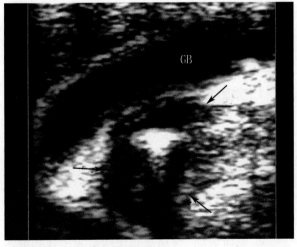

图 29-4-1 十二指肠球部溃疡
胆囊（GB）下方为变形十二指肠球部（箭头所指），管壁不均匀性增厚，呈低回声，中心强回声为气体

④声像图显示球壁局部的"项圈征"时，部分患者还可显示水肿的黏膜皱襞向溃疡纠集，呈现"黏膜纠集征"。

⑤少数球部溃疡患者可因瘢痕挛缩，在球部形成假性憩室，表现为病变部位不规则的无回声区。

（2）十二指肠球后溃疡。十二指肠球后溃疡主要发生在十二指肠上曲水平，除了上述十二指肠球部溃疡的声像图表现外，还具有特征性的声像图表现是球后溃疡附近的肠管易发生痉挛、收缩或瘢痕狭窄，狭窄前的球部可出现扩张，故球底部宽径常大于3.0cm。

4. 鉴别诊断 十二指肠溃疡应与十二指肠球炎和十二指肠癌等病变进行鉴别。十二指肠球炎的声像图表现主要为球部面积变小，形态正常，通常不发生明显的畸变，黏膜皱襞增粗、增厚，球壁黏膜面规整，无凹陷（图29-4-2），借此可以与十二指肠溃疡鉴别。十二指肠癌通常多发生在降部，肠壁明显隆起，肠壁隆起厚度一般大于1.0mm，局部以不均质低回声为主，隆起处黏膜面可出现凹陷，凹陷的形态极不规则，并可出现周围脏器或远隔脏器的转移病灶，与十二指肠溃疡不难鉴别。

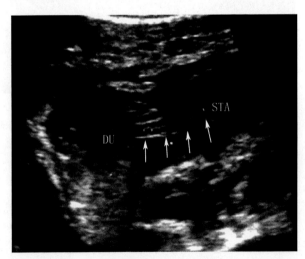

图 29-4-2 十二指肠球炎
十二指肠球部（DU）少量液体充盈，周围管壁均匀性增厚，胃窦（STA）和十二指肠球部之间为幽门管（箭头所指）

5. 临床意义 胃充盈法超声检查能显示十二指肠球部溃疡的形态和大小、凹陷的部位及周围回声，并能动态观察到充盈剂在球部的移动情况。所以，通过仔细熟练的检查手法，超声可以显示

部分十二指肠部溃疡，为临床诊断提供参考依据。但对球部浅表性小溃疡，声像图难以显示。

二、肠套叠

1. 病理特点　一段肠管套入相连接的另一段肠管内称为肠套叠。本病是常见的小儿外科急诊，成人较少见。一般为近侧肠管套入远侧肠管。套叠处形成三层肠壁，即外壁（又称鞘部）、反折壁和最内壁组成，其中反折壁和最内壁构成套入部。鞘部的开口处为颈部，套入部的前端为顶部。套入的肠管常因血管受压而发生充血、水肿、肠壁增厚甚至坏死。肠套叠的类型最多见的是回盲型，其次为回结肠型，无论那种类型，几乎都导致肠梗阻。

2. 临床表现　腹痛、呕吐、血便、腹部包块是肠套叠的主要临床表现。腹痛呈突然发生、间歇性反复发作，发作时常呕吐。发作数小时内多数排果酱样便。体检时腹部可扪到活动的包块。肠套叠发病1天后多数出现完全性肠梗阻的表现。

3. 声像图表现

（1）边界清楚的包块。其横断面呈大环套小环特征，即"同心圆征"或"靶环征"。套叠部的纵断面呈"套筒征"或"假肾征"（图29-4-3）。有时可显示套叠的顶部和颈部，顶部呈指头状盲端。"假肾征"通常在套叠时间较长肠壁发生严重水肿时出现，或是成人患者存在肠管肿瘤或息肉时出现。

（2）肠梗阻表现。套叠部位近端肠管扩张，内容物积聚，蠕动亢进或显著减弱。

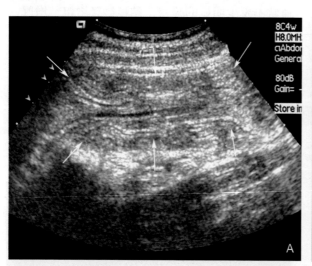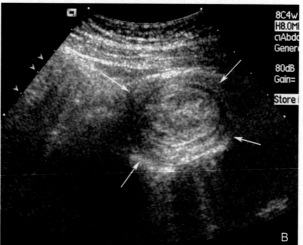

图 29-4-3　肠套叠
A 图显示肠套叠的长轴图像呈"套筒"征（箭头所指）　B 图显示肠套叠的短轴图像呈"同心圆"征（箭头所指）

4. 鉴别诊断　肠套叠主要应与肠道肿瘤鉴别。后者起病慢，病程相对较长，声像图多表现为"假肾征"，边缘欠规整，很少有"同心圆征"等肠套叠的特征。对成人肠套叠，要特别注意有无肿瘤的存在。此外，有时排空的胃窦部也可呈"同心圆征"，但是这种征象多为暂时性，不固定，动态观察可见其随肠蠕动而消失。

5. 临床意义　超声显像对肠套叠诊断的准确率达 92% 以上，与传统采用的 X 线下空气或钡剂灌肠比较，方法简便、结果准确。在超声监视下复位与 X 线下空气灌肠复位成功率相近，但无 X 线幅射的缺陷，为治疗肠套叠开辟了新的途径。

三、肠梗阻

1. 病理特点　肠腔内容物不能正常运行或通过肠道发生障碍时，称为肠梗阻，是常见且严重的急腹症之一。肠梗阻发生的早期可因不同病因或不同位置而发生不同的病理改变，但全部病例均存在肠管扩张、积液和积气，最终可发生穿孔和坏死。机械性肠梗阻时，其上端肠管蠕动亢进，而麻痹性肠梗阻时无明显的狭窄部位和蠕动波。

2. 临床表现　腹痛是肠梗阻最先出现和最常见的症状，多为阵发性绞痛，伴有肠鸣音亢进、呕吐、腹胀。完全性肠梗阻时无排气和排便。梗阻后期可表现为口渴、乏力、视力下降、呼吸深快、血压下降、水电解质紊乱和休克等。

3.声像图表现

（1）机械性肠梗阻。

①肠管扩张。小肠扩张，肠管内径超过3.0cm。因肠管内积液、积气，立位或坐位纵行扫查时可显示"气液平面"（上部为气体回声，下部为液体回声）。但梗阻早期肠管内气体不多。肠管内内容物呈斑片状强回声。

②肠壁改变。肠管黏膜显示清晰，肠管纵断面上可见皱襞水肿、增厚，在液体的衬托下呈"琴键征"、"乳头状"或"鸡冠状"改变（图29-4-4和图29-4-5）。

③蠕动增强。充盈或扩张的肠管肠壁蠕动波

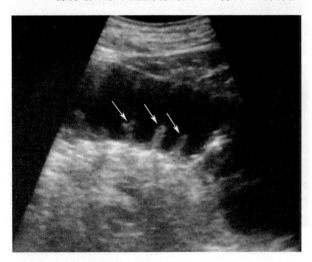

图29-4-4　肠梗阻
肠梗阻时，空肠充盈液体呈"琴键"征

幅度增大、频繁，肠腔内斑片状回声随蠕动呈双向流动。

（2）狭窄性小肠梗阻。肠壁血运阻断后，除肠管扩张外，还有以下特征。

①肠蠕动迅速由强变弱，蠕动波幅度由大变小，以致无蠕动。

②腹腔内出现游离液体回声。

（3）麻痹性肠梗阻。除了肠管扩张外，还有肠蠕动明显减弱或消失，此为其特征性改变。

4.鉴别诊断　结合"痛、吐、胀、闭"的症状，超声检查见肠管扩张，蠕动增强，肠腔内有气液平面，即可诊断肠梗阻。若短期内腹水大量增加并且肠蠕动由强变弱，则说明肠壁血供障碍，病情将迅速发展，应采取积极性治疗措施或立即手术。根据其声像图特征，再结合临床表现，一般不难与其他急腹症鉴别。

5.临床意义　小肠梗阻时依据临床表现一般可以确诊，超声诊断小肠梗阻的意义在于早期诊断。早期扩张的肠管内尚无明显气体，因缺乏气体对比，X线检查一般无阳性发现。但超声扫查不难发现小肠扩张积液和肠蠕动改变，从而能早于X线检查提示小肠梗阻。如发现短期内腹水明显增多或肠蠕动由强变弱，则提示患者病情可能恶化，此时虽然阵发性绞痛的剧烈程度有可能减轻，也应密切关注患者的病情变化。在腹膜炎症状出现之前，容易误认为病情好转，但超声能明确提示病情有无恶化。另外对妊娠妇女疑有肠梗阻者，超声检查可作为首选的检查方法。

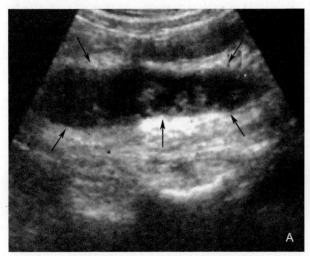
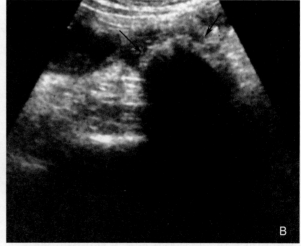

图29-4-5　肠梗阻并肠结石
A图显示小肠肠管充盈及内容物积存（箭头所指）　B图显示扩张的肠管末端见结石强回声伴声影（箭头所指）

四、急性阑尾炎

1. 病理特点 根据阑尾的病理改变，分为单纯性阑尾炎、化脓性阑尾炎和坏疽性阑尾炎。

（1）单纯性阑尾炎。主要病理改变为充血、水肿和白细胞浸润，阑尾轻度肿胀。

（2）化脓性阑尾炎。阑尾壁各层均受累，并形成小脓肿，阑尾肿胀和积脓，浆膜面高度充血并有脓性渗出物附着，其周围腹腔内可有脓性渗出物。

（3）坏疽性阑尾炎。阑尾壁缺血、坏死，常有穿孔，并有较多的渗出液。

2. 临床表现 转移性右下腹痛和右下腹压痛、反跳痛。穿孔后可形成右下腹肿块，患者常有发热、白细胞增多及中性粒细胞比例增高。

3. 声像图表现 阑尾炎时，阑尾壁增厚和腔内积液、积脓，阑尾壁的长轴呈一管状强回声，中央为无回声，短轴呈一同心圆强回声（图29-4-6）。当阑尾腔内有粪石时，后方可有声影。坏疽性阑尾炎，阑尾浆膜及邻近脏器受累炎性渗出，阑尾周围为低回声区，此时盆腔可有液体。当坏疽性阑尾炎穿孔形成脓肿时，阑尾结构显示不清，代之以轮廓模糊、回声不均、中央常有混浊液体的肿块。若并发广泛的腹膜炎时，可合并腹腔肠管扩张、肠蠕动消失或减弱等麻痹性肠梗阻症状。

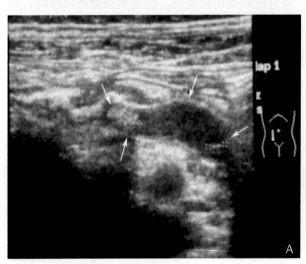
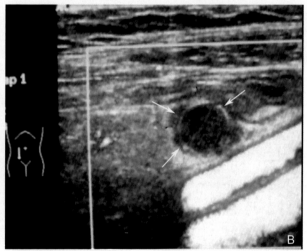

图29-4-6 急性阑尾炎（箭头所指）

4. 鉴别诊断 肿大的阑尾应与肠管鉴别，但后者一般管径大，动态观察可见肠蠕动及环状皱襞，两端与肠管相通。还应与右侧宫外孕、黄体囊肿破裂、胆囊或上消化道穿孔、肠套叠、回盲部肿瘤、克罗恩病等鉴别。

5. 临床意义 超声对化脓性阑尾炎和坏疽性阑尾炎有较高的诊断价值，但对单纯性阑尾炎显示率不高，因此即使是阴性结果也不能排除阑尾炎的可能。

五、克罗恩病

1. 病理特点 克罗恩病为一种原因不明的、好发于中青年的慢性炎症性肠道疾病。消化道各部位均可发病，以回肠末端最常见，约占90%。病变主要见于受累肠段及其相应的肠系膜淋巴结。急性期肠壁充血、水肿，浆膜层有纤维素性渗出物。相应肠系膜充血、水肿、淋巴结肿大。病变常呈典型的分段特征，分界清晰，溃疡段肠壁增厚、变硬、肠腔狭窄，因浆膜层纤维素性渗出，故常与邻近肠管、器官或腹壁粘连和肠梗阻，其近端段肠管明显扩张。急性和慢性期均可继发感染而形成脓肿或瘘管。本病以慢性者多见，反复发作，病史长达数年之久。

2. 临床表现 最常见的症状为脐周或右下腹部的腹痛，其次为腹泻，多为黑便或黏液便，病变侵及结肠时可为脓血便伴黏液，若小肠广泛病变，可有脂肪泻。少数患者有低热或中等度发热。慢性病例中约1/3可扪及肿块，中等硬度，活动度小，包块出现常提示有内瘘形成。

3. 声像图表现 本病主要是肠壁本身发生变化，且多为节段性分布。

（1）肿块回声。回盲部或结肠肝曲肠壁增厚，增厚的肠壁多呈均匀性低回声。管腔变形狭窄，内容物通过不畅，近端肠管扩张（图29-4-7）。

（2）瘘管形成。小肠和结肠同时受累时，内瘘发生率较高，声像图显示肠周围脓肿形成。

（3）病变周围可见肿大的淋巴结。

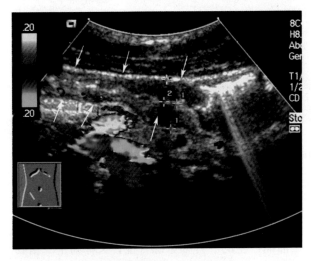

图29-4-7　回肠克罗恩病的彩色多普勒表现

回肠末端管壁不均匀增厚，管腔狭窄，近端肠管扩张，气体积存（箭头所指），内部有少量血流信号

4. 鉴别诊断　声像图发现肠壁增厚呈节段性分布，则可提示克罗恩病的可能，但肠壁增厚并非克罗恩病所特有，必须与结肠癌、回盲部淋巴瘤、小肠平滑肌瘤、肠套叠、肠结核、非特异性溃疡性结肠炎、阑尾炎性肿块及腹腔脓肿等鉴别。因克罗恩病少见，诊断应慎重。必要时对肿块或肠壁增厚性病变在超声引导下作细针穿刺细胞学或组织学活检以明确病变的性质。

5. 临床意义　克罗恩病在我国较少见，据文献报道术前误诊率高达85.7%，急性进展期和慢性期患者，声像图虽有阳性发现，但缺乏特异性，故不能作为诊断本病的证据。超声扫查的价值主要在于鉴别诊断，超声检查如发现回盲部增厚、肠腔狭窄、周围脓肿和淋巴结肿大等声像图改变时，在作进一步检查鉴别的疾病中应包括克罗恩病。

六、结肠癌

1. 病理特点　结肠癌是胃肠道常见的恶性肿瘤，占全部胃肠道癌肿的第二位，可发生在结肠的任何部位，但以直肠、乙状结肠和直肠乙状结肠曲最常见。

（1）巨块型。呈菜花样肿物，突向肠腔内，表面伴有溃烂、出血、继发感染及坏死。

（2）溃疡型。多为周围隆起，中央凹陷溃疡，此型出现梗阻症状较晚。

（3）狭窄型。癌肿沿黏膜生长蔓延，使肠腔呈环状狭窄，此型易导致梗阻。结肠癌转移有直接扩散、淋巴转移、血行转移及腹腔种植等途径。

2. 临床表现

（1）便血。为结肠癌的主要症状，也是直肠癌最先出现和最常见的症状。

（2）大便习惯的改变。结肠癌多表现为腹泻与便秘交替出现，乙状结肠癌和直肠癌则表现为大便次数增加、排便不畅、里急后重、黏液便及大便变细等。

（3）腹部包块。进展期结肠癌由于浸润范围大，腹部可扪及包块，有时也可因为肿瘤在腹腔内浸润、转移及肠粘连引起。

（4）肿瘤引起的全身症状。如纳差、消瘦、贫血等恶液质改变。

3. 声像图表现

（1）肠壁增厚。肠壁环形增厚，层次不清，增厚的肠壁为低回声，纵切和横切面上呈"假肾征"或"靶环征"（图29-4-8和图29-4-9）。

（2）肠腔狭窄。由于肿瘤沿肠壁呈环形生长，肠腔狭窄变形，肠腔强回声呈"细线状"。

（3）梗阻征象。由于肠腔狭窄，其近端肠腔扩张，肠内积液或积气。

（4）病变处肠蠕动减弱或消失。

（5）肿瘤转移征象。肿瘤周围局部淋巴结肿大、病变淋巴引流区淋巴结肿大或其他脏器转移。

4. 鉴别诊断　"假肾征"或"靶环征"是消化道肿瘤的共同声像图表现，因此结肠癌还需要与以下疾病鉴别。

（1）结肠癌与结肠平滑肌肉瘤的鉴别。结肠平滑肌肉瘤生长相对较快，瘤体较大，并且容易坏死，瘤内形成假腔，早期就易转移。

（2）结肠癌与结肠恶性淋巴瘤的鉴别。结肠恶性淋巴瘤以回盲部最多见，表现为肠壁增厚或形成肿块。

（3）结肠癌与结肠结核的鉴别。结肠结核以回盲部多发，占肠道结核的40.0%～82.5%。

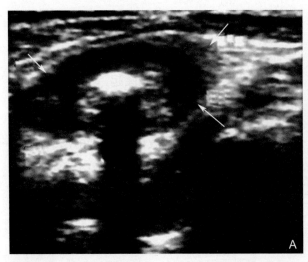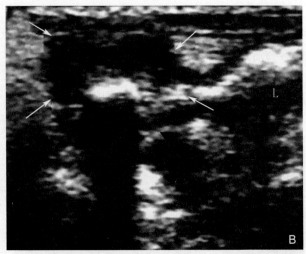

图 29-4-8　结肠肝曲结肠癌

A 图显示肿瘤呈低回声，肠壁不均匀增厚（箭头所指），肠腔内的强回声伴声影为粪块　B 图显示不均匀性增厚的肿块（箭头所指）和近端扩张的肠腔（L）

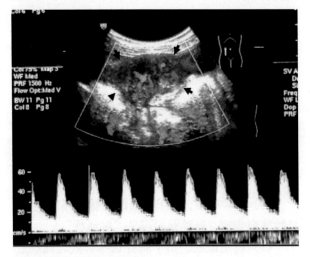

图 29-4-9　回盲部结肠癌

彩色多普勒显示低回声不均质肿块内部有丰富血流信号，频谱多普勒取样为动脉频谱

肠壁呈局限性增厚，边缘僵硬，管腔狭窄变形。声像图缺乏特异性，X 线钡剂灌肠对肠结核的诊断有重要的意义。

5. 临床意义　经腹壁超声检查所见的结肠肿瘤多是中晚期病变，超声对早期结肠癌的检出率很低，不能作为诊断结肠癌的首选方法。但是，超声检查在显示肿瘤有无转移及与周围脏器的关系方面有重要的意义。

七、肠系膜上动脉综合征

1. 病理特点　肠系膜上动脉综合征是指由各种原因引起十二指肠水平部或十二指肠空肠交界处被肠系膜上动脉压迫，导致十二指肠近端扩张、瘀滞而产生的一种临床综合征，又称为十二指肠瘀滞症或 Wilke 综合征。本病多见于瘦长体形的青、中年女性。任何使肠系膜上动脉与腹主动脉间隙减少的原因，都可导致本病。

2. 临床表现　主要症状为间隙性呕吐，进食后呕吐为本病的特征性表现。体位改变或呕吐后症状可减轻或消失。

3. 声像图表现

（1）十二指肠球部和降部持续充盈，球部面积增大，肠腔明显扩张，内径大于 5.0cm，水平部受压呈"哑铃状"。

（2）十二指肠出现频繁逆蠕动，自十二指肠降部或水平部开始发生，向球部行进。

（3）胃内容物通过幽门顺利，但在十二指肠水平部末端难以进入十二指肠升部和空肠。

（4）患者体位变动后，十二指肠可以排空。

4. 鉴别诊断　本病应与十二指肠肿瘤、胰头癌等引起的胃十二指肠梗阻相鉴别。

5. 临床意义　超声检查对十二指肠血管性压迫综合征具有较高的诊断价值，并可同时排除胰头部和十二指肠的占位性病变。

（李建国）

第5节
肛周脓肿与肛瘘

一、肛周脓肿

1. 病理特点　肛周脓肿是指肛管周围软组织发生的急性化脓性感染并形成脓肿。其发病原因多数是从肛管壁的感染直接蔓延或管壁腺体感染经淋巴管向外周扩展所致，常继发于肛窦炎。因炎症性渗出物潴留于肛窦内，加上肛管括约肌的收缩而导致引流不畅，使感染沿肛窦底部腺管或淋巴管扩散致肛周软组织而形成脓肿。

2. 临床表现　由于脓肿位置不同，临床表现也不相同，主要表现为肛周疼痛，肛管内腺疼痛感或坠胀感，骶尾部钝痛，严重者可出现全身感染中毒症状（图29-5-1）。

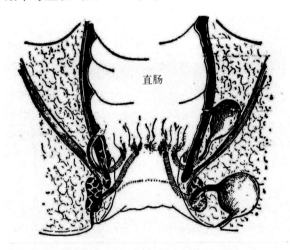

图29-5-1　肛周脓肿及瘘管示意图

3. 声像图表现

（1）肛管周围软组织内异常包块，呈低回声或无回声，无包膜，边界不清，形态不规则（图29-5-2和图29-5-3）。

（2）探头挤压包块时，患者有明显压痛，并可见包块内有悬浮漂移的点状回声。

（3）彩色多普勒显示低回声包块周边可见较丰富的血流信号。

（4）肛管直肠黏膜后脓肿形成。表现为突向肛管直肠管腔内的椭圆形或类圆形包块。

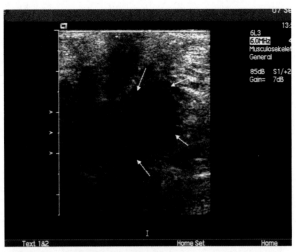

图29-5-2　肛周脓肿（高频线阵探头）

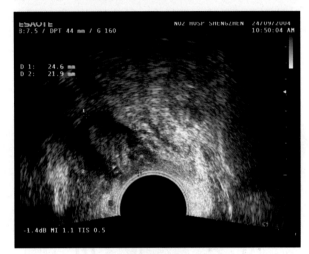

图29-5-3　肛周脓肿示意图（经直肠探头）

4. 鉴别诊断

（1）肛周脓肿与肛裂的鉴别。肛裂的临床表现为肛门区疼痛，排便时加重，超声扫查于肛管周围及肛管内均未见任何低回声或无回声包块声像，仅表现为肛管黏膜面粗糙，可资鉴别。

（2）肛周脓肿与肛窦炎的鉴别。超声扫查时，肛窦炎表现为局部肛管黏膜面粗糙，黏膜下软组织肿胀，肛管内及周围均未见低回声或无回声包块。

（3）肛周脓肿与痔的鉴别。内痔一般无明显不适，外痔主要表现为肛门处异物感，临床表现主要为便血。当痔嵌顿，血栓形成、感染或坏疽时，可引起剧烈疼痛。痔的声像图表现为肛管黏膜下静脉丛曲张，管壁增厚，曲张的静脉呈扭曲的低回声或无回声。合并血栓形成时，其内可见低回声或稍高回声团块，但肛管内及周围软组织内未见包块回声。

二、肛瘘

1. **病理特点** 肛瘘为肛管或直肠下段周围的慢性瘘管（图29-5-4）。肛瘘多数是肛周脓肿的后遗症。肛周脓肿经切开引流或自行破溃后，粪便仍可由肛管直肠壁上的原发感染灶继续进入脓腔，如脓液引流不畅，日久后脓腔周围纤维组织增生而妨碍愈合，最终形成瘘管。肛瘘形成后，由于原发感染灶的存在，管腔内容物仍不断进入瘘管，而瘘管外口一般较小，瘘管又多迂曲，使脓液引流不畅或积存腔内，导致脓肿复发及再次穿破形成瘘管，因此肛瘘常不能自行愈合或因反复感染而形成多发性瘘管。

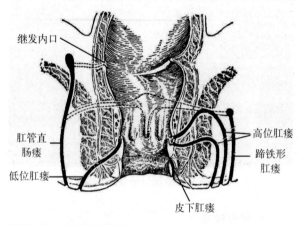

图29-5-4 肛瘘示意图

2. **临床表现** 患者多有肛周脓肿病史，肛瘘一般无疼痛。由于分泌物慢性刺激可引起肛门瘙痒和潮湿不适，除瘘口流脓外，患者可自觉有气体从瘘口逸出，一旦瘘管导致脓肿复发，则与肛周脓肿临床表现相同。

3. **声像图表现**

（1）肛管周围条索状低回声管道，管道多迂曲，管道的内口与肛管相连通，外口可一个或多个，与肛周皮肤相贯通（图29-5-5）。

（2）急性期条索状的低回声管道内可见无回声区或有悬浮的细小点状回声，挤压时可见脓液从瘘口流出。

（3）彩色多普勒显示条索状低回声管道周边

有稍丰富的血流信号。

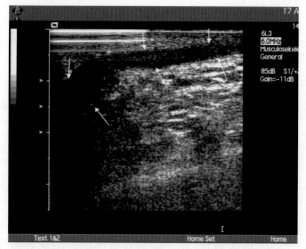

图29-5-5 肛瘘

（4）合并肛周脓肿时，条索状低回声管道与脓肿液性暗区相通（图29-5-6和图29-5-7）。

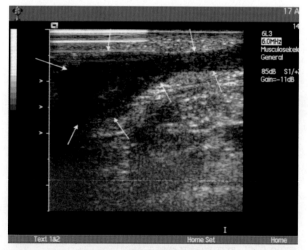

图29-5-6 肛周脓肿合并肛瘘（外瘘）

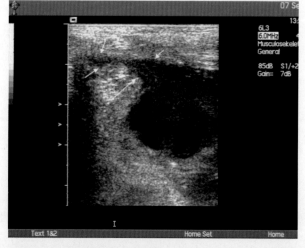

图29-5-7 肛周脓肿合并肛瘘（内瘘）

4.**鉴别诊断**　肛瘘主要应与臀部大汗腺化脓性感染相鉴别。臀部大汗腺化脓性感染临床表现为臀部皮下多个感染性包块，局部有压痛，挤压包块时可见脓液从腺口流出。其声像图表现为臀部皮下不规则走行的管道状低回声或无回声，虽可见皮下瘘口，但不与肛管相连通。

（粟晖）

第30章
超声内镜

超声内镜(endoscopic ultrasonography, EUS)是将微型高频超声探头安置在内镜顶端,当内镜插入体腔后,既可通过内镜直接观察体腔内各结构的形态,又可同时进行实时超声扫描获得各层次结构的组织学特征及周围脏器的超声图像。超声内镜的临床应用进一步提高了内镜和超声的诊断准确率。由于超声内镜探头接近病变,使声路缩短、声衰减减少,故可采用高频超声技术来提高图像分辨力,以便发现更细小的病灶,而这些都是常规超声检查无法做到的。目前腔内超声技术所应用的探头频率一般为5～40MHz,更高者已用至60～80MHz,而实验室已用至100MHz左右。

自1980年Di Magno和Green首次将内镜和超声组合在一起制成线型超声胃镜以来,超声内镜技术不断得到改进。近年来,随着腔内超声技术的不断开发与应用,尤其是多种频率、适用于各种消化系管腔的微型超声探头的临床应用,大大拓展了消化系腔内超声的范畴。目前,可以毫不夸张地说,任何内径大于2.0mm的消化系管腔或病灶均可采用各种介入性手段(如内镜、B超或X线等)导入微型超声探头进行腔内超声扫查。

第1节
超声内镜原理和仪器

一、超声内镜原理

(一)超声探头

众所周知,声波在介质中传播时,由于介质对声波的吸收、散射以及声束的扩散,因此声波在传播过程中会出现声衰减,而且体表超声在探查时又常受到骨骼、腹壁脂肪及肠腔内气体的干扰,从而限制了体表超声对含气脏器的检查。超声内镜探头直接接触靶器官,从而避免了上述干扰因素,因此使用的探头频率较高,通常高于5MHz,一般为7～12MHz。

(二)纤维内镜

由于超声医务工作者对纤维内镜较为生疏,故在此对纤维内镜作一简单介绍。所谓纤维内镜就是利用数十万根单纤维丝组成的像束来导像、传光。若将玻璃拉制成内径小于30μm的细丝,此时就变得非常柔软,可以自由弯曲且不易断裂。为了防止光线在纤维传播过程中泄漏,在纤维丝表面被覆一层折射率较低的材料。这种由核心层与被覆层组成的纤维丝称为单纤维丝。当光线以θ角从空气入射至单纤维丝的一端时,光线经多次折射后,以全反射(θ′角)由单纤维丝另一端射出,这就是纤维导光的原理(图30-1-1),在理论上,它可在任意弯曲的情况下无损失地导光。

一套完整的纤维内镜由内镜、光源及附件三部分组成(图30-1-2)。光源通常为溴钨灯或氙灯,采用低电压(15～24V)、高功率(150～500W)。由于灯泡装在有真空涂膜的集光罩内,滤去了大部分红外线,又加上风扇散热,因而此类光源称

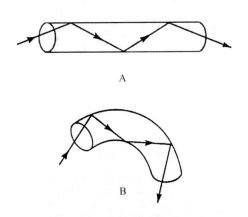

图 30-1-1 单纤维丝导光原理

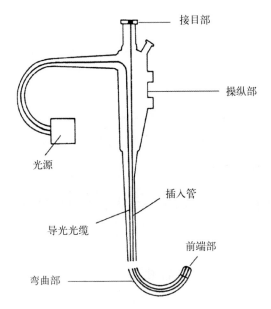

图 30-1-2 纤维内镜的组成

为冷光源。内镜本身包括了导光缆、目镜部、操纵部、软管部、弯角部及端部，根据它们的功能可大致归为导光部（或称导像部）、机械部（使弯角部活动）和送水注气部等三部分。

二、超声内镜仪器

（一）超声内镜的种类

1. 按应用范围分为超声食道镜、超声胃镜、超声十二指肠镜、超声肠镜、超声腹腔镜、超声膀胱镜、超声阴道镜和超声子宫镜。

2. 按探头运动方式分为电子触发式和机械旋转式，后者应用最为广泛。

3. 按器械结构分为专用超声内镜、经内镜的微型超声探头、电视超声内镜（图 30-1-3）、多普勒超声内镜、彩色多普勒超声内镜和三维超声内镜等。

4. 按扫描方式分为线阵式超声内镜和扇形扫描超声内镜。

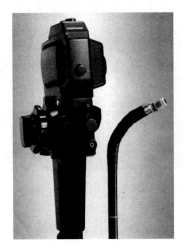

图 30-1-3 Olympus 电视超声胃镜

（二）超声内镜的性能

近年来超声内镜仪器的进步主要表现在以下两个方面：

1. **新功能的不断开发** 相继推出了适用于不同消化系器官的专用超声内镜（例如可通过狭窄食管的超声食道镜、超声胃镜、超声十二指肠镜、超声肠镜和超声腹腔镜）、能进行特殊检查的超声内镜（例如可检测血流的多普勒超声内镜）、可在超声内镜引导下穿刺活检的专用器械以及可进行超声图像三维重建的三维超声内镜，等等。

2. **整体性能的持续提高** 将纤维内镜改为电子内镜后明显提高了内镜的性能，有助于检测出更小的病灶；探头的外径明显缩小；内镜操作功能优化，操作者单手就可控制超声部分进行频率转换和摄像；与内镜相匹配的超声仪器明显缩小，并可与多种探头相兼容。

（三）微型超声探头的构造

微型超声探头的基本组成是外鞘和换能器芯（图 30-1-4）。探头的直径为 1.7 ～ 3.4mm，长约 2m，工作频率一般为 7.5 ～ 30MHz，声束与导管长轴垂直，以 10°角发射和接收超声波，扫查范围为 360°，轴向分辨率达 0.1mm，穿透深度为 2～3cm。其动力由专用外驱动马达提供，测量系统采用数字化电子计算机系统。

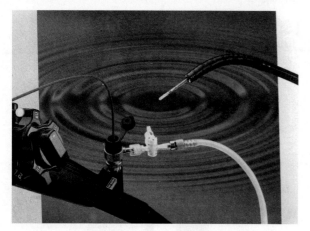

图 30-1-4　微型超声探头

（四）消化系超声内镜新技术

1. 脉冲多普勒超声内镜 (endoscopic Doppler ul trasonography, EDUS)　指具有脉冲多普勒功能的超声内镜探头，能检测血流速度和血流量。

2. 彩色多普勒超声内镜 (endoscopic color Doppler ultrasonography, ECDUS)　指具有彩色多普勒血流显像功能的超声内镜探头，能够检测血流速度、血流量及血流方向。

3. 三维超声内镜 (three dimensional endoscopic ultrasonography, 3D-EUS)　该装置有别于普通的二维超声内镜，它具有自动换能器芯及三维超声图像处理器，所产生的图像既能提供横断面声像图又可纵向对组织进行扫描，生成的图像具有立体感。

4. 三维腔内超声 (three dimensional intraductal ultrasonography, 3D-IDUS)　采用专用三维探头或二维探头，由装有特制的、计算机控制的步进马达驱动，首先连续扫描获取多个断层切面图像，然后再输入三维超声图像处理器，进行三维图像重建。

5. 超声内镜引导下细针穿刺活检术 (endoscopic ultrasonography guided fine needle aspiration)　将直径 ≤ 1mm 的细活检针在线阵超声内镜探头的引导下，经内钳活检钳道对靶器官进行穿刺活检（图 30-1-5）。

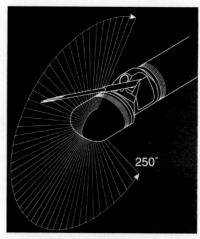

图 30-1-5　Olympus 穿刺超声内镜

6. 超声内镜声像图组织定征 (tissue characterization by endoscopic ultrasonography)　指对按一定要求采集的超声内镜声像图或实时显示时冻结图像中的感兴趣区（ROI）进行多种声学参数的测定，以此来推断 ROI 内的组织和病理结构。

第 2 节
超声内镜检查方法和正常声像图

一、检查前准备

1. 空腹　4～6 小时以上。

2. 术前用药　行超声胃镜检查者术前 15～30 分钟口服祛泡剂（如使用 gascon 2～5ml）、肌注解痉灵 20mg；术前咽喉部局部喷雾麻醉（2% 地卡因或 1% 达克罗宁）；精神紧张者可肌内注射或缓慢静脉注射地西泮 5～10mg。行超声肠镜检查者其术前肠道准备同普通结肠内镜检查。

3. 体位　通常患者取左侧卧位，双下肢微曲，解开衣领，放松裤带，头稍后仰。

4. 技术准备　通常需 2～3 名操作人员，术者操作超声内镜，助手操作超声仪。术者必须熟练掌握一般消化道内镜的操作技术和内镜下逆行胰胆管造影术的操作要点，并具有一定的体表超声经验和超声解剖知识。

5. 水囊准备　每次插镜前均应仔细检查探头外水囊有无破损或滑脱，并反复注水测试，排尽水囊

中气泡 (图 30-2-1 和图 30-2-2)。原则上水囊为一次性用品,故对多次使用的水囊应及时更换。

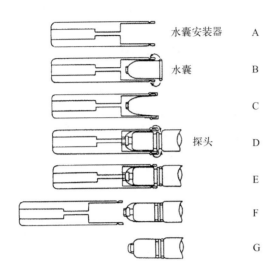

图 30-2-1　超声内镜水囊的安装

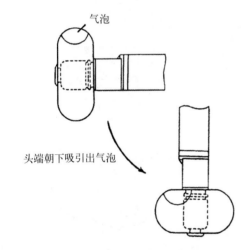

图 30-2-2　超声内镜水囊中气泡的排除方法

二、操作技术

(一) 超声探查方式

1.**直接接触法**　将内镜顶端超声探头外水囊的空气抽尽后,直接接触消化管黏膜进行扫描(图 30-2-3)。除此之外,直接接触法还偶用于食管静脉曲张或食管囊性病变的检查。

2.**水囊法 (balloon method)**　经注水管道向探头外的水囊内注入 3 ~ 5ml 无气水,使其接触消化道管壁以显示管壁的层次结构及其外侧相应的器官。该法最常用,并可根据需要调节注入水囊内的水量,它适用于消化系所有病变的检查(图 30-2-4)。

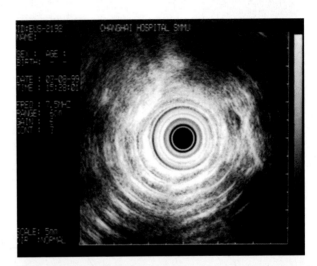

图 30-2-3　直接接触法显示食管

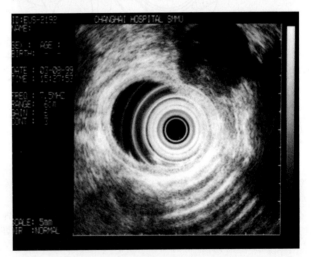

图 30-2-4　水囊法显示食管

3.**水囊法+无气水充盈法**　当超声胃镜插至检查部位后,先抽尽胃内空气,再注入无气水 300 ~ 500ml,使已充水的水囊浸泡在水中。该法适用于胃底、胃体中上部及邻近脏器的检查,持续注水有时也可用于十二指肠病变的检查(图 30-2-5)。

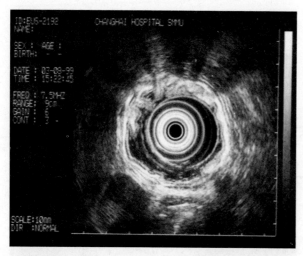

图 30-2-5　水囊法＋无气水充盈法显示胃

（二）超声胃十二指肠镜的操作

具体操作方法有 2 种：

1. 观察消化道局部病变　可采用水囊法或无气水充盈法将探头靠近病灶进行超声扫描。

2. 观察消化道邻近脏器　可将探头置于下述部位进行显示。

（1）胰腺。探查胰头部时探头置于十二指肠降部；探查胰体部和胰尾部时探头置于胃窦部或胃体后壁（图 30-2-6）。

（2）胆道。探查下段胆道时探头置于十二指肠降部；探查中段胆道时探头置于胃窦部（图 30-2-6）。

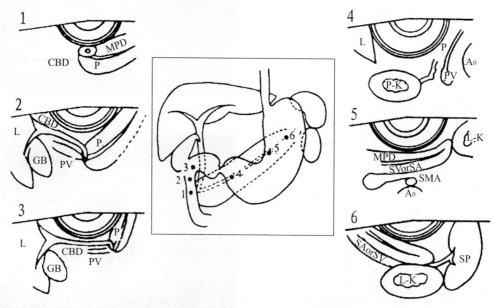

图 30-2-6　超声胃十二指肠镜探查胰腺与胆道的方位

1. 十二指肠降部中段　2. 十二指肠降部上段　3. 十二指肠球部　4. 胃窦部　5. 胃体中部　6. 胃体下部（AO- 腹主动脉　CBD- 胆总管　DW-十二指肠壁　GB- 胆囊　MPD- 主胰管　L- 肝脏　PV- 门静脉　SA- 脾动脉　SMA- 肠系膜上动脉　SV- 脾静脉）

（3）胆囊。探头置于十二指肠球部或胃窦近幽门区。

（4）肝脏。探查肝右叶时探头置于十二指肠或胃窦部，探查肝左叶时探头置于胃贲门部或胃体上部。

（5）脾脏。探头置于胃体上部。

但必须注意，在通常情况下疑有消化道病变而未做过常规胃镜检查者，超声胃十二指肠镜术前均应做常规胃镜检查。另外，还可通过不断改变探头的位置与方向来获得不同切面的超声图像。常用方法有：通过调节内镜角度旋钮改变探头的方向；通过插镜或拨镜调节探头的位置；通过旋转镜身寻找病灶、进行超声扫描；改变患者体位。除此之外，胃底和胃体部还可使用内镜镜头倒转法。

（三）超声结肠镜的操作

内镜插入方法，与普通结肠镜相同。插入超声结肠镜时，受检者先取左侧卧位，当内镜插至脾曲部时，使内镜变直，然后嘱患者改为仰卧位。在回盲部和升结肠扫描时，体位略偏左前斜位。探头尽可能插入足够深度，抽尽肠腔空气后注入无气水，和（或）在水囊内充入一定量的无气水，边退镜边进行实时超声扫描。水囊有助于换能器与肠壁保持适当距离，使其与肠壁保持垂直而得到最清晰的影像。此外，还应尽可能把换能器保持在肠腔中心，使结肠壁各层结构得到良好的聚焦。

进行超声结肠镜检查时，还应注意观察肠壁各层结构的回声，因为肠壁增厚或破坏往往表明其为病变的近侧缘。一般来说，水囊可把肿瘤不平滑的表面压得稍平整些，因此应看到最重要的边界——深层边界。为了了解肿瘤的全貌，还应将换能器慢慢地在肿瘤前后移动，以便观察肿瘤的深层边界。对肠腔狭窄来说，水囊起不到把换能器与肿瘤适当隔开的作用，肿瘤和换能器可能靠得很近并在焦点范围以内，这时所得的影像往往不清晰。另外，勿将结肠半月瓣当作病变；稍稍进镜及退镜可区分黏膜肿瘤病变与皱襞；对正常肠腔周围结构的识别有助于确定方位。男性的前列腺和精囊及女性的阴道和膀胱为最易识别的界线及结构，一般将前列腺或阴道在屏幕上定在6点钟的位置，依此来迅速地确定病变的方位。对可疑部位可重复检查。检查完毕退出前应将水囊抽空后再退出。

（四）超声图像的调节方法

（1）检查任何部位均先用低倍圆图，发现病灶后再逐级放大。

（2）显示局部病灶可取放大的半圆图。

（3）频率切换。观察消化道管壁及其邻近器官时均先用7.5MHz，待初步显示病灶后再切换成12MHz，以便反复比较，这是因为7.5MHz显示病灶实质回声的效果较好，而12MHz显示消化道管壁和病灶近场边界的效果较好。

三、检查后处理

超声内镜检查后处理同普通内镜检查，无须特殊处理，一般仅要求2小时内禁食、禁饮即可。

四、正常超声内镜声像图

（一）食管

正常食管壁的厚度为3.1 ~ 3.3mm，在超声

内镜声像图上食管壁5层结构从内向外依次为：第1层（强回声带）及第2层（低回声带）相当于食管壁的黏膜层和黏膜肌层；第3层（强回声带）相当于黏膜下层；第4层（低回声带）相当于固有肌层；第5层（强回声带）相当于界面波及外膜层（图30-2-7）。如果采用频率高于12MHz的探头，则可显示出7 ~ 9层结构。

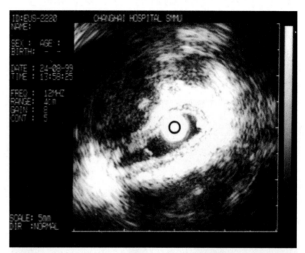

图30-2-7　正常食管微型超声探头声像图

（二）胃

正常胃壁厚度约为3.7mm±0.5mm，在超声内镜声像图上胃壁的5层结构从内向外依次为：第1层（强回声带）和第2层（低回声带）相当于胃壁的黏膜层和黏膜肌层；第3层（强回声带）相当于黏膜下层；第4层（低回声带）相当于固有肌层；第5层（强回声带）相当于浆膜层及浆膜外组织中产生的界面波（图30-2-8）。注意，超声内镜探头在胃内所处的位置不同，观察到胃内的部位及显示的结构也不一样。

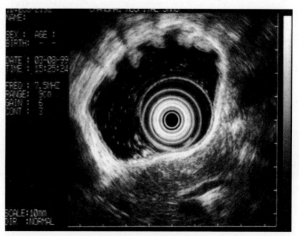

图30-2-8　正常胃壁层次结构示意图

（三）十二指肠

在超声内镜声像图上，十二指肠壁的 5 层结构从内向外依次为：第 1 层（强回声带）及第 2 层（低回声带）为界面波及混有 Brunner 氏腺体的黏膜固有层以内的黏膜部分；第 3 层为黏膜下层及混有 Brunner 氏腺体的黏膜固有层以外的黏膜部分；第 4 层为固有肌层；第 5 层为浆膜层及界面波。除了在水囊法和无气水充盈法的某些图像上可以显示十二指肠壁的五层结构外，在通常情况下第 1～3 层仅表现为一层强回声带（图 30-2-9）。

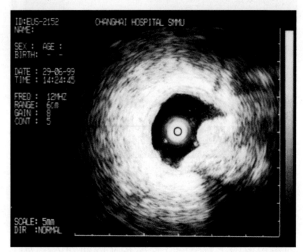

图 30-2-9　正常十二指肠超声内镜声像图

（四）胆囊

胆囊壁厚度约 2mm，在超声内镜声像图上其 3 层结构从内向外依次为：第 1 层（强回声带）相当于黏膜层及界面波；第 2 层（低回声带）相当于固有肌层；第 3 层（强回声带）相当于浆膜层及浆膜下组织（图 30-2-10 和图 30-2-11）。

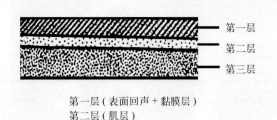

第一层（表面回声＋黏膜层）
第二层（肌层）
第三层（浆膜下层＋浆膜层）

图 30-2-10　正常胆囊壁层次结构示意图

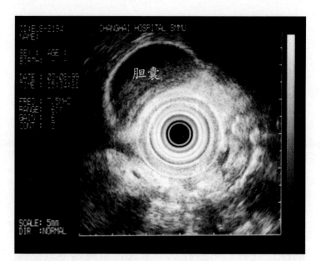

图 30-2-11　正常胆囊超声内镜声像图

（五）胆总管

超声内镜所显示的胆总管呈 3 层结构，从内向外依次为：第 1 层（高回声带）相当于黏膜上皮层及界面波；第 2 层（低回声带）为包括外膜在内的纤维肌层；第 3 层（高回声带）相当于胆总管后方的界面波、浆膜下层及浆膜层。但在实际临床应用时胆总管壁常显示为一层高回声结构（图 30-2-12 和图 30-2-13）。

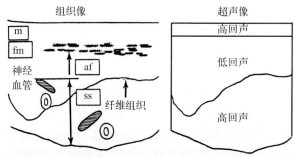

图 30-2-12　胆管壁组织像与超声像对照

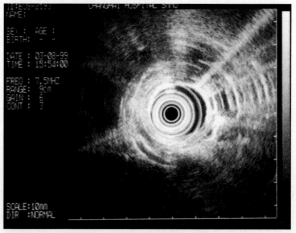

图 30-2-13　正常胆总管超声内镜声像图

（六）胰腺

超声内镜可分别于十二指肠降段、胃窦部及胃体部等部位观察到胰腺组织。胰腺实质通常为中等强度回声，老年人回声可较强，正常情况下较难发现胰管，胰腺下方可见呈低回声的脾静脉。无论经十二指肠扫描还是经胃扫描，胰腺前方均仅见胃壁或十二指肠壁，而无肝左叶、胃腔及肠腔等结构（图30-2-14至图30-2-16）。

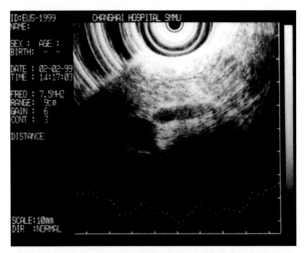

图30-2-16　正常老年人胰腺超声内镜声像图

（七）十二指肠壶腹

超声内镜显示出的十二指肠壶腹的结构为：十二指肠壁及其上方向十二指肠腔内隆起的低回声为十二指肠乳头，循十二指肠乳头向外侧见胆总管与门静脉呈平行排列，紧邻十二指肠乳头后侧见胰腺及其内的胰管，并可见胆总管与胰管汇入十二指肠乳头。然而，在正常情况下，胆总管、胰管的汇合处较难显示，只有采用适当的水囊及持续注水于十二指肠腔内才可显示十二指肠乳头（图30-2-17）。

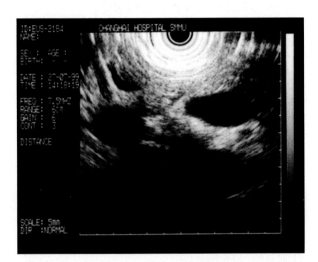

图30-2-14　正常胰头部超声内镜声像图

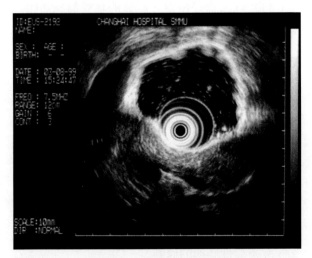

图30-2-15　正常胰体、尾部超声内镜声像图

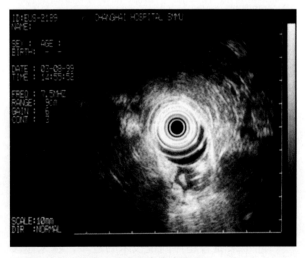

图30-2-17　正常十二指肠壶腹声像图

（八）结肠

正常大肠壁各层结构与食管、胃壁大致相同。在超声图像上有高－低－高－低－高5个回声环，经正常肠标本水槽内高分辨超声探查与组织学对照证实，从腔内向腔外分别为：

第1层为高回声环，相当于黏膜与水囊的界面；

第2层为低回声环，相当于黏膜层；

第3层为高回声环，相当于黏膜下层；

第4层为低回声环，相当于固有肌层；

第5层为强回声环，相当于浆膜下层、浆膜或外膜层及界面回声。

在体外用超声内镜探测手术切除的结肠壁时，发现在黏膜层低回声带内出现一条很薄的高回声，此回声带相当于黏膜肌层的界面回声，这在直肠壁尤为明显。在回盲瓣处，第三层高回声层（即黏膜下层）呈肥厚表现。在固有肌层有时还可见另有一条较薄的高回声带将其分为两部分，它们分别与内环肌、外纵肌及其两者之间的结缔组织相对应。直肠的固有肌层较厚，故第四层较结肠稍厚。从直肠至肛门，第四层变为单一的低回声，并突然增厚而终止，此增厚处对应于肛门内括约肌，它是由直肠环状肌向下延续并增厚而形成。此外，由于有肛门腺体穿越而使肛门柱状上皮分层、增厚，故此处的第二层（黏膜层）也增厚。结肠壁第五层的厚度随着浆膜下脂肪的多少而变化；而直肠第五层高回声的显示较困难，直肠无浆膜层，其外层与直肠周围脂肪相连，组成高回声带。

第3节 消化系超声内镜适应证和并发症

一、超声胃镜检查适应证与禁忌证

（一）适应证

近年来随着超声内镜技术的进步，越来越多的消化道和与消化道毗邻脏器的疾病可被超声内镜检查出来，因而其适应证的范围也有所扩大，尤其是微型超声探头可插入胰管、胆管及狭窄的消化道，故可谓腔内超声对消化系是"无孔不入"。简而言之，超声胃十二指肠镜的适应证主要有：

1. 判断消化系肿瘤的侵犯深度及外科手术切除的可能性。

2. 判断有无淋巴结转移。

3. 确定消化道黏膜下肿瘤的起源与性质。

4. 判断食管静脉曲张的程度与栓塞治疗的效果。

5. 显示纵隔病变。

6. 判断消化性溃疡的愈合与复发。

7. 诊断十二指肠壶腹部肿瘤。

8. 鉴别诊断胆囊及胆总管中下段良、恶性病变。

9. 鉴别诊断胰腺良、恶性病变。

（二）禁忌证

新型超声内镜，特别是电视超声内镜，具有目前最先进电子内镜的功能，故消化系超声内镜的禁忌证基本上与普通内镜检查相同，主要有：

1. 绝对禁忌证

（1）严重心肺疾患不能耐受内窥镜检查者。

（2）处于休克等危重状态者。

（3）疑有胃穿孔者。

（4）不合作之精神病患者或严重智力障碍者。

（5）口腔、咽喉、食管及胃部的急性炎症，特别是腐蚀性炎症。

（6）其他。如明显的胸主动脉瘤、脑溢血等。

2. 相对禁忌证

（1）巨大食管憩室、明显的食管静脉曲张、高位食管癌或高度脊柱弯曲畸形者。

（2）有心脏等重要脏器功能不全者。

（3）高血压病未获控制者。

二、超声结肠镜检查适应证和禁忌证

（一）适应证

1. 结肠肿瘤的诊断、术前分期和术后随访。

2. 黏膜下肿瘤的诊断及其与外压性病变的鉴别。

3. 炎症性肠病的诊断。

4. 可疑肠外病变（如腹、盆腔包块）的诊断。

（二）禁忌证

1. 有严重心肺功能不全者。

2. 急剧恶化的结肠炎症，特别是已处于结肠高度扩张、腹膜炎或有可疑肠穿孔征象时。

3. 近期内做肠道手术或腹盆腔放射治疗者。

4. 精神失常或主观上不能配合者。

5. 妊娠期及月经期。

三、消化系超声内镜并发症

消化道超声内镜检查较安全，一般无严重并发症。

（一）超声胃镜检查并发症

1. **窒息** 发生率极低，主要是由于胃内注水过多时改变患者体位所致。避免方法为注入的水量≤500ml，术中改变患者体位前先抽尽胃内注入的无气水。

2. **吸入性肺炎** 较少发生，常系患者术中误吸胃内液体或注入的水量过多所致。

3. **麻醉意外**

4. **器械损伤** 包括咽喉部损伤、食管穿孔、胃穿孔、肠穿孔、消化道管壁擦伤等。

5. **出血**

6. **心血管意外**

（二）超声肠镜检查并发症

超声肠镜检查可能发生的并发症同普通结肠镜检查，一般来说本项检查是安全可靠的，但如果操作者操作技术不熟练或未按规程操作或未能把握适应证等因素，就有可能引发并发症。主要并发症有：肠穿孔、肠出血、肠系膜撕裂（主要是乙状结肠系膜撕裂）、浆膜撕裂、腹膜后气肿、结肠黏膜下气肿及一过性菌血症等。

第4节
消化系疾病超声内镜声像图

一、食管疾病

（一）食管癌

1. **超声内镜声像图表现**

（1）食管癌大多呈低回声，边缘不规则，边界欠清楚，内部回声不均匀（图30-4-1）。

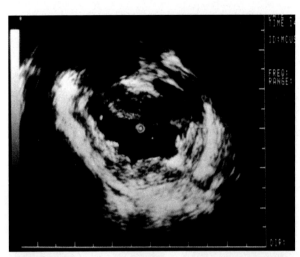

图30-4-1 食管癌微型超声探头声像图

（2）侵犯深度。超声内镜能清楚显示呈低回声的肿瘤侵犯至食管壁的层次。

（3）判断有无淋巴结转移。肿大的淋巴结大多呈圆形或类圆形的低回声区，有强回声包膜，边界清楚，内部回声均匀。但是，即使淋巴结肿大，也难以仅根据超声内镜像图表现就作出良、恶性的鉴别诊断。超声内镜能显示的淋巴结直径大多在4mm以上，若肿大的淋巴结直径≥10mm则应高度怀疑为淋巴结转移。

2. **临床意义** 食管癌的早期诊断主要依靠内镜与X线检查，但超声内镜不仅能判断其对食管壁的浸润深度、肿瘤侵犯纵隔内脏器的程度（如是否侵犯心包、主动脉、气管及支气管等），还可显示病变周围或主动脉周围是否出现肿大的淋巴结，从而有利于对食管癌侵犯深度的判断。超声内镜判断食管癌侵犯深度的正确率为：黏膜下层75%，固有肌层64%，外膜层94%，邻近脏器100%。与病理结果相比，超声内镜对肿瘤分期的符合率为：T期84%～93%，N期70%～87%，M期74%。超声内镜还能判断食管癌术后有无复发，其敏感性高达95%。

此外，超声内镜检查还有助于食管癌与食管隆起性病灶（如黏膜下肿瘤和息肉）的鉴别诊断（图30-4-2和图30-4-3）。

（二）贲门失弛缓症

1. **超声内镜声像图表现** 当超声内镜置于贲门口时可见三个呈无回声的内腔结构，即食管腔、胃底和主动脉。贲门失弛缓症时仅见食管腔扩大而食管管壁层次结构正常（图30-4-4）。若是食管肿瘤所致的食管腔扩大，超声内镜还可显示肿瘤及食管壁受侵犯的征象。

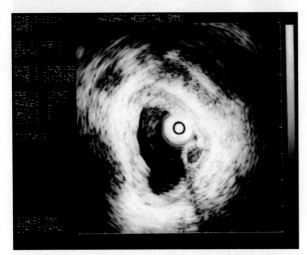

图30-4-2 食管黏膜下平滑肌瘤微型超声探头声像图

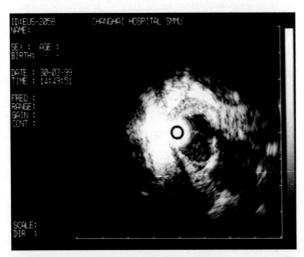

图30-4-3 食管息肉微型超声探头声像图

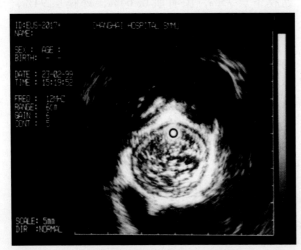

图30-4-4 贲门失弛缓症微型超声探头声像图

2. 临床意义 由于导致食管呈梭形扩张的疾病很多，但对由食管壁内肿瘤所引起的食管梭形扩张，只有超声内镜才能确诊，因此超声内镜对于食管贲门失弛缓症的主要意义在于它能发现食管腔扩张的原因。

（三）食管胃底静脉曲张

1. 超声内镜声像图表现 食管胃底静脉曲张超声内镜声像图表现为沿食管壁走行的椭圆形无回声管状结构，当水囊压迫时仅呈隙状无回声区，减轻压迫或抽去水囊中部分水时则可见曲张的静脉呈椭圆形的管状结构，斜切时可见椭圆形无回声区变成管状无回声区。胃底静脉曲张呈圆形、椭圆形或不规则的管状无回声区，曲张静脉常成簇重叠（图30-4-5）。曲张静脉经超声内镜注入硬化剂后1周，由于血栓形成，曲张静脉由无回声转变成高回声或强回声；3周后血栓机化，其回声逐渐减低；回声变化过程为强回声→高回声→低回声→无回声。

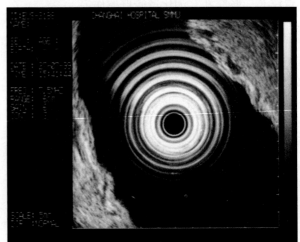

图30-4-5 胃底静脉曲张超声内镜声像图

2. 临床意义 超声内镜既能显示食管黏膜内和黏膜下的曲张静脉，又能发现食管壁周围及胃底的曲张静脉，并可根据无回声区的大小判断静脉曲张的程度。对曲张静脉栓塞治疗，超声内镜可判断其疗效，有利于早期发现静脉曲张复发和再通现象。

二、胃疾病

（一）胃癌

胃癌是消化道肿瘤中发病率最高的肿瘤，如

果肿瘤仅局限于黏膜层和黏膜下层，则不论有无淋巴道转移均称为早期胃癌（图30-4-6）；而如果肿瘤已侵犯固有肌层则称为进展期胃癌（图30-4-7）。

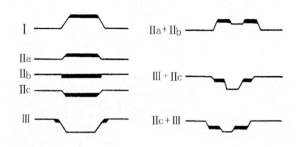

图30-4-6　早期胃癌的分类

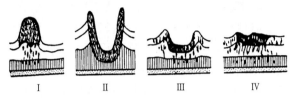

图30-4-7　进展期胃癌的分型（Borrmann分型）

1. 超声内镜声像图表现

（1）不同深度胃癌的声像图表现（图30-4-8）。

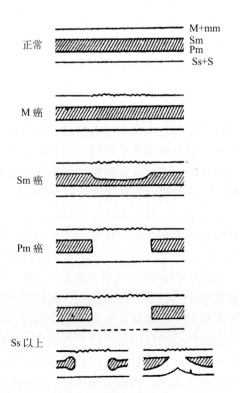

图30-4-8　胃癌侵犯深度的判断示意图

①黏膜癌（M癌）。黏膜层的低回声病灶略向腔内隆起，胃壁第1层和第2层结构紊乱，第3层连续性完好。

②黏膜下层癌（Sm癌）。胃壁第3层不规则狭窄，边界模糊或有缺损，但无中断现象。

③固有肌层癌（Pm癌）。胃壁第3层中断，端部可呈杵状和笔尖状，第4层中间有点状高回声。

④浆膜下层癌（Ss癌）。胃壁第5层增厚，回声增强或模糊不清。

⑤浆膜癌（S癌）。胃壁第5层中断，肿瘤已突破第5层并侵犯邻近器官（图30-4-9）。

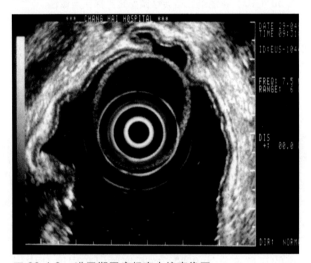

图30-4-9　进展期胃癌超声内镜声像图

（2）胃癌淋巴转移的判断。超声内镜能清楚地显示纵隔、贲门、腹腔动脉丛、胃大弯和胃小弯等处肿大的淋巴结。正常淋巴结直径＜3mm，呈中等强度回声；肿瘤累及的淋巴结多呈低回声，如果其直径＞5mm时应怀疑为淋巴结转移，而直径＞10mm者则基本上是肿瘤的转移灶（图30-4-10）；非特异性炎症所致的淋巴结肿大多呈高回声。淋巴结超声内镜判断的准确率高达95%以上。此外，使用油水乳剂能增强淋巴结回声，提高显示率。

（3）肿瘤回声与胃癌类型。大多数胃癌呈低回声，但不同类型胃癌其实质回声有区别，约83.3%的硬癌呈高回声，约83.3%的髓样癌呈低回声。

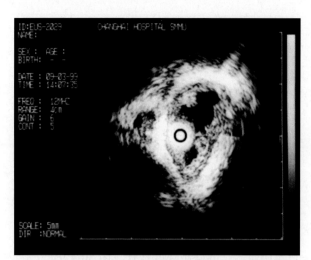

图 30-4-10　胃癌淋巴结转移微型超声探头声像图

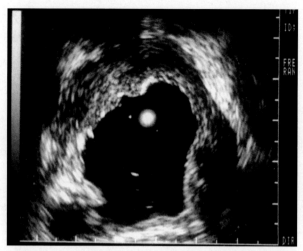

图 30-4-11　胃恶性淋巴瘤微型超声探头声像图

2. 临床意义　超声内镜诊断胃癌的优点有以下几方面：

（1）能鉴别诊断胃壁增厚性疾病。肥厚性胃炎超声内镜表现为胃壁第 1 层和第 2 层肥厚但回声均匀，而浸润型胃癌则表现为胃壁全层不规则增厚且回声不均匀；恶性淋巴瘤超声内镜表现为胃壁 5 层结构均不清，病变范围广泛，呈相对均匀的低回声，而髓样型胃癌表现为胃壁 5 层结构断裂，病变多呈边界清楚的低回声。

（2）能准确判断胃癌的深度，有利于早期胃癌的诊断。根据文献报道，超声内镜鉴别早期胃癌的正确率高达 90%，判断癌肿侵犯胃壁具体层次的正确率也达 80% 以上。

（3）能准确判断胃周浸润范围。其与手术、病理诊断符合率为 85.7%。

（4）有利于发现胃周围肿大的淋巴结。其发现率为 72%。

（5）有利于诊断 Borrmann IV 型浸润型胃癌。

（6）有助于早期发现胃癌术后复发。

（二）胃恶性淋巴瘤

1. 超声内镜声像图表现　胃恶性淋巴瘤在胃壁内呈水平向浸润生长，其病变多局限于胃壁的第 2 层和第 3 层。早期胃恶性淋巴瘤表现为胃壁第 2 层和第 3 层结构异常增厚，但各层次仍保持原有特征；进展期胃恶性淋巴瘤则表现为胃壁显著增厚，胃壁原有层次消失而代之以不规则的低回声（图 30-4-11）。

2. 临床意义　胃恶性淋巴瘤的活组织检查常难以取得病理学依据，故诊断较为困难。但是，超声内镜所显示出的胃恶性淋巴瘤图像较具特征性，能提供可靠的诊断依据。此外，超声内镜还可根据化疗后胃壁是否恢复原有胃壁层次结构来判断化疗效果。

三、肠道疾病

（一）十二指肠乳头癌

1. 超声内镜声像图表现　超声内镜能显示十二指肠乳头部的胆总管、主胰管及十二指肠壁的层次结构。十二指肠乳头癌多表现为十二指肠乳头部的低回声肿块或高回声肿块，而且其内部回声不均匀。若为早期乳头癌则肿瘤仅局限于黏膜层和黏膜下层，未侵犯固有肌层，胆总管和胰管不扩张；若为晚期乳头癌则可见肿瘤向十二指肠壁、胆总管、主胰管及胰腺实质的浸润征象，并能显示其周围肿大的淋巴结（图 30-4-12）。

2. 临床意义　腹部 B 超、CT 和血管造影对十二指肠乳头部病变的直接显示率分别为 28%、33% 和 50%，它们对直径 2cm 以下的病变效果更差。普通内镜和 ERCP（逆行胰胆管造影检查）也不易发现十二指肠乳头部病变，而超声内镜却可以发现早期十二指肠乳头癌。超声内镜不仅能显示壶腹部肿瘤的侵犯深度以及肿瘤是否侵犯胆管与胰头部，而且它对壶腹部肿瘤进展度判断的敏感性也高达 88%。根据文献报道，超声内镜能发现的最小的十二指肠乳头癌直径约为 0.8cm，判断其浸润十二指肠壁深度及胰头的准确率均为89%，判断胰头前后淋巴结转移的准确率为94%。

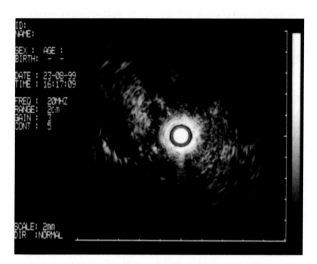

图30-4-12 十二指肠乳头癌微型超声探头声像图

上海长海医院消化内科总结了14例十二指肠乳头癌的诊断正确率及声像图特征。结果显示，超声内镜对十二指肠乳头癌病灶的显示率为100%，诊断正确率为78.6%，明显高于体表超声和CT（$P < 0.05$），而与ERCP相似（$P > 0.05$）；十二指肠乳头癌超声内镜表现呈低回声的占81.8%，呈高回声的占18.2%；超声内镜对十二指肠乳头癌浸润十二指肠壁、胆总管、胰管和胰头以及淋巴结转移的诊断正确率分别为83.3%、66.7%、50%和33.3%以及100%。

（二）结肠癌

1. 超声内镜声像图表现

（1）结肠癌大体上是由密集的癌组织所形成的肿瘤，其超声内镜表现为边界清楚的低回声或中等强度回声（低于肠壁第3层的回声但高于肠壁第2层和第4层的回声）。肠壁的一层或多层结构不清、消失、扭曲、中断或增厚；不规则的低回声或凸入肠腔内外或位于肠壁内或形成环形、半环形肿块；周围脏器和淋巴结呈受侵犯的表现。

（2）结肠癌浸润深度的判断。超声内镜可显示黏膜层及黏膜层以下各层组织的变化，并可据此判断结肠癌的浸润深度，这是以往各种检查方法无法做到的。

①黏膜内癌（M癌）。指病变局限在结肠壁的第1层和第2层内，而第3层以下看不到异常改变。其超声内镜表现为结肠壁第1层不平整或隆起凸出，第2层低回声带中可见点状回声或中等强度回声的肿块。

②黏膜下层癌（Sm癌）。指癌已浸润结肠壁的黏膜下层，此时可以看到结肠壁第3层强回声带出现不平整、薄层化及断裂破坏现象。有时病变下层的固有肌层可肥厚，这种固有肌层的局限性肥厚与病变引起固有肌层的伸展受到阻碍有关，此时其与固有肌层浸润病变的鉴别是相当困难的。Sm癌肠壁第4层肥厚而周围非病变部肠壁第4层呈均匀的低回声且肠壁第4层界线平滑，可作为鉴别点。有蒂病变是黏膜下层进入到蒂内所致，这表明癌细胞已浸润到该部位，然而诊断Sm癌浸润是极困难的。

③固有肌层癌（Pm癌）。指结肠壁第3层中断，第4层不平整或断裂，而第5层看不到结构改变。第5层回声光滑平整，是其与深部浸润病变的鉴别点。

④浆膜层癌（Ss癌和S癌）。指癌浸润已达浆膜层或外膜，但还没有浸润到其他脏器的癌。此时结肠壁全层被破坏，表现为结肠壁第3层和第4层中断，第5层不平整或中断，与邻近脏器的边界呈鲜明对比的图像。当癌已浸润其他脏器时，邻近脏器的边界则不明显，此时用超声内镜鉴别Ss癌、S癌和Si癌是较困难的。

（3）结肠癌淋巴结转移的判断。正常淋巴结直径常 < 3mm，其回声与结肠旁邻近的脂肪组织或纤维组织相似，在超声图像上一般不易被发现。超声内镜能发现直径为 3 ～ 5mm 以上的肿大淋巴结，但是它对转移性淋巴结肿大与炎症反应性淋巴结肿大的鉴别较困难。根据体内外超声内镜检查与手术后组织学对比研究结果，多数学者认为转移性淋巴结多为圆形或类圆形、短轴半径 ≥ 10mm，或呈低回声、或呈黑洞样、或回声强度与肿瘤组织相似，边界清晰，内部回声均匀或不均匀；而非特异性炎症的淋巴结肿大，常呈高回声，边界模糊，内部回声均匀。

2. 临床意义
超声内镜具备内镜和超声双重功能，既可通过内镜直接观察黏膜表面病变的形态，通过活检孔对靶组织进行活检及细胞学检查，又可进行超声扫描。由于超声内镜将超声探头直接放置在消化道管腔内进行扫描，换能器十分接近受检器官，这样就避免了腹壁脂肪的衰减、胃肠道气体及骨骼的干扰等体外超声的物理学限制，同时由于使用了较高频率的换能器，图像更为清晰，可获得消化道管壁各层次及邻近组织结构的断层影像，现已被称为胃肠道内镜中最为精确的影像技术。超声内镜对于结肠癌的意义在于：进行结肠癌术前分期，为治疗方案的选择和预后的判断提供有价值的信息；超声引导下对原发肿瘤或肿大淋巴结进行活检，与肠道其他良性疾病相鉴别；预测病情发展程度；评价治疗效果；监测术后复发。由于超声内镜操作简单、准确率高、安全、经济、重复性好，因此它是一种很有价值的检查方法。随着腹腔镜手术的广泛开展，超声内镜必将成为选择早期结肠癌进行腹腔镜切除术的必要术前诊断手段。

（三）结肠息肉

1. 超声内镜声像图表现 结肠息肉超声内镜声像图表现为结肠壁黏膜层的局限性隆起，并向肠腔内凸出，轮廓清晰、整齐，可有蒂，结肠壁黏膜下层以下的结构正常。病灶内部的回声强弱对息肉的类型有一定的鉴别意义：腺瘤内部有高回声和低回声混杂存在，腺瘤癌变时病灶中出现片状不规则的低回声区；幼年性息肉内部可见无回声的囊状结构；炎症性息肉内部回声均匀。超声内镜还可以检测到息肉蒂部血管的血流情况。

2. 临床意义 超声内镜应用于结肠息肉的检查价值主要在于：

（1）鉴别结肠息肉和结肠黏膜下肿瘤。超声内镜可显示出息肉病变位于黏膜层内，而黏膜下肿瘤则位于黏膜下层以下。

（2）监测息肉有无癌变。

（3）初步判断息肉的类型。

（4）息肉切除的监控。结肠息肉，尤其是带宽蒂的息肉，由于蒂内有丰富的血管，摘除后常易引起大出血，超声内镜可清晰显示这些血管，摘除前即施行蒂血管硬化治疗，可预防手术后出血。

（四）溃疡性结肠炎

1. 超声内镜声像图表现 溃疡性结肠炎超声内镜图像改变主要在结肠壁的第 1～3 层。非溃疡病变区黏膜表层的炎性渗出物表现为厚薄不均的高回声层，第 2 层（黏膜层）增厚，回声减低；而溃疡病变区黏膜层缺损，代表炎性渗出物的高回声层直接附于黏膜下层之上，其回声强度低于黏膜下层回声。结肠壁第 3 层多增厚，回声减低；第 3 层以下结构大多正常。多发性炎性息肉表现为多发性黏膜层局限性隆起，其下的黏膜下层回声减低。经药物治疗后达缓解期的肠壁可恢复正常管壁结构，或仅表现为结肠壁第 3 层增厚，而第 1 层、第 2 层结构恢复正常。重症炎症时尚可显示周围呈炎性肿大的淋巴结，随着病情好转，淋巴结缩小而消失。

Cho 将溃疡性结肠炎的超声内镜表现分为 3型：

Ⅰ型：与正常结肠壁所见相同，肠壁无增厚，其层次及境界均清晰无异常，属轻症表现。

Ⅱ型：结肠壁各层境界尚清晰，但第 1 层回声变低，第 2 层增厚，病变仅波及黏膜层。

Ⅲ型：第 1 层至第 3 层各层境界不清晰且回声强度均降低，肠壁厚度增加，病变波及黏膜下层。

2. 临床意义 普通结肠镜只能观察溃疡性结肠炎累及结肠黏膜表面水平方向的范围，而超声内镜尚可显示病变侵袭肠壁垂直方向的深度范围。超声内镜对溃疡性结肠炎在水平方向和垂直方向侵袭肠壁程度的判断，与 Truelove 判断溃疡性结肠炎临床严重程度的分类能够完全对应，因而有助于临床估计病情及预后、选择治疗方案。另外，超声内镜还可用于评价药物治疗疗效、监测癌变的发生及鉴别诊断 Crohn 病。

（五）Crohn 病

1. 超声内镜声像图表现 超声内镜显示 Crohn病时结肠壁厚薄不均，第 1 层和第 2 层境界较清楚，第 3 层和第 4 层呈局限性肥厚，其中第 3 层回声减低而第 4 层呈高回声。溃疡性病灶可见肠壁的缺损；炎性息肉可见呈局限性的低回声隆起及其下的黏膜下层断裂。超声内镜能清晰显示肛管和直肠周围的病变，瘘管表现为低回声的管道状结构从肛门内括约肌伸入到脓肿腔内；肛周脓肿为一低回声区，并可见坏死碎片漂浮于其中。

正常肛门内括约肌为均质的低回声图像，Crohn病时肛门内括约肌显示为不均匀的低回声结构。超声内镜还有助于发现腹腔内的脓肿和瘘管。

2. 临床意义　超声内镜应用于Crohn病的经验较少，现有的资料表明，超声内镜检查有助于本病与溃疡性结肠炎的鉴别诊断。由于超声内镜能够清晰地显示管壁的层次结构，而Corhn病为结肠壁的全层性炎症，因此超声内镜显示管壁第1层至第5层均呈炎性改变；而溃疡性结肠炎病变多局限于黏膜层和黏膜下层，超声内镜显示病变多局限于结肠壁第1层至第3层。同时，超声内镜还能够清晰地显示腹腔脓肿、直肠肛周脓肿、瘘管及肛门括约肌的改变，有助于本病的诊断。直肠肛周病变在Crohn病中有较高的发生率，而且约有16%的病例可能以其为首发症状。由于晚期脓肿和瘘管的治疗十分困难，因此对这些病变的早期发现可明显改善其临床治疗结果，敏感的检测手段可能改善对脓肿的临床处理。以前对该病变的检测主要依靠普通内镜、盆腔CT、气钡造影和瘘管造影等，而现在由于超声内镜因能清晰显示直肠肛周区域的细微结构，故它已成为最敏感的诊断技术，明显提高了此类病变的检出率。超声内镜引导下脓肿穿刺引流术对本病还有治疗意义。

四．消化性溃疡

1. 超声内镜声像图表现

（1）溃疡表面的声像图表现。表现为一层较厚的高回声区，称为白苔回声（white fur echo）；溃疡基底深处表现为低回声，称为溃疡回声（ulcer echo）（图30-4-13）。

（2）溃疡不同时相的超声表现。活动期溃疡周边黏膜层增厚，呈低回声，溃疡组织损坏层回声则中断，呈断裂征，溃疡回声显示；愈合期溃疡纤维化，表现为高回声；瘢痕期白苔回声消失，随着溃疡完全愈合，溃疡回声消失。

（3）溃疡深度的判断。根据消化道管壁层次的断裂征象，可明确溃疡的深度。病理上溃疡的深度按四级分类法分类（图30-4-14）。一般来说，溃疡局限于黏膜层为Ul-Ⅰ型；管壁第1层和第2层断裂为Ul-Ⅱ型；第3层断裂为Ul-Ⅲ型；第4层断裂为Ul-Ⅳ型。

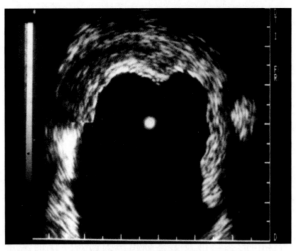

图30-4-13　活动期胃溃疡微型超声探头声像图

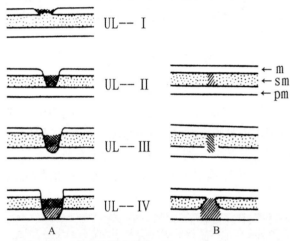

图30-4-14　溃疡的深度分类

A图为开放性溃疡　B图为瘢痕性溃疡。Ul-Ⅰ：溃疡局限于黏膜层，又称糜烂；Ul-Ⅱ：溃疡至黏膜下层；Ul-Ⅲ：溃疡至固有肌层；Ul-Ⅲ：溃疡穿透至浆膜层

（4）溃疡复发征象。Ul-Ⅳ型深溃疡中，瘢痕初期如溃疡底部出现低回声区，溃疡则易于复发；反之，则病变稳定，不易复发。

（5）溃疡的超声内镜分期。根据白苔回声与溃疡回声的变化，超声内镜又可将Ul-Ⅳ型溃疡可分为3期：E_0期、E_1期和E_2期。E_0期溃疡低回声和白苔高回声均无；E_1期既有溃疡低回声又有白苔高回声；E_2期有溃疡低回声却没有白苔高回声。

2. 临床意义　近年来普通纤维内镜已成为发现消化性溃疡及观察其愈合过程的有效手段，但是，它只能显示溃疡的形态而不能对溃疡的深度作出准确的判断。超声内镜除具有普通纤维内镜的特点外，它还可测量溃疡的深度，故具有以下优点：

（1）准确判断溃疡深度。超声内镜判断胃溃疡深度的正确率为90%；判断胃溃疡瘢痕深度的正确率为71%～100%。

（2）判断溃疡的愈合质量。主要根据黏膜层以下各层的愈合是否完全来判断。例如，黏膜层已愈合而黏膜下各层却愈合不佳，则常提示为溃疡愈合不良。

（3）预测溃疡复发的可能性。在溃疡愈合过程中，若在瘢痕期仍能检出溃疡回声，则提示该溃疡易于复发。

（4）预测溃疡出血的可能性。Fularton根据溃疡的形态特征及多普勒超声内镜对溃疡血流量的测定，能预测出血性溃疡有无再出血的可能，其敏感性为80%，特异性为86%。

五、消化道黏膜下肿瘤

1. 超声内镜声像图表现

（1）判断肿瘤的起源。超声内镜能清楚显示消化道黏膜下肿瘤（submucosal tumor，SMT）的位置及起源，例如平滑肌瘤为固有肌层增厚，肿瘤两端呈梭形并与固有肌层低回声带相延续（图30-4-15）。

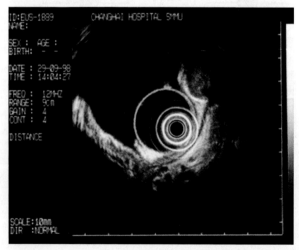

图30-4-15　胃黏膜下平滑肌瘤超声内镜声像图

（2）确定肿瘤的类型。超声内镜能显示肿瘤与消化道管壁的关系，由此可将肿瘤分成腔内型、壁内型、腔外型和混合型四类（图30-4-16）。

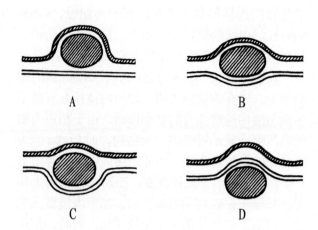

图30-4-16　胃黏膜下肿瘤生长方式
A．胃内型　B．壁内型　C．胃外型　D．胃外肿瘤压迫

（3）确定肿瘤的性质。黏膜下平滑肌瘤呈边界清楚的低回声，内部回声均匀，偶见不规则无回声区及散在的斑点状强回声，肿瘤包膜完整，体积相对较小。黏膜下平滑肌肉瘤体积较大，包膜不完整，内部呈不均匀的低回声，多有无回声区，其所在管壁多有"断裂征"（图30-4-17）。黏膜下囊肿为包膜完整的无回声区，透声性好，有时其后方可见增强效应。黏膜下脂肪瘤呈密集的强回声。异位胰腺呈低回声区伴点状强回声。

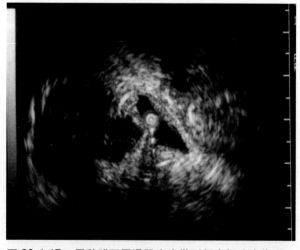

图30-4-17　胃黏膜下平滑肌肉瘤微型超声探头声像图

2. 临床意义　超声内镜是目前公认的诊断消化道黏膜下病变的最佳手段，超声内镜能够显示直径为0.5cm左右的SMT。其主要优点在于：

（1）准确判断SMT的起源。

（2）确定SMT的类型，为选择治疗方法提供依据。

（3）定性诊断。尽管SMT难以活检行病理诊断，但超声内镜能根据 SMT 的声像图特征及包膜完整性确定 SMT 的性质。

（4）鉴别消化道外脏器或病变的压迫。胃壁外脏器或良性肿瘤压迫胃壁时，受压迫的胃壁各层次保持完整，无破坏和变化（图 30-4-18）；若为恶性肿瘤压迫，可显示出肿瘤本身的征象及其由浆膜层向消化道腔内侵犯的征象。

（5）诊断食管壁内及壁外的静脉曲张。

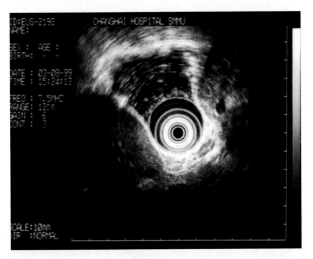

图 30-4-18　脾脏压迫胃壁超声内镜声像图

六、胰腺疾病

（一）胰腺癌

1. 超声内镜声像图表现

（1）胰腺呈局限性肿大，边缘隆起，多伴有胰管、胆管扩张。病灶多呈低回声实质性肿块，内部回声不均匀，呈圆形或不规则形，边界不清；肿瘤边缘有毛刺或呈分叶状。肿瘤回声与瘤体大小有关，直径 ≤ 3cm 的肿瘤，90% 为低回声，9% 为混合回声；而直径 ≥ 5cm 者，72% 为低回声，14% 为强回声和混合回声（图 30-4-19）。

（2）进展度判断。超声内镜能显示胰腺前方被膜浸润、胰腺后方组织浸润、淋巴结转移、门静脉浸润等征象，其敏感性为 72% ~ 80%，特异性为 80% ~ 86%。胰腺癌侵犯大血管时表现为血管边缘粗糙及肿瘤压迫等征象。超声内镜判断胰腺癌侵犯血管的准确性与病灶大小有关，据文献报道，病灶直径为 2 ~ 3cm 时，准确性为 88%，而当病灶直径 > 3cm 时，准确性则明显下降，这与较大的胰腺癌推移血管使之位于远场区而不

易被超声内镜清晰地显示有关。

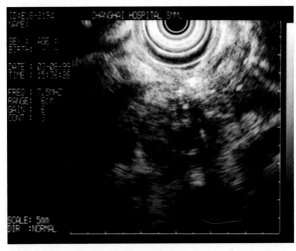

图 30-4-19　胰腺癌超声内镜声像图

2. 临床意义　超声内镜能清楚显示胰腺及其毗邻结构，它对胰腺及胰腺癌的显示率达 100%，对胰腺癌的诊断正确率达 94%，对胰腺癌进展度判断的正确率为 72% ~ 80%。据文献报道，超声内镜对病变直径 < 8mm 的小胰腺癌的发现率为 100%（最小的病变直径仅为 1mm）；而腹部 B 超的显示率仅为 29%，ERCP 为 57%，CT 为 29%，血管造影为 14%。此外，超声内镜尚能发现较小的胰岛细胞瘤。作者曾发现 1 例直径为 1.4cm 的胰岛细胞瘤（经手术证实），而 B 超、CT 和 MRI 等检查均未显示。除此之外，超声内镜还能对肿块性胰腺炎进行鉴别。

（二）慢性胰腺炎

1. 超声内镜声像图表现

胰腺体积增大，结构不规则，实质回声增强，可有均匀、轻度不均匀、高度不均匀和蜂窝状 4 种表现。胰腺边缘多不平整，主胰管多呈不规则扩张，但也有少数主胰管呈单纯性扩张。有些病例可见胰管内或胰腺实质内孤立性胰石或弥漫性胰石（图 30-4-20），少数病例还可见假性囊肿（图 30-4-21）。

2. 临床意义　超声内镜诊断慢性胰腺炎的准确率与 ERCP 相当，明显高于 CT 和经腹部 B 超。超声内镜不仅能显示较小的胰石、假性囊肿，还能根据胰腺的回声强度对慢性胰腺炎进行诊断和分期，其最主要的价值在于鉴别胰腺局限性占位病变是肿块性胰腺炎抑或是胰腺癌：肿块性胰腺

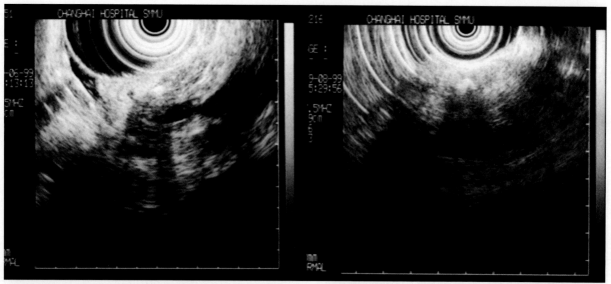

图 30-4-20　胰腺结石超声内镜声像图

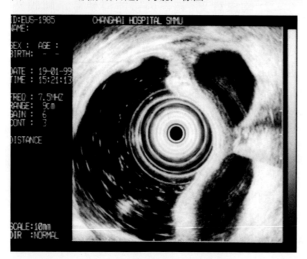

图 30-4-21　胰腺假性囊肿超声内镜声像图

炎表现为类圆形（70%）、境界清楚（80%）、内部回声均匀（70%）的低回声图像（100%）；而胰腺癌则表现为类圆形或不规则形、境界不清（90%）、内部回声不均匀（75%）的低回声图像（92%）。

七、胆系疾病

（一）胆囊内隆起性病变

1.超声内镜声像图表现

（1）胆固醇性息肉常为多发性，以胆囊体部为多见；体积小，直径多≤10mm；内部呈颗粒状强回声或高回声，后方无声影；隆起的基底常有较细小的颈部；胆囊壁三层结构完整。

（2）腺瘤性息肉常为单发，以胆囊底部为多见；直径多＞10mm；病灶处胆囊壁第一层增厚（图 30-4-22）。

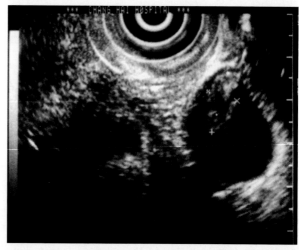

图 30-4-22　胆囊腺瘤性息肉超声内镜声像图

（3）胆囊腺肌瘤常为单发，多见于胆囊底体部；体积大小不定；胆囊壁呈局部增厚隆起或呈分叶状隆起；内部呈强回声，后方无声影；病变处胆囊壁第二层显著肥厚，其基底与瘤体间有小的囊状无回声区。

2.临床意义　超声内镜能清楚显示胆囊壁的三层结构，因此它有助于判断胆囊内隆起性病变的性质和起源，尤其是对最常见的胆固醇性息肉，超声内镜的诊断可成为选择治疗方式的主要依据。若胆囊内隆起性病变的基底部出现层次结构破坏时说明其已恶变为浸润性胆囊癌。作者认为

对体表 B 超检查发现的直径 > 5mm 的胆囊内隆起性病变，有条件者应行超声内镜检查，以明确其性质。

（二）胆囊癌

1. 超声内镜声像图表现 胆囊癌多为隆起性病变，表现为团块状或不规则形低回声区，多数病变的直径超过 12mm。根据病灶侵犯胆囊壁层次的关系，超声内镜可以诊断早期胆囊癌，包括黏膜癌（M 癌）、固有肌层癌（Pm 癌）、浆膜下层癌（Ss 癌）及浆膜层癌（S 癌）。超声内镜尚可显示晚期胆囊癌时肝脏、胆总管等结构的受累情况。

2. 临床意义 腹部超声对胆囊疾病的诊断价值已获公认，但其显示胆囊壁的层次不如超声内镜清晰。超声内镜对胆囊癌浸润深度及对邻近脏器浸润的判断正确率达 80%，超声内镜对手术前判断胆囊癌的进展度更具有价值。

（三）胆管癌

1. 超声内镜声像图表现

（1）胆管癌来源于胆管壁并侵犯胆管壁三层结构，肿瘤多呈低回声并向胆管腔内隆起，内部回声不均匀，边界尚清楚（图 30-4-23）。

（2）胆管癌浸润深度的判断。若胆管壁第二层清晰可见且第三层无不规则的低回声，说明病变尚未超越外膜层；若胆管壁第三层不规整或中断，说明病变浸润深度已达浆膜下层；若胆管壁第三层破坏消失，则说明病变已超越浆膜层甚至浸润至周围脏器。

（3）肿瘤进展度的判断。超声内镜显示胆总管癌使胆管壁第 3 层消失且邻近胰腺实质内出现不规则的低回声浸润灶时可判断为胰腺受侵。超声内镜显示胆总管内低回声癌灶穿透胆管壁并在门静脉壁上出现不规则低回声灶、或门静脉腔内出现肿块、或门静脉受压变窄时，可判断为门静脉受侵。超声内镜可显示胆总管癌周围肿大的淋巴结，尤其是胰头前、后方的肿大淋巴结，如系转移的淋巴结多表现为类圆形、内部呈不均匀的低回声。

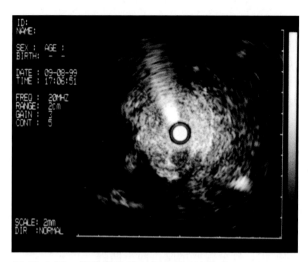

图 30-4-23 胆总管癌微型超声探头声像图

2. 临床意义 在胆管癌的常用影像学诊断方法中，ERCP 和超声内镜的诊断正确率最高，达 90% 以上，尤其是超声内镜达 96%，而血管造影为 65%，体表 B 超和 CT 为 61%；对直径 2cm 以下的病灶，除 ERCP 和超声内镜外，其他方法的诊断正确率均在 50% 以下。但是，ERCP 只能显示胆总管的走行及明显的腔内病变，不能显示其壁外的进展情况；而超声内镜既能显示胆管病灶本身，又能判断其对周围脏器的侵犯情况。据文献报道，超声内镜能显示的最小胆管癌直径约为 0.8cm；超声内镜判断胆总管癌浸润胆管壁深度的正确率达 81%；判断胰腺受侵的准确率为 83% ~ 100%；判断门静脉受侵的正确率为 60% ~ 92%；判断周围淋巴结转移的正确率为 75% ~ 94%；判断肝脏和胆囊受侵的正确率约为 75%。此外，超声内镜对胆总管上段癌的显示效果不及胆总管中下段癌清楚，这是由于超声内镜对肝门部胆管以及肝右叶肝内胆管的显示较困难的缘故；胆管癌的类型也会影响超声内镜的诊断，超声内镜对乳头状和结节状胆管癌的诊断正确率较高，对壁内浸润型胆管癌的诊断正确率较低。

此外，超声内镜对胆管癌治疗方案的选择也有重要的意义：肿瘤境界清晰，伴有或不伴有局限性肝实质浸润及局部淋巴结肿大者，可行局部切除；肿瘤局限，但伴有腹主动脉或腹腔动脉等远隔淋巴结肿大者，可行姑息性切除；肿瘤已浸润至周围大血管者，不可切除。超声内镜还有助于鉴别诊断胆管癌与慢性胆管炎，慢性胆管炎时胆管壁第二层显著增厚，但胆管壁的三层结构境界清楚。

（四）胆总管结石

1. 超声内镜声像图表现

（1）结石本身的声像图特征。胆总管腔内存在伴有声影的恒定强回声团，个别结石可呈低回声团；结石回声与管壁之间有明确的分界，并能见到胆汁的细窄无回声带（图30-4-24）。

（2）胆管的改变。病变近端胆管有不同程度的扩张，部分管壁增厚，回声增强。

2. 临床意义　体表B超检查可发现95%以上的胆囊结石，但却会遗漏15%～20%的胆总管结石，尤其是胆总管下段结石因受肠腔内气体的干扰，不易被体表B超发现而超声内镜却可弥补体表B超的不足，它能清楚显示胆总管下段，尤其是当胆总管结石合并胆总管癌时，超声内镜更具有优势。此外，当胆总管下段结石合并梗阻性

黄疸时作ERCP检查有可能引起化脓性胆管炎，而超声内镜则既可明确诊断又可避免这一并发症的发生。

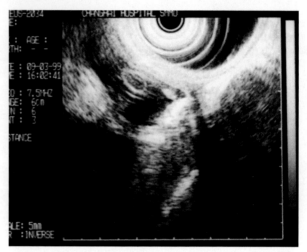

图30-4-24　胆总管结石超声内镜声像图

（金震东）

第 *31* 章

肾脏疾病

第 1 节
肾脏解剖概要

一、肾的位置和形态

肾脏是成对的实质器官，左右各一，位于腹膜后脊柱两旁的肾窝中。通常左肾较右肾略大，左肾较右肾略高 1 ~ 2cm。肾脏呈豆形，外侧缘为凸面，内侧缘为凹面，凹面中部的切迹称为肾门，该处有肾动脉、肾静脉、输尿管、肾神经、淋巴管等出入。肾两端钝圆，上端称上极，下端称下极，肾上极靠近脊柱，肾下极稍远离脊柱。

二、肾的构造

肾是实质器官，其内侧呈袋形凹入，袋形凹入处称为肾窦。肾实质包绕肾窦。肾窦为肾盏、肾盂、肾动脉、肾静脉和脂肪等占据。

肾实质厚 1.5 ~ 2.5cm，分为表层的皮质和深层的髓质。肾皮质厚 0.4 ~ 0.5cm，伸入肾髓质锥体间的部分叫肾柱。肾髓质由 8 ~ 18 个肾锥体组成，其底面连接皮质，尖端突向肾窦，称肾乳头，包绕肾乳头的膜状管为肾小盏，并合成肾大盏和肾盂（图 31-1-1）。

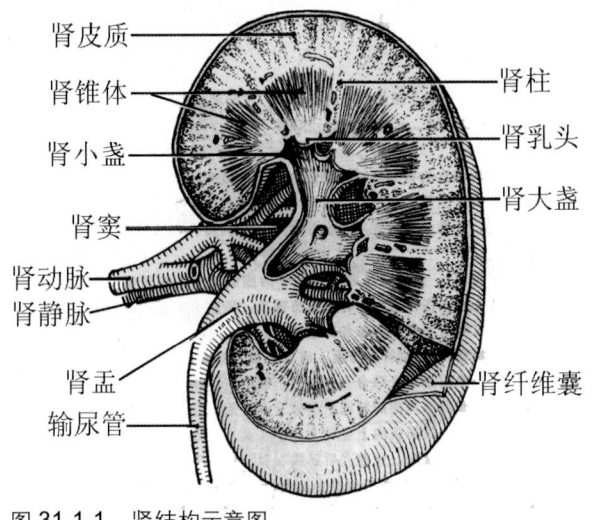

图 31-1-1 肾结构示意图

三、肾的血液供给

右肾动脉起自腹主动脉的右前侧，在胰头部水平，经下腔静脉的后方进入肾门。左肾动脉起自腹主动脉的左侧，沿左肾静脉的后方直接进入肾门。

四、肾的包膜

肾表面一层菲薄的纤维膜称肾包膜，另外还有一层包膜，称为肾周筋膜（即 Gerota 筋膜）。肾包膜与肾周筋膜之间及肾周筋膜外面均有丰富的脂肪组织。肾周筋膜呈囊状包围肾脏，肾周筋膜前后在肾顶部联合，而下缘开放游离，肾周筋膜及其脂肪组织有固定和保护肾脏的功能。

第2节
肾脏超声检查基础

一、仪器

通常用线阵超声成像仪或凸阵超声成像仪。这二类仪器近区视野广阔，容易获得整个肾脏的切面图像。探头频率一般采用 3.5MHz，小儿用 5.0MHz。

二、检查体位

1. **俯卧位** 是肾脏超声检查的常规体位。患者俯卧，双手垫于头下或放于头侧，胸部紧贴于检查床，可用枕头垫于腹部，使腰部抬起，便于探测。

2. **仰卧位** 此体位经常采用。其优点是受检查者体位舒适，位置稳定，既可作腹部检查，也可做腰部探查。

3. **坐位** 常用于测定肾的活动度和在同位素肾图检查前为肾盂中心定位。其优点是：

（1）坐位时肾位置下移，与俯卧位的位置比较，可了解肾的活动度。

（2）与同位素肾图采用同一体位，可准确定位肾盂中心。

（3）使肾下移，易于暴露肾上极与肾上腺。

4. **侧卧位** 探测右肾时向左侧卧位，探测左肾时向右侧卧位，探测一侧的手臂上举过头部。可进行腹侧、背侧、腰侧的探查，便于进行比较和全面了解肾脏与周围的关系。

三、检查方法

1. **背部探查** 取俯卧位，在背部肋脊角下方，作沿肾脏长轴的系列纵切面和横切面显像。此方法的优点是肾的背面不受肠腔遮盖，有利于超声检查。其不足之处是，当肿大的肾脏下极进入盆腔时，背侧途径受到髂骨的遮盖，不能探测到。

2. **腹部探查** 取仰卧位，探查右肾时，可于右肋缘下或右肋间作一系列斜切面或纵切面探查，使超声通过肝脏获得右肾的图像。斜切面图像可显示完整的右肾静脉汇入下腔静脉的切面图，肾静脉随心脏搏动和呼吸运动而构成其开闭活动，清晰可见。纵切面图像可观察到右肾长轴。

3. **腰侧探查** 取左右侧卧位，在两侧腋中线上向下作冠状切面。其优点是：易探测到肾的上极及肾上腺，与传统前后位 X 线肾盂造影片方位相同，易被临床医师所接受。此外，侧腰部腹壁肌层薄，并可利用肝脾作为透声窗，图像清晰。右侧探查时，声束通过肝脏显示右肾和右侧肾上腺图像。左侧探查时，声束通过脾脏显示左肾和左侧肾上腺图像。经腰侧探查肾脏容易显示肾上极与肾上腺，但本途径探测时易受肋骨的影响，探查时可令患者深呼吸使肾脏移动，才可充分显示肾脏。

四、注意事项

1. 肾脏检查一般不要作检查前的准备，但探测输尿管、肾血管及肾门淋巴结转移时，需空腹进行。

2. 探测肾盂、肾盏和输尿管结石或肿瘤时，检查 2～3 小时前饮水 500～700ml 使膀胱充盈。

五、肾脏超声检查的适应证

1. **肾脏含液性疾病** 肾囊肿（多发或单发）、多囊肾、肾脓肿、肾积水、脓肾、肾周围脓肿。

2. **肾脏实质性疾病** 肾结石、肾结核、肾肿瘤、肾弥漫性病变、肾损伤。

3. **肾脏先天性异常** 肾缺如、肾发育过小、马蹄肾、异位肾、重复肾。

4. **不显影肾、移植肾、肾衰竭。**

5. **肾囊肿的穿刺定位。**

6. **肾组织学活检** 肾实质性肿瘤，肾实质弥漫性病变，原因不明的血尿、蛋白尿，原因不明的肾功能衰竭，移植肾疑有排异反应和肾外周病变累及肾脏。

六、肾脏正常声像图表现

正常肾脏呈长椭圆形，一般直径长为 10～12cm，宽 5～6cm，厚为 3～4cm，集合系统中央无回声区小于 1cm（图 31-2-1）。

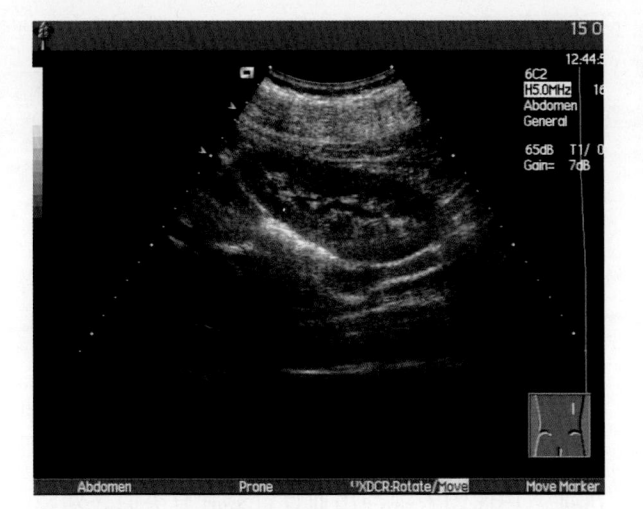

图 31-2-1　正常肾脏声像图

1. **周围部分** 肾轮廓清晰而光滑，有一明亮的高回声带和显示弱回声的肾周围脂肪囊。脂肪囊的厚度常因人而异，肥胖者肾周围脂肪囊厚，此时肾轮廓线粗，而消瘦者肾周围脂肪囊缺乏，使肾轮廓线不明显甚至阙如。

2. **肾实质回声** 肾实质回声包括肾皮质回声及肾髓质回声，正常肾实质呈均质性低回声区，分布均匀。皮质比髓质回声略强，肾髓质在不同切面上呈卵圆形或三角形低回声区（即肾锥体），围绕集合系统呈放射状排列。

3. **肾集合系统回声** 肾的内侧中部是肾窦回声，包括肾盂、肾盏、血管和脂肪组织等，统称为集合系统，声像图通常呈椭圆形高回声区，位于肾的中央，表现为密集的明亮点状回声，粗细不等，其中有细小的无回声暗区分隔，此为肾盂肾盏和尿液的回声。正常肾脏集合系统的强回声的宽度与肾实质低回声宽度相等，即肾实质与集合系统宽度的比例约为 1：1。

4. **肾门** 在显示肾门时，可见肾轮廓在该处凹入的征象，附近有时可见到肾静脉分支的无回声区，右肋缘下经肝脏斜切面能扫查出右肾静脉长轴，内径宽 1.0cm，与之平行的右肾动脉，直径为 0.5～0.6cm。左侧腹部横切面可见到左肾静脉，起始段较粗大，直径约 1.0cm，汇入下腔静脉段则较细小，其后方为肾动脉，有搏动。

第3节 肾脏含液性疾病

一、肾囊肿

1. **病因和病理特点** 肾囊肿种类繁多，一般分为单纯性、多发性和多囊肾 3 大类。单纯性肾囊肿，可以是先天性的，也可以是后天性的，但以中老年患者居多，可能与老年肾脏退行性变有关。大多数病例表现为单发，也可多发，甚至累及双肾。囊肿自肾实质产生，不与肾盂肾盏相通，周围的肾实质常被压迫而成一薄壁，囊肿壁菲薄，与肾实质紧密结合，囊肿内为浆液，偶尔可因出血而形成血性液体。肾囊肿常自肾脏表面向外突出，大小不一。

囊肿内有分隔，形成互不相通的小房者，称多房性肾囊肿；囊肿内出血者，称出血性肾囊肿；囊肿合并感染者，称感染性肾囊肿；囊肿壁有钙化者，称囊壁钙化性肾囊肿；囊肿内液体呈胶冻者，称胶冻样肾囊肿；囊肿内含有大量胆固醇结晶者，称含胆固醇结晶型肾囊肿；囊肿内含大量细小结石者，称钙乳症肾囊肿；来源肾窦内淋巴管的囊肿，称为肾盂旁囊肿；与肾盂肾盏沟通的囊肿，称为肾盂源性囊肿（即肾盏憩室）；肾髓质的集合系管扩张形成无数小囊肿者，称肾髓质囊肿，又称为海绵肾。

2. **临床表现** 肾囊肿多数无任何症状，偶有高血压，往往因体检而发现。囊肿过大时，可出现腰胀及腹部包块。当囊肿合并出血或感染时，则出现腰痛、血尿，个别病例可因压迫附近脏器出现症状，如压迫胆总管而出现黄疸。

3. **声像图表现**

（1）单纯性肾囊肿。

①肾实质内可见圆形或椭圆形无回声区，往往向肾的表面隆起，大的囊肿尤为明显。

②囊肿壁菲薄、光滑、整齐。

③囊肿内透声良好，后壁回声增强，囊肿两侧深部可出现声影，称为侧边效应。

④囊肿若向内发展时可压迫集合系统，并使之产生异位现象，但囊肿与肾盂肾盏不相通（图31-3-1）。

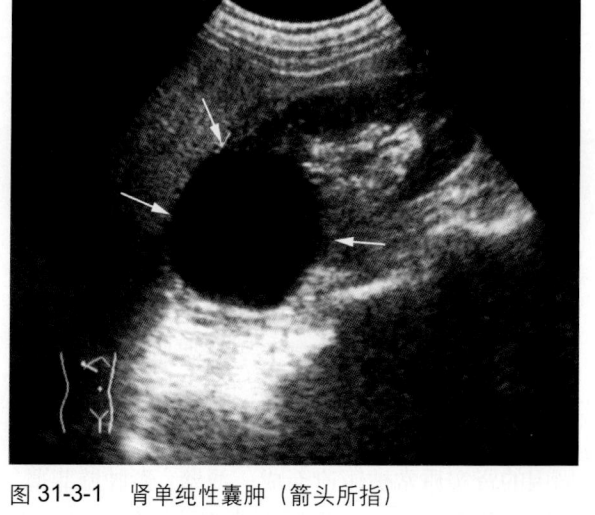

图 31-3-1 肾单纯性囊肿（箭头所指）

（2）多发性肾囊肿。

①囊肿呈圆形的无回声区，后方回声增强。

②囊肿壁菲薄、光滑。

③肾脏内有多个囊肿，大小不等，有时囊肿相互挤压、重叠、囊肿形态变形、零乱，颇像多囊肾（图 31-3-2）。

④无囊肿的肾实质部分回声完全与正常肾相同。

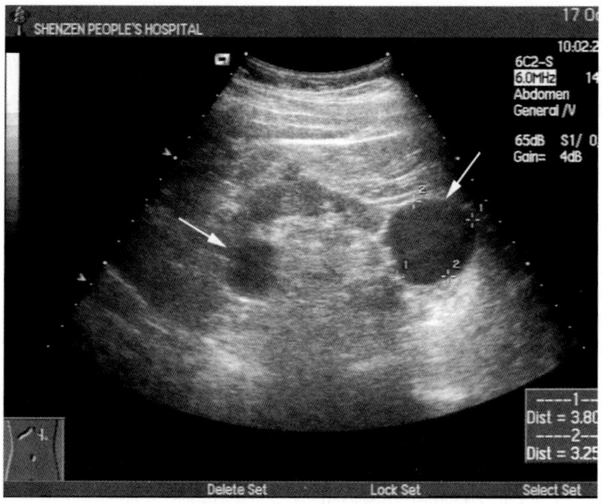

图 31-3-2 多发性肾囊肿（箭头所指）

（3）多房性肾囊肿。分囊内分隔型和集合囊肿型 2 种。

①囊内分隔型。在囊肿内部有纤细带状回声分隔，把囊肿分隔成多个小房，带状回声可显示完整或不完整。囊肿壁薄、光滑、后方回声增强。

②集合囊肿型。酷似许多小囊肿集合在一起，多位于肾的上极或下极，分隔完整，囊腔不大，

后方回声增强，囊内为无回声。

（4）出血性肾囊肿。分为单纯囊肿型、类实质型和不均质型 3 种类型。

①单纯囊肿型。囊肿内部回声均匀，声像图表现与单纯性囊肿相同。

②类实质型。囊肿呈低回声区，后方回声增强不明显，很难与实质性肿块鉴别。

③不均质型。囊肿回声不均匀，在低回声区中出现高回声或强回声区，且后者形态多变。

（5）感染性肾囊肿。多见于肾囊肿继发感染，囊液可稀可稠、或澄清或有脓块和组织碎片漂浮、沉淀。声像图表现与出血性肾囊肿有类似之处，但有较多变化。

（6）胶冻样肾囊肿。肾囊肿内容物稠厚，呈淡黄色透明胶冻状，蛋白质含量甚高。声像图表现与单纯性肾囊肿相同，很难鉴别。

（7）含胆固醇结晶肾囊肿。肾囊肿的囊液内含有甚多的胆固醇结晶，漂浮在囊液中。囊肿内有细小均匀的点状回声漂浮，嘱患者转身或加大增益，更加清楚（图 31-3-3）。

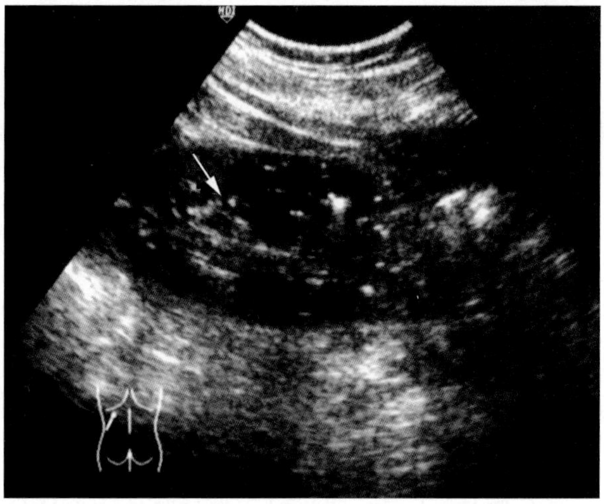

图 31-3-3 含胆固醇结晶肾囊肿（箭头所指）

（8）肾盂源性肾囊肿。肾盂源性肾囊肿也称肾盏憩室，是一种先天性疾病，囊肿与肾盂或肾盏相通，通道一般较窄。囊肿位于肾窦回声旁，即肾盏周边部，囊肿直径一般仅 1 ～ 2cm，很少超过 3cm，偶见 5cm 者；囊壁光滑，内部为无回声，后方回声增强，囊肿不向肾表面隆起（图 31-3-4）。

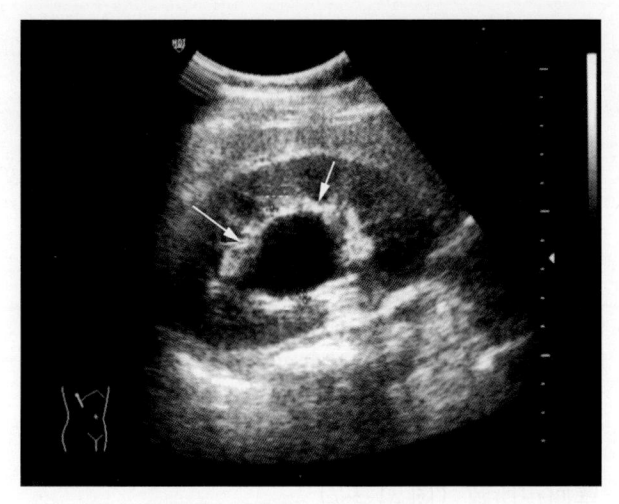

图 31-3-4　肾盂源性肾囊肿（箭头所指）

（9）肾钙乳症囊肿。肾钙乳症为肾盂源性囊肿（又称为肾盂憩室），内有结石形成所致。结石一般甚小且多如砂粒样，少数达绿豆大。囊肿多位于肾盏周边部，囊肿内有泥沙样结石，呈强回声后伴声影，随体位改变而移动。

（10）肾盂旁囊肿。是指来自肾窦内的淋巴性囊肿，囊肿位于肾窦内，容易压迫肾盂，引起肾盂积水和肾盏积水。在肾窦回声区内出现液性暗区，很像肾盂或肾盏积水，但仅局限于肾窦的一部分，囊肿不与肾盏和肾盂相通。由于囊肿生长部位在肾盂旁，压迫、挤压肾盂，容易引起肾盂积水，此时兼有肾囊肿和肾积水的声像图表现（图 31-3-5）。

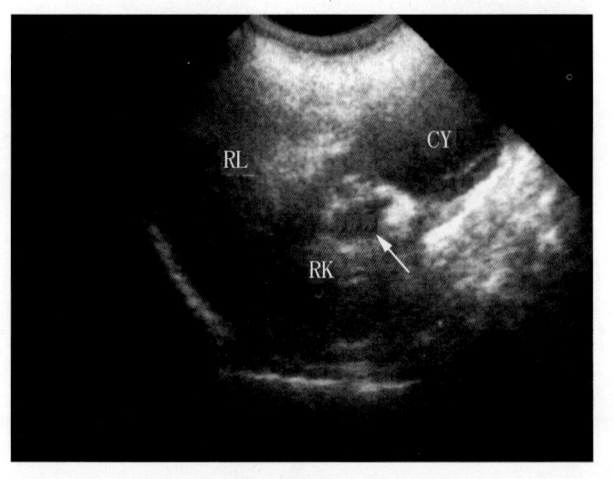

图 31-3-5　肾盂旁囊肿伴肾积水（箭头所指）
（CY- 囊肿　RK- 右肾　RL- 肝右叶）

（11）肾髓质囊肿。肾髓质囊肿又称海绵肾，是一种先天性疾病，肾髓质集合管扩张，形成囊肿，肾髓质囊肿甚小，直径仅 1 ～ 7mm，常有结

石形成。囊肿甚小，不能显示液性暗区（图 31-3-6），结石位于肾锥体内扩张的集合管内，排列呈放射状，后伴声影。

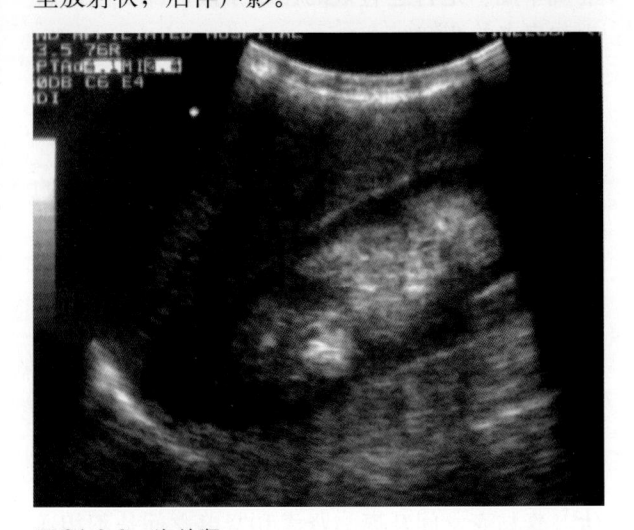

图 31-3-6　海绵肾

4. 鉴别诊断

（1）出血性肾囊肿与肾肿瘤的鉴别。出血性肾囊肿中的类实质型和不均质型从声像图上很难鉴别。最有效的方法是在超声引导下作细针活检，如抽出血性液体可资鉴别。超声造影也可作出鉴别。

（2）肾囊肿与肾积水的鉴别。肾囊肿的液性暗区互不沟通，而肾积水的液性暗区互相沟通。

（3）肾盂旁囊肿与肾积水的鉴别。肾盂旁囊肿局限于局部，不累及整个肾盂，囊肿对肾窦回声的压迫、推挤，在各个方向均不同，形成不对称现象，而且找不到结石或肿瘤等梗阻因素；而肾积水时，肾窦分离前后对称，往往可以找到结石或肿瘤等梗阻因素。

（4）肾囊肿与肾囊性肿瘤的鉴别。肾细胞癌液化和畸胎癌时，实质成分占大部位，常表现囊壁有乳头状突起，且囊液常呈血性，可资鉴别。因此，当声像图发现非典型肾囊肿，有类实质或不均质表现者应作超声引导下穿刺活检。

（5）肾囊肿与肾包虫囊肿的鉴别。肾包虫囊肿多发生于肝脏，生长于肾脏者不多见，且大多有来自牧区与牲畜有密切接触史，可资鉴别。

（6）肾囊肿与肝囊肿的鉴别。当肾囊肿向外突起时，于腹侧探查极似肝囊肿，此时应从背侧探查，肾囊肿与肾脏移动一致，可资鉴别。

5. 临床意义　由于肾囊肿超声检查具有特征

性表现，对 1cm 以下的囊肿，CT 检查难以诊断，而超声却可以清楚地显示出来，已成为一种简便、准确率高、是行之有效的诊断手段，深受临床医生和患者的欢迎。

二、多囊肾

1.病因和病理特点 多囊肾是一种较常见的先天性常染色体遗传病，分显性遗传的成人型多囊肾和隐性遗传的婴儿型多囊肾两类，其中成人型多囊肾常见。其病理改变是两侧肾实质内布满无数个大小不等的、无法计数的潴留性囊肿。肾体积极大，形态失常，表面不规则，囊肿大者，直径可达数厘米，小者仅为绿豆大小，密密麻麻遍布整个肾脏。囊内含有水样的黄色或棕色液体。囊与囊之间及囊与肾盂和肾盏之间是不相通的。本病可并发感染（包括结核），还可产生结石。本病常合并肝、脾和其他脏器的多囊性疾病，30%～40% 的患者合并肝囊肿，10% 合并胰腺囊肿，5% 合并脾脏囊肿。

2.临床表现 成人型多囊肾发展缓慢，一般在 40～60 岁才出现症状，主要表现为腹部肿块，并常因巨大肾脏牵拉肾蒂而发生腰背部胀痛，此外还可出现血尿。继发感染时，有高热和脓尿，70% 患者合并肾性高血压，甚至出现肾衰竭而死亡。

婴儿型多囊肾，因发病年龄不同可分 3 型：

（1）新生儿型。肾大，呈海绵状，肝脏可有纤维化或/和囊性变，病儿呈"Potter"面容（眼距宽、扁鼻、缩颌、耳大低位）。

（2）婴儿型。肾大，有较多的结缔组织。婴儿型囊肿极小，出现症状后短期内死亡，临床极少见，胎儿超声检查在产前即可发现多囊肾。

（3）儿童型。呈肾发育不全表现。

3.声像图表现

（1）成人型多囊肾。

①肾脏体积明显增大，形态失常。

②肾实质内见无数大小不等的液性暗区。无正常的肾实质，囊性暗区相互不沟通。

③囊性透声区相互挤压，使中等以下的囊肿变成轮廓不整齐的茄子形或条形的液性暗区。

④囊肿透声良好，后壁回声增强，两侧有淡的侧壁声影。

⑤肾实质回声明显增强、增粗，此为小囊肿壁回声所致（图 31-3-7）。

（2）婴儿型多囊肾。

①由于囊肿太小，导致超声不能显示。

②体积肾增大，肾实质回声增多、增强。

③结合病史，使用高频探头探查或许能够显示无数细小的囊肿回声。

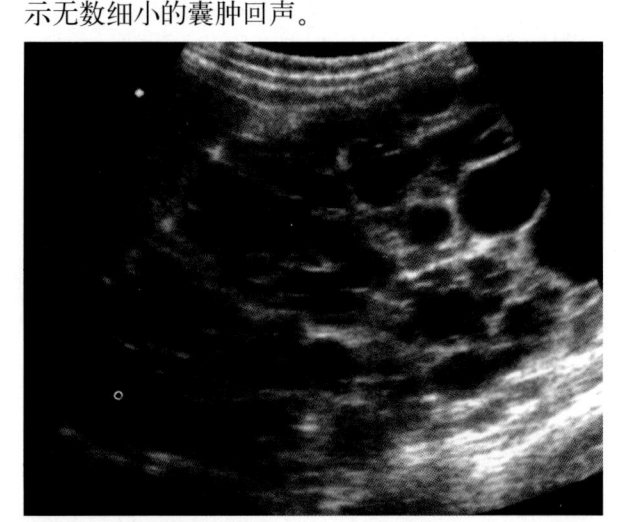

图 31-3-7　成人型多囊肾

4.鉴别诊断 多囊肾主要应与多发性肾囊肿和肾积水相鉴别，详见表 31-3-1。

表 31-3-1　多囊肾与肾积水、多发性肾囊肿的鉴别

鉴别点	多囊肾	多发性肾囊肿	肾积水
肾形态	不规则	局部突出	完整、光滑
肾体积	增大	局部突出	增大
肾实质回声	回声增强	肾实质回声正常	肾实质可变薄、回声正常
肾集合系统	消失	正常或局部受压	见不规则无回声区
暗区远端回声	有	明显	有
侧壁声影	可有	明显	无
暗区间是否相通	不相通	不相通	相通

5. **临床意义** 超声显像是一种无创性且有较高诊断价值的检查方法，对多囊肾的诊断准确率可达95%以上，优于X线和CT的检查。由于多囊肾与多发性肾囊肿的预后不同，前者最终发生尿毒症死亡，而后者不会危及生命，因此超声诊断时应严格区别，不能混淆。

三、肾脓肿

1. **病因和病理特点** 肾脓肿，又称为肾皮质脓肿，由身体某一部分感染灶（如疖、痈等）金葡萄菌感染经血行播散到肾皮质，在肾皮质形成多个小脓肿，感染继续进展，小脓肿可相互融合形成肾痈，最后形成脓肿。

2. **临床表现** 患者多有突然高热、寒战等菌血症症状，患侧腰部疼痛，如病情继续发展，可穿破肾包膜。一旦穿破肾包膜，则肾内压力骤减，发热、腰痛等症状可暂时缓解。但随着肾周围脓肿形成，发热、腰痛等症状又会再度出现。

3. **声像图表现**

（1）患部肾形态增大，外形不规则，可见局部膨隆外突，肾皮质内出现低回声区，有球体感，边界模糊不清，肾活动明显受限。

（2）未液化时回声稍高，其间有强回声混杂，边界模糊，无明显边界；液化后，脓肿形成，回声降低，边界比较清楚，后方呈增强效应，但肾活动仍明显受限。

（3）无回声区的边界毛糙、不光滑，其内有点状强回声，穿刺可抽出脓液（图31-3-8）。

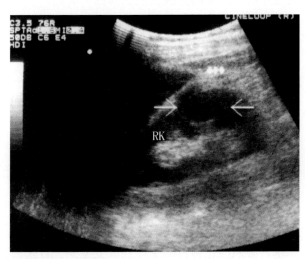

图31-3-8 肾脓肿（箭头所指）

4. **鉴别诊断** 早期肾脓肿颇似肾癌声像图，应以鉴别。肾脓肿时，患者呼吸时肾的活动度明显受限，而肾癌时肾的活动度正常，除非有肾门淋巴结转移；且肾脓肿的边界不如肾癌清楚，内部无结节。再结合有无感染病史及发热、腰痛、白细胞数升高等临床表现，可资鉴别。

5. **临床意义** 超声检查极易发现肾内低回声区，由于肾脓肿时肾与周围组织明显粘连，在呼吸时牵住肾脏，不使其上下移动，这是诊断皮质脓肿的主要依据，而X线和CT均难以发现肾的活动度，因此超声是诊断肾脓肿的首选检查手段。

四、肾积水

1. **病因和病理特点** 肾积水是肾脏中最常见的病变之一，它是指由于各种原因引起的尿路梗阻，使尿液潴留而引起肾盂扩张，肾实质萎缩变薄，肾体积增大。肾积水一般分为先天性和后天性两大类。先天性有尿道闭锁、输尿管或尿道上段狭窄等；后天性有炎症、肿瘤、结石、外伤等。梗阻可发生在任何部位，梗阻在上尿路一侧时仅引起单侧肾积水，梗阻在下尿路时则常造成双侧肾积水。不管单侧肾积水或双侧肾积水，最终出现肾小球滤过压降低及肾实质相应萎缩。急性完全性梗阻比慢性梗阻进展快，严重的单侧梗阻进展比双侧快，梗阻部位越高，离肾越近，时间越长，病变越明显。

2. **临床表现** 肾积水患者本身无明显的自觉症状，因为其功能可由对侧健康肾脏代偿。症状出现均为造成梗阻的原发病所致，例如结石、肿瘤可出现肾绞痛、血尿等。当合并感染时，会出现寒战、高热及脓尿，当积水巨大时在腹部会出现肿块。肾积水晚期可有高血压和尿毒症。

3. **声像图表现**

（1）肾窦回声（集合系统回声）。肾窦回声分离，其内出现液性暗区，后壁回声增强，扩张的肾盂与梗阻的输尿管相通。

（2）肾体积增大。肾积水少量时仅有十余毫升，大量时可达数千毫升。根据积液的程度不同，分轻度、中度、重度3型。

①轻度肾积水。肾外形和肾实质一般无改变，肾窦轻度分离，其间出现带状或卵圆形无回声区，前后径为2～3cm，肾盂轮廓饱满，肾锥体顶端

变平，可呈菱角形或花朵形（图31-3-9）。

②中度肾积水。肾盂无回声区明显扩大，前后径为3～4cm，呈椭圆形、长条状、烟斗形或大花瓣形等。并可见扩大的肾盏汇合入扩张的肾盂，肾盏的终末端和肾锥体顶端轮廓变平，肾实质无明显损害（图31-3-10）。

③重度肾积水。肾脏显著增大，肾脏的中部呈巨大的无回声区，前后径大于4cm，透声良好，其间可见多条分隔带，暗区相互沟通，后壁回声增强。由于巨大肾积水，肾实质往往厚、薄不均，薄的菲薄如纸。肾表面凹凸不齐。若暗区内合并出血或感染，暗区内出现飘动的点状或团块状回声，这是稀薄脓液和出血合并细菌感染的表现（图31-3-11）。

（3）输尿管积水。梗阻以上的输尿管扩张，内呈无回声，并可见肾积水与扩张的输尿管相连接。

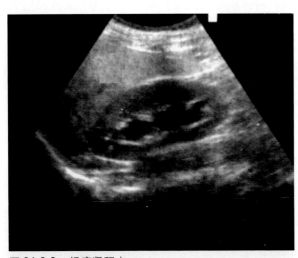

图31-3-9　轻度肾积水

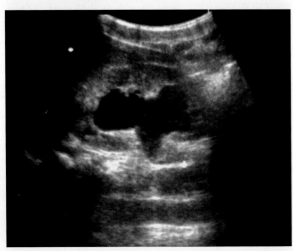

图31-3-10　中度肾积水

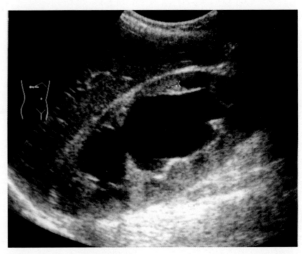

图31-3-11　重度肾积水

4. 鉴别诊断　肾积水变化多端，应抓住要点才能作出正确诊断，也才能与多囊肾或多发性肾囊肿鉴别。

（1）肾积水的诊断要点。

①肾窦回声分离，其内出现液性暗区，液腔形态呈饱满感。

②肾积水的多个液性暗区相互连通。

③巨大的囊状积水，在边缘可找到向内伸入不完全分离的回声。

④液腔有漏斗状或鸟嘴状样突起。

⑤液腔与输尿管积水相通。

以上5点以第1点为诊断肾积水的必备条件。

（2）肾积水与正常肾窦分离的鉴别。正常肾窦分离的原因有：

①大量饮水。大量饮水后，肾脏不断地分泌大量尿液，足量的尿液会使肾窦回声分离，一般多在1cm以内，不超过1.5cm。

②膀胱充盈。膀胱过度充盈，可影响肾盂的尿液排空，出现肾窦回声分离，排尿后肾窦回声分离消失。

③妊娠期。早期由于黄体酮分泌的增加，抑制输尿管蠕动；晚期由于子宫和胎儿压迫双侧输尿管下段，造成肾窦回声分离。

④药物影响。解痉药的应用，使输尿管蠕动减少；利尿剂的应用使尿量增加，造成肾窦回声分离。

在声像图上出现肾窦分离不能一概认为是肾积水，必须与正常肾的生理性改变鉴别。肾窦回声分离以前后径为标准，正常肾窦分离不超过

1.5cm，常呈平行带状。当肾窦分离达 2.0cm 以上者可肯定为肾积水，常呈饱满感。

5.**临床意义** 超声对肾积水的诊断甚为敏感，优于 X 线静脉肾盂造影，并可早期发现尿路梗阻性疾病，而且不需用造影剂，不会有碘过敏，与逆行肾盂造影相比不会有上行性感染，并可同时显示肾盂肾盏和肾实质，可判断患肾有无保留价值；不受肾脏有无功能的影响，对无功能肾同样能显示肾的各个部分。对输尿管梗阻的某些原因，超声探测一时未能得到诊断者，可行超声引导下肾脏穿刺造影，进一步弄清其梗阻原因。

五、肾周围脓肿

1.**病因和病理特点** 肾周围脓肿是指肾包膜与肾周筋膜之间的脂肪囊发生感染而形成的脓肿，其向上蔓延，可并发膈下脓肿和脓胸，也可累及腰大肌形成腰大肌脓肿。肾周围脓肿常继发于身体某一部分的化脓性感染，由局部感染血行播散而致，以单侧多见，双侧少见，右侧多于左侧，男性较多见。

2.**临床表现** 患侧腰痛，肾区有叩痛，背部局限性红肿、发热、白细胞升高、尿常规可发现白细胞。

3.**声像图表现**

（1）肾脂肪囊明显扩大，或呈局限性膨大。

（2）脓肿未形成前仅呼吸时肾活动受限，脓肿形成后肾周围出现无回声区或范围较局限的低回声区，紧贴肾脏。

（3）若脓肿由产气菌引起，则在脓肿内可见气体强回声区。

（4）脓肿切面常呈圆形、椭圆形、带状或蝌蚪状。

（5）无回声或低回声区内有点状回声悬浮，有的有分隔带。

（6）脓肿的壁较厚，内壁较粗糙。

（7）呼吸时患侧肾活动度减小或消失。

4.**鉴别诊断**

（1）肾周脓肿应与肾周囊肿的鉴别。肾周囊肿多为外伤或手术造成的尿液向肾周外渗形成的包裹性囊肿，因此常有外伤或手术病史，且其内部回声较均匀，可资鉴别。

（2）肾周脓肿与肾周血肿的鉴别。肾周血肿也多为外伤后形成，肾脏断裂或移位，肾被膜回声不连续，形态多为棱形、新月形，一般无发热症状，可资鉴别。

5.**临床意义** 较小的肾周围脓肿在 X 线平片或尿路造影检查时常无阳性发现，而超声不仅可以提示小的肾周围脓肿，而且能准确显示脓肿的大小、位置、深度、有否扩散及有无分隔等，有助于确定治疗方案和选择最佳引流部位。对保守治疗患者，可作监视病情，并可在超声引导下作脓肿穿刺或置管引流。

六、脓肾

1.**病因和病理特点** 又称为肾积脓，肾脏的严重化脓性感染称为脓肾。病因为葡萄球菌经血运进入肾脏而引起的严重感染，肾实质广泛被破坏，正常肾组织几乎或全部消失，整个肾脏出现巨大的非均质性低回声或混合性回声区，即形成一个脓性囊腔。

2.**临床表现** 患侧肾区疼痛，有高热、寒战、脓尿、白细胞升高等症状。

3.**声像图表现**

（1）肾脏明显增大，外形欠规则。

（2）集合系统内出现不规则的无回声区，颇似肾积水，但轮廓较模糊，暗区内出现散在分布的、不均匀点状回声，后方呈增强效应（图 31-3-12）。

（3）回声增强的肾盂肾盏壁把肾内积脓分成大小不等的区域。

4.**鉴别诊断**

（1）脓肾与肾积水的鉴别。肾积水时，患者无高热、寒战、白细胞升高等表现，肾窦回声分离的暗区内不出现散在分布的不均匀点状回声，可资鉴别。

（2）脓肾与肾盂肿瘤的鉴别。肾盂肿瘤多会引起肾盂积水，在液性暗区内可见到高回声的肿块，呼吸时肾区活动不受限，与脓肾明显不同，可资鉴别。

5.**临床意义** 脓肾的声像图表现虽然较模糊，但仔细探查和结合病史，可作出诊断，还能追踪治疗效果，并可反复多次检查。

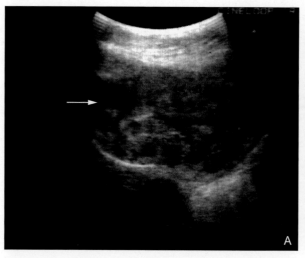 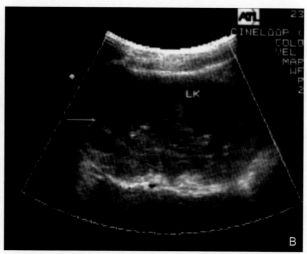

图 31-3-12　脓肾

图 A 显示肾体积增大，外形欠规则，回声极不均匀，其内出现不均匀低回声区（箭头所示）图 B 显示肾不规则回声，无明显血流信号（LK-左肾）

（万承爱　李振洲）

第4节 肾脏实质性疾病

一、肾结石

肾结石是泌尿系统的常见病，多发生在青壮年，21～50岁占83.2%，以单侧肾结石为多见，双侧者仅占10%。左、右肾的发病率相似，男性发病较女性多3～9倍。肾结石可位于肾盂、肾盏或肾盂输尿管连接部，也可发生在肾盏憩室及肾囊肿内，但以肾盂输尿管连接部及肾下盏最多见。

1. 病因和病理特点　肾结石形成的机制目前尚不清楚，但其形成是多种因素综合的结果，大致与以下因素有关。

（1）尿钙增加。引起尿钙增加的原因主要有：

①甲状旁腺机能亢进。

②原发性肾小管酸中毒。导致肾脏对钙再吸收减低，使尿钙增加。

③维生素 D 过多。增加肠道对钙的吸收而发生高尿钙症。

④电解质代谢紊乱。

⑤草酸代谢紊乱，形成草酸结石。

（2）营养和维生素缺乏。例如维生素 A 缺乏，使尿路上皮角化和脱屑；而当维生素 B_1 或维生

素 B_6 缺乏时，会发生草酸尿症，成为结石核心。

（3）局部因素。例如尿液瘀滞、尿路机械性梗阻、动力性功能障碍及长期卧床均可导致尿潴留，使尿内晶体易于沉淀、滞留，并形成结石。

（4）尿路感染。可发生肾实质和黏膜感染病灶，易成为尿盐沉淀的中心，感染坏死组织均可成为结石核心。

（5）异物日久可成为结石核心。

2. 临床表现　肾结石的症状主要取决于结石大小、部位、有无尿流梗阻和感染，常见的症状和体征有：

（1）疼痛。有40%～50%的患者有间歇性疼痛。肾内较大的结石，患者常有腰部酸胀不适、钝痛或隐痛。肾内较小的结石活动度大，常于活动后引起梗阻而发生绞痛，并向下腹部和腹股沟部放射，伴有恶心、呕吐、面色苍白、大汗淋漓等，部分病例在急性绞痛发作后，在尿中找到细砂状的结石。

（2）血尿。常在疼痛后出现肉眼血尿或镜下血尿。

（3）脓尿。肾结石并发感染或由感染引起的结石可出现脓尿，并伴有尿急、尿频、尿痛及发热等症状。

（4）无尿。双肾结石或孤立性肾结石引起尿路梗阻时，患者可出现无尿。

（5）体征。患者绞痛发作时，常有肾区胀痛，积水严重者可在上腹部扪及包块。肾绞痛急性发作或肾萎缩时，患者常发生高血压。

3. 声像图表现

（1）一般小的结石呈点状强回声，周围有少量液性暗区，常位于肾盂内或肾盏内，多见于肾下盏的后部。中等大小的结石呈团状强回声，后方伴有声影。大的结石常显示带状强回声伴后方声影（图31-4-1）。

（2）结石可下降至输尿管，常梗阻于输尿管的3个狭窄处，引起近端输尿管扩张和肾积水（图31-4-2和图31-4-3）。

4. 鉴别诊断

（1）肾结石与肾内钙化灶的鉴别。肾内钙化

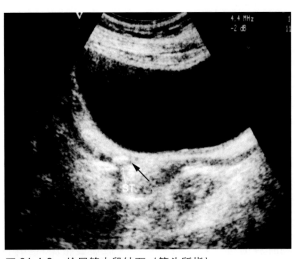

图31-4-3 输尿管末段结石（箭头所指）

灶位于肾皮质或包膜下，呈强回声，周围无液性暗区，肾结石位于肾盏内，结石强回声的周围有扩大肾盏的液性暗区。

（2）肾小结石与肾窦灶性纤维化的鉴别。肾窦灶性纤维化与小于3mm的结石不易鉴别，如果改变体位或扫查角度后，回声消失或变为短线状者常提示为肾窦灶性纤维化。

（3）肾结石与海绵肾小结石的鉴别。海绵肾的小结石常位于肾窦回声的边缘，呈放射状排列，后方无声影，与肾结石明显不同，可资鉴别。

5. 临床意义 超声可显示结石的数目、部位、大小以及有无合并肾积水等，诊断正确性高。随着仪器的改进，能显示出3mm直径的小结石，为临床提供可靠的诊断依据。超声还能检出X线不能显示的透光结石，并能与肾结核及肾外病变作出鉴别，能反复多次检查，随访观察治疗效果。

二、肾结核

肾结核是常见的肾特异性感染，也是全身结核的一部分，绝大多数继发于肺结核，占泌尿生殖系结核的首位。据统计，单侧肾结核的发病率占85%～90%，双侧肾结核的发病率占10%～15%。

1. 病因和发病机制 肾结核是由结核杆菌经血液进入肾脏，少数也可经尿液或淋巴管蔓延到肾脏，一般在肾小球的毛细血管丛中发展成微结核病灶，当结核菌从肾皮质进入髓质后，病变呈进行性进展，肾乳头发生溃疡及坏死，病变蔓延到肾盏的黏膜，形成空洞性溃疡。当病灶侵入肾

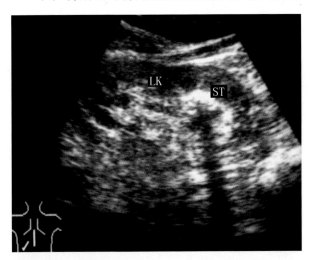

图31-4-1 肾结石
（LK-左肾；ST-肾结石）

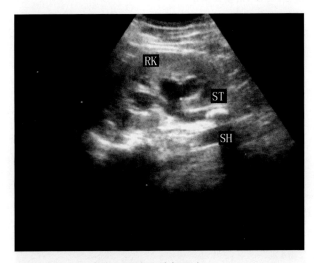

图31-4-2 输尿管上段结石并肾积水
输尿管上段结石并肾轻度积水
（RK-右肾；SH-声影；ST-输尿管结石）

盂时,结核菌可从黏膜的表面、黏膜下层或尿液扩散到输尿管和膀胱。晚期肾结核由于血管周围纤维化造成内膜增厚,使肾内动脉狭窄,导致肾皮质缺血萎缩,部分患者会继发肾性高血压。如果输尿管口或膀胱发生纤维化,则导致输尿管口狭窄,失去括约肌的作用,使输尿管口闭合不全发生尿液反流,并发对侧输尿管和肾盂积水。

2. 临床表现 本病最主要的症状为尿频、尿急和尿痛(占78%),特别是当病变累及膀胱时,症状更明显。患者还有一般的结核病症状,如腰酸、腰痛、低热、盗汗、消瘦及乏力等。当膀胱有溃疡性病灶时,可出现血尿或脓尿(约占68%)。晚期患者可出现肾周围脓肿、尿失禁、膀胱溃破或尿瘘等;严重的双肾结核患者可出现尿毒症的症状,如贫血、水肿、恶心、呕吐及尿少等。

3. 声像图表现 肾结核的声像图分5型,但由于肾结核的病理变化错综复杂,各型之间的交叉较多,因此各病理类型之间可互相混杂。

(1)扩张型(Ⅰ型):病理上属于肾盂扩张型,肾包膜可不规则,肾盂和肾盏扩张呈无回声区(图31-4-4)。

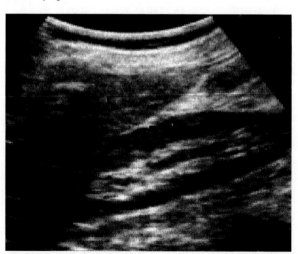

图31-4-4 Ⅰ型肾结核

(2)混合回声型(Ⅱ型):病理上属于干酪空洞型,肾包膜不规则或局部膨胀,肾实质或肾盏区出现单个或多个低回声区或无回声区,边缘欠规则,内有云雾样点状回声(图31-4-5)。

(3)无回声型(Ⅲ型):病理上为脓疡型,肾包膜极不规则,内见单个或多个囊性无回声区伴散在的点状回声(图31-4-6)。

(4)强回声型(Ⅳ型):病理上为纤维硬化型,肾失去正常形态,包膜极不规则,内呈不均匀强回声区(图31-4-7)。

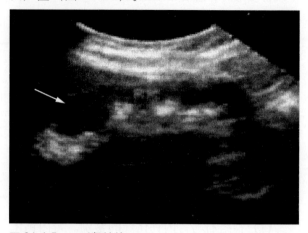

图31-4-5 Ⅱ型肾结核
肾皮质见边缘欠规则的无回声区,其内见点状回声(箭头所指)

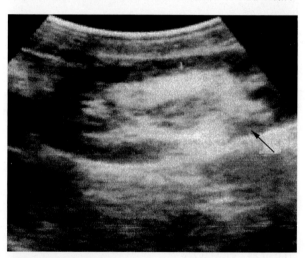

图31-4-6 Ⅲ型肾结核
肾内见脓肿回声(箭头所指)

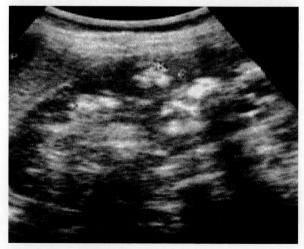

图31-4-7 Ⅳ型肾结核
肾内见不均匀的强回声区

（5）类似结石型（Ⅴ型）。病理上为钙化型，肾包膜不平整，外形不规则，内部结构不清，代之以钙盐沉积，造成形态不规则的团块状或斑片状强回声，后方声影明显。当肾功能丧失时，临床上称为"自截肾"或"油灰肾"（图 31-4-8）。

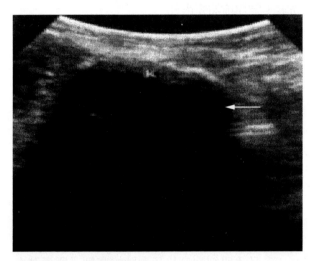

图 31-4-8　Ⅴ型肾结核
肾形态不清，呈弧形强回声，后伴声影（箭头所指）

4. 鉴别诊断

（1）肾结核与肾囊肿的鉴别。结核性肾空洞与肾囊肿均呈无回声区，但肾囊肿一般位于肾包膜下或肾皮质内，壁光整，内部透声性好，而结核性肾空洞多位于肾髓质或肾乳头以上区域，边缘多不规则，内部透声性差，并有点状回声。

（2）肾结核与肾积水的鉴别。肾积水合并感染与结核性肾积脓的声像图相似，肾积水表现不同程度的肾窦分离，而肾结核表现为在肾髓质内的孤立性无回声区，病灶周围有斑点状强回声，后伴声影或"彗星尾"征。

（3）肾结核与肾肿瘤的鉴别。肾肿瘤呈低回声团，内部回声不均匀，后方无增强效应，较大的肿瘤后方有衰减现象，彩色多普勒显示其周围及内部有较丰富的血流信号，而肾结核空洞呈不规则的低回声区或无回声区，后方稍有增强效应，彩色多普勒显示其周围及内部无血流信号或血流信号不丰富。

5. 临床意义　肾结核早期的声像图可以表现正常，因此超声诊断意义不大。对于Ⅲ型、Ⅳ型和Ⅴ型的典型肾结核患者，超声容易诊断，特别对 X 线造影不显影者，超声有特殊的诊断价值。

将超声检查与 X 线造影结合起来能提高肾结核的诊断率。

三、肾肿瘤

肾肿瘤在我国仅占所有肿瘤的 0.4% ~ 0.7%，但 90% 以上属恶性肿瘤。肾肿瘤又包括肾实质肿瘤和肾盂肿瘤两大类。在肾实质恶性肿瘤中，成人最常见的为肾细胞癌，小儿最常见的为肾母细胞瘤，其他肿瘤（如纤维肉瘤、平滑肌肉瘤、脂肪肉瘤、横纹肌肉瘤、恶性淋巴瘤等）较少见。肾实质良性肿瘤常见的有血管平滑肌脂肪瘤和血管瘤，而纤维瘤、脂肪瘤、腺瘤较少见。肾盂恶性肿瘤以移行上皮细胞癌为主，鳞状上皮癌和腺癌较少见；肾盂良性肿瘤主要有移行上皮细胞乳头状瘤。

1. 肾细胞癌

（1）病因和发病机制。肾细胞癌起源于肾小管上皮细胞，占肾脏恶性肿瘤的 50% ~ 75%。根据细胞成份的不同，分透明细胞癌、颗粒细胞癌和未分化癌 3 种。肿瘤大多发生于一侧肾脏，也可发生于双肾或为多发病灶。肿瘤无包膜，但可有受压的肾实质和纤维组织形成的假包膜。多数病灶内有出血坏死和纤维化斑块。出血坏死后可出现囊性变。肿瘤呈膨胀性生长，可穿破包膜扩散到肾周组织。如侵入静脉形成癌栓，癌栓可延伸至下腔静脉，甚至右心房。肿瘤还可以转移到肺、脑、骨、肝及皮肤等处。

（2）临床表现。血尿、肿块和疼痛称为肾癌三联症。当肿瘤侵犯肾盂时，可发生无痛性间歇性全程血尿，血尿患者占 50% ~ 70%。有 1/4 ~ 1/3 的肾细胞癌患者的肿块较大，以致在上腹部或腰部可触及肿块，肿块质地硬，表面光滑，当肿块侵犯肾周围组织时，肿块固定，形态不规则。肾细胞癌患者多为腰部钝痛，如有较大的血块沿输尿管下降时则可有绞痛。发热也是肾细胞癌患者的常见症状，占 5% ~ 10%，呈持续低热或间歇热。肾细胞癌患者导致高血压的占 10% ~ 27%，这主要是由于肿瘤压迫肾蒂影响肾血流量、肿瘤内动静脉短路及肿瘤产生的升压物质所致。左侧精索静脉曲张是左侧肾癌体征之一，当肾静脉内有瘤栓时，曲张的精索静脉于平卧后不消失。

（3）声像图表现。

①当肿瘤较小时，肾形态无明显变化，而当肿瘤较大时，肾表面可凹凸不平，失去常态，但周围分界清楚。

②肾癌病灶呈圆形或椭圆形，有球体感，边界清楚，内部大多呈低回声，少数呈强弱不等的混合回声或等回声（图31-4-9）。小的肾癌常表现为高回声，当肿瘤内部有出血、坏死、液化时，表现为边缘不规则的无回声区内有稀疏的点状低回声。

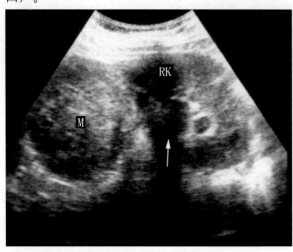

图31-4-9 肾细胞癌

右肾（RK）上极见一圆形肿块（M），内部回声不均匀，集合系统内见低回声血块（箭头所指）

③肾癌的彩色多普勒有四种表现。抱球型见于中等大小的低回声肿瘤，周边出现丰富的彩色血流信号，内部见散在的点状或条状血流信号。星点型也见于中等大小的低回声肿瘤，仅在肿瘤内部出现星点状彩色血流信号。丰富血流型主要见于小的肾细胞癌，内部血流丰富，彩色多普勒能量图呈丝球状。少血流型主要见于较大的肿瘤内部有坏死时，肿块内部及周边血流均较少。肿瘤内动脉血流速度高于肾动脉血流速度（肾动脉血流速度大多为 $60 \sim 70cm/s$），当肿瘤内动脉血流速度 $> 100cm/s$ 时更具特征性。根据 Ramos 等观察，搏动指数（PI）和阻力指数（RI）对鉴别肿瘤的良恶性无意义。

④当肿瘤侵犯肾窦时，肾窦变形、移位、中断或显示不清，少数出现肾盂肾盏积水。

⑤当癌肿侵犯血管或血管内有癌栓时，肾静脉或下腔静脉增宽，下腔静脉内出现低回声或中等回声团块。

⑥肾癌转移时可在其他脏器内出现转移病灶，并在肾门及腹膜后探及肿大的淋巴结。

⑦肾癌的超声分期。参照 Robson's 分期法将肾癌分为 4 期。

Ⅰ期：肿瘤局限于包膜内。

Ⅱ期：肿瘤穿破肾包膜侵犯肾周围脂肪，但局限于肾周围筋膜内。

Ⅲ期：肿瘤侵犯肾静脉或局部淋巴结，有或无下腔静脉及肾周围脂肪受侵犯。

Ⅳ期：其他脏器内有转移病灶。

（4）鉴别诊断。

①肾细胞癌与肾柱肥大的鉴别。肾柱肥大为肾的先天性变异，常见于肾的中、上极，表现为圆形或椭圆形的低回声区，酷似肿瘤。但多切面观察，肥大肾柱的低回声与皮质相连续，无明确的分界，彩色血流分布正常，而肾癌病灶有球体感，与皮质有明显的分界，彩色血流分布也有所不同。

②肾透明细胞癌与肾囊肿的鉴别。肾囊肿有出血或合并感染时与肾肿瘤鉴别困难，特别是透明细胞癌，其内部呈均匀的低回声，但仔细观察，囊肿边缘光滑，后方有增强效应，内部无彩色血流信号，可资鉴别。必要时应在超声引导下细针穿刺，以明确诊断。

（5）临床意义。超声检查是作为肾肿瘤的首选检查方法，它可检出肿瘤的部位、大小、形态，估计肿瘤的进展程度及肾周围组织受侵犯情况，诊断正确率高达 93.5% ～ 97.1%，但对直径小于 1cm 的肿瘤不易检出，也不能作出定性诊断。

2. 肾胚胎瘤

（1）病因和病理特点。肾胚胎瘤为混合性恶性肿瘤，又称威尔姆斯瘤（wilm's tumor）或肾母细胞瘤，它来自胚胎性生肾组织，大部分（约95%）发生于单侧肾，常见于幼儿。肿瘤大小不等，表面光滑，有假包膜，切面呈灰白色，内为结缔组织、脂肪、平滑肌纤维、横纹肌纤维、软骨和骨骼组织等，较大的肿瘤内部可出血、坏死或形成多个小囊肿。肿瘤生长迅速，容易转移，大多转移到肺，其次为肝，少数转移到骨、淋巴结、眼眶和神经等组织。

（2）临床表现。约90%患者最早出现的症状为腹部肿块，并可有腹痛、发热、恶心、呕吐、贫血等症状。

（3）声像图表现。

①肾外形的改变。肿瘤呈圆形或椭圆形，体积较大，直径通常在5cm以上，肾包膜局部隆凸，肿瘤挤压肾盂时可出现肾积水。

②内部回声。大多数肿瘤内部呈强弱不一、分布不均匀的粗点状回声，偶有散在的小无回声区，少数肿瘤内部呈低回声，较大的肿瘤后方可有不同程度的声衰减。

③肿瘤浸润转移。当肿瘤突破肾包膜广泛浸润肾周围组织时，边界不清。肿瘤转移时可在其他脏器内发现转移灶或肾门部呈低回声的转移性肿大的淋巴结。

（4）鉴别诊断。肾胚胎瘤应与肾上腺肿瘤或腹膜后肿瘤鉴别，肾上腺肿瘤或腹膜后肿瘤与肾脏之间的分界明显，位于下腔静脉的后方，肾脏的形态、回声、血流信号均正常，与肾胚胎瘤可以鉴别。

（5）临床意义。超声诊断肾胚胎瘤的准确性较高，而且方法简便、无痛苦，容易取得患儿合作。

3. 肾盂肿瘤

（1）病因和病理特点。肾盂肿瘤的发生率低于肾实质肿瘤，占肾肿瘤的5%～26%，男性多于女性。75%～85%的肾盂肿瘤为移行上皮细胞癌，约20%为鳞状上皮细胞癌。移行性上皮细胞癌大多为乳头状结构，分2类：一类常有短蒂，可发生在肾盂、肾盏或漏斗部，单发或多发，常以瘤细胞脱落种植的形式向输尿管和膀胱转移；另一类为浸润型，向肾门淋巴结转移。肾盂鳞状上皮细胞癌和肾盂腺癌大多伴有结石和肾盂肾炎。

肾盂癌常引起肾盏漏斗部或肾盂输尿管连接部梗阻而致肾积水，晚期常累及肾实质，并穿过肾盂壁转移到静脉、淋巴结、肺和骨骼等。

①病理分级。肾盂肿瘤从病理上可分为4级。

Ⅰ级：良性乳头状瘤。

Ⅱ级：低度恶性癌。

Ⅲ级：高度恶性癌，但局限于肾内。

Ⅳ级：高度癌，累及肾外。

②临床分期。分为4期。

A期：癌限于肾盂。

B期：侵犯肾实质，但仍局限于肾内。

C期：镜下已侵及肾盂周围的脂肪，但无淋巴转移。

D期：广泛转移和尿路种植。

（2）临床表现。肾盂肿瘤最早出现的症状为间歇性无痛血尿和腰部钝痛。肿瘤较大或有肾积水时，腹部可触及肿块。

（3）声像图表现。

①肾外形较饱满，肾窦回声紊乱，肾盂或肾盏分离，内有不规则的低回声团块（图31-4-10）。

②合并肾积水时，可见围绕肾盂内实质性肿块排列的扩张肾盏，此为其特征性声像图表现。

③输尿管受侵犯梗阻后，可合并重度肾积水。

④晚期病例常有肾周围淋巴结肿大。

⑤彩色多普勒可显示肾血管移位或血管内瘤栓，而肿瘤内血流较少或无血流，因此对诊断的意义不大。

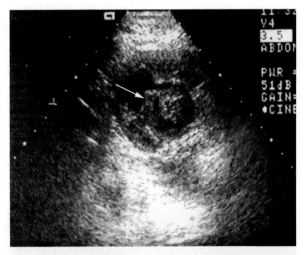

图 31-4-10 肾盂肿瘤
肾盂明显分离，其内见一形态不规则的肿块回声，内部回声不均匀（箭头所指）

（4）鉴别诊断。

①肾盂肿瘤合并积水与肾盂积水合并感染的鉴别。肾盂积水合并感染时，无回声区内的点状回声较稀疏，无球体感；而肾盂肿瘤合并肾积水时，可见围绕肾盂内实质性肿块排列的扩张肾盏，肿块有球体感，晚期病例常有肾周围淋巴结肿大。

②肾盂肿瘤与肾盂内凝血块的鉴别。两者的鉴别较困难，但凝血块的回声相对较高，边缘不规则，振动探头时，血块有漂浮感，改变体位时

血块可移动，有助于两者的鉴别。

（5）临床意义。超声能显示肾盂肿瘤的大小、位置和形态，但不易发现 1cm 以下的肿瘤或呈浸润性生长的扁平状肿瘤。超声诊断肾盂肿瘤优于肾动脉造影和核素肾扫描，与 CT 符合率接近，已被列为肾盂肿瘤的首选诊断方法。

4. 肾错构瘤

（1）病因和病理特点。肾错构瘤（renal hamartoma）是较多见的良性肿瘤，又称良性间叶瘤，由成熟的血管平滑肌和脂肪组织组成，故也称为血管平滑肌脂肪瘤，常位于肾髓质或皮质。肿瘤与肾组织虽有明确分的界，但在显微镜下肿瘤无包膜，与肾组织无明确的分界。

（2）临床表现。小的肾错构瘤一般无症状，较大者容易发生内部出血，出血时瘤体在几天内迅速增大，伴有腰部胀痛，可触及肿块，伴有低热。当出血吸收后，肿块可缩小，也可因内部再次出血而增大，由于时大时小，不符合肿瘤生长规律而容易被误诊。

（3）声像图表现。肾错构瘤有 2 种表现：一种呈边界清晰的圆形强回声，位于肾表面或接近肾表面，多见于肾上极（图 31-4-11）；另一种呈强回声和低回声相间的杂乱回声，有的呈层状，似洋葱皮。当肿瘤内部有出血坏死时可见无回声区，偶有钙化者，显示为强回声斑伴后方声影。

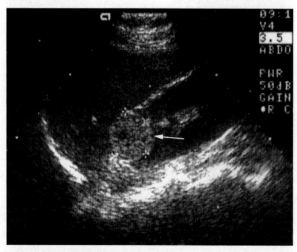

图 31-4-11　肾错构瘤（箭头所指）

（4）鉴别诊断。肾错构瘤应与肾恶性肿瘤相鉴别。肾恶性肿瘤大多呈低回声，可压迫集合系统，彩色多普勒显示瘤体内有彩色血流信号，并可检出高速的动脉血流频谱，晚期患者在肾静脉或下腔静脉内可检出癌栓，与肾错构瘤明显不同，可资鉴别，必要时还可在超声引导下穿刺活检以明确诊断。

（5）临床意义。肾错构瘤一般无症状，不易发觉，常在超声体检时发现，检出率高，根据肿瘤的二维声像图和彩色多普勒表现易于诊断，并可定期随访检查，以观察瘤体变化情况。

四、肾弥漫性疾病

1. 病因和病理特点　肾弥漫性病变是由于多种原因引起的肾实质损害，常见的有急慢性肾小球肾炎、狼疮性肾炎、高血压性肾硬化、急性肾小管坏死、流行性出血热肾、中毒性肾炎等。在病理上分为 3 类：

（1）肾实质充血、水肿为主。见于急性肾小球肾炎、肾病综合征、狼疮肾等。

（2）结缔组织增生为主。见于慢性肾小球肾炎、肾盂肾炎、高血压病Ⅲ期、肾淀粉样变、肾中毒、狼疮肾等。

（3）肾实质萎缩纤维化。见于慢性肾小球肾炎、肾盂肾炎、肾硬化、高血压病晚期、肾动脉狭窄等。

2. 临床表现　患者常有蛋白尿、血尿、不同程度血压增高，有的出现水肿，最终可导致肾功能衰竭。

3. 声像图表现　轻度的弥漫性肾病变在声像图上无明显改变，重症病例的声像图可有明显变化。

（1）充血水肿阶段。双肾体积增大，以宽径增大明显，实质增厚，回声减低，锥体更明显，肾实质回声低于或等于脾实质回声。

（2）结缔组织增生阶段。双肾体积正常，也可轻度增大或缩小，偶见肾表面不光滑，实质回声增高，肾窦可轻度分离，可伴有心、肝等脏器声像图改变。

（3）萎缩纤维化阶段。双肾体积明显缩小，表面不光滑，实质变薄，回声增高，皮质与锥体无法分辨，与肾窦分界不清（图 31-4-12）。

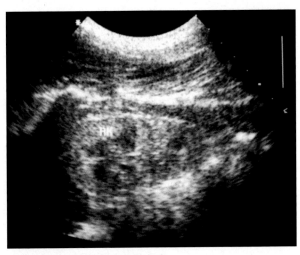

图 31-4-12 慢性肾弥漫性疾病
肾体积明显缩小，实质回声增强

4. 鉴别诊断

（1）肾弥漫性疾病与肾瘀血的鉴别。肾瘀血时体积可增大，实质回声减低，常由右心功能衰竭、布加综合征、肾静脉血栓等导致下腔静脉、肾静脉回流障碍而引起，易与充血水肿性弥漫性肾病变鉴别。

（2）肾弥漫性疾病与先天性肾发育不全的鉴别。先天性肾发育不全以肾缩小为主要特征，往往仅限于一侧肾，无明显临床症状，尿检正常，患者年龄一般较小，而肾弥漫性疾病多发生于两侧肾，患者常有明显的临床症状，尿检有血尿或蛋白尿，患者年龄较大。

5. 临床意义

肾弥漫性疾病的声像图无特征性，因此超声诊断价值不大，但对明确某些急诊危重患者的病因是否为肾脏，超声检查有重要的价值，可为疾病发展和严重程度提供重要的依据。

五、肾损伤

1. 病因 肾外周有脂肪囊包围，可缓冲外来暴力的作用，但由于交通事故增加、体育活动的广泛开展及建筑业的发展，肾损伤明显增加，一般多见于青少年及壮年，男性多于女性。

（1）开放性损伤（穿透伤）。可由子弹、弹片等引起，造成肾脏穿孔、裂伤或碎裂伤，易发生继发性出血；也可由匕首、尖刀造成刺伤，伤口较整齐，出血可不多，易自行愈合。

（2）闭合性损伤（钝性伤）。直接暴力损伤，如腹部、腰部直接受到打击、第 10 ～ 12 肋骨骨

折、脊柱骨折等。此外，从高处跌落、交通事故、体育活动等均可造成肾损伤。间接暴力损伤，如从高处跌下足跟或臀部着地发生的减速伤，也可导致肾实质或肾蒂撕裂伤。此外，自发性肾破裂和医源性肾损伤，均可导致肾闭合性损伤。肾闭合性损伤通常又分为肾挫伤、肾裂伤、肾碎裂伤和肾蒂伤 4 类。

①肾挫伤（Ⅰ类伤）。约占 85%，有肾实质毛细血管破裂、微小裂口、小血肿、包膜下小血肿等。

②肾裂伤（Ⅱ类伤）。又称肾破裂，约占 10%，肾实质裂口可通向肾盏肾盂，也可使包膜有裂口或肾周血肿，腰部可出现肿块。

③肾碎裂伤（Ⅲ类伤）。又称为碎块伤、横断伤、多处裂伤，约占 3%。患者伤情重，常有合并伤、休克等，肾内、外出血多，血尿严重，持续时间长，腰部有肿块，静脉肾盂造影不显影或偶见断续的肾盏。

④肾蒂伤（Ⅳ类伤）。约占 2%，肾蒂可穿孔、断裂、侧面撕裂，血管内膜破裂后易形成血栓。

2. 临床表现

（1）血尿。为最常见、最重要的症状，发生率为 80% ～ 100%，约 70% 的患者有肉眼血尿，肾实质损伤愈重，血尿也愈重，而且持续时间长。

（2）疼痛。大多数有伤侧腰部或上腹部疼痛、压痛、叩击痛，严重损伤时腰部肌肉紧张或强直。血尿伴有血块者可出现肾绞痛。

（3）腰部肿块。发生率为 6% ～ 48%，一般在 20% 左右，由肾周血肿或尿外渗而引起。

（4）休克。严重肾损伤或有合并伤存在时可发生休克，发生率为 14.5% ～ 45%。

3. 声像图表现

（1）Ⅰ类伤（肾挫伤）。肾轮廓轻度肿大，实质内出现局限性高回声带或出现较小的低回声区和无回声区，包膜下可有小血肿，肾窦轻度分离，内有云雾状低回声。

（2）Ⅱ类伤（肾实质裂伤）。肾弥漫性肿大或局限性肿大，包膜局部向外膨出，内部呈无回声区，透声性稍差，实质内显示边缘不规则的低回声区或无回声区，肾窦可因血肿压迫而变形（图 31-4-13）。

（3）Ⅲ类伤（肾盏撕裂型）。肾外形明显增

大，实质内有不规则的小无回声区，肾窦扩大，外形不规整或回声散乱，与肾皮质分界不清。肾盂内有积血时，肾盂、肾盏不同程度的分离扩张，大量积血时，无回声区内可见浮动的点状或低回声团块。

（4）Ⅳ类伤（肾广泛撕裂型或复合型）。除见Ⅱ型和Ⅲ型肾创伤的声像图表现外，还可表现为肾完全性断裂或断成数块，与脂肪囊内血肿和凝血块混杂一起模糊不清。

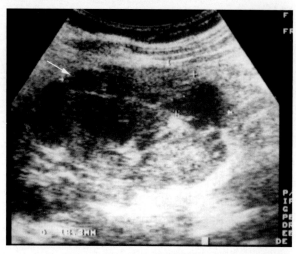

图31-4-13　肾包膜下血肿（箭头所指）

4. 临床意义　超声检查可迅速正确的判断有无肾损伤及损伤程度，有无合并其他脏器损伤，通过彩色多普勒还可观察肾内、肾蒂血管损伤的情况，为临床选择治疗方案提供依据及随访观察损伤恢复情况或治疗效果。

第5节
肾脏先天性异常

肾脏先天性畸形包括肾脏数目异常、形态异常、位置异常等。

（一）肾阙如

肾阙如，即肾不发育，一般在胎儿期和新生儿期即能发现。单侧肾阙如，又称为孤立肾，肾窝往往被肝、脾、脂肪组织或肠管所占据，对侧肾往往代偿性增大。双侧肾阙如患者常因出现肺水肿和尿毒症而死亡。

1. 声像图表现　双侧肾阙如时，在肾区探不

到肾脏回声。单侧肾阙如时，在患侧肾区探不到肾脏回声，代之以肝、脾或肠管回声，对侧肾脏代偿性增大，内部回声正常。

2. 鉴别诊断

（1）肾阙如与异位肾的鉴别。异位肾可位于盆腔、膈上等非正常的肾区位置，因此在诊断肾缺如时需除外异位肾后才能作出肾缺如的诊断。

（2）肾阙如与结核性自截肾的鉴别。结核性自截肾在肾区可探及肾脏回声，但形态轮廓失常，在肾区出现孤形强回声及后方大片声影，与肾缺如明显不同，可资鉴别。

（二）肾发育不全

1. 病因和病理特点　由于胚胎期血液供应障碍，使肾不能充分发育，形成一个小肾脏，表面可有胚胎性分叶（幼稚型肾），肾单位少，肾盏粗短，肾盂窄小，虽有泌尿功能，但排尿量少。单侧肾发育不全，对侧肾可正常或代偿性增生。

2. 临床表现　单侧肾发育不全时，患者无明显临床症状，双侧肾发育不全时，往往有肾功能不全、尿毒症。

3. 声像图表现　单侧肾发育不全时，肾长径为5～8cm，宽径在4cm以内，肾皮质较薄，肾内结构正常，肾周脂肪往往增多，对侧肾脏代偿性增大。双侧肾发育不全时，双肾形态均小于正常，而且两侧肾脏大小不一致。

4. 鉴别诊断

（1）肾发育不全与后天性肾萎缩的鉴别。后天性肾萎缩时，肾结构模糊，皮质回声增强，肾窦回声不显著，呈一团无结构的中低回声区，而肾发育不全时肾体积较小，肾内结构正常。

（2）肾发育不全与肾阙如的鉴别。肾缺如时在肾区探不到肾脏回声，代之以肝、脾、肠管或脂肪组织，而肾发育不全，还能探及肾脏回声。

（三）马蹄肾

1. 病因和病理特点　马蹄肾（horseshoe kidney）是融合肾中最常见的一种，由左右肾的下极或上极在中线相连而形成，相连处称峡部，该处肾组织可较厚也可菲薄（图31-5-1）。本病常合并肾轴向旋转不全，肾门位于肾的前面，肾盂输尿管连接部在高位，尿液引流不畅，容易导

致肾盂积水和肾结石。

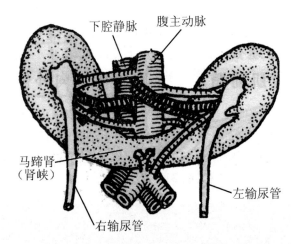

图 31-5-1 马蹄肾示意图

2. 临床表现 一般无临床症状，如有肾积水时感腰部胀痛。

3. 声像图表现 肾位置较低，长径明显缩小，肾上极或下极融合并靠近脊柱，另一端则距离脊柱相对较远。在腹主动脉或下腔静脉的前方可见融合的肾实质回声，肾窦回声与肾轴向一致，向内靠拢。背部纵切扫查时，显示肾门在前方，极易探查到。可合并肾积水或肾结石。

4. 鉴别诊断 马蹄肾主要应与"S"形融合肾相鉴别，"S"形融合肾在中腹部纵切面和横切面的声像图与马蹄肾相同，但在背部纵切探查时，两侧肾脏的位置高低不一，往往一侧肾位置正常而对侧肾接近盆腔。

（四）异位肾

1. 病因和病理特点 异位肾常位于髂腰部、盆腔或对侧肾区，极少数位于胸腔，主要是由于肾血管位置异常，使肾在胚胎发育过程中不能上升到正常位置的缘故（图 31-5-2）。本病常并发肾积水和肾结石。

2. 临床表现 患者一般无明显症状，合并肾积水或肾结石，则可有局部胀痛，疼痛感。

3. 声像图表现 在正常肾区探不到肾脏，而于髂腰部、盆腔或对侧肾的下方探及肾脏，异位肾常发育较差，形态小于正常（图 31-5-3），常伴有肾积水和肾结石。

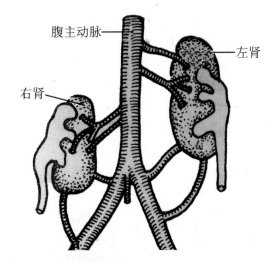

图 31-5-2 异位肾示意图

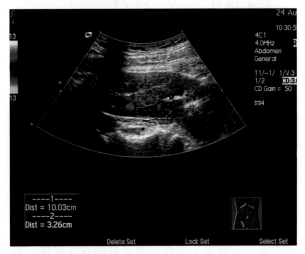

图 31-5-3 异位肾声像图表现

4. 鉴别诊断

（1）异位肾与孤立肾的鉴别。孤立肾时，仅在一侧肾区探查到肾脏回声，体积往往较大，而异位肾时可探及两个肾脏回声，异位肾体积较小，但健侧肾大小正常。

（2）异位肾与游走肾、肾下垂的鉴别。它们的鉴别要点在于，游走肾与肾下垂可以回纳到正常肾区，而异位肾则不能。

（五）重复肾

1. 病因和病理特点 重复肾为胚胎演化异常所致。在胚胎第六周时，输尿管芽向生肾组织延伸分叉阶段，如分叉过早，形成重复肾和输尿管畸形（图 31-5-4）。根据输尿管芽分叉过早的高低及数目多少，形成完全性或不完全性重复肾和输尿管或更多的肾盂和输尿管。重复肾的输尿管可部分重复或全部重复，部分重复的输尿管上部分成两条输尿管，下部合并为一条输尿管。全部重复输尿管的病例下肾盂的输尿管开口位置正常，上肾盂的输尿管开位置较低。重复肾大多数融合成一体，较正常肾体积大，两肾上下排列多见，而左右或前后排列者少见，一般上半肾小，发育不良，只有一个大肾盏；而下半肾较大，有两个或更多的肾盏。

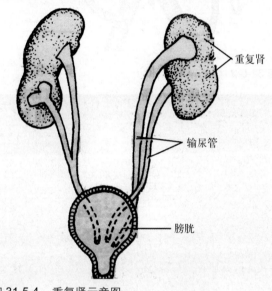

图 31-5-4　重复肾示意图

2. 临床表现　重复肾多发生于单侧，右侧多于左侧，女性多于男性。患者有腰背部胀痛、反

复尿路感染、血尿，常伴有尿失禁。

3. 声像图表现

（1）肾外形大多正常，长径大于正常，上极肾发育差，体积小，下极肾多正常。

（2）肾窦分为二组，上部肾窦小，形态欠规则并有轻度分离（图 31-5-5），合并积水时可见球形无回声区，似肾囊肿。输尿管也可积水而扩张，横切面扫查于膀胱后方见有圆形无回声区，此是检出重复肾合并输尿管积水最敏感的部位。

（3）肾门部可见上极肾与下极肾的管状结构分别出入肾门（图 31-5-6）。

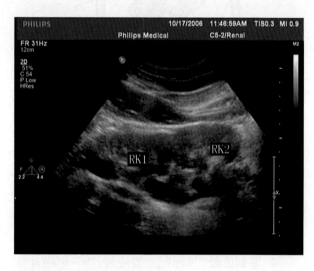

图 31-5-5　重复肾声像图表现
右肾可见上组（RK1）和下组（RK2）肾窦回声

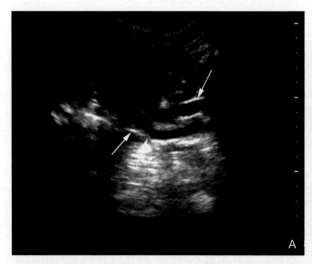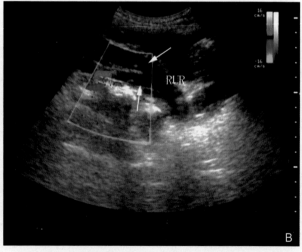

图 31-5-6　重复肾部分重复输尿管声像图表现
A 图显示两根输尿管从肾脏发出（箭头所指）　B 图显示两根输尿管在下段汇合（箭头所指）　（RUR-右输尿管）

4. 鉴别诊断

（1）重复肾与肾囊肿的鉴别。肾囊肿为边缘

光滑的圆形或椭圆形无回声区，而重复肾合并积水时，无回声区边缘不光滑，形态不规则，横切

面上可见与输尿管相通。

（2）重复肾与双肾盂畸形的鉴别。双肾盂畸形时，肾窦回声分为二部分，但二者之间互无不相通，无肾积水和输尿管积水，也无重复输尿管。

5. **临床意义**　以往静脉肾盂造影是诊断重复肾的有效方法，但常因重复肾发育不全或功能损害而显影不满意或不显影，超声能弥补X线检查的不足，当显示肾窦有二组回声并与输尿管相通后，即可作出诊断。

第6节
移植肾

慢性肾脏疾病发展到尿毒症阶段，患者生命危在旦夕，只有进行肾移植才能延续生命。

1. **临床表现**　肾移植时，常出现排异反应，这是由于受者体内对移植肾抗原发生一系列细胞和体液免疫反应所致。

（1）超急性排异反应。一般发生于移植肾血供恢复后几分钟、几小时或1～2天内，患者突然出现少尿或无尿，移植肾突然质地变软，搏动消失，表面呈紫斑样点状坏死。

（2）急性排异反应。多见于肾移植一个月内，临床表现为发热、全身乏力、关节酸痛、血压升高、尿量减少、体重增加、肾功能减退、肾区胀痛、肿大和压痛，严重病例可发生移植肾自发破裂而引起出血或休克。

（3）慢性排异反应。多发生在术后6个月以后，病程发展缓慢，主要表现为肾功能逐渐减退，出现蛋白尿、高血压、肾体积缩小等。

2. **声像图表现**

（1）移植肾位于髂窝内，位置表浅，凸缘在外前方，肾门在内后方，上极靠外，下极偏内，肾体积略大，回声无明显变化。

（2）急性排异反应分血管性、细胞性、混合性3种。血管性排异时，肾体积增大，皮质部小叶间血管稀疏或不显示，以搏动指数（PI）>1.8，阻力指数（RI）>0.7作为排异指标，RI越高，发生排异的可能性越大。血管性排异时尚有舒张期血流减少。细胞性排异时无舒张期血流减少和RI增高的特征。排异反应如未能逆转，则肾内彩色

血流减少甚至消失（图31-6-1和图31-6-2）。

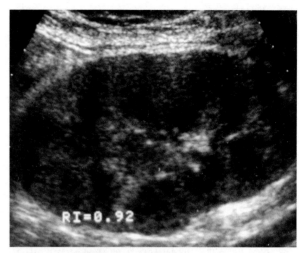

图 31-6-1　移植肾急性排异反应
移植肾体积明显增大，回声减低

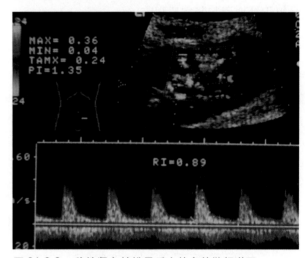

图 31-6-2　移植肾急性排异反应的多普勒频谱图

（3）慢性排异反应由于进展缓慢，彩色多普勒的诊断效果不如急性排异反应。

（4）移植肾动脉吻合口狭窄时，彩色多普勒显示为五彩镶嵌血流信号，狭窄严重时，血流细窄，多普勒呈湍流频谱，血流峰值速度下降。

（5）肾动脉栓塞时，肾内无彩色血流信号，有时可见到血栓回声。

（6）肾静脉内有血栓时，肾内血流显色稀疏，皮质血流不显示，肾动脉呈低速高阻力型血流频谱。

3. **临床意义**　应用二维超声和多普勒技术检测移植肾有无排异反应及其程度的评价，可为临床提供重要的资料，特别是RI及PI的测定对估价有无排异反应及鉴别排异类型具有重要的价值。

第7节
肾衰竭

肾衰竭分急性和慢性2种，急性肾功能衰竭是指各种原因引起肾小球滤过率急剧下降、水电解质代谢紊乱、氮质代谢产物潴留、短期内出现少尿或无尿的急性疾病；而慢性肾衰竭则是指各种原因造成的肾脏慢性损害，肾实质严重毁损，使肾不能维持基本功能。

（一）病因

1.急性肾衰竭

（1）肾前性。肾脏本身无器质性病变，由于肾血流灌注量减少（如血容量不足、血压过低等），肾组织缺血引起肾实质损害。

（2）肾后性。由各种原因引起的肾以下尿路梗阻，导致肾盂积水和肾间质压力增高，尿形成减少并引起反射性肾血管收缩，发生缺血性肾损害。

（3）肾性。

①肾小球肾炎、过敏性紫癜性肾炎、恶性高血压、间质性肾炎、同种移植肾急性排异等。

②重金属（如汞、砷、铬、铋、铅等）、药物（如磺胺类、氨基糖苷类、非激素类消炎药）、四氯化碳、甲醇等中毒，引起肾小管或肾间质病变，导致急性肾功能衰竭。

2.慢性肾衰竭
由各种原因（如肾小球肾炎、慢性肾盂肾炎、肾小动脉硬化）造成肾脏慢性损害，实质严重损坏，出现氮质血症及各种临床症状。

（二）临床表现

1.急性肾衰竭

（1）少尿期。24小时尿量少于400ml，每小时尿量少于17ml，就称为少尿。少尿期历时7～14天（短者2～3天，长者达3个月），可出现水中毒（表现为全身水肿，包括急性肺水肿、脑水肿、充血性心力衰竭等，常危及生命）、电解质紊乱（如高血钾、低血钠、低钙血症、高镁血症等）、代谢性酸中毒、氮质血症等。

（2）多尿期。尿量成倍增加，患者一般在6～7天后每日尿量达500ml以上。多尿期易发生低血钾、低血钠、高血钙及脱水等电解质紊乱。严重感染是患者在该期的主要死因。

（3）恢复期。患者消瘦、易疲劳、肌肉软弱无力，有时有周围神经炎表现。

2.慢性肾衰竭

（1）肾功能代偿期。患者一般无症状，但有实验室检查变化。

（2）氮质血症期。患者症状轻，可有多尿、轻度贫血等。

（3）肾功能衰竭期（尿毒症早期）。有明显的消化道症状和贫血，常有轻微酸中毒。

（4）肾衰竭终末期。有明显尿毒症症状，血肌酐等明显增高。

（三）声像图表现

1.急性肾衰竭

（1）肾前性急性肾衰竭时，双肾声像图表现无异常，下腔静脉萎瘪、胸腔积液、腹腔积液、积血。

（2）肾后性急性肾衰竭时，两侧肾盂积水、或者一侧肾盂积水合并一侧肾缺如、肾发育不全，积水肾周围尚可见水肿引起的低回声带。

（3）肾性急性肾衰竭时，双肾增大，肾皮质回声增强、增厚，肾锥体肿大呈圆球形，回声极低（图31-7-1），有时可见肾周低回声带或肝肾隐窝、脾肾隐窝少量腹水。

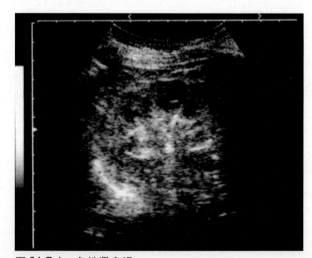

图31-7-1　急性肾衰竭

2.慢性肾衰竭

（1）肾功能代偿期。双肾无异常，或仅有皮质变薄、回声增强。

（2）肾衰竭终末期。双肾缩小，皮质回声增强，皮髓质分界不清，肾窦回声不明显或消失，肾结构失常，呈一中等回声团块。

（3）氮质血症期及肾衰竭早期。声像图表现介于肾功能代偿期和肾衰竭终末期之间（图31-7-2）。

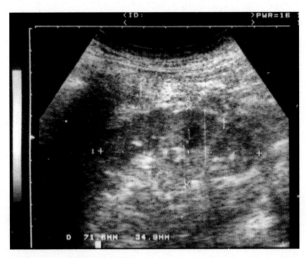

图 31-7-2　慢性肾衰竭

（四）临床意义

1．急性肾功能衰竭病情重，双肾功能丧失，X线静脉肾盂造影和核素等检查均不起作用，而超声检查可以明确病因是肾前性、肾性，还是肾后性。但是，超声不能对肾炎或肾病类型作出鉴别诊断。

2．根据肾脏的形状、大小及内部回声改变，可鉴别急性和慢性肾衰竭。

3．对慢性肾功能衰竭患者可根据其肾脏大小、内部结构估计预后。一般而言，肾体积大的较肾体积小的预后好。

4．方法简便，无创伤，可随时检查。

（徐佩莲）

第32章

肾上腺疾病

第1节
肾上腺解剖概要

肾上腺(suprarenal gland)是一对内分泌器官,左右各一,位于腹膜后间隙内,在脊柱的两侧、肾脏的上方。左侧肾上腺似半月形,右侧肾上腺呈三角形,长度约5.0cm,宽度约3.0cm,厚度为0.5～1.0cm,重量为5～7g。由于肾上腺与肾脏共同包在肾筋膜内,因此肾上腺随肾脏运动而移动。左肾上腺内侧缘接近腹主动脉,右肾上腺内侧缘紧邻下腔静脉,故肾上腺的血液供应十分丰富,有肾上腺上、中、下三支动脉供血(图32-1-1),每分钟流经肾上腺的血量,相当于其本身重量的7倍。左肾上腺静脉汇入左肾静脉,右肾上腺静脉汇入下腔静脉。

肾上腺分皮质和髓质。皮质约占腺体的90%,分泌盐皮质激素、糖皮质激素和性激素,肾上腺皮质是维持人的生命不可缺少的;肾上腺髓质约占腺体的10%,分泌肾上腺素和去甲肾上腺素,作用与交感神经的功能相同。

肾上腺皮质和髓质的起源、构造与机能均不相同。皮质来自中胚层而髓质来自外胚层,在种系发生上二者是完全分开的腺体,到哺乳类和人类才合并成一个器官,皮质包围在髓质的外面。但仍有少数皮质与髓质未结合在一起,形成独立嗜铬组织,这也是出现异位嗜铬细胞肿瘤的胚胎学基础。

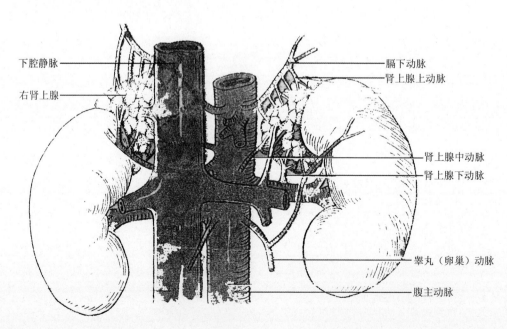

下腔静脉
右肾上腺
膈下动脉
肾上腺上动脉
肾上腺中动脉
肾上腺下动脉
睾丸(卵巢)动脉
腹主动脉

图32-1-1 肾上腺及肾上腺动脉示意图

第 2 节
肾上腺超声检查基础

一、检查前准备

患者检查前空腹 8 ～ 12 小时，肠气较多者口服缓泻剂或灌肠，可疑异位嗜铬细胞瘤的患者检查前应充盈膀胱。

二、仪器

使用凸阵弧形探头较好，探头频率成人用 3.0 ～ 3.5MHz，儿童和较瘦成人用 5.0MHz。

三、检查方法

肾上腺的探测途径很多，目前常用的方法为肋间斜切、侧腰部冠状切、上腹部横切、经背部肾区纵切等，其他途径和切面在需要时采用。

1. **仰卧位肋间斜切扫查**　以腋前线为中点，沿第 7 ～ 9 肋间隙作斜切扫查，以肝或脾为声窗，声束指向内后方。在此切面上，右肾上腺在肝脏、下腔静脉和右膈肌脚组成的三角区内，位于右肾的内前方；左肾上腺位于脾脏、左肾内上缘和腹主动脉组成的三角区内。

2. **仰卧位或侧卧位侧腰部冠状切面扫查**　在腋后线作冠状切面，超声束经过肝肾或脾肾指向内侧，先探查到肾脏的图像后，再从后向前作连续切面观察。左肾上腺位于腹主动脉与左肾上极之间，右肾上腺位于下腔静脉之后、右肾上极的内上方。

3. **仰卧位上腹部横切扫查**　在胰腺的后方寻找肾上腺。于腹主动脉的左外侧、左肾的前内方、胰尾及脾静脉的后方寻找左肾上腺病变；于下腔静脉的右外侧、右肾的上方和胰腺的后方寻找右肾上腺病变。

4. **俯卧位经背部肾区纵切扫查**　在左侧探及腹主动脉后，稍向外侧偏移，在肾上极的前方寻找左肾上腺病灶；在右侧探及下腔静脉后，在下腔静脉的后方、右肾上极的前方寻找右肾上腺病灶。

5. **异位肾上腺嗜铬细胞瘤的扫查途径**　扫查部位不应仅限于肾上腺区，还应注意肾门、腹主动脉旁、髂血管两侧、膀胱壁内外及卵巢等处。

四、正常肾上腺声像图

正常肾上腺的形态随扫查途径及切面的不同而不同，正常肾上腺的声像图呈三角形、新月形、V 形或 Y 形，内部呈中等回声，周围有明亮脂肪组织带包绕（图 32-2-1），长度大多小于 3.0cm。随着高分辨力超声诊断仪的问世，正常肾上腺的皮质、髓质及胎儿肾上腺都可以显示（图 32-2-2）。新生儿肾上腺呈 V 形、Y 形或 O 形，大小约为肾脏的 1/3（图 32-2-3），呼吸时肾上腺与肾脏的活动度一致。左侧肾上腺的显示率低于右侧，其主要原因是右侧有肝脏作声窗而左侧常因胃肠气体干扰而显示不清。

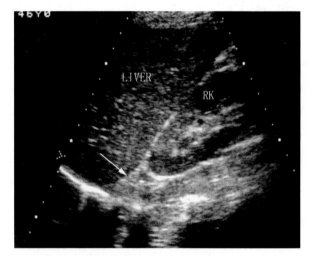

图 32-2-1　正常成人肾上腺（箭头所指）
(LIVER- 肝脏　RK- 右肾)

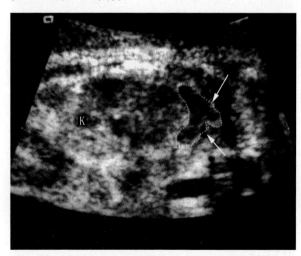

图 32-2-2　正常胎儿肾上腺（箭头所指）

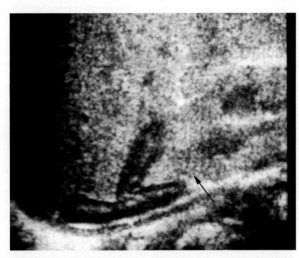

图 32-2-3 正常新生儿肾上腺（箭头所指）

第 3 节
肾上腺疾病

一、肾上腺囊肿

1. 病理特点 肾上腺囊肿 (adrenal cyst) 泛指肾上腺的囊性病变，在临床上比较少见，多为非功能性囊肿，很少有内分泌紊乱现象，可发生于任何年龄，但以 30 ~ 60 岁多见，女性多于男性。根据发病原因及病理变化分为真性囊肿、假性囊肿、寄生虫性囊肿。

（1）真性囊肿。约占肾上腺囊肿的 54%，发病率最高，最常见的是内皮性囊肿，其次为上皮性囊肿。内皮性囊肿发生于正常或发育不全的血管内皮细胞或淋巴管内皮细胞，囊壁为内皮细胞所覆盖；上皮性囊肿又称为表皮性囊肿，包括胚胎囊肿、腺瘤性囊肿及腺性潴留性囊肿，囊肿内壁为柱状上皮细胞。

（2）假性囊肿。约占肾上腺囊肿的 39%。囊肿可由于外伤、感染、动脉硬化使肾上腺组织出血所致，也可以继发于肾上腺良性或恶性肿瘤的退行性变，还可见于肾上腺结核和脓肿。囊液多为血性，呈棕色或咖啡色，囊壁为纤维组织。

（3）寄生虫性囊肿。约占肾上腺囊肿的 7%，主要见于包虫感染，囊肿外壁较厚，囊内有子囊，有钙化改变。

2. 临床表现 一般无特异性症状，多无内分泌紊乱的表现。小的囊肿可无任何症状及体征，仅在各种影像学检查或尸检时被发现，较大的囊肿可对周围脏器产生压迫。肾上腺囊肿发生并发症时出现相应的临床表现，如上腹包块、疼痛、消化道症状、消瘦、乏力等。囊肿破裂出血可出现急腹症，囊肿感染可表现为发热、腰痛及季肋部疼痛。

3. 声像图表现

（1）肾上腺区圆形或椭圆形的无回声区或透声性稍差的液性暗区，囊肿大小不一，直径为 0.5 ~ 20.0cm。

（2）囊肿壁薄，边缘光滑，约 15% 合并囊壁钙化。此外，包虫囊肿壁厚、回声强，呈"双边"征，内薄外厚，并可见囊壁钙化伴声影。

（3）呼吸时，囊肿随肾脏运动而运动，大的囊肿可使毗邻的肝、脾位置抬高，肾脏位置下移，并与上述脏器重叠，但分界清楚（图 32-3-1）。

（4）囊肿后方有增强效应。

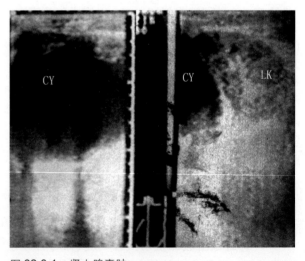

图 32-3-1 肾上腺囊肿
图示位于左肾上方的肾上腺囊肿，呈圆形无回声区，边界清晰，内部回声均匀（CY- 肾上腺囊肿 LK- 左肾）

4. 鉴别诊断

（1）右肾上腺囊肿与肝囊肿的鉴别。大的肾上腺囊肿可向右肝面突出而似在肝内，易误诊为肝囊肿，超声检查时需从不同体位、不同切面观察囊肿与邻近器官的相互关系，尤其应嘱患者深呼吸，观察囊肿与肾的活动度是否一致。如果囊肿与肾运动一致而与肝运动不一致，则提示囊肿来源于肾上腺；反之，如果囊肿与肝运动一致而与肾运动不一致，则提示囊肿来源于肝脏。但是，巨大囊肿的来源较难判断。

（2）左肾上腺囊肿与胰尾囊肿的鉴别。较大的左肾上腺囊肿靠近胰腺，易与胰腺囊肿混淆。一般而言，来源于左肾上腺的囊肿使左肾向下移位，而位于脾静脉后方的胰尾囊肿无此现象，可资鉴别。

（3）肾上腺出血与肾上腺囊肿的鉴别。肾上腺出血早期可显示双侧或单侧肾上腺内出现无回声区，类似囊肿，但可随呼吸活动而变形，且合并肾上腺功能改变。新生儿肾上腺出血往往为单侧，肾上腺区出现局限性圆形或椭圆形、边界欠清晰的无回声区，伴凝血块时可出现低回声区。临床表现为上腹包块，有黄疸甚至休克。多次复查可显示病变过程，结合临床容易明确诊断。

5. 临床意义　肾上腺囊肿有特征性的声像图表现，对直径 0.5cm 以上的囊肿，超声即可显像，较 CT 检查敏感性高，已成为肾上腺疾病的常规影像学检查方法。

二、肾上腺皮质增生

1. 病理特点　肾上腺皮质增生 (adrenal cortical hyperplasia)，又称为库欣氏病，男女均可发病，女性较多见。肾上腺皮质增生是由于垂体分泌过多的促肾上腺皮质激素 (ACTH) 刺激双侧肾上腺增生而产生向心性肥胖、高血压、乏力、骨质疏松、多毛等一组综合征。据文献报道，皮质增生都是双侧性的，程度不一，肾上腺一般能保持正常形态，但重量增加 2～3 倍，轻中度增生有时很难与正常腺体区别，但功能明显亢进。有的皮质增生呈结节性改变。

2. 临床表现　肥胖为肾上腺皮质增生的特征，多为向心性肥胖，也可呈弥漫性肥胖，患者体重明显增加，皮肤萎缩变薄、颜色潮红，有痤疮、高血压、骨质疏松、糖代谢异常，少数有精神症状。

3. 声像图表现　因病因不同，声像图表现也有所不同。

（1）肾上腺皮质增生虽有明显的临床症状和体征，但肾上腺一般体积不大，声像图无明显异常改变，仅小部分病例可显示肾上腺增大或有低

回声区（图 32-3-2）。

（2）肾上腺皮质结节状增生时，可显示圆形或椭圆形似肿瘤的实质性包块，内部呈强回声或不均质的稍强回声，周边可见正常腺体回声（图 32-3-3），与肾上腺皮质腺瘤不易鉴别。

（3）肾及肾上腺周围脂肪层及皮下脂肪层明显增厚。

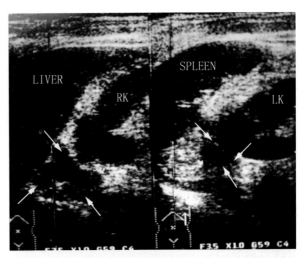

图 32-3-2　双侧肾上腺皮质增生
患者男，41 岁，肥胖，多饮多尿，血压高，声像图显示双侧肾上腺明显增大，包膜完整，形态不规则，内部呈均匀的低回声（箭头所指），术后病理证实为双侧肾上腺皮质增生（LIVER- 肝脏 LK- 左肾 RK- 右肾 SPLEEN- 脾脏）

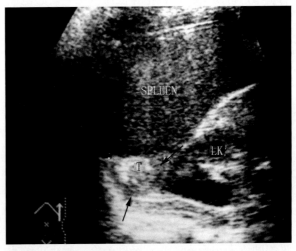

图 32-3-3　肾上腺皮质结节样增生
左肾上腺区有一圆形的实质性强回声（箭头所指），边界清晰，周边见少量正常肾上腺组织，手术中见左肾上腺内侧腺体较厚而其他部分较薄，病理证实为左肾上腺皮质结节样增生（LK- 左肾 SPLEEN- 脾脏 T- 肾上腺肿块）

4. 鉴别诊断　轻中度肾上腺皮质增生很难与正常肾上腺区别，但皮质增生患者多伴有肾上腺皮质功能亢进。肾上腺皮质结节样增生与皮质腺

瘤也难以鉴别。

5.临床意义 超声对体积增大的肾上腺皮质增生及腺瘤样增生均可显示，但当腹腔气体较多时，超声显像效果差。CT 和 MRI 诊断准确率高，明显优于超声。但对于腺瘤样增生与皮质腺瘤，超声、CT 和 MRI 均难以鉴别。总之，超声对肾上腺增生病变无特异性，确诊需依靠病理。

三、肾上腺结核

1.病理特点 肾上腺结核 (adrenal tuberculosis) 是一种罕见疾病，是慢性肾上腺皮质功能减退最常见的病因，肾上腺结核常两侧同时累及或先后累及。临床症状明显者，腺体破坏至少在 50% 以上，严重者腺体破坏常在 90% 以上。肾上腺结核单独存在者仅占 30%，大多数与其他脏器结核，尤其与肺、胸膜、腹膜、肾、附睾等脏器结核同时存在。患侧肾上腺质地韧，呈灰黄色伴干酪样坏死，皮髓质常被破坏。一般分为增生性病变和坏死性病变。

2.临床表现 主要表现为皮质醇和醛固酮分泌不足所引起的综合征，多呈阿狄森氏病的症状。

(1) 皮肤黏膜色素沉着。

(2) 常感头昏、眼花等低血压反应，心电图显示低电压、T 波低平或倒置。

(3) 发热、盗汗等结核症状，结核菌素试验 (OT) 阳性。

(4) 食欲减退、腹胀、恶心、呕吐等消化道症状，以及消瘦、女性月经不调等，重者可见肾上腺危象。

3.声像图表现 肾上腺结核依其病理阶段的不同，声像图表现也不同。

(1) 坏死液化期。正常肾上腺形态结构消失，只能见到类圆形或椭圆形的囊性包块，双侧发病多见，边缘尚清，囊液透声性差，后方回声增强。双侧肿块大小形态不一，经过治疗，肿块可缩小或消失。

(2) 增生肉芽期。肾上腺区显示实质不均质肿块，呈低、强回声交错，轮廓不规整，与周围组织分界欠清。也可表现肾上腺肿大呈带状低回声肿块，边界清晰。

(3) 有的肿块内可见斑点状钙化回声（图 32-3-4）。

(4) 可伴其他部位结核，例如结核性胸腹水、椎旁及腹腔冷脓肿等。

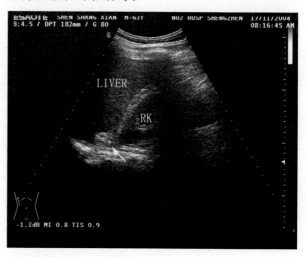

图 32-3-4　肾上腺结核（箭头所指）

4.鉴别诊断

(1) 肾上腺结核与肾上腺肿瘤的鉴别。肾上腺皮质癌、嗜铬细胞瘤等肿块内有出血、坏死或部分囊性变时与肾上腺结核的坏死液化期声像图类似，但前者多为单侧性，临床表现很少有阿狄森氏症候群，可资鉴别。

(2) 肾上腺结核与肾上腺囊肿的鉴别。肾上腺囊肿与肾上腺结核坏死液化期的声像图类似，但多为单侧，而肾上腺结核多为双侧且伴有阿狄森氏症候群及结核症状，二者不难鉴别。

(3) 肾上腺结核与肾上极囊肿的鉴别。一些突向肾包膜外的肾上极囊肿与肾上腺结核坏死液化期的声像图类似。但囊肿透声性好，多切面显示囊肿均与肾包膜有连续性，其周围也无明亮脂肪组织包绕。

5.临床意义 超声和 CT 对肾上腺结核的诊断均有很大的价值，但超声检查方便、价廉，可作为肾上腺结核的首选检查方法。

四、肾上腺肿瘤

（一）嗜铬细胞瘤

1.病理特点 嗜铬细胞瘤 (pheochromocytoma) 是一种产生儿茶酚胺的肿瘤，来源于交感神经系统的细胞，90% 发生于肾上腺髓质，10% 发生于神经节丰富的其他部位，如腹主动脉旁、肾门旁、颈动脉体的交感神经节，还可发生于膀胱壁、子宫壁、卵巢、睾丸、肠系膜、脾、阴道及肛门等处，而发生于腹腔外少见。嗜铬细胞瘤多见于成人，女性多于男性，约 1/5 发生于儿童。肿瘤单侧多见，也可双侧或多发，并有家族性。

　　病理上将嗜铬细胞瘤分为良性和恶性。大体肉眼观察，良性嗜铬细胞瘤大小相差较大，大多数包膜完整、光滑，呈圆形或椭圆形，棕黄色，肿瘤的血管丰富，瘤内可有囊性变及出血；而恶性嗜铬细胞瘤有 5%～10% 浸润邻近脏器，可形成血管内癌栓或远处转移。但仅依据声像图表现确定为恶性肿瘤较为困难。

　　2. 临床表现　由于儿茶酚胺分泌增多，大量儿茶酚胺作用于肾上腺素能受体，导致高血压和代谢紊乱为主的一系列临床表现。典型的高血压变化有阵发性高血压及持续性高血压。发作时突感心悸、气短、胸闷、头晕、头疼、出汗，有时合并恶心、呕吐、腹痛、视觉模糊、焦虑恐惧、面色苍白、四肢发凉等，收缩压可骤升至 26.7kPa（200mmHg）。基础代谢增高，糖、脂肪及电解质代谢紊乱，以及兼有伴发疾病的临床表现，但也有肿瘤较大而无临床症状者。

　　3. 声像图表现

　　（1）肿瘤多位于肾上腺的内上方，右侧多于左侧，双侧少见。肿瘤形态呈圆形或椭圆形，边缘较规则，包膜完整，呈低回声，边界明亮（图 32-3-5）。瘤体大小相差悬殊，小者直径约为 0.5cm，最大者直径可达 18cm，大多数肿瘤发现时直径为 4～10cm。

　　（2）肿瘤不大时内部呈均匀的中等回声或低回声（图 32-3-6），肿瘤较大时因内部有出血、坏死或囊性变时，呈混合性回声，瘤体内出现不规则的、大小不等的液性暗区（图 32-3-7）。极少数肿瘤呈囊性，易误为囊肿。

　　（3）肿瘤较大时可挤压邻近脏器，左侧可挤压脾、左肾，右侧可挤压肝、右肾及下腔静脉。冠状切面显示肿瘤与肾包膜回声形成"海鸥征"。

　　（4）恶性嗜铬细胞瘤的形态不规则、包膜回声连续性中断，内部回声不均匀，转移时则在肝及相应部位出现转移灶，定期观察肿瘤生长较快。

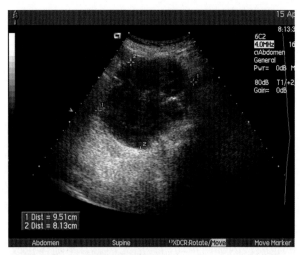

图 32-3-5　肾上腺嗜铬细胞瘤

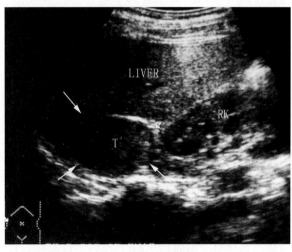

图 32-3-6　较小的肾上腺嗜铬细胞瘤

患者男，46 岁，声像图显示右肾上腺区椭圆形肿块，内部呈较均匀的低回声（箭头所指），边界清晰，病理证实为肾上腺嗜铬细胞瘤（LIVER- 肝脏 RK- 右肾 T- 肾上腺嗜铬细胞瘤）

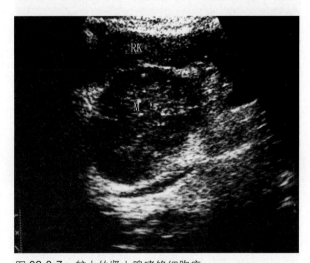

图 32-3-7　较大的肾上腺嗜铬细胞瘤

患者女，56 岁，高血压，声像图显示右上腺区约 8.6cm × 7.2cm 的类圆形肿块，内部不均匀，病理证实为肾上腺嗜铬细胞瘤

（5）异位嗜铬细胞瘤。因其生长部位不同而表现各异：

①肾门附近嗜铬细胞瘤。较常见于肾门的前方、上方或下方，肾上极或下极被推挤使肾长轴倾斜移位，但与肾有清晰的分界，不易与肾肿瘤混淆。

②腹主动脉旁嗜铬细胞瘤。常推移下腔静脉和肠系膜上静脉，使其向外向前偏移，对血管无浸润，较容易探测到。

③膀胱嗜铬细胞瘤。主要位于膀胱壁层内，使膀胱壁局限性向膀胱内或外隆起，有光滑完整的包膜，内部回声均匀，后无声影，不随体位改变而移动（图 32-3-8 和图 32-3-9）。

④髂血管旁的嗜铬细胞瘤。出现在盆腔，位置较深，受肠气干扰很难显示。

⑤卵巢嗜铬细胞瘤。位于盆腔，似多房性浆液性囊肿，其壁上有实体物隆起，部分囊壁明显增厚，如不结合病史不易与卵巢囊肿鉴别。

4. 鉴别诊断

（1）嗜铬细胞瘤与肝肿瘤的鉴别。当肝肿瘤向肾上腺方向隆起并推挤肾上腺时，或者肾上腺肿瘤向肝方向隆起并推挤肝脏时，二者应进行鉴别。此时，让患者深呼吸，如果瘤体与肾脏同步移动而与肝脏呈反向移动，并且肝、肿瘤和肾之间的分界线呈"海鸥征"时，为肾上腺肿瘤；反之，则为肝肿瘤。但巨大肿瘤鉴别仍较困难。

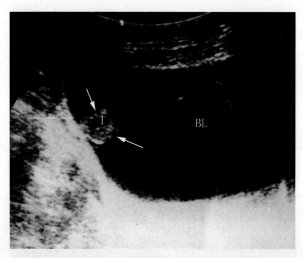

图 32-3-8　膀胱腔内异位嗜铬细胞瘤
患者女，42 岁，高血压病。声像图显示膀胱左侧壁有一实质性肿块向膀胱腔内突出（箭头所指），包膜完整，内部回声均匀，无声影，不随体位改变而移动，手术后病理证实为膀胱腔内异位嗜铬细胞瘤（BL- 膀胱 T- 肿块）

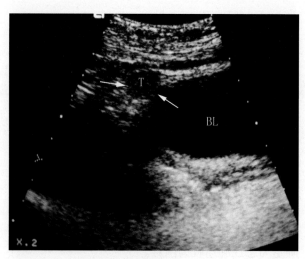

图 32-3-9　膀胱壁异位嗜铬细胞瘤
患者女，83 岁，高血压病Ⅲ期，尿急或体位改变时血压明显增高，排尿后血压降低。声像图显示膀胱顶部有一实质性包块，由膀胱壁向外突出，呈类圆形，包膜完整，内部为均匀的低回声（箭头所指），手术后病理证实为膀胱壁异位嗜铬细胞瘤（BL- 膀胱 T- 肿块）

（2）嗜铬细胞瘤与肾肿瘤的鉴别。肾肿瘤的肿块位于肾轮廓内，肾被膜局部隆起，肾窦显示不完整；而肾上腺肿瘤与肾脏分界清晰，肾脏受压移位，但其内部结构无改变。

（3）嗜铬细胞瘤与膀胱肿瘤的鉴别。膀胱壁的异位嗜铬细胞瘤表现为膀胱壁局限性增厚或膀胱壁上有实质性肿物向腔内外突起，呈圆形或类圆形，有光滑完整的包膜，内部回声均匀，膀胱充盈时有血压升高等临床表现；而膀胱肿瘤包膜回声欠光滑规整，内部回声欠均匀，结合临床二者不难鉴别。

（4）嗜铬细胞瘤与肾上腺髓质增生的鉴别。肾上腺髓质增生与嗜铬细胞瘤的临床表现与实验室检查相似，肾上腺髓质增生表现为肾上腺体积增大、变圆、无明显肿块；而嗜铬细胞瘤呈圆形或卵圆形，体积较大，内部回声不均匀，尚可出现出血、坏死或囊性变。

（二）肾上腺皮质腺瘤

1. 病理特点　肾上腺皮质腺瘤（adrenal cortical adenoma）分为功能性腺瘤和无功能腺瘤两类。

（1）功能性腺瘤。包括分泌皮质醇过多产生库欣综合征的库欣瘤及分泌醛固酮过多引起醛固酮增多症的醛固酮瘤。库欣瘤常为单侧，直径为3cm 左右，切面呈棕黄色，有完整的包膜。醛固酮瘤占原发性醛固酮增多症的 65% ~ 90%，以单侧多见，一侧腺瘤可伴同侧或双侧肾上腺皮质增生是醛固酮瘤的病理特征。醛固酮瘤体积较小，直径多小于 2cm，肿瘤呈黄色，有完整的包膜。

（2）无功能腺瘤。患者无肾上腺皮质功能亢进的临床表现。无功能性肾上腺皮质腺瘤较常见，多见于老年人或糖尿病患者，直径多为 1 ~ 5cm，包膜完整或不完整，瘤组织中有纤维间隔，肿瘤呈黄色或褐色。腺瘤以外的肾上腺组织正常是其特点。

2. 临床表现 肾上腺皮质腺瘤病因不同，其临床表现也有所不同。

（1）库欣氏瘤。功能性皮质腺瘤表现为库欣综合征，多见于中青年，女性多于男性，从发病到出现典型症状的时间为 3 ~ 5 年。典型的临床表现为向心性肥胖、满月脸、颈背部脂肪堆积、腹部膨隆、四肢瘦小、紫纹、多毛、高血压，血及尿中皮质醇增高，无昼夜节律变化，血浆促肾上腺皮质激素升高等。

（2）醛固酮瘤。男女发病率无差异。本病患者消瘦，典型的表现是高血压、肌无力或麻痹、多尿三大症状，一般降压药效果差，血钾低，尿钾高。安体舒通试验治疗后，高血压及低血钾缓解。

（3）无功能腺瘤。多见男性，以中老年居多，在青春期前很少发病，一般无临床表现，当肿瘤较大时可产生非特异性的压迫症状。

3. 声像图表现

（1）大多数腺瘤体积较小，直径 < 4cm，呈圆形或椭圆形，边界清晰，有包膜。

（2）大多肿瘤内部回声低而均匀，少部分肿块 > 4cm，内部回声稍增强、欠均匀。

（3）库欣瘤大多体积稍大，直径为 2 ~ 4cm，患者一般较胖，皮下及肾周围脂肪组织甚为丰厚（图 32-3-10）。醛固酮瘤大多体积较小，直径 ≤ 2cm，肿瘤球体感较强，患者一般较瘦，皮下及肾周脂肪层较薄（图 32-3-11）。无功能腺瘤体积也较小，形态规则，包膜完整，内部呈均匀的低回声（图 32-3-12）。

（4）彩色多普勒显示肿块内血流信号较少或无血流信号。

4. 鉴别诊断

（1）肾上腺皮质腺瘤与皮质增生的鉴别。腺瘤的边界清晰，有立体感；而皮质增生则主要表现肾上腺体积增大，无明显占位性病变，无立体感。

（2）肾上腺皮质腺瘤与皮质腺癌的鉴别。皮质腺瘤体积较小，内部回声低而均匀；而皮质腺癌体积较大，包膜不完整，内部回声不均匀，可出现坏死液化灶。

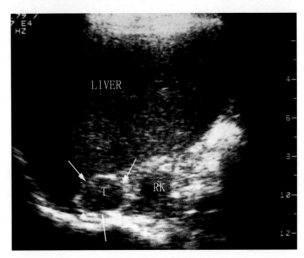

图 32-3-10 肾上腺皮质腺瘤（库欣瘤）
患者女，17 岁，月经紊乱，体毛增多，阴毛浓密。声像图显示右肾上区一类圆形实质性包块，包膜完整，与周围组织分界清，内部呈均匀的低回声（箭头所指），皮下脂肪及肾周脂肪增厚，手术后病理证实为肾上腺皮质腺瘤（LIVER-肝脏 RK-右肾 T-肿块）

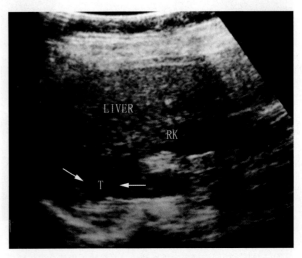

图 32-3-11 肾上腺皮质腺瘤（醛固酮瘤）
患者男，46 岁，高血压，低钾血症。声像图显示右肾上腺区一个圆形的实质性包块，边界清晰，包膜完整，内部呈均匀的低回声（箭头所指），病理证实为原发性醛固酮瘤（LIVER-肝脏 RK-右肾 T-肿块）

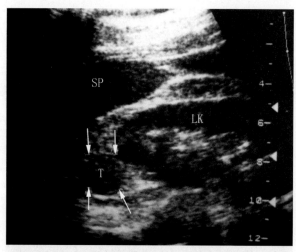

图 32-3-12 肾上腺皮质腺瘤（无功能瘤）

患者男，38 岁，体检时超声显示左肾上腺区一椭圆形包块，包膜完整，内部呈均匀的低回声（箭头所指），病理证实为肾上腺皮质无功能腺瘤（SP-脾脏 LK-左肾 T-肿块）

（三）肾上腺皮质腺癌

1. 病理特点 肾上腺皮质腺癌（adrenal cortical carcinoma）根据肿瘤是否分泌皮质醇而分为功能性与非功能性两种。功能性皮质腺癌以儿童多见，小儿肾上腺皮质肿瘤有 60%～80% 为恶性。肾上腺皮质腺癌大多以单侧多见，也有双侧肾上腺皮质腺癌。有文献报道，24 小时尿中 17 酮类固醇（17-Ks）超过 69.4μmol 可提示为恶性肿瘤，瘤体越大其恶性程度越高，而且肿瘤的大小与肿瘤的性质有一定的关系。众多学者视肿瘤包膜浸润和新生血管形成为判定组织恶性程度的标志。皮质腺癌的细胞核形态不规则，核大深染，细胞分化不良，增生活跃，有核分裂的病理特征。

2. 临床表现 功能性肾上腺皮质腺癌主要表现为肾上腺皮质醇增多和性征异常的症状及体征，包括肥胖、体重增加、满月脸、水牛背、多毛、紫纹、男性阳痿早泄、女性月经紊乱或闭经等，而罕有醛固酮增多的表现。儿童肾上腺皮质腺癌的临床表现多为混合性内分泌紊乱综合征，即肥胖、胡须增多、高血压、性早熟、男性阴茎增大、女孩阴蒂肥大等。

无功能性肾上腺皮质腺癌一般无明显的症状和体征，包块压迫邻近器官可表现腰痛、消化不良等症状。

3. 声像图表现

（1）肾上腺区圆形、分叶状或不规则形的肿块，一般发现时体积较大，直径＞6cm，边缘不规则，与周围脏器分界欠清。

（2）肿瘤内部呈实质不均匀的低回声或强回声，内部常有液化坏死而出现不规则的液性暗区（图 32-3-13）。

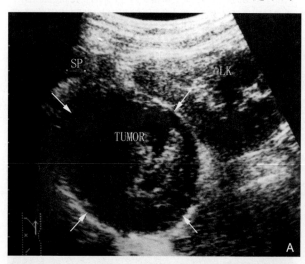
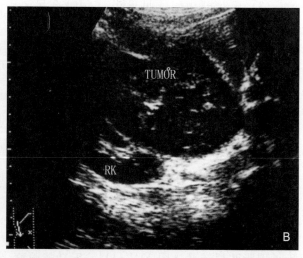

图 32-3-13 肾上腺皮质腺癌

A 图示左肾上腺区椭圆形实质性肿块，有包膜，但部分包膜显示不清，肿块内部回声不均匀，呈低回声和强回声交错（箭头所指），左肾受挤压 B 图示右肾上腺区椭圆形实质性肿块，有包膜但不完整，肿块内部回声不均匀，呈低回声和强回声交错，右肾受挤压。病理证实为肾上腺皮质腺癌（LK-左肾 RK-右肾 SP-脾脏 TUMOR-肿块）

（3）彩色多普勒显示肿块内部及周边血流丰富。

4. 鉴别诊断　肾上腺皮质腺癌应与邻近脏器的肿瘤相鉴别，右肾上腺皮质腺癌应注意与肝和右肾肿瘤鉴别，左肾上腺皮质腺癌应与胰尾肿瘤鉴别。一般而言，胰尾肿瘤大多位于脾静脉的前方，而左肾上腺肿瘤多在脾静脉的后方。当肾上腺肿瘤较大并与肝、肾发生粘连时鉴别较困难。

5. 临床意义　超声显像对肾上腺肿瘤的定位定性准确率较高，据文献报道敏感性可达90%～97%，特异性为95%～95.6%，正确率为93%～95%。超声检查简便、安全、无创、价廉，目前对肾上腺肿瘤诊断的应用率为100%，明显高于其他影像学检查。对于临床或生化检查疑有肾上腺肿瘤的患者，超声可作为首选检查方法。超声可以显示直径1cm以上的肾上腺皮质腺癌，能测量大小、判断位置及其与周围组织的关系，为临床治疗提供可靠的信息。CT和MRI等检查对肾上腺肿瘤的确诊率高，尤其是上腹部胀气或肥胖的患者，CT和MRI较超声更具优越性。

（四）肾上腺神经母细胞瘤

1. 病理特点　肾上腺神经母细胞瘤 (adrenal neuroblastoma) 是发生于儿童的一种常见实质性肿瘤，占儿童恶性肿瘤的7%～10%，在2岁儿童中发病率较高。神经母细胞瘤是从发育中的脊髓外层迁移而来的神经母细胞或原始神经嵴细胞衍化而成，可发生于体内多处，70%原发于肾上腺，也可见于颈部、后纵隔、盆腔等处。神经母细胞瘤常有一假包膜，质地软，体积大，表面呈结节状，剖面呈灰白色，常合并出血、坏死、囊性变和钙化。肿瘤长大后极易穿破包膜侵犯周围组织，靠近脊柱的肿瘤可穿过椎间孔而呈哑铃状。肿瘤生长快，恶性度高，早期即可发生转移。

2. 临床表现　多发于婴幼儿，成人罕见，患儿常以腹部包块就诊。肿块呈结节状，质地硬，常超过腹中线，患者出现消瘦、贫血、腹痛、低热等症状。全身症状或转移瘤的症状可出现在腹部包块之前，表现为眼眶和颅骨隆起。四肢长骨转移时局部疼痛并出现病理骨折，脑转移时可发生共济失调、斜视、肌痉挛等，部分患者有高血压、多汗、24小时尿香草基杏仁酸（VMA）增高。

3. 声像图表现

（1）肾上腺区见结节状或分叶状的实质性肿块，边界清晰，直径多在10cm以上（图32-3-14）。

（2）肿瘤内部回声不均匀，呈低回声和强回声交错，伴不规则液性暗区及钙化灶。

（3）邻近脏器可被推挤移位，肾脏常受压下移，但轮廓完整，内部结构完好。

（4）彩色多普勒显示肿块内血供丰富，可见斑点状彩色血流信号，血流速度增快。

4. 鉴别诊断　肾上腺神经母细胞瘤应与肾母细胞瘤相鉴别：肾母细胞瘤因肿瘤浸蚀破坏严重，肾外形及内部回声均失常，而肾上腺神经母细胞瘤时肾脏被推挤下移，肾轮廓完整，内部回声完好。

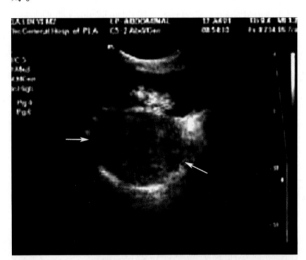

图 32-3-14　肾上腺神经母细胞瘤（箭头所指）

（五）肾上腺髓样脂肪瘤

1. 病理特点　肾上腺髓样脂肪瘤 (adrenal myelolipoma) 是一种无内分泌功能的良性肿瘤，由成熟的脂肪细胞和骨髓细胞构成，通常发生于肾上腺皮质或髓质，多发于50～60岁的中老年人，男女发病率相近，以单侧和单发多见。肿瘤呈圆形或椭圆形，表面光滑，质地软或呈中等硬度，常无包膜，肿瘤与残存的肾上腺组织分界清楚，较大的肿瘤常有出血、钙化及骨化。

2. 临床表现　大多患者无临床症状，常在体检时由超声或CT等影像学检查发现。当肿块较大推移及压迫邻近脏器时，患者出现上腹痛、腰痛、血压升高、血尿等症状，个别患者因肿瘤自发破裂，导致腹膜后出血可危及生命。

3. 声像图表现

（1）在肾上腺区见类圆形、椭圆形或分叶状的强回声包块，直径为 4～10cm，边缘整齐，边界清楚，大多有包膜。

（2）内部回声有两种类型。一类呈强回声，由密集的点状强回声构成，光点分布均匀，声像图类似肾血管平滑肌脂肪瘤（图 32-3-15）；另一类呈网状强回声，网状强回声中兼有点状低回声，分布尚均匀（图 32-3-16）。

（3）髓样脂肪瘤与肾周脂肪组织反差较大，容易辩认。仔细观察可发现髓样脂肪瘤随呼吸活动而变形。

4. 鉴别诊断

（1）肾上腺髓样脂肪瘤与肾上极血管平滑肌脂肪瘤的鉴别。位于肾上极的血管平滑肌脂肪瘤向肾包膜突起时与肾上腺髓样脂肪瘤表现相似，但各切面显示其与肾包膜有连续性，包块不随呼吸而变形。

（2）肾上腺髓样脂肪瘤与肝脏脂肪瘤的鉴别。肝脏脂肪瘤位于下腔静脉的前方，呼吸时肿块与肝脏呈同步运动，与肾脏运动不同步；而肾上腺髓样脂肪瘤位于下腔静脉的后方，与肾脏呈同步运功。

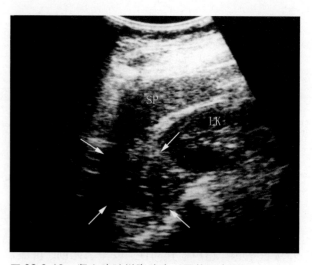

图 32-3-16　肾上腺髓样脂肪瘤（网状回声型）

右肾上腺区一个实质性肿块，内部回声呈网格状，由强回声与低回声交织而成，与周围组织分界清（箭头所指），病理证实为肾上腺髓样脂肪瘤

（六）肾上腺转移性肿瘤

有文献报道，肾上腺是肝、肺和骨骼之后，列为第四位容易发生转移的脏器。最常见的原发病灶是肺癌，其次是乳腺癌、甲状腺癌和结肠癌。作者遇到两例原发病灶在肺的肾上腺转移癌，其声像图表现为肾上腺区实质性低回声肿块，形态不规则，包膜欠清晰，内部呈较均匀的低回声（图 32-3-17）。

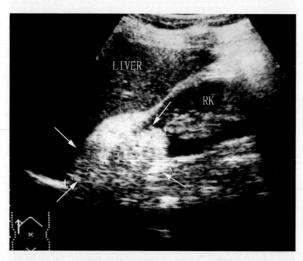

图 32-3-15　肾上腺髓样脂肪瘤（强回声型）

右肾上腺区一个类圆形的强回声肿块，内部呈分布均匀的强回声，与周围组织分界清（箭头所指），病理证实为肾上腺髓样脂肪瘤（LIVER- 肝脏 RK- 肾脏）

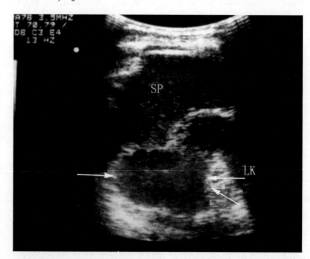

32-3-17　肾上腺转移性肿瘤

左肾上腺区实质性肿块，形态不规则，包膜欠清晰，内部呈较均匀的低回声（箭头所指）（LK- 左肾 SP- 脾脏）

五、肾上腺出血

1. 病理特点　肾上腺血管丰富，血管壁薄，肾上腺出血 (adrenal hemorrhage) 的主要原因是应

激性 ACTH 对肾上腺皮质的刺激，例如严重的败血症、休克、大手术后、严重烧伤、恶性高血压、妊娠毒血症及恶性肿瘤侵犯等反馈性刺激垂体分泌大量 ACTH，大量内源性 ACTH 对肾上腺皮质产生强烈的作用，是导致肾上腺出血的根本原因。新生儿肾上腺出血较为多见，出血主要发生在肾上腺皮质，大多是由于产伤、窒息、酸中毒所致，双侧肾上腺可广泛出血坏死。

2. 临床表现 新生儿肾上腺出血往往为单侧局限性出血，可出现上腹包块、黄疸、休克、发绀、嗜睡、反应差等症状和体征。

3. 声像图表现

（1）出血早期，患侧肾上腺区呈无回声或低回声的圆形或类圆形包块，边界清晰，后方回声增强。

（2）血凝块形成后，表现为类圆形的强回声团块（图 32-3-18）。

（3）随血肿液化又表现为无回声肿块，随后血肿逐渐缩小为三角形，肾上腺恢复正常形态。

（4）肾上腺急性弥漫性出血表现为肾上腺肿大，有时可出现小的液性暗区。

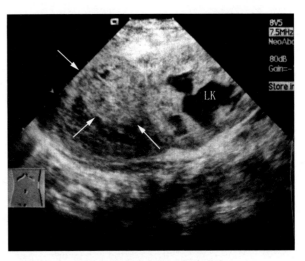

图 32-3-18　新生儿肾上腺出血（血肿形成）
新生儿肾上腺出血形成血肿，表现为左肾上腺内出现不规则的强回声（箭头所指），左肾（LK）明显受挤压

4. 临床意义 超声显像可实时监测肾上腺出血的不同时期，而 CT 在定位、了解血肿的形态、大小、边缘、钙化及其与邻近脏器的方面等方面优于超声。但 CT 在观察血凝块状态的改变及血流信号方面不如超声，而且费用高。MRI 显示肾上腺血肿的亚急性期和慢性期比超声和 CT 更敏感。

（向莎利　陈常佩）

第33章

输尿管疾病

第1节
输尿管解剖概要

输尿管(ureter)是泌尿系统的重要组成部分，上端与肾脏相连，下端与膀胱相通。它是引流尿液的管道，把肾脏产生的尿液输送至膀胱。

从发生学看，输尿管来自中胚层。胚胎发育至第四周，中肾管的两侧各出现一个输尿管芽，头侧发育为肾，尾侧发育为输尿管，到20周才发育完善。

从结构上看，输尿管是一对肌性管道，全长25～30cm。各段结构略有差异。上1/3段管壁肌肉少，内径狭小细长；中1/3段管壁松弛，内径较粗；下1/3段管壁肌肉完善，切面呈圆形。输尿管的内径不一，最细处0.1～0.2cm，最粗处约1.0cm。临床上将输尿管分为三段，即腹段、盆段和膀胱壁内段。腹段与盆段的长度大致相等，壁内段长约1.5cm，壁内段过短或发育不全是尿液反流的解剖学基础。输尿管腹段由肾门开始沿腰大肌下行至小骨盆入口处，盆段跨越髂血管沿盆壁向后下行至膀胱底外上角处，壁内段由此向内下斜穿过膀胱壁，开口于膀胱内的输尿管口（图33-1-1）。

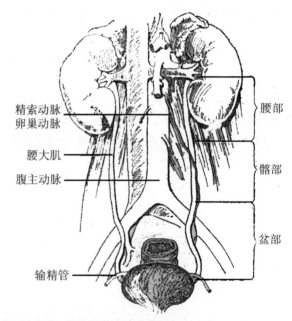

图 33-1-1　输尿管解剖示意图

输尿管有五个狭窄部位（图33-1-2），结石易滞留或嵌顿在这些狭窄部位：

(1) 肾盂输尿管连接部，管腔内径约0.2cm。

(2) 输尿管与髂血管交叉处，管腔内径0.3cm。

(3) 输尿管与男性输精管或女性阔韧带底部交叉处。

(4) 输尿管与膀胱壁外侧缘交界处。

(5) 输尿管膀胱内段，管腔内径为0.1～0.2cm。

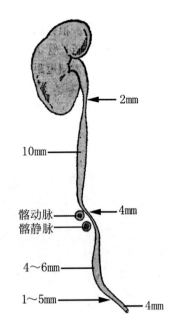

图 33-1-2　输尿管狭窄示意图

第2节
输尿管超声检查基础

一、仪器

检查输尿管以凸阵探头最佳,便于加压检查以显示扩张的输尿管及其病变,频率采用3.5～5.0MHz。当然,也可选用线阵和环阵探头。

二、检查前准备及体位

1. 检查前准备　患者最好空腹,膀胱适度充盈,使输尿管保持利尿后充盈状态,以避免空腹后肠蠕动增加,导致肠道内蓄积大量气体。肠胀气严重者检查前口服适量消胀药物。急症患者随时可进行检查。

2. 常用体位　一种是俯卧位,一种是仰卧位,必要时可选用侧卧位。

三、检查手法

输尿管内径细小,位置深,走行长而弯曲,肠腔气体易造成干扰,检查手法的得当与熟练是获得满意图像的重要环节。

1. 经背部检查　沿脊椎横突的外侧缘扫查,找到肾脏声像图(纵切或横切),于腰大肌前方沿肾门检查即可显示上段输尿管。

2. 经侧腹部冠状扫查　是显示肾盂输尿管连接及上段输尿管最方便的途径。

3. 经腹壁扫查　探头宜加压推开肠道及肠道内气体,以便于寻找输尿管。在右侧沿腔静脉外侧,在左侧沿腹主动脉外侧,寻找上段输尿管。在左右两侧髂血管的前方寻找越过髂血管的输尿管,扩张的输尿管与髂总动、静脉平行排列呈三条暗带,彩色多普勒显示髂血管更有利于寻找输尿管。膀胱充盈后,可显示盆段和膀胱壁内段输尿管。

四、输尿管正常声像图

输尿管是内径较细的肌性管道,位于腹膜后间隙,超声图像难于显示,输尿管盆段在膀胱充盈时可显示。

输尿管因各种原因形成梗阻,尿液不能顺利由肾脏输送至膀胱造成尿液滞留。输尿管扩张形成了界面,超声显示为两条平行光带中间夹一暗带,彩色多普勒检查无彩色血流信号。

五、超声检查适应证

各种原因引起输尿管梗阻是输尿管超声检查的最佳适应证。功能性梗阻(如巨输尿管)、机械性梗阻(如结石、肿瘤、狭窄、结核、尿道瓣膜)等都是超声检查的适应证。因此,采用口服利尿剂后人为地使盆段输尿管受阻形成一过性输尿管积水,将有利于发现输尿管疾病。

第3节
输尿管疾病

一、输尿管结石

(一) 病理特点与临床表现

输尿管结石(ureteral stone)是成人输尿管梗阻最常见的病因,约占90%。结石主要来自肾脏,输尿管原发性结石少见,结石多停留在输尿管狭窄处（图33-3-1）。输尿管结石的大小为0.5～2.0cm，绝大多数为1.0～1.5cm。结石大多为单侧，双侧结石仅占10%左右。结石形成机械性梗阻，尿液输送不畅，94%的输尿管扩张积水，进而使肾积水，造成肾功能不同程度损害。结石会对输尿管黏膜产生损害，滑动时刺激使输尿管痉挛，患者出现剧烈绞痛和血尿。输尿管结石尚可持续性刺激管壁黏膜，形成息肉。

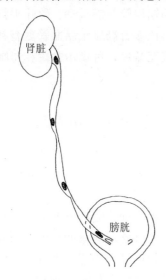

图33-3-1　输尿管结石示意图

（二）声像图表现

1. 直接征象　扩张的输尿管内见强回声，形态可为椭圆形、弧形、长柱形或不规则形（图33-3-2）。直径大多为1.0～1.5cm。绝大多数输尿管结石位于输尿管的上段（47%）和下段（45%）。儿童输尿管结石小者仅0.3cm，最大者为0.8cm，80%的结石位于输尿管的下段。不同部位的输尿管结石，其声像图表现也有所不同。

（1）输尿管下段结石。结石位于输尿管开口处时，可见结石强回声向膀胱内突出并悬挂在膀胱内，但不随体位改变而移动。

（2）膀胱黏膜下输尿管结石。可见椭圆形强回声紧贴着膀胱黏膜，也不随体位改变而移动。

（3）输尿管膀胱壁内段结石。可见椭圆形强回声与膀胱壁重叠，伴有声影（图33-3-3）。对紧贴膀胱后壁的结石，常采用斜切面来区分是位于输尿管下段还是位于输尿管与膀胱交界处，前者距膀胱3.5cm以上而后者距膀胱约2.5cm。

2. 输尿管扩张积水和肾积水　80%～95%的结石形成输尿管梗阻，输尿管出现扩张积水，进

而肾脏也呈现不同程度积水，在声像图上表现为肾窦分离，形态依程度不同而异。重度肾积水时出现巨大的无回声区，内有带状分隔，肾皮质菲薄；中度肾积水时肾窦分离呈放射状，暗区互相连接；轻度肾积水时肾窦分离呈卵圆形或窄带状。1/4～1/5的结石为非梗阻性，不会引起输尿管扩张积水和肾积水。

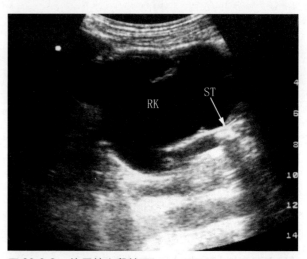

图33-3-2　输尿管上段结石
结石（ST）位于肾盂输尿管连接处（箭头所指），呈椭圆形强回声后伴声影，合并右肾（RK）重度肾积水

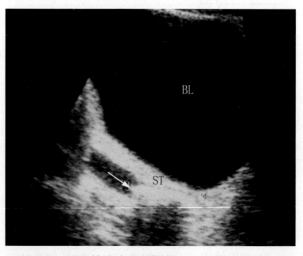

图33-3-3　输尿管膀胱壁内段结石
结石位于输尿管膀胱壁内段（箭头所指），呈弧形强回声后伴声影，近端输尿管扩张积水（BL-膀胱 ST-结石）

3. 肾内血管阻力指数升高　输尿管梗阻后，肾内血管阻力指数（RI）值升高，解除梗阻后RI可恢复正常。应用多普勒超声测量肾皮质与髓质交界处弓状动脉或叶间动脉的RI值，正常人RI<0.7，若RI≥0.7则可提示有输尿管梗阻存在。RI值升高可能与输尿管梗阻后肾实质缺血水

肿，压迫肾内动脉使肾内动脉阻力升高有关，也可能与肾素血管紧张素作用有关，或者是机体应激反应自身调节的结果。这些改变仅局限于梗阻侧肾脏。单侧输尿管梗阻，梗阻肾 RI 值明显高于健侧肾 RI 值，差值 ≥ 0.1。此外，当输尿管结石伴有未能显示的轻度肾积水时，二维超声难以判断是否有梗阻，通过多普勒超声测定肾血流的 RI 则有助于判断有无梗阻，若 RI>0.7 或结石侧肾脏 RI 与无结石侧肾脏 RI 差值大于 0.1，常提示存在梗阻。

4. 输尿管喷尿现象　正常喷尿的声像图表现为双侧输尿管开口处对称、均匀、有相同间隔及持续时间的低回声，流体沿正中方向射入膀胱。实验证明，输尿管喷尿现象的产生与声阻抗差有关。彩色多普勒可以观察喷尿的速度、方向、间隔时间及持续时间，能帮助诊断输尿管梗阻。中重度输尿管梗阻时梗阻侧无喷尿或仅有低速持续喷尿，而轻度输尿管梗阻时输尿管喷尿无明显改变（图 33-3-4）。

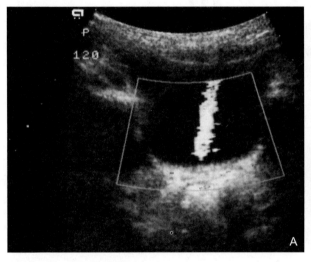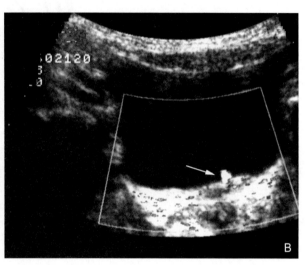

图 33-3-4　输尿管喷尿现象
A 图显示正常输尿管喷尿　B 图显示输尿管中重度梗阻时输尿管喷尿减弱（箭头所指）

（三）鉴别诊断

梗阻性输尿管结石应与其他原因引起的输尿管梗阻鉴别。仔细观察输尿管扩张终止处的声像图有助于鉴别，尤其是当结石的声像图不典型时更应注意询问病史。输尿管结石在临床常有肾绞痛和血尿史。还应注意与结石附近肠腔气体相鉴别，肠腔气体游移不定，探头置于此处稍长时间观察不难区分。

（四）临床意义

超声检查对输尿管结石的诊断有重要的价值，它可以显示结石的位置，准确测量结石的大小，观察结石的形态，协助分析与周围组织粘连与否。对于 X 线不显影的阴性结石及碘过敏的患者，超声检查更有其独到之处。对输尿管结石是否有梗阻形成，输尿管的扩张程度与肾积水的程度可准确地作出判断。此外，超声除了监视输尿

管碎石过程外还可对治疗效果进行判断。当结石沿输尿管变细、变长，或者碎石随冲击波震动呈不同步跳动，或者声影变宽变弱，都可提示结石被粉碎，治疗有效。

梗阻性结石伴肾积水者对肾功能有一定损害，应手术治疗，而非梗阻性结石一般较小，对肾功能无影响，药物治疗大多能排出。结石的形态、大小除了与质地有关，还与病程有一定的关系。长柱形和弧形的结石较大，长时间滞留于输尿管内，由尿盐沉积而成，此类结石提示病程长，排石效果不佳，宜手术取石。彩色多普勒观察输尿管喷尿现象，测量肾血流 RI 的变化，为判断有无梗阻存在及程度提供了新的指标。

超声诊断输尿管结石的符合率高达 95% 以上，但这与检查技术及仪器条件有重要的关系。熟悉输尿管的走行特点，不断改进检查方法，克服肥胖、肠气过多、结石过小等不利因素，可提

高对输尿管结石的检出率与准确率。

二、输尿管囊肿

（一）病理特点及临床表现

输尿管囊肿 (ureterocele)，又称为输尿管开口

囊肿或输尿管膨出，是一种由于膀胱内黏膜下输尿管发育不良而形成囊性扩张的先天性疾病（图33-3-5）。如果扩张的部分位于膀胱内，称为原位输尿管囊肿，多见于单一输尿管；而如果扩张的部分位于膀胱颈或尿道，则称为异位输尿管囊肿，90% 发生于重复肾畸形上段肾的输尿管末端（图 33-3-6）。

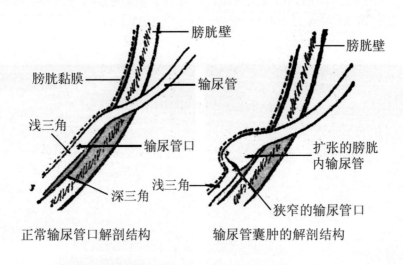

正常输尿管口解剖结构　　　　输尿管囊肿的解剖结构

图 33-3-5　输尿管囊肿示意图

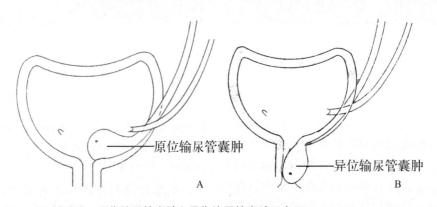

图 33-3-6　原位输尿管囊肿和异位输尿管囊肿示意图

本病儿童多见，约占儿童输尿管疾病的17%，绝大多数为女童。儿童病例的 80% 伴有重复肾及重复输尿管畸形，约 60% 伴有输尿管异位开口。在成人则不合并重复肾畸形，输尿管开口在正常的位置，成人出现输尿管囊肿，可能与后天因素有关，炎症、创伤、输尿管狭窄等均可使输尿管向膀胱内脱垂而形成输尿管囊肿。

患者一般无症状，合并感染是最常见的症状，严重时可导致革兰氏阴性杆菌脓毒血症，女孩最常见的是输尿管囊肿向尿道脱垂造成尿道梗阻，

并可合并感染。也有文献报道输尿管囊肿可合并结石。

（二）声像图表现

1.在膀胱三角区见圆形或椭圆形的环状回声，壁薄而光滑，回声稍强，大小为 0.6 ~ 4.0cm，尿流的进入与排出使囊肿呈节律性扩张与缩小。当输尿管蠕动带来尿液时囊内充满尿液，囊肿出口很小，尿液不易立即排出，故而囊肿增大，在下一次蠕动到来之前，囊肿内尿液排光，故而缩小。

2．输尿管囊肿伴有重复肾者，可见上段肾积水，囊肿多来自重复肾的输尿管。

3．输尿管囊肿伴有重复输尿管积水者，可见两条扩张的输尿管。

4．输尿管囊肿滑入尿道形成尿路梗阻时，显示输尿管及肾脏有不同程度积水，滑脱后又返入膀胱者多伴有感染，失去节律性收缩与扩张的特点（图33-3-7）。

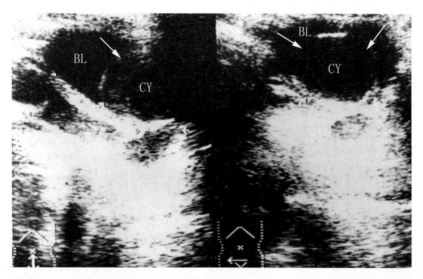

图33-3-7 原位输尿管囊肿合并感染
在膀胱三角区见圆形或椭圆形的环状回声，其内见较密集的点状回声（箭头所指）（BL-膀胱 CY-输尿管囊肿）

（三）鉴别诊断

输尿管囊肿是造成输尿管及膀胱机械性梗阻的常见病因之一。当尿路有梗阻时，应注意检查全尿路，排除输尿管囊肿的存在。

输尿管囊肿脱出尿道又返纳回膀胱者，多伴有感染，失去原有的声像图特征，变成实性稍强回声，失去节律性的扩大与缩小活动。此时，应注意与输尿管末端及膀胱三角区肿瘤相鉴别，询问病史及临床资料有帮助。

输尿管囊肿可合并结石和肿瘤（图33-3-8），应仔细观察注意与膀胱肿瘤、膀胱结石相区别。

（四）临床意义

超声检查是诊断输尿管囊肿的首选影像方法。超声检查能准确、快捷地诊断合并的重复肾、重复输尿管、肾积水、输尿管积水，并能方便地随访治疗效果。

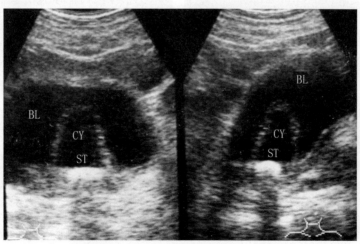

图33-3-8 输尿管囊肿合并结石
（BL-膀胱 CY-囊肿 ST-结石）

三、输尿管狭窄

(一) 病理特点及临床表现

输尿管狭窄 (ureterostenosis) 最常见的发生部位是肾盂输尿管连接部或输尿管末端。

1. 肾盂输尿管连接部狭窄 多见于儿童，多为先天性因素所导致，在儿童期常无明显症状，偶而在超声检查被发现。有的长期被忽略，直到青年或中年时期感腹部胀痛，此时患侧肾脏及输尿管均有积水，有的甚至已很严重。

2. 输尿管末端狭窄 多见于成人，常由于炎症、肿瘤、息肉及外部压迫所致，早期即出现盆段输尿管积水。病变早期，输尿管上段由于输尿管肌层蠕动代偿性加强而未发生积水，持续一定时期后，输尿管蠕动失代偿，输尿管及肾均出现积水，进而影响肾功能。

(二) 声像图表现

进行超声检查时，应仔细观察狭窄部位的声像图表现，分析狭窄的原因是结石、炎性、肿瘤，还是外部异位血管和盆腔肿瘤的压迫。应根据肾积水与输尿管积水的特征来判断狭窄的部位。

1. 肾盂输尿管连接部狭窄 肾窦分离，肾实质变薄，沿扩张的肾盂向下检查不能发现扩张的输尿管（图 33-3-9）。

2. 输尿管末端狭窄 早期仅见盆段输尿管扩张积水，长期持续狭窄则表现为全输尿管扩张积水，合并肾积水（图 33-3-10）。

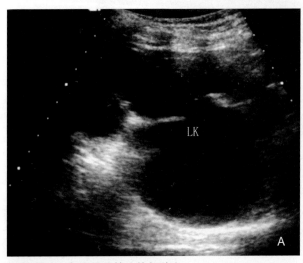
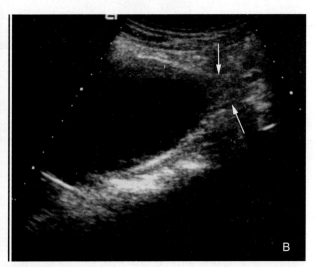

图 33-3-9　肾盂输尿管连接部狭窄
A 图示左肾（LK）重度积水　B 图示输尿管肾盂连接部明显狭窄，呈鸟嘴状（箭头所指）

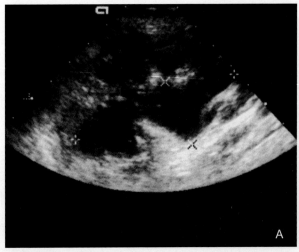
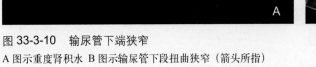
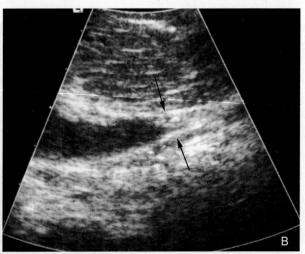

图 33-3-10　输尿管下端狭窄
A 图示重度肾积水　B 图示输尿管下段扭曲狭窄（箭头所指）

（三）临床意义

超声是检查输尿管狭窄的有效手段之一，可首次发现肾积水或输尿管积水，提示输尿管狭窄及其部位，为进一步寻找狭窄的原因提供线索。超声还可对肾积水的程度进行判断，对手术方案的选择有指导价值。晚近，微型探头（直径为2～3mm）能直接送至输尿管狭窄的部位，将为探查输尿管狭窄的原因提供有价值的信息。

四、先天性巨输尿管

（一）病理特点及临床表现

先天性巨输尿管（congenital megaureter），又称为先天性输尿管末端功能性梗阻，病变常发生在输尿管膀胱连接部。男性多于女性，常为单侧，左侧多见。

1. 病理特点　先天性巨输尿管的基本特点是输尿管明显扩张，但无输尿管及下尿路梗阻，膀胱、输尿管无逆流存在，输尿管膀胱连接处解剖结构正常，扩张远端输尿管的管径正常。先天性巨输尿管的病因迄今未明。目前公认的学说是末段输尿管纵肌缺乏而仅有环肌，这可能是在胚胎发育中受到某种因素的影响所致。成人输尿管扩张大多局限于功能性梗阻的上方，呈纺锤状，同侧肾脏受损轻微或功能良好；小儿患侧输尿管明显扩张、伸直或扭曲，肾脏受损严重。

2. 临床表现　成人先天性巨输尿管很少有症状，而小儿先天性巨输尿管则因肾功能受损而症状明显。先天性巨输尿管可因尿路感染、结石、血尿、腰痛就诊而被超声或静脉尿路造影发现。

（二）声像图表现

1. 于膀胱暗区外见一侧或双侧输尿管扩张，呈腊肠样或平行管形，壁薄，仔细追踪输尿管全程，可见扩张的输尿管上与肾脏相通，下与膀胱相连，扩大暗区内径一般大于2.0cm，有的内径可达4.0cm以上（图33-3-11）。输尿管末段未见梗阻性病变。

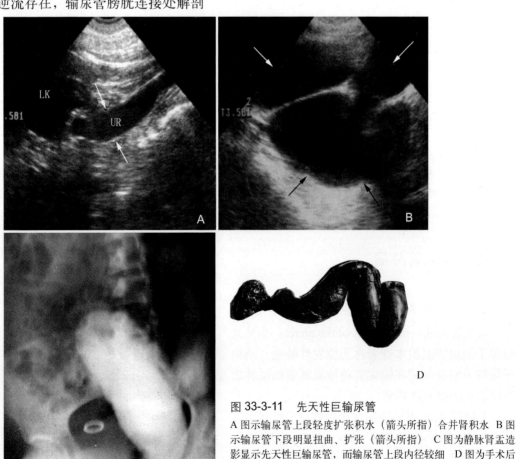

图 33-3-11　先天性巨输尿管

A 图示输尿管上段轻度扩张积水（箭头所指）合并肾积水　B 图示输尿管下段明显扭曲、扩张（箭头所指）　C 图为静脉肾盂造影显示先天性巨输尿管，而输尿管上段内径较细　D 图为手术后切除的巨输尿管和萎缩的肾脏（LK-左肾　UR-输尿管）

2．出现不同程度的肾积水，但与输尿管扩张程度不成比例。

3．膀胱暗区内可见输尿管蠕动减少，波幅增大，蠕动波向下传递间断或波幅逐渐减小。患侧输尿管口喷尿的频率低于健侧，喷尿时间较对侧相对延长。

（三）鉴别诊断

1．先天性巨输尿管与继发性梗阻性巨输尿管的鉴别 继发性梗阻性巨输尿管时输尿管扩张积水并存在梗阻原因（例如结石、肿瘤、炎症、外界压迫或异位血管）。此时首先应努力寻找梗阻的原因。此外，梗阻性输尿管扩张内径大多在0.8～1.5cm，输尿管扩张的程度与肾积水的程度

成正比。以上特征有助于两者的鉴别。

2．先天性巨输尿管与逆流性巨输尿管的鉴别 二维超声无法鉴别两者。但经尿道插导尿管并注射1%双氧水，若在输尿管内见到双氧水气泡回声从膀胱腔游弋至输尿管内，则为诊断逆流性巨输尿管提供了可靠的依据。

3．女性患者注意与卵巢囊肿鉴别 当盆腔内在膀胱的两侧出现形态呈椭圆形或不规则的暗区时，应多切面、多部位扫查囊肿的数目，并尽力去寻找暗区的周围是否有受压正常的卵巢组织，并观察有无肾积水。经阴道超声对检查卵巢囊肿有很大的帮助。

4．先天性巨输尿管与输尿管梗阻的鉴别 详见表33-3-1。

表33-3-1　先天性巨输尿管与输尿管梗阻的鉴别

鉴别点	先天性巨输尿管	输尿管梗阻
病因	末端输尿管壁内纵肌缺乏，导致功能性输尿管梗阻	上尿路或下尿路有梗阻性病变，如结石、肿瘤、膀胱、前列腺增生等，造成输尿管机械性梗阻
输尿管内径	扩张内径大多在2.0cm以上，可达4.2cm，以输尿管中下段扩张为明显	扩张内径多 <1.8cm
肾积水	与输尿管扩张程度不成正比	与输尿管扩张程度成正比
有无梗阻病变	无	有
有无喷尿现象	喷尿频率低，时间相对延长	完全性梗阻无喷尿，不完全性梗阻则喷尿正常或轻微减弱

（四）临床意义

超声显像为诊断先天性巨输尿管提供了一种有效的手段。对不合作的儿童及碘过敏而不能行静脉肾盂造影或逆行肾盂造影者更是唯一有效的检查方法。

五、输尿管肿瘤

（一）病理特点与临床表现

输尿管肿瘤（neoplasms of the ureter）少见，起源于输尿管组织本身者称为原发性肿瘤，而由于肾脏或膀胱肿瘤在输尿管种植或其他部位肿瘤转移者称为继发性肿瘤。

1.病理特点 原发性输尿管肿瘤以恶性居多，其中上皮型移行细胞癌占90%。而输尿管良性肿瘤更为少见。肿瘤的发生与化学性致癌物质的作用有关，而炎症、结石、寄生虫等则可成为局部

刺激因素诱发输尿管肿瘤。输尿管肿瘤常发生于输尿管的下段（图33-3-12）。

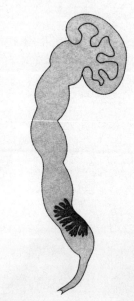

图33-3-12　输尿管肿瘤示意图

2. 临床表现 输尿管肿瘤好发于 20 ～ 50 岁的成人，男性比女性多见。临床最常见的症状是无痛性肉眼血尿，出血量大，呈间歇性。血块堵塞时可出现剧烈绞痛，肿瘤向周围组织浸润或转移也可引起疼痛。出血后继发感染，可出现尿频、尿急、排尿困难等膀胱刺激症状。

（二）声像图表现

1. 沿扩张的输尿管向下扫查，在扩张输尿管的末端常可发现低回声区（图 33-3-13），输尿管未扩张时经腹超声检查难以显示输尿管肿瘤。

2. 伴不同程度的肾积水。

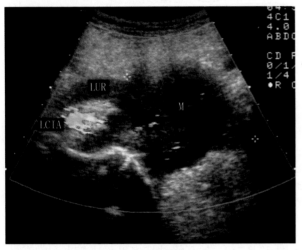

图 33-3-13 左输尿管鳞状细胞癌

（三）鉴别诊断

应注意对输尿管梗阻的病因进行鉴别，当患者血尿病程短、出现肾积水与肾功能丧失时更应注意排除输尿管肿瘤的可能。

1. 输尿管口肿瘤与膀胱肿瘤的鉴别 输尿管口周围的肿瘤除了应考虑膀胱肿瘤外，还应注意排除输尿管肿瘤，常规行上尿路检查可以明确是否为输尿管中下段肿瘤蔓延而致。靠近输尿管口的膀胱肿瘤，表现为近输尿管口处可见回声不均匀、形态不规则的团块掩盖输尿管口，导致输尿管扩张和肾积水。

2. 输尿管癌与输尿管息肉的鉴别 输尿管息肉与结石等慢性刺激有关，在结石与输尿管壁之间见实质性低回声，与输尿管肿瘤容易混淆，两者的鉴别见表 33-3-2。

（四）临床意义

对输尿管肿瘤而言，超声是较理想的筛选性检查方法，可以初步除外肾和膀胱的占位性病变，较早地发现肾和输尿管积水，提供进一步检查的线索。但超声直接显示输尿管的微小病变有一定的困难。晚近，腔内的微型探头可直接送至输尿管以观察微小的病变，有望对输尿管微小病变作出准确的诊断。

表 33-3-2 输尿管息肉与输尿管癌的鉴别

鉴别点	输尿管息肉	输尿管癌
年龄	40 岁以下	40 岁以上
病史	较长	相对较短
临床表现	血尿伴腰背胀痛	无痛性血尿
声像图表现	可有蒂，多次复查肿块的位置及形态可有变化，局部输尿管壁较整齐、光滑，与肿块有分界，并发结石的息肉则在结石与输尿管壁之间有息肉的低回声	多无蒂，基底宽，多次复查肿块形态无变化，局部输尿管壁增厚，粗糙不光滑，与管壁无分界，肿块可呈稍强回声或低回声，后方不伴声影，输尿管呈局限性不规则狭窄
X 线检查	静脉肾盂造影、顺行或逆行输尿管造影均有价值	顺行泌尿系造影可提供有价值的信息

六、输尿管异位开口

（一）病理特点与临床表现

输尿管异位开口 (ectopic ureter) 较少见，胚胎发育时输尿管应开口于膀胱三角区的底角，一旦发生异常，即会造成输尿管开口于膀胱之外。女性较男性多见，二者之比为 4：1，多为单侧输尿管异位开口，并常与重复肾和双输尿管同时存在。

异位开口的输尿管多来自重复肾的上段肾。男性可见开口于后尿道、射精管、精囊、输精管或直肠，异位开口仍受到外括约肌的控制，故无尿失禁表现；而女性异位开口常位于前尿道、前

庭区、阴道或子宫等处（图 33-3-14），位于外

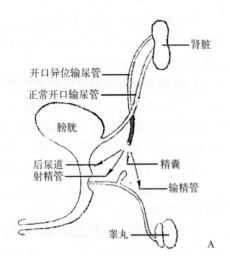

图 33-3-14　输尿管异位开口示意图
A 图示男性输尿管异位开口　B 图示女性输尿管异位开口

（二）声像图表现

1．异位开口的输尿管常全程扩张，或呈局部扩张并积水，在膀胱的后方见无回声的囊状结构，与膀胱不相通（图 33-3-15）。

2．合并重复肾畸形时常与重复肾的上段肾相通，伴有肾积水。

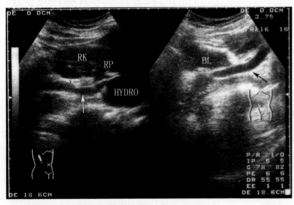

图 33-3-15　重复肾及重复输尿管异位开口
箭头所指为扩张的输尿管（BL- 膀胱 HYDRO- 重复肾上段积水 RK- 右肾 RP- 重复肾下段）

3．从扩张的输尿管注入美蓝，可见美蓝从尿道外口流出，而膀胱内尿液无蓝染。

（三）临床意义

超声能提供肾脏、输尿管的信息，对明确诊断、观察是否合并重复肾提供了可靠的信息。

括约肌的控制之外，故有尿失禁表现。

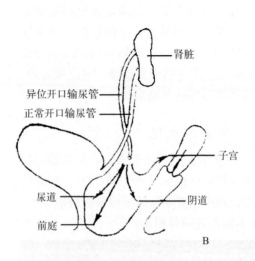

七、输尿管结核

（一）病理特点与临床表现

输尿管结核（tuberculosis of ureter）继发于肾结核。带结核菌尿流经输尿管时，结核菌由黏膜进入肌层引起结核病变，形成结核结节、溃疡及肉芽肿，造成纤维化和狭窄，导致输尿管梗阻（图 33-3-16）。输尿管结核多见于成年人，常有结核病史。

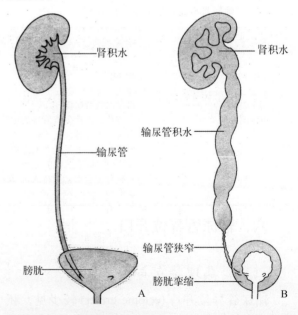

图 33-3-16　输尿管结核示意图
A 图示输尿管结核好发部位　B 图示输尿管结核导致输尿管下段狭窄和膀胱挛缩

（二）声像图表现

1. 输尿管狭窄处管壁增厚，回声增强且不光滑，狭窄多发生在膀胱输尿管连接部和靠近膀胱的输尿管段，有僵硬感。如果输尿管全程阻塞后钙化，则形成一条强回声钙化束。

2. 狭窄的上段输尿管呈不同程度的输尿管扩张、积水并肾积水。

八、下腔静脉后输尿管

（一）病理特点与临床表现

下腔静脉后输尿管（retrocaval ureter）少见。在正常情况下，输尿管位于腰大肌的前方、下腔静脉的外侧，二者并不交叉。当下腔静脉在胚胎期发育异常时，右侧后主静脉不萎缩退化，继续存在并演变成为下腔静脉的主要组成部分，输尿管则位于下腔静脉的后方，在下腔静脉与腹主动脉之间穿过，并绕过下腔静脉的前方再向外侧转向下方进入膀胱，形成下腔静脉后输尿管（图33-3-17）。

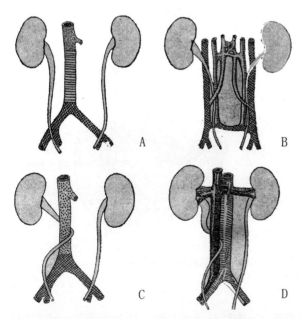

图33-3-17 腔静脉后输尿管的胚胎形成示意图
A 图示下腔静脉的正常发育 B 图示输尿管处于静脉环中 C 图示下腔静脉的主要部分由下主静脉演变而，形成下腔静脉后输尿管 D 图示下腔静脉后输尿管

本病程发展缓慢，多无临床症状。输尿管受下腔静脉压迫，输送尿液不畅，形成上尿路梗阻，导致肾和输尿管积水，易并发感染和结石，常导致肾功能受损。患者主诉腰部不适、胀痛等症状。

（二）声像图表现

中腹部横行探查见扩张的输尿管先在下腔静脉的外前方，再逐渐向下腔静脉靠近，继而与下腔静脉横行交叉，两管壁重叠融合，输尿管走行消失；纵向扫查见下腔静脉交叉重叠处有一切迹，切迹下段下腔静脉内径增宽；而背部横行、斜行检查可见输尿管与下腔静脉重叠，始终固定在同一位置上。常合并输尿管上1/3段扩张积水和肾积水。

九、盆腔脂肪过多症

盆腔脂肪过多症（pelvic lipomatosis）是一种原因不明、累及输尿管的疾病，其特点是盆腔内膀胱周围、直肠周围及盆腔内输尿管周围的间隙内脂肪组织大量增生和浸润。据文献报道，现有的病例全是男性，呈进行性输尿管梗阻，反复出现尿路感染、低热、腰背痛，还可出现便秘等肠道症状。超声检查可发现双侧输尿管扩张积水并轻度肾积水，膀胱呈慢性炎症改变。

CT扫描能显示盆腔充斥脂肪的图像特点（图33-3-18），对明确诊断有重要的价值。由于尿路长期慢性梗阻，膀胱呈慢性炎症改变使膀胱壁增厚，并可见小的菜花样或乳头状改变，极易与膀胱肿瘤相混淆，要注意鉴别。

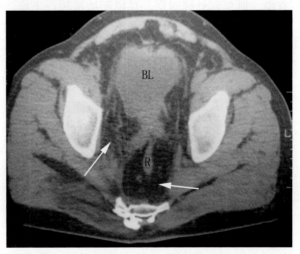

图33-3-18 盆腔脂肪过多症（箭头所指）
（BL-膀胱 R-直肠）

（陈常佩 向莎利）

第34章

膀胱疾病

第1节
膀胱解剖概要

膀胱是一个贮存尿液的肌性囊状器官，成人膀胱容量为 400～500ml，新生儿约 50ml。膀胱的大小、形状及壁的厚度可随贮尿量而变化，膀胱空虚时略呈锥体形，充满尿液时近似椭圆形。女性膀胱的形状还因子宫位置的不同而略有改变。膀胱分为膀胱底、膀胱体、膀胱顶三部分，但三者之间无明确的界限。在膀胱底的内面有两个输尿管开口和一个尿道内口，在这三个开口之间的三角形区域，称为膀胱三角区。膀胱底靠尿道内口部分称膀胱颈。

在组织学上，膀胱壁由内向外分为黏膜、固有膜、肌层和外膜四层。黏膜面被覆移行上皮。膀胱三角区黏膜紧密地附着于下面的肌肉，使黏膜面平滑且不易移动；其余部分黏膜附着较疏松。当膀胱收缩时，黏膜皱起而形成许多皱襞；而当膀胱扩张时，皱襞消失，黏膜变平。固有膜浅层主要由致密结缔组织构成，深层由疏松结缔组织组成，其间可有薄层平滑肌存在。肌层分为内纵、中环和外纵三层，均由平滑肌构成。外膜（浆膜）主要由疏松结缔组织形成，在膀胱的上面和侧面上部有腹膜被覆。

膀胱与周围器官的关系因性别而不同。在男性，膀胱的后面与直肠、精囊腺及输精管壶腹相邻，下面与前列腺以肌肉紧密结合（图 34-1-1）。在女性，膀胱的后方有子宫和阴道（图 34-1-2）。

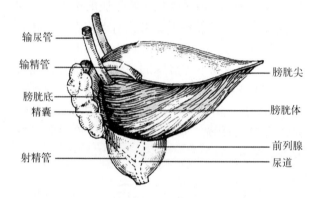

图 34-1-1　男性膀胱解剖示意图

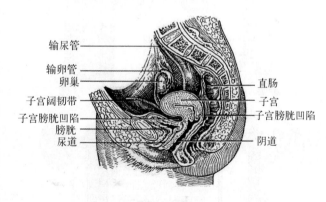

图 34-1-2　女性膀胱解剖示意图

第2节
膀胱超声检查基础

一、仪器

采用实时线阵、凸阵或扇形探头均可以。成

494

人使用 3.0 ~ 3.5MHz 的探头，就能获得理想的图像，可以显示出膀胱壁以及盆腔周围软组织的图像。婴幼儿用 5.0MHz 的探头。

二、检查前准备

经耻骨联合上方探测时，膀胱必须充盈良好；经直肠途径探测前应排便或清洁灌肠并准备好消毒橡皮套；经尿道途径需要准备局部麻醉用品。

三、检查体位与方法

1. **经腹壁法** 患者仰卧，在膀胱充盈的情况下，经耻骨联合上方作一系列纵切面、横切面及斜切面扫查。探头从左到右及从下往上连续移动和轻微侧动探头，务必不遗漏每一个角落，尤其是膀胱疾病的好发部位（如膀胱三角区）及容易忽视的膀胱顶。为了清晰地显示膀胱后壁，可将仪器远场补偿适当调低。观察前壁时，应调节近场抑制和侧动探头，以便对膀胱前壁的小病灶和腹壁混响伪像作出鉴别。

2. **经直肠法** 要求膀胱有中少量尿液。患者取左侧屈膝卧位，探头表面涂抹少量耦合剂后置于润滑保险套内，然后将它缓慢插入直肠，通过深度调整及转动探头可获得膀胱一系列横切面及纵切面图像。

3. **经尿道法** 患者取截石位。会阴部常规消毒、铺无菌单和局部麻醉，与膀胱镜检查要求相同。从尿道插入已消毒的专用超声探头，适当充盈膀胱后将探头插向深处，仔细观察膀胱前后壁、左右侧壁、顶部和底颈部。

四、正常膀胱声像图

正常膀胱内尿液呈无回声区，膀胱充分充盈时膀胱壁呈一条平滑、连续、明亮的带状回声；膀胱部分充盈时，膀胱壁可呈现三层回声，内层纤细的强回声为黏膜层，其下方的弱回声代表固有膜和肌层回声，外层强回声为浆膜层回声。正常膀胱壁的厚度 ≤ 3mm。

膀胱切面的形态因充盈程度的不同而有所变化，横切面呈圆形、椭圆形或似四边形，纵切面略呈三角形。充盈良好的膀胱其前壁、后壁、左右侧壁、底颈部以及顶部均能显示，但前壁回声常因腹壁混响伪像而显示模糊。当膀胱充盈不足时，其顶部的显示较为困难，容易遗漏小的病灶，应予重视。

膀胱三角区实时超声显像可观察到输尿管口间歇性喷尿现象，尿流自两侧后方斜向交叉喷向对侧，呈现瞬时即逝的、流动的束状回声。

五、膀胱超声检查适应证

1. 膀胱原发性肿瘤和转移性肿瘤。
2. 膀胱炎症性病变（结核性膀胱炎、腺性膀胱炎等）。
3. 膀胱结石、膀胱异物、膀胱凝血块、膀胱憩室。
4. 膀胱容量和残余尿量的测定。
5. 不明原因的血尿或出现膀胱刺激症状（尿频、尿急、尿痛、排尿困难等）。

六、膀胱容量和残余尿量测定

膀胱容量是指患者有尿意、急欲排尿时膀胱内的尿量。在正常情况下，一次排出的尿量即为膀胱容量。残余尿量是指排尿后膀胱内未能排出的尿量。有残余尿时，膀胱容量为一次排尿量和残余尿量之和。成年人膀胱的生理容量为 400 ~ 500ml，慢性尿潴留时膀胱容量可达 1000ml 以上，膀胱炎症时膀胱容量明显减少，结核性膀胱炎的容量可低于 10ml。

1. **测定方法** 一方面膀胱并非一规则的几何形状，另一方面膀胱的形状又因膀胱充盈程度的不同而不同。因此，迄今为止难以用一理想公式来精确地测量其容积。在测量膀胱时，常规在膀胱最大横切面测量横径和厚径，在正中纵切面测量长径。

（1）椭圆球体公式。充分充盈的膀胱，其形态接近椭圆形，故可用椭圆球体公式计算膀胱容量和残余尿量。公式如下所示：

$$V=4/3 \pi \ r_1 r_2 r_3=1/6 \pi d_1 d_2 d_3=0.5 d_1 d_2 d_3$$

式中，V－膀胱容量（或残余尿量）；r_1、r_2、r_3－膀胱三个半径；d_1、d_2、d_3－膀胱三条径线。

此公式用于膀胱容量测定和大量残余尿测定比较合适，对少量残余尿测量误差较大。

（2）经验公式。在耻骨上膀胱区作每隔 2.5cm 的膀胱横切面图，用经验公式计算，即：

$$V = 5PH$$

式中，V－ 残余尿量；P－ 膀胱横切面的最大面积；H－ 膀胱的高度。

用此公式测量残余尿量，据文献报道误差较大。为了寻求更加合理、简便而实用的计算公式，一些学者对此进行研究并提出以膀胱三条径线相乘，再乘 0.7 来计算膀胱容量。有的学者直接以三条径线的乘积作为残余尿量。由此看来，由于各学者经验不同，其结果也有出入，但其间的误差在一定程度上可为临床所允许。

2. 临床意义 临床测定膀胱容量和残余尿量最精确的方法是导尿，但此方法增加患者的痛苦并容易引起尿路感染。超声测定方法简便、无痛苦、无损伤，并在疾病治疗过程中可反复测定，体现了超声显像独到的优势。

第 3 节
膀胱疾病

一、膀胱肿瘤

1. 病理特点 泌尿系统最常见的肿瘤是膀胱肿瘤，病因尚不明了，但事实表明长期接触某些化学物质（如苯胺、萘胺等）能引起膀胱肿瘤。此外，膀胱慢性炎症可导致膀胱黏膜上皮增生和化生，进而发生癌变。膀胱肿瘤绝大多数（约 97%）来自黏膜上皮，其中大多数是癌（约 94%），并且大部分是移行上皮癌，而鳞状上皮癌和腺癌少见。

（1）膀胱良性肿瘤。包括乳头状瘤、腺瘤、纤维瘤、脂肪瘤、血管瘤、平滑肌瘤、横纹肌瘤、神经纤维瘤和异位的嗜铬细胞瘤等，其中以乳头状瘤较为多见。

（2）膀胱恶性肿瘤。包括膀胱癌，如移行细胞癌、鳞状细胞癌和腺癌等，以移行细胞癌最多见；膀胱肉瘤，如纤维肉瘤、黏液肉瘤、平滑肌肉瘤、横纹肌肉瘤、恶性淋巴瘤、神经源性肉瘤等，以横纹肌肉瘤较多见；其他恶性肿瘤，如恶性黑色素瘤、恶性混合瘤、癌肉瘤和转移癌等。

膀胱转移性癌的来源主要有：从子宫、前列腺、精囊、直肠和乙状结肠等处的原发癌直接扩展蔓延而来；从肾盂和输尿管原发癌通过尿路种植而来；从远处器官（如胃、胆囊和肾上腺）的原发癌经血道转移至膀胱。

2. 临床表现 膀胱癌多发生于 40 ～ 60 岁，男性发生率约是女性的 3 倍，而膀胱肉瘤多见于幼儿。患者常有间歇性无痛性血尿、尿频等症状。血尿是由于肿瘤的乳头折裂、肿瘤溃破或并发膀胱炎所引起，尿频和尿急则是由于膀胱黏膜受刺激及继发感染所致。当膀胱肿瘤侵及输尿管口时，可导致肾盂和输尿管积水。

膀胱嗜铬细胞瘤患者常有头痛、心悸、胸闷和阵发性高血压（尤其是在排尿时或排尿后立即出现高血压），有的患者平素有蹲起后头晕、黑矇现象。血和尿儿茶酚胺及尿中儿茶酚胺代谢终产物增高。

3. 声像图表现 膀胱肿瘤的声像图表现有 4 种类型，即乳头型、结节型、浸润型和混合型。

（1）乳头型。多发生于膀胱三角区和靠输尿管开口处，大多为单发，少数可为多发。乳头状瘤自膀胱内壁突入膀胱腔，呈较强回声，边缘多不整齐，基底窄可有蒂，纵横径比值常 ≥ 1（图 34-3-1）。此型常见于膀胱乳头状瘤及分化良好的移行上皮乳头状癌。

（2）结节型。较大的肿瘤呈菜花状或团块状，突入膀胱腔内，内部回声不均匀，表面不规则，偶见颗粒状强回声斑点，此系钙质沉积于肿瘤表面所致（图 34-3-2）。肿瘤的基底部宽窄不一。

（3）浸润型。膀胱壁局部不规则增厚，层次不清或膀胱壁回声完全中断。增厚的膀胱壁多呈不均质低回声，表面凹凸不平，钙盐沉积处有强回声斑点，后方有或无声影（图 34-3-3）。肿瘤常向膀胱周围组织浸润。

（4）混合型。膀胱壁不规则增厚，同时有乳头状或团块状隆起，内部为不均质回声（图 34-3-4）。

（5）膀胱异位嗜铬细胞瘤。声像图表现为膀胱黏膜下的椭圆形稍高回声团，向膀胱内膨出，内部回声均匀。可发生于膀胱壁的任何部位，与正常膀胱组织常有明显的分界。膀胱内壁回声光滑、整齐、连续性好。

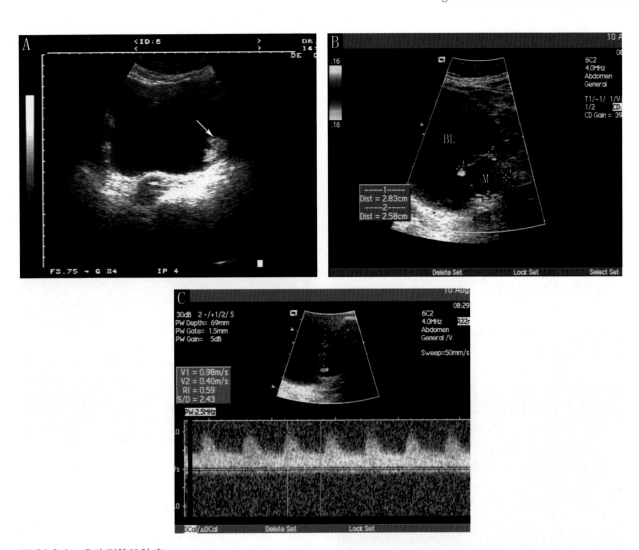

图 34-3-1 乳头型膀胱肿瘤
A 图示膀胱左侧壁乳头状高回声肿物（箭头所指） B 图示肿瘤内丰富的血流信号 C 图示频谱多普勒在肿瘤内探测到动脉血流频谱，RI 为 0.59（BL- 膀胱；M- 肿块）

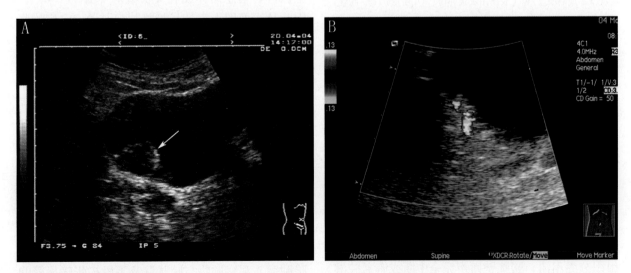

图 34-3-2 结节型膀胱肿瘤
A 图示膀胱壁多个结节状肿物（箭头所指） B 图示彩色多普勒显示肿块血液供应起源于肿瘤基底部

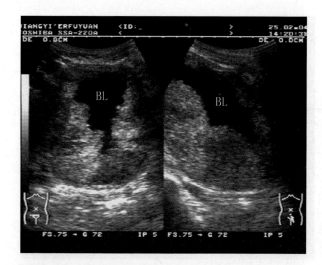

图 34-3-3 浸润型膀胱肿瘤

整个膀胱壁不规则增厚，呈菜花状向腔内突出（BL-膀胱）

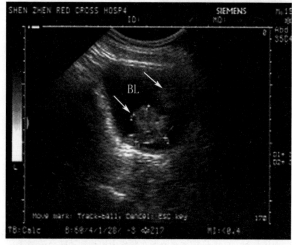

图 34-3-4 混合型膀胱肿瘤

膀胱壁不规则增厚，壁上长出团块状肿物（箭头所指）（BL-膀胱）

4. 膀胱肿瘤声像图分期 根据国际统一的TNM 分期法，膀胱癌的声像图可分为 4 期：

T_1 期——病变局限于黏膜层，肿瘤基底部回声清晰，光滑整齐，连续性好，肿瘤基底小或有蒂，肌层回声连续。

T_2 期——肿瘤侵及浅肌层，基底部稍宽或局部膀胱壁略增厚，回声不够清晰，肌层前缘回声不整齐。

T_3 期——肿瘤侵犯全肌层，基底宽，局部壁增厚，层次不清，肌层回声中断不连续。

T_4 期——肿瘤已侵犯膀胱周围组织，与周围组织分界不清，膀胱壁回声完全中断或有盆腔淋巴结肿大或发生远处器官转移。

5. 鉴别诊断

（1）膀胱肿瘤与膀胱凝血块的鉴别。膀胱凝血块的形状不一，可呈絮状、扁平状或椭圆形，较大的凝血块受重力的影响可沉于膀胱后壁，似一新生物（图 34-3-5）。最好的鉴别方法是观察它的移动性。随着体位的改变，凝血块会滚动或漂动，而膀胱肿瘤不移动或带蒂的肿瘤仅有小幅晃动。

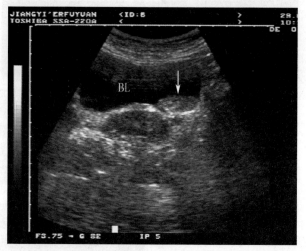

图 34-3-5 膀胱凝血块

膀胱凝血块呈椭圆形，边缘光滑，可移动（箭头所指）

（2）膀胱肿瘤与膀胱非肿瘤性增生疾病的鉴别。膀胱非肿瘤性增生主要见于膀胱炎症性病变，如慢性膀胱炎、腺性膀胱炎和少见的嗜酸性膀胱炎等。由于膀胱长期慢性炎症，刺激黏膜上皮增生，甚者呈息肉样或乳头状增生（图 34-3-6），因此从声像图上容易与膀胱肿瘤混淆。它们的鉴别详见表 34-3-1。

据文献报道，彩色多普勒有助于膀胱肿瘤与膀胱非肿瘤性增生疾病的鉴别。肿瘤的血管分布多在基底部呈小草或树枝状向周边伸展，可见周边血流，多显示动脉频谱；而非肿瘤性增生血管分布多与膀胱壁平行，血流信号稀少，无周边血流，多显示静脉频谱。此外，膀胱良性肿瘤和非肿瘤性增生病变血管阻力指数（RI）多大于 0.6，而膀胱恶性肿瘤 RI 多小于 0.5。

（3）膀胱肿瘤与输尿管开口处肿瘤的鉴别。输尿管末端肿瘤若突入膀胱腔内，则易误诊为膀胱肿瘤。观察肿物与膀胱壁及下段扩张输尿管的关系有助于二者的鉴别。一旦发现输尿管全程扩张、肾积水、输尿管末端管腔内有实质性回声充

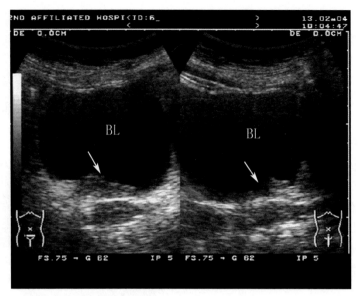

图 34-3-6　膀胱腺性膀胱炎

膀胱壁局部明显增厚（箭头所指），呈乳头状突向膀胱腔（BL）

表 34-3-1　膀胱肿瘤与膀胱非肿瘤性增生疾病的鉴别

鉴别点	膀胱肿瘤	慢性膀胱炎	腺性膀胱炎	嗜酸性膀胱炎
主要症状	间歇性无痛性全程肉眼血尿	反复尿频、尿急、尿痛或尿灼热感，偶伴终末肉眼血尿	常有下尿路梗阻病史，以尿路刺激症为主，少数伴有血尿，病史较长	反复尿路刺激症状和血尿，尿和血中嗜酸性白细胞增多
声像图特点	①肿瘤多为单发，呈乳头状或菜花状，纵横径比＞1；②癌肿浸润膀胱壁导致壁回声中断或层次不清。	①黏膜层粗糙不平，回声增强，三角区见多个0.5～1.0cm不等的息肉样突起；②膀胱壁层次清楚；③尿液常常混浊而出现细小漂移点黏膜上皮增厚，甚者呈息肉样增生。	①三角区黏膜粗糙不平并有乳头状隆起，纵横径比＜1；②在增生性乳头内部常出现细小囊性暗区；③周围膀胱壁广泛增厚，肌层及外壁回声存在	①膀胱壁增厚呈堤围状或似肿瘤样广基乳头状隆起，纵横径比＜1；②膀胱壁层次清楚
病理特征	最常见的移行细胞癌除形成乳头状结构外，实体性癌巢常侵入固有膜和肌层	以固有膜内有较多的浆细胞、淋巴细胞浸润和结缔组织增生为特征	黏膜充血水肿，炎性细胞浸润，固有膜内上皮细胞巢、腺体和小囊肿形成	黏膜下大量嗜酸性白细胞浸润，间质明显水肿

填并凸向膀胱腔时，应首先考虑输尿管末端肿瘤的可能。

（4）膀胱肿瘤与前列腺病变的鉴别。前列腺增生尤其是中叶增生并明显的凸入膀胱腔时，有可能误诊为膀胱乳头状肿瘤。鉴别时应重点观察膀胱后壁隆凸物的表面回声及内部回声，如果是前列腺增生引起则属于膀胱外压性结节，故肿块表面规则，内部回声与前列腺一致，并有连续性。同样，前列腺恶性肿瘤（如前列腺肉瘤）也可凸入膀胱腔甚至浸润膀胱壁。因此，当膀胱底部有隆起性病变时必须扫查前列腺，这有助于膀胱肿瘤与前列腺肿瘤的鉴别。

6. **临床意义**　超声显像可以弥补膀胱镜检查的不足，但不能完全取代膀胱镜检查。超声在显示膀胱肿瘤的部位、数目、形状、肿瘤大小的测量及膀胱肿瘤分期等方面比膀胱镜简便而准确。但是，对于膀胱前壁及膀胱顶部的小肿瘤，超声检查容易遗漏，而膀胱镜很少遗漏，并可取活组织检查。

二、膀胱结石

1. **病理特点**　膀胱结石有原发性和继发性两大类。原发性膀胱结石系膀胱本身形成的结石，常以异物作为核心，膀胱异物、炎症是其形成的常见因素。继发性膀胱结石则系肾结石或输尿管结石下移至膀胱后继续增大而形成。膀胱结石常仅一个，少数可多个。

2. 临床表现 膀胱结石可出现排尿困难、尿中断症状或无症状出现。当膀胱结石对膀胱壁产生机械性刺激而引起炎症时，则出现膀胱刺激症状，如尿频、尿急、尿痛、血尿或脓血尿等。

3. 声像图表现

（1）充盈的膀胱腔内显示一个或多个强回声，后方伴有声影，可随体位改变而滚动。原发性结石一般较大，直径为 2 ~ 3cm。结石常呈圆形或卵圆形，少数形状可不规则（图 34-3-7）。

（2）膀胱内沙砾状结石的后方可有声影，也可无声影，故容易遗漏。此时应注意在膀胱充分充盈的情况下，反复转动体位观察小结石的移动来加以确认。

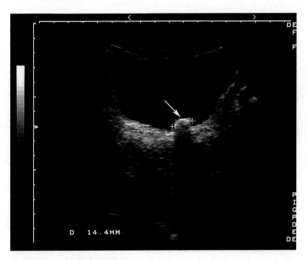

图 34-3-7 膀胱结石
膀胱内显示一个强回声后方伴声影（箭头所指），改变体位可移动

4. 鉴别诊断

（1）膀胱结石与输尿管膀胱壁内段结石的鉴别。输尿管膀胱壁内段相对狭窄，结石易嵌顿于此，嵌顿的结石不随体位的改变而滚动，且合并同侧输尿管扩张和肾积水（图 34-3-8），与膀胱结石容易鉴别。

（2）膀胱结石与膀胱异物的鉴别。膀胱异物通常呈长管形，其后方一般无声影，有异物置入病史，与膀胱结石容易鉴别。

（3）膀胱结石与膀胱凝血块的鉴别。膀胱凝血块的形状和大小易变，回声强度往往不及结石，呈低回声至中等回声，内部回声不均匀，后方不伴声影，与结石明显不同。

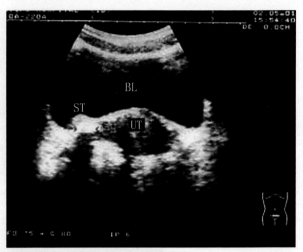

图 34-3-8 输尿管膀胱壁内段结石
结石不移动，伴输尿管扩张和肾积水（BL- 膀胱 ST- 结石 UT-子宫）

5. 临床意义 超声能清晰地显示膀胱结石的数目，与 X 线检查相比，超声检查简便，对身体不造成任何伤害。此外，X 线对膀胱小结石和透光结石不能检出，而超声对 3mm 以上的透光结石和不透光结石均能显示，弥补了 X 线的不足。

三、膀胱憩室

1. 病理特点 膀胱憩室有先天性和后天性两型，以后天性较多见。先天性膀胱憩室常为单个，由部分膀胱壁向外膨出所致，故憩室壁由正常膀胱壁构成；后天性膀胱憩室常继发于前列腺增生和尿道狭窄等下尿路梗阻性疾病，憩室单个或多个，是膀胱部分黏膜及固有膜套入薄弱肌层并向外膨出的结果，憩室壁缺乏完整的肌层。膀胱憩室的位置不定，但大多数位于近输尿管口处，大小不一，小的仅数毫米，大者可达正常膀胱的数倍。根据文献报道，约半数病例憩室大小为 2 ~ 5cm。憩室中尿液潴留还易导致感染、溃疡和结石形成。

2. 临床表现 在临床上，膀胱憩室患者常有"二次排尿"现象，当憩室合并感染时出现膀胱刺激症状，合并结石或肿瘤时可出现血尿。

3. 声像图表现

（1）充盈的膀胱失去正常的形状，在其一侧显示囊性的无回声区，呈圆形或椭圆形，向膀胱外膨出，有清晰的边界和明亮的侧壁回声（图 34-3-9）。

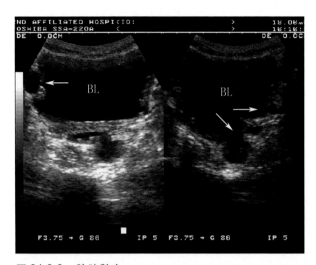

图 34-3-9 膀胱憩室
膀胱壁显示多个囊性尤回声区（箭头所指）与膀胱（BL）相通

（2）囊性暗区在排尿后缩小或消失，而当膀胱充盈时又增大。超声探测时，应尽可能寻找憩室与膀胱之间的通道（即憩室口），如发现憩室口，诊断即可成立。憩室口的大小相差很大，小的憩室口超声不易发现，需多切面仔细扫查才有可能发现。

（3）憩室合并感染时，无回声区内可出现漂浮的点状回声。

（4）憩室合并结石时，憩室内见强回声团，后伴声影，并可随体位改变而移动。

4. **鉴别诊断** 膀胱憩室应与先天性输尿管末端囊肿相鉴别。输尿管末端囊肿位于膀胱三角区的液性暗区内，呈半圆形或椭圆形的暗淡环状回声，随着输尿管喷尿环状回声变小而稍后又扩大，略呈周期性改变，与膀胱憩室容易鉴别。

5. **临床意义** 超声显像不仅能观察憩室的部位、数目、形态、大小及排空程度，而且能了解憩室内是否合并结石、感染、肿瘤等。超声检查无痛苦、无损伤、简便易行，是膀胱憩室的首选诊断方法。

四、膀胱结核

1. **病理特点** 膀胱结核由结核杆菌引起。有原发性和继发性两种，但以继发性常见。常继发于肾结核下行感染，在男性可偶尔由生殖器官结核蔓延而来。病变首先形成结核结节，出现于膀胱三角区，特别是在输尿管口附近。结核结节发生干酪样坏死时可向黏膜面溃破而形成溃疡。病

变转向愈合时，结核结节和溃疡处均形成大量纤维组织。严重病例可由于广泛纤维组织增生，使膀胱僵硬变形，膀胱容量减少，导致膀胱挛缩。膀胱结核可使输尿管口狭窄或破坏其活瓣作用，引起尿液反流，最后导致肾积水。

2. **临床表现** 临床主要症状为尿频、尿急、尿痛和脓血尿。晚期膀胱挛缩，容量明显缩小，患者排尿次数增加，每日可达数十次，甚至出现尿失禁。

3. **声像图表现** 结核性膀胱炎初期，声像图无明显异常。当病变严重并累及肌层引起膀胱挛缩时，膀胱容量明显缩小，膀胱壁增厚，回声增强（图 34-3-10），并见强回声钙化斑（图 34-3-11）。膀胱内壁毛糙，失去平滑性，肌层回声消失。有时合并输尿管扩张和肾积水。

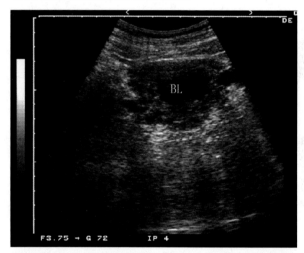

图 34-3-10 膀胱结核
膀胱壁明显增厚，内膜粗糙不平（BL- 膀胱）

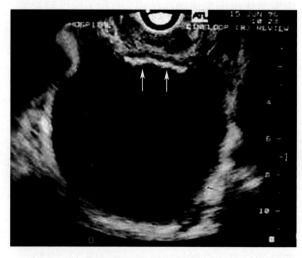

图 34-3-11 膀胱结核
经直肠扫查，显示膀胱三角区钙化斑（箭头所指）

4. 鉴别诊断

（1）膀胱结核与腺性膀胱炎的鉴别。膀胱结核和腺性膀胱炎均好发于膀胱三角区，但腺性膀胱炎病变局限于膀胱的黏膜层，其声像图特征性表现为病变处黏膜粗糙不平，并有不规则乳头状突起，乳头状突起内出现蜂窝状小囊泡结构；而膀胱结核最终累及膀胱壁全层，膀胱壁回声明显增厚、增强，常有强回声钙化斑，膀胱容量缩小。

（2）膀胱结核与浸润型膀胱癌的鉴别。浸润型膀胱癌时，膀胱壁回声完全中断破坏，增厚的膀胱壁多呈不均质低回声，表面凹凸不平，钙质沉积处有强回声斑点，癌肿常浸润周围组织器官；而膀胱结核由于大量纤维组织增生及瘢痕形成，因此膀胱容量显著减少，增厚的膀胱壁回声往往增强，钙化斑较浸润型膀胱癌多见，患者可合并其他部位结核。

5. 临床意义　虽然膀胱镜检在临床上对膀胱结核有着较高的诊断价值，但超声检查简便、无损伤，已成为膀胱结核重要的辅助诊断方法之一。

五、腺性膀胱炎

1. 病理特点　腺性膀胱炎是慢性膀胱炎中的一种特殊类型，其病因可能与下尿路梗阻（如前列腺增生、膀胱颈肥厚、膀胱结石、感染等）有关，上述因素长期刺激使膀胱黏膜移行上皮细胞向下增生形成上皮芽，上皮芽体积不断增大，与表面黏膜连续的上皮越来越少，以致完全脱离而在固有膜内形成上皮细胞巢，进而在上皮细胞巢内发生化生而形成腺样结构，即称为腺性膀胱炎。由于上皮细胞分泌黏液并逐渐聚积而形成囊肿，故又称腺性囊性膀胱炎。总之，其病理改变为膀胱黏膜充血、水肿、炎性细胞浸润，固有膜内腺体形成，并出现局灶性增生及囊性变等。

2. 临床表现　临床症状无特异性，主要为反复尿频、尿急和尿痛，少数伴有血尿，病史较长。

3. 声像图表现　根据病变的范围及形态，分为3种类型：

（1）乳头型。膀胱内壁见单个或多个乳头状突起，内部回声不均匀，可见细小的囊性暗区。乳头状突起的边缘不规整，基底较宽，与肌层有明显的分界，纵横径比值常 < 1（图34-3-12）。

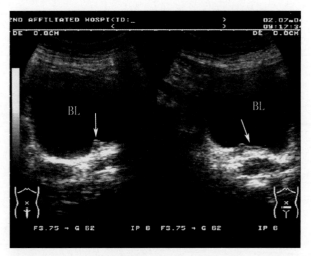

图 34-3-12　乳头型腺性膀胱炎

膀胱壁见乳头状突起，基底部宽（箭头所指）（BL-膀胱）

（2）厚壁型。膀胱壁呈节段性或弥漫性增厚，以膀胱三角区为明显，黏膜粗糙不光滑。增厚的膀胱壁回声不均匀，常可见散在分布的细小囊性暗区（直径一般 < 5mm），呈蜂窝状，此为腺性膀胱炎的特征性改变（图34-3-13）。膀胱肌层及外膜回声存在。

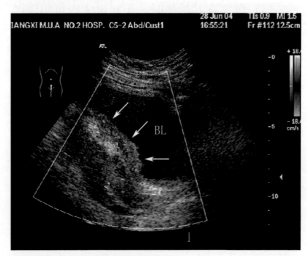

图 34-3-13　厚壁型腺性膀胱炎

膀胱壁节段肥厚，表面不光滑，基底部血流较丰富（箭头所指）（BL-膀胱）

（3）混合型。膀胱壁弥漫性增厚且合并乳头状增生，具有前二型的声像图表现。

4. 临床意义　近年来，有关腺性膀胱炎的报道不断增加，随着对本病认识的加深，超声诊断符合率也逐步提高。同时，超声检查可对腺性膀胱炎治疗前后的对比以及有无癌变的追踪观察都具有十分重要的价值。

六、膀胱异物和膀胱凝血块

1.病理特点 膀胱异物种类很多,包括有发夹、胶管、石蜡、竹签、圆珠笔芯和金属丝等。绝大多数由患者本人造成,仅极少数为医源性。泌尿系疾病(如肿瘤、结石、炎症和血液病)引起肉眼血尿者均可在膀胱内出现凝血块。

2.临床表现 膀胱因异物的刺激,常出现尿频、尿急、尿痛等症状,倘若合并感染则尿路刺激症状更加明显。膀胱凝血块患者在排尿时,小血块容易阻塞尿道而引起排尿困难。

3.声像图表现

(1)膀胱异物。异物的形态及回声强度与异物的属性和本身形状有关。大多数异物呈强回声,有的异物后方伴声影。多切面扫查可判断出异物的形状并可进行测量。通常而言,异物可随体位改变而在膀胱内移动(图34-3-14)。

(2)膀胱内凝血块。膀胱凝血块往往体积较大,呈扁形或椭圆形,轮廓清楚,与膀胱壁有分

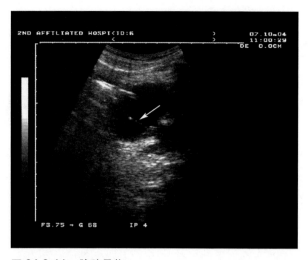

图34-3-14 膀胱异物
膀胱内显示条状回声(箭头所指),随体位改变而在膀胱内移动。

界,内部回声不均匀,改变体位时受重力的影响,凝血块有较大幅度的移动。同时,膀胱无回声区内有点状或絮状物漂浮,结合血尿病史不难诊断。

(刘燕娜)

第35章
前列腺和精囊疾病

前列腺和精囊疾病是男性泌尿生殖系的常见病和多发病，给男性患者的健康与生活带来了极大的危害。由于前列腺和精囊所处的位置和内部结构，致使前列腺和精囊是最适合超声显像的器官之一。与经腹壁超声相比，经直肠超声已被公认是检查前列腺和精囊最可靠的方法，它能获得清晰的前列腺和精囊断面图像，显示其内部细微的结构、发现较小的病灶及其与周围组织间的关系，从而为临床早期诊治前列腺和精囊疾病带来极大的帮助。

第1节
前列腺和精囊解剖概要

前列腺是男性生殖器官中最大的腺体，位于膀胱下方，环绕着尿道的起始段，重8～18g，呈栗子形，底朝向上方，较宽大，中部稍凹，膀胱颈恰好位于其上方，前列腺尖部细小，朝向下方（图35-1-1）。男性尿道在前列腺底的前部向下穿入前列腺，而在前列腺底的后缘则有射精管穿入。

前列腺的分叶传统上根据其与尿道关系分为五叶，即前叶、中叶、后叶和左右侧叶（图35-1-2）。尿道的两侧为左、右侧叶；两个射精管和尿道之间为中叶，称前列腺峡；腺体的后部为后叶，位于射精管的后下方；尿道的前方、两侧叶之间为前叶。目前，多采用McNeal分区法（图35-1-3），两个射精管与尿道内口至精阜之间的前列腺组织呈圆锥状，为中央区，约占前列腺腺性组织的25%；中央区的周围为外周区，约占腺性组织的70%，中央区与外周区之间有明显界限。

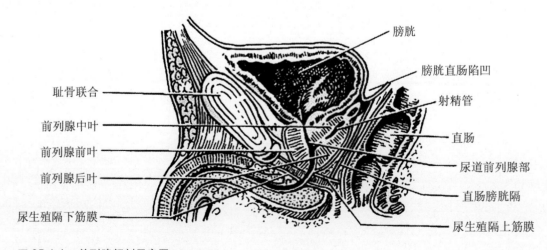

图 35-1-1　前列腺解剖示意图

膀胱
膀胱直肠陷凹
射精管
直肠
尿道前列腺部
直肠膀胱隔
尿生殖隔上筋膜
耻骨联合
前列腺中叶
前列腺前叶
前列腺后叶
尿生殖隔下筋膜

精阜上方的尿道周围为移行区，仅占前列腺腺性　　组织的 5%。

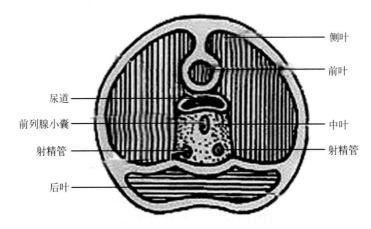

图 35-1-2　前列腺的分叶

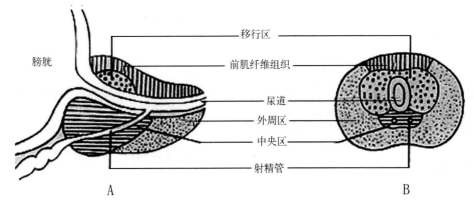

图 35-1-3　前列腺的分区
图 A 为纵切面　图 B 为横切面

前列腺腺组织由 30 ～ 50 个复管泡状腺组成，最后汇成 15 ～ 30 条导管，开口于尿道前列腺部。前列腺的周围有结缔组织和平滑肌构成的间隔。前列腺的组织切片并不呈分叶状，但可见两个明显的腺组，即外腺和内腺（图 35-1-4），两腺组被一层纤维肌性组织隔开。外腺又称真腺，范围较大，相当于外周区和中央区，构成前列腺的主要部分，含有长而分支的主腺；内腺又称尿道腺，集中在尿道黏膜和黏膜下层，相当于移行区，含有黏膜腺和黏膜下腺。外腺是前列腺癌的好发部位，而内腺易发生前列腺增生。

前列腺在儿童时体积很小，腺体不发达；到

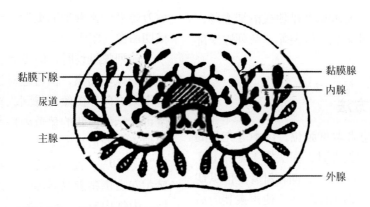

图 35-1-4　前列腺组织分区

青春期显著增生，腺体发育成熟，腺体之间的结缔组织和平滑肌束大量增多，前列腺的大小约为：左右径 4cm，上下径 3cm，前后径 2cm；老年人前列腺时随着睾丸的萎缩，腺体逐渐退化。

精囊为一长椭圆形的囊状器官，位于前列腺的后上方、输精管壶腹部的外侧。精囊的形状呈上宽下窄，前后稍扁。上端游离，较膨大，为精囊底；下端细直，为其排泄管，它与输精管末端汇合成射精管，射精管穿过前列腺组织开口于精阜。精囊腺被覆假复层柱状上皮，黏膜有高而薄的皱襞，而且多分支彼此连接成网，并形成许多不规则的腔隙。精囊的大小因年龄而异，幼儿的精囊小，呈短棒状，表面光滑；性成熟期，受雄性激素的影响而迅速增大呈囊状，长 3 ~ 5cm，宽 1.5 ~ 2.0cm，厚约 1.0cm；老年人的精囊逐渐萎缩退化。

第2节
前列腺和精囊超声检查基础

一、仪器

经腹壁探查前列腺和精囊腺时，采用实时线阵式、凸形或扇形扫描仪均可，探头频率 3.0 ~ 3.5MHz。经直肠探查前列腺则使用专用腔内探头，频率一般为 5.0 ~ 7.5MHz。

二、检查前准备

经腹壁探测前列腺和精囊，不需膀胱过度充盈，一般以中等充盈为宜，这样有利于前列腺和精囊的全貌观察和大小测量。

经直肠扫查前，要求患者排便或清洁灌肠，探查时保持膀胱少量充盈，以便显示前列腺底部情况。

三、体位与方法

1. 经腹壁法 患者取仰卧位，以中等充盈的膀胱作透声窗。横切扫查时，探头置于耻骨上区并向后下方倾斜 20° ~ 30°；而在耻骨上区纵切扫查时，则将探头上端紧压腹壁，使声束朝向后下，即可获得前列腺纵切面图。再将探头向左或向右外斜 15° ~ 30°，即可获得左、右精囊的纵切面图像。

2. 经直肠法 患者通常采用左侧卧位，髋、膝关节半屈曲。将涂有少量耦合剂的探头置于润滑保险套内，再外涂耦合剂，嘱患者张口呼吸，将探头缓慢插入肛门，进入直肠 5 ~ 8cm，再根据需要适当调整探头的深度与方向，使探头与直肠壁紧密接触，清晰地显示前列腺和精囊，并仔细观察其形态和内部回声，同时测量各径线。

3. 经尿道法 这一技术主要用于检查膀胱内病变，很少单独用于前列腺和精囊检查，仅在指导经尿道前列腺切除术和评价手术效果时采用。

四、前列腺和精囊超声检查的适应证

1. 前列腺炎症性病变 如急性前列腺炎、慢性前列腺炎、前列腺脓肿和前列腺结核等。

2. 前列腺增生及前列腺肿瘤

3. 前列腺结石和前列腺囊肿

4. 精囊病变 如急慢性精囊炎、结核、囊肿和恶性肿瘤等。

五、正常前列腺和精囊声像图

（一）经腹壁探查声像图

正常前列腺从下往上横切时，其图像由左右对称的栗子形可转为椭圆形或类圆形，包膜回声整齐、完整，内部为低回声，回声细小均匀，其中部的点状强回声为后尿道回声。前列腺基底部稍上方横切时，在前列腺的两侧或膀胱底部的侧后方各见一椭圆形的更低回声结构，此为精囊的横切图像（图 35-2-1）。

前列腺纵切时，因受耻骨的影响，较难显示完整的纵切图像，但通过对探头上端的加压，调整声束方向，图像可得到改善。下腹正中纵切图像可显示微凹状的尿道内口并隐约可见穿行于前列腺正中的后尿道回声。将探头向左、右侧外斜 15° ~ 30°，使声束方向与精囊长轴一致时，可显示左右侧精囊纵断图，呈条形，回声比前列腺低，内部均匀，轮廓清楚，边缘整齐。

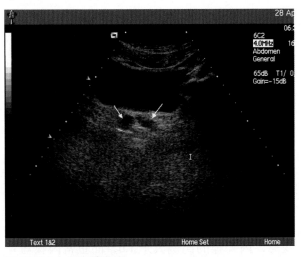

图 35-2-1　正常精囊腺

（二）经直肠探查声像图

经直肠探查时，前列腺横切图像呈栗形或近似三角形，包膜光滑连续。腺体两侧对称，内部回声细小均匀，内腺回声略低于外腺，位于尿道周围，外围为回声较强的外腺部分，呈铁蹄形环绕内腺（图 35-2-2）。探头继续向上推进，可以显示前列腺外上方的精囊，呈"八"字形对称分布（图 35-2-3），轮廓比经腹壁探查更为清晰。

前列腺纵切图像呈底在上尖向下的桃形结构，上缘中央微凹处为尿道内口，下缘为纤细线状的后尿道回声。将探头向左或向右稍加旋转即显示椭圆形的前列腺左右叶，再向左或向右外旋约 15°并稍调整声束的方向，则能显示精囊的长

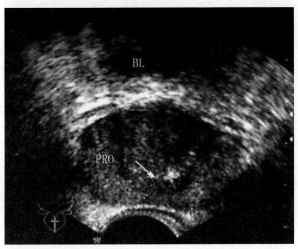

图 35-2-2　前列腺横切面图像（经直肠探查）
前列腺外腺呈铁蹄形环绕内腺（箭头所指）

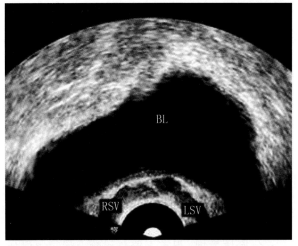

图 35-2-3　精囊横切面图像（经直肠探查）
左右精囊呈"八"字形对称分布（BL- 膀胱　LSV- 左侧精囊腺　RSV- 右侧精囊腺）

轴图像（图 35-2-4）。它形似橄榄，内部呈弱回声，加大增益，可见细小蜂窝状分隔。

经腹壁和经直肠扫查时，前列腺与精囊的正常测值与解剖值相当。需要注意的是，经腹横切扫查时，由于声束斜向后下方，故测得的厚径有一定偏斜，其测值往往大于实际的厚度；而测量长径时，由于前列腺被耻骨遮挡，不能完整显示，其测值可能比实际的长度要小。

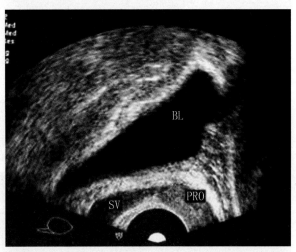

图 35-2-4　前列腺和精囊纵切图像（经直肠探查）
精囊长径呈橄榄状（B- 膀胱　PRO- 前列腺　SV- 精囊腺）

第 3 节　前列腺疾病

一、前列腺增生

1. **病理特点**　前列腺增生是老年男性的常见

病，其病因尚不明，可能与性激素平衡失调有关，也可能是由于老年人睾丸萎缩、雄激素分泌减少而雌激素相对增多。主要病理改变是腺体、纤维组织和平滑肌组织均有不同程度的增生导致前列腺增大，形态失常，质地变硬呈结节状。镜下见增生结节的外围并无明显的纤维包膜，与正常的前列腺没有明显分界。在增生扩大的腺泡腔及小导管内淀粉小体明显增多并且钙化形成小结石。前列腺增生的好发部位是对性激素敏感的内腺，也就是围绕尿道的部分，故常压迫尿道或突入膀胱阻塞尿道口。

2. 临床表现 患者主要有尿频、尿急、排尿困难以及夜尿次数增多等症状。随着病情的发展，出现尿潴留及肾积水。此外，前列腺增生患者容易并发膀胱结石、膀胱憩室和尿路感染。

3. 声像图表现

（1）前列腺形态发生改变。在横断面上，前列腺失去正常的三角形而呈椭圆形或圆形，左右两侧对称。增大的前列腺从膀胱底部突入膀胱腔（图 35-3-1）。

（2）前列腺各径线测值大于正常，尤以前后径增大为明显。

（3）经腹壁探查显示前列腺回声增强，呈均匀或不均匀分布，可形成边界不清楚的单个或多个结节回声。由于结节的成分不同，其回声强度不一。

（4）经直肠探查显示前列腺内腺明显增大，回声增强或形成明显的增生结节。结节形态规则，分界清晰，多呈强回声。外腺呈不同程度的受压变薄，内外腺的比例大于 1.0，而正常内腺与外腺前后径的比值约为 1.0。

（5）常合并前列腺结石。结石单个或多个，呈斑点状或团状强回声，较大的结石后方伴声影。部分病例于内外腺交界处见成串排列的小结石被增生结节挤压成一条弧形的带状强回声，后方多无声影。

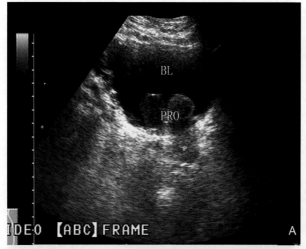

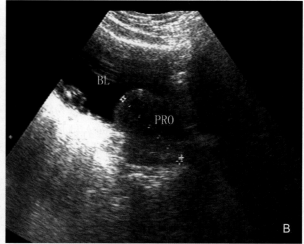

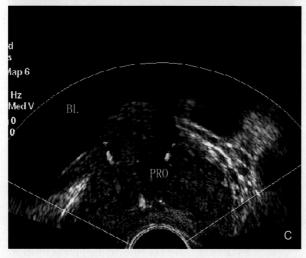

图 35-3-1　前列腺增生

前列腺向膀胱内突出，表面光滑。A 图为经腹扫查横切面　B 图为经腹扫查纵切面　C 图为彩色多普勒表现（BL-膀胱　PRO-前列腺）

4.鉴别诊断

（1）前列腺增生与前列腺癌和慢性前列腺炎的鉴别。详见表35-3-1。

（2）前列腺增生与膀胱肿瘤的鉴别。前列腺明显增生时，可由膀胱底部突入膀胱腔，声像图显示膀胱底部有一隆起性的结节，因此需与膀胱肿瘤鉴别。其鉴别要点在于结节的外形、边缘及内部回声。如果是前列腺增生凸入膀胱，结节外形较规则，表面圆隆，边缘较整齐，回声与前列腺一致；而膀胱肿瘤则呈乳头状或菜花状突起，表面不整齐，肿瘤回声不均匀，多数肿瘤的基底部与前列腺之间有清楚的界线，因此二者不难鉴别。

表 35-3-1　前列腺增生与前列腺癌和慢性前列腺炎的鉴别

鉴别点	前列腺增生	前列腺癌	慢性前列腺炎
病变部位	内腺	以外腺多见	弥漫性
前列腺增大	较明显	明显	稍大或缩小
凸入膀胱	明显	不明显	不凸入
对称性	对称	不对称	基本对称
包膜	完整，光滑	不完整，有中断	完整，不光滑
内部回声	不均匀，多个增生结节	不均匀，呈灶性低回声或簇状增强回声	稍增强，欠均匀
合并结石	常见，呈弧形排列位于内外腺交界处	可见，多为聚集分布	较常见，以散在分布为主
侵犯邻近组织及转移	无	有	无

5.临床意义　超声显像能了解前列腺的大小、形态及内部回声，及时对前列腺增生做出诊断，并且能了解前列腺增生的程度以及有无并发症存在。经直肠超声图像清晰，在显示前列腺增生的部位、范围、增生结节等方面优于经腹超声，而且无痛无创，检查方便，是前列腺增生的理想检查方法。

二、前列腺癌

1.病理特点　随着我国人口老龄化和寿命延长，前列腺癌的发生率逐渐增高。前列腺癌的病因尚不清楚，但内分泌因素与前列腺癌发病密切相关，前列腺外腺萎缩后增生和异型增生等癌前病变与前列腺癌也似有密切的关系。腺癌是前列腺癌中最常见的一个类型，大多数发生在前列腺外周区的腺上皮组织，主要发生在后叶，其次发生在侧叶，而尿道周围区一般不发生前列腺癌。癌结节常位于前列腺的包膜下，境界不清，质地较硬，内部偶见出血、坏死。高分化腺癌可分泌颗粒排入腺腔内，加之钙盐沉着即形成癌肿内结石；低分化腺癌早期即可向邻近组织浸润，可侵犯盆腔淋巴结，也可随血行转移至肺、骨骼等处。

2.临床表现　前列腺癌早期多无症状，随病情进展可出现下尿路梗阻或感染症状，如尿频、尿痛、排尿困难及血尿等。晚期尿路梗阻加重并出现转移症状，患者消瘦乏力，腰骶部多处疼痛。

3.声像图表现

（1）前列腺呈不同程度的肿大，以前后径增大为明显。

（2）癌结节多位于前列腺外腺区（主要在后叶），形状不规则，边界不整齐。可有多种回声类型，但以低回声型多见（图35-3-2），其次为等回声型或高回声型。结节的内部回声不均匀，可出现簇状强回声，强回声的后方可有声影。

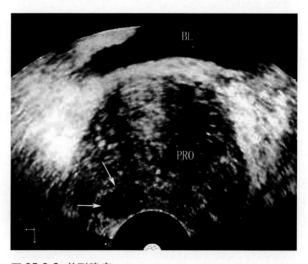

图 35-3-2　前列腺癌
外腺区显示低回声肿块，内部回声不均匀（箭头所指）（BL-膀胱 PRO-前列腺）

（3）经直肠彩色多普勒超声显示前列腺癌血供丰富，癌结节周围及内部可见环状、条状或簇状血流，血流速度增快，阻力指数增高（图35-3-3）。根据文献报道，前列腺癌的血供与其病理分化程度有关，低分化者血供丰富，中等分化者次之，高分化者血流信号接近正常，呈星点状或短棒状分布。

（4）低分化腺癌早期即可向邻近组织浸润，表现为前列腺包膜局部回声中断或包膜回声不规则、不整齐。早期就可有盆腔淋巴结肿大。

4.鉴别诊断

（1）前列腺癌与前列腺增生的鉴别。详见表35-3-1。

（2）前列腺癌与前列腺结石的鉴别。前列腺癌内部有较多钙质沉着并出现强回声时，应与单纯前列腺结石鉴别。前列腺结石常与前列腺增生合并存在，结石受到增生结节的挤压而使之位于内外腺交界处呈弧形排列，结石的周围组织回声较均匀一致，前列腺仍保持对称性，而且包膜完整，与前列腺癌表现不同，可资鉴别。

5.临床意义 超声显像能显示前列腺与周围组织脏器的关系，及时了解前列腺癌有无发生扩散与转移，从而有助于临床选择治疗方案。经直肠彩色多普勒技术的应用，能清晰直观地显示前列腺结节及内部血流情况，有助于前列腺癌的诊断与鉴别诊断。

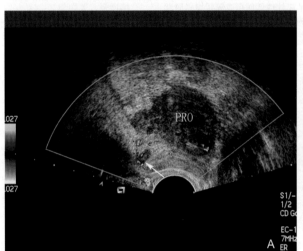
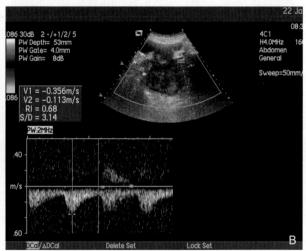

图 35-3-3　前列腺癌

A 图示前列腺后叶显示低回声肿块，血流供应丰富（箭头所指）（PRO-前列腺）　B 图示脉冲多普勒显示前列腺低回声内血流速度较快，阻力指数较高

三、前列腺肉瘤

1.病理特点 前列腺肉瘤远较前列腺癌少见，好发于青少年，其病因尚未明确，有学者认为可能与胚胎发生、发育畸形或前列腺炎有关。前列腺肉瘤在病理上最常见的类型是平滑肌肉瘤，其次为横纹肌肉瘤、纤维肉瘤、黏液肉瘤、骨肉瘤和脂肪肉瘤等。由于前列腺肉瘤血供丰富，内部常有出血坏死灶，呈蜂窝状囊性病变，并迅速向周围浸润，75%的病变可扩展至尿道、膀胱、精囊、输尿管和直肠等部位。前列腺肉瘤也容易引起淋巴结转移或通过血行转移至肺、肝、骨骼等部位。

2.临床表现 前列腺肉瘤早期一般不出现症状，因此当症状出现时肿瘤已相当大。当肿瘤压迫膀胱底或侵犯尿道时可引起尿频、尿痛、血尿及排尿困难。当肿瘤压迫直肠时也可引起排便障碍。病程晚期患者疼痛较为剧烈，可放射至骶部、坐骨神经、腰部及会阴部。随着肿瘤的发展，可出现消瘦、贫血及恶液质等全身症状。

3.声像图表现

（1）前列腺显著增大，呈球形，并向膀胱腔凸入，凸入膀胱腔的部分可呈菜花状。

（2）整个前列腺几乎被肿瘤占据，难以显示正常的前列腺组织。肿瘤的内部回声强弱不均，其内常有坏死出血，故病灶呈"蜂窝状"回声（图35-3-4）。

（3）肿瘤易向周围组织浸润，致使前列腺包膜回声中断，周缘不整齐，与膀胱、直肠等周围脏器分界不清。

（4）经直肠彩色多普勒显示肿瘤周边及内部血供极丰富，血流速度明显增快，阻力指数增高。

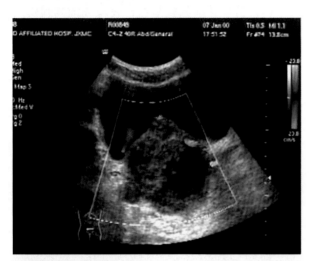

图 35-3-4 前列腺肉瘤
肿瘤呈蜂窝状，几乎占据整个前列腺

4. 鉴别诊断

（1）前列腺肉瘤与前列腺脓肿的鉴别。前列腺肉瘤的声像图表现与前列腺脓肿有相似之处，其内部均可显示不规则的无回声区，呈"蜂窝状"回声，二者容易混淆。但前列腺脓肿通常继发于急性前列腺炎，临床上有全身发热、尿频、尿急、尿痛等症状，而且脓肿一般局限于包膜内，与无病变的正常腺组织有明显的分界，脓肿边缘血运丰富，血管扩张，但阻力指数较低。而前列腺肉瘤一般波及整个前列腺，内部回声强弱不等，极其不均匀，肿瘤边缘凹凸不平，与周围脏器分界不清。

（2）前列腺肉瘤与前列腺癌的鉴别。前列腺癌多见于老年人，主要症状为血尿、血精，肿瘤一般局限于前列腺外周区，以低回声多见，其内很少出现不规则的无回声区。而前列腺肉瘤好发于青少年，病情进展快，腰骶部及会阴部疼痛较为剧烈，容易侵犯膀胱、精囊和直肠等周围脏器并出现相应声像图表现。

5. **临床意义** 经腹超声和经直肠超声的联合应用，有助于前列腺肉瘤与前列腺癌、前列腺脓肿的鉴别，可提高前列腺内瘤的诊断符合率。通过检查可以了解癌肿有无发生近、远处转移及扩散，为临床制定治疗方案提供必要的依据，对前

列腺肉瘤的放疗或化疗也可以通过反复追踪观察而做出疗效评价。

四、前列腺结石

1. **病因病理** 前列腺结石是指存在于前列腺腺体或组织内的结石，它多见于老年人，在实际观察中，有近 2/3 的前列腺增生、慢性炎症和癌肿病例合并有前列腺结石。前列腺结石一般位于腺泡及腺管腔内，由浓缩的淀粉样物质钙化而形成。组织学所见为向心性排列的条纹，类似砂粒体。前列腺结石通常是多发性的，体积较小，平均直径约 5mm，呈圆形或椭圆形，容易碎裂。

2. **临床表现** 前列腺结石在临床上很常见，一般无症状，无须治疗。

3. **声像图表现** 根据前列腺结石的大小、数目及分布情况，可分为 3 型：

（1）多个小结石型。此型较多见，结石呈散在分布或聚集分布。散在的结石表现为前列腺实质内多个斑点状强回声，直径一般小于 5mm，后方不伴声影（图 35-3-5）；聚集的结石则表现为较大的团块状强回声，形状不规则，后方可伴声影。

（2）弧形结石型。此型结石常与前列腺增生合并存在。位于内腺的结石受到增生结节的挤压而移至内外腺交界处，因而结石呈弧形排列，后方多不伴声影。

（3）单个大结石型。此型少见，结石较大，但一般不超过 10mm，后方多伴声影（图 35-3-6）。

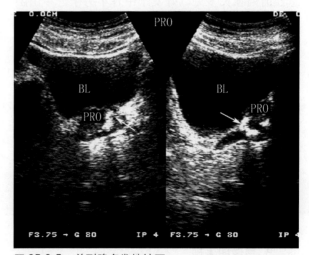

图 35-3-5 前列腺多发性结石
前列腺内多个强回声光团，后方伴声影（箭头所指）（BL- 膀胱 PRO- 前列腺）

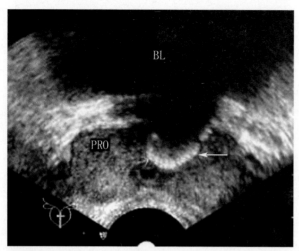

图 35-3-6　前列腺单个大结石
前列腺内强回声团，后方有声影（箭头所指）（BL- 膀胱　PRO-前列腺）

4. 鉴别诊断　前列腺结石需与后尿道结石相鉴别。位于尿道前列腺部的结石在声像图上显示为前列腺的正中出现的强回声团后伴声影，结石梗阻处的上方尿道扩张，再结合会阴部疼痛和排尿困难等症状，与前列腺结石不难鉴别。

5. 临床意义　超声检测前列腺结石有助于前列腺病变的鉴别诊断。弧形排列的结石通常见于前列腺增生，慢性前列腺炎以多发散在的小结石为主，而前列腺癌可合并较大的结石。

五、慢性前列腺炎

1. 病理特点　在临床上，慢性前列腺炎远比急性前列腺炎多见，好发于中青年男子，多由泌尿道炎症蔓延而来或由急性前列腺炎治疗不彻底而转为慢性。其病理特点为炎性细胞浸润并伴有不同程度的纤维组织增生，部分腺泡或导管可扩张成小囊，囊内充满分泌物并常钙化形成结石。慢性前列腺炎常与慢性精囊炎并存。另有一种非细菌性慢性前列腺炎，发病原因不明，有学者认为经常坐位工作使盆腔充血是其发病的主要因素。

2. 临床表现　临床主要症状为会阴部胀痛不适、腰背部酸痛、尿道有分泌物、性功能障碍、失眠等。

3. 声像图表现

（1）前列腺正常大小或稍增大，也偶见缩小者。左右两侧基本对称。

（2）前列腺内部回声欠均匀，较致密，回声增粗增强。

（3）前列腺包膜完整、连续。

（4）常合并前列腺结石，表现为前列腺实质内散在的斑点状强回声或由多个细小结石聚集成不定形的较大强回声团，直径一般小于 10mm，后方可伴有声影（图 35-3-7）。

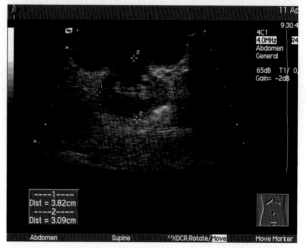

图 35-3-7　慢性前列腺炎
前列腺体积稍大，左右对称，形态正常，内部回声增粗增强，分布不均匀，两侧叶内可见多个强回声点，后方声影不明显

4. 鉴别诊断　慢性前列腺炎应与前列腺增生和前列腺癌鉴别。前列腺增生多见于老年患者，前列腺体积增大，左右两侧基本对称，常凸入膀胱腔，内腺区可见单个或多个增生结节。而前列腺癌外形常不对称，外腺区出现单个回声异常的病灶，包膜可受侵犯而失去完整性。三者的鉴别诊断参见表 35-3-1。

5. 临床意义　虽然慢性前列腺炎缺乏典型的声像图表现，诊断需要结合临床及有关实验室检查，但依据声像图改变仍可对前列腺炎症、增生及癌肿作出一定的鉴别诊断。

六、前列腺脓肿

1. 病理特点　前列腺脓肿常继发于急性前列腺炎，它是由于急性炎症充血水肿，使前列腺小管扩张而导致脓肿形成。脓肿可单个或多个，一般局限于包膜内。

2. 临床表现　患者畏寒、高热，会阴部剧痛，并有显著的排尿症状（尿频、尿急、尿痛和排尿困难），可伴有急性尿潴留。脓肿破溃排入尿道、直肠后,病情显著好转,疼痛减轻,体温逐渐下降。

3. 声像图表现

(1)急性前列腺炎或脓肿形成的早期,前列腺呈轻度或中度增大,左右对称,内部回声稍低且欠均匀,前列腺包膜完整。

(2)前列腺脓肿形成期,表现为前列腺内的局灶性低回声或无回声,分布不均匀,内部回声呈"蜂窝样"改变(图35-3-8),边缘毛糙,后方回声轻度增强。当脓肿破溃时,前列腺包膜不完整,回声中断而不连续,此时,脓腔变小,前列腺体积也较前缩小。

(3)彩色多普勒显示脓肿周边血流丰富,血管扩张,血流速度增快,而脓腔内部无血流信号(图35-3-9)。

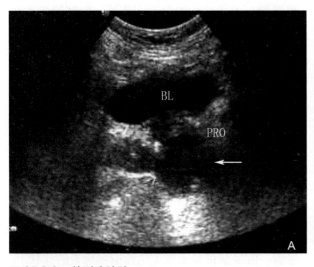
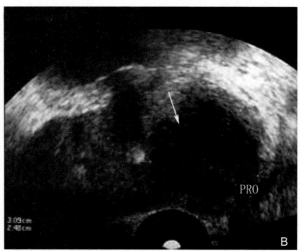

图 35-3-8 前列腺脓肿

A 图示经腹壁探查前列腺脓肿(箭头所指) B 图示经直肠探查显示前列腺内出现"蜂窝样"肿块(BL- 膀胱 PRO- 前列腺)

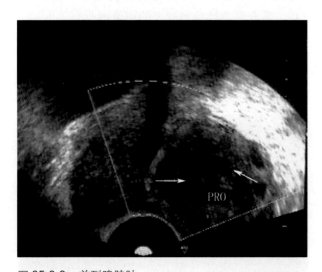

图 35-3-9 前列腺脓肿

彩色多普勒显示脓肿周边血流丰富,血管扩张,内部无血流信号(箭头所指)(PRO- 前列腺)

4. 鉴别诊断 前列腺脓肿需与前列腺癌相鉴别。前列腺癌以实质性低回声多见,其内一般不出现无回声区,后方回声不增强,癌肿内部可有钙化强回声;而前列腺脓肿则呈混合回声,呈"蜂窝状"改变,后方有弱增强效应。根据各自的声像图特点,再结合临床症状和体征可加以鉴别。

七、前列腺结核

1. 病理特点 前列腺结核的好发年龄为20～40岁。在临床上,单纯的前列腺结核极少见,一般与精囊结核、附睾结核合并存在。其感染途径是经尿路或经血行传播。结核可侵犯前列腺的一叶或多叶,呈单个或多个病灶。其病理特点为前列腺内部形成结核性肉芽肿,并发生干酪化形成结核脓肿,最后干酪样物质排出后形成空洞,也可纤维化或钙化形成坚硬的肿块。以上几种病理改变往往混合存在,因此前列腺结核的变化较多。

2. 临床表现 本病为慢性病程,逐渐发展。前列腺结核多无明显症状,仅有时感会阴部不适、血精或精液减少。前列腺结核在直肠指诊可触到硬结,一般无压痛。

3. 声像图表现

(1)前列腺不同程度增大,左右两侧基本对称。

（2）内部回声不均匀，可见一个或多个回声减低区或增强区，一般以低回声区多见。边界尚清楚，边缘不整齐。

（3）病灶如有钙化，则内部出现单个或多个强回声团，后伴声影。

（4）前列腺包膜完整，回声连续。

（5）合并精囊结核或附睾结核时则出现相应的声像图改变。

4. 鉴别诊断 由于前列腺结核与慢性前列腺炎均为慢性病程，临床表现相似，因此二者应进行鉴别。慢性前列腺炎的声像图表现为前列腺回声弥散增强，变得粗大，而前列腺结核则表现为前列腺内出现局灶性低回声区或增强回声区，内部回声不均匀，可合并精囊结核或附睾结核。

八、前列腺囊肿

1. 病理特点 前列腺腺体由于先天性或后天性的原因发生囊样改变，称前列腺囊肿。先天性囊肿来自苗勒管残留，单发，少数病例可合并生殖系统或泌尿系统的异常。而后天性囊肿系前列腺炎症、增生、结石等病变致使前列腺腺管发生阻塞而形成潴留性囊肿，常常多发。

2. 临床表现 前列腺小囊肿一般不引起症状，常在超声检查时偶尔被发现。大的囊肿可压迫尿道，患者出现排尿困难等下尿路梗阻症状。

3. 声像图表现

（1）单发性囊肿。前列腺单个囊肿形态规则，圆形或椭圆形，边缘整齐，界线清晰，内部为无回声，后方回声增强或不增强（图35-3-10）。

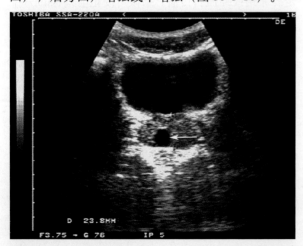

图35-3-10 前列腺囊肿
前列腺内见无回声区，边缘光滑，后方回声增强（箭头所指）

（2）多发性囊肿。囊肿数目不一，大小不等，一般直径小于10mm。形态不定，有的呈不规则形或条形，散在分布于前列腺腺体内。

4. 鉴别诊断 前列腺囊肿应与射精管囊肿鉴别，二者鉴别的关键在于囊肿是否与精囊、输精管和尿道相通。如果相通则为射精管囊肿，否则为前列腺囊肿。经直肠超声图像清晰，有利于分辨囊肿与上述结构的关系。此外，射精管囊肿禁止进行穿刺硬化治疗，此与前列腺囊肿不同。

第4节
精囊疾病

一、急性精囊炎

急性精囊炎最常见的感染途径是由后尿道经射精管或前列腺直接蔓延而来，因此常与前列腺炎同时发生。其主要的临床表现为尿频、尿急、尿痛、血尿及排尿困难等急性前列腺炎的症状。

声像图表现为：精囊明显增大，囊壁模糊，囊内回声减弱，并见粗大的点状反射（图35-4-1），常合并急性前列腺炎的声像图改变。

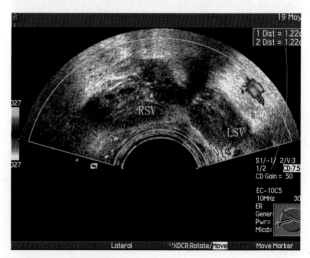

图35-4-1 急性精囊炎
双侧精囊切面形态失常，体积明显增大，囊壁粗糙，内部回声减弱，可见散在点状回声（LSV-左侧精囊腺 RSV-右侧精囊腺）

二、慢性精囊炎

慢性精囊炎多见于25～40岁的男性，其感染途径和发病原因不仅与慢性前列腺炎相同，而且往往同时合并存在。血精是慢性精囊炎最主要的症状之一。有些慢性精囊炎的声像图表现基本正常，需结合症状和精液化验来明确诊断。

声像图表现为：精囊大小正常，炎症长期存在也可使其萎缩变小。精囊壁增厚、僵直，内部点状回声增多且粗亮、混浊、透声减弱（图35-4-2）。

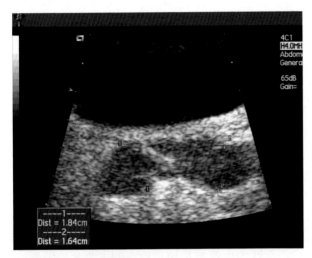

图35-4-2　慢性精囊炎
双侧精囊切面形态失常，体积增大，壁厚，回声增强，囊内显示密集点状回声

三、精囊结核

精囊结核常继发于前列腺结核，病变可局限于某一侧，但以两侧同时受累者多见。其主要病理改变为精囊内的结核结节相互融合，发生干酪样坏死，形成空洞、纤维化和钙化。精囊结核晚期可形成肉芽肿样结节。

早期精囊结核的临床表现不明显，随着病变的发展可出现血精和精液减少等症状。

由于精囊结核内部为干酪样碎渣及黏稠液体，因此其声像图表现为一侧或双侧精囊增大，在混浊的液性暗区内可见散在的点状钙化强回声及不规则斑片状低回声。

四、精囊癌

原发性精囊癌罕见，继发性精囊癌可由前列腺癌、膀胱癌或直肠癌蔓延而来。血精是其主要症状之一。

精囊转移癌的声像图表现为一侧精囊不规则肿大，与对侧精囊不对称。受累的精囊回声强弱不均，与原发病灶分界不清，并有直肠癌、前列腺癌或膀胱癌等原发病的声像图改变。

五、精囊囊肿

精囊囊肿很少见，有先天性与后天性之分，先天性囊肿系中肾管发育异常，后天性多由射精管炎性梗阻所致。患者常出现血精和泌尿生殖系感染。囊肿较大者可出现下腹部疼痛、腰骶部及会阴部不适。

精囊囊肿常发生于一侧精囊，囊肿占据精囊的一部分或全部，使其失去原有的形态。囊肿壁清晰，囊肿内部呈无回声，后方有回声增强效应（图35-4-3）。先天性精囊囊肿常伴有同侧肾或输尿管的先天性异常。

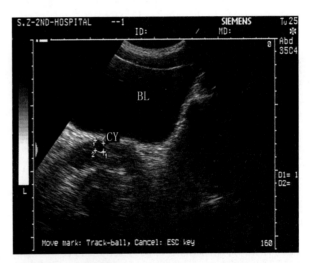

图35-4-3　精囊囊肿
经腹扫查显示右侧精囊内一个圆形的无回声暗区，囊壁菲薄，后方回声增强（BL-膀胱　CY-精囊囊肿）

（刘燕娜）

第*36*章

子宫和附件疾病

第1节
盆腔解剖概要

一、盆腔的组成

骨盆由骶骨、尾骨及两块髋骨所组成。以耻骨联合上缘、髂耻缘和骶岬上缘的连线为界，将骨盆分为大骨盆（假骨盆）和小骨盆（真骨盆）。大骨盆内主要有肠管，两侧为升结肠和降结肠，中间为小肠，后方附着髂腰肌。小骨盆腔分为前、中、后三部分，前部主要为膀胱和尿道所占据；中部正中为子宫、宫颈、阴道，两侧为输卵管和卵巢；后部为子宫直肠陷窝和直肠。

髂内动脉在小骨盆内位于卵巢及子宫的外后侧，卵巢动、静脉则走行在卵巢的后方。

腹膜沿腹前壁下行至骨盆内在膀胱、子宫和直肠之间反折形成三个潜在的腔隙，称为陷窝（图36-1-1），即前腹膜陷窝、膀胱子宫陷窝和子宫

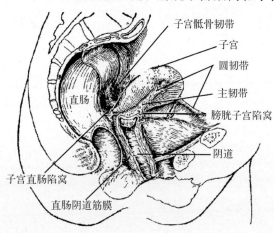

图 36-1-1　女性盆腔矢状切面示意图

直肠陷窝，直肠子宫陷窝（即 Dauglas 腔）为女性腹膜腔的最低部位。

二、女性内生殖器

女性内生殖器是超声检查的主要盆腔脏器，包括阴道、子宫、输卵管及卵巢，后两者统称为附件（图36-1-2）。

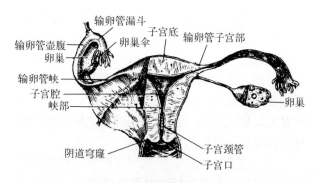

图 36-1-2　女性内生殖器官示意图

（一）阴道

阴道位于小骨盆下部的中央，上端包围子宫颈，下端开口于前庭后部。前壁与膀胱和尿道邻接，后壁与直肠贴近。环绕子宫颈周围的部分称阴道穹窿。后穹窿较深，其顶端与子宫直肠陷窝贴近。阴道上端比下端宽，后壁长 10 ~ 12cm，前壁长 7 ~ 9cm。

（二）子宫

子宫位于骨盆的中央，呈倒置的梨形，子宫体壁由三层组织构成，外层为浆膜层（即脏层腹

膜），中间层为肌层，内层为黏膜层（即子宫内膜）。子宫肌层是子宫壁最厚的一层，非孕时厚度约0.8cm。子宫上部较宽，称子宫体，其上端隆突部分，称子宫底。子宫底的两侧为子宫角，与输卵管相通。子宫下部较窄，呈圆柱状，称子宫颈。子宫体与子宫颈的比例，婴儿为1：2，成年人为2：1。子宫腔为一个上宽下窄的三角形。子宫颈内腔呈梭形，称子宫颈管，成年妇女长约3cm，其下端称为子宫颈外口，连接阴道顶端。

（三）输卵管

输卵管为一对细长而弯曲的管，全长8～14cm，分为4部分。

1.间质部 又称壁内部，为通入子宫壁内的部分，管腔狭窄而且短，长约1cm。

2.峡部 与间质部毗邻，管腔略大，长2～3cm。

3.壶腹部 在峡部的外侧，管腔较宽大，长5～8cm。

4.漏斗部 又称为伞部，为输卵管的末端，开口于腹腔，游离端呈漏斗状。伞的长度不一，大多为1.0～1.5cm。

（四）卵巢

卵巢为一对扁椭圆形的性腺，位于输卵管的后下方和子宫两侧的后上方，借卵巢系膜与子宫阔韧带后层相连。卵巢的表面为一层致密的结缔组织，称为白膜，其内为皮质和髓质。皮质中有数以万计的始基卵泡及致密的结缔组织；髓质含有疏松结缔组织、丰富的血管、神经、淋巴管及少量平滑肌纤维，髓质内无卵泡。成年女子的卵巢大小约4cm×3cm×1cm，重量为5～6g，绝经期后卵巢缩小。

第2节
超声检查基础

一、仪器

妇科疾病检查以凸阵探头为好，探头频率多为3.5～5.0MHz。彩色多普勒超声仪的应用提供了丰富的信息，使超声诊断具备了形态学与血流动力学的结合，在妇产科领域具有十分重要的应用价值。经阴道探头的应用是妇产科超声诊断途径与视野的拓宽，探头扫查呈一扇形视野，最大扫查角度可达240°，频率较高，一般为5～9MHz，探头放置在阴道内，紧贴阴道穹窿和宫颈，使盆腔器官处于声束近场（图36-2-1），故声像图清晰，尤以对子宫内膜和卵巢的观察更为清晰，并有助于对子宫和卵巢动脉的检测，探查时不需充盈膀胱，已成为妇产科超声检查的必备工具与途径。

二、检查方法

（一）经腹壁探测

1.检查前准备 检查前1～2小时饮水400～600ml，使膀胱适度充盈，以能显示子宫底部为宜，也可口服或注射利尿剂（速尿），使膀胱快速充盈。

2.扫查方法 常规取平卧位。纵向扫查时，沿腹正中线分别向左右两侧移动探头，纵切面上子宫的形态较清楚，子宫位置偏移或受肿块压迫不在中线纵轴平面时，需斜向扫查以显示子宫长径，测量宫颈至宫底长度。横向扫查时，自耻骨联合上平行移动探头，横切面图像可观察子宫、卵巢和肿块的相互位置关系。对附件疾病的探测，应在宫体两侧作对比观察，以了解其方位。移动探头连续扫查，可了解它与周围组织的关系。

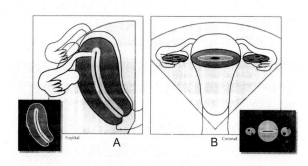

图36-2-1 经阴道扫查视野切面示意图
A图为矢状面 B图为冠状面

（二）经阴道探测

1.检查前准备 需排空膀胱。

2.检查方法 患者取膀胱截石位或用双手握拳垫高臀部。将消毒的胶料套或避孕套内放入适量的耦合剂后，套入阴道探头的前端。操作者持阴道探头柄，将探头缓缓放入阴道内直至宫颈表面或阴道穹窿部，转动探头柄可纵向、横向及多方向扫查，并采用推拉、倾斜、旋转等手法观察子宫、卵巢等盆腔脏器的情况。如探测脏器部位较高时，加压腹壁可使盆腔器官接近探头。

三、妇科超声检查注意事项

1. 使用阴道探头应严格消毒，防止交叉感染。无性生活妇女不能进行经阴道超声检查。

2. 探测子宫时，膀胱上界应达到子宫底部，否则子宫不易完整地显示。同样，膀胱也不宜过度充盈。

四、内生殖器官正常声像图表现

（一）女性内生殖器官的正常声像图表现

1. 子宫的正常声像图表现和正常参考值 通过子宫纵切面观察宫体与宫颈的夹角或其位置关系，可以了解子宫是否过度前倾屈或后倾屈。前位者可见宫体位置靠近膀胱，平位者宫体与宫颈位置平行，而后位者则宫体位置靠近直肠（图36-2-2）。前倾和平位子宫纵切面呈倒置梨形，分为子宫体和子宫颈两部分。横切面子宫近宫底处呈三角形，体部则呈椭圆形，其中心部位尚可见宫腔内膜线强回声。后倾屈子宫纵切面时其形态呈球形。

（1）子宫体。为实质均质结构，轮廓线光滑清晰，内部呈均匀的中等强度回声，宫腔呈线状高回声，其周围有弱回声的内膜围绕。随月经周期内膜的变化，宫腔回声也有差异。

（2）子宫颈。为结缔组织及弹力纤维构成，外被以坚韧的筋膜，因此回声较宫体稍强且致密，常可见带状或梭形的宫颈管高回声（此为黏液黏稠或与气体混杂所致）。子宫颈阴道部（位于阴道前后穹窿之间）常呈圆形低回声。

2. 子宫大小的测量 正常子宫的大小测量，因种族的差异及不同的发育阶段以及未产妇与经产妇的不同，也有生理的差异。子宫大小的测量方法为：适度充盈膀胱后（以子宫底部显示为宜），先作纵切扫查使子宫显示清晰，测量宫体和宫颈的纵径以及宫体的前后径，然后进行横切扫查，自耻骨上缘向上平移，连续观察子宫横断面，测量子宫的最大横径。

（1）子宫纵径。自宫底部至宫颈内口的距离为宫体长度。宫颈内口至宫颈外口（即阴道气体强回声顶端）的距离为宫颈长度。通常只将宫体长度作为子宫纵径。

（2）子宫前后径。纵切扫查时，测量与宫体纵轴相垂直的最大前后距离。

（3）子宫横径。横切扫查时，在两侧宫角下缘的子宫横断面呈椭圆形，使子宫侧壁显示清晰时，测量最大横径。

由于年龄、体型、人种、有无生育、生育胎次的不同，以及测量仪器和操作人员的不同，正常生育年龄妇女的子宫测值有所不同。青春前期及绝经后期子宫较小，但不同年龄及不同绝经年数的子宫大小也不相同。子宫的增大与缩小是渐进的。有报道正常子宫体纵径为 5.0cm±1.0cm，横径 4.3cm±0.73cm，前后径 4.3cm±0.99cm，宫颈长 2～3cm。

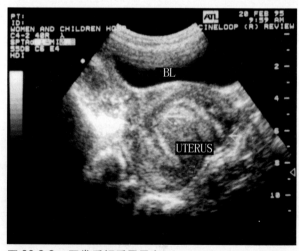

图36-2-2　正常后倾后屈子宫
（BL-膀胱　UTERUS-子宫）

3. 输卵管和卵巢的正常声像图表现和正常参考值 横切扫查时，可显示两侧子宫角延伸出输卵管、阔韧带和两侧卵巢。输卵管自子宫底部蜿蜒伸展，呈强回声的管状结构，其内径小于5mm，一般不易显示。卵巢通常位于子宫体部两侧外上方，但有很多变异。后位子宫的两侧卵巢可位于宫底上方。正常位置的卵巢，其后外侧可显示同侧的输尿管和髂内血管，可作为卵巢定位的标志。正常卵巢切面声像图呈杏仁形，其内部回声强度略高于子宫。成年妇女的卵巢大小约为4cm×3cm×1cm，并可按简化的公式计算其体积，即体积＝（长×宽×高）/2。成人正常值应小于6cm³。生育期妇女，卵泡的大小随月经周期变化，声像图可观察到卵泡的生理变化过程，并可监测卵泡的发育情况（图36-2-3和图36-2-4）。

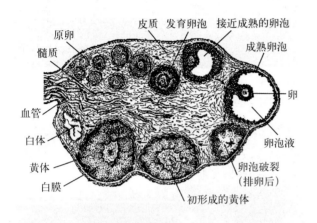

图36-2-3 卵巢剖面示意图

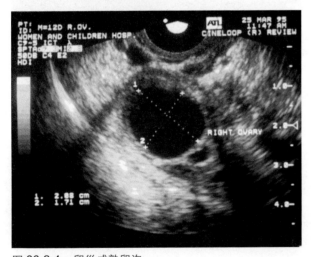

图36-2-4 卵巢成熟卵泡

月经周期第12天，经阴道超声探查

（二）子宫、卵巢等在月经周期中声像图的形态学变化

熟悉女性内生殖器官形态学的基础知识是进行超声检查的前提和基础，而女性生殖系统的生理特点之一是周期性变化，月经是这个周期变化的重要标志。因此，了解有关子宫、卵巢等女性生殖系统正常与病理情况下内分泌学的变化及其影响，是必需的基础知识。

子宫内膜的变化是卵巢内分泌（即雌激素和黄体素）作用而出现的结果。子宫内膜呈周期性变化，一般分为3期（从月经第1天开始）：月经期（第1～5天）、增殖期（第6～14天）、分泌期（第15～28天）。排卵前，卵巢分泌雌激素，使内膜发生增殖性变化；排卵后，黄体分泌孕激素，同时也分泌雌激素。孕激素使子宫内膜发生分泌性变化，子宫内膜的声像图也有相应的改变，增殖早期至中期（月经后6～11天）呈线状高回声，增殖晚期呈略增厚的条状高回声，表现为典型的"三线"征；分泌早期（月经后15～19天）呈增厚的棱状高回声，分泌晚期（月经后20天）内膜厚度可达10mm，棱状高回声的周围有低回声晕。当有异位妊娠时，假孕囊的出现是由于宫腔内蜕膜反应，形成有高回声边缘的圆形无回声区。

卵巢内卵泡的发育和排卵过程与子宫内膜声像图变化相一致。排卵期卵巢体积增大，其内有卵泡的圆形无回声区，大小为1.5～2.0cm，卵泡位置移向卵巢表面，边缘无卵巢组织覆盖，并向外突出。排卵后进入黄体期，黄体可较卵泡直径稍增大，边缘不规则，内有细弱的点状回声。此外，排卵后子宫直肠陷窝内可显示少量液性无回声区，提示盆腔少量积血。

（三）卵泡发育的监测与意义

实时灰阶超声已成为监测卵泡发育的首选方法。根据声像图的变化可以判断有无卵泡发育以及是否成熟和排卵，连续的超声检查还能发现一些与激素水平变化不一致的特殊情况，例如观察有无未破裂卵泡黄素化。

1. 成熟卵泡的声像图表现

（1）直径超过20mm。据文献报道，排卵前正常卵泡的最大直径为21.2mm±0.53mm，卵泡小于17mm者为未成熟卵泡，多数不能排卵。

（2）卵泡外形饱满，呈圆形或椭圆形，内壁薄而清晰。有时在优势卵泡内壁见到一隆凸的实质回声，此即卵母细胞所形成的卵丘。

（3）卵泡移向卵巢表面向外突出，边缘无卵巢组织覆盖。

2. 已排卵的卵泡（进入黄体期）的声像图表现

（1）卵泡缩小，伴有内壁塌陷。

（2）在缩小的卵泡腔内呈细弱的点状回声，壁厚、腔大，并有较多的高回声，提示有早期黄体形成。

（3）子宫直肠陷窝有少量液性暗区，为卵泡破裂后卵泡液积聚的结果。

经阴道超声可准确地监视未破裂的黄素化卵泡和小卵泡破裂等现象。未破裂的黄素化卵泡于排卵期卵泡壁逐渐增厚；小卵泡在卵泡很小（＜15mm）时即发生破裂，以上两种情况为原发性不孕症的常见原因。黄体囊肿在排卵后1～2天内呈圆形，直径常不超过4cm，系凝血块所致。

（四）子宫、卵巢血流的监测与意义

1. 子宫血流　非妊娠状态下子宫动脉的频谱呈收缩期的尖锐峰，舒张期速度锐减，并形成舒张早期"切迹"等（图36-2-5）。妊娠状态下的子宫动脉及子宫壁内放射状动脉和螺旋动脉RI和PI则逐渐降低，此乃血流的低阻力使子宫肌层和黏膜层有丰富的血流灌注。而绝经后的妇女子宫动脉显示率很低，即使能显示也多无舒张期血流信号，呈高阻力状态。

2. 卵巢血流　双侧卵巢的不同功能状态决定着卵巢血管的供应支配，通常可观察到随月经周期的变化。排卵前的卵泡有广泛的毛细血管网，这种丰富的血管网可用经阴道彩色多普勒超声显示，以优势卵泡的周围多见，在排卵前2～4天更明显。频谱多普勒检测RI、PI值逐渐减低。在黄体生成素（LH）达高峰时，RI、PI值最低，呈明显的低阻力状态。

根据文献报道，黄体血管的生成和血流阻力与妊娠与否有较大的关系。受孕后的8～12天黄体的周围显示一很强的血管环，其RI和PI值很低，呈明显低阻力状态（图36-2-6），直至整个妊娠早期。如果未妊娠，黄体血管则呈中等或较低阻力状态，收缩期血流速度也较低。正常月经期卵巢动脉呈高阻力血流频谱；卵泡增殖期卵巢动脉呈中等阻力，而黄体期卵巢动脉的RI和PI值减低。如果黄体血流阻力增高，或在受孕后不久血流量减少或消失，均提示黄体功能低下，这往往是习惯性流产的原因之一，并可导致不孕。彩色多普勒显示绝经后卵巢稀少的血流，呈高阻

力状态，无舒张期的血流信号。

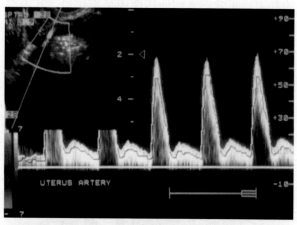

图36-2-5　正常子宫动脉频谱波形
子宫动脉频谱收缩期尖锐，舒张早期有"切迹"

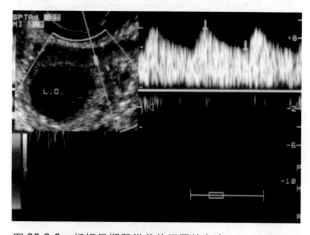

图36-2-6　妊娠早期卵巢黄体周围的血流
呈低阻力频谱，阻力指数为0.34

五、子宫一般性异常的声像图特征

1. 子宫大小异常

（1）幼年期子宫增大。常见的原因大多数为卵巢异常分泌激素的作用，少数为子宫横纹肌肉瘤及子宫阴道积液。而初潮延迟和原发性卵巢功能衰竭常导致子宫体积较小。

（2）青春后子宫增大。常见于妊娠和子宫肌瘤。其他原因有：子宫腺肌症、先天性子宫畸形、内膜息肉、滋养细胞疾病、子宫积血、积液、积脓、多产妇子宫、良性或恶性子宫新生物、青春期性早熟、妊娠子宫及过期流产后子宫、子宫复旧不全等。

2. 子宫位置异常　正常子宫位于腹正中线膀胱与直肠之间。异常的情况常见于：膀胱和直肠

的充盈程度可使其位置有改变；盆腔内肿块，尤其是韧带内肿块，也可以使子宫移位；盆腔肌肉及韧带松弛时则子宫下垂。

3.子宫轮廓异常　常见的原因有子宫肌瘤、子宫腺肌症、盆腔炎性病变和盆腔内恶性肿瘤等。

4.子宫形态异常　后倾子宫多呈球形；子宫肿瘤，尤其是有蒂的肿瘤，可改变子宫的形态；先天性子宫畸形、绝经后子宫萎缩等也会改变子宫的形态。

5.子宫内部回声异常　无论良性还是恶性病变都可改变其均匀性，某些肿瘤呈强回声，有钙化时可见声影，而子宫腺肌症则多呈点状低回声伴后方声衰减。

6.宫腔回声异常　宫腔正常呈线状高回声，其周围尚可见 2～3mm 的低回声（为子宫内膜回声），分泌期和月经期可呈条形高回声。

（1）宫腔积液的因素。宫腔积血、积液或积脓、月经期、妊娠产物的残留、异位妊娠的蜕膜管型、子宫肌瘤的变性、早期宫内妊娠、内膜炎、滋养细胞疾病。

（2）宫内强回声伴声影的因素。放疗植入物、宫内节育器、钙化、气体、妊娠、人流后残留、缝合材料、填塞物。

（3）宫腔回声显著增强的因素。内膜息肉、内膜肥厚、内膜炎、胎物残留。

第 3 节
先天性生殖道发育异常

一、病因和病理特点

子宫是由胚胎时期两侧的副中肾管向中线横行伸延汇合而形成，副中肾管的头端发育形成两侧输卵管口，尾端则汇合形成子宫。根据副中肾管发育的障碍不同及尿生殖窦上皮生长异常，将子宫（图 36-3-1）、阴道和处女膜的先天性畸形分为 5 类。

1.副中肾管停止发育

（1）幼稚子宫或先天性无子宫。两侧副中肾管向中线横行伸延汇合后短时间内停止发育或完全未发育。

（2）单角单颈子宫和残角子宫。一侧副中肾管停止发育，另一侧发育完全，形成单角单颈子宫，停止发育的一侧也可以形成残角子宫。

2.副中肾管汇合不良

（1）双子宫。副中肾管发育后完全未汇合，各自具有输卵管，并形成双阴道、双宫颈、双宫体。

（2）双角双颈子宫。双侧副中肾管部分汇合，形成单阴道、双宫颈、双宫体。

（3）双角单颈子宫。双侧副中肾管部分汇合，形成单阴道、单宫颈、双角子宫。

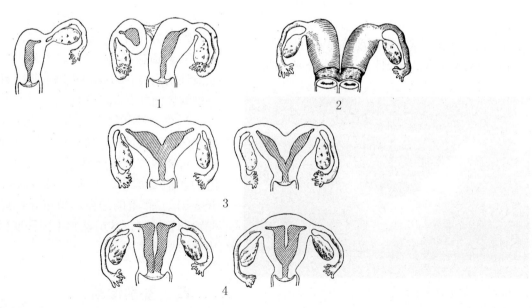

图 36-3-1　子宫畸形类型示意图

1.单角子宫，右侧为一侧单角子宫，其对侧残角子宫 2.双子宫（体、颈及阴道）3.双角子宫，左侧为弧形子宫，右侧为心形子宫 4.纵隔子宫，左侧为完全纵隔，右侧为部分纵隔。

（4）弓形子宫。双侧副中肾管接近完全汇合，导致子宫底部未完全融合，宫底部中央区肌层局限性增厚，向宫腔轻微突出。

3. 双侧副中肾管汇合后纵隔未退化或未完全退化

（1）纵隔子宫。纵隔未退化。

（2）不完全纵隔子宫。仅部分纵隔退化。

4. 复合缺陷 各种子宫畸形。

5. 处女膜闭锁 系处女膜发育旺盛所致，由于尿生殖窦上皮未能向前部贯穿。

二、临床表现

子宫发育不良者无月经或月经量少，痛经。双子宫、双角子宫常有月经量过多或时间延长，此外还有不孕。发育异常的子宫可引起流产、早产或胎位不正，产后可有大量出血。如为残角子宫妊娠，至孕4个月前后，可发生子宫破裂。处女膜闭锁在青春期后，出现下腹部周期性疼痛，进行性加重，少女月经不来潮，下腹部可触及肿块，无孔处女膜呈膨隆状、紫蓝色，肛诊触到椭圆形囊性包块，有压痛。

三、声像图表现

1. 幼稚子宫和先天性无子宫 在膀胱适度充盈的情况下，青春后期的妇女若子宫各切面径线明显比正常小（前后径＜2cm）且宫颈相对较长，并有明显的位置异常（如过度前屈或后屈），即可提示为幼稚子宫。先天性无子宫常合并无阴道。

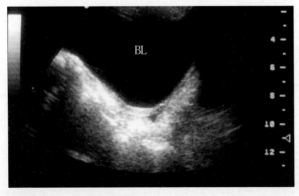

图 36-3-2　先天性无子宫
（BL-膀胱）

超声检查时，纵切扫查或横切扫查均不能显示子宫图像（图36-3-2），有时可发现两侧的卵巢图像。若能探测很小的子宫，宫体前后径在1cm以下，无宫腔回声，称为始基子宫。

2. 双子宫、双角子宫、单角子宫、纵隔子宫和弓形子宫

（1）双子宫。子宫狭长，左右对称，常有双阴道或阴道完全纵隔。横切面自宫底至宫颈、阴道作多次横行扫查，两侧子宫分别可见内膜回声，在声像图上可见双子宫中间有间隙，使其呈分离状（图36-3-3）。

（2）双角子宫。在横切面上仅显示增宽的宫底汇合不全，左右各有一角状突起，呈分叶状或"蝴蝶"征（图36-3-4）。

（3）单角子宫。子宫一侧发育完好，可有正常的卵巢（图36-3-5），另一侧可形成残角子宫。当残角有阻塞时，声像图上可以见到残角子宫宫腔积血呈无回声区。某些先天性子宫畸形合并妊娠时更易显示。

（4）纵隔子宫。经腹探测子宫外形正常，但宫底较宽，合并妊娠时受羊膜囊中羊水的衬托较易显示。经阴道横切探查可显示宫底肌层回声的中央有一等回声，向宫腔隆凸并延伸到宫腔中、下部乃至宫颈部分，两侧有子宫内膜高回声（图36-3-6）。

（5）弓形子宫。横切面显示宫底外缘平坦或轻微内陷呈弧形，宫底部中央区肌层增厚并向子宫内膜突出（图36-3-7）。

3. 阴道横膈 声像图表现为阴道内经血积聚呈液性暗区，在宫颈与横膈的暗区衬托下显示其下方的界面（图36-3-8）。

4. 处女膜闭锁及阴道下段闭锁 阴道内见无回声区，边界清晰，无回声区内有细小的点状回声，可随体位改变而移动。随着时间的延长，阴道内积血量增多，阴道扩张似椭圆形囊肿（图36-3-9）。严重的经血潴留可导致宫腔积血及双侧输卵管扩张，甚至盆腔不同程度积液，形成不规则的无回声区。

四、鉴别诊断

根据生殖道发育异常的典型声像图表现，结合临床表现和妇科检查，诊断一般均可确定。

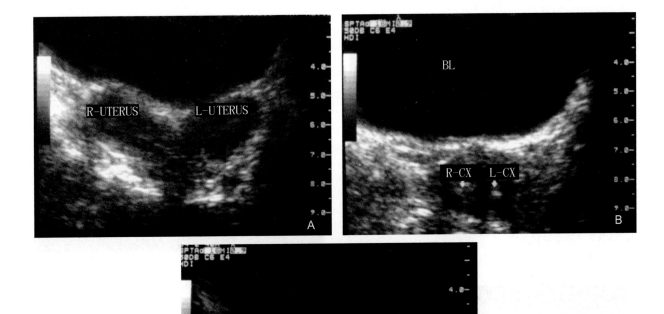

图 36-3-3　双子宫双宫颈

（L-UTERUS- 左侧子宫　R-UTERUS- 右侧子宫　L-CX- 左侧宫颈　R-CX- 右侧宫颈　L-VA- 左侧阴道线　R-VA- 右侧阴道线）

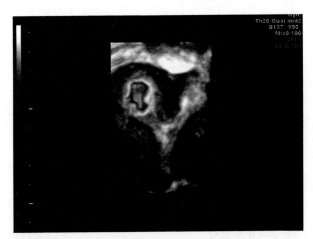

图 36-3-4　双角子宫并右侧宫角妊娠

经阴道三维超声显示宫底凹陷，左右各有一角状突起，右侧宫角合并妊娠

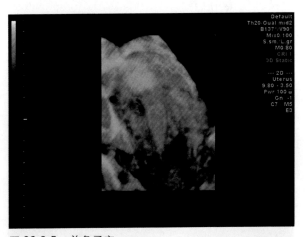

图 36-3-5　单角子宫

经阴道三维超声显示子宫外形呈梭形，横径较小，子宫内膜呈管状

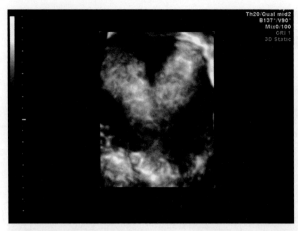

图 36-3-6　不全纵隔子宫

经阴道三维超声显示子宫底不凹陷，宫底肌层回声的中央有一等回声，向宫腔隆凸并延伸到宫腔中、下部

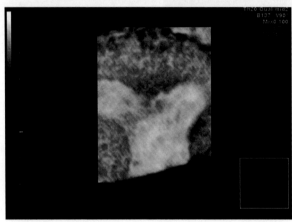

图 36-3-7　弓形子宫

经阴道三维超声显示宫底外缘平坦或轻微内陷呈弧形，宫底部中央区肌层增厚并向子宫内膜突出

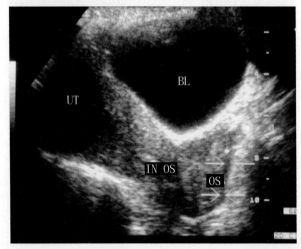

图 36-3-8　阴道横膈畸形

宫颈外缘两对箭号之间暗区示横膈与宫颈之间的积液（箭头所指）（BL-膀胱；IN OS-宫颈内口；OS-宫颈外口；UT-子宫）

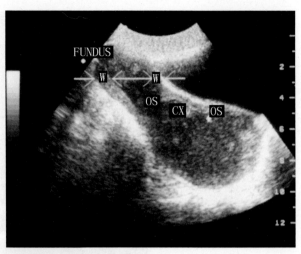

图 36-3-9　阴道下段闭锁

阴道、宫颈及宫腔内均可见积血液性暗区（FUNDUS-宫底　W-子宫壁　CX-宫颈　OS-宫颈内外口）

1. 不对称双子宫需注意与浆膜下肌瘤鉴别，前者多可探及子宫中央有内膜回声与宫腔相连通。

2. 始基子宫的中央无宫腔线及内膜回声，易与卵巢肿瘤混淆，卵巢肿瘤多数回声不均匀，以囊性无回声区为多见，而始基子宫回声多较均匀，有时尚可探及同侧卵巢回声，可资鉴别。

五、临床意义

超声检查可较准确地提示某些子宫先天性畸形，为临床提供一项简易和安全的诊断方法。子宫畸形可无临床症状，常不易早期发现，也有正常妊娠和分娩者，但因子宫发育不良常引起原发性闭经、不孕、习惯性流产、病理妊娠、难产和子宫自然破裂，及时发现子宫畸形可以预防和减少母婴并发症。

第4节
子宫疾病

一、子宫肌瘤

（一）病因和病理特点

子宫肌瘤由平滑肌细胞增生而成，含少量结缔组织，仅作为支持组织而存在。子宫肌瘤可为单个，也可为多个。肌瘤的大小可由数毫米至充满腹腔。肌瘤周围与被压迫的子宫纤维之间有疏松的结缔组织，称为假包膜。子宫肌瘤质地硬，切面呈不规则旋涡状纹理。

绝大部分子宫肌瘤生长在子宫体部，只有1%～2%的肌瘤生长在子宫颈部。子宫肌瘤可向不同方向生长，根据其与子宫肌壁的关系又分为3型（图36-4-1）。

1. **肌壁间肌瘤**　肌瘤发生在子宫肌壁内，可影响子宫收缩，同时子宫内膜面积也增大，常引起月经过多。肌瘤的周围均为肌层所包围，此型占60%～70%。

2. **浆膜下肌瘤**　肌瘤向子宫浆膜面发展，突出于子宫表面，上面覆盖子宫浆膜层，此型占20%～30%。浆膜下肌瘤若向阔韧带内生长，则形成阔韧带肌瘤。

3. **黏膜下肌瘤**　肌瘤向子宫黏膜面发展，突入宫腔，表面覆盖子宫黏膜，此型占10%～15%。黏膜下肌瘤可使子宫腔内膜面积变大变形，月经量过多，较易形成蒂。有时，瘤体可突出宫颈口悬于阴道中。

当子宫肌瘤生长过快时，由于血供不足，可发生中心性缺血，造成一系列变性，主要有玻璃样变性、黏液样变性、囊性变性、红色变性、脂肪变性、钙化和肉瘤变性等。

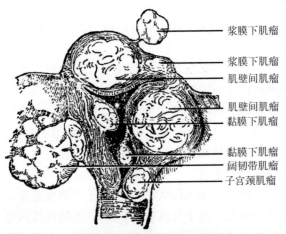

图36-4-1　各种不同位置的子宫肌瘤示意图

（二）临床表现

子宫肌瘤的临床表现各不相同。大多数肌瘤无症状，有症状的肌瘤与生长部位有关。较大的肌壁间肌瘤会引起月经过多；黏膜下肌瘤即使很小也会有月经过多和不规则阴道流血；浆膜下肌瘤蒂扭转或肌瘤红色变性时会引起剧烈腹痛，伴有恶心、呕吐、体温升高、白细胞增多。黏膜下肌瘤刺激导致子宫收缩时也可引起腹痛。25%～30%的肌瘤患者伴不孕。肿瘤增大可发生邻近器官压迫症状。

（三）声像图表现

1. **子宫增大**　子宫肌瘤的大小和数目不同，子宫增大的程度也差异很大。较小的肌瘤时，子宫大小仍在正常范围内；巨大的、多个较大的肌瘤时，子宫明显增大，甚至可超出真骨盆抵达腹腔。

2. **形态不规则**　越近浆膜面的肌瘤越易造成子宫形态不规则。有时单个有蒂的浆膜下肌瘤子宫大小可正常，子宫外见肿块，易与卵巢肿瘤混淆。有时整个子宫增大呈球形。

3. **回声不均匀**　子宫肌瘤一般有3种回声表现形式，即低回声区、等回声区和分布不均的高回声区。等回声结节周围有时可见假包膜所形成的低回声晕圈。肌瘤内无继发变性时，回声较均匀，以低回声最为多见。一般肌瘤声衰减不明显，肌瘤后面的子宫肌层回声通常较清楚，但当探测到肌纤维排列紊乱、几何形态复杂而又有较大的肌瘤时，声衰减可变得明显，肌瘤后面的子宫肌层模糊不清。

4. **子宫内膜线移位与变形**　肌壁间肌瘤可压迫和推挤宫腔，使宫腔内膜移位或变形（图36-4-2），黏膜下肌瘤则表现为子宫内膜回声增强、增宽，其内可显示瘤体结构。

5. **子宫颈肌瘤**　较少见，约占子宫肌瘤的2%。位于子宫内膜线的下方，表现为宫颈唇部有一实质性肿块，边界较清晰（图36-4-3）。有时体积可增大，向前壁生长的子宫颈肌瘤完全掩盖子宫体，仔细探查其中央有一居中的内膜线。蒂较长的黏膜下肌瘤可脱垂至宫颈管或阴道内，类似子宫颈肌瘤（图36-4-4）。

6. **阔韧带肌瘤**　是由有蒂的浆膜下肌瘤突入阔韧带两叶之间而形成，声像图表现为子宫一侧实质性肿块，体积较大，将子宫推向对侧（图36-4-5）。

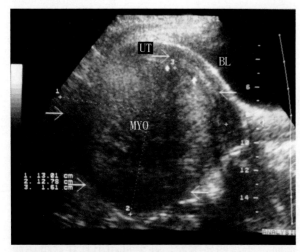

图 36-4-2　子宫后壁肌瘤（箭头所指）

（BL- 膀胱　MYO- 子宫肌瘤　UT- 子宫）

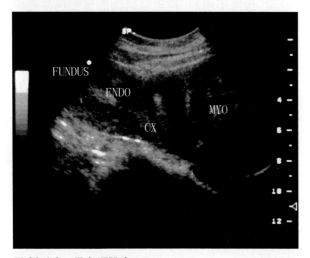

图 36-4-3　子宫颈肌瘤

（CX- 子宫颈　ENDO- 子宫内膜　FUNDUS- 子宫底　MYO- 子宫肌瘤）

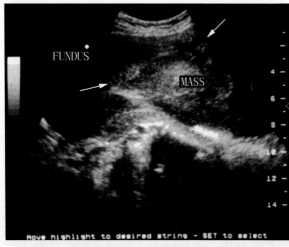

图 36-4-4　子宫巨大黏膜下肌瘤（箭头所指）

（FUNDUS- 子宫底　MASS- 子宫肌瘤）

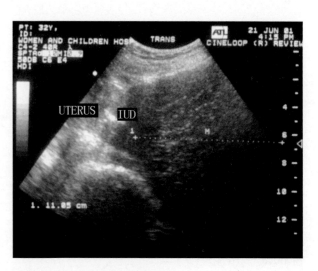

图 36-4-5　子宫阔韧带内肌瘤

（UTERUS- 子宫　IUD- 节育器）

7. 继发变性的声像图表现

（1）子宫肌瘤玻璃样变性。子宫肌瘤最常见的变性，子宫肌瘤内部组织水肿，旋涡状结构消失，其内为蛋白质，呈透明样物质，边缘不甚清晰，后方回声增强。

（2）子宫肌瘤囊性变。玻璃样变组织继续发展液化为假性囊肿，在声像图上出现明显的圆形无回声区，边界清晰（图 36-4-6），后方回声增强。

（3）子宫肌瘤钙化。钙盐被其组织成分或其他变性物质吸收而沉积，在声像图上表现为两种形式，一是弥漫型，另一种是边缘型，呈层状沉积，分别表现为团块状或弧形强回声，后方伴声影（图 36-4-7）。

（4）子宫肌瘤局限性脂肪变性。少见，表现为强回声，但后方无声影（图 36-4-8）。

（5）子宫肌瘤红色变性。与妊娠有关，常发生在较大的单发性肌瘤，为一种无菌性组织分解，细胞间隙液体渗出形成囊腔，声像图表现与子宫肌瘤囊性变相似。

（6）子宫肌瘤肉瘤变性。为子宫肌瘤恶变，发生率极低，占子宫肌瘤的 0.5%。无特征性声像图表现，当绝经后子宫肌瘤增长迅速，内部回声不均，边界不规则，或绝经后再出现的子宫肌瘤，均应考虑肉瘤变性的可能（图 36-4-9）。

8. 多普勒超声表现　子宫肌瘤的血管与肌瘤的大小、位置有关。脉冲多普勒和彩色多普勒可显示子宫肌瘤内血流状态，大多数肌瘤在其周围

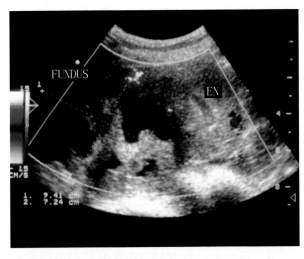

图 36-4-6　子宫肌瘤囊性变
（EN- 子宫内膜　FUNDUS- 子宫底）

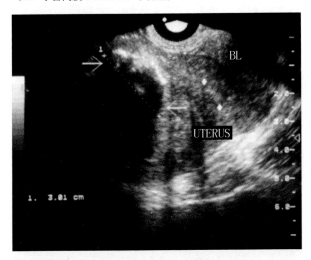

图 36-4-7　子宫肌瘤钙化（箭头所指）
（BL- 膀胱　UTERUS- 子宫）

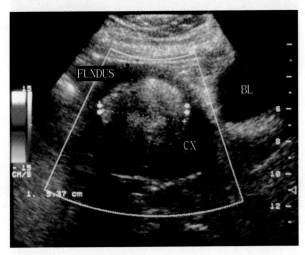

图 36-4-8　子宫肌瘤脂肪变性
患者绝经 14 年，阴道出血 1 月余，经病理证实
（BL- 膀胱　CX- 子宫颈　FUNDUS- 子宫底）

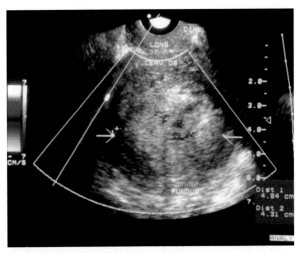

图 36-4-9　子宫肌瘤恶变
患者绝经 7 年阴道出血 2 年，病灶内部回声不均匀，周边及内部见短弧形血流（箭头所指），经病理证实

有血流信号，呈环状或半环状。子宫肌瘤的周边和内部多普勒频谱表现为中等阻力指数的波形（RI 为 0.6 ± 0.1），当肌瘤内出现炎症改变时，则会引起血管明显增加和低阻力波形（RI 为 0.4 ± 0.05）。肌瘤恶变（平滑肌肉瘤）则表现为较丰富的血流信号和极低的阻力指数（RI 为 0.3 ± 0.05）。

（四）鉴别诊断

1. **子宫肌瘤与子宫肥大症的鉴别**　常有多产史，声像图表现为子宫切面形态正常，体积均匀性增大，但很少超过 2 个月妊娠子宫，轮廓清晰，无表面凸起，子宫肌层内无结节状低回声或团块状高回声，因而可与子宫肌瘤鉴别。

2. **子宫肌瘤与子宫内膜增殖症的鉴别**　胎盘残留机化、子宫内膜息肉和子宫体腺癌等与子宫黏膜下肌瘤的声像图相似，均显示为回声增强的光团，但黏膜下肌瘤呈圆形或椭圆形，动态观察形态无明显改变，而其他病变形态不规则，结合临床可资鉴别。

3. **子宫肌瘤与卵巢肿瘤的鉴别**　浆膜下肌瘤有时与卵巢实质性肿瘤难以鉴别，尤其是卵巢肿瘤与子宫有粘连时更容易混淆。其鉴别要点主要从瘤体与子宫的关系来区别。如肿瘤在子宫内，则子宫的边界完整，肿瘤与子宫的移动一致。

4. **子宫肌瘤与子宫畸形的鉴别**　双角子宫在横切面声像图上仅显示宫底汇合不全，左右各有一角状突出，呈分叶状或"蝴蝶"征，并可见宫底增宽。后倾后屈的子宫在声像图上表现为球形或分叶状，回声低，也易误诊为子宫肌瘤，必须注意鉴别。经阴道超声探查子宫内膜的走向可以帮助判断。

5. 子宫肌瘤与盆腔炎性包块的鉴别 炎性肿块多呈双侧性，位于宫旁，呈实质不均质性包块，无包膜，外形不规则，炎性包块与子宫粘连时易误诊为子宫肌瘤，但此时可找到正常子宫图像，可资鉴别。

6. 子宫肌瘤与不典型滋养细胞疾病 宫腔内不典型葡萄胎或侵蚀性葡萄胎，有时与肌瘤较难鉴别。患者近期内有停经或流产史，而血、尿HCG明显升高是诊断该疾病的主要依据。彩色多普勒检查可见较丰富的血液供应。

（五）临床意义

超声可显示肌瘤的大小、分布和外形轮廓以及某些继发性的改变。

1. 肌瘤未累及子宫内膜可进行肌瘤的剔除手术。

2. 经阴道超声可识别3mm的小黏膜下肌瘤，对月经异常的病因鉴别诊断有重要的意义。

3. 彩色多普勒和频谱多普勒可佐证子宫肌瘤有否恶变。

二、子宫腺肌症

（一）病理特点

子宫内膜由基底层向子宫肌层生长时，称为子宫腺肌症或内在性子宫内膜异位症，约有50%患者同时合并子宫肌瘤，约有15%患者合并外在性子宫内膜异位症，子宫多呈均匀性增大，异位的子宫内膜弥散于子宫肌壁，以后壁居多，使子宫内膜线前移。随着月经周期变化，月经期肌组织之间可见弥漫性小出血灶，有的形成小囊。肌纤维发生反应性增生，使子宫轻度或中度均匀性增大。异位的子宫内膜也可局限于肌层形成团块，称为子宫腺肌瘤，子宫腺肌瘤周围无假包膜，这点与子宫肌瘤不同。

（二）临床表现

经血量增多和经期延长，继发性痛经，进行性加剧。妇科检查扪及均匀增大而质地硬的子宫，有压痛，月经期压痛尤为明显。

（三）声像图表现

1. 子宫呈球样增大，轮廓线尚规则。

2. 子宫内膜线居中或前移。

3. 子宫肌层回声不均匀，有实质性低回声区和强回声区，有时可见小的无回声区，这是由于小的囊状积血所致。

4. 子宫大小和内部回声在月经期前后常有变化。子宫腺肌瘤呈局限性回声异常区，内有小的无回声区，肿块边缘欠规则，无包膜回声，子宫可呈局限性隆起，呈非对称性增大，且以后壁为明显（图36-4-10），无明显的声衰减或在其后方呈栅栏状声衰减。

5. 彩色多普勒无特异性表现，病灶周围无环状或半环状血流环绕，此与子宫肌瘤不相同。

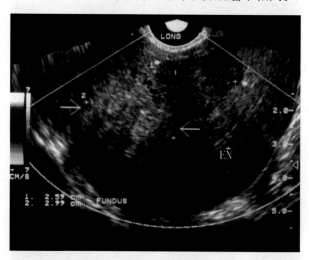

图 36-4-10　子宫腺肌症（箭头所指）
子宫后壁见高回声区（箭头所指），边缘欠清晰，下方呈栅栏状衰减，宫腔线（EN）前移

（四）鉴别诊断

子宫腺肌症主要应与子宫肌瘤鉴别。子宫腺肌症为子宫肌层内子宫内膜异位症，表现为月经多、痛经明显、子宫大多呈对称性增大，月经期子宫增大及月经后缩小的特征。其声像图表现为

子宫均匀性增大，轮廓规则，内膜回声无改变，肌层回声强弱不均匀，月经前后对比观察子宫大小和内部回声有变化，后壁有粗大散乱的点状回声。但子宫腺肌瘤与子宫肌瘤的声像图往往较难鉴别。

（五）临床意义

子宫腺肌症的诊断主要依靠临床症状及妇科检查，很难观察到子宫壁的变化。超声检查能够显示与子宫腺肌症相应病变的部位，且能间接了解子宫肌壁内的改变，是最简便的有效辅助检查方法。其准确性为 70% 左右，但对子宫腺肌瘤与子宫肌瘤的鉴别仍有一定困难。

三、子宫内膜疾病

（一）子宫内膜增殖症

1. 病因和病理特点 子宫内膜对性激素很敏感，当卵巢功能失调时，子宫内膜的变化是由于持续雌激素的影响。子宫内膜增殖是指内膜腺体和基质的异常增殖，分 3 种类型。

（1）腺囊型增生过长。子宫内膜全部或局部增厚，甚至呈息肉样增殖，腺体数目增加，呈囊状扩张。

（2）腺瘤型增生过长。其特点是腺体数目增多，呈腺瘤样增生，不易与腺癌鉴别。

（3）非典型增生过长。腺体数目增多，形态不规则，上皮细胞排列也不规则，染色深浅不一，有时与早期癌极不易区别。

2. 临床表现

（1）不规则子宫出血。为本病最常见的症状，患者月经周期紊乱，多发生在更年期与青春期。出血前常有短时期的闭经，一般无痛经。多数病例有子宫轻度增大、饱满，常伴有卵巢轻度增大，内含小囊肿。基础体温为单相型，内膜无分泌现象。

（2）月经量过多。患者月经量多，一次出血量可达 500～600ml；也可表现为经期延长。

（3）绝经后子宫出血。绝经后数年有少量或

淋漓不尽的子宫出血。

（4）贫血。患者由于出血，常伴有程度不等的贫血。

3. 声像图表现

（1）子宫均匀性增大。由于雌激素长期的刺激使子宫形态饱满，体积增大，肌壁回声一般较正常低一些。

（2）子宫内膜增厚。正常子宫内膜厚度的上限是 10mm（图 36-4-11），而本病子宫内膜可明显增厚。典型的内膜增生声像图表现为内膜均匀性增厚，内膜厚度一般为 10～20mm，呈高回声，与肌层分界清楚，内膜内的无回声区常提示为腺囊型内膜增生。内膜含有筛孔状暗区，为扩张的腺体回声。

（3）一侧或两侧卵巢增大。因受雌激素刺激，卵巢囊性变而增大，声像图显示卵巢轻度增大，内含数目不等的小囊泡。

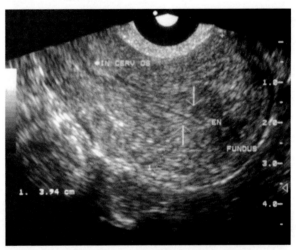

图 36-4-11　增生期子宫内膜声像图（箭头所指）

4. 鉴别诊断 子宫内膜的厚度对诊断子宫内膜增殖症无特异性，多种宫腔内疾病均可表现为子宫内膜增厚，例如分泌晚期子宫内膜、子宫内膜息肉、黏膜下肌瘤、子宫内膜癌等，其鉴别要点是首先观察中间的宫腔线，例如分泌晚期内膜见宫腔线贯穿其中，呈梭状或圆形，围绕内膜周围有一圈衰减的晕，边缘较整齐（图 36-4-12），月经来潮后宫腔内强回声消失；其次为强回声的边缘、形态、回声均匀与否，其鉴别要点详见表 36-4-1。

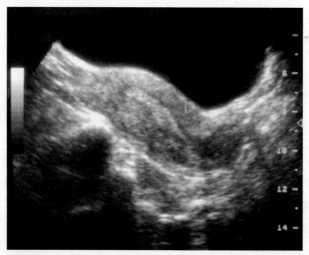

图 36-4-12　分泌期子宫内膜

表 36-4-1　子宫腔内强回声的鉴别诊断

鉴别点	分泌晚期内膜	子宫内膜增生过长	子宫内膜息肉	黏膜下肌瘤	子宫内膜癌
回声	均匀增强回声	不均匀强回声	高回声	增强或低回声	实质不均质回声
形态	宫腔形态	球形	椭圆形	球形	不规则
边缘	光滑、整齐	尚整齐	光滑、整齐	欠整齐	不整齐、不光滑
宫腔线	贯穿其中	模糊不清	强回声外环状回声	病灶外低回声	病灶外少量积液
彩色血流	少	稀少	稀少	基底部有血流	周边血流丰富

此外，还有药物引起的子宫内膜高度分泌反应及异位妊娠所致的子宫内膜蜕膜反应，声像图都表现为内膜增厚，应注意鉴别，结合病史、实验室检查（如 HCG）及诊断性刮宫病理结果等资料，可资鉴别。

5. 临床意义　超声检查可初步提示子宫内膜增殖症，并可与其他内膜疾病作出大致的鉴别。由于腺瘤样增生和非典型增生都是癌前病变，因此诊断性刮宫是必要的，确诊仍需病理检查。

（二）子宫内膜癌

1. 病因和病理特点　病变开始发生在子宫体上段内膜，尤以两侧宫角处多见，其为后壁，以腺癌为主，故又称为子宫体腺癌。大多发生在 50 岁以上绝经前后的妇女，病理形态肉眼观分为 3 型：

（1）弥漫型。病灶布满子宫内膜大部分或整个子宫内膜，使子宫内膜显著增厚，可伴有不规则的息肉样突起，并可侵及肌层。

（2）局限型。病灶仅累及子宫内膜的一部分，常见于子宫底部的内膜，可伴有肌层的浸润，子宫体有轻度肿大。

（3）息肉型。癌肿呈息肉状，体积较大，质地脆，癌组织波及范围较小，好发于宫角部。

由于子宫内膜腺瘤样增生、不典型增生及子宫内膜原位癌有可能发展成浸润癌，故这一组病变均称为子宫内膜癌的癌前病变。根据肿瘤侵犯的解剖学范围不同，国际妇产科联盟将子宫内膜癌作如下临床分期。

0 期　腺瘤样增生或原位癌

Ⅰ 期　癌瘤局限于子宫体

Ⅰa 期　子宫腔长度 ≤ 8cm

Ⅰb 期　子宫腔长度 > 8cm

Ⅱ 期　癌瘤已侵犯宫颈

Ⅲ 期　癌瘤扩散至子宫以外，但未超出真骨盆

Ⅳ 期　癌瘤超出真骨盆或明显侵犯膀胱或直肠黏膜

Ⅳa 期　癌瘤侵犯附近器官（如直肠、膀胱）

Ⅳb 期　癌瘤已有远处转移

2. 临床表现　不规则阴道流血，绝经前后有不规则阴道流血。大多数 Ⅰ 期子宫内膜癌即可有出血症状。部分患者阴道排液增加，呈水样、血

性或脓性。合并感染时有恶臭。10% ~ 40% 的患者有腰骶部、下腹部向大腿放射性疼痛，有时下腹部可触及肿块，此时多为晚期。

3. 声像图表现 超声显像对早期病例通常无特殊发现。与子宫内膜增生、息肉、月经前期子宫声像图往往难以区别。Ia 期以后的宫体癌声像图可有如下改变。

（1）子宫增大。大多数子宫呈球形增大，轮廓常较规则或呈分叶状，宫颈常有扩张。

（2）回声不均。随着癌瘤侵犯子宫肌层深部，整个子宫回声紊乱。弥漫型子宫内膜癌时，子宫内膜呈不均匀增厚，厚度达 6mm 以上，可向下蔓延至宫颈管，边缘毛糙；局限型子宫内膜癌仅累及一部分内膜，局部呈团块状回声，继续增大呈息肉状突起，肿块大时可延伸至宫颈管，使其扩张。当癌组织有坏死、出血时，可见不规则的无回声区，子宫体癌可常浸润肌层内，无包膜回声，后方回声多无明显声衰减。

（3）宫腔积液。癌组织阻塞子宫颈管时，声像图表现为宫腔内积液、积脓或积血所致的无回声区。混有坏死组织、小血块时，声像图表现为宫腔无回声区内有点状、团块状回声。

（4）内膜厚度与结构。经阴道超声能清晰地显示子宫内膜，对子宫内膜癌的诊断有很大帮助。绝经后妇女子宫内膜异常增厚就应考虑内膜癌的可能。一般而言，内膜厚度小于 4 ~ 6mm 时，内膜癌的可能性小。内膜回声结构也是重要指标之一，内膜癌常表现为内膜非均质性增厚（图 36-4-13）或呈不规则息肉状，有组织坏死时可出现无回声区。内膜的厚度 > 8mm、内膜回声不均匀、内膜与肌层分界不清及宫腔积液等有助于对内膜癌的诊断。还可根据内膜与肌层之间的低回声晕的断裂与否，对内膜癌浸润肌层的程度进行判断。

（5）卵巢改变。当内膜癌继发于卵巢颗粒细胞或卵泡膜细胞肿瘤时，即使还在早期甚至仅在增生过长期，卵巢内就可探及肿块。

（6）彩色多普勒表现。彩色多普勒对早期子宫内膜癌的检测有一定的诊断价值。早期内膜癌是指子宫内膜癌局限于子宫体肌层（即 I 期子宫内膜癌）。子宫螺旋动脉起始于子宫壁肌层内的弓形动脉，是子宫动脉的终末支，也是营养子宫

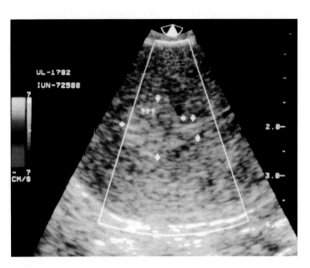

图 36-4-13　子宫内膜癌
后位子宫纵切面，子宫内膜后缘不规则，向后壁肌层浸润（箭头所指），经病理证实

内膜的主要血管。笔者经阴道彩色多普勒检测 19 例正常生育期未孕妇女与 8 例早期子宫内膜癌妇女子宫螺旋动脉血流阻力指数（RI）的差异。早期子宫内膜癌的子宫螺旋动脉 RI 为 0.30 ± 0.03，与正常组 RI 值 0.51 ± 0.04 比较有明显统计学意义（$P < 0.01$）。内膜癌的血流频谱表现为舒张期血流丰富，呈低阻力，声像图表现为宫腔及内膜处有占位征象，彩色多普勒在其周缘显示出环状分布的较丰富血流束，色彩较周围组织血流束明亮（图 36-4-14），频谱多普勒显示其 RI 小于 0.4（图 36-4-15），如符合以上 3 个方面，甚至二维声像图表现不明显而后两个特征典型时，也可提示子宫内膜癌 Ia 期可能。

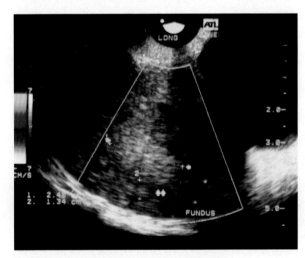

图 36-4-14　子宫内膜癌的彩色多普勒表现

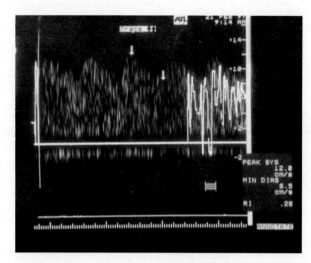

图 36-4-15　子宫内膜癌的频谱多普勒表现

4. 鉴别诊断　子宫内膜癌常与子宫肌瘤变性、多发性子宫肌瘤、子宫平滑肌肉瘤、子宫内膜疾患等声像图类似，由于缺乏特征性声像图表现，鉴别诊断较困难。但子宫内膜癌患者多为老年妇女，有绝经期后的子宫出血、阴道排液、下腹部疼痛等，早期（0 期）声像图无特殊改变或宫腔内见实质性占位病变，结合病史应考虑到该病的可能，最后确诊需诊断性刮宫。子宫内膜癌应注意与下列情况鉴别。

（1）子宫肌瘤。较小的子宫内膜癌局限于宫腔内时易与黏膜下肌瘤混淆，黏膜下肌瘤的主要症状为月经过多，表面有坏死溃疡时才出现不规则阴道流血及分泌物增多。而子宫内膜癌浸润肌层使子宫增大，有时与子宫肌壁间肌瘤相似，肌壁间肌瘤周围有假包膜，边界尚清，有时后壁回声衰减，临床表现为月经量增多，无不规则阴道流血及排液。尽管如此鉴别仍较困难，仅诊断性刮宫能确诊。

（2）子宫内膜疾患。包括子宫内膜增生过长、内膜息肉等，确诊主要靠诊断性刮宫。

（3）子宫肉瘤。晚期子宫内膜癌与宫体肉瘤较难鉴别，依靠诊断性刮宫进行病理检查。

5. 临床意义　子宫内膜病变的早期确诊依靠诊断性刮宫。但即使超声检查阴性，也不能除外子宫内膜癌的可能。经阴道超声能较准确地测量子宫内膜的厚度、检出很小的病变及部位，从而对选择手术方式和判断预后有重要的价值。诊断性刮宫对子宫内膜癌能明确诊断，但不能提示癌组织所累及的范围和深度。

四、子宫腔和肌层非肿瘤性病变

子宫腔和肌层非肿瘤性病变除上述子宫内膜增殖症外，还包括急性子宫内膜炎、子宫内膜息肉、宫腔内膜钙化、子宫内膜萎缩、宫腔内积液、积脓、积血、药物三苯氧胺（TAM）致绝经期宫内膜增厚以及肌层血管畸形等。

（一）病因和病理特点

急性子宫内膜炎、宫腔内膜钙化是由炎症引起。子宫内膜萎缩由卵巢功能衰退引起。宫腔内积液、积脓和积血由宫颈管粘连、阴道闭锁或处女膜闭锁等引起。子宫内膜息肉由内膜局部受激素刺激而形成。三苯氧胺（TAM）可造成药物性子宫内膜增厚，它有 E 型和 Z 型两个异构体，E 型具有雌激素样活性，直接作用于卵巢分泌雌二醇，促使子宫内膜呈持续增厚状态，其间的纤细网络状高回声分隔带产生原因不明，Z 型抗雌激素样作用竞争乳腺腺癌等肿瘤细胞的雌激素受体，抑制癌细胞生长。肌层血管畸形罕见，发生在肌层内，大小不一，血管腔扩大形成血窦充满血液，可发生于任何年龄。

（二）临床表现

1. 急性子宫内膜炎　有发热、下腹痛与阴道脓性白带等表现。

2. 子宫内膜息肉　不规则的阴道淋漓出血。

3. 宫腔内膜钙化　月经稀少、闭经或不孕。

4. 子宫内膜萎缩　绝经后阴道流血。

5. 宫腔内积液、积脓和积血　下腹坠胀，周期性腹痛明显，有闭经史。

6. 子宫肌层血管畸形　通常无特殊表现，偶伴其他不适，在超声检查时才被发现。

7. 药物性内膜增厚　三苯氧胺（TAM）等可导致绝经期子宫内膜增厚，无何不适，在超声检查时才被发现。

（三）声像图表现

1. 急性子宫内膜炎　子宫可增大，回声减低，子宫内膜肿胀、增厚，边缘毛糙，不清晰（图36-4-16）。

2. 子宫内膜钙化　子宫腔内见不规则的条索

状或串珠状强回声区，后方伴声影。

3. 内膜萎缩 声像图表现为菲薄的子宫内膜，呈细亮的带状回声，厚度小于 5mm，常伴有宫腔积血。

4. 内膜息肉 宫腔内见不规则团块状回声或暗区内子宫内膜局限性隆凸，呈高回声或中等回声，基底较窄，体积一般很小（图 36-4-17），多在 1cm 以下，大者可达 5cm。

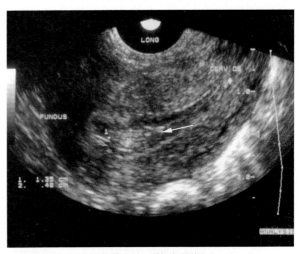

图 36-4-17　子宫内膜息肉（箭头所指）

5. 宫腔积液、积脓和积血 宫腔内呈无回声区，其内可见细弱的点状回声。

6. 子宫肌层血管畸形 子宫体积增大或正常，其内见蜂窝状无回声区。彩色多普勒显示极丰富的红蓝相间血流信号，频谱多普勒取样为低速湍流频谱（图 36-4-18）。

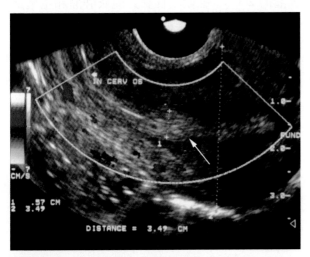

图 36-4-16　子宫内膜炎（箭头所指）

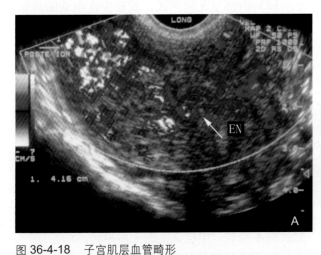

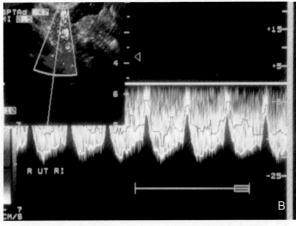

图 36-4-18　子宫肌层血管畸形
A 图为彩色多普勒显示子宫肌层内血流丰富　B 图为多普勒取样为低阻力型频谱

7. 药物性内膜增厚 子宫内膜厚度大多在 1cm 以上，内见若干条纤细的分隔带，前后缘尚规则，偶呈轻微波浪状，内见散在的大小不等暗区和稀疏的点状回声，部分内膜外周见暗晕（图 36-4-19），彩色多普勒可显示子宫肌层内细点状血流信号。

（四）鉴别诊断

急性子宫内膜炎、内膜钙化、萎缩、子宫内膜息肉等病变都有各自的临床症状和声像图表现。宫腔积液、积脓和积血根据病史、患者年龄和临床表现加以鉴别，年幼者多为先天性生殖道畸形（如无阴道或处女膜闭锁等），中青年妇女

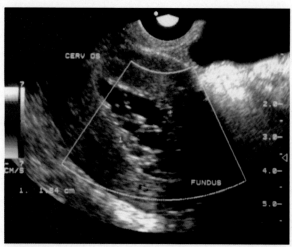

图 36-4-19　药物性子宫内膜增厚
三苯氧胺治疗绝经期乳腺癌致子宫内膜增厚

多为刮宫手术后宫颈管粘连导致闭经，老年者则多为子宫或子宫颈恶性病变所致。三苯氧胺所致子宫内膜增厚，需观察子宫内膜的外周晕圈有无断裂，边界有无向外浸润的点状回声，必要时行宫腔诊断性刮宫。子宫肌层血管畸形则应与绒毛膜上皮癌鉴别，结合病史和血尿 HCG 可资鉴别。

（五）临床意义

急性子宫内膜炎可观察其内膜病变的进展与预后，内膜钙化根据病史可提示进一步检查（如宫腔诊断性刮宫），可诊断有无结核。宫腔积液、积脓和积血可寻找病因，有无宫颈管粘连、先天性畸形（阴道或处女膜闭锁）等。子宫肌层血管畸形可显示其与内膜的距离，避免手术伤及导致损伤性大出血，危及生命。三苯氧胺所致绝经期子宫内膜增厚，可观察内膜边缘有无外周晕圈断裂及异常点状回声浸润肌层的早期恶变趋势。

第 5 节
卵巢疾病

一、卵巢肿瘤

（一）病理特点

卵巢肿瘤是妇科常见的肿瘤，可发生于任何年龄，以 20 ～ 50 岁最为常见。卵巢肿瘤组织的复杂性超过任何器官，主要是由于卵巢的胚胎发生学有其特殊性：卵巢组织具有潜在的富于发展的多能性；卵巢来自胚胎生殖嵴，男女同源，以后才分化；卵巢在胚胎发育时期和泌尿系统非常接近，部分中肾组织可迷路进入卵巢。因此，卵巢在异常刺激下，可发生许多不同种类的肿瘤。卵巢肿瘤组织学分类主要有 3 类，即常见的"上皮性"肿瘤（即体腔上皮性肿瘤，约占卵巢原发肿瘤的 2/3）、性索（性腺）间质肿瘤和生殖细胞肿瘤。另外，还有非特异性间质肿瘤和转移性卵巢肿瘤。

（二）卵巢肿瘤的声像图分类

超声尚无法按组织发生进行分类，但根据病变的物理性质不同，声像图的表现大致可分为 3 大类，即囊性、混合性和实质性，并可根据其内部细节，反映出病变组织的大体结构，进而可判断其病理性质。

1. 囊性肿块的声像图特征

（1）边界清晰，形态规则，壁薄，光滑整齐，呈圆形或椭圆形。

（2）内部呈无回声区，或有少许细弱的点状回声，后壁有增强效应。

（3）囊壁呈局限性增厚或弥漫性增厚。多房者内部有线状分隔，根据其间隔的厚薄不同，其分隔带也有相应表现。

2. 实质性肿块的声像图特征

（1）边界清晰、形态较规则或不规则、边缘不光滑或模糊不清。

（2）内部回声均匀，呈弥漫分布的密集点状或团块状回声。

（3）当肿块内有出血、坏死或囊性变时，内部回声不均匀，出现杂乱的无回声区。

3. 混合性肿块的声像图特征

（1）肿块以囊性为主，体积较大，形态大多较规则，壁回声光滑，无回声区内有局限性的点状或团块状回声。

（2）混合性肿块边界清晰或较模糊，部分为规则或不规则的团块状回声，小部分为无回声区。

（3）肿块后壁回声无明显增强效应。

（三）卵巢良、恶性肿块的声像图特点

1. 良性肿块的声像图特征

（1）肿块边界整齐，壁菲薄，形态规则。

（2）大多数以囊性为主，少数为实质性。

（3）当肿块为多房性囊肿时，分隔薄而规则，或有小囊。

（4）肿块内实质性回声均匀、规则。

（5）彩色多普勒显示良性肿瘤内部和周围多无血流信号，或可见规则的细小血管内有彩色血流信号。

2. 恶性肿块的声像图特征

（1）肿块以实质性为主，外形大多不规则。

（2）囊壁不规则或有突向囊腔的乳头状实质回声，分隔增厚，不规整。

（3）有浸润或肿瘤向外生长时，边缘不整齐，肿块轮廓不清，内部回声强弱不均，或呈融合性团块状回声，且常合并腹水征。

（4）恶性肿瘤时，由于肿瘤的快速生长出现新生血管，形成动静脉瘘，构成较大的压力阶差，故彩色多普勒在肿瘤实质内或周围显示有丰富的血流信号，这些新生的血管频谱多普勒表现为高血流速度和低阻力特征。卵巢肿块内部及周边有丰富彩色血流信号以及 RI < 0.4 作为诊断卵巢恶性肿瘤的依据，并结合二维声像图特点，则可大大提高诊断准确率。

（四）卵巢良、恶性肿瘤的评分与分级

国内外学者根据卵巢肿瘤的声像图特征，将卵巢肿瘤分为 4 级，0 级和 1 级为良性，2 级为交界性或可疑恶性，3 级为恶性，详见表 36-5-1。

表 36-5-1　卵巢肿块超声分级标准

超声分级	肿块性质	声像图表现			
		边界	内部回声	分隔	腹水
0	良性	清楚、光滑	无	无	无
1	良性	清楚、光滑	均匀、规则	薄、均匀	无
2	交界性或可疑恶性	清楚、不光滑	稍不均匀、部分不规则	较厚、部分不均匀	无
3	恶性	不清楚、边界模糊	不均匀、完全不规则	厚、不均匀	有

然而，由于卵巢肿瘤结构的复杂性，以声像图特征做出确切的诊断有时是不可能的，当囊肿内局部恶变时则更容易漏诊。成分复杂的囊性畸胎瘤或粘连严重的炎性包块，又可因其回声复杂、轮廓不清而易误诊为恶性病变。因此，超声诊断卵巢肿瘤良恶性有一定的困难，需结合有关资料综合分析。

二、卵巢囊性病变

（一）卵巢非赘生性囊肿

卵巢非赘生性囊肿是一种体积较小，多能自行消退的特殊囊性结构，而非真性的卵巢肿瘤。非赘生性囊肿主要有 4 种类型，其病因、病理特点、临床表现、声像图表现及鉴别诊断详见表 36-5-2。

表 36-5-2　非赘生性囊肿

类型	病因和病理特点	临床表现	声像图表现	鉴别诊断
滤泡囊肿	卵巢的生理性囊肿，卵泡不成熟、成熟后不排卵、卵泡未破裂或闭锁，导致卵泡液潴留而形成囊肿。直径一般为 1 ~ 3cm，偶达 5cm	月经后随访囊肿缩小或消失	卵巢内出现圆形无回声区，边缘清晰光滑，常突出于卵巢表面，内径 1 ~ 3cm，很少大于 5 ~ 6cm	随访可见囊肿无回声区缩小或消失

续表 36-5-2　非赘生性囊肿

续表

类型	病因和病理特点	临床表现	声像图表现	鉴别诊断
黄体囊肿	黄体形成过程中，黄体血肿液化所致。囊肿直径一般大于3cm，偶可达10cm。妊娠黄体也可增大形成囊肿。在妊娠3个月后自然消失	较大的黄体囊肿可能自发破裂，发生急腹症，酷似宫外孕破裂，需注意鉴别	卵巢内出现无回声区，其内可有分隔或片状高回声。囊肿的内径一般为3cm左右（图36-5-1），有时黄体囊肿或出血性黄体囊肿可达10cm	月经后随访，卵巢恢复正常大小，囊肿消失
黄素囊肿	病理情况下发生，常与滋养细胞肿瘤伴发。多数葡萄胎患者发生黄素囊肿。系由绒毛膜促性腺激素刺激卵泡使之过度黄素化而引起，多为双侧性	妊娠早期出现妊娠中毒症状及呕吐，伴HCG升高	卵巢内出现圆形或椭圆形无回声区，壁薄，边界清晰，也可呈分叶状，内有多房性纤细间隔回声。囊肿大小不一，一般为3～8cm（图36-5-2）	病史及HCG升高，随滋养细胞肿瘤治疗后，囊肿可自行消退
多囊卵巢	1. 卵巢增大，多为双侧，包膜增厚，呈灰白色或珠灰色，质地韧。包膜下见各种发育期和萎缩的卵泡。囊性卵泡由几层颗粒细胞或卵泡膜细胞覆盖，卵泡内无黄体 2. 子宫内膜为无排卵型子宫内膜，可表现为增生期、囊腺型或腺型增生过长	常见的症状有多毛、肥胖、月经稀少、不孕、月经过少甚至闭经。妇科检查子宫多为正常大小，子宫内膜增生过长。双侧卵巢稍大	1. 双侧卵巢均匀性增大，面积大于6.0cm²，轮廓清晰，包膜回声增强 2. 卵巢切面内可见数个大小不等的圆形无回声区，多数小于6mm，其数目多在10个以上 3. 经阴道超声检查可见卵巢髓质回声异常，髓质面积增大，占据卵巢的主要部分，卵泡被挤向卵巢周边（图36-5-3）；髓质回声明显增强，与卵泡形成明显对比；卵泡之间有明显增强的髓质，卵泡壁增厚，卵巢呈蜂窝状改变	根据临床表现和声像图表现，可与滤泡囊肿、黄体囊肿及黄素囊肿鉴别

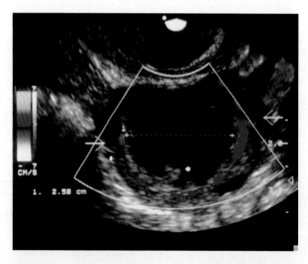

图 36-5-1　卵巢黄体囊肿

卵巢内下缘呈"菊瓣"样隆凸为黄体，外周环状色彩为黄体血流（箭头所指）

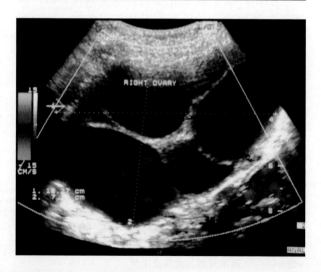

图 36-5-2　卵巢黄素囊肿

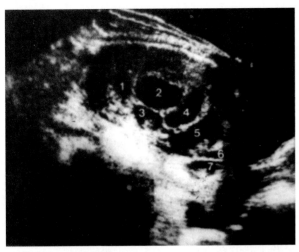

图 36-5-3 多囊卵巢

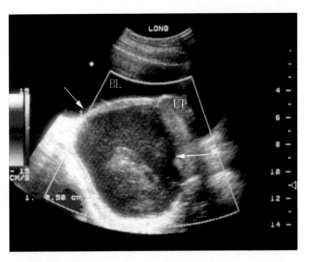

图 36-5-4 卵巢巧克力囊肿（箭头所指）
(BL- 膀胱 UT- 子宫)

（二）卵巢子宫内膜异位囊肿（巧克力囊肿）

1. 病因和病理特点 异位的子宫内膜侵犯卵巢后，使卵巢周期性出血和周围组织纤维化而逐渐形成囊肿，常累及双侧卵巢。囊肿内含巧克力样陈旧性血液，直径一般为 5 ~ 6cm，最大可达20cm。囊肿大多与周围组织广泛粘连。

2. 临床表现 患者多有痛经，多为继发性和渐进性，并有逐年加重倾向，疼痛多位于下腹部和腰骶部，可向阴部、会阴、肛门或大腿部放射。月经量增多或经期延长，有的经前出现点滴出血，常有不孕。妇科检查于子宫一侧或双侧附件处可扪及与子宫相连的不活动肿块，有轻压痛。子宫后方有米粒至蚕豆大小、不规则的硬结节，触痛明显。如阴道直肠隔受累，可在阴道后穹窿扪及多个小的结节。

3. 声像图表现

（1）于子宫周边出现圆形或不规则形无回声区，壁厚，内壁微隆凸，直径一般为 5 ~ 6cm（图36-5-4）。

（2）囊肿内可出现密集的点状回声。

（3）如在月经期探测，肿块可轻度增大，振动探头时无回声区内的细弱点状回声可移动。

（4）病史较长者，囊肿内可出现团块状回声，此为局部极黏稠囊液、血块或组织碎片浓缩所致。

4. 鉴别诊断 本病主要应与卵巢畸胎瘤、异位妊娠、炎性包块及卵巢生理性囊肿鉴别。

（1）巧克力囊肿与卵巢畸胎瘤的鉴别。畸胎瘤的回声较卵巢内膜异位囊肿更不均匀，其内见乳头样结构、密集点状回声、囊液油脂分界面等。患者无痛经等症状，妇科检查畸胎瘤表面光滑，边界清晰，可活动；而巧克力囊肿边界不清，与子宫壁有粘连，不活动。

（2）巧克力囊肿与异位妊娠的鉴别。异位妊娠患者有停经或不规则阴道流血史，发病急、病程短、腹痛剧烈，盆腔肿块触痛明显。声像图表现为肿块边界极不清楚，腹腔或盆腔见游离液体；陈旧性宫外孕包块多表现为实质不均匀的混合性包块，边界不清楚，追问病史数月内有停经、腹痛病史，保守治疗或观察一段时间后包块有的可缩小；而巧克力囊肿破裂时与之相似，必要时行后穹窿穿刺或腹壁穿刺检查。

（3）巧克力囊肿与卵巢炎性包块的鉴别。患者有人工流产、诊断性刮宫、取环或放环病史，常有发热、腹痛等症状，盆腔内混合性包块，形态不规则，边界不清楚，常伴子宫轻度增大、边界不清，腹盆腔内见游离液体回声。抗炎治疗后，随着症状的好转，包块也迅速缩小。

（4）巧克力囊肿与卵巢生理性囊肿的鉴别。卵巢生理性囊肿大多随月经周期而消失；而巧克力囊肿不会随月经周期而消失。

5. 临床意义 超声诊断卵巢子宫内膜异位囊肿方便、易行、患者易接受，敏感性和准确性均很高。因此，可为临床治疗提供较大的帮助。

（三）卵巢囊性畸胎瘤

1. 病因和病理特点 卵巢囊性畸胎瘤又称为皮样囊肿，常为单侧，双侧仅占 10% ~ 20%，肿瘤内容物由两胚层或三胚层的多种成熟组织所形成，主要含外胚层组织，包括皮肤、皮脂腺、毛发、部分有牙齿和神经组织，有时也可见中胚层组织，如脂肪、软骨等，而含内胚层组织较少见。肿瘤可发生于任何年龄，但好发于中青年妇女，是常见的卵巢肿瘤之一，肿瘤直径一般为 5 ~ 6cm，呈圆形，表面光滑，常为单房。良性畸胎瘤的恶变率为 5%。

2. 临床表现 患者一般无症状，当肿瘤较大压迫邻近器官可出现相应症状，如发生蒂扭转则出现急腹症的临床表现。

3. 声像图表现 卵巢囊性畸胎瘤在声像图上有以下特异性征象。

（1）脂液分层征。囊肿内有一高回声水平分界线，线上方为脂质成分，呈均质密集的细小点状回声，线下方为液性无回声区。

（2）面团征。囊肿无回声区内有团块状回声，边缘较清晰，附于囊肿壁的一侧，为毛发－脂质成分（图 36-5-5）。

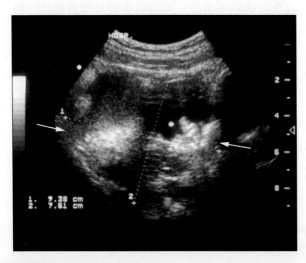

图 36-5-5 卵巢囊性畸胎瘤
囊内无回声区内见光团，附于囊壁一侧内缘（箭头所指）

（3）瀑布征。当囊肿中的毛发与油脂物呈松散结合而未构成团块时，在声像图上表现为肿块表面回声强，后方回声逐渐衰减且反射活跃，似瀑布状。

（4）星花征。肿块内黏稠的脂质物呈均质密集的细小点状回声，并伴有强回声点，浮游在无回声区中，推动和加压时弥散分布的点状回声可随之移动。

（5）壁结节征。囊肿壁可见隆起的强回声，似乳头状，其后方可伴有声影。

（6）多囊征。囊肿无回声区内可见小囊，即呈囊中囊的表现。

（7）杂乱结构征。肿块内含有牙齿、骨组织、钙化及脂质样物质，声像图表现为无回声区内有明显增强的点状、团块状回声，并伴有声衰减或声影，但肿块仍有完整的包膜回声。

（8）线条征。肿块无回声区内可见多条短线状高回声，平行排列，浮于其中，可随体位移动。当肿块内全为毛发所充满且脂质物甚少时，则形如鸟巢状。

4. 鉴别诊断

（1）卵巢囊性畸胎瘤与肠气的鉴别。卵巢囊性畸胎瘤声像图可表现为肿块前表面呈增强回声或弧形强回声，后方伴声影，囊肿后壁及轮廓不清，此种征象易误为肠气，此时应结合临床触诊，仔细观察，必要时清洁灌肠后复查。

（2）良恶性卵巢囊性畸胎瘤的鉴别。超声对良恶性卵巢囊性畸胎瘤的鉴别较困难。当肿瘤形态不规则，近期内有迅速增大者，应考虑恶性的可能。而未成熟畸胎瘤常为实质性，体积一般较大，全部或部分由未成熟（胚胎性）组织构成。

5. 临床意义 当卵巢囊性畸胎瘤呈典型的特有征象（如脂液分层征、面团征、星花征等）或肿瘤内有牙齿、骨片或钙化组织时，超声易作出诊断。当膀胱充盈欠佳时，由于肿瘤位于子宫的后方与肠管回声相似，或因瘤蒂较长使肿瘤位于肠曲中而易漏诊。此外，当肿块内充满乳头、毛发等结构近似于实质性肿块时，声像图常误诊为实质性肿块，需要谨慎诊断。

（四）卵巢浆液性肿瘤

1.单纯性浆液性囊腺瘤

（1）病理特点。单纯性浆液性囊腺瘤占良性卵巢肿瘤的15%左右，囊肿大小不一，直径一般为5～10cm，呈圆形或椭圆形，外表光滑，单房或多房，壁甚薄，仅由一层能分泌浆液的柱状上皮细胞构成，部分细胞带有纤毛，与输卵管内膜上皮细胞极为相似。瘤内为浅黄色透明液体，偶尔有少许黏液。

（2）临床表现。患者早期无症状，在妇科检查时偶然被发现。偶有下腹不适感或盆腔下坠感。当腹痛突然出现时，为卵巢肿瘤蒂扭转所致。

（3）声像图表现。

①囊壁纤薄，光滑且完整，边界光滑清晰（图36-5-6）。

②囊肿中等大小，直径一般为5～10cm，多房性囊内有分隔细带回声。

③囊肿轮廓清晰，呈圆形或椭圆形无回声区，后壁及后方呈增强效应。

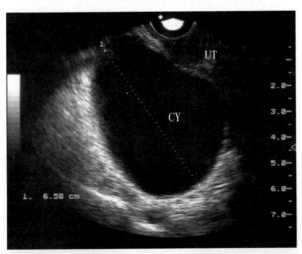

图36-5-6 卵巢单纯囊肿

（CY-卵巢囊肿 UT-子宫）

2.浆液性乳头状囊腺瘤

（1）病理特点。肿瘤外表光滑，呈圆形或椭圆形，可有分隔，呈灰白色或棕色，囊内有多数细小或粗大的乳头状突起，有的充盈整个囊腔，多为双侧。乳头状突起可以穿透囊壁向外蔓延而常产生腹水，腹水中脱屑细胞易被误诊为恶性肿瘤细胞。乳头状突起质地硬，有柱状纤毛上皮覆盖，其中大多数细胞可显示清晰的毛刷状边缘。乳头状突起之间或其内常可见小的钙化体，即所谓砂

样小体，此为浆液性乳头状囊腺瘤的特征。

（2）临床表现。早期无明显症状，当肿瘤发生穿孔或肿瘤表面有乳头生长，因肿瘤的种植，可引起"浆液性乳头状瘤病"，仍应施行卵巢肿瘤切除，往往在切除浆液性乳头状囊腺瘤后，种植的乳头逐渐自然消退。因此，有种植不一定是恶性体征。

（3）声像图表现。

①囊壁光滑，囊壁上有大小不一的乳头状结构突向囊腔（图36-5-7）。

②肿瘤呈圆形或椭圆形，单房或有分隔。

③有的囊肿壁较厚，内壁不平整，常有乳头状突起，乳头状突起之间有沙粒样钙化小体，呈点状强回声。

④囊腺瘤自行破裂或种植于瘤表面时可并发腹水。

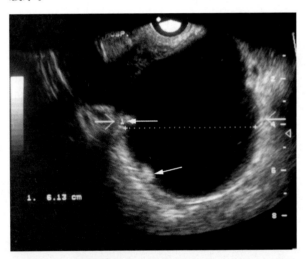

图36-5-7 卵巢浆液性乳头状囊腺瘤（箭头所指）

3.浆液性囊腺癌

（1）病理特点。浆液性囊腺癌是成人最常见的恶性卵巢肿瘤，占卵巢癌的50%。肿瘤大小为10～15cm，常为囊实性，实性成分呈乳头状，约50%的病例为双侧性，部分有沙粒体，肿瘤生长迅速，多伴出血坏死及腹水。

（2）临床表现。患者感腹胀、不适、食欲不振等症状，肿瘤进行性生长而使腹部增大、腹水增多。

（3）声像图表现。

①囊壁厚薄不均（图36-5-8），分隔较厚、不均匀，乳头状回声突入囊腔或侵犯瘤外。

②一侧或双侧附件区出现圆形无回声区，有散在浮动的点状回声。

③囊腺癌晚期可向子宫周围及盆腔内蔓延或有腹膜广泛性转移，可引起腹水，形成粘连性肠管强回声，多固定于腹后壁。

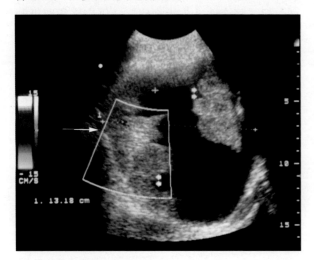

图 36-5-8　卵巢浆液性囊腺癌（箭头所指）

（五）　卵巢黏液性肿瘤

1. 黏液性囊腺瘤

（1）病理特点。黏液性囊腺瘤也是常见的卵巢良性肿瘤，较浆液性黏液瘤少见，占卵巢良性肿瘤的 15% ~ 25%，多为单侧多房性，囊肿表面光滑，内含黏液样液体或呈胶冻状，约有 10% 的黏液性囊腺瘤可见有乳头，囊肿体积一般较大，肿瘤如破裂则可引起腹膜种植，产生大量黏液，称腹膜黏液瘤。

（2）临床表现。患者早期无症状，在妇科检查时偶然被发现，或有下腹不适感或盆腔下坠感。如腹痛突然出现时，则为卵巢肿瘤蒂扭转所致。

（3）声像图表现。

①肿瘤单侧多见，轮廓清晰，边缘光滑，囊壁呈均匀性增厚（厚度 > 5mm），内部呈圆形或椭圆形无回声区。

②肿瘤呈多房结构，房腔大小不一，无回声区内有细弱的点状回声及分隔回声（图 36-5-9）。

③肿瘤体积较大时，直径可达 10cm 以上，甚至占满全腹部。

④个别肿瘤有乳头状物，表现为囊壁上见局限性团块呈乳头状突向囊内或壁外。

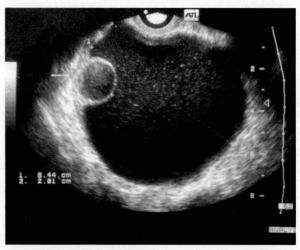

图 36-5-9　卵巢黏液性囊腺瘤

2. 黏液性囊腺癌

（1）病理特点。常为单侧性，约占卵巢癌的 40%，多由黏液性囊腺瘤演变而来，内部结构复杂，囊腔多变，分隔较厚，切面呈海绵状或蜂窝状，有乳头状物。

（2）临床表现。除有黏液性囊腺瘤的症状外，还可有腹水引起的压迫症状。

（3）声像图表现。

①肿瘤呈椭圆形无回声区，瘤壁明显增厚且不规则。

②囊腔内有较多的分隔回声，分隔较厚，分布不均匀（图 36-5-10），其间有散在的点状和团块状回声。

③增厚的囊壁可向周围浸润，并向外蔓延，使肿瘤轮廓不规整，常伴有腹水。

④彩色多普勒可见低阻力动脉血流频谱。

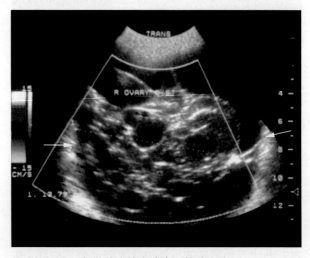

图 36-5-10　卵巢黏液性囊腺癌（箭头所指）

（六）卵巢囊性肿瘤的鉴别诊断

1. 非赘生性囊肿与小的赘生性囊肿的鉴别 非赘生性囊肿的内径一般不超过5cm，边缘光滑且壁薄，内为透声尚好的液性暗区。生育年龄的妇女，如果发现单侧卵巢囊性肿块，直径在5cm左右，可于1～3个月后复查。若囊肿不断增大或3个月后仍不缩小，则应考虑为赘生性囊肿。

2. 浆液性卵巢肿瘤、黏液性卵巢肿瘤与卵巢皮样囊肿的鉴别 三者在卵巢囊性肿瘤中最为多见，占卵巢肿瘤中的90%以上，其鉴别诊断详见表36-5-3。

表36-5-3 浆液性卵巢肿瘤、黏液性卵巢肿瘤与皮样囊肿的鉴别

鉴别点	浆液性卵巢肿瘤	黏液性卵巢肿瘤	皮样囊肿
单双侧	多为双侧	单侧	单侧或双侧
多房性	单房性多见	多房性，分隔厚	单房性
大小	中等大小	大	中等大小
内部回声	单纯性浆液性肿瘤呈无回声区，乳头状囊腺瘤则有乳头附于壁上，后方无声影	无回声区内有细小的点状回声，可有乳头附于壁上，后方无声影	脂液分层征或强弱不均的细小点状回声，有闪烁感，可有实性回声附于壁上或悬浮，后方可伴声影
囊壁回声	薄	厚	厚

3. 巨大卵巢囊肿与腹水和结核性包裹性积液的鉴别 大量腹水及结核性包裹性积液易与巨大卵巢囊肿混淆，应注意鉴别，其鉴别诊断见表36-5-4。

表36-5-4 巨大卵巢囊肿与腹水和结核性包裹性积液的鉴别

鉴别点	巨大卵巢囊肿	腹水	结核性包裹性积液
肝前腹水	无	有	无
边缘	边界整齐、光滑	边缘不定形，其中见肠管漂浮	边界不定形，边缘由肠襻组成全腹部
位置	腹盆腔近中央	多在腹部两侧及盆底，无固定形态	
形态	椭圆形	形态不定，改变体位形态可改变	不规则形或呈多个囊腔

4. 卵巢囊性肿瘤良、恶性的鉴别 在声像图上比较困难，一般而言，恶性肿瘤形态不规则，边缘厚薄不一，内部回声结构紊乱，间隔不均匀，实质部分多，近期内有迅速增大趋势。

5. 卵巢肿瘤蒂扭转与其他急腹症的鉴别 卵巢肿瘤蒂扭转在临床上易与腹膜炎、异位妊娠破裂、阑尾脓肿等急腹症混淆。卵巢肿瘤蒂扭转声图像表现为肿瘤有明显的张力，不完全性蒂扭转时，卵巢肿瘤壁因水肿而增厚；完全性蒂扭转时，肿块内因出血坏死而有团块状回声，蒂部肿瘤壁局部呈纺锤形（图36-5-11），局部有压痛，蒂部可有少量积液。鉴别诊断主要依靠病史和声像图特征，阑尾脓肿位于右下腹阑尾区，呈一边界模糊的非均质性肿块图像；异位妊娠破裂后常在附件区形成较大血肿，多呈混合性肿块图像，子宫直肠陷窝有积血无回声区。

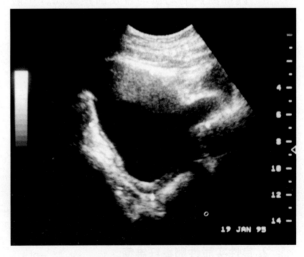

图36-5-11 卵巢囊肿蒂扭转
右侧一棒状液性暗区，提示为扭曲蒂边缘

6.过度充盈的膀胱与卵巢囊肿的鉴别 膀胱位置表浅、居中、纵切面的形态为上小下宽,其后方有子宫图像。在耻骨联合上纵切扫查,可显示膀胱颈液性暗区的正中下方有一粗而短的液性暗区,即尿道内口和尿道。排尿或导尿后,无回声区缩小或消失,或其内见导尿管双线状回声,即为膀胱。

三、卵巢实质性肿瘤

(一) 病理特点

卵巢实质性肿瘤种类较多,但较少见。良性肿瘤有纤维瘤、纤维上皮瘤、平滑肌瘤、甲状腺瘤、卵泡膜细胞瘤等。交界性肿瘤有腺瘤、腺纤维瘤、实质性畸胎瘤、颗粒细胞瘤等。恶性肿瘤有卵巢腺癌、无性细胞瘤、内胚窦瘤、肉瘤和绒毛膜上皮癌等。

超声检查时,仅能从这些肿瘤的界面反射特征及内部结构来提示诊断。根据某些特征性的声像图表现,结合临床综合考虑为某种病变可能,切忌作出病理诊断。

(二) 声像图观察内容

1. 肿瘤的形态、轮廓。

2. 边缘光滑与否,有无包膜。

3. 内部回声的均质与否及回声强弱。一般而言,均质性高回声有纤维瘤、腺纤维瘤等,均质性低回声有肉瘤、卵泡膜瘤等。实质非均质性有腺癌、实质性畸胎瘤,当各种实质性肿瘤有出血、坏死时,可表现为混合性回声。

4. 单双侧性。实质性恶性肿瘤常为双侧性。

(三) 卵巢良性实质性肿瘤声像图表现

1.一般声像图表现 肿瘤外形光整;形态规则,轮廓清晰;内部回声呈均匀分布的散在细小的点状回声,后方回声可有轻度增强效应。

2.良性实质性卵巢纤维瘤

(1) 多为单侧性,中等大小,呈圆形或呈多个结节状结构。

(2) 边缘常较规则,内部回声较低,后方伴

有轻度衰减。

3.卵泡膜细胞瘤与颗粒细胞瘤 肿瘤切面坚硬,色白,可见黄色斑点,常伴有不同程度囊性变。肿瘤形态呈圆形或肾形,轮廓清晰,表面光滑,有包膜,内部呈均匀的低回声(图36-5-12),后方回声有轻度增强效应。

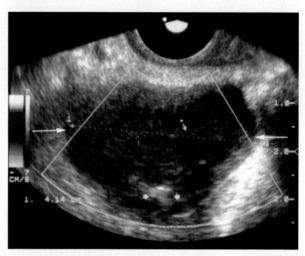

图36-5-12 卵巢颗粒细胞瘤(箭头所指)

(四) 卵巢恶性实质性肿瘤声像图表现

1.一般声像图表现 恶性肿瘤生长迅速,质地硬,较固定,常伴有腹水。此类肿瘤多发生于生殖细胞的肿瘤,儿童及青年妇女多见,除实质性恶性畸胎瘤外,还有无性细胞瘤和内胚窦瘤。

(1) 肿瘤边缘回声不整或中断,厚薄不均,形态多不规则。

(2) 肿瘤内部回声强弱不一,呈弥漫分布的杂乱回声,后方有轻度衰减。

(3) 有粘连性腹水。

(4) 彩色多普勒显示肿瘤血流信号丰富,频谱多普勒呈搏动性动脉频谱,具有高速低阻力特征。

2.实质性恶性畸胎瘤 声像图表现极为杂乱,具有良性囊性畸胎瘤的特征,但实性快速生长或呈混合性肿瘤,可考虑本病。

3.无性细胞瘤 声像图表现为中等大小的实质性肿块,形态呈圆形或呈肾形(图36-5-13),内部常有出血坏死时见小的无回声区。

4.内胚窦瘤 肿瘤轮廓较清晰,中等大小,以实性成分为主,但内部回声更为杂乱(图36-5-14),常伴有血性腹水。如血液中甲胎蛋白浓

度较高，有利于提示本病。

水征。

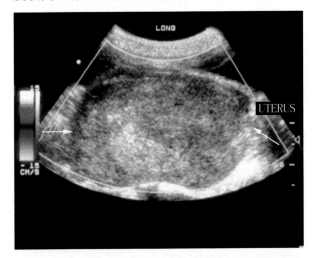

图 36-5-13　卵巢无性细胞瘤

患者9岁，肿块呈分叶状实质回声（箭头所指）

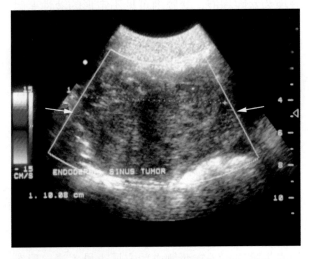

图 36-5-14　卵巢内胚窦瘤（箭头所指）

四、卵巢转移性肿瘤

（一）病因和病理特点

转移至卵巢的肿瘤原发灶常见于胃肠道，其次为乳腺和子宫内膜的原发性肿瘤。由胃肠道或乳腺转移到卵巢者称为库肯勃瘤（Krukenberg瘤），呈实性，似肾形，双侧多见，卵巢呈肾形，有正常的活动度，常伴有腹水。库肯勃瘤的组织中存在印戒样细胞，该细胞能分泌黏液，可形成潴留性囊肿或黏液池。

（二）临床表现

有胃肠道肿瘤或乳腺肿瘤病史，常伴有腹

（三）声像图表现

1. 肿瘤边界回声清晰、光整，形态较规则，多呈肾形（图36-5-15）。

2. 内部呈较均匀的回声，内有边界清晰的、大小不等的无回声区，后方回声轻度增强。

3. 常伴有腹水。

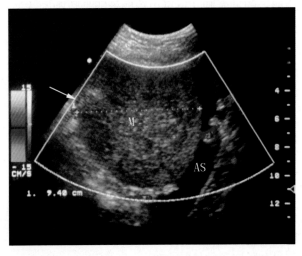

图 36-5-15　库肯勃瘤

患者胃癌，双卵巢实质性增大，边缘清晰、完整，伴腹水

第6节
盆腔炎性肿块

一、病因和病理特点

盆腔炎为妇科的常见病，女性内生殖器、周围结缔组织的炎症及盆腔腹膜的炎症统称盆腔炎。炎症可局限于一个部位，也可几个部位同时发病，分急性盆腔炎与慢性盆腔炎两种。

1. **急性盆腔炎**　主要包括急性子宫内膜炎、子宫肌炎、急性输卵管炎、输卵管积脓、输卵管卵巢脓肿、急性盆腔腹膜炎。腹膜充血、水肿，并有少量浆液纤维性渗出，形成盆腔脏器之间的粘连。大量的脓性渗出液积聚于粘连的间隙内，可聚积成散在的小脓肿，分布于子宫直肠陷窝处可形成盆腔脓肿。

2. **慢性盆腔炎**　一般都有急性盆腔炎病史和有不育史，包括输卵管炎、输卵管积水、输卵管脓肿、盆腔包裹性积液、宫腔积脓等病变。

（1）慢性输卵管炎。大都为双侧性，输卵管呈轻度或中度肿大，伞端可部分或完全闭锁，常与周围组织粘连。输卵管炎症使输卵管伞端和峡部粘连闭锁时，可导致输卵管积水。

（2）输卵管积水。当输卵管发炎累及输卵管伞端和卵巢时，可相互粘连形成炎性肿块或输卵管伞端与卵巢粘连贯通，液体渗出形成烧瓶状的输卵管卵巢囊肿，也可由输卵管卵巢脓肿的脓液被吸收而形成。

（3）盆腔包裹性积液。多见于腹膜盆腔术后，也见于结核性，波及肠曲、大网膜、子宫及盆腔腹膜从而形成包裹性积液。

（4）宫腔积脓。多见于绝经后或有生殖道畸形者。生殖道畸形时因宫颈管粘连闭锁，分泌物积在宫腔内；或由子宫内膜癌出血、坏死感染而形成宫腔积脓。

3. 盆腔结核　由结核杆菌引起的女性生殖器炎症，往往继发于其他部位的结核。生殖道结核以输卵管结核最常见，其次为子宫内膜结核，而卵巢和子宫颈结核较少见。

二、临床表现

1. 急性盆腔炎　临床表现有高热、寒战、下腹痛、白带多。宫颈举痛，两侧附件增厚、水肿，所以压痛明显，还可扪及边界不清的肿块。急性盆腔炎常见于产后、人流后，有盆腔手术史或慢性盆腔炎病史。

2. 慢性盆腔炎　临床表现常有下腹痛、腰痛、肛门坠胀、白带多、低热、全身不适等，特别在劳累、性交后、月经期会加重病情。妇科检查子宫常呈后位，活动受限，可扪及增粗的输卵管、输卵管囊肿、卵巢囊肿等，两侧附件增厚，有压痛，子宫骶骨韧带增粗、变硬，也有压痛。

3. 盆腔结核　起病缓慢，全身乏力，伴低热、盗汗，晚期有月经稀少或闭经。妇科检查子宫小于正常，有粘连，两侧附件增厚，可触及大小不一的结节状硬块，并有包裹性积液。

三、声像图表现

（一）急性盆腔炎

盆腔炎急性阶段声像图变化较大，但早期无明显变化。

1. 急性子宫内膜炎和子宫肌炎　多见于产褥期及宫腔手术后，子宫略大，内膜肿胀、增厚，呈中等回声，肌层回声偏低（因充血、水肿），宫腔回声不清，宫腔内可有积血或积液。

2. 急性输卵管炎和卵巢炎　炎症局限于输卵管和卵巢。声像图表现为输卵管增粗，其内可见低回声区，或与卵巢粘连成团，或两者均漂于周围渗出液中，难以识别。

3. 急性盆腔炎、腹膜炎和盆腔脓肿　声像图表现为盆腔积液，盆腔内可见不定形的液性无回声，少量积液沿内生殖器周围分布，使其轮廓清晰。积液量多时，内生殖器浮于积液中。盆腔炎形成盆腔脓肿后，声像图表现为脓液包绕内生殖器，其上方为肠管和大网膜，此时液体量较急性盆腔炎时少，但黏稠，其内有较多的点状回声。

（二）慢性盆腔炎

1. 输卵管积水　声像图表现特异性差。最常见双侧附件区出现边缘较清晰的液性暗区，壁薄，呈纺锤形。声像图表现为附件炎性包块、盆腔粘连，使输卵管和卵巢粘连成团并与周围肠曲、大网膜等粘连。子宫两侧或后方见边界不清、形态不规则的混合性肿块，大小不等，卵巢的轮廓尚能辨认，但分界模糊不清。

2. 输卵管卵巢囊肿　是附件炎的一种特殊种类，声像图表现为附件区囊性肿块，其内有分隔，边界尚清。

3. 输卵管卵巢脓肿　输卵管脓肿与卵巢脓肿可形成输卵管卵巢脓肿，往往还会波及双侧。声像图呈椭圆形的囊性肿块，边界欠清，有包膜，壁厚，液体黏稠。输卵管脓肿可呈腊肠形，脓液多时也可呈椭圆形，张力较大（图36-6-1）。

4. 盆腔腹膜囊肿　声像图表现为盆腔内多个

形态不规则、大小不等的囊肿，生长速度快慢不一，张力低，在囊肿内可见正常卵巢的声像图。

5. 宫腔积脓 声像图表现为子宫增大，一般约6周至3个月妊娠子宫大小，子宫边界清晰，壁薄，宫腔内见无回声区，内有点状回声。合并子宫内膜癌时，宫腔内有实质不均质的团块状回声。有时也见于宫颈癌放疗后。

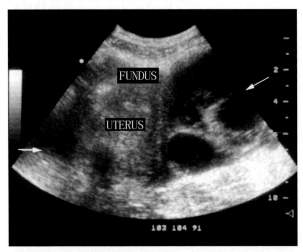

图 36-6-1 输卵管卵巢脓肿
子宫轮廓不清晰，左侧粘连呈迂曲多房液性暗区（箭头所指）（FUNDUS-子宫底 UTERUS-子宫）

（三）盆腔结核

无特异性声像图表现，与盆腔其他急、慢性炎症不易区别，有包裹性积液时往往把双侧卵巢均包在其内。

四、鉴别诊断

1. 急性炎症与异位妊娠和黄体破裂盆腔大量液体的鉴别 急性盆腔炎时月经可不正常，并有不规则阴道流血，但急性炎症期有高热和明显的腹痛等全身症状，而异位妊娠和黄体破裂以失血为主。HCG测定对诊断有较大的帮助。

2. 盆腔炎性包块与卵巢内膜样囊肿和盆腔内膜异位症的鉴别 后两者边界欠清晰，周围有粘连，囊壁厚，与炎性包块和脓肿很相似。但它们都有痛经史，卵巢内膜囊肿内呈多房性，其内液体较稠厚。

3. 盆腔炎性包块与畸胎瘤的鉴别 炎性包块边界不清，回声不均，内有肠管时呈强回声，易误诊为畸胎瘤。但畸胎瘤有球体感，且活动度大。

4. 盆腔炎性包块并盆腔积液与恶性卵巢肿瘤腹水的鉴别 两者也会混淆，尤其年轻患者。所以应多次复查观察变化。炎性包块时盆腔积液会趋向吸收、好转，尤其治疗后吸收更好，而恶性卵巢肿瘤腹水则不会减少。全身症状也有助于鉴别。

五、临床意义

超声检查结合病史和临床表现大多可明确诊断，尤其是炎症，早期积极治疗可减少遗留慢性炎症的可能性，对于要生育的妇女可争取保留生育的机会。超声引导下经后穹窿穿刺更为准确，对病因诊断、鉴别诊断和治疗均有裨益。

第7节
盆腔静脉曲张症

本病是由多种因素所致慢性盆腔静脉淤血而引起的综合征，故又称为盆腔瘀血综合征，大多发生于30～50岁的经产妇。

一、病因和病理特点

本病多由子宫后倾后屈或分娩时子宫阔韧带裂伤及结扎输卵管时损伤血管所致。由于盆腔静脉数量较多，呈丛状分布，各静脉丛间均有相互的交通支，管壁薄弱，大都无静脉瓣结构，血流相对缓慢，而且盆腔组织结构疏松，缺乏支持作用，从而易受腹腔压力增高等诸多因素的影响导致静脉回流不畅而形成盆腔静脉曲张症。其主要病理改变为子宫均匀性增大，子宫内膜及静脉瘀血、水肿，宫颈也水肿。子宫静脉和两侧卵巢静脉可呈串珠状扩张。

二、临床表现

临床症状主要有腰骶部、下腹部坠痛并在经前加重，患者有极度疲劳感、白带过多且稀薄、月经紊乱、经期延长等表现。

三、声像图表现

1. 经腹二维声像图表现

（1）子宫轻度均匀性增大，多数呈后倾后屈位。

（2）两侧附件区见串珠状或网络状的无回声区，最宽的内径为 0.5～0.8cm。

（3）严重者可导致子宫肌壁内小静脉、淋巴回流受阻，微小静脉扩张呈静脉窦，声像图表现为子宫壁增厚，弓形静脉迂曲，内有网络状无回声区。

2. 经阴道二维声像图表现

（1）双侧附件区丛状、泊状或串珠状走行各异的无回声区。

（2）子宫壁内扩张的血管可相互连通。

（3）曲张静脉内见云雾状缓慢涌动的点状回声。

3. 多普勒超声表现

（1）两侧附件区串珠状或蜂窝状无回声区呈红、蓝相间的彩色血流信号，色彩较暗淡，有时可见增粗的迂曲彩色血流束相互连接成粗大的泊状彩色血流（图 36-7-1）。

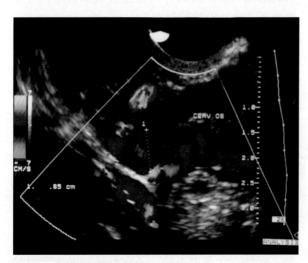

图 36-7-1　盆腔静脉曲张
子宫直肠窝内呈泊状静脉，内径为 0.85cm

（2）子宫肌层内扩张的血窦相互连通呈"彩球"状，频谱多普勒显示为连续性的低速静脉频谱。

四、鉴别诊断

1. 盆腔静脉曲张症与髂总静脉受压综合征的鉴别　髂总静脉受压狭窄或闭塞后，沿髂静脉向上追踪可见髂总静脉根部受压狭窄或闭塞。频谱多普勒在髂内静脉中常可探及逆向频谱。股静脉及其汇合支扩张，血流减慢。以上特征均易与盆腔静脉曲张症相鉴别。

2. 盆腔静脉曲张症与髂静脉血栓形成的鉴别　迂曲增宽的血流束改变多发生于左侧，此为左髂总静脉受压血流速度减慢所诱发。患侧股静脉血流频谱减慢，甚至消失。声像图上显示为扩张管腔与不扩张的上段管腔交界处有条索状低回声。如血栓位于左髂总静脉，则左下肢浮肿可比盆腔病变更为显著。根据以上特征，可资鉴别。

3. 盆腔静脉曲张症与盆腔后壁肿块压迫的鉴别　盆腔后壁肿块压迫的特点为单侧静脉扩张，并可见肿块及肿块压迫髂静脉的特征性声像图表现。

4. 盆腔静脉曲张症与下腔静脉综合征的鉴别　下腔静脉综合征多为下肢静脉血栓发展而来，双下肢浮肿，具有髂静脉血栓形成的声像图特征，再向上追踪，还可见到下腔静脉内有条索状中低回声填塞整个管腔。

五、临床意义

超声是诊断盆腔静脉曲张症的首选方法，尤其是经阴道超声可在较早期提示盆腔静脉曲张症，并可以清晰地显示静脉曲张的程度和波及的范围。

（陈书文　车国卿　朱剑芳　熊奕）

第*37*章

正常妊娠

产科是超声应用最广泛的领域之一。正常妊娠子宫内有胎儿、羊水、胎盘等存在，其超声所见既与未孕子宫有异，也不同于异常妊娠。只有掌握了正常，才能发现异常，因而熟练地掌握正常妊娠子宫各结构的声像图表现和正常参考值是首要任务。

第1节
仪器和方法

通常用经腹壁检查，而经阴道检查和经直肠检查由于探头靠近受检组织且探头频率较高，可获得更清晰的图像和血流的诊断信息。

一、经腹壁检查法

1.**适度充盈膀胱** 早孕时孕妇在检查前 1 ~ 2 小时饮水 500 ~ 800ml，膀胱充盈后可行超声检查。一般以充盈膀胱的底部超越子宫底为适度。不能憋尿的孕妇，可在消毒的情况下，插入导尿管，向膀胱内注入生理盐水，被动地充盈膀胱。中、晚期妊娠，子宫越出盆腔，除需观察胎盘下缘与子宫颈内口的位置关系外，检查前不必充盈膀胱。

2.**受检者体位** 孕妇一般取仰卧位，暴露耻骨联合以上的腹部。如孕妇仰卧不适或需改变胎儿位置时，可侧卧位检查。

二、经阴道检查法

患者取截石位，检查前先将尿液排空，然后在探头上涂抹耦合剂后再套上避孕套，将探头置于子宫颈或阴道穹窿的不同部位，利用推拉、旋转、倾斜等基本手法，对盆内结构进行矢状面、冠状面、横断面等各种切面检查。

经阴道超声不足之处在于高频探头穿透力较差，显示深度通常为 8 ~ 10cm。因此，对较大的子宫和超出盆腔的结构难以显示全貌。为了弥补这一缺点，常采用经阴道超声和经腹壁超声联合探查。

三、经直肠检查法

检查前膀胱应留有少量尿液。患者取左侧卧位或截石位。探头外套避孕套，插入肛门即可检查。探头外匹配层应涂满耦合剂，否则会影响图像质量。经直肠超声适用于未婚女性，但检查效果不如经阴道超声。

四、三维超声检查法

三维超声与二维超声相似。对胎儿扫查宜在胎儿静止时进行。因扫查时间较长，在扫查过程中力求固定探头位置，否则会影响效果。

第2节
正常妊娠

一、早期妊娠

（一）胚胎的形成及发育

受精是妊娠的开始，从卵子受精到胚胎形成的第 1～8 周为胚胎期（即末次月经到第 10 周末），第 8 周以后称为胎儿期，而胎儿及其附属物的娩出为妊娠的终止。

第 1 周，卵子受精后 3 天经过反复分裂形成桑椹胚，进入宫腔后形成胚泡，第 6～7 天胚泡多数着床于宫腔底部，植入后的子宫内膜成为蜕膜。胚泡植入处的蜕膜为底蜕膜，覆盖在胚泡腔面的蜕膜为包蜕膜，其余部分的蜕膜为壁蜕膜。目前使用的超声显像仪尚不能显示胚泡。

第 2 周，二胚层胚盘形成。外胚层侧出现羊膜腔，内胚层侧出现卵黄囊。胚盘、羊膜腔、卵黄囊均悬浮于胚泡腔内。高分辨率经阴道探头可显示此期妊娠囊。

第 3 周，三胚层胚盘形成并初步分化，胚泡腔改称为胚外体腔。第 3 周末，原始血管、原始消化管及神经管形成。高分辨率的超声显像仪可显示出第 3 周末的原始心管搏动。

第 4～8 周，各胚层开始形成器官，胚体逐渐形成，初具人形，羊膜腔逐渐占据胚外体腔，胚胎悬浮于羊水之中。超声显像可清晰显示胎心、胎动及胚胎的形态。

（二）声像图表现

1. 子宫增大 子宫随孕龄而逐渐增大。但子宫的大小受诸多因素的影响，个体差异甚大，在早期妊娠中，其诊断价值不大。

2. 蜕膜内征（IDS） 由于囊胚的着床、滋养叶增生及子宫内膜蜕膜化等因素的影响，妊娠早期子宫内膜有如下特点：内膜不对称肥厚且回声增强；在较厚的一侧内膜中有一很小的局灶性强回声或孕囊；宫腔位置稍偏移；宫腔回声在孕卵一侧隆起，此现象称 IDS 征。

3. 妊娠囊（GS） 增大的子宫内可显示一近圆形的回声环，称妊娠囊或孕囊。经阴道超声和经直肠超声常在第 4～4.5 周发现孕囊，经腹壁超声则需至第 5～5.5 周才能明确显示孕囊。妊娠囊即绒毛膜囊，而非羊膜囊，妊娠囊回声来自胚胎的绒毛膜。妊娠囊内有羊膜囊、胚盘、卵黄囊等结构，正常妊娠囊的囊壁厚度均匀，回声强度一致，妊娠囊轮廓完整。观察妊娠囊时要了解以下几点：

（1）妊娠囊的数目。一般为一个，如见到一个以上的妊娠囊，则为多胎妊娠。

（2）妊娠囊的大小。应与孕龄大小相符。

（3）妊娠囊的轮廓。妊娠囊壁应完整无缺，厚度基本均匀，回声强度接近一致。

（4）妊娠囊的内部回声。有无胚胎、卵黄囊等回声。

（5）妊娠囊的形态。呈圆形或椭圆形。

（6）妊娠囊的位置。妊娠囊应处于子宫体部。若位置较低，则可能有低位着床。

4. 双泡征（DBS） 指附着在妊娠囊壁上的双泡状结构，为原始卵黄囊 – 胚盘 – 早期羊膜囊组成的回声。经腹壁超声在第 6 孕周的显示率为 50%，第 7 孕周以后显示率几乎为 100%。

5. 羊膜囊（AS）与胚外体腔（EEC） 羊水是一种无色透明液体，在声像图上显示为液性暗区。羊膜菲薄，仅由 5 层上皮细胞构成，在停经后 22 天左右（即受精后的第 2 周），外胚层侧出现羊膜腔，在内细胞团表层下有羊水聚积形成羊膜囊。羊膜囊迅速增长，在第 6 孕周时其直径约略小于 2mm。随着孕龄增长，羊膜囊越来越大，胚外体腔则越来越小。一般在第 16 孕周时羊膜囊充满了整个绒毛膜腔，羊膜与绒毛膜全部融合，胚外体腔消失。羊膜囊、胚外体腔等对超声诊断意义不大。

6. 卵黄囊（YS） 声像图中卵黄囊显示为一小的圆形或椭圆形囊性结构，直径多小于 10mm。经阴道超声或经直肠超声的发现时间在第 5～7 孕周，经腹壁超声一般在第 7～9 孕周可以显示卵黄囊。超声发现卵黄囊可以肯定为宫内妊娠，提示有胚胎组织存在。卵黄囊变形则是胚胎预后不良的指征。

7. 宫腔积血双环征（DRS） 宫腔积血是由受精卵着床过程中发生少量出血，致使子宫包蜕膜与壁蜕膜分离。声像图表现为在原始胎盘的对侧、妊娠囊外有一环形暗区（图 37-2-1），即早孕所谓的"双环征"。在第 5～8 孕周约有 60% 可显示"双环征"，第 8～12 孕周时显示率为 50%，第 12～15 孕周时显示率仅为 20%。应当注意的是，未妊娠时，有时宫腔局部积血与炎性渗出，尤其是异位妊娠时子宫内膜的蜕膜反应，也可出现类圆形的液性暗区，与妊娠囊很相似，称假妊娠囊。假妊娠囊的特点是宫腔内仅有单环，不显示双环，并且囊壁不如妊娠囊那样完整、厚度均匀。真、假孕囊的超声鉴别要点见表37-2-1。

8. 胚胎　妊娠早期，胚盘显示为羊膜囊与原始卵黄囊之间的带状回声。发育为胚胎时，在妊娠囊内可见一致密的团块状回声。经腹壁超声约在第6孕周时显示胚胎回声，经阴道超声和经直肠超声则可在第5孕周或更早显示。孕囊直径如大于2cm而孕囊内仍未能见到胚胎，则提示妊娠预后不良。约在第5孕周就可测量胎儿顶臀长度

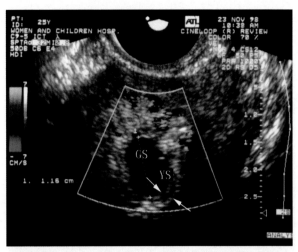

图 37-2-1　早孕"双环征"（箭头所指）

表 37-2-1　真假妊娠囊的鉴别诊断

鉴别点	妊娠囊	假孕囊
位置	宫内妊娠囊不在宫腔正中，往往偏于一侧，呈不对称、非圆形的囊；第6孕周后趋向于占据宫腔中央，此时可见到胎芽及原始心管搏动	假孕囊位于宫腔正中，双侧对称，一般不随孕周增长而增大，有时反而缩小或消失。多见于异位妊娠时宫腔蜕膜、宫腔少量积液、分泌晚期子宫内膜、宫腔局部积血与炎性渗出物等
囊壁	囊壁回声来自胚胎的绒毛膜，妊娠囊即绒毛膜囊，而非羊膜囊。囊壁厚度均匀，回声强度一致，轮廓完整。囊内有羊膜囊、胚盘、卵黄囊等结构	囊壁回声远不如妊娠囊完整，厚度欠均匀，回声强度也不一致
双环征	受精卵着床过程中可能发生少量出血，使子宫包蜕膜与壁蜕膜分离，于原始胎盘的对侧、妊娠囊外出现一狭长的三角形或弧形暗区，若出血时间较长，陈旧血液可呈现低回声，即呈"双环征"	无

（CRL），评定胚胎早期生长发育情况。至第8孕周后，胚胎可呈双极状，能区分出胎头与躯干，第11～12孕周时能清楚辨认。第11孕周左右，胚胎阶段结束进入胎儿发育阶段。胚胎阶段是畸形发生最敏感的时期。经阴道超声在第5孕周末在胚胎的头端可显示节律性的原始心管搏动，而经腹壁超声则需在第7孕周后才能发现心管搏动。第7孕周后，胚胎就可发生胎动。

9. 胎盘与脐带　第6孕周时，叶状绒毛膜与底蜕膜已形成了原始胎盘，在声像图中妊娠囊的局部可增厚，回声增强。第9～10孕周超声已可显示较典型的半月形胎盘。早孕期脐带呈一扭曲状的带状回声，位于胎儿与胎盘之间。

二、中、晚期妊娠

中、晚期妊娠时，子宫随妊娠周数的增大，

孕妇感觉有胎动，并听到胎心音，而超声检查则需明确妊娠有无异常及评定胎儿生长发育和孕龄估计，以满足临床诊断的要求。因此，不仅要对胎盘、羊水、脐带、胎儿进行超声检查外，还要评定胎儿个数和生长发育情况。

（一）胎儿

1. 胎头与脊柱　随着孕龄增长，中期妊娠后颅骨可呈双层回声，中间为1～3mm的蛛网膜下隙透声区。超声显示颅脑的横断面最为理想。探测时声束应尽量与脑中线结构垂直，因此胎儿枕横位是观察颅脑最好的胎方位，而枕前位、枕后位或胎头深入真骨盆时，颅内结构均不易观察。颅骨的横断面为椭圆形，有时见颅骨连续中断，此为颅缝所致，由此可分出枕骨、颞骨及额骨。不同水平的横断面，显示不同的颅内结构，常有5种横断面声像图：

（1）颅顶横断面（图 37-2-2）。在颅脑中央有一线状回声，贯穿脑前后，此为大脑镰回声。

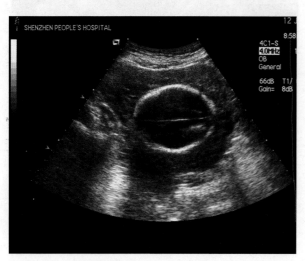

图 37-2-2　颅顶横断面

（2）侧脑室体部横断面。将探头向足侧稍移动，在中线回声的两侧可见两侧脑室暗区，侧脑室体壁的线状回声与中线回声平行。在第 16 孕周时，侧脑室约占大脑半球的大部分，脑室内几乎充满了脉络膜丛回声，故通常超声仅能显示脑室的外侧壁，侧脑室宽度约为大脑半球的 1/3，并在以后妊娠过程中维持此比例，至第 20 孕周后脉络膜丛萎缩。

（3）侧脑室前角横断面。中线强回声两侧的前方呈蝴蝶样无回声区，为侧脑室前角。

（4）丘脑、透明隔腔横断面（图 37-2-3）。在中线回声的两侧见卵圆形的视丘低回声，将探头再向尾侧移动，中线回声的前方显示一小的近长方形暗区，此为透明隔腔。其间有时可见一短线状回声，乃透明隔的回声。第三脑室位于其尾侧，呈两条十分靠近的平行短线状回声构成的狭小的腔隙，其后为视丘回声。此平面为双顶径测量的标准平面。

（5）颅底小脑横断面（图 37-2-4）。横越颅腔前方的为蝶骨大翼，后方则为颞骨岩嵴，将颅底分为前、中、后三个颅凹。此平面可显示大脑脚、小脑及一些脑池。大脑脚近心形，尖端向后；小脑半球呈中等强度回声。

胎儿面部、唇、耳廓等结构，随着孕周的增加可逐渐显示出来。胎颅的矢状面和冠状面还可显示胎儿额骨、顶骨、枕骨、骨性鼻嵴、上下颌

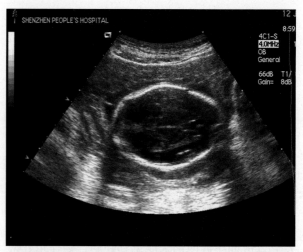

图 37-2-3　丘脑、透明隔腔横断面

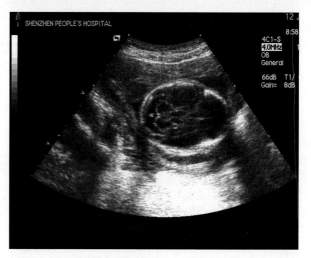

图 37-2-4　颅底小脑横断面

骨等。在第 18 孕周左右，上下颌骨上还可显示牙槽骨的回声（图 37-2-5）。面部软组织能显示的有眼球、晶状体、眼睑、鼻、唇、耳、头发等。眼眶与口唇也能显示（图 37-2-6）。胎耳在横断面中能显示，但耳的矢状面更为清晰，有助于耳畸形的发现。

脊柱在第 12 孕周时即能显示。探测时探头距脊柱越近越好，这样有利于脊柱完整性及其外皮肤和皮下组织的显示。当胎儿俯卧或侧卧时，脊柱显示得更容易且清晰。脊柱纵切时，可见二条弓状的平行断续的带状回声（图 37-2-7），此乃脊柱两侧椎弓板。脊柱的头端在颈部稍宽，而其尾端在骶部又狭小。

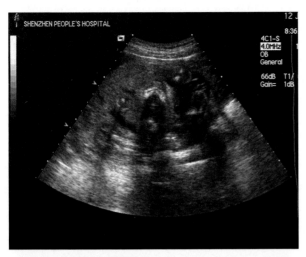

图 37-2-5　胎儿上牙槽骨

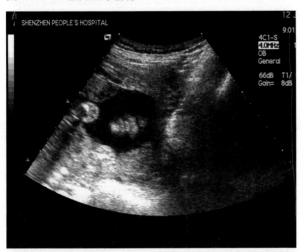

图 37-2-6　胎儿嘴唇

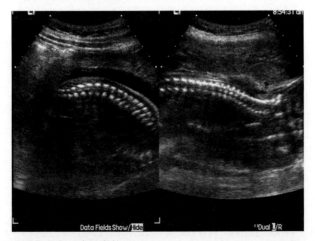

图 37-2-7　胎儿脊柱

2.胎儿胸部　肋骨排列规则，斜断面或横断面常形成等距的类似篱笆的声影。第12孕周后，胎儿心脏能分辨出左右心室、左右心房、室间隔、房间隔、房室瓣、卵圆孔瓣、大血管根部及心瓣膜。

3.胎儿腹部

（1）肝脏。位于胎儿的右上腹部，是胎儿腹腔内最大的实质性脏器，呈均匀的等回声。肝内有门静脉、肝静脉、胆管及肝动脉等结构，前二者在声像图上可以显示。门静脉系统在前后向胎腹横切面显示最清晰，门静脉左支、门静脉右前支、右后支及静脉导管等在肝内构成"X"形，而肝左、中、右三条肝静脉则在下腔静脉接近右心房入口处呈放射状排列。脐静脉在胎儿前腹壁中线进入胎腹后向头侧行走进入肝脏。

（2）胆囊。位于右上腹部，呈一葫芦样液性暗区，其前壁与胎儿前腹壁接近，位于脐静脉的右侧（图 37-2-8）。胆囊颈指向肝门部左、右门静脉分支处。

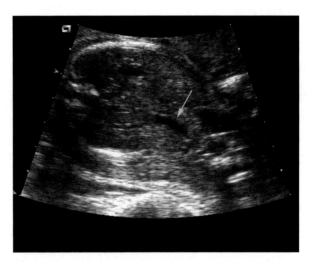

图 37-2-8　胎儿胆囊（箭头所指）

（3）胃和肠。胎胃为胎左上腹部的一无回声结构，第12孕周时呈圆形或椭圆形的无回声区，转动探头其外形可变为"S"形。胃的大小随被咽下的羊水量而定，最大横径可达3.5cm，随着羊水的吞入和排空，呈周期性的增大和缩小。如果反复检查仍未发现胎胃，则应怀疑食管闭锁的可能。早期妊娠中胎肠内不含胎粪，故其回声接近肝脏回声而不易区别。胎粪是在消化道内不能被吸收而形成的物质，它首先在小肠内储积。在第13～14孕周时胎粪开始充盈小肠远端（图37-2-9），妊娠中晚期时于肝脏下方可发现一片中等强度、强弱不一的回声，此为小肠声像，以后这些暗区增多、增大，可分辨出环绕暗区外的肠壁强回声。小肠主要分布在胎腹的中央部分。

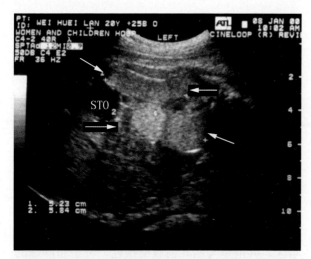

图 37-2-9 胎粪（箭头所指）

（4）脾脏。在胎儿左上腹部、胃的左后方，回声似肾脏。

（5）肾脏。胎肾分别在胎儿脊柱两旁纵切面可显示，其长轴呈椭圆形，横断面呈圆形。肾实质回声较低，包膜与集合系统回声较强，在早孕时胎肾显示欠清晰，通常需至第 18 孕周后才能清晰地显示。第 18 孕周后胎肾趋向成熟，肾包膜与集合系统逐渐变得明显。集合系统有时可见扩张分离（图 37-2-10）。

（6）膀胱。位于盆腔内，呈圆形或椭圆形无回声区。妊娠第 13 周时可显示，第 15 孕周时可常规显示膀胱。膀胱在第 20 孕周后，排尿呈周期性，间隔 40～80 分钟。在超声检查过程中常可发现膀胱的大小变化。

（7）腹部血管。在脊柱的前方可显示节律搏动的两排无回声管状结构，右侧为下腔静脉，左侧为腹主动脉，与胎心搏动同步（图 37-2-11）。

4. 外生殖器 阴囊呈圆形，回声较低，睾丸呈圆形中等回声团。睾丸在妊娠第 28～32 周时抵达阴囊，约 3% 新生儿的睾丸未降入阴囊。阴囊内的睾丸回声较强，其周围可发现少量积液，但无重要的临床意义。女性胎儿一般在中期妊娠后，在会阴区长轴断面中可见到一菱形的大阴唇声像，有时与男性胎儿阴囊很相似。除大阴唇外还能见到线状的小阴唇回声。根据我国法律规定，当有检查某些遗传性疾病的需要时，具有胎儿性别鉴定资格的机构才能进行胎儿性别鉴定。

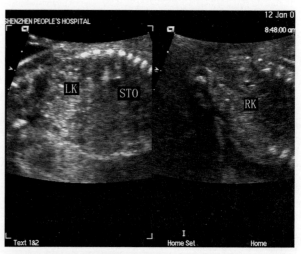

图 37-2-10 胎儿双肾
（LK- 左肾 RK- 右肾 STO- 胃泡）

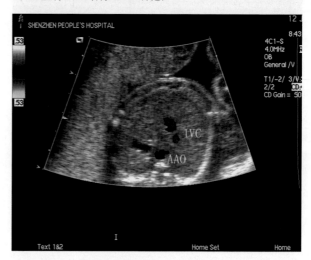

图 37-2-11 胎儿腹部血管
（AAO- 腹主动脉 IVC- 下腔静脉）

5. 四肢 妊娠中期在羊水的衬托下，第 12 孕周时就能检测四肢（图 37-2-12）。显示股骨时，先在膀胱两侧找到髂骨嵴后，稍下移探头，在髂骨嵴外侧有一强回声，后方伴有明显的声影，即为股骨。再转动探头使股骨回声逐渐变长，直至显示股骨全长，再循踪寻找膝部；膝部下方即为胫骨与腓骨。胫骨处于内侧，腓骨在外侧。胫骨近端较腓骨粗大得多。只要位置适当，还可以分辨出跖骨与趾骨的数目。显示肱骨时，应先找到肩胛骨，再旋转探头显示肱骨。沿肱骨追踪可显示尺骨与桡骨，尺骨较桡骨长，位于内侧。胎儿手常呈握拳状。当胎儿手指完全伸开时，仔细扫查可以显示拇指与其他四指。

（二）胎盘与脐带

1. 胎盘 第 10 ～ 12 孕周后，胎盘边缘显示清晰，形成一完整的器官。随着妊娠进展，胎盘面积约占宫腔面积的 1/2。如果胎盘位置较低，可动态观察，直至第 34 ～ 35 孕周。妊娠足月时胎盘已发育成一扁圆形盘状物，直径 16 ～ 20cm，厚度 2.5 ～ 3.5cm。早期胎盘声像图表现为附着于子宫壁的半月形弥漫细小的点状回声，以后胎盘随孕龄及其成熟度，声像图表现各异。

（1）胎盘的结构。分为绒毛膜板、胎盘实质和基底层 3 部分。

①胎盘绒毛膜板。系胎盘的胎儿面，位于羊水与胎盘实质之间。在声像图上呈一平直光滑的线状强回声，随孕周增长可呈波浪状或深达基底层的凹陷切迹。

②胎盘实质。开始呈弥漫分布的、细小的稍强回声，约在第 29 孕周后胎盘内出现散在的或密集的点状或线状强回声或无回声。胎盘实质内的强回声大多数为胎盘结缔组织或钙质沉着，而胎盘内的暗区或低回声则分为血管性及非血管性。血管性暗区的形态和大小不一，多呈圆形或

长管状，境界清晰，多普勒超声可显示血流频谱；而非血管性暗区则由胎盘小叶间隔等结构形成，多普勒超声测不到血流频谱。

③胎盘基底层。系胎盘母体面，位于胎盘实质与子宫肌层之间。最初不易辨认，后呈线状排列的断续点状或短线状强回声，最后变长、变粗并互相融合相连。

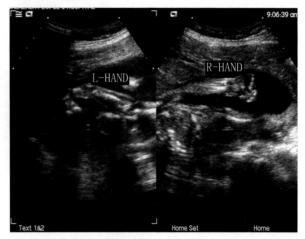

图 37-2-12　胎儿上肢

（2）胎盘成熟度的测定。根据声像图特征可将胎盘成熟度分为 4 级（图 37-2-13），详见表 37-2-2。

表 37-2-2　胎盘成熟度的分级标准

鉴别点	0 级	Ⅰ 级	Ⅱ 级	Ⅲ 级
绒毛膜板	直而清晰，光滑平整	出现轻微的波状起伏	明显出现切迹，并延伸入胎盘实质，但尚未达基底层	显著切迹深入胎盘实质，达基底层
胎盘实质	均匀分布的微细点状回声	散在的点状强回声	散在的线状或逗点状增强回声	高回声的环状或不规则的强回声
基底层	无回声可见	无回声可见	线状的增强回声	大而融合的强回声区

①胎盘成熟度与孕龄的关系。0 级胎盘是胎盘发育的开始，以后随着妊娠进展而逐渐成熟。一般而言，在第 29 孕周前，胎盘成熟度多为 0 级，表示胎盘未成熟。Ⅰ 级胎盘有 40% 的正常孕妇维持至分娩；Ⅱ 级胎盘多见于第 36 孕周后，有 45% ～ 55% 的孕妇可维持至足月；Ⅲ 级胎盘有 10% ～ 20% 的孕妇出现于第 38 孕周后，尤其是第 40 孕周后，说明胎盘已成熟，并开始趋向老化。妊娠 42 周时，55% 的胎盘成熟度为 Ⅱ 级，45% 为 Ⅲ 级。少数 Ⅲ 级胎盘在第 37 孕周前就可出现，说明胎盘早熟。妊娠高血压综合征和妊娠

合并高血压的孕妇，在临产前胎盘成熟度为 Ⅲ 级者分别是 58% 和 60%，较正常妊娠约高 3 倍。胎盘的成熟度与胎肺的成熟有较好的相关性，胎盘成熟度 Ⅰ 级时，卵磷脂 / 鞘磷脂（L/S）≥ 2 的占 68%，Ⅱ 级时占 88%，Ⅲ 级时占 100%。胎盘成熟度的正确判断还应结合羊水资料，对高危妊娠监护和妊娠终止的提示有一定的诊断依据。

②胎盘成熟度的影响因素。胎儿宫内生长迟缓、高血压、先兆子痫等患者，胎盘成熟可加速。在第 35 孕周前见到 Ⅲ 级胎盘时，应予以重视，定期观察。反之，如在第 32 孕周后尚为 0 级胎

盘，即胎盘成熟延迟，则应疑有妊娠糖尿病、母 子 Rh 因子不合等存在的可能，需进一步检查。

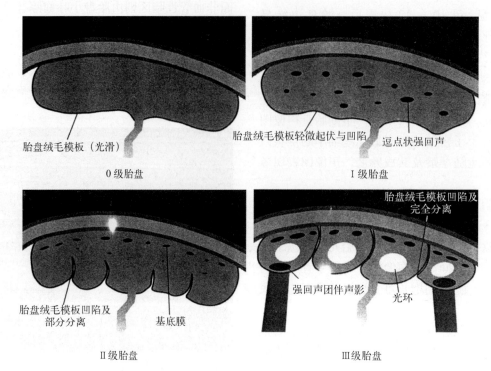

胎盘绒毛模板（光滑）

0 级胎盘

胎盘绒毛模板轻微起伏与凹陷 　逗点状强回声

I 级胎盘

胎盘绒毛模板凹陷及
部分分离　　　基底膜

II 级胎盘

胎盘绒毛模板凹陷及
完全分离

强回声团伴声影　　　光环

III 级胎盘

图 37-2-13　胎盘分级示意图

（3）胎盘的位置、形态和大小。胎盘可位于子宫的任何一壁。在声像图上，前壁胎盘很容易显示，而后壁胎盘则可因胎儿骨骼声影、声衰减等因素的影响，常显示困难，甚至不能显示。侧壁或宫底的胎盘可绕过侧壁或宫底，于子宫前壁和后壁均有胎盘附着，此时前壁部分的胎盘可被良好地显示，而后壁部分的胎盘显示困难；或者前壁与后壁附着的胎盘，因重叠可显得特别厚。超声定位胎盘具有重要的产科实用价值，尤其是患者有阴道出血或在妊娠中作宫内操作前，对胎盘位置低下必须弄清胎盘下缘与宫颈内口的相对位置关系。在判断胎盘下缘时，适度充盈膀胱很重要。充盈不足，显示困难；充盈过度，压迫子宫前壁下段而产生假象。

（4）几种变异的胎盘声像图。

①胎盘囊肿。多见于绒毛膜板下，也可发生于胎盘实质中。绒毛膜板下较大的囊肿可使其上方的绒毛膜板呈波浪状起伏。胎盘囊肿无明显的临床意义。

②胎盘静脉池。胎盘实质中较大的类圆形液性暗区，是胎盘绒毛叶中心部分无绒毛处。偶尔，实时观察还可见致密的细小回声突然由侧壁流入

暗区。

③胎盘静脉窦。位于胎盘与子宫肌层之间，呈长管状液性暗区，中间有间隔。多见于晚期妊娠，后壁胎盘时更容易被发现。

④副胎盘。除主胎盘外，还有一个或数个胎盘副叶。副胎盘与主胎盘之间多有血管相连，借此可与双胎中双胎盘和前后壁胎盘相互重叠等鉴别。在孕妇产后应注意宫内残留副胎盘，否则会导致产后出血与感染。

⑤子宫收缩。声像图显示在子宫收缩处肌层局部增厚，如收缩发生在胎盘附着处，易与胎盘剥离混淆；如收缩发生于胎盘附着处以外，则易与副胎盘混淆。鉴别要点为子宫收缩呈短暂一过性，并向子宫腔内隆起。

2. 脐带　正常脐带直径为 1 ~ 2cm，表面为羊膜包裹，内含 2 条较窄的具有节律性搏动的脐动脉和 1 条内径较宽的脐静脉。当脐带被纵切时，可发现其内含 3 条平行的管状暗区；而如对其横切，则表现为类圆形的 3 个小暗区。彩色多普勒显示脐带呈红蓝相间的血流信号。脐带连于脐轮与胎盘绒毛膜板之间。产科常把脐动脉和脐静脉的血流频谱用作检测的重要指标。在中、晚期妊

娠中，胎血采样也常在脐静脉中采集。

3.**羊水**　羊水是一种无色透明的液体，声像图表现为透声良好的液性暗区。中期妊娠时，羊水无回声区较纯净。但近足月时因羊水中含有胎脂、上皮细胞、毛发等成分，故透声性下降，在羊水内可见漂浮的细小回声。妊娠时羊水量可随孕期而有不同，且个体差异较大。一般羊水量在第 20 孕周时为 400ml，至第 36 ~ 38 孕周时增至高峰（1000 ~ 1500ml）。以后稍下降，过期妊娠时羊水量可迅速下降。羊水暗区最大深度应大于 30mm，而小于 80mm。

第 3 节
超声在正常妊娠其他领域中的应用

一、判断胎位

1.**胎位的含义**　胎体纵轴与母体纵轴的关系称为胎产式。胎产式一般分为纵式、横式和斜式。最先进入骨盆入口的胎儿部分称为胎先露。胎儿先露部分的指示点与母体骨盆的关系，称为胎方位。不同的胎产式有不同的胎先露，而每一胎先露有 6 个胎方位，即左前、左横、左后、右前、右横和右后。第 28 孕周前，胎儿在子宫腔内活动范围大，胎儿位置易变，此时判定胎位对产科临床意义不大。在晚期妊娠孕妇进行超声检查时应常规判断胎位。

2.**声像图表现**　超声显像可根据胎头和胎儿脊柱来确定胎产式、胎先露和胎方位。

（1）胎产式的判别。纵产式时，胎儿脊柱与母体纵轴平行；横产式时，胎儿脊柱与母体纵轴垂直。

（2）胎先露的判别。胎儿头部位于盆腔内为头先露，胎儿臀部在盆腔内为臀先露，胎儿肩部位于盆腔内为肩先露。并可根据枕骨和面额的位置，进一步判断枕先露、面先露和额先露；根据胎儿下肢的位置确定单臀、足先露等。

（3）胎方位的判别。把胎头的空间位置与孕妇骨盆关系结合起来判断胎方位。例如，胎头位于盆腔内，枕骨与骨盆左前方接近为左枕前位；

而胎儿臀部位于盆腔，沿脊柱显示胎儿骶部位于盆腔左后方，则胎方位为骶左后位。无脑儿胎方位的判定，应首先找到胎心和膀胱作为头侧和臀侧的标志，然后沿脊柱找到胎儿的面部来确定胎方位。

3.**临床意义**　胎产式、胎先露和胎方位通常能决定分娩过程是否顺利，对母儿安全及预后影响极大。当孕妇腹壁过紧或肥胖时，临床往往不易确诊，而超声却能清晰地显示胎儿与孕妇骨盆的关系，故可准确判定胎产式、胎先露和胎方位。胎产式、胎先露和胎方位的判断应在第 32 孕周后作出，因为此期羊水相对减少，胎儿位置和姿式相对固定，而胎方位的判别在临产时意义更大。

二、评定胎儿孕龄与生长发育

孕龄及胎儿生长发育的判别是产科临床的重要组成部分，对妊娠的正确处理具有重要意义。胎儿生物学测量与其生长发育和孕龄之间有相应的关系。超声测量胎儿各解剖结构既可准确估计孕龄，评定胎儿生长发育情况，又具有无痛、安全、方便、价格低廉等优点，因而也是目前最常用的孕龄判断方法。

（一）超声评定胎儿孕龄

1.**早期妊娠**

（1）妊娠囊的测量。测量时间为第 5 ~ 7 孕周。在膀胱适度充盈下，取妊娠囊（GS）的最大纵径与横径（内壁间的距离）进行测量。膀胱充盈过度或不足均可使其变形或显示不良。

①公式计算法。有学者研究了 GS 与孕龄的直线回归方程，认为两者具有相关性。较常用的孕龄计算公式为：

孕龄（W）=（GS 的平均直径 + 2.543）/ 0.720
孕龄（W）=（GS 的最大直径 ± 2.890）/ 0.747
　GS 平均直径（cm）= 0.720× 孕龄（W）- 2.543（Nellman）
　GS 最大直径（cm）= 0.747× 孕龄（W）- 2.890（Reinald）
其中，GS 平均直径 =（纵径 + 横径 + 前后径）/ 3

②查表法。在临床应用中，查表法较为简便和实用。通过测量 GS 各径线，查表即可得出预

测的孕龄，详见表37-3-1。

表 37-3-1 孕龄与妊娠囊的关系

孕龄（周）	例数	妊娠囊长径（cm）			妊娠囊宽径（cm）			妊娠囊前后径（cm）			妊娠囊三径之和（cm）		
		X	SD	SE	X	SD	SE	X	SD	SE	X	SD	SE
5	33	1.58	0.53	0.09	1.61	0.52	0.09	1.09	0.38	0.07	4.31	1.35	0.24
6	45	1.99	0.61	0.09	2.03	0.51	0.08	1.35	0.36	0.05	5.36	1.23	0.18
7	53	2.50	0.68	0.09	2.57	0.79	0.11	1.79	0.44	0.06	6.87	1.60	0.22
8	40	3.56	1.11	0.02	3.85	0.88	0.14	2.35	0.59	0.09	9.26	2.20	0.35
9	31	3.77	1.01	0.18	3.89	1.30	0.23	2.78	0.62	0.11	10.44	2.64	0.47
10	32	5.00	1.02	0.18	4.96	0.72	0.13	3.18	0.58	0.10	13.14	1.62	0.29
11	31	6.17	1.02	0.18	6.12	1.12	0.20	3.47	0.52	0.09	15.17	1.89	0.34
12	30	6.74	0.72	0.14	6.54	0.71	0.13	3.88	0.53	0.10	17.14	1.23	0.23

（2）胎儿顶臀长（CRL）的测量。测量时间为第7～12孕周，此阶段CRL的生物学变异较小，其增长率与孕龄关系密切，确定胎龄的准确程度为 ±4.7 天（±2SD），是第7～12孕周判断孕龄的最佳方法。测量方法为在胎儿保持自然状态时，及时冻结图像，取其躯体最直、最长的切面。测量不包括肢体的胎儿顶臀最大距离。若取3次测量的平均值作为测值，则结果更佳。

①公式法。CRL与妊娠周数的回归方程式为：孕龄（天）＝ 51.008 ＋ 0.6CRL（mm）（Nelson）。简易估算方法为：孕龄（W）＝ CRL（cm）＋ 6.5。

②查表法。测量CRL后，通过查表37-3-2，可得出孕龄。

表 37-3-2 孕龄与顶臀长关系表

孕龄（周＋天数）	顶臀长（cm）	孕龄（周＋天数）	顶臀长（cm）
6＋2	0.55	10＋2	3.32
6＋3	0.61	10＋3	3.46
6＋4	0.68	10＋4	3.60
6＋5	0.75	10＋5	3.74
6＋6	0.81	10＋6	3.89
7＋0	0.89	11＋0	4.04
7＋1	0.96	11＋1	4.19
7＋2	1.04	11＋2	4.35
7＋3	1.12	11＋3	4.51
7＋4	1.20	11＋4	4.67
7＋5	1.29	11＋5	4.83
7＋6	1.38	11＋6	5.00
8＋0	1.47	12＋0	5.17
8＋1	1.57	12＋1	5.34
8＋2	1.66	12＋2	5.52
8＋3	1.76	12＋3	5.70
8＋4	1.87	12＋4	5.88
8＋5	1.97	12＋5	6.06
8＋6	2.08	12＋6	6.25
9＋0	2.19	13＋0	6.43
9＋1	2.31	13＋1	6.63
9＋2	2.42	13＋2	6.82
9＋3	2.54	13＋3	7.02
9＋4	2.67	13＋4	7.22
9＋5	2.79	13＋5	7.42
9＋6	2.92	13＋6	7.63
10＋0	3.05	14＋0	7.83
10＋1	3.18		

2. 中、晚期妊娠

（1）双顶径（BPD）。超声测量 BPD 判定胎龄现已成为胎儿测量的首选参数。中期妊娠时用 BPD 估计胎龄较可靠，而晚期妊娠由于 BPD 不呈线性增长，需用其他指标来综合判断。利用 BPD 判定胎龄，关键是选择 BPD 的标准断面。取相当于丘脑与第三脑室水平的胎儿颅颞骨与中线垂直的侧向横切声像图。声像图显示的中线结构依次应为大脑镰、透明隔或透明隔腔、第三脑室和丘脑。胎头外形呈椭圆形，BPD 测量近侧颅骨外缘至远侧颅骨内缘之间的距离（图 37-3-1）。正常胎头在第 12 ～ 30 孕周，特别是第 12 ～ 20 孕周时，生长的变异性较少，每周约增长 3mm，生长曲线近似直线；而在第 30 孕周以后，生长曲线变平坦，第 30 ～ 36 孕周每周约增长 1.5mm，第 36 孕周以后每周增长 1mm。

①公式法。BPD 与胎龄的回归方程式为：

BPD（cm）＝ 0.272× 胎龄（W）＋ 0.951（Hobbins）

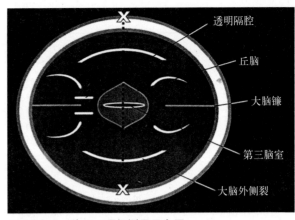

图 37-3-1　胎儿双顶径测量示意图

BPD（cm）＝ 0.244× 胎龄（W）－ 0.175（张风荣）

②查表法。测量 BPD 后，直接查表 37-3-3，即可得出胎龄。

③曲线法。判定胎龄的生长曲线表可储存在超声仪器内，测值后可以直接显示胎龄是否在正常范围内及偏离程度。

表 37-3-3　孕龄与双顶径的关系

BPD（cm）	平均周数	范围（周）	BPD（cm）	平均周数	范围（周）
2.5	12.5	11.0 ～ 13.5	6.3	25.0	23.5 ～ 27.0
2.6	13.0	11.5 ～ 14.0	6.4	25.5	24.0 ～ 27.0
2.7	13.5	12.0 ～ 14.0	6.5	26.0	24.0 ～ 27.0
2.8	13.5	12.5 ～ 14.5	6.6	26.0	24.5 ～ 28.0
2.9	14.0	12.5 ～ 15.0	6.7	26.5	25.0 ～ 28.5
3.0	14.0	13.0 ～ 15.5	6.8	27.0	25.0 ～ 28.5
3.1	14.5	13.0 ～ 15.5	6.9	27.0	25.5 ～ 29.0
3.2	15.0	13.5 ～ 16.0	7.0	27.5	26.0 ～ 29.5
3.3	15.0	14.0 ～ 16.5	7.1	28.0	26.0 ～ 29.5
3.4	15.5	14.0 ～ 16.5	7.2	28.0	26.5 ～ 30.0
3.5	16.0	14.5 ～ 17.0	7.3	28.5	26.5 ～ 30.5
3.6	16.0	15.0 ～ 17.5	7.4	29.0	27.0 ～ 31.0
3.7	16.5	15.0 ～ 18.0	7.5	29.0	27.5 ～ 31.5
3.8	16.5	15.5 ～ 18.0	7.6	29.5	28.0 ～ 32.0
3.9	17.0	16.0 ～ 18.5	7.7	30.0	28.0 ～ 32.5
4.0	17.5	16.0 ～ 19.0	7.8	30.5	28.5 ～ 33.0
4.1	17.5	16.5 ～ 19.0	7.9	31.0	29.0 ～ 33.5
4.2	18.0	17.0 ～ 19.5	8.0	31.0	29.0 ～ 34.0
4.3	18.5	17.0 ～ 20.0	8.1	32.0	29.5 ～ 34.5
4.4	19.0	17.5 ～ 20.0	8.2	32.0	30.0 ～ 35.0
4.5	19.0	17.5 ～ 20.5	8.3	32.5	30.0 ～ 35.5
4.6	19.5	18.0 ～ 21.0	8.4	33.0	31.0 ～ 36.0
4.7	20.0	18.5 ～ 21.5	8.5	34.0	31.5 ～ 36.5
4.8	20.0	19.0 ～ 21.5	8.6	34.5	32.0 ～ 37.0
4.9	20.5	19.0 ～ 22.0	8.7	35.0	32.5 ～ 37.5
5.0	20.5	19.5 ～ 22.0	8.8	35.5	33.0 ～ 38.5
5.1	21.0	19.5 ～ 22.5	8.9	36.5	33.5 ～ 39.0
5.2	21.5	20.0 ～ 23.0	9.0	37.0	34.0 ～ 40.0

（续表）

BPD（cm）	平均周数	范围（周）	BPD（cm）	平均周数	范围（周）
5.3	21.5	20.5～23.5	9.1	37.5	34.5～41.0
5.4	22.0	20.5～24.0	9.2	38.0	35.0～42.0
5.5	22.0	21.0～24.0	9.3	39.0	36.0～42.0
5.6	22.5	21.5～24.5	9.4	39.5	36.5～>42.0
5.7	23.0	21.5～25.0	9.5	40.0	37.0～>42.0
5.8	23.0	22.0～25.0	9.6	41.0	37.5～>42.0
5.9	23.5	22.0～25.5	9.7	42.0	38.0～>42.0
6.0	24.0	22.5～26.0	9.8	>42.0	38.5～>42.0
6.1	24.5	23.0～26.0	9.9	>42.0	40.0～>42.0
6.2	24.5	23.0～26.5	10.0	>42.0	41.0～>42.0

（2）头围（HC）。由于胎头形状存在着差异，而在妊娠晚期（尤其是在最后6周），HC受胎头形状的影响明显较BPD小，因此测量头围是判断妊娠晚期胎龄的良好指标。标准断面的选择同双顶径，在胎儿颅骨的外周缘紧靠颅骨测量HC。测出HC后查表37-3-4即可得出胎龄。

表37-3-4　孕龄与头围关系

HC（cm）	孕龄（周）	HC（cm）	孕龄（周）
8.0	13.4	22.0	23.9
8.5	13.7	22.5	24.4
9.0	14.0	23.0	24.9
9.5	14.3	23.5	25.4
10.0	14.6	24.0	25.9
10.5	15.0	24.5	26.4
11.0	15.3	25.0	26.9
11.5	15.6	25.5	27.5
12.0	15.9	26.0	28.0
12.5	16.3	27.0	29.2
13.0	16.6	27.5	29.8
13.5	17.0	28.0	30.0
14.0	17.3	28.5	31.0
14.5	17.7	29.0	31.6
15.0	18.1	29.5	32.2
15.5	18.4	30.0	32.8
16.0	18.8	30.5	33.5
16.5	19.2	31.0	34.2
17.0	19.6	31.5	34.9
17.5	20.0	32.0	35.5
18.0	20.4	32.5	36.3
18.5	20.8	33.0	37.0
19.0	21.2	33.5	37.7
19.5	21.6	34.0	38.5
20.0	22.1	34.5	39.2
20.5	22.5	35.0	40.0
21.0	23.0	35.5	40.8
21.5	23.4	36.0	41.6

（3）腹围（AC）。AC的大小直接反映了胎儿内脏器官的发育情况，尤其是胎儿肝脏的发育情况，更代表了胎儿的营养状况。AC的增长与胎儿胎龄也有密切的关系，特别是在妊娠第

36～42 周时，以 AC 判定胎龄较为准确。测量标准平面在胎心与胎肾之间，最好是前后向的胎腹横切面，切面应与胎儿脊柱垂直，需显示肝脏，肝内应见门静脉左支的脐部，显示的脐静脉与胎腹两侧壁基本等距，脐静脉长度约为胎腹前后径的 1/3（图 37-3-2 和图 37-3-3）。测量应在胎儿呼吸样运动间歇期进行。胎儿腹围必须包括皮下组织，故应沿胎腹外缘测量。将 AC 测出后，直接查表 37-3-5 即可得出正确胎龄。

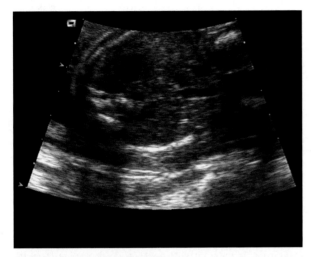

图 37-3-2　胎儿腹围测量切面

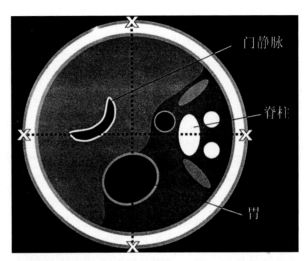

图 37-3-3　胎儿腹围测量示意图

表 37-3-5　孕龄与腹围的关系

孕龄（周）	例数	AC（cm）	标准差	孕龄（周）	例数	AC（cm）	标准差
13	35	6.90	±1.65	27	51	21.81	±2.12
14	31	7.77	±1.82	28	50	22.86	±2.41
15	34	9.13	±1.56	29	50	23.71	±1.50
16	33	10.32	±1.92	30	47	24.88	±2.03
17	34	11.49	±1.62	31	48	25.78	±2.32
18	44	12.41	±1.89	32	48	26.20	±2.33
19	36	13.59	±2.30	33	40	27.78	±2.60
20	36	14.80	±1.89	34	55	27.99	±2.55
21	39	15.62	±1.84	35	57	28.74	±2.38
22	51	16.70	±2.23	36	56	29.44	±2.83
23	43	17.91	±1.85	37	55	30.14	±3.17
24	52	18.74	±2.23	38	57	30.63	±2.83
25	40	19.64	±2.20	39	53	31.34	±3.17
26	51	20.62	±2.30	40	34	31.49	±2.79

（4）股骨长径（FL）。FL 反映了胎儿四肢的生长情况，由于 FL 显像容易、测量方便、重复性好，所以也是判定胎龄的一种方法。与顶臀径 CRL 一样，FL 的个体生长变异最小的时期为第 14～23 孕周，此时对胎龄的判断误差为 ±6.5 天，在晚期妊娠时通过 FL 判定胎龄也比较准确。因此，当死胎引起胎头变形或有胎头畸形等情况下，用 FL 判定胎龄更为准确。但在胎儿成骨发育不全或有矮小畸形等疾病时，FL 便不适于判定胎龄。股骨的测量方法是找出股骨最长轴，测量自远侧骨骺端至近端斜面中点之间的距离。FL 与胎龄的关系可查表 37-3-6。

表37-3-6　孕龄与股骨长径的关系

孕龄（周）	例数	FL（cm）	标准差	孕龄（周）	例数	FL（cm）	标准差
13	35	1.17	±0.36	27	53	5.10	±0.41
14	31	1.38	±0.48	28	49	5.35	±0.55
15	34	1.74	±0.58	29	50	5.61	±0.44
16	33	2.10	±0.51	30	47	5.77	±0.47
17	34	2.52	±0.44	31	48	6.03	±0.38
18	44	2.71	±0.46	32	46	6.20	±0.49
19	38	3.03	±0.50	33	41	6.43	±0.46
20	38	3.35	±0.47	34	54	6.62	±0.43
21	39	3.64	±0.40	35	56	6.71	±0.45
22	50	3.82	±0.47	36	56	6.95	±0.47
23	43	4.21	±0.41	37	55	7.10	±0.52
24	53	4.36	±0.51	38	56	7.20	±0.43
25	40	4.65	±0.42	39	53	7.34	±0.53
26	50	4.87	±0.41	40	34	7.40	±0.53

（5）多种生长参数测量联合判定胎龄。胎儿的发育成熟度表现在各器官的生长变化。由于胎儿各器官在整个妊娠期不同阶段的增长率不同，利用超声测量单项胎儿生长参数判定胎龄，只能较准确地反映出某一妊娠阶段胎儿的发育情况。因此，近年来多应用胎儿多种生长参数的联合测量判定胎龄，不但准确性显著增高，还可整体判定胎儿的生长发育情况，同时还可抵消或平衡各单项参数间的误差。

目前，中、晚期妊娠的联合测量一般采用BPD、HC、AC及FL四项参数判定，判定方法为：将多种参数得出的孕周数相加除以测量的次数，即为联合测量判定妊娠周数（composite age estimate，CAE）。例如：测量所得BPD=8.6cm（35周）、HC=32.5cm（36周）、AC=32.7cm（37周）、FL=7.3cm（38周），则CAE=（35＋36＋37＋38）/4=36.5（周）。

此外，还要正确选择测量参数来估测孕龄，例如短肢畸形胎儿不能选择FL、头型异常胎儿不能选择BPD、胎儿腹水不能选择AC等。

（二）胎儿生长发育的判定

通过超声对胎儿生长发育的判定，即对胎儿部分结构或脏器进行生物学测量，了解胎儿的生长发育情况，目的是了解胎儿生长发育是否低下或过盛；或者说是高于90%百分位数，还是低于10%百分位数；评定胎儿生长发育异常是匀称还是不匀称；了解胎儿生长是快还是慢。在对孕妇

的末次月经日期确定而孕龄明确时，一般仅测量胎头双顶径与胎儿腹围或股骨长来判定胎儿生长是否异常，计算或依据图表查出胎儿体重，综合判断胎儿生长发育的情况。选择使用的胎儿孕龄估计和生长发育评定的图表或公式，在具体应用中应逐步摸索并结合自己的体会加以校正。

（三）超声评定胎龄与生长发育时的注意事项

1. **选择准确的标准面**　标准断面的选择是正确判定胎龄的前提。标准断面过高、过低或倾斜，都会造成胎龄估计的较大误差。

2. **多次测量**　应反复测量3次以上，以减少测量误差。

3. **正确选择测量参数**　目前尚未发现能够精确反映整个妊娠期内胎儿发育情况的单一测量参数。因此，应根据妊娠时期的不同阶段选择增长率较为稳定的测量参数，并应使用多种生长参数联合测定胎龄。

4. **选择正常的器官或部位测量**　不能选择胎儿出现疾病的器官或部位作为测量参数，如胎儿腹水或脑积水可造成腹围和头围的病理性增大，而胎儿短肢畸形时FL变短。

5. **胎儿的发育与孕妇的关系**　孕妇的某些疾病、身高、用药等均可影响胎儿的发育，例如孕妇身材高大或有糖尿病或有巨大胎儿分娩史等，胎儿发育可大于正常胎龄；又例如孕妇身材矮小、有滥用药物史、高血压、大量吸烟等，胎儿发育

则可小于正常胎龄。因此，超声判定胎龄应注意上述因素的影响，以免高估或低估胎龄。

6. 胎儿的生长发育存在地理环境与种族的差异　各地区报道的超声判定胎龄的公式及图表均有所不同。因此，应选择适合自己应用的公式和图表，并加以校正。一般来说，根据自己的资料统计得出的公式和图表最为理想，可提高判定胎龄的准确性。

三、胎儿成熟度的测定

超声现已进入胎儿生理领域，通过胎儿生物物理评分可进行胎儿成熟度的测定。一般以胎儿呼吸样运动为主，并结合胎动、胎儿张力、胎儿反射及羊水量，详见表 37-3-7。

表 37-3-7　胎儿生物物理学评分表

项目	2 分	0 分
胎儿呼吸样运动（FBM）	30 分钟内胎儿呼吸样运动持续 30 秒钟以上	30 分钟内胎儿呼吸样运动少于 30 秒钟
胎动（FM）	30 分钟内有 3 次或以上的明显胎动（同时伴有胎体和躯干的运动，计为 1 次胎动）	30 分钟内胎动 2 次或更少
胎儿张力（FT）	30 分钟内至少 1 次胎动从屈曲变为伸展，然后迅速恢复屈曲状态	胎儿肢体呈半伸展或全伸展状态，不恢复屈曲，无胎动时失去张力
胎儿反射（NST）	30 分钟内存在 2 次或 2 次以上胎心率加速，增加 15 次／分以上，并至少持续 15 秒钟且伴有胎动	30 分钟内无胎心率加速或少于 2 次
羊水量（AF）	在两个垂直平面内测量羊水最大深度＞ 1cm	两个垂直平面内测量最大羊水深度＜ 1cm

通过胎儿生物物理学评分，可对胎儿在宫内是否安全做出较准确的判断，以便及时作出处理，降低围产儿死亡率。

评分结果：8 ～ 10 分者可继续妊娠，一周后重复检查；4 ～ 6 分者若胎肺及母体宫颈条件已成熟，可引产，若不成熟，用类固醇激素治疗 48小时后引产；0 ～ 2 分，则需要立即引产。

由于每次观察需 30 分钟，因此不适合每个孕妇每周检查一次。国内学者介绍了 B 超监测 10 分钟的胎儿生物物理学评分法，详见表 37-3-8。

表 37-3-8　10 分钟胎儿生物物理学评分（不包括 NST）

项目	得分	内容
胎儿呼吸样运动 (FBM)	2	10 分钟内至少有 1 次 FBM，持续 60 秒以上
	1	10 分钟内至少有 1 次 FBM，持续不足 60 秒
	0	10 分钟内无 FBM
胎动	2	10 分钟内出现 3 次或 3 次以上的躯干、胎头或大的肢体活动
	1	10 分钟内出现 1 ～ 2 次躯干、胎头或肢体活动
	0	10 分钟内无胎动
胎儿张力	2	胎儿肢体或脊柱至少有 1 次伸展并恢复原位或胎儿处于良好的屈曲状态
	1	胎儿肢体或脊柱至少有 1 次活动但不恢复原位
	0	胎儿肢体或脊柱无屈伸运动，刺激后仍无反应
羊水量	2	羊水最大垂直径线大于 3.0cm
	1	羊水最大垂直径线 2.0 ～ 3.0cm
	0	羊水最大垂直径线小于 2.0cm

以四项评分≤ 4 分为胎儿宫内状况不良，此诊断试验的特异性为 96.9%，敏感性为 27.5%，与其他资料相比，达到了监护 30 分钟以上评分法的标准，故适宜在国内应用。胎儿评分的高低与新生儿出生情况五项 10 分制评分法（即 Apgar 氏法）来评定胎儿窒息程度有一定的相关性。分娩时胎儿窘迫产前评分与围产死亡率高度相关，评分越低，两者相关性越高。

（朱剑芳　车国卿）

第 *38* 章

异常妊娠

第1节 流　产

胎儿在 28 周以前体重不足 1000g 时终止妊娠者称为流产。发生在妊娠 12 周以前，称为早期流产；发生在妊娠 28 周以前，称为晚期流产。

一、病因和病理特点

流产的主要原因是孕卵异常，约 80% 发生在妊娠 8 周以内。早期流产时胚胎往往发育不全或完全枯萎，有时仅有羊膜囊而见不到胚胎，绒毛呈退行性变，滋养层发育不全。早期流产往往有胚胎异常和绒毛膜退行性变同时存在。母体方面的因素有内分泌功能失调（如卵巢黄体功能不全和体内孕激素不足）、生殖器官疾病（如子宫畸形和盆腔肿瘤）及母体全身性疾病等。

二、临床表现与声像图表现

流产根据不同的临床过程，分为先兆流产、难免流产和过期流产。

（一）先兆流产

1. 临床表现　停经后出现少量阴道出血，伴轻微下腹痛及下坠感，早孕反应仍然存在，尿妊娠试验阳性。

2. 声像图表现

(1) 子宫腔内显示形态完整的妊娠囊。

(2) 子宫腔内可见形态不一的液性暗区，范围与出血量的多少有关。

(3) 可见原始心管搏动。

(4) 卵黄囊在声像图中显示为一小而圆的囊性结构，直径小于 1cm。卵黄囊在第 12 孕周以后萎缩。

(5) 经阴道超声检查能更清晰地显示妊娠囊、胚胎、原始心管搏动、卵黄囊等结构。

（二）难免流产

1. 临床表现　先兆流产病情恶化，不能继续妊娠。患者阴道出血量增多或有凝血块，超过正常月经量；妊娠试验多为阴性；有羊水流出或孕囊膨出于宫口。

2. 声像图表现

(1) 妊娠囊皱缩而变形。

(2) 妊娠囊内胎心搏动消失。

(3) 妊娠囊位置下移，移向子宫颈管。

(4) 彩色多普勒显示无原始心管搏动，提示胚胎停止发育。

（三）过期流产

又称为稽留流产，指胚胎死亡 2 个月以上仍滞留在宫腔。

1. 临床表现　多有先兆流产的经过，以后子宫不再长大或反而缩小，妊娠反应消失，有时可有反复性阴道出血，出血量时多时少，尿妊娠试验阴性。

2. 声像图表现

(1) 子宫内显示枯萎的妊娠囊，无正常的胚胎结构，更不能显示胎心搏动。

（2）子宫较同孕龄小。

（3）彩色多普勒显示无原始心管搏动。

三、鉴别诊断

1. 先兆流产、难免流产与胚胎死亡的鉴别 详见表 38-1-1。

2. 早孕先兆流产与异位妊娠宫腔内假妊娠囊的鉴别 异常妊娠假孕囊位于宫腔中央，而不偏于一侧内膜内，附件区有包块或妊娠囊及盆腔游离液体。鉴别困难时，应采取诊断性刮宫进行病理学检查。

表 38-1-1 先兆流产、难免流产和胚胎死亡的鉴别

鉴别点	先兆流产	难免流产	胚胎死亡
临床表现	下腹坠胀、腰酸，少量阴道出血，妊娠试验阳性	下腹痛明显加剧，阴道出血量多，妊娠试验多为阴性	有先兆流产史，妊娠征象逐渐消失，有时有反复阴道出血，无明显内容物排出，无腹痛，妊娠试验阴性
羊膜囊	完整，囊壁与子宫壁之间出现局限性出血区	无	无
胚胎	可见，有原始心管搏动	孕囊变形、下移，无原始心管搏动，且阻塞子宫颈管	宫腔内死亡的胎儿及胎盘结构紊乱，形成血肿性胎块
子宫大小及宫颈回声	子宫颈口未开，妊娠囊大小与孕龄相符	子宫增大，子宫颈口开大	子宫较同期孕龄小，子宫颈口未开

3. 难免流产与子宫肌瘤变性的鉴别 子宫肌瘤变性液化时，很容易误诊为早孕或难免流产。鉴别方法：首先要询问月经史，区分真假妊娠囊，并且要定期复查，动态观察，必要时测 HCG。

4. 胚胎停止发育与宫腔积液或积血的鉴别 在胚胎停止发育的声像图上，可见未剥离的妊娠环位于一侧的子宫内膜中。而宫腔积液或积血是由于经血潴留所致宫腔有少量积液或积血，宫腔内虽可见椭圆形液性暗区，酷似"妊娠囊"，但暗区在子宫腔的中央，周边多数呈"薄壁状"的子宫内膜回声。经抗炎等治疗后随访观察，暗区多自行消失。因子宫发育畸形（宫颈管、阴道和处女膜闭锁）而导致的经血潴留，宫腔内全部为积血所占据。

5. 胚胎停止发育与急、慢性子宫内膜炎的鉴别 分娩或流产时因早期破膜宫腔残留胎物、血块或宫腔手术操作无菌技术不严密等，均可引起子宫内膜炎。轻度感染时，内膜充血、水肿及细胞浸润；重度感染时，则发生化脓和广泛坏死。当胚胎停止发育时，宫腔内可见清晰的胎囊回声，边界清晰，临床需进一步积极处理，常需行刮宫

术。子宫内膜炎病变位于子宫内膜区，纵切面可见子宫内膜增厚，呈长椭圆形，回声杂乱，由不规则的高、低回声相间，其间可见不规则的液性暗区，而宫腔胎物残留时则呈局部强回声团块，临床只需保守治疗、定期观察即可。

6. 胚胎停止发育与妊娠滋养细胞疾病的鉴别 滋养细胞疾病与胚胎死亡的变异图像极难鉴别，但彩色多普勒在病灶区显示异常丰富血流信号及子宫动脉血流动力学改变为鉴别诊断提供了很好的途径。

四、临床意义

宫腔内有无孕囊及其在宫腔内有无保留的价值，只有二维超声才能提供可靠的信息。二维超声可观察子宫的大小、妊娠囊的位置、形态、有无胎心搏动和胎动，做出胚胎是否存活的判断。如果妊娠囊完整，胎心胎动存在，则保胎的成功希望大；反之，如果妊娠囊变形、皱缩，明显向宫颈移位，胎心胎动消失，则为临床诊断胚胎死亡提供了的确凿依据。

（陈书文　车国卿）

第2节
异位妊娠

异位妊娠是指受精卵在子宫腔以外的器官或组织中着床发育，是妇产科常见的急腹症之一，发生率占妊娠的 0.5%～1.0%，近年来有增加的趋势。异位妊娠中 95% 为输卵管妊娠，其余 5% 发生在卵巢、腹腔、阔韧带及子宫颈等处。其中，输卵管妊娠中又以壶腹部妊娠占多数，其次为峡部妊娠。

一、病理特点

输卵管妊娠时，孕卵植入后由于缺乏完整的蜕膜，其绒毛借蛋白分解酶的破坏作用，直接植入肌层，破坏微血管，引起出血。随着孕卵发育，如果胚胎完整地剥离而流入腹腔，即输卵管妊娠流产，则出血量较少；而当输卵管妊娠不全流产时，则出血较多。输卵管妊娠峡部破裂时，会产生大量血液流入腹腔，严重者可引起休克。输卵管妊娠破裂或流产时，胚胎从穿孔处或输卵管伞端排入腹腔，但部分绒毛仍附着于原来着床处，胎盘组织会逐渐由破损处向外生长，附着在输卵管、阔韧带、盆壁等处，而使胚胎继续生长发育，形成继发性腹腔妊娠。此外，还有卵巢妊娠，更少见的是子宫颈妊娠及残角子宫妊娠。

二、临床表现

异位妊娠流产或破裂前可无明显症状，常见的症状有阴道不规则出血，淋漓不尽或呈点滴状，量少。尿妊娠试验多为阳性。少数患者停经后有妊娠反应，有的患者在下腹一侧有隐痛或坠胀感。异位妊娠破裂后的临床表现与着床部位和破损程度有关。腹痛为异位妊娠破裂时的主要症状，系腹腔内出血刺激腹膜所引起，患者突感下腹一侧有撕裂样或阵发性疼痛，持续或反复发作，常伴有恶心、呕吐。血液积聚在子宫直肠陷窝处，引起肛门坠胀感和排便感。出血量多时，可导致休克。

三、声像图表现

（一）输卵管妊娠

1. 经腹壁超声扫查

（1）子宫稍增大。子宫内膜呈蜕膜样变，子宫内膜回声稍增多或回声紊乱。约 20% 病例子宫内呈"假妊娠囊"的单环状暗区，而妊娠囊则呈"双环征"。

（2）附件区肿块。由妊娠囊、血肿和粘连的肠管组成，边界模糊、不整齐，回声类型也不同。未破裂前，附件肿块多数呈均匀的低回声或混杂性回声，与周围组织分界不清。少数可见妊娠囊，其内可见胚芽，如见胎心节律性搏动，则是诊断异位妊娠的确凿依据，但其显示率仅为 20%。破裂初期，由于病灶处出血，回声增多、增强，其回声分布更趋紊乱。反复出血，孕卵死亡后因凝血块机化，与周围组织粘连，声像图表现为强弱不一、分布不均的杂乱回声。

（3）盆腔积液。子宫直肠陷窝等部位见液性暗区，由异位妊娠流产或破裂而引起。

2. 经阴道超声扫查 经阴道超声对异位妊娠诊断部位精确，可信度大。

（1）宫腔内无典型的双环征，部分病例可见单环状暗区，即假妊娠囊（图 38-2-1），此为子宫蜕膜反应所致。

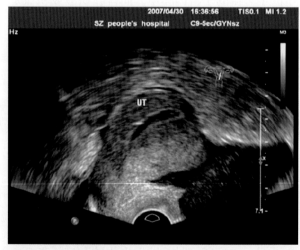

图 38-2-1　异位妊娠时宫腔积液

（2）子宫内膜回声增厚，子宫体积稍大。

（3）子宫腔以外可有以下几种情况。

①输卵管内显示妊娠囊或卵黄囊，甚至可见

原始心管搏动（图 38-2-2）。

②卵巢外见混合性包块，推挤包块时包块与卵巢呈错位运动（图 38-2-3），彩色多普勒显示周缘有点状或条索状彩色血流信号（图 38-2-4）。

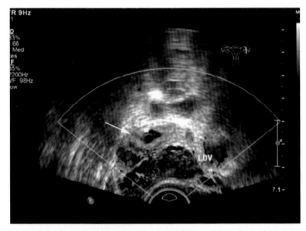

图 38-2-2 输卵管妊娠可见卵黄囊
左侧卵巢外侧可见一孕囊回声，其内见卵黄囊（箭头所指）

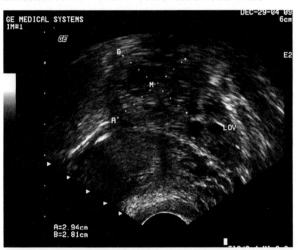

图 38-2-3 输卵管妊娠包块

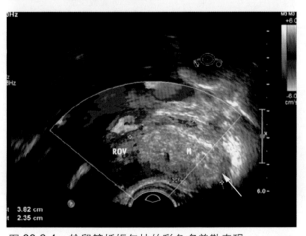

图 38-2-4 输卵管妊娠包块的彩色多普勒表现
彩色多普勒显示输卵管妊娠包块（箭头所指）周边有点状或条索状彩色血流信号

（二）子宫角妊娠

孕卵在宫角着床生长称为子宫角妊娠。严格地说，子宫角妊娠不是异位妊娠，但由于胚胎着床部位与输卵管间质部接近，临床处理比较特殊。宫角妊娠有两种结局，一是孕卵向宫腔内生长，妊娠可维持至足月；二是孕卵向子宫外发展，可导致宫角妊娠破裂。因此首次检查发现妊娠囊种植在一侧宫角时，不要直接下定位诊断，应追踪观察。其声像图表现为：

1．子宫不规则增大，向一侧宫角突出。

2．于一侧宫角处见妊娠囊，其外侧有薄而均匀的子宫肌层。如孕囊向外生长，则局部肌层越来越薄；如孕囊向宫腔生长，则该侧宫角隆起，外包以薄肌层。

3．与子宫内膜关系密切，孕囊与宫腔接近（图 38-2-5）。

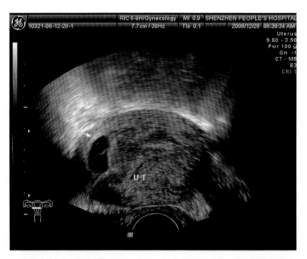

图 38-2-5 子宫角妊娠

（三）子宫颈妊娠

子宫颈妊娠少见，发生率约为 0.1%。子宫稍增大，宫内无妊娠囊显示，整个子宫呈葫芦状。子宫颈不对称，局部明显增厚，其内可见偏心的圆形妊娠囊（图 38-2-6），彩色多普勒显示其边缘有点状或条索状彩色血流信号。

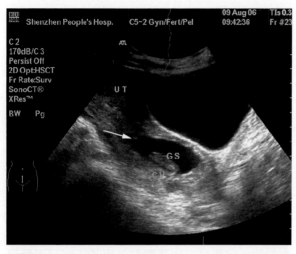

图 38-2-6 子宫颈妊娠（箭头所指）

（四）腹腔妊娠

1．子宫大小正常，宫内无胎体结构。

2．腹腔内见胎儿、羊水及胎盘图像。胎儿结构与母体腹壁很近。

3．孕妇膀胱暗区后方显示子宫，胎儿及其附属物和母体膀胱暗区之间无子宫结构。

四、鉴别诊断

1．异位妊娠应与卵巢黄体破裂、宫内妊娠流产、附件炎性包块及卵巢囊肿蒂扭转鉴别详见表38-2-1。

2．子宫角妊娠与输卵管间质妊娠的鉴别详见表38-2-2。

表 38-2-1　异位妊娠的鉴别诊断

鉴别点	异位妊娠	卵巢黄体破裂	宫内妊娠流产	附件炎性包块	卵巢囊肿蒂扭转
临床特点	有停经史，阴道有不规则的出血，附件有包块，破裂者有撕裂样腹痛，贫血，甚至休克，HCG阳性	无停经史，无阴道出血，多发生在月经后期，常有性交外力作用史，有剧烈腹痛、贫血、休克，HCG阴性	有停经史，阴道出血及下腹部阵发性坠痛，HCG阴性	无停经史，有腹痛，发热，HCG阴性	无停经史，无阴道出血，有卵巢囊肿病史，剧烈腹痛，HCG阴性
附件包块	未破裂者附件包块有小斑片状高回声区或不典型小妊娠囊，少数可见胎芽及胎心搏动。破裂者有囊实性包块，呈中、低回声区，形态不规则，边界不清楚，内部回声不均匀	大多无包块	无	有，且边界不整、模糊，或附件区出现囊性或实质性回声	有，外缘多呈双边回声，这是由于囊肿蒂扭转而包块呈缺血性水肿
宫腔回声	内膜回声增多、杂乱，可有条形、不规则团块状回声出现，或有蜕膜管型出现（即假妊娠囊回声）	无	可见椭圆形胎囊偏于一侧或移至宫颈处，或宫腔内仅存斑片状回声	无	无
陶氏腔积液	破裂者有	有	无	有	无或少量
黄体血流 RI	0.47±0.06	黄体血管破裂无法探及	0.58±0.07	—	—

表 38-2-2　子宫角妊娠与输卵管间质妊娠的鉴别

鉴别点	子宫角妊娠	输卵管间质部妊娠
临床表现	下腹压痛不明显，一侧宫角突出	下腹部压痛明显，一侧宫角突出
子宫形态	宫角部稍隆起	宫角部明显隆起
孕囊位置	孕囊靠近一侧宫底	胎囊紧贴宫底
子宫肌层	孕囊外侧见均匀的薄肌层	孕囊外侧肌层消失或不清（图 38-2-7）
孕囊与子宫内膜的关系	密切，孕囊着床在一侧宫角的子宫内膜内	胎囊与子宫内膜有一定的距离

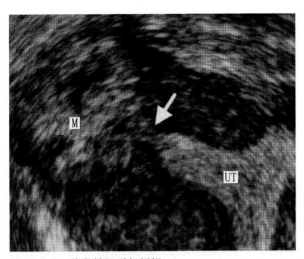

图 38-2-7　输卵管间质部妊娠

箭头所指为间质部妊娠与子宫腔的关系 (M- 输卵管间质部妊娠 UT- 子宫)

五、临床意义

经腹二维超声对异位妊娠的诊断准确率较高。经阴道超声的应用，更提高了超声在异位妊娠诊断中的价值，对异位妊娠的早期诊断意义重大。对可疑异位妊娠的病例，及时使用超声和 β -HCG 测定，可及早作出异位妊娠的诊断。对未破裂的病例，在超声引导下穿刺吸出胎囊，并注入甲氨蝶呤，部分患者可免除手术的痛苦。

（陈书文　车国卿　朱剑芳）

第 3 节　瘢痕子宫妊娠

瘢痕子宫妊娠 (cesarean scar pregnancy，CSP) 是指孕囊、受精卵或胚胎着床于剖宫产术后的切口瘢痕上，为一种特殊的异位妊娠类型，约占异位妊娠的 6.1%，它是一种较罕见的剖宫产远期并发症，但近年来随着剖宫产率逐年升高，该病的发生率也呈上升趋势。

一、病理特点

子宫下段切口处，即子宫解剖学的峡部，在非妊娠状态下长约 1cm，组织学特征缺乏丰富的肌层组织，因此收缩力差，出血后不易止血。反复妊娠或刮宫可损伤子宫内膜，形成瘢痕，从而妨碍受精卵在子宫腔内正常位置着床。而剖宫产术后切口愈合不良、瘢痕宽大，受精卵着床于瘢痕处，发生底蜕膜缺损，滋养细胞直接侵入子宫肌层，并不断生长，绒毛与子宫肌层粘连、植入甚至穿透子宫肌壁。

二、临床表现

早期表现与先兆流产及其他异位妊娠相近，可有阴道持续出血，多为无痛性。尿妊娠试验阳性。若绒毛种植在瘢痕处不断向宫腔发展，有时可持续至成活儿出生，但分娩时可发生猝不及防的大出血，危及生命。若绒毛种植在瘢痕凹陷处并不断向宫壁发展，则早期即可有下腹正中处腹痛症状，可有局部压痛，可能在妊娠早期即引起子宫穿孔、破裂、出血，或因行药物流产阴道出血不止，甚至人流手术时，子宫不能有效收缩出现大出血。

三、声像图表现

（一）声像图表现

1. 子宫大小正常或偏大，宫腔内无妊娠囊，子宫内膜呈光滑的中强回声或有宫腔积血内膜分离 （图 38-3-1）。

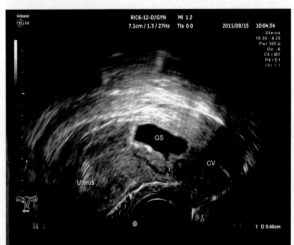

图 38-3-1　瘢痕处妊娠宫腔积血

(CV- 宫颈 GS- 孕囊 Uterus- 子宫)

2. 子宫下段剖腹产切口处可膨大，并可见孕囊或肌层非均质改变：

（1）典型孕囊型。子宫前壁下段剖腹产瘢痕处见孕囊回声，孕囊内可见卵黄囊，甚至可见胚芽及心管搏动。有的孕囊完全位于剖宫产瘢痕处，有的则部分位于宫腔下段，下缘部分伸入剖宫产瘢痕楔形凹陷缺损处（图38-3-2和图38-3-3）。

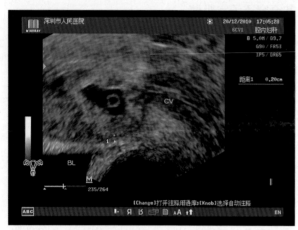

图 38-3-2　典型孕囊型（孕囊内可见卵黄囊）
（BL-膀胱 CV-宫颈）

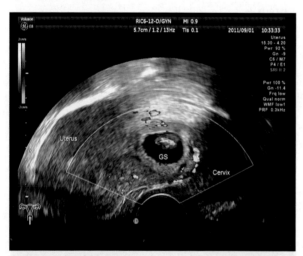

图 38-3-3　典型孕囊型（孕囊内可见胚芽及心管搏动）
（Cervix-宫颈 GS-孕囊 Uterus-子宫）

（2）不均质包块型。子宫前壁下段剖腹产瘢痕处见不均质性包块，呈强弱不均的海绵状或网格状，该包块与峡部前壁肌层分界不清，并向外膨隆（图38-3-4）。

3．孕囊或胚胎着床部位非均质区域与膀胱之间肌层明显变薄，甚至菲薄（图38-3-5）。

4．宫颈形态正常、内外口闭合（图38-3-6）。

5．彩色多普勒超声显示前壁下段肌层及剖腹产切口处血流丰富，甚至与子宫动静脉瘘的血流频谱相似。频谱多普勒显示大量静脉样血流及高速低阻的动脉血流频谱，阻力指数多小于0.6(图38-3-7)。

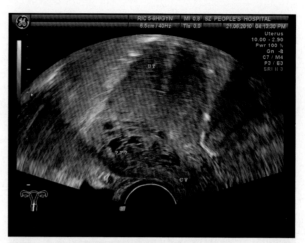

图 38-3-4　不均质包块型（呈网格状）
（CV-宫颈 UT-子宫）

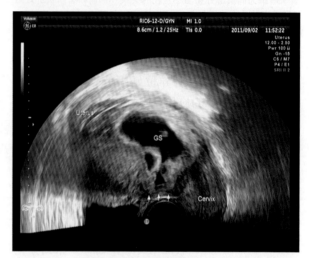

图 38-3-5　孕囊与膀胱间肌层菲薄
（Cervix-宫颈 GS-孕囊 Uterus-子宫）

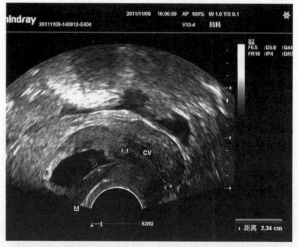

图 38-3-6　宫颈形态正常内外口闭合
（CV-宫颈）

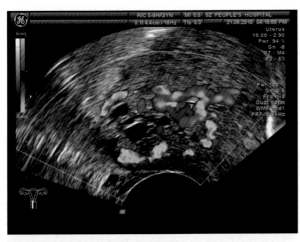

图 38-3-7　前壁下段肌层及不均质包块处血流丰富

（二）超声诊断标准

Godin 等提出瘢痕子宫妊娠的超声诊断标准为：

1. 宫腔内未见妊娠囊。

2. 子宫颈管内未见妊娠囊。

3. 子宫峡部前壁见妊娠囊。

4. 孕囊与膀胱之间的子宫肌层组织有缺陷。

5. 彩色多普勒和频谱多普勒具有典型特点，即呈妊娠改变的区域内见丰富的血流信号，其血供均来自峡部前壁切口处肌层。

四、鉴别诊断

因临床表现相似，均有闭经史、阴道不规则出血及妊娠囊位置低等特点，故瘢痕处妊娠应与宫颈妊娠及宫腔妊娠难免流产引起的妊娠囊下移到宫腔下段相鉴别。详见表 38-3-1。

五、临床意义

本病临床早期诊断较困难，但声像图具有特征性，因此对有剖腹产史的患者，早期妊娠一旦

表 38-3-1　瘢痕处妊娠与宫颈妊娠及宫腔妊娠难免流产的鉴别

鉴别点	瘢痕处妊娠	宫颈妊娠	难免流产
子宫形态	子宫体正常或稍大，下段剖腹产切口处膨大	子宫体正常，宫颈膨大呈葫芦状	子宫增大
孕囊位置	下段剖腹产切口处	宫颈管内	宫腔下段或达子宫内口
胚胎	可存活或停止发育	可存活或停止发育	停止发育
宫颈内口	关闭	关闭	开放
血流特点	丰富	丰富	多无血流

诊断，处理前应常规行超声检查，仔细观察子宫前壁下段肌壁回声，提示胚胎着床部位，尤其是经阴道超声与彩色多普勒的联合应用，明显提高剖宫产术后瘢痕妊娠的早期诊断率，从而为临床早期诊断和治疗本病提供有价值的依据。

（林　琪）

第4节
多胎妊娠

　　一次妊娠同时有两个或两个以上的胎儿，称为多胎妊娠，其中以双胎为常见，亦有罕见七胎妊娠。多胎妊娠约占妊娠总数的1/90。多胎妊娠孕妇并发症多，早产发生率及围产期死亡率高。本节主要讨论双胎妊娠。

一、病因和病理特点

　　双胎妊娠分为双卵双胎和单卵双胎两种类型：

　　1. 双卵双胎　占75%～80%，由两个卵子分别受精并各自着床，两个胎儿有独自的羊膜囊和绒毛膜，其间有四层间隔，发育后各有一个胎盘，具有各自的遗传基因、胎儿性别和血型。

　　2. 单卵双胎　占20%～25%，由一个受精卵分裂而成，两个胎儿具有相同基因，具有一个较大的胎盘、两根脐带、两个羊膜囊，可以是单绒毛膜双胎（间隔仅为两层羊膜），也可以是双绒毛膜双胎（间隔为两层单膜和两层绒毛膜），两个胎儿血循环通过胎盘相连。若血流供应不均衡时，则发生双胎输血综合征，占单绒毛膜双胎的5%～30%，可导致一胎儿发育不良，甚至死亡。偶尔也可见两个胎儿在一个羊膜腔内。

二、临床表现

　　双胎妊娠时，妊娠10周后子宫体积大于单胎妊娠，增长迅速，容易发生早产、妊娠高血压综合征等。妊娠中晚期腹部检查时，可触到两个胎头，听到两个胎心。

三、正常双胎妊娠声像图表现

　　1. 子宫增大　子宫各径线明显大于同孕龄的单胎妊娠子宫。

　　2. 妊娠囊数增多　早孕时，宫内亦可显示二个妊娠囊，间隔厚薄不一，由单绒毛膜双胎的两层羊膜（图38-4-1）或双绒毛膜双胎的两层羊膜和两层绒毛膜构成（图38-4-2）。在妊娠第8周，即能用超声明确是否双胎妊娠。

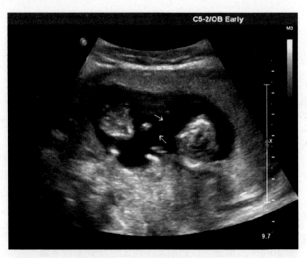

图 38-4-1　单绒毛膜双羊膜囊双胎

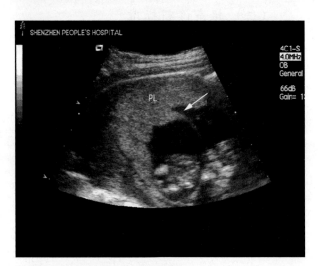

图 38-4-2　双绒毛膜双羊膜双胎
两胎儿之间见"双胎峰"（箭头所指）

　　3. 二个胎儿声像图表现　妊娠12周以后，可在妊娠子宫内观察到两个胎儿的声像图，可分别显示两胎儿各自的胎头、胸腔、腹腔脏器、四肢等。两个胎儿心脏的搏动频率可以各不相同。观察两胎儿有无联头、联体等畸形。

　　4. 两个胎盘或一个大胎盘　双绒毛膜双胎的两个胎盘可相互连接，可出现双胎峰，此为两胎盘在融合处的一种表现，为胎盘实质呈楔形向羊膜腔突起所致，超声表现为横切面呈三角形，尖端指向两胎儿之间的隔膜融合处；单绒毛膜双胎时则只有一个较大的胎盘。

　　5. 羊水过多　双胎发生羊水过多者占5%～10%，尤其在单绒毛膜双胎中多见。双胎羊水过多，发生于早孕期间或孕3～4月。当一个羊膜腔羊水过多，而另一羊膜腔羊水较少时，要注意有无双胎输血综合征的先兆。

四、病理双胎妊娠声像图表现

1. **双胎输血综合征** 是单绒毛膜囊双胎的一种严重并发症，指两个胎儿之间通过胎盘的血管吻合进行血液灌注，从而引起一系列病理生理变化及临床症状，发生率为单绒毛膜囊双胎的 4%～35%，占所有双胎妊娠的 1.6%。其声像图表现为：

（1）两胎儿性别相同，只有一个胎盘，隔膜与胎盘连接处无双胎峰，两胎儿之间的隔膜菲薄。

（2）胎儿各生长明显不同，两胎儿体重估计相差大于 20%。

（3）一胎儿羊水过多，膀胱较大；而另一胎儿羊水过少，膀胱较小或不显示。此为诊断双胎输血综合征的先决条件，也是必需条件。

（4）羊水过少的胎儿"贴附"在子宫壁上（图38-4-3），胎动明显受限。两胎儿之间的羊膜分隔常与贴附儿皮肤紧贴而不易显示，只有在胎儿边缘与子宫相连处的羊膜才能显示。

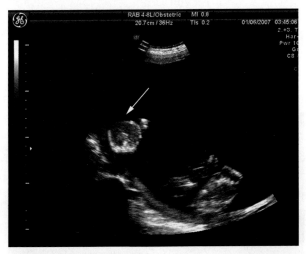

图 38-4-3　双胎输血综合征
胎儿贴附在子宫壁上，羊水过少（箭头所指），另一胎儿羊水过多

（5）贴附儿常贴于子宫前壁和侧壁，很少会沉于羊水底层或位于子宫的其他部位。

（6）受血儿水肿或充血性心力衰竭，表现为胸水、腹水、心包积液，并出现三尖瓣返流。

2. **双胎之一死亡** 早孕时超声确诊的双胎，有时不能生长到足月。早孕期双胎之一消失多为孕卵枯萎，临床有阴道出血，声像图显示为两个妊娠囊，较大的可见胚芽和原始心管搏动，较小者

形态欠规则，未见胚芽，小的妊娠囊会逐渐消失。

3. **联体双胎** 发生率约为 1∶50 000，多见于多胎或双胎家族中，女婴多于男婴。轻者联体处只为薄的软组织，重者则联体儿大部分躯干、骨骼或脏器等高度联合。联体双胎系单绒毛膜单羊膜囊双胎在妊娠早期未完成分离或分离不完全所致。若分裂不完全的胎盘均等发育，则形成等联体双胎；相反，若一胎盘发育迅速，另一胎盘发育迟缓，则导致不等联体双胎。

（1）等联体双胎。即联体胎儿大小相等，排列相称，且联体部位相同，例如头联体（图38-4-4）、胸腹联体（图38-4-5）。等联体双胎又分纵行联胎和横行联胎两种。纵行联胎指两胎儿沿纵轴排列，两胎儿头部或臀部相连；横行联胎按其联接部位分胸背部联胎、双头联胎（两个胎头，但躯干部、四肢部可呈不同程度相联）、骈头联胎（胎头呈不同程度的骈联或为单头联胎、躯体部和四肢呈不同程度的相连）。

（2）不等联体双胎。联体双胎大小不相等，排列不对称，相连部位不相同，往往小胎儿寄附于大胎儿身体上，故又称寄生胎。

五、鉴别诊断

1. **早期双胎与早期单胎妊娠流产的鉴别** 早期单胎妊娠流产时，妊娠囊与宫壁之间形成血肿，可与妊娠囊一起形成两个无回声区，易误诊为双胎妊娠。鉴别要点是，流产形成的无回声区形态多不规整，内无胎芽和胎心，动态观察其形态可发生变化，并有流产的临床表现。

2. **正常双胎妊娠与联体双胎的鉴别** 联体双胎时，可显示两个胎儿在头部、胸部、腹部或臀部等部位发生联合，胎儿失去正常形态，触动一胎儿时，另一胎儿出现同步运动现象，胎动较一致。但妊娠晚期合并羊水过少时，两者不易鉴别。

六、临床意义

超声是目前诊断多胎妊娠的最佳方法，避免了放射线对胎儿的损伤，它能早期诊断、准确判定胎儿的数量。妊娠 10 周时，超声诊断双胎妊娠的准确率达 100%，并能判定胎儿发育是否正常。超声诊断四胎以上妊娠时，有时不能立即判

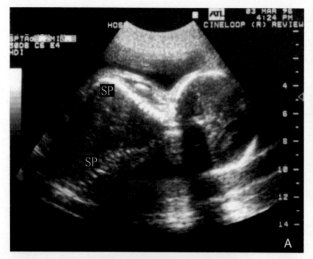

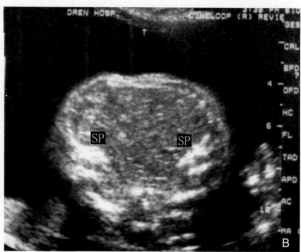

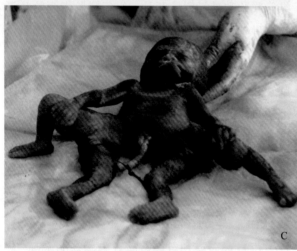

图 38-4-4　头腹联体双胎

A 图显示颈项部两脊柱（SP）分离　B 图为腹部横切面显示 4 点和 8 点处两脊柱回声（SP）　C 图为引产后标本

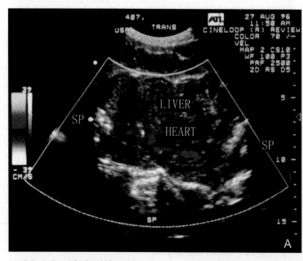

图 38-4-5　胸腹联体双胎

A 图显示两脊柱分别在 4 点和 9 点处，并可见两胎儿共同肝脏（LIVER）和心脏（HEART）　B 图为引产后标本

断出胎儿的数目，这主要是由于胎儿躯干部与四肢交叉、重叠，从而造成判断困难。超声对双胎输血综合征的诊断及配合临床适时治疗具有重要的意义，多胎的减胎术在超声引导下穿刺也方便、简易。

（陈书文　朱剑芳　车国卿）

第5节
过期妊娠

一、病因和病理特点

　　月经周期正常的孕妇超过预产期两周尚未分娩者（即从末次月经起超过294天），称为过期妊娠。原因尚不清楚，可能是妊娠末期孕激素过多，雌激素过少，使妊娠继续。也有学者认为是胎儿肾上腺皮质功能不足，也可能与遗传有关。

　　病理改变为胎盘老化，绒毛表面纤维蛋白沉积，绒毛血管梗死，并有钙化点。胎盘供氧不足，易发生胎儿窘迫，羊水量减少，皮肤皱褶，胎脂及皮下脂肪均减少。

二、临床表现

　　胎儿多数出生体重小于足月胎儿，并出现一系列的营养失调症状，由于胎盘老化，功能低下而危及胎儿生命。也有继续生长发育，出生体重超过正常者。

三、声像图表现

　　1. 胎盘　大多显示过熟征象，即在胎盘实质层，出现广泛的环状回声增强区，基底层呈带状增强回声。

　　2. 胎儿皮下脂肪　变薄、皮肤皱褶。

　　3. 胎儿各项参数　双顶径与股骨测值小于正常胎儿。

　　4. 羊水量　大多数过期妊娠孕妇宫内羊水暗区减小，最大羊水暗区 < 1cm 为羊水过少，1 ~ 3cm 为临界值，3 ~ 8cm 为正常，但是单一羊水池测定难以表示羊水的多少。羊水指数（AFI）可半定量估测羊水量，测定较确切，多数采用此法。具体方法是：以脐孔为中心，分别测定4个象限的最大羊水暗区深度，各象限最大羊水深度之和为 AFI。AFI ≤ 5cm 为羊水过少，5 ~ 8cm 为临界值，8 ~ 12cm 为正常，> 20cm 为羊水过多。此外，在羊水暗区中可以观察到许多漂浮的点状回声，可能为胎粪或脱落细胞回声。

　　5. 多普勒频谱　脐动脉的多普勒频谱中，收缩期 / 舒张期比值（S/D）及阻力指数（RI）均随妊娠的进展而逐渐减小。如果孕37周后 S/D > 3 或 RI > 0.6 则表示胎盘阻力增高，可提示胎儿宫内窘迫。

四、临床意义

　　对于依据末次月经估算预产期并不完全可靠的孕妇，超声可以测量过期妊娠胎儿各项参数及其增长率、观察胎盘图像的改变、检测羊水的范围和深度，并观察其混浊度，多普勒超声测定 S/D 和 RI 可估测胎盘功能状况，推断是否过期妊娠，可为产科临床提供信息，如果胎盘明显老化，胎盘阻力增高，则应建议孕妇尽早终止妊娠。

第6节
胎儿宫内生长迟缓

一、病因和病理特点

　　凡胎儿体重低于其孕龄平均体重的第10百分位数，或低于其平均体重的2个标准差，或足月胎儿出生体重低于2500g均为宫内胎儿生长迟缓（IUGR）。

　　胎儿生长发育有三个时期：第一期为细胞增生期，第二期为细胞增生肥大期，第三期为细胞肥大期。根据不同时期细胞受损情况，将 IUGR 分为两种类型：

　　1. Ⅰ型（匀称型 IUGR）　约占25%。病因包括胎儿染色体或基因异常、宫内感染、孕妇严重营养不良、胎盘功能异常等。此型胎儿细胞增生能力减低，妊娠早期胎儿细胞数目减少，而细胞大小正常。表现为整个胎儿发育过小，而不是某一器官的减小。

　　2. Ⅱ型（非匀称型 IUGR）　约占75%。病因包括妊娠高血压综合征、慢性肾炎、原发性高血压、贫血或营养不良等疾病及孕妇大量吸烟或饮酒。一般发生于妊娠中3个月的晚期或末3个月的早期。细胞肥大受到限制，细胞数目正常而细胞体积减小。胎儿发育不匀称，脑部相对来说不受影响，头围身高正常，肝脏和皮下脂肪等受影响较大，体重减轻。

573

二、临床表现

两种类型的 IUGR 在连续检查宫底高度时均小于正常孕龄。

三、声像图表现

1. 胎儿生长参数的改变

（1）双顶径（BPD）。这是妊娠中、晚期确定孕龄的首选方法和诊断 IUGR 的常用指标之一。匀称型 IUGR 的 BPD 改变明显，非匀称型 IUGR 的 BPD 改变可不明显。

（2）头围（HC）。胎头变形不影响其周径，HC 比 BPD 更准确。HC 可准确反映出 IUGR 时胎头的变化，尤其是 IUGR 发展较晚时 HC 改变明显。

（3）腹围（AC）。当宫内胎儿生长迟缓时，胎儿肝脏体积缩小，腹部软组织脂肪层变薄，腹围变小。

（4）HC／AC 比值。匀称型 IUGR 时，HC/AC 基本不变；非匀称型 IUGR 时，由于 AC 减小，故 HC／AC 增高。

（5）股骨长径（FL）。FL 与胎儿身高密切相关，匀称型 IUGR 时，FL 变化明显。

（6）FL／AC×100 比值。正常参考值为 2.2 ± 0.2，如比值大于 2.4 则提示非匀称型 IUGR。此方法较准确。

2. 胎儿体重减轻 最能反映出 IUGR。

3. 胎儿宫内活动和羊水、胎盘的改变。

（1）胎儿呼吸样运动明显减少，甚至完全消失。

（2）羊水过少及混浊。这是由于胎儿尿液和肺内液体排出量减少的缘故。

（3）胎盘成熟度Ⅲ级或厚度变薄。有一半胎盘有过小、钙化、梗死等情况。

（4）每小时尿生成率（HUPR）低于正常。

4. 宫腔总容积（TIUV）

分别测量妊娠子宫的纵经、横径和前后径，用公式 $V = 0.523 \times 纵径 \times 横径 \times 前后径$，可计算出宫腔总容积。胎儿宫内生长迟缓时，宫腔总容积增长迟缓，甚至不增长，宫腔总容积测值小于胎龄 $1.5 \sim 3$ 周以内为正常，小于 3 周以上则应考虑为胎儿宫内生长迟缓；除外胎龄有误的情况，用宫腔总容积与双顶径比较，如果 TIUV 落后于 BPD 4 周，则肯定有胎儿宫内生长迟缓。

四、鉴别诊断

胎儿宫内生长迟缓应与正常妊娠相鉴别。匀称型 IUGR 的 BPD、HC、AC、FL 及预测的胎儿体重均低于正常范围的下限或第 10 百分位数以下，而 HC/AC、FL/AC 比值正常。非匀称型 IUGR 的 BPD、HC、FL 偏低，但不低于正常平均值 2 个标准差以下，AC 及预测胎儿体重低于正常范围下限或第 10 百分位数以下，FL/AC 高于正常平均值的上限或 HC/AC 高于第 95 百分位数。HC/AC 正常平均值与 95% 上限值详见表 38-6-1。应当注意的是，当孕妇月经史不详或孕期模糊时，往往容易把正常胎儿误诊为匀称型 IUGR。检查时要仔细追问孕妇月经史，并且 $2 \sim 4$ 周复查一次，结合胎盘成熟度进行动态观察。

表 38-6-1　头围与腹围比值正常平均值与 95% 上限

孕周	均值	95%	孕周	均值	95%
13 ～	1.23	1.31	29 ～	1.10	1.21
15 ～	1.22	1.39	31 ～	1.07	1.17
17 ～	1.18	1.29	33 ～	1.04	1.11
19 ～	1.18	1.26	35 ～	1.02	1.11
21 ～	1.15	1.25	37 ～	0.98	1.05
23 ～	1.13	1.24	39 ～	0.97	1.06
25 ～	1.13	1.22	41 ～ 42	0.96	1.00
27 ～	1.13	1.22			

五、临床意义

超声对 IUGR 的诊断起到了极大的作用，正确率达 70% ~ 100%。现已应用多项生长参数代替过去的单项生长参数，提高了对 IUGR 的诊断率。有学者应用 BPD、FL、HC/AC、AC 及体重等多种胎儿生长参数诊断 IUGR，准确率为 94.5%。超声显像是目前诊断 IUGR 最好的方法。

第 7 节
羊膜疾病

羊膜腔内的液体称为羊水。羊水给予胎儿较大的活动范围，保持胎儿免受外界环境干扰和撞击，为胎儿保持一定的适宜温度，促进胎儿器官的发育及保持胎儿的水平衡等。因此，羊水对于胎儿至关重要。羊水来源于多方面，目前认为主要来源于母体血浆经羊膜渗透及胎儿自体和羊膜上皮的分泌。羊水处于动态平衡状态，在母体、羊水、胎儿三者之间，进行双向的水和电解质的交换过程。羊水量随孕周增加而渐增多，至第 28 孕周以后又逐渐减少，但各个体差异较大。

羊膜疾病有羊水过多、羊水过少及羊膜带综合征。羊水量超过 2000ml 时称羊水过多，羊水量少于 300ml 时称羊水过少。羊水因某种原因外流，羊膜部分或全部回缩而形成羊膜带，胚胎或胎儿与羊膜带粘连而导致畸形，称为羊膜带综合征。

（一）羊水过多

1. 病因　尚不明确，常伴有胎儿中枢神经、胃肠道及部分循环系统先天性畸形，或有母体疾病，如糖尿病、子痫、充血性心力衰竭等；但也有些病例既无胎儿畸形，又无母体疾病。

2. 临床表现　当羊水量超过 2000ml，称为羊水过多，其发病率为 0.7% ~ 1.5%，分为急性和慢性两种。

（1）急性羊水过多。多发生在妊娠 4 ~ 6 个月时，数日内子宫即异常增大，孕妇感到腹胀、心慌、气短。

（2）慢性羊水过多。临床症状轻微，并可维持至足月。

3. 声像图表现

（1）子宫增大超过妊娠月份。宫腔内可见大片液性暗区，胎儿似浸泡在暗区中，孕妇仰卧位时，胎儿沉于子宫后部，四肢活动频繁。

（2）胎动极活跃，胎儿于羊水中自由翻动。

（3）羊水最大前后径大于 8cm，羊水指数大于 20cm。

（4）常伴有神经管缺陷、泌尿系畸形或消化道畸形。

4. 鉴别诊断　羊水过多须注意与母体任何原因所致的腹水相鉴别。当羊水量过多时，子宫增大，压迫或推挤母体肠管于子宫后部或两侧，肠蠕动减慢。过多的羊水内仅见胎儿及脐带结构。而母体若有较多量的腹水时，液体在子宫外围，其间可见母体肠管漂浮，蠕动很活跃。

5. 临床意义　超声是诊断本病的首选方法。早、中期妊娠时可发生暂时性羊水过多，此为正常现象。此时超声检查并未发现胎儿有异常，羊水亦随孕周的增加而渐至正常。在晚期妊娠诊断羊水过多宜慎重，在妊娠全过程也应考虑到。当羊水过多时，首先应除外多胎妊娠。羊水过多时常有胎儿先天性畸形存在，如神经管缺陷或消化道畸形等，故超声检查除了可诊断羊水过多外，还可进一步查明有无双胎及胎儿畸形。双胎妊娠、胎盘肿瘤、Rh 因子不符等疾病都常发生羊水过多。

（二）羊水过少

1. 病因　羊水量少于 300ml 时为羊水过少。原发者少见，病因不清楚，但在过期妊娠、胎膜早破或胎儿有泌尿系畸形时常可见到。

2. 临床表现　由于羊水过少，限制了胎儿在宫内的活动，甚至使胎儿与羊膜发生粘连而导致肢体畸形。羊水过少时，子宫压迫胎胸，影响了胸壁及肺膨胀，又因缺乏液体吸入终末肺囊而阻碍肺的发育。羊水过少常造成胎儿早产和胎死宫内。

3. 声像图表现

（1）子宫小于正常孕周。羊水暗区甚小，胎儿紧抱于宫内。

（2）胎动减少或无胎动，胎儿肢体分辨不清。

（3）羊水最大深度小于 3cm 或羊水指数小于 8cm 时为羊水减少，羊水最大深度小于 1cm 或羊水指数小于 5cm 时为羊水过少。

4. 鉴别诊断 羊水过少应与早期破水鉴别。后者通过病史及阴道分泌物检查可鉴别。

5. 临床意义 原发性羊水过少的病例至妊娠中期后，羊水深度小于 1cm，此时胎体内脏也难以显示清楚，但由于本病与胎儿肾功能不全常有密切关系，所以应仔细探查胎儿肾脏与膀胱并随访。羊水过少的胎儿很难存活至足月。实时超声检查是对本病诊断和随访的可靠方法。

（三）羊膜带综合征

1. 病因 妊娠过程中如羊膜因医源性或自发性破裂，羊水外流至羊膜囊外，羊膜部分或全部回缩而形成羊膜带。胚胎或胎儿若与羊膜带粘连，因束缚、压迫等因素，可导致胎儿形成各种畸形，称羊膜带综合征。

2. 声像图表现

（1）在羊水中可见一漂浮的带状回声，或由胎盘绒毛膜板贴附于胎儿身体的某一部位（图38-7-1）。一般而言，羊膜带粘连处的胎儿身体部分有畸形。若粘连于头颅，可造成颅骨缺损；若粘连于面颊、眼睑、口唇，可造成相应部位的粘连、裂痕及断裂；若肢体发生粘连，可造成截肢。

（2）常合并羊水过少。

（3）胎儿胎动减少。

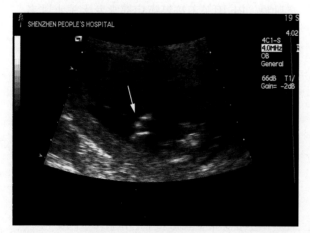

图 38-7-1 羊膜带综合征（箭头所指）

3. 鉴别诊断 羊膜带综合征应与羊膜片鉴别。后者可能是由于宫内器械操作损伤，发生瘢痕粘连，而使羊膜与绒毛膜沿着瘢痕生长，形成羊膜片。羊膜片较羊膜带厚，其游离缘含两层羊膜与两层绒毛膜，基底部则更厚。羊膜片不会与胎儿发生粘连，胎儿完全正常。

第8节
滋养叶疾病

一、病因和病理特点

妊娠滋养叶疾病绝大多数发生于孕卵的滋养层细胞，系由绒毛膜的滋养层细胞过度增长而形成。按其增生程度、有无绒毛和侵蚀能力，分为葡萄胎、恶性葡萄胎和绒毛膜癌。葡萄胎又称为水泡状胎块，其病理改变是滋养层细胞增生和绒毛间质水肿，使绒毛变成了大小不等的水泡，并相互以细蒂相连，状如葡萄串，故称为葡萄胎。因绒毛失去吸收营养功能，导致胚胎早期死亡，经自溶可被吸收。若尚存一部分胎盘，则称部分性葡萄胎。当水泡样组织已超过子宫腔而侵入肌层深部或转移至其他部位时，称为恶性葡萄胎。恶性葡萄胎经过治疗，一般预后良好，但仍有复发或发展成绒毛膜癌的可能。

葡萄胎可发生于生育期的任何年龄，经产妇多于初产妇。其病因可能与营养、感染、遗传、叶酸缺乏等有关。近有报道，父源基因起着重要的作用。

二、临床表现

患者有停经、阴道出血、子宫异常增大等症状，多数患者在妊娠早期出现严重的恶心呕吐，常合并双侧卵巢黄素囊肿。

三、声像图表现

1. 子宫大小 子宫通常大于妊娠月份，但也有少数退化型葡萄胎，其子宫与妊娠月份相符或者小于妊娠月份。

2. 无胎体及胎盘 增大的子宫腔内无胎儿及胎盘回声。

3. 落雪状回声和液性暗区 子宫腔内充满低回声和中等回声的、大小不等的弥散点状回声（图38-8-1）或团块状回声，其间夹杂很多散在的小暗区，酷似蜂窝。当宫腔内有积血时，可见不规则的液性暗区。彩色多普勒显示"焰火状"彩色血流信号。

4. 妊娠合并葡萄胎 若妊娠合并葡萄胎，除见胎儿及胎心的回声外，还可见蜂窝状暗区，并可见羊水暗区（图38-8-2）。

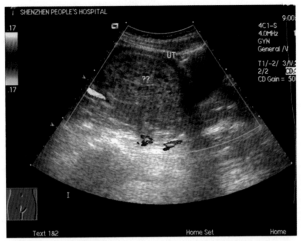

图38-8-1 葡萄胎

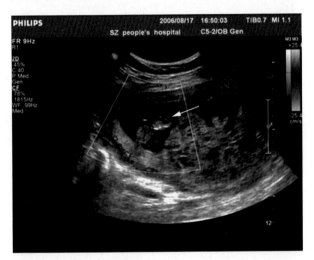

图38-8-2 部分性葡萄胎

箭头所指为胎儿

5. **卵巢黄素囊肿** 合并卵巢黄素囊肿时，子宫旁可见圆形或椭圆形暗区，壁薄且光滑，常见其内有分隔回声。葡萄胎排出后，囊肿缩小并逐渐消失。

6. **恶性葡萄胎** 恶性葡萄胎病灶侵入肌层深部，肌层可增厚，局部回声增强，夹杂散在的小暗区。

7. **绒毛膜癌** 为高度恶性肿瘤，40%～50%发生于葡萄胎后，30%发生于流产后，20%～30%见于足月分娩后，少数也可发生在宫外孕或未婚女子的卵巢内。超声所见类似恶性葡萄胎，子宫腔内回声更杂乱，实质成分较多。子宫肌层被侵犯，肌层增厚，可有局部回声增强，其间夹杂不规则的暗区，彩色多普勒显示病灶内血流极丰富（图38-8-3），多普勒取样为动静脉瘘血流频谱，阻力指数明显减低。

两侧附件区可见黄素囊肿。

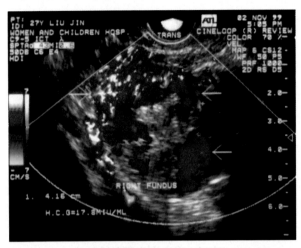

图38-8-3 绒毛膜癌的彩色多普勒表现

四、鉴别诊断

葡萄胎的声像图常较复杂，易与过期流产、子宫内膜癌等混淆，需结合临床进行鉴别。

1. **过期流产** 又称稽留流产或宫内死胎，是指胚胎停止发育2个月后尚未自然排出。一方面子宫不再长大反而缩小、胎盘机化与子宫壁紧密粘连，另一方面因激素不足，子宫收缩乏力，流产时常出现大量出血或出血不凝。它与葡萄胎的鉴别要点是：

（1）葡萄胎通常使子宫明显增大，而过期流产子宫较孕龄小，复查时子宫不继续增大，有时反而缩小。

（2）葡萄胎呈低至中等回声，有大小不等的点状或团块状回声与小液性暗区相间，而过期流产宫腔内回声杂乱，有时还可探及胎体。

（3）有25%～60%的葡萄胎合并双侧或单侧黄素囊肿，而过期流产则无。

（4）葡萄胎HCG明显增高，而过期流产不增高。

2. **子宫内膜癌** 发生于子宫内膜，绝大多数为腺癌。子宫内膜癌多发生于50岁以上。子宫内膜癌时子宫增大，轮廓常较规则或呈分叶状，宫颈常有扩张。弥漫型者子宫内膜呈不均匀增厚，达6mm以上，并可向下蔓延至宫颈管，边缘毛糙。局限型者癌肿仅累及一部分内膜，呈团块状回声，当有坏死、出血时，可见不规则的暗区。子宫内膜癌常浸润肌层内，无包膜回声，与葡萄胎的声像图有较大的差异，而且子宫内膜癌无闭经史，也无 HCG 增高，可资鉴别。

五、临床意义

超声诊断葡萄胎的准确率可达 95% 以上，因声像图典型故诊断并不困难。但是，当个别病例宫内有血块与葡萄胎相混杂时，可给诊断带来一定的困难，但结合子宫增大超过妊娠月份和 HCG 明显增高，彩色多普勒显示病灶特征性的"焰火"彩色血流信号，可资鉴别。

第9节
胎盘疾病与脐带异常

一、前置胎盘

胎盘可附着于子宫任何一壁，正常胎盘附着在宫底或宫体的前后壁或侧壁，其下缘离宫颈内口尚有一定距离。如果胎盘附着于子宫下段或覆盖于子宫颈内口处，位置低于胎儿先露部时称前置胎盘。妊娠早、中期胎盘位置可以较低，随着子宫下段的变长，胎盘位置移向高处，只有 0.5% 的早、中期胎盘前置至妊娠晚期发展成前置胎盘。

（一）病因和病理特点

前置胎盘的病理变化表现在妊娠晚期子宫下段逐渐伸展，而附着其上的胎盘不能相应地伸展，导致前置的胎盘在附着处发生剥离。高龄孕妇、多产、有子宫手术史者等其发生率增加。根据胎盘覆盖于子宫颈内口的程度不同而分为 4 类：

1. **中央性前置胎盘** 在产程中，宫颈内口始终被胎盘覆盖。

2. **部分性前置胎盘** 胎盘下缘部分覆盖子宫颈内口。

3. **边缘性前置胎盘** 胎盘下缘抵达子宫颈内口边缘，但未覆盖子宫颈内口。

4. **低置胎盘** 胎盘下缘距子宫颈内口在 2cm 以内。

（二）临床表现

妊娠晚期无痛性反复阴道流血。腹部触诊子宫大小与停经月份一致，无压痛，先露部可高浮。

（三）声像图表现

各种前置胎盘的临床表现及声像图表现详见表 38-9-1。

表 38-9-1　各种前置胎盘的临床表现及声像图表现

类型	临床表现	声像图表现
中央性前置胎盘	妊娠晚期不同程度的无痛性阴道出血，间歇时间较短，在第 25 孕周左右出血频繁，而且出血量随孕周增加而逐渐增多	子宫颈内口全部被胎盘覆盖（图 38-9-1）。胎头与膀胱间的距离增宽
部分性前置胎盘	有无痛性阴道出血，间歇时间较"中央性"稍长，约妊娠 32 周以后出现，出血量多	①胎盘下缘覆盖部分宫颈内口（图 38-9-2）；②如果是前壁部分性前置胎盘，则胎头与绒毛膜板的间隙中有羊水，胎头与膀胱的间距也较大，图像清晰；③如果是后壁部分性前置胎盘，则胎头与子宫后壁间的距离较大，因受胎先露的影响，图像衰减并欠清晰。此时须将胎头上推或抬高孕妇臀部方可清楚地显示胎盘
边缘性前置胎盘	有无痛性阴道出血，量不多，第 36 ~ 40 孕周或分娩时发生出血，间隔时间较长	①胎盘下缘抵达子宫颈内口，但未覆盖子宫颈内口（图 38-9-3）；②前壁边缘性前置胎盘显示清晰，边缘明确，胎先露与膀胱间距较大；③后壁边缘性前置胎盘受胎先露的影响，胎盘下缘图像欠清晰，胎盘下缘与子宫颈内口的关系难以判定。此时仍需将胎头上推或抬高孕妇臀部才能看清
低置胎盘	无痛性阴道出血较迟或分娩时出血量少	胎盘的下缘附着在子宫下段，但未达子宫颈内口。妊娠晚期，胎盘下缘与宫颈内口的距离在 2cm 以内（图 38-9-4）

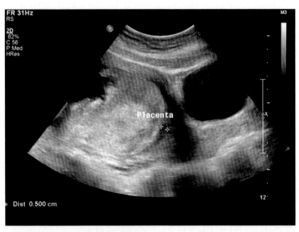

图 38-9-1 完全性前置胎盘

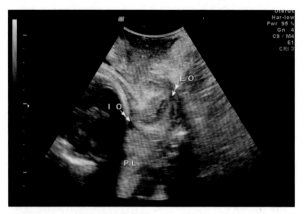

图 38-9-3 边缘性前置胎盘

（EO- 宫颈外口 IO- 宫颈内口 PL- 胎盘）

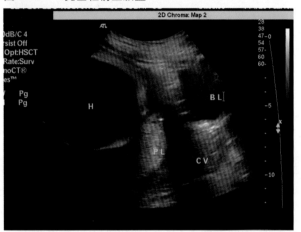

图 38-9-2 部分性前置胎盘

（BL- 膀胱 CV- 宫颈管 H- 胎头 PL- 胎盘）

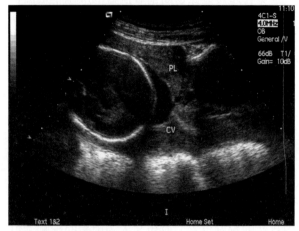

图 38-9-4 低置胎盘

（CV- 宫颈管 PL- 胎盘）

（四）鉴别诊断

1. 前置胎盘与妊娠合并子宫肌瘤的鉴别 当妊娠合并子宫肌瘤，尤其当肌瘤位于子宫后壁下段近子宫颈内口时，回声增强的肌瘤酷似胎盘，加上胎儿是头先露，头径又较大，给超声探查带来一定的困难。鉴别方法：嘱孕妇变换体位，自左、右侧下腹部探查，肌瘤有时因受挤压而呈梭形，并可见其突向子宫外，与胎盘回声仍有差异。

2. 前置胎盘与子宫局部收缩的鉴别 妊娠期间子宫可有不规则的暂时性局部收缩，收缩时近子宫颈内口的回声酷似前置胎盘，应仔细观察。鉴别点：子宫局部回声较胎盘低，收缩所产生的回声短期可恢复。

（五）检查中需注意的问题

1. 膀胱过度充盈的假阳性 膀胱过度充盈时，会使子宫体下段及宫颈均后移，出现假阳性，这样易把后移的子宫体下段误认为是宫颈，而把正常的胎盘误认为是前置胎盘。但是当排出部分尿液后，子宫下段会回位，可资鉴别。

2. 偏离宫颈内口的假阳性 低侧位胎盘时，由于对宫颈内口的判断不准确，纵断扫查可显示胎盘的前后部分在子宫下端融合，造成前置胎盘的假像。准确判断宫颈内口是鉴别诊断的关键。

3. 胎盘移位 在妊娠 30 周前，如果发现胎盘位置较低，则应随访观察。因为随着孕期的增加，子宫下段峡部发育增大迅速，使胎盘至正常位置，称为"胎盘移位"。因此，在妊娠中期如发现有胎盘位置过低，应作超声随访观察。

4. 宫口开大时的胎盘变化 前置胎盘的前置程度可随宫颈口的扩张而转变。宫口开大 2cm 时的低置胎盘，在宫口开大 8cm 时，可由于宫口的扩张使胎盘暴露而成部分性前置胎盘。

5. 足月妊娠宫底胎盘 足月妊娠时，胎盘直径一般为 15 ~ 20cm，如遇后壁胎盘下界位置不清楚时，先找胎盘上界，如果上界已达宫底时，则前置胎盘的诊断不能成立。

6. 宫颈外口与胎盘下缘距离的关系 子宫颈外口与胎盘下缘的间距离大于 6cm 者，则可排除前置胎盘（因正常子宫颈管长度小于 6cm）。

7. 胎先露与骶骨间的距离关系 若子宫前壁未能发现胎盘声像，而胎先露与骶骨间距离大于 1.6cm 时，则后壁前置胎盘可能性大。反之，如两者间距离小于 1.6cm，则后壁前置胎盘的可能性小。

尽管超声显像诊断前置胎盘的准确率很高，但仍有一定的假阳性和假阴性。而且，在辨别前置胎盘的类型方面还有一定的误差。据文献报道，经腹超声预测前置胎盘类型的正确率为 67.8%。其原因主要为：操作技术不熟练；孕妇肥胖，腹壁脂肪过厚；耻骨联合妨碍胎盘前置部位及宫颈内口的显像；宫颈内口定位不准确。

需强调的是，低置胎盘与其他类型的前置胎盘的鉴别要点是胎盘下缘与宫颈内口的距离关系。通常认为，经阴道超声最能反映出胎盘下缘与宫颈内口的关系，这是因为膀胱空虚保持着体内自然的解剖位置，避免了人为因素的影响。但要求操作者技术熟练，手法轻巧，动作快捷。在危重患者、出血多、宫缩等情况下最好不做此项检查。

（六）临床意义

前置胎盘是中、晚期妊娠无痛性阴道出血的最常见病因，如不能尽早发现并及时治疗，往往会导致孕妇大量出血而危及生命，而超声是当前胎盘定位诊断的首选方法。

二、胎盘早期剥离

（一）病因和病理特点

妊娠 20 周后或分娩期，正常位置的胎盘在胎儿娩出前部分或全部从子宫壁剥离，称为正常位置的胎盘早期剥离，其主要病理变化是底蜕膜血管破裂出血和底蜕膜层血肿形成，使胎盘与子宫壁发生分离，血肿或小的凝血块压迫胎盘。如果胎盘中部发生剥离，边缘胎盘与子宫壁相附，

血液不能外流而聚积于胎盘与宫壁之间，称为隐性出血。如果血液冲开胎盘边缘，自胎膜与子宫壁之间向外流出，则称为显性出血。有时出血穿破羊膜进入羊水中，形成血性羊水。

（二）临床表现

显性出血时，临床表现为阴道流血较多，轻度腹痛；隐性出血表现为突发持续腹痛，阴道无出血或仅少量出血。出血多者出现休克，腹部压痛明显。胎盘剥离面积达到 1/3 ~ 1/2 时，胎儿常死亡，胎动消失，听不到胎心音。

（三）声像图表现

1. 胎盘隆凸 胎盘向羊膜腔内隆起。

2. 胎盘假性增厚 当胎盘母面侧壁出血形成血凝块时，呈强回声紧密连接，切面观酷似胎盘增厚或肿瘤。此种表现尤其在后壁胎盘时明显。

3. 胎盘后积血暗区 在急性出血或出血量较大时，可见胎盘后有液性暗区（图 38-9-5），其内可有凝血块的强回声团。

4. 羊水混浊 血液破入羊膜腔后，羊水暗区中有散在的斑点状回声漂浮或凝血块回声。

5. 无胎动胎心 剥离面积大时，胎儿多死亡，此时探不到胎动和胎心搏动。

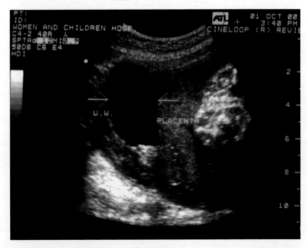

图 38-9-5　胎盘早剥（箭头所指）

（四）鉴别诊断

1. 胎盘静脉窦

（1）常见于妊娠晚期，后壁胎盘更易发现。

（2）位于胎盘基底层和子宫肌层之间，呈长条形较规则的液性暗区，内见网条状分隔

（图 38-9-6）。

（3）无临床症状。

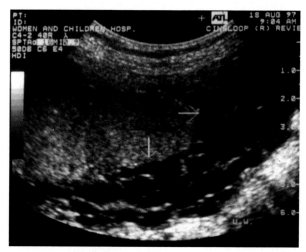

图 38-9-6 胎盘静脉窦（箭头所指）

2. 胎盘静脉池

（1）常见于妊娠晚期。

（2）胎盘实质层内出现一个或多个圆形或椭圆形的液性暗区，彩色多普勒偶尔可见细小的致密回声由侧壁流入暗区的彩色血流，频谱多普勒可探及湍流频谱。它不出现于胎盘基底层。

（3）胎盘形态和厚度正常。

3. 胎盘附着处子宫肌瘤 早期妊娠在子宫肌层内可见一圆形的肌瘤回声。随着妊娠进展，肌瘤常发生红色变性，当肌瘤继续存在，易与胎盘剥离相混淆。但肌瘤多呈圆形，向内、外突出，同时推挤子宫壁和胎盘。

4. 胎盘附着处子宫收缩 当胎盘附着处子宫肌层收缩时，在声像图上可出现向胎盘突出的半圆形低回声区，易与胎盘早剥相混淆。当有怀疑子宫收缩时宜延长观察时间，如为子宫肌层收缩，则一旦宫缩过后，声像图恢复正常。

（五）临床意义

胎盘早期剥离在临床表现不明显时，超声显像是唯一能直接提示诊断的辅助方法，可迅速提示胎盘早期剥离的位置、范围和程度，并能动态观察病情的变化。本病是妊娠晚期严重的合并症，如处理不当，可威胁母儿生命。

三、胎盘肿瘤

胎盘肿瘤不多见，常见的有绒毛膜血管瘤及

胎盘囊肿。较小的肿瘤多不影响胎盘的功能，但较大的肿瘤可引起产前出血、羊水增多、胎儿水肿或死亡。

（一）病因和病理特点

绒毛膜血管瘤是一种良性毛细血管瘤，发病率为 1%。大多数绒毛膜血管瘤较小而埋于胎盘内，故易被忽略。被超声检出者，一般直径都在 1～20cm，可有包膜或无包膜。胎盘囊肿来自胎盘分隔内或绒毛间的类纤维蛋白变性或液化区域，多位于胎儿面脐带根部，而囊内为透明或混浊的液体。

（二）临床表现

绒毛膜血管瘤和胎盘囊肿均无临床症状，也无临床意义。

（三）声像图表现

1. 绒毛膜血管瘤

（1）胎盘实质内可见边界清楚的较低回声区或囊实混合性回声区，肿瘤表面光滑、整齐。血管瘤可突出于胎盘表面，内部回声不甚均匀（图 38-9-7）。

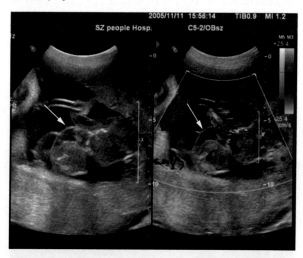

图 38-9-7 胎盘绒毛膜血管瘤（箭头所指）

（2）肿瘤直径达 1～20cm，呈圆形、椭圆形、分叶状或结节状，一般无蒂，其内可见囊状扩张的血管切面。

2. 胎盘囊肿

（1）多位于胎儿面脐带根部附近的绒毛膜板下，也可位于胎盘实质中，呈一个或多个圆形的无回声区，大小为数毫米至 10cm 不等，边界清晰，向羊膜腔突出（图 38-9-8）。

（2）囊内呈透明或混浊的液体。

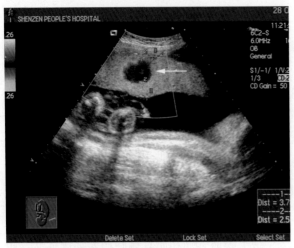

图 38-9-8　胎盘囊肿（箭头所指）

（四）鉴别诊断

1. 胎盘肿瘤与副胎盘的鉴别　副胎盘表现为除主胎盘外，尚可发现一或数个胎盘副叶，回声与主胎盘相同，呈扁圆形，并与主胎盘之间多有血管相连，彩色多普勒可探及彩色血流信号，可与胎盘肿瘤鉴别。此血流束如横越宫颈内口称胎盘血管前置，分娩时可发生致死性出血，具有极重要的临床意义。

2. 胎盘肿瘤与胎盘老化的鉴别　胎盘老化多发生于孕妇高血压、先兆子痫或孕 40 周后，表现为胎盘绒毛膜板下出现高回声钙化环（图 38-9-9），且范围有增大趋势，呈不规则的点状或团块状强回声，后方伴声影，羊水量少。

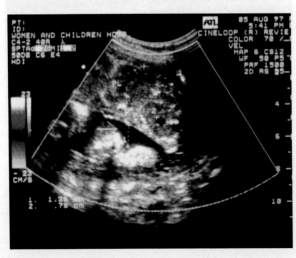

图 38-9-9　胎盘老化

四、脐带绕颈

（一）病因和病理特点

脐带长度平均为 50 ~ 55cm，若短于 30cm 或长于 70cm 时，为脐带过短或过长。当脐带过长时，易发生脐带绕颈、绕体或打结等。脐带绕颈的发生率为 10% ~ 15%，其中绕颈 1 周者占 10.7%，2 周者占 2.8%，3 周者占 0.2%。

（二）临床表现

脐带绕颈可引起胎儿宫内窘迫，甚至死亡。

（三）声像图表现

1. 脐带绕颈的声像图表现

（1）颈项部纵断面上，超声可显示胎儿颈项部体表皮处有 U 形压迹，上方呈圆形或椭圆形小的脐带横断面，转动探头 90° 时可显示颈部两侧呈弧形的衰减带状回声为脐带绕颈 1 圈，呈"手镯样"；出现"W"形压迹，为绕颈 2 圈；3 圈以上绕颈会出现波浪形压迹（图 38-9-10）。

（2）脐带绕颈较紧时，胎心率明显减慢，导致胎儿宫内窘迫，影响胎头入盆，第二产程延长。

（3）彩色多普勒可显示出压迹处的脐带内血管彩色血流信号。

（4）频谱多普勒于颈项压迹处的脐带内取样，可探及脐动脉和脐静脉的多普勒频谱。

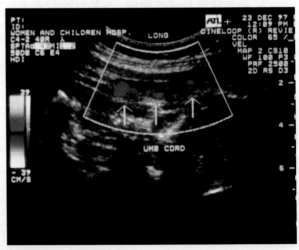

图 38-9-10　脐带绕颈
脐带绕颈 3 圈以上呈波浪形压迹（箭头所指）

2.脐带搭颈的声像图表现

（1）胎儿颈项部一侧能探及一条或两条呈 U 形的压迹，上方为脐带，长 2 ～ 3cm；转动探头 90°时不能显示颈部两侧方呈弧形的衰减带状回声，即在颈项相应的对侧不能探及。脐带以"弧形"或"带状"依傍在颈项部向一侧延伸（图 38-9-11），不呈"手镯样"。

（2）不会导致胎儿心率改变。

（3）多普勒于颈项压迹处脐带一侧取样，可探及脐动脉和脐静脉的多普勒频谱，而在对侧取样却无发现。

（4）羊水过多时易发生。

（5）颈项部 U 形压迹不如脐带绕颈时明显。

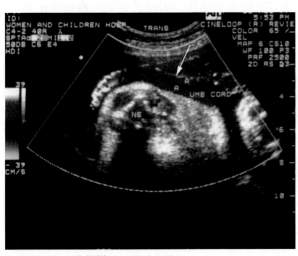

图 38-9-11　脐带搭颈（箭头所指）

3.几点说明

（1）探头扫查角度方向不同，使颈部与肩部之间出现凹陷，形似颈项部压迹，易误诊为脐带绕颈。正确显示胎头与颈部的纵断面，用彩色多普勒和频谱多普勒，便可排除前者的假象。

（2）胎儿颈项部的皮肤皱褶也可与脐带绕颈混淆。此时胎头常呈后仰位，鉴别要点为皱褶压迹较绕颈压迹为小，常出现多个。用彩色多普勒和频谱多普勒便可确诊。

（3）脐带绕颈误诊原因有以下几方面。

①羊水过少，脐带周围无羊水，显示脐带困难，易造成假阴性。

②脐带过长，漂浮于胎儿颈部附近（即脐带搭颈），易造成假阳性。

③通常认为距分娩 3 周以内的超声诊断"脐带绕颈"其脐带自行解脱较少，但也有少数在此期间或分娩过程中自行解脱，而与临床诊断不符合。分娩前彩色多普勒和脉冲多普勒的检测，有益于提高本病的诊断率。

（四）临床意义

二维和多普勒超声是诊断脐带绕颈的首选方法，可指导产科临床决定分娩方式，避免因脐带绕颈引起胎儿宫内窘迫，甚至死亡。

（陈书文　车国卿　朱剑芳）

583

第39章

胎儿畸形

胎儿出生缺陷泛指因胚胎发育紊乱而引起的形态、结构、功能、代谢、行为等方面的异常，它可于出生时显现，也可以在出生一段时间后显现。而胎儿畸形（fetal malformation）则专指胎儿各器官存在的形态结构异常。

第1节
产前超声检查概述

一、产前胎儿超声检查分级

近年来，我国产前诊断有了长足的发展，广东省依据相关法规和现状，制订了《广东省产科超声检查技术指南（试行）》，它是产科超声检查应遵循的技术指南和专科性指南。它将产科超声检查分为3类：

（一）Ⅰ级产前超声检查

包括早、中、晚期妊娠的一般超声检查。其检查内容包括：确定宫内孕、诊断多胎妊娠、评估孕周、排除妊娠相关异常（如异位妊娠、葡萄胎、阴道流血等）、排除其他妇科疾患（如盆腔肿块、子宫畸形等）及辅助绒毛膜活检。

（二）Ⅱ级产前超声检查

包括中、晚期妊娠胎儿超声产前筛查，主要在妊娠16～24周进行。检查内容除包括Ⅰ级产前超声检查的内容外，还包括对胎儿主要脏器（如颅内某些重要结构、四腔心切面、腹腔内的肝、胃、肾等脏器）进行形态学观察，对胎儿严重致死性畸形进行粗略的筛查。根据目前超声技术水平，《卫生部产前诊断技术管理方法》规定在妊娠16～24周应诊断的致死性畸形包括无脑儿、脑膨出、开放性脊柱裂、胸腹壁缺损并内脏外翻、单腔心和致死性软骨发育不全。

（三）Ⅲ级产前超声检查

包括中、晚期妊娠系统胎儿超声检查（即超声产前诊断）和针对性超声检查。超声筛查发现或怀疑胎儿畸形或有胎儿畸形高危因素时，应及时进行系统胎儿超声检查。即使没有上述指征，如有条件也应在妊娠18～24周进行一次系统胎儿超声检查。针对性超声检查主要包括11～14周胎儿颈项透明层检查和胎儿超声心动图检查。

二、产前超声检查具体流程

经过多年的探索和积累，并结合国外经验和我国国情，深圳市人民医院超声科的产前超声检查具体流程为11～14孕周彩超筛查、中孕期胎儿系统彩超筛查、晚孕期彩超生长评估和胎盘功能检查。

（一）11～14孕周彩超筛查

1. 胎儿颈项透明层的测量　是此期超声检查的重点。

（1）定义。胎儿颈项透明层（nuchal

translucency, NT）是指胎儿颈项部体液充填的区域，超声检查可于孕 11 ～ 14 周时探及（图 39-1-1）。

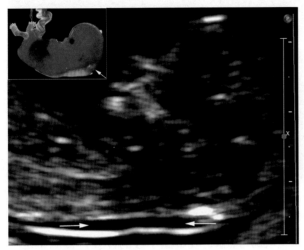

图 39-1-1　胎儿颈项透明层（箭头所指）
左上角小图为大体标本

（2）意义。颈项透明层增厚常与染色体异常有关，NT 值增高与 21- 三体、18- 三体、13- 三体及 Turner 综合征的发病率呈正相关，在染色体正常的情况下，如 NT 值增高则提示某些先天缺陷发生率增高，尤其是心脏畸形和遗传性综合征（如关节挛缩症）。

（3）测量。NT 测量是早孕期超声检查的组成部分，应该在孕 11 ～ 14 周（胎儿头臀长为 45 ～ 84mm）时进行。如果胎儿测量值不在11 ～ 14 周，仍可以测量 NT，但不能进行胎儿染色体异常的 NT 校正风险评估。进行 NT 测量时，应先获取胎儿正中矢状切面，即胎儿头臀长（CRL）的测量切面，此时声束一定要垂直脊椎长轴；并将图像放大，使胎儿部分约占到屏幕的3/4，在胎儿枕后部与胸部之间的部位选取 NT 最厚处进行测量（图 39-1-2）。注意十字测量标的横线要位于白线内侧缘的外缘，仅仅留下垂直的尾部在透明带中。测量至少要进行 3 次，取最大值。

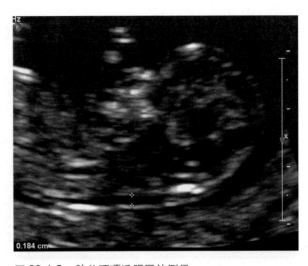

图 39-1-2　胎儿颈项透明层的测量
胎儿颈项透明层在胎儿枕后部与胸部之间的部位选取 NT 最厚处进行测量，十字测量标的横线要位于白线内侧缘的外缘，仅仅留下垂直的尾部在透明带中

2. **早期筛查严重胎儿畸形**　一些严重的胎儿畸形，如露脑畸形、无脑畸形、全前脑、体蒂异常等在孕 11 ～ 14 周时就可以筛查出来，因此在孕 11 ～ 14 周彩超筛查，不能仅满足于对 NT 的测量。

3. **双胎绒毛膜性的确定**　双胎中约有 2/3 为双卵双胎，均为双绒毛膜双胎；另外 1/3 为单卵双胎，则既可以是双绒毛膜双胎，也可以是单绒毛膜双胎。双胎输血综合征（Twin-twin transfusion syndrome，TTTS）是单绒毛膜双胎妊娠的严重并发症，预后不良，它不会发生于双绒毛膜双胎中，因此判断双胎的绒毛膜性对诊断和监测双胎输血综合征有重要的意义。孕 11 ～ 14 周也是判断双胎绒毛膜性的重要时期。双绒毛膜双胎之间的分隔较厚，可以有两个胎盘，也可以仅有一个融合的胎盘，如有两个胎盘则肯定是双绒毛膜双胎，如仅有一个胎盘，则可显示胎盘融合处的三角形突起，即双胎峰（图 39-1-3）；而单绒毛膜双胎间分隔较薄，仅见一个融合的胎盘，胎盘融合处呈 T 型连接而无双胎峰（图 39-1-4）。

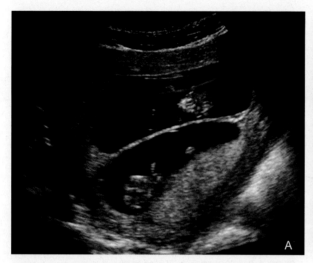
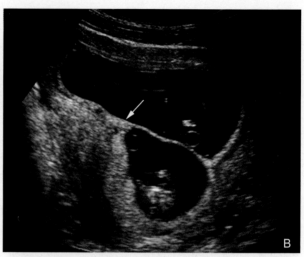

图 39-1-3　双绒毛膜双胎

图 A 显示双绒毛膜双胎有两个胎盘　图 B 显示双绒毛膜双胎仅有一个胎盘及双胎峰（箭头所指）

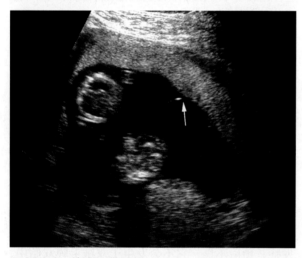

图 39-1-4　单绒毛膜双胎

仅有一个胎盘，双胎间隔较薄，胎盘融合处呈 T 型连接（箭头所指）而无双胎峰

（二）中孕期胎儿系统彩超筛查

1. 检查时期　一般在孕 18～28 周均可进行，但最佳时期是孕 22～24 周，此时胎儿大小适中，不会因为胎儿较小而耗时较长，也不会因为胎儿较大而受声影的影响及对胎儿四肢的观察。

2. 检查内容　系统检查胎儿头颅、颜面部、脊柱、肺、纵隔、心脏、腹部脏器、四肢及脐动脉等结构，并采集胎儿各脏器的标准图片，以供回顾分析和质量控制。

（1）基本内容。观察并测量双顶径、头围，颅骨是否完整，描述胎儿数目、胎方位及胎儿大小，脐带有无绕颈，羊水最大深度，胎盘附着位置、厚度及成熟度。

（2）颅脑。观察脑中线的位置，侧脑室是否增宽，小脑形态及小脑蚓部的完整性。

（3）颜面部。观察上唇皮肤是否连续，颈部有无水囊瘤，并取胎儿正中矢状切面，观察有无鼻骨缺失及小下颌畸形。

（4）脊柱。观察各段脊柱椎体排列及形态是否正常，脊柱弯曲度是否正常，有无椎体连续性中断。

（5）胸腔。应观察肺脏和心脏位置是否正常，有无胸腔积液及异常征象。

（6）心脏。应测量胎儿心率，描述心律、心脏大小，显示四腔心切面和左右心室流出道切面，观察左右房室是否对称，大动脉起源是否正常。并依据适应证建议胎儿超声心动图检查。

（7）腹部脏器。描述腹壁是否完整，肝、胃、双肾、膀胱形态是否正常，脐血管是否三根血管及插入点有无异常。

（8）四肢。测量股骨和肱骨，并观察上下肢有无异常。

（三）晚孕期生长评估和胎盘功能彩超检查

晚孕期生长评估和胎盘功能彩超检查一般在孕 32 周进行，测量胎儿各项生长发育指标和脐动脉多普勒频谱评估胎盘功能。由于有些畸形（如脐膨出、十二指肠狭窄、膈疝等）常在晚期才表现出来，因此在晚孕期仍需观察颅内结构、双肾、胃泡、肠管有无扩张、脐孔及腹壁连续性。

第2节 中枢神经系统畸形

一、超声检查方法及正常声像图表现

胎儿中枢神经系统畸形是常见的胎儿先天畸形，神经管缺陷是最常见的类型。长期追踪随访显示中枢神经系统异常的发生率高达1%。根据国际妇产科超声协会（ISUOG）建议的中枢神经系统超声检查指南，它将中枢神经系统超声检查分为初级筛查和胎儿神经超声学检查（fetal neurosonogram）。

（一）初级筛查

指对低危人群进行的早孕后期和中晚孕期中枢神经系统的超声检查，检查内容包括头颅和脊柱。一般而言，初级筛查在妊娠20周时进行，但有些畸形（如无脑儿和全前脑）可以在较早孕期检查出来，因此重视早期胎儿头颅和大脑的检查具有重要的临床意义。妊娠14～16周进行胎儿神经系统检查的优势在于此时颅骨薄，可以从各个角度全面观察颅内结构。

头颅初级筛查的检查平面为经侧脑室、经丘脑和经小脑的3个横切面，能够观察到颅内完整的结构，包括双侧侧脑室、小脑、后颅窝池、透明隔腔、脑实质和头颅的形状。脊柱的初级筛查则取脊柱的长轴切面，可以发现一些脊柱异常，如椎体发育不良和骶椎发育不良等。

（1）经侧脑室平面（图39-2-1）。显示侧脑室前角和后角。前角呈逗点状的液性暗区，中间有透明隔腔相隔。透明隔腔（cavity of septum pellucidum，CSP）是在两层薄膜之间充满液体的腔隙，在妊娠末期及新生儿期，融合形成透明隔。透明隔腔在妊娠16周左右出现，近足月时消失，因此在妊娠16周之前及37周后未能显示透明隔腔是正常现象。透明隔腔对于诊断脑部畸形仍有争议，但它在许多颅内病变（如全前脑、胼胝体发育不良、严重脑积水及眼相关畸形）时均会发生明显改变。侧脑室体部有高回声的脉络膜丛，在中孕期侧脑室的内外侧壁均与脑中线平行，表

现为高回声线。在正常情况下，脉络膜丛充满整个侧脑室体部，与内外侧壁相接，有时有一些液体存在属于正常现象。

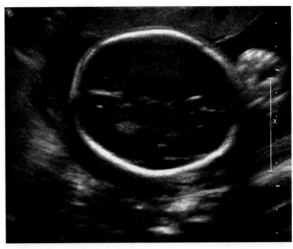

图39-2-1 经侧脑室横切面

（2）经丘脑平面（图39-2-2）。即双顶径测量平面，也常用于观察颅内结构。解剖学标志从前向后包括侧脑室前角、透明隔腔、丘脑和海马回。

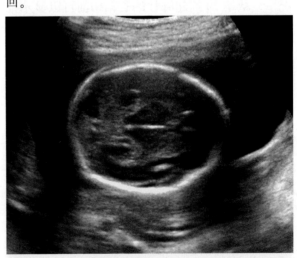

图39-2-2 经丘脑横平面

（3）经小脑平面（图39-2-3）。在侧脑室平面稍向下移动探头，同时向后稍倾斜即可获得经小脑平面，可以观察侧脑室前角、透明隔腔、丘脑、小脑及后颅窝池（又称小脑延髓池）。小脑呈蝶形，由两个半球形的小脑半球和中间稍高回声的小脑蚓部构成。后颅窝池位于小脑后方，充满液体，内有一些纤细的隔膜，不要误认为血管或囊性病变。在孕中期以后，后颅窝池的宽度较恒定，正常为2～10mm。在孕早期小脑蚓部没有完全

占据第四脑室，会出现小脑蚓部缺失的假象，在孕 20 周前通常是正常的表现，孕 20 周后出现则应排除有无小脑发育异常。

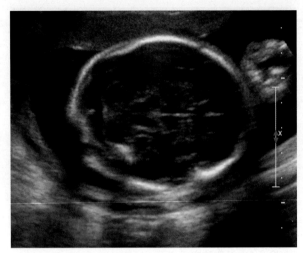

图 39-2-3　经小脑横平面

（4）脊柱（图 39-2-4）。对脊柱的每一椎体进行全面检查不是初级筛查的内容，而是取较容易获得的脊柱长轴切面进行初级筛查。在正常情况下，从孕 14 周起脊柱的长轴切面可以显示椎骨的三个骨化中心（一个位于椎体，两个位于两侧的椎弓）围绕中间的神经管，依扫查方向不同表现为两条或三条平行线。另外，通过纵切面扫查还应仔细观察脊柱表面皮肤的完整性。

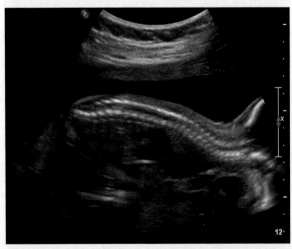

图 39-2-4　脊柱矢状面

（二）胎儿神经超声学检查

胎儿神经超声学检查比初级筛查具有更大的诊断价值，有助于诊断复杂畸形。但这项检查需

要专门的技术水平，难以普及，在高危人群和初级筛查发现可疑异常病例中应用有很大的帮助。胎儿神经超声学检查的内容除包括初级筛查的所有内容外，还包括 4 个冠状切面和 3 个矢状切面的检查。

1. 冠状切面

（1）经前囟切面（图 39-2-5）。显示两侧大脑半球中央线及中央连接处、双侧侧脑室前角。此平面可显示胼胝体的嘴部和膝部，使两侧大脑半球呈中部相连接的图像。此平面还可观察到蝶骨和眼眶。

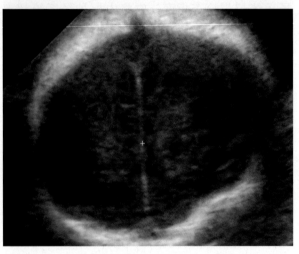

图 39-2-5　经前囟冠状切面

（2）经尾状核切面（图 39-2-6）。即第一冠状切面，此平面显示胼胝体膝部和体部将两侧大脑半球分开，胼胝体膝部比体部回声高。透明隔腔为胼胝体下方一无回声的三角形结构。在两侧可显示双侧侧脑室被大脑实质围绕的声像。

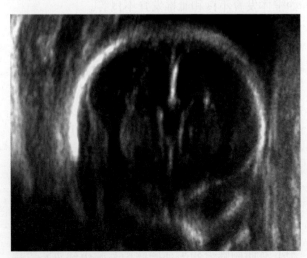

图 39-2-6　经尾状核冠状切面

（3）经丘脑切面（图 39-2-7）。即第二冠状切面，可显示两侧靠近的丘脑，有时可见第三脑室及侧脑室中央孔，稍倾斜可显示第三冠状切面，显示双侧侧脑室体部及其内的脉络膜丛。在颅底的中线部位可显示 Willis 环的血管和视交叉。

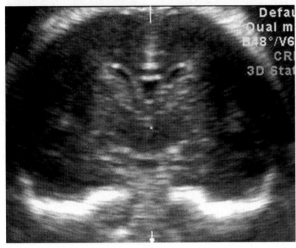

图 39-2-7 经丘脑冠状切面

（4）经小脑切面（图 39-2-8）。即第一、第二枕部切面，此切面通过后囟，可显示侧脑室后角和双侧大脑连接，以及两侧小脑半球和小脑蚓部。

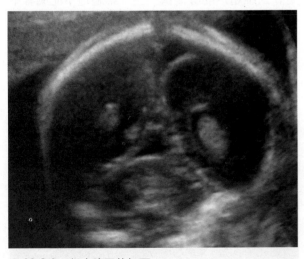

图 39-2-8 经小脑冠状切面

2. 矢状切面 包括 3 个矢状切面：正中矢状切面和两侧的旁正中矢状切面。

（1）正中矢状切面（图 39-2-9）。可以显示胼胝体、透明隔腔、脑干、脑桥、小脑蚓部和后颅窝池，有时可见第六脑室和前髓帆间隙。使用彩色多普勒超声还可以显示大脑前动脉、胼周动脉及盖仑静脉（vein of Galen）。

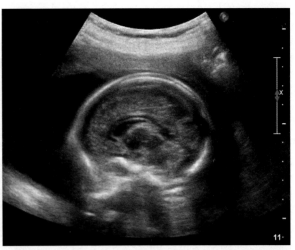

图 39-2-9 胎儿头颅正中矢状切面

（2）旁正中矢状切面（图 39-2-10）。即第一斜矢状切面，显示整个侧脑室、脉络膜丛及侧脑室周围的脑实质。

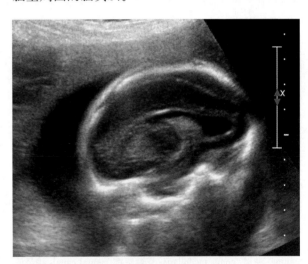

图 39-2-10 胎儿头颅旁正中矢状切面

3. 胎儿脊柱 取横切面、矢状切面和冠状切面 3 个平面，通过骨化中心的规则排列和脊柱外覆盖的皮肤组织来推断神经管的完整性。

（1）横切面。探头沿着脊柱的长轴方向逐个椎骨横切扫查（图 39-2-11）。在不同的节段，椎骨的解剖形态不同。胸椎和腰椎呈三角形，骨化中心环绕神经管；而骶椎呈较扁平的三角形。

（2）矢状切面。显示由椎体和椎弓的骨化中心形成的两条串珠样平行线，最后在骶椎处汇合。当胎儿是枕前位时，可以得到正中矢状切面，穿过没有骨化的棘突间隙，可以看见椎管和里面的脊髓。妊娠中晚期，在第2、第3腰椎处可见脊髓圆锥（图 39-2-12）。如果在正中矢状切面上看到脊髓圆锥在正常位置，则可确定为正常脊柱。

（3）冠状切面。可以显示两条或三条平行线，取决于超声扫查的方向（图 39-2-13）。

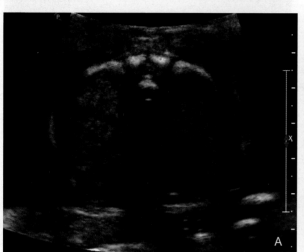

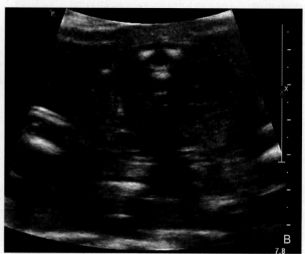

图 39-2-11　胎儿脊柱横切面

图 A 为胸椎　图 B 为腰椎，显示脊椎有三个骨化中心，局部皮肤回声完整，脊髓呈低回声，中央高回声点

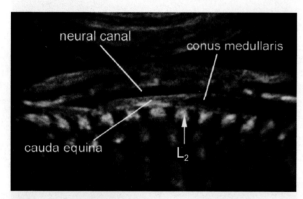

图 39-2-12　脊髓圆锥

中孕期脊柱矢状切面。在第二腰椎水平（L₂）可见脊髓圆锥（cauda equina- 马尾　conus medullaris- 脊髓圆锥　neural canal- 神经管　L₂- 第 2 腰椎）

（三）三维超声检查

三维超声由于没有突破超声波的局限性，因此并不能完全取代二维超声，而且其空间分辨率较低，诊断结果的可靠性还有待进一步确定。但是，三维超声能够提供一些二维超声不能或者不易获得的切面，可以从不同的切面显示病灶的声像图特征和空间位置（图 39-2-14 和图 39-2-15）。尤其是在早中孕期，此时胎儿颅骨尚未明显钙化，三维超声可以获得更多的信息。此外，三维超声在图像存储、脱机诊断、回顾分析和技

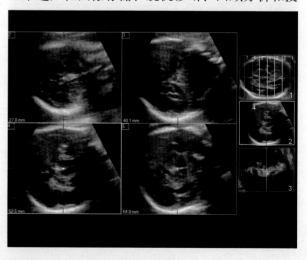

图 39-2-14　胎儿颅脑的三维图像

胎儿颅脑冠状切面的三维超声多平面显示模式，可以在三个相互垂直的平面显示病灶的空间位置

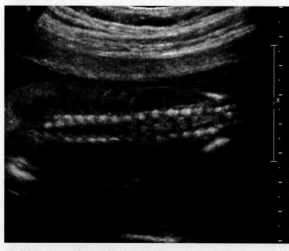

图 39-2-13　胎儿脊柱的冠状切面

术培训等方面具有一定的优势。因此，应用三维超声进行胎儿神经超声学检查，可以降低检查医师的技术依赖性，获得更多的检查切面，提供更多的诊断信息，储存完整的容积数据供回顾分析，值得推广。

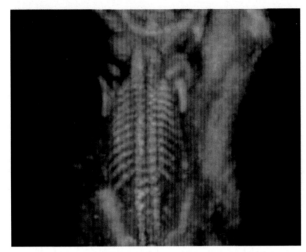

图 39-2-15　胎儿脊柱和肋骨的三维图像（渲染模式）

二、中枢神经系统畸形

（一）露脑畸形和无脑畸形

1. 病理特点　露脑畸形（exencephaly）和无脑畸形（anencephaly）是产前诊断必须要检查出来的畸形之一。在超声诊断问世之前，曾认为露脑畸形和无脑畸形是两种独立的畸形，而目前认为露脑畸形是无脑畸形的早期阶段。无脑儿的皮肤、肌肉、颅骨和硬脑膜全部缺失，在早期露脑阶段，胎儿有完整的大脑半球，表面有软脑膜覆盖，但脑组织可极度异常，失去正常的解剖结构；随后软脑膜破裂，脑组织漂浮在羊水中并逐渐碎裂，最终大脑组织基本脱尽，形成无脑畸形，往往仅残存岛状脑组织，而小脑、脑干和脑神经尚正常。

2. 声像图特征　露脑畸形和无脑畸形是极严重的中枢神经系统畸形，产后胎儿不能存活，通常在早中孕期即可被检查出来。

（1）露脑畸形。

①胎儿颅盖骨缺失（图 39-2-16），胎头呈一堆不规则的脑组织回声（图 39-2-17）。

②胎头冠状切面显示双侧大脑半球隆起，并左右分开，呈"米老鼠"征（图 39-2-18）。

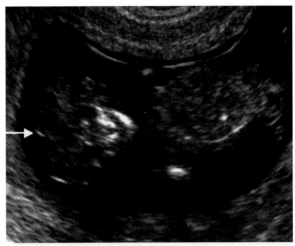

图 39-2-16　早中孕期露脑畸形（箭头所指）

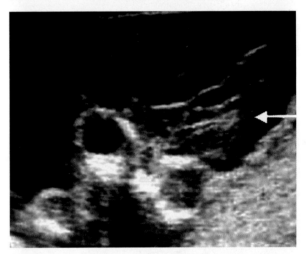

图 39-2-17　露脑畸形时不规则的脑组织（箭头所指）

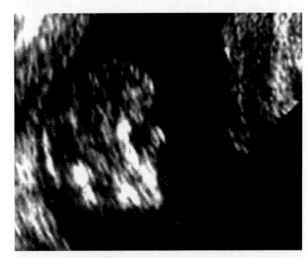

图 39-2-18　露脑畸形呈"米老鼠"征

③无侧脑室和脉络膜丛回声。

④偶见胎手搔扒脑部，脑袢漂浮，羊水受脑组织污染，出现密集的点状回声。

(2) 无脑畸形。

①胎儿颅盖骨缺失，无完整颅骨光环，仅见面部和颅底回声（图 39-2-19 和图 39-2-20）。

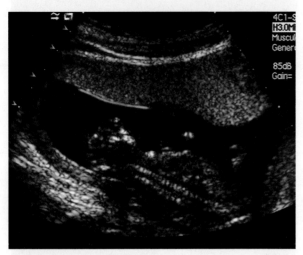

图 39-2-19　早中孕期无脑畸形

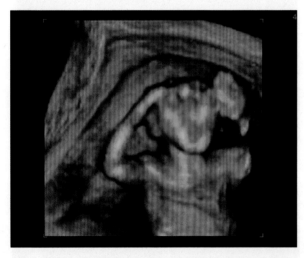

图 39-2-20　无脑畸形的三维超声表现

②胎儿无大脑组织回声。

③冠状切面显示双眼眶位于最高处，且无前额，呈"青蛙样面容"（图 39-2-21）。

(3) 合并畸形。常合并脊柱裂、唇腭裂、膈疝、心脏畸形、消化道畸形、脐膨出、足内翻等。

3. 鉴别诊断

(1) 露脑畸形与巨大脑膨出的鉴别。巨大脑膨出也可表现为大量脑组织浸泡在羊水中，但其外仍有脑膜覆盖，不呈"米老鼠"征，而且至少有部分颅盖骨显示，可资鉴别。

(2) 无脑畸形一般不需与其他畸形鉴别。但当胎头位置极低时，有时不易显示胎头回声，此

时应待胎位改变后确认。必须清楚地显示完整的颅骨光环回声，才能除外无脑畸形。

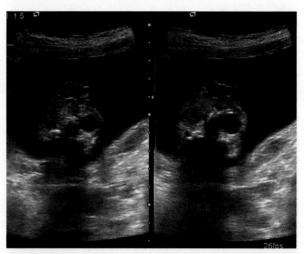

图 39-2-21　无脑畸形呈"青蛙样面容"

4. 预后　露脑畸形和无脑畸形出生后不能存活，一旦超声确诊后，任何孕周都应终止妊娠。

（二）脑积水

1. 病理特点　脑脊液通常由侧脑室的脉络膜丛分泌，从侧脑室经室间孔进入第三脑室，再经中脑导水管进入第四脑室，随后通过第四脑室外侧孔和正中孔流入枕大池，最后进入覆盖脑和脊髓表面的蛛网膜下隙。在正常情况下，脑脊液的产生和回流是一个动态平衡的过程。各种原因引起脑脊液循环受阻，使脑脊液聚积在脑室内而导致脑室明显扩张，都可称为脑积水（hydrocephalus）。最常见的原因是中脑导水管狭窄和蛛网膜下隙回流受阻所致的交通性脑积水。而神经管缺陷、Dandy-Walker 畸形、全前脑、胼胝体缺失、染色体异常等也可导致脑积水。

2. 声像图表现

(1) 胎儿双顶径明显大于胎龄。但脑积水不能仅以双顶径作为唯一的诊断依据，这是因为脑室扩张先于颅骨扩大的缘故。

(2) 脑室扩张。以侧脑室和第三脑室扩张为主（图 39-2-22），扩张程度较重，并呈进行性加重。因此，妊娠 20 周后侧脑室宽度与大脑半球宽度之比超过 1/3 或任何孕周侧脑室后角宽度超过 10mm，均有侧脑室扩张的可能，应密切随访观察。而第三脑室在正常情况下不能显示，如能清晰显示第三脑室，则有第三脑室扩张的可能。

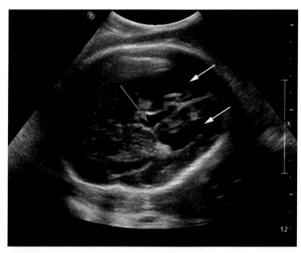

图 39-2-22 轻度脑积水
侧脑室（白色箭色所指）和第三脑室扩张（灰色箭头所指）

（3）严重脑积水时，脑室过度扩大，脑实质会被压缩，紧贴颅骨裂（图39-2-23），脑中线漂浮在脑脊液中，此为大脑镰回声，此线状回声可随颅内动脉的搏动或外界振动而漂动。

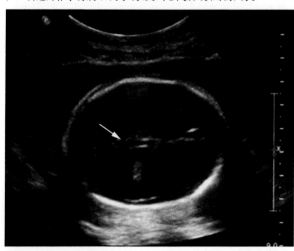

图 39-2-23 重度脑积水
脑室过度扩大，脑实质会被压缩，紧贴颅骨裂，脑中线漂浮在脑脊液中（箭头所指）

3. **鉴别诊断** 脑积水常伴发于其他神经系统畸形，因此有脑积水时应仔细检查有无其他畸形，严重脑积水主要应与全前脑、水脑和孔洞脑等鉴别。

4. **预后** 除一部分脑积水患儿死于宫内，一部分死于新生儿早期外，产后如及时检出，及时治疗，则预后较好，大部分脑积水患儿智力发育尚正常。如为严重脑积水则应建议终止妊娠。不严重的脑积水应仔细检查有无合并其他畸形，并建议进行染色体检查。如胎儿染色体正常，则应密切随访胎儿脑积水的变化情况。

（三）脑膨出

1. **病理特点** 脑膨出（cephalocele）是一种复杂的畸形，是指颅内结构经颅骨缺损处疝出，可以仅有脑膜膨出而形成一囊样结构，也可以脑组织和脑膜一起膨出，常合并有中枢神经系统异常，最常见的是脑积水，其次是小头畸形、柠檬头和脊柱裂等。脑膨出最常见于枕部，其次是额部和顶部。

2. **声像图表现**
（1）颅骨回声不完整，出现回声连续性中断。
（2）颅骨缺损处可见囊性或混合性包块膨出，与胎头相连（图39-2-24和图39-2-25）。有时，脑膨出包块可随颅内压力改变而有回缩、膨出的改变。

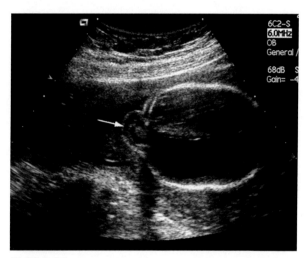

图 39-2-24

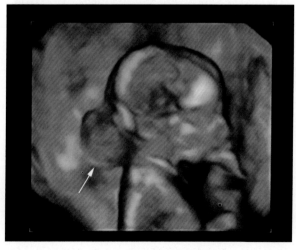

图 39-2-25

593

（3）颅内结构异常。常有脑积水、中线移位、脑组织结构紊乱等。

（4）枕部脑膨出可伴有小脑膨出，表现为"香蕉样"图像，颅后窝池常消失。

3. **鉴别诊断**　脑膨出主要应与颈部水囊瘤和头部软组织包块相鉴别，其鉴别要点就在于颅骨有无缺损及有无颅内结构异常。

4. **预后**　脑膨出预后不良，如早期发现有脑膨出或有严重脑膨出均应建议终止妊娠。

（四）前脑无裂畸形

1. **病理特点**　前脑无裂畸形(holoprosencephaly)又称为全前脑，是由于前脑完全或部分未分裂而引起的一系列异常，包括脑结构异常和面部畸形，与染色体异常有关。脑部异常根据前脑分裂程度的不同分为3型：无叶全前脑、半叶全前脑和叶状全前脑（图39-2-26）。

（1）无叶全前脑。最严重，前脑完全未分裂，仅为单个原始脑室，丘脑融合，无第三脑室、胼

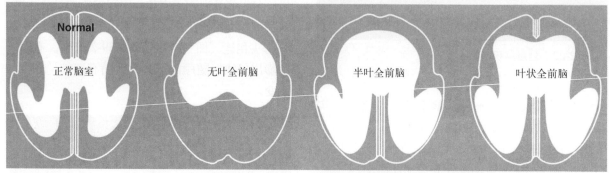

图39-2-26　全前脑分型示意图

胝体、大脑镰、视束和嗅球。

（2）半叶全前脑。前脑后侧部分分裂，半叶全前脑仍只有单个脑室，前方左右相通，后角及下角则分成左右两个，丘脑部分融合。

（3）叶状全前脑。大脑半球间裂隙在前、后都形成良好，但存在部分结构融合，如侧脑室前角、扣带回相融合，透明隔腔消失。

颜面部异常主要有眼眶间距过窄，严重者独眼或部分分裂的眼球位于一个眼眶内，还有塌鼻、喙鼻或中央唇腭裂等。

2. **声像图表现**　全前脑是严重的中枢神经系统畸形，在早中孕期如仔细观察颅内结构，就有可能把全前脑检查出来。全前脑的声像图表现主要取决于脑室的分裂情况。

（1）脑部异常。

①无叶全前脑。胎头呈圆形，头围小，在横切面上仅见呈新月形的单个扩张的原始脑室，无大脑镰和无透明隔回声，丘脑融合，并靠近颅底部（图39-2-27）。

②半叶全前脑。胎头呈圆形，前部脑组织融合，脑室相通，无大脑镰和透明隔（图39-2-28），但与无叶全前脑不同的是，双侧丘脑分开或部分融合，后部大脑镰可显示，小脑结构可正常。

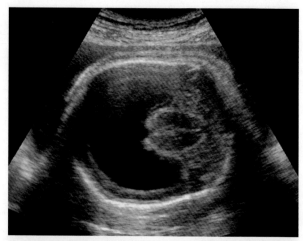

图39-2-27　无叶全前脑

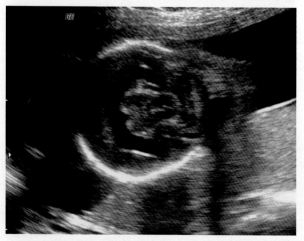

图39-2-28　半叶全前脑

③叶状全前脑。声像图上无特异性，表现为侧脑室前角不展，透明隔腔消失，但这些征象也可出现在其他颅脑畸形中，故产前诊断叶状全前脑较困难。

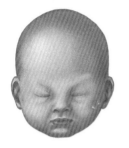 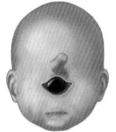 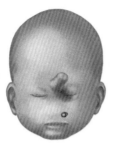 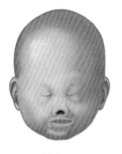 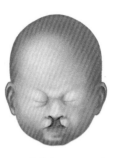

| 正常面部 | 独眼 | 喙鼻 | 单鼻孔 | 中央行唇裂 |

图 39-2-29　全前脑面部异常示意图

（3）合并畸形。可以合并有心血管畸形、脐膨出、肾发育不良、足内翻、多指或多趾等。合并的畸形越多，则染色体异常的概率就越高。

3. 鉴别诊断　无叶全前脑和半叶全前脑主要应与严重脑积水和水脑畸形相鉴别。严重脑积水表现为脑中线漂浮，丘脑因第三脑室扩张而被分开，无特殊的面部异常；水脑畸形则表现为双侧大脑半球缺失，也无丘脑回声，仅存脑干和小脑，颅内被脑脊液充满；而全前脑表现为仅有一原始扩张的脑室，双侧丘脑融合，并常合并有面部异常，可资鉴别。

4. 预后　无叶全前脑和半叶全前脑预后极差，通常在出生时即刻死亡，因此一旦产前诊断了无叶全前脑或半叶全前脑，任何孕周都应终止妊娠。叶状全前脑属于非致死性畸形，在产前较难诊断。

（五）水脑畸形

1. 病理特点　水脑畸形（hydranencephaly）是指双侧大脑半球缺失，大脑镰部分或完全消失，仅存脑干和小脑，颅腔内充满了脑脊液。其病因可能与颈内动脉分支广泛闭塞、长期重度脑积水或严重颅内感染有关。

2. 声像图表现

（1）双顶径增大，颅内呈一巨大的无回声区，其内无大脑皮层组织和脑中线回声（图39-2-30）。

（2）脑干常突入无回声区。

（3）非典型者大脑半球未被完全破环，可见

（2）颜面部异常（图 39-2-29）。包括眼部异常（眼距过窄、独眼、无眼）、鼻异常（无鼻、喙鼻、单鼻孔或塌鼻等）及中央唇腭裂。

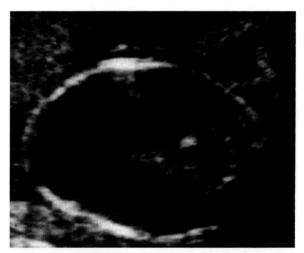

图 39-2-30　水脑畸形

部分残存的枕叶皮层组织及部分中线回声。

3. 鉴别诊断　水脑畸形主要应与严重脑积水和无叶全前脑鉴别。严重脑积水表现为脑室明显扩张，脑中线漂浮于脑脊液中，丘脑与脑干并未突入脑脊液中，若能见到大脑皮层则可提示为脑积水；而无叶全前脑表现为颅内仅见单一仅存的脑室，丘脑融合，在颅底部可见少量皮层组织，常合并面部异常，可资鉴别。

4. 预后　水脑畸形预后极差，任何孕周一旦确诊都应终止妊娠。

（六）孔洞脑

1. 病理特点　孔洞脑（porencephaly）发生率极低，又称为脑穿通畸形或先天性脑裂，是指脑实质有囊性腔隙，内含脑脊液。孔洞脑分为真性

孔洞脑和假性孔洞脑两种类型。真性孔洞脑是由于脑发育上的异常，造成局部灰质与白质缺损，而假性孔洞脑则是指各种原因（如血管畸形、感染、缺氧或创伤等）等引起的脑实质受损，形成局部脑组织坏死和液化。

2. **声像图表现**

（1）真性孔洞脑。常发生在大脑裂处，形态对称，表现为颅内巨大囊腔，与脑室和蛛网膜下腔相连通，仅见部分大脑皮层组织，伴有脑室扩张、透明隔腔缺失和胼胝体缺失。

（2）假性孔洞脑。可发生于大脑实质的任何部位，常表现为单侧不对称的囊性暗区，可单发也可多发，形态不规则，无囊壁，脑中线多有偏移（图39-2-31），有时囊腔内有强回声血块形成。累及脑室引起脑室扩张，并与囊腔相通。

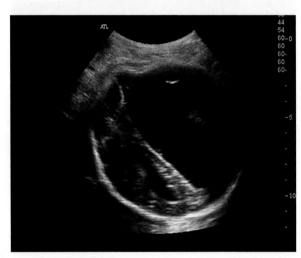

图 39-2-31　孔洞脑

3. **鉴别诊断**　孔洞脑主要应与全前脑、脑积水、蛛网膜囊肿和颅内囊性肿瘤相鉴别。全前脑和脑积水的声像图表现如前所述。蛛网膜囊肿多为圆形，可引起继发性脑室扩张，但囊肿与脑室不相通；颅内囊性肿瘤则表现为囊壁较厚，可压迫周围脑组织，引起脑室扩张，并与脑室不相通。而孔洞脑也表现为颅内巨大囊性暗区，但囊性暗区与脑室和蛛网膜下腔相连通，伴有脑室扩张、透明隔腔缺失和胼胝体缺失，并可见部分大脑皮层组织，可资鉴别。

4. **预后**　由于孔洞脑基本病理特点是大脑组织的破坏，所以病变是不可逆的，预后差，应及时终止妊娠。

（七）小头畸形

1. **病理特点**　小头畸形（microcephaly）时颅内结构无明显异常，也无明显染色体异常，常需动态观察后才能下结论。小头畸形常伴智力发育迟缓或合并其他异常。

2. **声像图表现**　颅骨光环完整，但双顶径、头围均明显小于孕周均值3个标准差以上，而股骨长度和肱骨长度在正常范围，仅双顶径与股骨长度之比明显减小。

3. **预后**　小头畸形本身无明显结构异常，但由于小头畸形常伴智力发育迟缓或合并其他异常，因此其预后视病情而定。

（八）Dandy-Walker 畸形

1. **病理特点**　Dandy-Walker 畸形（Dandy-Walker malformation）是指小脑蚓部完全或部分缺失，合并第四脑室扩张和后颅窝池扩张积液的一组中线结构缺陷。病理表现为小脑蚓部完全或部分缺失，其中以小脑下蚓部缺失最常见，后颅窝池扩张积液并通过小脑蚓部缺失处与扩张的第四脑室相通。大多数 Dandy-Walker 畸形合并脑室系统扩张。

2. **声像图表现**

（1）位于双侧小脑半球之间的小脑蚓部完全或部分缺失，双侧小脑半球分开（图39-2-32）。

（2）后颅窝池和第四脑室扩张，而且两者相互贯通，颅后窝池内径 >10mm。

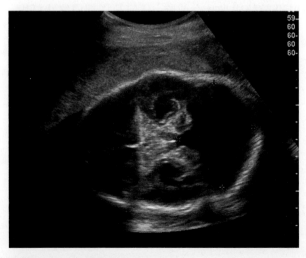

图 39-2-32　Dandy-Walker 畸形

小脑蚓部完全或部分缺失，双侧小脑半球分开，颅后窝池和第四脑室扩张，而且两者相互贯通

（3）部分病例侧脑室也扩张。

（4）可合并其他畸形，如小头畸形、脑膨出、面部畸形、多囊肾和多指（趾）等。

3. **鉴别诊断**　Dandy-Walker 畸形主要应与后颅窝巨大蛛网膜囊肿相鉴别，颅后窝巨大蛛网膜囊肿也表现为颅后窝池明显扩张，并压迫小脑，但其小脑蚓部正常，颅后窝池与第四脑室也不相通，可资鉴别。然而，在胎儿颅脑正中矢状面上显示小脑蚓部的形态才是鉴别诊断的关键，但仅凭二维超声很难显示胎儿正中矢状面，此时借助三维超声可以帮助确诊。

4. **预后**　本病预后不良，确诊 Dandy-Walker 畸形后，应及时终止妊娠。

（九）蛛网膜囊肿

1. **病理特点**　蛛网膜囊肿（arachnoid cyst）是指位于蛛网膜的囊性包块，分为原发性和继发性蛛网膜囊肿。原发性蛛网膜囊肿是由于软脑膜发育异常所致，继发性蛛网膜囊肿则是由于蛛网膜粘连导致脑脊液积聚、脑组织坏死或颅内出血而形成。

2. **声像图表现**

（1）颅内出现充满脑脊液的囊性包块，壁薄，大多数位于大脑半球表面或脑裂隙间，彩色多普勒显示囊性包块内未见明显血流信号（图 39-2-33）。

（2）位于后颅窝的蛛网膜囊肿表现为后颅窝囊性包块（图 39-2-34），甚至占据整个后颅窝，

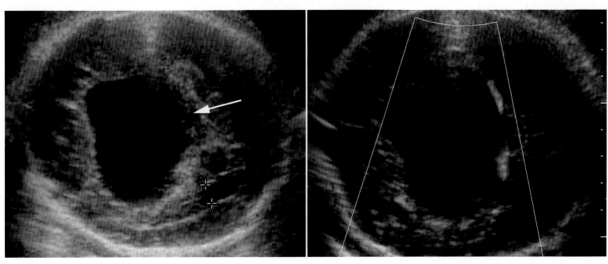

图 39-2-33　蛛网膜囊肿
颅内出现充满脑脊液的囊性包块（箭头所指），位于大脑半球表面或脑裂隙间，彩色多普勒显示囊性包块内未见明显血流信号

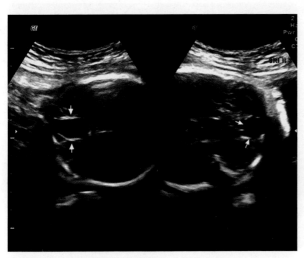

图 39-2-34　后颅窝蛛网膜囊肿（箭头所指）

但小脑蚓部正常。

（3）囊肿可大可小，压迫脑室系统时可引起脑室扩张。

3. **鉴别诊断**　蛛网膜囊肿主要应与孔洞脑、颅内囊性肿瘤相鉴别。孔洞脑主要发生于脑实质，有脑组织坏死和侧脑室扩张，病变与脑室系统相通；颅内囊性肿瘤则位于脑实质内；而蛛网膜囊肿位于大脑表面或脑裂间隙内，与脑室系统不相通，可资鉴别。

（十）胼胝体缺失

1. **病理特点**　胼胝体是连接左右大脑半球的一种脑白质的囊状结构，胼胝体缺失（agenesis

of corpus callosum)是一种少见的脑部疾病,包括完全性和部分性胼胝体缺失。

2.声像图表现 在横切面上,侧脑室前角和体部向外侧展开,形成"泪滴状"侧脑室,侧脑室后角扩张,内径 >10mm。在侧脑室与大脑镰之间仍有脑回的回声,透明隔腔消失(图 39-2-35)。第三脑室扩张并上移。当怀疑胼胝体缺失时还应取矢状切面和冠状切面以明确诊断(图39-2-36 和图 39-2-37)。此时,三维超声可同时显示多个相互垂直的平面,能明确病变的具体部位,有助于明确诊断。本病可合并其他畸形或染色体异常。

3.鉴别诊断 胼胝体缺失主要应与颅内囊性肿物和脑积水相鉴别。颅内囊性肿物一般表现为颅性囊性病变,可压迫脑室系统引起脑室扩张,但一般不形成"泪滴状"侧脑室,也无第三脑室上移,胼胝体存在,矢状切面和冠状切面均显示胼胝体存在有助于诊断;而脑积水也有侧脑室和第三脑室扩张,但无第三脑室上移,也无"泪滴状"侧脑室,胼胝体存在,可资鉴别。

4.预后 单纯胼胝体缺失不影响胎儿存活,但常常会影响胎儿中枢神经系统的发育,尤其是合并其他畸形或染色体异常时,预后较差,应建议终止妊娠。

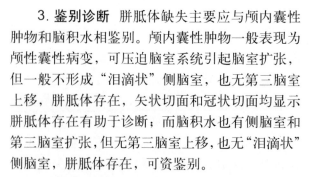

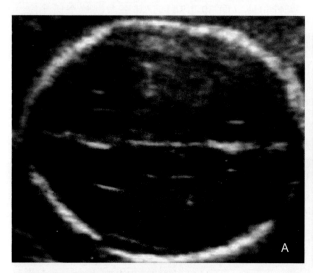
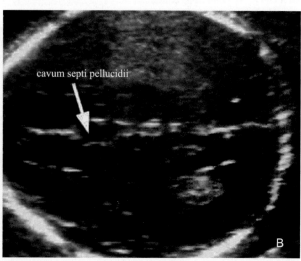

图 39-2-35　胼胝体缺失的横切面
A 图为胼胝体缺失,形成"泪滴状"侧脑室,透明隔腔消失 B 图为正常胎儿丘脑水平横切面,箭头所指为透明隔腔

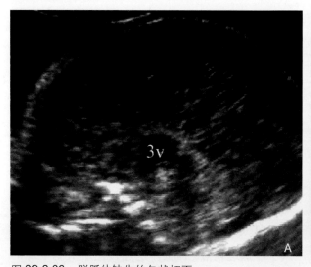
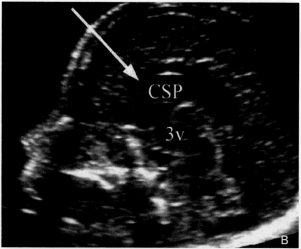

图 39-2-36　胼胝体缺失的矢状切面
A 图为胼胝体缺失 B 图为正常胎儿正中矢状切面,箭头所指为胼胝体(3v- 第三脑室 CSP- 透明隔腔)

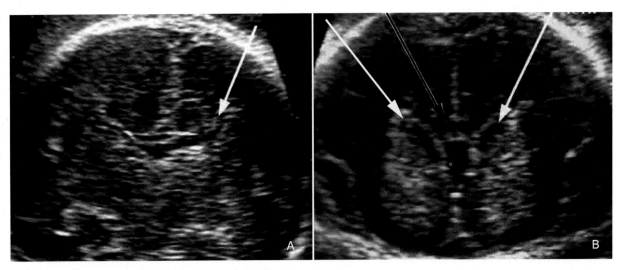

图 39-2-37 胼胝体缺失的冠状切面
A 图为胼胝体缺失，白色箭头所指为侧脑室 B 图为正常胎儿冠状切面。白色箭头所指为侧脑室，黑色箭头所指为胼胝体

（十一）脉络膜囊肿

1. **病理特点** 脉络膜囊肿（choroid plexus cyst）一般指位于侧脑室脉络膜丛内的囊肿，可单发，也可多发。

2. **声像图表现** 声像图表现为侧脑室脉络膜丛强回声内出现圆形的无回声区，形态规则，壁薄，内部回声均匀（图 39-2-38）。

3. **预后** 正常胎儿可出现一过性的脉络膜囊肿，但大多数发生在妊娠 20 周以前，此后缩小或消失。如妊娠 20 周后囊肿仍存在，则应仔细检查有无合并畸形，并建议胎儿染色体检查。

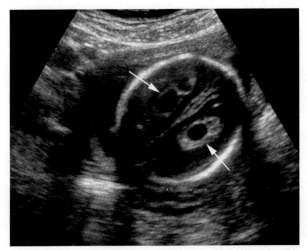

图 39-2-38 脉络膜囊肿（箭头所指）

（十二）盖伦静脉瘤

1. **病理特点** 盖伦静脉瘤（aneurysm of the vein of Galen）是一种少见的中枢神经系统动静脉血管异常，病因不明，发生率极低，它以高静脉回流为特征。Galen 静脉瘤分为 3 型：Ⅰ 型是脑动静脉瘘，Ⅱ 型是脑动静脉异常伴 Galen 静脉扩张，Ⅲ 型是 Galen 静脉曲张。其发病机制可能为脑血管发育异常伴胎儿期血管持续性存在，从而导致动静脉瘘形成。常合并脑积水、非免疫性水肿和孔洞脑等。

2. **声像图表现**

（1）颅内近中线部位、位于第三脑室上方的囊性包块，边界清晰（图 39-2-39）。

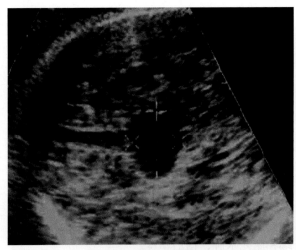

图 39-2-39 Galen 静脉瘤的二维超声表现

（2）彩色多普勒显示囊内充满的血流信号（图 39-2-40），多普勒取样为低速湍流血流信号（图 39-2-41）。

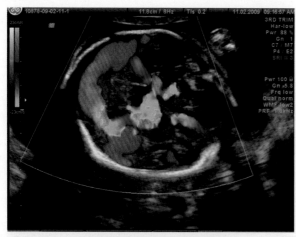

图 39-2-40　盖伦静脉瘤的彩色多普勒表现

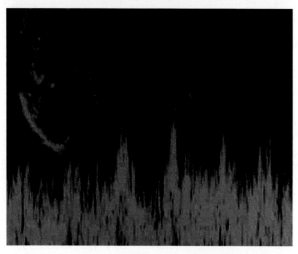

图 39-2-41　Galen 静脉瘤的频谱多普勒表现

3. 鉴别诊断　二维超声容易误诊为脑室扩张、囊肿或局限性积液，Galen 静脉瘤主要应与蛛网膜囊肿、脉络丛囊肿及孔洞脑等鉴别，彩色多普勒显示囊性包块内充满血流信号可明确诊断。

4. 预后　Galen 静脉瘤在晚孕期之前很少被发现，所以认为它是一个动态进展的病变。它的预后主要取决于它的大小，如果瘤体较小（内径<10mm），则由于宫内胎盘血管呈低阻力状态，从而使 Galen 静脉瘤内保持低血流量的状态，预后较好；如果瘤体较大（内径>20mm），则可引起高心输出量状态，导致胎儿心脏扩大、右心衰竭和胎儿水肿，预后不良。

（十三）脊柱裂

1. 病理特点　脊柱裂（spina bifida）是指脊椎中线部分融合或不融合，导致椎管开放，形成脊柱裂，常合并脊膜膨出、无脑畸形等中枢神经系统畸形。绝大多数脊柱裂发生在腰椎或骶椎。脊柱裂大多数为开放性脊柱裂，少数为隐性脊柱裂。开放性脊柱裂时脊柱表面皮肤缺失，并常有明显的脊髓脊膜膨出；而隐性脊柱裂则指椎骨未融合，但脊膜、皮下组织及皮肤均正常，通常无症状，常在 X 线检查时偶然被发现。

2. 声像图表现

（1）椎骨缺失。在矢状切面、横切面和冠状切面上均能显示椎骨缺失，表现为椎骨骨化中心断裂、缺失，背侧的椎弓骨化中心向两侧分开（图 39-2-42）。在横切面上呈三角形的骨化中心变成 U 形或 V 形；而在冠状切面上两条平行的椎弓串珠状强回声在裂开处异常增宽、膨大。

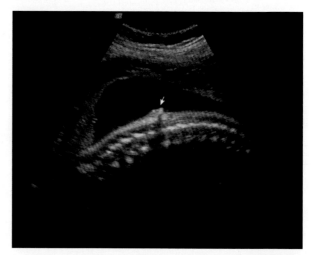

图 39-2-42　脊柱裂时椎骨骨化中心断裂（箭头所指）

（2）软组织异常。开放性脊柱裂时，皮肤回声连续性中断。常常合并脊髓脊膜膨出或脊膜膨出，表现为缺损局部见囊性包块，边界清晰，表面仅覆以一层薄膜，无皮肤及皮下组织（图 39-2-43）。不合并脊膜膨出的开放性脊柱裂则非常容易漏诊，因此在矢状切面扫查时应仔细侧动探头观察脊柱表面皮肤有无回声连续性中断，在横切面扫查时仔细扫查每个椎体骨化中心有无变形，冠状切面扫查时仔细观察脊柱串珠状强回声是否平行，有无异常增宽处，三维超声有助于诊断（图 39-2-44）。

（3）颅内异常。由于脊膜膨出、枕骨大孔疝形成，会造成颅内负压，从而使小脑受压变形，形成"香蕉形"小脑，颅后窝池消失（图 39-2-45），以及两侧额部向内凹陷形成"柠檬头"

（图39-2-46）。常合并脑积水。

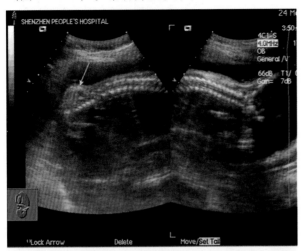

图39-2-43 脊柱裂时软组织异常

开放性脊柱裂时，皮肤回声连续性中断，常常合并脊髓脊膜膨出或脊膜膨出，表现为缺损局部见混合性包块，边界清晰，表面仅覆以一层薄膜，无皮肤及皮下组织（箭头所指）

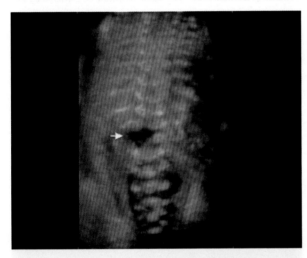

图39-2-44 脊柱裂的三维超声表现（箭头所指）

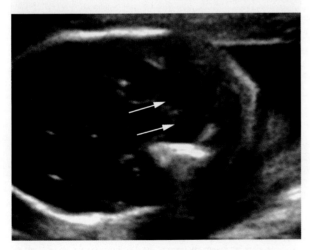

图39-2-45 开放性脊柱裂时"香蕉形"小脑（箭头所指）

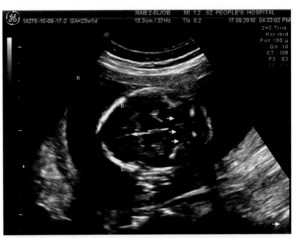

图39-2-46 开放性脊柱裂时柠檬头的二维超声表现

箭头所指为"香蕉形"小脑

（4）合并畸形。常合并足内翻、泌尿系畸形等。

3.鉴别诊断 脊柱裂主要应与骶尾部畸胎瘤鉴别。骶尾部畸胎瘤主要表现为骶尾部混合性或实质性包块，往往向臀部下方生长，而不是向背侧生长，肿瘤表面常有皮肤覆盖因而壁较厚，脊柱形态结构正常，无柠檬头和香蕉形小脑等颅内改变，与脊柱裂明显不同，可资鉴别。

4.预后 开放性脊柱裂是一种严重的致死性畸形，预后不良，因而在产前如确诊，应建议终止妊娠。而隐性脊柱裂预后良好，患者常无明显症状，在产前也不易被检查出来。

第3节
颌面颈部畸形

一、超声检查方法和正常声像图表现

妊娠第14周以后，超声开始可以显示眼眶、晶状体、鼻、唇、腭、耳等结构，至妊娠第16周基本上可以清晰地显示这些结构。胎儿颌面颈部的超声检查切面包括横切面、矢状切面和冠状切面。

（一）矢状切面

1.正中矢状切面 用于显示胎儿面部的轮廓，它的重要性在于一个平面可以显示前额、眼、鼻、鼻骨、唇、硬腭的一部分、下颌骨和颈（图39-3-1）。此切面可以用于诊断前额发育不良、尖头畸形、无鼻、喙鼻、腭裂、小舌畸形和小下颌畸形和颈部水囊瘤。

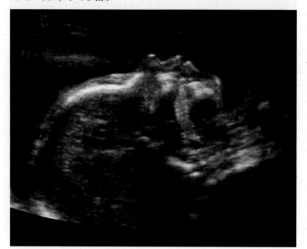

图 39-3-1　颌面部正中矢状切面

2. **旁矢状切面**　用于显示外耳，但受胎位的影响较难获得双耳的旁矢状切面（图 39-3-2）。在此切面上可以明确显示有无外耳畸形存在，但很难判断耳的位置（例如有无低位耳），而三维超声可以弥补二维超声的不足，它可以更容易、更准确地判断耳的位置及有无耳畸形。

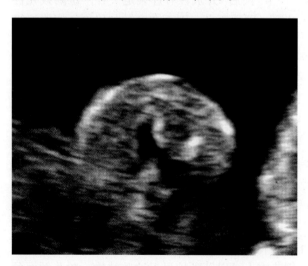

图 39-3-2　颌面部旁矢状切面

（二）横切面

胎儿颌面颈部横切面由上至下包括：经眼眶横切面、经上颌骨（腭骨）横切面、经上牙槽骨横切面、经舌和咽横切面、经下牙槽骨横切面、经下颌骨横切面和经颈部横切面。

1. **经眼眶横切面**　用于显示双眼内径、眼间距、晶状体和蝶骨翼（图 39-3-3）。晶状体为眼

眶内的环状强回声，蝶骨翼为眼眶后方的骨性结构。此切面主要用于诊断晶状体混浊（白内障）、无晶状体、小眼畸形、无眼畸形、眼距过宽或过窄、巨眼等。

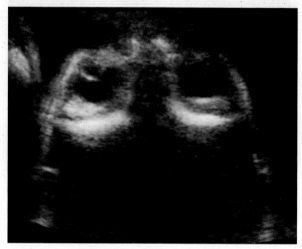

图 39-3-3　经眼眶横切面

2. **经上颌骨（腭骨）横切面**　为眼眶底部、上颌骨水平横切面（图 39-3-4），能显示畸形较少，仅能显示极罕见的鼻泪管堵塞和颧骨发育不良。

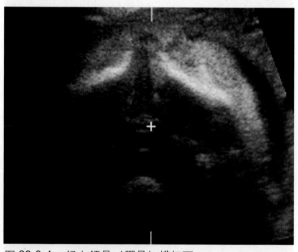

图 39-3-4　经上颌骨（腭骨）横切面

3. **经上牙槽骨横切面**　此切面为硬腭和上牙槽骨水平的横切面（图 39-3-5），常用于评价腭裂骨性缺损的范围。此切面还可用于显示唇裂，中线两侧的上牙槽骨呈对称分布，在其表面可显示完整的上唇线，如果有唇裂则上唇线回声连续性中断。

4. **经舌和咽横切面**　此切面可以显示舌、咽和两侧的下颌骨根部（图 39-3-6）。在此切面上可以测

量舌的内径和面积,以除外巨舌症和小舌症。

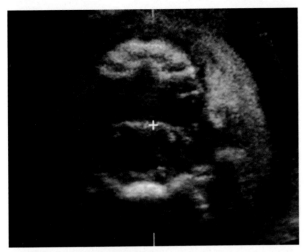

图 39-3-5 经上牙槽骨横切面

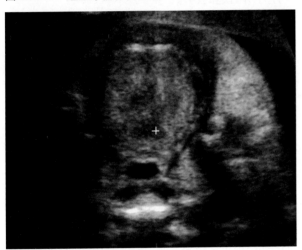

图 39-3-6 经舌和咽横切面

5. 经下牙槽骨横切面 可以显示呈马蹄状的下牙槽骨(图 39-3-7)。

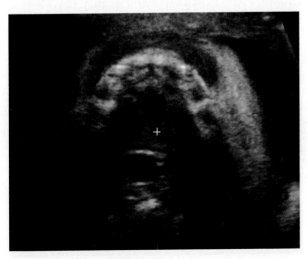

图 39-3-7 经下牙槽骨横切面

6. 经下颌骨横切面 可以显示两侧下颌骨呈锐角分布,中间为软骨联合(图 39-3-8)。此切面可以测量下颌指数(jaw index)。下颌指数为下颌骨前后径与双顶径的比值,如比值 <23% 则可提示小下颌畸形可能。

7. 经颈部横切面 用于显示颈部有无肿块存在(图 39-3-9)。

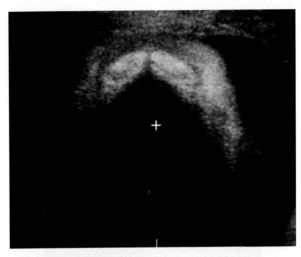

图 39-3-8 经下颌骨横切面

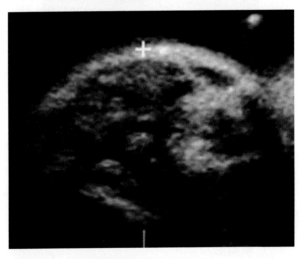

图 39-3-9 经颈部横切面

(三)冠状切面

1. 经上唇的冠状切面 是诊断胎儿唇裂和鼻孔异常最重要的切面(图 39-3-10)。

2. 经腭的冠状切面 可以评价上牙槽骨、硬腭和鼻腔(图 39-3-11)。在此切面上可以诊断单鼻孔、中央性唇腭裂、单侧唇腭裂和双侧唇腭裂。

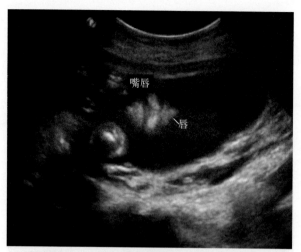

图 39-3-10　经上唇的冠状切面

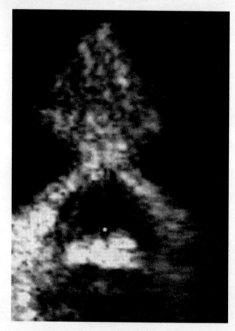

图 39-3-11　经腭的冠状切面

二、颌面颈部畸形

1. 眼畸形

（1）无眼和小眼畸形。

①病理特点。无眼（anophthalmia）和小眼畸形（mircoophthalmia）较罕见，通常是由于眼眶和眼球不同程度发育不良所致。可以是单侧的，也可以是双侧的，通常与染色体异常及某些临床综合征有关。

②声像图表现。单侧或双侧眼眶小、发育不良（图 39-3-12）或显示不清眼眶。

③鉴别诊断。无眼和小眼畸形的诊断较明确，一般无须鉴别诊断，但应除外超声波束与双眼不

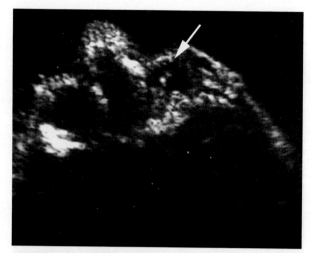

图 39-3-12　小眼畸形（箭头所指）

垂直时所引起的伪像。

④预后。患儿如有染色体异常或为某些临床综合征的一部分，则预后不良；如为单纯病变，则需要进行美容手术，其生活质量取决于患眼的残存视力。

（2）无晶状体和先天性白内障。

①病理特点。无晶状体（aphakia）是指单眼或双眼内无晶状体存在。先天性白内障（cataract）又称为先天性晶状体混浊，表现为单眼或双眼晶状体混浊，它与染色体异常的关系不大，但与某些临床综合征高度相关，如 Walker-Warburg 综合征（即先天性白内障＋小眼畸形＋脑积水＋Dandy-Walker 畸形）。

②声像图表现。无晶状体表现为单侧或双侧眼眶无回声内未见环形强回声，而先天性白内障则表现为一侧或双侧晶状体明显增厚，不呈环形强回声，而呈椭圆形强回声（图 39-3-13）。

③鉴别诊断。诊断较明确，不需鉴别诊断，但较容易漏诊。

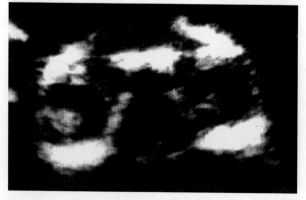

图 39-3-13　先天性白内障

④预后。如不合并其他畸形，则预后较好，但需植入人工晶状。

（3）眼距过窄或过宽。

①病理解剖特点。正常胎儿眼距与双侧眼眶内径之比约为 1：1：1，即双侧眼眶内侧－内侧的距离约为外侧－外侧距离的 1/3。眼距小于正常为眼距过窄（hypotelorism），大于正常为眼距过宽（hypertelorism）。眼距过窄和过宽均较少见，通常与染色体异常和临床综合征关系密切。

②声像图表现。眼距过窄表现为双侧眼眶内侧至内侧的距离与外侧至外侧距离之比小于 1/3（图 39-3-14），通常伴发于全前脑；眼距过宽则表现为双侧眼眶内侧至内侧的距离与外侧至外侧距离之比大于 1/3。但必须注意的是，如果仅有单纯的眼距过宽而不合并其他畸形，诊断不能成立。

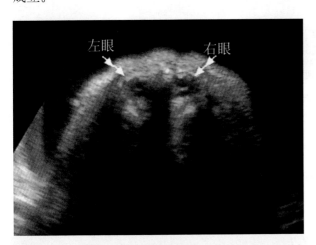

图 39-3-14　眼距过窄的声像图表现

③预后。眼距过窄通常与全前脑同时存在，因而预后不良，而眼距过宽的预后则取决于所合并的畸形。

2. 鼻畸形

（1）病理特点。鼻畸形包括无鼻（arhinia）、喙鼻（proboscis）和单鼻孔（single nostril），最常见于全前脑胎儿。无鼻是指鼻骨与鼻孔均缺失；喙鼻是指存在异位于正常鼻根部之上、与正常鼻根部脱离的中线软组织，可以有骨性成分存在；单鼻孔则指仅有一个鼻孔位于鼻中间。

（2）声像图表现。无鼻表现为鼻骨和鼻孔完全消失（图 39-3-15）；喙鼻表现为正常鼻根部未见鼻结构，而存在与正常鼻根部脱离的中线软组织隆起，常位于眼球水平的上方，既无鼻梁，

也无鼻尖和鼻孔，但可以有骨性成分（图 39-3-16 和图 39-3-17）；单鼻孔则表现为仅有一个鼻孔回声（如图 39-3-18 所示）。

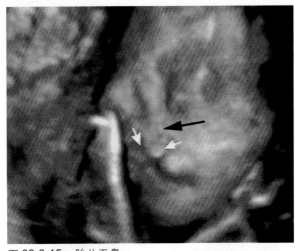

图 39-3-15　胎儿无鼻
胎儿无鼻的三维超声图像（黑箭头所指），伴有唇裂（白箭头所指）

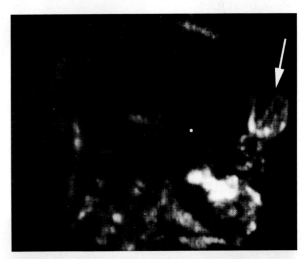

图 39-3-16　喙鼻的二维声像图表现（箭头所指）

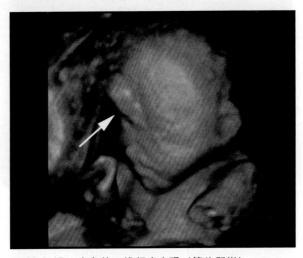

图 39-3-17　喙鼻的三维超声表现（箭头所指）

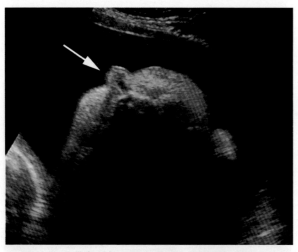

图 39-3-18　单鼻孔的二维声像图表现（箭头所指）

（3）预后。绝大多数鼻畸形都伴发于全前脑，因而预后不良。

3.唇裂和腭裂

（1）病理特点。唇裂和腭裂是最常见的面部畸形（图 39-3-19）。唇裂（cleft lip）是指缺损仅限于胎儿的上唇，而未累及硬腭和软腭; 腭裂(cleft palate）是指缺损累及硬腭和 / 或软腭。根据缺损的位置可分为中央性唇腭裂、单侧唇腭裂和双侧唇腭裂，中央性唇腭裂和双侧唇腭裂与染色体异常关系密切，而单侧唇腭裂与染色体异常的关联较少；根据病变累及的范围可分为单纯唇裂、唇裂合并腭裂和单纯腭裂。

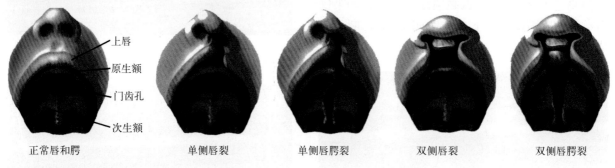

正常唇和腭　　　　单侧唇裂　　　　单侧唇腭裂　　　　双侧唇裂　　　　双侧唇腭裂

（上唇　原生额　门齿孔　次生额）

图 39-3-19　胎儿唇、腭裂的病理分型示意图

（2）声像图表现。

①唇裂。面部冠状切面或横切面显示胎儿上唇线回声连续性中断 (图 39-3-20 至图 39-3-22)，严重的唇裂还可导致鼻不对称、鼻翼内陷或鼻塌陷等鼻的形态改变。

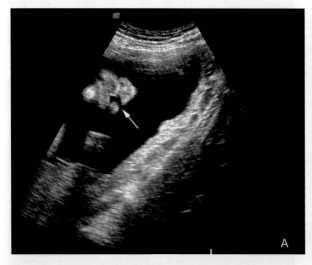

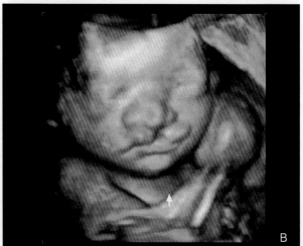

图 39-3-20　胎儿左侧唇裂
A 图为胎儿唇裂的二维声像图（箭头所指）　B 图为三维声像图

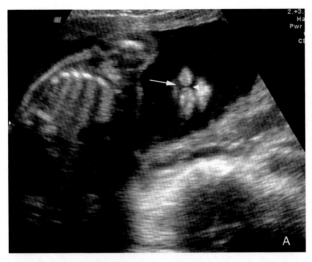
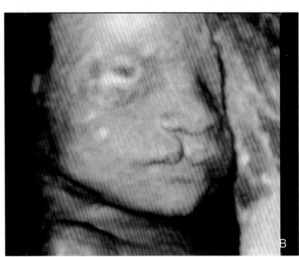

图 39-3-21 胎儿右侧唇裂
A 图为胎儿唇裂的二维声像图（箭头所指） B 图为三维声像图

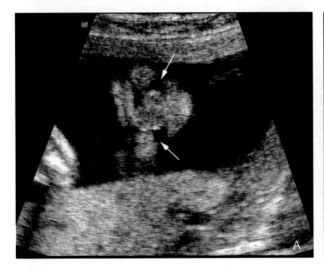
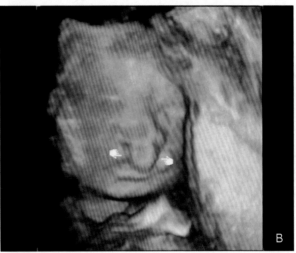

图 39-3-22 胎儿双侧唇裂
A 图为胎儿唇裂的二维声像图（箭头所指） B 图为三维声像图

②腭裂。通常合并有唇裂，表现为上唇线回声连续性中断和上牙槽骨裂开（图 39-3-23 和图 39-3-24），并向上延伸至硬腭和／或软腭。单纯的腭裂少见，也极难诊断和极易漏诊，常规显示上牙槽骨水平的面部横切面有助于提高单纯腭裂的检出率，但受胎位和检查者的技术水平的影响较大。晚近，有许多国内外学者应用三维超声显示腭裂，方法简单，对检查者技术依赖性不高，并能直观地显示腭裂及病变累及的范围（图 39-3-25）。

（3）预后。伴有染色体异常的唇腭裂预后不良。不伴染色体异常的单纯唇裂预后较好，出生后行美容手术可以较完美地修补，小的腭裂可以不进行修补，而大的腭裂手术修补难度较大，预后较差。

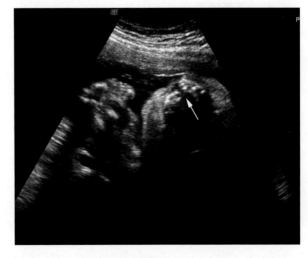

图 39-3-23 胎儿单侧唇腭裂的二维声像图
胎儿颌面上牙槽骨横切面显示胎儿唇裂和上牙槽骨回声连续中断，提示左侧唇腭裂（箭头所指）

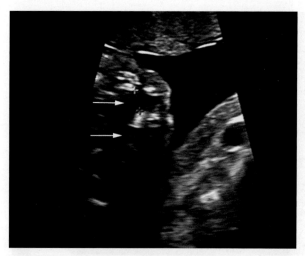

图 39-3-24   胎儿双侧唇腭裂的二维声像图

胎儿颌面上牙槽骨横切面显示胎儿唇裂和上牙槽骨回声连续中断，提示双侧唇腭裂（箭头所指）

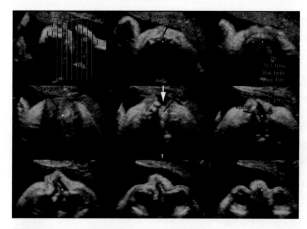

图 39-3-25   三维超声显示胎儿唇腭裂

胎儿三维超声多层面显示胎儿唇腭裂（箭头所指）

4. 小下颌畸形

（1）病理特点。小下颌畸形（micrognathia）是指下颌骨形态异常，通常为颌后缩，与染色体异常和临床综合征关系极为密切。

（2）声像图表现。通常应用正中矢状切面显示胎儿面部轮廓进行诊断，表现为胎儿下颌骨短小或缺如，向内收，上唇突起，下巴轮廓显示不清，甚至在下牙槽骨水平横切面可以同时显示上牙槽骨（图 39-3-26）。在正中矢状切面怀疑小下颌畸形时还应取经下颌骨的横切面，测量下颌指数（jaw index）。下颌指数为下颌骨前后径与双顶径的比值，如比值 <23% 则可提示小下颌畸形。

（3）预后。小下颌畸形通常与染色体异常同时存在，或者是某些临床综合征的一部分，故大多预后不良。

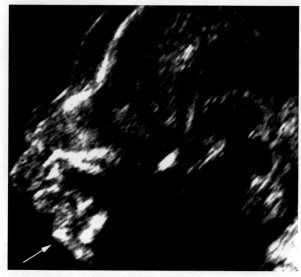

图 39-3-26   小下颌畸形的二维声像图表现（箭头所指）

5. 外耳畸形

（1）病理特点。胎儿外耳畸形（external ear anomalies）很难被超声诊断出来，它通常与染色体异常或临床综合征有关。最常见的外耳畸形是低位耳和外耳前皮赘。

（2）声像图表现。二维超声取颅脑的旁矢状切面可以显示胎儿外耳畸形，但受胎位的影响不容易显示，判断外耳的形态和位置较困难，尤其是判断低位耳更加困难。三维超声可以形象地显示胎儿外耳的形态和位置，从而有助于提高胎儿外耳畸形的检出率。胎儿外耳畸形很少单独存在，通常伴发于其他畸形。

耳前皮赘的声像图表现为外耳前方的皮肤上有一息肉样隆起，与外耳不相连（图 39-3-27）；低位耳则表现为外耳的上缘低于双眼外眦连线的水平，而正常情况下胎儿外耳的中线与双眼外眦连线在同一水平。

（3）预后。由于胎儿外耳畸形通常伴发于染色体异常和临床综合征，故预后大多不良。因此，如果发现胎儿外耳畸形还应仔细检查有无其他畸形，同样如果发现胎儿有其他畸形也应检查胎儿外耳有无畸形。

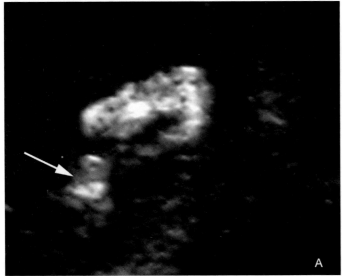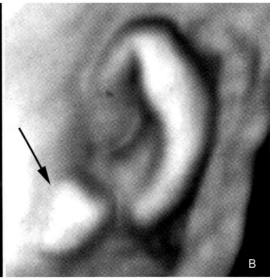

图 39-3-27　耳前皮赘的声像图表现

A 图为二维声像图　B 图为三维声像图，箭头所指为耳前皮赘

6. 口腔寄生胎

（1）病理特点。口腔寄生胎（epignathus）是一种很少见的发生于口腔、咽部的畸胎瘤，大多数为良性病变，常包含有三个胚层的组织。肿瘤大小不一，小的仅为带细蒂的小包块，大的可累及整个口腔、鼻腔和颅腔。当肿块巨大时，可以阻塞胎儿上呼吸道及羊水的吞咽，导致胎儿先天性上呼吸道梗阻综合征（congenital high-airway obstruction syndrome，CHAOS）和羊水过多，甚至引起产时胎儿急性缺氧而死亡。

（2）声像图表现。

①胎儿面部出现形态不规则的实质性或混合性包块（图 39-3-28 和图 39-3-29），内部回声不均匀，有时其内可见钙化灶。

②仔细观察可见肿块来源于口腔，胎口极度张开。

③如果肿块累及鼻腔则可见鼻腔增宽及鼻腔内混合性或实质性肿块。如果肿块累及颅腔则可见颅内有混合性或实质性肿块，脑组织受压，脑室扩张。

④羊水过多，胎儿胃泡较小甚至消失。

（3）鉴别诊断。需与颈前部畸胎瘤、面部包块和口腔其他包块鉴别。

（4）预后。预后与肿块的大小关系密切，肿块较小未累及重要器官时预后较好，肿块较大时可完全阻塞胎儿上呼吸道，造成胎儿产时急性缺氧而死亡，因此对于较大的口腔寄生胎应建议终止妊娠。

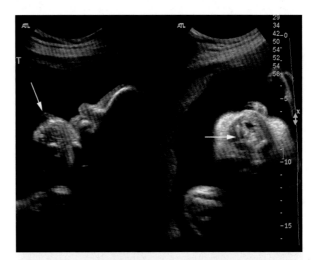

图 39-3-28　胎儿口腔寄生胎的二维声像图表现

胎儿面部出现形态不规则的实质性包块，仔细观察可见肿块来源于口腔，胎口极度张开（箭头所指）

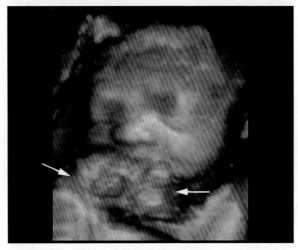

图 39-3-29　胎儿口腔寄生胎的三维超声（箭头所指）

7. 颈部水囊瘤

（1）病理特点。胎儿颈项透明层（nuchal translucency,NT）是指胎儿颈项部体液充填的区域，其厚度通常 ≤ 2.5mm。NT 增厚通常与胎儿染色体异常、心脏畸形等有密切关系，而颈部水囊瘤（cystic hygroma）是颈项透明层极度增厚所形成的，因此它与胎儿染色体异常、心脏畸形等关系更为密切。

（2）声像图表现。

①通常取胎儿颈部横切面。胎儿颈部出现较大的囊性包块，呈多房性，其内可见带状的纤维分隔回声（图 39-3-30）。

②胎头和胎体皮下常有水肿，表现为胎头和胎体均被无回声区所包绕。

（3）鉴别诊断。颈部水囊瘤具有特征性的声像图表现，诊断较容易，主要应与颈部其他肿瘤相鉴别。颈部其他肿瘤少见，其中较常见的是颈部畸胎瘤，声像图表现为胎儿颈部增厚，其内可见混合性或实质性包块，大小不一，内部回声不均匀，有时可见钙化斑回声，与颈部水囊瘤的声像图表现明显不同，可资鉴别。

（4）预后。胎儿颈部水囊瘤是颈项透明层极度增厚所导致的，与染色体异常和胎儿畸形等病理改变的关系极为密切，常因引起胎儿水肿、心衰而导致胎儿宫内死亡，预后不良，应建议终止妊娠。

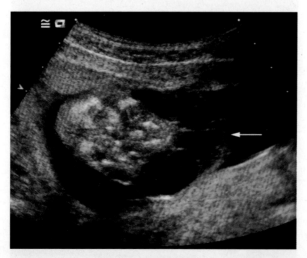

图 39-3-30　颈部水囊瘤（箭头所指）

第4节
胸部畸形

一、超声检查方法和正常声像图表现

1. 四腔心切面　胎儿四腔心切面是观察胎儿胸腔最基本的切面，在四腔心切面上，心脏位于胸腔内偏左前方，心尖指向左侧，心尖靠近胸壁。心脏两侧为肺脏，右肺面积稍大于左肺（图 39-4-1）。在四腔心切面上可以测量心胸比，正常情况下心脏胸腔面积比约为 1/3，心脏胸腔内径比小于 1/2。

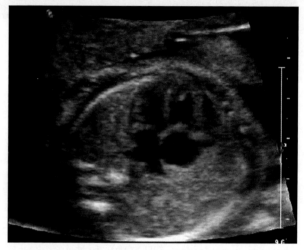

图 39-4-1　四腔心切面显示胎儿胸腔

2. 上纵隔横切面　即三血管平面，平行于四腔心切面，但更靠近胎儿头侧，它可以显示胎儿胸腺及其与大血管的关系，在此切面上还可以显示肺动脉、主动脉弓横切面、上腔静脉、气管及食管（图 39-4-2）。

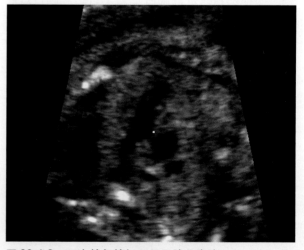

图 39-4-2　三血管气管切面显示胎儿胸腔

3. 旁矢状切面 两侧旁矢状切面不仅可以清晰地显示两侧肺脏，还可以显示两侧膈肌和气管的情况（图 39-4-3 和图 39-4-4）。

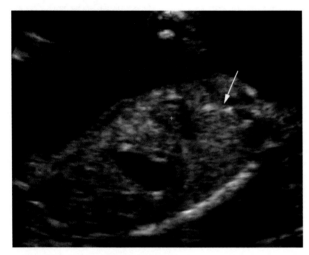

图 39-4-3 胎儿左侧旁矢状切面

胎儿左侧旁矢状切面显示左肺（箭头所指）、膈肌及胃泡

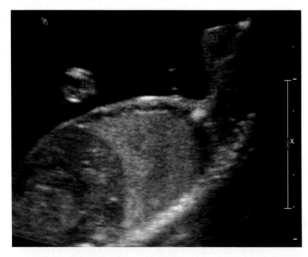

图 39-4-4 胎儿右侧旁矢状切面

4. 三维超声 多平面模式可以同时显示横切面、矢状切面和冠状切面这三个相互垂直的切面，更完整地显示胎儿胸腔脏器（图 39-4-5）。

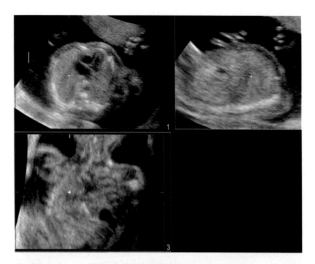

图 39-4-5 三维超声多平面模式显示胎儿胸腔

左上平面显示胎儿胸腔横切面（即 A 平面），右上平面显示矢状切面（即 B 平面），右下平面显示冠状切面（即 C 平面）

二、胸部畸形

1. 肺先天性囊性腺瘤样病变

（1）病理特点。肺先天性囊性腺瘤样病变（congenital cystic adenomatoid malformation of the lung，CCAM）属肺错构瘤之一，病变常累及一侧肺或一叶肺，其病理特点是末梢支气管过度生长，呈腺瘤样生长并损害肺泡。病理上分为3型：Ⅰ型为大囊肿型，囊肿直径为 2 ～ 10cm；Ⅱ型为多发小囊肿型，囊肿直径为 0.5 ～ 2cm；Ⅲ型为实质性肿块或微囊肿型，囊肿直径小于 0.5cm。

（2）声像图表现。

① Ⅰ型 CCAM。患侧肺实质内见一个或数个圆形无回声区，边界清晰，大小不一，直径为 2 ～ 10cm（图 39-4-6）。

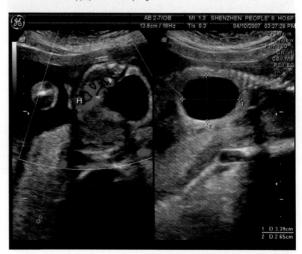

图 39-4-6 Ⅰ型肺先天性囊性腺瘤样病变

② II 型 CCAM。患侧肺实质内见多个小的圆形无回声区，边界清晰，直径为 0.5 ~ 2cm（图 39-4-7）。

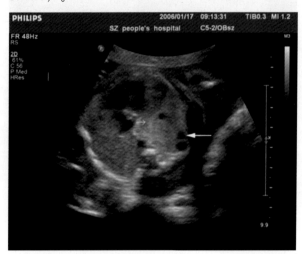

图 39-4-7　II 型肺先天性囊性腺瘤样病变（箭头所指）

③ III 型 CCAM。患侧肺叶明显增大，呈均匀性增强回声，无囊性回声可显示（图 39-4-8）。

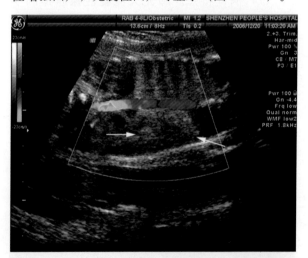

图 39-4-8　III 型肺先天性囊性腺瘤样病变（箭头所指）

④彩色多普勒显示病变区血液供应来源于肺动脉，而不是来源于主动脉。

⑤患侧体积明显增大，可导致纵隔和心脏向对侧移位。

（3）鉴别诊断。

①III 型 CCAM 与肺分离的鉴别。肺分离的声像图也表现为一侧肺或一叶肺呈均匀一致的强回声，但其与 III 型 CCAM 的鉴别要点在于病变主要位于肺下叶，其血液供应是由主动脉供应而不由肺动脉供应。

② II 型 CCAM 与膈疝的鉴别。膈疝也表现为胸腔内出现囊性暗区，它与 II 型 CCAM 的鉴别要点在于膈疝时囊性暗区有蠕动现象。

③ I 型 CCAM 与支气管囊肿的鉴别。支气管囊肿多为单发性囊肿，体积相对较大，且多靠近中线，可资鉴别。

（4）预后。CCAM 与染色体异常的关系并不密切，其预后与病变的严重程度及有无合并畸形有关。一般而言，单侧、病变范围小的 CCAM 的预后较好，并且可能会自发性消失。但如果合并有胎儿水肿则预后不良。

2. 肺分离

（1）病理特点。肺分离（lung sequstration）又称为副肺（accessory lung）属肺的先天性畸形，多为单侧性病变，是指肺的某部分与正常的肺组织分离，分离的肺组织与气管也不相通，其血液供应来自体循环（主动脉）而不是肺循环（肺动脉）。肺分离分为肺内肺分离和肺外肺分离，肺内肺分离是指副肺萌芽发生在胸膜形成之前，胸膜形成时副肺与其他肺叶共享同一个胸膜腔；肺外肺分离则是指副肺萌芽发生在胸膜形成之后，副肺有自己独立的胸膜腔。

（2）声像图表现。

①单侧胸腔或腹腔内见均匀性强回声包块，靠近肺底部（图 39-4-9）。

②彩色多普勒显示肿块内有较丰富血流信号，追踪观察可见其血液供应来源于主动脉，而不是肺动脉（图 39-4-10）。

③包块较大时可造成纵隔和心脏受压移位。

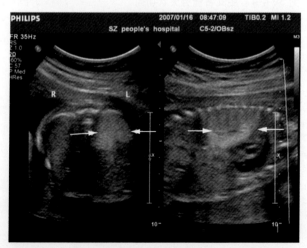

图 39-4-9　肺分离的二维声像图表现

靠近肺底部见均匀性强回声包块（箭头所指）

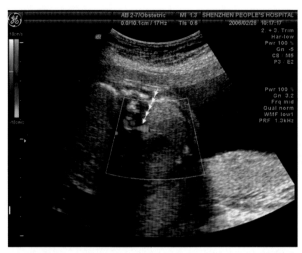

图 39-4-10　肺分离的彩色多普勒表现
彩色多普勒显示强回声包块的血液供应来自主动脉（箭头所指）

（3）鉴别诊断。肺分离主要应与Ⅲ型肺先天性囊性腺瘤样病变相鉴别，两者均表现为均匀一致的强回声包块，其鉴别要点在于肺分离的血液供应来源于主动脉，而肺先天性囊性腺瘤样病变的血液供应来源于肺动脉。

（4）预后。肺分离的预后与病变严重程度有关，病变轻者可无任何症状，合并其他畸形或胎儿水肿时预后不良。

3. 膈疝

（1）病理特点。膈疝（diaphragmatic hernia）是指腹腔脏器通过膈肌上的裂孔或缺损进入胸腔。疝入的腹腔脏器多为胃和肠，也可为肝脏、脾、胰等腹腔脏器。

（2）声像图表现。

①由于超声不能直接显示膈肌上的缺损，因此只有当腹腔内容物疝入胸腔时才能被超声检查出来。

②胸腔内见占位性病变，多为混合性，以左侧多见。

③疝入物为胃时，胸腔内见一个较大的囊性结构，会变形或有蠕动，而腹腔内未见胃泡回声（图 39-4-11）；疝入物为肠管时，胸腔内见不规则的肠管回声，呈壁较厚的液性暗区，并有蠕动；疝入物为肝脏时，胸腔内见肝脏回声，肺体积变小，心脏向左移位，仔细观察可显示疝入物内见细小的胆管回声（图 39-4-12），彩色多普勒显示疝入物血液供应来自腹腔。

④三维超声可同时显示横断面、矢状面和冠

状面，可以从多切面显示膈肌和胸腔，更有助于判断膈疝的位置和内容物。

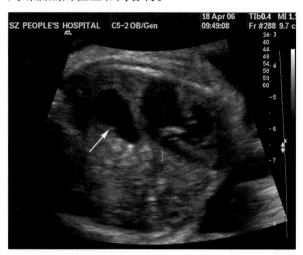

图 39-4-11　膈疝（胃疝入胸腔）
胸腔内见一个较大的囊性结构，会变形及有蠕动现象（箭头所指）

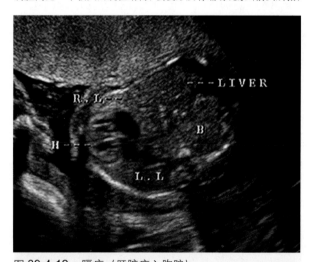

图 39-4-12　膈疝（肝脏疝入胸腔）
胸腔内见肝脏回声，仔细观察可显示疝入物内见细小的胆管回声，肺体积变小，心脏向左移位（B-肠　H-心脏　LIVER-肝脏　LL-左肺　RL-右肺）

（3）鉴别诊断。

①膈疝内容物为胃肠时应与Ⅱ型肺先天性囊性腺瘤样病变相鉴别。两者均表现为胸腔内囊性包块，其鉴别要点在于膈疝时可观察到胃肠变形和蠕动现象。

②膈疝内容物为肝脏时应与Ⅲ型肺先天性囊性腺瘤样病变相鉴别。其鉴别要点在于胸腔内包块内可见细小的胆管回声，且其内容物血液供应来源于腹腔。

③膈疝内容物为肝脏时应与肺分离相鉴别。其鉴别要点在于仔细观察胸腔内包块内可见细小

胆管回声，其血液供应来源于肝脏，而肺分离包块的血液供应来源于主动脉，可资鉴别。

（4）预后。总体来说，膈疝的预后较差，如果合并其他畸形或染色体异常则预后更差。

4. 胸腔积液

（1）病理特点。胸腔积液（pleural effusion）是指液体异常积聚在胎儿胸腔内，大部分为单侧胸腔积液，右侧多于左侧，其病因主要有胎儿水肿、乳糜胸、胸腔病变（如肺先天性囊性腺瘤样病变和肺分离）及染色体异常（如 21 - 三体和 Turner 综合征等）。

（2）声像图表现。胎儿单侧或双侧胸腔内出现无回声区，在液体的衬托下，肺脏可以更清晰地显示出来（图 39-4-13），大量胸腔积液时可将纵隔推向对侧。

（3）鉴别诊断。超声可以很容易地诊断胸腔积液，无需鉴别诊断，但应仔细观察有无合并其他畸形。

（4）预后。胸腔积液的预后与病因有关，总体预后不良。单纯的胸腔积液如不合并胎儿水肿、染色体异常和其他畸形，则预后良好。

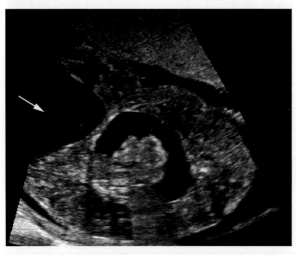

图 39-4-13　胎儿胸腔积液
胸腔内出现无回声区（箭头所指），在液体的衬托下，肺脏可以更清晰地显示出来

第 5 节
心脏畸形

一、超声检查方法及正常声像图表现

（一）二维声像图表现

根据国际妇产科超声协会（ISUOG）胎儿心脏检查指南，胎儿心脏超声检查分 3 级。

1. 初步筛查（Ⅰ级筛查）

（1）适用对象。对胎儿心脏超声检查技术不熟悉的基层医院。

（2）观察切面。四腔心切面（图 39-5-1）。四腔心切面是二维超声筛查胎儿心脏的基础切面，一般横切胎儿胸廓即可获得。

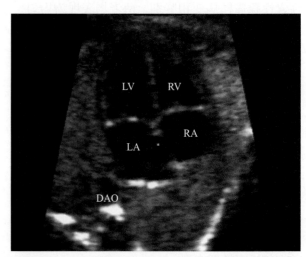

图 39-5-1　胎儿四腔心切面

（3）观察内容。

①心尖与胃泡的位置。心尖和胃泡均位于胸腔的左侧。

②心率。正常胎儿心率为 120 ～ 160 次 / 分。

③心律。正常胎儿呈窦性心律。

④心轴。正常心轴呈指向左侧 45°±20°。

⑤心脏大小。正常胎儿心脏大部分位于左侧胸腔，约占胸腔面积的 1/3。

⑥心房。胎儿左、右心房大小大致相等，卵圆孔瓣漂浮在左心房侧，房间隔原发隔和继发隔存在。

⑦心室。胎儿左、右心室大小大致相等，室间隔回声连续。

⑧房室瓣。二尖瓣与三尖瓣启闭正常，三尖瓣隔瓣附着点比二尖瓣前瓣附着点更靠近心尖。

⑨肺静脉回流入左心房。

2. 基本筛查（Ⅱ级筛查）

（1）适用对象。如果仪器和人员技术允许，都应对胎儿心脏进行基本筛查。

（2）观察切面。然而，仅用四腔心切面筛查胎儿心脏畸形仅能发现60%的先天性心脏病，容易遗漏涉及大动脉异常的先心病。因此，基本筛查应包括胎儿四腔心切面、左心室流出道切面、右心室流出道切面及三血管气管切面，但由于左右室流出道切面并不能轻易获得，它需要经过一段时间的专业培训和练习，才能显示。

（3）观察内容。

①四腔心切面。初步筛查的全部内容。

②左心室流出道切面（图39-5-2）。在显示四腔心切面的基础上，将探头向胎儿头侧稍稍偏一些，再稍稍旋转一些，即可显示左心室流出道切面。在左心室流出道切面上可以显示主动脉起源于左心室，主动脉前壁与室间隔回声连续；主动脉瓣回声及启闭正常，无瓣膜增厚、回声增强；室间隔回声连续。

③右心室流出道切面。肺动脉长轴切面（图39-5-3）和大动脉水平短轴切面（图39-5-4）都可以显示右心室流出道。肺动脉长轴切面在显示左心室流出道切面后将探头再向胎儿头侧偏转一些即可得到，而大动脉水平短轴切面则需在四腔心切面的基础上将探头旋转90°左右才能显示。在右心室流出道切面上可以显示肺动脉起源于右心室，内轻较主动脉稍宽，在主动脉根部与升主

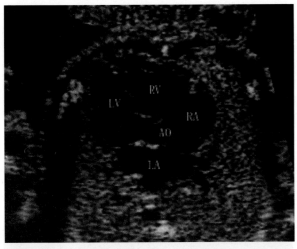

图39-5-2 左心室流出道切面
（AO-主动脉 LA-左心房 LV-左心室 RA-右心房 RV-右心室）

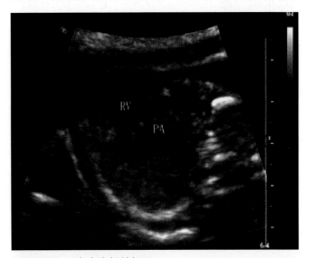

图39-5-3 肺动脉长轴切面

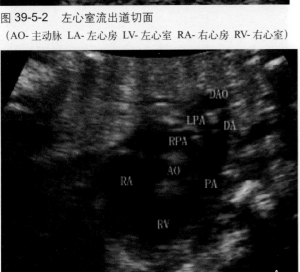

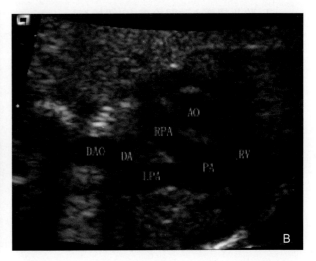

图39-5-4 大动脉水平短轴切面
A图显示动脉导管开口在左肺动脉外侧 B图显示动脉导管开口在左肺动脉内侧（AO-主动脉 DA-动脉导管 DAO-降主动脉 LPA-左肺动脉 PA-肺动脉 RA-右心房 RPA-右肺动脉 RV-右心室）

动脉约成70°；肺动脉瓣回声及启闭正常，无瓣膜增厚、回声增强。然而，如果显示右心室流出道时不能显示左、右肺动脉，就有可能漏诊大动脉转位。大动脉水平短轴切面还可以显示肺动脉发出后不久即发出左肺动脉和右肺动脉，左肺动脉与动脉导管相连通，而肺动脉长轴切面却不能显示左肺动脉和右肺动脉，因此在进行胎儿心脏筛查时最好能显示大动脉水平短轴切面。

④三血管气管切面（即上纵隔横切面或3VT切面）。在显示四腔心切面的基础上，将探头向胎儿头侧偏转角度大一些即可显示3VT切面。应用此切面评价肺动脉、主动脉弓和上腔静脉的内径比例和位置关系，以及大血管与气管的位置关系（图39-5-5）。

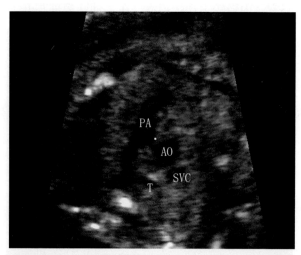

图 39-5-5　三血管气管切面

（AO- 主动脉弓　PA- 肺动脉　SVC- 上腔静脉　T- 气管）

3. 胎儿超声心动图检查（Ⅲ级检查）

（1）适用对象。有胎儿心脏畸形的高危因素或高度怀疑胎儿心脏畸形时。

①母体因素。先天性心脏畸形家族史、母体原有代谢性疾病（糖尿病和苯丙酸血症）、母体感染（B19病毒、风疹病毒、柯萨奇病毒感染）、心脏致畸因子（类视黄醇、苯妥因钠、卡马西平、碳酸锂、丙戊酸）、母体抗体（抗 Ro 抗体和抗 La 抗体）。

②胎儿因素。可疑心脏畸形、胎儿染色体畸形、心脏外畸形、颈项透明层异常（NT > 3mm）、胎儿心率或心律紊乱（持续性心动过缓、持续性心动过快、持续性心律不齐、频发心律不齐）。

（2）观察切面。除了胎儿心脏各标准切面外，还包括任何对诊断有价值的移行切面。

①四腔心切面。

②左心室流出道切面。

③右心室流出道切面。

④三血管气管切面。

⑤主动脉弓长轴切面（图39-5-6）。

⑥动脉导管弓切面（图39-5-7）。

⑦上、下腔静脉进入右心房切面（图39-5-8）。

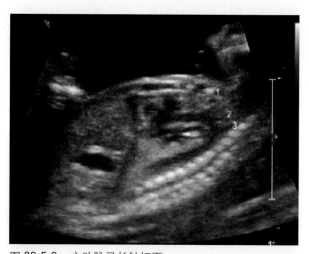

图 39-5-6　主动脉弓长轴切面

主动脉弓长轴切面不仅能显示主动脉弓内径均匀一致，还能显示主动脉弓的三根分支（1-头臂动脉　2-左颈总动脉　3-左锁骨下动脉）

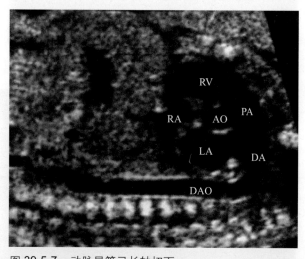

图 39-5-7　动脉导管弓长轴切面

（AO- 主动脉　DA- 动脉导管　DAO- 降主动脉　LA- 左心房　PA- 肺动脉　RA- 右心房　RV- 右心室）

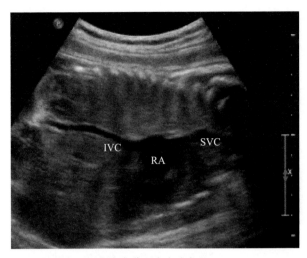

图 39-5-8　上下腔静脉进入右心房切面

（IVC- 下腔静脉　RA- 右心房　SVC- 上腔静脉）

（3）观察内容。胎儿超声心动图应由熟悉胎儿心脏畸形产前诊断的医生完成。检查内容除了包括胎儿心脏基本筛查的所有内容，还应详细检查胎儿心脏的结构和功能，包括心脏的位置、体静脉和肺静脉与心房的连接、卵圆孔、心房心室连接、大动脉心室连接、大动脉的相互位置关系、主动脉弓、动脉导管弓；彩色多普勒观察胎儿心脏的血流情况（图 39-5-9）；多普勒超声测量各瓣膜口血流、心腔内异常血流及心律失常（图39-5-10）；M 型超声显示心律失常、心室功能不全等（图 39-5-11）。

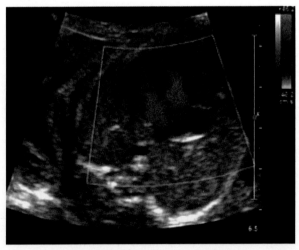

图 39-5-9　彩色多普勒超声显示房室瓣血流

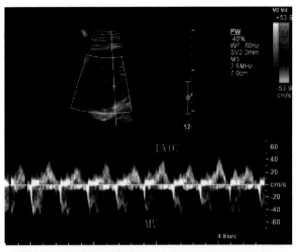

图 39-5-10　多普勒超声显示二尖瓣血流和左室流出道血流 向下的二尖瓣（MV）血流，向上的为左心室流出道（LVOT）血流

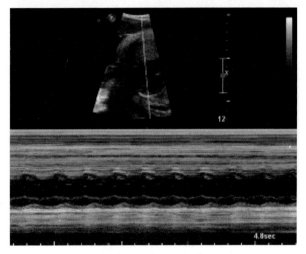

图 39-5-11　M 型超声显示心室壁运动

（二）三维超声心动图

三维超声心动图包括静态三维超声心动图、空间时间相关成像和实时三维超声心动图。

1. 静态三维超声心动图　多应用于胎儿颜面部、四肢等实质脏器的表面成像，但晚近发现，静态三维超声心动图同样可以用于中孕期胎儿心脏筛查，尤其是显示左心室流出道切面和大动脉水平短轴切面（图 39-5-12）。

2. 空间时间相关成像　空间时间相关成像（spatiotemporal image correlation, STIC）是新近发展起来的四维超声心动图技术，它能对胎儿心脏进行动态多平面成像（multiplanar mode）和渲染三维成像（rendering mode）。多平面成像可以同时显示三个相互垂直的平面（图 39-5-13），通过断层超声显像技术（tomographic ultrasound imaging，TUI）还同时显示多个连续的平行切面，可同时显示上腹部胃泡平面横断面、四腔心切面、左心室流出道切面、右心室流出道切面和上纵隔3VT切面（图39-5-14），从而能降低胎儿心脏畸形筛查的难度，使经验不足的超声医师也能获得较高质量的超声切面，同时还可以加强他们对胎儿心脏结构和空间位置的理解能力。渲染三维成像可以实时显示胎儿心脏的三维结构（图39-5-15），也通过不同方向、不同角度的切割和旋转，显示二维超声不能或者很难观察的心脏结构，例如从右心室观察室间隔右心室面的情况。

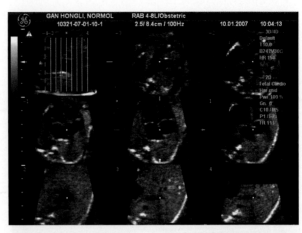

图 39-5-14 空间时间相关成像断层超声显像技术
从上至下依次显示上纵隔3VT切面、右心室流出道切面、左心室流出道切面、四腔心切面和上腹部胃泡平面横断面

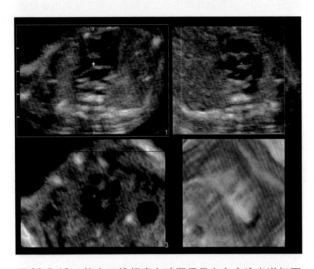

图 39-5-12 静态三维超声心动图显示左心室流出道切面和大动脉水平短轴切面
图上左显示左心室流出道切面，图上右显示大动脉水平短轴切面

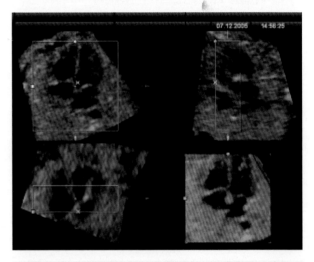

图 39-5-15 空间时间相关成像渲染三维成像显示胎儿四腔心切面的立体形态

3. **实时三维超声心动图** 采用矩阵探头（matrix-array probe）技术可以实时地显示胎儿心脏结构而不需要三维数据采集，就象显示二维图像一样。实时三维超声心动图 (real-time three-dimensional echocardiography) 也包括二种模式——双平面模式（live xPlane mode）和实时三维模式（live 3D mode）。双平面模式可以同时显示两个沿 Y 轴相互垂直的平面，例如可以同时显示四腔心切面和大动脉水平短轴面（图39-5-16）；实时三维模式可以实时显示胎儿心脏的三维结构，例如显示四腔心切面（图39-5-17）和室间隔的右心室面（图39-5-18）。

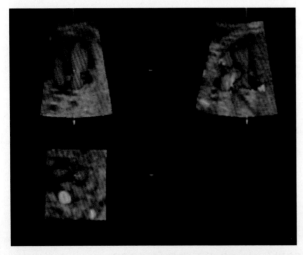

图 39-5-13 空间时间相关成像多平面成像技术
多平面成像技术显示三个相互垂直的平面

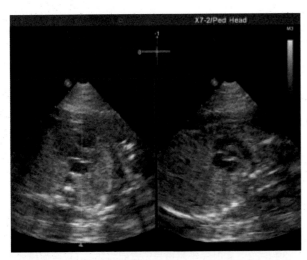

图 39-5-16 实时三维超声心动图（双平面模式）
同时显示左心室流出道切面和大动脉水平短轴切面

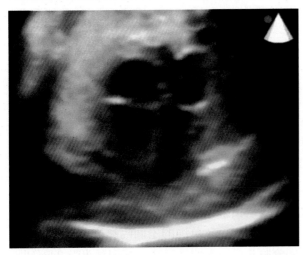

图 39-5-17 实时三维超声心动图显示四腔心切面（live 3D 模式）

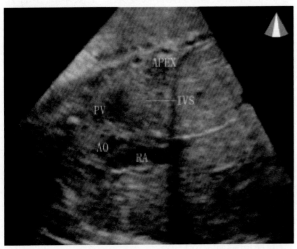

图 39-5-18 实时三维超声心动图显示室间隔右心室面（live 3D 模式）
（AO- 主动脉 APEX- 心尖 IVS- 室间隔 PV- 肺动脉瓣 RA- 右心房）

二、胎儿心脏畸形

1. 室间隔缺损

（1）病理特点。室间隔缺损（ventricular septal defect，VSD）是最常见的心脏畸形之一，可以是单发畸形，也可以是其他复杂心脏畸形（如法洛四联症、右心室双出口、永存动脉干等）的一部分，还可伴发于其他心脏畸形（如房间隔缺如、肺静脉异位引流等）。在胎儿期，单纯的室间隔缺损由于左心室和右心室的压力相近，因而不会引起明显的胎儿血流动力学改变。即便是较大的室间隔缺损，也仅会导致少量室水平收缩期和舒张期双期双向分流。室间隔缺损大致分为 3 型：膜部室间隔缺损、漏斗部室间隔缺损和肌部室间隔缺损。

（2）声像图表现。

①室间隔回声连续性中断（图 39-5-19）。四腔心切面是检测胎儿室间隔缺损的基本切面，但由于室间隔缺损时四腔心切面的异常并不明显，因而在胎儿期室间隔缺损常常被漏诊。在心尖或心底四腔心切面上，由于声束与室间隔平行而导致室间隔回声失落，会造成室间隔缺损的伪像。因此，如果在心尖或心底四腔心切面上怀疑有室间隔缺损时，还应取横位或斜位四腔心切面加以证实。另外，对靠近心室流出道的膜部室间隔缺损，往往还需要取左心室流出道切面才能显示出来。

②室间隔缺损处回声不规则，缺损处心内膜回声粗糙、不光滑。

③彩色多普勒于室间隔缺损处探及红蓝交错的双期分流血流信号（图 39-5-20），脉冲多普勒取样为收缩期和舒张期双期双向湍流频谱。

④室间隔缺损可以是单纯的室间隔缺损，也可以是复杂心脏畸形的一部分，例如右心室双出口、法洛四联症、永存动脉干等。

⑤可合并其他心脏畸形，例如房间隔缺损、肺静脉异位引流等。

⑥三维超声可以从室间隔的右心室面直接观察（图 39-5-21 和图 39-5-22），对室间隔缺损的诊断和分型具有重要的作用。

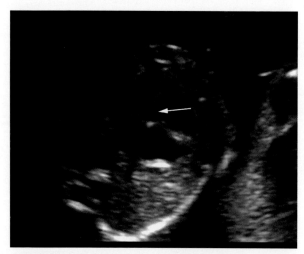

图 39-5-19　室间隔缺损的二维声像图表现
四腔心切面显示室间隔缺损（箭头所指）

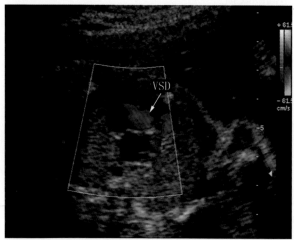

图 39-5-20　室间隔缺损的彩色多普勒表现
彩色多普勒显示室间隔缺损（VSD）时的过隔血流（箭头所指）

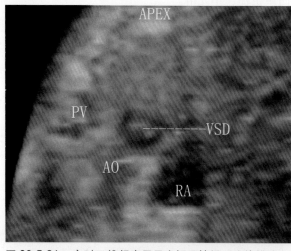

图 39-5-21　实时三维超声显示室间隔缺损（渲染模式）
实时三维超声从右心室面显示室间隔缺损（AO-主动脉 APEX-心尖 PV-肺动脉瓣 RA-右心房 VSD-室间隔缺损）

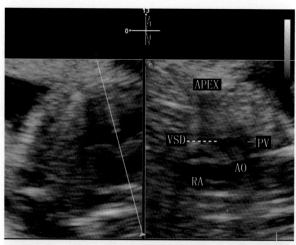

图 39-5-22　实时三维超声显示室间隔缺损（双平面模式）
实时三维超声可以同时实时显示两个互相垂直的平面，在左侧平面上将参照线沿着室间隔放置时，在右侧平面就可以实时显示室间隔缺损（VSD）（AO-主动脉 APEX-心尖 PV-肺动脉瓣 RA-右心房）

（3）鉴别诊断。单纯的室间隔缺损在胎儿期容易漏诊，主要应鉴别是真正有室间隔缺损还是伪像。其鉴别要点在于怀疑室间隔缺损时应用多切面显示可疑处，并尽可能不在心尖或心底四腔心切面诊断室间隔缺损，而应在横位或斜位四腔心切面也能显示室间隔回声中断，并有彩色多普勒和脉冲多普勒显示有室水平分流时，才能诊断室间隔缺损。

（4）预后。单纯的室间隔缺损预后良好，大部分胎儿产后无明显症状，并约有40%的室间隔缺损在产后2年内自然闭合。合并其他心脏畸形时，室间隔缺损的预后较复杂，主要取决于合并畸形对胎儿心脏血流动力学的影响程度。

2. 房间隔缺损

（1）病理特点。房间隔分为原发隔（septum primum）和继发隔（septum secondum）。如果在胎儿发育期，原发隔或继发隔发育存在缺陷，即可造成房间隔缺损（atrial septal defect，ASD）。房间隔缺损分为4型：继发孔型房间隔缺损、原发孔型房间隔缺损、静脉窦型房间隔缺损和冠状静脉窦型房间隔缺损。

①继发孔型房间隔缺损（secondum atrial septal defect）。主要累及房间隔继发隔和卵圆孔，约占房间隔缺损的70%。

②原发孔型房间隔缺损（primum atrial septal defect）。主要累及房间隔的原发隔，是二尖瓣

和三尖瓣与房间隔和室间隔连接区缺陷所致。发生率仅次于继发孔型房间隔缺损，此型又属于房室管畸形的一种类型，常伴有二尖瓣裂或三尖瓣裂。

③静脉窦型房间隔缺损（atrial septal defect, sinus venousus）。主要累及房间隔后上部，接近上腔静脉开口处。

④冠状静脉窦型房间隔缺损（atrial septal defect, coronary sinus）。此型较罕见，仅累及房间隔后上方的冠状静脉窦隔区。

（2）声像图表现。

①继发孔型房间隔缺损。在四腔心切面上十字交叉结构存在，房间隔回声连续性中断（图39-5-23）。必须提出的是，在胎儿期很难诊断房间隔缺损。有以下2个征象时常可诊断房间隔缺损可能：一是房间隔继发隔消失；一是未能显示卵圆孔瓣，或卵圆孔瓣过短无法完全覆盖卵圆孔。而卵圆孔径增大（＞7mm）时不能轻易诊断房间隔缺损，因为即使卵圆孔径明显增大，但只要卵圆孔瓣足够长的话，也能完全覆盖卵圆孔。

②原发孔型房间隔缺损。在四腔心切面上，房间隔靠近十字交叉结构处回声缺失（图39-5-24），彩色多普勒显示房水平有分流血流信号。

③静脉窦型和冠状静脉窦型。发生率低，在胎儿期未见有病例报道。

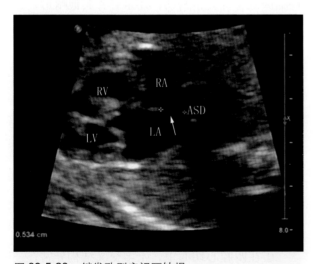

图 39-5-23　继发孔型房间隔缺损
在四腔心切面上房间隔回声连续性中断（箭头所指），未能显示卵圆孔瓣回声（ASD-房间隔缺损 LA-左心房 LV-左心室 RA-右心房 RV-右心室）

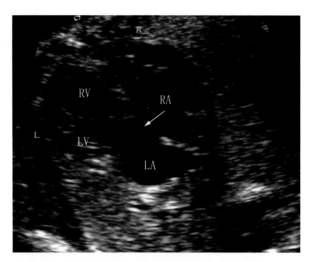

图 39-5-24　原发孔型房间隔缺损
在四腔心切面上，房间隔靠近十字交叉结构处回声消失（箭头所指）（LA-左心房 LV-左心室 RA-右心房 RV-右心室）

（3）鉴别诊断。由于在胎儿期房间隔卵圆孔保持开放，因而继发孔型房间隔缺损很难诊断。而原发孔型房间隔缺损有典型的声像图表现，诊断较明确，一般无须鉴别。

（4）预后。单纯的继发孔型房间隔缺损与染色体异常的关系不大，预后良好，可以在出生后通过介入手术或外科手术得到根治；而原发孔型房间隔缺损与染色体异常关系密切，预后差。

3. 房室间隔缺损

（1）病理特点。房室间隔缺损（atrioventricular septal defect，AVSD）又称为心内膜垫缺损（endocardial cushion defect），累及范围较广，主要累及房间隔原发隔、室间隔流入部及房室瓣。房室间隔缺损病理分为2型：部分型房室间隔缺损和完全型房室间隔缺损。

①部分型房室间隔缺损(partial atrioventricular septal defect)。心房心室之间仍有两个入口，但由于房间隔原发隔缺损或流入道部室间隔缺损，导致左右心房相通或者右心房与左心室相通，而心室之间无交通。部分型房室间隔缺损又分为3亚型：单纯原发孔型房间隔缺损、原发孔型房间隔缺损伴二尖瓣裂或三尖瓣裂、流入道部室间隔缺损伴三尖瓣裂。

②完全型房室间隔缺损（complete atrioventricular septal defect）。心房心室之间仅有一个共同入口，入口处常有五个瓣叶，严重者前后两个瓣叶附着在室间隔之上形成桥叶。根据

共同房室的形态及腱索与室间隔右心室乳头肌的关系，完全型房室间隔缺损分为3亚型：

Ⅰ型 共同房室瓣可分出二尖瓣和三尖瓣，共同房室瓣的腱索附着在流入道室间隔缺损的嵴上。

Ⅱ型 共同房室瓣可分出二尖瓣和三尖瓣，共同房室瓣的腱索附着在室间隔右心室面的一个异常乳头肌上。

Ⅲ型 共同房室瓣无二尖瓣和三尖瓣之分，共同房室瓣的腱索因无附着点而呈漂浮状。

（2）声像图表现。

①部分型房室间隔缺损。在四腔心切面上，十字交叉心房侧缺损，房间隔原发隔缺损（参见图39-5-24）或流入道部室间隔缺损，房室瓣可分出二尖瓣和三尖瓣。彩色多普勒可显示房水平分流血流信号。二尖瓣裂和三尖瓣裂在二维声像图上很难被显示出来，彩色多普勒显示二尖瓣或三尖瓣中部有穿过瓣膜的反流血流信号，有助于检出二尖瓣裂和三尖瓣裂。

②完全型房室间隔缺损。在四腔心切面上，十字交叉结构消失，房间隔原发隔缺损及高位室间隔缺损（图39-5-25）。房室瓣呈共同房室瓣，可分出二尖瓣和三尖瓣，也可无二尖瓣和三尖瓣之分。彩色多普勒显示在四腔心切面上左右心房和左右心室之间的血流四通八达，并可探及大量房室瓣返流（图39-5-26）。

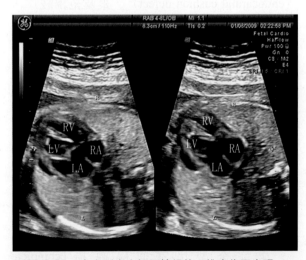

图39-5-25　完全型房室间隔缺损的二维声像图表现
在四腔心切面上，十字交叉结构消失，房间隔原发隔缺损及高位室间隔缺损，房室瓣呈共同房室瓣（LA-左心房 LV-左心室 RA-右心房 RV-右心室）

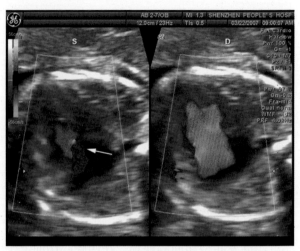

图39-5-26　完全型房室间隔缺损的彩色多普勒表现
彩色多普勒显示在四腔心切面上左右心房和左右心室之间的血流四通八达，并可探及房室瓣反流（箭头所指）

（3）鉴别诊断。

①完全型房室间隔缺损与单心房单心室的鉴别。单心房单心室也有十字交叉结构消失、高位室间隔缺损及共同房室瓣，但单心室时绝大部分室间隔回声缺失，仅剩室间隔残端，可资鉴别。

②部分型房室间隔缺损与继发孔型房间隔缺损的鉴别。继发孔型房间隔缺损时十字交叉结构存在，仅能显示继发隔或卵圆孔瓣消失，可资鉴别。

（4）预后。房室间隔缺损与染色体异常及一些临床综合征关系密切，还常合并其他畸形，预后较差。

4.三尖瓣下移畸形

（1）病理特点。三尖瓣下移畸形（Ebstein's anomaly）是以三尖瓣明显发育不良、三尖瓣隔瓣和后瓣下移至右心室为特征的心脏畸形。其病理特点是三尖瓣隔瓣或后瓣下移至右心室，右心室被分为房化右心室和功能右心室，三尖瓣出现明显关闭不全，大量血液反流回右心房，加上房化的右心室，使右心房明显扩大。三尖瓣下移畸形易导致胎儿心脏衰竭。

（2）声像图表现。

①在四腔心切面上，十字交叉结构异常，三尖瓣隔瓣明显向右心室心尖下移（图39-5-27）。在右心室流入道切面可显示三尖瓣后叶向右心室心尖部下移。

②彩色多普勒显示收缩期三尖瓣大量血液反流回右心房（图39-5-28）。

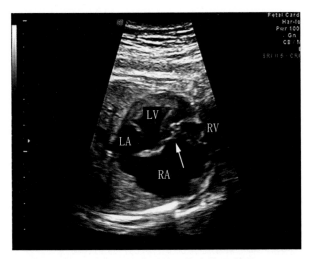

图 39-5-27　三尖瓣下移畸形的二维声像图表现

在四腔心切面上,十字交叉结构异常,三尖瓣隔瓣明显向右心室心尖下移(箭头所指)(LA-左心房 LV-左心室 RA-右心房 RV-右心室)

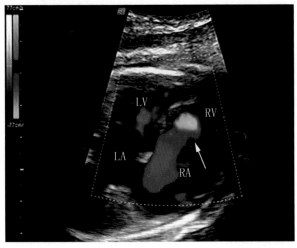

图 39-5-28　彩色多普勒显示下移的三尖瓣大量反流(箭头所指)

(LA-左心房 LV-左心室 RA-右心房 RV-右心室)

③右心室缩小,右心房明显扩大。胎儿心脏衰竭时,心脏体积进一步扩大,心室收缩力明显减弱。

④可合并其他心脏畸形,如法洛四联症、肺动脉狭窄、大动脉转位等。

(3)鉴别诊断。三尖瓣下移畸形有典型的声像图表现,诊断明确,无须鉴别。

(4)预后。约有 50% 的三尖瓣下移畸形胎儿在宫内或产后发生心脏衰竭,一旦出现心脏衰竭时则预后较差,如合并其他心脏畸形则预后更差。因此一旦确诊三尖瓣下移畸形则应建议终止妊娠。

5. 三尖瓣闭锁

(1)病理特点。三尖瓣闭锁(tricuspid atresia)是以三尖瓣完全闭锁,导致右侧房室连接缺失为特征,闭锁的瓣膜被纤维束所取代或者瓣膜闭锁无孔,右心室发育不良,室间隔缺损,可合并左心室双出口或右心室双出口等其他心脏畸形。

(2)声像图表现。

①在四腔心切面上显示左心室扩大,右心室缩小,三尖瓣瓣膜结构消失,代之以一条回声增强的纤维束回声(图 39-5-29)。

②彩色多普勒显示右侧房室连接缺失,血流无法从右心房进入右心室(图 39-5-30),右心室无明显血流流入或由左心室经室间隔缺损供应。

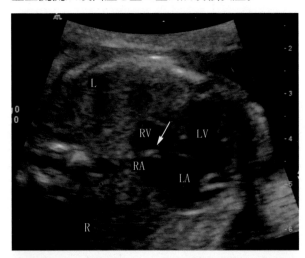

图 39-5-29　三尖瓣闭锁的二维声像图表现

在四腔心切面上显示左心室扩大,右心室缩小,三尖瓣瓣膜结构消失,代之以一条回声增强的纤维束回声(箭头所指)(L-左侧 LA-左心房 LV-左心室 R-右侧 RA-右心房 RV-右心室)

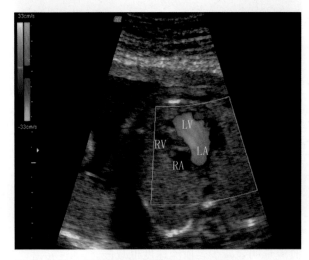

图 39-5-30　三尖瓣闭锁的彩色多普勒表现

彩色多普勒显示右侧房室连接缺失,血流无法从右心房进入右心室(LA-左心房 LV-左心室 RA-右心房 RV-右心室)

③常合并其他心脏畸形，如左心室双出口、右心室双出口等。

（3）鉴别诊断。三尖瓣闭锁诊断较容易，只需仔细观察四腔心切面有无异常即可诊断出来，但需仔细观察合并的畸形。

（4）预后。三尖瓣闭锁常有右心室发育不良，预后差。

6．肺动脉瓣狭窄

（1）病理特点。肺动脉瓣狭窄（pulmonary stenosis，PS）是由于肺动脉瓣发育不良引起肺动脉瓣狭窄而导致肺动脉血流梗阻，肺动脉瓣狭窄通常是由于肺动脉瓣叶部分融合，导致肺动脉瓣开放受限。必须指出的是，肺动脉瓣狭窄的程度呈进行性加重，通常在中晚孕期才会表现出来。

（2）声像图表现。

①右心室流出道切面或大动脉水平短轴切面显示肺动脉瓣回声增厚、增强，开放明显受限（图39-5-31），肺动脉瓣叶在收缩期仍然可以被显示，而正常瓣膜在收缩期由于瓣膜开放完全贴附在肺动脉壁上而不能被显示出来。

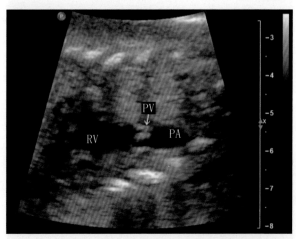

图 39-5-31　肺动脉瓣狭窄的二维声像图表现

右心室流出道切面显示肺动脉瓣回声增厚、增强，开放受限（箭头所指）(PA- 肺动脉 PV- 肺动脉瓣 RV- 右心室)

②彩色多普勒显示起源于肺动脉瓣口的五彩镶嵌血流信号（图39-5-32），脉冲多普勒取样为湍流血流频谱（图39-5-33），轻中度狭窄时峰值血流速度为 1 ~ 2m/s，中重度狭窄时峰值血流速度可达 2 ~ 3m/s 以上，极重度狭窄时由于血流量明显减少，血流速度也减慢。

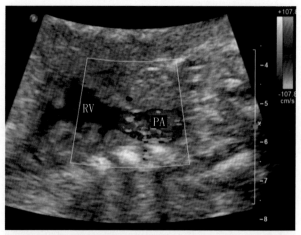

图 39-5-32　肺动脉瓣狭窄的彩色多普勒表现

彩色多普勒显示起源于肺动脉瓣口的五彩镶嵌血流信号（PA- 肺动脉 RV- 右心室）

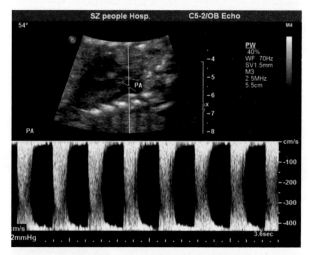

图 39-5-33　肺动脉瓣狭窄的频谱多普勒表现

脉冲多普勒取样为湍流血流频谱

③轻中度肺动脉瓣狭窄时，肺动脉呈明显狭窄后扩张改变。重度肺动脉瓣狭窄时，肺动脉血流量明显减少，因而肺动脉内径变细。

④中重度肺动脉瓣狭窄在四腔心切面上可显示右心室壁肥厚，轻度肺动脉瓣狭窄时四腔心切面基本正常。

（3）鉴别诊断。肺动脉瓣狭窄有特征性声像图表现，无须鉴别诊断。但必须要注意的是，轻度肺动脉瓣狭窄时胎儿血流动力学改变不明显，而且其病变呈进行性加重，因而容易漏诊。

（4）预后。轻中度肺动脉瓣狭窄在出生后进行手术修补后可有正常生活质量，预后良好；而重度肺动脉瓣狭窄，如果肺动脉及其分支明显变细，则预后较差。

7. 肺动脉闭锁

（1）病理特点。肺动脉闭锁（pulmonary atresia）是指右心室与肺动脉连接缺失，分为2型：室间隔完整的肺动脉闭锁和肺动脉闭锁伴室间隔缺损。

①室间隔完整的肺动脉闭锁。肺动脉完全闭锁或因肺动脉瓣融合而导致肺动脉极重度狭窄、几乎闭锁。肺动脉内径可变细或内径正常，这取决于由动脉导管供应肺动脉血流量的多少。肺动脉及左右肺动脉的血液由动脉导管逆向供应。常合并三尖瓣闭锁或关闭不全。合并三尖瓣闭锁时，右心房右心室连接缺失，血流不能由右心房经三尖瓣进入右心室，右心室发育不良；合并三尖瓣关闭不全时，右心房右心室连接存在，血液可从右心室反流回右心房，右心房扩大。

②肺动脉闭锁伴室间隔缺损。肺动脉瓣完全闭锁，肺动脉有时也闭锁或发育不良。肺动脉及左右肺动脉的血液由动脉导管逆向供应。右心室可发育不良，也可发育正常，取决于室间隔缺损的大小。

（2）声像图表现。

①室间隔完整的肺动脉闭锁。在右心室流出道切面上，肺动脉瓣被条索状纤维束所取代或回声增强、增粗，闭锁无孔（图39-5-34），肺动脉内径变细，彩色多普勒显示无血流从右心室进入肺动脉（图39-5-35）。在四腔心切面上，如合并三尖瓣闭锁，则右心房右心室连接缺失，右心室发育不良，右心室明显缩小；合并三尖瓣关闭不全时，右心室仍明显缩小，彩色多普勒显示血液从右心室反流回右心房，右心房扩大（图39-5-36）。在三血管气管切面上，肺动脉较主动脉细，彩色多普勒显示肺动脉血液由动脉导管逆向供应，血流方向与主动脉血流方向相反（图39-5-37）。

②肺动脉闭锁伴室间隔缺损。四腔心切面通常正常，有时可显示室间隔缺损（图39-5-38）。在左心室流出道切面上可显示室间隔缺损，主动脉常常骑跨在室间隔之上（图39-5-39）。右心室流出道切面和大动脉水平短轴切面显示肺动脉瓣结构消失，代之以一条回声增强的纤维束，彩色多普勒显示无血流从右心室进入肺动脉，或者很难显示肺动脉瓣回声和肺动脉，左右肺动脉明

显变细。在三血管气管切面上，肺动脉内径比主动脉明显变细，彩色多普勒显示肺动脉血流由动脉导管逆向供应，肺动脉呈逆向血流，血流方向与主动脉血流方向相反（图39-5-37）。

（3）鉴别诊断。肺动脉闭锁主要应与永存动脉干相鉴别。两者都有肺动脉和左、右肺动脉内径变细，有时很难清晰地显示肺动脉是从右心室发出，还是从粗大的共同动脉干发出。其鉴别要点在于判断有无肺动脉瓣存在，如果有肺动脉瓣存在，则可除外永存动脉干的可能。彩色多普勒显示动脉导管的血流方向也有助于鉴别诊断。如果动脉导管血流反向则是肺动脉闭锁，不会是永存动脉干。

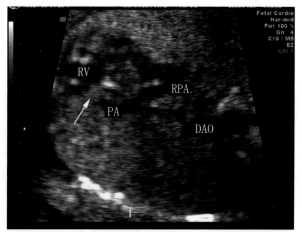

图39-5-34 肺动脉闭锁伴室间隔缺损的右心室流出道切面
右心室流出道切面显示肺动脉瓣结构消失，代之以一条回声增强的纤维束（箭头所指）（DAO-降主动脉 PA-肺动脉 RPA-右肺动脉 RV-右心室）

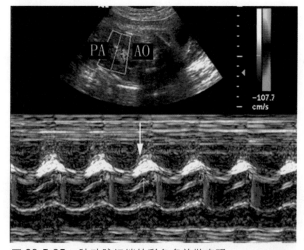

图39-5-35 肺动脉闭锁的彩色多普勒表现
肺动脉瓣被纤维束所取代（箭头所指），彩色多普勒显示无血流从右心室进入肺动脉，肺动脉血流由主动脉弓经动脉导管供应，因此在三血管切面上肺动脉与主动脉血流方向相反（AO-主动脉 PA-肺动脉）

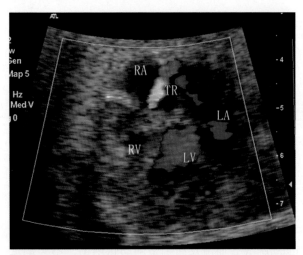

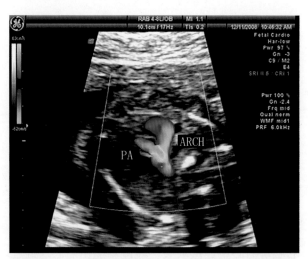

图 39-5-36 肺动脉闭锁时的三尖瓣返流
右心室明显缩小，彩色多普勒显示血液从右心室返流回右心房（LA-左心房 LV-左心室 RA-右心房 RV-右心室 TR-三尖瓣返流）

图 39-5-37 室间隔完整的肺动脉闭锁的三血管气管切面
彩色多普勒显示三血流气管切面上肺动脉血流与主动脉血流方向相反，肺动脉血流由主动脉弓经动脉导管逆向供应（PA-肺动脉 ARCH-主动脉弓）

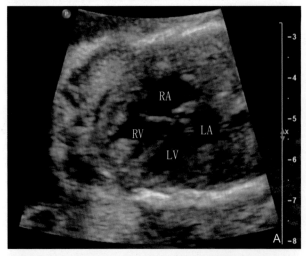

图 39-5-38 肺动脉闭锁伴室间隔缺损的四腔心切面
A 图为二维超声显示四腔心切面，室间隔近十字交叉处回声缺失 B 图显示四腔心切面，左右心室之间见血流交通（L-左侧 LA-左心房 LV-左心室 R-右侧 RA-右心房 RV-右心室）

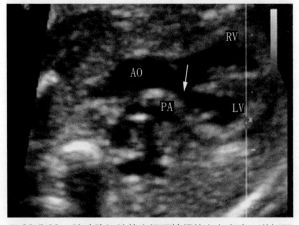

图 39-5-39 肺动脉闭锁伴室间隔缺损的左心室流入道切面
左心室流入道切面显示室间隔缺损（箭头所指），主动脉骑跨在室间隔之上（AO-主动脉 LV-左心室 PA-肺动脉 RV-右心室）

（4）预后。肺动脉闭锁时肺循环的血液来源于动脉导管逆向供应，预后差。胎儿在出生后如果动脉导管闭合则会很快夭折。

8．法洛四联症

（1）病理特点。法洛四联症（tetralogy of Fallot）是最常见的复杂先天性心脏畸形之一，在紫绀型先天性心脏畸形中占首位。其病理特征是肺动脉狭窄、主动脉骑跨、高位室间隔缺损和继发性右心室肥厚。在胎儿期，由于肺动脉狭窄常常表现不出来或者仅在晚孕期才表现出来，因此右心室通常都不肥厚，所以法洛四联症在胎儿期常常仅有二联症或三联症。法洛四联症时，虽然肺动脉狭窄使右心室一部分血液进入骑跨的主动脉，但与此同时原来应通过肺动脉、动脉导管进入降主动脉的血液也减少，结果在宫内法洛四联症胎儿体循环和肺循环的血流量与正常胎儿相差无几。即使发生严重肺动脉狭窄，右心室的血液也同样能通过骑跨的主动脉经动脉导管进入肺循环，因此在宫内一般不会造成右心室负荷过度，胎儿不表现出右心室肥厚。除非存在严重的肺动脉瓣缺失，出现重度肺动脉瓣反流，才会引起心脏衰竭。

（2）声像图表现。

①高位室间隔缺损。法洛四联症时，绝大部分室间隔缺损靠近流出道，四腔心切面往往是正常的，显示不出室间隔缺损，而在左心室流出道切面上才能显示出来（图39-5-40）。

②主动脉骑跨。主动脉内径明显增宽，骑跨在室间隔缺损残端之上（图39-5-41）。

③肺动脉狭窄。由于在胎儿期法洛四联症时肺动脉瓣狭窄不严重，二维超声往往无法直接显示，但在右心室流出道切面、大动脉水平短轴切面和三血管气管切面都能发现肺动脉狭窄的证据，表现为肺动脉内径明显小于主动脉内径（图39-5-42 和图39-5-43），而正常胎儿肺动脉内径略大于主动脉内径。肺动脉重度狭窄时，二维声像图有时很难显示肺动脉，只有用彩色多普勒才能显示极细的肺动脉血流。法洛四联症合并肺动脉瓣缺失时，肺动脉瓣大量反流，肺动脉呈瘤样扩张。

④右心室肥厚。在胎儿期一般不会出现右心室肥厚。

（3）鉴别诊断。

①法洛四联症与巨大室间隔缺损的鉴别。巨大室间隔缺损也可造成主动脉骑跨在室间隔之上，与法洛四联症有时很难鉴别。其鉴别要点在于肺动脉的内径，如果肺动脉内径大于主动脉内径或肺动脉内径与主动脉内径相近，则为巨大室间隔缺损；如果肺动脉内径小于主动脉内径，则为法洛四联症。

②法洛四联症与肺动脉闭锁伴室间隔缺损、永存动脉干的鉴别。三者都有主动脉骑跨，其鉴别要点在于肺动脉的内径及起源。如果肺动脉狭窄则为法洛四联症；如果肺动脉闭锁则为肺动脉闭锁伴室间隔缺损；如果肺动脉起源于共同动脉干则为永存动脉干。

③法洛四联症与右心室双出口的鉴别。右心室双出口也有主动脉骑跨，其鉴别要点在于主动脉骑跨的骑跨率，法洛四联症的骑跨率为50%以下，而右心室双出口的骑跨率常大于75%。

（4）预后。法洛四联症的预后取决于肺动脉分支脉的狭窄程度。如果肺动脉主干及分支发育良好，则预后良好，手术治疗效果好。

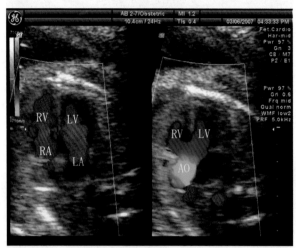

图39-5-40 法洛四联症的四腔心切面
法洛四联症时，四腔心切面往往是正常的，显示不出室间隔缺损，而在左心室流出道切面上才能显示出来（AO-主动脉 LA-左心房 LV-左心室 RA-右心房 RV-右心室）

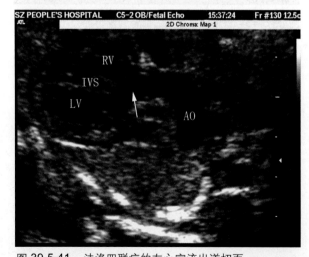

图39-5-41 法洛四联症的左心室流出道切面
左心室流出道切面显示主动脉内径增宽，骑跨在室间隔缺损（箭头所指）之上，骑跨率约为50%（AO-主动脉 IVS-室间隔 LV-左心室 RV-右心室）

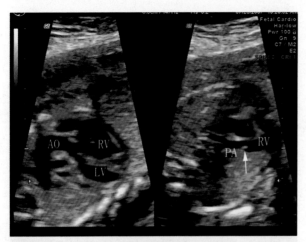

图 39-5-42　法洛四联症的右心室流出道切面
右图为右心室流出道切面显示肺动脉内径明显小于主动脉内径，提示肺动脉狭窄（箭头所指）　左图为左心室流出道切面显示主动脉骑跨（AO- 主动脉 LV- 左心室 PA- 肺动脉 RV- 右心室）

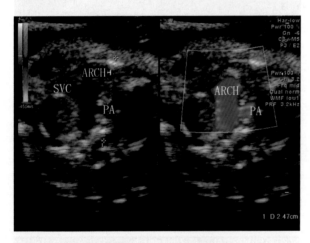

图 39-5-43　法洛四联症的三血管气管切面
三血管气管切面显示肺动脉内径明显小于主动脉内径（ARCH- 主动脉弓 PA- 肺动脉 SVC- 上腔静腔）

9. 肺动脉瓣缺如综合征

（1）病理特点。肺动脉瓣缺如综合征（absent pulmonary valve syndrome）是一种罕见的先天性心脏畸形，它是以发育不良或退化的肺动脉瓣及肺动脉瓣重度关闭不全导致肺动脉及分支重度扩张为特征，绝大多数病例伴发于法洛四联症。有2种病理分型：

①肺动脉瓣缺如伴法洛四联症。此型最常见，其特点是肺动脉瓣缺如，肺动脉及其分支明显扩张，主动脉骑跨，高位室间隔缺损及动脉导管闭锁。

②肺动脉瓣缺如，肺动脉及其分支扩张，室间隔完整，动脉导管粗大。

（2）声像图表现。

①肺动脉瓣发育不良或仅剩残端，肺动脉瓣环变细（图 39-5-44），肺动脉及左、右肺动脉明显扩张（图 39-5-45）。

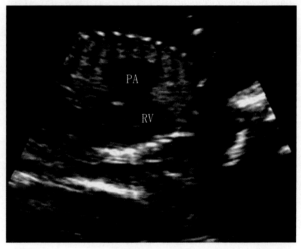

图 39-5-44　肺动脉瓣缺如综合征的右心室流出道切面
肺动脉瓣发育不良或仅剩残端，肺动脉瓣环变细（PA- 肺动脉 RV- 右心室）

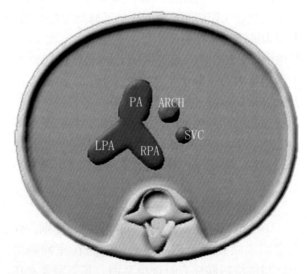

图 39-5-45　肺动脉瓣缺如综合征的三血管气管切面
三血管气管切面显示肺动脉主干及左、右肺动脉明显扩张（ARCH- 主动脉弓 LPA- 左肺动脉 PA- 肺动脉主干 RPA- 右肺动脉 SVC- 上腔静脉）

②彩色多普勒显示血流在肺动脉和右心室之间来回流动（图 39-5-46）。

③合并法洛四联症时，可显示高位室间隔缺损及主动脉骑跨在室间隔之上，动脉导管明显变细或完全闭锁；不合并法洛四联症时，室间隔回声连续性完好，动脉导管明显增粗。

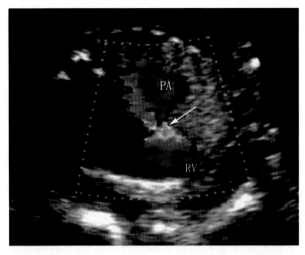

图 39-5-46 肺动脉瓣缺如综合征的彩色多普勒表现

肺动脉瓣发育不良或仅剩残端，肺动脉瓣环变细（箭头所指），彩色多普勒显示血流在肺动脉和右心室之间来回流动（PA- 肺动脉 RV- 右心室）

（3）鉴别诊断。肺动脉瓣缺如伴法洛四联症时主要应与法洛四联症相鉴别。其鉴别要点在于肺动脉瓣缺如时肺动脉瓣仅剩残端，肺动脉瓣环变细，肺动脉瓣明显关闭不全，肺动脉主干及左、右肺动脉明显扩张，彩色多普勒可探及血流在肺动脉和右心室之间来回流动；而单纯法洛四联症时肺动脉瓣回声正常或增厚，开放正常或受限，肺动脉瓣关闭大多正常，无明显肺动脉瓣反流，肺动脉内径变细，可资鉴别。

（4）预后。由于肺动脉瓣缺如有大量肺动脉瓣反流，容易导致胎儿心衰，而且容易合并胎儿染色体异常及其他畸形，预后不良。

10. 右心室双出口

（1）病理特点。右心室双出口（double outlet of right ventricle，DORV）属圆锥动脉干畸形，是一组畸形的统称，包括右心室双出口、室间隔缺损及大动脉空间位置异常。它包括 4 类基本病变：主动脉和肺动脉起源于右心室；两组半月瓣下均有肌性圆锥组织，与房室瓣之间均无纤维连接；左心室的唯一出口是室间隔缺损；两组半月瓣均向前上移位，并位于同一水平。肺动脉瓣和主动脉瓣都有可能狭窄或闭锁，因此肺动脉血流或主动脉血流都可能有梗阻。右心室双出口时大动脉的位置关系主要有 2 种，一是正常大动脉的位置关系，一是大动脉位置异常，主动脉在肺动脉的前方发出，从而导致右心室双出口的血流动力学改变介于法洛四联症和大动脉转位之间。右

心室双出口有 2 种常见的病理类型：一是法洛四联症型（主动脉瓣下室间隔缺损、大动脉位置正常、肺动脉狭窄），一是 Taussig-Bing 型（肺动脉瓣下室间隔缺损、肺动脉狭窄），又称为大动脉转位型。

（2）声像图表现。

①四腔心切面大多无明显异常，或有时可见室间隔缺损。

②心室流出道切面显示主动脉和肺动脉交叉消失，平行发自右心室（图 39-5-47）。主动脉和肺动脉可以呈正常关系，也可以位置异常。

③彩色多普勒有助于确定室间隔缺损的位置及主动脉和肺动脉的位置关系（图 39-5-48）。需要注意的是，由于在胎儿期血流动力学改变不明显，因此判断大动脉有无梗阻的主要依据是其内径的粗细而不能根据彩色多普勒有无五彩镶嵌血流信号。

（3）鉴别诊断。右心室双出口主要应与法洛四联症和大动脉转位相鉴别。其鉴别要点主要在于大动脉骑跨的骑跨率。如果无大动脉转位，则骑跨率 < 50% 为法洛四联症，> 50% 为右心室双出口；如果有大动脉转位，则骑跨率 < 50% 为大动脉转位，> 50% 为大动脉转位型右心室双出口。

（4）预后。右心室双出口有多种复杂的类型，而且常常合并其他心脏畸形及心外畸形，预后不良。

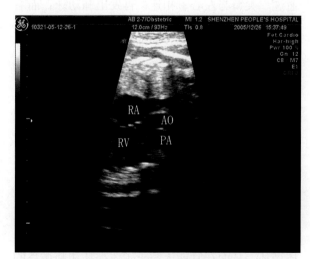

图 39-5-47 右心室双出口的二维声像图表现

主动脉和肺动脉交叉消失，平行发自右心室（AO- 主动脉 PA- 肺动脉 RA- 右心房 RV- 右心室）

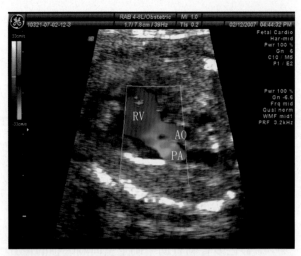

图 39-5-48 右心室双出口的彩色多普勒表现

彩色多普勒显示主动脉和肺动脉交叉消失，平行发自右心室（AO-主动脉 PA-肺动脉 RV-右心室）

11. 大动脉转位

（1）病理特点。大动脉转位（transposition of the great arteries，TGA）是大动脉起始部发育异常，并包括一组复杂的心脏畸形。其主要病理特征是大动脉心室连接异常和／或大动脉之间的位置关系异常。大动脉转位分为完全型大动脉转位和矫正型大动脉转位。

①完全型大动脉转位（complete transposition of the great arteries）。心室大动脉连接异常，主动脉从前方发自右心室，肺动脉从后方发自左心室。完全型大动脉转位可以单发，也可以合并室间隔缺损、肺动脉狭窄或主动脉弓缩窄。左心房通过二尖瓣与左心室相连，再发出肺动脉；而右心房通过三尖瓣与右心室相连，再发出主动脉，上、下腔静脉回流的血液经主动脉进入体循环，肺静脉回流的血液经肺动脉进入肺循环，因而从根本上改变了胎儿体循环和肺循环的血流动力学。

②矫正型大动脉转位（corrected transposition of the great arteries）。心室大动脉连接和心房心室连接均异常，双重连接异常在功能上矫正了异常。左心房通过三尖瓣与右心室相连，再发出主动脉，而右心房通过二尖瓣与左心室相连，再发出肺动脉，上、下腔静脉回流的血液仍经肺动脉进入肺循环，肺静脉回流的血液仍经主动脉进入体循环，从而在功能上矫正了体循环和肺循环的血流动力学。

（2）声像图表现。

①完全型大动脉转位。四腔心切面大多正常

（图 39-5-49），左、右心室流出道切面是诊断大动脉转位最重要的切面。主动脉和肺动脉交叉关系消失（图 39-5-50），它们平行从心室发出。主动脉从右心室发出，肺动脉由左心室发出（图 39-5-51）。心房心室连接正常，即左心房通过二尖瓣与左心室连接，右心房通过三尖瓣与右心室连接。彩色多普勒和四维超声心动图能帮助显示大动脉交叉消失及平行由左、右心室发出。

②矫正型大动脉转位。四腔心切面可显示心房心室连接异常，左心房通过三尖瓣与右心室相连接，右心房通过二尖瓣与左心室相连接。左、右心室流出道切面显示肺动脉发自位于右侧的左心室，而主动脉发自位于左侧的右心室。彩色多普勒和四维超声心动图能帮助显示大动脉交叉消失及平行由左、右心室发出。

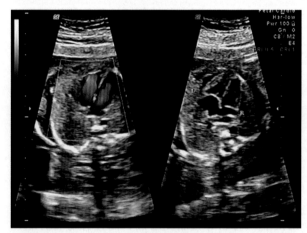

图 39-5-49 完全型大动脉转位的四腔心切面

完全型大动脉转位的四腔心切面呈正常表现

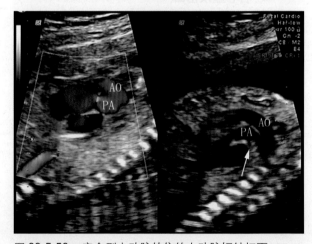

图 39-5-50 完全型大动脉转位的大动脉短轴切面

大动脉短轴切面显示主动脉和肺动脉交叉消失，它们平行从心室发出。肺动脉较早发出左、右肺动脉分支（箭头所指），主动脉背侧有头臂动脉发出（AO-主动脉 PA-肺动脉）

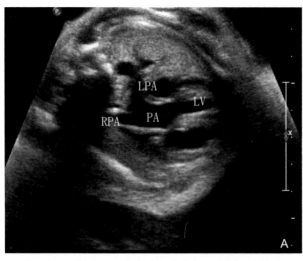

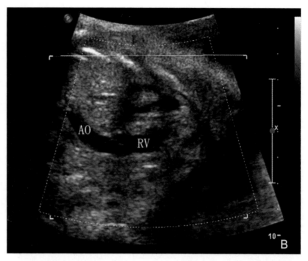

图 39-5-51　完全型大动脉转位的左右心室流出道切面

A 图显示肺动脉由左心室发出，迅速发出左右肺动脉分支　B 图显示主动脉从右心室发出，其背侧有头臂动脉发出（AO- 主动脉 LPA-左肺动脉 LV- 左心室 PA- 肺动脉主干 RPA- 右肺动脉 RV- 右心室）

（3）鉴别诊断。大动脉转位的诊断关键在于判断大动脉哪根是主动脉，哪根是肺动脉，以及心室大动脉连接和心房心室连接是否一致，它主要应与右心室双出口相鉴别。其鉴别要点在于右心室双出口时两根大动脉大部分或全部发自右心室，室间隔缺损是左心室的唯一出口，可资鉴别。

（4）预后。完全型大动脉转位由于完全改变了胎儿体循环和肺循环的血流通路，预后差；而矫正型大动脉转位由于心房心室连接的不协调被心室大动脉连接的不协调在功能上得到矫正，如不合并其他畸形，预后良好。

12. 永存动脉干

（1）病理特点。永存动脉干（truncus arteriosus）又称为共同动脉干（common arterial trunk, CAT），是指原始动脉干的分隔在发育过程中早期停止，以致胎儿保存胚胎期从心底发出的单一动脉干供应冠状动脉、肺动脉和全身的血液循环。病理分为 4 型（图 39-5-52）。

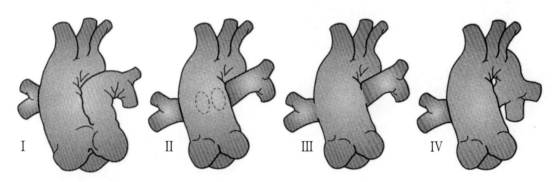

图 39-5-52　永存动脉干分型示意图

Ⅰ型　动脉干发出短小的肺动脉干，肺动脉干再发出左肺动脉和右肺动脉。

Ⅱ型　左肺动脉和右肺动脉直接起源于动脉干的后壁。

Ⅲ型　左肺动脉和右肺动脉直接从动脉干的侧壁发出。

Ⅳ型　左肺动脉和右肺动脉缺如，肺部的血液循环由支气管动脉供应。

（2）声像图表现。

①永存动脉干的四腔心切面通常是正常的，高位室间隔缺损往往在左心室流出道切面上才能显示出来。

②多切面探查均仅能探及一根共同动脉干从心室发出，共同动脉干骑跨在室间隔缺损之上（图39-5-53）。直接显示肺动脉或左、右肺动脉从共同动脉干发出是诊断永存动脉干的直接证据（图

39-5-54），根据肺动脉及左右肺动脉发出的位置还能对永存动脉干进行病理分型。

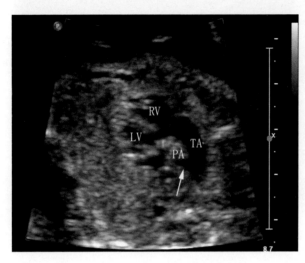

图 39-5-53　永存动脉干的二维声像图表现
仅见一根共同动脉干从心室发出，共同动脉干骑跨在室间隔缺损之上，共同动脉干背侧有头臂动脉发出，内侧见肺动脉发出（箭头所指）（LV-左心室　PA-肺动脉　RV-右心室　TA-永存动脉干）

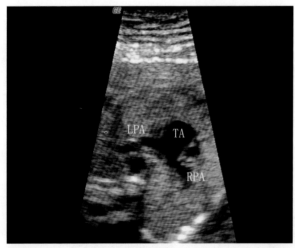

图 39-5-54　永存动脉干的二维声像图表现
永存动脉干远端可见左右肺动脉从两侧发出（LPA-左肺动脉　RPA-右肺动脉　TA-永存动脉干）

③仅能探及一组半月瓣，共同动脉干的瓣膜常常发育不良，瓣膜狭窄或关闭不全。

④彩色多普勒有助于追踪显示肺动脉从共同动脉干发出及有无共同动脉干瓣膜反流。

（3）鉴别诊断。永存动脉干主要应与肺动脉闭锁合并室间隔缺损相鉴别。它们都可表现为一根大动脉及其分支变细而一根大动脉增宽，有时很难鉴别。其鉴别要点在于确定是一组半月瓣还是二组半月瓣以及动脉导管的血流方向。一般而言，永存动脉干时仅有一组半月瓣，共同动脉干的瓣

膜常有狭窄或关闭不全，而肺动脉闭锁伴室间隔缺损时有二组半月瓣，主动脉瓣大多正常，肺动脉瓣被纤维束取代或有瓣膜结构但完全闭锁无孔。如果能探及两组半月瓣，也就是说一旦能探及肺动脉瓣的存在，即可排除永存动脉干的可能。

（4）预后。永存动脉干是复杂的紫绀型心脏畸形，常导致胎儿和新生儿心衰，预后差。

13. 心室发育不良

（1）病理特点。心室发育不良包括左心室发育不良综合征（hypoplastic left heart syndrome，HLHS）和右心室发育不良（hypoplastic right heart，HRH），其心房心室连接和心室大动脉连接均是正常的，仅是左心或右心的房室瓣和半月瓣闭锁或重度狭窄。

①左心室发育不良综合征。左心室发育不良综合征是一组以左心室（流入道和流出道）明显发育不良为特征的一组心脏畸形，其病理特点是二尖瓣和/或主动脉瓣重度狭窄或闭锁，导致左心室发育不良。根据主动脉瓣和二尖瓣是否闭锁或狭窄分为4型。

Ⅰ型　主动脉瓣和二尖瓣均狭窄。

Ⅱ型　主动脉瓣和二尖瓣均闭锁。

Ⅲ型　主动脉瓣闭锁而二尖瓣狭窄。

Ⅳ型　二尖瓣闭锁而主动脉瓣狭窄。

②右心室发育不良。右心室发育不良是一组以右心室（流入道和流出道）发育不良为特征的一组心脏畸形。其病理特点是右心室发育不良及肺动脉瓣和/或三尖瓣发育不良（闭锁或重度狭窄）。根据肺动脉瓣和三尖瓣是否闭锁和狭窄分为3型。

Ⅰ型　肺动脉闭锁而三尖瓣狭窄。

Ⅱ型　三尖瓣和肺动脉瓣均闭锁。

Ⅲ型　三尖瓣和肺动脉瓣均狭窄。

（2）声像图表现。

①左心室发育不良综合征。四腔心切面显示左心室和右心室比例失常，左心室明显缩小（图39-5-55），室间隔完整或有小缺损，二尖瓣完全闭锁或重度狭窄，彩色多普勒显示舒张期由左心房经二尖瓣进入左心室的血流束缺失或明显变细。左心室流出道切面对显示主动脉瓣狭窄或闭锁有重要的作用，还可以显示升主动脉及主动脉瓣环明显变细。大动脉水平短轴切面可显示升主

动脉内径明显小于肺动脉。主动脉弓长轴切面可显示升主动脉和主动脉弓发育不良,内径明显变细(图39-5-56)。三血管气管切面是提示左心室发育不良的重要切面,主动脉弓的内径明显小于肺动脉内径。主动脉瓣闭锁时升主动脉及主动脉弓的血液由动脉导管逆向供应,彩色多普勒显示肺动脉与主动脉血流方向相反,主动脉弓呈逆向血流而肺动脉呈前向血流。

心室流出道切面对显示肺动脉瓣狭窄或闭锁有重要的作用,还可以显示肺动脉及左、右肺动脉明显变细。大动脉水平短轴切面可显示肺动脉内径明显小于升主动脉。三血管气管切面是提示右心室发育不良的重要切面,导管细小时,肺动脉的内径明显小于主动脉弓;导管粗大时,肺动脉的内径与主动脉弓内径相近。肺动脉瓣闭锁时肺动脉及左、右肺动脉的血液由动脉导管逆向供应,彩色多普勒可显示肺动脉与主动脉血流方向相反,肺动脉呈逆向血流而主动脉弓呈前向血流(图39-5-58)。

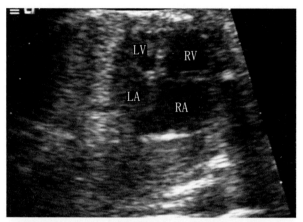

图 39-5-55　左心室发育不良综合征的四腔心切面
四腔心切面显示左心室比例失常,左心房和左心室明显缩小,二尖瓣闭锁(LA- 左心房 LV- 左心室 RA- 右心房 RV- 右心室)

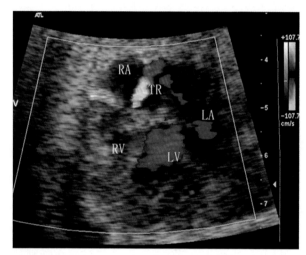

图 39-5-57　右心室发育不良的四腔心切面
四腔心切面显示左右心室比例失常,右心室明显缩小,三尖瓣重度狭窄,彩色多普勒显示三尖瓣反流血流信号(LA- 左心房 LV- 左心室 RA- 右心房 RV- 右心室 TR- 三尖瓣反流)

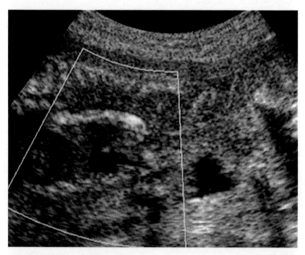

图 39-5-56　左心室发育不良综合征的主动脉弓长轴切面
能量多普勒显示升主动脉和主动脉弓明显变细

②右心室发育不良。四腔心切面显示左、右心室比例失常,右心室明显缩小(图39-5-57),室间隔完整或有小缺损,三尖瓣完全闭锁或重度狭窄,彩色多普勒显示舒张期由右心房经三尖瓣进入右心室的血流束缺失或明显变细,合并三尖瓣反流时可见由右心室反流回右心房的血流。右

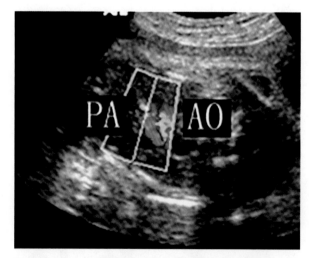

图 39-5-58　右心室发育不良的三血管气管切面
彩色多普勒显示肺动脉与主动脉血流方向相反,肺动脉呈逆向血流而则主动脉弓呈前向血流(AO- 主动脉 PA- 肺动脉)

（3）鉴别诊断。心室发育不良主要需与单心室相鉴别。单心室也可有左侧或右侧房室连接缺失而导致仅见一个大的心腔（即主腔）和一个小的心腔（即残腔），残腔内径明显变小。其鉴别要点在于单心室时主动脉和肺动脉大多由主腔发出，可以位置正常，也可以有大动脉转位，仅少数病例残腔有动脉发出。主动脉内径和肺动脉内径大致相近，除非合并主动脉瓣或肺动脉瓣的发育不良才会导致主动脉与肺动脉内径比例失常，还有就是单心室时可以合并大动脉转位，可以合并心室双出口，而心室发育不良时其心房心室及心室大动脉连接必须是正常的，可资鉴别。但是，如果残腔有动脉发出且合并主动脉或肺动脉发育不良时与心室发育不良很难鉴别，但由于其血流动力学改变及预后是大致相同的，诊断对胎儿预后不会产生明显的影响。

（4）预后。心室发育不良是一组严重影响胎儿心室发育的复杂心脏畸形，预后极差，手术效果也不好，一旦确诊，应及时终止妊娠。

14. 主动脉弓缩窄或离断

（1）病理特点。主动脉弓缩窄（coarctation of aortic arch）和主动脉弓离断（interruption of aortic arch）属主动脉弓病变，主动脉弓缩窄是相对较常见的胎儿心脏畸形，而主动脉弓离断则是罕见的胎儿心脏畸形。主动脉弓缩窄是指主动脉弓上任何部位出现狭窄，呈隔膜样突向管腔，严重时主动脉弓的某一段或整条主动脉弓狭窄；主动脉弓离断是指主动脉弓的某一部分完全闭锁或连续中断。主动脉弓缩窄或离断最常见于左锁骨上动脉的远端与动脉导管之间的主动脉弓。主动脉弓缩窄或离断病理分为3型（图39-5-59）。

A型　左锁骨下动脉远端的主动脉弓缩窄或离断。

B型　左锁骨下动脉与左锁总动脉之间的主动脉弓缩窄或离断。

C型　左颈总动脉与无名动脉之间的主动脉弓缩窄或离断。

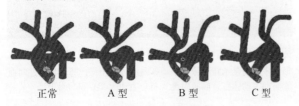

正常　　A型　　B型　　C型

图39-5-59　主动脉弓离断分型示意图

（2）声像图表现。

①四腔心切面显示左右心室比例失调，左心房和左心室小于右心房和右心室。

②三血管气管切面是提示主动脉弓缩窄和离断的重要切面。通常可显示主动脉弓内径明显小于肺动脉内径。主动脉弓缩窄时，三血管气管切面显示主动脉弓变细，但与降主动脉仍然连续（图39-5-60），而主动脉弓离断时主动脉弓不旦明显变细，它与降主动脉的连续性中断，彩色多普勒在三血管气管切面上显示主动脉弓血流明显变细变短。

③主动脉弓长轴切面直接显示主动脉弓某段明显变窄（图39-5-61）或连续性完全中断（图39-5-62）是诊断主动脉弓缩窄或离断最可靠的切面。

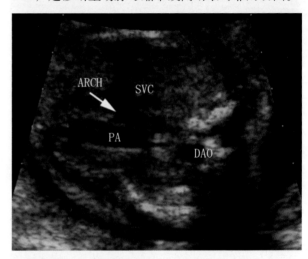

图39-5-60　主动脉弓缩窄的三血管气管切面

三血管气管切面显示主动脉弓变细，但与降主动脉仍然连续（箭头所指）（ARCH-主动脉弓　DAO-降主动脉　PA-肺动脉　SVC-上腔静脉）

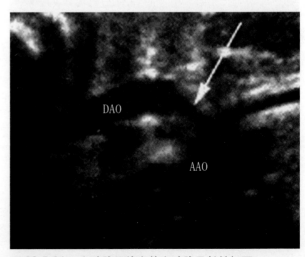

图39-5-61　主动脉弓缩窄的主动脉弓长轴切面

主动脉弓长轴切面显示主动脉弓左锁骨上动脉发出远端内径明显变细（箭头所指）（AAO-升主动脉　DAO-降主动脉）

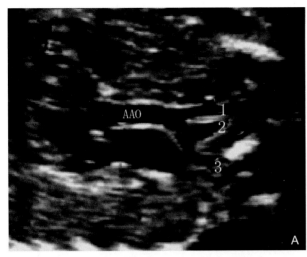
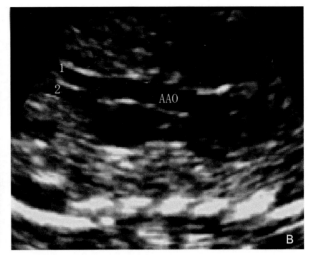

图 39-5-62　主动脉弓离断的主动脉弓长轴切面

A 图为 A 型主动脉弓离断，显示左锁骨下动脉远端的主动脉弓离断　B 图为 B 型主动脉弓离断，显示左锁骨下动脉与左锁总动脉之间的主动脉弓离断（AAO- 升主动脉　1- 右无名动脉　2- 左颈总动脉　3- 左锁骨上动脉）

④彩色多普勒可显示主动脉弓的血流信号有助于主动脉弓缩窄或离断的诊断，而脉冲多普勒则对诊断主动脉弓缩窄或离断无明显帮助。

（3）鉴别诊断。主动脉弓缩窄或离断主要应与左心缩小的疾病相鉴别，尤其是左心发育不良综合征。左心发育不良综合征也可表现为主动脉弓变细，但它是升主动脉、主动脉弓均明显变细，左心室明显变小，彩色多普勒显示主动脉弓血流与肺动脉血流方向相反，其血流由动脉导管逆向供应；主动脉弓缩窄时主动脉弓血流明显变细，但仍呈正向血流，血流方向与肺动脉血流方向相同；而主动脉弓离断时主动脉弓近端血流明显变短，仍呈正向血流，血流方向与肺动脉血流方向相同，降主动脉的血流来自动脉导管，它与主动脉弓之间血流信号中断，可资鉴别。

（4）预后。主动脉弓缩窄如不合并染色体异常或其他畸形，预后较好，手术后存活率较高，但容易漏诊，主动脉弓离断的预后则相对较差。

15. 右位主动脉弓

（1）病理特点。正常情况下，主动脉弓位于气管和食管的左侧，而由于胚胎发育时出现异常，导致主动脉弓位于气管和食管的右侧，形成右位主动脉弓（right-sided aortic arch）。必须指出的是，右位主动脉弓并不是指主动脉弓位于中线的右侧，而是指主动脉弓与气管和食管的相对位置。

（2）声像图表现。

①三血管气管切面是诊断右位主动脉弓最重

要的切面。右位主动脉弓时，主动脉弓位于食管和气管的右侧，从而使得在三血管气管切面上主动脉弓与肺动脉呈"U 形"（图 39-5-63）或"V 形"或"平行线"状（图 39-5-64）。

②如不合并其他畸形，四腔心切面及左、右心室流出道切面均无异常表现。

（3）鉴别诊断。右位主动脉弓有特征性的声像图表现，诊断明确，无须鉴别。但必须指出的是，判断是左位主动脉弓还是右位主动脉弓，不是依据主动脉弓位于中线的左侧还是右侧，而是依据主动脉弓与气管和食管的相对位置，如果主动脉弓位于气管的右侧即为右位主动脉弓。

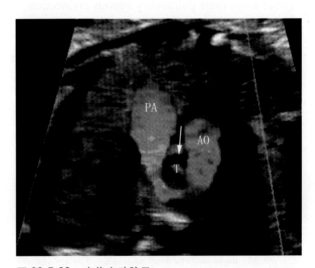

图 39-5-63　右位主动脉弓

三血管气管切面呈 U 形，箭头所指为气管的横切面（AO- 主动脉弓　PA- 肺动脉　T- 气管）

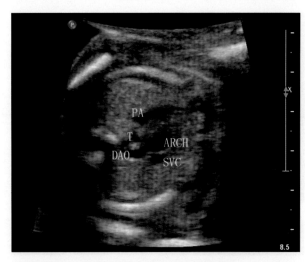

图 39-5-64　右位主动脉弓并右位动脉导管

三血管气管切面呈平行线状（ARCH- 主动脉弓　DAO- 降主动脉
PA- 肺动脉　SVC- 上腔静脉　T- 气管）

（4）预后。如果右位主动脉弓不合并其他畸形，预后较好。如果合并其他畸形或染色体异常或气管和食管被血管环压迫得过紧时，预后较差。

16. 肺静脉异位引流

（1）病理特点。肺静脉异位引流（anomalous pulmonary venous connection，APVC）是指肺静脉引流至其他部位而没有引流回左心房。肺静脉异位引流分为部分性肺静脉异位引流和完全性肺静脉异位引流。部分性肺静脉异位引流（partial anomalous pulmonary venous connection，PAPVC）是部分肺静脉引流回左心房，部分肺静脉没有引流回左心房；而完全性肺静脉异位引流（total anomalous pulmonary venous connection，TAPVC）则是指 4 条肺静脉全部没有引流入左心房。肺静脉异位引流有 4 种病理分型：

Ⅰ 型　心上型肺静脉异位引流，约占 50%，指肺静脉通过垂直静脉和无名静脉引流入右心房。

Ⅱ 型　心内型肺静脉异位引流，约占 25%，肺静脉通过冠状静脉窦引流入右心房或直接引流右心房。

Ⅲ 型　心下型肺静脉异位引流，约占 20%，肺静脉先通过下行的垂直静脉至膈下，再经门静脉或静脉导管或下腔静脉引流入右心房。

Ⅳ 型　混合型肺静脉异位引流，约占 5%。肺静脉通过Ⅰ型、Ⅱ型或Ⅲ型中 2 种以上的途径引流。

（2）声像图表现。

①部分性肺静脉异位引流。由于直接显示 4 条肺静脉回流入左心房较难，而直接显示有肺静脉经无名静脉、冠状静脉窦、门静脉或下腔静脉引流入右心房则更为困难，因而极容易漏诊。因此，部分性肺静脉异位引流仅能表现出间接征象，包括右心房和右心室扩大及肺动脉内径增宽等，但不具有特征性。

②完全性肺静脉异位引流。直接征象为在四腔心切面上 4 条肺静脉均没有回流入左心房，而形成 1 条肺静脉总干，肺静脉总干表现为左心房后方的条状无回声区（图 39-5-65）。心上型表现为肺静脉总干向上走行经垂直静脉和无名静脉引流入右心房；心内型表现为肺静脉总干经冠状静脉窦引流入右心房或直接引流入右心房；心下型表现为肺静脉总干经垂直静脉下行至膈下，再经门静脉、下腔静脉或静脉导管引流入右心房（图 39-5-66）；混合型则为肺静脉总干经 2 种或 2 种以上途径引流入右心房。间接征象为右心房和右心室扩大，肺动脉增宽。

（3）鉴别诊断。完全性肺静脉异位引流有特征性声像图表现，4 条肺静脉全部都未回流入左心房，诊断明确，无须鉴别诊断；而部分性肺静脉异位引流的直接征象不明显，间接征象又不具有特征性，因而容易漏诊。

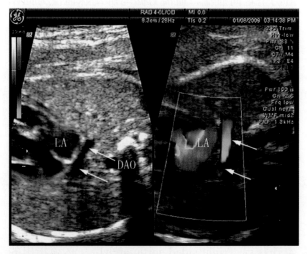

图 39-5-65　完全性肺静脉异位引流

在四腔心切面上 4 条肺静脉均没有回流入左心房，而形成肺静脉总干，肺静脉总干表现为左心房后方的条状无回声区（箭头所指）（DAO- 降主动脉　LA- 左心房）

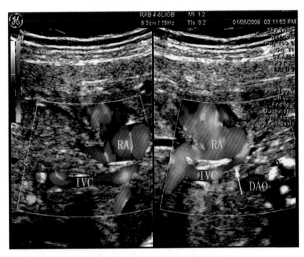

图 39-5-66　心下型完全性肺静脉异位引流

肺静脉总干经垂直静脉（箭头所指）下行至膈下，再经下腔静脉引流入右心房（DAO- 降主动脉 IVC- 下腔静脉 RA- 右心房）

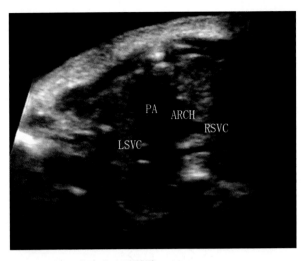

图 39-5-67　永存左上腔静脉

在三血管气管切面上有 4 根血管，从右至左依次为右上腔静脉、主动脉弓、肺动脉和左上腔静脉（ARCH- 主动脉弓 LSVC- 永存左上腔静脉 RSVC- 右上腔静脉 PA- 肺动脉）

（4）预后。完全性肺静脉异位引流的预后较差，而部分性肺静脉异位引流不合并其他畸形时，症状和体征均不明显，预后良好。

17. 永存左上腔静脉

（1）病理特点。永存左上腔静脉（left superior vena cava）是最常见的体循环畸形。永存左上腔静脉可以通过右上腔静脉、冠状静脉窦引流回右心房，或直接引流入左心房。

（2）声像图表现。上纵隔三血管气管切面是诊断永存左上腔静脉的重要切面，表现为肺动脉的左侧多出一根血管，从而导致在三血管气管切面上有 4 根血管（图 39-5-67）。侧动探头追踪左上腔静脉可显示永存左上腔静脉的引流位置是右心房还是左心房。永存左上腔静脉如不合并其他畸形，心内结构无明显异常。

（3）鉴别诊断。永存左上腔静脉具有特征性的声像图表现，诊断明确，无需鉴别。但值得一提的是，当发现永存左上腔静脉时，必须侧动探头追踪观察其引流目的地，因为永存左上腔静脉引流入左心房时相当于房间隔缺损，必须明确。此外，当三血管气管切面肺动脉的左侧多出几根血管时，还必须观察肺静脉的回流情况，除外肺静脉异位引流的可能。

（4）预后。永存左上腔静脉不合并其他畸形时，预后良好。

18. 心脾综合征

（1）病理特点。心脾综合征（cardiosplenic syndrome）包括多脾综合征（polysplenia syndrome）和无脾综合征（asplenia syndrome）。正常情况下，胎儿肝脏位于右侧，胃泡位于左侧，称为内脏正位（situs solitus）；而如果胎儿肝脏位于左侧，胃泡位于右侧，称为内脏反位（situs inversus）。如果内脏发育倾向于对称性，即双侧均发育成右侧或左侧的内脏结构，如果双侧均发育成右侧内脏结构，称为右侧异构（right isomerism）或无脾综合征；如果双侧均发育成左侧内脏结构，称为左侧异构（left isomerism）或多脾综合征。右侧异构的异常包括双侧右主支气管、双侧三叶肺、无脾、中央型肝、中央型胆囊、降主动脉与下腔静脉位于脊柱的同侧、双侧右心房、双侧右肺动脉、双侧上腔静脉、右位心等；左侧异构的异常包括双侧左主支气管、双侧二叶肺、多手、肝右位或左位、无胆囊、下腔静脉离断伴奇静脉或半奇静脉连接、双侧左心房、双侧左肺动脉、双侧上腔静脉等。

（2）声像图表现。判断内脏的位置关系主要是根据下腔静脉和腹主动脉的相对位置关系（图 39-5-68）。在正常情况下，内脏呈正位关系，下腔静脉位于降主动脉的右前方；内脏反位时，下腔静脉位于降主动脉的左前方；右侧异构时，下腔静脉与腹主动脉位于同侧；左侧异构时，下腔静脉离断伴奇静脉或半奇静脉连接，奇静脉或半奇静脉位于腹主动脉的后方。

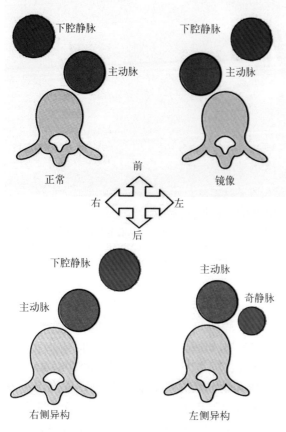

图 39-5-68　内脏方位与下腔静脉和腹主动脉的关系

　　①左侧异构。心尖与胃泡位于不同侧，心尖指向右侧，心脏位于右侧，胃泡位于左侧；或者心尖指向左侧，心脏位于左侧，胃泡位于右侧。下腔静脉离断伴奇静脉或半奇静脉连接，表现为在上腹部横切面奇静脉或半奇静脉位于腹主动脉的左后方；在腹部纵切面上，下腔静脉与右心房之间连接中断，肝静脉直接注入右心房（图39-5-69），在腹主动脉同侧可探及一根血管与腹主动脉伴行（图39-5-70），并穿过膈肌进入胸腔；在四腔心切面上，左心房后方有2根血管，1根为降主动脉，1根为奇静脉，奇静脉位于降主动脉的左后方（图39-5-71）。奇静脉一般经上腔静脉回流入右心房。

　　②右侧异构。心脏与胃泡位于不同侧；腹主动脉与下腔静脉位于脊柱的同侧，下腔静脉在腹主动脉的前方。

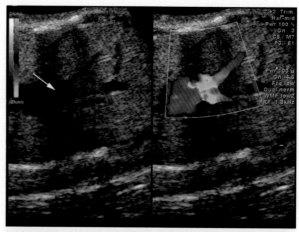

图 39-5-69　下腔静脉离断的声像图表现
下腔静脉与右心房之间连接中断，肝静脉直接注入右心房（箭头所指）

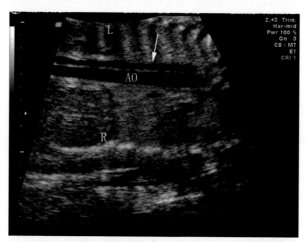

图 39-5-70　下腔静脉离断伴奇静脉连接的腹部纵切面
在腹主动脉的同侧探及 1 根血管与腹主动脉伴行（箭头所指）（AO- 腹主动脉 L- 左侧 R- 右侧）

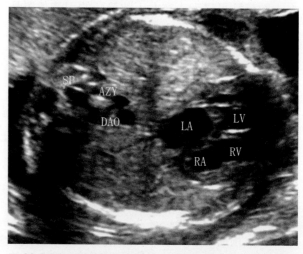

图 39-5-71　下腔静脉离断伴奇静脉连接的四腔心切面
左心房后方与脊柱（SP）的前方有 2 根血管，1 根为降主动脉，1 根为奇静脉，奇静脉位于降主动脉的左后方（AZY- 奇静脉 DAO- 降主动脉 LA- 左心房 LV- 左心室 RA- 右心房 RV- 右心室）

（3）鉴别诊断。心脾综合征的诊断主要根据下腔静脉与腹主动脉的相对关系，诊断明确，无需鉴别诊断，但由于常合并其他心脏畸形或心外畸形，必须一一明确。

（4）预后。心脾综合征的预后主要取决于合并的畸形及其严重程度，如不合并其他畸形，预后良好。

19. 心脏肿瘤

（1）病理特点。心脏肿瘤（cardiac tumor）发病率低，大多数是良性肿瘤，以横纹肌瘤（rhabdomyomas）最为常见，其次是畸胎瘤（teratomax），而纤维瘤（fibromas）、血管瘤（hemangiomas）和黏液瘤（myxomas）则罕见。心脏肿瘤可位于心内或心包。

（2）声像图表现。心脏肿瘤通常表现为心腔内强回声或等回声肿块。横纹肌瘤通常表现为边界清晰的圆形或结节状的强回声肿块（图39-5-72），有时也可表现为心肌增厚，回声明显增强。畸胎瘤表现为位于心包内边界清晰的混合性肿块。纤维瘤的声像图表现与横纹肌瘤相似，但多为单发病灶，长在心室壁内或室间隔。血管瘤表现为位于右心房处无明显包膜、回声不均匀的肿块回声。黏液瘤表现为心房或心室内的强回声肿块，随心动周期在心腔内漂动。

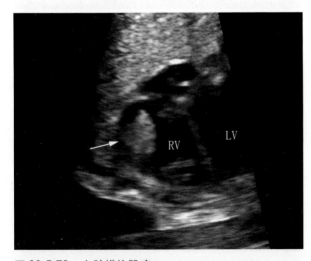

图39-5-72 心脏横纹肌瘤
右心室腔内出现边界清晰的圆形或结节状的强回声肿块（箭头所指）（LV-左心室 RV-右心室）

（3）鉴别诊断。心脏肿瘤应与心内强回声点相鉴别。其鉴别要点在于心内强回声点通常位于房室瓣的腱索上，呈单发点状强回声，与心肌无

明显连续性，可资鉴别。

（4）预后。心脏肿瘤大多为良性肿瘤，如肿瘤不阻塞房室瓣或半月瓣口，不导致胎儿心衰或死亡，预后较好。

20. 单心室

（1）病理特点。单心室（single ventricle）是卫生部规定的、在产前筛查必须要检出六种之一，它是指原始心室段发育异常形成的一组复杂畸形，它没有室间隔存在或仅有极细小的残端，它可以有两组房室瓣，也可以只有一组共同房室瓣开口在同一心室腔，还可以是一组房室瓣闭锁而另一组房室瓣开口在单一心室腔的畸形。

约80%合并大血管转位或异位及发育异常，可合并单心房或房间隔缺损、心内膜垫缺损、肺动脉瓣或瓣下狭窄、主动脉弓降部异常、肺静脉异位引流或腔静脉连接异常等。

（2）声像图表现。

①四腔心切面仅见一个巨大的心室腔，无室间隔或仅见一短小的残端（图39-5-73）。

②可以有两组房室瓣（图39-5-74），也可以仅有一组共同房室瓣（图39-5-75），还可以是一组房室瓣闭锁而另一组房室瓣开口在单一心室腔（图39-5-76）。

③共同房室瓣时，彩色多普勒显示有两股血流信号进入单一心室腔内（图39-5-77），常伴有共同房室瓣反流（图39-5-78）。

④约80%合并大动脉转位、异位或发育异常。

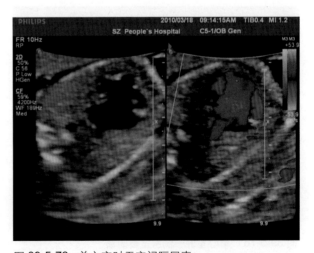

图39-5-73 单心室时无室间隔回声
左图显示仅见单一心室腔，未见室间隔回声，右图显示舒张期仅见一股血流由心房进入心室

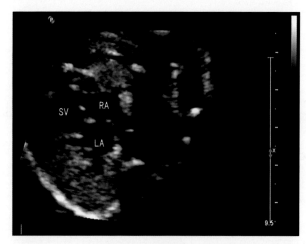

图 39-5-74 单心室并两组房室瓣

（LA- 左心房 RA- 右心房 SV- 单心室）

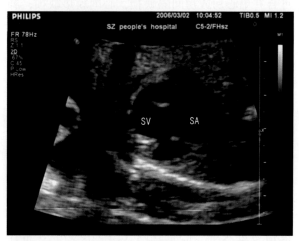

图 39-5-75 单心室并共同房室瓣

（SA- 单心房 SV- 单心室）

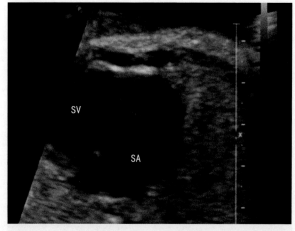

图 39-5-76 单心室并一侧房室瓣闭锁

（SA- 单心房 SV- 单心室）

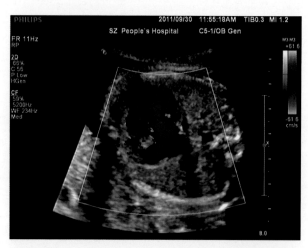

图 39-5-77 单心室并共同房室瓣的彩色多普勒表现

单心室共同房室瓣时，彩色多普勒显示有两股血流信号进入单一心室腔内

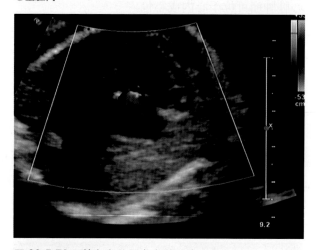

图 39-5-78 单心室共同房室瓣反流

⑤常伴有其他心脏畸形，如单心房、永存动脉干、完全性肺静脉异位引流、肺动脉瓣或瓣下狭窄、主动脉弓降部异常等，可表现出相应声像图征象。

（3）鉴别诊断。

单心室主要应与巨大室间隔缺损和完全性房室间隔缺损相鉴别。

①单心室与巨大室间隔缺损的鉴别。单心室常常伴有粗大的腱索回声，易被误认为是室间隔回声，而被误诊为巨大室间隔缺损，其鉴别点在于粗大的腱索直接连在半月瓣之上，而巨大室间隔缺损时室间隔是不会与半月瓣直接相连接的，仔细观察有时可观察到短小的室间隔残端。

②单心室与完全性房室间隔缺损的鉴别。单心室常合并单心房或原发孔房间隔缺损，此时需与完全性房室间隔缺损鉴别，其鉴别要点在于判

断有无室间隔的存在或仅见室间隔残端。如果有室间隔存在，则是完全性房室间隔缺损；如果没有室间隔或仅有一短小的残端，则是单心室。

（4）预后。单心室属于致死性畸形，预后极差，任何孕周发现都应终止妊娠。

第6节
消化道和腹壁畸形

一、超声检查方法和正常声像图表现

完整的胎儿消化系统超声检查应包括从口腔至直肠的检查，还应包括对肝脏和脾脏的检查。

1. **颌面部正中矢状切面** 显示口腔（图39-6-1）。

2. **舌和会咽横切面** 显示舌和会咽（图39-6-2）。

3. **颈部矢状切面和冠状切面** 显示食管长轴（图39-6-3）。

4. **胸部旁矢状切面** 显示位于左心房后方的食管长轴（图39-6-4）。

5. **四腔心切面** 显示位于左心房后方的食管横切面（图39-6-5）。

6. **上腹部横切面** 显示胃、肝脏和脾脏（图39-6-6）。

7. **下腹部横切面** 显示肠（图39-6-7）。

8. **腹部正中矢状切面** 显示脐带插入处和直肠（图39-6-8）。

9. **左侧腹部旁矢状切面** 显示胃和肠（图39-6-9）。

10. **右侧腹部旁矢状切面** 显示肝脏和肠（图39-6-10）。

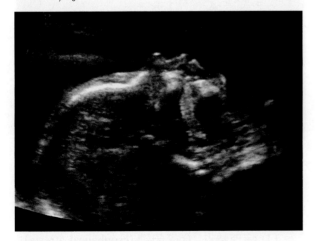

图 39-6-1 颌面部正中矢状切面显示口腔

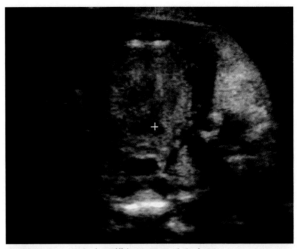

图 39-6-2 舌和会咽横切面显示舌和会咽

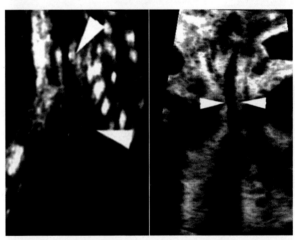

图 39-6-3 颈部矢状切面和冠状切面显示食管长轴
胎儿吞咽时，食管一过性扩张，从而可被超声显示出来（箭头所指）

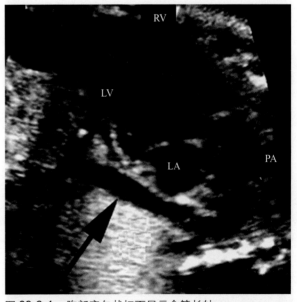

图 39-6-4 胸部旁矢状切面显示食管长轴
胎儿吞咽或食管有梗阻时，食管扩张，可被超声显示出来（箭头所指）（LA-左心房 LV-左心室 PA-肺动脉 RV-右心室）

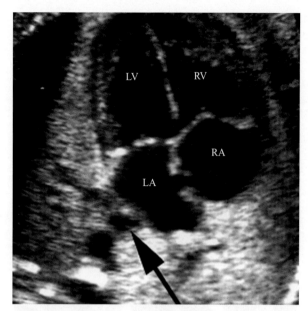

图 39-6-5 四腔心切面显示食管短轴

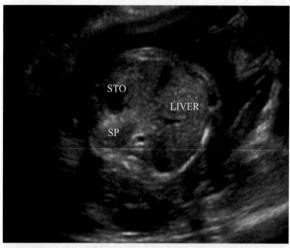

图 39-6-6 上腹部横切面显示胃、肝脏和脾脏
（LIVER- 肝脏 SP- 脾脏 STO- 胃）

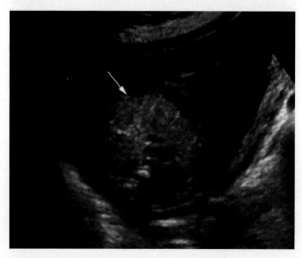

图 39-6-7 下腹部横切面显示肠（箭头所指）

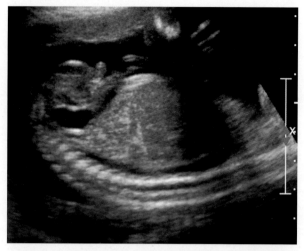

图 39-6-8 腹部正中矢状切面显示脐带插入处和直肠

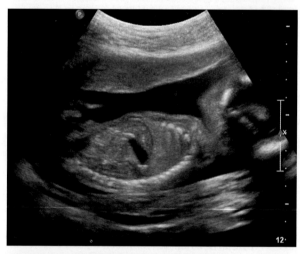

图 39-6-9 左侧腹部旁矢状切面显示胃和肠

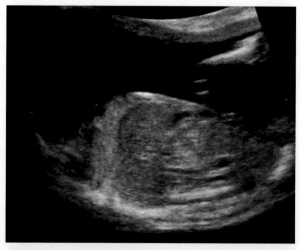

图 39-6-10 右侧腹部旁矢状切面显示肝脏和肠

二、消化道畸形

1. 食管闭锁

（1）病理特点。食管闭锁（esophageal atresia）

是指食管近端和远端之间连接中断，其原因主要是由于组织发育时血液供应的中断。食管闭锁可以是单发的食管闭锁（约占10%），也可以伴发近端或远端的食管气管瘘（90%）。食管闭锁病理分为5型：

Ⅰ型 无食管气管瘘，约占8%。

Ⅱ型 近端食管气管瘘，约占1%。

Ⅲ型 远端食管气管瘘，约占88%。

Ⅳ型 近端和远端均有食管气管瘘，约占1%。

Ⅴ型 食管气管瘘，不伴食管闭锁，约占1%。

（2）声像图表现。

①食管闭锁的典型声像图表现是始终探查不到胃泡回声，伴羊水过多（图39-6-11）。必须指出的是，由于只有Ⅰ型食管闭锁（不伴食管气管瘘）可以较容易地被检查出来，因此大部分食管闭锁由于有食管气管瘘的存在而较难在产前被检查出来。

②即使有胃泡显示也不能除外食管闭锁，如反复超声检查都只能探及较小的胃泡回声，则应警惕食管闭锁伴食管气管瘘的存在。

③羊水过多较晚发生。

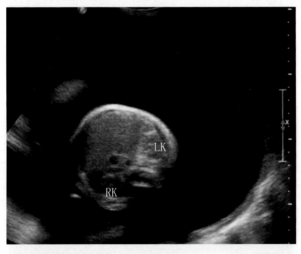

图39-6-11 食管闭锁的声像图表现

（LK-左肾 RK-右肾）

（3）鉴别诊断。由于超声无法直接观察到食管闭锁的确切部位，因此食管闭锁应与各种原因导致胃泡不显示伴羊水过多的胎儿畸形相鉴别，例如膈疝、口腔寄生胎、胎儿窘迫导致胎儿停止吞咽羊水、羊水过少使胎儿无羊水吞咽、胃排空后一过性胃泡不显示等，其鉴别要点在于反复多次超声检查观察胃泡的情况。只有在反复多次超

声检查均不能显示胃泡或仅探及较小的胃泡，并排除其他可能导致胃泡不显示或较小胃泡的情况时，才能提示食管闭锁可能。

（4）预后。食管闭锁总体来说预后不良，根据文献报道，食管闭锁胎儿产后死亡率高达75%，如合并其他畸形或染色体异常则预后更差。

2. 十二指肠梗阻

（1）病理特点。十二指肠梗阻（duodenal obstruction）是指十二指肠远端和近端之间的闭锁或狭窄。病因不明，发病率约为活产儿的1/10000。约80%的十二指肠梗阻是十二指肠完全闭锁，多发生在十二指肠壶腹，其余20%则是由于十二指肠内隔膜所致，可以是完全闭锁，也可以是十二指肠狭窄。此外，环形胰腺压迫或肠扭转也可以导致继发性十二指肠狭窄。

（2）声像图表现。

①十二指肠梗阻的典型声像图表现为腹部双泡征和羊水过多。双泡征是由扩张的胃泡和十二指肠无回声构成的，在扩张的胃泡和十二指肠之间还有一长条形管状结构，此为扩张的幽门管回声（图39-6-12）。

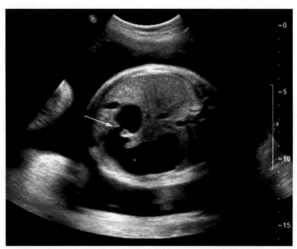

图39-6-12 十二指肠闭锁的声像图表现（箭头所指）

②典型的"双泡征"和羊水过多通常发生在孕24周以后甚至孕28周以后，而在孕24周以前，羊水大多在正常范围，而仅能探及胎儿胃泡较大，因此如果发现胎儿胃泡较大，则应动态观察胎儿胃泡的大小。如果胃泡一直较大则应在晚孕期复查，除外有无十二指肠狭窄或闭锁的存在。还必须指出的是，在十二指肠狭窄时，双泡征可以在较晚出现甚至在整个孕期内均不出现。

（3）鉴别诊断。十二指肠梗阻应与中腹部及右上腹部的囊性结构相鉴别，如胆总管囊肿、小肠重复囊肿等鉴别，其鉴别要点在于十二指肠梗阻时囊肿与胃泡相连通，其间有扩张的幽门管回声。

（4）预后。十二指肠梗阻与21-三体综合征有高度相关性，并常合并其他畸形。如果不合并21-三体综合征和其他畸形则预后较好。

3. 小肠梗阻

（1）病理特点。小肠梗阻（small bowel obstruction）可以单发，也可以多发，包括原发性小肠梗阻（小肠闭锁和小肠狭窄）和继发性小肠梗阻（肠扭转和肠套叠）。小肠梗阻在病理上分为4型：

Ⅰ型 病变小肠腔内隔膜或病变肠管完全闭锁，约占20%。

Ⅱ型 肠管盲端之间有纤维连接，约占32%。

Ⅲ型 病变肠管盲端与远端肠管完全断开，约占48%。

Ⅳ型 广泛小肠闭锁，罕见。

（2）声像图表现。

①胎儿腹部见多个扩张的肠管液性暗区，多发生在孕24周以后，肠管内径通常≥7mm。

②在孕早中期，小肠梗阻往往仅表现为肠管强回声，以后才出现肠管扩张。

③羊水过多，通常梗阻部位越高，羊水过多就出现越早，也越明显。

（3）鉴别诊断。小肠梗阻需与腹盆腔囊性包块相鉴别，其鉴别要点在于小肠梗阻时囊性回声彼此相互连通。

（4）预后。小肠梗阻与染色体异常的关系不大，如不合并其他畸形则预后较好。

4. 结肠梗阻

（1）病理特点。结肠梗阻（obstruction of the large bowel）包括结肠、直肠和肛门闭锁或狭窄及先天性巨结肠，临床表现为低位肠梗阻。

（2）声像图表现。超声检查难以对结肠梗阻的病变部位准确定位，肠扩张出现时间较晚，往往在晚孕期才能得到诊断，且较少合并羊水过多。

①结肠闭锁。闭锁上端的结肠扩张，肠管直径多在2cm以上，扩张的肠管在腹腔内呈环行分布，通常合并有小肠扩张积液，表现为胎儿腹部肠管普遍性扩张（图39-6-13）。

②直肠、肛门闭锁。胎儿下腹部出现"双叶征"，即扩张的乙状结肠回声，扩张的肠管位于下腹部和盆腔内，扩张的肠管内因有液体及胎粪，故表现为扩张的粗管道状的液性暗区内见少许点状强回声（图39-6-14）。胎儿臀部切线面显示胎儿肛门"靶环征"消失（图39-6-15）。

③先天性巨结肠。胎儿下腹部见C形管道状液性暗区，边缘光滑整齐，肠腔内粪便聚积而呈较均质的低回声，但有时粪便也呈斑块状强回声，先天性巨结肠肠管蠕动较少。

（3）鉴别诊断。结肠梗阻也需与胎儿腹盆腔囊性包块相鉴别，其鉴别要点在于结肠梗阻时肠管液性暗区有肠管蠕动现象。

（4）预后。结肠梗阻如不合并其他畸形，预后较好。

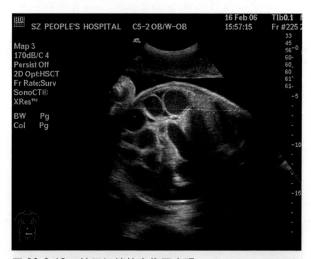

图 39-6-13　结肠闭锁的声像图表现

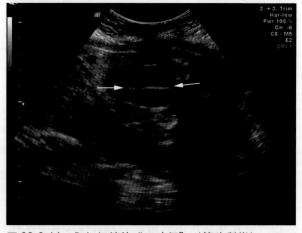

图 39-6-14　肛门闭锁的"双叶征"（箭头所指）

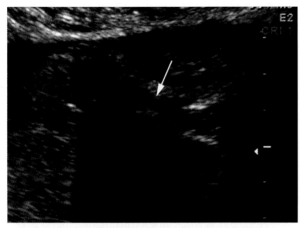

图 39-6-15　肛门闭锁时"靶环征"消失（箭头所指）

5. 持续性右脐静脉

（1）病理解剖特点：持续性右脐静脉（persistent right umblical vein）是一种解剖结构变异而不是胎儿畸形，是指本来应该退化的右脐静脉没有退化而本来不应该退化的左脐静脉却退化了。右脐静脉进肝脏后经吻合支再进入肝左叶，同时它还直接与静脉导管相连，这样就形成了持续性右脐静脉。绝大多数持续性右脐静脉不合并胎儿畸形，仅少数合并胎儿畸形。

（2）声像图表现：取胎儿腹部横切面，稍稍转动探头，使脐静脉与胆囊同时显示在一个切面上，如果脐静脉位于胆囊的右侧，即可诊断为持续性右脐静脉（图 39-6-16）。

（3）鉴别诊断：持续性右脐静脉的诊断明确，无须鉴别。

（4）预后：不合并胎儿畸形的持续性右脐静脉往往为良性变异，预后良好。

三、腹壁畸形

1. 脐膨出

（1）病理特点。脐膨出（omphalocele）是指腹壁中线包括肌肉、筋膜和皮肤缺损，腹腔内容物突入脐带内，表面覆盖以腹膜和羊膜。脐膨出常与染色体异常有关，最常见的染色体异常是 18 － 三体综合征和 13 － 三体综合征，其次是 21 － 三体综合征、45 － XO 及三倍体。晚期多合并羊水过多。

（2）声像图表现。

①胎儿脐根部有一向外膨出的肿块，大小不一，边缘清晰，外面覆以包膜，脐带附着于肿块的顶端。

②膨出物可为肠管，表现为回声强弱不一的肠管回声（图 39-6-17）；膨出物也可为肝脏等实质性脏器，表现为肝脏实质性回声内有细管道状胆管回声（图39-6-18）。肿块边缘有脐血管通过。

③彩色多普勒可显示肿块边缘有脐血管血流信号。

④疝口较小时容易被发现，疝口较大时不易被发现，表现为腹部轮廓大致正常，仅腹壁变薄。

（3）鉴别诊断。

①脐膨出与腹裂的鉴别。腹裂属非中线缺损，腹裂时膨出物表面无膜状物覆盖，脐根部正常，而且腹裂缺损较小，膨出物多为肠管，少数为肝脏，可资鉴别。

②脐膨出与脐疝的鉴别。脐疝的膨出物也可含有肠管和大网膜，其与脐膨出的鉴别要点在于

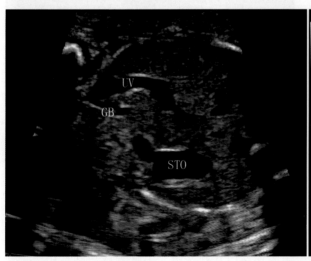
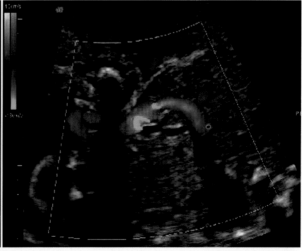

图 39-6-16　持续性右脐静脉

持续性右脐静脉时，脐静脉位于胆囊的右侧（GB- 胆囊　STO- 胃泡　UV- 脐静脉）

脐疝表面有皮肤及皮下脂肪覆盖，而且脐带连接部位正常。

③脐膨出与体蒂异常的鉴别。体蒂异常属巨大的腹壁缺损，大部分内脏突出于体外，脐带过短或无脐带，胎儿腹腔内脏与胎盘紧贴，胎体活动极度受限制，常合并胎儿脊柱异常弯曲，可资鉴别。

（4）预后。单纯的脐膨出如不合并其他畸形和染色体异常，预后相对较好。一般而言，较小的脐膨出特别是仅含有肠管的脐膨出与染色体异常关系密切，反之有肝脏膨出的较大脐膨出与染色体异常关系不密切。

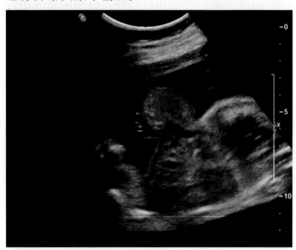

图 39-6-17　脐膨出（肠管膨出）

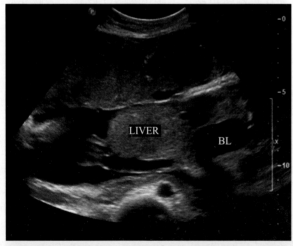

图 39-6-18　脐膨出（肝脏膨出）
（LIVER- 肝脏　BL- 膀胱）

2．腹裂

（1）病理特点。腹裂（gastroschisis）是指脐旁腹壁全层缺损，伴腹腔脏器突出。腹裂的病理特点为脐旁腹壁的全层缺损而脐带与腹壁相连处正常，缺损往往较小，内径多为 2 ～ 4cm。突出物多是肠管，极少有肝脏或泌尿系脏器外突。

（2）声像图表现。

①脐旁腹壁回声连续性中断，缺损一般较小，脐根部结构正常。

②由于腹壁全层缺损，故突出的内脏表面无膜状物覆盖，突出的脏器多为肠管，并可显示肠襻漂浮在羊水之中（图 39-6-19），少有肝脏和泌尿系器官突出。

③并发肠梗阻时，腹腔内外的肠管均明显扩张。

（3）鉴别诊断。腹裂主要应与脐膨出和体蒂异常相鉴别。脐膨出为腹壁中线缺损，脐带附着在膨出物之上且脐根部异常，缺损较大，膨出物可为肠、肝脏、胃等，膨出物表面有膜状物覆盖；体蒂异常属巨大腹壁缺损，腹腔大部分脏器均膨出，脐带极短或无脐带回声，胎儿腹壁与胎盘相贴，常伴脊柱异常弯曲，而腹裂不伴脊柱异常，可资鉴别。

（4）预后。腹裂一般不伴有染色体异常，如腹裂小且不伴其他畸形，预后较好。

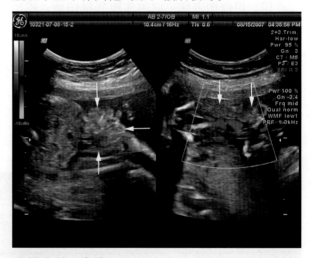

图 39-6-19　腹裂
脐旁腹壁回声连续性中断，缺损一般较小，脐根部结构正常，突出的肠管表面无膜状物覆盖，肠管漂浮在羊水之中（箭头所指）

3．体蒂异常

（1）病理特点。体蒂异常（body stalk anomaly）是严重的腹壁缺损，其特点是各种原因导致体蒂形成失败而造成无脐带。病理上体蒂异常胎儿的内脏均在腹腔之外，严重者胸腔脏器也可裸露在外，表面覆盖以片状羊膜，内脏直接与胎盘相连，其间有脐血管，但往往很短，因此胎儿腹侧与胎盘相贴，胎体强直，易继发脊柱异常（如脊柱前凸和侧凸）。

（2）声像图表现。

①在妊娠 11 ～ 14 周时超声检查即可能发现腹壁缺损。

②胎儿腹壁与胎盘相贴，腹壁有巨大缺损，肝脏、肠管甚至心脏、肺都暴露在外（图 39-6-20）。暴露的内脏与胎盘之间分界不清。

③脐血管行走在突出的内脏之间，往往只有一根脐动脉，无脐带或脐带极短（图 39-6-21）。

④胎体固定在胎盘上，胎动极少，胎儿体位不变。

⑤常伴有脊柱前凸和侧凸等脊柱异常（图 39-6-22）。

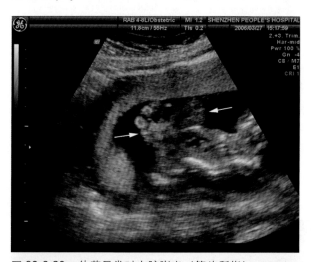

图 39-6-20　体蒂异常时内脏膨出（箭头所指）

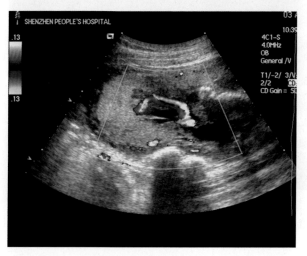

图 39-6-21　体蒂异常时脐带极短

（3）鉴别诊断。体蒂异常主要应与脐膨出和腹裂相鉴别，详见前所述。

（4）预后。体蒂异常为致死性畸形，一旦确诊均应终止妊娠。

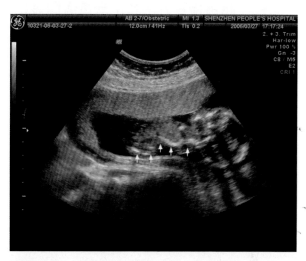

图 39-6-22　体蒂异常时脊柱畸形（箭头所指）

4. 膀胱外翻和泄殖腔外翻

（1）病理特点。膀胱外翻（bladder exstrophy）和泄殖腔外翻（cloacal exstrophy）是指由于胚胎时期下腹尾部包卷异常而形成的一组畸形。膀胱外翻是指下腹壁和膀胱前壁缺如，膀胱后壁暴露在外；泄殖腔外翻则指由于尿直肠隔发育障碍，泄殖腔未能分隔成肛直肠管和尿生殖窦，累及泌尿道和肠道两个系统的异常，常合并脊柱裂。

（2）声像图表现。

①膀胱外翻表现为下腹壁软组织包块而无正常膀胱显示。腹壁缺损较小，易误认为翻出的膀胱是生殖器，也容易漏诊。

②泄殖腔外翻则表现为下腹壁缺损和下腹壁软组织包块，无膀胱回声，生殖器异常。

（3）鉴别诊断。泄殖腔外翻合并腹腔脏器膨出和脊柱异常时应与体蒂异常相鉴别。体蒂异常时，胎儿腹壁与胎盘相贴，胎位固定，常合并脊柱前凸和侧凸，脐带极短或无脐带，可资鉴别。

（4）预后。膀胱外翻可手术修补，预后较好；但泄殖腔外翻，预后较差，应建议终止妊娠。

第7节
泌尿系统畸形

一、超声检查方法和正常声像图表现

胎儿泌尿系统超声检查应包括双侧肾脏、输尿管和膀胱的检查。

1. **中腹部横切面** 在脊柱的两侧显示双肾短轴图像（图 39-7-1）。

2. **左侧腹部矢状切面和右侧腹部矢状切面** 显示左肾和右肾长轴图像（图 39-7-2）。

3. **腹部冠状切面** 显示双肾长轴图像，用彩色多普勒还可以显示双肾动脉的情况（图 39-7-3 所示）。

4. **下腹部横切面和正中矢状切面** 显示膀胱的短轴和长轴图像（图 39-7-4）。

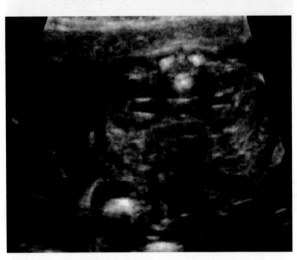

图 39-7-1　中腹部横切面显示双肾短轴图像

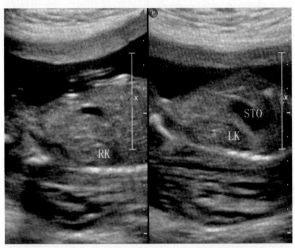

图 39-7-2　左右腹部矢状切面显示双肾长轴图像
(LK- 左肾　RK- 右肾　STO- 胃泡)

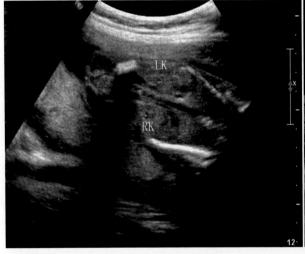

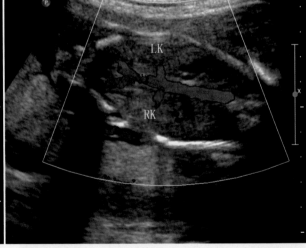

图 39-7-3　腹部冠状切面显示双肾长轴图像
左图为双肾的冠状切面，右图为彩色多普勒显示左右肾动脉 (LK- 左肾　RK- 右肾)

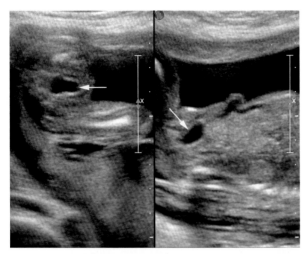

图39-7-4　下腹部横切面和正中矢状切面显示膀胱(箭头所指)

二、泌尿系统畸形

1. 肾缺如

(1) 病理特点。肾缺如 (renal agenesis) 包括一侧或双侧肾缺如。一侧肾缺如一般不影响胎儿生长发育，也不会影响泌尿系功能，羊水量正常；而双侧肾缺如则是指双侧肾脏和输尿管均缺如，同时肾上腺也失去了原来的形态，羊水量减少甚至无羊水。

(2) 声像图表现。

①一侧肾缺如时，在脊柱一侧未探及肾脏回声，肾窝位置被肠管回声所占据，仅能探及肾上腺回声，但应除外异位肾的存在，羊水量也在正常范围。彩色多普勒显示一侧肾动脉缺如。

②双侧肾缺如时，在脊柱两侧均未探及肾脏和膀胱回声，仅能探及肾上腺回声 (图39-7-5)，羊水过少。但必须注意，只有多次复查超

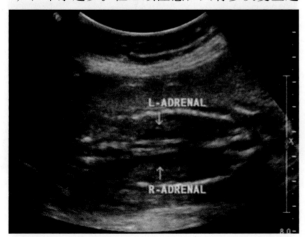

图39-7-5　双肾缺如的声像图表现

(L-ADRENAL-左侧肾上腺　R-ADRENAL-右侧肾上腺)

声仍无法探及肾脏和膀胱回声，才能提示双肾缺如。彩色多普勒显示双侧肾动脉缺如 (图39-7-6)。

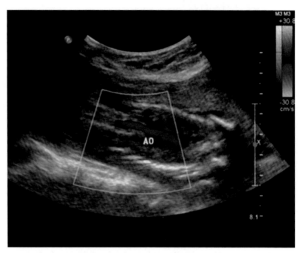

图39-7-6　双肾缺如的彩色多普勒表现

(3) 鉴别诊断。

①一侧肾缺如与一侧异位肾的鉴别。一侧异位肾时于正常肾窝未探及肾脏回声，而一侧肾缺如时于肾窝和腹盆腔均未探及肾脏回声，可资鉴别。

②双肾缺如与双侧异位肾的鉴别。双侧异位肾时，于双侧肾窝未探及肾脏回声，但在盆腔或髂腰部探及肾脏回声，膀胱可显示，羊水量正常；而双侧肾缺如时，双侧肾脏和膀胱在肾窝及腹盆腔均不能探及，羊水量过少。

③双肾缺如时因膀胱不显示，因此还需要与膀胱不显示的病变相鉴别。胎儿刚刚排空膀胱、胎儿型多囊肾、多囊泡肾、膀胱外翻等均可导致膀胱不显示，但膀胱排空后如经多次复查仍可探及膀胱回声；胎儿型多囊肾和多囊泡肾虽不能显示膀胱，但于双侧肾窝可探及形态异常的肾脏回声；膀胱外翻时可在双侧肾窝探及肾脏回声，而且合并有胎儿腹壁缺损，羊水量正常，可资鉴别。

(4) 预后。单侧肾缺如一般不会影响胎儿生长发育和肾脏功能，预后较好；而双侧肾缺如往往会造成产后新生儿死亡，一旦确诊均应终止妊娠。

2. 异位肾

(1) 病理特点。异位肾 (ectopic kidney) 是指肾脏不在正常位置，异位的肾脏可以下移至盆腔内，也可以位于对侧腹盆腔等其他部位。但

大多数异位肾位于盆腔内，称为盆腔肾（pelvic kidney）。

（2）声像图表现。

①一侧或双侧肾窝未探及肾脏回声。

②仔细探查于盆腔或其他部位可探及肾脏回声。盆腔肾表现为在盆腔（膀胱附近）探及肾脏回声（图39-7-7），对侧异位肾则表现为一侧肾窝和盆腔均未探及肾脏回声，而对侧肾脏体积明显增大，形态呈分叶状。

③肾上腺呈平卧改变。

④彩色多普勒显示异位肾动脉位置异常。

（3）鉴别诊断。异位肾主要应与肾缺如和马蹄肾相鉴别。肾缺如时一侧或双侧肾窝及腹盆腔均未探及肾脏回声；而马蹄肾则指双侧肾脏下端相连，呈U形，横跨于脊柱和主动脉的前方，彩色多普勒显示肾动脉在正常位置发出，可资鉴别。

（4）预后。单纯的异位肾预后良好。

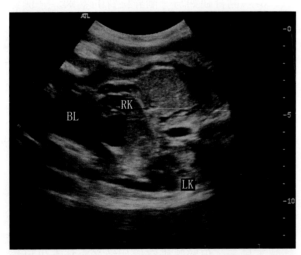

图39-7-7　盆腔肾的声像图表现
在盆腔右侧（膀胱附近）探及右肾回声，左肾在正常位置（BL-膀胱　LK-左肾　RK-右肾）

3. 马蹄肾

（1）病理特点。马蹄肾（horseshoe kidney）是指双肾下极融合而呈马蹄形，输尿管仍然位于两侧，进入肾脏之间，不会跨过中线。

（2）声像图表现。马蹄肾表现为在腹部横切面上显示双侧肾脏下极在主动脉和脊柱前方相互融合，形态呈"马蹄形"，因而称为马蹄肾（图39-7-8）。

（3）鉴别诊断。马蹄肾时双肾彼此融合，形态异常，诊断较明确，但容易漏诊，因此在横切面扫查肾脏短轴时应仔细观察肾脏形态有无异常。

（4）预后。不合并染色体异常和其他畸形的马蹄肾预后良好。

4. 重复肾

（1）病理特点。重复肾（duplex kidney）是指一侧肾脏或两侧肾脏有两个肾盂，两个肾盂互不相通，通常是上肾盂扩张而下肾盂正常，两个肾盂分别连接两条输尿管，常合并有输尿管扩张积液。

（2）声像图表现。典型的重复肾声像图表现为一侧或两侧肾脏有两个肾盂（图39-7-9），分别连接两条的输尿管，两个肾盂互不相通，通常是上肾盂扩张而下肾盂正常，常伴有输尿管扩张，在胎儿下腹部可显示迂曲扩张的输尿管。然而，重复肾诊断困难，如不合并肾盂和输尿管扩张，很难在产前诊断出来。

（3）鉴别诊断。重复肾合并肾盂和输尿管扩张时主要应与梗阻性肾盂输尿管扩张相鉴别，其鉴别要点在于确定肾盂的数目。如果有两个扩张的肾盂和输尿管则是重复肾，但产前诊断较为困难。

（4）预后。不合并染色体异常和其他畸形的重复肾预后良好。

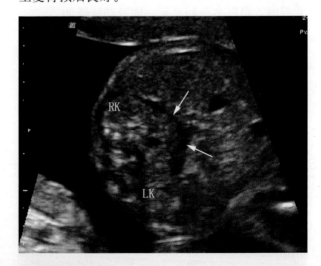

图39-7-8　马蹄肾的二维声像图表现
腹部横切面显示双侧肾脏下极在主动脉和脊柱前方相互融合（箭头所指），形态呈"马蹄形"

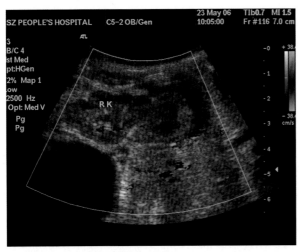

图 39-7-9　重复肾的声像图表现

5. 胎儿型多囊肾

（1）病理特点。胎儿型多囊肾（fetal polycystic kidney disease）又称为常染色体隐性多囊性肾病（autosomal recessive polycystic kidney disease），即 Potter Ⅰ 型。胎儿型多囊肾是一种常染色体隐性遗传性疾病，其病理特点是双侧肾脏对称性增大，肾脏实质内充满了扩张的集合管。

（2）声像图表现。

①典型的胎儿型多囊肾表现为双侧肾脏明显增大，甚至可以巨大占满整个腹腔，肾正常结构消失，肾实质回声明显增强，超声并不能显示胎儿型多囊肾的致密小囊泡（图 39-7-10）。

②膀胱不能显示。

③羊水过少。

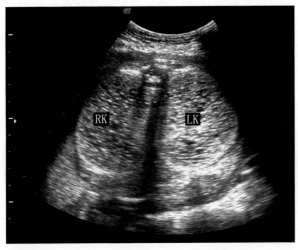

图 39-7-10　胎儿型多囊肾的二维声像图表现

双侧肾脏明显增大，肾正常结构消失，肾实质回声明显增强，超声不能显示胎儿型多囊肾的致密小囊泡 (LK- 左肾　RK- 右肾)

（3）鉴别诊断。胎儿型多囊肾主要应与成人型多囊肾相鉴别。成人型多囊肾也表现肾脏体积增大，肾实质回声增强，但其皮髓质分界更为清晰，肾内可见多个大小不等的囊性暗区，羊水量正常或稍有减少；而胎儿型多囊肾表现为肾脏明显增大，肾实质回声明显增强，肾皮髓质分界消失，通常双肾受累及，无较大的囊肿存在，膀胱不充盈，羊水量极少或无羊水，可资鉴别。

（4）预后。胎儿型多囊肾的预后与病变出现的时间有关，发病越早则预后越差，因而在胎儿期一旦诊断胎儿型多囊肾即应建议终止妊娠。

6. 多囊泡肾

（1）病理特点。多囊泡肾（multicystic kidney disease）又称为多囊性肾发育不良（multicystic dysplastic kidney），即 Potter Ⅱ 型。多囊泡肾是一种先天性肾脏疾病，其病理特点为集合管呈囊样扩张。多囊泡肾病变散发，可见于双侧肾脏、一侧肾脏或肾脏局部。

（2）声像图表现。

①肾脏明显增大，失去正常形态，甚至占据一侧腹腔。

②增大的肾脏内见多个大小不等的圆形囊泡，囊泡彼此不相通（图 39-7-11）。

③彩色多普勒显示肾动脉在正常位置发出，囊泡未见明显血流信号（图 39-7-12）。

④病变累及双侧肾脏时，左、右肾脏大小可以不等，但如果双肾同时受累及，则双肾均明显增大并在中线处紧贴，边界不清。

⑤若双肾同时受累及且合并双肾功能衰竭时，胎儿无尿液产生，膀胱因空虚而不显示，同时合并羊水过少。

⑥若出现典型的多囊泡肾声像图表现而羊水又正常时，则为单侧多囊泡肾或部分性多囊泡肾。

（3）鉴别诊断。多囊泡肾主要应与肾盂肾盏扩张相鉴别。肾盂肾盏扩张也表现为肾脏内多个囊性暗区，但此时囊性暗区与扩张的肾盂肾盏是相通的，并且囊性暗区周边可见到肾皮质回声，可资鉴别。

（4）预后。双侧多囊泡肾的预后差，胎儿产后不能存活，因此一旦确诊就应终止妊娠。而单侧多囊泡肾的预后较好，胎儿可以存活，但日后有发展为高血压的可能。

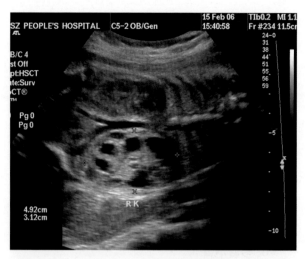

图 39-7-11　多囊泡肾的二维声像图表现

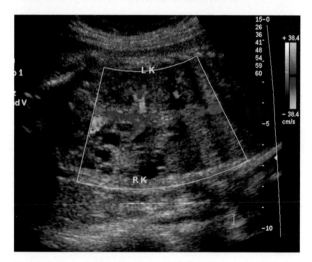

图 39-7-12　多囊泡肾的彩色多普勒表现

7. 成人型多囊肾

（1）病理特点。成人型多囊肾（adult polycystic kidney disease）又称为常染色体显性多囊性肾病（autosomal dominant polycystic kidney disease），即 Potter Ⅲ型。成人型多囊肾是一种常染色体显性遗传性疾病，表现为肾实质内多个大小不等的囊肿，囊肿可以是扩张的集合管，也可以是肾脏内其他管道系统的扩张。常并发其他系统器官的囊性病变，如肝脏、脾脏、胰腺、卵巢、睾丸等。

（2）声像图表现。

①双侧肾脏增大，肾实质回声增强，皮髓质分界更为清晰（图 39-7-13）。

②肾区见多个大小不等的囊性结构。

③羊水量正常或略少。

（3）鉴别诊断。成人型多囊肾主要应与胎儿型多囊肾相鉴别。胎儿型多囊肾表现为肾脏明显增大，肾实质回声明显增强，肾皮髓质分界消失，通常双肾受累及，无较大的囊肿存在，膀胱不充盈，羊水量极少或无羊水；而成人型多囊肾也表现肾脏体积增大，肾实质回声增强，但其皮髓质分界更为清晰，肾内可见多个大小不等的囊性暗区，羊水量正常或稍有减少，可资鉴别。

（4）预后。成人型多囊肾很少有胎儿宫内死亡或新生儿死亡的病例，新生儿肾功能和血压也大多正常，预后较好。成人型多囊肾病变进展较慢，出现症状的年龄也不完全一致，大多数患者会导致高血压。

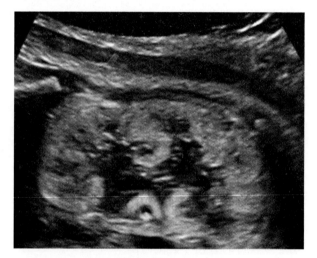

图 39-7-13　成人型多囊肾的二维声像图表现

8. 泌尿道扩张

（1）病理特点。泌尿道扩张是指各种原因引起的肾积水、输尿管扩张积液及膀胱扩大。其病因主要有：肾盂输尿管连接部狭窄导致肾盂肾盏扩张；输尿管膀胱连接部狭窄或输尿管尿液反流导致肾盂肾盏扩张和输尿管扩张；尿道后瓣膜或尿道梗阻等病变导致双侧肾盂、输尿管扩张和膀胱扩大。

（2）声像图表现。

①肾积水。轻度肾积水表现为肾盂扩张，可以是单侧的，也可以是双侧的，其测量方法是在肾脏横切面上测量肾盂分离的前后径，如肾盂分离 <5mm 为正常，5～10mm 为可疑，≥10mm 为肾盂扩张。轻度肾积水的声像图表现为肾盂扩张而肾盏不扩张（图 39-7-14）。中度肾积水的

声像图表现除了肾盂扩张外，还有肾盏扩张，肾盏呈一个个小的液性暗区围绕在肾盂周边，与肾盂相通（图 39-7-15）。重度肾积水则表现为肾盂肾盏明显扩张，肾盏变平坦，肾皮质变薄，形态呈花瓣状或手套状（图 39-7-16）。然而，有学者认为胎儿肾盂有时会呈一过性扩张，因此如发现肾盂扩张时应多次复查。

②输尿管扩张。正常输尿管不能被超声显示出来，只有当输尿管扩张积液时才能显示。输尿管扩张表现为胎儿下腹部出现走行迂曲扩张的条索状无回声，与扩张的肾盂相连通。

③膀胱扩大。正常膀胱呈中等大小的液性暗区，其大小可随尿液的排空和充盈而缩小和胀大。后尿道瓣膜、尿道狭窄等尿道病变可导致膀胱明显增大，此时膀胱会呈持续性胀大而不会随尿液的充盈和排空出现增大缩小的改变。

（3）鉴别诊断。

①泌尿道扩张的定位鉴别诊断。如果仅有肾盂肾盏扩张而无输尿管扩张，则梗阻很可能位于肾盂输尿管连接部；如果肾盂和输尿管均扩张，则梗阻位于输尿管下段或输尿管膀胱连接部；如果肾盂、输尿管均扩张且膀胱也增大，则梗阻多位于尿道。

②肾积水肾盂肾盏扩张时可呈多个囊泡样回声，需与多囊泡肾相鉴别。多囊泡肾时肾脏体积明显增大，失去正常形态，多个囊泡之间互不相通；而肾积水肾盂肾盏扩张时各个囊性回声都与肾盂相连通。

（4）预后。不同部位、不同程度的泌尿道梗阻的预后差别较大。如果肾积水时肾脏大小正常，实质回声正常，则预后较好。如果在胎儿期即出现膀胱明显增大和肾盂输尿管扩张，预后较差，尤其是诊断为后尿道瓣膜时。此外，轻度肾盂扩张曾被认为是中孕期超声预测胎儿染色体异常的软指标。但晚近国内外研究表明，单纯的肾盂扩张预测胎儿染色体异常的阳性似然比为 1，也就是说，如果仅有轻度肾盂扩张这一个指标并不会增加胎儿患染色体异常的风险值。

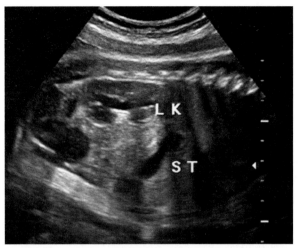

图 39-7-14 轻度肾积水的二维声像图表现
轻度肾积水时肾盂扩张而肾盏不扩张（LK- 左肾 ST- 胃泡）

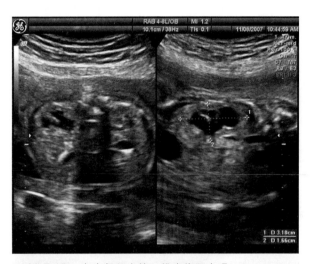

图 39-7-15 中度肾积水的二维声像图表现
中度肾积水除了肾盂扩张外，还有肾盏扩张，肾盏呈一个个小的液性暗区围绕在肾盂周边，与肾盂相通

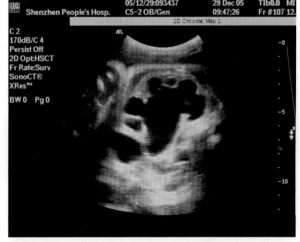

图 39-7-16 重度肾积水的二维声像图表现
重度肾积水表现为肾盂肾盏明显扩张，肾盏变平坦，肾皮质变薄，形态呈花瓣状

第8节
骨骼系统畸形

一、超声检查方法及正常声像图表现

胎儿骨骼系统的超声检查应对胎儿进行全面的检查，包括胎儿颅骨、脊柱、胸廓、上肢及下肢。应当注意的是，严重的四肢短小在 11 ～ 14 周就有可能表现出来，因而在 11 ～ 14 周早中孕期彩超筛查时，就应该仔细观察胎儿骨骼系统。除了观察胎儿骨骼系统的形态外，还应观察胎儿骨骼的骨化程度。

1. 颅骨

（1）胎头系列横切面。显示颅骨的形态、结构及骨化程度（图 39-8-1）。

（2）颌面部正中矢状切面。显示胎儿面部轮廓，除外有无小下颌畸形（图 39-8-2）。

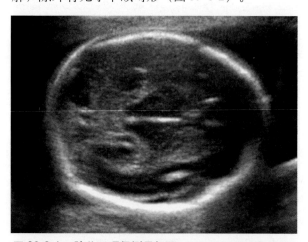

图 39-8-1 胎儿双顶径测量切面

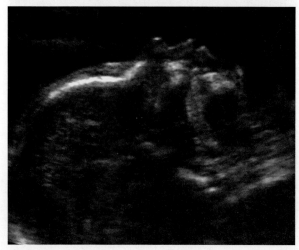

图 39-8-2 胎儿颌面部正中矢状切面
胎儿颌面部正中矢状切面显示胎儿鼻骨及有无小下颌畸形

2. 胸廓

（1）胸廓横切面。显示胎儿胸廓的形态和轮廓（图 39-8-3）。

（2）胸部矢状切面。显示胎儿胸廓的形态和轮廓（图 39-8-4）。

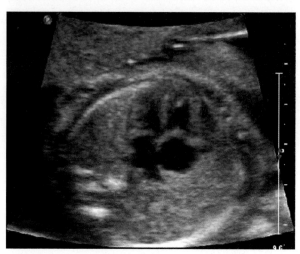

图 39-8-3 胎儿胸廓横切面
胎儿胸部横切面（四腔心切面）显示胎儿胸廓的形态和轮廓

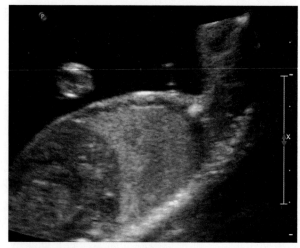

图 39-8-4 胎儿胸廓矢状切面
胎儿胸部矢状切面显示胎儿胸廓的形态和轮廓

3. 脊柱

（1）矢状切面。显示脊柱形态和骨化情况（图 39-8-5）。

（2）冠状切面。除了观察脊柱的矢状切面外，还需要用冠状切面观察有无脊柱侧凸（图 39-8-6）。

4. 四肢
胎儿四肢应采用连续追踪的手法从近端肢体观察到肢体远端，否则就有可能因为肢体重叠而导致漏诊。

（1）上肢。应从肱骨开始，显示肱骨长轴后，将逐渐移向远端显示肘关节，再转动探头显示桡骨和尺骨长轴（图39-8-7），然后将探头移向腕关节显示手掌和手指（图39-8-8）。

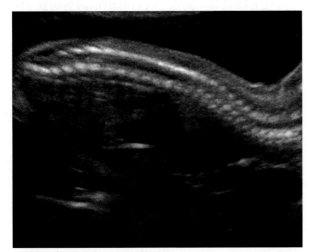

图 39-8-5　胎儿脊柱矢状切面

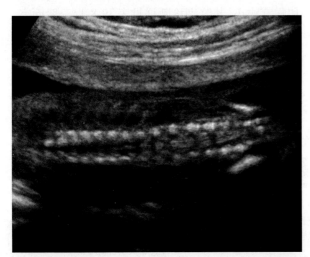

图 39-8-6　胎儿脊柱冠状切面

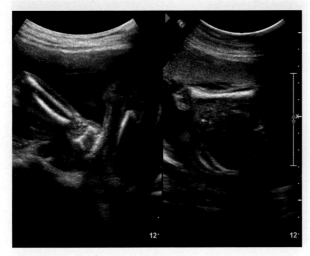

图 39-8-7　胎儿上肢的声像图表现
左图显示胎儿前臂桡骨、尺骨和拳头，右图显示胎儿肱骨

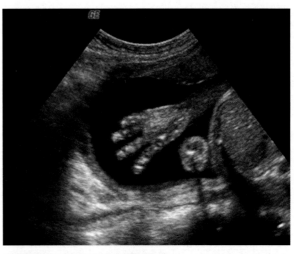

图 39-8-8　胎儿手的声像图表现

（2）下肢。应从股骨开始，显示股骨长轴后，将逐渐移向远端显示膝关节，再转动探头显示胫骨和腓骨长轴（图39-8-9），然后将探头移向踝关节显示脚掌和脚趾（图39-8-10）。

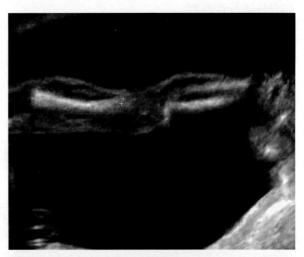

图 39-8-9　胎儿下肢的声像图表现

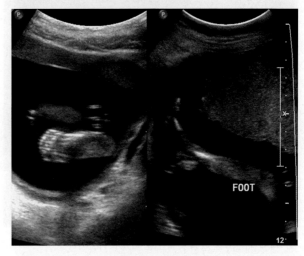

图 39-8-10　胎儿脚掌的声像图表现

二、骨骼系统畸形

1. 成骨发育不全

（1）病理特点。成骨发育不全（osteogenesis inperfecta）是一组遗传性异种基因胶原蛋白紊乱，表现为骨折、蓝巩膜和牙本质发育不全，发病率约为 1：28 500，成骨发育不全的病因是胶原蛋白的形成、分泌或功能紊乱，病理分为 4 型。

Ⅰ型　常染色体显性遗传性疾病，患者有蓝巩膜、骨质脆及耳聋，新生儿体重及身高均正常，也无骨折。

Ⅱ型　致死性成骨发育不全，多是死胎、死产或新生儿死亡。胎儿长骨极短，并有多发性骨折，胸腔狭小，颅骨钙化差，也有蓝巩膜。

Ⅲ型　常染色体隐性或显性遗传性疾病，婴儿期有蓝巩膜。胎儿长骨短而弯曲，多数胎儿在产时就有多发性骨折，颅骨骨化较差，以后长骨和脊柱进行性变形。

Ⅳ型　是成骨发育不全中相对最轻的一种，为常染色体显性遗传性疾病。出生时患儿有蓝巩膜，以后渐渐消失。胎儿长骨长度正常，但股骨稍有弯曲，有些有牙本质发育不全。

（2）声像图表现。

①在宫内能诊断的主要是Ⅱ型成骨发育不全。

②长骨极短、弯曲，以股骨短小最为明显（图39-8-11），常有成角弯曲，即胎儿骨折（图39-8-12）。有时可见骨痂形成（图39-8-13）。

③颅骨钙化差，因而颅内结构显示异常清晰，以脑室尤为明显。颅骨易变形，用探头稍加压即可使颅骨形态改变（图39-8-14）。

④胸廓狭小时，胸廓呈"铃状"或"啤酒瓶状"。

⑤偶见脊柱椎体回声减低。

⑥有时Ⅰ型和Ⅲ型在宫内也能诊断，但出现时间迟，主要表现为长骨短、弯曲。超声有时也不能诊断，至出生后才被发现。

（3）鉴别诊断。成骨发育不全与致死性软骨发育不全和致死性侏儒都表现为长骨短小、弯曲和胸廓狭小，其鉴别诊断详见表39-8-1。一般而言，如果有长骨成角（骨折），为成骨发育不全；如果脊椎和颅骨骨化差、颅骨变形，则多为软骨发育不全；如果长骨无骨化，多为软骨发育不全。

表 39-8-1　成骨发育不全与软骨发育不全和致死性侏儒的鉴别

鉴别点	成骨发育不全	软骨发育不全	致死性侏儒
长骨成角	可有，可有骨痂形成	一般无	一般无
骨化差	以颅骨骨化差为主，偶见椎体骨化差	以颅骨和脊椎骨化差为主，尤以脊椎骨化差	一般无
颅骨受压变形	可有	有	无，胎头呈苜蓿叶状

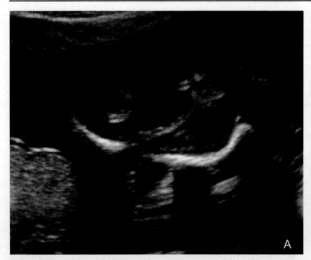
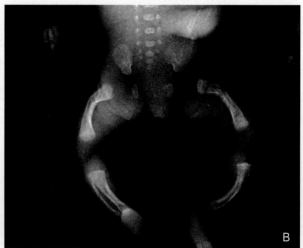

图 39-8-11　Ⅱ型成骨发育不全胎儿长骨短小

A 图显示Ⅱ型成骨发育不全胎儿长骨短小、弯曲　B 图为引产后 X 线片

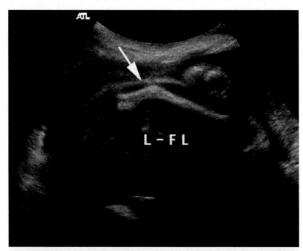

图 39-8-12　Ⅱ型成骨发育不全胎儿骨折
Ⅱ型成骨发育不全胎儿骨折表现为胎儿长骨成角弯曲（箭头所指）

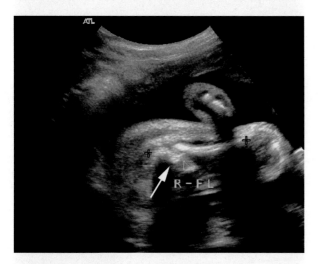

图 39-8-13　Ⅱ型成骨发育不全胎儿骨痂形成
胎儿长曲短小、形态失常，可见骨痂不规则回声附着在长骨上（箭头所指）

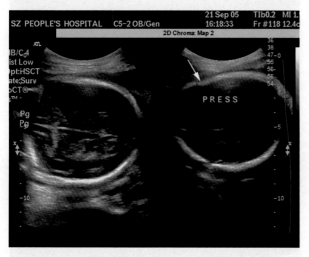

图 39-8-14　Ⅱ型成骨发育不全胎儿颅骨受压易变形

（4）预后。Ⅱ型成骨发育不全是致死性畸形，任何孕周确诊后都应终止妊娠。Ⅰ型和Ⅲ型成骨发育不全有时产前超声不能诊断，胎儿骨折越多越严重，预后越差。Ⅳ型成骨发育不全病情相对最轻，预后较好。

2．软骨发育不全

（1）病理特点。软骨发育不全（achondrogenesis）是致死性软骨营养障碍，属常染色体隐性遗传性疾病，表现为四肢短小，躯干短小，胎头相对较大。主要病变发生在长骨骨骺，软骨的骨化过程发生障碍，骨骺增大。软骨发育不全有许多病理分型，但常见的是Ⅰ型和Ⅱ型。Ⅰ型软骨发育不全为软骨内及表面骨化障碍，表现为部分或全部颅骨及脊柱无骨化，长骨极短小，常有肋骨骨折；Ⅱ型软骨发育不全为软骨内骨化障碍，较Ⅰ型软骨发育不全为轻，表现为颅骨及脊柱钙化不等，长骨极短，无肋骨骨折。

（2）声像图表现。

①四肢长骨短而粗，回声增强，尤其是肱骨和股骨短小（图 39-8-15），但无成角、骨折现象。

②颅骨骨化程度低，颅骨容易变形，颅内结构异常清晰（图 39-8-16）。

③脊柱椎体骨化差（图 39-8-17）。

（3）鉴别诊断。软骨发育不全主要应与成骨发育不全和致死性侏儒相鉴别，详见表 39-8-1。

（4）预后。软骨发育不全是致死性畸形，任何孕周确诊后都应终止妊娠。

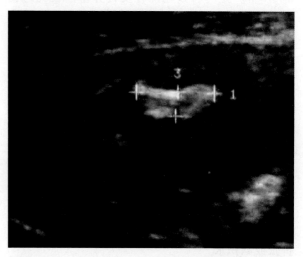

图 39-8-15　软骨发育不全胎儿四肢长骨短而粗

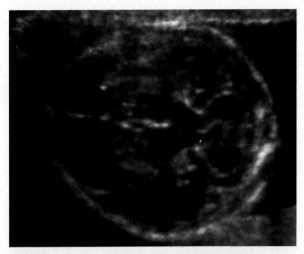

图 39-8-16　软骨发育不全胎儿颅骨骨化程度低

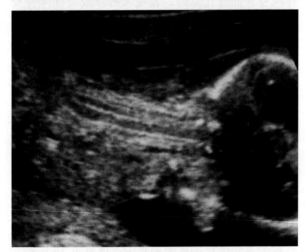

图 39-8-17　软骨发育不全胎儿脊椎骨化程度低

3. 致死性侏儒

（1）病理特点。致死性侏儒（thanatophoric dwarfism）是一种致死性骨发育异常，表现为长骨极短、弯曲，呈"电话筒"样改变，尤其是肱骨和股骨，胸廓狭小，头颅相对较大，脊柱椎体扁平，椎间隙增宽，前额突出，鞍状鼻。致死性侏儒由于颅缝早闭，头颅呈苜蓿叶状，还存在脑室扩张或脑积水。此外，致死性侏儒还可合并肾发育异常和房间隔缺损等畸形。

（2）声像图表现。

①长骨极短小、弯曲，呈"电话筒"样改变，以股骨和肱骨最为明显（图 39-8-18）。

②胎头相对较大，冠状切面呈苜蓿叶状或三叶草状（图 39-8-19），前额凸出。常合并脑室扩张或脑积水。

③胸廓狭小（图 39-8-20）。

④可合并其他畸形，如肾发育异常和房间隔

缺损等。

（3）鉴别诊断。致死性侏儒主要应与成骨发育不全和软骨发育不全相鉴别，详见表 39-8-1。

（4）预后。致死性侏儒属致死性畸形，任何孕周确诊后都应终止妊娠。

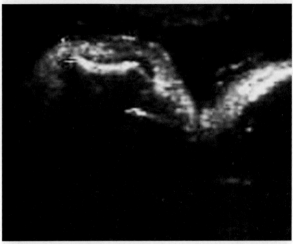

图 39-8-18　致死性侏儒长骨呈"电话筒"样改变

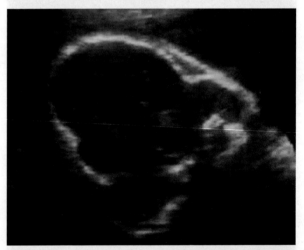

图 39-8-19　致死性侏儒胎头冠状切面呈苜蓿叶（三叶草）状

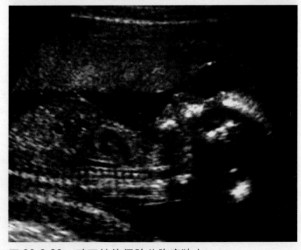

图 39-8-20　致死性侏儒胎儿胸廓狭小

4.脊柱异常弯曲

（1）病理特点。脊柱异常弯曲是由于脊柱发育异常或畸形而造成的，包括脊柱侧凸、后凸和前凸。脊柱侧凸（scoliosis）是指脊椎一侧发育不良（即半椎体）而导致脊椎侧向弯曲；脊柱前凸（kyphosis）是指前方的椎体发育不良（即蝶状椎骨）而导致脊柱向后异常凸出；脊柱后凸（cordosis）则是指由于后方的椎弓发育不良所致。此外，椎间关节、韧带异常及关节炎症都可造成脊柱异常弯曲。

（2）声像图表现。

①脊柱侧凸表现为在矢状切面上脊柱生理弯曲消失，走行弯曲，脊柱侧向成角弯曲，在冠状切面上可显示椎体回声异常及脊柱侧凸（图39-8-21）。

②脊柱后凸表现为在矢状切面上脊柱向后方异常凸起，横切面可显示病变处椎体骨化中心缺失或骨化中心极小。

③脊柱前凸表现为在矢状切面上脊柱向前方异常凸起，横切面显示后方椎弓发育不良。

④三维超声可直观、形象地显示脊柱的冠状面和矢状面，有助于脊柱异常弯曲的诊断（图39-8-22）。

（3）鉴别诊断。脊柱异常弯曲应与脊柱裂相鉴别。脊柱裂除了可有脊柱异常弯曲外，在横切面上可显示椎骨骨化中心呈"V"形或"U"形，病变部位还可显示囊性包块突出及皮肤和皮下组织回声连续性中断，可资鉴别。

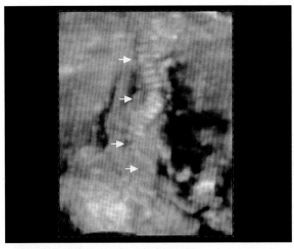

图 39-8-22　脊柱侧凸的三维超声表现

脊柱的三维超声显示脊柱侧凸（箭头所指）

（4）预后。单纯椎骨畸形无脊神经受损者预后较好，如存在脊神经受损或合并其他畸形则预后较差，其中体蒂异常是致死性的。

5.足内翻

（1）病理特点。足内翻（club foot）又称为马蹄内翻足，是最常见的足部异常，指脚掌从踝部开始偏移中线，向内侧翻转，并固定在这个位置上，运动受限。

（2）声像图表现。足内翻的声像图表现为小腿长轴与脚掌可以在同一切面上显示（图39-8-23和图39-8-24）。

（3）鉴别诊断。足内翻有特征性声像图表现，诊断较明确，一般不需鉴别诊断，但需除外因胎儿足部抵住宫壁而导致一过性足向内侧翻转的情况。因此，诊断足内翻时应多次复查，如果小腿长轴与脚掌始终在一个切面上显示才能诊断。

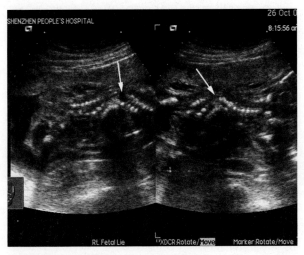

图 39-8-21　脊柱侧凸的二维声像图表现

脊柱的冠状切面显示脊柱侧凸（箭头所指）

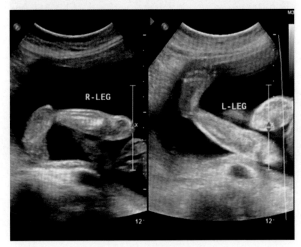

图 39-8-23　足内翻的二维声像图表现

胎儿双足内翻，小腿长轴和脚掌显示在同一切面上

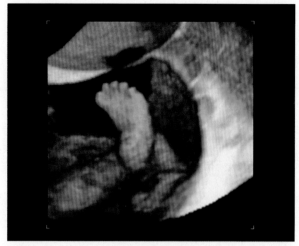

图 39-8-24　足内翻的三维超声表现

（4）预后。足内翻如不合并其他畸形，预后较好，基本出生后都可矫正。

6. **桡骨缺失或发育不良**　桡骨缺失（aplasia of radius）和桡骨发育不良（hypoplasia of radius）是指没有桡骨或者桡骨极其短小，伴手形态异常，有时伴有尺骨短小、弯曲。声像图表现为：肱骨正常，桡骨极其短小或不显示，手形态异常，手腕突向桡侧呈锐角弯曲（图 39-8-25 和图 39-8-26）。尺骨正常或短小。

7. **肢体缺失**　肢体缺失（limb reduction defect）可以是一侧或双侧上肢或下肢缺失，也可以完全缺失，还可以部分缺失而残留少许残端。声像图表现为一侧或双侧肢体完全缺失，或部分缺失而仅残留少许残端（图 39-8-27）。

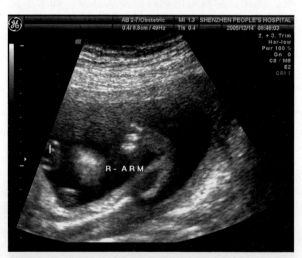

图 39-8-25　桡骨缺失的二维声像图表现

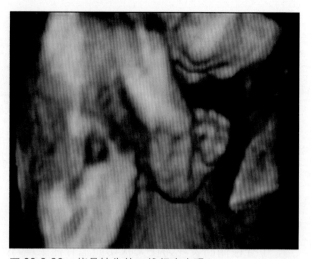

图 39-8-26　桡骨缺失的三维超声表现

三维超声显示胎儿前臂短小，手腕突向桡侧呈锐角弯曲，手形态异常

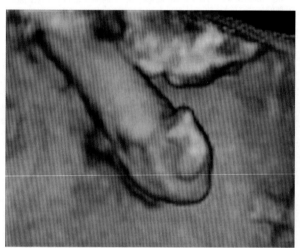

图 39-8-27　胎儿肢体缺失的三维超声表现

三维超声显示胎儿前臂部分缺失而仅存少许残端

8. **指（趾）异常**　包括多指（趾）、缺指（趾）、指骨缺失、并指畸形和重叠指等。

（1）多指、多趾（polydactyly）。多见于多发性畸形或有家族史的病例，表现为手指和足趾不止 5 个（图 39-8-28 和图 39-8-29），于大拇指（踇趾）侧或小拇指（踇趾）侧多出一个异常指（趾）。

（2）缺指、缺趾（ectrodactyly）。缺失范围可以从单根指、趾至大部分指、趾（图 39-8-30），甚至手掌裂或脚掌裂而呈"龙虾爪"样改变（图 39-8-31）。

（3）指骨缺失（absent phalanx of finger）。最常见的是小指的中节指骨缺失（图 39-8-32），常见于 21- 三体综合征或 18- 三体综合征。

（4）并指畸形（syndactyly）。是指胎儿手指或脚趾不能分开（图 39-8-33 至图 39-8-35），但需仔细观察并耐心等待，如果手指始终不能张开才能诊断。

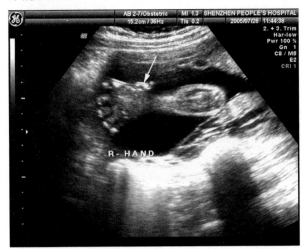

图 39-8-28 胎儿多指的二维声像图表现
胎儿大拇指侧多指（箭头所指）

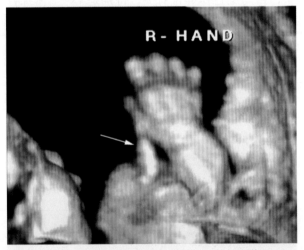

图 39-8-29 胎儿多指的三维超声表现（箭头所指）

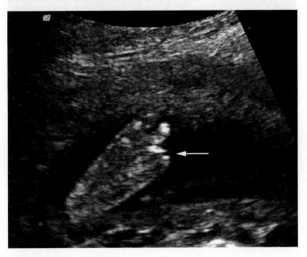

图 39-8-30 胎儿缺趾
胎儿仅有二根脚趾，缺少第 3、第 4、第 5 趾（箭头所指）

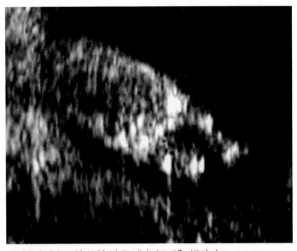

图 39-8-31 胎儿缺趾呈"龙虾爪"样改变

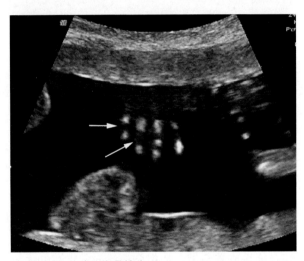

图 39-8-32 胎儿指骨缺失
胎儿无名指和小指第 2 指骨缺失（箭头所指）

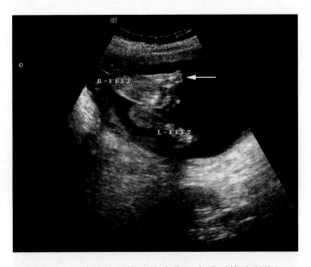

图 39-8-33 并趾畸形的二维声像图表现（箭头所指）

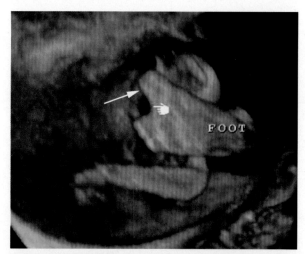

图 39-8-34　并趾畸形的三维超声表现（箭头所指）

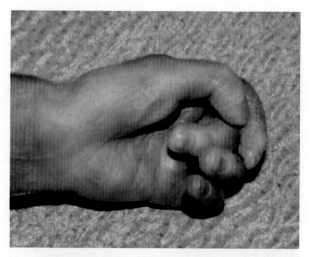

图 39-8-37　屈曲指的大体照片

9. 摇椅足　摇椅足（rockerbottom foot）是一种少见的先天性畸形，又称畸形性距舟关节脱位、先天性凸形外翻足，是先天性扁平足的一种类型，常与染色体异常有关，特别是 18- 三体综合征和 13- 三体综合征。它以一系列足和踝关节畸形为特征：跟骨呈马蹄外翻状、距骨跖屈、前足内曲、背部肌腱附着在踝关节中线上。摇椅足有特征性声像图表现，表现为足底呈跖屈状，足跟部在下肢矢状面上明显后凸（图 39-8-38 至图 39-8-40）。

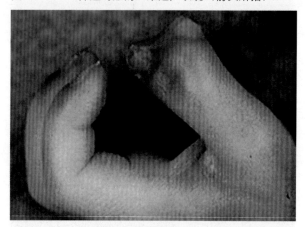

图 39-8-35　并指畸形的大体照片

（5）屈曲指（camptodactyly）。又称为三体综合征手或重叠指，是指染色体异常特有的手异常，尤其是 18- 三体综合征。表现为手指重叠，中指在最低位（图 39-8-36 和图 39-8-37），常合并多发性畸形。

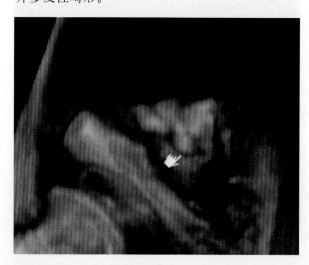

图 39-8-36　屈曲指的三维超声表现

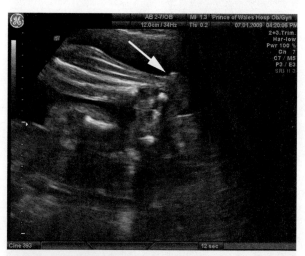

图 39-8-38　摇椅足的二维声像图表现
足跟部在下肢矢状面上明显后凸（箭头所指）

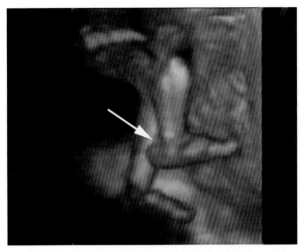

图 39-8-39 摇椅足的三维超声表现（箭头所指）

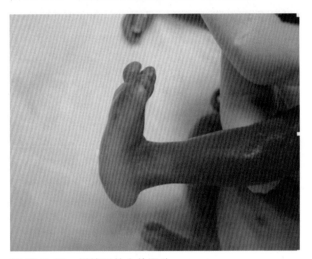

图 39-8-40 摇椅足的大体照片

第9节
胎儿水肿综合征

一、病理特点

胎儿水肿综合征（fetal hydrops syndrome）分为免疫性水肿和非免疫性水肿。免疫性因素包括母子 ABO 溶血和 Rh 因子不合，而非免疫性因素则包括胎儿贫血（尤其是地中海贫血）、心脏畸形、染色体异常、胸部病变（如肺先天性囊性腺瘤样病变、肺分离和膈疝）、宫内感染、胎儿宫内生长迟缓、双胎输血综合征等。

二、声像图表现

1. **典型声像图表现** 胎儿水肿具有特征性声像图表现，超声诊断较为容易。

（1）胎儿头皮水肿。表现为皮肤和皮下组织明显增厚（图 39-9-1），与颅骨回声形成双环征（图 39-9-2）。

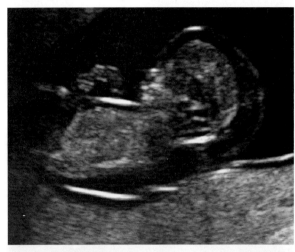

图 39-9-1 胎儿头皮水肿

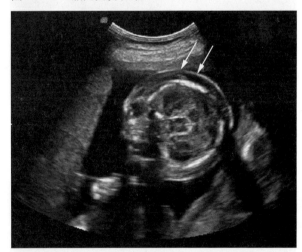

图 39-9-2 胎儿头皮水肿"双环征"（箭头所指）

（2）胎儿颈项透明层增厚（图 39-9-3）或颈部皮肤明显增厚，甚至出现颈部水囊瘤（图 39-9-4）。严重者胎儿全身皮肤都水肿。

（3）胎儿心脏扩大，心胸比明显增大（图 39-9-5），心胸横径比大于 50%，心胸面积比大于 33%。

（4）胎儿心包积液（图 39-9-6）、胸腔积液（图 39-9-7）和腹腔积液（图 39-9-8）。

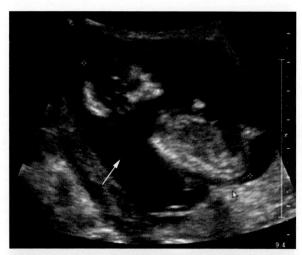

图 39-9-3　胎儿颈项透明层增厚（箭头所指）

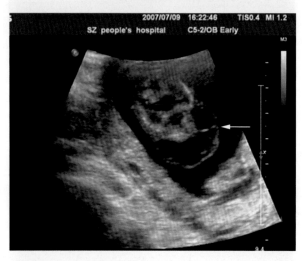

图 39-9-4　胎儿颈部水囊瘤

胎儿颈部出现较大的囊性包块，呈多房性，其内可见带状的纤维分隔回声（箭头所指）

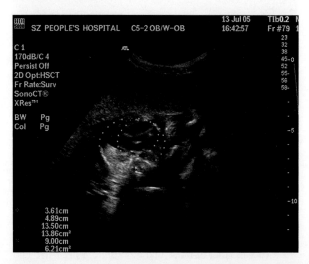

图 39-9-5　胎儿水肿时心脏明显增大

胎儿水肿时心脏明显增大，心脏胸腔面积比大于 50%

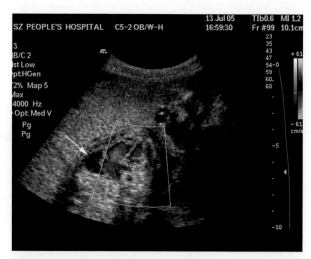

图 39-9-6　胎儿心包积液（箭头所指）

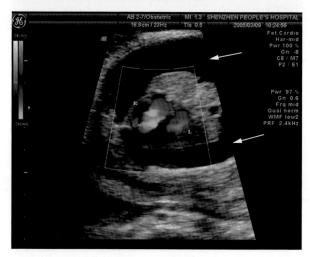

图 39-9-7　胎儿胸腔积液（箭头所指）

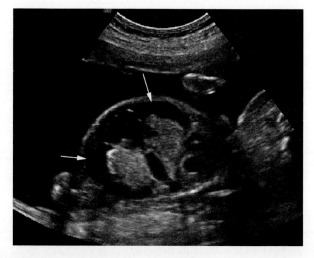

图 39-9-8　胎儿腹腔积液（箭头所指）

（5）肝脏肿大，脐静脉增宽（图39-9-9）。

（6）胎盘明显增厚，厚度通常≥5cm（图39-9-10）。

（7）羊水量异常，早期增多，晚期常减少。

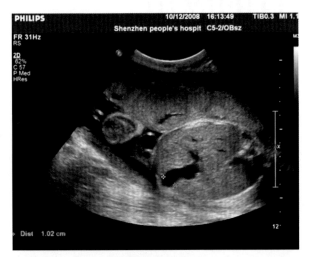

图39-9-9 胎儿水肿时脐静脉增宽

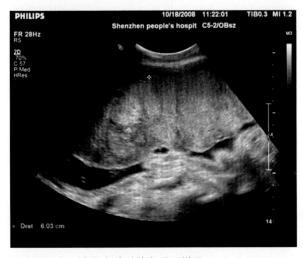

图39-9-10 胎儿水肿时胎盘明显增厚

2. 胎儿水肿的早期诊断 胎儿水肿一般出现较晚，往往出现时就已属晚期，因此早期诊断更为重要。在妊娠11～14周，早期胎儿水肿通常表现为胎儿颈项透明层增厚、心脏增大（心胸横径比>50%）、胎盘增厚（厚度>3cm）、肠管回声增强及羊水量增多。因此，如果妊娠11～14周彩超筛查发现上述征象，则应警惕胎儿水肿综合征的可能，需严密监测胎儿的病情变化，复查超声及进行相应实验室检查，必要时在超声引导下绒毛膜穿刺或羊水穿刺进行胎儿染色体核型分析和地中海贫血基因检查。

三、鉴别诊断

胎儿水肿综合征具有特征性声像图表现，诊断较容易，其关键在于早期诊断，否则孕妇到晚期妊娠胎儿水肿综合征的所有症状都表现出来才引产，由于并发症较多，对孕妇健康很不利。

四、预后

不同原因所致的胎儿水肿综合征预后不同，其中纯合子地中海贫血是致死性胎儿异常，常导致死胎、死产，任何孕周确诊后都应终止妊娠。总的来说，非免疫性胎儿水肿的死亡率高达70%～90%。因此，超声发现胎儿水肿时应尽量寻找胎儿水肿的原因，除了超声仔细检查有无胎儿畸形外，还应进行相应的实验室检查及染色体核型分析。

（易艳 熊奕）

第40章
超声在计划生育的应用

实行计划生育，是我国的一项基本国策。根据我国国情，普遍提倡一对夫妇生育一个孩子。

第1节
超声在计划生育中的适应证

1. **宫腔内容物的判定** 例如宫内节育环的定位、带环妊娠的诊断。

2. **超声监护下刮宫、取环或放环**

3. **子宫损伤的检查**

4. **卵泡监测** 对正常月经周期、促排卵月经周期或异常卵泡周期的卵泡监测。

5. **超声引导下卵泡或卵泡囊肿穿刺**

6. **超声引导下羊膜腔穿刺**

第2节
超声在计划生育中的应用

一、节育环的定位、取环或放环

放置节育环后一定时期，需定期检查。如月经量过多、淋漓不净、腹痛或合并妊娠时，更需明确节育环在宫腔的位置是否正常。放环取环困难或绝经后子宫萎缩或子宫畸形取环困难，必须在超声指导下进行，这样既准确又安全。

1. 声像图表现

(1) 正常节育环。常用的宫内节育器有金属圆环、V形、T形带铜节育器（图40-2-1）。纵切面扫查时，金属圆环呈两个强回声点，后方可形成慧星尾状多重回声或声影；若为前屈位或后屈位子宫，横切时可见一完整的强回声圆环。在正常情况下，环的上缘顶住宫腔底部，双侧紧靠子宫侧壁，节育器上缘距宫底外缘的距离在2cm以内（图40-2-2）。V形环的声像图呈倒三角形，与宫腔三角形形态一致，后方也有声影，但较金属环弱；而T形环在宫腔内呈短线状较强回声。

(2) 节育环移位。多见的是节育环下移，环的上缘远离宫腔底部，下缘达宫颈内口，也可以整个节育环回声均位于宫颈管内。有学者认为环下缘距宫颈内口小于20mm应视为下移。另较少见的是节育环嵌入肌层或环外游，表现为部分节育环或整个节育环都嵌于子宫肌层内，有时甚至部分环已穿出浆膜层或金属环穿透子宫肌层外游于腹腔内。若节育环全部穿出子宫浆膜层脱落于腹盆腔内（图40-2-3），超声常不易发现，这是由于肠管内气体的干扰，此时X线可显示。

(3) 带环妊娠。指宫腔内放置节育器后又宫内妊娠。在声像图上，宫腔内可见孕囊，同时在孕囊的一侧见节育环回声（图40-2-4）。常见的为妊娠合并节育环下移（图40-2-5）。

(4) 超声监视下取环或放环。充盈膀胱，暴露宫颈和宫体，在超声监视下将取环器从宫颈管轻巧放入宫腔，并指导取环器在宫腔内的方向和位置，钩住节育环后取出体外。放环时，在超声的监视下将环缓慢送至宫腔底部。

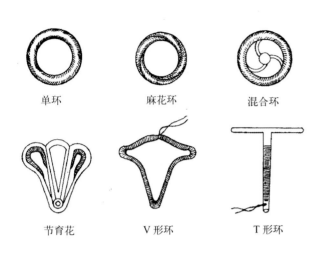

图 40-2-1 子宫节育环类型示意图

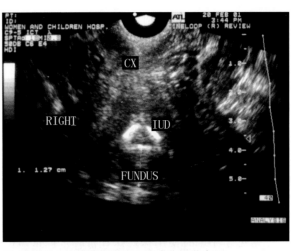

图 40-2-2 经阴道超声显示正常位置节育环

节育环的上缘顶住宫腔底部，双侧紧靠子宫侧壁，上缘距宫底外缘的距离为 1.27cm（CX- 宫颈 FUNDUS- 宫底 IUD- 节育环 RIGHT- 右侧）

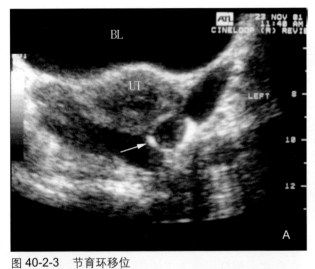

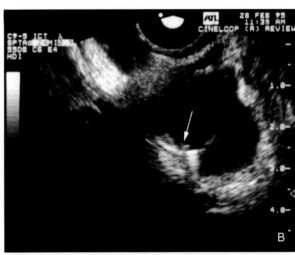

图 40-2-3 节育环移位

A 图为经腹超声显示节育环游离于子宫轮廓之外（箭头所指） B 图为经阴道超声显示节育环位于盆腔内（箭头所指）

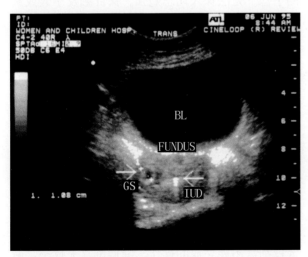

图 40-2-4 节育环位置正常合并妊娠

于宫腔底内同时见孕囊（左侧箭头所指）和节育环（右侧箭头所指）（BL- 膀胱 FUNDUS- 宫底 IUD- 节育环 GS- 孕囊）

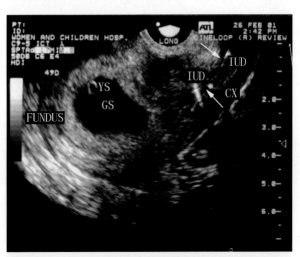

图 40-2-5 节育环位置下移合并妊娠

宫底见孕囊回声，而宫颈处见 T 形节育环强回声（箭头所指）（CX- 宫颈 FUNDUS- 宫底 GS- 孕囊 IUD- 节育环 YS- 卵黄囊）

2.临床意义 超声对软组织的分辨率远远大于X线。超声检查宫内节育器的准确率很高，但也偶有误判，例如将宫腔内骨片残留诊断为节育环；在刮宫后数天内将宫腔内气体强回声误认为节育环。环外游脱落至腹盆腔内，受肠腔气体干扰超声检查无法显示，X线检查可协助诊断，但X线不能判断节育环的位置，尤其是节育环有无下移、有无嵌入肌层等。

二、子宫损伤

常见于手术时使用探针探查宫腔、扩张器扩宫颈、吸管吸宫、刮匙及卵圆钳操作不当，是人工流产术和诊断性刮宫的一种并发症，原因是未查清子宫位置、操作粗暴或子宫有瘢痕。多发生在子宫峡部及宫角处，严重时可导致内出血、感染、脏器损伤等。

1.声像图表现

（1）小穿孔（如探针穿孔），未损伤血管，无组织嵌顿入子宫肌层，声像图上可无阳性表现，或仅在肌壁内出现气体进入的线状较强回声。

（2）若有大网膜、肠管等嵌入子宫肌层，超声可显示嵌入处子宫浆膜层边界连续中断，模糊不清，该处肌层回声异常，常表现为回声增强（图40-2-6），呈楔形、线形或鼠尾状，尖端指向宫腔。

（3）血肿形成时，于子宫后方、一侧或前方出现无回声区或中低回声区，大小不一。

2.临床意义 超声诊断子宫损伤简单、快捷、方便、直观，对严重损伤（如大网膜及肠管嵌顿、

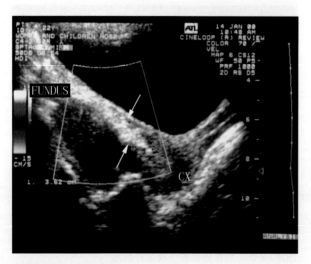

图40-2-6 子宫损伤
子宫前壁见条形强回声嵌入（箭头所指）

血肿形成、腹盆腔内出血等）能明确诊断，指导临床进行正确的处理。

三、超声引导下刮宫

超声引导下刮宫可极大地拓宽操作者的视野，清晰地显示操作器械在宫腔的所在位置，使手术得以顺利进行。对于困难的人工流产、妊娠合并子宫畸形、盲目刮宫未成功、人工流产有子宫损伤史、引产后组织和胎盘残留、滋养细胞疾病的诊断性刮宫等，都可在超声监护下进行操作。

1.操作程序

（1）常规白带检查，适度膀胱充盈，常规检查阴道内白带清洁度。充盈膀胱要适度，以显示宫底上一横指为宜。若过度充盈，则待操作者消毒、铺巾及宫内器械进入所需的时间，受术者膀胱充盈难以忍受，迫使手术中断或行导尿。饮水或经导尿管注入0.9%生理盐水300～400ml，在超声监视下充分暴露宫颈内口和子宫底部。前位子宫，妊娠超过10周时，可不充盈膀胱也能在超声监视下人工流产。

（2）常规外阴、阴道、宫颈消毒铺洞巾。

（3）超声监视下将探针缓慢插入宫颈管至宫腔，这是关键的操作，极度子宫前屈或后屈时要弯曲探针，使探针插入时与子宫方向一致，勿用暴力。若遇阻力，应仔细分辨探针所在位置与宫腔的关系，明确有无子宫肌瘤或子宫畸形。双子宫合并一侧妊娠需人工流产，探针须探入妊娠一侧子宫。无法探入切忌勉强。探针触及孕囊或到达所需刮宫部位，才可进行刮宫。

（4）超声监视下扩张宫颈管。

（5）超声监视指导下将吸头、卵圆钳或刮匙送入宫腔，根据孕囊的种植部位或胎盘残留粘连部位，重点在该处宫壁刮，但不能用力过猛。在操作过程中，用超声严密监视器械在宫腔内的位置和动作，以防穿孔。

（6）操作结束后，常规扫查子宫的位置、大小、形态、宫腔及盆腔情况。

2.临床意义 超声监护下刮宫能给操作人员一个清晰的视觉导向图像，故能避免损伤，完成盲目刮宫不能完成的操作，降低刮宫失败率，减轻病人痛苦，减少出血量，缩短操作时间，减少感染机会。

四、卵泡监测

卵泡位于卵巢皮质内，正常卵泡发育从始基卵泡开始，经过初级卵泡、次级卵泡阶段，变为成熟卵泡。排卵后形成血体、黄体。若未受孕，两周后黄体萎缩月经来潮，黄体渐渐变为白体。超声显像能根据月经周期的不同阶段监测卵泡的生长发育情况。

不孕患者常常需要了解是否正常排卵，指导性生活或人工授精。若排卵障碍需进行药物治疗，更应监测卵泡生长发育。总之，超声监测卵泡可以指导临床用药、性生活或人工授精、卵泡穿刺时间等。

（一）声像图表现

1. 正常与不规则月经周期卵泡发育　月经周期的第 3 ～ 5 日，超声可显示卵巢内小卵泡，以后渐渐增大。约在月经第 14 日时最大，接着发生排卵。从月经第 5 日到排卵前卵泡平均每日增长 1.5mm，月经周期前 10 日平均每日增长 1.2mm，排卵前 4 日平均每日增长 1.8mm，排卵时卵泡平均为 22.5mm ± 5.8mm。

月经周期开始时有多个卵泡同时发育，但通常最后仅一个卵泡发育至成熟，其他卵泡相继闭锁。直径≥ 15mm 的卵泡常能发育成熟排卵，因此直径≥ 15mm 的卵泡称为优势卵泡。优势卵泡一般出现在月经周期的第 10 ～ 11 日。

正常月经周期的卵泡监测一般从月经周期第 10 ～ 11 日开始。超声观察项目包括测量卵巢和卵泡的大小，观察卵泡的形态、边界、内部回声、卵泡个数、子宫内膜情况及子宫直肠陷凹有无积液等。测量卵泡大小通常在卵泡最大的断面上测量三条径线。卵泡达到主卵泡径线后应加强监测，隔日或每日监测，直至排卵。排卵后的图像有如下表现：① 卵泡消失占大多数；② 卵泡体积突然变小，囊壁塌陷，形态不规则，原卵泡区可见不规则的无回声区；③ 少数排卵后 8 ～ 12 小时内在塌陷的卵泡内可见中 - 低水平点状回声；④ 其中大多数的子宫直肠窝呈现细长的无回声带。成熟卵泡具有如下超声特征：① 卵泡平均径线≥ 20mm；② 卵泡清晰饱满，壁薄有张力；③ 卵泡凸向卵巢皮质的表面，远侧壁缺少皮质覆盖。

月经周期不规则的排卵时间，距下个月经周期的时间相对恒定，排卵时间为下个月月经周期前第 15 ～ 18 天，平均为下个月月经周期前第 16.4 天，通常采用月经周期倒计时法监测排卵，即下个月月经周期前第 20 天开始超声监测，既减少不必要的超声检查次数，又不失去卵泡发育的监测机会。

排卵前卵泡也表现为圆形或椭圆形无回声区，但其边缘较成熟卵泡稍模糊，呈齿状改变，张力稍低。

排卵发生在瞬间故很难直接观察到。超声监测排卵的特点为：成熟卵泡消失，原卵泡部位无任何超声特征；卵泡塌陷，可见边缘模糊不清、小而不规则的低回声区，内有细小的点状回声。数天后见边缘不清的球形回声稍增强，此为黄体回声。部分周期排卵后子宫直肠陷凹见少量积液，宽 4 ～ 6mm。

2. 克罗米酚诱发卵泡　克罗米酚是较常用的促排卵药。若无卵泡发育，在下一个诱导排卵周期中可加大用药剂量。其卵泡期与自然周期相似或稍长，但主卵泡可超过 1 个，通常 1 ～ 2 个成熟排卵，可发生于一侧卵巢或双侧卵巢。其成熟卵泡直径也比自然周期大，平均直径为 23mm（18 ～ 25mm），故超声监测必须连续进行，越接近成熟，监测应越频繁。一般排卵前 2 ～ 3 天需天天监测。除测量卵泡大小外，还应注意卵泡的数目，指导临床用药。

3. hMG 诱发卵泡　hMG 系人绝经促性腺激素（hMG），含促卵泡素（FSH）和促黄体素（LH）。用 hMG 诱发排卵者，其卵泡期因患者和周期而不同。当卵泡径线增长缓慢或不增长，甚至出现闭锁，应加大 hMG 的用量；月经期往往较自然周期长时，生长卵泡和成熟卵泡数目也多，几个至几十个不等。由于多个卵泡生长，相互挤压，卵泡可呈圆形、椭圆形、三角形或多边形，一个卵巢内的多个卵泡大小不等。用 hCG 后卵泡进一步增大。hMG 诱发的排卵前卵泡平均直径为 25.6mm（18 ～ 30mm），比克罗米酚诱发的卵泡大。由于多个成熟卵泡排卵，未成熟卵泡继续存在或进一步增大，在声像图上呈多房性囊性区和实质区交织，子宫直肠陷凹积液也较多。

4. 卵巢过度刺激综合征（OHSS）　OHSS 的发生与很多因素有关，其中有两个主要原因：一是患者对促卵泡发育的药物的敏感性不同，二是hCG与OHSS密切相关，药物诱导排卵的最佳剂量与导致OHSS剂量间的差距很小，药物敏感程度的个体差异极大，卵泡直径达20mm±3mm时，应停用hMG，改用hCG；当卵巢增大达50mm以上时，卵巢内见众多卵泡同时发育，卵泡直径达30mm应慎用或停用hCG，并结合临床采取预防措施避免OHSS的发生。

克罗米酚和hMG，尤其是hMG，能诱发多卵泡发育，刺激卵巢增大，加用hCG后出现明显的卵巢过度刺激征。卵巢进一步增大，雌激素分泌量进一步增加，产生一系列临床症状和体征，诸如血液流变学改变、低血容量、电解质改变及卵巢破裂、扭转等严重并发症，甚至危及生命。患者有腹胀、腹痛、腹泻、少尿，出现腹水、胸水等情况，临床称之为OHSS。声像图表现为：

①双卵巢增大，纵径5～10cm。严重者可达15cm以上。

②卵巢内有多个卵泡回声，十几个至几十个，呈蜂窝状改变，直径10～30mm，壁薄。

③同时腹腔内见腹水回声，量多少不一。过度刺激愈严重腹水愈多，甚至可有胸水。

④ OHSS分为三度。

轻度　卵巢增大，直径小于5～7cm，有腹胀及腹痛，体重增加不明显。

中度　卵巢增大可达7～10cm，出现恶心、呕吐、腹胀、腹泻症状，体重增加，轻度腹水。

重度　卵巢直径＞10cm，有明显腹水，甚至有胸水、水和电解质平衡紊乱，血液黏滞度明显增高，凝血异常，甚至有血栓形成、低血容量性低血压及少尿。

（二）临床意义

超声监测卵泡生长发育，已成为准确、简便、无痛苦、可反复进行监测的一种手段。不仅能测量卵泡的大小、卵泡的个数，还能观察有无排卵、排卵后黄体情况。经阴道探头能清晰地显示位于子宫后方的卵巢和卵泡，结合基础体温测定、阴道脱落细胞学检查和宫颈黏液检查综合分析，更能提供较准确的排卵时间。

五、超声引导下卵泡穿刺

获取卵子通常在超声引导下行卵泡穿刺，抽吸卵泡液并获得卵细胞，主要用于输卵管不通导致的不孕症，可通过获取卵细胞体外受精、培养后再移入子宫腔内，称为试管婴儿。此外，月经失调或应用药物后引起的卵泡囊肿，也可在超声引导下行穿刺术，既能将抽出的液体进行生化和激素测定，又能调节月经周期，调整治疗用药。

（一）操作程序

1. 患者阴道白带清洁度正常。

2. 促排卵药物诱发多个卵泡生长，以便获取多个卵细胞。

3. 经阴道穿刺常用于卵巢位于子宫后方或子宫双侧偏后方；经腹壁经膀胱穿刺用于卵巢位置较高，位于子宫的侧上方，远离子宫直肠陷凹。

4. 经腹壁经膀胱穿刺者术前饮水或经导尿管注入0.9%生理盐水300～500ml充盈膀胱。

5. 常规在穿刺前消毒外阴、阴道或腹壁。

6. 使用消毒穿刺针放置消毒穿刺探头，在监视屏上将欲穿刺的卵泡置于穿刺引导线上，观察穿刺针到达所需的部位。经腹壁经膀胱穿刺时，穿刺针先进入膀胱，接近膀胱后壁时对准卵泡快速刺入。刺入后接上针筒抽吸，抽尽卵泡液后再注入培养液冲洗卵泡腔1～2次，以免遗漏卵细胞。

7. 术后检查阴道穹窿部穿刺点有无出血，经腹壁经膀胱穿刺后排出膀胱内尿液或生理盐水，观察有无出血。

（二）注意事项

1. 进针速度快，穿刺枪进针速度较理想。

2. 用较粗针经腹壁经膀胱穿刺在腹壁内潜行不易偏移引导线。

3. 一次穿刺失败，可再次穿刺，一般不超过两次。

4. 经腹壁经膀胱穿刺后若有肉眼血尿，应经常排空膀胱，血尿很快会消失。

（三）临床意义

超声引导下卵泡穿刺取卵，增加了患者受孕

成功的机会，因为它方便、简单、安全、价廉，患者易接受，而且还可反复进行。对超声引导下盆腔粘连的患者，穿刺取卵泡较腹腔镜下取卵泡更具优越性。由于粘连卵巢的位置相对固定，超声引导下穿刺更为容易，而在腹腔镜下则难以显示卵巢或卵泡。吸取的卵细胞及卵泡液可进行多种科研项目，对优生优育、计划生育及内分泌疾患的诊断均具有重要的意义。

（陈书文　车国卿　朱剑芳）

第41章

腹膜后疾病

腹膜后间隙是介于后腹膜到腰背部肌群前筋膜和脊柱前缘之间的解剖空间概念。此区域既包含肾脏、肾上腺、胰腺、十二指肠（球部除外）、腹主动脉、下腔静脉等器官，还有许多组织（如淋巴结、脂肪、纤维等结缔组织及神经节和神经纤维）位于其间。

腹膜后疾病是指除脏器、大血管以外腹膜后间隙的病变。最常发生的是肿瘤，其他则有外伤血肿、感染等。一般临床所指的腹膜后疾病还常常将发生于肾上腺、腰大肌等部位的病变也包括在其内。

第1节
腹膜后解剖概要

腹膜后间隙上始于后横膈，下抵达腹膜的骨盆反折处，前壁为后腹膜，侧壁及后壁为腹横肌等腰部肌肉的前筋膜，中央为脊柱锥体的前缘。在整个腹膜后间隙中，以脐水平为界，可以将腹膜后间隙分成上、下两部分。上腹膜后间隙中包含有胰腺、十二指肠第二段至第四段、肾脏、肾上腺、下腔静脉和腹主动脉及其分支。在此区域中，一般以肾脏的矢状面为参照，将腹膜后间隙分为肾旁前间隙、肾旁后间隙和肾周围间隙3部分。下腹膜后间隙结构比较简单，位于后腹膜与筋膜间的组织结构，包括髂动脉、髂静脉、血管旁淋巴结、左右输尿管、神经纤维和脂肪等。

1. 肾旁前间隙 肾旁前间隙是后腹膜到肾前筋膜的范围，侧方为结肠侧筋膜，这一间隙潜在联系着腹部两侧。升结肠、降结肠、十二指肠、胰腺都在此间隙内，它一直向上延至肝脏的裸区。肾旁前间隙主要的血管有：腹腔动脉干、脾动脉、脾静脉、肝总动脉、门静脉主干起始部。

2. 肾旁后间隙 肾旁后间隙是肾后筋膜到腹横肌筋膜的范围，侧方延伸至侧腹区，由侧腹壁的腹膜前脂肪间隙延续而来，而侧腹壁的腹膜前间隙又是前腹壁腹膜前脂肪间隙的延续。因此，通过腹膜前脂肪间隙，肾旁后间隙与前腹壁之间存在潜在的联系。下腔静脉的分支、主动脉及淋巴结都在此间隙内。

3. 肾周围间隙 肾周围间隙由肾前、后筋膜所封闭，向上延伸至肾筋膜在膈面的附着处。肾筋膜的下缘位于髂嵴或髂窝（即假骨盆）的上缘，前后层在此处结合疏松。肾周围间隙包括肾脏、输尿管及肾上腺。

第2节
腹膜后超声检查基础

一、仪器

1. 仪器 腹部超声诊断仪，具有彩色多普勒和频谱多普勒功能，若具备组织谐波成像、超宽视野成像等功能更好。

2. 探头 一般使用3.5～5.0 MHz的凸阵探头，对于瘦小体型患者可使用 7.0～10.0 MHz 的高频探头。

3.仪器条件调节 首先使用普通腹部探头和相应的检查条件,再根据受检者的体型和腹部情况变换较高频率的探头。对于靠后腹壁的深在病变,可从腰背部进行检查,此时一般不采用较高频率的探头。彩色多普勒和频谱多普勒检查时应根据腹膜后大血管或腹膜后肿瘤的具体情况,调节检查条件(包括脉冲重复频率、聚焦、多普勒频率、多普勒增益、取样框大小、取样容积和夹角等)。

二、超声检查方法

1.检查前准备

(1)患者宜空腹8小时以上,必要时于检查前排净大便,以减少胃肠道气体的干扰。

(2)已经接受钡剂消化道造影的患者,应在钡剂全部排出体外后,再进行超声检查。

(3)饮水或口服胃肠造影剂充盈胃肠腔,有利于对腹膜后器官和病变的辨认。

(4)下腹部和盆腔检查时,应充盈膀胱。

2.常用体位

(1)仰卧位。是最常用的超声检查姿势。

(2)侧卧位。左或右侧卧位有助于观察病变的活动性及病变与胃肠道的关系等。

(3)俯卧位。对于靠近后腹壁的病变,应将超声探头放在腰背部进行扫查。

(4)膝肘卧位。患者在检查床上采取跪姿,双膝和双肘部接触床面,使腹壁悬空;持探头在腰背部和腹部进行超声扫查,用于检查占位性病变的活动性。

3.检查注意事项

(1)探头适当加压后可以挤开肠道气体,缩短探头与腹膜后的距离,使图像更加清晰。但是,在怀疑功能性嗜铬细胞瘤时需特别小心,以防加压引起血压变化,对于大的腹主动脉瘤也不宜过度加压。

(2)腹膜后范围广泛,超声检查务求全面,应注意体位变换下的超声检查和多方向的缓慢连续扫查。利用患者呼吸的变化来观察病变的活动度及其与周围组织的关系,力求获得与疾病诊断及鉴别诊断相关的解剖、病理和病理生理的全面信息。

4.腹膜后肿物的定位方法

(1)肿瘤"越峰征"。腹膜后肿瘤一般位置较深,随呼吸和体位的变换,其活动幅度比腹膜腔脏器小,此特点在上腹部尤为明显。验证方法:探头纵向扫查,将肿瘤显示于图像的中央,在探头固定(不移动、不加压、不摆动)的情况下,嘱患者做腹式深呼吸,受膈肌向腹部运动影响,腹壁向前隆起,腹腔脏器(如肝脏、脾脏、胃肠等)向足侧移动,位于肿瘤旁的腹腔脏器可以移到肿瘤的腹侧(即肿瘤和腹壁之间),犹如在山腰的登山者攀上山峰状,故称之为"越峰征"。

(2)肿瘤"悬吊征"。用于中等大小腹部肿瘤的定位。患者取膝肘卧位。持探头在患者腹侧探查,腹膜腔肿瘤多因重力作用压向腹侧,使胃肠被压扁或被挤压到肿瘤的周围;而腹膜后肿瘤因受后腹膜的限制不能向腹侧移动,此为肿瘤"悬吊征"(图41-2-1)。

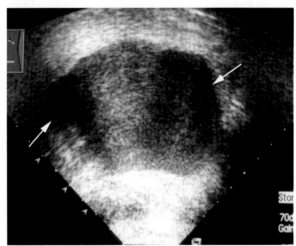

图41-2-1 腹膜后肿物的"悬吊征"
腹膜后脓肿患者取膝肘卧位进行超声检查,肿物不随重力向腹壁移动(箭头所指)

(3)腹膜后脏器挤压移位。使腹膜后脏器(如肾脏、胰腺、腹主动脉、下腔静脉等)挤压移位、形态位置改变、或使升结肠和降结肠向前内侧移位的肿瘤为腹膜后肿物。

(4)腹膜后肿瘤可以压迫肾盂、输尿管或十二指肠,引起泌尿系梗阻或十二指肠梗阻。

(5)腹膜后大血管后方或其周围的肿瘤可确认为腹膜后肿瘤。腹主动脉、下腔静脉、肾脏等部分或全部被肿物包绕,均能提示肿物来源于腹膜后。

三、腹膜后正常声像图

1. 肾旁前间隙的识别 肾旁前间隙主要是脂肪组织，当脂肪组织回声相对较低时，肾筋膜才能偶然被发现。在通常情况下，肾周围的脂肪融合成一层较强回声。胰腺是肾旁前间隙最容易辨认的实质性脏器，除了十二指肠球部以外，十二指肠的其他部分也位于肾旁前间隙内，与胰腺在同一冠状切面上。十二指肠降部和胰头的外侧紧贴；水平部在胰腺的下方横跨正中线，行走于肠系膜上动脉和腹主动脉的夹角之间；升部则位于腹主动脉的左前方。通过饮水使十二指肠充盈有助于清楚地显示这些结构。

2. 肾周围间隙的识别 肾脏及其周围的脂肪组织是识别肾周围间隙的重要标记。肾上腺、输尿管、下腔静脉、腹主动脉以及升、降结肠均位于和肾脏相同的冠状切面上，也是肾周围间隙器官。腹膜后淋巴结沿腹主动脉、下腔静脉、髂血管、腹腔动脉干、肠系膜上动脉、胰头周围及肾门分布。正常的淋巴结多呈扁平状，最大径线常<1.0cm，在声像图上不易分辨。

3. 肾旁后间隙的识别 肾旁后间隙主要由薄层脂肪组织充填，位于双侧肾脏的背侧和腰背肌筋膜之间，在声像图上仅可显示脂肪组织回声。当存在肿瘤、脓肿或血肿时，则出现明显的异常回声。

四、超声检查适应证

1. 腹膜后肿瘤 原发性肿瘤（良性、恶性）和转移性肿瘤（转移性淋巴结肿大）。

2. 血肿 外伤性、自发性。

3. 脓肿 细菌性、结核性。

4. 其他疾病 包括腹主动脉瘤、下腔静脉病变、腹膜后纤维化等。

五、观察内容和报告的书写

1. 病变的位置和范围

2. 病变的数量 是单发还是多发。

3. 病变的大小 按照病变的最大长径、最大宽径、最大厚径的顺序测量并记录。多发者可以测量最大的和最小的病变，以明确病变的范围，并注明最大的或有代表性的病变所在部位。

4. 病变的边界 是否清楚，边缘是否平滑、规则。

5. 病变的内部回声 用强、高、等、低、弱、无回声描述，注意内部回声是否均匀，不同的回声有助于判断病变的性质。

6. 病变的活动性 通过呼吸和体位变换了解占位性病变的活动性。

7. 腹膜腔脏器和病变的关系 了解在体位或呼吸变化时腹膜腔脏器和腹膜后病变的运动差异；较大的占位性病变对腹膜腔脏器有无明显的挤压、移位等。

8. 腹膜后脏器和病变的关系 主要了解病变对周围的腹膜后脏器有无挤压、推移或包绕及其出现的位置、形态、结构以及病理生理改变（如尿路梗阻、消化道梗阻、血管受压等）。

第3节
腹膜后疾病

一、囊液性占位性病变

腹膜后囊液性占位性病变分积液性病变和囊性肿瘤2类，前者包括脓肿、血肿、假性胰腺囊肿；而后者常见的有淋巴管囊肿、脐尿管囊肿、皮样囊肿和畸胎瘤等。

（一）腹膜后积液性病变

1. 腹膜后脓肿

（1）病理特点。肾旁前间隙是感染的好发区域。腹膜后脓肿的感染灶大多数来源于胃肠道，如结肠、腹膜后阑尾、胰腺和十二指肠。脓肿可以由胰腺炎、憩室炎或溃疡穿孔引起，也可以源于腹膜后阑尾炎（特别是穿孔后）、手术并发症、恶性肿瘤穿孔、炎症性肠病等。肾周脓肿继发于肾感染，常由肾盂肾炎或术后感染所致，或者是由结核和痈感染所致。肾旁后间隙内没有脏器存在，脓肿相对少见。肾周脓肿可由穿透性外伤或血肿继发感染所致，也常由其他腹膜后间隙脓肿扩散或邻近肌肉脓肿（如腰大肌脓肿）扩散而形成。

（2）临床表现。与腹腔内感染性疾病相比，腹膜后感染性疾病很少引起临床症状，一般检查更不易诊断，影像学检查有望及早发现病灶。超声引导下脓肿穿刺抽液不仅有助于明确诊断，还可引流治疗脓肿。

（3）声像图表现。

①脓肿的形态可为圆形、椭圆形，也可为不规则形。

②脓肿常局限于腹膜后间隙，也可由于瘘道而形成多个不规则的积液区。瘘道通常不容易被探测到。

③稀薄均质的脓肿常表现为低回声，脓液中颗粒性物质增多使回声变得复杂而显得不均匀。偶尔在脓肿内可见气体强回声后伴"慧星尾征"，气体主要源于产气的微生物或者是由于脓肿通过瘘道与肠道相通。

2. 腹膜后血肿

（1）病因。腹膜后血肿常源于各种创伤（如手术、外伤、穿刺等）、凝血障碍性疾病（如血友病、白血病等）、主动脉假性动脉瘤破裂或肿瘤破裂等。

（2）声像图表现。

①血肿和脓肿的声像图表现相似，呈圆形、椭圆形或不规则的低回声病灶，有很好的透声性（图41-3-1）。

②血肿可因血块形成而呈中等回声或高回声，少量的新鲜出血有时也可表现为较强回声。

3. 鉴别诊断 腹膜后外伤血肿、脓肿除需要相互鉴别外，还应和腰大肌、髂腰肌感染、血肿及各种腹膜后囊肿相鉴别。

（1）腹膜后脓肿与腰大肌寒性脓肿的鉴别。腰大肌寒性脓肿常由于结核病灶而引起，形态呈梭形，但也可呈圆形或椭圆形，长轴与肌纤维平行，常呈低回声，肌纤维破坏中断，被坏死的液化区充填。本病常伴有腰椎结核，受侵犯的椎体骨质破坏，脊柱椎体前缘强回声线中断，椎体变小，回声减弱，局部骨质及其周围出现不规则的低回声区（图41-3-2）。而腹膜后脓肿多呈圆形或椭圆形，常局限于腹膜后间隙，稀薄均质的脓肿常表现为低回声，脓液中颗粒性物质增多使回声变得复杂而显得不均匀。当脓肿由产气的微生物引起或脓肿与肠道相通时，则其内可见气体强回声伴"慧星尾征"。

（2）腹膜后脓肿与腰大肌血肿的鉴别。腰大肌血肿有明显的外伤史，受伤的腰大肌回声中断，局部结构不清，因出血而出现液性暗区，因血液向周围渗透可使局部肌纤维之间失去平行性，间距加大。

（二）腹膜后囊性肿瘤

1. 淋巴管囊肿

（1）病理特点。淋巴管囊肿是一种淋巴液潴留性囊性病变。各种淋巴系统梗阻均可形成淋巴管囊肿，腹膜后淋巴管囊肿最常发生的部位是髂

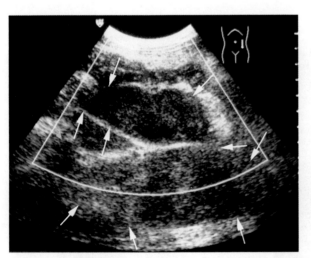

图 41-3-1 腹膜后血肿
血友病患者，左侧腹膜后见复杂低回声区，为腹膜后血肿回声（箭头所指）

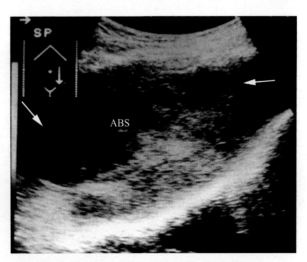

图 41-3-2 左侧腰大肌寒性脓肿（箭头所指）
（ABS- 寒性脓肿）

外动脉旁。囊内液体较清亮，含有许多淋巴细胞，与尿液不同。

（2）临床表现。患者一般无自觉症状或偶有腹痛、腹胀或腹部膨隆等症状。

（3）声像图表现。

①肿块多呈圆形或椭圆形，单房或多房，囊壁薄而平滑，可有细小的分隔。

②液体呈均匀的无回声，当淋巴管囊肿继发感染，其内液体变浑浊，表现为液状回声内有颗粒性回声游动现象，借此可以和实性肿瘤相鉴别（图41-3-3）。

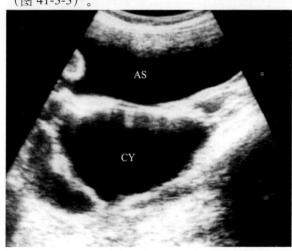

图41-3-3　腹膜后淋巴管囊肿

（CY-囊肿　AS-腹水）

2．畸胎瘤

（1）病理特点。畸胎瘤是生殖细胞源性肿瘤，腹膜后畸胎瘤的好发部位在脊柱两侧的肾上腺区。根据组织结构可分成单胚层的皮样囊肿和三个胚层组织的畸胎瘤。皮样囊肿以单发为主，呈单房或多房的囊性结构，囊壁薄，囊腔内容物为水、脂类物质、脱落上皮、毛发等。若伴有牙齿、骨质、内脏时，则为多胚层的畸胎瘤。三个胚层不成熟组织构成的恶性生殖细胞性肿瘤称为恶性畸胎瘤，又称畸胎癌。恶性畸胎瘤可能是良性畸胎瘤部分组织发生恶变所致，肿瘤生长迅速，形态不规则，周围边界不清，容易出血是恶性畸胎瘤的特点。

（2）临床表现。在临床上，肿瘤较小者常无明显症状，肿瘤较大者常以腹部包块、腹痛、腰背疼痛等症状而就诊。

（3）声像图表现。

①肿块呈圆形或类圆形，囊壁薄。

②肿块内部结构复杂多变。稀薄液体为液性暗区，内部容易观察到小颗粒状物的移动；稠厚的液体则呈低回声或较高回声，颗粒性物质在其中的移动现象常不明显（图41-3-4）。

③脂类物质和毛发混合时常为一较强回声结构，后方多伴有声影。若周围有液体伴随，则探头加压时强回声结构有浮动现象，此为"冰山顶征"。

④脂液分层。当稀薄的脂类漂浮于一般液体之上时，超声表现为强回声在上、液体无回声在下的图像，称为脂液分层现象。

⑤其他征象。肿块内部的块状、条状或弧形强回声伴声影的结构为骨骼或钙化（图41-3-5）。

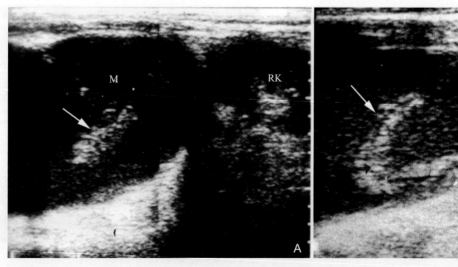

图41-3-4　腹膜后畸胎瘤

A图示畸胎瘤呈分层现象，其中可见脂质及软骨回声（箭头所指），肾脏被推挤下移　B图示畸胎瘤呈强弱不一回声，其中强回声为软骨结构（箭头所指）　（M-畸胎瘤　RK-右肾）

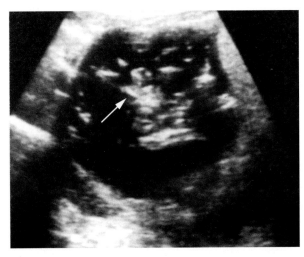

图 41-3-5　腹膜后恶性畸胎瘤
右上腹膜后囊实性肿块，内见多个钙化强回声（箭头所指）

⑥肿瘤边界不清、形态不规则、近期内复查有明显增大趋势、囊壁增厚、内壁欠光滑等通常为恶变的指征。

（4）鉴别诊断。腹膜后囊性肿瘤中，以淋巴管瘤和胰腺假性囊肿最多见，其他常见的还有脐尿管囊肿、皮样囊肿和畸胎瘤等。

①输尿管囊肿。输尿管囊肿是位于肾脏与膀胱之间的长筒状囊肿，常伴有同侧的肾脏形态结构的改变。

②胰腺假性囊肿。胰腺假性囊肿位于胰腺的周围，也可以出现在髂窝、盆腔及脾脏周围。囊肿的形态大小各异，囊液中有时可见小而容易移动的点状回声。

③包虫囊肿。包虫囊肿多为继发性（约占90%），典型的包虫囊肿超声表现与肝内包虫囊肿相似，若同时发现肝脏或其他脏器有包虫囊肿时则可确诊。

④阑尾黏液囊肿。位于回盲区，囊肿呈长条形或卵圆形，囊液回声均匀，囊壁不厚。

⑤阑尾囊性黏液腺癌。位于回盲区，囊肿多不规则，囊液回声不均匀，囊壁厚薄不一而容易破裂。破裂后的囊肿消失或不完整，腹腔内有大量积液，液体黏稠，有絮状回声移动，穿刺抽出黏液即可确诊。

⑥游离性腹水。腹水位于双侧膈下、小网膜囊、各脏器间隙和隐窝部位。平仰卧位时少量液体常积聚于肝肾隐窝或脾肾隐窝，盆腔也是少量腹水时最容易积聚的部位。区域性腹水常提示局部脏器有病变。

⑦假性黏液瘤。假性黏液瘤常伴有大量腹水，并可见腹膜脏层和壁层较广泛的扁平状肿块。肿块呈低回声，内部有散在的多发性小囊肿，穿刺时宜用18G针，若抽吸出黏液状物则有助于确诊。

⑧肠系膜囊肿。从病理上可将肠系膜囊肿分为淋巴管囊肿和单纯性囊肿，两者的声像图表现相同。肠系膜囊肿可发生于任何年龄，男女无差别，通常为单发，单房型明显多于多房型，囊壁薄而均匀。囊肿小者直径仅数毫米，多为圆形；大者直径可达20cm左右（图41-3-6）。而大网膜囊肿多呈较扁平的椭圆形，位于胃和横结肠的下方。囊肿后方为小肠，前方紧邻前腹壁，当呼吸和体位变换时可见囊肿与腹壁无关。大网膜单房囊肿的囊壁较薄，但少见；大网膜囊肿多呈多房性囊肿，每个单房小则数毫米，大者直径达1～2cm（图41-3-7）。

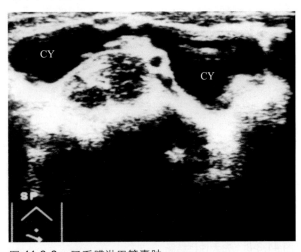

图 41-3-6　肠系膜淋巴管囊肿
囊肿（CY）呈哑铃状，后方的低回声为腰大肌回声

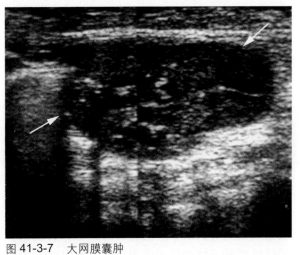

图 41-3-7　大网膜囊肿
图示多房性大网膜囊肿（箭头所指），内部回声不均匀，可见较密集点状回声

⑨腹腔脓肿。继发于腹腔或腹部脏器的急性炎症。脓肿多位于这些炎性病灶的附近，呈类圆形或不规则形，边界多不清晰，内壁不平整。脓肿内若为较清晰的脓液，则以液性无回声区为主，其间有浮游的小点状回声，并可见这些回声的沉积现象；若为稠厚脓液则表现为较粗大的、不均匀的低回声或无回声，内部见较稠密的点状回声。

⑩先天性巨结肠。为先天性疾病，多见于男性婴幼儿，发病部位为乙状结肠。先天性巨结肠是结肠局部的管腔扩大性改变，临床常见便秘与腹泻的交替症状。超声检查时若见扩张结肠内有粪块或气体回声则容易确诊（图 41-3-8），若肠腔内充满内容物呈低回声或等回声时则易与囊肿混淆。

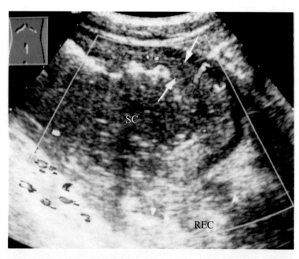

图 41-3-8　先天性巨结肠
乙状结肠呈囊性扩张，周围管壁增厚（箭头所指），为炎症的表现（REC- 直肠 SC- 乙状结肠）

（5）临床意义。对典型的无回声型囊肿，超声诊断较容易，能确定囊肿的大小、部位及其与周围脏器的关系等。在超声诊断中需要注意的问题是囊肿的定位，例如肾上腺区较小的囊肿大多数来源于肾上腺，脐周腹膜腔的囊肿应首先考虑肠系膜囊肿，而右髂窝椭圆形囊肿则是阑尾囊肿的特征。单纯性囊肿如果囊内继发感染而呈低回声或等回声时，需与实质性肿块鉴别。包虫囊肿有其独特的病理形态表现，诊断无大的困难；而腹膜后脓肿的诊断则需要参考临床症状、体征和实验室检查等。由于淋巴管囊肿、中肾管囊肿、单纯性囊肿无特异性声像图表现，所以超声很难对其作出病理诊断。

二、腹膜后淋巴结肿大

正常淋巴结多呈扁平的长梭形，直径多在 1.0cm 以下，一般超声检查不易发现。引起淋巴结肿大的原因很多。在良性疾病中，以感染多见，如结核、结节病、胰腺炎、克隆病等；而反应性淋巴结肿大则多见于免疫性疾病，如艾滋病、慢性肝脏疾病等；肿大的良性结节还可见于胆囊切除、心脏移植术后。在恶性疾病中，以转移性淋巴结肿大最为多见，多来源于腹腔脏器的癌或肉瘤，肺及乳腺的恶性肿瘤常转移到腹膜后的淋巴结群。其他可以引起淋巴结肿大的疾病还有：淀粉样变性、脂肪蓄积性疾病、甲状腺机能亢进、丙种球蛋白缺乏症、低丙种球蛋白血症等。

1. 声像图表现　经腹壁超声一般很少能显示正常的淋巴结。肿大的淋巴结直径达 1.0cm 左右，因厚度增加而使形态变圆，回声改变也和周围结构形成对比，有利于检出病灶。

腹膜后淋巴结集中的部位是腹腔动脉干、肠系膜上动脉根部、腹主动脉、下腔静脉、左右髂血管和胰腺的周围。超声检查需要仔细、全面、持探头适当加压连续扫查。

（1）单个的肿大淋巴结呈圆形或椭圆形，边缘清晰，呈低回声或较低回声。

（2）多发的肿大淋巴结形态和回声与单个淋巴结相似，常聚积于腹膜后大血管周围。

2. 鉴别诊断　腹膜后淋巴结肿大性疾病的鉴别详见表 41-3-1。

（1）转移性淋巴结肿大。淋巴结肿大的发病部位和发展规律密切相关。转移首先从距离原发肿瘤的脏器最近的部位开始，逐渐从单发到多发，并且向远处淋巴结扩散，多发的转移性淋巴结最终将融合而失去淋巴结的形态特点，这种包块大多位于腹主动脉等大血管周围。转移性淋巴结还和原发肿瘤的组织来源相关，肉瘤转移生长速度较快，增大的淋巴结个体较大，实质内容易出现坏死和液化，卵巢、胰腺等部位囊性腺癌的淋巴结转移常呈液性（图 41-3-9）。

（2）原发恶性淋巴瘤。早期仅能发现数个肿大的淋巴结，并无特征性。典型的恶性淋巴瘤时淋巴结肿大明显，最大直径可达 4.0cm 以上。多发融合的淋巴结之间的分界清晰，实质回声低而均匀，晚期患者的淋巴结肿大常波及腹部较广泛区

表 41-3-1　腹膜后淋巴结肿大性疾病的超声鉴别

超声所见	恶性淋巴瘤	淋巴结转移性肿大	淋巴结核
出现部位	腹膜后、肠系膜根部	与原发性肿瘤有关	腹腔、腹膜后
数量	多个或大量	单个或数个	数个
分布	较广泛	区域性分布	相对集中
形态	圆形或类圆形	类圆形或不规则	椭圆形或不规则形
边界	清晰	较清晰或不清晰	欠清晰
融合团块	淋巴结之间有分界	淋巴结之间无分界	少见
回升类型	低回声	低回声或等回声	低回声或混合回声
内部回声	均匀	均匀或不均匀	小者均匀
后方回声	增强	多无增强	部分增强或减弱
液化	无	少	可见
钙化	无	无	可见
腹水	无	可有	常有
其他表现	肝脾肿大	腹部或胸部有肿瘤	肺或肠有结核病灶

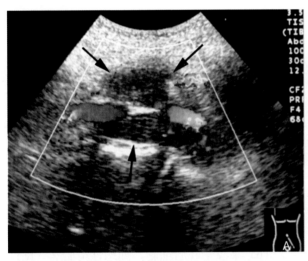
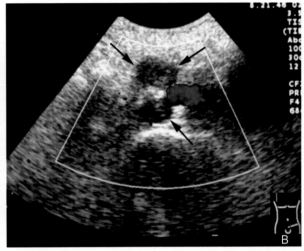

图 41-3-9　左侧髂血管旁多发性转移性淋巴结肿大
A 图为髂血管长轴切面　B 图为髂血管短轴切面，显示髂血管旁的多发性肿大的淋巴结（箭头所指）

域。病变较早期时，肝脾即可受累及而肿大，进而脏器实质内也出现淋巴瘤结节（图 41-3-10）。

（3）炎性淋巴结肿大。形态呈圆形或椭圆形，常有清晰的淋巴结门回声，实质多为均匀的低回声。

（4）结核性淋巴结肿大。受累的淋巴结常为多发性，大小不等，各自的回声有较大差异，坏死和液化表现为不规则的无回声或低回声，纤维化则使回声增强，钙化呈强回声伴有声影（图41-3-11）。腹膜后淋巴结结核多位于腹主动脉、胰腺周围及肠系膜根部，有时还伴有周围脏器（如胰腺、脾脏、腰大肌）等结核感染。

3. **临床意义**　当肿大的淋巴结呈圆形或类圆形、直径为 6～7mm 时就有可能被超声发现。一般来说，超声检出直径为 1.0cm 左右的淋巴结

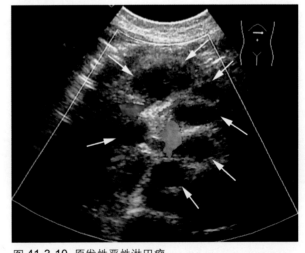

图 41-3-10　原发性恶性淋巴瘤
图示腹主动脉周围多发性肿大淋巴结（箭头所指），彩色多普勒未见明显血流信号

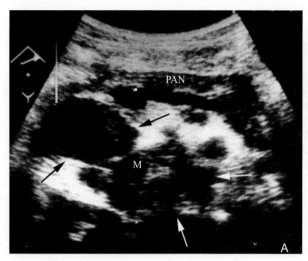 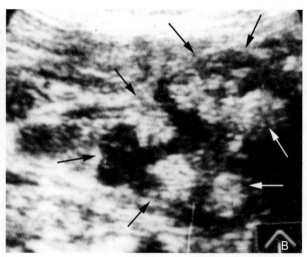

图 41-3-11　腹膜淋巴结核

A 图示胰腺（PAN）后方的腹膜后淋巴结核（箭头所指），呈较均匀的低回声　B 图示腹膜后淋巴结呈不规则的混合性回声，其内见钙化强回声和干酪样坏死低回声（箭头所指）

没有很大的困难。但是，因受胃肠内容物等诸多因素的影响，肠系膜和较深部位的淋巴结显示就不那么容易，尤其是转移性淋巴结肿大呈等回声或内部回声不均匀时，往往会被超声检查者忽略。同样，较小的淋巴结在无其他临床资料或无影像学检查阳性所见支持的情况下，单纯凭肿大淋巴结出现的部位、大小、数量等是难以作出超声鉴别诊断的。超声检查过程中还要注意不要把肠管短轴图像误认为肿大的淋巴结，此时应实时观察有无肠管蠕动。对已经确诊的恶性肿瘤患者，有无肿大淋巴结是腹部超声检查的一项重要内容，所以应该提高对肿大淋巴结声像图的认识。高频探头（7.0 ～ 12.0MHz）对大网膜淋巴结肿大显示效果较好，彩色多普勒超声对位置浅表的肿大淋巴结能显示出血流信号。

三、腹膜后原发性肿瘤

（一）病理特点

腹膜后原发性肿瘤是指除了肾、胰腺和十二指肠等脏器来源的腹膜后间隙的肿瘤，由于影像学检查对肾上腺肿瘤的鉴别常无特征性，因此肾上腺肿瘤也常被列入腹膜后原发性肿瘤的范畴进行讨论。腹膜后原发性肿瘤按组织来源分类如下（括号内为良性肿瘤）。

（1）来源于淋巴结，如淋巴瘤。

（2）来源于间质，如脂肪肉瘤（脂肪瘤）、

平滑肌肉瘤（平滑肌瘤）、横纹肌肉瘤（横纹肌瘤）、纤维肉瘤（纤维瘤和纤维瘤病）、恶性间皮瘤等。

（3）来源于血管，如血管内皮细胞瘤、血管肉瘤（血管瘤）、淋巴管肉瘤（淋巴瘤）。

（4）来源于神经，如恶性神经鞘瘤（神经鞘瘤）、恶性神经纤维瘤（神经纤维瘤）、恶性神经节瘤（神经节瘤）。

（5）来源于交感神经，如神经母细胞瘤、成神经节细胞瘤（神经节瘤）、恶性嗜铬细胞瘤（肾上腺外嗜铬细胞瘤）。

（6）来源于胚胎细胞，如恶性畸胎瘤（良性畸胎瘤）、精原细胞瘤。

（二）声像图表现

腹膜后原发性实性肿瘤以恶性的脂肪肉瘤和平滑肌肉瘤最多见，良性肿瘤则以神经源性肿瘤常见。继发性肿瘤多来源于腹部各脏器的癌瘤，大部分以淋巴结肿大的形式存在，晚期则形成较大的肿块。

1. 纤维肉瘤　肿物巨大，形态不规则，边界欠清楚，内部为不均匀的混合回声，瘤体内可有不规则的坏死液化区，还常见较小的钙化灶。

2. 良性神经源性肿瘤　肿瘤单发为主，多发生于脊柱的两侧，呈类圆形或分叶状，边界清楚（图 41-3-12）。瘤体内常伴有程度不同的弥散性小出血灶，使内部回声趋向不均匀；较大的坏死液化灶可呈无回声。

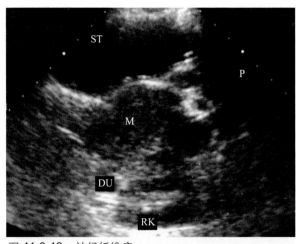

图 41-3-12 神经纤维瘤

充盈胃腔的后方见分叶状低回声肿块，边界清晰，内部回声稍欠均匀，十二指肠和右肾位于肿块的后方，胰腺位于肿块的前内侧（DU-十二指肠 M-神经纤维瘤 P-胰腺 RK-右肾 ST-胃）

3. 恶性神经源性肿瘤 肿瘤多为不规则形，瘤体一般较大，边界不清楚，内部回声不均，内部常有弥漫性出血灶或伴有较大的不规则坏死液化区（图 41-3-13）。

4. 脂肪瘤 肿瘤边界清晰，内部以较均匀的强回声为主、有时瘤体后方伴有声衰减。

5. 脂肪肉瘤 以单发为主，也可以多个肿瘤同时出现。肿瘤生长速度快，边界不整或欠清晰，瘤体回声由低回声至较强回声不等，内部回声常不均匀（图 41-3-14）。当瘤体内有变性或坏死时则可见回声减低和液化（图 41-3-15）。

6. 平滑肌肉瘤 较大的原发性和继发性平滑肌肉瘤在形态结构上不容易区别。较小的肿瘤多为分叶状，边界清晰；较大的肿瘤直径可达

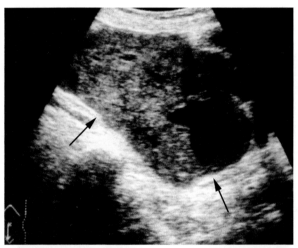

图 41-3-13 神经纤维肉瘤

右下腹见巨大的低回声肿块（箭头所指），内部回声不均匀，有数个大小不等的液化区

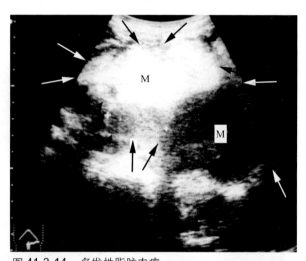

图 41-3-14 多发性脂肪肉瘤

腹膜后和腹腔多发性实质性肿块，呈低回声或高强回声（箭头所指），内部回声尚均匀，病理证实为多发性脂肪肉瘤

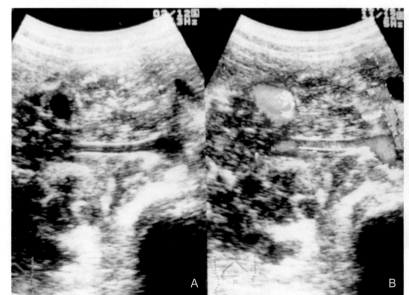

图 41-3-15 脂肪肉瘤

右侧腹膜后巨大的实质性肿物，形态不规则，右肾静脉被包裹在其中，瘤内可见小的囊性区（A 图），彩色多普勒显示为血窦回声（B 图）

20cm 以上，边界欠清晰。肿瘤内部回声为不均匀的低回声；有时瘤内伴有液化，液化区可发生在实质的任何部位，形态各异，单个或数个并存（图 41-3-16）。肿瘤周围常有淋巴结转移，容易在肝脏出现转移灶。

7. 脊索瘤 易发生在骶骨或腰椎部位，和脊柱紧贴，肿物无明显包膜，边界欠清晰，实质回声以低回声为主，在实质内或其边缘处可见散在的小点状或条状强回声，并伴有声影，此为钙化结构。实质和囊性部分分界清晰、平整（图 41-3-17）。

8. 间皮肉瘤 边界欠清晰，常有不规则钙化。软组织回声较粗，不均匀，液化区一般不大（图41-3-18）。

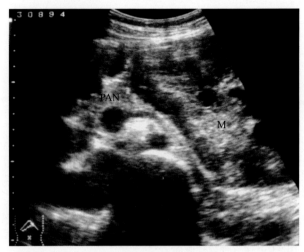

图 41-3-16 腹膜后平滑肌肉瘤

图示腹膜后巨大的实性肿块（M），内部呈较低回声，内见多个不规则的小液化区，胰体和胰尾（PAN）明显受压

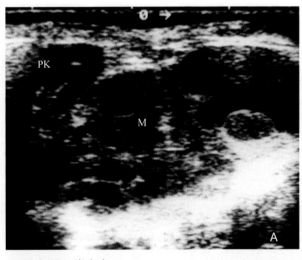

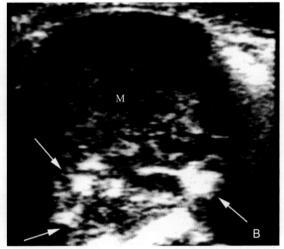

图 41-3-17 脊索瘤

腹膜后与右肾（RK）紧邻的不规则混合性包块（M），边界欠清晰，形态不规则，内部回声不均匀，其内可见钙化强回声（箭头所指）

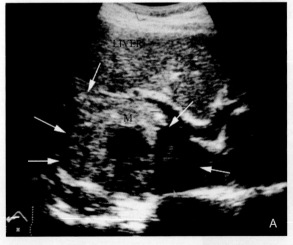

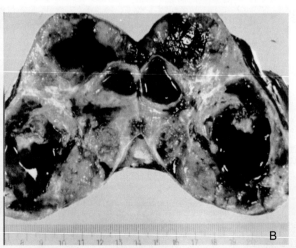

图 41-3-18 腹膜后间皮肉瘤

A 图为右肋弓下斜切面，显示内部回声不均匀的低回声肿块（箭头所指），内见液化区，肿块与肝脏（LIVER）分界不清 B 图为手术证实肿块与肝脏浸润粘连

（三）临床意义

超声发现腹部直径为 2.0cm 的肿瘤一般较容易，但关键是对肿瘤部位的确定及明确肿瘤的囊实性和良恶性。腹膜后肿瘤的实质回声多呈不均匀性，对于确定肿瘤的良恶性无重要的帮助。肿瘤大而不规则、边界不清，边缘不规整，内部回声复杂，有大而不规则的液化区，周围出现可疑转移病灶等是恶性肿瘤的特征。肿瘤的发生部位与组织来源有一定的关系，例如位于脊柱旁、肠系膜等处的实性肿瘤以神经源性肿瘤居多，而肾周围是脂肪组织来源肿瘤的高发区。

（李建国）

第42章

腹部大血管疾病

第1节
腹部大血管解剖概要

一、腹主动脉

腹主动脉是胸主动脉的延续,位于脊柱的左前方,向下至第4腰椎水平分为左、右髂总动脉及骶动脉。腹主动脉全长14.0～15.0cm,正常成人腹主动脉的直径为2.0～3.0cm,向下逐渐变细,其远段内径为1.3～1.7cm。腹主动脉主要有以下分支(图42-1-1)。

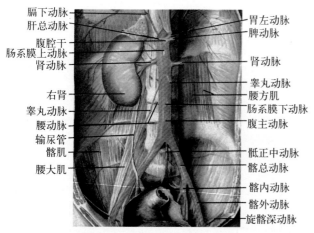

图 42-1-1　腹主动脉示意图

1. **腹腔动脉** 又称为腹腔干,在相当于第1腰椎水平由腹主动脉的腹侧发出。此动脉粗而短,长约1.0cm,然后发出脾动脉和肝总动脉。另有一分支胃左动脉比较细小,由腹主动脉的腹侧发出,斜向左上方分布于胃。

2. **肠系膜上动脉** 在低于腹腔动脉1.0～

2.0cm 处由腹主动脉的腹侧发出,与腹主动脉呈锐角(约30°角)走行(图42-1-2)。在肠系膜上动脉与腹主动脉之间有左肾静脉和十二指肠第三段通过。

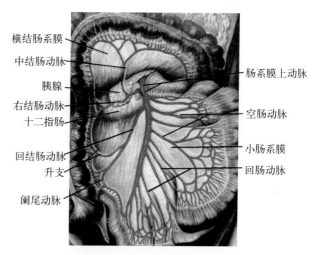

图 42-1-2　肠系膜上动脉及其分支

3. **肾动脉** 左、右肾动脉在第1、第2腰椎之间从腹主动脉的两侧发出。左肾动脉较短,它转向后外侧进入肾门;右肾动脉较长,沿脊柱向右在下腔静脉的后方绕过下腔静脉进入肾门。右肾动脉的起点比左肾动脉较低。

4. **肠系膜下动脉** 起源于腹主动脉分叉处上方2.0～3.0cm的前壁,约在第3腰椎水平、在十二指肠第三段之后由腹主动脉的腹侧发出(图42-1-3)。

5. **髂总动脉** 为腹主动脉的成对终末分支,起于第4～5腰椎水平,左髂总动脉长于右髂总动脉。

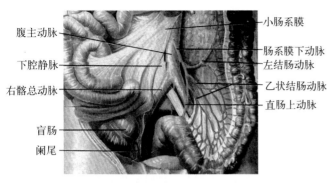

图 42-1-3 肠系膜下动脉及其分支

6. **髂外动脉** 起于骶髂关节的前方，是髂总动脉的延续，在腰大肌内侧沿小骨盆缘斜向外下走行，于腹股沟韧带后方延续为股动脉。

7. **髂内动脉** 在骶髂关节的前方从髂总动脉分出后，斜向内下方进入小骨盆，在坐骨大孔上缘处分出子宫动脉和脐动脉。

二、下腔静脉

下腔静脉位于脊柱的右前方，在第4、第5腰椎水平由左、右髂总静脉汇合而成。它沿腹主动脉的右侧上行，通过肝脏后方的腔静脉窝，再穿过膈肌的腔静脉孔注入右心房，下腔静脉主要有以下属支（图 42-1-4）。

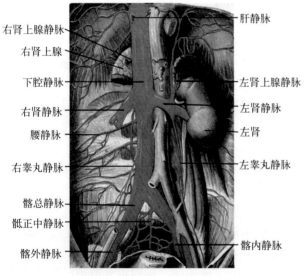

图 42-1-4 下腔静脉及其属支

1. **肝静脉** 有肝左静脉、肝中静脉、肝右静脉三支。通常肝右静脉单独汇入下腔静脉，而肝

左静脉和肝中静脉大多数先汇合成短干后，在位于膈肌下方约 1.0cm 处汇入下腔静脉，该处也称第二肝门。

2. **肾静脉** 左、右肾静脉分别起自左肾和右肾，于第1腰椎水平汇入下腔静脉。右肾静脉较短，呈水平走行；左肾静脉较长，穿行于腹主动脉和肠系膜上动脉之间。

3. **髂总静脉** 在骶髂关节的前方由髂内静脉和髂外静脉汇合而成，右侧髂总静脉较左侧髂总静脉短，左髂总静脉在左髂总动脉的后方穿过，左髂总静脉起始部前方为右髂总动脉。

4. **髂外静脉** 与同名动脉伴行，在同名动脉的内侧上行。

5. **髂内静脉** 髂内静脉汇集盆腔器官的静脉支，在同名动脉的后方、骶髂关节的前方汇入髂总静脉。

三、门静脉

1. **门静脉** 门静脉主干由肠系膜上静脉和脾静脉在胰颈后方汇合而成，长度为 6.0～8.0cm，在肝门横沟处分成左支和右支，分别走向横沟的两端。

2. **门静脉的属支** 主要包括肠系膜上静脉、脾静脉、肠系膜下静脉、冠状静脉、胃右静脉、胆囊静脉、胰十二指肠上后静脉和附脐静脉（图 42-1-5）。

3. **门静脉系与腔静脉系之间的交通支**（图 42-1-6）

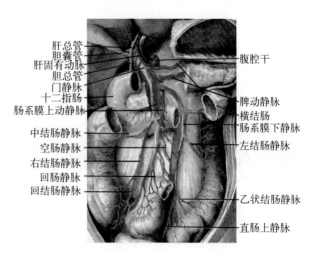

图 42-1-5 门静脉及其属支

685

（1）胃底、食管下段交通支，门静脉血流经胃冠状静脉、胃短静脉，通过食管胃底静脉与奇静脉、半奇静脉的分支吻合，然后汇入上腔静脉。

（2）直肠下段、肛管交通支，门静脉血流经肠系膜下静脉、直肠上静脉与直肠下静脉和肛管静脉吻合，然后汇入下腔静脉。

（3）前腹壁交通支，门静脉血流经脐旁静脉与腹上深静脉、腹下深静脉吻合，吻合后分别流入上、下腔静脉。

（4）腹膜后交通支，在腹膜后，有许多肠系膜上、下静脉的分支与下腔静脉的分支相互吻合。

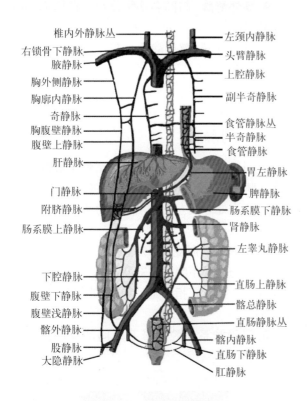

图 42-1-6　门腔静脉吻合模式图

第 2 节
腹部大血管超声检查基础

一、仪器的选择

选用高灵敏度彩色多普勒超声诊断仪，一般选用凸阵、线阵探头，频率为 2.5 ～ 5.0MHz。具

有彩色多普勒血流显像装置，不但可以确定血流的空间分布特征，并且可以准确引导频谱多普勒的定位。

二、检查前准备

除病情危急需立即进行超声检查外，应常规嘱患者禁食 8h 以上，一是可以避免胃肠气体的干扰，二是餐后门静脉血流量增加会影响检查的可靠性和准确性。此外，门静脉血流还受药物与激素的影响，例如胰高糖素、促胃液素能使门静脉血流量增加，而加压素则使门静脉血流量减低，因此在检查前应除外这些因素的影响。如果患者空腹后仍气体较多，可适当使用排气的药物。

三、探查方法

多采用仰卧位、侧卧位或半卧位。并注意体位、呼吸、心动周期对血管检查的影响。

1. 腹主动脉的探查　在腹正中线偏左 1.0 ～ 2.0cm 范围内作纵断和横断扫查，可以从上至下扫查，也可以从下往上扫查。此外，还可以采用侧卧位冠状切面经脾肾或肝肾显示腹主动脉。扫查腹腔动脉和肠系膜上动脉时，首先纵断显示腹主动脉长轴切面。在胰体上缘水平，腹主动脉的前壁显示腹腔动脉的开口，肠系膜上动脉则在腹腔动脉起点的下方约 1.0cm 处由腹主动脉的前壁发出。肠积气明显时，可适当加压一段时间，排除气体干扰之后再行检查。

2. 肾动脉的探查　从双侧季肋部或腹正中扫查肾动脉主干。侧卧位冠状切面可以获得最小的肾动脉与声束的夹角，并且受肠气的干扰小，最适合肾内血管的显示。在冠状断面将探头沿肾长轴旋转 90°，自肾上极经肾门向下极扫查，可显示肾门结构。再将探头置于第 1、第 2 腰椎水平，显示腹主动脉横断面后再将探头稍向上下移动，可见左、右肾主动脉开口于腹主动脉的两侧。如果有胃肠道气体干扰，则嘱患者取半卧位再适当加压有利于血管的显示。应尽可能设置多普勒取样容积在肾动脉主干的每一个位置，还应包括肾内动脉段。

掌握肾动脉的走行特点有助于肾血管检查：

肾动脉起源于腹主动脉的侧方；右肾动脉在下腔静脉的后方经过；双侧肾动脉的起始部在肠系膜上动脉开口的下方约 2.0cm 内；约有 5% 的人有副肾动脉。

3. 下腔静脉的探查　探头于腹正中线右侧 2.0 ~ 3.0cm 的范围内进行纵断和横断扫查，下腔静脉的肝段有肝脏为透声窗，较易显示，而肝段以下的下腔静脉由于位置较深，而且又有肠道气体干扰，一部分患者，特别是肥胖的患者可能显示不清，从而影响检查效果。检查肝静脉时，探头置于剑突下或右肋缘下，探头朝向第二肝门可有效地显示肝静脉和属支，经右侧肋间隙扫查可以显示肝中静脉和肝右静脉。为了避免伪像的干扰，检查下腔静脉必须纵切面扫查和横切面扫查相结合。

4. 门静脉的探查　首先在上腹部横切以确定脾静脉，然后改变探头的方向，使其斜切以显示门静脉主干和肠系膜上静脉。从脾静脉开始扫查可以避免把下腔静脉和扩张的胆总管混淆。通过门静脉血流频谱分析可以判定门静脉血流方向（即向肝血流或离肝血流），还可以测得门静脉血流速度和血流量。

四、正常腹部大血管的声像图

（一）腹主动脉

1. 二维声像图表现　纵切面显示，在肝左叶后方可见一条管状无回声结构，管壁光滑而规则，随心脏节律跳动。管壁的 3 层结构（即内膜、中膜和外膜）远不如颈总动脉清楚，原因是所用的探头频率远低于颈部血管，以及腹主动脉的位置较颈总动脉深。成人腹主动脉内径的正常参考值：近段（近膈肌处）2.0 ~ 3.0cm，中段（胰腺水平）1.6 ~ 2.2cm，远段（在近分叉处）1.3 ~ 1.7cm。判定腹主动脉管腔内径是否正常，一方面参照正常参考值，另一方面还要观察其内径从上至下是否呈规律地递减。

2. 彩色多普勒表现　当探头指向剑突时，近段管腔内为红色血流，中央色彩明亮，两旁色彩较暗淡，远端腹主动脉则呈"红 - 蓝 - 红"的三相血流信号（图 42-2-1），收缩期色彩鲜亮，

舒张期色彩较暗淡。当腹主动脉声像图质量不佳时，彩色多普勒可以间接显示其管壁或管腔，从而提高超声检查的分辨率。

3. 脉冲多普勒表现　腹主动脉血流阻力较大，但属层流，因此脉冲多普勒频谱的特点类似外周动脉，呈三相波，即收缩期呈"直角三角形"的窄带正向频谱，舒张早期出现反向血流，随之又转为舒张期正向低速血流。当腹主动脉位置太深时，三相频谱可能改变为二相，甚至为一相血流频谱（图 42-2-2）。正常成年人腹主动脉收缩期最大血流速度的正常参考值为：近段为 70.0 ~ 181.0cm/s（平均为 104.5cm/s），远段为 67.0 ~ 149.1cm/s（平均为 94.6cm/s）。

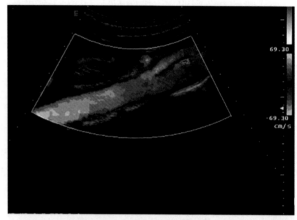

图 42-2-1　腹主动脉的彩色多普勒表现

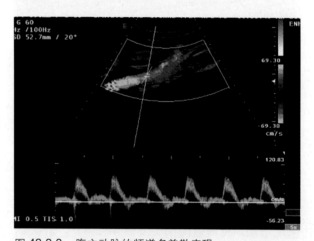

图 42-2-2　腹主动脉的频谱多普勒表现

（二）腹腔动脉和肠系膜上动脉

1. 二维声像图表现　腹腔动脉和肠系膜上动脉在腹主动脉的长轴切面较容易找到。在胰

体上缘水平处显示腹腔动脉开口于腹主动脉的前壁，呈粗短的管状无回声区，其顶部不封闭。在腹腔动脉起点的下方1.0cm处，肠系膜上动脉从腹主动脉的前壁发出，成30°锐角向前下方延伸。横切面检查时，腹腔动脉有一个特殊的超声征象——"海鸥征"，左侧翅膀是脾动脉，右侧翅膀是肝总动脉。由于肠系膜上动脉近侧段没有分支，所以"海鸥征"能够将腹腔动脉和肠系膜上动脉鉴别开。正常参考值：腹腔动脉管径0.6～1.3cm，脾动脉0.4～0.8cm，肝总动脉0.4～1.0cm，肠系膜上动脉0.5～0.8cm。

2. 彩色多普勒表现　腹腔动脉纵切时显示红色血流，收缩期色彩明亮。横切面时，向左走行的脾动脉为蓝色，向右走行的肝总动脉为红色。探头垂直于肠系膜上动脉时，近心端血流为红色，远心端血流为蓝色，探头正下方无颜色（图42-2-3）。

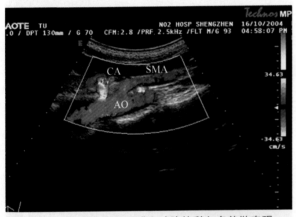

图42-2-3　腹腔干和肠系膜上动脉的彩色多普勒表现
（AO-腹主动脉　CA-腹腔干　SMA-肠系膜上动脉）

3. 脉冲多普勒表现　腹腔动脉为正向双峰形频谱，低阻力型，有持续的舒张期血流。进食后血流量略有上升，但不如肠系膜上动脉明显。肠系膜上动脉的正常多普勒频谱特点是：禁食时，收缩期血流之后的舒张期正向血流速度很低，舒张早期还有反向血流；进食后，舒张期正向血流速度增加，反向血流消失（图42-2-4）。舒张期正向血流速度增加是由于进食后肠道血管扩张引起血管床阻力降低所致。肠系膜上动脉血流量增加的时候其内径不增宽，这是由于进食活动以后激素释放所引起的现象。肠系膜上动脉频谱的变化在进食后45min达到高峰。血流量由空腹时6.2ml/s±0.6ml/s增加到20.4ml/s±7.4ml/s。

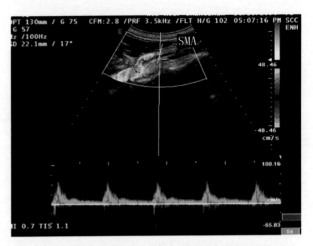

图42-2-4　进食后肠系膜上动脉舒张期反向血流消失

（三）肾动脉

1. 二维声像图表现　第1、第2腰椎水平横断面显示，肾动脉呈起自腹主动脉两侧的细管状结构，右肾动脉的前方为下腔静脉横断面，在下腔静脉与脊柱之间穿行向右进入右肾门；左肾动脉的前上方为胰体和脾静脉，向左走行进入左肾门。正常肾动脉的内径为：右侧4.5mm±0.6mm，左侧4.4mm±0.6mm。在体型肥胖的受检者中或肠气干扰明显时，双肾动脉可能显示不清。

2. 彩色多普勒表现　彩色多普勒可以清晰地显示各级肾血管。段间动脉位于肾窦内，叶间动脉行走在锥体之间，弓形动脉在肾锥体与皮质交界处。如果声束朝向肾门，那么肾动脉血流呈红色，肾静脉血流则显示为蓝色。肾血流从肾门至肾皮质呈"树枝"状分布，血流由粗变细（图42-2-5）。

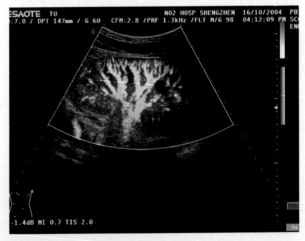

图42-2-5　肾脏的彩色多普勒能量图

3. 脉冲多普勒表现　肾动脉的脉冲多普勒频谱特点是：收缩期血流之后有一个流速较高的舒张期正向血流，无反向血流存在，收缩早期常有一个切迹存在，阻力指数（RI）＜0.70（图42-2-6）。

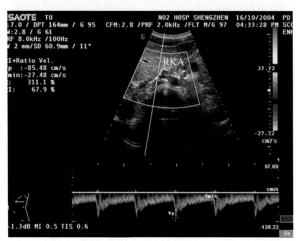

图 42-2-6　肾动脉的脉冲多普勒表现
（RKA- 右肾动脉）

（四）下腔静脉

1. 二维声像图表现　下腔静脉管壁薄，纵切呈两条规则、光滑的平行线状回声，管腔为无回声。在一般情况下，管腔横径＞前后径。管腔内径随呼吸运动和心动周期而变化，并可见管壁搏动，以近心段为明显。下腔静脉内径的正常值为：近心段 2.0～2.4cm，中段 1.9～2.1cm，远心段 1.7～1.9cm。

2. 彩色多普勒表现　下腔静脉血流通畅、充盈好。彩色血流信号强度随呼吸运动和心动周期而变化（图42-2-7）。

3. 脉冲多普勒表现　下腔静脉的血流频谱呈

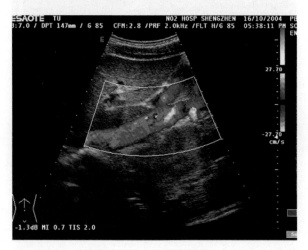

图 42-2-7　下腔静脉的彩色多普勒表现

三相波型（图 42-2-8），其振幅受呼吸影响，吸气时增高，呼气时减低，峰值血流速度＜1.5m/s。部分受检者的脉冲多普勒可呈单相频谱。

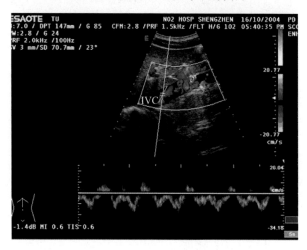

图 42-2-8　下腔静脉的频谱呈三相波
（IVC- 下腔静脉）

（五）肠系膜上静脉

1. 二维声像图表现　横切面显示肠系膜上静脉位于肠系膜上动脉的右侧，恰在胰颈之后，呈圆形或椭圆形暗区。从平静呼吸到深吸气，其内径增加20%～100%。肠系膜上静脉内径的正常参考值为 0.8cm±0.24cm（0.5～1.2cm）。

2. 彩色多普勒表现　能清晰地显示肠系膜上静脉近侧段的血流，并与脾静脉汇合成门静脉主干（图42-2-9）。

3. 脉冲多普勒表现　肠系膜上静脉频谱呈连续性频谱，血流速度随呼吸而有轻度变化（图42-2-10）。

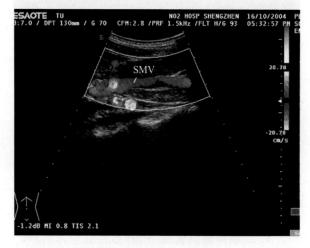

图 42-2-9　肠系膜上静脉的彩色多普勒表现
（SMV- 肠系膜上静脉）

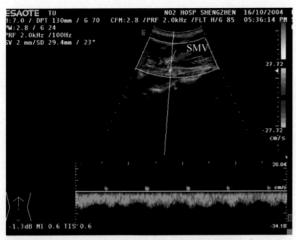

图 42-2-10 肠系膜上静脉的脉冲多普勒频谱

（SMV- 肠系膜上静脉）

（六）肾静脉

1. 二维声像图表现 正常肾静脉与肾动脉伴行，其管壁薄，呈强回声，管腔呈无回声，其内径宽于肾动脉。

2. 彩色多普勒表现 肾静脉的血流颜色与肾动脉相反，亮度也低于相邻的肾动脉（图 42-2-11）。

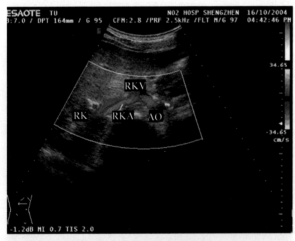

图 42-2-11 肾动静脉的彩色多普勒表现

（AO- 腹主动脉 RK- 右肾 RKA- 右肾动脉 RKV- 右肾静脉）

3. 脉冲多普勒表现 肾静脉血流频谱呈连续性频谱，具有期相性变化的特点，以靠近下腔静脉的肾静脉段为明显（图 42-2-12）。

（七）门静脉

1. 二维声像图表现 门静脉管壁呈强回声，管腔为无回声，其内径由肝门至肝周边逐渐变细。

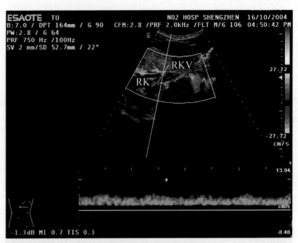

图 42-2-12 肾静脉的脉冲多普勒频谱

（RK- 右肾 RKV- 右肾静脉）

门静脉主干显示率为 97%，其内径 < 13mm（平静呼吸状态），门静脉分支在肝内呈"树枝"状分布。

2. 彩色多普勒表现 彩色多普勒显示门静脉血流在肝内呈"树枝"状分布，血流由肝门至肝周边逐渐变细。剑突下和右侧肋间隙扫查时，门静脉主干、右前上支、左支和矢状部的血流朝向探头，显示为红色，而右后下支的血流背离探头，显示为蓝色。

3. 脉冲多普勒表现 门静脉的脉冲多普勒频谱的特点是连续性低速带状频谱，其血流速度既受心动周期的影响，又随呼吸运动而轻度变化，呈期相性血流（图 42-2-13）。正常参考值为 15 ~ 25cm/s。

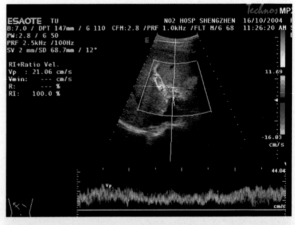

图 42-2-13 门静脉脉冲多普勒呈连续性低速带状频谱

第3节
腹部大血管的定位价值

腹部大血管的超声检查，除对自身疾病诊断外，对腹腔和腹膜后器官与疾病的定位、诊断和鉴别诊断有重要价值，掌握血管与血管、血管与器官之间的位置关系，对血管自身的识别、定位及其疾病的判断具有重要的作用。

一、腹部动脉的定位价值

正常腹主动脉超声较容易显示，在纵断面上腹腔动脉与肠系膜上动脉开口于腹主动脉的前壁，上下相距约1.0cm，而双侧肾动脉起始部就在肠系膜上动脉开口以下2.0cm内，由腹主动脉两侧发出，其上下左右的位置关系可作为血管识别的定位标志。

在纵切面上，当肠系膜上动脉与腹主动脉的夹角大于30°时，应考虑腹主动脉前方有肿大的淋巴结（如慢性淋巴结炎、淋巴结转移性癌、恶性淋巴瘤等）、胰腺钩突部或其他组织肿瘤存在的可能性（图42-3-1）。

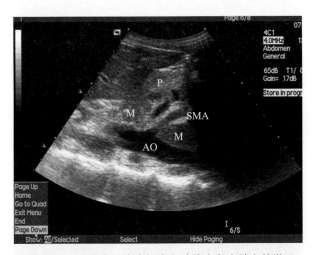

图 42-3-1　肠系膜上动脉与腹主动脉夹角内肿大的淋巴结使夹角增大
（AO-腹主动脉 M-肿大的淋巴结 P-胰头 SMA-肠系膜上动脉）

腹腔动脉尚有一特殊的超声征象——"海鸥征"，可以作为定位标志，其左侧翅膀是脾动脉，右侧翅膀则是肝总动脉（图42-3-2）。

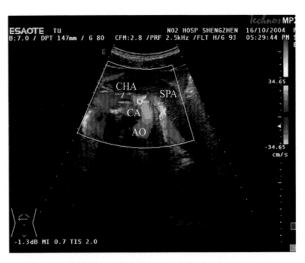

图 42-3-2　特殊的超声征象——"海鸥征"
（AO-腹主动脉 CA-腹腔干 CHA-肝总动脉 SPA-脾动脉）

脾动脉和肠系膜上动脉作为横切面声像图上胰腺的定位标志，而胃十二指肠动脉则作为胰头外侧缘的定位参考。肝动脉也作为肝总管与胆总管分界处的参考标志。

肝、脾、肾实质器官都有门有蒂，如肝蒂、脾蒂和肾蒂，超声容易显示门蒂之处的主要血管，也就容易判断门蒂的结构与位置是否正常。当诊断肾旋转异常时，肾门位置的判断就可用肾门血管来定位。

二、腹部静脉的定位价值

下腔静脉也常作为定位的重要标志，门静脉通常在下腔静脉的前面横过，肝外胆管位于门静脉的前方。当下腔静脉明显受压时要仔细检查有无胰头或钩突肿瘤。

位于肝实质内的肝静脉是肝脏分叶分段的重要定位标志。肝静脉和门静脉分支呈垂直相交，在声像图上，当肝静脉为纵断面时，则门静脉必为横断面；反之，当门静脉为纵断面时，肝静脉必为横断面。肝静脉和门静脉也因肝脏病情而相应地出现增宽、狭窄、推挤、扭曲等现象。

门静脉系统血管主要用作胰腺定位的重要标志。在横切面声像图上，胰腺处于腹主动脉和下腔静脉的前方，脾静脉则紧贴在胰腺的后方；肠系膜上静脉的横断面介于脾静脉与腹主动脉之间，肠系膜上静脉先在胰腺钩突的前方越过，随后又紧贴着胰腺的后方经过，因此可作为胰颈和钩突的定位标志。

三、腹膜后大血管在鉴别诊断腹腔与腹膜后肿块中的定位价值

腹膜后大血管的变化和确认,对鉴别诊断腹腔与腹膜后疾病有较大的定位价值。下腔静脉、腹主动脉、肠系膜上动脉根部、腹腔动脉干及其分支周围是淋巴结较集中的区域,也是腹膜后肿瘤容易发生的部位。当肿块位于这些血管的前方时,嘱患者呼吸或用手推,肿块沿血管表面上下移动明显者,一般为腹腔内肿瘤;而当肿块不随呼吸运动而移动,或者用手推也不移动,多属腹膜后肿瘤。当肿块位于大血管的后方或两侧,又有血管受到挤压而发生抬高、移位、迂曲、受压、管壁受侵犯、管腔变窄等变化,也往往为腹膜后肿瘤。

第4节
腹主动脉疾病

一、腹主动脉硬化

腹主动脉硬化是动脉粥样硬化引起的慢性疾病,其基本病理变化是动脉内膜形成不规则粥样硬化斑块、纤维化、钙化或兼有动脉中层变性,导致管壁增厚变硬、管腔狭窄。随着疾病的演变和发展,粥样硬化的内膜可发生溃疡和出血,继发血栓形成,致使管腔狭窄进一步加重。

(一) 二维声像图表现

腹主动脉管腔较粗,早期的动脉硬化或较小的斑块常常不引起症状而被忽视,往往是在进行腹部其他部位检查时偶然发现。声像图显示内膜粗糙不平,管壁不规则增厚,斑块的数目、大小不等,回声不均质,呈低回声或强回声,有的斑块钙化后方伴声影(图42-4-1)。管腔狭窄不规则,走行可呈弯曲状。

(二) 彩色多普勒表现

轻度或早期的动脉硬化彩色多普勒血流信号

的改变不明显,但可有血流边缘不整齐、不规则。如果斑块较大则见局部彩色血流信号充盈缺损、变细。当发生狭窄时,一方面可显示狭窄处血流信号亮度明显增高,血流速度增快;另一方面在狭窄开口处见"镶嵌"样湍流,重度狭窄时,狭窄远处血流颜色变暗。

(三) 脉冲多普勒表现

早期动脉硬化的脉冲多普勒频谱与正常基本一致。当动脉粥样硬化引起腹主动脉狭窄(内径缩小 > 50%)时,在狭窄区、狭窄近侧动脉和狭窄远侧动脉可呈现不同的频谱变化,狭窄段血流速度的增加与管腔狭窄的程度成正比,狭窄开口处呈湍流频谱。如果是弥漫性管腔狭窄或重度狭窄,病变段远侧血流频谱可呈单相,收缩期峰值血流速度降低。

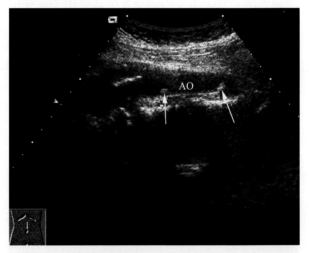

图 42-4-1　腹主动脉硬化
腹主动脉(AO)管壁不规则增厚,内有强回声斑块(箭头所指)

二、腹主动脉瘤

常见的病因为动脉硬化,其次为感染、创伤和先天性发育异常等,基本的病理变化是动脉壁中层弹力纤维破坏、变性、断裂,在血流冲击下,变薄的管壁受腔内压力的影响,局部血管逐渐扩大形成动脉瘤。动脉瘤按其病理类型不同,分为三类:真性动脉瘤、假性动脉瘤和夹层动脉瘤。

(一) 真性腹主动脉瘤

动脉瘤壁与腹主动脉相延续,好发于肾动脉水平以下的腹主动脉,上段腹主动脉瘤很少发生,

一旦发生，则有可能与胸主动脉瘤并存。

1. 二维声像图表现 超声对显示腹主动脉并判定其有无动脉瘤以及动脉瘤是否并发附壁血栓等方面具有很高的敏感性。真性腹主动脉瘤的声像图特点是病变段腹主动脉失去正常形态，呈局限性扩张，扩张的形态多为梭形、纺锤形或呈局限性囊状扩张（图42-4-2）。扩张的管壁上可有附壁血栓形成，表现为中低回声团块，呈同心圆或偏心性层状分布，也可附着在前后壁向管腔内突出，使管腔呈不规则狭窄。当瘤体较大时，可显示血流缓慢呈"云雾"状回声（图42-4-3）。

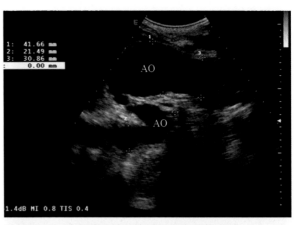

图42-4-2 真性腹主动脉瘤局限性囊状扩张

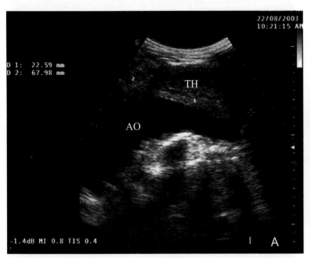

图42-4-3 真性腹主动脉瘤合并附壁血栓
A图为纵断面 B图为横断面（AO-腹主动脉 TH-附壁血栓）

腹主动脉瘤的既往诊断标准是腹主动脉局限性扩张，内径＞30mm。而目前腹主动脉瘤的诊断标准为：从膈肌至分叉处管腔缺乏逐步变细的征象；腹主动脉局限性扩张，其外径＞30mm（该测值不适用于腹主动脉远侧段）；病变处管腔外径与其远侧段管腔外径的比值超过1.5：1。符合上述3条标准之一便可诊断为腹主动脉瘤。

2. 彩色多普勒表现 在真性腹主动脉瘤的诊断中有着重要作用，能进一步明确瘤体与腹主动脉的关系，能与其他腹部囊性病变鉴别，能了解瘤内血流紊乱程度，能确定有无低回声或无回声血栓形成，能帮助判断瘤体的大小（图42-4-4和图42-4-5）。

3. 脉冲多普勒表现 腹主动脉瘤内可探及明显的收缩期湍流频谱，呈正负双向血流信号（图42-4-6）。

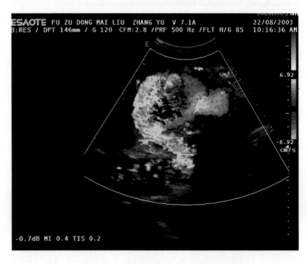

图42-4-4 真性腹主动脉瘤的彩色多普勒表现
彩色多普勒显示真性腹主动脉瘤内血流较紊乱

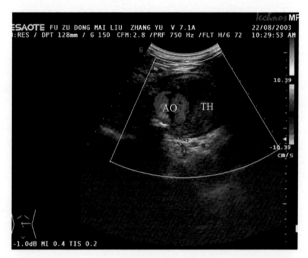

图 42-4-5　真性腹主动脉瘤附壁血栓的彩色多普勒表现

彩色多普勒显示附壁血栓形成处无彩色血流通过（AO- 腹主动脉　TH- 附壁血栓）

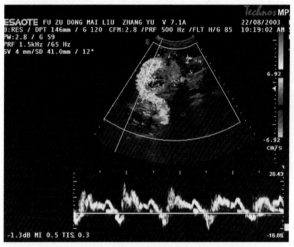

图 42-4-6　真性腹主动脉瘤的频谱多普勒表现

半为红色而另一半为蓝色。调节脉冲重复频率，还可检测到收缩期高速五彩镶嵌血流从破口呈"喷射"状流入瘤腔内。这一"喷射"状血流的基底部就是假性动脉瘤开口的位置（图 42-4-8）。

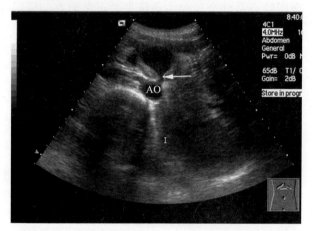

图 42-4-7　假性腹主动脉瘤的二维声像图表现

箭头所指为破裂口

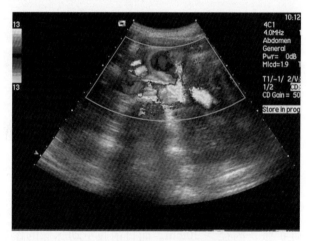

图 42-4-8　假性腹主动脉瘤的彩色多普勒表现

（二）假性腹主动脉瘤

　　常见的病因是腹部外伤或感染等导致动脉壁破裂和局部血肿形成，血液被软组织包绕，瘤壁由周围纤维组织构成，瘤腔与血管相通。

　　1. 二维声像图表现　腹主动脉旁可见无回声或混合性回声肿块，形态不规则，壁厚薄不均。瘤壁与腹主动脉不相连，无动脉壁各层结构，高频探头可以显示病灶内血流呈"云雾"状回声，有的则可见点状沉积物回声。如果动脉与病灶之间的开口较大（> 1 ~ 2mm），声像图可以帮助确定开口的位置（图 42-4-7）。

　　2. 彩色多普勒表现　假性腹主动脉瘤腔内血流紊乱，呈涡流或呈旋转的血流信号，表现为一

　　3. 脉冲多普勒表现　在病灶腔内可探及不同类型的血流频谱，类似真性动脉瘤的频谱，但血流速度明显增高，特别是近破裂口的位置还可探及到湍流或高速"喷射"状血流频谱。

（三）腹主动脉夹层动脉瘤

　　起因于动脉壁中层变性和坏死，平滑肌和弹力纤维破裂，形成纤维化和透明样变性，与内膜之间的附着力降低，引起内膜剥离，血液从破口流入中层，使之分离，形成血肿，并逐渐向周围和远端扩展。本病患者多有高血压和动脉硬化病史，男性多发，常因腹部突发剧痛而就诊。

1.二维声像图表现　夹层动脉瘤的整个外径较正常增宽，但没有粥样硬化性动脉瘤那样明显，假腔内径一般大于真腔。在纵切面上，腹主动脉呈双层管腔，外层为高回声，内层为细弱内膜回声，中间为内膜剥离形成的假腔；在横断面上，腹主动脉呈双环状，分离的内膜飘动，收缩期向假腔侧移动，收缩期内膜移动的方向即是假腔所在的位置，其内可有血栓形成（图 42-4-9）。

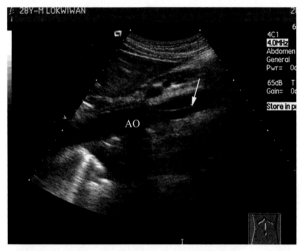

图 42-4-9　腹主动脉夹层动脉瘤的二维声像图
动脉壁内膜中层分离，管腔内可见细线样回声（箭头所指）将腹主动脉分成真腔和假腔

2.彩色多普勒表现　彩色多普勒显示收缩期真腔内血流色彩明亮，而假腔内血流色彩暗淡。如能发现内膜破裂口，则可见彩色血流在收缩期从真腔经破口进入假腔，血流速度很高，假腔内血流在舒张期可经破口进入真腔。

3.脉冲多普勒表现　收缩期真腔内血流速度高，而假腔内血流速度较慢。

第5节
肾动脉狭窄

肾动脉狭窄是指肾动脉管腔缩窄的一种病理表现，常为全身血管疾病在肾动脉上的反应，多指肾动脉主干狭窄，也可发生在段间动脉。最常见的病因是肾动脉粥样硬化，其他导致肾动脉狭窄的疾病还有纤维肌肉增生、血管壁发育不良、多发性大动脉炎、血栓栓塞等。高血压患者中由肾动脉狭窄引起的占 1%～10%，临床上患者多

以高血压而就诊。

肾血管性高血压具有以下临床特点：青年发病常小于 30 岁，老年发病常大于 50 岁；长期高血压突然加剧；高血压伴有腰背或侧腹部疼痛；高血压发作突然，病程较短或发展迅速；上腹部或肾区可闻及杂音；无高血压家族史；药物治疗效果不佳。

1.二维声像图表现　肾动脉狭窄多发生在一侧肾脏，病变侧肾脏无特征性改变，在除外其他一些引起肾脏萎缩的病因（如先天性肾发育障碍、肾弥漫性病变）之外，如果病变侧的肾脏三个径线值与健侧相比小于 1.0cm 以上，则可作为诊断的参考指标。在一般情况下，二维超声难以清晰地显示肾动脉狭窄处的管腔，因而不能准确判断管腔的内径。

2.彩色多普勒表现　当肾动脉主干有狭窄时，狭窄处血流束变细，亮度增加（图 42-5-1），靠近狭窄下游呈花色血流，狭窄处内径一般小于 0.3cm，其远端肾动脉稍扩张，肾段间动脉狭窄则难以显示。如果二维超声可以显示肾动脉管腔，而彩色多普勒却未显示血流，则提示肾动脉闭塞。

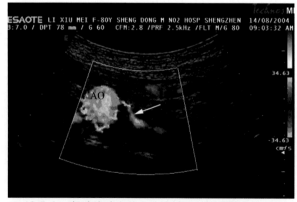

图 42-5-1　肾动脉狭窄处血流束狭细，亮度增加

3.脉冲多普勒表现

脉冲多普勒诊断肾动脉狭窄具有重要的价值，其准确性优于核素扫描，但低于肾动脉造影。

（1）肾动脉狭窄处收缩期峰值血流速度增快（图 42-5-2）。目前应用最多的指标是峰值血流速度大于 180cm/s（内径减少大于或等于 60%，阻力指数增大）。诊断肾动脉狭窄的峰值血流速度的临界值各家报道不同，可能与不同的观察组、操作熟练程度有关。House 和李建初等使用

峰值血流速度大于 180cm/s 诊断大于或等于 50%的肾动脉狭窄，其敏感性为 90.9%，特异性为 98.5%。

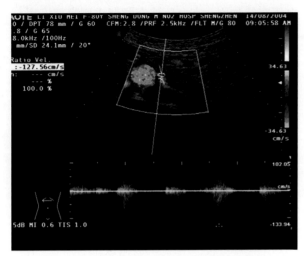

图 42-5-2　肾动脉狭窄处收缩期峰值血流速度加快

（2）狭窄处的峰值血流速度与腹主动脉的峰值血流速度之比（RAR）升高。正常时两者之比约为 1:1；而当 RAR ≥ 3.5 时，则提示狭窄程度 ≥ 60%，可用来诊断肾动脉起始段的狭窄。Kohler 和 Taylor 以此为标准与肾动脉造影比较，其敏感性为 91%，特异性为 95%。

（3）肾内动脉分支的频谱和测值异常。早期切迹消失，加速时间 ≥ 0.07s，加速度 <3m/s²，阻力指数 < 0.5。这些改变是由于动脉狭窄远端血流量减少使其血流速度下降所致。有学者指出，肾内动脉血流参数检测的局限性除敏感性低外，还受全身及局部血流的影响，分析时应注意狭窄以外因素的影响，例如左心衰竭和左心室流出道梗阻引起的收缩峰上升缓慢和加速度减低、糖尿病肾病和高血压肾病引起的阻力指数升高等。

第6节 下腔静脉疾病

下腔静脉扩张在超声检查中比较常见，按其扩张的范围分为全程扩张和局限性扩张，全程扩张主要为心脏疾病所致，例如慢性缩窄性心包炎、右心衰竭、右心房肿瘤等使静脉血流回流受阻，导致下腔静脉全程扩张，尤以近心段扩张明显；局限性扩张则是下腔静脉的某一段有梗阻而导致远端扩张，常见的病因有：布加综合征、下腔静脉内癌栓、腹膜后肿瘤、转移淋巴结压迫或侵入下腔静脉。

一、下腔静脉扩张的一般声像图表现

1. 二维声像图表现

（1）下腔静脉的管径与患者高矮、呼吸和右心房压力密切相关，但在正常情况下很少超过 2.5cm。如果下腔静脉内径超过 2.5cm 则很可能有扩张，应全程追踪观察，明确下腔静脉是全程扩张还是局限性扩张。

（2）下腔静脉如果为全程扩张，则应有心脏疾病的相应表现。如果下腔静脉呈局限性扩张，其近心端必有闭塞或不全梗阻，应有血管腔内或腔外的相应声像图表现。

（3）扩张的下腔静脉受呼吸和心动周期的影响变小或者不受影响，搏动幅度减弱或消失。

2. 彩色多普勒表现　无论何种原因引起的下腔静脉阻塞，彩色多普勒显示闭塞段管腔内无血流信号；狭窄处血流五彩镶嵌状，血流束变细；扩张段血流或呈暗蓝色，或无彩色血流通过，或有逆流进入侧支循环。

3. 脉冲多普勒表现　正常的三相波消失，狭窄处呈持续、单相、高速湍流频谱，峰值血流速度 > 1.5m/s，扩张段无血流信号或仅见血流速度减低的带状频谱或逆流频谱。

二、下腔静脉全程扩张

（一）慢性缩窄性心包炎

缩窄性心包炎继发于急性心包炎，仅部分病例急性期症状明显，可观察到急性心包炎至缩窄性心包炎的发展过程，而大多数缩窄性心包炎患者急性期症状不明显。本病病因也较多，但以炎症性心包炎尤其是结核性心包炎最常见，约占 50% 以上。病理表现为心包壁层和脏层的纤维素沉着和纤维组织增生，故心包的不同部位呈不同程度的增厚、瘢痕形成或钙化。心脏与大血管根部被鞘状增厚的心包包绕，使心包腔闭塞，心脏舒张期充盈受限，回心血量减少，尤其是在下腔静脉入口处受瘢痕环的约束更明显，这不仅引起体循环静脉扩张和外周静脉怒张，还可以引起胸腔积液、腹腔积液及下肢浮肿等。其超声心动图表现为：

1. **心包增厚、钙化** 正常的心包厚度一般不超过2mm，慢性缩窄性心包炎时在心脏的各个切面显示增厚的心包程度不一，多以心室后方、心尖部增厚为明显，厚度甚至可＞1.0cm。心包回声显著增强，呈局限性或广泛性，广泛增强的心包回声伴有点片状强回声，此为钙化回声。可伴有心包积液，心包壁层与脏层分开，其间有黏稠、沉渣状液体或纤维素，呈低回声或中等回声。

2. **双心房扩大、双心室缩小** 僵硬的心包束缚使心室舒张充盈受阻，心室内径变小，心房内径扩大，心尖四腔心切面显示四心腔大小相近（图42-6-1）。

3. **房室交界后角变小** 常＜150°（图42-6-2）。

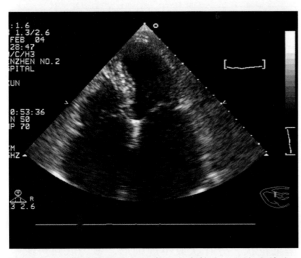

图42-6-1 慢性缩窄性心包炎双心房扩大、双心室缩小

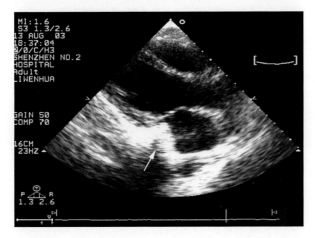

图42-6-2 慢性缩窄性心包炎时房室交界后角变小（箭头所指）

4. **室壁运动异常** 左心室后壁心内膜舒张中晚期变平坦，运动幅度＜1mm，室间隔在心房充盈时过度向前运动，在舒张中期及心房收缩期无逐渐下降运动，M型曲线显示左心室内膜面有异常小波峰，典型者室壁运动曲线有明显僵硬感（图42-6-3）。

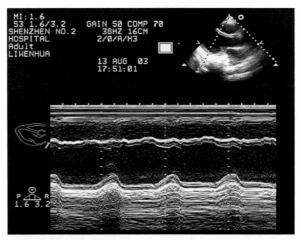

图42-6-3 慢性缩窄性心包炎时室壁运动异常

5. **二尖瓣DE幅度增大，EF斜率增加，肺动脉瓣收缩期提前开放。**

6. **心脏收缩功能异常** 吸气时左心室流出道和主动脉血流速度减慢，左心室射血分数轻度减低。

（二）右心衰竭

右心衰竭多继发于左心衰竭，但也可单独发生。右心衰竭时除了要观察心衰的超声心动图表现之外，还应尽可能对引起心衰的原因和合并症作出判断。对于不能作出病因鉴别的病例，应在心衰好转后复查。其超声心动图表现为：

1. **右心室收缩功能降低** 全心扩大或右心扩大，右心室压力上升速率（dp/dt）减低，右心室舒张末容积增大，通过肺动脉瓣环血流量减少，右心室射血分数减低（＜50%），伴有三尖瓣关闭不全时彩色多普勒可探及右心房内五彩镶嵌的返流束。

2. **右心室舒张功能不全** 三尖瓣血流E/A比值＜1，右心室等容舒张时间（IVRT）延长。当右心室心肌僵硬时，三尖瓣E/A＞2，IVRT缩短。

3. **心脏原发疾病的表现** 右心衰竭最常见的病因包括瓣口很小的二尖瓣狭窄伴肺动脉高压、

肺动脉瓣狭窄、慢性肺部病变引起的肺心病、原发性肺动脉高压伴三尖瓣关闭不全、右心室心肌梗死、艾森曼格综合征、室间隔缺损或房间隔缺损伴肺动脉高压等。

4.全身性外周静脉扩张和瘀血。

5.肝肿大和肝静脉扩张。

6.胸腔积液和腹腔积液 右心衰竭或全心衰竭时均可出现胸腔积液，以双侧较多见。如为单侧胸腔积液，则多位于右侧。单纯性左侧胸腔积液则常提示有肺栓塞可能。腹腔积液多发生在病程晚期，多与心源性肝硬化有关，患者如有三尖瓣关闭不全，腹腔积液也可较早出现。

（三）右心房肿瘤

右心房肿瘤少见，分为原发性与继发性。原发性右心房肿瘤中以黏液瘤最常见。黏液瘤多发生在左心房，但右心房黏液瘤也不罕见。继发性右心房肿瘤则多来自肝癌、肾肿瘤或盆腔肿瘤的转移，肿瘤细胞随肝静脉、下腔静脉血流进入右心房并种植于心房壁。

黏液瘤异常回声在右心房内，形状不规则或呈分叶状，边界清楚，回声不均，有时可见蒂与房间隔相连。肿瘤收缩期在右心房，舒张期突入三尖瓣口，造成相对性三尖瓣狭窄，三尖瓣口血流变细、绕行。右心房和右心室增大，室间隔运动异常，符合右心容量负荷过重的超声心动图表现（图42-6-4）。

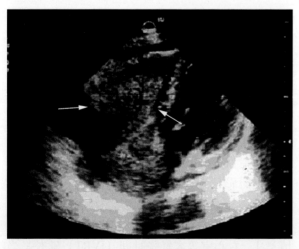

图42-6-4 右心房巨大黏液瘤（箭头所指）

根据国外文献报道，继发性心脏肿瘤较原发性心脏肿瘤多见，但国内资料却不如此，原因不明。右心房继发性肿瘤多呈低回声或不均匀回声。基底宽时肿瘤向心房腔凸出，不随血流活动；基底窄时则容易在心房腔内形成膨大的终端，易误诊为心房黏液瘤。如果经右心房血流明显变窄，就应注意是否为转移性肿瘤，并追踪观察原发脏器有无肿块（图42-6-5）。

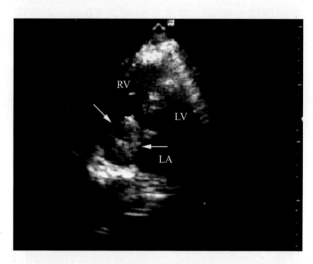

图42-6-5 右心房肝癌转移瘤（箭头所指）
（LA-左心房 LV-左心室 RV-右心室）

三、下腔静脉局限性扩张

（一）下腔静脉内癌栓

下腔静脉内可见异常回声团块，肝癌所致的癌栓多在肝段，肾癌所致的癌栓多在中段。形状呈菜花状、分叶状或不规则形，多为低回声或中强回声，较均匀。癌栓与静脉壁分界清楚，如果静脉壁被破坏则管壁回声中断或模糊不清，癌栓处管腔变窄，血流变细，远端下腔静脉局限性扩张，血流频谱受心房压力和呼吸的影响减弱或消失（图42-6-6）。

（二）腹膜后肿瘤、转移性淋巴结压迫或侵入下腔静脉

除了有血管外肿块的超声表现外，下腔静脉也有相应的变化。下腔静脉局部管腔变窄或闭塞，管壁回声连续或中断，远端扩张。根据彩色多普勒和频谱多普勒的变化，可判断下腔静脉是完全性梗阻还是不完全性梗阻（图42-6-7）。

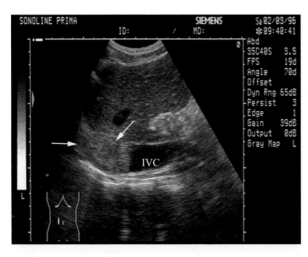

图 42-6-6　下腔静脉内癌栓（箭头所指）

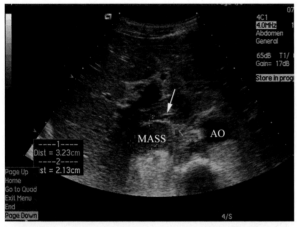

图 42-6-7　腹膜后肿瘤使下腔静脉局部管腔变窄
受腹膜后肿瘤的压迫，下腔静脉明显变细（箭头所指）（AO-腹主动脉 MASS-腹膜后肿瘤）

（三）布加综合征

布加综合征是指下腔静脉肝段和 / 或肝静脉部分或完全梗阻，并伴有肝静脉病变的症候群。好发年龄为 20 ~ 40 岁，男女发病无明显差别，病程大多缓慢。

1. 临床表现　患者自觉腹胀腹痛、恶心、食欲不振、全身乏力等，体检可发现肝脾肿大、腹水，偶有轻度黄疸，胸腹部甚至腰背部可见纵行扩张的静脉，血流方向由下向上，双下肢肿胀并有静脉曲张，小腿色素沉着及溃疡等。其中，肝肿大、腹水和躯干浅静脉上行性曲张是最具有特征性的临床表现。

2. 声像图表现

（1）二维声像图表现。

①下腔静脉异常。

A．膜状物横断或斜断管腔（图 42-6-8）。先天性隔膜多数厚度为 1 ~ 2mm，可向上突起和斜行，有的呈中央有孔的环形狭窄。如果隔膜纤维化或钙化则回声增强。如果隔膜菲薄或与声束平行，则超声难以显示，但乏氏呼吸时管腔宽度无正常应有的改变。

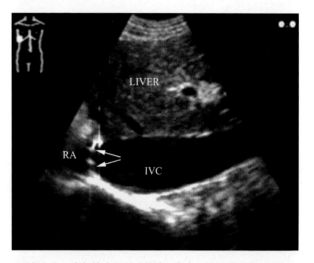

图 42-6-8　布加综合征下腔静脉肝段先天性隔膜（箭头所指）
（IVC-下腔静脉 LIVER-肝脏 RA-右心房）

B．管腔内有血栓或瘤栓所致的异常回声团块（图 42-6-9）。血栓或瘤栓呈低或中强回声，造成管腔狭窄或闭锁。

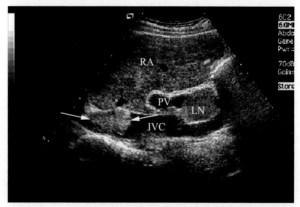

图 42-6-9　布加综合征下腔静脉肝段有瘤栓（箭头所指）
（IVC-下腔静脉 LN-肝门肿大的淋巴结 PV-门静脉 RL-肝右叶）

C．管壁增厚毛糙（图 42-6-10）。当腹内感染炎症影响时，下腔静脉管壁增厚毛糙，回声增强，致使管腔狭窄。

D.腔外肿块或纤维条索压迫（图42-6-11）。如为外压性，管壁光滑有压痕，管腔被挤压而变窄，腔外附近有异常团块或条索回声。

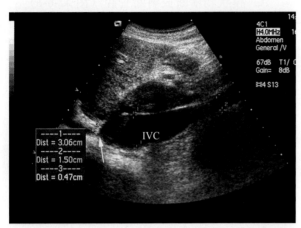

图42-6-10 布加综合征下腔静脉肝段管壁增厚毛糙并管腔狭窄（箭头所指）

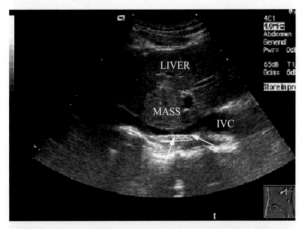

图42-6-11 布加综合征下腔静脉肝段腔外肿块压迫管腔受压变窄（箭头所指）

（IVC-下腔静脉 LIVER-肝脏 MASS-肿块）

E.上述几种改变都有。

②肝静脉异常。

A.肝静脉开口处隔膜（图42-6-12）。常位于肝静脉开口处，为一异常膜样回声。

B.肝静脉内血栓或瘤栓（图42-6-13）。肝静脉局部或整条肝静脉内有实质回声。

C.肝静脉管腔受压变窄或闭塞（图42-6-14）。若为外压性，除肝静脉有改变之外，邻近必有肿块回声。

D.肝静脉一支或多支节段性狭窄或闭锁（图42-6-15）。狭窄的肝静脉管壁回声增强，增厚，

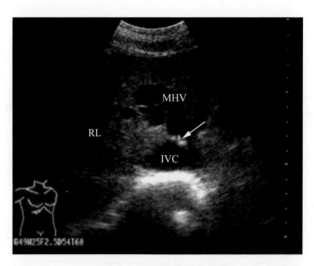

图42-6-12 布加综合征肝静脉开口处隔膜（箭头所指）

（IVC-下腔静脉 MHV-肝中静脉 RL-肝右叶）

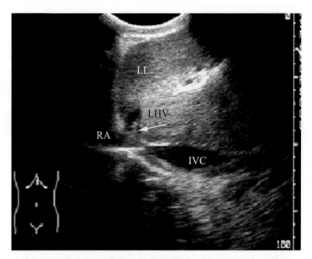

图42-6-13 布加综合征肝静脉内异常团块（箭头所指）

（IVC-下腔静脉 LL-肝左叶 LHV-肝左静脉 RA-右心房）

内膜不光滑。闭锁的肝静脉呈强回声，似条索样改变。

E.肝静脉扩张、迂曲、异常交通支形成和肝短静脉扩张。肝静脉之间、肝静脉和门静脉之间均可形成异常交通支，一般呈拱形（图42-6-16）。当下腔静脉肝段和肝静脉开口显示不清时，肝内交通支的形成特别是肝右后下静脉的显示和扩张对诊断具有重要的意义。当肝静脉流出道梗阻、狭窄或闭塞时远端肝静脉才迂曲扩张，血流只能经过交通支汇入开放的肝静脉、肝右后下静脉或肝短静脉（包括尾状叶静脉），再流向下腔静脉或直接流向肝周静脉（图42-6-17）。这些异常的交通管道成为直接沟通门-腔静脉的桥梁。

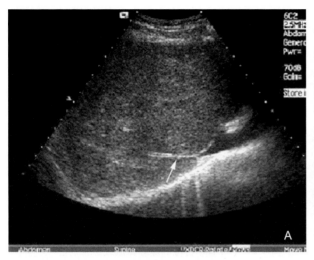
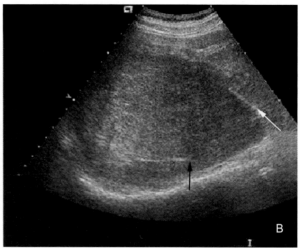

图 42-6-14　布加综合征肝静脉受压闭锁

A 图示肝右静脉受压闭锁呈条索状（白箭头所指）　B 图示肝右静脉（黑箭头所指）与肝中静脉（白箭头所指）受压闭锁呈条索状

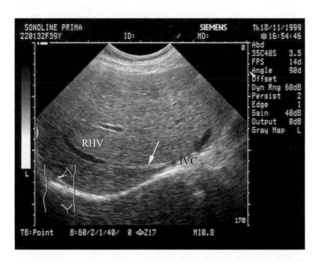

图 42-6-15　布加综合征肝右静脉近端狭窄闭锁并远端增宽（箭头所指）

（IVC- 下腔静脉 RHV- 肝右静脉）

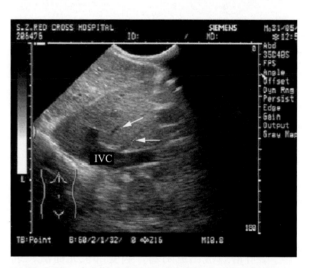

图 42-6-17　布加综合征肝尾叶静脉扩张（箭头所指）

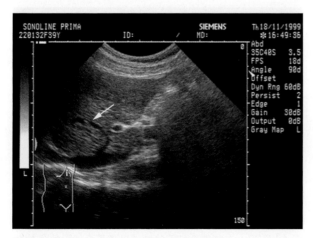

图 42-6-16　布加综合征肝内异常交通支形成

布加综合征肝内异常交通支呈拱形（箭头所指）

③门静脉继发异常。约 20% 的门静脉发生栓塞、扩张，脐静脉重新开放，侧支循环形成。

④肝脏肿大。尤以尾叶增大最明显，并伴有尾叶回声减低（图 42-6-18）。

⑤脾脏肿大，脾静脉扩张。

⑥胸腔积液和腹腔积液。布加综合征患者的腹水在临床上具有顽固性的特点。

（2）彩色多普勒表现。

①下腔静脉完全梗阻。病变段无血流信号，远端血流反流进入侧支通路。

②下腔静脉不全梗阻。病变处血流充盈缺损，局部血流速度增快，呈五彩镶嵌状，不受呼吸影响，远端下腔静脉扩张，出现缓慢涡流（图 42-6-19）。

701

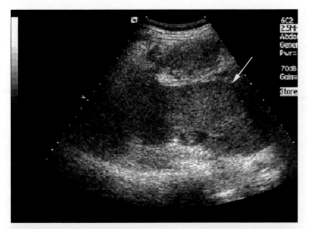

图 42-6-18　布加综合征肝尾叶增大、回声减低（箭头所指）

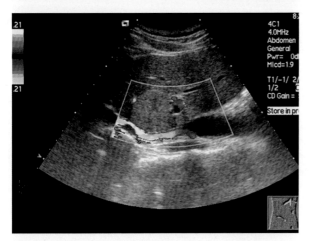

图 42-6-19　布加综合征下腔静脉病变处血流充盈缺损，呈五彩镶嵌状

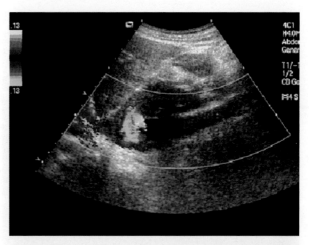

图 42-6-20　布加综合征肝静脉血流经扩张的肝尾叶静脉流向下腔静脉

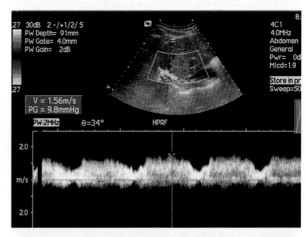

图 42-6-21　布加综合征下腔静脉不全梗阻的多普勒频谱

③肝静脉流出道闭塞。病变部位无血流，远端血流流向交通支。

④肝静脉流出道狭窄。病变处血流呈五彩镶嵌状，远端肝静脉呈双色血流，一侧为正向血流，一侧流向交通支。

⑤下腔静脉和肝静脉侧支循环。侧支通路的出现根据梗阻的部位和程度而表现不一，只有彩色多普勒才能准确判断侧支通路与血流方向（图42-6-20）。

（3）脉冲多普勒表现。

①下腔静脉不全梗阻。病变段可探及高速射流，持续，不受呼吸影响，最大血流速度 >1.5m/s，近侧段失去正常期相性特征，呈连续带状血流频谱，几乎不受呼吸的影响（图42-6-21）。

②下腔静脉完全梗阻。病变段无血流信号，其远端可见反流的低速血流信号。

③肝静脉流出道梗阻。频谱特征与下腔静脉梗阻基本一致（图42-6-22）。

3. 诊断与鉴别诊断　布加综合征容易被误诊为肝硬化，有些患者在确诊时已失去最佳治疗机

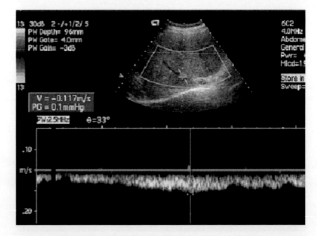

图 42-6-22　布加综合征肝静脉流出道不全梗阻的多普勒频谱

会。国内高氏报道在一组 49 例布加综合征患者中有 37 例误诊为肝硬化，占 75.5%，笔者所检病例中也有一些这样的患者，其过程令人深思，分析其原因可能与下列因素有关。

（1）布加综合征与肝硬化易混淆。

（2）疏忽遗漏肝静脉开口与肝段下腔静脉的检查。

（3）患者肥胖、肠气干扰和大量腹水影响超声检查。

（4）与早期布加综合征声像图改变不明显有关。尤其是当肝段下腔静脉和肝静脉开口显示不清时，仅凭二维超声诊断肝硬化时，尤其应注意肝内有无异常交通支、肝右后下静脉是否扩张、肝尾叶是否明显肿大、回声减低。如果有上述异常改变，则应考虑布加综合征可能，并进一步检查确诊。

（四）下腔静脉梗阻综合征

根据肝、肾静脉汇入的平面，可将下腔静脉分成三段：上段（肝静脉汇入处以上部分）、中段（介于肝静脉与肾静脉汇入处之间的部分）、下段（肾静脉汇入处以下部分）。下腔静脉梗阻综合征是指肾静脉以下水平的下腔静脉梗阻引起的一系列临床症候群。其临床表现主要由静脉回流障碍所引起，主要表现为双侧下肢静脉和盆腔静脉回流受阻，出现下肢和会阴部坠胀、疼痛和水肿，有活动后加重、平卧休息后减轻的特点。临床症状的严重程度与侧支静脉开放程度有关。如果下腔静脉梗阻病变累及肾静脉或以上平面引起肾静脉血液回流障碍，则可出现腰痛、血尿、蛋白尿及肾肿大，继而出现全身浮肿、血胆固醇增高等，形成所谓肾变性综合征。下腔静脉梗阻的病因有血栓、瘤栓和下腔静脉周围组织的炎症及肿瘤浸润或压迫引起的狭窄或闭塞。

1. 二维声像图表现　主要取决于病因、病程和梗阻的范围。

（1）血栓。病变部位的下腔静脉内见实质性低回声或中等回声，可以附着于管壁的一侧或呈环形附着，边界不规整，管腔不规则狭窄，也可以完全充填管腔，使管腔闭塞。急性梗阻时管腔内径增宽，向下追踪检查，则可能发现原发血栓病灶。

（2）外压性梗阻。下腔静脉管腔狭窄，局部

有压迹，周围有肿瘤团块回声（图 42-6-23）。如肾静脉受累，则肾静脉扩张，肾体积增大，实质增厚，回声减低。

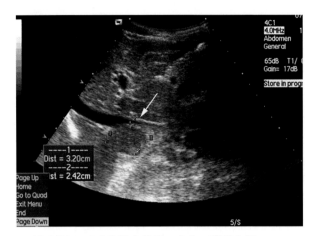

图 42-6-23　下腔静脉中段受压变窄二维声像图

2. 彩色多普勒表现　如管腔狭窄，则狭窄处血流变细不规则，血流速度增快，出现五彩镶嵌状血流，狭窄远端血流显色暗淡（图 42-6-24）。如血栓再通，则血栓之间或血栓与管壁之间可见条状或片状血流信号。如管腔闭塞，则血流信号完全消失。

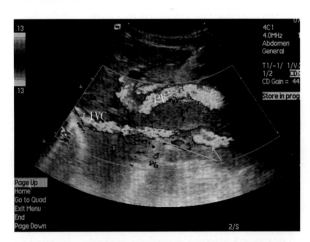

图 42-6-24　下腔静脉中段受压变窄的彩色多普勒表现

3. 脉冲多普勒表现　若狭窄较局限，则狭窄处可探及持续高速湍流频谱，呈连续带状，不受呼吸周期的影响；若为弥漫性狭窄，则血流速度无明显增高。狭窄或闭塞远端血流速度减慢，频谱形态失常。如果病变在肾静脉以下，则肾静脉血流增快；如果病变在肾静脉以上，则肾静脉血流减慢。

第7节
门静脉海绵样变性

　　门静脉海绵样变性是指门静脉主干和 / 或它的分支完全阻塞或部分阻塞后，其周围形成大量侧支血管或阻塞后再通，可以说是一种并发症。此变性是机体为保证肝血流和肝功能正常的一种代偿机制。门静脉血栓、癌栓和非肝病性门静脉高压症均可并发门静脉海绵样变性。门静脉海绵样变性多发生于栓塞后的 1 ～ 12 个月，在阻塞处门静脉主干和肝内分支的周围、十二指肠韧带及肝门处见到大量扭曲的侧支静脉，这些侧支血管来源于与淋巴管、胆管伴行的小静脉和新生的静脉管道，它们跨过阻塞的门静脉引流远侧的血流进入肝内门静脉分支，在肝门部（胆囊床旁）和肝十二指肠韧带内形成侧支血管网。

　　门静脉海绵样变性的侧支血管有别于门静脉高压的侧支循环，前者的侧支血管是不固定的，而后者的侧支血管是门静脉系统的固有侧支循环；从病理生理角度上看，门静脉海绵样变性的侧支血管是引流血液进入肝内，而门静脉高压的侧支循环是将门静脉血液分流至肝外。

　　由于门静脉海绵样变性主要由门静脉癌栓、肝硬化门静脉血栓、凝血机制障碍和非肝病性因素引起，临床表现除了有门静脉高压的一系列症状外，还有原发病的特点。

　　1. 二维声像图表现

　　（1）门静脉正常结构消失，代之以异常的网格状无回声区。

　　（2）异常的网格状结构多发生在肝门部门静脉主干的周围，并有向肝内门静脉分支蔓延的趋势（图 42-7-1）。

　　（3）门静脉内可见有血栓或癌栓。

　　2. 彩色多普勒表现

　　（1）网格状结构内充满红蓝相间或五彩镶嵌的血流信号（图 42-7-2）。

　　（2）栓塞的门静脉内无血流信号。

　　3. 脉冲多普勒表现

　　（1）在网格状血管内可探及高速湍流频谱或连续性门静脉频谱。

　　（2）栓塞的门静脉内探不到血流频谱。

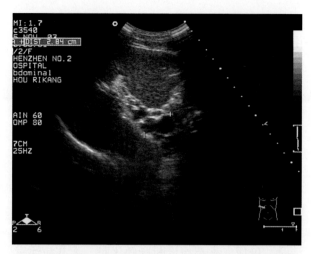

图 42-7-1　肝门部异常网格状结构的二维声像图表现

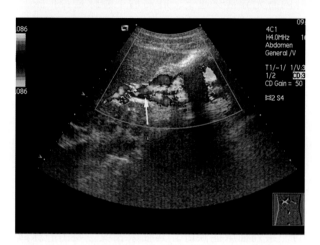

图 42-7-2　网格状结构内充满红蓝相间的彩色血流

第8节
左肾静脉压迫综合征

　　左肾静脉压迫综合征又称为胡桃夹综合征或胡桃夹现象，其病因主要是由于腹主动脉和肠系膜上动脉之间的夹角过小，左肾静脉在其间通过时受到挤压而引起狭窄。临床上表现为直立性蛋白尿、镜下或肉眼血尿、腹痛及精索静脉曲张等，多见于小儿、青年人和体型瘦长者。正常时，腹主动脉和肠系膜上动脉夹角之间有脂肪、淋巴结及腹膜等充填，左肾静脉不致受压变窄，但青春期在身高迅速增长、椎体过度伸展、体型急剧变化等情况下，左肾静脉易受压变窄，导致肾静脉压增高，造成肾及周围静脉系统瘀血，在静脉窦与肾盏之间形成异常交通引起血尿，还会发生蛋白尿。

当左肾静脉走向发生变异的情况下，例如左肾静脉不从腹主动脉与肠系膜上动脉之间通过，而从腹主动脉后方与脊柱之间穿过（图 42-8-1 和图 42-8-2），因受腹主动脉压迫和腰椎前凸的推挤，左肾静脉也受压变窄，出现前述相同的临床症状。

者报道类似，在脊柱后伸位后检查两者比值则进一步增大。上腹部纵断面患者腹主动脉与肠系膜上动脉之间夹角变小，肠系膜上动脉接近贴于腹主动脉前壁，左肾静脉受压呈扁条状无回声暗带（图 42-8-3 和图 42-8-4）。

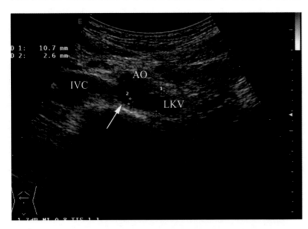

图 42-8-1　左肾静脉从腹主动脉后方与脊柱之间穿过汇入下腔静脉

（AO- 主动脉　IVC- 下腔静脉　LKV- 左肾静脉）

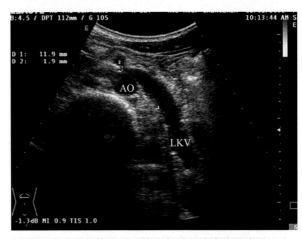

图 42-8-3　左肾静脉受压综合征的二维声像图表现

左肾静脉受压处变窄为 1.9mm，远心端增宽为 11.9mm（AO- 主动脉　LKV- 左肾静脉）

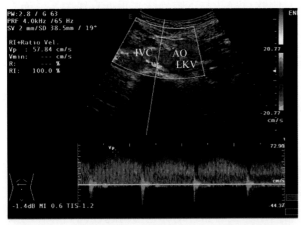

图 42-8-2　走向变异的左肾静脉受压的彩色多普勒表现

走向变异的左肾静脉受压处血流明显变细，呈五彩镶嵌状，血流速度增快（AO- 主动脉　IVC- 下腔静脉　LKV- 左肾静脉）

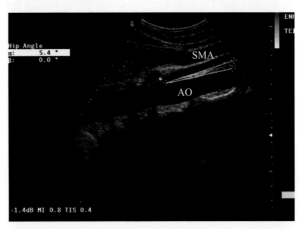

图 42-8-4　左肾静脉受压综合征时腹主动脉与肠系膜上动脉夹角变小

腹主动脉与肠系膜上动脉之间夹角变小为 5.4°，肠系膜上动脉几乎贴于腹主动脉前壁（AO- 腹主动脉　SMA- 肠系膜上动脉）

1. 声像图表现

（1）二维声像图表现。上腹部横切面左肾静脉位于伴行肾动脉的前方，在正常情况下，左肾静脉在腹主动脉与肠系膜上动脉之间通过时前后径稍窄于左肾静脉远心端。左肾静脉受压时，受压处明显变窄，远心端明显增宽。笔者在所检患者中发现大多数患者仰卧位检查时，受压处狭窄段 ≤ 2mm，远心端扩张段约 10mm，远心端扩张段与受压处狭窄段内径比约 5.0，与国外有些学

（2）彩色多普勒表现。左肾静脉受压处狭窄段血流明显变细，色彩明亮或呈五彩镶嵌样血流，扩张的远心端色彩暗淡，呈暗红色（图 42-8-5）。

（3）脉冲多普勒表现。左肾静脉受压狭窄段血流速度明显增高，由于受邻近动脉搏动传递的影响，受压狭窄段静脉频谱似动脉样改变，有明显的搏动性，频带也明显增宽。而左肾静脉远心端扩张段血流速度则明显减慢，因受心脏搏动影

响，在舒张期和收缩期出现快慢交替的变化，舒张期呈平台状，收缩期有切迹（图42-8-6和图42-8-7）。

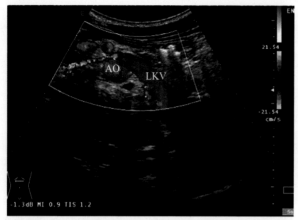

图 42-8-5　左肾静脉受压综合征的彩色多普勒表现
左肾静脉（LKV）受腹主动脉（AO）压迫处血流明显变细，呈五彩镶嵌状，流速增高

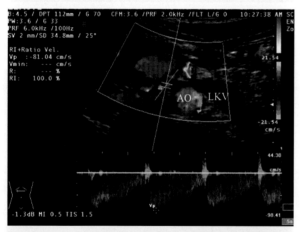

图 42-8-6　左肾静脉受压综合征受压处的多普勒频谱
左肾静脉受压狭窄段静脉频谱似动脉样改变，有明显的搏动性，流速增高为81.04cm/s（AO-主动脉 LKV-左肾静脉）

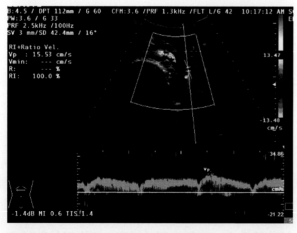

图 42-8-7　左肾静脉受压综合征受压远端的多普勒频谱
左肾静脉受压处的远端（扩张段）血流频谱快慢交替，舒张期呈平台状，收缩期有切迹

2.诊断与鉴别诊断　目前，左肾静脉压迫综合征的超声诊断标准还不统一。国内有学者报道的标准为扩张段比狭窄段内径宽2倍以上，脊柱后伸位15～20分钟后此比值增加到4倍以上，综合指标判断脊柱后伸位后扩张段血流速度≤0.09m/s，腹主动脉与肠系膜上动脉夹角在9°以内。还有学者提出狭窄段血流速度与附近下腔静脉最大血流速度相比≥3.0，即可确诊肾静脉狭窄。笔者认为在诊断左肾静脉压迫综合征时除了多指标判断外，更应结合临床资料，除外其他原发或继发疾病所致的血尿和蛋白尿。

第9节
髂静脉受压综合征

髂总静脉为一短粗的静脉干，两侧髂总静脉上行，经骶髂关节于第5腰椎右侧组成下腔静脉。右侧髂总静脉与下腔静脉几乎近直线关系，而左侧髂总静脉以近乎直角关系注入下腔静脉。腹主动脉自脊柱左侧下行，在相当于第4腰椎体下缘平面分为左右髂总动脉，故右髂总动脉跨过左髂总静脉前方。因此前凸的第5腰椎与右侧髂总动脉对左髂总静脉呈不同程度的前后压迫，在动脉和静脉之间形成纤维束带，或者在血管内形成内膜蹼或粘连，导致髂静脉和下肢静脉的回流障碍，由此引起一系列临床症状。此外，左髂内动脉也可跨越在左髂总静脉或左髂外静脉的前方，右侧髂内动脉或右髂外动脉也可跨越在同名静脉的前方，造成不同类型和不同程度的压迫，而左髂总静脉受压是最常见的类型，占80%。髂静脉受压综合征的临床表现主要取决下肢静脉回流障碍的程度，初期症状是不明原因的下肢水肿（图42-9-1），多见于女性，因女性腰骶部生理性前凸明显。中期随静脉回流障碍加重和静脉压持续升高，导致深静脉瓣膜关闭不全，出现原发性深静脉瓣膜关闭不全的相似症状。晚期则出现重症深静脉瓣膜关闭不全或髂股静脉血栓形成的临床表现。

1.二维声像图表现　左髂总静脉管腔受压变窄，特征性形态是前后径变扁，左右径增宽，受压远端逐渐增宽，呈"喇叭口"样改变，如果髂股静脉有血栓形成，则髂股静脉内见实质性低回

声或中等回声团快，可使管腔不规则狭窄或完全
闭塞。

2. 彩色多普勒表现　受压狭窄处血流变细，
呈五彩镶嵌状高速血流，如管腔闭塞则血流中断，

无彩色血流信号显示（图 42-9-2）。

3. 脉冲多普勒表现　受压狭窄处可探及持续
高速血流频谱，而远端管腔血流速度减慢，呼吸
或 Valsalva 动作对频谱影响不大。

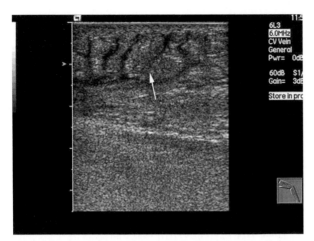

图 42-9-1　左髂总静脉受压综合征左下肢皮下软组织明
显肿胀（箭头所指）

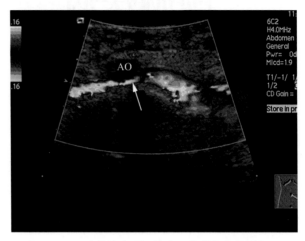

图 42-9-2　左髂总静脉受压综合征的彩色多普勒表现
左髂总静脉受压狭窄处血流明显变细，呈五彩镶嵌状，血流速度
增快（箭头所指）（AO- 主动脉）

（张家庭）

第43章

颅脑疾病

第1节
颅脑解剖概要

颅脑包括头皮、颅骨、脑膜、大脑、小脑、脑干等。头皮内血供丰富，裂伤时出血量大，头皮的帽状腱膜下层为一层疏松的蜂窝组织，外伤后血液在此聚积形成血肿，严重者可弥漫到整个头部，有感染时也容易扩散。

颅骨分颅顶和颅底两部分。颅顶骨的前方为额骨鳞部，后方为枕骨鳞部，额骨与枕骨之间为左、右顶骨，侧方为左、右颞骨鳞部和蝶骨翼。成人的颅顶骨之间由骨缝严密镶嵌，婴幼儿颅顶骨很薄，某些边缘部分保留着膜性间隙（如前囟和后囟等）。前囟一般于出生后18个月闭合，后囟于出生后3～6个月闭合，囟门可作为声窗进行超声检查。颞骨鳞部和眶骨的骨质最薄，在成人可作为超声检查的声窗。颅底由额骨眶部、筛骨薄板、蝶骨大小翼、蝶骨体上部及枕骨下部所构成。颅底内面分为前、中、后颅窝。颅底上有许多大小不等的骨孔，是脑神经及脑血管出入颅腔的通道。颅前窝容纳大脑额叶；颅中窝容纳大脑颞叶，中间为蝶骨体构成的蝶鞍，内为脑垂体；颅后窝容纳小脑和脑干，两侧颞骨锥体的后面有内听道口，听神经由此通过，它的底部居中有一大孔称枕骨大孔，是脑干出颅腔与脊髓相连接的地方，可作为经颅多普勒检测时的声窗。

脑膜分硬脑膜、蛛网膜和软脑膜三层。硬脑膜是坚韧的纤维膜，除覆盖整个颅腔的内面外，还向大脑纵裂内伸展形成大脑镰。大脑镰分隔两侧大脑半球，向后方形成小脑幕，分隔小脑与大脑半球，并把颅腔分成幕上和幕下两部分，其前缘呈弧形切迹，称小脑幕切迹，脑干由此通过。静脉窦为硬脑膜夹层中的静脉回流通道，较大的有上矢状窦、下矢状窦、直窦、横窦、乙状窦和海绵窦等。蛛网膜是一层透明的薄膜，位于硬脑膜和软脑膜之间，蛛网膜与软脑膜之间的空隙为蛛网膜下腔，内含脑脊液。在蛛网膜跨越脑沟的地方，间隙宽大，称为脑池。脑池主要有小脑延髓池（枕大池）、视交叉池、四叠体池、脚间池、大脑侧裂池等。软脑膜为一层薄膜，紧贴脑的表面并深入沟回之中，其下方有丰富的血管和神经。

脑由大脑、间脑、脑干和小脑组成。大脑由位于中线的大脑纵裂分为左右对称的大脑半球。在纵裂的底部，两半球由一束很宽的横行纤维连接起来，称为胼胝体。大脑表面有许多弯曲的沟和裂，将脑表面分成很多脑回。每一大脑半球又分为额叶、颞叶、顶叶及枕叶。大脑半球深部有尾状核、苍白球、壳、带状核（屏状核）及丘脑（视丘）。小脑分两半球和中间的蚓部。脑干包括中脑、桥脑和延髓，上端与间脑相连，下端与脊髓相接。

侧脑室位于大脑半球内，分左右侧脑室，有额角、体部、枕角和颞角。左右侧脑室由室间孔与第三脑室相通。第三脑室位于两侧丘脑之间，经大脑导水管与第四脑室连接。各脑室内含脑脊液。脑室内有脉络丛产生脑脊液。侧脑室内脉络丛位于丘脑上面及颞角顶端，在矢状面上呈半圆形，由上向下看呈八字形，两侧脑室的脉络丛通过室间孔与第三脑室的脉络丛相连，它向后经侧脑室中部进入颞角，在颞角三角区明显增厚加宽形成脉络丛球；而侧脑室前角和后角内均没有脉络丛。

脑血流由颈内动脉、椎动脉及其分支供应，对经颅多普勒超声（TCD）最为重要。

第 2 节
颅脑超声检查基础

一、仪器

（一）A 型超声

在脑 CT 出现以前，脑 A 超检查曾是神经外科不可缺少的辅助诊断方法，但目前已很少应用。

（二）B 型超声

目前除了经颅多普勒检测仪外，尚无颅脑专用超声检测仪，故常将胸腹用超声诊断仪应用于颅脑超声检测。线阵探头与颅骨接触面窄，颅内有效显示范围窄，盲区大，由前囟只能观察到接近中线部分的脑组织及部分脑室结构，而扇形和凸阵探头比线阵探头与颅骨有更好的接触，显示范围更宽。对 2 ～ 3 岁以下的婴幼儿、术中及颅脑手术后的患者可选用 3.5 ～ 7.5MHz 的探头，频率越高，分辨率越好，但探查深度却越浅，仅适用于对深度小于 4cm 的浅层病变。成人常用高清晰度超声诊断仪，探头频率为 2MHz。

（三）D 型超声

分颅脑专用经颅多普勒诊断仪和彩色多普勒超声诊断仪，它们均可应用于颅内血流动力学检查，测定大脑中动脉、大脑前动脉、大脑后动脉、椎动脉及基底动脉的峰值血流速度（Vs）、舒张末期血流速度（Vd）、平均血流速度（Vm）、搏动指数（PI）和阻力指数（RI）等。

二、检查方法

（一）B 型超声检查方法

1. 颅外检查 婴幼儿颅骨薄，透过囟门便可

检测。对新生儿或早产儿宜在新生儿室或监护室暖箱内，在消毒隔离下进行检查。由前囟从前向后作一系列冠状面扫查，再将探头旋转 90°作矢状面扫查，然后在外耳道上方作横断面扫查。对成人于颞部外耳孔上方 2 ～ 3cm 处平行眶耳线作水平扫查，亦可与之呈 15°角（即与 CT 扫描线相一致），由颅底向上每隔 1cm 作一切面，探头向后下方可显示小脑桥脑角，但小脑显示困难。常规扫查完毕后，再在有问题处将探头旋转任何一平面上，以获得最好的诊断效果。

2. 术中检测 由于经颅超声对成人颅脑不能获得满意的图像，因此在术中检测逐渐增多，效果满意，而且弥补了其他影像检查的不足。

（1）优越性。

①能进一步对病变行精确定位，明确病变的范围及其与周围结构的距离，指导手术进路，减少脑组织的损伤，尤其是当病变部位较深时。

②能显示病变及其内部结构，对囊肿的显示尤为清楚。

③能对肿瘤的病理类型进行推断，如对胶质瘤及脑膜瘤。

④手术结束时可再次进行探查，了解手术切除肿瘤是否彻底，以及残留肿物的大小、位置，它比肉眼估计准确，有助于放疗及化疗参考。

⑤在超声引导下穿刺引流囊肿或脓肿时，可监视穿刺是否准确及引流管的安放是否适当。

（2）检测方法。用于开颅术中检测时，宜使用扇形探头，频率为 3.5MHz 时用于观察深部脑组织，频率为 5 ～ 10MHz 时用于探查浅层脑组织。进行超声扫查时，探头用生理盐水浸泡的消毒橡皮手套包起，用消毒后的生理盐水作耦合剂；或探头经消毒处理后用手术专用耦合剂也可。在骨窗范围内对冠状、矢状、水平或需要的切面进行滑行扫查，可在硬脑膜或脑皮层上进行，但动作应轻柔，以免引起脑组织损伤。仪器的调节及操作均由助手在手术台下协助完成，观察脑中线有无移位、脑室的位置、大小、有无受压变形，以及病变的形状、边缘、内部回声及其与周围脑组织的关系等。如获得与 CT、MRI 相同的切面，则可进行对比观察。

3. 术后检测 术后检测时间在伤口愈合后，个别危重患者也可在刀口未愈合时检查，但必须

在无菌条件下进行，利用术后颅骨缺损区作为透声窗，扫查方法及观察目标同术中检测。术后超声检查可较准确地了解病变切除是否彻底，行肿瘤化疗时还可观察瘤体的变化情况。当术后患者出现颅内压增高时或有局部体征时，超声检查比CT或造影更简便、安全、可靠，并无放射性损伤，费用低，可床边检查和短期内多次复查。

（二）三维能量超声检查

应用能量多普勒功能的彩超，在探头上附加一磁感应系统（magnetic sensor system），由机械步进马达（step motor）驱动，超声数据由软件重建得出三维图像，重建可任选切面，图像符合CT者更可精确定位，病变的大小及容积均可测量。

（三）介入超声

Yamasaki等报道通过颅骨钻孔，将纤细的超声探头通过内镜中央管对肿瘤行活检、抽吸切除，可减少脑组织的损伤。

（四）超声对比增强扫描

目前常用的造影剂有 Levovist、Echogen、By963、BRI、FSO69、SHU508A、SHU562A、sonovist 等。经静脉注射造影后 2～4 分钟内，原本显示不清的信号明显增强，对颅内血管性疾病、颈动脉疾病、脑小动脉、肿瘤及瘤内血管等能更清楚地显示出来。

三、正常声像图表现

头皮、颅骨及脑膜在声像图上显示为一条明亮较宽的带状回声，脑膜本身呈光滑的弧形回声带，大脑镰呈细长强回声带，小脑幕呈一个三角形的两个边。颅底骨呈弧形强回声带。大脑组织呈均匀而散在的低回声，沟回、裂隙回声较强，沟回呈弧形走行，胼胝体呈低回声区，丘脑呈椭圆形低回声，尾状核回声较丘脑稍强。脑室及脑池为无回声区，脉络丛呈强回声，小脑回声均匀，较大脑回声强，小脑蚓部回声较小脑半球回声更低些，延髓呈小圆形低回声区，向上面积逐渐扩大呈腹侧凹入的长圆形，至中脑渐呈蝴蝶形，再

高些的位置似元宝形，蝴蝶的翼面（中脑腹侧）逐渐敞开。透明隔腔见于新生儿，在未成熟儿更多见，位于左右侧脑室间的透明隔属正常结构，勿误为第三脑室扩张。

1. 正常颅脑冠状断面声像图 由额向后进行6个断面扫查。

（1）额叶断面。可见额叶及前颅窝底（图43-2-1），呈直线状的大脑镰因声束与其平行，一般显示欠清晰。

（2）侧脑室前角断面。可见侧脑室前角呈裂隙状或羊角状，在新生儿前角之间的下方常可见透明隔腔，侧脑室的外下方为尾状核头，呈低回声区（图43-2-2）。

（3）侧脑室体部断面。可见脉络丛位于侧脑室底部，回声显著增强，第三脑室在中线上呈细小的缝隙，新生儿的宽度为 1～2mm，有时显示欠清，第三脑室外侧为圆形的丘脑和豆状核。大脑外侧裂呈横 Y 形强回声，其中搏动的点状回声为大脑中动脉。颞叶、海马、大脑脚及桥脑也可显示（图43-2-3）。

（4）丘脑断面。可见侧脑室内脉络丛，下方为椭圆形丘脑，两侧对称，侧脑室下角也可显示，下方为小脑（图43-2-4）。

（5）侧脑室后角断面。可显示呈粗大"八字形"强回声脉络丛、小脑幕、小脑（图43-2-5）。

（6）枕叶和小脑断面。可显示枕叶呈弥漫的低回声，小脑切面似宽底的等边三角形，回声较强，其两个斜边代表小脑幕（图43-2-6）。

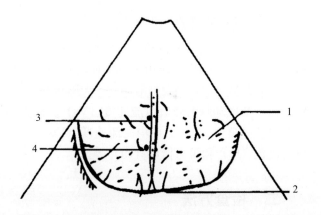

图 43-2-1　额叶断面

（1.额叶　2.嗅束　3.胼缘动脉　4.胼周动脉）

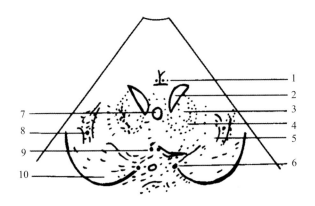

图 42-2-2　侧脑室前角断面

（1.胼周动脉　2.侧脑室　3.尾状核　4.豆状核　5.外侧裂　6.颈内动脉　7.透明隔　8.大脑中动脉　9.大脑前动脉　10.额叶）

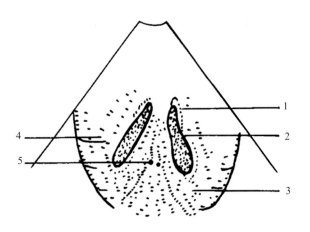

图 42-2-5　侧脑室后角断面

（1.侧脑室　2.脉络丛　3.小脑幕　4.颞叶　5.大脑后动脉）

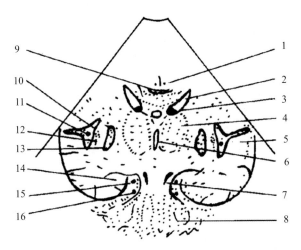

图 42-2-3　侧脑室体部断面

（1.胼周动脉　2.侧脑室　3.脉络丛　4.丘脑　5.颞叶　6.第三脑室　7.大脑脚　8.桥脑　9.胼胝体　10.外侧裂　11.大脑中动脉　12.脑岛　13.豆状核　14.海马　15.大脑后动脉　16.小脑上动脉）

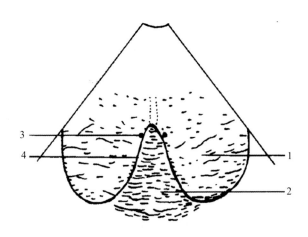

图 42-2-6　枕叶和小脑断面

（1.枕叶　2.小脑　3.大脑后动脉　4.小脑幕）

2. 正常颅脑矢状面声像图　由中线向侧方进行 4 个断面扫查：

（1）第三脑室正中断面。可显示弓形的胼胝体为无回声区，第三脑室、中脑导水管及第四脑室为无回声区，小脑皮层为高回声区，第三脑室室间孔为小圆形回声（图 43-2-7）。

（2）侧脑室体部断面。可显示似眉状的侧脑室前角、体部及后角的一部，尾状核头部似眼睑，后下方的丘脑似眼球呈椭圆形低回声。尾状核回声较丘脑稍强，丘脑尾状核之间称尾状丘脑沟，在该处可测量侧脑室的宽度（图 43-2-8）。

（3）侧脑室后角断面。可显示强回声的脉络丛，有时脉络丛被埋于后角内也可显示，应注意与脑室内出血鉴别（图 43-2-9）。

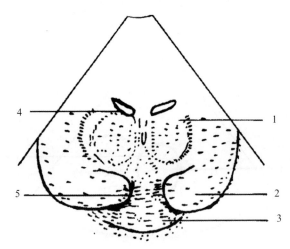

图 42-2-4　丘脑断面

（1.丘脑　2.颞叶　3.小脑　4.侧脑室　5.小脑幕）

（4）脑岛断面。可显示侧裂沟周围的脑岛，下方为颞叶（图43-2-10）。

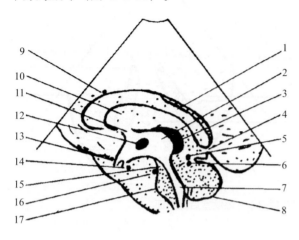

图43-2-7　第三脑室正中断面

（1.胼胝体　2.第三脑室　3.第三脑室脉络丛　4.大脑后动脉　5.小脑上动脉　6.导水管　7.第四脑室　8.小脑　9.胼周动脉　10.透明隔　11.室间孔　12.中间块　13.大脑前动脉　14.颈内动脉　15.中脑　16.大脑后动脉　17.桥脑）

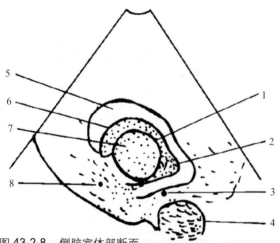

图43-2-8　侧脑室体部断面

（1.尾状丘脑沟　2.脉络丛　3.大脑后动脉　4.小脑　5.侧脑室　6.尾状核　7.丘脑　8.大脑中动脉）

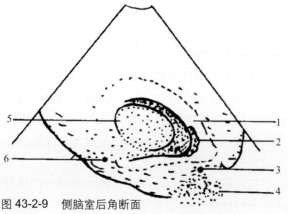

图43-2-9　侧脑室后角断面

（1.侧脑室　2.脉络丛　3.大脑后动脉　4.小脑　5.丘脑　6.大脑中动脉）

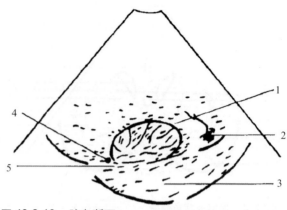

图43-2-10　脑岛断面

（1.脑岛　2.脉络丛　3.颞叶　4.大脑中动脉　5.外侧裂）

3. 正常颅脑横断面声像图　由颞侧外耳上方与眶耳线（外耳道与眼外眦连线）平行或成15°角的扫查平面，由下向上进行5层断面扫查：

（1）桥脑断面。前方为纵裂及基底动脉，桥脑呈近似圆形的低回声区，后方为小脑（图43-2-11）。

（2）中脑断面。中脑呈蝴蝶形，高位渐呈元宝形，蝴蝶的两翼（即中脑腹侧）逐渐敞开，"蝴蝶"及"元宝"的两翼前端为大脑脚，呈低回声区（图43-2-12）。

（3）丘脑断面。中线及呈裂隙状的第三脑室，其两侧对称分布的椭圆形低回声为丘脑，丘脑前方中线的两旁可见侧脑室前角（图43-2-13）。

（4）侧脑室断面。左右侧脑室外壁回声形成两条较细直线或弧形回声，位于由胼胝体和大脑镰组成的中线强回声的两侧，二者之间可见呈"八"字形分布的侧脑室内脉络丛强回声（图43-2-14）。

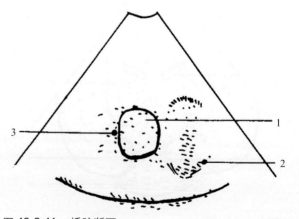

图43-2-11　桥脑断面

（1.桥脑　2.小脑　3.基底动脉）

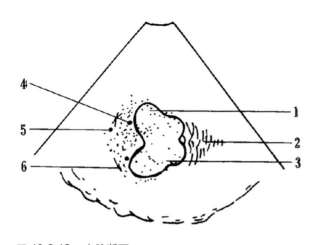

图 43-2-12　中脑断面

（1.大脑脚 2.小脑 3.中脑 4.大脑后动脉 5.大脑前动脉 6.视束）

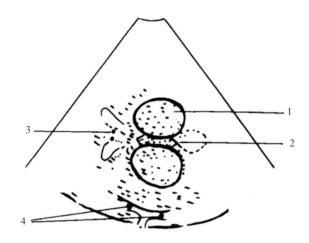

图 43-2-13　丘脑断面

（1.丘脑 2.第三脑室 3.大脑前动脉 4.大脑中动脉）

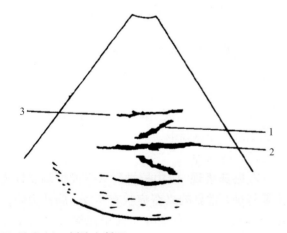

图 43-2-14　侧脑室断面

（1.脉络丛 2.大脑镰 3.侧脑室外侧壁）

（5）高位侧脑室断面。可见三条平行纵线，正中为大脑镰和大脑纵裂的强回声，两侧较细短

的平行回声为侧脑室体部，在此平面可测量侧脑室体部至中线的距离（图43-2-15）。

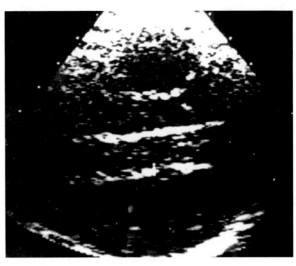

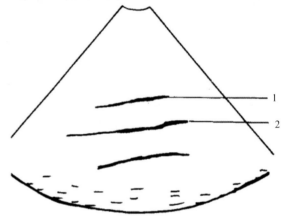

图 43-2-15　高位侧脑室断面

（1.侧脑室体部 2.大脑镰及大脑纵裂）

在各个断层面，仔细观察可见到中等回声的大脑沟裂中有搏动的回声增强点或线即为脑动脉，非搏动的中等回声的细微结构为脑神经。

4.正常新生儿脑室测量正常值　在显示侧脑室体、丘脑、第三脑室的冠状切面及眶耳线水平高位切面进行脑室测量，测量4个数值，其中以侧脑室宽度最常用且敏感。

（1）测量指标。

①侧脑室宽度。指侧脑室外侧壁至内侧壁的最大距离。

②侧脑室外侧壁至中线的距离。

③水平位侧脑室体部至中线的距离。一般较侧脑室外侧壁至中线的距离稍小。

④侧脑室比值（LVR）或脑室指数。即侧脑室外侧壁至中线距离与同侧大脑半球宽度的比值。

（2）正常参考值。正常新生儿侧脑室在冠状切面上呈羊角形或裂隙状，尖端为锐角，如变圆钝则为早期扩大的表现。正常宽度为 1 ～ 3mm，平均为 1.9mm。正常侧脑室外侧缘至正中线的距离为 7 ～ 11mm，平均为 8.6mm，它们与同侧大脑半球宽度（半颅内径）的比值（即侧脑室比率）为 0.24 ～ 0.36。Perry 等测定 533 例妊娠 26 ～ 42 周新生儿除 15 例外均 < 3mm，此 15 例侧脑室宽度 > 3mm，最大 5mm，随访 3 个月至 1 年神经系统检查及发育均正常，因此可认为妊娠 26 周以后的胎儿脑室大小无明显改变。Johnson 等在水平切面上测侧脑室宽 9 ～ 13mm，平均 11mm；同侧大脑半球径 31 ～ 47mm，平均 39mm；侧脑室比值为 0.25 ～ 0.35，> 0.35 时可考虑有脑积水。第三脑室在正常新生儿呈裂隙状，宽度为 1 ～ 2mm，如切面呈卵圆形，表示脑室扩张。张伟利等报道 120 例新生儿脑室测量结果，侧脑室宽度为 0.23cm±0.07cm，第三脑室宽度为 0.23cm±0.06cm，脑室指数为 1.05±0.22。方都报道 150 例新生儿脑室测量结果，侧脑室宽度为 0.44cm±0.06cm。文献报道侧脑室宽度在 4 ～ 6mm 为轻度扩大的标准，应用于我国初生儿值得商榷，需要更多的测量才能下最后结论。

第 3 节
颅脑疾病

一、颅内出血

（一）新生儿颅内出血

1. 病因和病理特点 新生儿颅内出血（intracranial hemorrhage）可因缺氧或产伤所致。围产期缺氧使脑组织血液灌注不足而产生损伤，称缺血缺氧性脑病。缺血缺氧性脑病在脑部的表现有：

（1）出血。包括室管膜下出血、脑室内出血、脑实质出血、硬脑膜下出血及蛛网膜下隙出血。

①室管膜下出血。缺氧所致颅内出血的好发部位为丘脑附近尾状核头部与侧脑室室管膜上皮之间的胚芽性基质区（germinal matrixarea），称

室管膜下出血。胚芽性基质区为一早期发育结构，不存在于足月儿，故此种出血仅见于早产儿及未成熟儿。该区的毛细血管管壁极脆弱且缺乏支持的结缔组织，易导致破裂出血，故 90% 以上的出血发生于此。胚芽性基质主要为直径几毫米的小突起（称胚芽隆突），此结构在孕 34 周左右消失。产伤多见于足月儿，出血源于静脉，多发生于顶部硬脑膜下或小脑幕附近，常伴有小脑幕或大脑镰撕裂、静脉窦和 / 或浅表静脉撕裂。室管膜下出血继续扩大则形成脑实质出血，破入侧脑室内则引起脑室内出血，导致脑室扩张。

②脑室内出血。脑室内出血多由室管膜下出血破入侧脑室而引起，大多数足月儿脑室内出血可能源于脉络丛。出血可位于侧脑室的某一部分，也可占据整个侧脑室。

③脑实质出血。室管膜下出血继续扩大则形成脑实质出血。

④小脑内出血。足月儿及未成熟儿皆可发生，出血常见于第四脑室顶部的室管膜下层，亦可发生于小脑半球内。Martin 等报道在低体重婴儿尸检中本病的发生率为 7% ～ 12%。

⑤蛛网膜下腔出血。可原发或继发于其他部位出血的扩散（脑室内出血或硬脑膜下出血）。原发性蛛网膜下腔出血在未成熟儿比足月儿多见，75% 的病儿为早产儿，由缺氧引起。

⑥脉络丛出血。较少见。

（2）脑梗死。

①脑室周围白质软化，以后形成胶质瘢痕，引起脑室扩大。

②皮质 - 皮质下梗塞，可形成脑穿通畸形或囊肿。

③全白质梗塞。为皮质 - 皮质下梗塞的进一步延伸，可导致弥漫性脑实质萎缩，外覆以被膜，形成积水性无脑畸形。

（3）脑水肿。

2. 临床表现 以中枢神经兴奋或抑制症状为主要特征，常见的兴奋症状有不安、脑性尖叫，眼睑或口唇抖动似寒战，甚至惊厥等；抑制症状有嗜睡、反应低下，进而昏迷，肌张力低下，各种反射减弱甚至消失，呼吸常不规则或出现呼吸暂停。颅内压增高时前囟紧张或隆起，频频呕吐，出现脑疝时则双侧瞳孔不等大，对光

反应消失。由于出血部位不同，临床表现也有所差异。

小的早产儿颅内出血的发病率达 26%～90%，脑室内出血的发生率为 30%～40%，死亡的新生儿尸体解剖 55%～75% 有颅内出血。

颅内出血是引起新生儿死亡，尤其是早产儿死亡的重要原因之一，体重为 1500g 或更小的未成熟儿脑室内出血的死亡率为 50%，即便幸存，也常继发脑积水（占出血儿的 22%～39%）、脑空洞症、瘫痪、癫痫或智力低下等后遗症，故所有脑室内出血的幸存者在 1～6 个月内复查是非常重要的。

3. 声像图表现　回声增强区代表缺血缺氧及出血损害，冠状面在侧脑室周围和丘脑区散在的、不对称的点状、条状或融合片状回声增强区，直径均＜1cm。矢状面从三角区向前呈放射状的回声增强，属局灶型出血；如果弥漫性回声增强区模糊不清，常伴有脑膜紧张，脑回扁宽、脑沟变浅、脑室呈裂隙状及脑血管搏动减弱等脑水肿表现，则属弥漫型出血。弥漫型出血分轻、中、重三型。脑弥漫性回声与冠状面上脉络丛回声对比较低时为轻度，相同时为中度，高于脉络丛回声时属重度。如果出现不同程度局限脑萎缩或脑室扩张、变形，则属脑损伤型。

（1）室管膜下出血。在侧脑室前角的外下方相当尾状核头部，急性出血在冠状面及矢状面上均可见到密集的强回声，陈旧性出血则有不同程度的减弱，液化后则出现无回声区，但血块边缘机化部分仍保持相当强的回声。局部血肿可使侧脑室壁隆起变形，巨大血肿可占据大部分脑室，甚至充满侧脑室。出血可单侧或双侧，也可在尾状核体部（图43-3-1）。

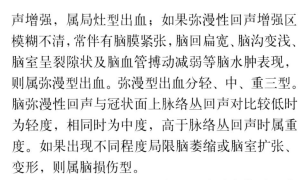
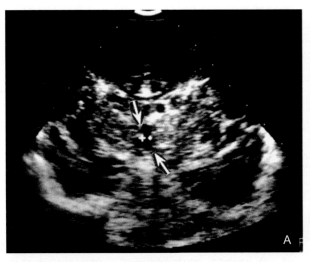
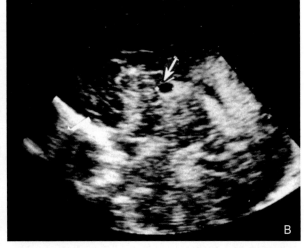

图 43-3-1　室管膜下出血（箭头所指）
A 图为冠状切面　B 图为矢状切面

（2）脑室内出血。可见脑室内回声均匀一致的增强，出现团块状回声，同时伴有不同程度的脑室扩张。少量脑室内出血时，矢状面仅见枕角及侧脑室三角区轻度扩张伴回声增多，出现随体位而改变的脑脊液和血液分层现象。大量出血时，侧脑室扩张比较明显，其内为均匀一致的强回声，如血液凝固则形成数段短粗棒状或管形回声，数日后可在侧脑室体部侧脑室三角区及凝血块上方出现由脑脊液形成的新月形透声区，该区以后逐渐扩大。血凝块形成以后收缩、变形，中心液化出现无回声区，边缘部分可因机化而回声增强，

以后脑室异常回声逐步减少，有的消失比较迅速，有的需数周至数月才消失。偶而在脑室内形成分隔，出现脑室内强回声带。

（3）脑实质出血。声像图于脑实质内可见占位性的强回声团，大的血肿可引起脑中线结构移位及侧脑室变形，陈旧性血肿中心可液化形成无回声区，血肿边缘机化可引起回声增强。

（4）小脑内出血。出血区回声增强，但诊断较困难，准确性低。双侧进行比较或有其他部位出血合并存在时才可诊断，易与硬脑膜下血肿相混淆，小的病变更容易漏诊。

（5）蛛网膜下腔出血。超声检查不够敏感。主要表现为脑沟回的回声增强、模糊，并可伴脑室增宽。Enmis 等报道如果在冠状面上发现外侧裂水平部或垂直部增宽的同时出现回声增强，则认为是蛛网膜下隙出血的证据。他们的病例超声诊断准确率为 88%（与 CT 或尸体解剖对照）。如果仅见外侧裂增宽而回声不增强，则应注意是否为早产儿蛛网膜下腔液体增加的缘故，诊断为蛛网膜下腔出血的可靠性不大。Bejar 等报道后颅窝蛛网膜下腔出血时可见四叠体池及枕大池呈强回声，原透声区消失。

（6）脉络丛出血。超声诊断主要依据出血侧脉络丛的回声较对侧显著增强，强回声范围增大，形态失常，边缘粗糙，液化时可在脉络丛强回声内出现小片状无回声区或形成小囊肿。双侧反复比较，对单侧出血有所帮助；同时可见血管搏动减弱或消失，出血流入脑室内，则见脑室内回声增强或有血块形成的强回声。

4. 新生儿脑室周围和脑室内出血的超声分级

1 级　单纯室管膜下出血（单侧或双侧）；

2 级　脑室内出血（不伴脑室扩张）；

3 级　脑室内出血伴脑室扩张；

4 级　脑室内出血并脑室扩张和脑实质出血。

以上的分级方法与幸存者的预后非常符合，1 级最好，4 级最差。韩玉昆等对 68 例超声检查中的 32 例作了随访，认为 3～4 级脑室内出血对判断预后不良的意义较大，其敏感度及特异度均为 80%。Siegel 等认为超声显示异常者，80% 产生后遗症，但 Slovis 等认为神经后遗症（如脑性瘫痪、肢体痉挛等）与脑实质病变程度有关，与脑室内出血及有无脑室扩张关系不大。

5. 鉴别诊断

（1）室管膜下出血与脉络丛回声的鉴别。正常脉络丛强回声起自室间孔向后延伸至后下方及颞角，呈逐渐增强增粗的弧形结构，左右对称，一般无增厚现象。如果在 Monro 孔前方出现回声增强区或在任何点有增厚现象，多为出血所致，随访有液化、吸收现象则为出血所致。

（2）室管膜下出血与脑室内出血的鉴别。脑室内血块收缩变小后，有时与室管膜下出血不易鉴别。如果为室管膜下出血，序列检查可见异常回声局限于尾状核区，一般不出现脑积水，而脑

室内出血则常伴发脑室扩张，故随诊观察甚为重要，有助于二者的鉴别。

6. 临床意义　小儿颅脑超声检查简便、无创，能准确地判断缺血缺氧性脑病的病变部位、范围、性质及程度，与 CT 相比无放射性、经济、短期内可多次复查。应用超声还能追踪疾病的演变过程，为临床提供准确可靠的依据，并能观察治疗效果及估计预后。

（二）新生儿颅内出血并发症

1. 脑积水　存活的颅内出血的新生儿有 26%～54% 继发脑积水。1 级及 2 级者未发现脑积水，3 级及 4 级者均并发脑积水，原因为阻塞性基底蛛网膜炎及室管膜炎导致室间孔闭塞，使第四脑室的正中孔及侧孔受阻，妨碍了脑脊液的循环。脑积水可发生于首次出血后数日至数周，高峰期为 2～3 周。

2. 脑穿通囊肿　脑实质出血处形成充满液体的间隙，并且与脑室相连通，称为脑穿通囊肿（porencephalic cysts）。一般发生于颅内出血后的 10～56 天。由于出血中心坏死、液化，超声显示出血处的强回声逐渐演变为无回声区，其边缘回声仍强，即形成了囊肿，并与脑室相通。如为闭锁型则多为圆形囊肿样无回声区，可有中线结构向对侧移位。囊肿边缘有的回声较强，或可见残存的机化血块引起的不规则强回声，往往伴有脑室系统扩大，室管膜下出血形成的囊肿大多数很小，大小为 3～5mm，不与脑室相通。

3. 脑室隔　脑室内出血后，偶在脑室内形成分隔，呈带状强回声。

（三）脑出血及外伤性颅内血肿

1. 病因和病理特点　脑出血分为非外伤性及外伤性 2 大类，前者又称为原发性脑出血，绝大多数因高血压、脑动脉硬化在血压骤升时破裂而引起，出血多发生于内囊和基底节，少见于脑干及小脑。外伤性颅内出血可发生于硬脑膜下、硬脑膜外、蛛网膜下隙及脑实质内。外伤性脑实质内血肿较少见，多因对冲性脑挫裂伤或骨片刺入脑组织及火器贯通伤而引起，多见于颞叶和额叶，常与脑硬膜下血肿合并存在。成人颅脑外伤（如硬脑膜中动脉破裂）可发生硬脑膜外血肿，新生

儿和婴儿易发生硬脑膜外血肿，因脑膜中动脉还未包埋于硬脑膜中动脉沟内，能在颅骨移位时自由移动，从而避免了撕裂。但当外力使硬脑膜外层与颅骨内板分离时，即使无骨折也会产生硬脑膜外出血，常见于费劲的产钳引产时，而产伤一般引起硬脑膜下出血。如发生大脑镰与小脑幕连接点附近撕裂，则影响直窦或导致小裂伤，出血可流向后颅窝的硬脑膜下腔引起小脑幕下出血，导致延髓受压，堵塞第四脑室正中孔和侧孔，引起呼吸不规则或阵发呼吸暂停等严重症状，幸存者常继发脑积水。

2.临床表现 脑出血患者多数有高血压、头晕、头痛等病史，多在情绪激动或活动用力时突然发病，出现意识障碍、偏瘫、呕吐等。出血量的多少和部位不同，可出现不同的症状与体征。外伤性颅内血肿病情严重，临床表现有头痛、呕吐、不同程度的意识障碍、癫痫发作、大小便失禁及脑原发性损伤的症状及体征，硬脑膜外血肿患者可有中间清醒期。

3.声像图表现 出血凝成血块后超声显示为密集的强回声团，无壁，与周围正常脑组织分界清楚，形态不规则，内部回声均匀，随时间推移血肿逐渐液化出现液性暗区。血肿体积大时可导致脑室及脑中线受压变形和移位，血肿位于后颅窝时可引起脑室扩大（图43-3-2）。

硬脑膜外及硬脑膜下出血形成的血肿由于位于超声近场范围，分辨力受限制，扇扫的近场观察范围小，故较小的病变易漏诊。如使用线阵高分辨力探头加用水囊扫查，漏诊可能减少。血肿如凝固，则于颅骨回声下方可见密集的强回声，往往呈半月形，随时间的推移变为双凸透镜形。血块如果部分液化，则回声部分减弱；血块如果完全液化，则血块边缘因机化仍保持强回声，而其内部则呈边缘清晰的液性暗区，与脑组织弥漫性回声有鲜明的对比。严重者脑顶部可被完全液化的血肿占据（图43-3-3）。

在成人用扇扫探头于颞部探测，方向指向对侧顶结节附近，采用水平、垂直切面扫查寻找异常回声。典型的血肿图像为颅骨内侧见连续线状回声，其两端连接于颅骨内板，呈半月形，如血肿量超过30ml，易出现线状回声，在慢性出血时线状回声较清晰、明显。

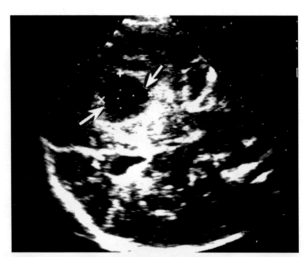

图43-3-2 脑出血（箭头所指）

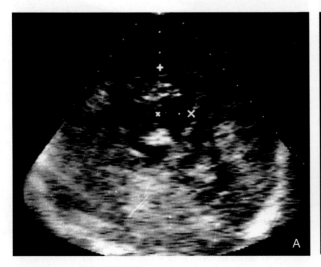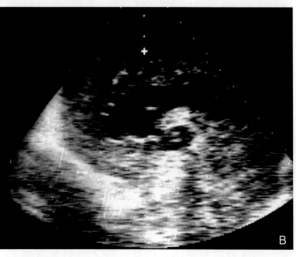

图43-3-3 硬脑膜下血肿
A图为冠状切面 B图为矢状切面

4. 鉴别诊断 脑出血有时应与脑肿瘤和脑脓肿进行鉴别，脑肿瘤多呈稍强回声或强回声，例如脑胶质瘤呈稍强回声团，但边界不清，与血肿易于区别。脑膜瘤回声强，有明显的边界，且多位于大脑凸面或大脑镰等处，与脑出血时血肿大多位于大脑半球中部明显不同，可资鉴别。脑转移瘤多发时，易与脑出血鉴别。在鉴别脑出血和脑脓肿有困难时可定期随访，血肿形成血块后一般呈均匀的强回声，1～3 天可以呈均匀的强回声团或间以蜂窝状的低回声，4～5 天多呈不均匀的强回声团，间以点状液性暗区，6～7 天血肿大多全部液化而形成有壁的低回声或液性暗区。而脑脓肿在脓肿形成后，呈环形回声，中间为无回声区，加大增益后无回声区内见云絮状回声，多发性脓肿时脓肿周围还有圆形或椭圆形无回声区，再结合患者有炎症病史，可资鉴别。

二、脑积水

1. 病因和病理特点 脑脊液在脑室系统或蛛网膜下隙内聚积并不断增加，称为脑积水（hydrocephalus），常表示颅内压增高。脑积水分为交通性脑积水和梗阻性脑积水。其病因有多种，各种病因导致脑脊液循环受阻、分泌过多或吸收障碍均可引发脑积水。婴儿期由于颅缝未闭合，当颅内压不断增高时会出现头颅快速增大，称先天性脑积水或婴儿脑积水。脑室内压力正常者称为正常压力脑积水。

2. 临床表现 婴儿脑积水表现为头颅增大、前囟饱满、头皮静脉怒张、双眼下视等。成人颅内压增高者有头痛、呕吐等症状。成人颅内压正常脑积水者主要临床表现为精神、步态异常及小便失禁。

3. 声像图表现 脑积水的声像图表现为脑室扩大征象（图 43-3-4）。

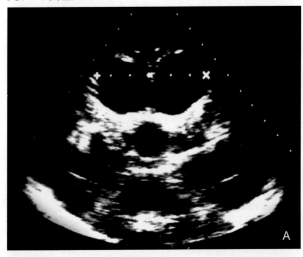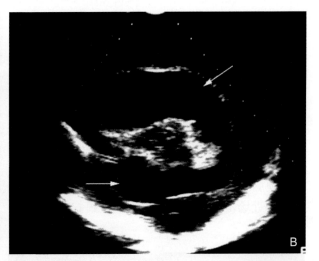

图 43-3-4 脑积水（箭头所指）
A 图为冠状切面 B 土为矢状切面

（1）冠状切面。在脑室扩大的早期，可见侧脑室前角变圆钝，然后体部逐渐增宽，形状如同倒置的长茄子形。脑室明显扩大时，形状呈卵圆形，下端较窄而中间宽，同时有第三脑室和第四脑室明显扩大，大脑皮层呈不同程度的变薄，侧脑室宽度超出正常范围。

（2）矢状切面。脑室扩大所致的液性暗区加大，侧脑室宽度超出正常范围，扩大的早期侧脑室三角区及枕角饱满、增宽，继之侧脑室体部、前角、颞角普遍增宽。

（3）水平切面。可见平行于中线的侧脑室与中线的距离增宽。

（4）侧脑室径线测值超出正常范围。在新生儿，侧脑室宽度 > 3mm 者，可以考虑脑室扩大，此指标敏感、准确、应用方便。侧脑室外侧壁至中线距离 > 11mm。脑室指数 > 0.36。

（5）脑积水程度的判定标准。侧脑宽度达 4～6mm 考虑为轻度扩大，7～10mm 考虑为中度扩大，> 10mm 考虑为重度扩大。

4. 鉴别诊断 中度以上脑积水易于诊断，轻度脑积水应选择标准冠状切面上相当室间孔水平进行测量，如测值超过正常范围，同时侧脑室前角的外上角变圆钝则为早期脑室扩大，在检测中应注意与以下情况鉴别。

（1）占位性病变引发的脑室扩大。对双侧脑室扩大者应注意第三脑室及以下部位有无占性位病变。

（2）脑萎缩。如脑室扩大伴有脑皮层沟回加深、加宽及脑实质变薄，中线无移位，也无占位性病变征象，则为脑萎缩导致的脑扩大，不可误诊为脑积水。

（3）双侧或一侧脑室扩大。如同时见脑实质内圆形或不规则的无回声区与侧脑室通连，则为脑穿通囊肿（脑空洞症）。如为闭锁型则表现为圆形无回声区，中线结构向对侧移位，囊壁边缘回声较强，或可见机化血块引起的不规则强回声区，应注意进行鉴别。

（4）透明隔。为一纤细光滑的隔膜，厚度约2mm，高分辨超声可见三层结构，其间有一潜在的间隙，呈细缝样暗区，含脑脊液，通过微小的侧脑室间孔，进行正常的脑脊液循环。透明隔在严重脑积水时可破裂，称透明隔开窗，可一侧或双侧开窗，勿与透明隔缺如混淆。透明隔缺如时两侧脑室形成共同脑室，易合并前脑无裂畸形，每10万人中有2～3人，常伴有其他神经组织畸形。

三、脑肿瘤

脑肿瘤（brain tumor）包括发生于脑膜、血管、神经元及其支持组织（神经胶质）、颅神经、垂体腺瘤、残余胚胎组织的肿瘤（如颅咽管瘤、胆脂瘤、脊索瘤等）以及从身体其他部位转移至颅内的转移瘤。脑肿瘤可发生于任何年龄，以20～50岁最多见。成人多见大脑半球胶质细胞瘤（以星形细胞瘤最多见），其次为脑膜瘤、垂体腺瘤、听神经瘤、转移瘤等。儿童以后颅窝和中线肿瘤较多见，如颅咽管瘤、室管膜瘤、髓母细胞瘤等。

1. 病因和病理特点 不论何种肿瘤均会引起脑组织局部损伤，影响脑血液循环，阻塞脑脊液循环通路，占据颅内不容扩大的空间，造成颅内压增高，压迫或破坏脑神经组织，导致脑积水等。

2. 临床表现 脑肿瘤的症状、体征与肿瘤所在的部位和病理性质有关。临床表现为头痛、呕吐、视力障碍、头晕、癫痫发作、复视、精神及意识障碍，儿童可导致头颅增大。有的患者出现偏盲、偏瘫、交叉麻痹等。

3. 声像图表现

（1）占位效应。当大脑半球一侧的肿瘤体积足够大时，可引起侧脑室及脑中线受压变形和移位，表现为侧脑室液性暗区变形和中线回声某一局部的弯曲，根据变形和移位的情况可粗略估计肿瘤所在的部位和大小。后颅窝肿瘤则可导致脑积水和第四脑室变形移位。

（2）不同脑肿瘤的声像图特点。声像图特征与肿瘤组织的性质有密切的关系。质地致密的肿瘤（如脑膜瘤），多呈均匀的强回声，反之质地较软的肿瘤（如胶质瘤）则呈中等或低回声，如有液化、囊肿则有无回声区。肿瘤内有钙化则呈极强回声伴有声影。

肿瘤声像图的边界清楚与否与有无包膜有关。包膜完整的肿瘤（如脑膜瘤）边界整齐、清楚，而无包膜的肿瘤（如胶质瘤）则边界不规整。

胶质瘤中的星形细胞瘤的回声强度及均匀性与其病理分级相关。恶性程度高的胶质瘤一般回声较强且不均匀，常有囊性暗区，但与肿瘤恶性程度不相关。方都在33例脑星形细胞瘤术中探测，未见星形细胞瘤不同分级与回声强弱有明显的相关性。转移瘤和原发瘤的回声均较强，不易区别，但如果肿瘤边界很锐利或多发时，有助于转移瘤的诊断。

①胶质瘤。以星形细胞瘤多见，形态呈圆形、椭圆形或不规则形，一般呈稍强回声至较强回声，边缘模糊、不整齐，内部回声不匀匀，常有坏死和陈旧性出血产生的大小不等的液性暗区（图43-3-5）。

②脑膜瘤。呈较强回声或强回声，边缘较清楚、完整。少数肿瘤的边缘呈带状强回声，内部回声均匀，偶有斑片状强回声及点状低回声区（图43-3-6）。

③转移瘤。单发或多发，肿瘤一般呈圆形，回声较强，边缘清楚、整齐，内部回声均匀或有液性暗区。

④垂体腺瘤。位于蝶鞍内的圆形较强回声团，边缘清楚，内部回声较均匀，如有陈旧性出血则形成小的液性暗区（图43-3-7）。

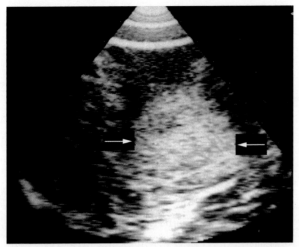

图 43-3-5 脑星形细胞瘤（箭头所指）

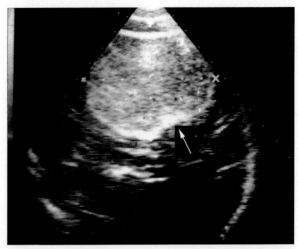

图 43-3-6 脑膜瘤（箭头所指）

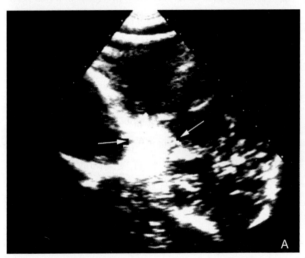

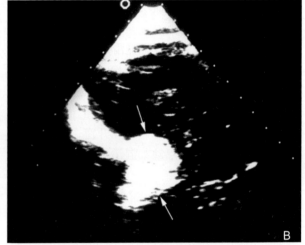

图 43-3-7 垂体腺瘤（箭头所指）

A 图为冠状切面 B 图为矢状切面

⑤颅咽管瘤。多呈环形边界清楚的液性暗区，有斑片状钙化强回声，位于鞍上并凸入第三脑室（图 43-3-8）。

⑥室管膜瘤。边界尚清，内部回声欠均匀的团块状回声，恶性者边界不清楚，内部有低回声区，多位于脑室内（图 43-3-9）。

⑦听神经瘤。呈圆形或卵圆形的强回声团，边界整齐，内部回声均匀，位于小脑桥脑角。

⑧结核瘤。呈强回声团，内部回声粗而不均匀，有脓液时则有液性暗区（图 43-3-10）。

⑨胆脂瘤。呈边界欠整齐、内部不均匀的强回声团（图 43-3-11）。

⑩其他。脊索瘤呈均匀的低回声，边界清楚，周边回声稍强但欠平滑。少枝胶质细胞瘤呈中等回声至强回声团，内部回声均匀一致或有低回

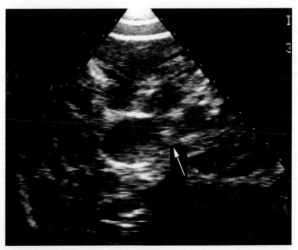

图 43-3-8 颅咽管瘤（箭头所指）

区，边界清楚。神经母细胞瘤呈强回声团，边缘稍模糊，不光滑，内部回声不均匀。

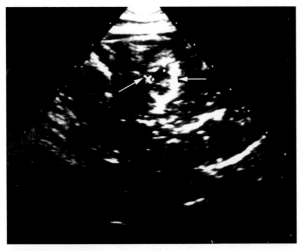

图 43-3-9 室管膜瘤（箭头所指）

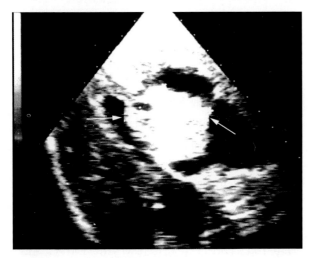

图 43-3-10 结核瘤（箭头所指）

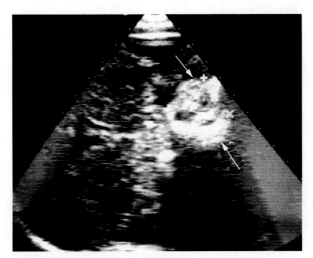

图 43-3-11 胆脂瘤（箭头所指）

4. 鉴别诊断

（1）脑实质内血肿。脑实质出血凝固后呈增

强回声，形状呈圆形、椭圆形或不规则形，边界清楚，似颅内肿瘤，但根据病史可协助诊断。随时间推移血肿逐渐液化形成单个或数个斑点状液性暗区，边界也逐渐不整齐，故定期随访可资鉴别。

（2）脑脓肿。脓肿形成前，可见内部不匀匀、边界不规则的回声增强的"肿块"，脓肿成熟后呈环形混合性回声，边界清楚、光滑，其中脓液呈无回声区，再结合患者有炎症病史，可与肿瘤鉴别。

（3）动静脉畸形。动静脉畸形是由堆集在一起的血管形成的较强回声团，呈椭圆形或不规则形，境界尚清晰，内部呈蜂窝状、条状或管状，可与肿瘤鉴别。如有血栓形成则呈一致性的高回声区，与脑肿瘤鉴别困难。用彩色多普勒超声检测，动静脉畸形呈强回声区并杂以低回声带，并可见五彩镶嵌血流信号，易与肿瘤鉴别（图43-3-12）。

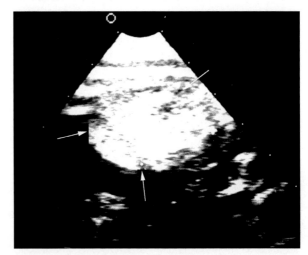

图 43-3-12 脑动静脉畸形（箭头所指）

5. 临床意义 超声在开颅术中对深在的小的肿物，尤其在重要功能部位可精确定位，减少手术损伤。在术后随访方面，Becker 等认为对残余肿瘤的鉴别，超声较 CT 及 MRI 更敏感，对肿瘤复发超声的发现率较 MRI 高（分别为 27.1 周及 33.2 周，$P=0.004$），而与 CT 相当（分别为 27.1 周及 29.4 周）。

四、脑膜炎、脑脓肿及脑室炎

1. 病因和病理特点 各种类型的脑膜炎

(meningitis) 均为病原体侵及软脑膜和蛛网膜而导致弥漫性炎症所致。病原体侵入脑可形成脑脓肿（brain abscess），侵入脑室导致脑室炎（ventriculitis）。中耳乳突炎常继发脑脓肿，多为细菌性，而霉菌、原虫和寄生虫也可侵入颅内形成脓肿，但少见。脓肿可单发或多发，单房或多房，多发生于颞叶，其次为小脑半球，再次为额叶、顶叶，发生在枕叶者很少见，其形成一般经历三个阶段。

（1）急性脑炎期。细菌侵入脑实质后，局部有炎性细胞浸润和脑组织坏死，继而出现多个细小的液化区，附近脑组织水肿。

（2）化脓期。局限的小液化区扩大，相互沟通形成脓腔，开始有少量脓液，周围为一层薄的不规则的炎性肉芽组织，邻近脑组织严重水肿和成纤维细胞增生。

（3）包膜形成期。此期脓肿已形成，脓肿外周肉芽组织、结缔组织与神经胶质细胞增生形成脓肿包膜。一般在感染后 10～14 天脑脓肿周围初步形成包膜，包膜完全形成的时间取决于炎症的性质、病原体的毒力及机体反应，一般需 4～8周以上。

2. 临床表现　各种类型的脑膜炎，起病或急或缓，均伴有不同程度的发烧、头痛、呕吐、颈项强直等，部分病例可出现意识障碍，表现为兴奋、谵妄、精神错乱、昏睡及昏迷，可有局限性或全身性癫痫发作，炎性渗出物可侵及神经，出现颅神经麻痹。

脑脓肿的临床表现除原发感染灶的症状外，感染侵入颅内时多有不同程度的发热、头痛及呕吐等，脓肿包膜形成后体温大多正常，此后随着脓肿增大出现颅内压增高的症状和体征（如偏盲、眼球震颤、共济失调等）。脑脓肿一旦破溃，大量脓液进入脑室即形成脑室炎，进入蛛网膜下腔即形成脑膜炎。前者突发高热、昏迷，出现明显的脑膜刺激征、角弓反张及癫痫发作等，病情极为严重。

3. 声像图表现

（1）软脑膜异常回声。由于脑膜炎症产生水肿、渗出物，故回声增强、增厚，失去原有的纤细、光滑形态。

（2）脑沟、脑裂变浅、变平或消失，回声明显增强，脑顶表面可见散在的云雾状片状增强回声，为炎性渗出物所致。

（3）脑室管膜炎声像图。结核性脑膜炎、化脓性脑膜炎及病毒性脑膜炎均可见室管膜回声不显示或增厚增粗，回声增强。

（4）脑室扩张。发生脑室炎后，脑室呈不同程度扩张，其内可见无数微粒样的较强回声及漂动的絮状物（由脓液引起），呈条索状或带状，有时可分上下两层，上层为液性暗区，下层为密集的点状回声，尤其在变换体位时更为明显。

（5）脑水肿。脑组织呈不同程度弥漫性回声增强，也可呈弥漫性较低回声，正常解剖标志模糊，脑沟回变平、变浅或消失。脑水肿严重时，脑室受挤压呈裂隙状甚至不显示。

（6）脑出血。感染引起闭塞性动脉炎时可导致颅内出血。表现为脑实质内均匀的强回声团块或附着于脉络丛上的强回声团块，脉络丛回声增粗且不规则。出血多时可充满脑室，可单侧或双侧出血，出血侧的脑室扩张，其内有边界清晰的团块状回声（出血所致）。

（7）脑软化空洞形成。多发生于额叶，有的散布于额叶和颞叶。由于炎性浸润、充血、细胞水肿、动脉狭窄、血栓形成和闭塞，造成脑局部缺血、缺氧、梗死、液化形成囊腔。形成软化灶时呈不规则强回声，待液化后呈液性暗区，腔内可有液化不全而形成的回声，其边界清楚，不规则，常呈花边状，有时与脑室贯通。

（8）脑脓肿。脓肿前期呈内部不均匀、周边不规则的回声增强的"肿块"，成熟脓肿呈环形回声，边界清晰、光滑，其中脓液为无回声区，偶可呈两层，后壁回声增强，加大增益脓腔内可见云絮状回声。脓肿如为多发性，则可见多个圆形或椭圆形的无回声区（图 43-3-13）。

（9）硬脑膜下积液。积液部位以额颞部最多见，其次为颞顶部，表现为颅骨与脑表面之间的新月形无回声区。一侧大量积液时，可见脑组织受压萎缩，中线移位，脑室变形，脑膜回声增强、粗糙，且多有絮状物附着。

（10）脑萎缩。表现为脑沟增宽、脑实质变薄、回声增强、血管搏动增强、脑室扩张等。

4. 鉴别诊断　成熟的脓肿呈边界清楚、光滑的环形回声，其中液性暗区偶呈两层，易于诊断。

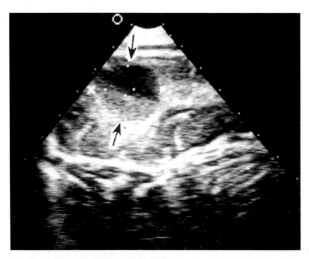

图 43-3-13　脑脓肿（箭头所指）

但是，当脑脓肿声像图表现不典型时，例如呈厚薄不均的强回声脓肿壁，内部呈液性暗区，则酷似恶性星形细胞瘤，需结合临床进行鉴别。

5.临床意义　对脑脓肿和硬膜下积液的穿刺治疗，如在超声监视下进行，则穿刺准确，可避免刺伤脑皮质或刺穿对侧脓肿壁，避免脓肿医源性扩散。

五、颅内囊性肿物

常见的颅内囊性肿物有蛛网膜囊肿、血肿液化、脑穿通畸形、含囊液的脑肿瘤、脑脓肿、某些先天性畸形及脑寄生虫等。

（一）颅内蛛网膜囊肿

1.病因和病理特点　蛛网膜囊肿为脑脊液被包在蛛网膜内所形成的囊状结构，有2种类型。

（1）先天性蛛网膜囊肿。囊腔与蛛网膜下隙相互不通，为一真正闭合的囊肿，好发于大脑半球的凸面、视交叉部及后颅凹枕大池等附近。囊肿由透明、有韧性的薄膜组成，很像蛛网膜。

（2）继发性蛛网膜囊肿。由创伤、炎症等引起蛛网膜广泛粘连的结果。囊腔与蛛网膜下隙有狭窄的通道相连。多见于较大的脑池处，但由于该脑池远端被阻塞，使脑脊液只能进入囊内而无法流出，从而使囊腔逐渐扩大。

2.临床表现　先天性蛛网膜囊肿的病情进展缓慢，可长期处于相对稳定的状态，部分患者可有轻瘫或癫痫发作。位于视交叉池处附近的囊肿

可引起视力减退及视野改变，位于后颅窝的囊肿可阻塞脑脊液循环而引起颅内压增高。继发性蛛网膜囊肿的症状与先天性蛛网膜囊肿相似。

3.声像图表现　囊肿呈圆形、椭圆形或不规则形的液性暗区，边缘清楚、光滑。当体积较大时，可使中线移位；压迫脑室时，可使脑室变形；位于后颅窝时，可导致脑室扩大（图43-3-14）。

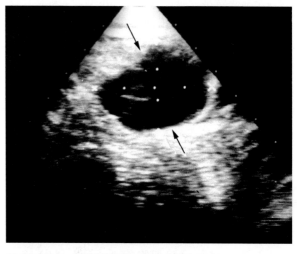

图 43-3-14　蛛网膜囊肿（箭头所指）

（二）脑内血肿液化期

脑内血肿液化后，出现液性暗区，液化区位于血肿的中心或周边，而强回声血块则呈环形或半月形。

（三）脑穿通畸形

详见本节"新生儿颅内出血并发症"。

（四）脑肿瘤

1.颅咽管瘤　是儿童最常见的鞍区肿瘤之一，大部分位于鞍上，多数凸入第三脑室。起源于胚胎期原始口腔的颅咽管残存上皮细胞。肿瘤最小的仅蚕豆大，大者则如鹅卵大。多呈圆形、结节状或不规则形，多数肿瘤为完全囊性或部分囊性，囊壁多有钙化斑，这是颅咽管瘤的重要特征之一。临床症状为颅内压增高，内分泌功能紊乱（为儿童颅咽管特征之一）和视力视野障碍。声像图表现为呈环形边界清楚的囊性包块，有斑片状钙化强回声，位于鞍上并凸入第三脑室。

2.星形细胞瘤　星形细胞瘤是最常见的脑胶

质细胞瘤，约占脑胶质瘤的1/3。在成人常见于额顶、颞叶；在儿童常见于小脑半球。肿瘤主要由成熟的星形细胞构成，生长缓慢，多呈浸润生长，也可边界较清楚。小脑星形细胞瘤多位于小脑半球，其次为小脑蚓部及第四脑室，少数位于桥脑小脑角。小脑半球星形细胞瘤坏死变性可形成囊肿，但均较小。小脑星形细胞瘤的囊性变是此瘤的一个显著特征。囊性变有2种类型：一种是"囊在瘤内"，即肿瘤组织内有单个或多个囊，肿瘤可有边界，但部分可边界不清；另一种是"瘤在囊内"，即有一个很大的囊，瘤结节附着于囊壁上。大脑半球星形细胞瘤的声像图表现为圆形、椭圆形或不规则形的稍强回声至较强回声肿块，边缘模糊不整齐，内部回声不匀匀，常有坏死及陈旧性出血而产生大小不等的液性暗区。小脑星形细胞瘤如"囊在瘤内"，则声像图表现与大脑半球星形细胞瘤相同；如"瘤在囊内"则表现一个很大的圆形液性暗区，边界清楚、完整，囊壁上可见肿瘤结节凸入囊内。

3. 小脑血管网织细胞瘤（angioreticuloma）又称为血管毒细胞瘤（hemangioblastoma）或成血管细胞瘤（angioma），源于中胚叶细胞的胚胎残余组织，为颅内真性血管性肿瘤，属良性肿瘤，多位于于后颅窝，可有家族史。肿瘤边界清楚，位于小脑半球时，半数以上为囊性，囊壁内附着的肿瘤结节大多较小。声像图表现为大的圆形或椭圆形液性暗区，囊壁内面附着很小的肿瘤结节回声，故应仔细寻找才能发现。

4. 第三脑室胶样囊肿 又名旁突状囊肿（paraphysial cyst）或神经上皮囊肿（neuroepithelial cyst），为原发于第三脑室的肿瘤。确切起源尚未肯定，是一种先天性良性肿瘤。好发于第三脑室前部，少见于第四脑室。囊肿大小不一，常见者直径为2~3cm，为单房性。声像图表现为位于第三脑室内的室间孔附近、边界清楚的圆形或椭圆形液性暗区。

（五）颅内寄生虫病

颅内寄生虫病包括寄生虫的成虫、幼虫或虫卵侵入中枢神经引起的过敏性、中毒性、血管性及炎症性反应，产生肉芽、囊肿及脓肿等。常见的颅内寄生虫病有脑囊虫病、脑棘球蚴病（包虫病）、脑肺吸虫病、脑血吸虫病、脑型疟疾和弓形体脑病等。这里重点介绍脑囊虫病和脑包虫病。

1. 脑囊虫病

（1）病因和病理特点。囊虫病是猪绦虫的幼虫（囊尾蚴）寄生于人体各种组织（如脑、肌肉、皮下组织、眼、心、肺、舌、口腔、骨骼等）而引起的疾病。神经系统囊虫病见于脑膜、脑皮质、灰质、脑室内，偶见于脊椎管内。脑囊虫病主要流行于华北、东北、西亲和华东北部等区域。囊虫幼虫经血液循环播散，散存于脑的各部位，以大脑皮层运动区多见，囊虫的大小和数目很不一致，由米粒大小至豌豆大小，寄生于脑室内者常很大，直径达1~2cm，偶有乒乓球大小，数目有几百个至几千个，但也有单个的。脑室内囊虫常导致脑室扩大，囊虫数年至数十年死亡后可产生钙化。

（2）临床表现。一般发病较缓慢，多见于青壮年。由于囊虫在颅内分布的位置和数量不同而有所差异。常以癫痫起病，以后出现头痛、眩晕、呕吐、颈项强直、视力视野改变、记忆力减退、精神症状及意识障碍等。

（3）声像图表现。脑实质内可见多个散在的圆形液性暗区，大小为0.2~0.3cm，少数有小的环状强回声（囊虫钙化）。囊虫位于于脑室内，可见脑室变形及脑积水征，囊虫较大时呈囊性暗区（图43-3-15）。

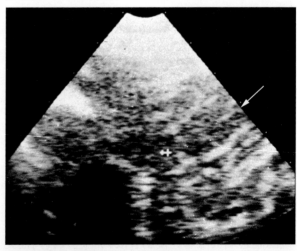

图43-3-15　脑囊虫病（箭头所指）

（4）鉴别诊断。根据声像图表现，结合患者有癫痫发作、皮下结节、血囊虫酶标试验及囊虫补体结合试验阳性、有肠绦虫病史及粪便中发现绦虫卵即可确诊。如呈单个囊肿时，需与脑囊性肿物相鉴别。

2. 脑包虫病

（1）病因和病理特点。包虫病（棘球蚴病）是人感染细粒棘球绦虫的幼虫（棘球蚴）而引起的疾病。狗为细粒棘球绦虫的终宿主。羊、马、猪、猫等家畜为中间宿主。人若吞食被虫卵污染的蔬菜、食品等亦成为中间宿主，并发生包虫病。国内常见于新疆、内蒙古、甘肃、青海等西北的畜牧地区，西南地区也有散发病例。人吞食污染有虫卵的食品后，虫卵在十二指肠内孵化成六钩蚴，脱壳后穿过肠壁静脉进入门脉系统，随血流到肺及肝脏发育成包虫囊肿。幼虫经颈动脉、大脑中动脉，多分布到顶叶、额叶，而小脑、脑室及颅底少见。幼虫也可在硬脑膜与颅骨之间、脊柱及其周围组织中成长。包虫囊肿体积较大，分内外两层，外囊为宿主组织形成的一层纤维膜，内囊为包虫囊。包虫囊的生发层（包虫的本体）不断繁殖，产生子囊、孙囊。

（2）临床表现。儿童发病较成年发病多见，可突然出现头痛、呕吐、头颅增大等；成人起病较缓慢，出现慢性颅内压增高症状。以囊肿所在的部位不同，出现癫痫、偏瘫、失语及偏盲等。合并体内其他脏器包虫病时，则伴相应脏器损害的症状。

（3）声像图表现。脑实质内圆形液性暗区，囊内可见不规则的液性暗区，囊壁均匀、光滑，可见双层囊壁回声，脑中线可移位。包虫囊肿有感染时，囊内可见膜状或絮状回声，囊壁粗糙，厚薄不匀。

（4）鉴别诊断。当发现颅内大的液性暗区，囊壁均匀、光滑，呈双层回声，结合患者有牧区和牲畜接触史，血和脑脊液中嗜酸性粒细胞增高，包虫补体结合试验（Welberg 试验）及包虫皮内试验（Casoni 试验）阳性即可确诊。

（六）颅内囊性肿物的鉴别诊断

当超声发现颅内囊性肿物时，首先应对囊肿包膜、内容及周边进行仔细检测，再结合肿物所在的部位及临床表现进行鉴别诊断。超声对颅内囊性肿物的诊断，有时胜过 CT 和 MRI。CT 难以检测出囊性肿物内有无沉淀、悬浮物，而超声却可明确地显示出来，从而有利于诊断和选择手术入路。

1. 如果囊壁薄，囊内及四周无其他异常回声，可诊断为蛛网膜囊肿。

2. 如果囊壁厚薄不匀，液性暗区偏于一侧或有多个液性暗区，应考虑血肿液化。再结合患者有外伤史或高血压、脑动脉硬化病史，可诊断为血肿液化。

3. 如果囊肿壁薄且与脑室相通，则为脑穿通囊肿。闭锁型脑穿通囊肿时囊壁回声较强，病程较短时可见残存的机化血块所引起的不规则强回声。

4. 如果囊性肿物位于第三脑室内，多考虑为胶样囊肿；对位于蝶鞍上及第三脑室的环形伴有钙化的囊性肿物，可诊断为颅咽管瘤；大脑星形细胞瘤，瘤中的液性暗区多较小，与小脑星形细胞瘤的"囊在瘤内"表现相同。如在小脑有大的液性暗区，其中有凸入的团块，应考虑小脑星形细胞瘤；好发于小脑半球的血管网状细胞瘤，于囊壁内有一小的肿瘤结节，与小脑囊性星形细胞瘤则很难鉴别，只有依赖临床和病理进行鉴别。

5. 大脑或小脑内出现呈环形的液性暗区，应考虑脑脓肿；如暗区分为两层或加大增益出现粒状浮游物或絮状物，且临床有炎症病史，可确诊为脑脓肿。

6. 位于颅后窝的大的囊性肿物，如左右对称且伴有小脑半球前移、胼胝体发育不全或缺如或其他畸形，可诊断为 Dandy-Walker 综合征。

7. 如果囊壁见双层回声，根据病史、包虫补体试验及包囊虫皮内试验阳性时，可确诊为包虫囊肿。

六、先天性发育异常

（一）脑脊膜膨出

1. 病因和病理特点 脑脊膜膨出（meningocele）为先天性脊柱或颅骨闭合不全形成缺损，脊膜、脑膜或伴有神经组织形成囊性膨出物。脊膜膨出多见于腰骶部及高颈段，脑膜膨出多见于枕部及眉间部。多数学者认为脑膜膨出是由于先天性基因缺陷造成神经泡闭合不全所致，也有学者认为是胚胎期神经前泡的再开放所致。放射性损伤、高热、过量摄入维生素、水杨酸及某些药物也被推测为致畸的原因。脊膜膨出也可能与基因表达过程异常及叶酸和锌的缺乏、病毒感染、维生素A过多、畸变物质的摄入等因素有关。

2.临床表现　脑脊膜膨出如囊性膨出物内不伴有神经组织且又未破溃感染，则除由膨出物带来的不便外，无临床症状。如有神经组织膨出则可因膨出部位不同而出现不同的症状。若发生在头部，则会产生视觉异常、突眼、肢体力弱、瘫痪、脑积水或小头畸形等。若发生在脊柱则可导致肢体力弱、瘫痪、马蹄内翻足、足部溃疡及大小便功能障碍等。

3.声像图表现　脊膜膨出时，纵切见脊柱回声连续性中断，椎板闭合不全，横切时两侧椎弓骨化中心（正常呈驼峰样排列的强回声伴声影）的距离较正常节段增宽，无棘突影像。椎管内径增宽，脊柱回声中断的断端多不整齐，常向内折曲、侧偏或后凸。脑膜膨出时常有颅骨缺损。

脑膜膨出或脊膜膨出时，颅骨或椎弓缺损处可见囊性有颈肿物，膨出的脊膜或脑膜呈线状强回声，膨出囊内含的脑脊液呈无回声区，与颅内或椎管相通。有脑组织膨出时，可见脑沟回及血管搏动，脑组织呈非均质的强回声或低回声结构；有脊髓膨出时，可见脊髓位于椎管背侧呈管状低回声；有神经根膨出时，出现多条带状回声，周边清晰，呈线状低回声或中强回声，伴有搏动，可与纤维分隔或终结带鉴别。轻压前囟，可见囊稍增大及囊内线状低回声移动。

4.鉴别诊断

（1）脑脊膜膨出与畸胎瘤的鉴别。畸胎瘤紧贴骶骨生长，骶骨形态可异常。膀胱充盈时经腹可见肿瘤绕过椎骨向盆腔生长。挤压前囟时，肿瘤的大小形态无变化。肿块内呈脂液分层或不规则的斑片状强回声伴声影；或呈边界回声清晰、完整、表面凹凸不平、内部回声不均匀的囊实混合性肿物。

（2）脑脊膜膨出与皮下脂肪瘤的鉴别。皮下脂肪瘤呈均匀的中低回声或低回声团块，无椎骨缺损，而脊膜膨出时可见椎弓缺损及囊壁内为液性暗区，并且与椎管相连。

5.临床意义　临床诊断脊膜膨出有困难时多依靠X线排除有无椎骨缺损来明确是否有内缺损，而超声对有无椎板缺损及有无脊膜膨出可提出明确的诊断。

（二）脊髓栓系综合征（脊髓束缚）

脊髓栓系综合征的产生多由于脊膜脊髓膨出、脂肪瘤、鞘内皮样囊肿、裂脊髓、骨棘、纤维软骨或纤维中隔有粘连、马尾丛增粗及瘢痕。正常婴儿2个月时，脊髓末端即达腰1～2水平，正常成人脊髓圆锥位于腰1下缘。

声像图表现为：脊柱裂；脊髓圆锥位置低；脊髓形态不规则，短而粗，末端失去逐渐变细的改变；马尾丛回声增强；脊髓位于椎管背侧，腹侧硬膜下腔增大；脊髓尾侧运动消失；脊髓末端实性或囊性肿块；被束缚的脊髓切段运动消失。

（三）裂脊髓

据 Naidich 等报道，在脊柱裂患儿裂脊髓的发生率高达31%～46%，超声能显示裂脊髓的位置，纤维软骨或骨性中隔将脊髓分为两半的范围等。

（四）Dandy-Walker 综合征

1.病因和病理特点　Dandy-Walker 综合征是指一组先天性小脑畸形，为一种先天性少见的菱（后）脑发育异常。多认为是胚胎第6～7周发育异常，马氏孔闭塞或神经嵴细胞形成或迁移异常，导致第四脑室与蛛网膜下腔之间不完全相通，或是由于第四脑室顶膜穿透性受损及蚓部发育不良所致，从而使第四脑室顶部薄而透明，小脑蚓部发育不良或缺如，小脑半球分为两部，发育不良并前移，常伴有脑及其他系统畸形。常见的伴发畸形有胼胝体缺如（占7.5%）、枕部脑膨出（占17.5%）、大脑半球畸形（占2.5%）、面部血管瘤（占10%）、心血管畸形（占30%）、手指畸形多指（趾）、缺指（趾）、唇裂、腭裂及先天性白内障等。

2.临床表现　多见于婴幼儿，发生率为出生儿的1/25 000～1/35 000，偶见于成人。患者有头痛、呕吐、面瘫、偏瘫、共济失调、癫痫发作、头颅增大等，脑积水明显者智力较同龄者低下。无性别差异，有的有家族史。

3. 声像图表现

（1）冠状切面。颅后窝巨大液性暗区，侧脑室及第三脑室扩张，有时看不到胼胝体。

（2）矢状切面和横切面。第四脑室显著扩张，呈巨大液性无回声改变，占据后颅窝，囊腔与中脑导水管和第三脑室通连，囊前方可见部分小脑回声，两侧小脑半球分离，无小脑蚓部（图43-3-16）。

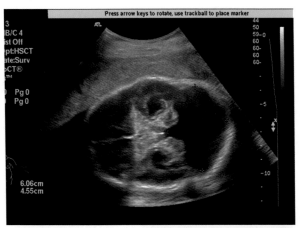

图 43-3-16　胎儿 Dandy-Walker 综合征
胎儿第四脑室显著扩张，呈巨大液性无回声改变，囊前方可见部分小脑回声，两侧小脑半球分离，无小脑蚓部

（3）斜切面。将探头向左右稍倾斜，可见囊肿左右对称。

（五）水脑症

水脑症（hydrocephalus）亦称积水无脑畸形，是一种少见的先天性无大脑畸形，由于胎儿早期双侧颈内动脉闭塞等原因，使大脑未能发育，双侧大脑半球缺如或融合而只有一个小的脑室，残余的脑为一薄膜，部分枕叶、基底节、视丘下部及脑干存在，小脑和延髓可正常或发育不全，大脑镰亦存在。

声像图表现为：头颅正常或增大，颅内见巨大液性暗区，无大脑实质回声。大脑镰呈线状强回声，位于颅内中央，或探测不到。于巨大液性暗区的下 1/3 至颅底可见少量脑实质回声，此为丘脑及脑干等结构，呈中低回声，表面极不规则，可呈核桃仁状或小花瓣状。

（六）先天性前脑无裂畸形

先天性前脑无裂畸形（holoprocencephaly）为胚胎早期前脑不分裂或分裂不完全，属罕见先天性颅脑畸形，发生率为 1/5200 ～ 1/16000，因大多数患儿分娩前自然流产，故实际发生率更低，此畸形染色体畸形率高（占 55%），多为 13- 三体综合征，常伴有面部畸形及其他系统畸形。

声像图表现为：侧脑室呈一个腔（液性暗区）；丘脑融合；大脑镰、胼胝体、视束及嗅球缺如。分为有脑叶型及无脑叶型。无脑叶畸形具备上述三个特征；有脑叶畸形表现为脑室部分分离，丘脑不完全融合。

（方都）

第1节
眼解剖概要

眼球呈圆球形，是一空腔样结构，球壁由三层膜组成，即巩膜（纤维膜）、葡萄膜（又称色素膜，包括虹膜、睫状体、脉络膜）和视网膜。眼内容则包括前房、后房、房水、晶状体、玻璃体（图44-1-1）。眼眶包括眶骨、骨膜、眼肌、眶脂肪、球筋膜、神经、血管等，眶横径、深度正常参考值为40mm（国内为47.9mm），上下径正常参考值为35mm。眼科专用超声仪频率多为10~20MHz。眼球前部、眶尖小病变显示不满意时可选超声生物显微镜（UBM）、CT和MRI来弥补。

正常眼球的轴位声像图由前向后为眼睑、角膜、前房、虹膜、晶状体、玻璃体、视网膜、球壁、眶组织（图44-1-2）。眼部血管包括眼动脉、视网膜中央动脉和睫状后动脉，其正常频谱呈三峰双切迹，与心动周期一致（图44-1-3）。

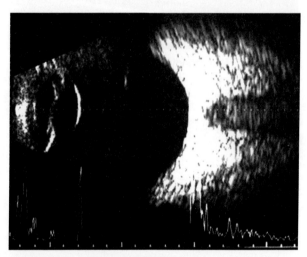

图44-1-2　正常眼球的轴位声像图表现

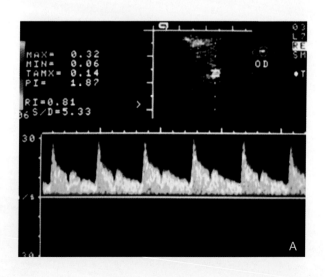

图44-1-1　眼内容物示意图

瞳孔　前房　角膜
虹膜　　　　巩膜静脉窦
睫状体　　　虹膜角膜角
睫状小带　　后房
　　　　　　晶状体
玻璃体　　　玻璃体膜
玻璃体管　　脉络膜
　　　　　　视轴
视网膜　　　眼轴
视神经盘　　中央凹
视神经　　　视盘凹陷

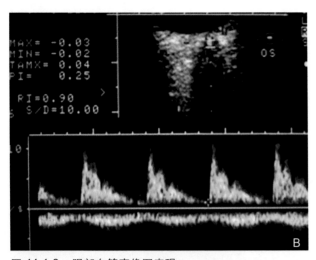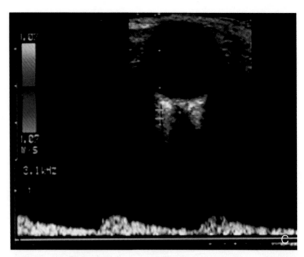

图 44-1-3　眼部血管声像图表现

A 图为眼动脉血流频谱 B 图为视网膜中央动脉血流频谱 C 图为睫状后动脉血流频谱

第2节
球内膜状病变

一、原发性视网膜脱离

视网膜神经上皮层与色素上皮层之间的分离，称为视网膜脱离。有裂孔的称为原发性视网膜脱离（primary retinal detachment，RD），中年男性多发、近视眼患者多发，可有外伤史。视网膜裂孔是主要原因。

声像图表现为玻璃体暗区出现凹面向球心的线状回声，与球壁、视盘相连的为部分性视网膜脱离（图44-2-1）。视网膜全脱离表现为漏斗状强回声，尖连于视盘缘，口向前止于锯齿缘（图44-2-2）。晚期视网膜脱离呈闭合漏斗状，呈 T

形回声。新鲜视网膜脱离回声光滑、薄、均匀、无后运动；陈旧视网膜脱离厚薄不一、缺乏后运动，反射强度似球后壁、降低增益二者衰减近似。彩色多普勒显示线状强回声带可见动静脉血流信号，并与视网膜中央动静脉相延续（图44-2-3）。三维超声显示视网膜脱离呈漏斗状膜（图44-2-4）

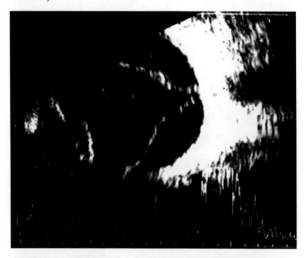

图 44-2-2　视网膜全脱离

二、牵拉性视网膜脱离

属继发性视网膜脱离的一种，多由玻璃体内机化条索牵拉视网膜引起，常由糖尿病视网膜病变、视网膜静脉周围炎、缺血性视网膜静脉阻塞等出血性眼底病而引起。

声像图表现为脱离的视网膜与玻璃体机化条索相连，附着点为一个、多个或呈片状，表现出

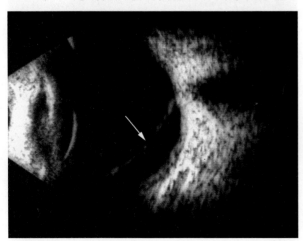

图 44-2-1　部分性视网膜脱离（箭头所指）

729

蓬幕状（图 44-2-5）、吊床状、盖状等。前二种形态常见于糖尿病视网膜病变患者。

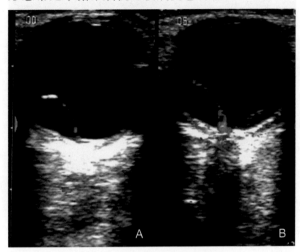

图 44-2-3　视网膜脱离的彩色多普勒表现
A 图显示部分性视网膜脱离　B 图显示视网膜全脱离。视网膜脱离的线状强回声带内可见动静脉血流信号，并与视网膜中央动静脉相延续

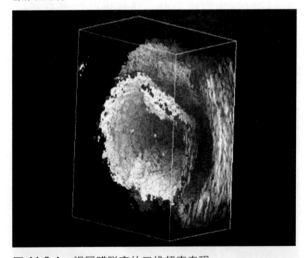

图 44-2-4　视网膜脱离的三维超声表现

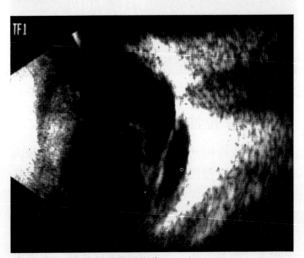

图 44-2-5　牵拉性视网膜脱离

三、眼内肿瘤继发视网膜脱离

眼内肿瘤（如脉络膜黑色素瘤、脉络膜血管瘤、脉络膜转移癌、视网膜母细胞瘤）可引起继发性视网膜脱离。声像图表现为隆起的视网膜和球壁回声之间有实质性回声，此为肿瘤的回声（图 44-2-6）。

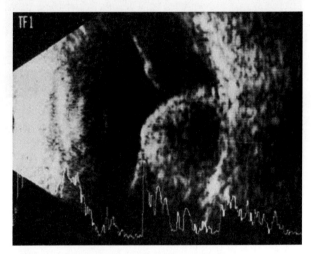

图 44-2-6　脉络膜黑色素瘤继发视网膜脱离

四、渗出性视网膜脱离

眼部葡萄膜炎、交感性眼炎、脉络膜孤立结核、肾小球肾炎、白血病等全身疾病均可引起渗出性视网膜脱离，呈球形、位于下方。

声像图表现为线状回声与球后壁之间为液性暗区，暗区内有少许点状回声（图 44-2-7）。

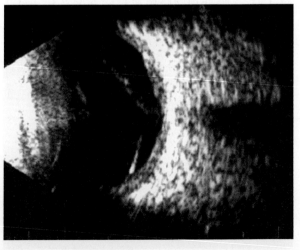

图 44-2-7　渗出性视网膜脱离

五、视网膜脱离合并脉络膜脱离

原发性和继发性视网膜脱离均可伴有脉络膜脱离。孔源性视网膜脱离伴有脉络膜脱离是一种特殊类型的和复杂的视网膜脱离，称为脉络膜脱离型视网膜脱离。起病急，发展快，有严重的葡萄膜炎和低眼压，可迅速导致玻璃体视网膜增殖，预后差。

声像图有早期诊断的价值，表现为玻璃体内有两条平行的强回声带，近球心的是视网膜脱离回声，其后为脉络膜脱离回声（有时呈半球形凸面向球心），下方为液性暗区（图44-2-8）。

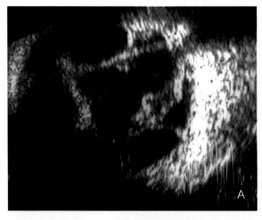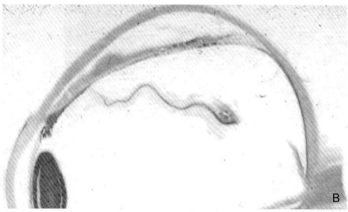

图44-2-8 视网膜脱离合并脉络膜脱离
A图为声像图表现 B图为病理所见

六、脉络膜脱离

脉络膜脱离（choroidal detachment）又称为睫状体脉络膜脱离，赤道部的涡静脉、视神经周围穿行睫状血管及神经限制了脉络膜与巩膜的分离，故脉络膜脱离易发生于赤道部前方，根据原因不同分为特发性和渗出性，内眼手术后易发生，脉络膜脱离均有睫状体脱离。

声像图表现为玻璃体暗区有圆弧形、光滑、较厚的带状回声（图44-2-9），后端连于赤道前，前端越过锯齿缘，无视盘插入。360°脉络膜脱离时，冠状位呈花环状（图44-2-10）。脱离位置很高时与对侧相接触呈对吻状，其下方为液性暗区；出血性脉络膜脱离暗区内见点状回声。彩色多普勒显示弧形回声带内可见血流信号，视网膜下方无血流信号（图44-2-11）。

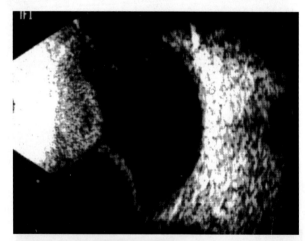

图44-2-9 脉络膜脱离的声像图表现

七、玻璃体出血

玻璃体出血（vitreous hemorrhage）是一种严重影响视力的疾病，由外伤、视网膜出血性病变、血液病而引起。严重者眼底无红光反射，眼底不能窥见。

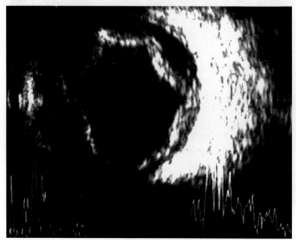

图44-2-10 360°脉络膜脱离的冠状位声像图表现

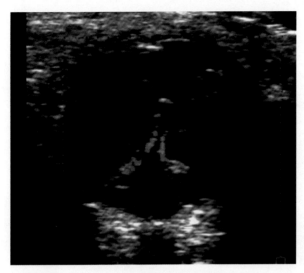

图 44-2-11　脉络膜脱离的彩色多普勒表现

声像图表现为：新鲜玻璃体出血无法显示，血凝后显示异常回声，呈弥散点状、团块状或不规则回声，出血机化后可见带状、膜状回声（图44-2-12）。玻璃体出血后运动活跃、降低增益其回声较后壁回声先消失。彩色多普勒显示异常回声内无血流信号，后运动试验时，玻璃体呈红蓝回声信号，为血凝块移动所致（图44-2-13）。

八、玻璃体后脱离

玻璃体后部分脱离或全部脱离，声像图表现为中等条状回声、有活跃的运动及后运动（图44-2-14）。彩色多普勒显示条状回声内无血流信号（图44-2-15）。

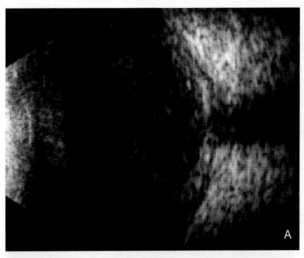
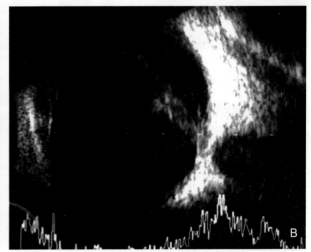

图 44-2-12　玻璃体出血机化的声像图表现

A 图为玻璃体出血后呈片状增强回声 B 图显示玻璃体出血机化后出现带状、膜状回声

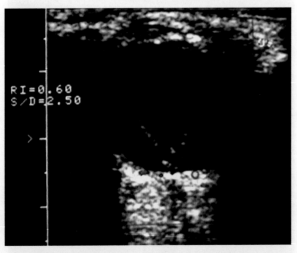
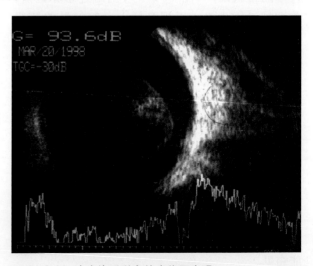

图 44-2-13　玻璃体出血机化的彩色多普勒表现

彩色多普勒显示异常回声内无血流信号

图 44-2-14　玻璃体后脱离的声像图表现

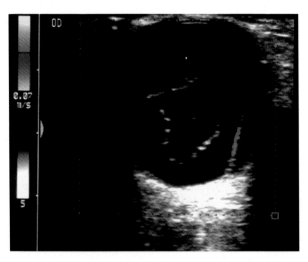

图 44-2-15　玻璃体后脱离的彩色多普勒表现

九、玻璃体变性及填充物

1. 硅油　注入玻璃体内的硅油使视网膜贴于球壁而有助于视网膜复位,以后可取出。全部填满时呈全反射声像图:球内暗区结构无法识别,有时可看见球壁前清晰的线状回声,以后可以显示玻璃体内有弥漫性分布的点状或条状中等强度的均匀回声,运动、后运动强(图 44-2-16)。眼轴假性延长(因为超声波在硅油内的声速较玻璃体慢)。

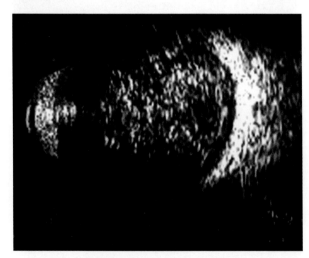

图 44-2-16　玻璃体内硅油填充物

2. 气泡　位于前房和玻璃体内,声像图表现为连续的小弧形中强回声(图 44-2-17)。

十、玻璃体星状变性

玻璃体星状变性(asteroid hyalosis)是一种

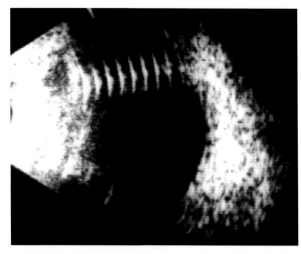

图 44-2-17　前房内气泡填充物

玻璃体变性,好发于老年人,糖尿病患者发病率高,多为单侧性,以玻璃体内出现含钙的脂质白色小球为特征。声像图表现为玻璃体暗区内小而强的点状回声,较密集(图 44-2-18)。

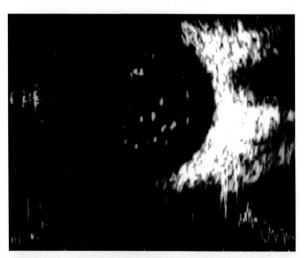

图 44-2-18　玻璃体星状变性

第 3 节
眼内肿瘤

近年来各种影像技术的飞速发展大大提高了眼科疾病诊断水平,特别是对眼内肿瘤的诊断水平。常见的良性肿瘤包括视网膜血管瘤、视乳头血管瘤、视乳头黑色素细胞瘤、脉络膜血管瘤、脉络膜骨瘤;恶性肿瘤包括视网膜母细胞瘤、脉络膜黑色素瘤、脉络膜转移癌。

一、眼底良性肿瘤

（一）视网膜血管瘤

视网膜血管瘤（retinal hemangioma）以青少年多见，可累及单侧或双侧视网膜（30%～50%），常合并皮肤、中枢神经系统血管瘤，称为母斑病（phakomatoses），包括毛细血管瘤、海绵状血管瘤、蔓状血管瘤和先天性非家族性视网膜血管瘤四种主要的肿瘤。病灶来自视网膜及视神经的血管组织，是先天性血管畸形。视网膜毛细血管瘤（capillary hemangioma of the retina）较多见，可为孤立性视网膜血管瘤或 von Hippel-Lindau 综合征的一部分。

早期视网膜毛细血管瘤位于周边，故无症状，瘤体生长缓慢，由细小成团的、迂曲扩张的毛细血管、滋养动脉及回流静脉构成。瘤体呈红色或粉红色，圆形，与二支血管相连，内径为 1～5mm、高 2～6mm，晚期继发渗出性改变，瘤体大、渗出多可导致视网膜脱离。视网膜毛细血管瘤可光凝、冷凝、温热（TTT）治疗。

声像图表现为球壁扁平状隆起（图 44-3-1）或球形隆起（图 44-3-2），内部回声强，有二支条状回声与之相连，常伴视网膜脱离。彩色多普勒显示隆起物内偶见点状血流，一支呈动脉、一支呈静脉，与其相连，并有一端连至视网膜。

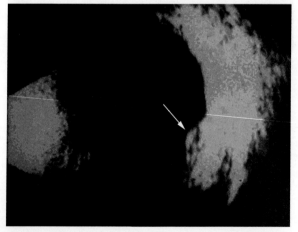

图 44-3-1　较小的视网膜毛细血管瘤（箭头所指）

（二）视乳头血管瘤

视乳头血管瘤起于视盘实质内至视盘表面，

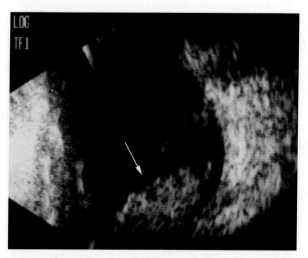

图 44-3-2　较大的视网膜毛细血管瘤（箭头所指）

又称为视盘血管瘤（capillary hemangioma of the optic disc）。单眼或双眼发病，可伴有视网膜血管瘤。内生型视盘毛细血管瘤为红色球形，易辨认（图 44-3-3）；外生型视盘毛细血管瘤位于视乳头偏中心部位并遮掩视盘边缘，肿瘤境界不清，呈橘黄色，无明显隆起。如有渗出可引起视网膜脱离、视网膜下出血、玻璃体出血、葡萄膜炎及继发青光眼等并发症。

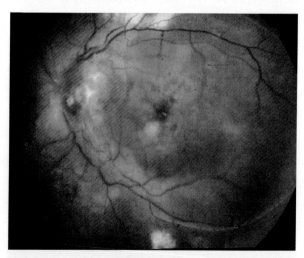

图 44-3-3　视乳头血管瘤的眼底观

声像图表现为视盘前有中等强度回声，彩色多普勒显示瘤内有与视网膜中央动、静脉相延续的血流信号（图 44-3-4）。

（三）视乳头黑色素细胞瘤

视乳头黑色素细胞瘤（melanosytoma of optic disc）属先天性疾病，因瘤细胞与葡萄膜色素细

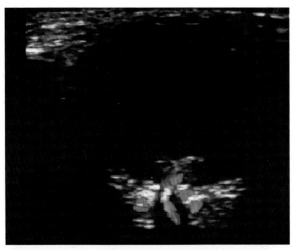

图44-3-4 视乳头血管瘤的彩色多普勒表现

胞瘤细胞相似而得名,为视盘色素浓密的良性肿物。好发于有色人种,无症状,常在查眼底时被发现(图44-3-5)。多发生于视盘内或视盘上,呈小的灰色至深黑色病变,大多数直径小于3mm、隆起小于2mm,向后发展至筛板后数毫米呈发髻样侵及视神经(图44-3-6),镜下见小而密的痣细胞。约10%的视乳头黑色素细胞瘤生长缓慢。其体积较小不易被CT和MRI发现。

声像图表现为视盘表面小的半球形中强回声,表面光滑,内部回声多,无声衰减。彩色多普勒显示肿物内无血流信号(图44-3-7)。较大的、生长较快的视盘黑色素细胞瘤,可压迫视网膜血管、视神经而导致视野缺损。还应警惕起自视盘边缘的脉络膜黑色素瘤。

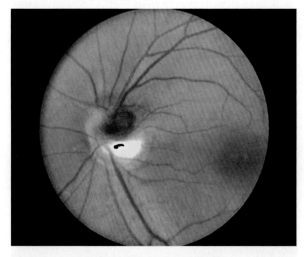

图44-3-5 视乳头黑色素细胞瘤的眼底观

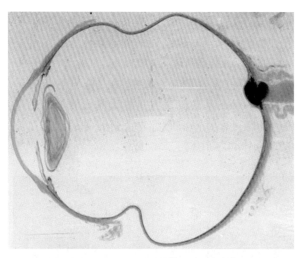

图44-3-6 视乳头黑色素细胞瘤侵犯神经的病理切片图

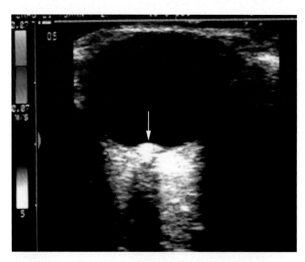

图44-3-7 视乳头黑色素细胞瘤的彩色多普勒表现(箭头所指)

(四)脉络膜血管瘤

脉络膜血管瘤(choroidal hemangioma)是在先天性血管发育不良基础上发展的良性肿瘤,又称为良性血管性错构性病变,大多为海绵状血管瘤,由数层充血、扩张的大血管组成,血管之间有少许纤维分隔,毛细血管瘤极为罕见。脉络膜血管瘤可孤立性、也可弥漫性侵犯脉络膜,常合并颅内、颜面部血管瘤和青光眼,称Sturge-Weber综合征(即母斑病)。

1.孤立性脉络膜血管瘤 多发生于年轻人,初无症状,瘤小而深,查眼底亦难发现。血管瘤逐渐扩大,表面色素上皮萎缩消失,眼底呈橘红色扁平、半球形隆起(图44-3-8),多位于眼底的后极部,易渗漏致视网膜脱离。患者视物小且变形,病情继续恶化可至失明。轻者不需治疗,重者需激光、TTT、视网膜下放液加冷凝术。声像图表现为球壁后极部扁平的球形隆起，内部呈中等或较强回声、分布均匀，表面光滑（图44-3-9），彩色多普勒显示隆起物内见斑点状或条状血流信号，基底部宽并见扩大的血管池，由睫状后动脉供血，呈高收缩期高舒张期的低阻血流频谱（图44-3-10）。

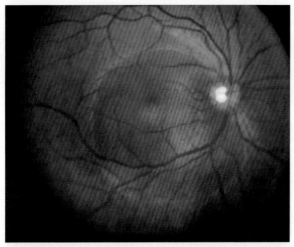

图44-3-8 孤立性脉络膜血管瘤的眼底观

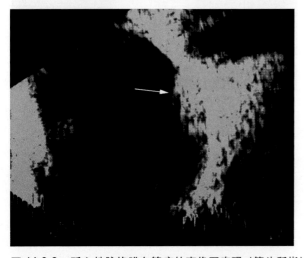

图44-3-9 孤立性脉络膜血管瘤的声像图表现（箭头所指）

2. 弥漫性脉络膜血管瘤 多见于10岁以下儿童，常伴颜面部血管瘤或中枢系统血管瘤。后极部脉络膜弥漫性增厚，呈橘红色或暗红色，表面视网膜血管迂曲扩张。声像图表现为广泛球壁不均匀增厚，内部回声同孤立性血管瘤。常伴有视网膜脱离。彩色多普勒显示隆起物内见斑点状或条状血流信号，基底部宽并见扩大的血管池，由睫状后动脉供血，呈高收缩期高舒张期的低阻血流

流频谱。

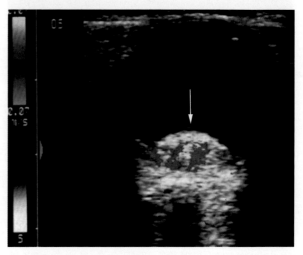

图44-3-10 孤立性脉络膜血管瘤的彩色多普勒表现（箭头所指）

（五）脉络膜骨瘤

脉络膜骨瘤（choroidal osteoma)1978年由Gasst提出，原因不明，可能与外伤、炎症有关，多数学者认为是先天性原始中胚叶残留的迷离瘤（choristoma），即胚胎性骨组织遗留在脉络膜内，出生后发展成骨瘤。在临床上罕见。多为年轻女性，单眼发病多见，肿瘤位于视盘周围，呈椭圆形的黄白色隆起，表面有色素沉着（图44-3-11）。晚期视网膜萎缩，视力丧失。脉络膜骨瘤一般为扁平状，大小为0.5 ~ 2.5mm，部分肿瘤表面不光滑、边缘不整齐，镜下为分化成熟的骨小梁结构和少量血管构成，骨小梁之间由疏松

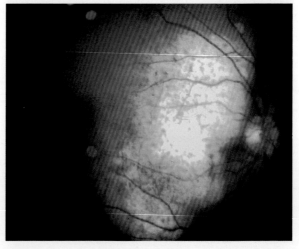

图44-3-11 脉络膜骨瘤的眼底观

结缔组织、肥大细胞和泡沫状间质充填。瘤体表面脉络膜血管缩窄、管腔闭塞。声像图表现为视盘周围有棒状强回声，其后是大片无回声（声影）。降低增益至周围组织回声消失，肿瘤回声仍存在，这是其特征性改变（图44-3-12），彩色多普勒显示肿瘤内无血流信号（图44-3-13）。

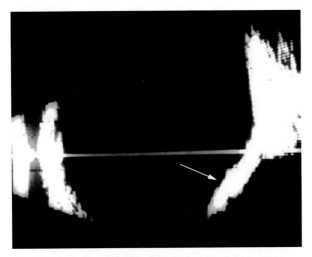

图44-3-12　脉络膜骨瘤的声像图表现（箭头所指）

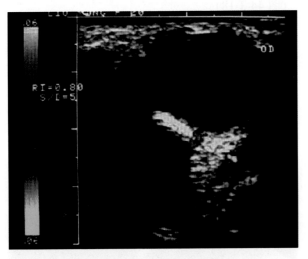

图44-3-13　脉络膜骨瘤的彩色多普勒表现

二、眼底恶性肿瘤

（一）视网膜母细胞瘤

视网膜母细胞瘤（retinoblastoma）是婴幼儿最常见的眼内恶性肿瘤。发病率在活产婴儿中为1：15000～1：28000，近年有上升趋势。80%患儿在3岁以下发病，偶见于成年人。双眼发病占25%～30%，故超声探查双眼及健眼散瞳查眼底应视为常规。绝大多数为散发病例，少数有遗传性，系常染色体显性遗传病，累及13号染色体长臂1区4带（13q14）。

1. 病理特点　早期眼底灰白色、黄白色的圆形或椭圆形病变，较大者表面不平、有血管，病灶单个或多个。起源于视网膜内核层的视网膜母细胞瘤易向玻璃体生长，呈乳白色绒球状、团块状，表面呈岩石样，肿瘤细胞易脱落进入玻璃体，称为内生性视网膜母细胞瘤（图44-3-14）。起源于视网膜外核层的视网膜母细胞瘤易向脉络膜方向生长，易引起视网膜脱离，称为外生性视网膜母细胞瘤。视网膜母细胞瘤易坏死、侵犯血管而导致出血，易钙化，肿瘤充满玻璃体腔时，结膜充血、眼压升高、继发青光眼。可发生类似蜂窝织炎样病变，有的眼球变小呈萎缩状。肿瘤沿视神经向眶内及颅内蔓延，可破坏眼球壁向眼外生长。

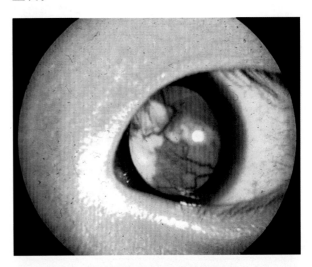

图44-3-14　内生性视网膜母细胞瘤的眼外观

病理组织学将视网膜母细胞瘤分为分化型和未分化型：分化型由似视细胞的细胞环形排列像菊花团状，有的似花束状（图44-3-15）；未分化型由少胞浆核深染的圆形、椭圆形细胞弥漫性生长或围绕血管排列10～20层细胞，常有坏死、钙质沉积和出血（图44-3-16）。

2. 临床表现　视网膜母细胞瘤临床上可分为4期：眼内生长期、青光眼期、眼外扩展期、全身扩展期。患者常因白瞳孔（图44-3-17）就医已是中晚期，也有以斜视、眼球震颤、假性前房蓄脓就诊。小肿瘤可用光凝、冷冻、温热疗法

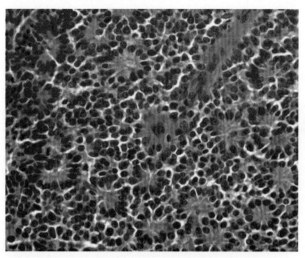

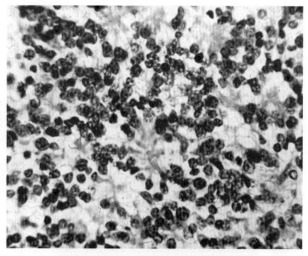

图 44-3-15　分化型视网膜母细胞瘤的病理切片图

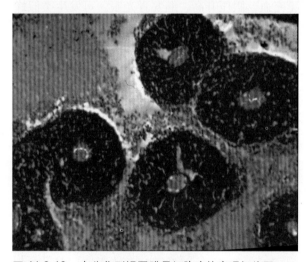

图 44-3-16　未分化型视网膜母细胞瘤的病理切片图

（TTT）、放疗（外放射、同位素盘疗、X 刀）等方法综合治疗。

3. 声像图表现

（1）二维声像图特点。表现为起自眼底的中强回声，内部回声不一致（强弱、分布不一），有暗区及钙化伴声影（占 80%），声衰减不明显（图 44-3-18）。

（2）分型。

① 肿块型。单个或多个病灶（图 44-3-19）。

② 不规则型。呈囊样图形（图 44-3-20）。

③ 弥漫浸润型。沿视网膜平面生长而使视网膜增厚；可见 V 字形增厚脱离的视网膜（图 44-3-21）。

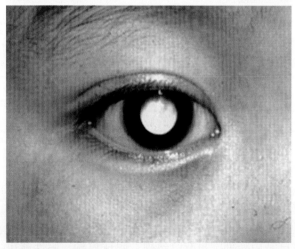

图 44-3-17　白瞳孔

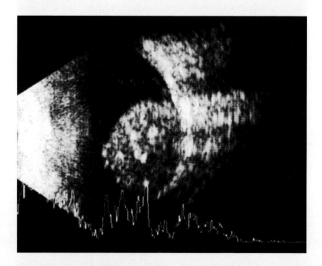

图 44-3-18　视网膜母细胞瘤的二维声像图表现

④特殊型。以出血坏死为主，表现为玻璃体腔见细弱的点状回声和小钙化点；周边部小肿瘤

伴重度玻璃体混浊；退行性视网膜母细胞瘤，约1%视网膜母细胞瘤有眼球萎缩（图44-3-22）。

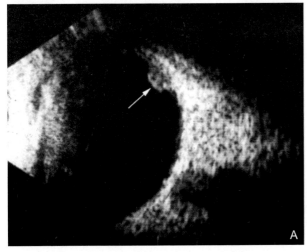

图 44-3-19 肿块型视网膜母细胞瘤（箭头所指）
A 图为单个病灶 B 图为多个病灶

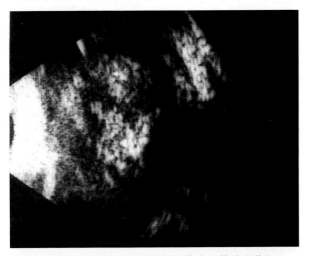

图 44-3-20 不规则型视网膜母细胞瘤（箭头所指）

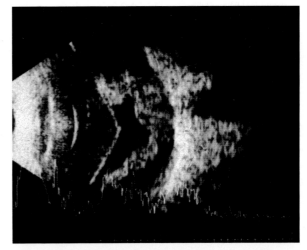

图 44-3-21 弥漫浸润型视网膜母细胞瘤（箭头所指）

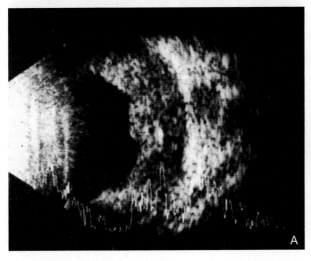

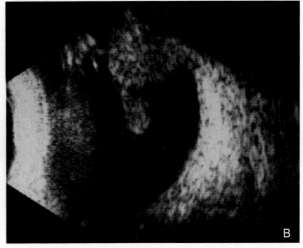

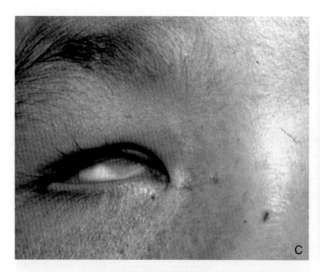

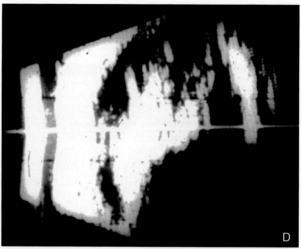

图 44-3-22　特殊型视网膜母细胞瘤

A 图为有出血坏死的特殊型视网膜母细胞瘤　B 图为周边部小肿瘤伴重度玻璃体混浊　C 图为退行性视网膜母细胞瘤有眼球萎缩的眼外观　D 图为退行性视网膜母细胞瘤

（3）超声生物显微镜（UBM）表现。可显示眼球周边部小肿瘤，显示前后房、房角、虹膜睫状体受肿瘤侵犯情况（图 44-3-23）。

（4）彩色多普勒表现。

①肿瘤内有分支状血流信号，起自视网膜中央动脉和静脉并与之相延续，呈高速高阻力动脉血流频谱（图 44-3-24）。

②球外蔓延，有粗大异常血流穿行巩膜至球外，伴低回声区（图 44-3-25）。

③保守治疗有效指标为血流减少或消失，伴钙化斑，肿瘤消退（图 44-3-26）。

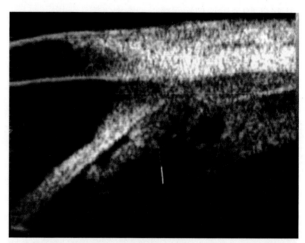

图 44-3-23　超声生物显微镜（UBM）表现

可显示眼球周边部小肿瘤，显示前后房、房角、虹膜睫状体受肿瘤侵犯情况

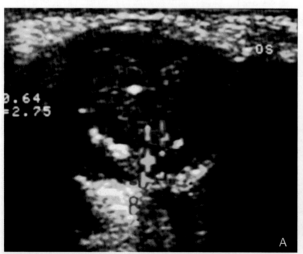

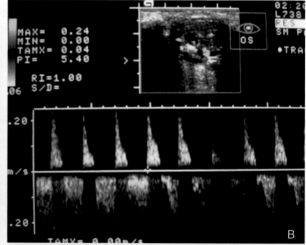

图 44-3-24　视网膜母细胞瘤的多普勒超声表现

A 图为彩色多普勒表现　B 图为脉冲多普勒表现

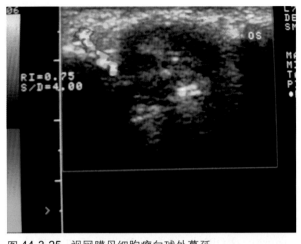

图 44-3-25 视网膜母细胞瘤向球外蔓延

4. 鉴别诊断

儿童白瞳孔（loukokoria）是指瞳孔里发白或发黄白色光，是视网膜母细胞瘤最常见的体征（参见图 44-3-17）。Shielas 等列出了 20 余种疾病有类似的临床表现，超声影像在诊断与鉴别诊断上有重要的价值，儿童白瞳孔常见的鉴别诊断详见表 44-3-1。

（1）外层渗出性视网膜病（external exudative retinopathy）。又称为 Coats 病，是先天性视网膜血管异常而引起的一系列改变，视网膜血管呈球形扩张，并有大片黄白色渗出等（图 44-3-27）。

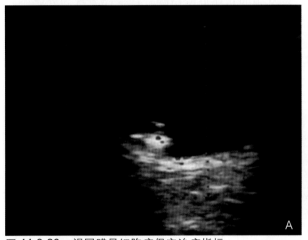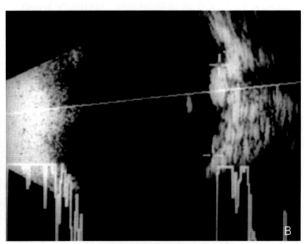

图 44-3-26 视网膜母细胞瘤保守治疗指标

视网膜母细胞瘤保守治疗有效时，血流减少或消失，伴钙化斑，肿瘤消退

表 44-3-1 儿童白瞳孔病因的鉴别诊断

疾病类型	临床表现	声像图表现	彩色多普勒表现	CT图像
视网膜母细胞瘤	婴幼儿单眼或双眼发病，视网膜灰白色实性肿物	玻璃体腔内团体，内有钙化斑，眼球正常大小	肿瘤内血管与视网膜中央动、静脉相延续，呈高速高阻动脉频谱	软组织密度肿块，钙斑反射，有轻度强化
原始永存玻璃体增生症	出生后发现单眼晶体后锥形纤维膜和血管睫状突牵拉向瞳孔区	晶体后部浑浊，玻璃体内见圆锥形膜状强回声，前大后尖、眼轴短，无钙化斑，眼球小	彩色多普勒见高速低阻血流频谱	玻璃体内见高密度影，强化明显
早产儿视网膜病变	早产吸氧史，双眼球小，晶体后灰白色纤维膜	玻璃体之前、晶状体之后不规则膜状回声，双眼轴短，眼球小	无血流信号	晶状体后膜状回声密度高
外层渗出性视网膜炎（Coats病）	较大儿单眼视网膜脱离，视网膜表面血管扩张，其下方有类脂体结晶	玻璃体中带状回声，其后见弱回声，有活跃后运动	脱离的视网膜上动静脉血流信号，视网膜下见移动明显的点状回声，无血流信号	单眼眼球增厚，玻璃体密度高，无增强
眼内炎症（玻璃体脓肿）	眼红、痛、眼内发黄（玻璃体脓肿）、眼压低、视力下降、视网膜机化、收缩脱离	点状或斑状回声，后运动明显	无血流信号	玻璃体普遍密度增高，无增强

好发于青少年男性，眼底见迂曲扩张、囊状、梭形的血管异常及视网膜深层渗出，可继发视网膜脱离。视网膜及视网膜下见胆固醇结晶、泡状细胞（图 44-3-28），可并发白内障、青光眼或眼球萎缩。视网膜光凝、冷凝可改善预后。

声像图表现为早期后极部眼底斑片状中等回声，前缘回声强，可见小斑状强回声，眼轴短。继发视网膜脱离后有多个球形隆起，起自视乳头，止于锯齿缘，呈"V"形或"T"形；可见视网膜中央动脉的延续血流。视网膜下见细弱的点状回声，可呈"流沙状"活动，彩色多普勒显示无血流信号（图 44-3-29）。

（2）原始永存玻璃体增生症（primary hyperplastic persistant vitreous，PHPV）。属先天性玻璃体发育异常，是原始玻璃体未退化的结果。出生后发现单、双眼视盘至晶状体间灰白色锥形膜（图 44-3-30），有与视网膜中央动、静脉相连续的血管，组织学是纤维结缔组织及血管。

声像图表现为视盘与晶状体之间的锥形膜状中强回声（图 44-3-31），眼轴短。彩色多普勒可显示其与视网膜中央动、静脉相连续的血流信号（图 44-3-32），脉冲多普勒取样为高速低阻血流信号。

（3）早产儿视网膜病变（retinopathy of prematurity，ROP）。常有早产儿吸氧史。其特点是双眼晶状体后灰白膜。声像图表现为玻璃体之

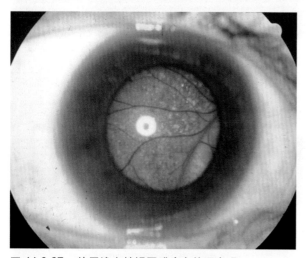

图 44-3-27　外层渗出性视网膜病变的眼底观

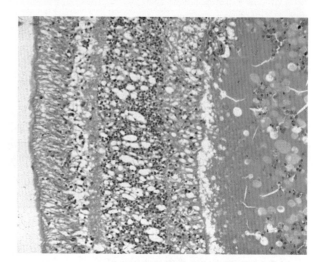

图 44-3-28　外层渗出性视网膜病变的病理切片图

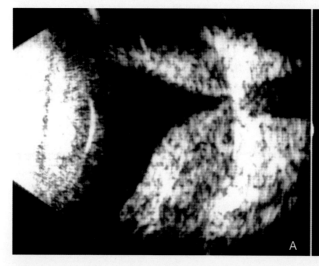
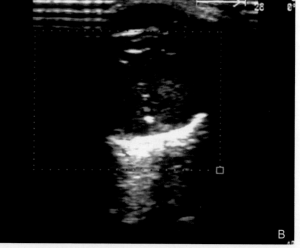

图 44-3-29　外层渗出性视网膜病变的声像图表现

A 图为二维声像图显示后极部眼底斑片状中等回声，前缘回声强　B 图为彩色多普勒显示视网膜中央动脉的延续血流，但斑片状中等回声内无血流信号

前、晶状体之后有一中等回声的纤维膜（图44-3-33），眼轴短，彩色多普勒显示其内无血流信号。

（4）眼内炎症。内、外源性眼球穿通伤或全身感染性疾患致眼内化脓性炎症。眼红、痛、眼内发黄（玻璃体脓肿）、眼压低、视力下降。声像图表现为玻璃体弱点状回声，后运动阳性，晶状体后有低回声团（玻璃体脓肿），呈弥漫性的细小点状或条状低回声（图44-3-34），后运动显著，睫状体脱离，晶体后机化膜，视网膜脱离。彩色多普勒显示其内无血流信号。

（5）先天性脉络膜缺损（coloboma of choroids）。是胚胎发育过程中视杯下方胚裂闭合不全，致使视网膜色素上皮层和脉络膜发生缺损。声像

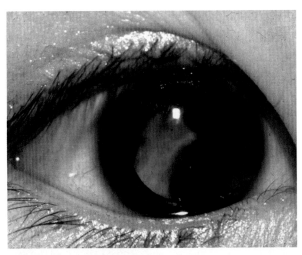

图44-3-30　原始永存玻璃体增殖的眼外观

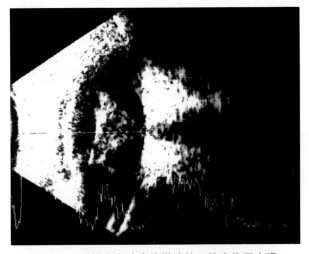

图44-3-31　原始永存玻璃体增殖的二维声像图表现

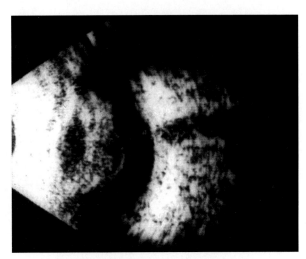

图44-3-33　早产儿视网膜病变的二维声像图表现

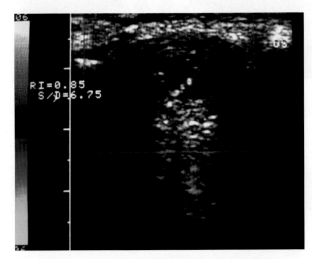

图44-3-32　原始永存玻璃体增殖的彩色多普勒表现

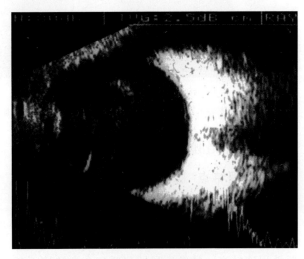

图44-3-34　眼内炎症的二维声像图表现

图表现为后极部视乳头周围眼底向后陷，边缘锐利（图44-3-35）。

（6）先天性凹陷性视盘异常。包括牵牛花征（morning glory sign）、视盘缺损（coloboma of optic disc）和视盘周围葡萄肿等一系列发育缺陷性疾病。眼底可见视盘扩大，呈白色碗状大凹

陷（图44-3-36），常合并虹膜、睫状体、脉络膜缺损。声像图表现为眼球后部与视神经相连处球壁向后局限性膨出，呈方形或底部大的梯形，边缘清楚，底平坦且回声强，充以玻璃体，视神经区回声强（图44-3-37）。

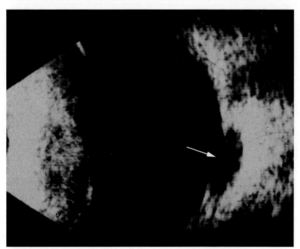

图44-3-35　先天性脉络膜缺损的二维声像图表现（箭头所指）

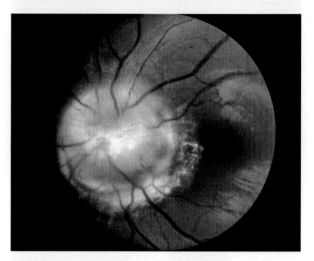

图44-3-36　先天性视盘缺损的眼底观

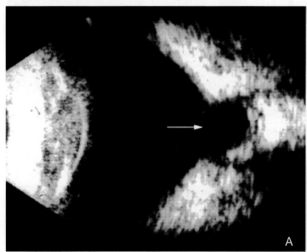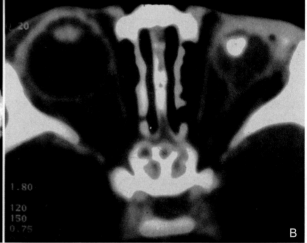

图44-3-37　先天性视盘缺损的二维声像图表现
A图为二维声像图显示先天性视盘缺损（箭头所指）　B图为CT显示先天性视盘缺损

三、脉络膜黑色素瘤

1. 病理特点　脉络膜黑色素瘤（malignant melanoma of choroid）是成年人最常见的眼内恶性肿瘤，好发于白种人，发病率为0.02%～0.06%，好发于中老年人，单眼发病多见，双眼发病少见，恶性程度较高，易发生眼外蔓延及全身转移而死亡，可继发视网膜脱离和青光眼。脉络膜黑色素

瘤由恶性黑色素瘤细胞组成，其组织发生于脉络膜基质内的黑色素细胞，脉络膜是黑色素瘤最常发生的部位。

（1）病理形态。

①局限性扁平形。为早期小的肿瘤，Bruch膜较完整，限制其向视网膜下发展。

②蘑菇状或球形。大多数呈此种生长方式，瘤体不断增大，Bruch膜、色素上皮受破坏，肿瘤向

视网膜下生长，常伴视网膜脱离（图 44-3-38）。

③弥漫扁平状。较少见，可累及全脉络膜并延至前色素膜，无隆起。

④多病灶、弥漫性生长。极罕见。按细胞分 3 型：上皮样细胞型（图 44-3-39）、梭形细胞型（图 44-3-40）、混合细胞型。常有坏死、出血。

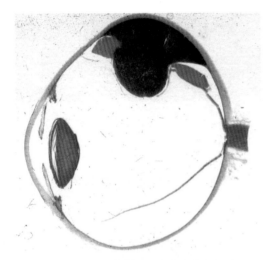

图 44-3-38　半球形脉络膜黑色素瘤的病理切片图

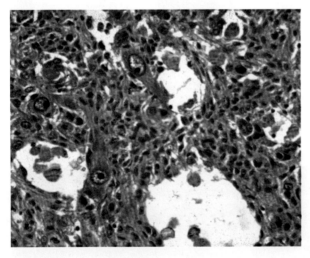

图 44-3-39　上皮样细胞型黑色素瘤的组织切片图

（2）继发改变。

①视网膜变性和脱离。肿瘤局部表面的视网膜缺血变性，产生相应的视野盲点，易导致浆液性视网膜脱离。

②玻璃体出血和混浊。视网膜、脉络膜新生血管破裂引起玻璃体出血，部分瘤细胞或黑色素细胞进入玻璃体导致玻璃体混浊，坏死的瘤细胞可引起眼内炎性反应。

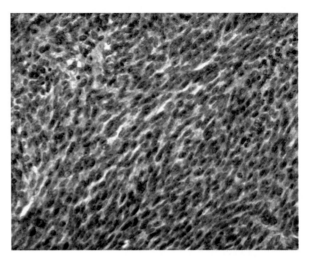

图 44-3-40　梭形细胞型黑色素瘤的组织切片图

③ Bruch 膜破裂是黑色素瘤呈蕈状生长的主因。

2. 临床表现　与肿瘤的位置、大小有关，在后极部或黄斑部可表现为视力下降、远视、视野缺损、玻璃体漂浮物等；而周边的小肿瘤无症状，早期诊断困难。眼底检查可见半球形或蘑菇状色素性隆起（图 44-3-41）或呈弥漫性生长（罕见、呈环形生长），可侵犯 1/4 象限。可发生出血、坏死、渗出、继发青光眼、视网膜脱离、眼内炎。侵及眼眶可引起眼球突出，似眼眶蜂窝织炎样改变。小的肿瘤可行局部切除术、温热疗法或光凝，中等的肿瘤可行盘疗、X 刀等治疗，大的肿瘤（超过眼球容积的 1/2）或继发青光眼等并发症可行眼球摘除术，免疫治疗也很重要。

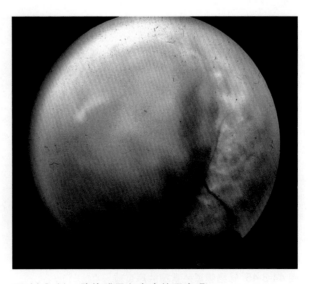

图 44-3-41　脉络膜黑色素瘤的眼底观

3. 声像图表现 隆起 2mm 即显示为实性肿物。

（1）形状。局部隆起，常呈扁平形、半球形或蘑菇形（图 44-3-42 至图 44-3-44）。

（2）边界。在肿瘤表面有完整的视网膜时，前边缘光滑，近于球壁时消失。

（3）内部回声。前缘回声多而强，向后渐少，近球壁形成无回声区，即呈"挖空"现象。高分辨率超声仪可探及小的暗区。

（4）脉络膜凹陷。肿瘤部位的脉络膜被瘤细胞浸润，与周围眼球壁对比有一凹陷带，约 65% 患者可发现此征。

（5）声影。因声衰减较显著，肿瘤后部眼球壁及球后脂肪回声较低或无回声（图 44-3-45）。

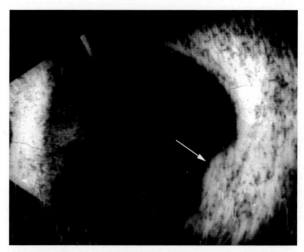

图 44-3-42 扁平形脉络膜黑色素瘤的二维声像图表现（箭头所指）

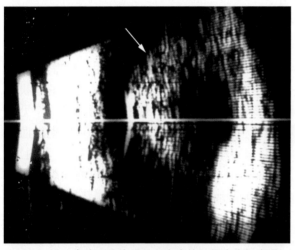

图 44-3-43 半球形脉络膜黑色素瘤的二维声像图表现（箭头所指）

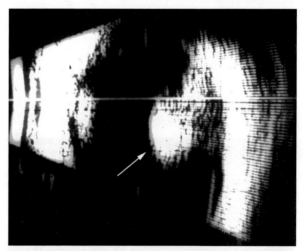

图 44-3-44 蘑菇形脉络膜黑色素瘤的二维声像图表现（箭头所指）

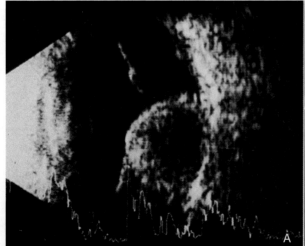
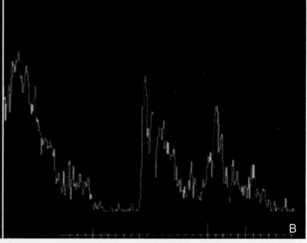

图 44-3-45 脉络膜黑色素瘤的声衰减

A 图为二维超声显示脉络膜黑色素瘤的声衰减 B 图为 A 超显示脉络膜黑色素瘤的声衰减

（6）继发改变。玻璃体混浊及继发视网膜脱离可显示。侵及球外可见低回声区或无回声区（图44-3-46）。保守治疗有效的病例表现为肿瘤体积缩小较少，而内回声增多显著（图44-3-47）。小于2mm的无色素的脉络膜黑色素瘤较难确诊。

（7）彩色多普勒表现。肿瘤内血流丰富，呈条状或分支状（图44-3-48），由睫状后动脉供血，脉冲多普勒取样呈中高收缩期和较高舒张期的低阻力血流频谱（图44-3-49）。保守治疗有效的病例表现为血流速度下降。

（8）三维超声表现。可显示肿瘤的立体图像，在不同的层面上观察肿瘤的立体形态（图44-3-50）。

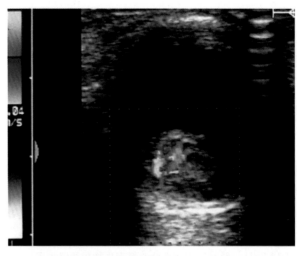

图 44-3-48 脉络膜黑色素瘤的彩色多普勒表现

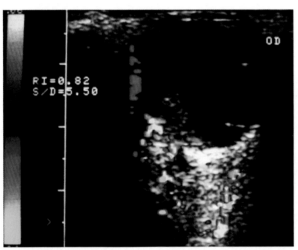

图 44-3-46 脉络膜黑色素瘤侵及球外

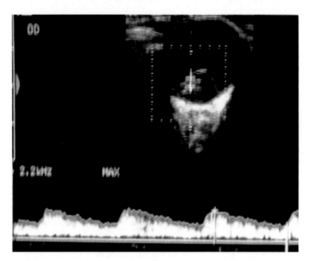

图 44-3-49 脉络膜黑色素瘤的脉冲多普勒表现
脉络膜黑色素瘤由睫状后动脉供血

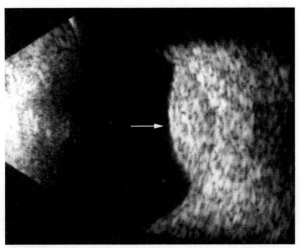

图 44-3-47 脉络膜黑色素瘤保守治疗后
脉络膜黑色素瘤保守治疗8年后，肿瘤体积缩小较少，而内回声增多显著（箭头所指）

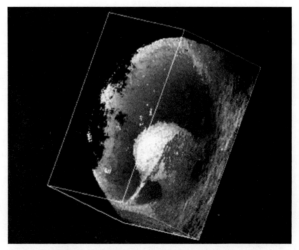

图 44-3-50 脉络膜黑色素瘤的三维超声表现

（9）超声生物显微镜（UBM）表现。可显示肿瘤侵犯虹膜、睫状体的情况（图44-3-51）。

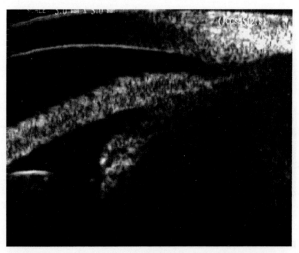

图 44-3-51　脉络膜黑色素瘤的超声生物显微镜表现
超声生物显微镜（UBM）显示睫状体受侵犯

4.鉴别诊断　脉络膜黑色素瘤需与脉络膜血管瘤、脉络膜转移癌、脉络膜骨瘤、脉络膜血肿、视盘色素细胞瘤鉴别，详见表 44-3-2。

四、脉络膜转移癌

1.病理特点　脉络膜转移癌（metastatis carsinoma of the choroids）是全身恶性肿瘤经血行转移到脉络膜。国外报道以乳腺癌转移为多见，国内报道以肺癌为原发灶最多见，且常常首诊于眼科。肿瘤多呈扁平形，高低不一、基底宽，少数脉络膜转移癌为团块状，多伴视网膜脱离（图 44-3-52）。镜下所见与原发灶病理组织形态相近，部分转移癌有较大的囊腔，肿瘤细胞可侵及巩膜，

表 44-3-2　脉络膜肿瘤的鉴别诊断

疾病类型	临床表现	声像图表现	彩色多普勒表现
脉络膜黑色素瘤	后极部棕褐色实质性肿物，后照和透照均不透光	半圆形或蘑菇状实质性肿物，边界清楚，内回声前多后少，脉络膜凹陷	内部血流呈中高收缩期和较高舒张期的低阻血流，由睫状后动脉直接供血
脉络膜血管瘤	黄斑周围的圆形或椭圆形扁平隆起，橙红色，边界不清，荧光血管造影呈桑椹状强荧光	扁圆形或半圆形隆起，内回声多而均匀	高速低阻的血流频谱
脉络膜转移癌	有其他部位肿瘤病史，眼底见扁平状或高低不等的灰黄色隆起	扁平的半圆形或山峰状的实质性肿块，内回声强弱不一，可见斑点状暗区	搏动性高频低阻血流
脉络膜骨瘤	年轻女性视盘侧见扁平有隆起，周边有伪足，中央硅白色，表面色素不均	表面强回声，其后为声影	内部无血流
脉络膜血肿	眼底紫黑色扁平隆起，边缘常呈紫红色，发病快	扁平状隆起，内反射甚低	内部无血流
视乳头黑色素细胞瘤	视乳头表面呈球形灰黑隆起肿物	扁平状隆起，内回声强而均匀	内部无血流

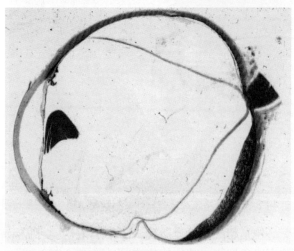

图 44-3-52　脉络膜转移癌的病理切片图

压迫或侵犯神经引起剧痛，穿巩膜到球外生长则导致眼球突出。

2.临床表现　好发于中老年人，单眼或双眼发病，多因视力障碍就医，常有眼视力下降、眼痛，眼底后极见扁平状的灰黄色、黄白色肿瘤（图 44-3-53），表面不平可有出血、新生血管，可伴视网膜脱离（图 44-3-54）、继发青光眼、穿巩膜侵及眶内或沿视神经向颅内蔓延。可行光凝、盘疗、放疗、化疗等。

3.声像图表现　眼球后极部扁平状回声，双弧形表面（图 44-3-55），也可呈球形或不规则形突入玻璃体（图 44-3-56），内部回声不一

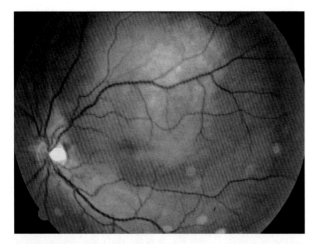

图 44-3-53 脉络膜转移癌的眼底观

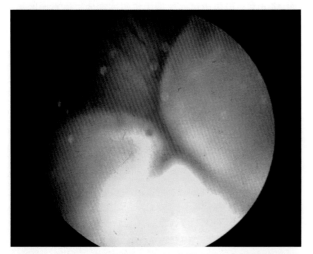

图 44-3-54 脉络膜转移癌合并视网膜脱离的眼底观

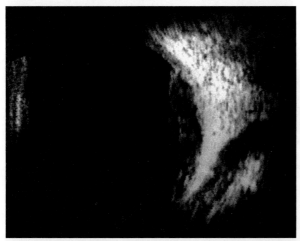

图 44-3-55 扁平状脉络膜转移癌的二维声像图表现

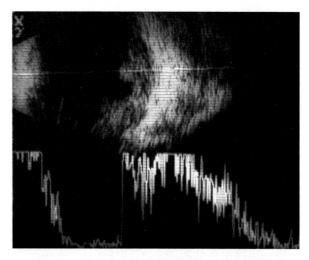

图 44-3-56 不规则形脉络膜转移癌的二维声像图表现

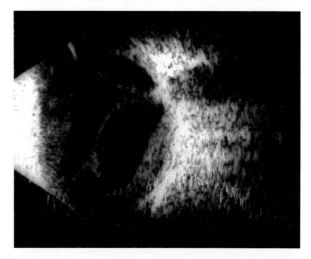

图 44-3-57 脉络膜转移癌并视网膜脱离的二维声像图表现

呈条状血流，小的肿瘤呈点状血流，由睫状后动脉供血，大多呈中速低阻动脉频谱。超声生物显微镜（UBM）可显示肿瘤侵犯虹膜、睫状体的情况。

第4节
眼外伤

眼外伤分穿通伤、钝挫伤，情况错综复杂，需详细检查。玻璃体出血、机化、视网膜脱离、脉络膜脱离、眼内炎等严重病变详见前所述。

致，分布不均，强弱不一，可有无回声。有时可见脉络膜凹陷。早期广泛视网膜脱离（图44-3-57）。球后见低回声区则提示肿瘤向球外蔓延。彩色多普勒表现为肿瘤内血流丰富，大的肿瘤

一、后巩膜裂伤

多位于视盘周围巩膜，声像图表现为线状低回声或不规则低回声（图44-4-1），伴有点片状中、高回声，此为球内组织嵌塞所致（图44-4-2）。

二、球内异物

声像图表现为强回声斑伴声影（尾随声影或球后声影），金属性异物可见"彗星尾征"，单发或多发。超声可进行异物定位（图44-4-3）。异物被机化包裹、异物小于1mm或异物位于眼前节容易漏诊，眼前节异物首选UBM检查。

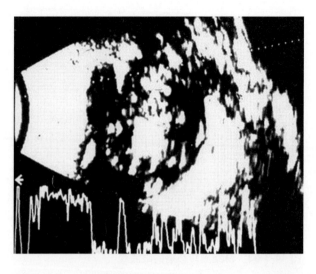

图44-4-2　后巩膜裂伤伴球内组织嵌塞的二维声像图表现

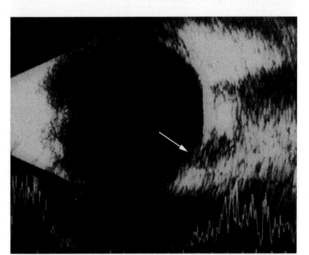

图44-4-1　后巩膜裂伤的二维声像图表现（箭头所指）

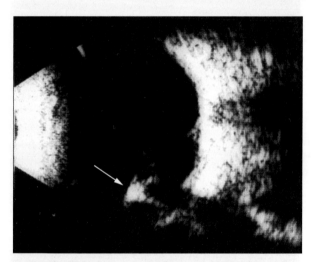

图44-4-3　球内异物（箭头所指）

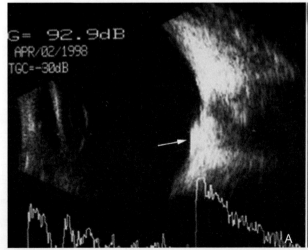
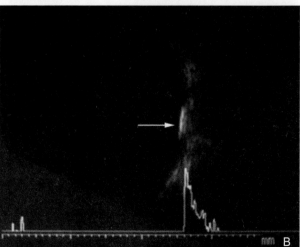

图44-4-4　球壁异物（箭头所指）

A图显示球壁异常强回声　B图为降低增益后异物显示更清晰

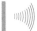

三、球壁异物

降低增益可显示异物准确的位置（图 44-4-4），可鉴别异物位于球内、球外，还是视网膜下（图 44-4-5）等。

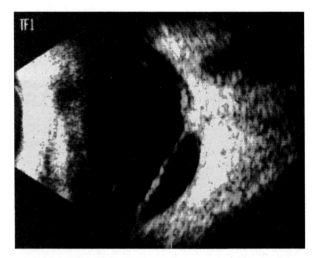

图 44-4-5 视网膜下新鲜异物

四、晶体状病变

1. **后囊破裂** 超声可显示月牙形强回声连续性中断（图 44-4-6），并可测量裂孔大小以决定手术方式。

2. **晶状体全脱位** 超声可显示玻璃体内环形中等回声（图 44-4-7）。

3. **晶状体不全脱位** UBM 可显示前房深度不一、浅侧为脱位侧（图 44-4-8）。

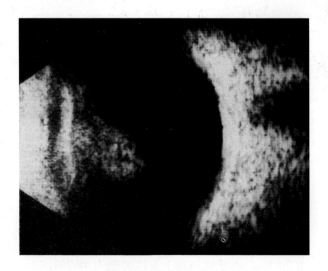

图 44-4-6 晶状体后囊破裂导致外伤性白内障

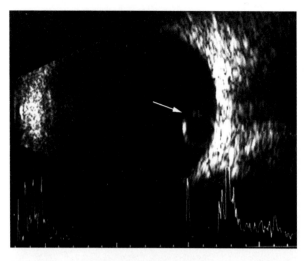

图 44-4-7 晶状体全脱位（箭头所指）

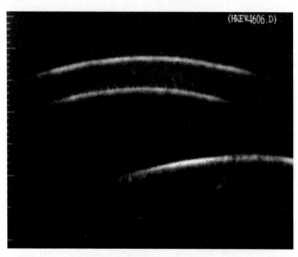

图 44-4-8 晶状体不全脱位

第5节
眼眶疾病

一、眼眶肿瘤

（一）海绵状血管瘤

海绵状血管瘤（cavernous hemangioma）是成年人最常见的原发性眶内良性肿瘤。多为单侧，慢性渐进性眼球突出，主要发生于肌锥内呈轴性眼球突出，多数为单个病灶，也可多个病灶。患者早期无症状，部分患者因肿瘤压迫视神经致视力下降。浅表的肿块表面光滑、活动、有弹性感。眼底受压时，有后极部视网膜脉络膜皱褶、视盘水肿等。肿瘤生长缓慢，不向颅内蔓延，位于眶尖部或肿瘤体积较小，无明显眼球突出及视功能障碍者可定期观察，预后良好。但长期不治疗可因压迫视神经而致视力丧失。眶尖部肿瘤手术切除也可造成严重的视功能障碍。

声像图表现为眶内圆形或类圆形占位病变，边界清楚，内部回声强、分布均匀，肿瘤有轻度可压性，病变透声性中等（图44-5-1）。彩色多普勒显示其内血流较少，脉冲多普勒取样多为静脉性血流频谱（图44-5-2）。

行性眼球突出，晚期有视力下降、眼球移位。少数患者有自发性疼痛。手术切除是唯一的治疗方法，术中易出现视力丧失等并发症，术后易复发。

声像图表现为病灶呈圆形、卵圆形，边界清楚，内部呈低回声或中等回声，透声性好（图44-5-3）。彩色多普勒显示不同病例肿瘤内血流具有多样性，多数血流较丰富（图44-5-4）。

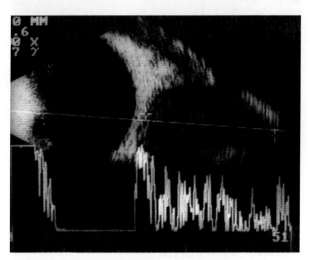

图 44-5-3　眼眶神经鞘瘤的二维声像图表现

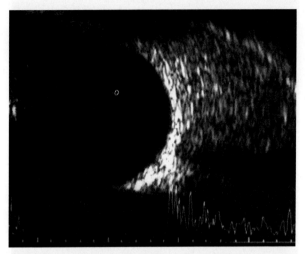

图 44-5-1　眼眶海绵状血管瘤的二维声像图表现

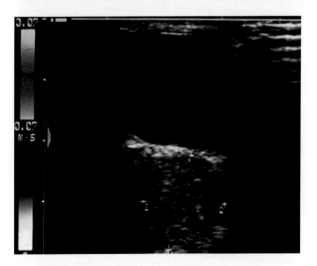

图 44-5-2　眼眶海绵状血管瘤的彩色多普勒表现

（二）神经鞘瘤

神经鞘瘤（neurilemoma）是一种常见的末梢神经性肿瘤，肿瘤主要是由雪旺细胞增生而形成的一种良性肿瘤。好发于成年人，表现为慢性进

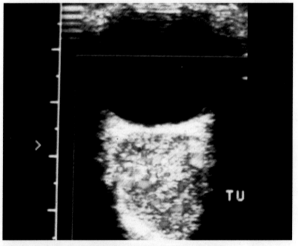

图 44-5-4　眼眶神经鞘瘤的彩色多普勒表现

（三）泪腺上皮性肿瘤

泪腺上皮性肿瘤（epithelial tumors of lacrimal gland）在眼眶肿瘤中较常见。在泪腺肿瘤中，泪腺多形性腺瘤（benign pleomorphic adenoma）占49.3%，腺样囊（adenoid cystic carcinoma）腺癌占24.3%，占恶性泪腺上皮性肿瘤的48.2%。

1. **泪腺多形性腺瘤**　是泪腺上皮性肿瘤中最常见的一种，属良性肿瘤，病程较长，常见于20～50岁青壮年，主要为渐进性眼球突出及眼球下移位（图44-5-5），眶外上方可触及硬性肿物，不能推动，眼睑肿胀，少数有眼睑下垂、运动障碍、视力障碍等症状。

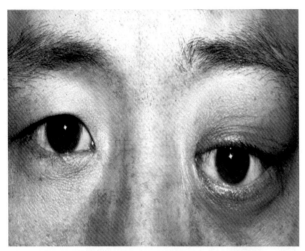

图44-5-5　泪腺多形性腺瘤的眼外观

声像图表现为眼眶外上方圆形、类圆形占位病变，边界清，内部呈中等回声，分布均匀（图44-5-6），病变透声中等，无压缩性。彩色多普勒显示肿瘤内有少量血流信号（图44-5-7）。

2. **泪腺囊腺癌**　发生率仅次于泪腺多形性腺瘤而居第二位，占泪腺上皮性肿瘤的25%～30%。以往称"圆柱瘤"，是泪腺恶性上皮性肿瘤中最常见的、恶性程度最高的一种肿瘤，

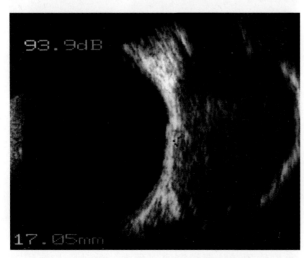

图44-5-6　泪腺多形性腺瘤的二维声像图表现

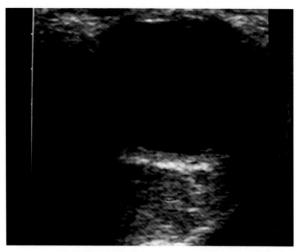

图44-5-7　泪腺多形性腺瘤的彩色多普勒表现

以恶性上皮细胞呈实体状或条索状分布为特征。其发病年龄小于其他泪腺恶性肿瘤，其中以30岁以下者较多见。临床表现为病史短，发病年龄小，主要表现为眼球突出、移位，眶部肿块，自发痛和触痛均存在，疼痛的发生率高达79%，这是因为肿瘤早期侵犯神经及骨壁而引起，疼痛是泪腺囊腺癌的主要症状。肿块较大时会影响眼球运动及视功能。

声像图表现为泪腺区占位性病变，扁平状或梭形，边界清晰，内部回声不均，声衰减中等。少数患者肿瘤内可有钙化，这也是泪腺恶性肿瘤的特征。

（四）横纹肌肉瘤

横纹肌肉瘤（rhabdomyosarcoma）是儿童时期最常见的眶内原发性恶性肿瘤，恶性程度高。主要发生在儿童，发病突然，进展快，眼球突出，眶周肿块，增长迅速。累及眶上及眶前部引起上睑下垂、眼球移位、视力下降，甚者结膜水肿和睑裂。

声像图表现为肿块呈椭圆形、扁平形或不规则形，内部呈低回声或无回声（图44-5-8），透声中等，声衰减不明显，无压缩性。彩色多普勒显示其内血流丰富，有动脉血流。

二、眼眶炎性假瘤

眼眶炎性假瘤（inflammatory pseudotumor）是眶内非肉芽肿性炎症，是一种免疫性非特异性

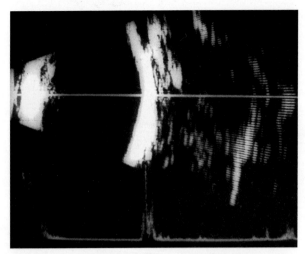

图 44-5-8　眼眶横纹肌肉瘤的二维声像图表现

炎症。多累及成人，也可见于儿童。单眼发病占85%。好发于眼眶蜂窝组织、泪腺、眼外肌，常反复发作。与眶内组织炎性水肿及细胞浸润有关。临床表现为急性期似眼眶蜂窝组织炎，眶周疼痛，眼球突出和移位，运动障碍及复视，水肿与充血，视力下降，眶内触及肿块。

声像图表现为：按部位、浸润方式和组织学特点分为泪腺型、肌炎型（止点肌腱肥厚）、视神经周围炎型（增粗、内回声多、分布不均匀）、弥漫浸润型、肿块型（图 44-5-9）。

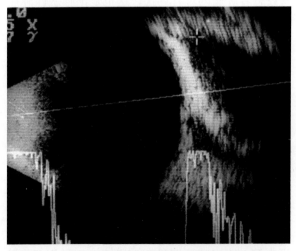

图 44-5-9　肿块型眼眶炎性假瘤的二维声像图表现

以细胞浸润为主的肿瘤，透声性好，边界清，后界清晰，彩色多普勒显示肿块内血供丰富，有较多血流信号；纤维硬化型肿瘤声反射界面及内部回声少，声衰减明显，后界不清，球后呈"T"形征，彩色多普勒显示肿块内无血流信号。

三、其他相关疾病

（一）甲状腺相关眼病

属自身免疫性疾病，包括甲状腺功能亢进、甲状腺功能减低、Graves 病。病理改变为眼眶组织水肿、炎细胞浸润（淋巴、浆细胞）。临床表现为眼球突出、上睑退缩、迟落（图 44-5-10）、复视、视力下降等。声像图表现为眼外肌肥厚（图 44-5-11），依次为下、内、上、外直肌，以肌腹肥厚为主，双侧多见，有"T"形暗影、眼眶组织增厚。

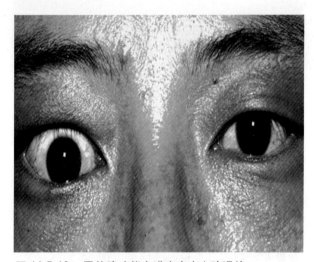

图 44-5-10　甲状腺功能亢进患者右上睑退缩

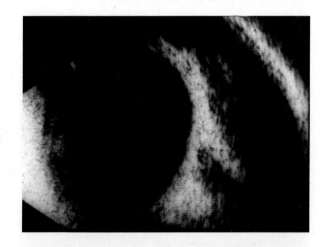

图 44-5-11　甲状腺功能亢进患者外直肌肥厚

（二）颈动脉海绵窦瘘

颈内动脉和颈外动脉及其分支与海绵窦相交通均称颈动脉海绵窦瘘。颈内、外动脉与海绵窦相交通称颈动脉海绵窦瘘（CCF），称高流瘘；颈内、外动脉分支与海绵窦相交通称硬脑膜海绵窦瘘（DCF），称低流瘘，由外伤和自发所致。临床表现为回流障碍，静脉压增高扩张，易误诊为结膜炎和炎性假瘤。CCF常由外伤引起，搏动性眼球突出，听诊器可听到血管杂音，眼睑、结膜水肿，眼球突出，结膜下血管扩张呈"红眼"，久之高度扩张、迂曲呈螺丝状（图44-5-12），深红色。可有视网膜中央静脉阻塞。海绵窦压迫第Ⅲ、Ⅳ、Ⅵ脑神经可导致眼肌麻痹和青光眼。

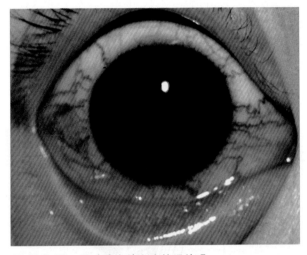

图44-5-12 颈动脉海绵窦瘘的眼外观

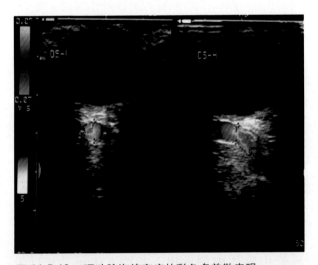

图44-5-13 颈动脉海绵窦瘘的彩色多普勒表现

粗大的眼上静脉红色血流中有蓝色血流，有涡流和搏动

声像图表现为眼上静脉扩张，上直肌与视神经之间有圆形无回声斑，与眼上静脉平行时呈弯曲的管道影，有搏动。彩色多普勒表现为粗大的眼上静脉红色血流中有蓝色血流（图44-5-13），

有涡流和搏动，脉冲多普勒取样呈高速低阻血流信号（图44-5-14）。彩色多普勒检查还可判定疗效。

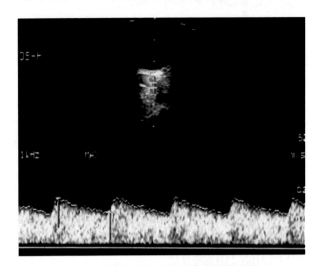

图44-5-14 颈动脉海绵窦瘘的频谱多普勒表现

脉冲多普勒在眼大静脉内取样，呈高速低阻血流信号

（三）副鼻窦黏液囊肿

患者常因眼球突出、眶鼻上乒乓球感隆起到眼科首诊，声像图表现为眶内囊性病变开口向眶壁（图44-5-15），囊内可有点状低回声，有压缩性。

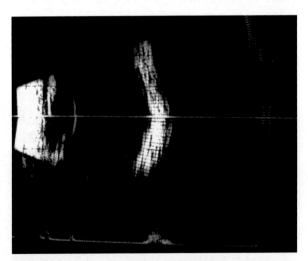

图44-5-15 副鼻窦黏液囊肿的二维声像图表现

（胡士敏）

第45章

涎腺疾病

第1节
涎腺解剖概要

解剖上将有排泄管通于口腔的腺体总称为涎腺或唾液腺。涎腺由构成腺泡及各级导管的腺上皮和构成间质的结缔组织组成,其主要功能是分泌唾液。人体的三大涎腺指腮腺、颌下腺和舌下腺,还有一些小涎腺按其所在解剖部位而命名(如唇腺、颊腺和腭腺等)。目前,超声检查主要涉及腮腺和颌下腺。

一、腮腺

腮腺左、右各一,位于侧面部,是体积最大的涎腺。表面观略似倒锥体形,其尖端向下。腮腺的前后径为 3 ~ 4cm,上下径约 6cm,上缘以颧弓为界,下界为下颌角的下缘,前缘覆盖于嚼肌的表面,后上界为外耳道的前下部,并可延伸至乳突尖部(图 45-1-1)。颈深筋膜浅层包绕腮腺鞘与腮腺紧贴并向腺体内伸入,将腮叶分成数个小叶。此外,腮腺与一些重要解剖结构关系密切,面神经在腮腺峡部开始分支,支配面部表情肌等。颈外动脉则在腮腺内下方进入腮腺后再开始进一步分支。

腮腺有三组淋巴结:①浅淋巴结,位于腮腺嚼肌筋膜浅面和腺体表面,本组淋巴结再可分为耳前和耳下淋巴结,是恶性黑色素瘤最常侵犯的淋巴结;②腺实质淋巴结,位于腮腺实质内,常被鳞癌侵犯;③位于咽侧壁的深淋巴结。

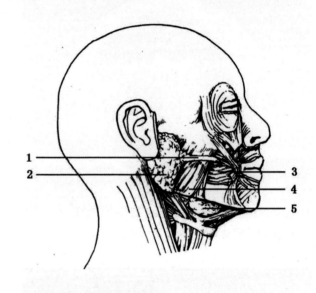

图 45-1-1 涎腺解剖示意图
(1.腮腺导管 2.腮腺 3.颊肌 4.咬肌 5.颌下腺)

二、颌下腺

颌下腺左、右各一,大部分位于颌下三角,呈扁椭圆形,大小如核桃,被颈深筋膜浅层所形成的颌下腺鞘包绕。其声像图表现与腮腺相似,但回声强度略低。正常颌下腺的厚度为 1.0 ~ 1.2cm,长度约 2.0cm。颌下腺导管由腺体内侧发出,长约 5.0cm,开口于舌系旁舌下肉阜处。因颌下腺导管自下而上走行,且长而弯曲、管径粗大,故异物易进入,容易诱发颌下腺导管结石。颌下淋巴结有 3 ~ 6 个,大多位于颌下腺鞘内,淋巴引流至颈上深淋巴结。

第2节
涎腺超声检查基础

一、检查体位

1. **仰卧位** 为常见检查体位，患者颈部应充分伸展、后仰，颌面转向超声检查对侧。必要时，在肩部后方垫枕，以便于颈项伸展，此法尤其适用于肥胖、颈项粗短的患者。

2. **侧卧位** 比较少用，主要用于腮腺、枕后区域的超声检查。

二、探头频率

首选 7.5 ～ 10MHz 的高频线阵探头，可清晰地显示涎腺及周围组织的解剖结构。若对皮肤等浅表解剖结构及浅表病灶检查时，则可选用 10 ～ 15MHz 探头。如果患者肥胖脂肪组织肥厚，或者因涎腺肿大造成回声明显衰减，或者对涎腺深部结构进行超声检查，可选用 5MHz 探头。

由于高频探头质量改进，检查涎腺大多采用直接法进行超声扫查。仅在少数情况下，例如探头不能平整安置的区域（如颌下角等处或病灶过于隆起时），才用间接法进行超声扫查，即在探头与被扫查区之间放置水囊。

三、扫查方法

1. **完整扫查** 指对涎腺各个区域进行认真、仔细地多角度交叉超声扫查，以防止遗漏。

2. **对比扫查** 指除了对病变侧涎腺进行检查外，还需对健侧和病变周围的正常组织进行检查。

3. **加压和减压扫查** 指检查中一边给探头以不同的压力，一边仔细观察受检目标图像质量优劣的变化和受检目标的可压缩性及其与周围结构之间的位置关系。

四、涎腺正常声像图

1. **腮腺** 腮腺组织多显示为中等回声结构，其回声强度略高于颌下腺。在声像图上最浅层为低回声的皮下组织，深面为回声稍粗糙的嚼肌。腮腺的纵切面呈长棱形，其深面可见后静脉；横切面则呈三角形。下颌骨的延长线可作为腮腺的分叶标志，即在此线上方为浅叶，此线下面为深叶，二者之间为峡部。腮腺边界清晰，内部回声均匀，但可见少量线状高回声结构。正常腮腺的厚度为 1.2 ～ 1.5cm。

2. **颌下腺** 颌下腺的长轴切面观呈椭圆形，边界清晰，内部回声特点与腮腺相似，但其回声强度略高于腮腺，且内部回声稍粗糙。在声像图上，颌下腺浅层为皮下组织和颈阔肌，深层与二腹肌前后腹相邻。正常颌下腺的厚度为 1.0 ～ 1.2cm，长度约 2.0cm。颌下腺导管沿颌下腺长轴方向行走，一般在舌系带附近超声才可发现管状回声，正常颌下腺实质内的导管结构不易分辨。

第3节
涎腺疾病

一、涎腺良性肥大

（一）病理特点及临床表现

涎腺良性肥大又称为涎腺退行性肿大或无症状性肿大，以非炎症性、慢性、再生性、无瘤性肥大为特点。本病与患者卵巢、甲状腺、胰腺内分泌失衡、肝功能损害、嗜酒和服某些药物（如保泰松、儿茶酚胺等）有关。其基本病理变化为腺泡增大，如果腺体为脂肪组织所代替则不能缩小。主要的临床表现为腮腺或颌下腺肥大，质地柔软且导管口无红肿，分泌物清亮。本病可单侧发病，也可双侧发病，以中老年多见。

（二）声像图表现

一侧或双侧腮腺呈弥漫性增大，边界模糊不清。由于腺体常伴有脂肪变性，故回声增强，但内部回声分布均匀，无局限性异常回声出现。

二、涎腺炎症

（一）病理特点与临床表现

涎腺炎症主要发生于腮腺、颌下腺和舌下腺，尤以腮腺炎多见，根据病因可将涎腺炎症分为化脓性、特异性（如结核、梅毒）和病毒性（如流行性腮腺炎）。关于本病的确切分类，目前缺乏统一意见。

1.流行性腮腺炎 流行性腮腺炎是一种副黏液病毒引起的腮腺急性炎症，由飞沫传播。发病以冬春季较多，多见于 5 ~ 10 岁儿童。主要症状为腮腺肿大，大多从一侧开始并累及对侧。可伴有发热、头痛和厌食。

2.化脓性腮腺炎 急性期多因全身抵抗力低下和涎液分泌减少，细菌经腮腺导管逆行至腮腺而引起，多见于大手术后、禁食和体质虚弱老年人。早期症状轻微，随炎症进展症状加剧，可出现腺体明显肿大、疼痛、导管口有脓液流出等。慢性期可由急性期迁延所致，病因不明。临床主要表现为进食后局部肿胀等症状加剧，即以导管阻塞的症状为主。

3.腮腺区非特异性淋巴结炎 本病因腮腺淋巴结肿大而造成腮腺肿大，故又称假性腮腺炎。大多数患者因鼻根部、眼睑和外耳道炎性病灶，经淋巴系统引起腮腺淋巴结炎。临床上可有腮腺红、肿、热、痛等感染体征。

（二）声像图表现

虽然，涎腺炎病因多样，病理分类复杂。但是，声像图特点有一定的共同点。通常，急性期表现为腮腺弥漫性增大，边界模糊，内部回声减弱，但分布较均匀（图 45-3-1）。慢性期则以腮腺形态不规则，内部回声增高，分布不均为特点，典型病

例可见瘢痕或钙化的强回声，以及弯曲扩张的导管和结石回声。腮腺非特异性淋巴结炎的声像图表现为在腮腺区探及数个结节状低回声区，边界较清，后方回声可有轻度增强（图 45-3-2）。

三、涎石病

（一）病理特点与临床表现

涎石病是指结石发生在涎腺导管中或腺体内，约 80% 发生于颌下腺，19% 发生于腮腺。结石多以脱落上皮细胞、细菌和异物为核心，周边为钙盐沉积物。涎石的成因有多种学说，但还不明确，一般认为与放线菌存在有关。涎石病以中年男性多见，可单侧发病，也可双侧发病。结石数目从 1 ~ 10 个不等。微小的结石可无任何

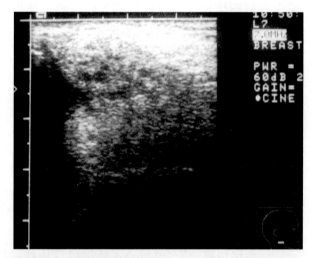

图 45-3-1 急性腮腺炎

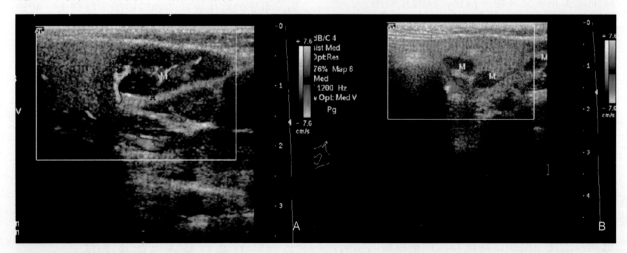

图 45-3-2 腮腺非特异性淋巴结炎
图 A 和图 B 显示腮腺内数个大小不等的回声淋巴结，彩色多普勒显示其内有少量血流信号

症状,但到一定大小后可引起导管阻塞,此时患者出现进食后胀痛,常合并炎症。

(二)声像图表现

涎腺不同程度肿大,合并感染时更为明显。腺体实质内探及斑点状强回声,后方伴有模糊声影。最典型的声像图表现为颌下腺导管扭曲、扩张,并在导管内探及结石强回声和声影(图45-3-3)。

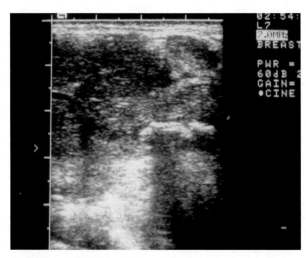

图45-3-3 涎石病

四、涎腺肿瘤

(一)病理特点

1. 良性肿瘤

(1)涎腺混合瘤。涎腺混合瘤是最常见的涎腺肿瘤,约占全部涎腺良性肿瘤的90%。肿瘤呈不规则形或椭圆形,大小数毫米至十几厘米不等。肿瘤由各种组织混杂在一起组成,如软骨样组织、胶冻样黏液组织和大小不等的囊腔等。

(2)乳头状囊腺瘤。肿瘤多呈结节状、边界清楚的囊实性肿块,直径多为1~3cm。囊腔内主要为黏液,囊壁可见乳头状突起。

(3)其他良性涎腺肿瘤。包括腺淋巴瘤(Warthin氏瘤)、基底细胞腺瘤和嗜酸性腺瘤,但在临床上均较少见。

2. 恶性肿瘤

(1)黏液表皮样癌。是最常见的涎腺恶性肿瘤,约占全部涎腺恶性肿瘤的29%,好发于腮腺。其中,高分化型肿瘤多为囊实性结构,大体病理标本所见与混合瘤相似;低分化型则以实性为主,囊腔较小且与周围组织界限不清。

(2)腺样囊性癌。约占恶性涎腺肿瘤的18%,肿瘤呈囊实性,直径大多为2~4cm,多无包膜,与周围组织界限不清。本病远处转移率高达40%,为高度恶性肿瘤。

(3)恶性混合瘤。大体标本与良性混合瘤相似,但出血、坏死更为明显。组织学检查将其进一步分为真性恶性混合瘤和混合瘤癌变。后者有肿瘤生长缓慢、病程长和近期生长突然加快等特点。

(4)其他恶性涎腺肿瘤。包括腺癌、鳞状细胞癌和未分化癌等。

(二)临床表现

1. 腮腺肿瘤 涎腺肿瘤约80%发生于腮腺,腮腺肿瘤中良性占80%,恶性占20%。而在良性肿瘤中,又以混合瘤最多见,约占80%。腮腺良性肿瘤好发于30~50岁青壮年,病程较长,常无意中发现或体检时发现无任何临床症状的无痛性肿块,边界较清晰、中等质地。肿瘤好发于以耳垂为中心耳屏前方的腮腺组织。

恶性腮腺肿瘤质地较硬,与周围组织界限不清,活动受限,患者常有局部疼痛或麻木感。病变可累及嚼肌群、皮肤和面神经,故严重者有张口困难、皮肤溃破和面神经瘫痪。此外,由于腮腺含有丰富淋巴组织,恶性肿瘤极易转移至此形成腮腺转移癌。

2. 颌下腺肿瘤 颌下腺肿瘤中良性肿瘤占50%,也以混合瘤多见。其主要的临床表现为肿瘤边界清楚,可活动,无自觉症状。恶性颌下腺肿瘤则以黏液表皮样癌多见,其临床表现与恶性腮腺肿瘤相仿。

(三)声像图表现

1. 良性肿瘤 肿瘤多呈圆形,包膜清晰、光滑且较完整,实质回声均匀(图45-3-4)。部分瘤体内因存在均质性低回声,故呈小蜂窝状。肿瘤后方回声以增强为主,少数可无改变,一般不会出现后方回声衰减。

2. 恶性肿瘤 肿瘤以分叶状和不规则形多见,包膜模糊、不完整或呈浸润状,实质回声强弱不一，呈簇状、靶状或网格状分布，并且可见斑片状钙化灶等特殊回声结构存在。肿瘤的后方回声以无变化为主，少数可有后方回声衰减。彩色多普勒显示其内有较丰富的血流信号（图45-3-5）。

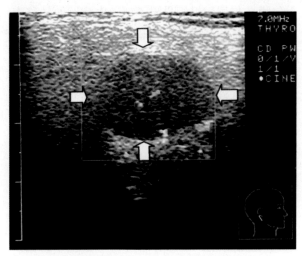

图 45-3-4　腮腺混合瘤

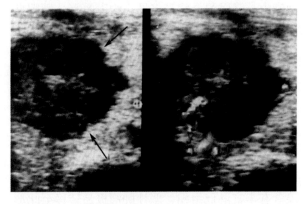

图 45-3-5　腮腺皮脂腺癌
彩色多普勒显示腮腺肿瘤内血流信号较丰富

（四）临床价值

目前，涎腺肿瘤的超声诊断尚缺乏大宗研究报道，彩色多普勒的应用仍处于探索阶段，其临床应用价值有待进一步研究。尽管如此，超声诊断涎腺疾病的优点仍然是显而易见的，超声操作简便、费用低廉、无放射性且可迅速对肿物形态特点和物理性质作出判断，对涎石病、涎腺导管扩张和囊性病灶有较高的检测率和诊断准确性。今后研究的重点是如何进一步提高涎腺小肿瘤的超声诊断敏感性和对已检出的肿瘤作出更准确的良恶性预测。

（沈　理）

第4节
鳃裂囊肿

一、病因和病理特点

鳃裂囊肿属于鳃裂畸形的一种，可发生于任何年龄，但好发于20～50岁。在胚胎发育的第3周，头部两侧各有5对斜形突起且平行的鳃弓。在鳃弓之间，外侧为凹进的沟形鳃裂分离，内侧为凸出的咽囊。鳃裂囊肿的起源多数认为是在胚胎发育过程中，咽沟闭合受阻，鳃弓和鳃裂未能融合或闭锁不全而形成的颈部先天性疾病。壁厚薄不均，含有淋巴结样组织，通常覆以复层鳞状上皮，少数覆以柱状上皮。常因壁内淋巴腺炎产生纤维化，使囊壁增厚。

鳃裂囊肿位于颈侧方，根据鳃裂的来源可将一侧颈区分为上、中、下三部分。发生于下颌角以上及腮腺区者，常为第1鳃裂来源；发生于相当肩胛舌骨肌水平以上者为第2鳃裂来源；发生颈根区者多为第3、第4鳃裂来源。其中来自第3鳃裂者，因第3咽囊在胚胎时形成胸腺咽管，故又称胸腺咽管囊肿。

临床上最多见是第2鳃裂来源的鳃裂囊肿。第2鳃裂囊肿常位于颈上部，大多在舌骨水平胸锁乳突肌上1/3前缘附近；有的附着于颈动脉鞘的后部，或自颈内、外动脉分叉之间突向咽侧壁。囊肿时大时小，生长缓慢，常继发感染而伴发疼痛，并放射到腮腺区。肿块质地软，有波动感。第2鳃裂的内口通向咽侧壁，外口一般多位于中下1/3胸锁乳突肌前缘处。

第1鳃裂少见，瘘管外口可在耳垂到下颌角之间的任何部位，向后上在面神经的深面或浅面通向外耳道，可无内口。

第3、第4鳃裂囊肿罕见，多位于颈根部、锁骨上区。当存在鳃裂瘘时，内口可通向梨状隐窝或食管入口部。

二、临床表现

患者多自诉腮腺区或颈部有肿块，无明显不适，肿块时大时小，出现疼痛时肿块增大，消炎后肿块缩小，病情较长，有的患者从小即出现肿块。触诊较硬，边界不清。

三、声像图表现

1. 肿块单发、体积较大、形态欠规则。

2. 内部呈单房或分隔状的液性暗区，有的呈网状。

3. 暗区内有细小的点状回声，探头挤压后可见飘动，呈散在分布（图45-4-1），或者在暗区内可见"彗星尾征"的强回声，此为气体回声。

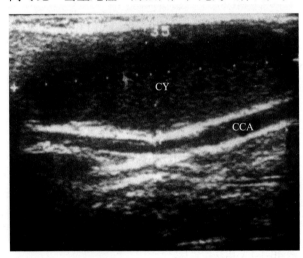

图45-4-1　鳃裂囊肿
颈总动脉前方见椭圆形无回声区，其内见较多的点状回声
（CCA-颈总动脉　CY-鳃裂囊肿）

4. 囊壁厚薄不等，较光滑，合并感染时囊壁回声粗糙。囊肿后方回声增强。

5. 彩色多普勒显示囊肿内无血流信号。

6. 超声引导下穿刺抽出液体多呈黄绿色或棕色，较清亮，合并感染时有炎症细胞。

四、鉴别诊断

1. **鳃裂囊肿与颈部血管瘤的鉴别**　颈部血管瘤壁光滑，动脉瘤有搏动而静脉瘤的大小随呼吸运动变化，内部无点状回声和气体强回声，彩色多普勒显示鳃裂囊肿内无血流信号。

2. **鳃裂囊肿与其他部位囊肿的鉴别**　超声根据囊肿出现的部位、形态、内部回声能作出明确诊断。其他部位囊肿壁薄、光滑，腔内无气体强回声及细小点状回声，形态一般呈圆形或椭圆形，无时大时小的改变。

五、临床意义

超声检查能清楚地显示鳃裂囊肿的大小、内部回声，可确定鳃裂的部位，彩色多普勒还可显示肿块与颈部血管的关系，为手术治疗提供重要的信息。

（李泉水）

第46章

甲状腺和甲状旁腺疾病

甲状腺疾病是临床上的常见病，主要表现为机能方面的亢进或减退，形态方面的单纯性肿大或肿瘤，各种炎性疾病及较少见的先天发育异常。结合实验室检查和临床表现，超声检查对甲状腺肿（如毒性弥漫性甲状腺肿、桥本甲状腺炎及亚急性甲状腺炎）的诊断发挥了较为重要的作用，是首选的影像学检查方法，已广泛用于甲状腺结节的诊断和随访。

第1节
甲状腺和甲状旁腺解剖概要

一、甲状腺解剖概要

（一）甲状腺的形态和位置

甲状腺位于颈前下方软组织内，紧贴于喉和气管的前面和侧面，上端达甲状软骨的中部，下端抵达第六气管软骨环。甲状腺呈"H"形，由左右两侧叶和较窄的峡部组成。峡部连接两侧叶，位于第2～4气管环之间，其宽窄因人而异，有的人峡部不发达，仅见结缔组织。很多人由峡部向上伸出一个锥体叶，长短不一，长者可达舌骨（图46-1-1）。锥体叶是甲状腺发育过程的残余，随着年龄的增加而逐渐萎缩，因此儿童比成人多见。

甲状腺表面覆盖有两层被膜，外层称甲状腺假被膜，是疏松的气管前筋膜的一部分，只覆盖甲状腺的前面和两侧；内层称甲状腺被膜，贴于腺体表面，并伸入腺体实质内，将腺体分成若干小叶。

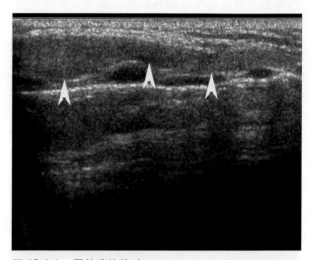

图 46-1-1　甲状腺锥体叶
甲状腺峡部向上伸出一锥体叶（箭头所指），与甲状腺实质回声相同

甲状腺周围的重要结构包括颈前肌肉、颈动脉鞘、喉返神经、喉上神经及甲状旁腺（图46-1-2）。

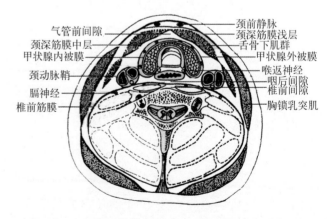

图 46-1-2　甲状腺及其周围关系示意图（通过第6颈椎横切面）

1. 颈前肌肉　在探查甲状腺之前必须通过颈前肌肉。颈阔肌紧贴在皮下组织的浅筋膜上，甲状腺前肌包括胸骨舌骨肌和胸骨甲状肌，是直接掩盖在

甲状腺前面的肌肉，其前外方为胸锁乳突肌。

2.颈动脉鞘　甲状腺的侧叶很靠近颈动脉鞘，在颈动脉鞘内，颈内静脉位于颈总动脉的前外方。

3.喉返神经　又称为喉下神经，是迷走神经的分支，迷走神经在颈总动脉与颈内静脉之间下行，进入胸腔后其第一分支在左侧绕过主动脉弓，在右侧绕过锁骨下动脉，然后返回颈部，在气管食管沟内上行，于甲状软骨下角的后方进入喉壁。

4.喉上神经　源自迷走神经的结状神经节，其起始位置略高于甲状腺上动脉，喉上神经也有两分支，内支是喉内的感觉神经，与排出喉内刺激物的咳嗽反射有关；外支是环甲肌的运动神经，可使声带处于紧张状态，并能发出高音。

（二）甲状腺的结构和功能

甲状腺的结构单位和功能单位是滤泡及其细胞。滤泡上皮细胞是甲状腺内分泌素的制造场所，而滤泡则是它的储藏室，它们的形态和大小都随甲状腺的功能状态而有变化。滤泡内是半流动性的胶样物，它是滤泡上皮细胞的分泌物，主要成分是含碘的甲状腺球蛋白，它也是甲状腺激素的贮存形式。当甲状腺激素需要分泌入血时，先由滤泡上皮细胞吞饮胶样物，再将其中的三碘甲状腺原氨酸（T_3）和甲状腺素（四碘甲状腺原氨酸，T_4）释放入血。甲状腺激素的主要作用是促进机体的新陈代谢，维持机体正常的生长发育，尤其对骨骼和神经系统的发育十分重要。在甲状腺滤泡壁的近旁还有另一种细胞，称滤泡旁细胞，分泌降钙素，因此又称为 C 细胞。降钙素能加强成骨细胞的活性，促进骨组织钙化，使血钙降低。

（三）甲状腺的血管

甲状腺的血液供应十分丰富，它有两对动脉和三对静脉，各动脉彼此吻合，静脉在腺体表面吻合成丛，腺体内存在着动静脉吻合支（图 46-1-3）。

1.甲状腺动脉　甲状腺的动脉供应有左、右甲状腺上动脉和左、右甲状腺下动脉。偶尔在甲状腺的下极还有甲状腺最下动脉。甲状腺上动脉是颈外动脉的第一分支，它在甲状软骨的上缘分出喉上动脉后，继续向下内方行走，在近甲状腺

上极时分为前、后、内三支，分别走行于甲状腺体的前后和峡部。甲状腺下动脉起自锁骨下动脉的分支甲状颈干，沿前斜角肌内缘上升至颈动脉节下方约 2cm 处，再向内侧走行于颈动脉的深面，在甲状腺后缘的下方分为上、下两支。

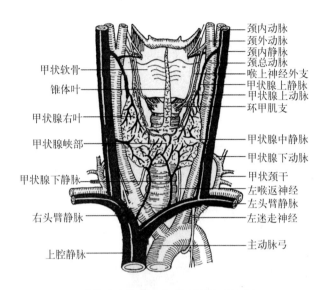

图 46-1-3　甲状腺血液供应及其周围关系示意图

2.甲状腺静脉　甲状腺共有三对静脉，甲状腺上静脉自甲状腺上部走出，与甲状腺上动脉并行，注入颈内静脉，或在颈总动脉分叉处注入颈总静脉；甲状腺中静脉有的缺如，有的很粗，常自甲状腺侧叶的中、下三分之一交界处走出，直接注入颈内静脉；甲状腺下静脉自甲状腺的下方走出，分别注入左、右无名静脉。

二、甲状旁腺解剖概要

甲状旁腺为内分泌腺，主要调节钙的代谢，对维持机体血钙的平衡具有重要的作用。甲状旁腺为椭圆形的棕色小腺体。在大多数情况下，甲状旁腺有上、下两对，平均大小约为 5mm×3mm×1mm，重量为 30～50mg。

（一）甲状旁腺的位置

甲状旁腺位于甲状腺侧叶的后方，多居于甲状腺真假被囊之间（图 46-1-4）。上一对甲状旁腺与甲状腺侧叶共同来源于第 4 咽囊，在胎儿期移行甚小，因此位置比较恒定，多位于甲状腺侧

叶后缘的上中 1/3 交界处，相当于环状软骨下缘水平。下一对甲状旁腺与甲状腺峡部及胸腺共同来源于第 3 咽囊，在胎儿期甲状旁腺也可随胸腺降入纵隔，因此位置变化较大，大约 60% 紧靠着甲状腺侧叶后缘的下极，约相当于第 4 气管软骨环的高度；26% ~ 39% 出现在甲状腺胸腺韧带中或位于胸腺舌叶；更为罕见的是位于纵隔内的胸腺中，还有一些未下迁的甲状旁腺位于颈上外侧区，沿颈总动脉分布。

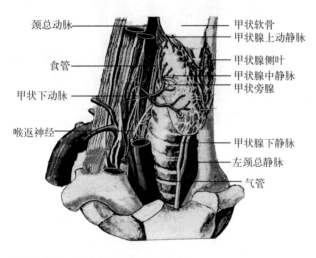

图 46-1-4　甲状旁腺及其周围结构

（二）甲状旁腺的数目

约 85% 的正常人有 4 个甲状旁腺，3% 的正常人仅发现三个甲状旁腺，10% ~ 13% 的正常人甲状旁腺多达 11 个。

（三）甲状旁腺的血液供应

上一对甲状旁腺由甲状腺上动脉或甲状腺下动脉或两者的吻合支供应，下一对甲状旁腺由甲状腺下动脉的分支供应。甲状旁腺的静脉回流至甲状腺的静脉，再分别回流至颈内静脉或头臂静脉。

第 2 节
甲状腺和甲状旁腺超声检查基础

一、仪器

使用宽频带的高频探头（5 ~ 10MHz），一般使用线阵探头，有时需采用扇形探头结合患者做吞咽动作对锁骨后或胸骨后甲状腺进行观察。日本生产了一种凹形探头，专用于甲状腺和乳腺的检查，其聚焦方式与线阵、凸阵探头方式不同，可获得较好的分辨率。

二、探测方法

检查前无特殊准备，患者一般取仰卧位，头略向后仰，充分暴露颈部。检查时将探头置于颈部的上方，从上向下滑行，取得最大横切面测量甲状腺的横径和前后径，再沿甲状腺的左右两侧叶的长径扫查，取最大切面测量上下径。用同样的方法测量甲状腺峡部的横径、前后径和上下径。然后从上向下及从外向内做一系列横切和纵切扫查，仔细观察甲状腺的形态、边界、内部回声以及有无结节。对结节的个数、大小、边界、有无晕征、钙化类型及后壁回声等情况都应进行观察和描述。在判断甲状腺实质回声时，应以邻近的胸锁乳突肌作为参照物；而判断甲状腺结节回声时，应与正常甲状腺进行比较，来确定为低回声、等回声或强回声。

探查甲状腺上动脉时，应先横切颈总动脉，再将探头向上移动，颈外动脉起始部发出的第一分支，即为甲状腺上动脉，然后顺看动脉的走行进行追踪观察（图 46-2-1）。探查甲状腺下动脉时，可先显示甲状颈干，甲状腺下动脉发出后先向上行走，然后转向内侧从颈总动脉深面穿入甲状腺

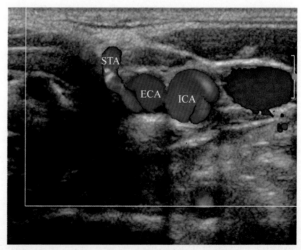

图 46-2-1　甲状腺上动脉的彩色多普勒表现
图示甲状腺上动脉（STA）从颈外动脉（ECA）的前壁发出，ICA 为颈内动脉

内，或者先横切在颈总动脉的深部找到横向走行的动脉，然后追踪观察其近段与甲状颈干相连接（图46-2-2），其远段在甲状腺下极的背侧分为上、下两支。甲状腺上动脉位置表浅，走行较直，较下动脉更易显示。虽然甲状腺上、下动脉纤细，直径仅2mm左右，但只要熟悉它们的走行，使用高分辨力的探头以及掌握必要的探查技巧，大部分甲状腺上、下动脉都能显示。

　　正常位置甲状旁腺的超声探测方法与甲状腺的探测方法大致相同，而异位甲状旁腺的探测方法却不同。当患者有明显的甲状旁腺功能亢进的症状和体征而超声又未发现正常位置的甲状旁腺增大时，应进一步寻找有无异位的甲状旁腺病变。首先，在颈前部及颈侧部大范围仔细地寻找；其次，对异位于胸锁关节后、锁骨后及胸骨上窝处的甲状旁腺病灶，应嘱患者做吞咽动作，使病灶提升；采用扇形探头在胸骨上窝锁骨上方进行探测，有时可发现异位的病灶。

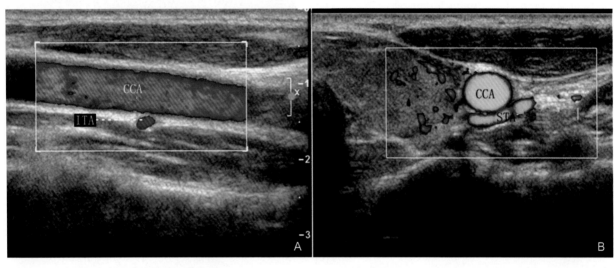

图46-2-2　甲状腺下动脉的彩色多普勒表现

颈总动脉显示甲状腺下动脉（ITA）位于颈总动脉（CCA）的后方　A图为纵切面　B图为横切面

三、正常甲状腺和甲状旁腺的声像图表现

（一）正常甲状腺的声像图表现

1. 甲状腺的毗邻结构　甲状腺周围的毗邻关系比较复杂，而且甲状腺肿大和甲状腺恶性病灶可对其周围的毗邻结构产生一定的影响，因此有必要了解甲状腺毗邻结构的声像图表现。甲状腺前方为胸骨舌骨肌及胸骨甲状肌，外前方为胸锁乳突肌，两侧叶的后方为颈长肌，这些肌肉的回声较甲状腺实质的回声低，左侧叶的后方还可见食管，其背侧的正常甲状旁腺不能被超声辨认。纵切时，喉返神经为条状低回声，右侧喉返神经位于甲状腺右叶和颈长肌之间，左侧喉返神经位于甲状腺左叶与食管之间。两侧叶的内侧及峡部的后方为气管，呈一弧形强回声带，由于气体的多重反射，后方呈逐渐衰减区（图46-2-3）。

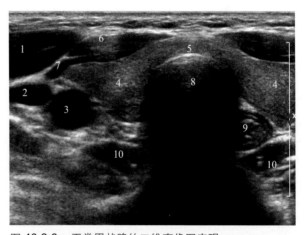

图46-2-3　正常甲状腺的二维声像图表现

（1. 胸锁乳突肌　2. 颈内静脉　3. 颈总动脉　4. 甲状腺左、右叶　5. 甲状腺峡部　6. 胸骨舌骨肌　7. 胸骨甲状肌　8. 气管　9. 食管　10. 颈长肌）

　　2. 甲状腺的被膜及实质　纵切时甲状腺呈锥体状，上极较尖小而下极较平整；横切时甲状腺呈蝶形，两侧叶基本对称。甲状腺被膜为一薄而

规整的强回声带，实质呈中等回声，分布均匀。正常甲状腺实质的回声明显高于邻近的胸锁乳突肌回声。

3. 甲状腺的血管 甲状腺上、下动脉的内径约为2mm，为搏动性动脉频谱，收缩期峰值流速为30～50cm/s。甲状腺的三对静脉为低振幅的连续性频谱。超声可以显示甲状腺内较粗的血管，常位于上、下极或两侧叶旁，静脉较动脉粗，最宽处内径达7～8mm。目前，高档彩色多普勒超声仪可显示低至1～2mm/s的低速血流信号，这类仪器除了可以显示甲状腺周边较粗血管的血流信号外，还可显示较小血管内的血流信号。甲状腺腺体内的血流呈稀疏分布的点状、条状血流信号（图46-2-4）。

（二）正常甲状腺的超声测值

1. 正常甲状腺的大小 有较大的差异，有的人侧叶长径达7～8cm，而前后径却小于1cm。肥胖者侧叶的长径常小于5cm，但前后径常大于

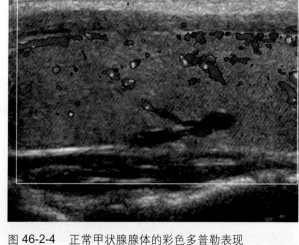

图 46-2-4 正常甲状腺腺体的彩色多普勒表现
甲状腺腺体内呈稀疏分布的点状、条状血流信号

2cm。一般而言，侧叶的前后径为1.5～2.0cm，左右径为2.0～2.5cm，上下径为4～6cm；峡部的前后径为0.2～0.6cm，左右径为1.2～2.0cm，上下径为1.5～2.0cm。国内不同学者的正常甲状腺超声测值见表46-2-1。

表 46-2-1 正常甲状腺超声测值的比较（单位：cm）

作者	性别	右叶			峡部			左叶	
		长径	宽径	厚径	宽径	厚径	长径	宽径	厚径
宋尚勇，等	男	5.63	1.80	1.61	1.79	0.39	5.25	1.75	1.53
	女	5.21	1.74	1.56	1.53	0.39	4.88	1.67	1.46
贾译清，等	男		1.80	1.79	1.74	0.64		1.93	1.72
	女		1.81	1.49	1.43	0.70		1.84	1.55
北京协和医院			1.61	1.31	1.92	0.40		1.65	1.42

2. 正常甲状腺的体积 目前，超声是测量甲状腺体积最准确的方法。甲状腺体积的测量可采用如下两种方法：

（1）用超声测量左右叶及峡部的各径线，然后以椭圆体公式（$v=\pi/6 \times$ 长径 × 宽径 × 厚径）计算每叶的体积，最后将每叶体积相加即为总体积。

（2）嘱患者取卧位，每隔0.5cm对甲状腺进行横断扫描，并记录每个横断面的测值，然后用计算机确定甲状腺的轮廓，最后计算出甲状腺的体积。

（3）Hegedus认为甲状腺体积与体重、年龄显著相关，可以用公式表示：

$$Y=1.97+0.21 \times X_1+0.06 \times X_2$$

式中，Y为甲状腺体积（单位为ml）；X_1为体重（单位为kg）；X_2为年龄（单位为周岁）。

Berghout用超声测量50名健康成人的甲状腺体积为10.7ml±4.6ml（范围为2.7～20.4ml）。

3. 正常甲状腺动脉的内径及血流参数 国内有关正常甲状腺动脉的内径及血流参数已有一些报道，为了供读者参考，兹列举一些学者的研究结果（见表46-2-2和表46-2-3）。

（三）正常甲状旁腺的声像图表现

由于正常甲状旁腺体积过小，与周围组织不能形成良好的反射界面，故一般不能显示。有学者报道正常甲状旁腺的回声与甲状腺相近或略低。

表46-2-2　正常甲状腺上动脉的内径及血流参数

作者	例数		D(mm)	V_{max}(m/s)	V_{min}(m/s)	V_{mean}(m/s)	RI	Q(ml/min)
薛恩生等	51	左侧	1.90 ± 0.26	0.39 ± 0.09	0.18 ± 0.05	0.24 ± 0.06	0.53 ± 0.06	43.41 ± 18.00
		右侧	1.90 ± 0.17	0.41 ± 0.07	0.18 ± 0.04	0.25 ± 0.05	0.57 ± 0.07	42.45 ± 11.79
李建初等	15	左侧	1.80 ± 0.20	0.41 ± 0.11	0.13 ± 0.05	0.24 ± 0.08	0.64 ± 0.11	36.70 ± 11.12
		右侧	1.70 ± 0.20	0.42 ± 0.10	0.16 ± 0.04	0.24 ± 0.06	0.63 ± 0.13	35.61 ± 14.35
阎小兵等	25		1.59 ± 0.13	0.30 ± 0.05	0.10 ± 0.03	0.16 ± 0.04	0.71 ± 0.12	19.25 ± 5.06
孙秀英等	100	左侧	1.55 ± 0.17	0.42 ± 0.16			0.60 ± 0.11	30.00 ± 14.00
		右侧	1.59 ± 0.26	0.41 ± 0.14			0.60 ± 0.12	31.00 ± 13.00
郑玉凤等	24		1.48 ± 0.28	0.18 ± 0.08	0.09 ± 0.04		0.69 ± 0.12	
傅俊峰等	30	左侧	1.60 ± 0.12	0.37 ± 0.10	0.17 ± 0.05		0.54 ± 0.10	
		右侧	1.62 ± 0.13	0.38 ± 0.11	0.17 ± 0.06		0.55 ± 0.11	

注：D为内径，V_{max}为收缩期最大血流速度，V_{min}为舒张期最低血流速度，V_{mean}为平均血流速度，RI为阻力指数，Q为血流量

表46-2-3　正常甲状腺下动脉的内径及血流参数

作者	例数		D(mm)	V_{max}(m/s)	V_{min}(m/s)	V_{mean}(m/s)	RI	Q(ml/min)
万晓荆	20	左	1.57 ± 0.18	0.18 ± 0.04	0.08 ± 0.02	0.13 ± 0.04	0.58 ± 0.06	17.04 ± 2.20
		右	1.65 ± 0.17	0.18 ± 0.02	0.08 ± 0.02	0.13 ± 0.03	0.57 ± 0.01	16.39 ± 4.40
孙秀英等	100	左	1.79 ± 0.22	0.42 ± 0.12			0.58 ± 0.11	39.00 ± 16.00
		右	1.82 ± 0.23	0.40 ± 0.13			0.59 ± 0.10	40.00 ± 16.00

注：D为内径，V_{max}为收缩期最大血流速度，V_{min}为舒张期最低血流速度，V_{mean}为平均血流速度，RI为阻力指数，Q为血流量

第3节
甲状腺影像学检查比较

一、超声检查

超声是甲状腺疾病最常用的影像学检查方法，已广泛用于甲状腺疾病的术前诊断和随访，具有较好的临床价值。具体表现为：

1. 与其他影像学检查方法比较，超声的突出优点是对甲状腺病变的检测非常敏感，可检出小至1～2mm的病灶。

2. 对甲状腺及其结节定位准确。

3. 能检出临床触诊或核素显像遗漏的甲状腺结节。

4. 对甲状腺良、恶性结节的鉴别具有一定的诊断价值，甲状腺结节超声诊断符合率为

80% ～ 94%。

5. 能够判断甲状腺癌有无颈部淋巴结转移，指导外科手术。

6. 能够较为准确地区分甲状腺肿与甲状腺结节。

7. 结合实验室检查和临床表现，可以提示哪一种疾病引起甲状腺肿，例如毒性弥漫性甲状腺肿、单纯性甲状腺肿、亚急性甲状腺炎或桥本甲状腺炎。

8. 能够准确地测量甲状腺大小和体积，指导毒性弥漫性甲状腺肿的临床治疗。

二、核素显像

甲状腺核素显像为临床筛查甲状腺结节的手段之一。随着超声仪器的不断改进，可以说几乎

每一例甲状腺结节的患者都需做超声检查，但不必所有甲状腺结节患者都需做核素显像。病变部位摄碘功能高于周围正常甲状腺组织者，称为热结节，常见于自主性高功能甲状腺结节，极少有癌变者。结节与周围腺体组织的摄碘功能相似者，称为温结节，通常为甲状腺腺瘤，但也偶见于甲状腺癌。结节摄碘功能低于周围组织或无摄碘功能者，称为凉结节或冷结节，多见于甲状腺癌，但也见于甲状腺腺瘤或伴有囊性变、钙化、出血的良性结节。

与超声检查相比，核素显像的分辨率较低，其最大不足是遗漏一些较小的甲状腺结节。另一个不足是对甲状腺癌的诊断特异性不高。有统计资料显示，单发冷结节癌的几率为 26%，凉结节为 10% 左右。但是，核素显像在胸骨后甲状腺、异位甲状腺、甲状腺发育不全和甲状腺癌转移的诊断具有较大帮助，这是超声检查所不及的。由于核素显像与超声检查是两种完全不同的显像方法，它们的结合运用能够改善甲状腺疾病的诊断效果。

三、CT 和磁共振成像

CT、磁共振成像很少用于甲状腺疾病。当病灶较大，他们在显示肿块范围及其与临近组织的关系，以及胸骨后甲状腺的诊断优于超声。

第 4 节
甲状腺疾病的超声分类

为了便于超声鉴别诊断，将甲状腺疾病大致分为两大类：甲状腺肿（弥漫性肿大）和甲状腺结节。前者包括毒性弥漫性甲状腺肿、单纯性甲状腺肿、亚急性甲状腺炎、桥本甲状腺炎及原发性恶性淋巴瘤；临床上甲状腺结节被描述为正常大小或弥漫性肿大的腺体内单发或多发性结节，包括结节性甲状腺肿、甲状腺腺瘤、甲状腺癌、局限性炎性结节。但是，有的甲状腺疾病可以弥漫性肿大或以结节的形式出现，如多数桥本甲状腺炎表现为弥漫性肿大，少数局限性桥本甲状腺炎以甲状腺结节的形式出现。

超声区分甲状腺肿与甲状腺结节，具有重要的临床意义，因为前者常常是良性疾病，一般不需外科手术治疗，而后者需重视鉴别诊断，应尽可能发现并鉴别那些需外科手术治疗的结节。但是，需要积极治疗的原发性恶性淋巴瘤也常表现为弥漫性肿大。甲状腺炎无论以弥漫性肿大还是结节的形式出现，都不需要外科手术治疗。

第 5 节
甲状腺疾病的超声鉴别诊断步骤

在甲状腺的超声检查过程中，除按照一定的操作程序进行检查外，还需同时完成鉴别诊断。可将甲状腺疾病的超声鉴别诊断步骤分为四步：

一、定位鉴别诊断

定位鉴别诊断是指判断病灶来源于甲状腺还是其他组织脏器。应该说，随着高频高分辨率彩超仪的临床应用，以及甲状腺与周围组织结构形成良好的反射界面，超声能很好地对甲状腺疾病与其周围组织脏器的疾病，如甲状舌管囊肿、鳃裂囊肿、纤维瘤及血管性疾病等进行鉴别。但当甲状腺结节较大且侵犯周围组织结构，或周围组织器官占位与甲状腺紧密相邻或侵犯甲状腺，或较大周围组织器官占位挤压甲状腺使其受压变小、移位时，如不注意，可将两者的定位引起混淆。尤其值得重视的是，不要将异位甲状腺误认为占位性病变，从而导致外科手术将它切除而酿成不良后果。

1. **与甲状旁腺肿物的鉴别** 由于甲状旁腺占位性病变比较少见，且与甲状腺紧密相邻，应注意两者的定位鉴别（图 46-5-1，图 46-5-2），详见表 46-5-1。

2. **与周围淋巴结疾病的鉴别** 甲状腺癌的颈部转移性淋巴结可位于颈内静脉周围、气管前、气管旁、甲状腺前方等部位，当淋巴结转移癌与甲状腺结节紧密相邻时，应注意两者的鉴别。仔细观察甲状腺和淋巴结的被膜是鉴别的重点。

3. **胸骨后甲状腺肿与邻近器官占位的鉴别**

表 46-5-1 甲状腺结节与甲状旁腺肿物的超声鉴别要点

鉴别点	甲状腺结节	甲状旁腺肿物
部位	甲状腺内	甲状腺后方或异位于其他部位
回声水平△	多种回声	低回声
囊性变	常见	少见
钙化灶	常见	少见
晕环	常见	一般无
前缘两条高回声带	无	可见
周边环绕血管	常有	一般无,带蒂部位有
甲状旁腺功能亢进	无	有

△ 与甲状腺实质回声水平比较。

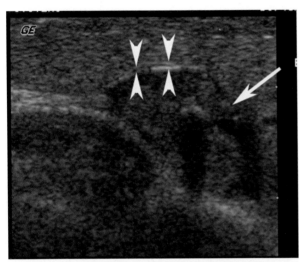

图 46-5-1 甲状腺与甲状旁腺占位的超声鉴别
长箭头指向甲状旁腺腺瘤,边界清晰,其与甲状腺之间可见两条高回声带(短箭头所指)

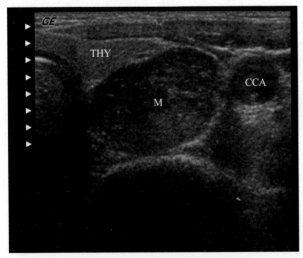

图 46-5-2 甲状腺与甲状旁腺占位的超声鉴别
此切面灰阶图像不易区分甲状腺与甲状旁腺占位,需结合彩超表现进行分析(THY-甲状腺左叶 M-甲状旁腺腺瘤 CCA-颈总动脉)

部分甲状腺肿患者因其增大的甲状腺通过胸廓出口向下生长进入纵隔而形成胸骨后甲状腺肿。其中,75%~90% 的患者肿大的甲状腺位于前纵隔,其余的位于后纵隔。超声对两者的鉴别价值有限,需依赖核素显像、CT 或磁共振成像检查。

4. 正常甲状腺解剖部位无甲状腺与颈前肌肉的鉴别 参见本章第 6 节。

5. 异位甲状腺与实性占位的鉴别 参见本章第 6 节。

6. 与食管肿瘤的鉴别 可通过观察肿物与甲状腺被膜的关系,或通过吞咽或饮水来观察肿物与食管的关系来加以鉴别。但当食管肿瘤侵犯甲状腺时,较难鉴别(图 46-5-3)。

二、区分甲状腺肿与甲状腺结节

一般来说,超声能很好地区分甲状腺肿与甲状腺结节。偶尔,当甲状腺结节很大几乎占据整叶腺体或表现为均匀的等回声时,如不注意,有可能误诊为弥漫性肿大或遗漏结节。观察结节周边的晕环或环绕血流信号有助于发现结节(图 46-5-4 和图 46-5-5)。

三、区分是哪一种疾病引起甲状腺肿或甲状腺结节

参见本章第 7、8 节。

四、鉴别颈部有无异常淋巴结以及淋巴结的良恶性

参见本章第 8 节。

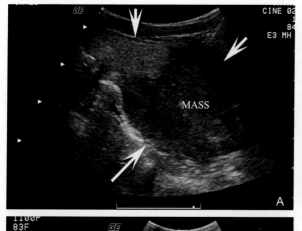

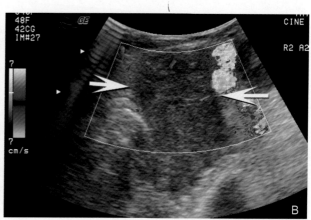

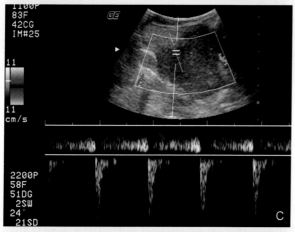

图 46-5-3　食管癌侵犯甲状腺

A 图显示甲状腺左叶（纵向箭头所指）与食管癌（MASS）分界不清　B 图显示箭头指向癌肿，内部见少许血流信号　C 图显示癌肿内部见高阻动脉血流频谱

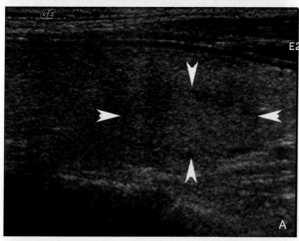

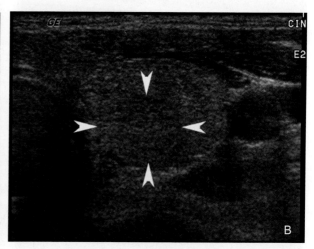

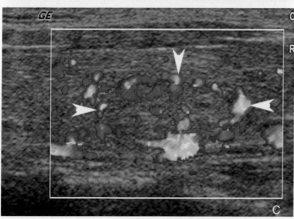

图 46-5-4　甲状腺结节的辨认（病理证实为腺瘤）

A 图为纵切扫查灰阶超声不能确定病变所处位置，箭头所指处实为结节　B 图为横切扫查灰阶超声也不能确定病变所处位置，箭头所指处实为结节　C 图为彩色多普勒根据典型的环绕血流信号（箭头所指）能够判断结节的存在

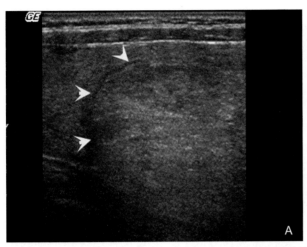

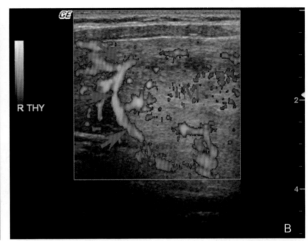

图 46-5-5　甲状腺结节的鉴别（病理证实为结节性甲状腺肿）

A 图为灰阶超声依据结节周边"晕环"（箭头所指），可以鉴别有一较大等回声结节存在　B 图为依据结节周边的环绕血流信号，也可以鉴别有一较大结节（M）存在

第6节
甲状腺先天发育异常

甲状腺先天发育异常包括甲状舌管囊肿、甲状腺发育不全、异位甲状腺和甲状腺缺如。

一、甲状舌管囊肿

甲状腺的发生开始于胚胎第 3～4 周，在咽底部（相当于舌盲孔处）的内胚胎层增生，形成甲状舌管后下降到正常甲状腺处，发育成甲状腺峡部及左、右叶，而甲状舌管在胚胎 5～6 周时，即开始退化、闭锁、消失。若甲状舌管退化停滞，可在出生后有不同程度的保留，部分扩张形成甲状舌管囊肿（Thyroglossal cysts）。尚有一部分病例在甲状舌管囊肿中，残留有功能或无功能的甲状腺组织。囊肿有时因发生感染或被切开，形成甲状舌管瘘。

（一）声像图基础

在颈前区中线、舌骨下方有一个 1～2cm 的圆形肿块。肿块边界清晰，表面光滑，有囊性感，无压痛，并能随吞咽或升舌、缩舌运动而上下活动。

（二）声像图表现

1. 在颈前区中线上部（舌骨下方）探及一个无回声区，包膜完整，与周围界限清晰，后方回声增强（图 46-6-1）。

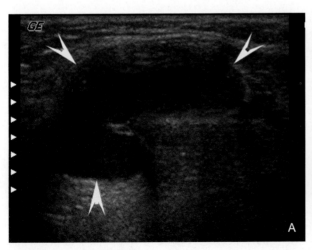

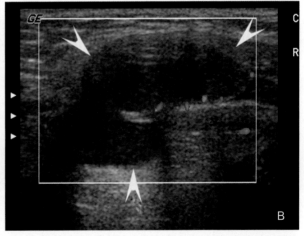

图 46-6-1　甲状舌管囊肿

A 图显示在颈前区中线上部肿块边界清晰（箭头所示），表面平整，后方回声增强　B 图显示肿块内部无明显血流信号，周边见少许点状血流信号

2. 当内部液体黏稠时，可表现为类实性低回声（图 46-6-2）。

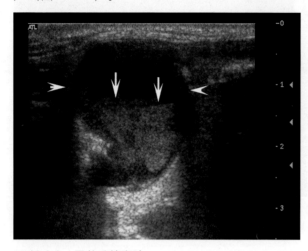

图 46-6-2　甲状舌管囊肿
横向箭头指向颈前区中线上部甲状舌管囊肿，纵向箭头指向囊内黏稠的液体表现为低回声

3. 当囊肿合并感染时，内部回声不均匀。

4. 当囊肿内残留有甲状腺组织时，其内探及类甲状腺实质结构（图 46-6-3）。

5. 有文献报道，甲状舌管囊肿也可发生乳头状癌。表现为囊肿内有实质性低回声，其内有血流信号。

二、甲状腺发育不全

甲状腺发育不全是新生儿甲状腺功能减退的主要原因之一，常与异位甲状腺并存。临床上主要表现为智力低下、生长发育迟缓和基础代谢率低下。实验室检查可检出血清 T_3 和 T_4 减低，TSH 升高和血清甲状腺球蛋白缺乏。其声像图表现为正常解剖部位的甲状腺明显较正常小，但结构无明显异常。若合并异位甲状腺时，其声像图表现参见如下"异位甲状腺"。

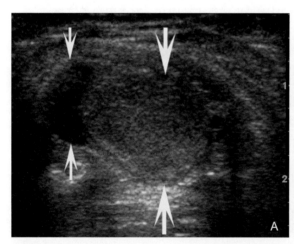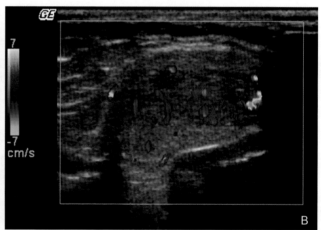

图 46-6-3　甲状舌管囊肿残留有功能甲状腺组织（经核素显像检查证实）
A 图显示左侧箭头指向无回声区，右侧箭头指向的中强回声为甲状腺实质，类似正常位置的甲状腺实质回声　B 图显示 A 图中实质性回声见较为丰富的血流信号，类似正常位置甲状腺的彩超表现

三、异位甲状腺

异位甲状腺（ectopic thyroid gland）是一种胚胎发育异常的疾病，是由于某种原因使甲状腺部分或全部未下降到颈部正常解剖位置而形成。其中女性是男性的 4 倍。异位甲状腺的功能取决于腺体，发育状况，其中常有合并腺体发育不全而在临床上产生甲状腺功能减退表现的病人，这样的病人常常在儿童即能通过影像学检查获得诊断。若异位甲状腺功能正常，则不产生任何症状，只是在体检时于舌根部至上颈部中线区发现肿块。如同正常解剖位置的甲状腺，异位腺体也可发生各种疾病而具有相应的临床表现。

（一）声像图基础

异位甲状腺常合并有正常解剖部位甲状腺缺如；少数为正常解剖部位甲状腺与异位腺体并存。异位的甲状腺绝大多数（90%）位于舌根部，而其余部位少见，包括上纵隔胸骨后区、心包旁、主动脉旁、甚至卵巢或腹股沟区。

（二）声像图表现

1. 正常解剖部位未能探及甲状腺组织（图46-6-4）或发现甲状腺明显较正常小，但声像图无明显异常改变。

2. 在可能发生异位的部位仔细寻找可以发现"肿块"，如口腔内超声检查在舌根部，也可在上述提及的部位。

3. "肿块"类似正常解剖部位甲状腺组织回声，表现为实性均匀的中等回声，边界清晰，彩色多普勒显示内部丰富的血流信号。

4. 异位的甲状腺腺体也可并发各种甲状腺疾病而呈现相应声像图表现。

四、甲状腺先天发育异常的鉴别诊断

1. **正常解剖部位无甲状腺与颈前肌肉的鉴别**　正常解剖部位无甲状腺组织十分少见，可见于甲状腺缺如和异位甲状腺（图46-6-4）。应慎防将颈前肌肉误诊为甲状腺组织。若注意到正常解剖部位无甲状腺组织，应采取纵切和横切扫查来对比分析两者声像图，则不难鉴别。

2. **甲状腺先天发育不全与后天性甲状腺萎缩的鉴别**　后天性甲状腺萎缩常常见于病程后期桥本甲状腺炎，表现为腺体回声减低、不均，并可见许多条状高回声（图46-6-5）；而甲状腺先天发育不全和异位甲状腺均可出现甲状腺细小，但

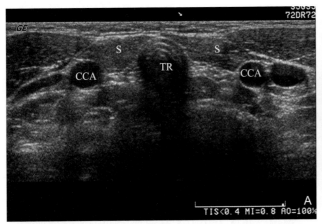
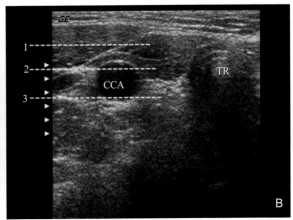

图46-6-4　异位甲状腺
A 图为横切灰阶超声显示正常解剖部位无甲状腺组织　B 图为纵切灰阶超声显示正常解剖部位无甲状腺组织经核素显像检查证实甲状腺异位于舌根部，而正常解剖部位无甲状腺组织（1- 胸骨舌骨肌 2- 胸骨甲状肌 3- 结缔组织 CCA- 颈总动脉 S- 颈前肌肉 TR- 气管）

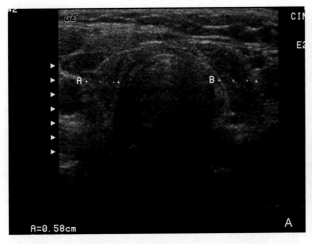
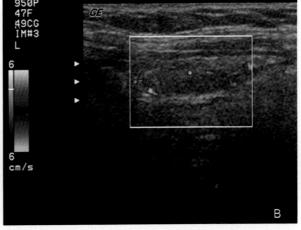

图46-6-5　后天性甲状腺萎缩（桥本甲状腺炎所致）
A 图为横切扫查灰阶超声显示双侧腺体明显缩小，回声减低、明显不均　B 图为纵切扫查彩色多普勒显示左侧腺体内见少许血流信号

腺体回声常常无明显异常。当在颈部、口腔内或其他可能发生甲状腺异位的部位探及实性肿物，同时发现正常解剖部位未探及甲状腺或发现甲状腺明显较正常小但声像图无明显异常时，应该想到甲状腺发育不全和异位甲状腺，切不可轻易做出诊断，否则会导致将异位甲状腺切除而造成甲状腺功能低下的不良后果。超声对异位甲状腺组织较难确诊。相比之下，核素显像是发现和诊断异位甲状腺的最佳影像检查方法，可以对甲状腺缺如和异位甲状腺的部位、数量作出较为明确的诊断。

第7节
甲状腺肿

一、毒性弥漫性甲状腺肿

毒性弥漫性甲状腺肿（toxic diffuse goiter）又称弥漫性甲状腺肿伴甲状腺功能亢进症、突眼性甲状腺肿、Graves 病，病因迄今仍不清楚。本病多见于 20～40 岁青年女性，男女比例约 1：5，多器官受累和高代谢状态为其临床特征。主要症状和体征为：

1. 甲状腺方面　呈弥漫性、对称性肿大，表面光滑而较柔软，扪诊时可感到震颤。

2. 新陈代谢方面　食欲亢进但消瘦和体重减轻，有乏力和易疲劳感。

3. 神经精神方面　情绪很不稳定，脾气急躁，常失眠。双手常有细微而有节律的震颤。

4. 循环系统方面　心动过速、心悸、怕热、易出汗和颜面潮红。

5. 眼部方面　眼球突出和眼裂开大为其特征性表现。

6. 皮肤方面　皮肤温暖而潮湿，手掌常为红色。

（一）声像图基础

甲状腺的主要病理变化是实质组织的增生和肥大。滤泡的上皮细胞明显增高，由立方形变为柱状；滤泡壁也因此而增厚。细胞的原形质也有活跃的表现，线粒体增多，高尔基器肥大，胶质中有空泡出现。

（二）声像图表现

1. 二维图像表现　甲状腺呈对称性、均匀性肿大，被膜规则。腺体轮廓可呈分叶状，常发生于下极背侧，注意勿误认为结节。甲状腺上、下动脉内径增宽。腺体回声明显受病程和治疗的影响。对于未经治疗的初发者，腺体回声可分为 2 种类型：弥漫回声减低型与散在回声减低型。前者表现为双侧腺体弥漫性回声减低、不均匀，腺体弹性好；后者见于年龄较大者，表现为双侧腺体多发散在、局灶性回声减低，边界模糊，探头挤压后回声减低区回声增强和范围缩小。而对于病程较长或反复发作者，腺体回声水平可表现与正常腺体相当或稍强；部分治疗后患者腺体内可见稍强回声带。

2. 彩色多普勒表现　弥漫回声减低型表现为整个腺体内布满搏动性的彩色血流信号，密集如一片火的海洋，称之为"火海征"（inferno）。散在回声减低型表现为回声减低处血流信号尤为丰富，其内动脉流速加快。

3. 频谱多普勒表现　甲状腺上、下动脉及腺体内动脉血流量增多，血流速度明显加快，阻力减低（图 46-7-1 和图 46-7-2）。薛恩生等报道甲状腺上动脉与腺体内动脉的血流频谱出现震颤现象，并认为是由于高速血流冲击血管壁所致。国内有关甲亢的甲状腺上动脉的血流参数已有不少报道详见表 46-7-1，但结果颇有差异，可能与被观察的对象、发现时间的早晚、药物治疗时间的长短等因素有关。另外，笔者等也报道了 24 例未经治疗的 Graves 病腺体内动脉血流参数的检测结果详见表 46-7-2，发现与正常人有显著差异。

二、单纯性甲状腺肿

单纯性甲状腺肿（simple goiter）是一种慢性、对称性的甲状腺肿大症，一般不伴有甲状腺的功能变化和全身症状。因本病常集中发生在某一地区，因此有时称为地方性甲状腺肿。因其病因主要是由于饮用水或食物中缺碘，故亦可称为缺碘性甲状腺肿。因病变病程后期其滤泡常明显扩大且充满胶质，有时又称为胶性甲状腺肿。女性发病率略高于男性。病人常无明显自觉症状。若甲

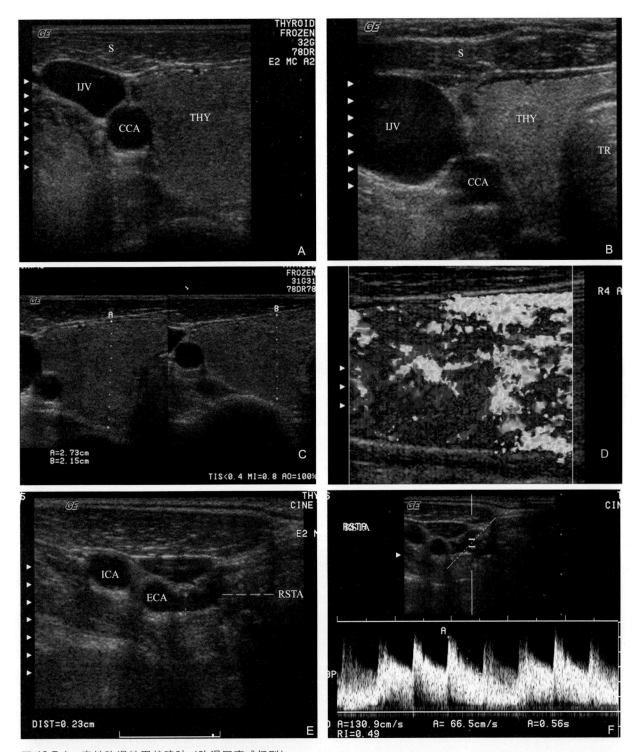

图 46-7-1 毒性弥漫性甲状腺肿（弥漫回声减低型）

A 图为右侧甲状腺（THY）弥漫性肿大，实质回声稍高于同侧胸锁乳突肌回声（S） B 图为对比图，显示正常右侧甲状腺实质（THY）回声明显高于同侧胸锁乳突肌回声（S） C 图为探头挤压前右侧甲状腺腺体前后径为 2.73cm，挤压后明显缩小为 2.15cm D 图为纵切扫查右侧腺体内布满搏动性的彩色血流信号（"火海征"） E 图为右侧甲状腺上动脉（RSTA）内径增宽为 0.23cm，其起始于颈外动脉（ECA）；F 图为右侧甲状腺上动脉流速加快、阻力减低，PSV = 139cm/s，RI = 0.49（CCA- 颈总动脉 IJV- 颈内静脉 TR- 气管）

状腺过度肿大而压迫周围器官组织时，可出现下列症状：

1.呼吸困难，病人有明显的行动性气急症状，长期压迫可使气管弯曲、软化、狭窄、移位，有时伴有刺激性咳嗽，胸骨后甲状腺肿更易导致压迫，在颈过伸或仰卧时往往加重呼吸困难。

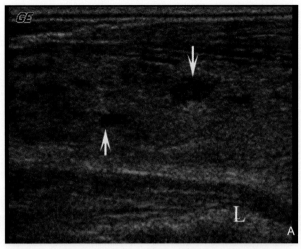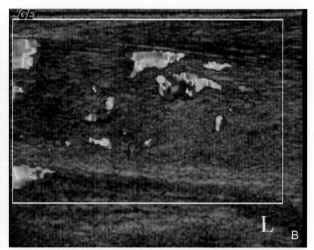

图 46-7-2　毒性弥漫性甲状腺肿（散在回声减低型）
A 图为纵切扫查左侧腺体内见许多散在的片状低回声，边界模糊　B 图为同一切面彩色血流成像显示回声减低处血流信号尤为丰富

表 46-7-1　甲亢患者甲状腺上动脉的内径及血流参数（$\bar{X}\pm S$）

作者	年代	列数	D(mm)	V_{max}(m/s)	V_{min}(m/s)	V_{mean}(m/s)	RI	Q(ml/min)
薛恩生，等	1993	24（左）	2.41±0.39	1.39±0.51	0.66±0.28	0.92±0.37	0.52±0.05	257.85±170.78
		（右）	2.45±0.24	1.32±0.56	0.60±0.29	0.85±0.40	0.54±0.08	233.32±151.33
李建初，等	1994	24（左）	2.50±0.50	1.85±0.83	0.86±0.48	1.22±0.56	0.54±0.11	350.98±188.26
		（右）	2.60±0.30	1.69±0.88	0.65±0.35	1.02±0.47	0.55±0.09	304.02±172.71
阎小兵	1994	25	2.60±0.23	1.78±0.55	0.56±0.12	1.03±0.24	0.67±0.08	337.66±88.90
郑玉凤	1996	25（轻症）	2.11±0.16	0.42±0.11	0.16±0.04		0.65±0.06	
		71（重症）	2.8±0.24	0.98±0.35	0.32±0.08		0.68±0.11	

表 46-7-2　Graves 病甲状腺腺体内血流参数（$\bar{X}\pm S$）

	列数	V_{max}(cm/s)	V_{min}(cm/s)	V_{mean}(cm/s)	RI
Graves 病	24	（左）156.18±54.10	80.85±37.45	114.48±42.79	0.50±0.12
		（右）168.91±65.13	92.55±48.76	124.74±55.47	0.47±0.13

2. 吞咽困难。

3. 颈静脉、上腔静脉受压时，出现头面部及上肢瘀血、浮肿。

4. 神经受压，如压迫喉返神经引起声音嘶哑，压迫颈交感神经引起霍纳综合征（Horner's syndrome）等。

（一）声像图基础

由于缺碘引起的甲状腺素分泌不足，促使脑垂体分泌较多的促甲状腺激素，并转而导致甲状腺肥大。这将首先表现为滤泡上皮增生，滤泡数目增多，滤泡体积扩大，并有腺体血运增加和淋巴细胞浸润现象，总的结果是甲状腺弥漫性肿大。病程早期甲状腺为弥漫性肿大，久之可出现结节。

（二）声像图表现

1. 二维图像表现

（1）甲状腺呈弥漫性、对称性肿大，表面平整。腺体明显增大时可出现压迫气管、颈部血管等现象。

（2）病变较轻者，腺体内部回声无明显变化。病程后期或病变较重者，腺体普遍回声不均，回声增强，难以观察到正常的甲状腺组织。

2. 彩色多普勒表现　一般腺体内血流信号无明显增加，有的患者可轻度增加。甲状腺上动脉内径正常或稍增宽。

3.频谱多普勒表现 甲状腺上动脉血流频谱形态无异常改变，血流参数基本在正常范围内。

三、亚急性甲状腺炎

亚急性甲状腺炎 (subacute thyroiditis) 是一种可以自行缓解的非化脓性甲状腺炎性疾病，De Quervain 首先对本病作了详细的描述，所以又称为 De Quervain 病。本病的真正病因至今尚不肯定。因为本病常发生在上呼吸道感染或扁桃腺炎之后，一般认为系病毒感染或变态反应所致。患者以女性占多数，年龄在 20～50 岁。甲状腺局部有肿痛，质地坚韧，压痛明显，开始时仅局限于甲状腺一叶或一叶的某一部分，不久累及另一叶或甲状腺全部，以致其表面高低不平，但甲状腺的活动度良好。病程一般持续 2～3 个月，可自行缓解消失。

（一）声像图基础

切片上可见亚急性和慢性炎症表现，并有实质组织的退化和纤维组织的增生，在退化的甲状腺滤泡周围有肉芽组织形成，其中可见到巨细胞，所以又称为肉芽肿性甲状腺炎、巨细胞性甲状腺炎或假结核性甲状腺炎。

（二）声像图表现

1.二维图像表现

（1）甲状腺对称性肿大，有的患者患侧甲状腺与颈前肌之间的间隙模糊、消失。

（2）双侧腺体内可见数处回声减低区，形态不规则，边界模糊；部分患者可表现为单侧腺体内单个低回声区。病程初期探头挤压低回声区时常有压痛。

（3）腺体内见散在性或融合性低回声带，被称为"冲洗过征"（wash-out sign）（图 46-7-3），此为本病的特征性表现，其数目和大小因人和病期而异。

（4）病变回声随病程而改变，恢复期回声逐渐增强、不均匀；部分可见局灶性增强回声。

2.彩色多普勒表现 病灶内部血流信号轻度或无明显增加，周边无明显环绕血管。仔细观察，病灶内部有正常甲状腺血管穿行（图 46-7-4）。病灶外腺体血供基本正常。

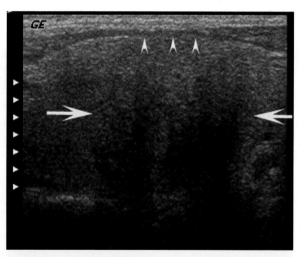

图 46-7-3 亚急性甲状腺炎
大箭头所指为融合性低回声带（"冲洗过征"），小箭头所指显示甲状腺与颈前肌之间的间隙模糊

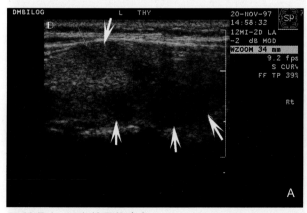

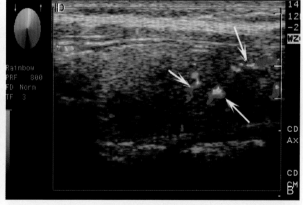

图 46-7-4 亚急性甲状腺炎
A 图显示箭头所指腺体内数个不规则低回声区，边界模糊，内有散在的点状高回声 B 图显示箭头所指这些低回声区内见数条正常血管穿行，走行规律

四、桥本甲状腺炎

本病又称慢性淋巴细胞性甲状腺炎，由日本桥本根据组织学特征首先报道，故命名为桥本甲状腺炎 (Hashimoto's thyroiditis)。其为一种自身免疫性疾病，多发生于40岁左右的妇女，男性少见，男女之比为1：20左右。起病隐匿，常无特殊症状。80%～90%病人主要表现为甲状腺弥漫性、不对称性肿大。甲状腺质地坚韧如橡皮样。

（一）声像图基础

大体检查甲状腺多呈弥漫性肿大，质地坚硬，表面呈结节状。镜检可见病变甲状腺组织中淋巴细胞和浆细胞呈弥漫性浸润。此外，还有中等结缔组织增生。病程后期腺体纤维化明显，腺体萎缩。

（二）声像图表现

1.二维图像表现

（1）甲状腺两侧叶弥漫性肿大，以前后径改变最为明显，峡部也明显增厚；病程后期可表现为腺体变小。

（2）甲状腺包膜清晰，平整，病程后期表面可呈分叶状。

（3）双侧腺体回声弥漫性减低、不均，内有许多条状高回声。有时可见许多散在细小低回声。

2.彩色多普勒表现 病程早期腺体内血流信号弥漫性增加，有的患者甚至与未经治疗的Graves病的血供程度无明显差异；病程后期由于腺体纤维化，其内血流信号仅轻度增加或无明显增加（图46-7-5和图46-7-6）。

3.频谱多普勒表现 病程早期甲状腺上动脉血流速度明显加快，血流量增多。

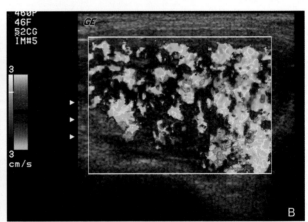

图46-7-5 桥本甲状腺炎（弥漫性回声减低）
A图显示左叶腺体弥漫性回声减低，内见许多条状高回声（箭头所指）B图显示左叶腺体血供丰富，呈弥漫性分布（"火海征"）

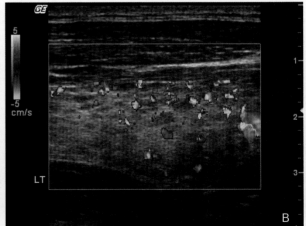

图46-7-6 桥本甲状腺炎（散在细小低回声）
A图显示左叶腺体内见许多散在分布的细小低回声和许多条状高回声 B图显示左叶腺体血流信号轻度弥漫性增加

五、甲状腺肿的鉴别诊断

弥漫回声减低型毒性弥漫性甲状腺肿需与早期桥本甲状腺炎和单纯性甲状腺肿相鉴别，详见表 46-7-3，散在回声减低型毒性弥漫性甲状腺肿需与亚急性甲状腺炎、结节性甲状腺肿相鉴别，详见表 46-7-4。病程后期或病程较长的桥本甲状腺炎虽也表现为双侧腺体回声弥漫性减低，但腺体萎缩、纤维化改变更明显，血流信号仅轻度或无明显增加，与毒性弥漫性甲状腺肿声像图表现有较大差异，此时两者较易鉴别。

当超声检查难于区分甲状腺肿的病因时，尤其是弥漫回声减低型毒性弥漫性甲状腺肿与早期桥本甲状腺炎具有相似的超声表现（弥漫性回声减低和"火海征"）（图 46-7-7），不应轻易作出明确诊断。"火海征"不是毒性弥漫性甲状腺肿所特有的，在甲状腺功能低下时也可出现。事实上，对于各类甲状腺肿的相互鉴别，结合实验室检查和临床表现非常重要。毒性弥漫性甲状腺肿具有甲亢的症状和体征，T_3 和 T_4 升高；桥本甲状腺炎起始阶段可表现为甲状腺功能正常或一过性升高，病程后期常表现为甲状腺功能减低，血液中甲状腺微粒体抗体和甲状腺球蛋白抗体呈阳性反应；亚急性甲状腺炎甲状腺局部有肿痛，压痛明显，开始仅局限于甲状腺一叶或一叶的某一部分，不久可累及另一叶或另一部分，症状常自行缓解消失；单纯性甲状腺肿与结节性甲状腺肿常无明显自觉症状，甲状腺功能正常。

表 46-7-3　弥漫回声减低型毒性弥漫性甲状腺肿、早期桥本甲状腺炎与单纯性甲状腺肿的超声鉴别要点

鉴别点	毒性弥漫性甲状腺肿	早期桥本甲状腺炎	单纯性甲状腺肿
声像图鉴别			
肿大特点	以侧叶长径增大为主	以侧叶前后径和峡部增大为主	以侧叶长径增大为主
腺体回声	弥漫性减低，较均匀	弥漫性减低，许多条状高回声，或伴有许多散在细小低回声	正常水平、不均匀
腺体血供	火海征	火海征或中度增加	正常或轻度增加
甲状腺上动脉	流速明显加快（多数 >100cm/s）	流速中度加快（多数 <100cm/s）	流速正常或轻度加快
腺体弹性（探头挤压前后径缩短）	显著	不显著	中度
症状和体征	甲亢	无或甲减	常无自觉症状
甲功检查	T_3、T_4 升高	T_3、T_4 正常或降低	T_3、T_4 正常
甲状腺微粒体抗体和球蛋白抗体	（−）	（＋）	（−）

注：这里毒性弥漫性甲状腺肿病人是指表现为弥漫性回声减低者，且未经抗甲亢药物治疗

表 46-7-4　散在回声减低型毒性弥漫性甲状腺肿、亚急性甲状腺炎与结节性甲状腺肿的鉴别要点

鉴别点	毒性弥漫性甲状腺肿	亚急性甲状腺炎	结节性甲状腺肿
声像图鉴别			
病灶回声	类实性低回声，边界模糊	类实性低回声，边界模糊	回声水平不一，边界清晰或模糊
腺体血供	回声减低区尤为明显	病变区无或轻度增加	病变区丰富程度不一
病灶占位效应	无，原有血管穿行	无，原有血管穿行	有，原有血管绕行
甲状腺上动脉	流速明显加快（多数 > 100cm/s）	流速正常或轻度加快	流速正常或轻、中度加快
探头挤压后	回声减低区缩小	病变区无明显变化	实性结节无明显变化
症状和体征	甲亢	局部肿痛，压痛明显	常无自觉症状
甲功检查	T_3、T_4 升高	T_3、T_4 正常	T_3、T_4 正常
甲状腺微粒体抗体和球蛋白抗体	（−）	（＋）	（−）

注：这里毒性弥漫性甲状腺肿病人是指表现为散在、局灶回声减低者，且未经抗甲亢药物治疗

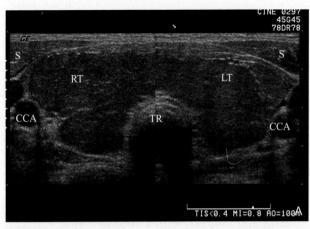
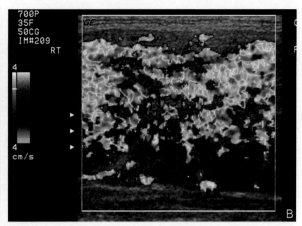

图 46-7-7　桥本甲状腺炎

A 图显示双侧腺体灰阶超声表现类似 Graves 病，腺体回声水平与胸锁乳突肌（S）相当　B 图显示右侧腺体血流信号呈"火海征"（CCA-颈总动脉　LT- 左侧甲状腺　RT- 左侧甲状腺　TR- 气管）

第 8 节
甲状腺结节

临床上甲状腺结节被描述为正常大小或弥漫性肿大的甲状腺腺体中的单发或多发结节。7%～10% 成年人有甲状腺结节，女性较男性多见。其中，结节性甲状腺肿占 80%，腺瘤占 5%～10%，其余的为甲状腺癌、甲状腺炎等。

一、结节性甲状腺肿

结节性甲状腺肿（nodular goiter）多在地方性甲状腺肿的基础上反复增生和不均匀的复原反应所致。大概 5% 的人群有结节性甲状腺肿。本病一般无明显症状，但肿大的甲状腺可压迫周围组织如气管和食管而产生相应的症状。

（一）声像图基础

结节可表现为多种形态，这与病变的性质、时间的长短以及继发性改变有关。按病理性质，可将结节分为潴留性和增生性（腺瘤样）两种，前者是由胶质潴留使滤泡高度肿大所致，后者因压迫周围组织而形成不完整包膜，有时与腺瘤难以区分。结节进一步发展，压迫结节间血管，使结节血供不足而发生变性、坏死、出血等病变。出血和坏死组织可逐渐纤维化，形成不规则瘢痕，

其中可发生钙盐沉积。在结节间可见不同数量的正常甲状腺组织、纤维化及钙化，也可见到出血及囊肿区域。

（二）声像图表现

结节性甲状腺肿具有特征性声像图表现，超声检查对其有重要的诊断和鉴别诊断价值（图 46-8-1 至图 46-8-5）。

1. 二维图像表现

（1）甲状腺两侧叶呈不对称性增大，表面不光滑；内有多个大小不等的结节，结节回声强度不一，结节周边和（或）内部可见弧形或颗粒状

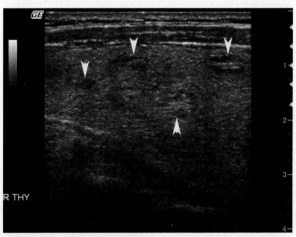

图 46-8-1　结节性甲状腺肿

箭头所指结节为边界模糊的不均质等回声，结节之间的腺体组织回声不均

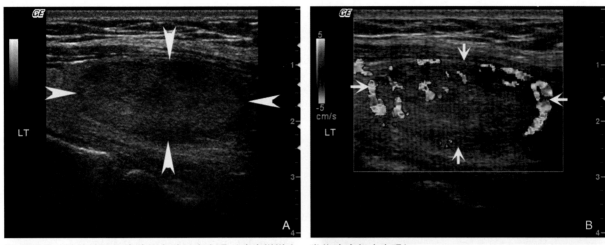

图 46-8-2 结节性甲状腺肿的多种超声表现（腺瘤样增生，类似腺瘤超声表现）

A 图为箭头指向腺瘤样增生结节，边界尚清晰，形态规则，内部为不均匀等回声 B 图为彩色多普勒显示肿块周边明显的环绕血流信号，内部血流信号较为丰富

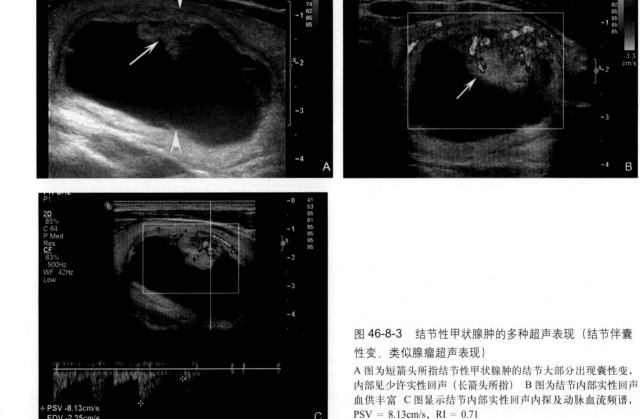

图 46-8-3 结节性甲状腺肿的多种超声表现（结节伴囊性变，类似腺瘤超声表现）

A 图为短箭头所指结节性甲状腺肿的结节大部分出现囊性变，内部见少许实性回声（长箭头所指） B 图为结节内部实性回声血供丰富 C 图显示结节内部实性回声内探及动脉血流频谱，PSV = 8.13cm/s，RI = 0.71

钙化所致的强回声伴声影。腺瘤样增生类似腺瘤的声像图表现，可有声晕、钙化、囊性变和清晰的边界。

（2）结节以外的甲状腺腺体回声尚均匀，或可见散在的点状或条状高回声，为纤维组织增生的表现。

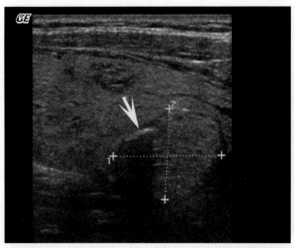

图46-8-4　结节性甲状腺肿的多种超声表现（结节伴钙化）
一侧腺体可见数个结节，较大者周边有弧形钙化（箭头所指）

2.彩色多普勒表现　多数结节周边可见明显的环绕血管，结节内部的血流信号取决于结节的结构。若结节以增生为主，则内部可见轻度或明显增加的血流信号，甚至呈彩球状。若结节以退化为主（如囊性变、液化、坏死等），则结节内部无血流信号或仅可见少许血流信号。结节外腺体血供无明显增多。甲状腺上动脉内径正常或稍增宽。

3.频谱多普勒表现　多数患者甲状腺上动脉血流速度在正常范围内，少数患者可稍加快。多数结节周边可见动脉血流信号，血供丰富的结节周边及内部均可探及动脉血流信号。

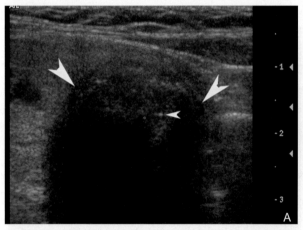

图46-8-5　结节性甲状腺肿的多种超声表现（结节伴衰减）
A图显示大箭头所指结节部分边界尚清晰，后方回声衰减明显，小箭头所指处似微小钙化　B图显示结节内部及周边无明显血流信号

二、甲状腺腺瘤

　　甲状腺腺瘤系良性肿瘤，起自腺上皮组织，分为滤泡型腺瘤、乳头状腺瘤和混合型3种。前者又分为胶样腺瘤、胚胎型腺瘤、胎儿型腺瘤及嗜酸细胞性腺瘤。以20～40岁女性多见，女性是男性的7倍。往往无意中发现颈前肿物，一般无明显自觉症状。肿瘤生长缓慢，若肿瘤内突然出血，则肿块迅速增大，伴局部疼痛。20%病例可发生功能自主性甲状腺腺瘤（毒性腺瘤），出现甲亢症状。10%的腺瘤可以癌变，如肿瘤呈持续性增大，活动受限或固定，质地变硬，出现声音嘶哑、呼吸困难等压迫症状，要考虑恶变的可能。体检时多见单发性肿块，

质地韧，表面光滑，边界清楚，呈圆形或椭圆形，无压痛，可随吞咽而活动。

（一）声像图基础

　　（1）多数为单发结节，包膜完整。
　　（2）肿瘤组织结构与周围甲状腺组织明显不同。
　　（3）腺瘤内部结构具有相对一致性。
　　（4）周围组织有受压现象。
　　（5）肿瘤常合并囊性变、出血、坏死等。

（二）主要声像图表现

　　详见表46-8-1。

表 46-8-1　甲状腺腺瘤声像图表现

项目	主要声像图表现（图 46-8-6 和图 46-8-7）
数量	单发多见，多发少见
形态	圆形或椭圆形，长径＞前后径
内部回声	实质结构类似正常腺体回声，70% 肿瘤回声均匀，多为等或高回声，少数为低回声
合并囊性变	常见
钙化	少见
边界	清楚，整齐，有高回声包膜，80% 肿瘤有晕环（宽 2～3mm）
后壁及后方回声	增强或无变化
血供情况	内部血供程度不等，周边环绕血管 > 1/2 圈
恶变	边界不清、形态不规整的不均匀低回声
肿物周围	正常甲状腺组织

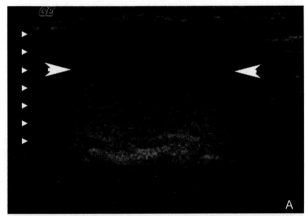
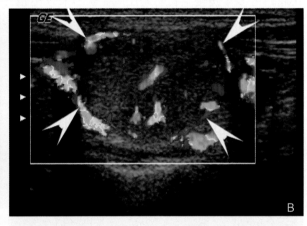

图 46-8-6　甲状腺腺瘤

A 图箭头所指腺瘤形态呈椭圆形，内部呈均匀等回声，类似正常腺体回声，边界规则、清晰，部分周边见窄"晕"，肿瘤后方回声无明显变化　B 图箭头所指腺瘤周边较完整的环绕血管，内部血供丰富，分布较为规则

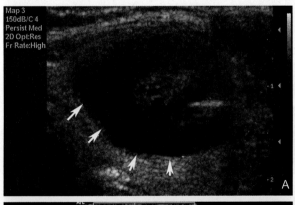
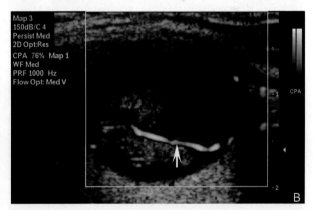
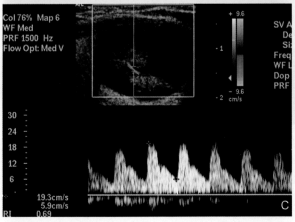

图 46-8-7　甲状腺腺瘤囊性变

A 图箭头所指腺瘤包膜为带状高回声，形态呈椭圆形，边界清晰、规则，内部大部分囊性变，肿瘤后壁和后方回声增强　B 图显示从外周进入腺瘤内部实性成分的穿支血流信号（箭头所指）　C 图显示从外周进入腺瘤内部实性成分的血管为动脉，频谱显示峰值血流速度为 19.3cm/s，阻力指数为 0.69

三、甲状腺癌

甲状腺癌占各种癌的 1% ~ 3%，好发年龄为 40 ~ 50 岁，女性多见。10% ~ 25% 的单发结节为甲状腺癌，多发结节中存在癌的几率较小，占 4% ~ 10%。常分为乳头状癌、滤泡癌、髓样癌和未分化癌 4 种。另有少见的转移性癌、淋巴瘤、鳞状细胞癌。由于甲状腺癌有多种不同的病理类型和生物学特征，其临床表现各异。一般来说，分化良好的甲状腺癌发展缓慢，尤其是乳头状癌，可多年缓慢生长而无任何症状。未分化癌和少数髓样癌发展迅速，很快浸润周围组织，出现晚期症状。癌肿一般质地都很硬，但迅速生长的髓样癌有时较软。位于甲状腺组织之中的癌肿可随吞咽与甲状腺同步上下移动。有的癌肿已侵及气管或周围组织，以致肿块比较固定，甚至不能移动，临床上表现为发音困难、呼吸困难和吞咽困难等。

（一）声像图表现

1. 颈部转移性淋巴结 甲状腺癌的转移性淋巴结一般位于同侧颈部气管前、气管旁或颈内静脉周围，常为多发。常表现为长径与短径之比小于 2，皮质为不均匀低回声，中心部髓质高回声消失，或变窄呈细线状，血流信号分布紊乱，失去正常放射状分布的特点，非淋巴门处可见穿支血管（图 46-8-8 和图 46-8-9）。甲状腺癌的转移性淋巴结除了具有淋巴结转移癌的上述共同特征外，合并囊性变和/或微小钙化是其自身的特点，常见于乳头状癌的转移性淋巴结（图 46-8-10 和图 46-8-11）。所以，当发现颈部肿物合并囊性变和/或微小钙化时，应高度注意甲状腺癌的存在，这也有助于发现临床未触及的隐匿性或微小甲状腺癌。

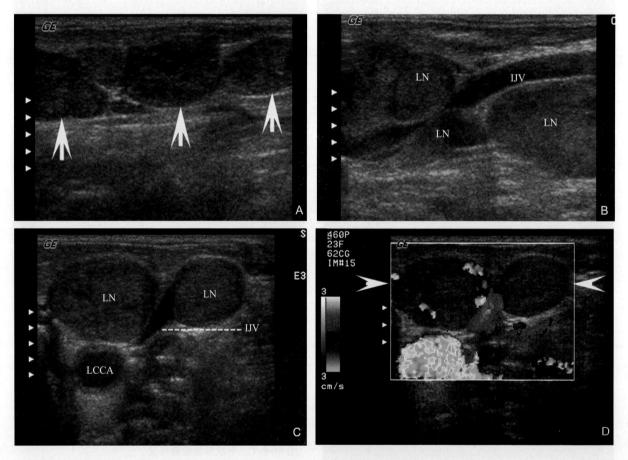

图 46-8-8　髓样癌颈部转移性淋巴结

A 图为纵切扫查淋巴结呈串珠样分布（箭头所指），形态为类圆形，中心部髓质高回声消失　B 图为纵切扫查淋巴结 (LN) 位于颈内静脉 (IJV) 周围，中心部髓质高回声消失　C 图为横切扫查淋巴结 (LN) 位于颈内静脉 (IJV) 周围，形态为类圆形，中心部髓质高回声消失（LCCA- 左颈总动脉）　D 图与 C 图为相同淋巴结，左侧箭头指向的淋巴结见少许分布不规则的血流信号，右侧箭头指向的淋巴结内无明显血流信号

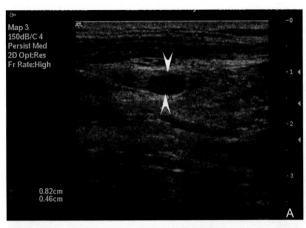

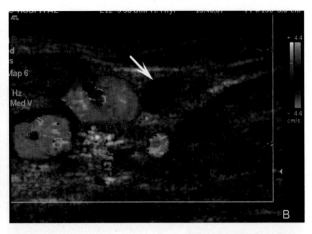

图 46-8-9　乳头状癌颈部细小转移性淋巴结

A 图箭头所指淋巴结虽然细小（0.82cm×0.46cm），但形态失常，中心部髓质高回声消失　B 图箭头所指淋巴结形态失常，中心部髓质高回声消失，内部见少许点状血流信号

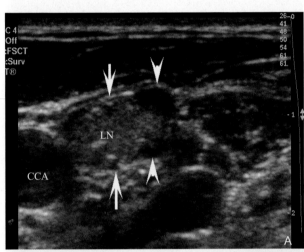

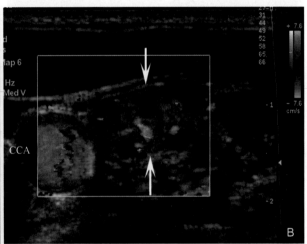

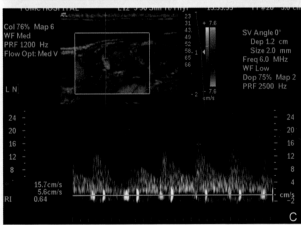

图 46-8-10　乳头状癌颈部转移性淋巴结伴囊性变

A 图长箭头指向转移性淋巴结（LN），短箭头所指为其内囊性变　B 图箭头指向转移性淋巴结内部实性部分血供丰富，分布不规则　C 图显示转移性淋巴结内部的动脉血流频谱，峰值血流速度为 15.7cm/s，阻力指数为 0.64（CCA- 颈总动脉）

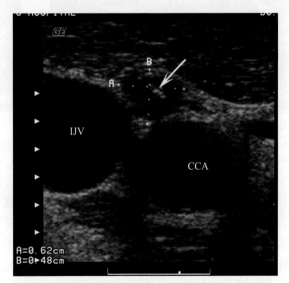

图 46-8-11　乳头状癌颈部转移性淋巴结伴微小钙化

测量标志之间为转移性淋巴结，箭头所指为多个微小钙化（CCA- 颈总动脉　IJV- 颈内静脉）

2. 静脉内癌栓 如甲状腺癌转移至颈内静脉或甲状腺静脉，其内可显示低或中强回声区，边界清晰，彩色多普勒显示点状和条状血流信号并可引出动脉血流频谱（图 46-8-12 和图 46-8-13）。

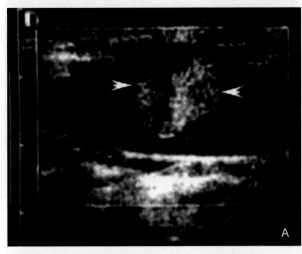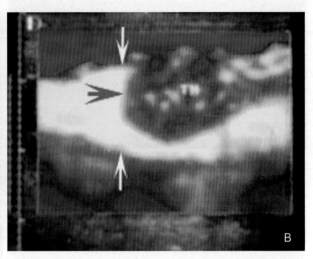

图 46-8-12 颈内静脉转移性癌栓（乳头状癌所致）

A 图箭头指向癌栓，为实性不均质低回声，形态不规整，其周围无回声为颈内静脉血液 B 图纵向箭头指向颈内静脉，横向箭头指向癌栓，多普勒能量图显示其内见点状及短条状血流信号

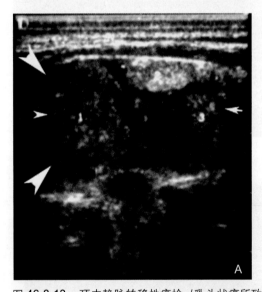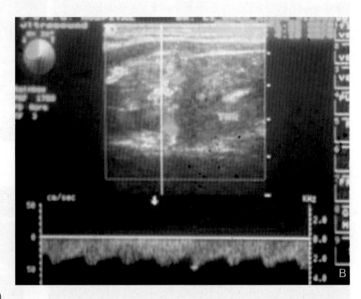

图 46-8-13 颈内静脉转移性癌栓（乳头状癌所致）

A 图大箭头指向颈内静脉壁，小箭头所指为癌栓，为实性不均质低回声 B 图上图示癌栓内有丰富的血流信号，下图为癌栓内的滋养动脉血流频谱

3. 侵犯甲状腺被膜、颈前肌肉或颈内静脉壁 表现为甲状腺被膜和静脉壁高回声带中断或颈前肌肉群回声中断（图 46-8-14）。此为典型的恶性征象，可明确提示甲状腺结节为恶性肿瘤。此征象的显示与肿瘤的恶性程度和位置有关。

4. 蟹足样改变 癌肿高度恶性浸润性生长导

致肿瘤边界呈蟹足样改变，未分化癌可出现此征象。此征象容易辨认，很少见，但特异性很强。

5. 微小钙化（针尖样钙化） 此为恶性肿瘤的特征性表现之一（图 46-8-15），为钙化的砂粒体所致，可出现于甲状腺癌肿和 / 或其颈部转移性淋巴结中，表现为小于 1 ～ 2mm 的点状强回

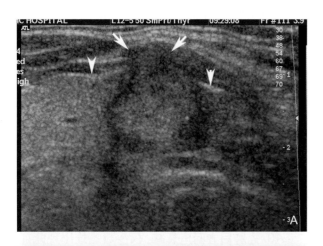

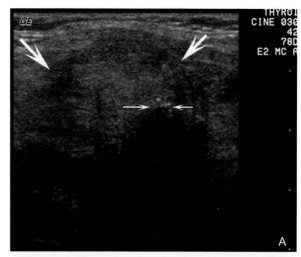

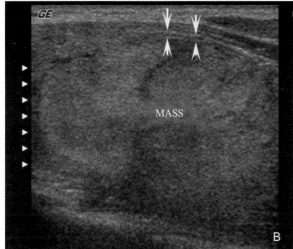

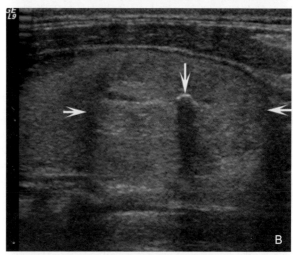

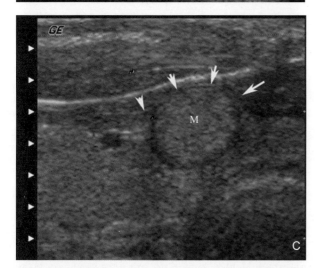

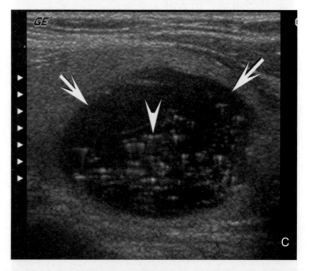

图 46-8-14 良、恶甲状腺结节与甲状腺被膜的关系

A 图为乳头状癌患者，中间两个箭头所指处癌灶已突破甲状腺被膜侵犯颈前肌，外侧两个箭头指向正常甲状腺被膜，其间的正常高回声带（甲状腺被膜）中断 B 图为腺瘤（MASS）虽然很大，但其包膜（指向上方的箭头）与甲状腺被膜（指向下方的箭头）清晰可见，甲状腺被膜无明显中断反映肿瘤没有侵犯甲状腺被膜 C 图为结节性甲状腺肿的增生结节（M）与甲状腺被膜（箭头所指）相邻，后者清晰可见，无明显中断

图 46-8-15 微小钙化的辨认

A 图为乳头状癌患者，大箭头指向癌灶的边缘，小箭头指向癌灶内部的微小钙化，呈密集分布，后方伴声影 B 图为良性结节内部的粗大钙化，横向箭头指向增生结节，纵向箭头指向粗大钙化 C 图为良性结节液化后形成的胆固醇结晶，长箭头指向腺瘤伴大部分囊性变，内部见许多点状高或强回声，有的后方伴"彗星尾征"（短箭头所指）

声，后方常无声影，但聚集分布可有声影，呈散在性或局限性分布于癌肿内部。在低回声肿块内较易检出，应与表现为点状强回声的纤维组织进行鉴别，后者旋转探头显示为条状的高或强回声。另外，需与结节内部的结晶体相鉴别。张武等认为针尖样钙化对甲状腺癌的诊断很有帮助，但仅60%甲状腺癌出现此征象，有时超声会遗漏。应该说，针尖样钙化对甲状腺癌的诊断特异性较高，但敏感性较差。甲状腺良性结节的钙化一般为粗大的颗粒状或弧形伴后方声影，弧形钙化常位于结节周边。

6. 实性不均质低回声 小的甲状腺癌回声常低于颈前肌肉回声，较大的癌肿回声有所增强，但低于正常腺体回声。实性、不均质和低回声同时存在时较其中任何单一超声征象提高了甲状腺癌的诊断特异性。而且，甲状腺癌也常常同时出现这三种超声征象。有学者统计，在高回声型实性结节中，仅4%为恶性；在等回声型实性结节中，恶性结节上升26%；但在低回声型实性结节中，恶性结节上升至63%。

7. 边界模糊 为肿瘤无包膜和呈浸润性生长所致，多数甲状腺癌出现此征象。癌肿边界模糊处常常无明显包膜（图46-8-16），与形态不规整同时存在更有诊断意义。此征象对甲状腺癌的诊断非常重要，但有时不易掌握它的判断标准。注意血管穿行或周边钙化灶可表现为边界模糊。但少数分化程度较高的癌肿具有完整包膜，表现为边界清晰、整齐，类似良性肿瘤的声像图表现。

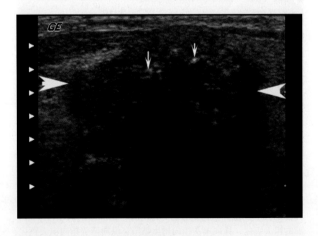

图46-8-16 乳头状癌的声像图表现
大箭头指向癌肿，边界模糊、不规整，右侧周边见宽窄不一的不完整"晕环"，内部见许多微小钙化（小箭头）

8. 形态不规则 较大的恶性肿瘤常表现为形态不规则，而良性肿瘤多为椭圆形和圆形。

9. 不完整晕环 恶性肿瘤周边可出现不完整晕环。晕环为结节周边较窄的带状低回声，其产生机理为甲状腺结节对周围组织挤压，结节的包膜或环绕血管。必须注意，无论是完整晕环还是不完整晕环对甲状腺良恶性结节的鉴别无特异性。有学者统计，在完整晕环的甲状腺结节中，良性结节是恶性的12倍多；而不完整晕环甲状腺结节中，良性结节是恶性的4倍多。

10. 癌肿后方回声衰减 仅少数癌灶出现此征象。有明显钙化的良性结节也常常表现为肿物后方回声衰减。

11. 彩色多普勒表现 恶性肿瘤的内部血流信号分布不规则，可见穿支血管，周边环绕血管小于1/2圈。

（二）超声鉴别甲状腺良、恶性结节的价值和注意事项

1. 甲状腺癌的典型转移征象（上述第1、第2条）结合甲状腺可疑恶性占位或甲状腺癌的侵犯征象（上述第3、第4条）可明确诊断或高度提示甲状腺癌，但仅少数病例出现这些征象。

2. 上述4大主要恶性超声征象（微小钙化、实性不均质低回声、边界模糊和形态不规则）对甲状腺癌的诊断具有非常重要的价值，尤其是它们同时存在高度怀疑本病。但必须注意，虽然它们同时存在具有很高的特异性，但敏感性较低。对于它们的正确辨认，应尽可能使用较高频率的探头，采用图像局部放大，多切面仔细观察结节内部及周边情况。

3. 结节边界是鉴别良恶性结节的非常重要的依据（图46-8-17），恶性肿瘤表现为边界模糊、不规整、不完整晕环或周边环绕血管小于1/2圈；良性肿瘤的边界表现则正好相反；结节性甲状腺肿的结节边界有多种表现，可表现类似于良性或恶性肿瘤的。

4. 主要依靠灰阶超声对甲状腺良、恶性结节进行鉴别，仅凭结节内部和周边的血流分布、形态、程度和频谱特点尚不能区分良、恶性病变。笔者等研究结果显示高速血流信号见于各种甲状腺结节，其产生机制可能为：①恶性病灶的动静

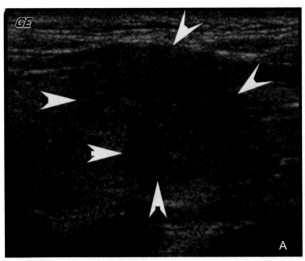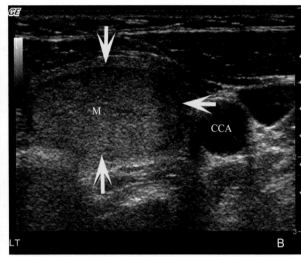

图 46-8-17　良、恶性肿瘤边界回声比较

A 图为乳头状癌患者，箭头所指癌肿为实性不均质低回声，形态不规整，边界模糊，周边见宽窄不一的不完整"晕环"　B 图为嗜酸性细胞瘤患者，箭头指向肿瘤边界清晰、规整，周边见厚度均匀一致的较完整的窄"晕环"，后方回声增强

脉瘘；②肿物血供丰富；③较大实性肿物压迫周边动脉血管；④上述三种因素的相互作用引起的高速血流，可较单一因素影响下血流速度更快。恶性病灶的动-静脉瘘并非甲状腺肿物中高速血流信号的唯一原因，对甲状腺肿物高速血流信号的临床意义应具体分析。但如在实性病灶内检出 >70cm/s 高速血流信号，除考虑毒性结节外，应高度考虑癌的可能。

　　5. 由于高达 4% ~ 10% 的多发甲状腺结节存在甲状腺癌，故多发甲状腺结节并不意味着一定是良性病变，不能完全排除癌的可能。多发结节合并癌肿常见于结节性甲状腺肿合并癌肿或发生癌变（图 46-8-18），少数为多发性甲状腺癌（图 46-8-19）。

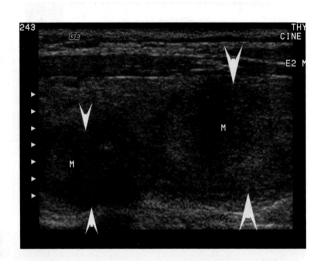

图 46-8-18　多发甲状腺结节中存在恶性病灶

大箭头指向嗜酸性细胞瘤，为均匀的实性等回声；小箭头指向乳头状癌，为不均匀的实性低回声，边界模糊

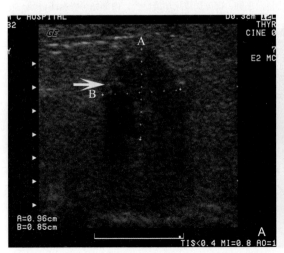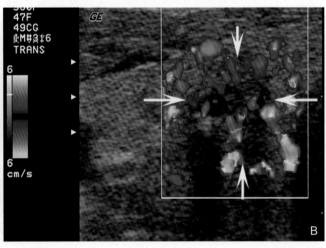

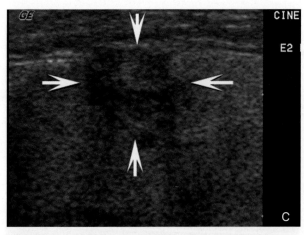
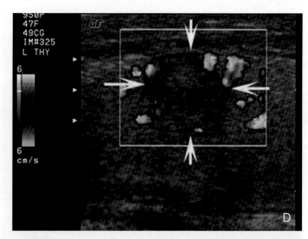

图 46-8-19　双侧微小甲状腺癌（右侧滤泡型乳头状癌，左侧乳头状癌）

A 图显示右侧甲状腺癌肿大小为 0.96cm×0.85cm，表现为不均质低回声（前后径大于横径），部分边界模糊，内部伴有微小钙化（箭头所指）　B 图显示右侧甲状腺癌肿（箭头所指）内部和周围血供非常丰富，周边环绕血流不完整，内部血流分布不规律　C 图箭头所指左侧甲状腺癌肿大小 0.8cm×0.8cm 的不均质低回声，形态不规则，边界模糊　D 图显示左侧甲状腺癌肿（箭头所指）内部见少许血流信号，周边见少许环绕血管

6. 甲状腺癌具有多种不同病理类型和生物学特征，可表现为多种不同类型的复杂图像（图 46-8-20 和图 46-8-21）。可以说，采用影像学检查方法对良、恶性结节进行鉴别，甲状腺是属于最难的脏器之一。如上所述，有时凭借典型的声像图表现，超声可以对甲状腺良、恶性结

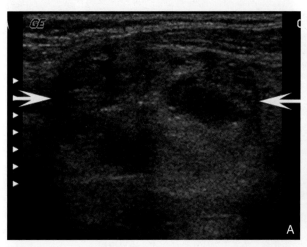
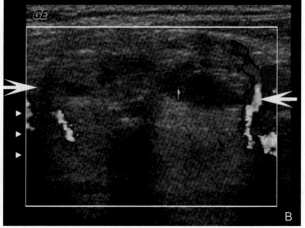

图 46-8-20　乳头状癌（不典型）

A 图箭头所指癌肿为囊实性，大部分边界清晰，无明显微小钙化　B 图箭头指向癌肿，部分周边见环绕血管，内部见少许血流信号

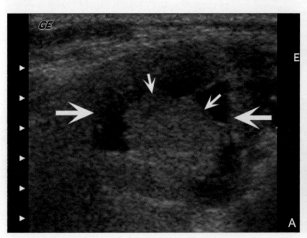
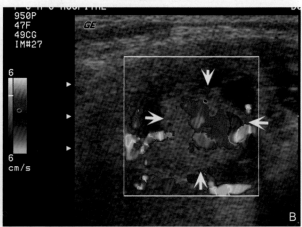

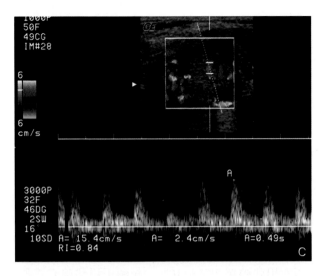

图 46-8-21 乳头状癌（不典型，囊实性）

A 图大箭头指向癌肿，为囊实性，小箭头指向其内实性成分 B 图箭头指向癌肿实性部分见丰富的血流信号 C 图显示癌肿实性部分的高阻动脉血流频谱，峰值血流速度为 15.4cm/s，阻力指数为 0.84

节做出较为明确的判断。但是，应注意超声检查对鉴别甲状腺良、恶性结节的局限性（图 46-8-22 和图 46-8-23），不要轻易地做出或排除癌的诊断。

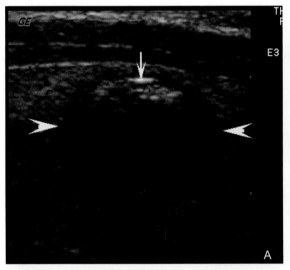

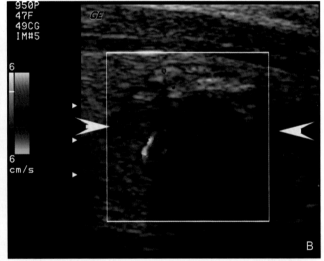

图 46-8-22 结节性甲状腺肿，结节类似癌肿表现

A 图显示结节为实性低回声（横向箭头），形态不规整，边界模糊，后方回声衰减，纵向箭头指向钙化 B 图显示结节周边无环绕血流信号，内部见少许血流信号

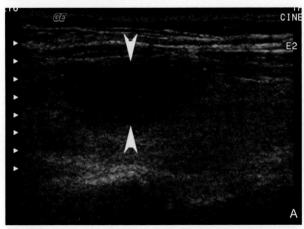

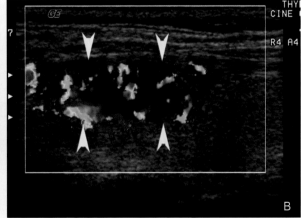

图 46-8-23 亚急性甲状腺炎，类似癌肿表现

A 图箭头指向病灶，形态不规整，边界模糊 B 图箭头指向病灶血供丰富，分布紊乱，周边无完整的环绕血流

7. 若超声能很好地与核素显像、CT及磁共振成像结合起来，会取得更好的诊断效果。如多种检查方法仍无法明确诊断时，可进行超声引导下针吸活检细胞学检查。癌的假阳性诊断罕见，但临床上高度怀疑甲状腺癌时，活检报告阴性不能排除恶性病变的可能。所以，对于超声检出的单发实性或混合性结节及核素显像发现的冷或凉结节病变，外科医生有时应考虑尽可能切除。

（三）各种甲状腺恶性肿瘤的声像图表现

1. 乳头状癌 乳头状癌 (papillary carcinoma) 为最常见的甲状腺恶性肿瘤，约占所有甲状腺癌的70%，恶性程度低。好发于40岁以下的年轻女性及15岁以下的少年儿童。癌肿多为单个结节，少数为多发或双侧结节，质地较硬。播散途径主要是淋巴道，以颈部淋巴结转移为常见。生长缓慢和预后较好是其特点，患者可多年缓慢生长而无任何症状。文献报道患者20年的生存率高达90%。

（1）声像图基础。多为腺体内浸润的单个结节，平均直径1.5～2cm。小者可为1cm以下的微小结节，大者可占据整个腺叶或扩展到腺体外。呈浸润性生长，多无明显包膜，有的包膜完整。结节多为实性，灰白色，质地硬。癌组织可发生钙化，切面呈砂粒样。有的切面可为囊性或部分囊性，可见乳头状结构。

（2）声像图表现。详见表46-8-2。

2. 髓样癌 髓样癌 (medullary carcinoma) 占所有甲状腺癌3%～10%，起源于甲状腺C细胞（滤泡旁细胞），恶性程度中等。可发生于各年龄段，但多见于中年以后。肿瘤多为单发结节，偶尔多发。约20%患者有家族史，合并多发性内分泌腺瘤。一般肿瘤质地硬，但生长迅速的髓样癌有时较软。其声像图表现为（图46-8-27）：

表46-8-2 乳头状癌声像图表现

项目	主要声像图表现（图46-8-24和图46-8-26）
数量	单发多见，多发少见
形态	形态不规则
内部回声	大多数为实性低回声（占70%），20%～30%伴囊性变
边界	多数边界模糊，少数边界规整，15%～30%有不完整晕环
钙化	多发针尖样钙化常见（85%～90%）
血供情况	90%肿瘤血供丰富，分布不规则，周边环绕血管<1/2圈
颈部淋巴结转移	约20%肿瘤伴有，容易出现囊性变

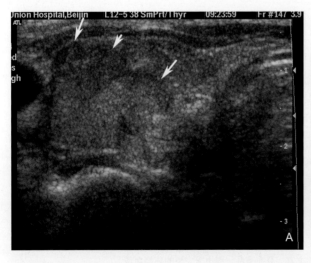
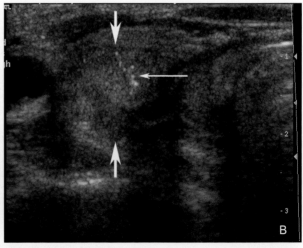

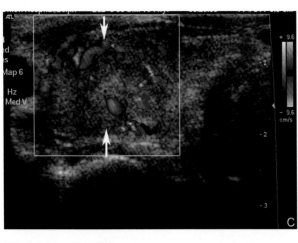

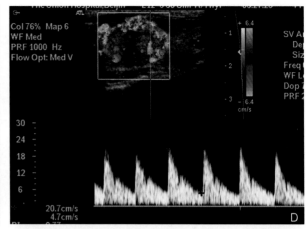

图 46-8-24　乳头状癌

A 图箭头所指癌肿为实性等回声，形态不规整，边界呈分叶状　B 图短箭头指向癌肿，长箭头指向癌肿内部的微小钙化，呈散在分布，后方无明显声影　C 图箭头所指癌肿周边见少许环绕血管，内部血供丰富　D 图癌肿周边见明显的环绕血管，多普勒取样为癌肿内部的动脉血流频谱，峰值血流速度为 20.7cm/s，阻力指数为 0.77

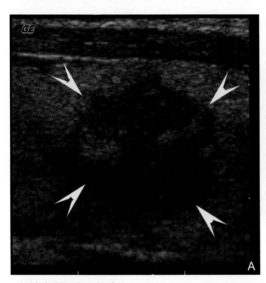

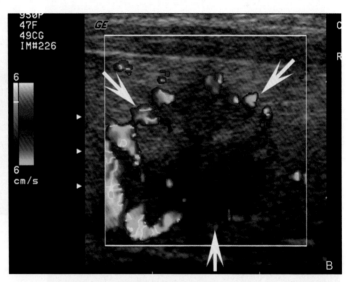

图 46-8-25　乳头状癌

A 图箭头所指癌肿为实性不均匀低回声，形态不规整，边界模糊　B 图箭头所指癌肿内部见少许点状、短条状血流信号，周边血供丰富，为断续的环绕血流

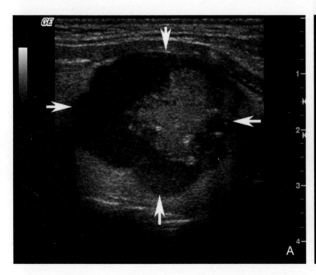

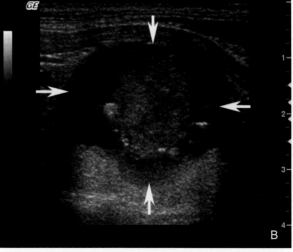

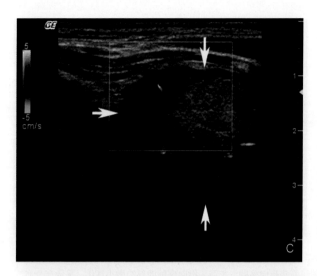

图 46-8-26　乳头状癌（囊实性）

A 图箭头所指癌肿为囊实性，边界清晰，呈细小分叶状，内部实性低回声形态不规整，回声不均　B 图从另一切面观察癌肿的灰阶图像，内部实性部分形态不规则，回声不均　C 图显示癌肿内部少许血流信号

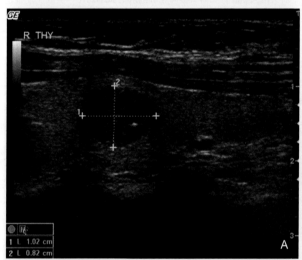

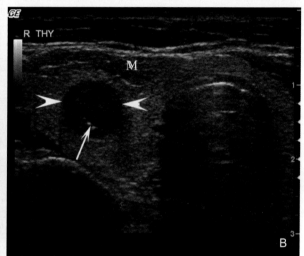

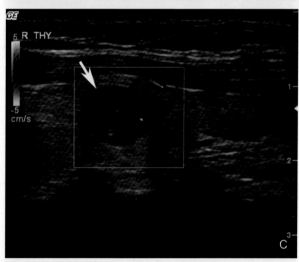

图 46-8-27　微小髓样癌

A 图显示癌肿位于右叶中上 1/3 交界处，大小 1cm×0.8cm，实性均匀低回声，形态规则，边界清晰　B 图为横切扫查癌肿前后径大于横径，形态规则，边界清晰，内部回声明显低于颈前肌肉（M）回声，并见数个微小钙化（长箭头所指）　C 图箭头指向癌肿，周边和内部见少许点状和短条状血流信号

（1）常为单发，具有家族史的病例癌灶为多中心或分布于双侧腺体。

（2）癌灶表现为实性低回声，周边常无晕环，多数边界不清，少数边界清晰。

（3）80% ～ 90% 患者伴有钙化，与乳头状癌的钙化不同，常常密集分布，后方有明显声影。

（4）彩色多普勒于多数癌灶内部可见穿支血管。

（5）可伴有颈部淋巴结转移癌。

注意事项：

（1）对本病的超声诊断，应注意结合临床。本病可合并多发性内分泌腺瘤，血降钙素升高。

（2）当病灶范围较大时，应与淋巴瘤、桥本甲状腺炎鉴别（图46-8-28）。

3.未分化癌　未分化癌 (anaplastic carcinoma)

占所有甲状腺癌的 5%~10%，多见于中年以上的男性患者，是甲状腺恶性肿瘤中侵袭性最强的，有报道其 5 年死亡率超过 95%。肿瘤无包膜，短期内甲状腺增大明显。本病具有较为典型的超声征象，超声容易发现和提示其为恶性病灶。其声像图表现为（图46-8-29）：

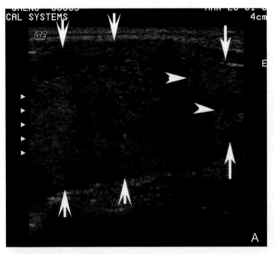
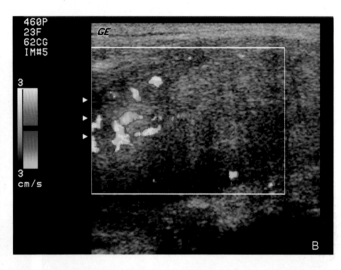

图 46-8-28　髓样癌〔巨大〕
A 图横向和右侧纵向箭头指向少许正常甲状腺组织，左侧成对的纵向箭头指向癌肿，形态不规则，边界模糊，如不注意，可误诊为甲状腺弥漫性肿大　B 图显示癌肿部分区域内较丰富的血流信号，分布不规则

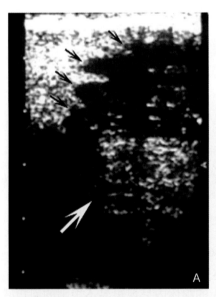
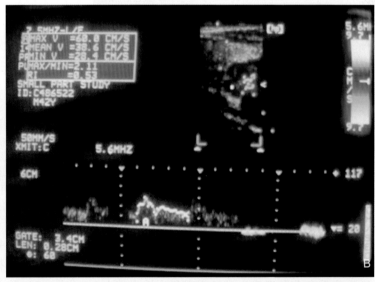

图 46-8-29　未分化癌
A 图大箭头指向癌肿，为实性不均匀低回声，小箭头所指癌肿边界呈蟹足样改变　B 图显示癌肿内部动脉血流频谱，峰值血流速度为 60cm/s，阻力指数为 0.53

（1）病灶较大的实性低回声，边界不规则或呈蟹足样改变。

（2）彩色多普勒显示肿瘤血供丰富，若肿瘤

坏死明显，则为少血管型。

（3）80% 的病例合并颈部淋巴结及远处脏器转移，易侵犯周围结构，如甲状腺被膜、气管或肌肉。

4. 滤泡癌 滤泡癌 (follicular carcinoma) 占所有甲状腺癌的 5% ～ 15%，多见于中、老年女性，恶性程度高于乳头状癌。切面可见纤维化、钙化、出血及坏死灶。分化良好的滤泡癌在镜下可见与正常甲状腺相似的组织结构，但有包膜、血管和淋巴管受侵袭现象；分化差的滤泡癌则见不规则结构，细胞密集成团状或条索状，很少形成滤泡。播散途径虽可经淋巴转移，但主要是通过血液转移至肺、骨和肝。此型超声较难诊断，甚至超声引导下细胞或组织学活检都难于确诊，待外科手术切除后方可做出明确的病理诊断。其声像图表现为 (图 46-8-30)：

(1) 由于肿瘤表现为完整包膜或不规则增厚的包膜，可表现为边界清晰、规则或模糊。

(2) 多数表现为实质性等回声或高回声，少数可由于滤泡相互融合而出现似囊肿样图像。

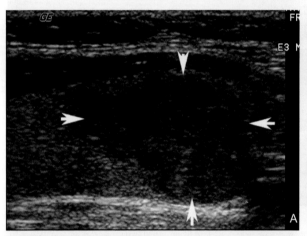

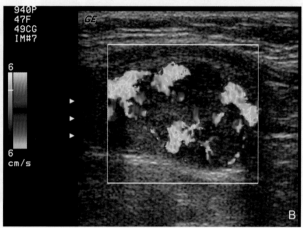

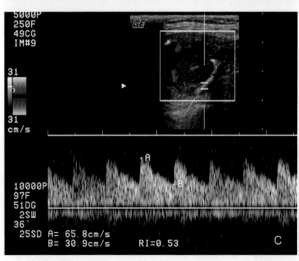

图 46-8-30　甲状腺滤泡癌
A 图箭头指向癌肿位于腺叶下极，表现为形态不规则的不均质实性低回声，大部分边界模糊 B 图显示癌肿内部及周边血供丰富，分布不规则 C 图显示癌肿内部动脉血流频谱，峰值血流速度为 65.8cm/s，阻力指数为 0.53

5. 恶性淋巴瘤 甲状腺恶性淋巴瘤 (malignant lym-phoma) 罕见，占所有甲状腺癌的 1% ～ 3%。一般为非霍奇金淋巴瘤，常见于老年女性患者，多发生于既往有桥本甲状腺炎的基础上。多为弥漫型，大者可累及甲状腺两侧叶，结节型很少见。典型的临床表现为老年女性患者甲状腺迅速增大，并触及质地硬的无痛性肿物。本病应注意与桥本甲状腺炎和亚急性甲状腺炎鉴别，其声像图表现为 (图 46-8-31)：

(1) 腺体弥漫性肿大而无明显结节，易漏诊；

(2) 肿大的腺体内呈现边界不规则的回声减低区，后方回声增强。

(3) 病灶可有明显坏死而出现囊性变，有报道本病可误诊为囊肿。

(4) 彩色多普勒显示：病变无明显环绕血管，内部可见明显增加的血流信号。

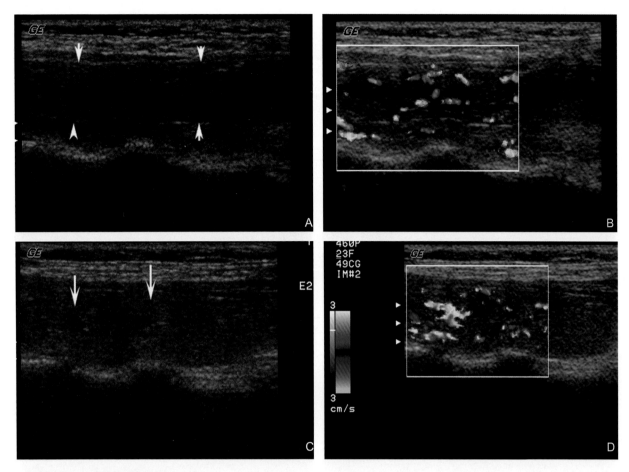

图 46-8-31　双侧甲状腺恶性淋巴瘤

A 图箭头所指右叶大部分腺体回声不均，边界模糊，占位效应不明显　B 图显示右叶病灶内见少许增加的血流信号　C 图显示左叶部分腺体回声不均（箭头所指）　D 图显示左叶腺体血流信号轻度增加

　　6.隐匿性癌及微小癌　大部分甲状腺癌因甲状腺结节而发现，少数以颈部转移性淋巴结为首发症状而甲状腺原发病灶较小不易触及，这种类型的甲状腺癌称为隐匿性癌（occult carcinoma）。直径＜1cm 者称为微小癌（microcarcinoma）。绝大多数甲状腺微小癌为乳头状癌，呈浸润性生长并伴明显纤维化，无包膜，多数呈直径 2～3mm 的瘢痕样外观。一般为偶然或因其他疾病切除的腺体中发现，预后较好。由于微小癌缺乏特异性，超声较难定性，尤其癌灶过小或与良性结节并存时，超声更是难于定性。超声怀疑微小癌时，应定期随访，密切观察病灶大小、形态、边界和血供的变化。必要时，应行超声引导下穿刺活检。微小癌声像图表现为（图 46-8-32 和图 46-8-33）：

　　（1）微小癌常为低回声，而且常常低于颈前肌肉回声。由于大多数甲状腺结节回声低于甲状腺实质回声，所以参照甲状腺实质的回声显得意义不大。

　　（2）多数微小癌内部回声均匀，少数回声不均匀；内部无或有少许血流信号。

　　（3）微小钙化是诊断微小癌的可靠征象，但并不常见。

　　（4）边界规则或呈轻微分叶状，无明显包膜。

　　（5）前后径大于横径有助于微小癌的诊断。

四、甲状腺结节的鉴别诊断

　　对于甲状腺结节，超声检查的目的在于：①发现并鉴别那些必须外科手术的结节（各类甲状腺癌），不应遗漏；②鉴别那些可能需要外科手术的结节（腺瘤），因为腺瘤可以癌变；③鉴别那些不需要外科手术的结节，包括结节性甲状腺肿（腺瘤样增生和潴留性增生结节）和甲状腺炎所致的结节。

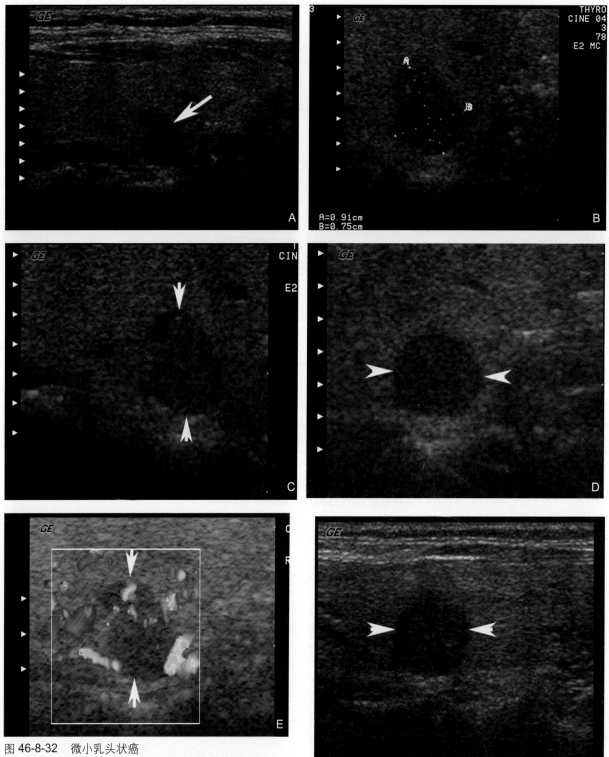

图 46-8-32　微小乳头状癌

病史：10 年前发现甲状腺左叶下极直径 0.5cm 的圆形低至无回
声区，边界清晰，追踪观察生长缓慢，后期边缘略呈分叶状。
A 图显示左侧腺体下极靠背侧见形态不规整的实性低回声（箭头
所指）　B 图为纵切局部图像放大测量肿物大小 0.91cm×0.75cm，
前后径大于横径，内部回声尚均，部分边界模糊　C 图为纵切局
部图像放大另一切面显示大部分边界清晰，形态不规整　D 图为
横切局部图像放大有的切面显示肿物边界清晰，形态规整　E 图
为彩色多普勒显示肿物周边见不完整的环绕血流信号，内部见少
许点状和短条状血流信号

图 46-8-33　微小乳头状癌

箭头所指癌肿形态为类圆形的实性不均质低回声（低于颈前肌
肉回声），部分边界模糊，有宽窄不一的低回声"晕环"

1. 甲状腺恶性肿瘤与甲状腺肿的鉴别　绝大多数甲状腺恶性肿瘤与甲状腺肿（单纯性甲状腺肿、毒性弥漫性甲状腺肿和桥本甲状腺炎）能较好地鉴别。但是，当甲状腺恶性肿瘤在这些疾病的基础上发生或较大范围地累及甲状腺组织时（可见于髓样癌和淋巴瘤）（图46-8-27和图46-8-31），有可能遗漏癌灶或将恶性肿瘤误认为甲状腺肿。在此种情况下，两者的鉴别非常重要，详见表46-8-3。

表46-8-3　甲状腺恶性肿瘤与甲状腺肿的鉴别诊断要点

鉴别点	甲状腺恶性肿瘤	甲状腺肿
声像图鉴别		
正常甲状腺组织（图46-8-34）	有	无
病灶回声	实性低回声，边界模糊	具有各自疾病表现
钙化	有	常无
彩色多普勒表现	癌灶血供丰富，周边环绕血管<1/2圈	不规则，具有各自疾病表现
颈部淋巴结转移	可伴有	无

注：这里甲状腺癌是指发生于其它疾病基础上或较大范围地累及甲状腺组织

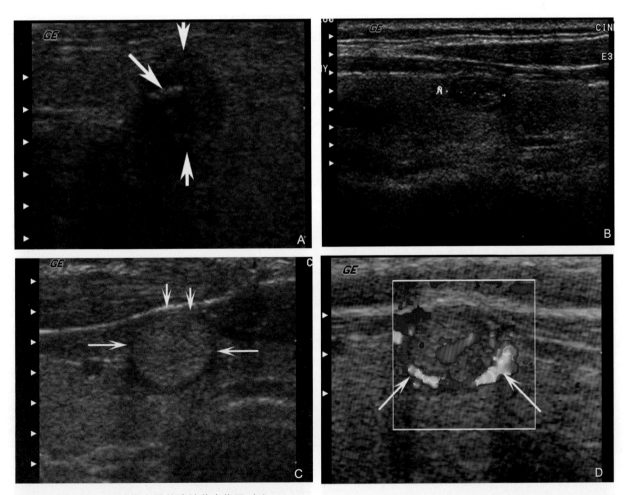

图46-8-34　良、恶性微小甲状腺结节声像图对比

A图为微小乳头状癌，为实性不均质低回声（短箭头所指），大小为0.9cm×0.7cm，前后径大于横径，大部分边界模糊，长箭头指向癌肿内部的多个微小钙化伴后方声影　B图为微小良性结节（增生结节），大小0.83cm×0.52cm，前后径小于横径，呈不均质等回声，大部分边界清晰　C图为微小良性结节（腺瘤），肿瘤前后径小于横径，为实性均等回声，边界清晰，周边有完整"晕环"（横向箭头），甲状腺被膜清晰可见（纵向箭头），说明肿瘤不侵犯甲状腺被膜　D图与C图为同一患者，周边环绕血流大于1/2圈，内部血流分布较为规律

2. 甲状腺癌与局限性甲状腺炎的鉴别 甲状腺癌主要应与腺瘤和结节性甲状腺肿进行鉴别，但不应忽视其与亚急性甲状腺炎和局限性桥本甲状腺炎的鉴别，详见表46-8-4（图46-8-35至图46-8-37）。后两种疾病的最大特点是无占位效应，原有甲状腺血管在病灶内穿行和周边无明显环绕血管，这是非占位性病变的特征性表现。有的炎性病灶超声测量大小与临床触诊大小不符（前者大于后者），也有助于两者的鉴别。

表46-8-4　甲状腺癌与局限性甲状腺炎的鉴别诊断

鉴别点	甲状腺瘤	局限性桥本甲状腺炎	亚急性甲状腺炎
相似点	边界模糊，形态不规则，回声不均，其余甲状腺组织正常		
声像图鉴别			
数量	单发多见	单发多见	多发多见，分布于双侧叶
占位效应	有	无	无
内部回声	实性不均质低回声	可见正常纤维组织	散在点状、条状高回声
钙化	微小钙化	无	无
晕环	常无	常无	无
环绕血管	<1/2圈	常无	常无
内部血流信号	血供丰富，分布不规则	血供丰富，正常穿行血管	血供随病程有变化，正常穿行血管
触诊	质地硬肿物	触诊肿物大小小于超声测值	质地硬肿物
局部疼痛	常无	无	发病初期常有
颈部淋巴结转移	可伴有	无	无

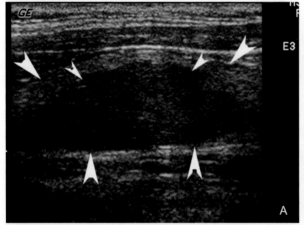
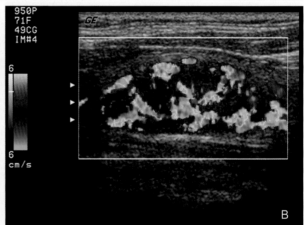

图46-8-35　局限性桥本甲状腺炎（低回声）
A图大箭头指向腺体，小箭头所指为局限性桥本甲状腺炎，大小3.4cm×1.8cm×1.3cm，表现为形态不规则的低回声，周边无"晕环"，大部分边界模糊。同侧腺体大小4.8cm×2.1cm×1.4cm，触诊肿物大小明显小于超声测量大小　B图显示低回声区内部和周边血供非常丰富，周边血流信号断续显示

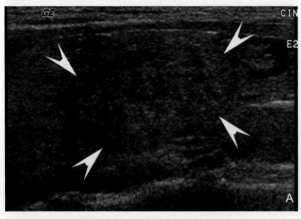
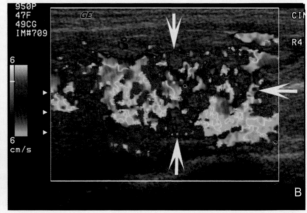

图46-8-36　局限性桥本甲状腺炎（等回声）
A图箭头所指局限性桥本甲状腺炎呈不均匀等回声，边界不清晰，部分周边似可见"晕环"　B图箭头所指病灶内部和周边血供丰富

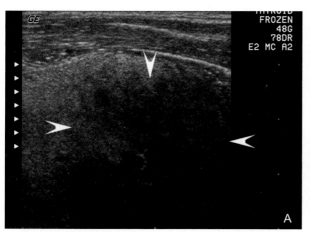

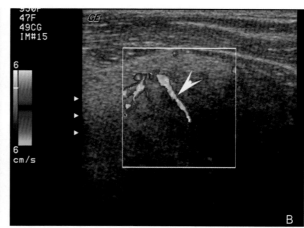

图46-8-37 亚急性甲状腺炎

A图显示腺叶中下极一较大不均匀低回声（箭头所指），边界模糊，周边无"晕环" B图显示病灶内部正常血管穿行（箭头所指）

3. 甲状腺癌、甲状腺腺瘤与结节性甲状腺肿的相互鉴别 对于甲状腺癌与其他两种主要良性甲状腺结节（腺瘤和结节性甲状腺肿）的超声鉴别（图46-9-38），与腺瘤的鉴别较与结节性甲状腺肿的鉴别要容易得多。其原因为癌与腺瘤的声像图表现差异较大，而结节性甲状腺肿可表现为多种不同的复杂声像图，且4%～10%的结节性甲状腺肿合并甲状腺癌或发生癌变，导致两者的鉴别较为困难。由于结节性甲状腺肿占所有甲状腺结节的80%，因此，甲状腺癌需频繁地与结节性甲状腺肿进行鉴别。超声较难区分腺瘤与腺瘤样增生。现有文献报道超声区分甲状腺良、恶性结节的敏感性为63%~87%，特异性为61%~95%，准确性为80%~94%。可以看出，他们的观察结果

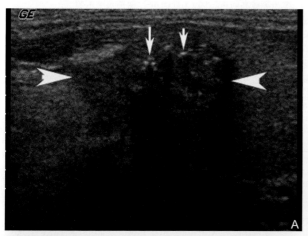

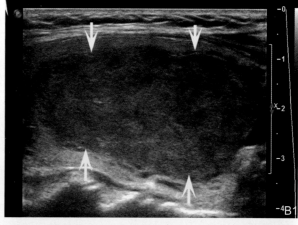

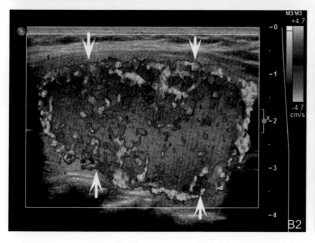

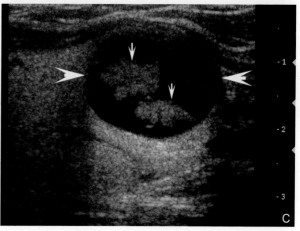

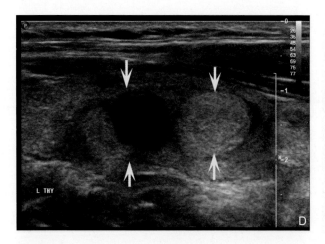

图 46-8-38　良、恶性结节的声像图对比

A 图为乳头状癌患者，大箭头指向癌肿为实性不均匀低回声，形态不规则，大部分边界模糊，小箭头指向癌灶内部的微小钙化，呈密集分布，后方伴声影　B1 图为腺瘤患者，箭头指向腺瘤为稍低回声区，形态规整，边界清晰，内部回声尚均匀，无微小钙化　B2 图与 B1 图为同一患者，腺瘤内部及周边血供非常丰富，周边见完整的环绕血流　C 图为腺瘤患者，大箭头指向腺瘤呈囊实性，边界清晰、规整，形态为类圆形，后方回声增强，小箭头指向肿瘤内部的实性低回声　D 图为结节性甲状腺肿患者，箭头指向一侧腺体内的多个结节，呈多种超声表现

差异较大，超声尚不能满意地服务于临床。国内张缙熙较早提出了甲状腺良、恶性肿瘤的超声鉴别要点。现结合国内、外文献报道和作者的经验，概括了甲状腺结节的鉴别诊断，详见表 46-8-5。Solbiati 等认为良、恶性甲状腺结节的判定是依据其是否符合一些最为重要的超声征象，详见表 46-8-6。

表 46-8-5　甲状腺癌、甲状腺腺瘤与结节性甲状腺肿的相互鉴别

鉴别点	甲状腺癌	甲状腺腺瘤	结节性甲状腺肿
数量	单发多见	单发多见	多发多见
形态	不规则	椭圆形或圆形	规则或不规则
边界	模糊，不整	清晰，整齐，有高回声包膜	清晰或模糊，整齐或不整齐
内部回声	多为实性不均质低回声	均匀，多为等或高回声，少数为低回声	回声水平不等
囊性变	少见	常见	常见
晕环	常无	常有	有或无
环绕血管	无或小于 1/2 圈	常有，大于 1/2 圈	有或无
钙化	微小钙化	少见，粗大	常见，弧形、颗粒状
后方回声	衰减或无变化	无变化或增强	无变化、增强或衰减
血供情况	癌灶血供丰富，分布不规则	实性部分血供丰富，分布尚规则	血供程度不一
其余甲状腺组织	正常	正常	欠均或不均匀
侵犯甲状腺被膜或周围结构	有	无	无
颈部淋巴结转移	可伴有	无	无

表 46-8-6　重要超声征象预测甲状腺结节的良、恶性

鉴别点	良性结节	恶性结节	鉴别点	良性结节	恶性结节
内部成分			不规则厚晕环	++	+++
完全囊性	++++	－	边界		
囊性伴薄分隔	++++	+	清晰	+++	++
囊实混合性	+++	++	模糊	+	+++
伴"彗星尾征"	++++	+	钙化		
内部回声			蛋壳样钙化	++++	+
高回声	++++	+	粗大钙化	+++	+
等回声	+++	++	微小钙化	+	++++
低回声	++	+++	血流情况		
晕环			周边血流	+++	+
规则薄晕环	++++	++	内部血流	++	+++

引自 Solbiati 等，2001. + 表示很低可能性（<1%）；++ 表示低可能性（< 15%）；+++ 表示中等可能性（16% ~ 84%）；++++ 表示高度可能性（>85%）

第9节
甲状旁腺疾病

一、原发性甲状旁腺功能亢进

原发性甲状旁腺功能亢进是由于甲状旁腺增生、腺瘤或腺癌自主性地分泌过多的甲状旁腺素，不受血钙的反馈作用，使血钙持续增高所致。80%～90%的原发性甲状旁腺功能亢进患者是由单发腺瘤引起，其他患者则由甲状旁腺增生或多发性腺瘤引起，由腺癌引起者非常少见。实验室检查有高血钙（11mg/dl）和低血磷（<3mg/dl）。临床表现为疲乏、恶心、呕吐、骨骼疼痛、身材变矮、易发生病理性骨折以及尿路结石。

（一）甲状旁腺腺瘤

1.甲状旁腺腺瘤的典型声像图表现

（1）正常位置的甲状旁腺腺瘤位于甲状腺与颈长肌、颈总动脉和气管之间（图46-9-1）。

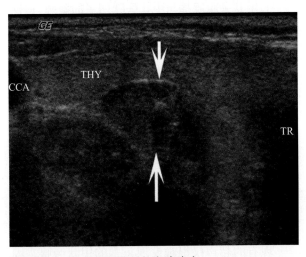

图46-9-1　正常位置的甲状旁腺腺瘤

正常位置的甲状旁腺腺瘤位于甲状腺与颈长肌、颈总动脉与气管之间（箭头所指）（CCA-右颈总动脉 TR-气管 THY-甲状腺）

（2）与甲状腺实质回声相比，肿瘤呈均匀的低回声，边界清晰、规则（图46-9-2）。

（3）肿瘤形态为椭圆形，其长轴与身体矢状面平行。

（4）肿瘤与甲状腺之间存在条状强回声，这可能是紧密相邻的甲状腺与甲状旁腺的被膜。

（5）肿瘤前缘常有明显的血管绕行，可测出

动脉频谱，并可见动脉分支进入瘤体内。肿瘤内部一般可见丰富的血流信号（图46-9-3）。

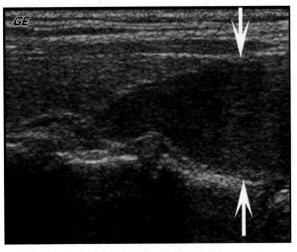

图46-9-2　甲状旁腺腺瘤的二维声像图表现（箭头所指）

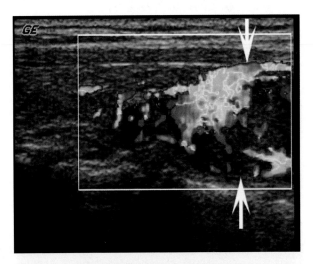

图46-9-3　甲状旁腺腺瘤的彩色多普勒表现

彩色多普勒显示肿瘤内部可见丰富的血流信号（箭头所指）

2.甲状旁腺腺瘤的非典型声像图表现

（1）肿瘤邻近无甲状腺结构，属异位甲状旁腺腺瘤。

（2）肿瘤与甲状腺实质的回声水平相接近，或内部出现囊性变（图46-9-4）。

（3）肿瘤周边有低回声晕。

（二）甲状旁腺增生

甲状旁腺增生的声像图表现为数个甲状旁腺不同程度增大，形态呈椭圆形或不规则形，内部为均匀的低回声或等回声，一般无囊性变和钙化灶，血供不如腺瘤丰富。

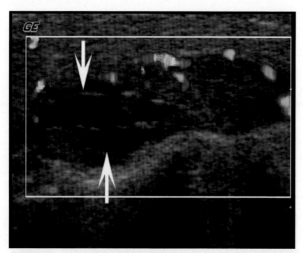

图 46-9-4 非典型甲状旁腺腺瘤
甲状旁腺腺瘤内出现囊性变（箭头所指）

（三）甲状旁腺癌

甲状旁腺癌的声像图表现为：

1. 肿瘤较大，形态不规则或呈分叶状。

2. 肿瘤内部回声为不均匀的低回声（图 46-9-5），可伴有囊性变或钙化灶。

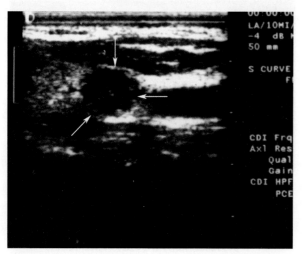

图 46-9-5 甲状旁腺癌的二维声像图表现
肿瘤形态不规则，内部回声为不均匀的低回声（箭头所指）

3. 肿瘤可侵犯邻近的解剖结构，如甲状腺、血管和肌肉等。

4. 有同侧淋巴结肿大（图 46-9-6）。

二、继发性甲状旁腺功能亢进

继发性甲状旁腺功能亢进因严重肾功能不全、维生素 D 缺乏、骨病变等引起的低血钙所导

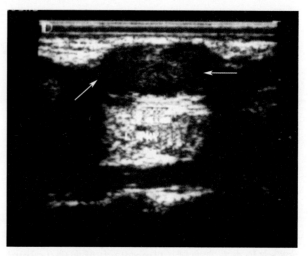

图 46-9-6 甲状腺旁腺癌同侧淋巴结转移（箭头所指）

致的甲状旁腺代偿性肥大和功能亢进。甲状旁腺一般表现为增生，其声像图表现同原发性甲状旁腺功能亢进。

三、甲状旁腺占位病变的鉴别诊断

1. **甲状旁腺腺瘤与甲状旁腺增生的鉴别** 根据张缙熙教授报道的 55 例甲状旁腺功能亢进病例，一般认为腺瘤直径一般 > 2cm，而增生直径一般 < 2cm；腺瘤一般为单发，而增生一般为多发。

2. **甲状旁腺腺瘤与甲状旁腺腺癌的鉴别** 当发现肿瘤内部回声明显不均匀、有钙化灶、侵犯邻近结构及颈部淋巴结转移灶时，有助于甲状旁腺腺癌的诊断。

四、甲状旁腺功能亢进超声定位的影响因素

现有的超声仪很难发现正常的甲状旁腺。因此，只要能被超声发现的甲状旁腺，一般认为是异常增大。甲状旁腺功能亢进的超声定位，除了与检查者的经验和仔细程度有关外，尚有以下几项重要因素：

1. **颈部正常组织结构的影响** 早期虽有报道将颈长肌、食管等正常组织结构误认为甲状旁腺肿物，但由于超声仪器的改善和对甲状旁腺的毗邻结构有较熟悉的认识，有经验的医师已很少犯这样的错误。可通过吞咽运动来鉴别食管和颈长肌。颈长肌为低回声，其内有许多平行排列的线

条状中强回声。

2.**肿物内部回声和边界的影响**　多数甲状旁腺肿物为低回声，与甲状腺之间有条状强回声间隔，能较好地定位。但是，当肿物与甲状腺实质的回声水平接近时，或者当肿物呈混合性回声或大部分囊性变时，易误诊为甲状腺结节。有些肿物周边有低回声晕，也容易与甲状腺结节相混淆。

3.**肿物位置的影响**　对超声检查来说，正常位置的甲状旁腺肿物明显较异常位置的甲状旁腺肿物容易发现和判断。笔者曾报道12例异位甲状旁腺肿物，超声仅发现2例。由于异位甲状旁腺的发生率并不少见，占10%～20%，因此甲状旁腺可能发生的异位部位都应尽可能扫查。常见的异位部位有甲状腺上极的上方、食管气管沟内、咽的后方、食管的后方、颈动脉鞘内、甲状腺下极下方的脂肪组织、纵隔等。超声可以显示异位于颈部的甲状旁腺肿物，扫查方法为采用扇形探头向足侧扫查，同时嘱患者做吞咽动作使肿物位置上移。有的异位于胸骨后或锁骨上方的甲状旁腺肿物有时也可显示。当超声判断这些部位

的肿物来源困难时，可行超声引导下穿刺活检。一般而言，异位于胸骨后的甲状旁腺肿物超声很难显示，应行CT检查或其他检查。

4.**肿物大小的影响**　超声可以显示直径＜1cm的甲状旁腺肿物，尤其是当肿瘤位于正常位置及甲状腺正常的情况下。很显然，甲状旁腺肿物越大，超声越容易发现。但当甲状旁腺肿物巨大时，特别是同侧甲状旁腺受压移位、变小的情况下，与甲状腺肿物不易鉴别，应引起重视。

5.**肿物数量的影响**　当多个腺体发生肿物时，超声常常难以全面正确地作出判断。因为，多个腺体受累常常是增生，而增生病灶一般较小，有的腺体仅轻微增大甚至正常大小，超声对增生的显示率较低。

6.**甲状腺肿大的影响**　由于甲状腺肿大致使腺体增厚，为了显示甲状旁腺病变，必须使用更低频率的探头，从而使分辨率降低；另外，靠近甲状腺背侧的甲状腺结节或甲状腺呈分叶状等都将给甲状旁腺肿物的辨认带来困难，尤其是当病变较小时。两者的鉴别详见表46-9-1。

表46-9-1　甲状旁腺肿物与甲状腺结节的鉴别要点

鉴别要点	甲状旁腺肿物	甲状腺结节
部位	甲状腺后方或异位于其他部位	甲状腺内
内部回声（与甲状腺实质相比）	低回声	多种回声
囊性变	少见	常见
钙化灶	少见	常见
晕环	少见	常见
周边环绕血管	除蒂部外，一般无	常见
甲状旁腺功能亢进症状	有	无

7.**颈部外科手术的影响**　由于颈部外科手术后解剖关系紊乱和瘢痕的影响，可造成假阳性。当然，有些患者曾因甲状旁腺功能亢进做过颈部外

科手术，而术后又出现甲状旁腺功能亢进，则大多数是由于多发性增生或异位所致。

（李建初）

第 47 章

胸膜腔疾病

第 1 节
胸膜腔解剖概要

一、胸膜

胸膜为被覆于胸廓里面及肺脏表面的浆膜，分脏层和壁层。胸腔脏层被覆于肺脏表面，又名肺胸膜，与肺实质紧密连接，并伸入肺叶间裂内。胸膜壁层贴覆于胸腔壁的里面，根据贴覆部位的不同分为肋胸膜、膈胸膜、纵隔胸膜及胸膜顶4部分。肋胸膜衬覆于胸骨、肋骨及肋间肌等结构的里面；膈胸膜覆盖于膈的上面；纵隔胸膜盖于纵膈的两侧面；胸膜顶又名颈胸膜，为肋胸膜和纵隔胸膜向上延续的部分，包盖在肺尖的上面。

二、胸膜腔及胸膜窦

脏壁两层胸膜之间有一狭窄密闭的腔隙，称为胸膜腔。胸膜腔左右各一，左侧胸腔稍低于右侧，儿童则较成人为高。胸膜腔为负压，内含少量浆液，起滑润胸膜、减少摩擦的作用。在正常情况下，胸膜脏层与壁层的大部分紧密接触，间隙消失，但在胸膜壁层转折处的一些部位，仍有较大间隙存在，肺的边缘不突入其内，这些间隙称为胸膜窦。根据部位的不同，胸膜窦分为肋膈窦、隔窦和膈纵隔窦。

1. **肋膈窦** 左右各一，位于肋胸膜与膈胸膜之间，是胸膜窦中最大、最低的部位。胸膜炎患者的胸膜渗出液首先积存于此。

2. **隔窦** 仅存在于左胸膜腔，位于左侧肋膜与纵隔胸膜之间，在胸骨左侧第 4～5 肋间隙

的后面和心包的前面。

3. **膈纵隔窦** 仅存在于左胸膜腔，位于膈胸膜与纵隔胸膜之间，一般很小，它是由心尖向左侧突出而形成。

第 2 节
胸膜腔超声检查基础

一、仪器

各类超声成像仪均可应用，以线阵实时超声成像仪最为方便，观察最全面。对叶间、肺底较小范围的包裹性积液，则以凸阵探头和扇形探头更为适用。2～5MHz 的探头均可应用。

二、检查方法

1. **坐位** 常规采用的探查体位。这种体位不但探测时较方便，易于两侧对比，而且定位与穿刺时体位一致。患者坐在椅上，两臂向前交叉平放在椅背上，上半身向前倾。操作者先将探头置于背部及腋中线作纵切面观察，当显示积液无回声区后，再将探头从该区上缘起沿肋间隙逐一作斜切面扫查，以了解积液的范围及最深处。需定位者，用记号笔将积液的上下缘在皮肤上标出，并选择最佳穿刺点。

2. **仰卧位** 对病重、体弱者较为适宜。当胸膜腔有少量积液或肺底有少量积液时，可从肋缘下或肋间探测。仰卧位检查时，患者将两手置于头侧，先于腋中线或腋后线作纵切观察，然后在

腋中线与腋后线的肋间作横切面扫查，从肝脏上缘起逐肋向上观察直至液体消失。

第3节
胸膜腔疾病

一、胸腔积液

（一）游离性胸腔积液

游离性胸腔积液首先积聚在肋膈窦，X线平片不易察觉，并且很难与胸膜肥厚鉴别。超声在肺的强回声与膈肌和肝脏之间显示小长条形的无回声区，其范围及形态可随呼吸运动而稍有变化；当积液逐渐增多，此无回声区的范围也随之扩大；当积液较多，由于液体的压力，肺组织受压塌陷，积液上缘由内侧向上向外呈弧形。在声像图上，纵切面探测时，无回声区呈上窄、下宽的三角形（图47-3-1）；横切面探测时，积液则呈片状无回声区，探头越向内下方倾斜或越向下移动，液体越多，无回声区的范围越广，往往可平铺在整个膈面之上。大量胸腔积液时，由于液体可达肺尖，因此整个胸腔呈一大片无回声区，膈肌回声带向下移位，心脏向健侧移位。于剑突下探测时也可显示患侧胸腔内的大片状无回声区，尤其是在左侧。有时甚至在肋缘下也可探测到积液的无回声区（图47-3-2）。

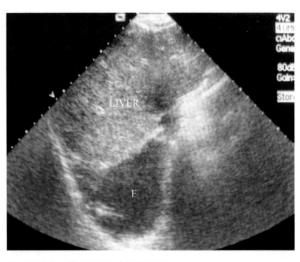

图47-3-2　胸腔积液右肋下探查
（F-胸腔积液 LIVER-肝脏）

（二）包裹性胸腔积液

脏壁层胸膜粘连，使液体局限于胸膜的某一部位而形成包裹性积液，常见于结核性胸膜炎、肿瘤或胸部手术后。感染导致的包裹性胸腔积液以侧后壁多见。超声显示在正常含气肺组织与胸壁之间出现形态稳定的液性无回声区，多呈椭圆形或梭形。病变处可见肺与胸壁之间的条状或片状强回声粘连带，该处胸膜常增厚（图47-3-3）。由于包裹的位置不同，可形成肺底积液、肺叶间积液或纵隔积液3种特殊类型的包裹性胸腔积液。

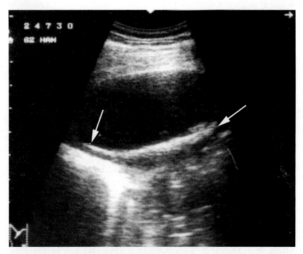

图47-3-3　包裹性胸腔积液
右侧结核性包裹性胸腔积液，伴脏层胸膜肥厚（箭头所指）

1. 肺底积液　包裹性胸腔积液积聚在肺底与膈肌之间，即称为肺底积液，多为单侧性。从

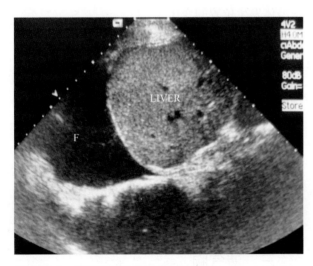

图47-3-1　胸腔积液卧位侧胸壁探查
（F-胸腔积液 LIVER-肝脏）

肋间探测时肺底积液呈上下范围很窄的扁平状无回声区，有时较难与膈下积液鉴别。从肋缘下探测时，可在膈肌上外方见到向外呈弧形突起的无回声区，上下缘之间的距离远较肋间探测时宽，而两端的上下距离较中间为短，膈肌强回声与肝脏回声紧密相贴而不分离，在膈肌与肺底之间出现扁平状无回声区，形态随呼吸或体位改变而略有变化，借此可与膈下积液鉴别。

2. **肺叶间积液** 包裹性胸腔积液局限于肺叶间，称为肺叶间积液。水平裂积液或斜裂积液的某一部分与纵隔或胸壁相连，其外侧缘抵达纵隔或胸壁。肋间斜切时显示为外窄内宽或呈梭形的无回声区，积液的边缘与肺的分界面清晰、平整（图47-3-4）。

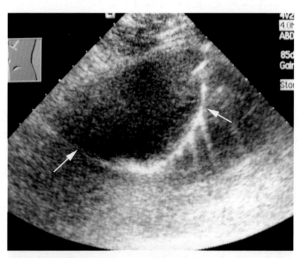

图47-3-4 肺叶间积液（箭头所指）

3. **纵隔积液** 包裹性胸腔积液局限于纵隔旁，在纵隔区出现无回声区，形态不规则，常无明显的边界及包膜。当其与大量胸腔积液或其他包裹性胸腔积液同时存在时，尚易诊断，而如果仅是单纯性纵隔积液，则很难与纵隔囊肿鉴别。

（三）胸膜腔积液的超声定性诊断

胸部（胸膜、肺、纵隔和心）以及腹部（肝脏、胰腺等）疾病均可诱发胸腔积液。由于病因不同，积液的性质也有一定的差异。

结核、细菌、病毒感染引起的胸腔积液为炎性渗出液，液体较稀薄，严重感染时可形成较稠厚的脓液。胸部外伤，可引起血性积液，为新鲜血性积液，而胸膜或肺部恶性肿瘤，多为陈旧血性积液。乳糜性积液常因恶性肿瘤侵犯胸导管或左锁骨下动脉所致，也偶见于手术损伤颈部淋巴管。急性胰腺炎、膈下脓肿、肝癌或肝脓肿等，可引起胸膜反应性积液；而卵巢纤维瘤若同时出现胸、腹水则称为麦氏综合征（Meig's syndrome）。

稀薄液体常表现为无回声，陈旧性血性液体或较稠的液体则在液体中有浮游的点状回声，其移动速度与液体量、黏稠度及颗粒物的大小和密度有关。脓胸是胸腔积液的特殊类型，胸水呈黏稠脓状，不透明，声像图表现为无回声区内有微弱的、散在的漂浮斑点状回声；转动身体后，漂浮分层现象更明显，反复转动患者身体，分层现象消失而代之以弥漫分布的低回声区，有漂浮及滚动现象；随着患者静息，又逐渐恢复到原有的分层现象。

（四）胸腔积液的超声定量诊断

超声对胸腔积液只能作半定量诊断。对少量游离性胸腔积液，X线不如超声敏感，液体常积聚于肺底和肋膈角，超声可见膈肌上方的长三角状无回声区，受呼吸影响形态略有改变。随着液体量增多，无回声区范围随之向上扩大，坐位探查时呈上窄下宽的三角形无回声区。

超声探查胸腔积液的范围若在2、3个肋间时，卧位时也容易探测到积液，此时可定为中量胸水。少量或中量游离性胸腔积液常因患者体位变换而使液体发生位置的变化。

大量胸腔积液时，受液体的挤压，肺组织出现程度不同的膨胀不全，膈肌下移，心脏向健侧移位。超声见肺内气体减少，体积变小、基底部缩向肺门，呈三角状。

二、气胸

气胸系因胸膜受损破裂，空气进入胸膜腔所形成，分外伤性和自发性2种。在声像图上呈空气的强烈多次反射，不易与肺的多次反射鉴别。

三、液气胸

胸腔内同时存在空气和液体，空气在上部，

积液在下部，即为液气胸。坐位纵切探查时，近膈肌呈液体无回声区而近头侧则呈强烈的气体回声，两者交界处出现液平面（图47-3-5）；患者变换体位后，气液面也随之发生相应的位置变化。如果为利器所伤，胸膜腔内气体较少时，则可能只见到胸腔积液，或同时存在肺不张。

观察到其与胸壁的粘连关系，粘连处基底较宽，回声也增多增强。

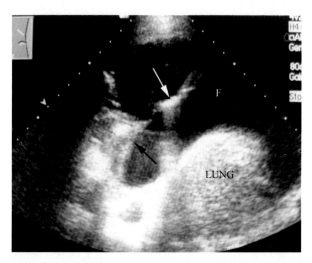

图 47-3-5　液气胸
右侧胸腔液气胸，液性暗区内的带状强回声为气体回声（白箭头所指），后方伴"彗星尾征"，在液体内可见萎陷的肺组织（黑箭头所指）及正常的肺组织（F-胸腔积液 LUNG-正常的肺动脉）

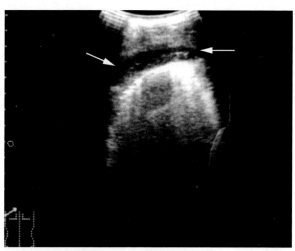

图 47-4-1　胸膜肥厚（箭头所指）

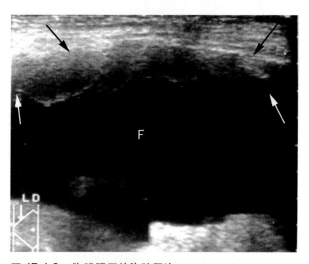

图 47-4-2　胸膜肥厚并胸腔积液
图示壁层胸膜明显肥厚（箭头所指）伴大量胸腔积液

第4节
胸膜疾病

一、胸膜肥厚

由于胸膜炎或胸腔积液引起纤维素性渗出物沉着、纤维化或肉芽组织增生而引起胸膜肥厚（pleural thickening），分局限性和广泛性肥厚。胸膜肥厚在X线检查时常呈一片密度增高的阴影，不易与胸腔大量积液鉴别，也难以判断是否同时存在胸腔积液。超声检查常显示胸壁与肺组织之间为一片状低回声区，密度较均匀，盖在肺组织强回声的表面，类似包膜回声，低回声区的厚薄与胸膜增厚的程度相对应（图47-4-1）。当同时合并有胸腔积液时，则在增厚胸膜的稍高回声与肺部的强回声之间出现相应的无回声区（图47-4-2），有时还可见在积液无回声区中有条索状或带状稍强回声漂浮，并能

二、胸膜钙化

常由胸腔内积血块或干酪样坏死组织因钙盐沉着而引起（如结核性胸膜炎、化脓性胸膜炎、胸膜外伤出血后造成）。在声像图上钙化呈强回声，并伴有声影，钙化的形态可呈圆形、椭圆形、条状或斑片状，诊断较容易。

三、胸膜实性占位性病变

（一）胸膜间皮瘤

1. **局限型胸膜间皮瘤**　肿瘤单发，良性者境

界清晰，边缘规整，呈类圆形或扁平状，内部为较均匀的低回声，肿块与胸壁夹角呈钝角，瘤体内部因坏死可出现液性无回声区。恶性者常无完整的包膜，轮廓多不规则，内部回声常不均匀。当伴有胸腔积液时，声像图对肿瘤的观察更为清晰，表现为在胸水无回声区内出现由胸膜向外突起的团块状强回声（图47-4-3），但需与转移性癌肿鉴别。

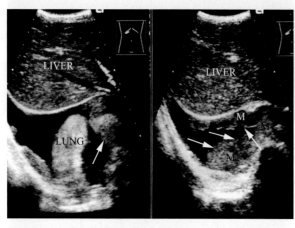

图47-4-3　胸膜间皮瘤
壁层胸膜上见多个肿瘤结节（箭头所指），合并胸腔积液，液体中可见萎陷的肺组织（LIVER-肝脏　LUNG-萎陷的肺组织　M-胸膜间皮瘤）

　　2．弥漫型胸膜间皮瘤　多为恶性胸膜间皮瘤，肿瘤多发，呈大小不等、形态各异的结节，境界不清，常伴有胸腔积液，胸膜回声中断，内部回声不均，瘤体内也常因发生液化出现无回声区。在胸水的衬托下，肿块凸向胸膜腔，边界较为清晰，可伴有纵隔、心包或肝脏转移。

（二）胸膜转移性肿瘤

　　胸膜转移瘤常见的原发病包括肺癌、乳腺癌、卵巢癌和胃癌等。胸膜表面有多个低回声结节状病灶，偶见单发者。较大的肿块可压迫周围脏器，使之向健侧移位，或使膈肌受压迫而下移，常伴有血性胸水，在声像图上表现为单侧或双侧无回声区，其范围与病程和转移程度有关。在积液的无回声区内可见自胸膜突起的较强回声区，基底较宽，呈结节状、团块状或带蒂的乳头状图像（图47-4-4）。因此，当疑为恶性肿瘤胸膜转移时，一定要仔细寻找原发病灶。

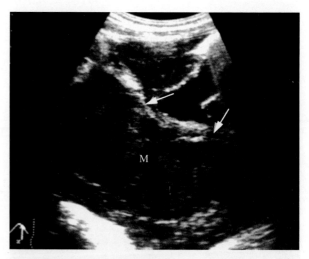

图47-4-4　左侧胸膜转移瘤
左肋弓下纵切面，显示胸腔内巨大低回声肿物（M），后肋膈角明显膨大，膈肌受压下移（箭头所指），原发病灶位于卵巢

（三）胸膜纤维肉瘤

　　胸膜纤维肉瘤罕见，声像图显示膈肌下移，肝脏位置明显下降，胸膜腔内出现大块状、形态不规则的中等回声区，间以形态和范围不一的无回声区。

（四）胸膜横纹肌肉瘤

　　胸膜横纹肌肉瘤罕见，声像图表现为胸膜腔内境界模糊、形态不规则的中等回声区，回声分布不均匀。

第5节
超声探查胸膜腔的临床意义

　　应用超声探测胸膜疾病，特别是对胸膜腔积液的诊断，具有简便、易行、准确等优点，并有助于检测是否存在少量积液。当胸腔有少量积液时，X线不易查出，有时仅可见膈肌影稍升高，呼吸运动稍受限，肋膈角变钝或模糊。超声则能清晰地显示小的无回声区，甚至可以测出少于100ml的少量胸腔积液。

　　超声可以显示胸膜增厚的程度、形态变化及内部回声特点。检查时应详细观察数个肋间隙的胸壁和胸膜结构，以了解正常和异常的异同性，进而确定病变的部位、范围等。嘱患者作深呼吸运动，借助超声实时观察，容易将胸膜病变和肺表面病变鉴别开；但伴有胸膜粘连时，鉴别将变得复杂，正常壁层胸膜与病变表面形成的夹角对区分胸膜和肺表面病变有一定的帮助。胸膜实性病变常伴有积液和胸膜肥厚、粘连，普通X线检查不能对这种复杂病变作出提示，而超声检查却能准确地将肿物、胸膜肥厚与胸腔积液区别开。

对较复杂的胸膜粘连伴有胸水时，超声引导下穿刺抽液则更必不可少。

胸膜实性肿瘤常见种类不多，主要应对胸膜间皮瘤和胸膜转移性肿瘤进行区分，两者均为多发，并且都常伴有胸水。了解病史，有无原发恶性肿瘤对鉴别诊断有重要的帮助。

（薛利芳　李建国）

第48章

胸腹壁疾病

第1节
胸腹壁解剖概要

一、胸壁

胸壁由浅入深分为皮肤、浅筋膜、深筋膜、肌肉、肋骨、肋间肌、胸内筋膜和壁胸膜。胸前壁和侧壁皮肤较薄，背部皮肤较厚；浅筋膜内含脂肪组织、浅血管、皮神经和淋巴管；深筋膜覆盖于肌肉表面及相邻的肌肉之间，位于胸前外侧壁的肌肉有胸大肌、胸小肌和腹外斜肌的一部分，胸外侧壁有前锯肌，背部主要有斜方肌、背阔肌和菱形肌；肋骨共 12 对，弯曲而有弹性，上位肋骨有锁骨和肩胛骨保护，下位肋骨因活动度较大，因而不易骨折；肋间血管和神经在胸壁前部位于肋骨的上方或下方；胸内筋膜为衬贴胸壁内面的一层结缔组织膜；壁胸膜则是胸壁最内的一层。

二、腹壁

腹壁由浅入深分为皮肤、浅筋膜、深筋膜、肌层、腹横筋膜、腹膜下筋膜和腹膜。腹前外侧壁的深筋膜很薄弱，包裹在肌肉的表面。肌层包括位于正中线两侧的腹直肌及其外侧的三块扁肌。在腹前壁正中上方可见一纵行浅沟，其深面为白线，白线位于腹前正中线上，由两侧扁肌的腱膜交织而成。白线在脐环以上较宽，脐环以下较窄。脐环的前面为皮肤，后面只有一层很薄的腹横筋膜，此处是腹前壁的薄弱之一，易发生脐疝。白线的两侧为腹直肌，当腹肌收缩时，可见腹直肌肌腱处浅的横沟及横沟间隆起的肌腹；腹

直肌的外侧缘为半月线。腹前壁与大腿交界处的浅沟称腹股沟，其深面有腹股沟韧带。

腹股沟区呈三角形，上界为自髂前上棘至腹直肌外侧缘的水平线；内界为腹直肌的外侧缘；下界为腹股沟韧带。腹股沟区由浅入深有皮肤、浅筋膜、腹外斜肌筋膜、腹内斜肌、腹横肌、腹横筋膜、腹膜下筋膜、腹膜等结构。腹股沟区是比较薄弱的结构，其原因是：腹外斜肌在此处移行为较薄的腱膜；腹内斜肌与腹横肌的下缘达不到腹股沟韧带的内侧部，因而其内侧部没有肌肉遮盖；有精索或子宫圆韧带通过腹股沟管而形成潜在的裂隙。此外，当人体站立时，腹股沟区所承受的压力是平卧位的 3 倍。因此，腹外疝多发于腹股沟区。

第2节
胸腹壁超声检查基础

一、仪器

采用高分辨率实时超声诊断仪，具有灵敏度高的彩色多普勒血流显像功能。采用频率高于7MHz 的线阵探头，或采用 5 ~ 13MHz 的超宽频探头或变频探头。

二、检查方法

患者检查前无需特殊准备。可根据病变部位的不同，采取有利于检查的体位，有对称部位的应检查健侧作为对照。检查前最好先用手触诊进行定位，然后用较低频率的探头观察病变的全貌

及毗邻关系，再根据病变的特点选用较高频率的探头，更好地观察病变的内部结构特点。

三、正常声图像表现

皮肤位于最表层，呈线状强回声，厚度为1.1 ~ 4.3mm。皮下软组织为一层较厚、回声略低于皮肤的高回声带，其厚度因部位和营养状态不同而不同。肌肉层呈低回声或中等回声，纵断面可显示肌束排列有序，相互平行，呈较强的线状或条状回声；横断面显示肌肉呈中等回声，中间有网状、带状分隔及点状强回声。在正常情况下，超声很难完全穿透肋骨，因而不能得到完整的肋间声像图，仅见连续性好的骨皮质及其后方的声影（图48-2-1和图48-2-2）。

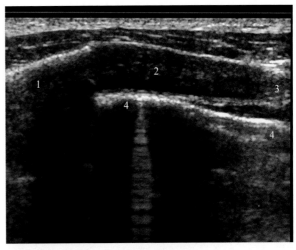

图48-2-1 正常胸壁声像图表现

（1.肋骨 2.肋软骨 3.胸骨 4.脏层胸膜）

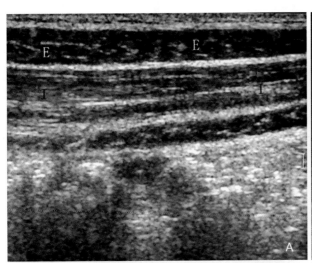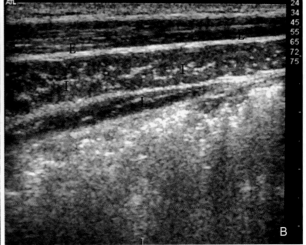

图48-2-2 正常腹壁声像图表现

A图为腹外斜肌短轴、腹内斜肌长轴切面 B图为腹外斜肌长轴、腹内斜肌短轴切面（E-腹外斜肌 I-腹内斜肌 L-腹横肌）

第3节
胸腹壁疾病

超声能够发现胸腹壁病变所在的部位、形态、大小、边界、分布范围、内部结构以及病变与周围组织的关系。此外，彩色多普勒超声还能对病变的血流动力学变化进行观察，并能探测肿瘤内部及其周围的血流分布特点。

一、胸腹壁囊性病变

（一）胸腹壁血肿

1. 病理特点和临床表现 胸腹壁血肿大多由外伤所致，并常发生于胸腹壁的皮下组织或肌层。胸腹壁血肿常合并胸部或腹部脏器的复合伤，有突然暴力诱因，局部可见皮肤瘀血和肿胀的表现，并伴有明显的疼痛。

2. 声像图表现 血肿处组织肿胀，结构紊乱，边界不清，呈不均匀的低回声或等回声，内有小的无回声区（图48-3-1）；肌层血肿时肌纤维部分断裂，表现条状肌纤维纹理间距增大、紊乱，在不均匀的较低回声或等回声区中有时可见小的无回声区，探头加压时无回声区可变形等表现（图48-3-2）。

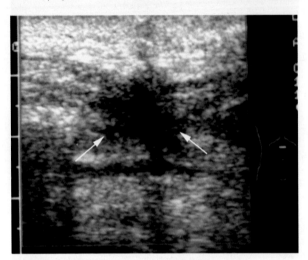

图48-3-1　腹壁浅筋膜外伤性血肿（箭头所指）

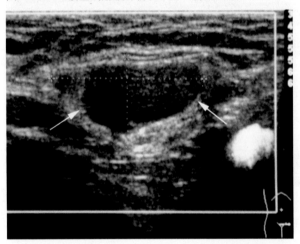

图48-3-2　腹壁肌层陈旧性血肿
血肿位于右下腹直肌内（箭头所指），呈均匀的无回声区

（二）胸腹壁脓肿

1. 病理特点和临床表现　胸腹壁脓肿可发生于胸腹壁的任何部位，并有一定的感染外因。细菌性脓肿时，局部有疼痛、皮肤红肿等表现，但深处脓肿的局部皮肤炎症常不明显。发生于胸腹壁深部的脓肿，常与邻近脏器的脓肿（如肝脓肿、脓胸、腹腔脓肿、腹膜后脓肿、腰大肌脓肿等）有关。

2. 声像图表现　胸腹壁脓肿表现为胸腹壁内不规则的液性结构，常位于胸腹壁的深处。脓肿的边界欠清楚，局部常有压痛，脓液因液化和黏稠度不同而呈现不同的回声（图48-3-3）。深部的胸腹壁脓肿若与腹腔其他部位脓肿相通时，可见胸腹膜强回声线中断，而且可见与脓肿区相通的液性暗区（图48-3-4）。与胸腹壁血肿相比较，脓肿的边界较血肿清晰，内部无回声也比血肿更清亮。

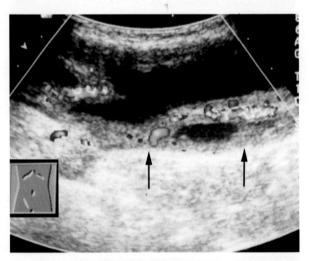

图48-3-3　右下腹壁脓肿
脓肿呈混合性回声（箭头所指），多房性，可见分隔，彩色多普勒显示分隔处有血流信号，穿刺抽出暗黄色液体，味臭，细菌培养证实为大肠杆菌感染

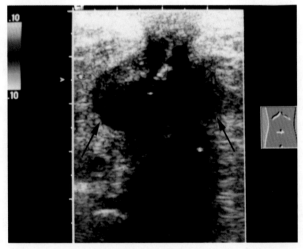

图48-3-4　腹壁结核性脓肿并窦道形成（箭头所指）

（三）胸腹壁囊肿

胸壁囊肿罕见，腹壁囊肿也较少见，偶见卵黄管囊肿、脐尿管囊肿及皮样囊肿。

1. 卵黄管囊肿　是脐部深处囊肿，活动度小，较大时可压迫肠管引起肠梗阻。卵黄管囊肿一般和感染有关。

2. **脐尿管囊肿**　多为腹壁上皮渗液积聚导致的潴留性囊肿，位于脐正中的下方或脐与膀胱顶部之间，多无活动性，可大可小，囊液内有小的活动性点状回声（图48-3-5）。发生感染时，囊肿可穿破脐形成脐部脓性窦道，导致脓性分泌物流出；也可向膀胱穿破，引起膀胱感染，此时有膀胱刺激症状和脓血尿。

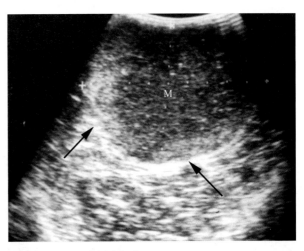

图48-3-7　腹壁皮样囊肿
左下腹壁无回声区，内见较密集的点状回声，为脂质回声（箭头所指）

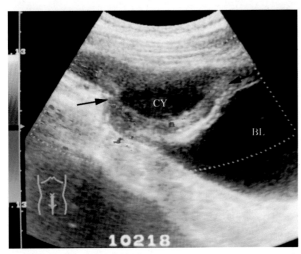

图48-3-5　脐尿管囊肿
囊肿位于腹壁下、脐与膀胱顶之间，呈壁厚的无回声区，彩色多普勒显示壁间见少量血流信号（箭头所指）

（四）腹壁囊性病变与膀胱憩室、腹壁静脉曲张的鉴别

1. **膀胱憩室**　憩室的囊腔与膀胱之间有通道相连，而且憩室的形态和大小随膀胱充盈或排尿而有变化；而腹壁囊性病变的形态和大小较固定，与膀胱充盈与否毫无关系。

2. **腹壁静脉曲张**　由门静脉高压所致，伴有腹壁下脐静脉重开。曲张的静脉分布于脐周围的腹壁皮下，呈迂曲的条状或串珠状回声，压迫即消失，彩色多普勒超声可显示血流信号，频谱多普勒还能分析曲张静脉的血流频谱，与腹壁囊性病变容易鉴别。

3. **胸腹壁囊肿和皮样囊肿**　较罕见，发病部位无特异性，囊肿的声像图与其他部位囊肿的声像图相似（图48-3-6）。而皮样囊肿因内容物不同而呈低回声或较强回声，与胸腹壁脓肿相比，其边界更清楚，囊壁薄而光滑，其内无回声更清亮（图48-3-7）。

二、胸腹壁实质性病变

（一）胸腹壁肿瘤

胸腹壁肿瘤分良性和恶性两类。良性肿瘤常见的有硬纤维瘤、脂肪瘤和血管瘤；恶性肿瘤又有原发性和继发性两种。原发性恶性肿瘤较少见，主要有纤维肉瘤和瘢痕癌；继发性肿瘤则为其他脏器的原发性恶性肿瘤转移而来，最常见的原发性肿瘤是黑色素瘤。胸腹壁肿瘤的声像图表现为胸腹壁的实质性肿物。良性肿瘤边界清楚，多呈圆形或椭圆形，以等回声型为多见；恶性肿瘤形态多不规则，边界不清晰，以低回声为多见。下面介绍几种常见的胸腹壁肿瘤。

1. **胸腹壁硬纤维瘤**　好发于经产妇，多见于

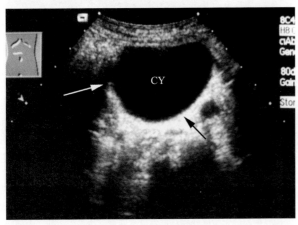

图48-3-6　右上腹壁囊肿（箭头所指）

脐下方的腹直肌层，但也可发生在腹壁的其他部位。肿瘤质地较硬，形态呈椭圆形，无包膜，边界欠清，内部回声较均匀，呈低回声或等回声（图48-3-8）。

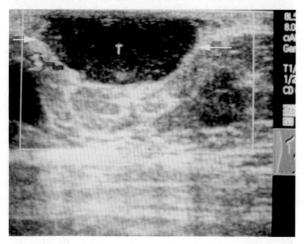

图48-3-8　腹壁硬纤维瘤
肿块（T）位于右上腹壁皮下浅层组织内（箭头所指）

2. **胸腹壁脂肪瘤**　肿瘤位于皮下，单发或多发，大小不等、质地软，边界欠清，以不均匀的等回声为多见，其间还常见不规则的点状或条状较强回声，探头加压时肿瘤的形态无明显变化（图48-3-9）。必须注意，较小的肿瘤因回声与周围组织相似而极易漏诊。

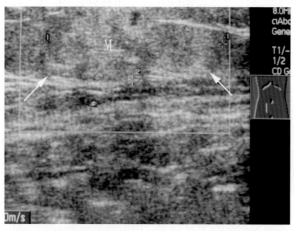

图48-3-9　右下腹壁脂肪瘤
肿瘤（M)位于右下腹壁脂肪层内，呈等回声，边界不清(箭头所指)

3. **胸腹壁血管瘤**　肿瘤位于皮下或肌层，多为不均匀的等回声，探头加压时肿瘤缩小，回声也稍有变化，彩色多普勒显示其内有少量血流信号（图48-3-10）。

4. **胸腹壁纤维肉瘤**　好发于成人，以皮下多见。较小的肿瘤呈圆形或类圆形，边界清晰，以低回声或较低回声多见，内部回声较均匀。肿瘤

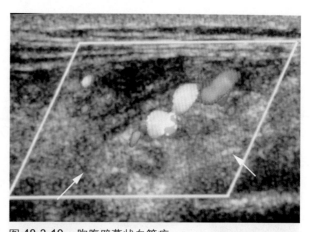

图48-3-10　胸腹壁蔓状血管瘤
左侧胸壁巨大蔓状血管瘤，壁较厚，结构紊乱，回声不均匀（箭头所指），彩色多普勒探及多处不规则的血流信号

生长较快，较大者形态多样，边界欠清晰，内部回声多不均匀，有时还可见肿瘤向周围组织浸润的征象。

5. **胸腹壁瘢痕癌**　发生于手术刀口的瘢痕部位，质地硬，边界较清，边缘不整，多沿手术切口呈长条形，肿瘤实质呈不均匀的低回声。

6. **胸腹壁转移癌**　多为腹腔脏器的原发性恶性肿瘤转移而来，单发或多发。好发部位在切口周围，也可以发生于其他部位，癌细胞还可沿肝圆韧带蔓延至脐下形成癌结节。手术切口周围的转移癌多位于腹壁深处，并常与腹腔组织有浸润、粘连。脐周转移结节可位于脐下或脐部腹壁的全层。胸腹壁转移癌的声像图表现为类圆形或不规则形的低回声肿块，边界清晰，边缘多不规整，内部回声欠均匀（图48-3-11至图48-3-13）。

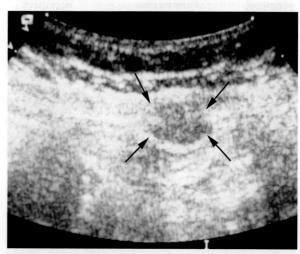

图48-3-11　腹壁转移瘤（来源于卵巢恶性肿瘤）
左侧腹壁深层实质性肿瘤，形态呈类圆形，边界尚清晰，内部回声尚均匀（箭头所指）

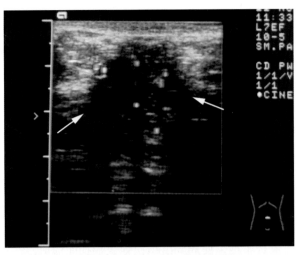

图 48-3-12 腹壁转移瘤（来源于胃恶性肿瘤）

肿块呈低回声，形态呈类圆形，边缘不规则，边界欠清晰（箭头所指），彩色多普勒显示肿瘤有星点状血流信号

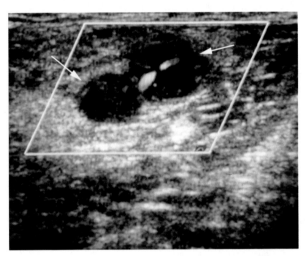

图 48-3-13 腹壁多发性转移瘤（来源于直肠黑色素瘤）

右下腹壁见两个低回声肿块，彼此融合在一起（箭头所指），彩色多普勒显示肿块内有少量血流信号

（二）胸腹壁结核

胸腹壁结核多发生在胸腹壁的肌肉组织，质地与内部的液化程度有关，早期病变局部有轻压痛。肿物多呈圆形、椭圆形或不规则形，边界稍欠清晰，内部回声多较复杂，并与液化程度有关（图 48-3-14）。

（三）肋骨骨折

骨折是由直接或间接暴力所引起的骨连续性中断，按其形态和程度可分为不完全性骨折和完全性骨折。按其骨折线的方向分为横折、斜折、螺旋折、粉碎折及嵌插性折。骨折后骨折端常发

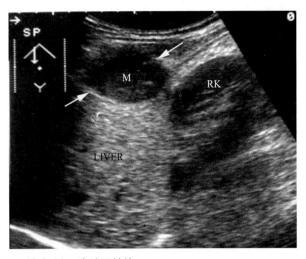

图 48-3-14 腹壁下结核

右下腹壁见椭圆形低回声区（箭头所指），形态尚规则，边界清晰，不活动较固定（LIVER- 肝脏 M- 结核 RK- 右肾）

生移位，周围形成软组织肿胀或形成血肿。

声像图表现为骨折段强回声的骨皮质回声连续性中断或错位分离，骨折端的周围有骨膜下血肿所致的无回声区及抬高的骨膜线状回声（图 48-3-15）。超声同时还可以评价周围软组织的损伤情况。

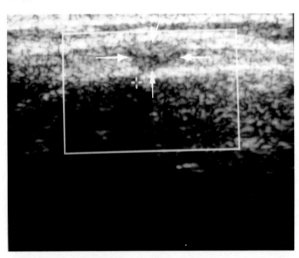

图 48-3-15 肋骨骨折

左侧肋骨皮质强回声连续性中断，其前方低回声为局部血肿（箭头所指）

三、临床意义

超声检查不仅可以准确了解腹壁病变所在的部位、大小、形态、边界和内部结构，而且还可以显示病变与周围器官的关系，再根据各种腹壁病变的声像图特征及病变与周邻的关系，即可对

各种腹壁病变进行鉴别诊断。超声检查甚至还可以明确诊断腹壁肿瘤是囊性还是实性，辨别良恶性，了解感染的程度和血肿的范围，判断腹壁疝的大小和还纳性。

（薛利芳　李建国）

第4节
腹壁疝

一、病理特点

腹壁疝是一种腹腔网膜或内脏经腹壁的薄弱处或缺损处向体表凸出的疾病。典型的疝应有疝环、疝囊、疝内容物和疝外被盖。根据疝环的解剖部位，将腹壁疝分为腹股沟疝、股疝、脐疝、腹白线疝和切口疝等。

1. 根据解剖分型

（1）腹股沟疝。疝块在腹股沟内或阴囊内。分为腹股沟斜疝和腹股沟直疝。

①腹股沟斜疝。指腹腔内容物经腹环进入腹股沟管内，甚至穿出外口进入阴囊。腹股沟斜疝有先天性和后天性之分。在胚胎早期，睾丸在下降的过程中，在未来的腹股沟管内环处拉动腹膜、腹横筋膜及各层肌肉沿腹股沟管逐渐下移，并推动皮肤形成阴囊，随之下移的腹膜形成鞘状突，鞘状突在婴儿出生后不久即自行闭锁。如不闭锁，则形成先天性斜疝。由于右侧睾丸下降比左侧略晚，鞘状突闭锁也较迟，故右侧腹股沟疝较多见。后天性斜疝是因为腹股沟区存在着解剖上的缺损。此外，腹横肌和腹内斜肌发育不全也起着重要的作用。

②腹股沟直疝。指腹腔内容物从直疝三角区由后向前突出，不经过内环，也不进入阴囊。直疝三角由腹壁下动脉（外侧边）、腹直肌外缘（内侧边）和腹股沟韧带（底边）构成。直疝因疝环宽大，极少发生嵌顿。其发病机理是由于直疝三角局部腹壁薄弱和腹内压突然升高所致。

（2）股疝。股疝指腹腔内容物经股环、股管向股部卵圆窝突出的疝，一般好发于中年妇女，位置较腹股沟疝稍低。其发病机理是由于女性骨盆较宽，而联合肌腱和陷窝韧带较薄弱，以致股

管上口宽大松弛所致；此外，多次妊娠也是重要因素。

（3）脐疝。脐疝常见于婴儿，疝经脐环凸出于体表。

（4）腹白线疝。位于腹部正中，多见于中年男性，疝经筋膜间隙凸出，疝内容物多为大网膜。因大网膜被牵拉而会出现腹部不适或疼痛，也可表现为消化不良和呕吐等症状。腹白线疝因疝块较小而很容易漏诊，尤其是肥胖者超声检查更容易漏诊。

（5）切口疝。发生于手术后的切口。由于切口愈合不良，使局部组织松弛或缺损而形成。

（6）其他腹壁疝。发生于外伤或先天性原因所致的腹壁缺陷或发育不良，常导致局部腹壁薄弱，而且疝环宽大，此类腹壁疝多为易复性疝。

2. 根据疝的还纳性分型
分为易复性疝、难复性疝、嵌顿性疝和绞窄性疝4种：

（1）易复性疝。是指疝内容物容易复位的疝。

（2）难复性疝。因疝囊和疝内容物之间有粘连或因其他原因（如疝内容物脱出过久、脂肪沉积、疝内容物过多），使疝块不能复位的疝。

（3）嵌顿性疝。由于疝环较小，疝内容物嵌顿于疝囊内而不能还纳。

（4）绞窄性疝。疝内容物不仅不能回纳，疝内容物还存在缺血、坏死改变的疝。

二、临床表现

1. 腹股沟疝

（1）腹股沟斜疝。腹股沟管内或阴囊内发现异常包块，常在站立、行走、咳嗽或劳动时出现，在平卧或用手将包块向腹腔推送后可还纳消失。包块不能还纳时，患者可有局部的胀痛和坠胀感。如有嵌顿则可出现绞痛、恶心、呕吐等症状。

（2）腹股沟直疝。直疝三角区局部腹壁隆起性包块，以老年人为多见，多呈类圆形或半球形。患者一般无不适症状。

2. 股疝
患者多为女性，表现为大腿根部内侧、腹股沟韧带下方及股静脉内侧卵圆窝位置的局部皮下肿块。部分患者久站或咳嗽时，患处有胀痛。由于股管几乎是垂直沟，疝块在卵圆窝处向前转折时形成一锐角，因此疝囊容易嵌顿。一旦嵌顿，患者局部明显疼痛，常伴有急性肠梗阻

的表现。

三、声像图表现

腹壁疝时，腹壁缺损的范围代表疝环的大小。疝内容物若为大网膜，则超声显示为不均质的等回声或较强回声；疝内容物若为肠管，则超声检查可见肠管蠕动和肠内容物流动。

1. **腹股沟斜疝**

（1）腹股沟管内并可延伸至阴囊内的异常稍高或稍低回声肿块。

（2）肿块呈梨状或半球形，边界尚清，内部回声分布多不均匀，可见气体的强回声或伴声影（图48-4-1）。

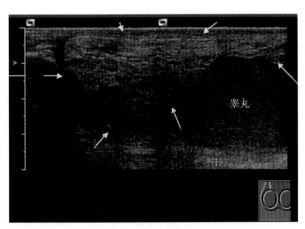

图 48-4-1　腹股沟斜疝（箭头所指）

2. **腹股沟直疝**　直疝三角区内皮下异常类圆形包块，呈稍高回声，边界尚清，内部回声分布多不均匀，包块不能沿腹股沟管进入阴囊内。

3. **股疝**　腹股沟韧带下方卵圆窝区局部皮下的异常稍高或稍低回声，内部回声不均匀，边界尚清。因疝内容物以肠管多见，故常可见疝囊内容物块蠕动和气体强回声（图48-4-2）。

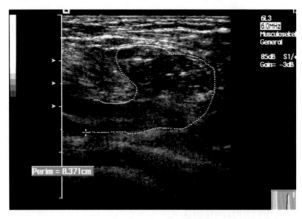

图 48-4-2　股疝（虚线所示）

4. **腹白线疝**　多见于中年男性，疝经筋膜间隙凸出，疝内容物多为大网膜。表现为腹正中线腹壁回声连续性中断，见不均质的等回声或稍强回声凸出（图48-4-3）。

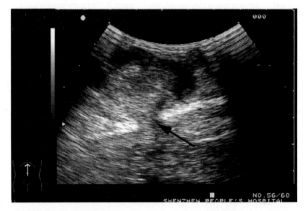

图 48-4-3　腹白线疝
腹正中线见腹壁回声连续中断（箭头所指），大网膜由此处膨出

（粟　晖）

第49章

纵隔疾病

第1节
纵隔解剖概要

在临床和放射学中，一般以胸骨角与第4、第5胸椎间隙的连线为界，将纵隔分为上下两部分，下纵隔又以心包为界分为前、中、后三个区域。上纵隔内有气管、食管、胸腺、主动脉弓及其大分支；前纵隔内含有胸腺、脂肪、淋巴和疏松结缔组织；中纵隔内主要是心包和心脏，还有主动脉、气管权、左右主支气管、气管旁淋巴结群；后纵隔内有食管、降主动脉、交感神经。

第2节
纵隔超声检查基础

一、仪器

由于纵隔前有肋骨遮挡，两侧又为肺内气体所阻，可透过超声束的窗口甚小，因而线阵探头常难以获取理想的图像。凸阵探头或扇形探头更为适宜，它们所显示的图像远较线阵探头全面而完整。经食管探头能获得更全面、完整和更满意的图像。探头频率从 2.0 ～ 3.5MHz，必要时可采用 5.0 ～ 7.5MHz 的探头。

二、检查方法

检查时患者仰卧，两手置于头侧，先将探头置于两侧胸骨旁进行纵切探测，然后沿患侧肋间逐一进行横切探测，并与对侧相应肋间进行比较。对线阵探头从肋间探测不满意者，可采用凸阵探头或扇形探头从肋间或从胸骨上窝向胸骨后进行扫查，常能获得线阵探头不能得到的胸骨后病变的图像。对位于后纵隔下部的较大肿瘤，也可从剑突下斜切后纵隔进行探测。

第3节
纵隔实质性病变

一、前纵隔常见肿瘤

（一）胸腺瘤

1. **病理特点**　胸腺瘤是前纵隔最常见的肿瘤之一，以男性略多见，可发生于任何年龄，肿瘤大多数有完整的包膜，呈膨胀性生长，少数可呈浸润性生长，并与周围组织粘连。切面灰黄色，有明显纤维间隔，常伴有出血、囊性变及钙化等。临床上常并发重症肌无力，可有胸痛、咳嗽、胸闷、气短等症状。肿瘤有良性和恶性之分，无论良性或恶性，术后均容易复发。

2. **声像图表现**　良性胸腺瘤多呈圆形或椭圆形，有时也可呈分叶状，轮廓整齐，境界清晰，包膜完整、较厚，呈高回声，病变内部为低回声、分布较均匀（图49-3-1），常可见散在的粗大强回声钙化灶及不规则无回声区。不规则的无回声区小者如大头针头，大者可占据整个肿瘤，超声常诊断为胸腺囊肿。恶性胸腺瘤呈浸润性生长，轮廓呈不规则形，无包膜，边缘不整齐，境界尚清楚，内部回声强弱不一，分布不均匀，常有散在的不规则无回声区，有时可见细小的强回声钙化灶。

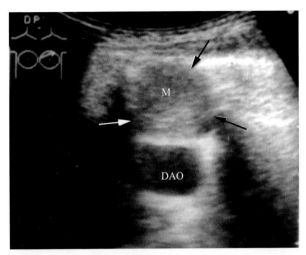

图 49-3-1 前上纵隔胸腺瘤
肿瘤位于胸骨左侧第2肋间胸壁下方，呈圆形，边界清晰（M-胸腺瘤 DAO-降主动脉）

（二）胸内甲状腺肿瘤

胸内甲状腺系颈部甲状腺延伸至胸骨后的部分。胸内甲状腺肿瘤的声像图表现与颈部甲状腺肿瘤一致。胸骨后甲状腺肿瘤的超声诊断原则请参见第46章甲状腺和甲状旁腺疾病。

（三）胸腺增生

胸腺增生的诊断不是根据腺体的体积和重量，这是因为胸腺在不同年龄的重量不一致，故必须根据组织学检查。胸腺增生多见于重症肌无力、甲状腺机能亢进、爱狄森病等。在声像图上显示在胸骨旁一侧或两侧有境界清楚、纤细包膜回声的均匀低回声区，回声分布较均匀，不随呼吸影响而改变。

（四）皮样囊肿及畸胎瘤

畸胎类肿瘤是纵隔内最常见肿瘤之一，绝大多数发生于前上纵隔，偶见发生在后纵隔。肿瘤生长缓慢，以20～40岁多见。肿瘤常向纵隔一侧突出，形态呈圆形，边缘光整，大小不一，大者直径可达10cm。畸胎类肿瘤可分为囊性畸胎瘤和实性畸胎瘤。

在声像图上，肿瘤呈圆形或椭圆形，偶尔为分叶状，边缘清楚、光滑整齐，包膜完整，呈强回声，内部回声复杂。无回声、低回声多为稀薄液体；等回声、强回声多为实性脂类或其他软组织成分；团块状强回声伴后方衰减或声影，多为毛发、软骨、致密结缔组织、钙化的声像图表现（图49-3-2至图49-3-4）。

声像图单一、囊壁薄而均匀、部分区域仅见含毛发强回声团块时，以皮样囊肿多见；而图像复杂，在囊壁间或瘤体内有形态各异的强回声结构时为畸胎瘤的特征。囊性畸胎瘤（包括皮样囊肿）包含外胚层及中胚层来源的组织，囊壁为纤维性组织，常可有钙化，囊内容物为黄褐色液体，混有皮脂、胆固醇结晶、毛发、平滑肌、软骨和骨等。

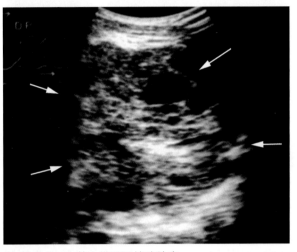

图 49-3-2 左前上纵隔恶性畸胎瘤
肿块位于胸骨后，呈分叶状，内部回声不均匀（箭头所指），有多发性小液化区

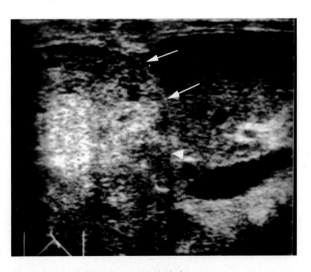

图 49-3-3 右前下纵隔恶性畸胎瘤
肿块位于心脏右侧，呈类圆形，边界欠清晰，内部回声不均匀，伴数个小的不规则液化区，右侧膈肌受压向下凸出（箭头所指），肝脏也随之向下移位

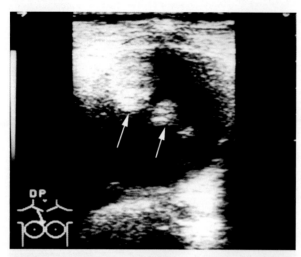

图 49-3-4 前上纵隔良性畸胎瘤
肿块呈圆形，内部回声不均匀，以无回声区为主，数个强回声团为钙化物（箭头所指）

（五）精原细胞瘤

纵隔精原细胞瘤常见于青年男性，常呈实质性肿瘤，无包膜，内部出血常见，囊性变少见。声像图表现为中等回声的肿块，境界模糊，内部回声较均匀或不均匀，有时可见不规则小片状无回声区。在诊断纵隔原发性精原细胞瘤时，必须先排除睾丸精原细胞瘤的纵隔转移，所以疑为本病时，应详细询问病史，并在腹部沿腰椎两侧探测有无呈中等回声的肿大淋巴结，必要时还应探测睾丸。

二、中纵隔常见肿瘤

（一）恶性淋巴瘤

纵隔恶性淋巴瘤常是恶性淋巴瘤全身性病变的纵隔表现。在声像图上，早期淋巴结较小时，因其位于肺门气管或支气管周围，受肺组织气体的影响，超声难以穿透而无法显示。随着病程进展，肿块增大使上纵隔增宽时，常在气管两侧探及病变的部分图像。肿大的淋巴结呈圆形、椭圆形或形态欠规则，轮廓清楚，内部回声低而均匀，实质回声稀少。肿瘤生长迅速，质地较软，常融合成团。临床症状主要为发热、浅部淋巴结肿大或伴有肝脾肿大。纵隔内肿块较大时可产生气管受压及上腔静脉压迫综合征。当淋巴结肿大明显或融合成团块时，图像较典型，肿块呈圆形、椭圆形、

分叶状或不规则形，轮廓清楚，可呈波浪状，内部为分布较均匀的低回声或无回声区，多无侧壁声影，后方回声可稍有增强（图49-3-5）。如并发胸腔积液或心包积液时，可于相应部位探测到积液的无回声区。若在声像图上发现病变内部有短线状回声，则可能为何杰金氏病；若回声较强或分布不均时，常提示网状细胞肉瘤的可能性大。

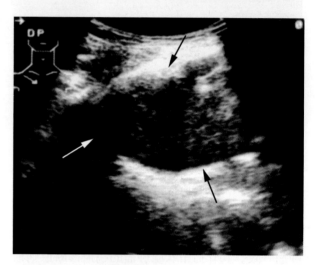

图 49-3-5 右上纵隔恶性淋巴瘤
在胸骨右侧第1、第2肋间探查，肿块呈椭圆形，边界清晰，内部回声尚均匀（箭头所指）

（二）淋巴结核

淋巴结核一般见于儿童和青年，常有肺结核病史。其声像图特征为：病变呈圆形、椭圆形或结节状，轮廓尚清晰、整齐，大多位于右上纵隔气管及上腔静脉旁，内部回声较低，越近中间部位回声越低，后方回声稍有增强。如果发现有强回声伴有声影，常提示有钙化灶存在，诊断较为肯定，有助于与恶性淋巴瘤鉴别。

（三）纵隔巨大淋巴结增生症

纵隔巨大淋巴结增生症又称血管滤泡性错构瘤或血管性淋巴样错构瘤，它是原因不明的少见良性疾病，可发生在淋巴结部位，也可发生于非淋巴结部位，如颈部、腋窝、肩部软组织、腹部等处。发生于纵隔时，常沿气管、支气管或肺门淋巴结分布，以后纵隔及肺门处多见。

声像图表现：通常为单个圆形病变，包膜完整清楚，内部呈较均匀低回声；也可由多个结节融合成巨块，轮廓呈分叶状，内部偶见点状钙化

强回声，声影清晰。根据声像图特征难与淋巴瘤鉴别。

（四）淋巴结转移瘤

其他部位的恶性肿瘤（如肺癌、乳腺癌等）都可发生纵隔淋巴结转移。较小的纵隔淋巴结转移灶，难以被超声发现；稍大的淋巴结转移性癌在声像图上常呈不规则形，轮廓常较模糊，不整齐，内部回声强弱不一，分布不均匀，后方回声多不增强。当发现纵隔内肿块有上述声像图表现时，诊断并不困难。

三、后纵隔常见肿瘤

（一）纵隔神经源性肿瘤

纵隔神经源性肿瘤多位于后纵隔脊柱旁。临床多无症状，较大的肿瘤可引起神经压迫症状和肋骨及椎体的破坏。声像图表现：肿瘤单发为主，多呈类圆形，边缘整齐、边界清，内部回声为较均匀的低回声，当发生散在弥漫性坏死、出血时，瘤内回声趋向不均匀，坏死液化区增大时呈无回声区。恶性者肿块较大，形态多变，边界不规整，边缘模糊，内部回声不均匀，短期内复查肿块有明显增大趋势。

（二）纵隔神经鞘瘤

纵隔神经鞘瘤较为多见，起源于外周神经的雪旺细胞。肿瘤大小不一，切面呈灰白色旋涡状，间有不规则黄色坏死区，可有出血及囊性变，少数可完全囊性变，内含水样液体或胶冻样物。

声像图表现：病变常发生于纵隔的一侧，呈圆形、椭圆形、哑铃状或分叶状，有球体感，轮廓光滑整齐，境界清楚，有明显而较厚的包膜回声，内部呈稍不均匀的低回声或等回声，其内有短线条样回声；有时可见有境界清楚、间隔整齐、大小不一的单个或多个无回声区，后方回声增强效应不明显。

（三）纵隔神经纤维瘤

纵隔神经纤维瘤来源于外周神经的外膜、束膜和神经束小隔等结缔组织。切面呈旋涡状，色白而发亮，可单发，也可为神经纤维瘤病的一部分。声像图表现为：肿瘤形态多呈圆形、椭圆形或分叶状，肿瘤巨大者形态可呈不规则状，边缘清楚，轮廓整齐，无完整的包膜回声，内部回声较低，分布均匀，后方回声多增强。

（四）神经节母细胞瘤

多见于青少年，肿瘤常有包膜，切面呈灰白色交织状结构，间有黄色小区。声像图表现为低回声或等回声的肿块，分布不均，有完整的包膜，境界清楚。

（五）脂肪瘤

少见，多发生于前纵隔。声像图表现为肿块呈低回声，内有线状回声，部分有小片状等回声，分布较均匀，有纤细包膜回声。当病变较大时，肿块呈分叶状。

第4节
纵隔囊性病变

（一）胸腺囊肿

病变位于前纵隔下部胸腺区，好发于年轻人，但不常见。声像图表现为肿块呈圆形或椭圆形，轮廓线清晰，边缘光滑整齐，境界清楚，内部为无回声区，常呈多房性，可有侧壁声影，后方回声增强，诊断不难，但有时不易与淋巴瘤鉴别。

（二）心包囊肿

心包囊肿为附着于心包的薄壁囊肿，绝大多数为单房性。大部分位于右侧心膈角，并与心包紧贴，但不与心包腔相通。囊壁薄，囊内液体清稀，临床多无症状。超声检查时，囊肿出现在胸骨右侧并与心脏紧贴，多为单发，呈圆形或椭圆形，囊内呈液性无回声，随心脏搏动，其形态、大小变化明显。

（三）支气管囊肿

支气管囊肿来源于胚胎期原始呼吸系统的腹侧前肠，最常见于气管分叉或主支气管附近，囊肿很少和气管相通，囊内含有黏液样液体，囊壁结构与支气管壁相同。当囊肿靠近胸壁时才能被超声发现。囊肿呈圆形或椭圆形的液性无回声区，囊壁平整，有较强回声的包膜。囊肿内张力不高，深呼吸时囊肿的形态和大小稍有改变，并随呼吸活动。如果囊肿与支气管相通，则囊内被气体充填，在仰卧检查时，超声不易发现，而在坐立位检查时可见典型的气液面。

（四）食管囊肿

又称肠源性囊肿，一般见于后上纵隔，超声不易探测。在声像图上，肿块呈圆形或椭圆形的无回声区，轮廓清晰，内膜光滑整齐。

（五）纵隔脓肿

纵隔脓肿的病因有：①食管或气管受异物刺伤后感染；②食管癌或近肺门癌肿坏死穿孔所导致的感染；③咽部脓肿向下蔓延扩散；④胸椎结核或骨髓炎周围扩散；⑤纵隔手术后感染等。纵隔脓肿一般有明确的病因和相应的临床表现，超声的主要作用是发现纵隔积液出现的部位和液体的性质。纵隔脓肿多发生于后纵隔，超声宜在脊柱旁探测。脓肿的形态常呈长桶状，也可呈长椭圆形，脓液的黏稠度和液体内的坏死等实性颗粒决定液体回声的类型，一般以不均匀的低回声为多见。

（六）纵隔血肿

胸部外伤和出血性疾病是引起纵隔血肿的常见原因。较新鲜的血液积聚时呈液性无回声区，而陈旧性出血发生机化时，则在积液中出现条索状或团块状较强回声。血肿的液体部分经治疗能逐渐被吸收，超声表现为液性暗区完全消失；残存的机化血块则表现为形态各异的实性等回声或较低回声，但因液体消失，局部探查因无液体作透声窗，超声不一定能发现此结构。

（薛利芳　李建国）

第50章

肺脏疾病

第1节
肺脏解剖概要

正常肺组织含有气体，超声波不能在其间传导，因而声像图难以显示正常肺内结构。若肺肿瘤或其他病变直接与胸壁相贴，或因胸水使肺组织受压、肺内气体消失时，超声束可以通过液体和不张的肺组织显示肺内病变。超声对肺组织的检查主要是经过肋间隙进行的，因而对位于胸廓骨骼（如肋骨、胸骨、肩胛骨和脊柱）后方的病变超声难以发现。位于右侧膈肌上方的病变，可以在右肋弓下经腹壁和肝脏显示该区域。

第2节
肺部实性病变

一、支气管肺癌

支气管肺癌是肺部最常见的恶性肿瘤，在组织学上属于支气管黏膜的癌变，分为鳞癌、腺癌、未分化癌和细支气管癌4种主要类型。根据肿瘤发生的部位分为中心型（发生于主支气管或叶支气管）、周围型（发生于肺段或肺段以下的支气管）和特殊类型3种。在临床上，早期多无症状，继而出现咳嗽、咯血、胸痛、发热及消瘦等一系列症状。周围型肺癌和贴靠胸壁的中心型肺癌能在声像图上显示出来，肿块大多呈分叶状，边缘不整，内部回声多为低回声或等回声，实质内有粗细不等的点状强回声，分布不均（图50-2-1），彩色多普勒超声显示肿瘤内有血流信号；中心型肺癌在胸骨旁的近肺门区还可探测到肿块，肺门

血管受挤压向健侧移位。中晚期肺癌常伴有胸膜增厚或胸腔积液（图50-2-2和图50-2-3）。若发现胸膜增厚呈低回声、表面不整、在胸膜上出现实性结节，或者靠近肿瘤处的胸膜或膈肌回声中断，或者出现胸水，均系癌瘤累及胸膜的结果。目前超声还不能对肺癌进行分型。

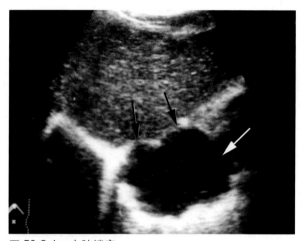

图 50-2-1　右肺鳞癌

右肋线弓下斜切，肿瘤呈分叶状的低回声（白箭头所指），膈肌受肿瘤侵犯回声连续性中断（黑箭头所指）

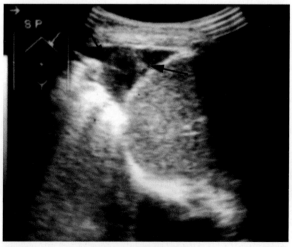

图 50-2-2　左肺腺癌并少量胸腔积液

肿块位于右下肺底，呈低回声（箭头所指）

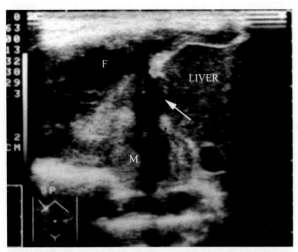

图 50-2-3　右肺癌侵犯膈肌合并胸腔积液

肿块位于右肺底，侵犯膈肌使其回声中断呈波浪状（箭头所指），同时合并胸腔积液（F- 胸腔积液 LIVER- 肝脏 M- 肿块）

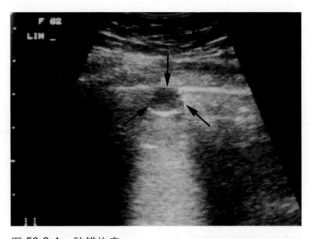

图 50-2-4　肺错构瘤

肿块位于右上肺表面，呈低回声，后方回声增强及混响现象明显（箭头所指）

二、转移性肺癌

全身许多部位和脏器的恶性肿瘤都有可能转移到肺部，肿瘤多发，大小相近，直径大多在 3 cm 以下，呈类圆形，边缘欠规整，内部回声均匀，以低回声多见。囊腺癌和软组织肉瘤的肺转移瘤容易在瘤体内发生液化，而骨肉瘤的转移瘤常有小而不规则的钙化。

三、肺腺瘤

肿瘤生长缓慢，病程较长，可恶变，临床多无症状。约 80% 的肺腺瘤发生在中心部位，肿瘤呈圆形或椭圆形，边界清晰，边缘规整，内部为均匀的中等回声。

四、肺错构瘤

肺错构瘤属良性肿瘤，肿瘤生长极其缓慢，在临床较少见。瘤组织含有软骨、纤维组织、上皮细胞、肌肉及血管等成分。声像图表现为圆形肿块，直径大多在 3 ～ 4cm 以下，边界清晰，边缘较规整，有包膜，但有些边缘略呈波浪状，内部回声以均质的低回声为多见（图 50-2-4）。有些肺错构瘤结构复杂，内部回声多变，常可探测到条状或团块状强回声，钙化时则出现强回声伴有声影。肺错构瘤的质地比一般肿瘤硬韧，穿刺时应选较粗的 18G 新针。

五、肺炎性假瘤

肺炎性假瘤为肺部慢性炎症后，炎性组织机化、结缔组织增生而形成。大部分患者有肺部感染的病史。声像图显示为肺内类圆形包块，内部回声强弱不均，可见小而不规则的液化无回声，包块边界清晰，有时还可见轻度胸膜粘连、肥厚。

六、结核瘤

因肺部结核的干酪坏死组织被纤维组织包裹，或因局灶性肺结核性肉芽组织干酪坏死而形成结核瘤。声像图中结核瘤呈圆形，直径大多为 2 ～ 4cm，边缘比较规整，边界略呈强回声，内部回声强弱不均（图 50-2-5），也可发生液化坏死。瘤体内部或边缘部位的钙化表现为形态多样的点状或条状强回声伴有声影。若包膜完全钙化时，则在声像图上表现为环状强回声，瘤内结构显示不清，瘤体后方声影明显。

七、肺炎

靠近胸壁部位的炎性肺组织实变，含气量明显减少，故可在声像图上显示出来，表现为形态欠规则的片状低回声结构，内部回声一般较均匀，有时见靠近正常肺组织处有气体回声，病变和正常肺组织之间分界不甚清晰，边缘多呈锯齿状或毛刺状，该区域的回声也较炎症远端稍强、不均匀（图 50-2-6）。随呼吸运动，病变的大小、回声稍有变化，尤其在靠近正常肺组织部分更为明显。胸膜腔常伴有反应性积液和轻度胸膜肥厚。

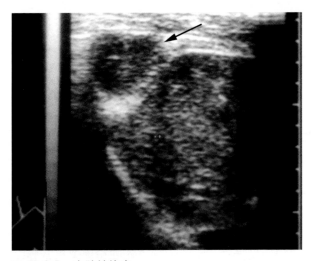

图 50-2-5　右肺结核瘤
肿块位于胸壁与膈肌之间，呈圆形，边界略呈强回声，内部回声强弱不均（箭头所指）

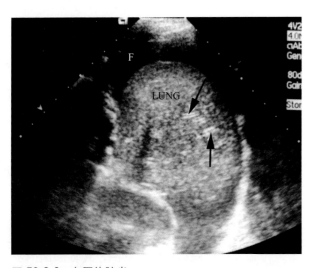

图 50-2-6　支原体肺炎
肺炎组织形态欠规则的片状稍低回声，内部回声较均匀，并可见肺内支气管结构（箭头所指）（F- 胸腔积液 LUNG- 肺脏）

八、肺不张

又称肺膨胀不全，因支气管的内在性阻塞或外压性阻塞使气体不能顺利进入肺泡和小支气管，因而引起该区域肺组织含气量减少，形成肺膨胀不全。内在性阻塞的原因有异物、肿瘤、炎性渗出物、炎性支气管狭窄等；而外在性阻塞的原因有肿大的淋巴结、支气管周围的肿瘤等。

在声像图上，肺不张呈一片状高回声区，其形态和范围取决于被阻塞支气管的大小和部位。

对肺肿瘤压迫支气管所致的肺膨胀不全，应注意将肿瘤和塌陷的肺组织区分。从回声来说，肺肿瘤（尤其是肺癌）多呈低回声，而肺不张回声多偏强；从部位来说，肺肿瘤在近肺门端，而膨胀不全的肺组织在肺周缘部位。

第 3 节
肺部囊性病变

一、肺脓肿

因化脓性致病菌所致肺内炎性病变或阿米巴原虫使局部肺组织发生坏死、液化而形成肺脓肿。肺脓肿时患者的全身中毒症状较重，并伴有高热、咳嗽、咳脓血痰、胸痛等。声像图表现为肺内类圆形低回声区或无回声区，边界不规整；其内部回声与脓肿的坏死液化程度相关，早期以实性不均质的低回声为主，当液化形成后可见液性无回声，并见液体内有较多大小和回声强度不等的点状物，点状物沿重力方向有沉降积聚现象；脓肿壁较厚，内壁呈虫蚀状（图 50-3-1）。若液腔内出现气液面时则提示脓腔已经和支气管相通。

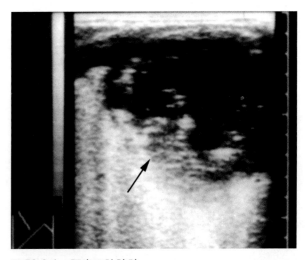

图 50-3-1　阿米巴肺脓肿
右下肺脓肿呈液性暗区，内部见散在的不规则强回声，随体位改变而移动，肺组织位于病变的深处

二、肺继发性囊腺癌

全身各部位的囊腺癌均可以转移到肺部，形成肺内囊性转移瘤。肿瘤多发，大小和形态与肺

827

内实性转移瘤相似，边缘欠规整，内部为液性无回声，有时见局限性囊壁增厚或实性回声向囊腔内突出（图50-3-2）。

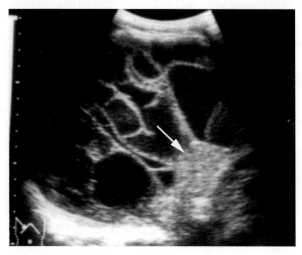

图 50-3-2　肺继发性囊腺癌

病变呈蜘蛛网状无回声，并见实性回声向囊腔内突出（箭头所指）

三、支气管囊肿

肺支气管囊肿在肺良性肿瘤中最为多见，是先天性囊样病变。它是肺内小支气管发生的囊肿，囊肿呈圆形，壁薄而光滑，囊液清，呈无回声，囊肿的大小和形态易受呼吸影响而发生变化。肺内的支气管囊肿位置靠近胸壁或体积巨大时，声像图显示为无回声区，周围有一圈规则整齐的包膜回声，远侧回声有增强现象。但由于周围肺组织产生的强烈回声，囊肿的两侧壁往往不显示。囊肿与支气管沟通时，在肿块区呈现液平面，线上方为强烈的气体反射，下方为无回声区。

四、肺包虫囊肿

由感染棘球蚴所致，受侵害的脏器主要是肝脏和肺脏，寄生虫在受侵部位形成大小不等的囊肿。肺内包虫囊肿小者直径仅数毫米，超声检查不容易发现；大者直径可达 5～6cm，囊肿呈圆形，有较厚但均匀的强回声囊壁，用高频率探头

检查时，壁间分层会更清楚。囊肿可为单囊型，也可以呈形态各异的分隔状。囊液以无回声为主，出现大量囊砂或感染时呈不均匀的低回声或等回声，内囊壁可脱落使部分囊壁变薄，脱落的囊壁在液体中漂浮形成 X 线和超声所描写的"水上百合征"。若在腹部发现包虫囊肿，尤其是肝脏发现包虫囊肿，对肺包虫囊肿的确诊有重要的意义。当病变靠近胸壁者，超声检查显示病变区呈无回声区，内部可见子囊的圆形小无回声区。

五、肺表面囊肿

贴靠胸壁的肺表面囊肿为局限性无回声区，边缘有气体强回声，囊肿与胸壁之间的夹角多为锐角。受呼吸运动的影响，囊肿和周围正常肺组织的活动性一致。

第4节
超声探查肺脏的临床意义

超声对肺肿瘤囊实性的鉴别能力较强。肺癌和肺常见良性肿瘤、肺炎和炎性假瘤，以及肺囊性占位性病变中较常见的肺脓肿、肺包虫囊肿、支气管囊肿和囊性肺肿瘤，各自有其声像图特征，超声对这些病变鉴别诊断的准确性并不比其他影像方法低。尤其是，开展超声引导下穿刺活检对病变的确诊提供了一个新的方法。作者总结近十年来作肺肿瘤穿刺活检约 300 例，并参阅国内罗福成等的报道，肺肿瘤的组织穿刺活检准确率在 90% 左右，实践已证明这种方法是非常安全、可靠的。X 线的发现已经一百年，胸部的放射诊断是 X 线被应用于临床最早的部位之一，而超声检查在胸部的应用仅十余年，人们的认识和临床经验尚少，还需实践的再次验证。

（薛利芳　李建国）

第*51*章

乳腺疾病

自二十世纪七十年代后期，高频超声、彩色多普勒血流成像和超声引导下穿刺术的相继问世，大大提高了超声对乳腺疾病的诊断与鉴别诊断能力，使乳腺超声检查既成为现代超声诊断学中重要的组成部分，也成为临床乳腺科不可缺少的常规影像诊断方法。

第 1 节
乳腺解剖概要

一、乳腺的外部形态

乳腺是哺乳动物特有的腺体，它是汗腺的一种特殊变形。皮肤位于乳腺的最表层，超声显示为均质的回声带，较皮下组织回声稍高，正常厚度为 0.5～2mm，最厚处在乳腺的下界附近，一般需要用高频探头加水囊才能进行超声检查。乳腺的上、下界在第 2～6 肋，外侧始于腋前线，内侧则达胸骨旁。但是，有些薄层的乳腺组织上界可达锁骨，内侧可达胸骨中线，而且外上象限乳腺组织特别丰厚，有时可抵达两侧腋下，是乳腺肿瘤的好发区。

乳腺的中央为乳头和乳晕，每个乳头上有 15～30 个输乳管开口。超声显示乳头为圆形或边缘规则中等回声的结节。由于乳头富含纤维结构，而且由于乳头、乳晕区皮肤不平整，使探头和皮肤之间无法很好接触，因此在远侧端可有声影出现。妊娠期和哺乳期乳头和乳晕皮肤较薄弱，容易损伤和感染。

二、乳腺的内部结构

乳腺内部结构包括脂肪组织、乳腺腺体、乳腺导管和乳腺结构等（图 51-1-1）。

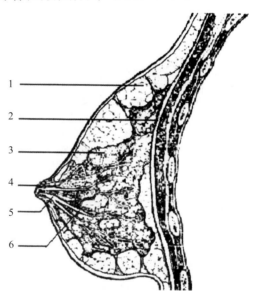

图 51-1-1　乳腺的内部结构
（1. 皮下脂肪　2. 胸筋膜　3. 乳腺小叶　4. 乳头　5. 输乳管窦　6. 输乳管）

（一）脂肪组织

脂肪组织是正常乳腺的组成部分，位于皮下、腺体内和乳腺后间隙。通常皮下脂肪较乳腺后脂肪层厚，厚度可达 2～3cm，但因人而异、差别较大，有的皮下脂肪很薄或缺如。在声像图上，脂肪组织呈低回声或等回声。在脂肪组织内有交叉行走的结缔组织纤维束，超声显示为等回声或高回声的线状结构，此为乳腺悬韧带（即 Cooper's 韧带）。它起自皮肤，止于乳腺深部的胸壁浅筋膜，对乳腺有一定的支持和固定作用。

应引起注意的是，Cooper's 韧带在腺体丰富且呈高回声的乳腺中，超声可能无法显示，但在脂肪丰富的乳腺中却容易显示。

（二）乳腺腺体

每个乳腺有 15 ~ 20 个腺叶，腺叶之间由富含脂肪的结缔组织分隔。每个腺叶各发出一支输乳管，开口于乳头，腺叶再分成若干小叶，小叶由 10 ~ 15 个腺泡汇集于末梢导管构成，此为乳腺解剖上的一个结构单元（图51-1-2）。小叶的多少和大小可有很大变化，年轻女性小叶数量多，体积大；而年老女性小叶数量少，体积小。乳腺实质呈三角形，尖端指向乳头，基底在胸壁。

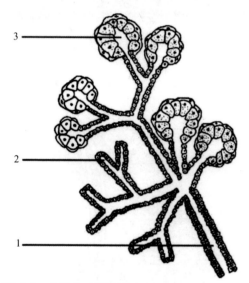

图 51-1-2　乳腺小叶示意图
（1. 小叶间导管　2. 静止期腺泡　3. 分泌期腺泡）

乳腺腺体的声像图表现因人而异，主要取决于乳腺的组成，也就是说因脂肪、纤维和腺体所占比例的不同而不同。通常来说，乳腺的纤维组织和腺体回声较强，而脂肪回声较弱，因此正常乳腺实质呈不均匀回声。并且，乳腺的回声类型随年龄、激素的影响而有变化。在青春期，雌激素刺激导管、腺体和结缔组织发育，乳腺内可见局灶性低回声，双侧乳腺声像图可不对称；在妊娠期和哺乳期，随着腺泡和腺管的发育，乳腺实质变得致密、丰厚、回声增高，导管管径增大；而在绝经期，乳腺腺体萎缩，在声像图上可见腺体变薄，取而代之的是增厚的低回声脂肪组织。因此，在超声检查乳腺疾病的过程中，应结合年龄和生理情况综合考虑。

（三）乳腺导管

乳腺由泌乳的腺叶和输乳管系统组成。每个乳腺有 15 ~ 20 条输乳管，在乳头周围呈放射状排列。输乳管在乳头附近膨大呈囊状，称为输乳管窦，可暂存乳汁。此后，输乳管再可逐级分为大、中、小导管，终末端称为末梢导管。

在声像图上，正常乳腺导管呈"双条状"明亮线状强回声，管腔十分纤细。而且，导管的直径根据所处部位的不同有所差别，以乳晕后输乳管窦最大，直径为 2 ~ 3mm；其次为大乳腺导管，直径为 1 ~ 2mm。随着导管不断向腺叶内走行，其管径呈渐进性缩小。

（四）乳腺后结构

乳腺后结构包括脂肪、胸壁肌肉、肋骨和胸膜反折，在声像图上乳腺后脂肪组织呈低回声，与皮下脂肪回声类似。需注意识别胸壁肌肉和肋骨，肋骨的横切面呈椭圆形低回声，位于周围肌肉组织之中，不能将其误诊为肿物。胸膜回声呈线状平滑的强回声，可随呼吸而移动，位于胸壁最深处。

三、乳腺的血液供应

乳腺的血液供应主要来自腋动脉的分支胸外侧动脉，其次是胸廓内动脉，而肋间动脉供血最少，作用不大。通常，乳腺静脉与同名动脉伴行，回流至腋静脉、胸廓内静脉和肋间静脉。超声经第 1、第 2 肋间作纵切扫查可显示与胸骨平行的内乳动脉和静脉。但应注意，位置浅表的静脉可因探头压力过大而"消失"。在声像图上比较粗大的血管才有可能被显示出来，表现为无回声管道结构，但在二维图像上甚难与乳腺导管鉴别。利用高灵敏度彩色多普勒超声成像仪则有助于乳腺血管的检测和识别。

四、淋巴结

乳腺局部淋巴结的检查，在乳腺疾病诊断中有很重要的临床意义。乳腺癌转移首先表现为局部淋巴结肿大。虽然，炎症或免疫性疾病淋巴结也可以肿大，但大多数质地柔软，而且外形多为圆形或椭圆形，表面光滑；而乳腺癌转移所致淋巴结肿大，表面不光滑，外形凹凸不平，呈分叶状。在进行乳腺肿块诊断与鉴别诊断时，应认真做好淋巴结的探查工作，重点应放在腋下、锁骨上和内乳淋巴结的检查。一般来说，乳腺外上象限的淋巴结最易显示，正常时内径<1.0cm，呈椭圆形，其中央是髓质高回声结构，周边皮质呈菲薄的低回声，故类似肾形，在淋巴门处可观察到彩色血流信号，此有助于检查者对淋巴结的识别。虽然，正常大小的淋巴结并不一定能够被显示，但当淋巴结肿大时容易发现。

第 2 节
乳腺超声检查基础

一、检查前准备

患者不需作任何特殊准备。如在月经期检查，不能明确鉴别诊断时，则可考虑月经期后再复查。检查时患者充分暴露双侧乳房、颈前和腋下皮肤。超声检查前应对患者乳腺及肿物作常规触诊检查，评估超声检查的重点。

二、检查体位

1.**仰卧位** 为常规检查体位，患者平卧，双臂上举置于枕后。伸展的双臂可避免乳房下垂、褶皱形成而影响乳腺外下象限的超声检查，也有利于对腋窝病变的检查。

2.**侧卧位** 侧卧位检查对乳腺外侧缘的全面观察和腋窝的检查。检查右侧时，患者取左侧卧位；检查左侧时，则取右侧卧位。此外，还可在患者肩后垫上枕头，以保持其侧卧位的稳定，有利于调整患者侧卧位的角度。

3.**坐位** 坐位检查较少应用，但对观察乳头线以上部位肿块的移动度和对乳腺组织菲薄者检查有一定的帮助。

三、探头选择

选用 7.5 ～ 10MHz 的高频线阵探头，可清晰地显示乳腺组织的层次结构，并能发现微小的乳腺病变。对乳腺皮肤或浅表淋巴管检查时，应选用 10 ～ 15MHz 探头。检查丰厚乳腺或观察乳房深部结构，则改用 5.0 ～ 7.5MHz 探头。

目前，由于高频探头质量的提高和性能的改善，乳腺多采用直接扫查法检查，即探头直接放置在乳腺上探查。直接法扫查具有操作灵活、方便、图像伪像少的优点。一般只有在不具备高频探头时，才用间接法扫查。当探头频率低于5.0MHz 时，应在探头与皮肤之间安置水囊，以改善超声图像的分辨率。此外，对非常表浅的结构（如皮肤结构和皮下扩张的淋巴管）及检查部位凹凸不平、探头难以与之平整接触时，也需要使用间接法进行超声检查。

四、扫查手法

1.**完整扫查法** 指对乳腺各个部位均要认真、仔细、多角度扫查，防止发生遗漏。

2.**对比扫查法** 指除了对病变区或病变侧乳腺检查外，还需对健侧或病变周围正常组织进行检查。

3.**交叉扫查法** 指对整个乳腺由外及内和由内及外，或者由上及下和由下及上，进行连续滑行横向和纵向检查（图 51-2-1）。

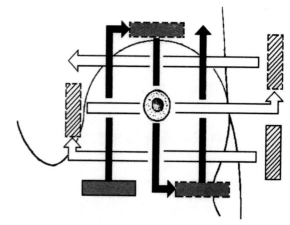

图 51-2-1 乳腺交叉扫查法

4.**放射状扫查法** 由于乳腺腺叶和导管以乳头为中心呈放射状排列，故在检查时应以乳头为中心向乳腺周边作放射状扫查（图 51-2-2）。在检查乳腺导管疾病时，本法可方便追踪乳腺导管的行径，并能较好地显示导管的结构及其病变信息。

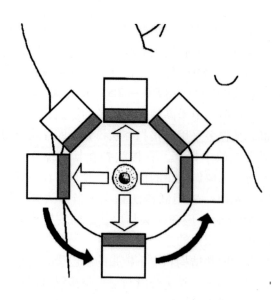

图 51-2-2　乳腺放射扫查法

5.加压和减压扫查法　对深部病灶检查时，为缩短成像距离、改善图像质量，可适当作加压扫查。但对浅表病灶（如乳腺导管和乳腺内微小病灶）检查时，则不宜采用加压法检查。通常，乳腺检查时探头的压力都要轻于腹部超声检查。同时，加压和减压扫查交替使用也可了解肿瘤的可压缩性及其与周围组织之间的关系，有助于检查者对肿物的性质作出判断。

第3节
乳腺疾病

一、乳腺增生症

（一）病理特点与临床表现

乳腺增生症，又称乳腺小叶增生或乳腺结构不良，它是一种既非炎症又非肿瘤的疾病，是生育期女性最常见的乳腺疾病，与卵巢内分泌功能紊乱引起乳腺间质和腺体不同程度的增生和复旧不全有关，可形成边界不清、没有包膜的肿块。本病镜下以腺泡、末梢导管和结缔组织增生为特征。发病高峰为 35 ～ 40 岁，临床突出的表现为乳腺胀痛、触痛和乳房内肿块。乳腺胀痛以月经来潮前最严重，来潮后可减轻。在临床上，乳腺增生症以单纯性乳腺增生症和囊性乳腺增生症多见。

（二）声像图表现

1.二维声像图表现

（1）单纯性乳腺增生症。

①与周围正常腺体组织相比较，病变区腺体组织增厚。

②乳腺内呈弥散性分布的直径 10mm 左右、数目不定、边界不清、无包膜的"小岛状"或"条索状"低回声肿块，多见于两侧乳腺的外上象限（图 51-3-1）。

③乳腺导管结构错乱，失去正常排列，偶见扩张的乳腺导管存在。

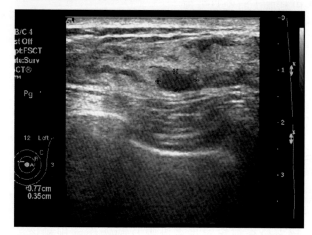

图 51-3-1　单纯性乳腺增生症

（2）囊性乳腺增生症。

①在病变范围内探及直径 5 ～ 10mm 不等的管状或小囊状无回声区，多伴有后方回声轻度增强（图 51-3-2），此与小叶退化囊性变和局限性导管囊状扩张有关。

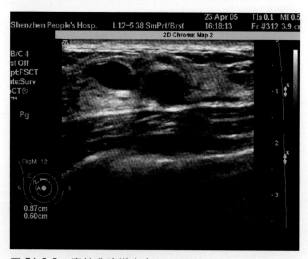

图 51-3-2　囊性乳腺增生症

② 本病的其他特点与单纯性乳腺增生症相似。

（3）腺型乳腺增生症。在单纯性乳腺增生症的基础上，若超声在病变范围内探及边界较清的椭圆形低回声区，并有纤维腺瘤形成趋势者，可考虑本病诊断。

2. 彩色多普勒表现　乳腺增生症的彩色血流信号常无明显异常改变，偶有病变区血流信号轻度增多。血流频谱多呈低速低阻型，峰值血流速度通常 <20cm/s，阻力指数 <0.70。

（三）临床意义

乳腺增生症是一种良性疾病，可于发病后数月至数年自行缓解，仅一部分患者其病程可长达十余年甚至数十年。乳腺增生症有一定特征性声像图表现，易与其他乳腺疾病鉴别，可帮助临床明确作出本病的诊断。同时，根据病灶的形成特点和血供特征，可迅速对临床触及的乳腺肿物作出初步的良恶性判断，有助于临床医师选择进一步的检查方法和治疗方案。

但是，本病也存在与小乳腺癌诊断相混淆的可能，故需要结合其他影像检查方法进行互补性诊断，必要时应作超声引导下经皮穿刺活组织检查予以确诊。

二、乳腺炎症

（一）病理特点与临床表现

乳腺炎症主要发生于哺乳后 2～3 周内，多由金黄色葡萄球菌、链球菌和结核杆菌等感染所致。在乳腺小叶及导管内积聚和潴留的乳汁是细菌生长良好的培养基。临床表现为患侧乳房红、肿、热、痛，并出现有明显压痛的肿块，患者可出现高热和同侧淋巴结肿大，炎症可累及一个至数个腺叶，如果不及时治疗可迅速形成脓肿。在临床上，一侧乳腺内可同时存在数个脓腔。较深的脓肿可向乳腺深部疏松组织内扩延，形成乳房后脓肿。

（二）声像图表现

1. 二维声像图表现

（1）患侧乳腺腺体增厚，因有组织水肿存在，其回声水平普遍减弱。

（2）乳腺失去正常结构，可见不同程度的乳腺导管扩张。在典型的病例中，扩张导管内还可见乳汁潴留的沉积物存在。

（3）脓肿形成后局部压痛明显，可见数目不一、大小和形态不同的无回声区。通常，脓肿边界清晰，有厚壁回声存在。脓腔内部多有点状或絮状强回声，透声性较差（图 51-3-3）。

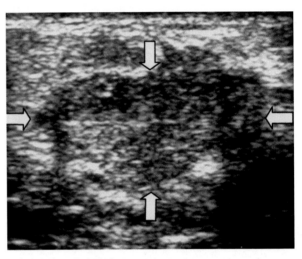

图 51-3-3　乳腺脓肿

（4）同侧腋下可探及肿大的淋巴结，呈实性低回声块物，淋巴结髓质结构消失。

（5）慢性乳腺炎时，虽病变范围比较局限，但病灶境界却较模糊、不规整而且内部回声增多，常呈非均质性杂乱回声结构。

2. 彩色多普勒表现

（1）急性炎症期。病变区彩色血流信号增多，血流频谱呈高速高阻型。

（2）脓肿形成期。彩色血流信号呈"条状"或"半环状"，出现于脓肿周边区，血流频谱多呈低速低阻型。

（3）慢性炎症期。病变区彩色血流信号可无明显异常改变；一部分患者血流信号增多，其血流频谱与急性炎症期相似，呈高速高阻型，易与乳腺癌相混淆。

（三）临床意义

乳腺炎的声像图可基本反映乳腺炎的病理过程和坏死组织的复杂结构。但是，某一次的超声检查常常只反映炎症发生和发展某一阶段时的声像图改变,而各阶段病理变化的声像图表现截然不同。因此,当遇到诊断困难的病例,应采取连续超声随访或行经皮穿刺以明确诊断。

三、浆细胞性乳腺炎

(一)病理特点与临床表现

浆细胞性乳腺炎是一种非细菌性炎症,其病理特征是局部乳腺导管扩张和小叶导管周围大量弥漫性浆细胞浸润。同时,导管周围组织纤维化伴肉芽组织增生。有学者认为它是乳腺导管扩张症发展后期阶段的表现,但不是后者的必然过程。临床上浆细胞性乳腺炎不易与乳腺癌鉴别,早期可无临床症状,急性期可有轻微疼痛、局部有急性炎症表现和乳头溢液。急性期炎症消退后,病变区可遗留大小不等的硬结,肿块常位于乳房周边区或乳晕下。可以伴有乳头凹陷和腋窝淋巴结肿大。

(二)声像图表现

1. 二维声像图表现

(1)本病常在乳房周边区或乳晕下探及边界不清、形态不规整、内部回声不均匀的实质性低回声结节,仅少数表现为混合性包块。病灶位置较表浅,常可穿透局部脂肪组织而贴近皮肤。

(2)病灶中心区回声相对较强,周边区回声较弱,此与炎性反应组织机化有关。同时,患者病变区可伴有乳腺导管扩张。

(3)病灶内即使混有无回声区存在,也不会产生后方回声增强。反而,有的病灶后方出现回声减弱现象。

(4)患者有过患侧乳房红、肿、热、痛和乳头溢液病史,而且病程较长。

2. 彩色多普勒表现 根据文献报道,大多数浆细胞性乳腺炎的病灶内可测及彩色血流信号,约半数病例血流信号呈丰富型且多出现于病灶中心区。典型病例的血流频谱呈低速低阻型或高速低阻型(阻力指数 <0.70)。

(三)临床意义

在临床上,浆细胞性乳腺炎不易与乳腺癌鉴别,触诊和X线均易误诊为乳腺癌。超声诊断浆细胞性乳腺炎给临床医师提供了一种新的诊断与鉴别诊断手段,有助于本病术前确诊率的提高。但是,目前尚缺乏大宗研究,所得经验有待进一步证实和提高。事实上,本病声像图表现与乳腺癌表现十分相似,因此仅凭声像图表现作出明确鉴别诊断是不可取的。对鉴别诊断有困难的病例可行超声引导下针吸活检术,如找到炎症细胞,特别是大量浆细胞和组织细胞时,对确诊本病有较大的帮助。浆细胞性乳腺炎的治疗原则是在急性期后切除病灶。

四、乳腺囊肿

(一)病理特点与临床表现

乳腺囊肿以乳腺小叶及末梢导管高度扩张为特征,可发展为异型增生或癌变可能。本病好发年龄为40～50岁,常以乳腺肿物就诊。约1/3患者发病初期体征与月经期有关,即月经前囊肿增大、局部疼痛;月经后囊肿缩小、局部疼痛减轻。另外,少数病例可有乳头溢液病史。

乳腺囊肿因炎症、小叶增生等原因造成哺乳期乳腺小叶或小叶导管乳汁排除不畅,乳汁潴留在导管内致使导管扩张而形成潴留性囊肿。本病初期不易发现,患者多在断乳以后偶然发现或在体检中扪及乳腺肿物。一般囊肿多位于乳腺周边部位,典型患者肿物触诊有波动感。本病在临床上可被误诊为乳腺纤维瘤,甚至被误诊为乳腺恶性肿瘤。当继发感染时,乳腺囊肿可形成脓肿。

(二)声像图表现

1. 二维声像图表现

(1)乳腺腺体内见圆形、椭圆形无回声区,后方回声增强(图51-3-4)。长径为1～2cm,大者可达3～5cm。单发或多发,可出现于单侧乳房,也可出现于双侧乳房。

(2)囊壁明亮、光滑、菲薄,边界规整,与周围组织分界清楚,较小的囊肿可呈管状或不规则状。

(3)绝大多数囊肿透声性好。当囊肿内有乳酪样脂质沉积物存在时,暗区内可有低回声,甚至出现脂液界面。

（4）在临床上，极为罕见的情况还有，在一些直径<2.0cm 的囊肿壁上检测到小乳头状突起，不易与导管乳头状瘤鉴别。

（5）囊肿合并感染时，则与乳腺脓肿的声像图表现一致。

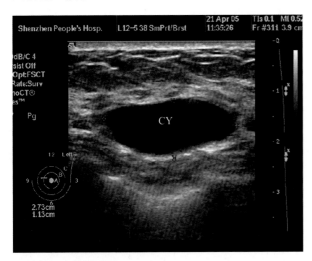

图 51-3-4　乳腺囊肿

2.彩色多普勒表现　彩色血流检测可在囊壁上检测到少量"点状"或"半环状"血流信号。当囊肿合并感染时，血流信号增多，易探及低阻型动脉血流频谱。当囊壁有乳头状突起时，应仔细检测其内有无血流信号。

（三）临床意义

超声可以准确地识别乳腺囊肿，将囊肿与其他乳腺疾病鉴别，诊断准确率高，是临床诊断乳腺囊肿的主要手段。但是，对不规整的小囊肿与乳腺导管扩张鉴别，以及对囊壁上乳头状突起良、恶性的判断仍有较大的困难。并且，囊肿可有出血、感染，特别是当囊肿内水分被吸收、内容物形成乳凝块或奶粉状而不具备囊肿超声表现时，诊断仍有可能与其他乳腺病变相混淆，应引起检查者注意。

五、乳腺导管扩张症

（一）病理特点与临床表现

乳腺导管扩张症多发生于 50 岁以上绝经期前后，多为单侧乳腺受累。它既非炎症，也非肿瘤，而是由于乳腺导管上皮萎缩，分泌功能丧失，上皮细胞碎屑和含脂分泌物积聚而形成的。不过，导管内的含脂物质分解产物可刺激其周围组织产生炎症反应。本病的致病因素与先天性乳头畸形或发育不良，乳腺炎术后造成局部导管中断、导管退行性变和自身免疫减弱有关。临床主要表现为乳头溢液、局部肿物，合并感染时有疼痛、发热等表现，还可出现乳头凹陷和同侧腋窝淋巴结肿大，此时不易与乳腺癌相鉴别。

（二）声像图表现

1.二维声像图表现

（1）主要在乳晕和乳头下区见数条扭曲扩张的乳腺导管回声，管径可达 3 ~ 4mm 或更宽。

（2）导管壁较厚、回声增强，管腔内径不一致（图 51-3-5），相邻的导管也可互相粘连，形成边界不清的低回声肿块。

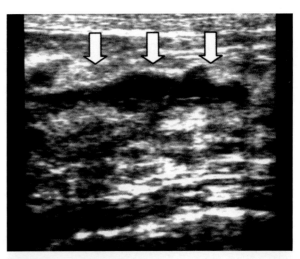

图 51-3-5　乳腺导管扩张症

（3）导管腔内有低、弱回声或点状强回声，系导管内含脂物质或感染所致。

2.彩色多普勒表现

（1）一般的乳腺导管扩张症彩色多普勒表现无重要阳性发现。

（2）当合并炎症或导管壁回声显著增厚并相互粘连时，病变区血流信号增多，并可测及高阻动脉血流频谱，但流速一般在 20cm/s 以内。

（三）临床意义

凡有临床体征有乳头溢液和局部肿块等，检

查中在乳头区和乳晕周边区又发现导管扩张时，超声诊断本病并不困难。但是，当合并炎症形成边界不清的肿块时，则不易与乳腺癌相鉴别，这一点特别要引起高度重视。目前，最有价值的鉴别诊断方法是在超声引导下对病变行活组织检查。

六、导管内乳头状瘤

（一）病理特点与临床表现

乳腺导管内乳头状瘤为良性上皮样肿瘤，大多数为单发。临床上并不多见，好发在 35～50 岁有生育史的女性。本病6%～8%有恶变可能。临床症状不明显，大多数表现为乳头间歇性溢血性或棕色浆液性液体。乳腺触诊时能扪及小肿物存在，检查中挤压肿物可出现乳头溢液。

（二）声像图表现

1.二维声像图表现

（1）本病早期超声仅能发现乳腺腺体内存在轻微扩张的导管，而难以检测到导管内乳头状瘤，故不易作出明确诊断。

（2）病程较长者在明显扩张的导管腔内探及实性中、高回声团（图51-3-6），其内部回声均匀一致。

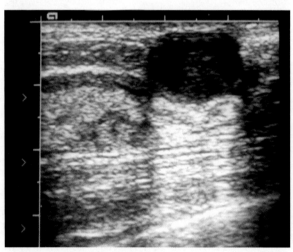

图 51-3-6　乳腺导管内乳头状瘤

（3）扩张导管的内、外壁回声光滑、完整、厚薄一致，与周围组织分界清晰。

2.彩色多普勒表现　对较大的导管内乳头状瘤（直径约5mm），超声可在瘤内探及点状或细

条状血流信号，频谱呈低速低阻型。随着肿瘤体积增大，瘤内血流信号可以增多，血流速度加快。

（三）临床意义

超声若在扩张的乳腺导管内检测到乳头状突起物，可诊断本病。但是，如果未发现导管内肿物并不能排除导管内乳头状瘤的诊断。由于本病超声的检出率与扩张导管的直径和肿瘤的大小直接有关，因此即使当肿瘤达到一定体积但导管扩张不明显时，超声也很难作出诊断。反之，导管扩张很明显，但肿瘤却很小，超声也极有可能漏诊。

此外，利用超声判断乳腺导管内乳头状肿物的良、恶性，其临床应用价值也十分有限。这是因为，导管内乳头状瘤和乳头状癌的声像图表现十分相似，超声不易作出明确的鉴别诊断。此外，乳头状瘤和乳头状癌可以并存，有时病理冷冻活检也不易把它们区分开。

七、乳腺纤维腺瘤

（一）病理特点与临床表现

纤维腺瘤是最常见的乳腺良性肿瘤，纤维腺瘤由多个纤维腺瘤样小结节逐渐向中心区融合而成。在未形成完整结节之前的状态可称之为纤维腺病或纤维腺瘤样增生。本病的病因不甚清楚，一般认为与雌激素过度刺激或乳腺局部组织对雌激素作用过于敏感有关。

纤维腺瘤主要发生于 20～35 岁年轻女性，在绝经后妇女中少见。肿物有完整包膜，表面光滑，呈椭圆形或分叶状，质地坚实。绝大多数肿物的直径在 5.0cm 以下，极个别者直径可达 10cm 以上，称之为巨纤维腺瘤。

本病常因无意中发现或乳腺普查时发现无痛性肿块而就诊，好发部位在乳腺的外上象限。肿块可以是多发性的，且可以同时发生于乳腺内的不同区域。仅14%的病例有疼痛。

（二）声像图表现

1.二维声像图表现

（1）乳腺腺体内见边界清楚、形态规整的圆形、椭圆形或分叶状肿块，内部回声均匀，呈低回声

或等回声，后方回声可轻度增强（图 51-3-7）。

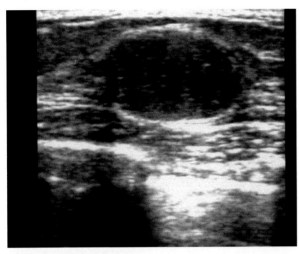

图 51-3-7 乳腺纤维腺瘤

（2）肿物直径一般在 3.0cm 以下，左右径大于前后径，外周有明亮、厚薄一致的强回声包膜。

（3）探头加压时，较大的肿物可出现一定程度的可压缩性，并可推动，提示肿物有明显活动度。

2. 彩色多普勒表现

（1）较小的、生长不活跃和年龄偏大病例的纤维腺瘤不太容易探测到血流信号，即便有也主要出现于肿物的周边部位，且大多数频谱多普勒显示为低速的静脉血流信号。

（2）较大的、生长旺盛和年轻病例的纤维腺瘤则容易在瘤周和瘤内探测到点状、条状和半环状动脉血流信号，其多普勒频谱仍以低速低阻型为主。

（3）值得注意的是，约有 25% 的纤维腺瘤患者，其彩色多普勒表现与乳腺癌极为相似，血流信号相当丰富，频谱多普勒显示为动脉血流，最大流速 >20cm/s，最高可达 40cm/s；阻力指数也可 >0.70，呈高速高阻型。

（三）临床意义

凡超声检查中具有典型声像图表现者，作出乳腺纤维腺瘤的诊断并不困难，并且超声诊断的可靠性较高。但本病诊断的困难主要在于对年龄偏大（35 岁左右）、疾病尚处于纤维腺瘤增生阶段的肿块形态呈分叶状或边界欠清时，若还伴有血供增多和高速高阻型血流频谱，则与乳腺癌的鉴别诊断极为困难。此时，超声鉴别诊断的重点应放在对二维声像图的观察上。通常而言，纤维腺瘤有较完整的包膜回声，内部很少有钙化灶，后方无回声衰减。凡遇到超声鉴别诊断困难者，原则上都应作活组织检查。

八、脂肪瘤

（一）病理特点与临床表现

乳腺脂肪瘤在临床上比较少见，它是来源于脂肪组织的一种良性肿瘤。本病可发生于任何年龄，以绝经后女性多见，偶可见于男性患者。肿瘤位于乳腺皮下脂肪层内，多为单发，仅 3% 为双侧性。瘤体多呈圆形或椭圆形，质地十分柔软且活动度好，肿物直径以 2 ～ 5cm 多见，大者可达 10cm 以上。患者一般无症状，多因偶然触及肿块就诊。

（二）声像图表现

1. 二维声像图表现

（1）肿物位置表浅，位于皮下脂肪层内，外形多呈扁平状。探头加压时，有明显可压缩性且容易推动。

（2）肿块大多呈高回声，边界欠清晰（图 51-3-8），肿物内部回声有时酷似周围脂肪组织回声，即在中、低回声背景上夹杂少量线状带状回声，肿块后方回声常增强。

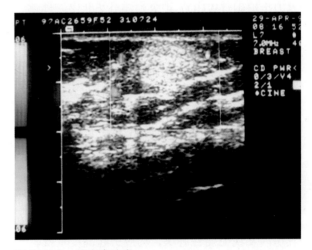

图 51-3-8 乳房脂肪瘤

（3）经仔细、多切面观察和辨认，可发现有环绕肿物周边强回声包膜的存在。同时，与周围结构比较，还会发现肿物区的脂肪层增厚。

2. 彩色多普勒表现　一般来说，脂肪瘤内血流信号稀少，即便有也主要出现在肿瘤的周边，并以静脉血流为主，很少能检测到动脉血流。

（三）临床意义

对有经验的检查者来说，诊断乳腺脂肪瘤并不困难。困难在于本病在临床上比较少见，且肿瘤内部回声有时酷似周围脂肪组织回声，对初学者来说容易造成漏诊。所幸，本病多为良性肿瘤，很少恶变，并且生长缓慢，对人体危害不大，甚至可以不必手术。本病的诊断要点是要注重触诊、尊重临床医师体检结果，对可疑脂肪瘤患者强调病变区与正常区对比检查法，如发现局部脂肪层有增厚改变，则应仔细检查以防漏诊。

九、乳腺癌

（一）病理特点与临床表现

乳腺癌为 40～60 岁中老年妇女的常见恶性肿瘤。我国乳腺癌的发病率为每年 23/10 万人口，发病率呈上升趋势。乳腺癌好发于外上象限，占 45%～50%；其次是乳头、乳晕处，占 15%～20%；内上象限占 12%～15%。

目前，乳腺癌的病理分类还没有一个完整、全面、被临床和病理学家一致接受的分类法。世界卫生组织（WHO）把乳腺癌分为非浸润性癌、浸润性癌和特殊性癌 3 大类。临床上以浸润性导管癌最为多见。乳腺癌的危险因素一部分与激素、生殖、遗传有关，例如月经初潮早、停经晚、晚生育、未哺乳等；另一部分与环境有关，如营养过剩、高脂肪、放射线照射和缺乏锻炼等。

绝大多数乳腺癌最早的表现为患乳出现无痛、单发、质地硬的小肿块且不易被推动。随着病程的进展可出现皮肤水肿、"橘皮样"改变、乳头凹陷和淋巴结肿大。少数患者可有患乳疼痛和乳头溢液。临床实践表明，凡 45 岁左右妇女乳房内发现无痛性肿块，均应引起高度重视，考虑乳腺癌的可能。

（二）声像图表现

1. 二维声像图表现

（1）肿块的形态特点。肿块位于乳腺腺体内，边界模糊、不规则，多无包膜，呈浸润状、锯齿状或蟹足状（图 51-3-9），肿物的前后径大于左右径。

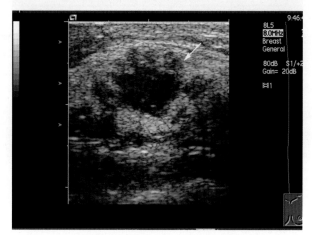

图 51-3-9　乳腺癌边缘呈蟹足状（箭头所指）

（2）肿块的内部回声。通常，绝大多数肿块以低回声为主，仅少数病灶回声稍高，或与周围组织回声相似呈等回声，病灶呈强回声者较为罕见。同时，病灶内部回声不均匀，可以见到不伴声影的点状、簇状和弧形强回声钙化灶（图 51-3-10）。

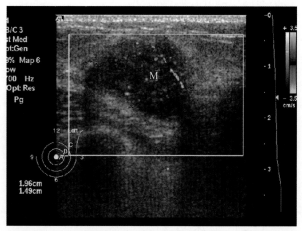

图 51-3-10　乳腺癌微小钙化的声像图表现
肿块呈分叶状，内部回声不均匀，见钙化点，彩色多普勒显示其内有较丰富血流信号

（3）肿块的后方回声。绝大多数肿块后方有程度不一的声衰减现象（图 51-3-11）。这一现象在浸润性导管癌和硬癌中非常常见，但在有些

少见癌（如单纯癌和髓样癌）中则不一定出现，甚至可能会出现后方回声增强的征象（图51-3-12）。

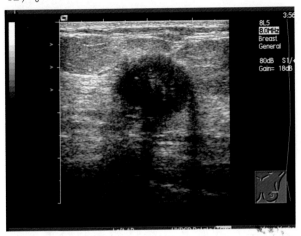

图 51-3-11　乳腺癌后方回声衰减

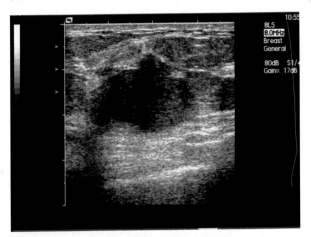

图 51-3-12　乳腺癌后方回声增强

（4）肿块对皮肤的影响。晚期癌肿和病灶浅表者，皮肤受侵犯，皮内和皮下淋巴管被癌浸润阻塞，超声可见局部皮肤增厚，皮下组织回声减弱，严重者有皮肤溃破和"恶臭"。

（5）肿块对 Cooper's 韧带的影响。癌肿侵犯 Cooper's 韧带时，超声可见 Cooper's 韧带增厚、变直和挛缩现象。

（6）肿块对邻近淋巴结的影响。根据文献报道，约92%的乳腺癌，超声可以检测到同侧腋下淋巴结肿大，表现为圆形或分叶状的低回声，边界较清晰（图51-3-13）。有时超声还可检测到锁骨上和内乳淋巴结肿大。

2. 彩色多普勒表现

（1）二维血流特点。绝大多数癌肿和淋巴结

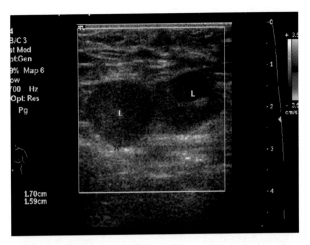

图 51-3-13　乳腺癌腋窝淋巴结肿大

转移表现为彩色血流信号增多或异常丰富，呈粗大点状、条状或树枝状，这种现象明显预示着该区域内局部组织血供异常（图51-3-14和图51-3-15）。此时，即使二维声像图上肿物不清楚时，也不要放弃探寻肿物的努力。在一些确诊乳癌病例，最初引起重视也来自于彩色血流的异常表现。

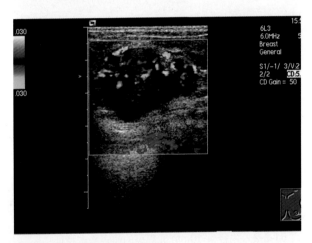

图 51-3-14　乳腺癌血流较丰富

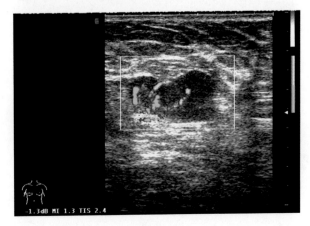

图 51-3-15　乳腺癌血流呈树枝状

但是，年老妇女中微小病灶的彩色血流有时可无明显增多、稀少和缺失。因此，检查中不能仅以彩色血流信号的多少来确定乳腺肿物的良、恶性。

（2）频谱多普勒特点。乳腺癌患者瘤周和瘤内易测及动脉血流信号，大多数患者频谱呈高速高阻型（图51-3-16），最高流速 >20cm/s，阻力指数 >0.70。但是，也有例外的情况，有很少一部分乳腺癌患者的频谱呈低速低阻或高速低阻型（图51-3-17）。

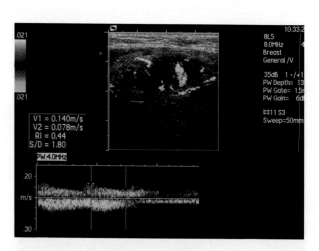

图 51-3-17　乳腺癌血流阻力指数低

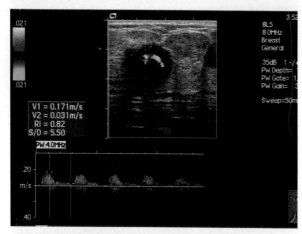

图 51-3-16　乳腺癌血流阻力指数高

（三）乳腺良、恶性病变的超声鉴别诊断

1. 二维声像图鉴别诊断要点　大多数学者认为，60% ～ 80% 以上的乳腺癌可依据二维声像图特点作出良、恶性的鉴别诊断。这些特点主要包括对病灶的形态、内部回声、后方衰减情况的分析、归纳和认识，详见表51-3-1和表51-3-2。

表 51-3-1　良、恶性乳腺病变的超声鉴别诊断

	形状	边缘	边界	内部回声	后方回声	侧方声影	左右径 / 前后径
良性病变	规则	光滑、整齐	规则、薄	少，回声细小，均匀一致	增强或无变化	明显	小
恶性病变	不规则	粗糙、不整齐	不规则、厚	粗糙，不均匀	衰减或有声影	无	大

表 51-3-2　内径 ≥ 10mm 乳腺癌的超声基本特征

超声特征	发生率（%）
低回声区（回声衰减，比触诊小）	80 ～ 90
轮廓	
不规则	80 ～ 90
模　糊	60 ～ 70
强回声	10
后方回声	
声影	30 ～ 40
后壁不完整	30 ～ 40
内部回声	
粗糙	60
不规则	80
不均匀	60

2. 彩色多普勒鉴别要点

（1）众所周知，乳腺癌即便是在比较小的时候，病变区就有相对丰富和高速的动脉血供。彩色多普勒作为一种无创性检查技术，能比较客观地反映乳腺癌血供的基础病理特征。

（2）若仅以彩色血流信号半定量法、最高流速和阻力指数等单一指标分析，是不能满足临床对乳腺肿物良、恶性鉴别诊断需要的。

（3）作者经研究发现，将彩色血流半定量法、最高流速和阻力指数三项阳性指标（即彩色血流半定量法判定血流属多血供型或富血供型，阻力指数 ≥ 0.70 及最高流速 ≥ 20cm/s 作为恶性肿瘤

的阳性指标）进行综合判断，2 项以上指标呈阳性作为乳腺癌的诊断标准，可以进一步提高彩色多普勒对乳腺癌的诊断能力。

（四）临床意义

随着高频和彩色多普勒超声诊断设备的发展和检查者经验的不断积累，直径为 2.0cm 左右乳腺癌的超声诊断敏感性已得到明显提高。大多数文献报道超声诊断乳腺癌的准确率可达到 85% ~ 95%。然而，各文献报道的诊断率存在一定的差异，这主要取决于检查者的经验和仪器的性能。除此之外，1.0cm 左右的小乳癌、等回声病灶、少血供型肿瘤仍是超声诊断的难点。同时，由于乳腺良、恶性肿物的超声表现有交错重叠，这也给超声鉴别诊断带来了困难。因此，必要时应果断采用超声引导下乳腺肿物穿刺活检术，以明确诊断。

十、早熟性女性乳腺肥大

（一）病理特点与临床表现

早熟性女性乳腺肥大，又称儿童型乳腺肥大，多见于女孩，好发年龄为 8 ~ 12 岁。在临床上，仅见乳腺肥大而无其他改变者称为原发性女性乳腺肥大，而发病年龄提前至 5 岁左右的患者称为继发性女性乳腺肥大。后者的发病多与内分泌肿瘤引起患儿内分泌功能失调有关，且常伴有其他性早熟症状，应引起重视。本病的临床表现为患儿乳头下方有盘状软组织肿块，直径为 2 ~ 5cm，肥大的乳腺可以单侧，也可以是双侧，偶伴有乳腺疼痛。

（二）声像图表现

1. 二维声像图表现

（1）超声可在患侧乳晕区探及扁平低回声肿块，直径为 2 ~ 5cm，边界比较清楚、规则，多无包膜回声（图 51-3-18）。

（2）肿块内部回声欠均匀，有较多点状或线状强回声。高分辨率超声仪还可发现细小的乳腺导管。

2. 彩色多普勒表现　彩色多普勒检查可无阳

性发现。仅少数病例于病变内探及少量点状血流信号，多普勒频谱多为静脉血流。

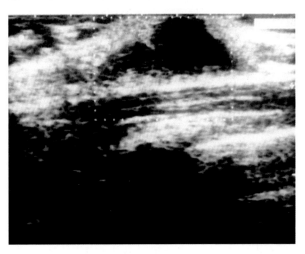

图 51-3-18　早熟性女性乳腺肥大

（三）临床意义

如果患儿乳腺肥大并触及肿物，超声检查可为临床提供肿块的大小、边界和内部回声特点，帮助临床作出诊断，避免将其误诊为乳腺肿瘤或乳腺其他疾病。如果发病年龄在 5 岁以前，则应想到患儿有内分泌系统病变的可能，提请临床作有针对性的检查和治疗。

十一、男性乳腺肥大

（一）病理特点和临床表现

男性乳腺肥大，又称男子女性型乳腺，是一种常见病。本病大多与患者体内雌激素增加、雄激素减少密切相关。本病的临床表现与早熟性女性乳腺肥大相似，即乳晕下盘状软组织块，偶伴有乳腺疼痛。病理上将男性乳腺肥大分为原发性肥大和继发性肥大。

1. 原发性男性乳腺肥大的分型

（1）特发性男性乳腺肥大。大多发生在 6 ~ 8 岁儿童，不伴有其他器官发育异常，往往可自行消退。

（2）青春期男性乳腺肥大。大多发生在 12 ~ 17 岁患者，约 3/4 为双侧性，常在数日至 2 年内自然消退。

（3）老年性男性乳腺肥大。大多发生在 50 ~ 70 岁，发病初期先为一侧性肥大，继而变为双侧，一般在 1 年左右自然消失。少数人遗留小硬结，可发展成为乳腺癌。

2.继发性男性乳腺肥大的病因分型

（1）性腺机能减退。

（2）继发于其他全身性疾病，例如慢性肝肾疾病和甲状腺功能亢进等。

（3）肿瘤性疾病，例如肾上腺肿瘤和睾丸肿瘤等。

（二）声像图表现

1.二维声像图表现

（1）在患侧乳晕区探及扁平状低回声肿块，直径为 2～5cm 不等，边界比较清楚、规则，多无包膜回声。

（2）肿块内部回声欠均匀，有较多点状、线状强回声。

2.彩色多普勒表现 可无阳性发现，仅在少数年轻病例中，于病变区探及少量静脉血流信号。

（三）临床意义

超声检查有助于了解男性乳腺肿块的大小、形态和内部回声特点，并且男性乳腺肥大的超声表现有一定的特征性，因此可帮助临床迅速作出诊断。对于老年性男性乳腺肥大所遗留的乳晕下小硬节，应与男性小乳腺癌相别，必要时应加强随访，并建议作活组织检查。对于继发性男性乳腺肥大的病因则应结合其他检查结果才可作出准确判断。

（沈 理）

第52章

阴囊疾病

阴囊及其内容物疾病是男性病学的重要内容，超声检查技术已成为临床诊断阴囊及其内容物疾病必不可少的手段之一。超声显像能直观地显示出睾丸和附睾的断面图像，为诊断和鉴别诊断提供丰富的临床资料。由于多数阴囊内疾病都涉及器官血流动力学的改变，因此通过彩色多普勒检测阴囊内容物的血液供应，可为临床诊断和鉴别诊断带来极大的便利，明显提高了阴囊及其内容物疾病的检出率。

第1节
阴囊解剖概要

阴囊为一囊袋状结构，位于阴茎根部与会阴之间。阴囊皮肤薄而柔软，内有皮脂腺、汗腺及大量弹性纤维，有较强的伸展性。皮肤的深面是肉膜，为阴囊的浅筋膜，缺乏脂肪组织，主要由致密结缔组织、弹性纤维和散在的平滑肌组成。肉膜在正中线向深部发出阴囊隔，将阴囊内腔分隔为左、右两部分，容纳睾丸、附睾和精索下段等结构（图52-1-1）。

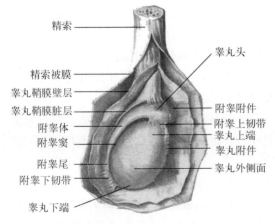

精索
精索被膜
睾丸鞘膜壁层
睾丸鞘膜脏层
附睾体
附睾窦
附睾尾
附睾下韧带
睾丸下端
睾丸头
附睾附件
附睾上韧带
睾丸上端
睾丸附件
睾丸外侧面

图52-1-1　阴囊解剖示意图

一、鞘膜腔

在胚胎发育初期，睾丸和附睾均位于腹膜后的间隙内。在睾丸下降时，腹前壁的各层结构向外膨出而形成睾丸和精索的被膜。当睾丸下降至髂窝时，腹膜外突形成腹膜鞘突，经腹股沟管至阴囊。睾丸下降后，腹膜鞘突的上部闭锁，形成鞘膜韧带；而腹膜鞘突的下部不闭锁，形成睾丸鞘膜。睾丸鞘膜分为脏层和壁层，它们之间的腔隙则称为睾丸鞘膜腔。在正常情况下，睾丸鞘膜腔内有少量浆液，以利于睾丸在阴囊内活动。

鞘膜积液是最常见的阴囊及其内容物疾病之一，它可以是不明原因的原发性鞘膜积液，也可以继发于大多数睾丸疾病和附睾疾病；鞘膜积血则多是由于外伤导致睾丸破裂而引起的，但睾丸肿瘤患者有时也可有鞘膜积血。当鞘膜腔内有大量细菌繁殖时则演变鞘膜积液合并炎症，严重者甚至会形成鞘膜脓肿。如果鞘膜腔液性病变吸收不完全，还有可能形成鞘膜腔结石。

二、睾丸

睾丸（testis）位于阴囊内，左、右各一，是男性的生殖腺，能产生精子并能分泌雄激素。

睾丸的形态：睾丸外形呈稍扁的卵圆形，表面光滑，分为上下两端、内外两面和前后两缘。血管、淋巴和神经由后缘进入睾丸，后缘的上部与附睾相连结。青春期睾丸随性成熟迅速生长，而老年人睾丸缩小。正常成人睾丸长3～4cm，厚1～2cm，宽2～3cm。

睾丸的结构：睾丸外层有一层坚韧的结缔组织膜，称为白膜。白膜沿着睾丸后上缘凸入睾丸内形成睾丸纵隔；而睾丸纵隔又向睾丸实质内发出许多呈放射状分布的睾丸小隔，将睾丸实质分成许多睾丸小叶。每个睾丸小叶内有2～4条迁曲的精曲小管，精子就在这里产生。精曲小管逐渐向睾丸纵隔集中，并互相连通形成精直小管；随后，精直小管进入睾丸纵隔内，并交织成睾丸网，最后汇集成 8 ～ 15 条睾丸输出小管，在睾丸后缘的上部出睾丸而进入附睾（图 52-1-2）。精曲小管之间的结缔组织内含有间质细胞，能分泌雄激素。

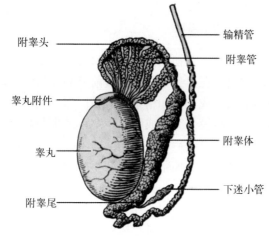

图 52-1-2　睾丸及输精管道示意图

睾丸疾病在阴囊内疾病中所占的比例最大，既有先天性畸形，又有获得性疾病。隐睾是最常见的睾丸先天性畸形，而象异位睾丸、睾丸缺如、多睾丸、单睾丸及睾丸融合等畸形均罕见。睾丸肿瘤、睾丸炎症、睾丸损伤和睾丸扭转等病变在睾丸获得性疾病中占了绝大多数，它们都会引起睾丸内血液供应的异常，因此彩色多普勒超声对这些疾病的诊断具有独到之处。过去一直认为睾丸囊肿和睾丸结石是罕见的睾丸疾病，但随着高分辨率、高清晰度超声应用于临床，这些病变也越来越多地被检测出来。

三、附睾

附睾（epididymis）紧贴在睾丸的上端和后缘，其功能为贮存和输送精子，并能分泌液体，供应精子的营养、促进精子继续成熟以及维持精子的活力。

附睾的形态：附睾呈新月形，上部膨大钝圆，称附睾头，盖于睾丸的上端；中部为附睾体，呈圆柱形，借疏松组织与睾丸后缘相连；下端细小，称附睾尾，其末端反转向上，移行于输精管（图

52-1-2）。

附睾的结构：附睾头内有许多结缔组织小隔，将附睾头分成 8 ～ 15 个附睾小叶，附睾小叶呈圆锥形，底朝向附睾游离缘。睾丸输出小管进入附睾小叶内，汇合成一根总管，称附睾管，此管盘曲于附睾体、尾内，并由附睾尾的末端反转向上，移行为输精管。

附睾炎症和附睾结核在附睾疾病中占有相当大的比例，它们大多数是由泌尿系炎症和结核直接蔓延而来，因此附睾尾部肿大是附睾炎症和附睾结核患者最为明显的特征；附睾囊肿多是由于输精管或附睾管阻塞而引起了远端的附睾管扩张、形成多发性小囊，并有不同程度的慢性炎症反应或纤维组织增生。

四、输精管

输精管是附睾管的直接延续，管径细小，但管道肌层较厚，所以有一定的坚实度，以手捻摸时有硬索样感觉，在活体上易于触知。输精管起始于附睾尾并沿睾丸后缘上行，经腹股沟管进入腹腔，再经骨盆上口至盆腔，其末端与精囊腺的排泄管合并成射精管。输精管全程可被分为三部（睾丸部、精索部和盆部），其中睾丸部最短，靠近睾丸后缘；精索部介于附睾上端与腹股沟管腹环之间，为精索的主要内容物之一；盆部最长，从腹环开始，转向内下方进入盆腔，其末端膨大处称为输精管壶腹。

五、精索

精索（spermatic cord）为一对圆索状结构，始于腹股沟管腹环，经皮下环止于睾丸上端。精索由输精管、睾丸动脉、蔓状静脉丛、神经和淋巴管等结构及其包绕它们的精索被膜构成。精索的被膜共有 3 层，由外向内分别为精索外筋膜、提睾肌和精索内筋膜。

精索静脉曲张是较为常见的精索疾病，它也是男性不育症最常见的病因之一。精索扭转是阴囊急症之一，睾丸和附睾血供明显减少甚至消失，如果得不到及时处理会导致严重的后果，彩色多普勒是诊断精索扭转最敏感的手段。精索炎症、肿瘤和先天性畸形均是少见病，在临床上鲜有报道。

六、阴囊及其内容物的血液循环

1. 动脉　阴囊的供血动脉主要来自会阴及阴部外动脉的阴囊支。睾丸和附睾的供血动脉主要是睾丸动脉。睾丸动脉由腹主动脉左右两侧各发出一支，在睾丸上方精索内呈迂曲走行，至睾丸后缘向下行，发出一小分支至附睾头部后，在睾丸上端又分出一支，向前沿睾丸上端表面走行形成包膜动脉。睾丸动脉主干下行至睾丸纵隔，然后发出分支进入睾丸实质内形成睾丸内动脉穿膈支，睾丸内动脉穿膈支再横穿睾丸实质至对侧边缘后，向一侧或两侧发出分支形成包膜动脉；睾丸动脉主干最终伸入睾丸内，呈放射状朝向睾丸纵隔，形成睾丸内动脉向心支。输精管的动脉主要来自髂内动脉的小分支。

2. 静脉　阴囊的静脉特别丰富，先构成静脉网，然后汇集成静脉干，经阴部外静脉注入大隐静脉，或者经阴部内静脉注入髂内静脉。睾丸和附睾的静脉合成蔓状静脉丛，蔓状静脉丛由8～10条静脉组成，这些静脉是精索的主要内容物之一。在腹股沟管腹环处，蔓状静脉丛汇合成睾丸静脉，伴随睾丸动脉上行，左侧睾丸静脉以直角注入左肾静脉，而右侧睾丸静脉则以锐角注入下腔静脉。如果睾丸回流受阻，易引起蔓状静脉丛扩张、迂曲，形成精索静脉曲张。

第2节
阴囊超声检查基础

一、仪器

由于阴囊皮肤薄、无皮下脂肪组织，而且睾丸和附睾位置又较表浅，因此有利于使用高频探头进行探测。采用的探头频率一般为7.5～12MHz。如果使用2.5～3.5MHz的探头进行探测，则需要把探头放置在水囊上（因为低频超声探测浅表脏器时分辨率有限，所以已基本上不采用低频超声探测浅表脏器）。由于阴囊内疾病大多有血流动力学的改变，而彩色多普勒能显示阴囊及其内容物血液供应的情况，因此彩色多普勒检查可准确、快速地对睾丸扭转、急性睾丸炎、睾丸损伤等阴囊急症作出诊断，明显提高了阴囊及其内容物疾病的诊断率。

二、检查前准备

患者一般无须作检查前准备，但探查隐睾时需要充盈膀胱。

三、超声探测方法

1. 睾丸和附睾的探查方法　患者取仰卧位，充分暴露外阴部。用布或纸垫垫高阴囊，并嘱患者将阴茎向上提拉，使阴囊位置上移；然后将线阵或凸阵高频探头直接置于阴囊表面进行纵切面扫查、横切面扫查或斜切面扫查。检查隐睾时必须仔细探查腹股沟区和腹膜后。

2. 精索静脉的探查方法　患者取仰卧位或站立位，将探头直接置于阴囊根部，进行纵切面扫查和横切面扫查，寻找精索静脉丛，测量精索静脉的内径及血流速度。

四、正常阴囊及内容物声像图表现

1. 阴囊壁和鞘膜腔　阴囊壁厚度为3～7mm，正常阴囊壁的组织结构在声像图上很难区分。鞘膜腔是一个潜在的腔隙，正常人鞘膜腔内可有少量液体，呈无回声区。

2. 睾丸　无论是在纵切面图像上还是在横切面图像上，睾丸都呈椭圆形，各径线正常范围分别为：长径3～4cm，宽径2～3cm，厚径1～2cm。睾丸表面有一层坚韧的结缔组织膜（即白膜）覆盖，因而在声像图上表现为睾丸实质外有一层连续而且光滑的强回声。白膜的强回声在睾丸后外侧向睾丸实质内折返而形成睾丸纵隔，在声像图上表现为睾丸实质内的带状强回声，后方不伴声影；但也有少数人的睾丸纵隔表现为不均质的多根细管状无回声区，这属于正常变异。睾丸白膜强回声带在阴囊内结构紊乱时可作为确定睾丸的标志。睾丸实质呈均匀等回声或稍低回声，实质内可探及血管结构（图52-2-1）。彩色多普勒显示睾丸周围和睾丸内部有星点状或条索状彩色血流信号（图52-2-2），脉冲多普勒取样呈低阻力型血流频谱。

3. 附睾　附睾呈新月形，分为附睾头、附睾

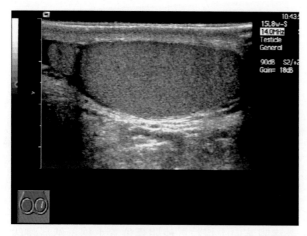

图 52-2-1　正常睾丸声像图表现

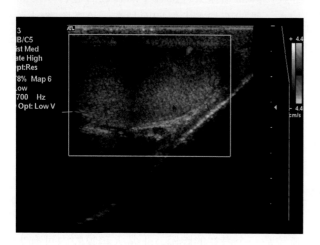

图 52-2-2　正常睾丸彩色多普勒表现

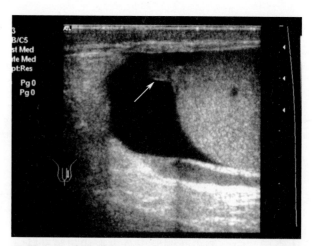

图 52-2-3　睾丸附件

箭头所指为睾丸附件，与睾丸相连

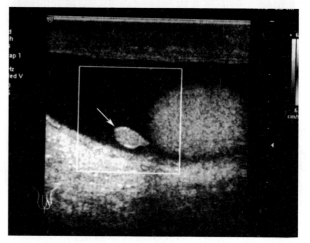

图 52-2-4　附睾附件

箭头所指为附睾附件，与睾丸不相连，而与附睾相连

体和附睾尾 3 部分，此 3 部分很难在同一个切面上完整地被显示出来。附睾头位于睾丸上极的后上方，呈圆形或新月形，厚度为 7 ～ 14mm，回声与睾丸实质回声基本一致，但其周围无强回声环；附睾体较细长，呈薄条形，厚 3 ～ 4mm，位于睾丸的后外侧，其回声比睾丸实质回声稍低；附睾尾位于睾丸下极的下方，呈新月形包绕睾丸下极，内部呈等回声。附睾虽然也有血液供应，但在正常情况下，彩色多普勒几乎无法显示附睾内部的血流信号。

4. 睾丸附件和附睾附件　有不少人残留有睾丸附件和附睾附件，常常因为鞘膜腔积液而被发现。睾丸附件位于附睾头附近，与睾丸上极相连（图 52-2-3）；而附睾附件相对少见，也位于附睾头附近，但与附睾相连，体积较小（图 52-2-4）。虽然这两种附件没有任何生理功能，但是两者均可发生扭转，引发阴囊急症。

5. 精索　精索是从附睾尾部移行而来的，通过腹股沟管进入腹腔内。在阴囊内的精索长约 40mm，内含输精管、精索内动脉、精索静脉和提睾肌。在平静状态下，精索静脉内径多数小于 3mm，否则即可诊断为精索静脉曲张；站立位检查或做 Valsalva 动作时，精索静脉内径增宽。

6. 阴囊内血管

（1）动脉。睾丸动脉在睾丸上部呈迂曲走行，因此睾丸动脉在睾丸上方纵切面上显示为红、蓝色相间的血流信号。包膜动脉多在睾丸中、下极沿睾丸边缘走行，彩色多普勒显示为弧形或新月形彩色血流信号。睾丸内动脉有 2 种类型：一种是由睾丸动脉行至睾丸纵隔后发出分支进入睾丸实质后，再贯穿睾丸纵隔和睾丸实质到睾丸对侧缘而形成的睾丸内动脉穿膈支，彩色多普勒显示为睾丸实质内粗而长的红色血流束；另一种是由包膜动脉垂直发出，深入睾丸实质呈放射状流向睾丸纵隔而形成的睾丸内动脉向心支，彩色多普勒显示为蓝色血流束。但必须注意，睾丸内动脉穿膈支的变化较大，有的人无该血管显示，而有的人则显示有 1 ～ 4 支血管。

睾丸动脉、包膜动脉和睾丸内动脉脉冲多普勒取样均为宽频带、低阻力型血流频谱。睾丸动脉的血流频谱变化较大，主要表现为舒张期血流速度变化大，因此阻力指数（RI）较高；而包膜动脉和睾丸内动脉的血流频谱相对来说比较稳定，舒张期血流速度较快而且变化小，因此它们的阻力指数比睾丸动脉的阻力指数小（图52-2-5）。

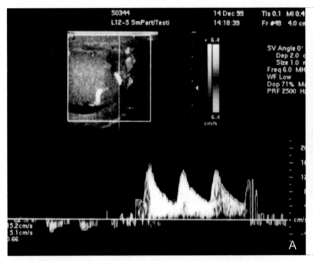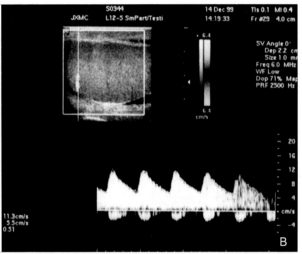

图 52-2-5 睾丸包膜动脉和睾丸内动脉的多普勒频谱

图 A 为睾丸包膜动脉的多普勒频谱 图 B 为睾丸内动脉的多普勒频谱

精索内的输精管动脉和提睾肌动脉，提供输精管、附睾和提睾肌的血液供应，血液循环末梢阻力高。彩色多普勒显示其血流信号持续时间短、时隐时现，频谱多普勒取样为高阻力型血流频谱，阻力指数（RI）为 0.94 ± 0.08。因此，当频谱多普勒在睾丸上部取到高阻力型血流频谱时，则可能是取到了输精管动脉或提睾肌动脉的血流频谱。

（2）静脉。平静状态下，精索静脉内径多数小于3mm；站立位检查或做 Valsalva 动作时，精索静脉内径增宽。但由于精索静脉血流速度较低，因此有时在声像图上可见到血管腔内缓缓移动的云雾状回声，而彩色多普勒难以显示出彩色血流（这与仪器的灵敏度有关，如果仪器灵敏高也可显示出点状或短线状彩色血流）；做 Valsalva 动作时可以看到云雾状回声移动加快，彩色多普勒显示彩色血流信号突然出现或加强、血流速度加快。

第3节
阴囊及其内容物疾病

一、睾丸肿瘤

睾丸肿瘤不常见，但绝大多数是恶性肿瘤，约占男性恶性肿瘤的1%。根据组织发生和形态，可将睾丸肿瘤分为2大类：一类是生殖细胞性肿瘤，包括精原细胞瘤、胚胎性癌、绒毛膜上皮癌、内胚窦瘤等；另一类是非生殖细胞性肿瘤，包括睾丸间质细胞瘤、睾丸支持细胞瘤、纤维瘤、纤维肉瘤、平滑肌瘤等。

睾丸肿瘤好发年龄为 20 ～ 40 岁，临床症状多不明显，少数有阴囊坠胀感和疼痛。体检可发现睾丸肿大，表面光滑，质地较硬而沉重，但由于睾丸白膜坚韧、不易被肿瘤破坏，因此大多数睾丸形态尚能保持正常。然而，少数肿瘤（例如胚胎性癌和畸胎癌）易侵犯睾丸白膜而使睾丸失去正常形态。隐睾发生肿瘤时则在下腹部或腹股沟区出现肿瘤。此外，部分睾丸支持细胞瘤和睾丸间质细胞瘤患者可有男性乳腺发育的症状；患睾丸间质细胞瘤的儿童多有早熟的症状（如声音改变、腋毛和阴毛增多及阴茎较大等）。患者血中肿瘤标记物检查（如甲胎蛋白和绒毛膜促性腺激素定量检查）有助于确定肿瘤临床分期和组织学类型、估计预后和早期发现肿瘤复发。仅有5%的精原细胞瘤患者绒毛膜促性腺激素（HCG）阳性，而非精原细胞瘤患者则大多数为阳性。

近年来，国内外有不少学者尝试用测量肿瘤内动脉的搏动指数（PI）和阻力指数（RI）来提示睾丸肿瘤的病理类型，但由于病例数少，特异性较差，目前仅供临床参考，有待于更进一步深入研究。

（一）精原细胞瘤

1. 病理特点 精原细胞瘤（seminoma）起源于睾丸生殖细胞，是最常见的睾丸肿瘤，多发生于中年以后，以单侧为多见。精原细胞瘤在两侧睾丸的发病率大致相同，但以右侧略为多见，两侧同时发病罕见。隐睾恶变所致的睾丸肿瘤中也以精原细胞瘤最为多见，这可能与隐睾所处环境的温度较高导致生殖细胞发生异常、血液循环障碍和内分泌紊乱有关。大体标本上可见患侧睾丸明显肿大，甚至可达正常睾丸的十倍，如果肿瘤较小并只占据睾丸的一部分时，睾丸肿大不明显。由于睾丸白膜比较坚韧，不易被肿瘤破坏，因此睾丸形态大多正常。切面观可见肿瘤境界清楚，但无包膜，周围的睾丸组织因受压迫而萎缩；肿瘤多为实质性，肿瘤组织呈淡黄色或灰黄色，均匀一致，形如鱼肉，其中间有不规则的坏死区，但较少出血；当间质成分较多时肿瘤可呈大小不一的分叶状。因精原细胞瘤对放射线极敏感，故经放射治疗后肿瘤易发生广泛坏死和纤维化。

2. 声像图表现

（1）单侧睾丸发病多见，左右两侧睾丸发病率大致相似，但以右侧略为多见。

（2）患侧睾丸明显肿大，但形态仍保持椭圆形，轮廓清晰。健侧睾丸大小、形态及内部回声均呈正常声像图表现。

（3）肿瘤呈均匀的实质回声，与正常睾丸回

声颇为相似。如果肿瘤仅累及睾丸的一部分，可见肿瘤的回声与正常睾丸组织的回声有明显的界线（图52-3-1）；而当肿瘤侵犯大部分睾丸时肿瘤组织与正常睾丸组织之间的界线则变得模糊不清。

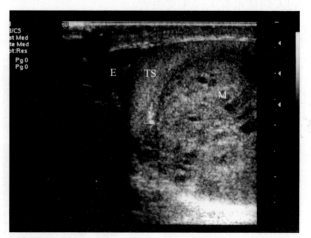

图52-3-1 精原细胞瘤的二维声像图表现
（E-附睾 M-肿瘤 TS-睾丸）

（4）肿瘤内有出血或坏死时，在声像图上表现为肿瘤回声中出现不规则的低回声区或无回声区，其后方回声有增强效应，从而使得肿瘤回声变得不均匀（图52-3-2）。

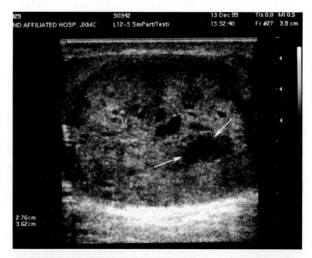

图52-3-2 精原细胞瘤伴出血或坏死的二维声像图表现

（5）彩色多普勒显示肿瘤组织内血供较为丰富，呈短线状血流（图52-3-3），频谱多普勒取样为高阻力型动脉血流频谱（图52-3-4）。国内文献报道精原细胞瘤内的动脉峰值血流速度和阻力指数（RI）比正常睾丸内动脉高，但搏动指数

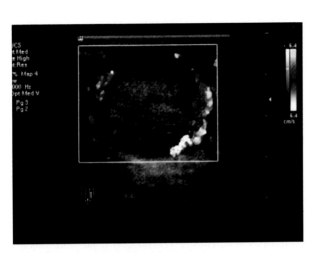

图 52-3-3　精原细胞瘤的彩色多普勒表现
彩色多普勒显示肿块内部及周边有较丰富的血流信号，而液化坏死区无血流信号

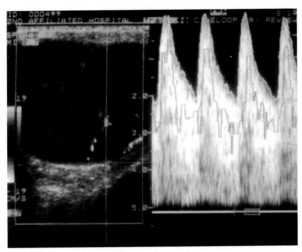

图 52-3-4　精原细胞瘤的频谱多普勒表现
频谱多普勒显示肿块内血流呈高速高阻力型

（PI）在正常范围内。当肿瘤内有出血或坏死时，肿瘤内部出现的低回声区或无回声区内无彩色血流显示。

（6）精原细胞瘤不易突破睾丸白膜而侵犯附睾和阴囊壁，因此双侧附睾及阴囊壁声像图表现正常。

（7）可伴有睾丸鞘膜积液，表现为肿大的睾丸周围被无回声区所包绕。

（二）睾丸胚胎性癌

1. 病理特点　睾丸胚胎性癌（embryonic carcinoma of testis）起源于具有多分化潜能的原始生殖细胞，属于高度恶性肿瘤，发病高峰在

30～40岁，但也可发生在婴儿和儿童。睾丸胚胎性癌生长迅速，早期即侵犯睾丸鞘膜和附睾；淋巴道转移也较早，常转移至髂内淋巴结和髂总淋巴结；此外，肿瘤也容易经血道转移到肝、肺等处。大体标本上可见睾丸肿大，因为肿瘤易累及睾丸鞘膜和附睾，所以睾丸形态常有明显改变；切面观可见肿瘤呈实质性，灰白色，质地较软，常有广泛坏死和出血，偶见小囊腔形成。部分胚胎性癌可合并有其他生殖细胞肿瘤的成分（如精原细胞瘤、绒毛膜上皮癌、畸胎瘤等）。

2. 声像图表现

（1）单侧睾丸发病多见，以右侧睾丸发病略为多见。

（2）患侧睾丸明显肿大，肿瘤未突破睾丸白膜时，睾丸形态仍为椭圆形，轮廓清晰，包膜光整；当肿瘤突破睾丸白膜侵犯附睾和阴囊壁时，睾丸失去正常的形态，轮廓变得模糊，并与周围组织分界不清（图52-3-5）。健侧睾丸声像图表现正常。

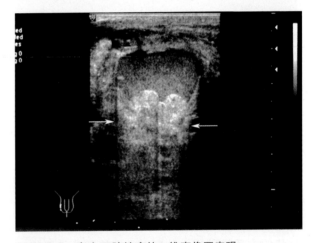

图 52-3-5　睾丸胚胎性癌的二维声像图表现
睾丸失去正常的形态，轮廓变得模糊，并与周围组织分界不清，肿块内部回声不均匀，在低回声区中出现回声较强的结节状回声

（3）肿大的睾丸内出现肿块回声，肿块内部回声不均匀，在低回声区中出现回声较强的结节状回声，可有散在的不规则小液性暗区。高频探头扫查时，肿块内部的结节状回声显示得更为清晰。

（4）彩色多普勒显示肿块内血流丰富，呈散在的不规则短线状血流，脉冲多普勒取样可取到动脉和静脉的血流频谱。其中的动脉呈高阻力型血流频谱，峰值血流速度和RI明显升高，但PI

偏低。有时彩色多普勒还可显示出肿瘤的滋养动脉。

（5）由于胚胎性癌常破坏睾丸白膜而侵犯附睾和阴囊壁，因此常可探及附睾和阴囊壁被肿块侵犯，声像图表现为附睾明显肿大，形态失常，其内部出现不均匀的肿块回声；阴囊壁也明显增厚，内部回声不均匀，并常与睾丸粘连在一起，分界不清（图52-3-6）。彩色多普勒显示附睾和阴囊壁内有丰富的血液供应。

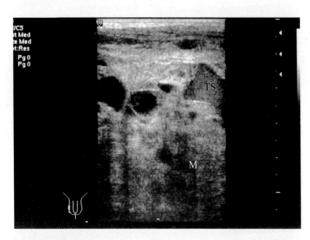

图52-3-6　睾丸胚胎性癌侵犯周围组织的声像图表现
阴囊内部回声紊乱，仅可见少量正常睾丸组织（TS），肿块（M）与附睾、阴囊壁分界不清

（6）一般都伴有睾丸鞘膜积液，表现为睾丸被包绕在无回声区之中。

（三）睾丸畸胎瘤和睾丸畸胎癌

1. 病理特点　睾丸畸胎瘤（teratoma）境界清楚，有包膜，常为混有大小不一的囊腔或呈蜂窝状的实质性肿瘤。肿瘤内常有软骨及骨组织，显微镜下见肿瘤包括三个胚叶的成分，即具有皮肤、角化物质、脂肪、疏松结缔组织、骨、软骨、平滑肌、横纹肌和腺体等成分。如果畸胎瘤中含有恶性组织（如癌或肉瘤），或者不成熟型畸胎瘤内胚胎成分浸润周围组织时称为畸胎癌（teratocarcinoma）。畸胎癌为呈囊状或蜂窝状的实质结构，常有出血或坏死的组织，而恶性的癌或肉瘤除浸润周围组织外，还常穿出睾丸的白膜并侵犯附睾及阴囊壁等邻近结构。

2. 声像图表现

（1）单侧睾丸发病多见，两侧睾丸发病率大致相近，但以右侧睾丸发病略为多见。

（2）患侧睾丸明显肿大，畸胎瘤时睾丸包膜完整、表面光滑；而畸胎癌时由于肿块易侵犯睾丸白膜，因此睾丸包膜回声不清或有连续性中断，睾丸表面高低不平，甚至有时可呈分叶状，而且睾丸畸胎癌时因肿瘤常侵犯阴囊壁，所以睾丸与阴囊壁分界常不清楚。健侧睾丸大小及形态正常。

（3）睾丸内出现回声极不均匀的肿块，肿块内常可探及多个不规则的液性无回声区，以及点状或斑片状强回声，后方伴声影。畸胎瘤时肿块与正常的睾丸组织有明显的分界；而畸胎癌时肿块与正常的睾丸组织常无明显的分界。

（4）睾丸畸胎瘤时彩色多普勒显示肿块内部呈点状血流信号，肿块边缘血流呈环状；频谱多普勒可取到动脉和静脉血流频谱，其中动脉的峰值血流速度略高于正常，而PI和RI均在正常范围内。睾丸畸胎瘤血液供应明显少于畸胎癌。睾丸畸胎癌时彩色多普勒显示肿块内部血液供应明显增多，呈树枝状，脉冲多普勒取样显示肿块内血流以动脉为主，其峰值血流速度、PI和RI三者均明显升高。

（5）由于畸胎瘤属良性肿瘤，一般不会突破睾丸白膜而侵犯周围组织，因此附睾和阴囊壁形态、厚度及其内部回声均正常；而睾丸畸胎癌属恶性肿瘤，易突破睾丸白膜侵犯附睾和阴囊壁，使附睾和阴囊壁明显肿胀、内部出现回声不均匀的肿块，彩色多普勒显示附睾和阴囊壁内血液供应均明显增多。

（6）伴或不伴有睾丸鞘膜积液。

（四）睾丸绒毛膜上皮癌

1. 病理特点　睾丸绒毛膜上皮细胞癌（chorioepithelioma）是睾丸生殖细胞性肿瘤中恶性程度最高的一种肿瘤。这种肿瘤与妇女的子宫绒毛膜上皮细胞癌相似，癌组织中有大片出血和坏死，而肿瘤组织多在出血区的边缘部。单纯的绒毛膜上皮细胞癌较少见，而且肿瘤较小，故临床上不易发现，患者多在很短时间内死于转移癌；在大多数情况下，绒毛膜上皮细胞癌混在精原细胞瘤、胚胎性癌或畸胎癌等肿瘤组织中。

2. 声像图表现

（1）单侧睾丸发病多见。

（2）患侧睾丸大小正常或轻度肿大，当同时合并其他类型睾丸肿瘤时则可见睾丸明显肿大。由于绒毛膜上皮细胞癌早期即可侵犯睾丸白膜，因此睾丸常失去正常的椭圆形外形，睾丸白膜也常表现为连续性中断且凹凸不平。

（3）单纯睾丸绒毛膜上皮细胞癌的肿块较小，呈中等强度回声，内部回声均匀。如果同时伴发精原细胞瘤、胚胎性癌或畸胎癌等肿瘤时，可见肿瘤体积较大，内部回声欠均匀，出现强回声与低回声相混杂的混合性回声。

（4）彩色多普勒显示出肿块内血流极为丰富，呈树枝状分布。脉冲多普勒可取到动脉和静脉血流频谱，其中动脉呈高阻力型血流频谱，其峰值血流速度增快，RI 和 PI 明显升高。

（5）附睾和阴囊壁因受到侵犯而表现为明显肿大，内部回声欠均匀，彩色多普勒显示有丰富的血液供应。

（6）多数病例伴有睾丸鞘膜积液。

（五）睾丸转移癌

1. 病理特点 睾丸转移癌（testicular metastatic tumor）比较少见，偶可因鞘状突未闭合、腹腔肿瘤细胞进入鞘膜腔而发生的种植性转移瘤。

2. 声像图表现

（1）双侧睾丸受累多见。

（2）睾丸或大小正常或肿大，形态正常，包膜光整。如果睾丸表浅部位存在转移灶时睾丸表面凹凸不平而使睾丸外形不规则。

（3）睾丸内出现单个或多个结节状肿块回声，呈圆形或卵圆形，边缘较光整，内部呈均匀的低回声；而正常的睾丸组织仍呈均匀的等回声。

（4）彩色多普勒可显示出肿块内有较丰富的血液供应，但不如睾丸胚胎性癌、绒毛膜上皮细胞癌等肿瘤的血液供应丰富。脉冲多普勒取样为动脉和静脉血流，其中动脉呈高阻力型血流频谱，峰值血流速度较低。

（5）附睾和阴囊壁一般不受侵犯而呈正常声像图表现。

（六）睾丸淋巴瘤

睾丸淋巴瘤常是全身淋巴瘤的一部分，其声

像图表现为：

（1）双侧睾丸发病多见。

（2）双侧睾丸明显肿大，但形态仍保持正常的椭圆形，而且睾丸表面光滑。

（3）肿瘤一般为多个病灶散在分布于睾丸内；但也可呈弥漫性病灶，侵犯大部分睾丸实质。肿块为均匀的低回声，形态不规则。

（4）彩色多普勒显示肿块内部血流和肿块周边血流较为丰富。脉冲多普勒取样显示肿块内多数为静脉性血流频谱，少数为动脉性血流频谱，肿块内的动脉性血流频谱，其峰值血流速度、PI 和 RI 均略高于正常。

（5）附睾和阴囊壁一般不受肿瘤侵犯。

（6）伴或不伴有睾丸鞘膜积液。

（七）睾丸白血病

白血病有时也会累及睾丸，其声像图表现为：

（1）白血病常累及双侧睾丸。

（2）双侧睾丸肿大，外形规则，包膜完整。

（3）病灶可弥漫性侵犯睾丸，表现为正常睾丸的等回声被均匀的低回声所取代；病灶也可为多发性结节，表现为双侧睾丸内出现多个低回声结节，散在分布于睾丸实质内。

（4）彩色多普勒显示病灶内血流较为丰富，脉冲多普勒取样多为高阻力型动脉血流频谱。

（5）附睾也可被白血病侵犯，表现为附睾明显肿大，外形光整，轮廓清晰，内部呈均匀性的低回声。彩色多普勒显示附睾内血液供应较为丰富。

（6）伴或不伴睾丸鞘膜积液。

（八）睾丸其他肿瘤

睾丸支持细胞瘤（testicular supporting tumor）很少见，多数为良性肿瘤，仅偶见发生转移的病例，肿瘤呈圆形或椭圆形，切面呈实质性，灰白色或淡黄色，边界清楚，很少侵犯睾丸白膜；睾丸间质细胞瘤（testicular interstitial cell tumor）也很少见，多数为良性肿瘤，肿瘤呈圆形或分叶状，切面呈淡黄色或棕色，肿瘤内可有钙化；另外，睾丸内也可发生其他肿瘤，例如血管瘤、纤维瘤、平滑肌瘤、横纹肌肉瘤等，但均少见，这些肿瘤的形态与其他部位发生的这些肿瘤相同。

二、隐睾和异位睾丸

（一）病理特点

右侧隐睾比较多见，左右比例约为 3 ∶ 5；双侧隐睾则比较少见。患者阴囊一侧较小或双侧较小，触诊时一侧阴囊内或双侧阴囊内无睾丸，而在腹股沟区常可摸到隐睾，轻轻将隐睾向阴囊推动，可了解隐睾的活动程度。青春期后，绝大多数隐睾发生萎缩，如果是双侧隐睾则会影响生育能力。位置不正常的隐睾和异位睾丸易恶变而形成睾丸肿瘤，其发生率是正常睾丸的数十倍。

胚胎初期，睾丸和附睾均位于腹膜后间隙内。随着胚胎的发育，睾丸开始下降并逐渐经腹股沟管深环而进入阴囊。如果胎儿出生后，睾丸未降入阴囊内而仍停滞在腹腔内或腹股沟管，就称为隐睾（cryptochildism）。约有 3% 的成熟胎儿的睾丸未降入阴囊内，出生后一年内大多数会继续下降而进入阴囊内，一岁以后至成年未完全降入阴囊的不超过 1%；早产儿睾丸未降入阴囊者高达 30%。隐睾最多见的是位于腹股沟部的隐睾（约占 70%），其次为位于腹膜后的隐睾（约占 25%），少数隐睾还可位于阴囊上部或其他部位（少于 5%）。

异位睾丸（ectopic tcstis）是指睾丸穿过腹股沟管后不进入阴囊而移到异常的位置上。异位睾丸比较少见，可位于腹壁的腹外斜肌筋膜外侧、股三角、会阴、阴茎背侧或对侧腹股沟管等处。

隐睾和异位睾丸常有睾丸发育不良现象，表现为睾丸体积较小，质地较韧；切面观可见纤维组织增多；显微镜下见精小管的基底膜增厚和玻璃样变，精小管内生殖细胞减少，正常的生殖周期消失，间质细胞常无明显异常（但由于睾丸缩小、间质细胞增多而且互相靠紧，所以间质细胞比较密集）。

（二）声像图表现

1. 隐睾

（1）单侧隐睾较为多见，其中又以右侧隐睾最为多见，而双侧隐睾较为少见。

（2）阴囊内未探及睾丸回声或仅探及单侧睾丸回声。

（3）腹股沟部隐睾可在腹股沟管外环附近或内环附近探及隐睾回声（图 52-3-7）。腹膜后隐睾位置较深，又受肠道气体的干扰，因而不易探测到，但有时可在同侧肾脏下极附近找到位于腹膜后的隐睾。腹腔内的隐睾常在充盈的膀胱周围找到，睾丸紧贴前腹壁，有球体感；膀胱排空后，腹腔内的隐睾往往移位于耻骨上区，紧贴腹壁（图 52-3-8）。

（4）隐睾体积一般都小于正常睾丸，呈圆形或椭圆形，境界清楚，边缘光滑，内部呈均匀的低回声。

（5）彩色多普勒显示隐睾血液供应与正常睾丸大致相似。

（6）可合并阴囊腹股沟斜疝，表现为阴囊增大，其内出现不规则的强回声团，并于强回声团内见闪动的气体回声和肠蠕动现象。

（7）合并鞘膜积液时表现为睾丸周围出现液性无回声区。

2. 隐睾并发睾丸肿瘤

（1）阴囊内未探及睾丸回声，或者仅探及单侧睾丸回声。

（2）在腹股沟管、腹膜后或腹腔内探及隐睾回声。

（3）隐睾明显增大，体积大于正常睾丸，内部回声增强，形态规则或欠规则，边缘回声尚清晰。

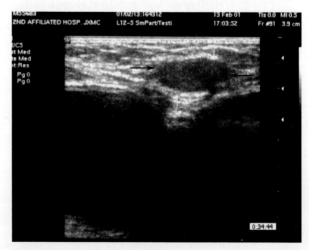

图 52-3-7　隐睾位于腹股沟管

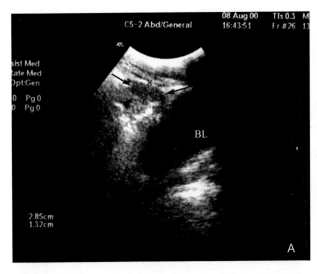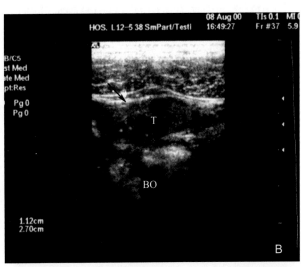

图 52-3-8　隐睾位于膀胱周围（箭头所指）
图 A 为低频探头显示位于膀胱周围，图 B 为高频探头显示隐睾位于膀胱周围

（4）彩色多普勒显示隐睾内有丰富的血液供应。

（5）合并鞘膜积液时隐睾周围出现液性无回声区。

3. 异位睾丸

（1）阴囊内未探及睾丸回声或仅探及单侧睾丸回声。

（2）在腹股沟皮下、或会阴、或阴茎背侧、或对侧腹股沟管处探及异位的睾丸。

（3）异位睾丸的体积一般比正常睾丸小，外形呈圆形或椭圆形，形态规则，边缘光整，内部呈均匀低回声。如果异位睾丸恶变形成肿瘤时，则可见异位睾丸明显增大，形态规则或不规则，边缘尚光整，内部回声明显增强。

三、睾丸炎症

（一）病理特点

睾丸炎症（orchitis）分急性睾丸炎和慢性睾丸炎。其病因主要有：①邻近脏器或组织的炎症直接蔓延到睾丸（例如膀胱炎、前列腺炎、输精管炎、附睾炎等周围脏器炎症沿输精管道或沿淋巴管或直接蔓延至睾丸）；②全身性感染沿血行播散至睾丸（例如亚急性细菌性心内膜炎、菌血症等全身性感染均可沿血行播散至睾丸，从而引起睾丸炎）；③传染病的合并症（例如伤寒、斑疹伤寒、流行性腮腺炎、梅毒等传染病均可引发睾丸炎性病变）。

急性睾丸炎时，睾丸明显肿大、充血，呈弥漫性或局限性囊性多形核粒细胞、吞噬细胞及单核细胞浸润，或有脓肿形成。睾丸鞘膜也同时发生急性鞘膜炎或呈灶性淋巴细胞和单核细胞浸润，纤维组织增生；精小管萎缩，其内的生殖细胞减少或消失，精小管基底膜增厚并呈玻璃样变性。

（二）临床表现

急性睾丸炎时呈典型炎症的症状，表现为睾丸明显肿大，阴囊红肿、疼痛，触之疼痛明显加剧，这是由于睾丸白膜坚韧，限制了睾丸过分胀大而使睾丸内压力显著增高所致。但也有的病例睾丸炎症的症状不典型，仅表现为睾丸进行性肿大，质地较硬，而无明显疼痛。慢性睾丸炎大多是由急性睾丸炎迁延所致，炎症症状不典型，睾丸肿大或萎缩，触诊时睾丸质地坚硬，这是由于睾丸纤维化所致。如果睾丸炎是由全身性感染而引起则有明显的全身性感染的症状，血常规检查白细胞计数显著增多。

（三）声像图表现

1. 急性睾丸炎
（1）睾丸明显肿大，轮廓清晰，边缘光整。

（2）睾丸内部回声均匀，呈中等强度的细小点状回声，有的病例睾丸回声明显减弱。

（3）彩色多普勒显示睾丸内血液供应丰富，血管扩张，血流速度增快（图52-3-9）。

（4）形成睾丸脓肿时，于睾丸回声中见圆形或椭圆形的低回声区或无回声区，边缘尚光整，壁厚且较粗糙，其内可见较粗大的点状回声，用探头振动时有漂浮感（图52-3-10）。

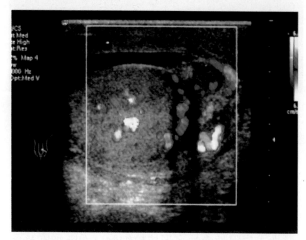

图52-3-9　急性睾丸炎的彩色多普勒表现
彩色多普勒显示急性睾丸炎时血流丰富，通常合并急性附睾炎，附睾血流也丰富

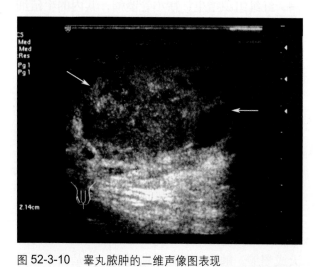

图52-3-10　睾丸脓肿的二维声像图表现
睾丸回声中见圆形或椭圆形的低回声区或无回声区（箭头所指），边缘尚光整，壁厚且较粗糙，其内可见较粗大的点状回声，用探头振动时有漂浮感

（5）合并鞘膜积液时，睾丸周围出现无回声区。

2.慢性睾丸炎

（1）睾丸轻度肿大或正常大小，晚期病例睾丸甚至可明显缩小。

（2）睾丸内部回声明显增强，欠均匀，其内可见较多的条索状强回声带。

（3）彩色多普勒显示早期病例睾丸血液供应正常或稍增多，而晚期病例睾丸血液供应不丰富（图52-3-11）。

（4）可合并睾丸鞘膜积液。

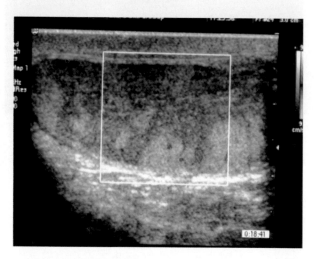

图52-3-11　慢性睾丸炎
睾丸体积稍大，内部回声明显增强，欠均匀，其内可见较多的条索状强回声带。彩色多普勒显示其血流不丰富，有少量星点状血流信号

四、睾丸扭转

（一）病理特点

睾丸扭转（torsion of testis）是阴囊急诊的常见原因之一。睾丸扭转几乎都是由于精索扭转（即睾丸动脉和静脉一起在精索内发生扭转）所致，因此睾丸扭转又常称为精索扭转（torsion of spermatic cord）。如果扭转部位较低，病变则只累及睾丸和附睾；如果扭转部位较高，病变则包括睾丸、附睾和一部分精索。

精索扭转以右侧略为多见，发生扭转的病因主要有两种，一是提睾肌的强力收缩，多数是由于剧烈运动而引起，但也有不少病人发生于夜间睡眠中；二是精索先天性异常，例如睾丸下降异常、精索过长、鞘膜宽大、睾丸系膜过长等先天性异常均可引起精索扭转。

发生急性精索扭转时，由于静脉压力较低，首先会引起静脉回流障碍但动脉供血仍存在，因此扭转部位以下的睾丸、附睾和精索发生充血和水肿，其后有渗出性出血、急性炎症反应、血管内血栓形成。又由于舒张期静脉回流受阻，舒张期血流速度明显减慢，因此睾丸内血流阻力指数明显增高。随着病情发展，动脉也发生梗阻，睾丸内血流消失，进一步发展则会引起睾丸坏死，但同时阴囊壁和睾丸表面之间又有新生血管形成，不过这些新生血管尚不能满足睾丸正常功能的需要。如果不将睾丸切除，睾丸最终会萎缩、纤维化和钙化。慢性睾丸扭转是反复发作的扭转和整复，长期反复的慢性扭转会引起鞘膜腔积液，睾丸也有不同程度的萎缩。临床上根据睾丸扭转的程度不同，将睾丸扭转分为完全性睾丸扭转和不完全性睾丸扭转。

（二）临床表现

睾丸扭转可以发生在任何年龄的男性，但大多数睾丸扭转发生在 12 ～ 18 岁。临床上病人常常是以阴囊突发性疼痛、阴囊内肿块而前来就诊，部分病人伴有恶心、呕吐、下腹部疼痛等症状。体检可发现阴囊明显肿胀，可触及质地坚硬的睾丸，触诊时疼痛加剧。此外，睾丸附件如果过长也易引起睾丸附件扭转（torsion of testicular appendage），并引起阴囊疼痛和肿胀，体检时睾丸有局部压痛点。

（三）声像图表现

1. 完全性睾丸扭转

（1）二维声像图表现。

①睾丸明显肿大，包膜强回声明显增厚。

②睾丸内部呈弥漫性低回声，或者呈不均匀性回声（图 52-3-12）。

③晚期病例，扭转的睾丸呈萎缩性改变，表现为睾丸体积减小，内部回声变得极不均匀或明显增强。

④阴囊壁明显增厚。

⑤有的病例合并有鞘膜积液。

（2）多普勒超声表现。

①彩色多普勒显示睾丸内部回声消失或明显减少，这是诊断睾丸扭转的可靠指标。但须注意，有些仪器或因本身的灵敏度不高或因彩色增益调节不当，可致使睾丸内部的彩色血流不丰富，甚

至仅显示出微量彩色血流，所以进行观察和分析时应对比两侧睾丸综合判断（图 52-3-13）。

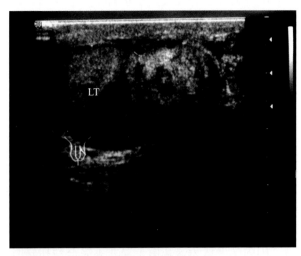

图 52-3-12　睾丸扭转的二维声像图表现
左侧睾丸（LT）扭转后其内部呈不均匀性回声

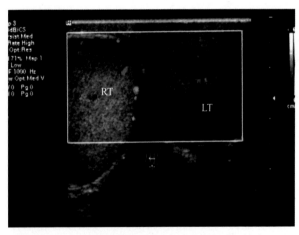

图 52-3-13　完全性睾丸扭转的彩色多普勒表现
左侧睾丸完全性扭转，左侧睾丸（LT）回声明显低于右侧睾丸（RT）回声，彩色多普勒显示左侧睾丸周边及内部均无血流信号，而右侧睾丸周边及内部可见星点状或短线状血流信号

②彩色多普勒显示睾丸内部无血流，但睾丸包膜及外缘处显示有细小血流，频谱多普勒取样显示无舒张期血流或血流阻力指数明显升高，此时仍应考虑为睾丸完全扭转。国内外学者认为包膜处的微弱血流为睾丸扭转后阴囊壁的血管反应或新生血管形成或睾丸侧支循环开放。

③晚期睾丸萎缩、纤维化和钙化后，彩色多普勒显示睾丸内无血流或血流明显减少。

④彩色多普勒显示肿胀的阴囊壁内血流明显增多，血流速度加快。

2．不完全性睾丸扭转

（1）二维声像图表现。

①睾丸轻度肿大或大小正常，轮廓清晰，形态正常。

②睾丸回声细小、均匀。

③如果睾丸扭转反复发作和整复，晚期病例亦可发生睾丸萎缩。

④有的病例合并有睾丸鞘膜积液。

（2）多普勒超声表现。

①彩色多普勒显示患侧睾丸内部血流正常或轻度减少，频谱多普勒显示睾丸内血流阻力指数明显升高。

②有的病例彩色多普勒显示睾丸内有点状血流信号，频谱多普勒取样为低速低阻力型血流频谱。国内学者认为这是由于睾丸不完全性扭转时睾丸动脉未完全阻断而睾丸静脉已闭塞，引起瘀血区前毛细血管扩张所致。

③睾丸不完全扭转松解后，彩色多普勒显示睾丸内血流信号明显增多，脉冲多普勒取样为高速低阻力型血流频谱。

3．睾丸附件扭转

（1）二维声像图表现。

①睾丸形态、大小正常，内部回声均匀。

②睾丸上方显示有一个低回声小团块与睾丸相连，合并睾丸鞘膜积液时显示得更加清晰。

（2）多普勒超声表现。

①彩色多普勒显示睾丸内血液供应正常（既有动脉血流，又有静脉血流），频谱多普勒取样其内的动脉为高速低阻力型血流频谱。

②彩色多普勒显示睾丸附件内无血液供应，但其周边有丰富的血液供应。

五、睾丸损伤

睾丸损伤（injury of testis）大多是由于意外的损伤使睾丸受到严重的打击而引起（如跌打、脚踢、交通意外等），而且损伤的程度也轻重不等。轻度损伤仅有睾丸间质毛细血管小出血灶、曲细精管破裂；而重度损伤则有睾丸破裂、严重挫裂伤等，另外还可引起睾丸脱位。

睾丸挫伤或睾丸破裂的症状是阴囊外伤后剧烈疼痛，甚至发生昏厥和恶心呕吐，体检可发现阴囊皮肤瘀血、肿胀，触诊时有明显触痛、睾丸

轮廓不清，阴囊透光试验阴性。睾丸脱位多发生在青年患者，其症状是会阴部外伤后剧痛、呕吐，体检发现阴囊空虚，并可在腹股沟管处扪及脱位的睾丸，触诊时脱位的睾丸触痛明显。

根据暴力的性质和程度一般将睾丸损伤分为3种类型：睾丸挫伤、睾丸破裂和睾丸脱位。

（一）睾丸挫伤

1．病理特点　睾丸挫伤（contusion of testis）时睾丸表面的白膜并未破裂，但睾丸实质因受暴力打击而引起破坏、出血，并形成睾丸血肿。睾丸实质出血使睾丸内张力明显升高并引起剧烈的疼痛和组织坏死。睾丸挫伤愈后常会造成睾丸实质组织萎缩而使睾丸功能丧失。

2．声像图表现

（1）睾丸明显肿大，轮廓清晰，边缘规则，睾丸包膜的强回声连续性完好。

（2）睾丸内部回声不均匀，肝实质内或肝包膜下可见散在的无回声区或低回声区，形态不规则，边缘不光整，大小不等，后方回声轻度增强（图52-3-14）。

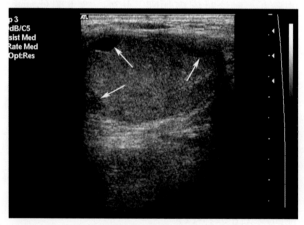

图52-3-14　睾丸挫伤的声像图表现

外伤后睾丸内部回声不均匀，肝实质内或肝包膜下可见散在的无回声区或低回声区（箭头所指），形态不规则，边缘不光整，大小不等，后方回声轻度增强

（3）彩色多普勒显示睾丸实质及睾丸包膜血液供应明显增多，血流速度加快，这是由于睾丸损伤后睾丸组织明显充血、肿胀所致。彩色多普勒显示睾丸实质内的无回声区内无彩色血流。

（4）阴囊壁明显增厚，内部回声不均匀。

（5）睾丸鞘膜腔内可探及少量无回声区。

（二）睾丸破裂

1. 病理特点　睾丸破裂（rupture of testis）时睾丸白膜或睾丸鞘膜破裂，睾丸实质也破裂，从而会形成阴囊血肿。睾丸破裂时疼痛虽然可以不如睾丸挫伤时剧烈，但由于造成坚韧的睾丸白膜和鞘膜破裂的暴力很大，因此睾丸破裂时睾丸实质损伤也较严重。

2. 声像图表现

（1）睾丸明显肿大，形态极不规则，边缘欠清晰，睾丸包膜的强回声连续性中断（图 52-3-15）。

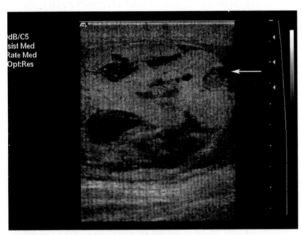

图 52-3-15　睾丸破裂的声像图表现
外伤后睾丸形态失常，包膜回声连续性中断（箭头所指），睾丸内部回声不均匀，合并睾丸鞘膜腔积液

（2）睾丸内部回声不均匀，睾丸实质回声中可见散在分布的无回声区。较大的无回声区内还可显示出散在的点状或絮状低回声。

（3）彩色多普勒显示睾丸实质内血液供应明显增多，而无回声区内则无彩色血流显示。

（4）睾丸周围有时可见有中等大小的血块与睾丸相连。

（5）阴囊壁明显肿胀、水肿，其内部回声不均匀。

（6）鞘膜腔内可探及中量或大量无回声区，此为睾丸破裂引起鞘膜腔内血肿所致。

（三）睾丸脱位

1. 病理特点　睾丸脱位（dislocation of testis）是指已经下降的睾丸经过筋膜间隙或正常解剖孔隙而被挤到阴囊以外的部位。睾丸脱位是较为少见的睾丸损伤，常常是由于会阴部钝性暴力挤压所致。睾丸脱位分为浅部脱位和深部脱位：浅部脱位常位于皮下脂肪组织、腹股沟区、阴茎根部、大腿内侧或会阴部；深部脱位可至腹股沟管、股管或腹部。睾丸脱位时睾丸本身也有不同程度的损伤或出血。

2. 声像图表现

（1）外伤后睾丸脱位比较少见，其中又以单侧睾丸脱位占多数，双侧睾丸脱位罕见。

（2）一侧或两侧阴囊内未探及睾丸回声。

（3）浅部脱位时于皮下脂肪组织内、腹股沟区、阴茎根部、大腿内侧或会阴部等处探及睾丸回声；而深部脱位时则可在腹股沟管或股管等处探及睾丸回声。

（4）脱位的睾丸声像图表现与睾丸受损伤的类型有关：脱位睾丸挫伤与睾丸挫伤声像图相同，脱位睾丸破裂与睾丸破裂声像图相同。

六、睾丸囊肿

1. 病理特点　以往一直认为睾丸囊肿极为少见，其形成原因可能是曲细精管膨胀的盲端或继发于睾丸感染或外伤。然而，随着近年来高频超声的广泛应用，现已发现睾丸囊肿的发病率并不低，在普通人群中为 4% ～ 10%。

2. 声像图表现

（1）较小的睾丸囊肿不会引起睾丸增大，仅表现为睾丸实质均匀的等回声内探及圆形或椭圆形、边界清晰的无回声区，有后方回声增强效应（图 52-3-16）。

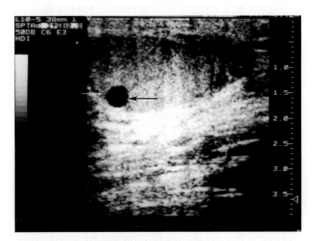

图 52-3-16　睾丸囊肿的声像图表现
睾丸形态大小正常，睾丸实质均匀的等回声内探及圆形的无回声区（箭头所指），边界清晰，后方回声增强

（2）较大的睾丸囊肿会引起睾丸明显增大，表现为睾丸实质均匀的等回声中探及较大的无回声区，该无回声区呈圆形或椭圆形，边缘光滑，边界清晰，后方回声明显增强。睾丸组织被挤压到囊肿的周边。

（3）彩色多普勒显示无回声区周围的睾丸组织内有少量彩色血流，而无回声区内无彩色血流。

七、睾丸萎缩

1.病理特点 发育正常的睾丸体积缩小或生精功能下降都称为睾丸萎缩。萎缩的睾丸体积较小，显微镜下可见精小管内生精功能有不同程度的降低，睾丸间质内也有不同程度的纤维组织增生。睾丸萎缩时，由于精小管萎缩，间质组织互相靠近，因此间质细胞较正常睾丸更为明显；但在脑下垂体引起的睾丸萎缩，睾丸间质细胞也萎缩减少。

引起睾丸萎缩的原因较多，主要有以下几类：①营养供应不足（如睾丸局部血运障碍、全身营养不良、维生素缺乏、酗酒等均可引起睾丸萎缩）；②导管系统阻塞（如输精管结扎、附睾或输精管炎症、精索扭转等也可引起睾丸萎缩）；③感染（如流行性腮腺炎性睾丸炎、睾丸梅毒性树胶肿等）；④睾丸损伤（如睾丸挫伤、睾丸放射性损伤等）；⑤内分泌异常（如脑垂体、甲状腺、肾上腺皮质疾病、注射雌激素等）。

2.声像图表现

（1）睾丸体积明显缩小。

（2）睾丸内部回声明显增强，有时在睾丸内可见强回声团，后伴声影。

（3）彩色多普勒显示睾丸内血液供应减少，血流速度减慢，阻力指数升高。

八、急性附睾炎

（一）病理特点

附睾炎主要是由下泌尿道炎症经输精管或淋巴管散布到附睾所致，而由血行播散引起的附睾炎比较少见。病变一般首先发生于附睾尾，并逐渐蔓延至附睾体和附睾头。急性附睾炎发病初期，

炎症浸润附睾引起组织细胞充血、水肿、变性，其表面的阴囊也可发生红肿。随着炎症发展，出现炎性渗出和组织细胞液化、坏死，并可形成附睾脓肿；睾丸鞘膜也多呈急性炎症反应，鞘膜腔内可有浆液性渗出物或纤维素性渗出物或脓性渗出物。急性炎症消退后，附睾呈慢性炎症反应或形成纤维化瘢痕，并常阻塞附睾管或输精管而形成附睾囊肿。

（二）临床表现

急性附睾炎可发生于任何年龄的男性，好发年龄为 20～29 岁，但也有学者认为急性附睾炎好发年龄为 40～50 岁。急性附睾炎时阴囊红肿、疼痛并可放射到下腹部和腹股沟区。发病早期可有尿路症状，有的病人还有尿道炎和尿道分泌物的病史。体检时可见受累侧阴囊明显红肿，触及睾丸和精索时可引起剧痛。

（三）声像图表现

（1）急性附睾炎以单侧为多见，少数患者双侧附睾均可受累。

（2）附睾尾、附睾体和附睾头均呈不同程度的肿大，境界模糊（图 52-3-17）。江西医学院第二附属医院报道的 38 例急性附睾炎患者中，附睾头长径平均为 2.2cm、宽径平均为 1.5cm，最大者长径和宽径分别为 4.0cm 和 2.0cm。

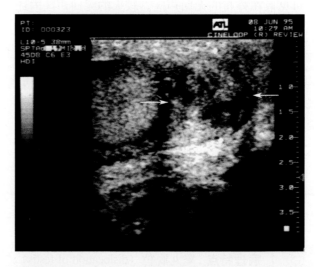

图 52-3-17 急性附睾炎时附睾明显增大

急性附睾炎时，附睾体积明显增大，以附睾尾为明显，内部回声不均匀（箭头所指）

（3）附睾内部呈均匀的低回声，回声明显低于正常睾丸的回声（图 52-3-18）。当慢性附睾炎急性发作而引起急性附睾炎时，则可见附睾内部回声欠均匀，其内可见散在的点状或带状强回声，这是慢性附睾炎反复发作和修复并形成纤维化所造成的声像图表现。

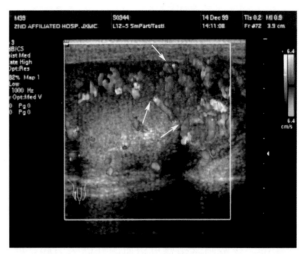

图 52-3-19　急性附睾炎的彩色多普勒表现

急性附睾炎时，附睾体积明显增大，其充满彩色血流信号（箭头所指）

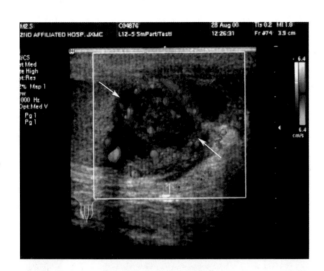

图 52-3-18　急性附睾炎时附睾回声减低

急性附睾炎时，附睾回声明显减低，内部回声不均匀（箭头所指）

（4）急性附睾炎形成附睾脓肿时，肿大的附睾内可见透声性较差的无回声区；无回声区的形态不规则，边缘不清楚，壁较厚，后方有回声增强效应；加压探测或振动探头时可见无回声区内有点状回声漂动。

（5）彩色多普勒显示肿大的附睾内充满彩色血流，而在正常附睾内是难以显示出血流信号的（图 52-3-19）。脉冲多普勒取样显示附睾内血流速度较正常附睾内的血流速度快（图 52-3-20）。

（6）睾丸未受炎症侵犯时其形态规则，边缘光整，内部呈均匀的等回声；如果睾丸也受炎症侵犯则形成急性附睾睾丸炎，睾丸也呈现出急性睾丸炎的声像图表现（图 52-3-9）。

（7）多数患者合并有睾丸鞘膜积液，表现为鞘膜腔内无回声区，位于睾丸和附睾的两侧和前方。急性附睾炎时鞘膜腔积液多是由于炎性渗出所致，因此无回声区内有大量点状回声，甚至可见斑片状或条索状强回声（图 52-3-21）。

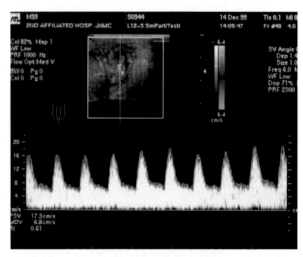

图 52-3-20　急性附睾炎的频谱多普勒表现

脉冲多普勒取样显示急性附睾炎内的血流速度较正常附睾内的血流速度明显增快

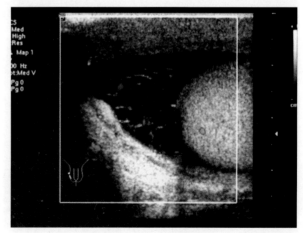

图 52-3-21　急性附睾炎并睾丸鞘膜积液

鞘膜腔内无回声区位于睾丸和附睾的两侧和前方，无回声区内有条索状强回声

九、附睾结核

（一）病理特点

在男性生殖系统结核中，附睾结核最多见，可发生于任何年龄，但以 20～40 岁最为多见。大多数附睾结核都是双侧性的，而且一般都伴有前列腺结核或泌尿系结核。绝大多数的附睾结核都继发于泌尿系结核，病变首先侵犯前列腺和精囊，然后沿输精管抵达附睾和睾丸，故病灶一般先侵犯附睾尾部，然后逐渐蔓延至附睾体部和附睾头部。少数附睾结核可由血源性感染引起，此时病灶一般都在附睾头部。睾丸结核比较少见，几乎都是由附睾结核直接蔓延所致。

早期附睾结核的病灶多为散在的或融合的灰黄色干酪样坏死灶。结核病灶扩展可破坏整个附睾，并可侵犯睾丸鞘膜，引起鞘膜腔积液或鞘膜腔内充满干酪样坏死物质。少数患者结核病灶可侵犯睾丸而形成附睾—睾丸结核。较小的结核病灶可痊愈而仅留下钙化灶。

（二）声像图表现

（1）附睾明显肿大，其中又以附睾尾部肿大最为多见。附睾轮廓较清楚，但形态欠规则。

（2）附睾内部回声极不均匀，可出现局限性结节状回声，结节状回声的边缘不规则，内部回声增强，分布不均匀（图 52-3-22）。附睾内部有时还会出现强回声点或强回声带，后方伴有明显声影。

（3）结核病灶未累及睾丸时，睾丸形态和结构均正常。当睾丸也受到结核病灶侵犯时，则表现为睾丸体积增大，形态失常，内部呈混杂性回声，既有不规则的低回声区或无回声区，也有后方伴有声影的点状或带状强回声（图 52-3-23）。

（4）彩色多普勒显示肿大的附睾和睾丸内彩色血流与健侧附睾和睾丸相比稍有减少（图 52-3-24）。附睾和睾丸内部的无回声区内无彩色血流显示。

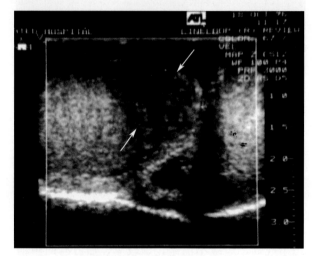

图 52-3-22　附睾结核的二维声像图表现

附睾尾体积明显增大，内部回声不均匀

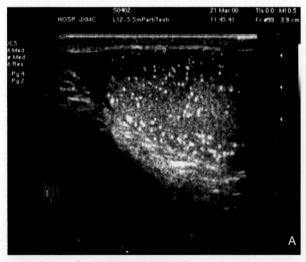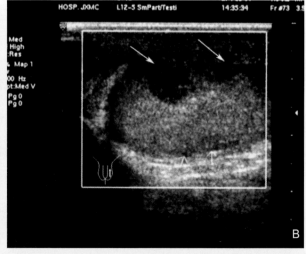

图 52-3-23　睾丸结核的声像图表现

A 图为睾丸结核时睾丸内见大量点状强回声　B 图为睾丸结核时睾丸内部回声不均，其内可见不规则的低回声区（箭头所指）

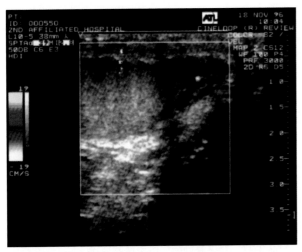

图 52-3-24 附睾结核的彩色多普勒表现
肿大的附睾和睾丸内彩色血流与健侧附睾和睾丸相比稍有减少

十、附睾肿瘤

（一）病理特点

附睾肿瘤在临床上很少见，约有80%的附睾肿瘤是良性肿瘤。附睾良性肿瘤主要有腺瘤样瘤、平滑肌瘤、纤维瘤、脂肪瘤、血管瘤等。而附睾恶性肿瘤罕见，主要以肉瘤为主（例如附睾平滑肌肉瘤、附睾横纹肌肉瘤和附睾纤维肉瘤等），恶性程度均很高。此外，睾丸恶性肿瘤也可突破睾丸白膜而侵犯附睾形成附睾继发性肿瘤。

附睾腺瘤样瘤是最常见的附睾良性肿瘤，好发于20~40岁的成年男性，肿瘤多位于附睾的小球部，为单个圆形的无痛性结节。结节大多数较小，直径为1~2cm，偶可达5cm。肿瘤切面观呈灰白色、均质性，有时有漩涡状花纹。从形态学上及其发生的位置考虑，附睾腺瘤样瘤均为良性肿瘤，它可能是中肾管的残留物发生的肿瘤。

（二）声像图表现

（1）附睾明显肿大，表面不光滑。

（2）附睾内可探及异常的肿块回声，其内部回声强弱不等，表现为肿块实质回声内有多个无回声区，形成网格状改变（图52-3-25）。

（3）由于附睾肿瘤大多数为良性肿瘤，因此彩色多普勒显示肿块内血流仅稍增多（图52-3-26）。脉冲多普勒取样主要为动脉血流频谱，其峰值血流速度、PI和RI均在正常范围内。

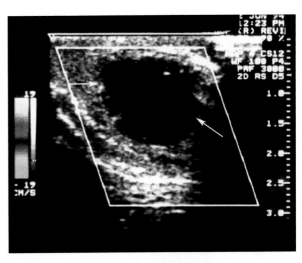

图 52-3-25 附睾肿瘤的二维声像图表现
附睾内可探及异常的肿块回声，其内部回声强弱不等，形成网格状改变（箭头所指）

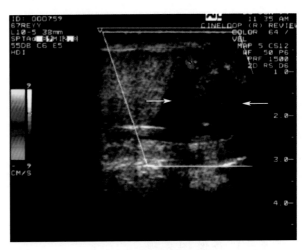

图 52-3-26 附睾肿瘤的彩色多普勒表现
附睾肿瘤内部及周边血流信号比比正常附睾稍增多（箭头所指）

十一、附睾淤积症

（一）病理特点

附睾淤积症是男性输精管结扎后较为常见的并发症，是附睾管扩张淤滞的结果。其原因可能与手术中损伤附睾血供或损伤精索静脉，影响静脉回流而导致附睾的吸收功能减退有关，或者患者原有慢性生殖器炎症或精索静脉曲张等疾病，从而影响附睾的吸收功能而导致术后附睾淤积症。

（二）声像图表现

1. 单纯性附睾淤积症

（1）附睾肿大，以附睾头最为明显，肿大的附睾边缘光整。

（2）附睾内部回声均匀，呈稍强回声。

2.附睾淤积症合并炎症

（1）附睾明显肿大，形态欠规则，边界毛糙，与周围组织分界欠清晰。

（2）附睾内部回声不均匀。

（3）重症者附睾可呈蜡肠样改变，表现为肿大的附睾内见多个不规则的小片状无回声区。

（4）睾丸回声略为增强，但仍较均匀。

（5）部分患者出现不同程度的睾丸鞘膜积液。

十二、精液囊肿

（一）病理特点

精液囊肿是常见的阴囊内囊性病变，常位于附睾头部与睾丸之间，其形成原因可能与输精管部分阻塞、精液积聚有关。精液囊肿好发于中年男性，多为单个囊肿，但也可为多个囊肿呈串珠状排列；囊肿直径为数毫米至数厘米不等，囊壁薄，囊液为乳白色，内含精子。

（二）临床表现

患者一般无明显症状，有的患者可出现睾丸坠胀感或腹股沟区不适等症状。

（三）声像图表现

（1）附睾头部出现圆形或椭圆形的无回声区，体积较小，边界清晰，内壁光整，后方回声增强（图52-3-27）；该无回声区偶尔也可呈串珠状或分隔状排列。

（2）彩色多普勒显示无回声区内及其边缘无彩色血流。

十三、鞘膜积液

鞘膜腔内积聚的液体超过正常量而形成囊者就称为鞘膜积液。正常情况下，睾丸的两层鞘膜之间仅有少量液体，而当鞘膜的分泌功能和吸收功能失去平衡（分泌过多或吸收过少）时都可引起鞘膜积液。根据腹膜鞘突的闭合部位可将鞘膜积液分为睾丸鞘膜积液、精索鞘膜积液、睾丸和精索鞘膜积液、交通性鞘膜积液4种类型：

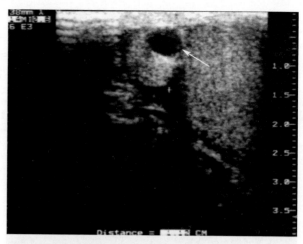

图52-3-27　精液囊肿的二维声像图表现

附睾头部圆形无回声区（箭头所指），体积较小，边界清晰，内壁光整，后方回声增强

（一）睾丸鞘膜积液

1.病理特点　睾丸鞘膜积液（testicular hydrocele）是指睾丸固有鞘膜内积聚的液体超过正常量，这是鞘膜积液中最为常见的一种类型。根据病因可分为原发性和继发性两种类型。原发性睾丸鞘膜积液多发生在儿童患者，原因不明，大多数患者可自行吸收而消退；继发性睾丸鞘膜积液几乎可继发于任何一种阴囊及其内容物疾病。例如，睾丸肿瘤、睾丸损伤、睾丸炎症、丝虫病、附睾结核、附睾炎症等疾病都可引起睾丸鞘膜积液。国内外有学者认为对老年人突发性睾丸鞘膜积液应注意警惕是否有睾丸肿瘤发生。此外，某些全身性疾病（如伤寒、腮腺炎、心功能不全等）也可引起睾丸鞘膜积液。

2.声像图表现

（1）阴囊呈不同程度的增大。

（2）睾丸和附睾周围出现无回声区，有时在无回声区内可见条索状强回声带，并可见它在无回声区内漂动（图52-3-28）。

（3）原发性睾丸鞘膜积液时，睾丸和附睾在声像图上表现正常；而继发性睾丸鞘膜积液时则会显示出原发病变的声像图特征。

（4）体位改变时，无回声区的形态和体积变化不大。

（二）精索鞘膜积液

1.病理特点　精索鞘膜积液（funicular

hydrocele）又称为精索囊肿（cyst of spermatic cord），它是指腹膜鞘突的两端闭合而中间部分未闭合并且有积液存在。精索鞘膜积液与腹腔及睾丸鞘膜腔都不相通。

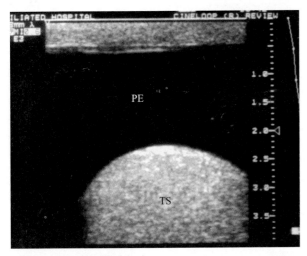

图 52-3-28　睾丸鞘膜积液
睾丸和附睾周围出现无回声区（PE- 睾丸鞘膜积液 TS- 睾丸）

2. 声像图表现

（1）阴囊大小及形态正常。

（2）阴囊上方或腹股沟区（即相当于精索的部位）出现梭形或椭圆形的囊状无回声区（图52-3-29）。

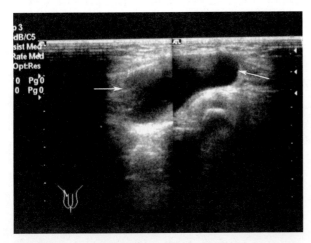

图 52-3-29　精索鞘膜积液
腹股沟区相当于精索的部位出现梭形的囊状无回声区（箭头所指）

（3）睾丸和附睾的形态、大小及回声均正常，都位于无回声区的下方。

（4）体位改变时，无回声区的形态和体积变化不大。

（三）睾丸和精索鞘膜积液

1. 病理特点　睾丸和精索鞘膜积液（testicular and funicular hydrocele）又称为婴儿型鞘膜积液。此型鞘膜积液的特点是：腹膜鞘突仅在内环处闭合而精索处未闭合，精索处的积液与睾丸鞘膜积液互相连通。

2. 声像图表现

（1）阴囊明显增大。

（2）阴囊内的睾丸被无回声区挤压至后方，紧贴阴囊后壁；无回声区向上延伸到精索，但精索部位的无回声区内径较窄而睾丸鞘膜腔内的无回声区内径较宽，因此睾丸和精索鞘膜积液呈梨形（图 52-3-30）。

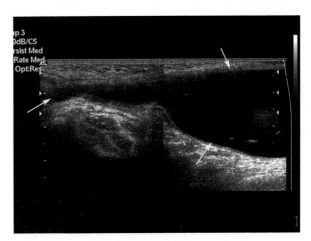

图 52-3-30　睾丸和精索鞘膜积液
睾丸和精索鞘膜积液呈梨形（箭头所指），精索部位的无回声区内径较窄而睾丸鞘膜腔内的无回声区内径较宽

（3）患者体位改变时，无回声区的形态和体积变化不大。

（四）交通性鞘膜积液

1. 病理特点　交通性鞘积液（commun-icating hydrocele）又称为先天性鞘膜积液（congenital hydrocele），其特点是：腹膜鞘突未闭合，使得睾丸鞘膜腔内的液体可通过一条小管道与腹腔相通。当患者站立时，积液聚积在阴囊内，使阴囊明显肿大；而当患者平卧时，睾丸鞘膜腔内的液体流入腹腔内，睾丸鞘膜积液明显减少甚至消失。如果腹膜鞘突与腹腔之间的通道较大，肠管和网膜可经此通道进入睾丸鞘膜腔内而形成先天性腹股沟斜疝。

2. 声像图表现

（1）阴囊明显增大。

（2）睾丸和精索处均可显示无回声区，该无回声区呈梨形。

（3）患者取站立位时，阴囊增大更为明显，此时阴囊内无回声区的内径明显增大；而当患者取仰卧位，阴囊内的无回声区随着时间的延长，其内径逐渐缩小。

（4）睾丸常被无回声区挤压到后方，紧贴阴囊后壁。

3. 注意事项 鞘膜积液合并炎症时，鞘膜腔内无回声区内有点状或云雾状回声，振动探头时无回声内的点状强回声有漂浮感；当重度炎症形成脓肿时，则表现为阴囊鞘膜腔内出现混合性回声，其内部有细小点状、斑片状或条索状强回声，边界不规则，轻轻振动探头即可见阴囊内的杂乱回声在漂动。

十四、阴囊血肿

（一）病理特点

鞘膜腔内出血而使鞘膜腔内存积血液时就称为阴囊血肿（hematocele of scrotum）。它可以由外伤、肿瘤或血液病等原因所引起，也可以由睾丸鞘膜的血管被损伤后出血所引起。外伤引起的急性阴囊血肿有剧烈的疼痛，鞘膜充血，鞘膜腔内充满新形成的血凝块和血液；慢性阴囊血肿的鞘膜腔内充有陈旧的血块，有时血块黏附在鞘膜壁上，并可见毛细血管和纤维母细胞长入血块的机化现象，鞘膜呈棕黄色，并有不同程度的纤维性增厚和变硬。长期阴囊血肿可引起睾丸和附睾压缩性萎缩。

（二）声像图表现

（1）阴囊内出现大量无回声区，无回声区内有散在的点状或带状强回声。

（2）阴囊血肿形成血凝块后表现为无回声区内出现絮状低回声区。

（3）陈旧性阴囊血肿表现为阴囊内的无回声区内出现条索状强回声分隔带，使无回声区呈多房样改变，其间有散在的细小点状回声，振动探头时可见带状回声和点状回声在无回声区内漂动

（图 52-3-31）。

（4）睾丸明显受压，被挤压至后方，紧贴阴囊后壁。超声还可显示出原发病变相应的声像图表现。

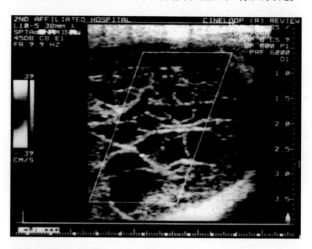

图 52-3-31　阴囊血肿的声像图表现

陈旧性阴囊血肿，表现为阴囊内的无回声区内出现条索状强回声分隔带

十五、精索静脉曲张

（一）病理特点

精索静脉曲张是引起男性不育症最常见的原因，它是指精索静脉内的血液滞留而使精索蔓状静脉丛扩张、迂曲和变长。通常以左侧精索静脉曲张比较多见，这是由于左侧精索静脉呈直角注入左肾静脉、静脉回流阻力较大的缘故。精索静脉曲张分原发性精索静脉曲张和继发性精索静脉曲张。原发性精索静脉曲张的病因不明，而继发性精索静脉曲张则大多数是因为腹腔肿瘤或肿大的肝、脾或肾等脏器压迫精索静脉或肾静脉，使精索静脉回流阻力增大，从而导致精索静脉曲张。此外，精索静脉瓣功能不全、肾静脉被血栓或瘤栓阻塞或蔓状静脉丛静脉壁内的平滑肌或弹力纤维薄弱等因素均可导致精索静脉曲张。

（二）临床表现

精索静脉曲张患者的典型症状为阴囊部有牵引、下坠感，并有隐约的钝痛，而当患者平卧时症状很快便有明显缓解，甚至消失。体检时患者一般先取站立位，此时可见患侧阴囊松弛下垂，触诊时曲张的静脉似蚯蚓团块，严重者其阴囊皮肤和大腿内侧的浅静脉均有扩张；然后嘱患者取

平卧位进行检查，此时可见曲张的静脉缩小或消失。轻度精索静脉曲张患者的体征不明显，此时可嘱患者取站立位和做 Valsalva 动作（即深吸气后再屏住气），这样可增加腹压和静脉回流阻力，从而使曲张的静脉显现出来。

临床上根据患者有无临床症状以及能否触及曲张的静脉而将精索静脉分为临床型精索静脉曲张和亚临床型精索静脉曲张。临床型精索静脉曲张是指患者具有典型的症状，触诊时并可触及曲张的静脉；而亚临床型精索静脉曲张时患者症状和体征均不明显。

（三）声像图表现

1. 诊断标准

（1）精索静脉走行迂曲、紊乱，管腔不规则扩大，有时精索静脉可呈"蜂窝状"改变（图52-3-32）。

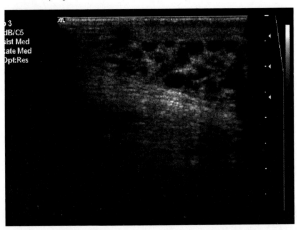

图 52-3-32 精索静脉曲张的二维声像图表现
精索静脉走行迂曲、紊乱，管腔不规则扩大，有时精索静脉可呈"蜂窝状"改变

（2）精索静脉内径一般均大于 3mm，甚至可达 5～8mm；或者平静呼吸时精索静脉内径大于2mm，彩色血流信号占静脉管腔长度的 3/4 以上，而且做 Valsalva 动作时反流信号持续时间大于 1秒；或者平静呼吸时精索静脉内径≤2mm，但是做 Valsalva 动作时精索静脉内径大于 3mm。

（3）一般来说，曲张的静脉管径越大，其血流速度越慢。

（4）在同一节段的精索静脉内出现红、蓝混杂的血流信号或做 Valsalva 动作时出现色彩反转现象（即彩色血流由红色变为蓝色或彩色血流由蓝色变为红色），这都说明曲张的静脉内有反流存在（图 52-3-33）。

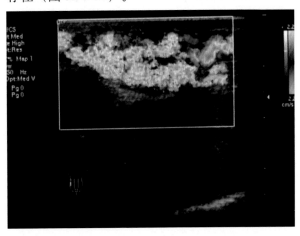

图 52-3-33 精索静脉曲张的彩色多普勒表现
在同一节段的精索静脉内出现红、蓝混杂的血流信号

（5）睾丸有不同程度的缩小，其内部回声与正常睾丸回声相同，呈均匀的等回声；但重度精索静脉曲张患者睾丸回声可明显增强。

2. 彩色多普勒分型

国外有学者提出了精索静脉曲张的阻塞型和短路型学说。我们知道，提睾肌静脉和输精管静脉可作为引流通道，而包埋在蔓状静脉丛内的小静脉也能成为交通静脉。正是由于这些侧支通路的存在，国外学者提出了精索静脉曲张的阻塞型和短路型学说。

（1）功能不全的静脉或静脉瓣位于交通静脉之上者为阻塞型，而功能不全的静脉或静脉瓣位于交通静脉之下者为短路型。由于短路型精索静脉曲张患者，功能不全的静脉数量太多，分布较广，因此在声像图上可出现大片蜂窝状扩张的血管腔隙。

（2）平静呼吸时精索静脉内径≤2mm，而做 Valsalva 动作时其内径＞3mm，这一般多见于阻塞型精索静脉曲张。

（3）在做 Valsalva 动作时，反流信号持续2～3秒者为阻塞型，而在做 Valsalva 动作全过程中均可见反流信号者多为短路型。

（4）由于短路型精索静脉曲张的血流直接引流和反流同时存在，从而易形成静脉血于瘀积，表现为血管容积明显增大。因此，临床型精索曲张大多属于短路型，而亚临床型精索静脉曲张则多数为阻塞型。

3.疗效观察

精索静脉曲张患者可采取结扎曲张的精索静脉或在曲张的精索静脉中注射硬化剂进行治疗。彩色多普勒检查有助于精索静脉曲张治疗后疗效的评价。

（1）精索静脉无扩张，也无反流，表明侧支循环已形成。

（2）精索静脉仍有扩张、迂曲，但未见反流，此型有待于侧支循环的建立。

（3）精索静脉扩张、迂曲，并有反流，表明静脉漏扎或有导致反流的静脉分支存在。

十六、腹股沟斜疝

（一）病理特点

腹股沟斜疝（indirect inguinal hernia）是最常见的腹外疝，发病率约占全部腹外疝的90%。绝大多数腹股沟斜疝发生于男性，以右侧较为多见。腹股沟斜疝是指肠管或网膜从位于腹壁下动脉外侧的腹股沟管内环向内、向下和向前凸出，斜行经过腹股沟管，再穿出腹股沟管外环，并进入阴囊。

腹股沟斜疝又可分为易复性斜疝、难复性斜疝、嵌顿性斜疝和绞窄性斜疝等类型。易复性斜疝除腹股沟区有肿块和偶有胀痛外，并无其他症状；肿块常在站立、行走、咳嗽或劳动时出现，而当患者平卧休息时或用手将肿块向腹腔推送时肿块可向腹腔还纳而消失。难复性斜疝在临床表现方面除胀痛稍重外，其主要特点是疝块不能完全还纳入腹腔。嵌顿性斜疝发生在强体力劳动或排便等腹腔内压力骤升时，其临床表现为疝块突

然增大，并伴有明显疼痛，平卧或用手推送时不能将肿块还纳，肿块发硬，而且有明显触痛。如果嵌顿内容物是大网膜，则局部疼痛常较轻微；而如果嵌顿内容物是肠袢，则不但局部疼痛明显，而且常伴有腹部绞痛、恶心、呕吐、便秘和腹胀等机械性肠梗阻的症状。疝一旦嵌顿，那么自行还纳的机会就极少，多数患者的症状逐渐加重，如果得不到及时治疗，终将演变成绞窄性斜疝。绞窄性斜疝的临床症状较严重，但在肠袢坏死或穿孔时，疼痛可因疝块压力骤降而暂时有所缓解；因此，疼痛减轻而肿块仍存在时，不可以认为是病情好转。绞窄性斜疝绞窄时间较长者，由于疝内容物发生感染并侵犯周围组织而引起疝外被盖组织的急性炎症，甚至演变成脓毒血症。绞窄性斜疝如不及时处理，嵌顿的肠管会因为嵌顿和绞窄而导致缺血性坏死，并发肠瘘，危及患者的生命。

（二）声像图表现

（1）睾丸和附睾的上方探及混杂性肿块回声，其内部为杂乱的肠管回声或脂肪团块回声（图52-3-34和图52-3-35）。当肿块内见到气体回声或探及肠蠕动时，诊断则更为确切。当疝内容物内有液体时，可见肿块强回声内有无回声区，而且在无回声区内还可探及点状强回声，振动探头时还可见点状强回声在无回声区中翻滚。

（2）阴囊内的疝内容物可一直延伸至腹股沟区，并可在腹股沟管内探及与阴囊内肿块回声相同的异常结构。

（3）不合并其他睾丸疾病或附睾疾病时，睾丸

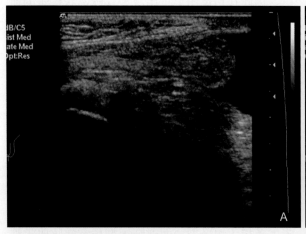
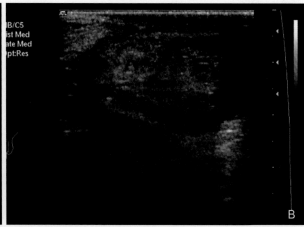

图 52-3-34　腹股沟斜疝（可复性疝）
疝内容物为大网膜。A 图为平卧位探查，疝体积较小　B 图为站立位探查，疝体积较大

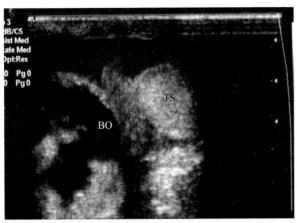

图 52-3-35　腹股沟斜疝（难复性疝）

疝内容物为肠管，呈混合性回声，较杂乱，将睾丸和附睾推挤向下方（BO-肠管　TS-睾丸）

和附睾的形态、大小及回声正常。但如果疝块巨大，则可对睾丸和附睾产生压迫，使它们呈萎缩性改变。

（4）彩色多普勒显示肿块内血流不丰富，仅在肿块边缘探及少量点状血流，而睾丸和附睾血液供应一般正常。如果睾丸和附睾萎缩时则可显示其血液供应明显减少。

（5）多数患者合并有睾丸鞘膜积液。

（6）对患者分别采用站立位和平卧位检查，还有助于鉴别腹股沟斜疝的不同类型。站立位检查时阴囊内有疝块存在而平卧位时疝块明显缩小甚至消失、而且用手法可将疝块还纳者，为可复性斜疝或难复性斜疝；而站立位和平卧位检查时阴囊内疝块都存在，而且大小变化不大，尤其是当内容物为肠管时肠管的蠕动明显减弱或消失者，一般为嵌顿性斜疝或绞窄性斜疝。此外，用高分辨率彩色多普勒超声检查时肿块无彩色血流显示，则多提示为绞窄性斜疝。

十七、阴囊内结石

（一）病理特点

阴囊内结石（scrotal calculus）在临床上较为少见，它是阴囊内先天性囊肿或后天性囊肿的一种继发性病变，它可由坏死组织机化、玻璃样变性或骨化而形成。

（二）声像图表现

（1）睾丸鞘膜积液，但当阴囊内结石体积巨大时，鞘膜腔内的无回声区可不明显。

（2）睾丸鞘膜无回声区内探及形态不规则的强回声团，后方伴有典型声影，强回声团可随体位改变而移动（图 52-3-36）。巨大的阴囊内结石甚至可占据整个睾丸鞘膜腔，此时强回声团一般不会随体位改变而移动。

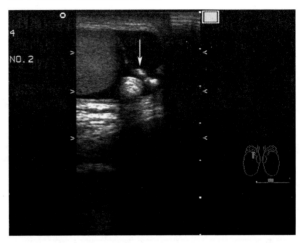

图 52-3-36　阴囊内结石（箭头所指）

（3）阴囊内结石较小时，对睾丸、附睾不会产生任何影响，睾丸和附睾呈正常声像图表现。但巨大的阴囊内结石可压迫睾丸，使其体积明显缩小，最终会导致睾丸萎缩。

十八、阴囊壁血肿

（一）病理特点

引起阴囊壁血肿最常见的原因是外伤。此外，阴囊手术也是造成阴囊壁水肿的常见原因。阴囊壁血肿可分为 2 种，一种是弥漫性血肿，另一种是局限性血肿。两者共同的临床表现都是阴囊肿大、阴囊壁肿胀和阴囊疼痛。

（二）声像图表现

（1）阴囊壁明显肿胀、增厚。

（2）弥漫性血肿表现为阴囊壁内有多个大小不等的、形态不规则的无回声区，无回声区的边界不清，后方回声稍增强，其内部可见有浮动的点状回声。局限性血肿则表现为阴囊壁内探及单个较大的无回声区，无回声区的边界较清晰，后方回声有明显增强效应。

（3）当血肿内有血凝块形成时，在无回声区内可出现絮状低回声。

(4) 睾丸被挤压至阴囊的后壁处，常合并有睾丸挫伤或睾丸破裂。

(5) 彩色多普勒显示肿胀的阴囊壁内血流极为丰富，血管明显扩张，但无回声区内无彩色血流显示。

(6) 常合并睾丸鞘膜积血或睾丸鞘膜积液。

第4节
鉴别诊断

以往根据临床表现对阴囊及其内容物疾病进行鉴别诊断比较困难，超声的问世为阴囊肿大性疾病的鉴别诊断开辟了一条简单方便的新方法。彩色多普勒技术和高频超声技术近年来蓬勃发展，已能检测血流速度极低的血流，成为阴囊及其内容物疾病鉴别诊断的有效手段；而能量多普勒虽然对低速血流的检测敏感性极高，但是由于它缺乏一种有效的定量标准、无法判断血流的方向和速度，故有研究表明能量多普勒和彩色多普勒相比，在阴囊及其内容物的鉴别诊断中不具有任何优势，彩色多普勒超声仍是检测阴囊及其内容物疾病最主要、也是最重要的手段之一。睾丸疾病及附睾疾病的鉴别诊断详见表52-4-1和表52-4-2。

表 52-4-1　睾丸疾病的鉴别诊断

鉴别点	睾丸肿瘤	急性睾丸炎	睾丸扭转	睾丸结核	睾丸破裂	睾丸囊肿	睾丸萎缩
临床表现	症状大多不明显，少数患者有阴囊坠胀感和疼痛，睾丸肿大，表面光滑，质地硬	呈典型炎症表现，出现红、肿、热、痛等临床症状	阴囊突发性疼痛，阴囊内触及肿块，可伴恶心、呕吐、下腹部疼痛等症状	多有泌尿系统、前列腺结核病史，临床症状不典型，无特异性	多有外伤史，阴囊剧痛，阴囊皮肤有瘀斑，阴囊肿大，有明显触痛，透光试验阴性	一般无明显临床症状	一般无明显临床症状，患者可有睾丸疾病病史
睾丸外形	椭圆形或形态失常	椭圆形	椭圆形	椭圆形或形态失常	形态失常	多呈椭圆形	椭圆形
睾丸大小	明显肿大	明显肿大	早期睾丸肿大，晚期萎缩	肿大	明显肿大	正常大小	缩小
内部回声	睾丸内出现肿块回声，呈强回声、等回声、低回声或混杂回声，有时肿块甚至占据整个睾丸	睾丸回声均匀，呈中等回声，部分病型睾丸回声明显减弱，形成睾丸脓肿时睾丸回声不均匀，其内出现不规则的无回声区	睾丸呈弥漫性低回声或不均匀回声，晚期病例睾丸回声明显增强，致密	睾丸回声极不均匀，呈混杂回声，既有无回声区，又有强回声斑或强回声点	睾丸回声不均匀，睾丸实质内可见散在分布的无回声区	睾丸实质回声均匀，其内见形态规则的无回声区，有包膜，后方回声增强	睾丸回声明显增强、致密
包膜回声	清晰、完整	清晰、完整	清晰、完整，包膜回声增强增厚	尚清晰、完整	包膜回声连续性中断	清晰、完整	清晰、完整
血流特征	肿瘤组织内血供丰富，阻力高	睾丸血供丰富，血管扩张、充血，血流速度增快	睾丸血供消失，或仅见包膜有血流	血供正常或稍减少	睾丸实质血供明显增多，无回声区内无血供	正常	睾丸血供减少，血流速度减慢，阻力指数升高
附睾	大多数正常，但当肿瘤突破睾丸白膜侵犯附睾时，附睾内出现肿块回声	正常	附睾大多肿大	附睾大多肿大，内部呈混合回声，可有钙化	正常	正常	正常
鞘膜积液	有或无	多数有	有或无	多有	鞘膜积血，表现为无回声内见较多点状回声，血液机化时可见条索状或带状回声	无	多无

表 52-4-2　附睾疾病的鉴别诊断

鉴别点	附睾结核	急性附睾炎	附睾囊肿	附睾肿瘤
临床表现	多有泌尿系结核病史	阴囊红肿，疼痛，并放射至下腹部或腹股沟区	一般无明显症状	无明显症状，常因触及阴囊内肿块而就诊
附睾形态和大小	明显肿大，轮廓尚清晰，形态欠规则	明显肿大，边界模糊	大小正常或稍增大	明显肿大
附睾内部回声	回声极不均匀，可出现后伴声影的点状或带状强回声	回声明显减低，均匀一致，形成附睾脓肿时出现不规则无回声区	附睾内出现圆形或椭圆形的无回声区，边界清晰，后方回声增强	附睾内出现肿块，肿块回声强弱不一，可形成网格状改变
附睾血流	正常或稍减少	明显增多，血流速度增快	正常，无回声内无血流	肿块血流稍丰富
睾丸声像图特征	睾丸常被侵犯，表现为睾丸明显肿大，内部回声不均匀，血流正常或稍减少	睾丸未受侵犯时呈正常声像图表现，睾丸受侵犯时血流明显增多，速度增快	正常	正常

（熊　奕）

第53章

周围血管疾病

彩色多普勒血流显像（color Doppler flow imaging, CDFI）的兴起，对周围血管疾病的无创性诊断产生了巨大的影响，它不仅可以直接显示血管疾病解剖结构上的改变，同时还能提供丰富的血流动力学信息。彩色多普勒血流显像能够确定周围动脉狭窄的程度和范围，诊断动脉瘤、动静脉瘘、静脉血栓与瓣膜功能不全，以及对周围血管疾病术后和药物治疗效果进行监测。总而言之，在周围血管疾病的诊断方面，彩色多普勒血流显像向血管造影发起了强有力的挑战，在某些周围血管疾病（如动脉瘤、动静脉瘘等）的诊断已完全可以取代有创的血管造影。

第1节
周围血管解剖概要

一、颈部动脉解剖概要

颈部动脉发自主动脉弓。右颈总动脉和右锁骨下动脉通过无名动脉与主动脉弓相连接，左颈总动脉和左锁骨下动脉分别起源于主动脉弓。起源于主动脉弓的三支动脉开口位置从右到左依次为无名动脉、左颈总动脉和左锁骨下动脉。颈总动脉在甲状软骨上缘处分为颈内与颈外动脉，该分叉处管径稍膨大，又称为壶腹部。颈外动脉起初在颈内动脉的内侧上行，后绕至其外侧，并有许多分支；颈内动脉先在颈外动脉后外侧上行，以后位于其后内侧，并垂直上升至颅底，在颅外段无分支。

椎动脉是锁骨下动脉最大的分支。它起自锁骨下动脉的第一段，于前斜角肌和颈长肌之间上

行约4.0cm，此段为椎动脉的第一段（即颈段），然后穿过第6至第1颈椎横突孔，此为椎动脉的第二段（即椎段），最后经枕骨大孔入颅腔，在桥脑下端左右椎动脉汇合成基底动脉（图53-1-1）。

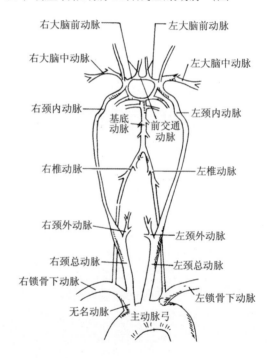

图 53-1-1 颈部动脉解剖示意图

二、四肢静脉解剖概要

四肢静脉分为浅静脉和深静脉两类。浅静脉走行于皮下组织内，一般称为皮下静脉。浅静脉的走行多与动脉无关而有其特殊的行程和名称。深静脉则大多走行于深筋膜的深面，并与同名动脉相伴行，因而也称为并行静脉。

（一）上肢静脉

上肢静脉分浅静脉和深静脉（图53-1-2）。

870

1. 浅静脉 较常见的浅静脉有 3 条：

（1）头静脉。起于手背静脉网的桡侧，沿前臂桡侧向上行，在肘窝偏外侧经肘正中静脉与贵要静脉相连，再向上沿肱二头肌的外侧上行，到达三角肌胸大肌间沟下缘处，不再走行于皮下，因而从体表不易察看。该静脉在三角肌胸大肌间沟穿过深筋膜，注入锁骨下静脉或腋静脉。

（2）贵要静脉。起于手背静脉网的尺侧，逐渐转至前臂屈侧，行至肘窝处接受肘正中静脉，然后沿肱二头肌内侧上行，在上臂中点稍下方潜入深筋膜后注入肱静脉，或伴随肱静脉上行注入腋静脉。

（3）肘正中静脉。粗而短，变异较多，通常在肘窝处连接贵要静脉和头静脉，并与深静脉相连续。

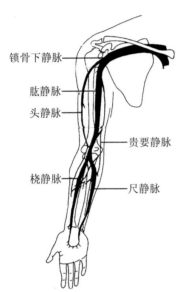

图 53-1-2　上肢静脉解剖示意图

2. 深静脉 从手掌至腋窝的深静脉均与同名动脉伴行，通常为两条静脉伴行于同名动脉的两侧。桡静脉、尺静脉、肱静脉和腋静脉构成了上肢主要的深静脉系。两条尺静脉和桡静脉分别伴行于尺动脉和桡动脉的两侧，并在肘部连接形成肱静脉。两条肱静脉伴行肱动脉的两侧，二条肱静脉在肘窝的上方相互连接。腋静脉位于腋动脉的前内侧，在第 1 肋外缘续于锁骨下静脉。

（二）下肢静脉

1. 浅静脉 下肢血流返回心脏主要是通过深静脉，深静脉和浅静脉之间的交通通过穿静脉来实现。穿静脉的瓣膜对保持血流朝一个方向流动

（即从浅静脉到深静脉流动）至关重要。重要的浅静脉主要有大隐静脉和小隐静脉（图 53-1-3）：

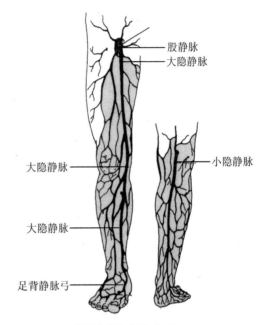

图 53-1-3　下肢浅静脉解剖示意图

（1）大隐静脉。在足的内侧缘起于足背静脉网，经过内踝的前方沿小腿内侧和大腿内侧上行，在大腿根部的前方，于耻骨结节下外方 3 ～ 4cm 处穿卵圆窝注入股静脉。大隐静脉是全身最长的静脉，也常用作动脉重建的取材部位。

（2）小隐静脉。在足的外侧缘起于足背静脉网，经过外踝的后方，沿小腿后面上升，经腓肠肌两头之间达腘窝并在此注入腘静脉。

2. 深静脉 从足部至小腿的深静脉均以两条静脉与同名动脉相伴行，在腘窝下缘由胫前、胫后静脉合成一条腘静脉，腘静脉向上延续为股静脉（图 53-1-4）。

（1）股静脉。在腹股沟韧带水平，髂外静脉为股静脉的延续。股静脉在股三角处位于股动脉的内侧，向下行则位于股动脉的后外侧。

（2）腘静脉。在腘肌下缘由胫前静脉和胫后静脉汇合而成，在腘窝内腘静脉居于腘动脉与胫神经之间，上行穿收肌管裂孔续于股静脉。

（3）小腿的深静脉。小腿的深静脉主要有胫前静脉、胫后静脉和腓静脉。胫前静脉、胫后静脉分别以两条静脉伴行于同名动脉的两侧。腓静脉接受包埋在比目鱼肌中的一些静脉，或注入胫后静脉，或注入腘静脉。包埋在比目鱼肌中的静脉被认为是小腿静脉栓塞的常见部位。

（4）下肢深静脉的变异。下肢深静脉在解剖上变异有许多种，这里仅提及在超声检查中常遇到的一些类型，例如股静脉和腘静脉约在25%的个体中出现变异。在大多数情况下，腘静脉为两条，这主要是由于胫静脉干高位注入所致，这一点尤其重要，因为检查者的粗心会忽略其中一条腘静脉中孤立的栓子。

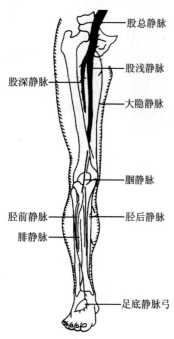

图 53-1-4　下肢深静脉解剖示意图

三、四肢动脉解剖概要

（一）上肢动脉

上肢动脉主要包括锁骨下动脉、腋动脉、肱动脉、尺动脉和桡动脉（图53-1-5）。

1. 锁骨下动脉　左锁骨下动脉起于主动脉弓，右锁骨下动脉起于头臂干，两侧锁骨下动脉分别沿肺尖的内侧斜穿过胸膜顶至颈根部，在第一肋的上方穿斜角肌间隙弯向外方，行至第一肋外侧缘延续称为腋动脉。

2. 腋动脉　为锁骨下动脉的延续，穿行于腋窝内，至大圆肌下缘移行为肱动脉。

3. 肱动脉　在臂上、中1/3交界平面续于腋动脉，向下行于肱二头肌内侧沟中，分别越过喙肱肌、肱三头肌和肱肌的前方，穿桡神经管至臂后区，沿途发出肱深动脉。

4. 尺动脉　为肱动脉在桡骨颈水平分出的一

个终支，在前臂浅、深屈肌之间向下向内斜行，再于尺侧腕屈肌深面垂直下行，至豌豆骨的桡侧在腕掌侧韧带的深面进入手掌。

5. 桡动脉　为肱动脉的另一条终支，自肱动脉分出后，在肱桡肌的内侧缘下行，至腕前位置表浅，是触摸脉搏的常用部位。

6. 上肢动脉的变异　桡动脉起于腋动脉（1%～3%）；肱动脉高位分支（19%）；尺动脉起于肱动脉或腋动脉（2%～3%）；尺动脉低位起始，在肘关节下方5～7cm（<1%）；正中动脉的出现（2%～4%）。

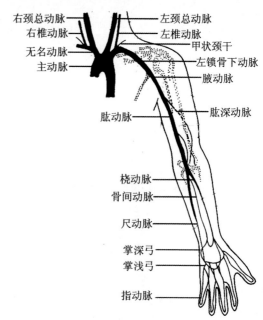

图 53-1-5　上肢动脉解剖示意图

7. 上肢动脉阻塞时的侧支循环

（1）锁骨下动脉近侧端或头臂动脉阻塞。

①从颅动脉和/或颈动脉经梗阻远侧与锁骨下动脉相通。

②从盆腹壁和胸壁动脉经梗阻远侧与锁骨下动脉相通。

（2）锁骨下动脉远端或腋动脉阻塞。从胸壁或肩区经阻塞血管的远侧与腋动脉相通。

（3）肱动脉及其分支阻塞。

①从臂远端至前臂近端。

②从臂中部至臂远侧和/或前臂。

③从手掌动脉弓逆行灌流。

（二）下肢动脉

下肢动脉主要包括髂外动脉、股动脉、腘动

脉、胫前动脉、胫后动脉、腓动脉和足背动脉（图53-1-6）。

1．髂外动脉　在骶髂关节水平由髂总动脉分出，沿腰大肌内侧缘下行，经腹股沟韧带中点的深面进入股部移行为股动脉。

2．股动脉　上续于髂外动脉，经血管腔隙进入股三角，在股三角内股动脉居中，外侧为股神经，内侧为股静脉。出股三角后股动脉进入收肌管，并经收肌管裂孔进入腘窝。在收肌管内股动脉的前方为隐神经，后方为股静脉。大约距腹股沟韧带3cm高度自股动脉后壁或外侧壁发出股深动脉，逐渐转至后内侧并下行至长收肌的深面离开股三角。股深动脉是大腿部主要的供血动脉，它通过自己的分支与髋关节和臀部十字动脉网形成吻合。在股深动脉发出后，股动脉在大腿的分支极少，因此当股动脉发生闭塞，尤其是在股深动脉发出部位以下闭塞时，足部可因缺血而发生坏疽。

3．腘动脉　在大收肌腱裂孔处续于股动脉，沿股骨腘平面下行达腘肌下缘分为胫前动脉和胫后动脉，在腘窝内由浅入深为胫神经、腘静脉和腘动脉。

4．胫前动脉　在肌下缘处，起自腘动脉，向前经小腿骨间膜上缘进入小腿前区，继而沿骨间膜前面下行，到达伸肌上支持带的下缘处，移行为足背动脉。

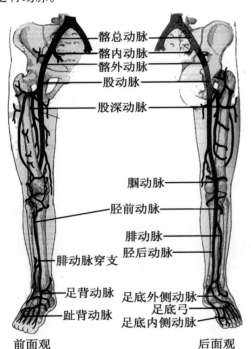

图53-1-6　下肢动脉解剖示意图

5．胫后动脉　在腘肌下缘自腘动脉分出，沿小腿后面伴胫神经下行，在内踝的后方转入足底分为足底内、外侧动脉，胫后动脉有两条静脉与之伴行。

6．腓动脉　在胫后动脉起点的下方约3cm处发出腓动脉，走行在拇长屈肌和胫骨后肌之间，紧靠着腓骨下行，在外踝上方浅出。

7．足背动脉　为胫前动脉的延续，下行于拇短伸肌内侧及其深面，足背动脉在第一跖骨间隙发出足底深支与足底外侧动脉吻合形成足底动脉弓。

8．下肢动脉变异　股动脉为两条（罕见）；腘动脉高位分支（4%）；腘动脉高位分叉，腓动脉起于胫前动脉（2%）；腘动脉正常分叉，腓动脉起于胫前动脉；胫后动脉缺失，在踝水平通过腓动脉在远端重建（1%～5%）；胫前动脉发育不全或缺失，伴有足背动脉搏动消失（4%～12%）；足背动脉异位（8%）。

9．下肢动脉阻塞时的侧支循环

（1）主动脉远侧闭塞或双侧髂总动脉闭塞。

①从胸腹壁动脉经阻塞远端至盆腔动脉。

②从肠动脉经阻塞以远至盆腔动脉。

③从腰动脉经阻塞以远达盆腔动脉。

（2）单侧髂总动脉阻塞。

①从对侧髂动脉和/或股动脉经阻塞远侧达患侧盆腔或股部动脉。

②从患侧髂动脉和/或股动脉经阻塞远侧达患侧盆腔动脉。

（3）髂外动脉和股总动脉阻塞。侧支通路主要来源于同侧的盆腔动脉或对侧的盆腔动脉和/或股动脉经阻塞以远供应股近侧动脉。

（4）股深动脉阻塞。

①经近端的同侧盆腔动脉、对侧盆腔动脉和/或对侧股动脉经阻塞动脉远端至股深动脉。

②经股动脉远端或腘动脉达股深动脉远侧。

（5）股浅动脉或腘动脉阻塞。

①从股深动脉至股浅动脉远端或至腘动脉。

②从股动脉远端达腘动脉或达小腿三条动脉的近侧。

③从阻塞近侧达腘动脉远侧。

④从腘动脉达小腿三条动脉。

（6）胫前、胫后动脉和腓动脉阻塞。

①从小腿近侧开放的动脉支达小腿下部和踝

部的远侧动脉。

②从腓动脉远侧达胫前动脉或胫后动脉的远侧。

第2节 周围血管疾病超声检查基础

一、颈部动脉超声检查基础

（一）检查手法

1. **患者体位**　取仰卧位，充分暴露颈前部，颈后垫枕，头后仰并偏向检查侧的对侧。

2. **仪器**　通常选用线阵探头，探头频率为5～10MHz。对于颈内动脉的扫查，有的患者（如短颈、肥胖）使用凸阵探头较线阵探头更有助于探头与皮肤的接触。对于受骨骼影响的颈总动脉起始段的扫查，需使用相对较低频率（如2.5 MHz）的扇形探头，并使声束指向足侧。

对于椎动脉的扫查，使用的探头频率相对低于颈动脉，常用频率为5.0MHz或7.5MHz。对于颈部短粗的患者，使用5.0MHz的探头效果较好。对于颈动脉和椎动脉的检查，特别是近颅底颈内动脉和椎动脉起始段，若高频线阵探头观察不满意时，可使用低频凸阵探头。

3. **检查范围**　颈动脉的彩超检查应包括颈外动脉、颈内动脉颅外段、位于颈部的颈总动脉以及骨骼遮盖的颈总动脉起始段。椎动脉的彩超检查应包括椎动脉的椎间段和颈段。

4. **检查方法**　先将探头置于颈部紧靠锁骨或胸骨上缘，依次检查颈总动脉、颈内动脉及颈外动脉，尽可能扫查至颈部最高点。注意颈内动脉与颈外动脉的鉴别见表53-2-1。颞浅动脉拍击试验也是鉴别颈内、外动脉的常用方法。用手指有节奏地拍击颞浅动脉的同时，可观察到随手指的拍击同侧颈外动脉频谱幅度呈现节律性变化（图53-2-1），而同侧颈内动脉频谱无明显变化。

表53-2-1　正常颈内动脉与颈外动脉的超声鉴别要点

鉴别点	颈内动脉	颈外动脉
多普勒频谱	低阻	高阻
颞浅动脉拍击试验	频谱无明显变化	频谱幅度节律性变化
颈部分支	无	有
位置关系	后外侧	前内侧
管径	大	小

注：前两项是鉴别颈内动脉和颈外动脉的主要方法

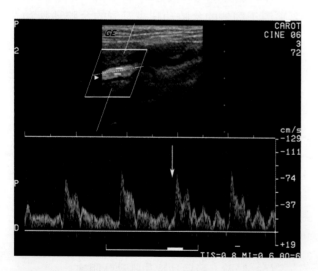

图53-2-1　连续拍击颞浅动脉后同侧颈外动脉频谱的节律性变化（箭头右侧频谱）

5. **参数的测量方法**

（1）内径。测量颈总动脉、颈内动脉及颈外动脉的管腔内径。

（2）内中膜厚度。一般选择颈动脉膨大部及距颈动脉膨大部1cm处进行测量（图53-2-2）。

（3）血流参数。由于颈动脉分叉处局限性膨大导致涡流产生，故应设法避开膨大处，便于多普勒取样容积的放置和获取有可比性的资料。颈总动脉应选择其中段，颈内动脉为距其窦部1cm或以远处，颈外动脉为距分叉处1cm或以远处。探测椎动脉时，可先显示颈内静脉的纵切图，然后探头平行向外移动显示一排颈椎横突及其后方的衰减声影，在颈椎横突间寻找血管结构，椎动脉位于椎静脉的后方，两者血流方向正好相反。

在颈椎横突间找到椎动脉后，向下追查至其开口于锁骨下动脉处，向上追查至颅底横突孔。在探测时，应注意椎动脉与甲状颈干的鉴别。

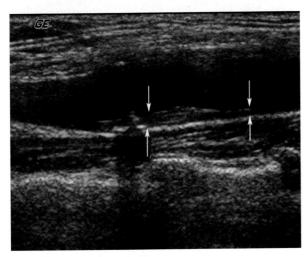

图 53-2-2　颈动脉内中膜厚度的测量方法

（二）正常颈部动脉与椎动脉的声像图表现与正常值

1. 正常颈总动脉、颈内动脉及颈外动脉的声像图表现

（1）二维声像图表现。颈总动脉分叉处稍膨大，随后分为颈内动脉、颈外动脉。三者的内径由大到小依次为颈总动脉、颈内动脉、颈外动脉。少数人可在同一切面同时显示这三条动脉，而大部分人只能同时显示颈总动脉和颈内动脉。颈动脉壁厚 1～2mm，由内膜、中层及外层三层组成。内膜呈线状的弱回声带、光滑，中层为暗区带，是三层中较宽的一层，外膜呈一条明亮的带状回声（图 53-2-3）。

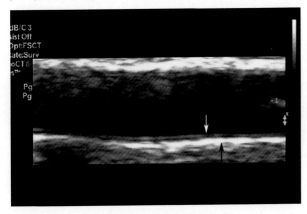

图 53-2-3　正常颈总动脉的三层结构

白箭头所指为内膜，黑箭头所指为外膜，两者之间为中层

（2）彩色多普勒表现。正常颈总动脉与颈内动脉颅外段无明显的血管分支，而颈外动脉则可清晰显示多条血管分支，其第一支分支为甲状腺上动脉。正常颈动脉血流为层流，流向颅腔，并充盈于整个管腔（图 53-2-4），仅在颈总动脉分叉处、颈内动脉和颈外动脉起始部见轻度紊乱的血流信号。管腔中央为色彩明亮的高速血流，而靠近管壁则为色彩暗淡的低速血流。

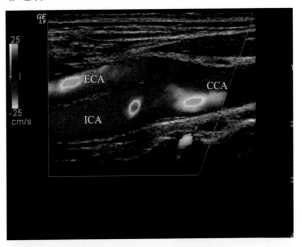

图 53-2-4　正常颈动脉的彩色多普勒表现

（ECA- 颈外动脉　ICA- 颈内动脉　CCA- 颈总动脉）

（3）频谱多普勒表现。颈内动脉循环阻力小，收缩期频谱上升陡直，而舒张期下降缓慢，整个舒张期均有较多的血流信号（图 53-2-5）；颈外动脉循环阻力大，收缩期频谱上升陡直，舒张期下降快，这样舒张期仅有较少的血流信号。颈总动脉具有上述两者的特征，循环阻力介于两者之间，收缩期有两个峰，第一峰大于第二峰，双峰之间有切迹，整个舒张期存在血流信号。

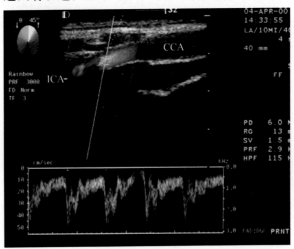

图 53-2-5　正常颈内动脉血流频谱

2. 正常椎动脉的声像图表现 椎动脉发自锁骨下动脉第一段的后上壁。椎动脉椎骨段因穿越颈椎横突孔而呈节段性显示，在大多数情况下能同时显示其前方的椎静脉（图 53-2-6）。椎动脉内壁光滑，高分辨率超声能显示椎动脉壁的三层结构，腔内为无回声，有轻微搏动。彩色血流信号充盈于管腔内，朝向探头为红色，背离探头为蓝色。椎动脉血流频谱与颈内动脉相似，都为低阻力型（图 53-2-7），其不同点是收缩期峰值血流速度及平均血流速度比颈内动脉低。

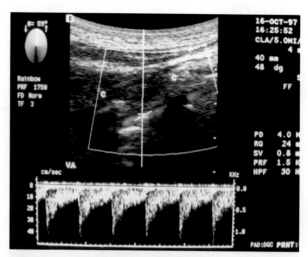

图 53-2-7　正常椎动脉血流频谱

3. 颈动脉与椎动脉的正常参考值 正常颈总动脉、颈外动脉、颈内动脉与椎动脉的内径和内膜中层厚度随着年龄的增大而增加，血流速度随年龄增大而降低。正常颈总动脉内中膜厚度 <1.0mm，分叉处 <1.2mm。国内有关颈部动脉、椎动脉的正常值有不少报道。晚近，上海医科大学中山医院对 136 名健康自愿者的 272 段颈动脉进行了彩色多普勒超声检测，其结果比较有代表性，见表 53-2-2 和表 53-2-3。

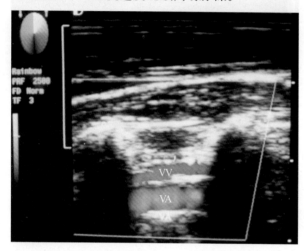

图 53-2-6　正常椎动脉椎骨段的彩色多普勒表现

图示椎动脉呈节段性显示，椎动脉（VA）位于椎静脉（VV）的后方

表 53-2-2　各年龄组颈动脉血流参数

分组	峰值血流速度 （cm/s）	平均血流速度 （cm/s）	舒张末血流速度 （cm/s）	阻力指数	搏动指数
颈总动脉					
20～39 岁	102.6±28.7	41.0±10.8	25.6±7.6	0.75±0.05	1.90±0.44
40～59 岁	93.1±21.5*	42.2±11.1	25.2±7.4	0.73±0.05**	1.63±0.38*
≥60 岁	68.0±17.5**	30.8±9.1**	17.1±5.7**	0.74±0.06	1.96±0.57
颈外动脉					
20～39 岁	75.5±22.1	28.4±9.0	16.2±6.0	0.79±0.05	2.16±0.54
40～59 岁	67.8±16.8*	35.7±19.9	14.7±4.6	0.78±0.05	1.98±0.42**
≥60 岁	62.4±15.7**	26.9±8.1**	11.6±3.8**	0.81±0.04**	2.27±0.57*
颈内动脉					
20～39 岁	62.9±19.7	34.4±40.6	24.5±7.1	0.60±0.08	1.11±0.34
40～59 岁	58.2±14.7	35.7±19.9	24.2±6.8	0.58±0.06*	0.95±0.20**
≥60 岁	46.8±12.3**	26.9±8.1**	18.0±5.4**	0.62±0.06	1.08±0.19
椎动脉					
20～39 岁	46.0±10.4	25.5±6.7	16.6±4.6	0.63±0.07	1.17±0.30
40～59 岁	50.3±12.9*	26.8±8.2	18.0±5.5	0.63±0.07	1.12±0.26
≥60 岁	42.9±12.0**	23.3±6.2*	14.2±4.4**	0.67±0.05**	1.23±0.23**

注：与 20～39 岁组比较：*$P < 0.05$，**$P < 0.01$

表 53-2-3 不同年龄、性别颈动脉内径（mm）、内膜中层厚度（mm）、颈内与颈总动脉血流速度比

项目	20～39岁	40～59岁	≥60岁	男	女
颈总动脉内径	5.95±0.47	6.05±0.61**	6.64±0.74**	6.44±0.68**	6.20±0.68*
颈外动脉内径	4.24±0.48	4.19±0.51	4.47±0.44	5.23±0.43	4.29±0.29
颈内动脉内径	4.88±0.49	4.95±0.59	5.21±0.39	5.23±0.43	5.01±0.52
椎动脉内径	3.26±0.41	3.34±0.39	3.57±0.37	3.44±0.42	3.38±0.41
颈总动脉内中膜厚度	0.53±0.12	0.61±0.10	0.70±1.12	0.59±0.13	0.63±0.14
颈动脉分叉处内中膜厚度	0.72±0.12	0.76±0.09	0.88±0.11	0.74±0.16	0.83±0.15
颈内与颈总动脉血流速度比	0.62±0.18	0.65±0.18	0.71±0.18	0.68±0.17	0.63±0.18

注：年龄组间（与20～39岁组）比较、性别比较：*$P < 0.05$，**$P < 0.01$

二、四肢静脉超声检查基础

（一）上肢静脉的超声检查基础

1. **患者体位** 取仰卧位，上肢外展姿势。

2. **探头** 锁骨下静脉一般使用 5MHz 的凸阵或扇扫探头，有时用 3.5MHz 的探头观察其近心段；上肢其他静脉比较表浅，则使用 7.5 MHz 或 10 MHz 的线阵探头。

3. **探测步骤**

（1）锁骨下静脉。在所有上肢静脉中，锁骨下静脉最难显示。可采用锁骨上、下径路或胸骨上窝径路进行探测。由于锁骨下静脉位于锁骨下动脉的前下方，且较多部分位于锁骨下方，故锁骨下径路往往频繁地使用。

（2）腋静脉。从胸前扫查在胸前肌肉后方可显示腋静脉。也可从腋部扫查来显示腋静脉。

（3）肱静脉。肱静脉经常是成对的，伴行于肱动脉两侧。先将探头置于肱二头肌内侧寻找肱动脉，然后在其两侧寻找肱静脉，并进行追踪观察。

（4）前臂静脉。一般来说，上肢静脉检查至肘部即可。若临床怀疑前臂静脉血栓，则需进一步检查。尺、桡静脉经常成对，可先横切或纵切显示尺、桡动脉，然后在其附近寻找伴随的同名静脉。

（5）头静脉。先找到头静脉与锁骨下静脉或腋静脉的连接处，然后沿肱二头肌外侧追踪观察头静脉。当肱静脉高位阻塞时，头静脉则成为上肢血液回流的重要途径。

（6）贵要静脉。先在上臂找到贵要静脉与肱静脉或腋静脉连接处，然后沿肱二头肌内侧追踪观察贵要静脉。

4. **探测注意事项**

（1）上肢深静脉与同名动脉伴行。在超声检查时，常以伴随的同名动脉作为静脉的寻找和鉴别标志。

（2）受胸骨及肺的影响，无名静脉及上腔静脉难以清晰显示。可根据锁骨下静脉的频谱多普勒表现，间接推断有无无名静脉及上腔静脉的梗阻。

（3）上肢静脉的解剖变异常可发生，常见的为静脉成对，可见于锁骨下静脉、肱静脉、尺静脉及桡静脉。

（4）上肢浅静脉系统和一些深静脉位置表浅，检查时以探头轻触皮肤为宜。否则，探头压力过大会影响静脉的显示。从相反的方面来说，可利用探头加压横切扫查来观察上肢浅、深静脉有无血栓。

（二）下肢静脉的超声检查基础

1. **体位** 下肢静脉的清晰显示应以他的足够膨胀为前提。一般来说，站立位较卧位更适合下肢静脉的检查，尤其对静脉反流、管壁结构和细小血栓的观察。也可取卧位（头高脚低）或坐位检查。

2. **探头** 一般使用 5～7MHz 线阵探头。有时，肢体粗大者位置深在的静脉（如股浅静脉远心段）需使用 3.5MHz 的凸阵探头。相反，浅表静脉可使用 10 MHz 以上探头。

3. **探测范围** 一般情况下，下肢静脉的超声探测应包括股总静脉、股浅静脉、股深静脉近心段、腘静脉、胫后静脉、腓静脉、大隐静脉和小

隐静脉。若临床申请下肢深静脉超声检查，则不包括浅静脉（大、小隐静脉）。如患者怀疑小腿肌间隙血栓或髂静脉血栓时，则应检查髂静脉、腓肠肌静脉和比目鱼肌静脉。

4. 总体探测步骤

（1）股静脉。取仰卧位，身体微侧向检查侧，膝关节弯曲，被检查下肢大腿外展外旋。在腹股沟处先横切显示股总动、静脉（静脉在内，动脉在外），确认股总静脉后转为纵切显示股总静脉，并可见其前侧与大隐静脉相连接（图53-2-8）。然后向下对股浅静脉及股深静脉进行检查（图53-2-9），可以观察到股浅静脉与股深静脉的连接处较股动脉分叉处低数厘米（图53-2-10）。股浅静脉远心段位置较深，相对较难检查，可采用前侧或后侧径路来充分显示此段静脉。后侧径路参见腘静脉的探测方法。

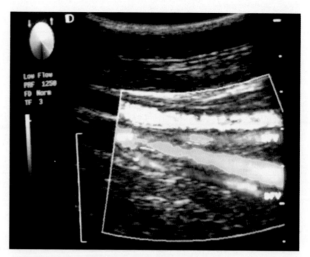

图 53-2-10　股静脉的彩色血流图

图中由浅至深四条血管分别为股浅动脉、股浅静脉、股深静脉和股深动脉，股浅静脉与股深静脉连接处较股动脉分叉处低

（2）腘静脉。患者取仰卧位或俯卧位，均可获得满意的探测效果。若患者取仰卧位，正好检查完股静脉，患者不用改变体位（图53-2-11），患者膝关节弯曲使腘窝距检查床有一定距离。若患者取俯卧位，最好在检查侧踝部垫一小枕，使膝关节轻度屈曲，从而腘静脉处于膨胀状态。必须注意，无论采取那一种探测体位，开始检查时应将探头置于股浅静脉远心段，以确定从前侧探测径路可能被遗漏或显示不满意的内收肌管裂孔处的股、腘静脉获得清晰显示。先纵切股、腘静脉，然后转为横切，从股浅静脉远心段一直追踪观察至胫、腓静脉汇合处。

（3）小腿的深静脉（胫、腓静脉）。一般来说，患者取仰卧位可完成大部分小腿深静脉的超声检测。况且，仰卧位适合于一些高龄或体位明显受

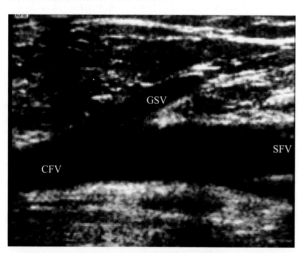

图 53-2-8　大隐静脉汇入股总静脉的声像图
（GSV- 大隐静脉　CFV- 股总静脉　SFV- 股浅静脉）

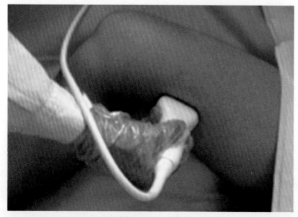

图 53-2-9　股静脉的探测体位

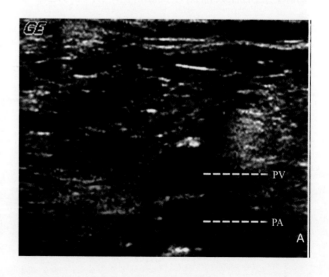

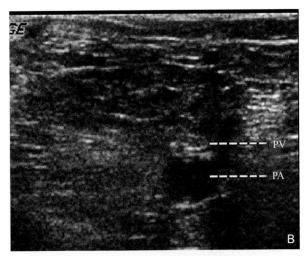

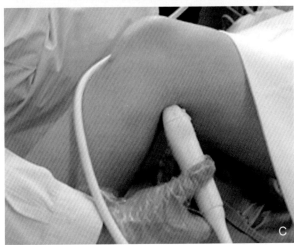

图 53-2-11 腘静脉的探测

A 图为横切腘动静脉的声像图　B 图为加压后横切腘动静脉的声像图，腘静脉（PV）管腔完全消失，腘动脉（PA）管腔仍然存在　C 图为探头的位置

限而难于取俯卧位的患者。采用小腿后侧径路探测胫后静脉和腓静脉时，患者取俯卧位。俯卧位亦适宜检查小腿肌间隙静脉。

　　胫、腓静脉的检查可从膝关节或从踝关节开始。采用从膝关节开始，正好检查完腘静脉再向下检查胫、腓静脉（有些患者会导致检查不成功）。而从踝关节开始往往容易发现胫、腓静脉并能较好地追踪观察。小腿深静脉的超声检查主要受骨骼、位置深在和水肿的影响，应以伴行的同名动脉作为寻找和鉴别标志。如果伴随的同名动脉不能显示，则相对较难鉴别小腿深静脉。胫后动脉的体表投影为腘窝中点稍下方至内踝和跟结节之间的中点连线。胫前动脉的体表投影为胫骨粗隆与腓骨小头连线的中点至内外踝连线的中点。腓

动脉在腘肌下缘稍下方起于胫后动脉，先经胫骨后肌和腘长屈肌之间下降，至外踝上方浅出。

　　胫后静脉有 3 条探测径路：小腿前内侧、小腿中后侧和小腿前外侧（图 53-2-12）。

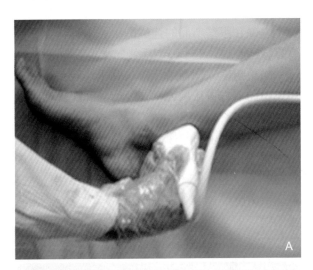

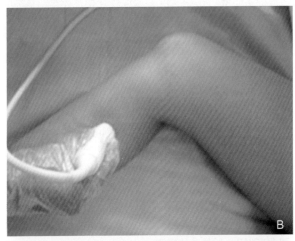

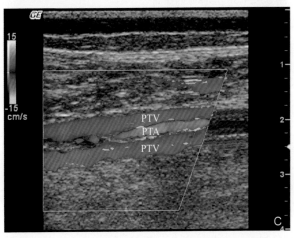

图 53-2-12　胫后静脉的探测（小腿前内侧探测径路）

（PTV- 胫后静脉　PTA- 胫后动脉）

①小腿前内侧径路。患者取仰卧位，膝关节稍弯曲，小腿外展，探头置于小腿前内侧，声束指向后方或后外方，尽量避开肌肉的影响，沿胫骨外侧与肌肉之间的间隙向上追踪观察。

②小腿中后侧径路。患者取俯卧位，探头先置于内踝和跟结节间的连线的中点附近，显示胫后静脉远心端，沿小腿中后侧向上追踪观察。

③小腿前外侧径路。探头置于小腿前外侧，声束指向后方或后内方，在胫前静脉深部能够显示胫后静脉。

腓静脉可采用与探测胫后静脉相同的小腿前内侧探测径路，在胫后静脉后方显示腓静脉（图53-2-13）。另外，还可采用小腿后侧探测径路。患者取俯卧位，探头置于小腿正后方（近心段）或小腿后外侧（远心段），沿腓静脉走行寻找和追踪观察。

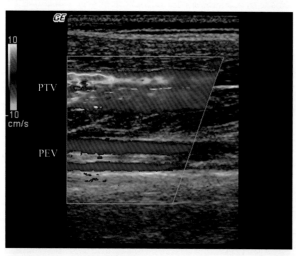

图 53-2-13　　腓静脉的探测
（PTV-胫后静脉　PEV-腓静脉）

胫前静脉常采用仰卧位小腿前外侧径路，探头先置于内外踝连线的中点附近，显示胫前静脉远心端，然后沿小腿前外方向上追踪观察（图53-2-14）。相对来说，胫前静脉中段较难探测，如果从下往上追踪观察失败，可自上往下检查，设法显示整条胫前静脉。

（4）大隐静脉。大隐静脉沿小腿内侧上行，经过膝关节内侧，再沿大腿内侧上行，并逐渐转向前方，最后于耻骨结节下外方 3～4cm 处汇入股总静脉。除临床特殊需要外，一般只常规检查大隐静脉近心段，测量大隐静脉内径，观察有无血栓及反流。探头轻触皮肤为宜以免影响静脉

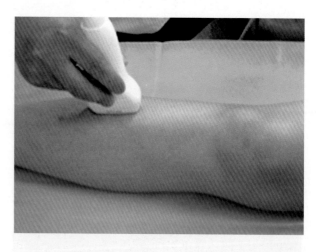

图 53-2-14　胫前静脉的探测

显示。

（5）小隐静脉。在足的外侧缘起于足背静脉网，经过外踝后方，沿小腿后面上升，经腓肠肌两头之间达腘窝并在此注入腘静脉。小隐静脉走行表浅，较易检查。

5.每条静脉的探测步骤

（1）观察静脉变异、内膜、管腔内回声情况和内径变化。卧位检查如有困难，可站立位检查，由于站立位静脉膨胀，容易观察这些情况，特别适合于大部分或完全再通的血栓形成后综合征患者内膜和残存小血栓的观察。

（2）压迫试验。

（3）观察静脉管腔内是否有自发性血流信号以及血流信号的充盈情况。

（4）观察静脉反流情况。嘱患者取站立位，被检查下肢放松，对侧下肢持重。在人工挤压检查处远侧肢体放松后或乏氏试验（深吸气后憋气）时，测量持续反流时间、反流最大流速及反流量等指标。为了避免人工挤压的力量不同而产生误差，可采用气囊加压法。方法为：先在检查处远心端如大腿、小腿或足部缠绕气囊带，然后加压充气至一定压力，在很短的时间内放气减压，同时取多普勒频谱观察反流情况。

6.探测注意事项

（1）下肢静脉的变异很常见，常见的变异为静脉成对。由于下肢静脉成对很常见，以至被认为是正常变异，两条静脉都应检查。

（2）在直接检查髂总静脉或髂外静脉有困难时，可通过观察股总静脉的多普勒信号来了解他们的通畅情况。

（3）股浅静脉在通过收肌管裂孔时直接显示存在一定困难，应加以注意。

（4）与上肢静脉的检查一样，位置表浅的静脉以探头轻触皮肤为宜。否则，会影响静脉显示。

（5）正常小腿胫、腓静脉的自发性血流信号可不显示，但在人工挤压远端肢体或足部后，静脉内能显示增强的血流信号。

（6）正常瓣膜回声较弱，常不被超声显示。瓣膜窦处是血栓的好发部位，应仔细观察。

（三）四肢静脉的正常超声表现

1. **二维图像表现**　静脉壁非常薄，甚至在二维图像上都难以显示，内膜平整。声像图上管腔内的血流呈无回声，高分辨率超声仪可显示流动的红细胞。一般静脉内径大于伴行动脉的内径，且随呼吸运动而变化。在深吸气或乏氏动作时，静脉内径增宽。瓣膜的数量从近端到远端是逐渐增多的，部分人在管腔内看见的瓣膜，经常发生于股总静脉及大隐静脉。正常瓣膜纤细，绝大多数呈双瓣型（图 53-2-15）。瓣膜基底附着的静脉壁部位都有瓣膜窦。当血液向心回流时，两瓣膜平整地贴伏于静脉壁的内膜。站立时，两瓣膜张开，游离缘相遇于管腔中线。

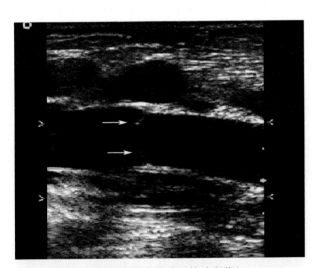

图 53-2-15　正常下肢静脉瓣膜（箭头所指）

2. **彩色多普勒表现**　正常四肢静脉内显示单一方向的回心血流信号，呈持续性且充盈于整个管腔。挤压远端肢体静脉时，管腔内血流信号增强，而当挤压远端肢体放松后或乏氏动作时则血流信号立即中断或短暂反流后中断。有一些正常

小静脉（胫、腓静脉）内可无自发性血流，但人工挤压远端肢体时，管腔内可呈现血流信号。由于静脉壁很薄，仅凭腔内血液的压力会使静脉处于开放状态，当使用一定的外在压力后静脉管腔消失。

3. **频谱多普勒表现**　正常四肢静脉具有 5 个重要的多普勒特征：自发性、期相性、乏氏反应、挤压远端肢体时血流信号增强及单向回心血流。

（1）自发性。当受检者肢体处于休息或活动状态时，中等大小和大静脉内存在血流信号。当四肢静脉存在血栓时，除了血栓段静脉内无血流信号以外，血栓近、远端静脉内也可无自发性血流信号。

（2）期相性。正常四肢静脉的期相性血流是指血流速度随呼吸运动而变化。吸气时，膈肌下降，腹内压增高，下腔静脉受压，造成下肢血液回流减少和血流速度减慢；呼气时则相反，表现为下肢静脉血流速度加快（图 53-2-16）。上肢静脉血流的期相性变化正好与下肢静脉相反。频谱多普勒较彩色血流更能直观地观察四肢静脉血流的期相性变化。

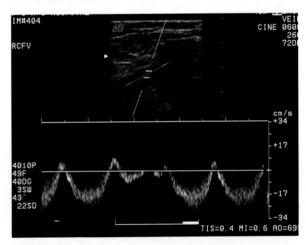

图 53-2-16　正常股总静脉的期相性血流频谱

（3）乏氏反应（Valsalva response）。正常乏氏反应见于正常四肢静脉，表现为乏氏动作时四肢大静脉或中等大小的静脉内径明显增宽，血流信号短暂中断或出现短暂反流（图 53-2-17）。乏氏反应用于判断从检查部位至胸腔的静脉系统的开放情况。

（4）血流信号增强。人工挤压检查处远端肢体后，正常四肢静脉呈现血流信号增强或多普勒频移加快。这种反应存在可以证实检查部位与

被压迫处之间的静脉段是开放的。

（5）单向回心血流。因静脉瓣膜防止血液反流，故正常四肢静脉血液仅回流至心脏。当先天或后天因素造成瓣膜功能不全时，静脉血液即出现反流。在人工挤压远端肢体放松后或做乏氏动作时，彩色多普勒超声可以观察到静脉反流，据此可诊断瓣膜功能不全。

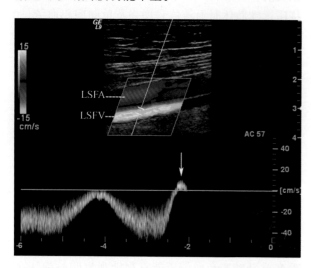

图 53-2-17　乏氏动作时正常股浅静脉的频谱多普勒表现
箭头所指为乏氏动作时的短暂反流（LSFA-左股浅动脉　LSFV-左股浅静脉）

三、四肢动脉超声检查基础

（一）上肢动脉超声检查基础

1.体位　与上肢静脉检查相同。

2.探头频率　与上肢静脉检查相同。

3.检查步骤　相对来说，上肢动脉位置表浅且走行比较恒定，较下肢动脉容易检查。严格来说，上肢动脉从手指动脉、掌弓状动脉到锁骨下动脉都应检查。

（1）锁骨下动脉。在所有的上肢动脉中，锁骨下动脉是最难显示的。将探头放在胸骨上窝、锁骨上窝及锁骨下方来探查锁骨下动脉的起始段和中远段。由于锁骨下动脉起始段的病变较为常见，因此需重点观察如下解剖关系，左锁骨下动脉起源于主动脉弓，右锁骨下动脉通过无名动脉与主动脉弓相连接（图 53-2-18）。

（2）腋动脉。可从胸前探查于胸前肌肉的后方显示腋动脉，也可从腋部探查。

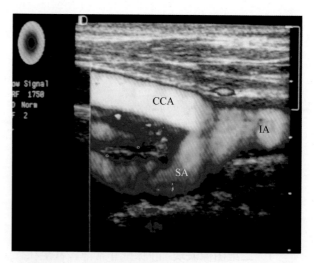

图 53-2-18　正常右锁骨下动脉
图示无名动脉（IA）分出右颈总动脉（CCA）和右锁骨下动脉（SA）

（3）肱动脉。肱动脉全程都比较表浅，它沿肱二头肌内侧下行，从臂的尺侧逐渐转至肘关节的前方。

（4）前臂动脉（尺、桡动脉）。尺、桡动脉是肱动脉的 2 条终支动脉。从肱骨内上踝至豌豆骨外侧连线的下 2/3 是尺动脉下段的体表投影；自肘窝中点下方 2.5cm 处，向内下方作一略凸向尺侧的弓形线至前一连线的中、上 1/3 交界处，是尺动脉上段的体表投影。踝间线中点的稍下方至桡骨茎突内侧连线是桡动脉的体表投影。尺、桡动脉可从肘部或腕部检查，根据它们的体表投影，先横切在相应的部位找到所查动脉，然后转为纵切追踪观察该血管。

（二）下肢动脉超声检查基础

采用超声检查下肢动脉时，患者体位、探头频率、探测步骤及寻找方法与同名静脉大致相同（图 53-2-19 至图 53-2-21）。不过，检查时应注意以下几个方面：

1.二维图像、彩色多普勒及频谱多普勒应有机地结合。二维图像用于鉴别血管，观察内膜、斑块及血栓等情况；彩色多普勒用于发现需频谱多普勒进一步评价的异常血流的部位；频谱多普勒用于确定血管内是否存在血流信号以及评价血液动力学改变。

2.下肢动脉彩超检查，应从股总动脉开始。若临床怀疑髂动脉疾病或超声发现股动脉呈狭窄

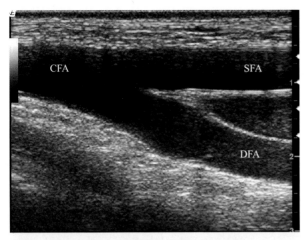

图53-2-19 正常股动脉的二维图像

图示股总动脉（CFA）分为股浅动脉（SFA）和股深动脉（DFA）

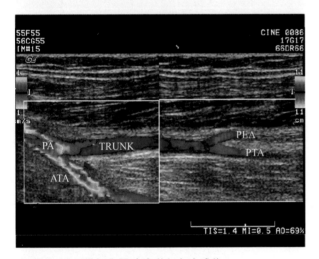

图53-2-20 纵切小腿动脉彩色血流成像

图示胫前动脉（ATA）和胫腓干（TRUNK）从腘动脉（PA）分出，胫腓干又分为腓动脉（PEA）和胫后动脉（PTA）

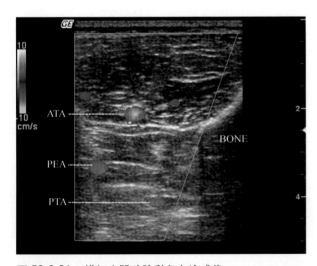

图53-2-21 横切小腿动脉彩色血流成像

小腿外前方横切显示胫前动脉（ATA）、胫后动脉（PTA）和腓动脉（PEA）的位置关系

下游频谱改变，则完全有必要一并检查髂动脉。检查髂动脉前应禁食8～12小时，以减少肠道气体干扰。

3. 彩色血流紊乱或血流速度加快的部位应仔细观察，并记录该处与其上游正常血管峰值血流速度。

4. 准确估计闭塞段的长度，因为闭塞段远端动脉流速很低，所以应降低脉冲重复频率或彩色速度刻度来显示低速血流。对于观察侧支血管，也应采用同样的调节方法。

5. 动脉前壁的钙化斑块引起声衰减，可造成其后方管腔内既无血流信号又不能引出频谱多普勒，给诊断带来困难。要解决这一问题，首先是改变扫查角度或扫查部位以避开钙化斑块的影响，其次是依据钙化斑块上下端血流的频谱多普勒间接推断钙化斑块处是否存在狭窄。

6. 有些闭塞的动脉如胫、腓动脉或足背动脉不易被彩色多普勒超声确认。此时，根据伴随的同名静脉或闭塞的动脉壁上的钙化灶有助于确认（图53-2-22）。

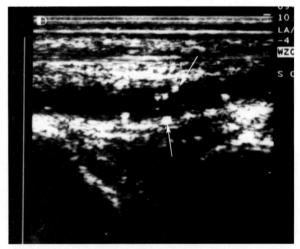

图53-2-22 足背动脉闭塞的二维图像

根据动脉壁上的多发性点状强回声（箭头所指）来确认足背动脉

（三）正常四肢动脉的声像图表现

1. **二维声像图表现** 可观察到四肢动脉有规律的搏动，管腔不能被压瘪，据此可与四肢静脉进行鉴别。动脉内径由近到远逐渐变细。对于较粗的四肢动脉来说，二维图像可清晰地显示动脉壁的三层结构。内膜光滑，呈线状的弱回声带，中层回声较低，外膜呈明亮的光带。动脉管腔内

呈均匀的无回声。目前，高分辨率的彩色多普勒超声可检出细至 1 ~ 2mm 的四肢小动脉。

2. **彩色多普勒表现** 正常四肢动脉管腔内充满血流信号，朝向探头的血流为红色，背离探头的血流为蓝色。收缩期血流速度高而色彩明亮，舒张期血流速度低而色彩暗淡。由于舒张早期出现彩色逆转，因此管腔内血流信号呈现"红—蓝—红"的快速转变。另外，在较大动脉分叉处，常可探及紊乱的血流信号。

3. **频谱多普勒表现** 正常四肢动脉的多普勒频谱呈典型的三相波形。频谱开始为心脏收缩引起的高速前向血流，接着为舒张早期的反向血流，最后为舒张中晚期的前向低速血流。正常四肢动脉频带较窄，在收缩期频带下面有一明显的"窗"（图 53-2-23）。舒张早期反向血流的存在是正常四肢动脉最重要的特征，而这个反向血流表示正常四肢动脉的循环阻力相对较高。所以，当四肢动脉阻力降低时，最突出的改变就是反向波速度降低或消失。对于正常四肢动脉，反向波速度减慢或消失主要见于反应性充血或肢体温度升高而引起的血管扩张。

（四）四肢动脉正常参考值

国内张爱宏教授比较了上肢动脉的解剖测值（50 具尸体）和超声测值（20 名正常人），结果见表 53-2-4。Jager 采用超声测量了 55 名正常人下肢动脉的内径，详见表 53-2-5。

正常四肢动脉的血流速度是顺血流方向递减的。正常锁骨下动脉的峰值血流速度为

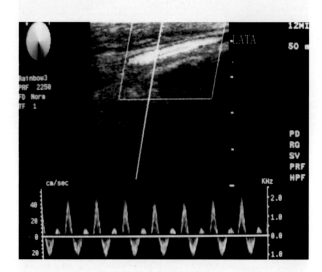

图 53-2-23 正常胫前动脉的脉冲多普勒三相波形

表 53-2-4 上肢动脉解剖与超声测值比较（单位：mm）

动脉	尸体解剖测值		活体超声测值	
	左	右	左	右
锁骨下动脉	8.63±0.74	9.23±1.28	6.05±0.40	6.31±0.57
腋动脉	6.97±1.11	7.27±1.23	4.82±0.67	4.83±0.66
肱动脉	4.08±1.03	4.38±0.54	3.79±0.52	3.86±0.57

表 53-2-5 55 名正常人下肢动脉内径的超声测值（单位：mm）

动脉	内径
髂外动脉	7.9±1.3
股总动脉	8.2±1.4
近端股浅动脉	6.0±1.2
远端股浅动脉	5.4±1.1
腘动脉	5.2±1.1

80 ~ 120cm/s，桡动脉为 40 ~ 60cm/s，肱动脉的血流速度介于两者之间。从股总动脉到中、远段股浅动脉，或从股浅动脉至腘动脉，血流速度下降 10 ~ 15cm/s。Hatsukami 等研究了正常下肢

各段动脉的探查成功率、峰值血流速度及舒张早期的反向血流，详见表 53-2-6。

第 3 节
颈部动脉疾病

颈部动脉疾病常导致脑部供血异常，严重者可引起脑卒中。随着血管外科技术的发展，有迹象表明颈部动脉内膜剥脱术是预防脑卒中的最有效的措施。彩色多普勒超声不仅能够较为准确地判断颈部动脉狭窄的程度和范围，而且可以判断

表53-2-6 多普勒超声对正常下肢动脉的探查结果

动脉	探查成功率	峰值血流速度（cm/s）	存在反向血流*
近段髂总动脉	85%	85±20	94%
远段髂总动脉	95%	90±21	95%
髂内动脉	100%	93±18	60%
近段髂外动脉	95%	99±22	95%
远段髂外动脉	100%	96±13	100%
近段股总动脉	95%	89±16	100%
远段股总动脉	100%	71±15	100%
股深动脉	100%	64±15	70%
近段股浅动脉	100%	73±10	100%
中段股浅动脉	95%	74±13	100%
远段股浅动脉	100%	56±12	100%
近段腘动脉	100%	53±9	100%
远段腘动脉	100%	53±24	100%
胫腓动脉干	90%	57±14	100%
近段胫前动脉	100%	40±7	100%
远段胫前动脉	100%	56±20	100%
近段胫后动脉	95%	42±14	94%
远段胫后动脉	95%	48±23	100%
近段腓动脉	85%	46±14	94%
远段腓动脉	75%	44±12	87%

* 彩色多普勒及频谱多普勒波形分析均存在反向血流

斑块的形态和性质。它已成为诊断颈部动脉疾病和选择治疗方案的重要检查手段。

一、颈动脉硬化性闭塞症

颈动脉硬化性闭塞症（arteriosclerosis obliterans，ASO）好发于颈总动脉分叉处和主动脉弓的分支部位。这些部位发病率约占颅内、颅外动脉闭塞性病变的80%。颈内动脉颅外段一般无血管分支，一旦发生病变，随着病程的进展，可以使整条颈内动脉闭塞。本病病理变化主要是动脉内膜类脂质的沉积，逐渐出现内膜增厚、钙化、血栓形成，致使管腔狭窄、闭塞。

（一）声像图表现

1. 二维声像图表现

（1）颈动脉壁。早期动脉硬化仅表现为中层增厚，只有少量类脂质沉积于内膜而形成脂肪条带，呈线状弱回声。动脉硬化明显者表现为颈总动脉内膜中层厚度（IMT）增厚，内膜不规整。颈总动脉IMT ≥ 1.0mm，分叉处IMT ≥ 1.2mm为增厚。

（2）粥样硬化斑块形成。多发生在颈总动脉近分叉处，其次为颈内动脉起始段，颈外动脉起

始段相对较少见。斑块形态多不规则，可以是局限性或弥漫性分布。斑块呈弱回声或等回声者为软斑（图53-3-1）；斑块纤维化、钙化致回声增强，或斑块浅层为线状强回声伴后方声影（纤维帽），称为硬斑（图53-3-2）。

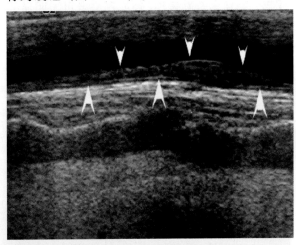

图53-3-1 颈总动脉软斑（箭头所指）

（3）血栓形成。血栓的回声水平取决于血栓的发生时间。急性血栓呈现很低的回声，甚至二维超声难以发现，需借助彩色多普勒加以证实（图53-3-3）。随着血栓时间的延长，血栓回声水平逐渐增强。

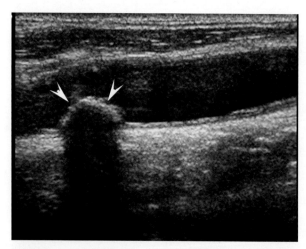

图 53-3-2　颈内动脉起始部硬斑（箭头所指）

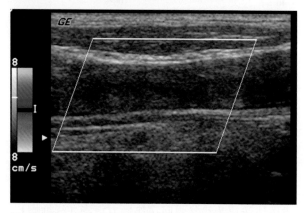

图 53-3-3　颈总动脉血栓形成的彩色多普勒表现

2.彩色多普勒表现　轻度狭窄者可无明显的湍流，中度狭窄或重度狭窄表现为血流束明显变细且在狭窄处和狭窄后呈现五彩镶嵌的血流信

号，完全闭塞者则闭塞段管腔内无血流信号，靠近闭塞上端血流流速减低，并且会出现逆流或涡流。由于颈总动脉与颈内动脉颅外段常无血管分支，一旦发生严重病变，往往导致整条动脉闭塞，而一般不表现为局限性闭塞。另外，颈总动脉闭塞或重度狭窄，可引起同侧颈外动脉血液部分或全心动周期逆流入颈内动脉（图 53-3-4）。

3.频谱多普勒表现　颈动脉轻度狭窄的频带轻度增宽，峰值流速无明显变化或轻微加快。中度以上狭窄表现为频谱充填，峰值与舒张末期流速加快（图 53-3-5）。狭窄远端的血流频谱低平，表现为峰值流速减低，加速时间延长。严重狭窄时近端血流阻力增大，闭塞段管腔内不能引出多普勒频谱。当颈内动脉闭塞或严重狭窄时，同侧颈总动脉频

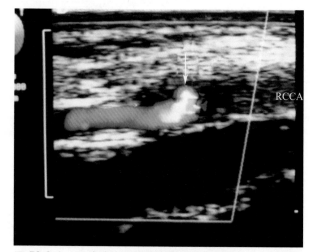

图 53-3-4　颈外动脉逆流的彩色多普勒表现
右颈总动脉（RCCA）闭塞引起同侧颈外动脉逆流（箭头所指）

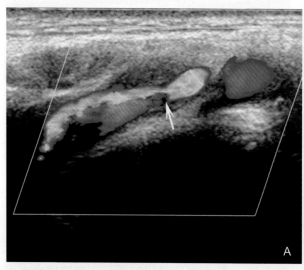

图 53-3-5　颈内动脉重度狭窄
A 图为彩色多普勒显示颈内动脉狭窄段血流束明显变细（箭头所指）　B 图为脉冲多普勒取样狭窄段峰值血流速度达 4.0m/s

谱呈现颈外动脉血流化（高阻型），舒张期仅有少量血流信号或没有血流信号甚至出现反向波（图53-3-6），对侧颈动脉流速可代偿性升高。

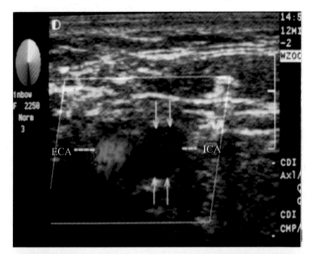

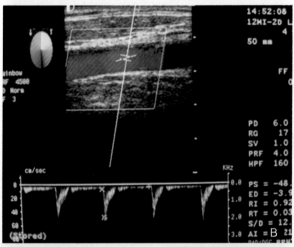

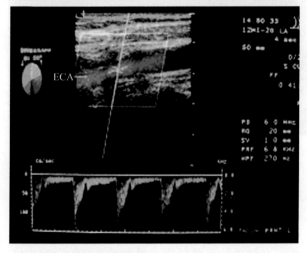

图 53-3-6　颈内动脉闭塞

A 图为彩色多普勒显示闭塞的颈内动脉管腔内无血流信号　B 图显示同侧颈总动脉血流频谱，呈高阻型，为颈外动脉血流化　C 图显示同侧颈外动脉血流频谱，与颈总动脉类似（ECA- 颈外动脉 ICA- 颈内动脉）

（二）狭窄程度的判断

1. 颈内动脉狭窄分级的多普勒频谱诊断标准
对于内径减少 >50% 的颈内动脉狭窄，通常采用血流动力学指标来判断其狭窄程度。已有许多作者报道了不同的颈内动脉狭窄分级的诊断标准，下面列举一些诊断标准详见表 53-3-1 至表 53-3-3）。颈内动脉狭窄引起的血流速度加快与狭窄程度有较好的相关性。但在使用上述诊断标准时，仍需注意以下几方面：

（1）流速测量误差。声束与血流方向之间的夹角，不同厂家生产的不同型号的仪器和血流速度获取的部位是导致血流速度测量误差的主要原因。

（2）动脉血流速度的相互影响。

①颈总动脉狭窄所致的射流可引起同侧颈内动脉、颈外动脉血流紊乱，速度明显加快，并会对是否合并同侧颈内动脉、颈外动脉狭窄以及狭窄程度的判断造成一定的困难。

②一侧颈内动脉极严重狭窄或闭塞可以引起对侧颈动脉血流速度加快，如果根据多普勒频谱的常规诊断标准，可能将对侧正常颈动脉误认为狭窄或高估其狭窄程度，应加以注意。

（3）应将血流速度指标和形态学指标结合起来，轻度狭窄甚至部分中度狭窄者血流动力学改变可不明显，极严重狭窄者（内径减少90%～95%）狭窄处血流速度可不与其狭窄程度呈正比甚至在正常范围或低于正常值（图 53-3-7）。在这些情况下，应依靠形态学指标来判断狭窄程度。

2. 颈总动脉狭窄程度的判断　由于颈总动脉表浅，显示清晰，可较好地在二维超声或彩色多普勒下测量管腔内径或面积。故一般情况下，可采用形态学指标判断颈总动脉的狭窄程度。颈总动脉狭窄较严重时，可引起同侧颈外动脉血液部分或全心动周期逆流入颈内动脉，从而引起颈总动脉的压力阶梯下降，狭窄处血流速度与狭窄程度不呈正比（图 53-3-8）。

3. 颈外动脉狭窄程度的判断　颈外动脉狭窄多位于起始部，其发病率明显较颈内动脉狭窄低，对人体的影响也小。有学者报道 ≥ 50% 的颈外动脉狭窄的诊断标准为：狭窄处峰值血流速度 ≥ 150cm/s，其与颈总动脉的峰值血流速度之比 ≥ 2。

表 53-3-1　颈内动脉近段狭窄的诊断标准

内径减少	峰值血流速度（cm/s）	舒张末期血流速度（cm/s）
＜ 50%	＜ 125	—
50%～79%	≥ 125	—
80%～99%	—	≥ 140
闭塞	无血流	无血流

注：引自 Strandness DE（1990），文中声束与血流方向之间的夹角固定在 60°；"—"表示在此区域狭窄范围此项不可用

表 53-3-2　颈内动脉近段狭窄的峰值血流速度比值标准

内径减少百分比	颈内动脉与颈总动脉峰值血流速度比值
70%～99%	＞ 4
60%～99%	＞ 3.2

表 53-3-3　颈内动脉狭窄的判断标准

内径减少百分比	峰值血流速度（cm/s）	舒张末期血流速度（cm/s）	狭窄处与其远段峰值血流速度比值
＜ 50%	＜ 155	＜ 60	＜ 250%
50%～69%	155～170	75～100	250%～400%
70%～99%	＞ 170	＞ 100	＞ 400
闭塞	无血流	无血流	无血流

注：引自首都医科大学宣武医院（1999），该文声束与血流方向之间的夹角≤60°但接近 60°

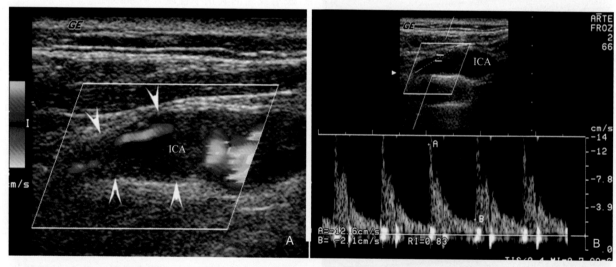

图 53-3-7　左颈内动脉严重狭窄

A 图为彩色多普勒显示左颈内动脉（ICA）管腔内残存线状血流信号（箭头所指）　B 图为脉冲多普勒取样该处峰值血流信号仅 13cm/s，血流速度无明显升高，反而降低

4. 颈动脉闭塞的诊断

（1）管腔内充满实性回声。

（2）管腔内既无血流信号又不能引出多普勒频谱。

（3）动脉管壁搏动消失。

根据这些征象，颈总动脉闭塞容易诊断。但是，有时动脉前壁斑块、极重度狭窄的影响或仪器使用不当，可将正常颈动脉或动脉狭窄误诊为闭塞（图 53-3-9），而两者的鉴别对治疗方式的选择有重要的临床意义。仔细观察以下方面有助

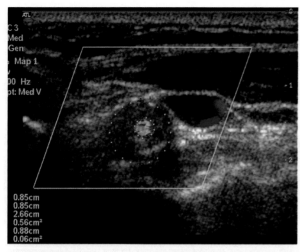

图 53-3-8 颈总动脉狭窄的形态学测量

图中显示残存管腔的面积为 0.06cm², 原血管内径为 0.56 cm², 面积减少百分比为 89%

于它们的鉴别：首先调节仪器至显示低速血流最敏感的状态，然后改变扫查部位或扫查方向，以避开斑块的影响，鉴别管腔内有无线状血流信号，寻求狭窄段出口的血流信号。

（三）鉴别诊断

若颈总动脉近膨大处内中膜厚度 >1.0mm，膨大处 >1.2mm，在排除了大动脉炎累及颈动脉者，一般可对本病做出定性诊断。若患者属病变较轻，可提示轻度颈动脉粥样硬化；若伴斑块形成，则可提示颈动脉粥样硬化伴斑块形成。虽然颈动脉硬化性闭塞症较易诊断，但在实际应用过程中，仍需注意以下方面：

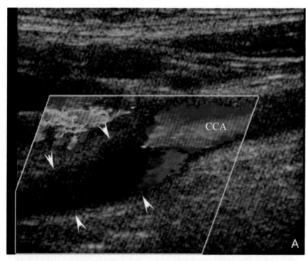

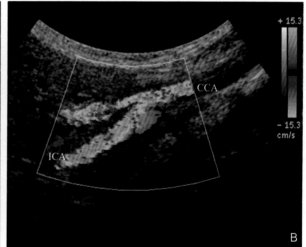

图 53-3-9 仪器使用不当可将正常颈内动脉误诊为闭塞

A 图为使用 10MHz 线阵探头颈总动脉血流信号能够满意显示，但位置较深的颈内动脉无明显血流信号 B 图为改用 3.5MHz 凸阵探头后，颈内动脉血流通畅

1. 颈动脉硬化性闭塞症与多发性大动脉炎累及颈总动脉者鉴别 参见本节"多发性大动脉炎"。

2. 颈内动脉与颈外动脉闭塞性疾病的鉴别 正常颈内动脉与颈外动脉比较好鉴别，但当有病变时，特别是其中一条血管闭塞、先天发育异常或外科手术后，均可对两者的辨别带来困难。颈内动脉与颈外动脉闭塞性疾病的鉴别，除了参考正常颈内动脉与颈外动脉的鉴别依据外（参见表53-2-1 和图 53-3-10），还应注意以下几方面：

（1）颈外动脉起始段分支较多，一般病变较轻，而颈内动脉颅外段一般无分支，一旦发生病变，

随着病程延长，可使颈内动脉颅外段全程闭塞。

（2）颈外动脉狭窄频谱阻力高，而颈内动脉狭窄频谱阻力相对较低。

（3）当颈总动脉闭塞或重度狭窄时，可引起同侧颈外动脉血液逆流入颈内动脉这一特殊表现，而一般不会引起颈内动脉血液逆流入颈外动脉。

（4）颈总动脉的血流频谱改变不同。因为2/3 的颈总动脉血流量供给颈内动脉，所以，当颈内动脉存在较严重的狭窄或闭塞时，同侧颈总动脉血流呈颈外动脉化血流，表现为高阻力甚至

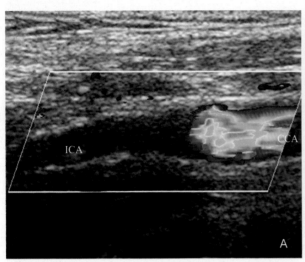
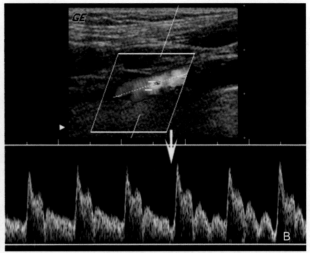

图 53-3-10　颞浅动脉拍击试验对颈内、外动脉闭塞的鉴别

A 图为彩色多普勒显示可疑闭塞的动脉为颈内动脉（ICA）　B 图为同侧颈总动脉（CCA）的另一分支行颞浅动脉拍击试验，依据频谱呈节律性变化（箭头右侧所指）可判断此动脉为颈外动脉，从而能够证实闭塞的动脉为颈内动脉

出现反向波，而当颈外动脉存在闭塞性病变时，同侧颈总动脉血流无此改变。

（5）如果远端动脉或其分支动脉呈现狭窄下游的频谱改变，则支持其相应的颈内动脉或颈外动脉存在狭窄或闭塞。

（四）临床意义

彩色多普勒超声可以清晰显示颈动脉管壁的结构，检出动脉粥样硬化斑块和血栓，鉴别软斑与硬斑，能够较准确地判断颈动脉狭窄的程度和范围，为临床预防和治疗方案的选择提供客观依据。它已成为颈动脉闭塞性疾病的首选检查方法，而且是颈动脉内膜剥脱术后的良好随访工具。

二、多发性大动脉炎

（一）病理特点

多发性大动脉炎是一种主要累及主动脉及其主要分支的慢性非特异性炎症，导致管腔节段性狭窄以致闭塞，并可继发血栓形成。其病因不明，临床表现复杂，故命名众多，如主动脉弓综合征、无脉症、特发性动脉炎、高安动脉炎等，而我国常称之为多发性大动脉炎。本病早期为动脉周围炎及动脉外膜炎，以后向血管的中层及内膜发展。后期全层血管壁遭受破坏，动脉壁的病变以纤维化为主。

（二）临床表现

患者早期可有乏力、消瘦、低热、食欲不振、关节肌肉酸痛、多汗等非特异性症状，临床易误诊。后期发生动脉狭窄，引起相应的动脉供血不足。按受累血管部位不同可分为 4 型：头臂型、胸腹主动脉型、肾动脉型和混合型。

（三）声像图表现

1. 主要发生于主动脉及其主要分支，病变最多发生在主动脉弓及其主要分支的起始处或近段，例如左锁骨下动脉、左颈总动脉及无名动脉；其次为腹主动脉及其分支起始处或近段，例如肾动脉、肠系膜上动脉和腹腔动脉等。偶尔，可见髂动脉和股动脉受累。

2. 受累动脉的声像图表现与病变程度相关，轻度者受累动脉外膜和 / 或中层增厚，内膜仍清晰可见（图 53-3-11），重度者累及全层动脉壁，致使动脉壁的三层结构消失（图 53-3-12）。这与动脉粥样硬化的表现完全不同。

3. 动脉壁增厚分为弥漫性与局限性两种，病变处与非病变处分界清晰。增厚的动脉壁呈均匀低或中强回声，纵切面为相对均匀性增厚，横切面为环形增厚。

4. 病变处常常无明显钙化，但有的年龄较大者可合并钙化斑块。

5. 病变严重者管腔内可继发血栓形成而导

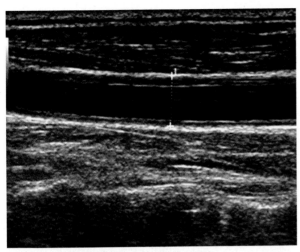

图 53-3-11　多发性大动脉炎累及颈总动脉（轻度病变）
颈总动脉壁弥漫性轻度增厚，"＋"处为动脉外壁

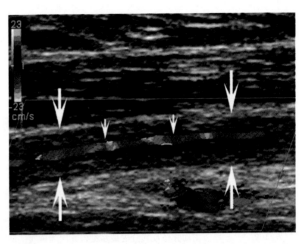

图 53-3-13　多发性大动脉炎导致颈总动脉狭窄（箭头所指）

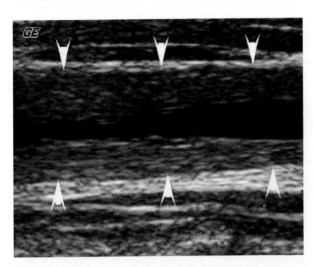

图 53-3-12　多发性大动脉炎累及颈总动脉（重度病变）
颈总动脉管壁弥漫性明显增厚（箭头所指），动脉壁三层结构消失

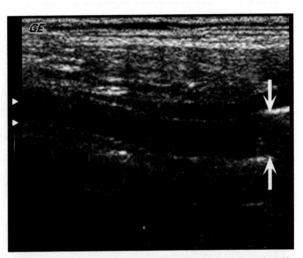

图 53-3-14　多发性大动脉炎导致椎动脉起始段闭塞（箭头所指）

致闭塞。

　　6. 受累动脉主要以狭窄或闭塞为主（图 53-3-13 和图 53-3-14），偶可并发动脉扩张、动脉瘤等（图 53-3-15）。

（四）鉴别诊断

　　1. **多发性大动脉炎与正常动脉的鉴别**　多发性大动脉炎的管壁轻微病变仅表现为外膜或中层增厚，而内膜无明显变化。为了避免漏诊，应注意以下几点：

　　（1）尽量使用较高频率的探头，聚焦移至靶目标处，并使图像局部放大。

　　（2）动脉壁轻微病变的发现主要依靠灰阶超

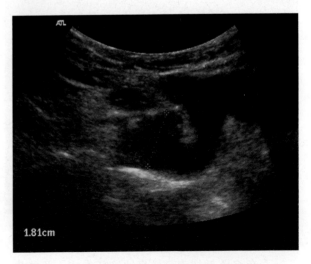

图 53-3-15　多发性大动脉炎导致锁骨下动脉瘤
右锁骨下动脉近心段管壁增厚，动脉外径约 1.8cm

声，彩色多普勒和频谱多普勒的价值有限。

（3）应注意观察动脉壁各层的细微改变，而不是仅仅观察动脉内膜的变化，尤其是位置深

在的动脉，如腹主动脉及其分支。

2. 多发性大动脉炎与动脉硬化性闭塞症的鉴别 详见表53-3-4和图53-3-16。

表53-3-4　多发性大动脉炎与动脉硬化闭塞症的鉴别要点

鉴别点	多发性大动脉炎	动脉硬化闭塞症
性别	女性多见	男性多见
发病年龄	青少年多见	中老年多见
实验室检查	常有血沉增快	常有血脂增高
相关疾病	结核病、风湿病、受累动脉缺血性表现	高血压病、糖尿病、冠心病
临床表现	有发热、肌肉酸痛等，除累及肾动脉外，一般无高血压	高血压和受累动脉缺血性表现
好发部位	主动脉弓及其分支最多见，其次为胸腹主动脉及其分支	腹主动脉、下肢动脉、颈动脉分叉处、冠状动脉，而锁骨下动脉受累相对较少
声像图表现	全层管壁弥漫性或局限性增厚，一般无钙化斑块，无病变管壁正常	广泛不规则狭窄和节段性闭塞，管壁多处可见钙化斑块

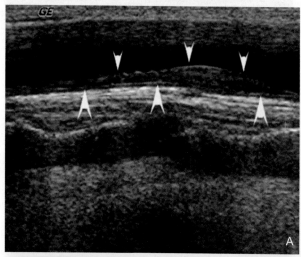

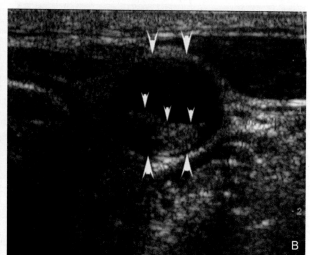

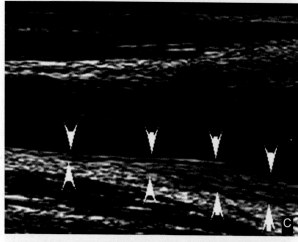

图53-3-16　大动脉炎性与动脉硬化性颈动脉管壁的声像图比较

A图为颈总动脉粥样硬化的纵切图像，大箭头指向动脉壁的三层结构，小箭头指向附着于内膜的斑块　B图为同一患者颈动脉的横切图像，大箭头指向动脉壁，小箭头指向附着于内膜的斑块　C图为大动脉炎颈总动脉纵切图像，上下箭头之间为从远心端至近心端渐进性增厚的动脉壁，向下的箭头指向内膜，大部分内膜清晰，部分内膜结构不清，向上的箭头指向动脉外膜，动脉外膜显示不清晰

（五）诊断评价

彩色多普勒超声可较好地诊断本病，并能与常见的动脉粥样硬化鉴别。彩色多普勒超声可观察受累动脉壁的结构改变，有无继发血栓和合并

动脉瘤，以及病变部位血液动力学改变，对狭窄部位、范围和程度的判断较为准确。但是，某些部位的动脉如左颈总动脉起始部、左锁骨下动脉起始部、胸主动脉及肾动脉等，均可由于骨骼遮

盖、肥胖及气体干扰而显示不满意，难以清晰显示受累动脉的管壁结构，有可能将这些部位的轻度狭窄遗漏。

虽然血管造影不能显示血管壁的结构和了解血流动力学变化，但迄今仍认为它是诊断多发性大动脉炎的重要检查方法，也是手术的重要依据，因为它可以清晰地显示所有受累动脉病变的部位、程度和范围。

本病早期仅表现为乏力、低热、关节肌肉酸痛等非特异性症状，临床易误诊。待后期出现动脉狭窄，才出现特征性的临床表现，但已属较严重的病例。由于彩色多普勒超声具有方便、准确、无损伤等优点，因而对本病早期协助诊断具有重要的意义，也是本病疗效评价和随访的重要工具。

三、颈动脉扭曲

在颈部动脉中，最常发生弯曲、盘绕和扭结的是颈总动脉、颈内动脉和椎动脉起始段。颈动脉扭曲是指颈动脉的过度弯曲，经常呈"S"或"C"字形态。少数情况下，颈动脉频繁地弯曲，扭曲的动脉形成锐角，称之为扭结。临床上颈动脉扭曲可表现为搏动性肿物。

（一）声像图表现

1. 二维声像图表现 扭曲处的颈动脉多呈"S"或"C"字形态，或呈90°直角弯曲状，少数可盘绕呈一圈或频繁地弯曲而形成扭结（图53-3-17）。扭曲处或其他部位的颈动脉可合并动脉粥样硬化，如

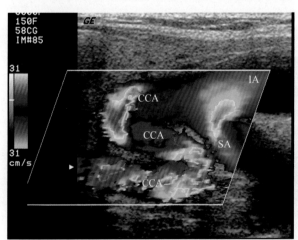

图53-3-17　颈总动脉扭曲的彩色血流图
扭曲的颈总动脉呈"S"形（CCA-颈总动脉　IA-无名动脉　SA-锁骨下动脉）

表现为内中膜增厚、内膜毛糙、内壁附着斑块等。

2. 彩色多普勒及频谱多普勒表现 颈动脉弯曲处由于血流方向发生改变，形成涡流而呈现杂色血流。严重的颈动脉扭曲如扭结可合并动脉狭窄，表现为血流紊乱程度加重，血流信号充盈缺损，血流速度加快，频谱充填；如合并闭塞，则闭塞段管腔内无血流信号。

（二）诊断评价

彩色多普勒超声很容易诊断颈动脉扭曲，判断扭曲动脉的形态和程度，以及有否合并动脉硬化、狭窄或闭塞等。但须注意扭曲处动脉血流速度可以加快，如不合并狭窄，则管腔内无血流信号充盈缺损。临床上颈动脉扭曲患者常以颈部搏动性肿物就诊。彩色多普勒超声很容易将其与颈动脉瘤、颈动脉体瘤和其他颈部肿物相鉴别，是本病首选和可靠的检查方法。

四、颈动脉瘤

颈动脉瘤（carotid artery aneurysm）是指颈总动脉、颈内动脉颅外段和颈外动脉及其分支的动脉瘤。这类动脉瘤较少见，占周围动脉瘤的2%。常见病因是动脉粥样硬化、创伤和感染；先天性及中层囊性变较少见；极少数是由于医源性（如颈动脉内膜剥脱术、颈动脉切开或自体静脉补片术后）引起。颈动脉瘤的主要症状是在颈部有一膨胀性、搏动性肿块，动脉瘤增大可产生压迫症状，如声音嘶哑、进食呛咳、呼吸困难、Horner综合征。动脉瘤腔内血栓形成，导致颈动脉栓塞或脑动脉栓塞，引起脑组织供血不足，出现头晕、头痛等症状。检查时，颈部可扪及膨胀性、搏动性肿块，有时可闻及收缩期杂音，如压迫颈根部颈总动脉，动脉瘤的搏动可减弱或消失。通常，将颈动脉瘤分为3类：真性、假性和夹层动脉瘤，详细介绍参见本章第四节。

五、颈动脉体瘤

正常颈动脉体是一个细小的卵圆形或不规则形的粉红色组织，平均体积为6mm×4mm×2mm，位于颈总动脉分叉处的外鞘内。颈动脉体的血供主要来自颈外动脉。颈动脉体瘤（carotid body tumor）根据它的形态分为2

种；一种是局限型，肿瘤位于颈总动脉分叉的外鞘内；另一种是包裹型，较多见，肿瘤位于颈总动脉分叉处，围绕颈总、颈内及颈外动脉生长。肿瘤大多无明显包膜，质地中等，不硬，呈红褐色。有丰富滋养血管。文献报道本病恶性发病率大约6%。颈动脉体瘤一般无家族史，但双侧颈动脉体瘤大多有家族史。

多数肿瘤质地中等不硬，表面光滑，海绵感或分叶感。少数质地坚硬。有些肿瘤可扪及搏动，少数有震颤和杂音。除颈部肿块外，大多无其他症状，少数病人有晕厥、耳鸣、视力模糊等脑组织血供障碍的表现。当肿瘤增大时可累及第Ⅸ、Ⅹ、Ⅺ、Ⅻ对脑神经，引起吞咽困难、声音嘶哑、霍纳（Horner）综合征等。少数病例还合并有颈动脉窦综合征。压迫颈动脉体引起颈动脉窦综合征是一种过敏性反应，由于心脏功能受抑制，患者可突然发生心跳缓慢，血压下降，导致脑缺血、缺氧而出现昏厥症状。

（一）声像图表现

肿瘤位于下颌角下方，胸锁乳突肌内侧的深部，恰在颈总动脉分叉处。多表现为实性低回声，边界清晰，边缘规则或呈分叶状。肿物小者仅2cm，大者可达20cm。肿瘤较小时，多位于颈总动脉分叉处的外鞘内，可使颈内动脉与颈外动脉的间距拉大。肿物较大时，常围绕颈总动脉、颈内动脉与颈外动脉生长，将这些血管包裹。当用手推挤时，可观察到肿瘤在垂直方向活动受限，但常可向侧方推动。

肿物内部可探及较丰富的动脉与静脉血流信号，并可见颈外动脉的分支直接进入肿瘤内部，血流频谱为低阻型或高阻型（图53-3-18和图53-3-19）。彩色多普勒超声可清晰地显示肿瘤与颈动脉的关系。由于肿瘤的挤压，颈内动脉与颈外

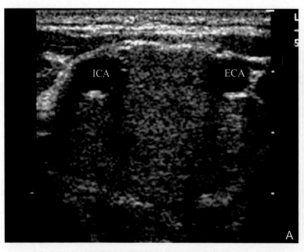
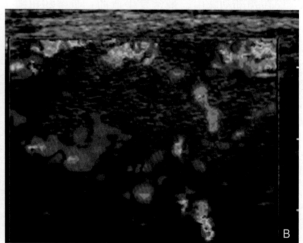

图53-3-18　右侧颈动脉体瘤
A图显示瘤体包裹颈内动脉（ICA）和颈外动脉（ECA）　B图显示瘤体内见丰富的血流信号

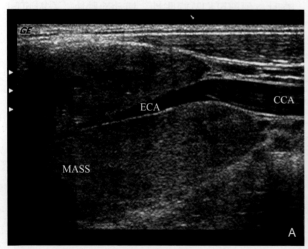
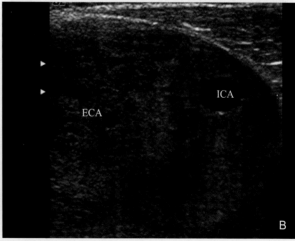

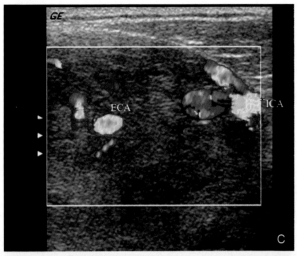

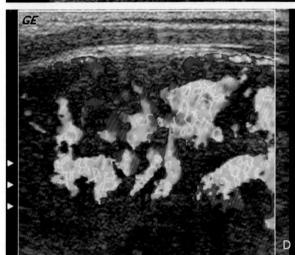

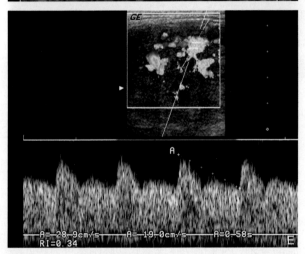

图 53-3-19 左侧颈动脉体瘤

A 图为长轴切面显示肿瘤包绕颈外动脉 B 图为短轴切面显示肿瘤包绕颈内动脉和颈外动脉 C 图为彩色多普勒显示颈内动脉和颈外动脉被包绕在肿瘤内 D 图为彩色多普勒显示瘤体内丰富的血流信号 E 图为脉冲多普勒于瘤体内探及低阻型动脉血流频谱（CCA-颈总动脉 ECA-颈外动脉 ICA-颈内动脉 MASS-颈动脉体瘤）

动脉可明显向外移位或受压，较大的肿瘤可部分甚至完全包裹颈内动脉与颈外动脉。肿瘤一般不侵犯动脉内膜与中层，管腔无明显狭窄，少数可由于肿瘤的挤压、包裹或侵犯造成颈动脉狭窄甚至闭塞，呈现相应的彩色多普勒超声表现。

（二）鉴别诊断

颈动脉体瘤主要应与颈交感神经鞘瘤、颈神经鞘瘤、颈神经纤维瘤和颈动脉瘤相鉴别，其次应与颈部其他肿物如鳃裂囊肿、腮腺肿瘤等鉴别。

1.颈动脉体瘤与颈交感神经鞘瘤、颈神经鞘瘤、颈神经纤维瘤的鉴别 后者均为实质性肿物，边界光滑，位于颈总动脉后方，将颈内、颈外动脉推向前方，与颈动脉分叉无黏附关系，一般不包裹颈动脉。

2.颈动脉体瘤与颈动脉瘤的鉴别 后者为颈动脉局限性扩张或动脉旁有一囊实性肿物，瘤体内可见血栓回声并充满紊乱的血流信号，与颈动脉体瘤很好鉴别。

3.颈动脉体瘤与鳃裂囊肿、腮腺肿瘤的鉴别 鳃裂囊肿为一无回声囊性肿物，腮腺肿瘤位于耳下的腮腺内，一般两者均与颈动脉无密切关系。

六、椎动脉闭塞性疾病

大多数由于动脉粥样硬化或多发性大动脉炎所致，好发部位为椎动脉起始部。狭窄可导致椎-基底动脉供血不足症状。

（一）声像图表现

1.二维声像图表现 显示椎动脉管壁增厚，内膜毛糙，可伴有斑块形成。

2.彩色多普勒及频谱多普勒表现 动脉管腔明显狭窄，同时可见狭窄处血流束变细，血流紊乱，脉冲多普勒频谱峰值血流速度局限性加快，频带增宽。完全闭塞则闭塞段管腔内无血流信号（图 53-3-20）。狭窄或闭塞远端椎动脉呈狭窄下游频谱改变。对侧椎动脉可呈代偿性改变，表现为内径增宽、血流速度加快和血流量增加。

（二）鉴别诊断

1.椎动脉狭窄与椎动脉不对称的鉴别 双侧

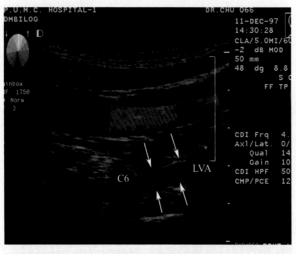

图 53-3-20 左椎动脉闭塞
闭塞的椎动脉管腔内无血流信号（箭头所指）（C6-第 6 颈椎 LVA-左椎动脉）

椎动脉的粗细不对称很常见，大约 80%的受检者左侧椎动脉内径大于右侧椎动脉。一般情况下，双侧椎动脉的粗细差异无临床意义。但当一侧椎动脉很细小（内径＜2mm），可引起椎-基底动脉供血不足。椎动脉发育不全表现为管腔普遍细小，但血流充盈满意，频谱形态正常，对侧椎动脉可增宽（图 53-3-21）。而椎动脉狭窄表现为某段管腔血流束变细，血流速度突然加快。应该说两者较容易鉴别。

2. 椎动脉完全闭塞与椎动脉缺如的鉴别 前者二维超声仍然可见椎动脉管壁，而后者在椎静脉后方不能发现椎动脉样结构。有时两者难以鉴别。诊断椎动脉缺如尚需排除椎动脉走行变异。

3. 椎动脉起始部狭窄与锁骨下动脉狭窄的鉴别 对于单独的椎动脉起始部狭窄与锁骨下动脉

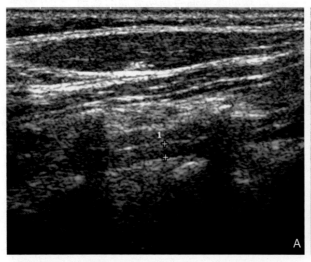
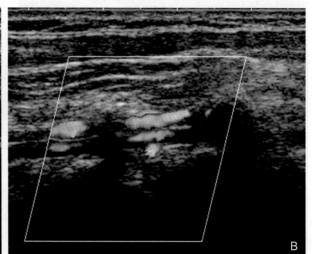

图 53-3-21 双侧椎动脉不对称
A 图显示右椎动脉细小，内径仅为 1.9mm B 图显示右椎动脉管腔内血流束明显变细

椎动脉开口后狭窄的鉴别，仅依据在椎动脉远端或上肢动脉分别探及狭窄下游血流频谱，两者比较容易鉴别。而对于锁骨下动脉椎动脉开口前的狭窄，同侧远端椎动脉和上肢动脉同时呈现狭窄下游的频谱改变。如在自然状态下或行束臂试验时，同侧椎动脉出现逆向血流，则支持锁骨下动脉椎动脉开口前的狭窄。但锁骨下动脉椎动脉开口前狭窄所致射流，可同时引起同侧椎动脉起始段血流紊乱和血流速度加快，此时，判断是否合并椎动脉起始段狭窄存在一定困难。

4. 锁骨下动脉、颈动脉和对侧椎动脉闭塞性疾病与椎动脉狭窄的鉴别 它们均可引起椎动脉

血流速度代偿性升高，但锁骨下动脉、颈动脉和对侧椎动脉闭塞性疾病为整条椎动脉血流速度均升高，而椎动脉狭窄为狭窄处血流速度突然加快，且其远端呈狭窄后的紊乱血流。

5. 椎动脉血流速度降低与椎动脉狭窄下游血流的鉴别 远端椎动脉或基底动脉闭塞可引起近端椎动脉血流速度减低，但多普勒频谱收缩期上升陡直，而椎动脉狭窄下游的频谱表现为收缩期上升倾斜，两者可以鉴别。另外，严重心功能不全也可导致椎动脉血流速度减低，甚至呈现类似狭窄下游的频谱改变，但这种改变一般都是双侧的，而椎动脉狭窄引起的狭窄下游频谱改变一般为单侧。

（三）临床意义

1. 颈部椎动脉的双功能超声探测成功率很高，国外作者报道为93%～100%。彩色多普勒超声有较多的优越性，可进一步提高椎动脉的探测成功率。尽管患者肥胖、颈椎横突、锁骨的遮盖及椎动脉走行弯曲等因素均可影响某段椎动脉的清晰显示，但对椎动脉闭塞性疾病的诊断影响较小。

2. 采用双功能超声诊断内径减少≥50%的椎动脉狭窄，国外作者报道敏感性为73%～76%，特异性为94%～97%，阳性预测值为80%～87%，阴性预测值为92%～94%；椎动脉闭塞的诊断敏感性为87%～93%。目前，彩色多普勒超声提高了椎动脉闭塞性疾病的诊断效率。

3. 由于双侧椎动脉汇合成基底动脉这一特殊的解剖关系，因此，当椎动脉有闭塞性病变时，很容易产生侧支循环。彩色多普勒超声不仅可以诊断椎动脉狭窄或闭塞，还可以了解其侧支循环情况和同时评价颈动脉情况，为临床治疗方案的选择提供重要依据。

七、颈部动脉变异

（一）颈动脉变异

右侧颈总动脉可以作为单独的一支直接起始于主动脉弓。左颈总动脉可起源于无名动脉，若头臂干缺如，双侧颈总动脉可共干后起源于主动脉弓。

颈总动脉通常在第C3～C4平面分为颈内、外动脉，但分叉处的变异也可出现，最高达C1～C2平面，横切扫查在颈部未能探及分叉部；最低在T1～T2平面，个别情况下颈总动脉也可缺如，而颈内、外动脉直接起源于主动脉弓。有的患者可出现一侧颈动脉发育细小。

（二）椎动脉变异

椎动脉最常见的起始异常中，有左椎动脉直接起始于主动脉弓。较罕见的有椎动脉起源于颈总动脉或无名动脉。

大多数人椎动脉在C7横突的前方进入C6横

突孔，少数人可经C5或C7横突孔进入，更罕见的是在C4水平进入横突孔。这种高位入颈椎横突孔者，超声显示椎动脉近段走行表浅（图53-3-22）。

多数人双侧椎动脉粗细不对称，少数人一侧椎动脉明显发育不全，常位于右侧。也可有一条椎动脉先天缺如。

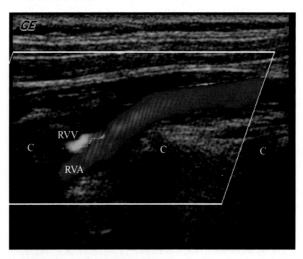

图53-3-22 椎动脉走行变异
右椎动脉走行表浅，位于右椎静脉的后方（RVA-右椎动脉 RVV-右椎静脉 C-颈椎横突）

第4节
四肢静脉疾病

一、四肢浅静脉血栓形成

常发生于静脉输液的部位，是由于输入的药物或静脉腔内放置的导管本身所致。也常见于浅静脉曲张患者膝以下的大隐静脉。虽然浅静脉血栓形成极少发展导致深静脉血栓形成，但深静脉血栓形成经常累及浅静脉。与深静脉血栓形成不同，四肢浅静脉血栓形成具有明显的体征，可触及一条索状、硬化及有触痛的皮下静脉，可伴有局部红斑。单纯的四肢浅静脉血栓形成通常只是一种良性的自限性疾病。超声能很好地诊断本病，表现为一条状的低或中强回声，但需使用高频探头，仔细与周围肌肉、脂肪组织鉴别。

二、四肢深静脉血栓形成

四肢深静脉血栓形成（deep vein thrombosis，

DVT）是一种比较常见的疾病，以下肢多见。下肢深静脉血栓形成可分为小腿静脉血栓形成（包括小腿肌肉静脉丛血栓形成）、股静脉-腘静脉血栓形成和髂静脉血栓形成。它们都可以逆行和/或顺行蔓延而累及整个下肢深静脉。常见的上肢深静脉血栓形成是腋静脉-锁骨下静脉血栓形成。

（一）病因

1. 静脉血流迟缓 常见于外科手术后长期卧床休息、下肢石膏固定的患者。

2. 静脉损伤 化学药物、机械性或感染性损伤导致静脉壁破坏。

3. 血液高凝状态 各种大型手术、严重脱水、严重感染及晚期肿瘤等增强血液的凝固性，为血栓形成创造了条件。

（二）临床表现

1. 血栓水平以下的肢体持续地肿胀，站立时加重。

2. 疼痛和压痛，皮温升高。

3. 浅静脉曲张。

4. 血栓脱落可导致肺栓塞。有70%～90%肺栓塞的栓子来源于下肢深静脉血栓形成，故下肢深静脉血栓形成的正确诊断非常重要。

（三）四肢静脉血栓不同阶段的声像图表现

1. 急性血栓 指两周以内的血栓。

（1）血栓形成后几小时到几天之内表现为无回声，一周后回声逐渐增强呈低回声，边界平整（图53-4-1至图53-4-4）。

（2）血栓处静脉管径明显扩张，管腔不能被压瘪。

（3）血栓可自由漂动或随肢体挤压而漂动。

（4）血栓段静脉内完全无血流信号或探及少量血流信号。

（5）当血栓使静脉完全闭塞时，血栓近端静脉血流信号增强消失或减弱，而血栓远端静脉频谱变为连续性，失去期相性及乏氏动作反应减弱甚至消失。

2. 亚急性血栓 指数周以后的血栓。

（1）血栓回声较急性阶段增强。

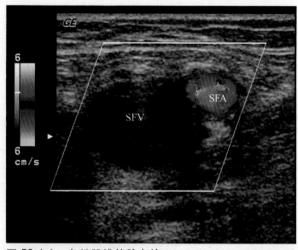

图53-4-1 急性股浅静脉血栓

股浅静脉（SFV）明显扩张，管腔内充满低回声，无明显血流信号（SFA-股浅动脉）

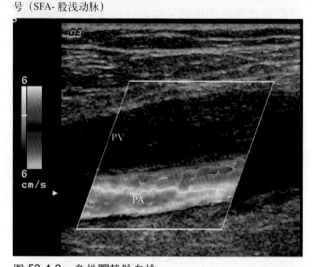

图53-4-2 急性腘静脉血栓

腘静脉（PV）管腔内充满低回声，无明显血流信号（PA-腘动脉）

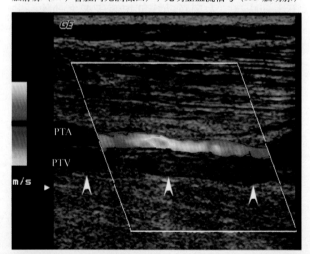

图53-4-3 急性胫后静脉血栓

胫后动脉（PTA）后方的胫后静脉（PTV）管腔充满低回声（箭头所指），无明显血流信号

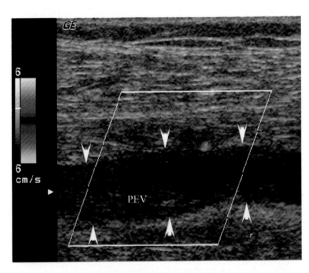

图 53-4-4　急性腓静脉血栓
腓静脉（PEV）管腔内充满低回声，无明显血流信号（箭头所指）

（2）血栓逐渐溶解和收缩，导致血栓变小且固定，静脉管径也随之变为正常大小。

（3）血栓处静脉管腔不能被压瘪。

（4）由于血栓的再通，静脉腔内血流信号逐渐增多。

3.慢性血栓　指数月到数年的血栓。

（1）血栓变为中强回声甚至为强回声，边界不规则（图 53-4-5）。病程很长的血栓机化后可表现类似动脉粥样硬化的斑块回声（图 53-4-6）。

（2）血栓机化导致血栓与静脉壁混成一体，部分病例可能由于静脉结构紊乱而无法被超声辨认。

（3）静脉内径比正常小，内壁毛糙、增厚。

（4）根据静脉血栓再通程度不同，血流信号的充盈程度不一。部分再通者，静脉腔内可见部分血流信号；完全再通者，静脉腔内基本充满血流信号。

（5）瓣膜增厚、扭曲，活动僵硬或固定；继发瓣膜功能不全。

（6）血栓的静脉周围可见侧支血管。

（四）四肢静脉血栓的超声诊断标准及判断注意事项

1.四肢静脉血栓的超声诊断标准　详见表 53-4-1。

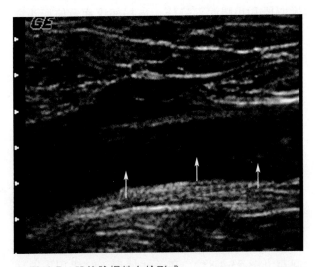

图 53-4-5　股静脉慢性血栓形成

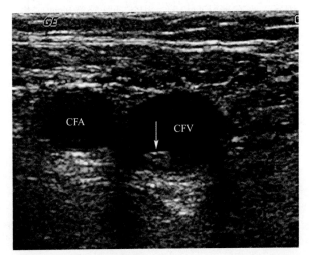

图 53-4-6　股总静脉慢性血栓形成
箭头所指为类似动脉粥样硬化斑块（CFA- 股总动脉 CFV- 股总静脉）

表 53-4-1　四肢静脉血栓的超声诊断标准

主要诊断标准	次要诊断标准
管腔不能被压瘪	乏氏动作时静脉内径增加小于 10%
管腔内实性回声	静脉内径增宽或缩小
管腔内血流信号充盈缺损	瓣膜改变（增厚、活动僵硬或固定）
血流频谱失去期相性改变	静脉周围侧支循环形成
乏氏反应消失或减弱	
挤压远端肢体血流增强消失或减弱	

前3项主要诊断标准是诊断四肢静脉血栓最为重要的直接征象，具有重要的临床诊断价值；后3项主要诊断标准是依据频谱多普勒的变化来间接推断是否存在静脉梗阻，根据双侧下肢静脉血流频谱的对比观察，可提高诊断准确性。其缺点是不能区分静脉梗阻的病因（如静脉血栓或外压性梗阻）；可能遗漏静脉部分阻塞；明显受侧支循环的影响；不能准确判断血栓的范围甚至血栓的具体部位。其优点是对一些不能被超声直接显示的静脉段开放情况的评价尤为有用，诸如手术、过度肥胖或水肿使髂静脉或小腿深静脉显示不清，无法使用前3项主要诊断标准时，可利用这些诊断标准来评价这些静脉的开放情况。

2. 四肢静脉血栓超声诊断标准的注意事项

（1）管腔不能被压瘪。压迫试验是依据静脉管腔能否被压瘪来判断有无血栓，是诊断四肢静脉血栓的快捷而可靠的方法。在使用压迫试验来判断四肢静脉血栓时，需注意以下方面。

①探头施压力量适当。通常，当相邻动脉轻微地被压瘪时，其伴随的正常静脉应完全被压瘪。相反，当有静脉血栓时，相邻动脉轻微地被压瘪，而伴随静脉不能被压瘪。所以，应温柔地加压探头至相邻动脉轻微地被压瘪即可；否则，用力过度可导致血栓脱落，导致肺栓塞。

②静脉腔被压瘪程度的观察。间断地或持续地向探头加压横切扫查，观察静脉腔是完全还是部分被压瘪。静脉腔被压瘪程度的判定主要依据压迫静脉壁距离的变化。若探头加压后管腔消失，近侧和远侧静脉壁完全相贴，则认为无静脉血栓；否则，认为存在静脉血栓。有时尽管位置深在的静脉显示不是很清晰，但依据静脉壁或其周围组织回声强于管腔内血液或血栓回声，常常能在二维超声上满意地判断静脉腔被压瘪的程度，从而作出或排除静脉血栓的诊断（图53-4-7）。如果静脉壁观察不甚满意，可嘱患者站立位检查，因为站立状态下静脉膨胀，有利于静脉壁的显示和识别。

③压迫试验的诊断效果。压迫试验对股总静脉、股浅静脉近心段、中段和腘静脉血栓几乎可获得100%的诊断正确率。但必须注意，一些特殊部位的静脉，如髂静脉、股浅静脉远心段和小腿深部静脉，可由于静脉腔被压瘪的效果不好或

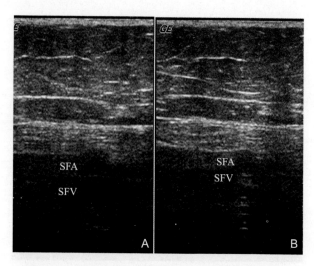

图53-4-7　正常股浅静脉远心段压迫前后管腔的变化

A 图显示压迫前股浅动脉（SFA）和股浅静脉（SFV）管腔存在
B 图显示压迫后股浅静脉管腔消失，股浅动脉管腔存在

对静脉腔被压瘪程度的观察不甚满意而造成错误诊断。有时，压迫试验可将增厚的静脉壁误认为血栓。假阴性的原因为：过度肥胖或肢体肿胀明显者静脉位置较深时，可对静脉腔被压瘪程度的观察不甚满意；肌肉收缩产生的抵抗（股浅静脉远心段和小腿深部静脉）或局部疼痛致使探头施加力量不够，可导致静脉腔被压瘪的效果不好；骨骼的遮挡（锁骨下静脉）或肠道气体干扰（髂静脉）。

（2）管腔内实性回声。是诊断静脉血栓的又一可靠指标。若超声能清晰显示并判断静脉内实性回声为血栓所致，则可明确诊断静脉血栓。除了静脉腔内实性低回声偶尔由癌栓引起，绝大多数为血栓所致。短期内形成的新鲜血栓可表现为无回声，此时依据管腔内实性回声来判断血栓会导致误诊；相反，当管腔内血液流动缓慢或使用较高频率探头时，血液可表现为云雾状似血栓样回声（图53-4-8）。在这些情况下，采用压迫试验可很好地鉴别有无血栓。而且，血栓一般不移动，仅新鲜血栓可随肢体挤压而漂动。另外，此诊断标准的另一不足是对图像质量不佳的静脉（如髂静脉、股浅静脉远心段和小腿深部静脉）血栓的诊断价值有限，此时，彩色多普勒和脉冲多普勒检查有助于诊断。

（3）管腔内血流信号充盈缺损。在实际操作中，彩色多普勒受诸多因素的影响，采用管腔内血流信号的充盈情况来诊断静脉血栓应慎重。常

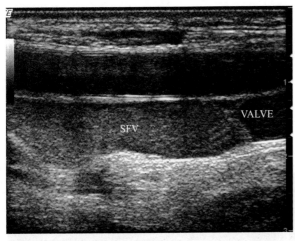

图 53-4-8 股浅静脉内血液流动缓慢所致云雾状回声
（SFV- 股浅静脉 VALVE- 瓣膜）

见的诊断错误见于以下情况：

①位置较深的静脉由于探头频率过高而使管腔内无血流信号或充盈不佳。

②仪器质量不佳或仪器调节不当，导致正常静脉内血流信号充盈不佳。

③血流信号外溢遗漏小的静脉血栓。尽管借助静脉管腔内血流信号充盈情况来诊断静脉血栓受上述因素的影响，不如压迫试验那样自信地建立诊断，但只要能很好地避免这些诊断错误，仍具有重要的临床诊断价值。对于压迫试验观察受限的静脉段（如髂总静脉、股浅静脉远心段和小腿深部静脉），应常规观察管腔内血流信号的充盈情况。如果管腔内血流信号充盈不满意，应进一步挤压远端肢体使被检静脉段血流加速而产生血流信号来鉴别有无血栓。另外，根据血流信号的观察有助于完全性与不完全性阻塞的鉴别。

④血流频谱失去期相性改变。与健侧肢体进行对比，若能证实患肢血流频谱失去期相性改变，可以提示其近心端静脉存在梗阻（图 53-4-9）。

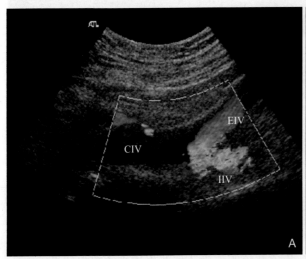
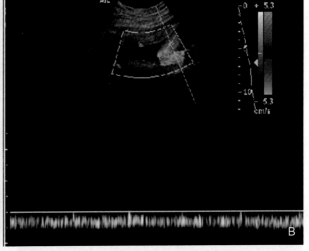

图 53-4-9 髂总静脉血栓
A 图显示髂总静脉（CIV）管腔内充满实性低回声，管腔内无明显血流信号 B 图显示髂外静脉血流频谱平坦，完全失去期相性改变
（EIV- 髂外静脉；IIV- 髂内静脉）

⑤乏氏反应消失或减弱。当检查处近心段静脉存在梗阻时，乏氏动作时无明显血流中断，仍为持续前向血流，称为乏氏反应消失或减弱。乏氏反应用于判断从检查部位至胸腔静脉系统的开放情况。

⑥挤压远端肢体血流增强消失或减弱。挤压远端肢体后，正常四肢静脉呈现血流信号增强或血流速度加快，可以证实检查部位与肢体压迫处之间的静脉段是开放的。若挤压远端肢体后，血流速度无明显加快，则提示存在静脉梗阻。

（五）小腿肌肉静脉丛血栓形成

本病大多数是原发性，常发生于手术后或卧床期间，好发于腓肠肌和比目鱼肌小静脉丛内。原发于小腿肌肉静脉丛的血栓形成，不会影响血液回流，且范围较小，激发的炎症反应程度较轻，所以临床症状不明显。临床表现包括小腿饱满、紧韧感、压痛、踝关节肿胀及 Homans 征阳性（即足急剧背屈使腓肠肌和比目鱼肌迅速伸长，从而激发血栓所致的炎症性疼痛）。根据文献报道，多数血栓可自行消溶或转为机化，少数病例血栓可不断蔓延累及静脉主干，甚至沿腘静脉一直扩展到同侧髂静脉，血栓脱落还可导致肺栓塞。有关本病是否需抗凝治疗存在争议。

虽然超声不常规检查小腿肌肉静脉丛，但当临床怀疑本病或具有上述症状时，应该检查这些部位。患者取俯卧位，从小腿后方纵切和横切小腿肌肉，寻找有无条状或串珠样低回声（图53-4-10），注意与胫腓静脉血栓、外伤后血肿、贝克囊肿（膝关节积液外流入小腿组织间隙）进行鉴别（图53-4-11）。

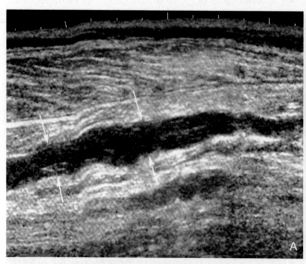
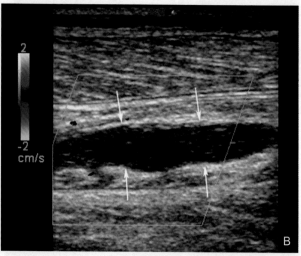

图53-4-10 小腿肌肉静脉丛血栓形成

A 图显示小腿肌间隙静脉呈条索状扩张，其内充满实性低回声（箭头所指） B 图为彩色多普勒显示其内无明显血流信号（箭头所指）

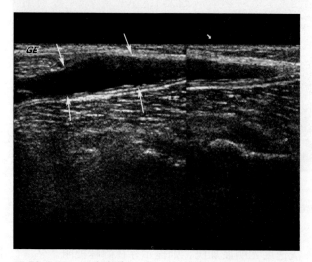

图53-4-11 贝克囊肿

位于小腿后外侧的贝克囊肿，呈梭形无回声，边界清晰（箭头所指）

（六）股静脉-腘静脉血栓形成

股静脉-腘静脉血栓形成具有典型的临床表现，根据上述诊断标准能很好地诊断。

（七）髂静脉血栓形成

由于肠道气体、肥胖、位置深在的影响，超声清晰显示髂静脉有一定难度。文献报道至少50%的受检者髂静脉的超声显像质量不佳。尽管如此，仍应设法使用压迫试验、观察管腔内实性回声和血流信号充盈情况（挤压大腿引起血流信号增强）来判断有无血栓（图53-4-12）。如使用这些诊断标准不能获得满意的观察结果，对比分析双侧髂外静脉或股总静脉的血流频谱的期相性改变和乏氏反应，来推断其近心端髂静脉有无梗阻。如果仅单侧股总静脉的血流频谱出现异常改变，提示同侧髂静脉存在梗阻。如果双侧股总静脉的血流频谱都出现异常改变，则应考虑双侧髂静脉和/或下腔静脉存在梗阻。

（八）腋静脉-锁骨下静脉血栓形成

肿瘤、纵隔纤维化和创伤是上腔静脉和无名静脉血栓形成的常见原因，继而导致腋静脉-锁骨下静脉血栓形成。然而，这些静脉的血栓形成

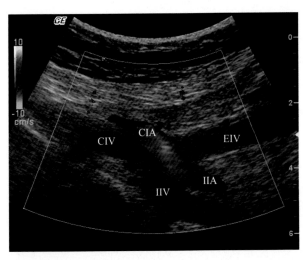

图 53-4-12　左髂静脉血栓形成

左侧髂总静脉、髂内静脉和髂外静脉内充满实性低回声，其内无明显血流信号（箭头所指）（CIA- 髂总动脉　CIV- 髂总静脉　IIA- 髂内动脉　IIV- 髂内静脉　EIV- 髂外静脉）

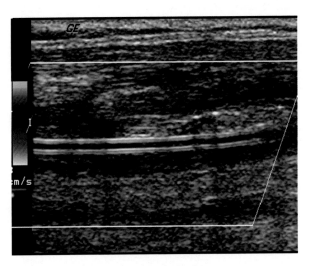

图 53-4-14　静脉插管所致腋静脉血栓

静脉内导管呈条形强回声，其内无明显血流信号，其外周被血栓所包绕

多源于中心的心血管监测、静脉高营养、血液透析或化学治疗的导管。用力或牵拉后发生的腋静脉或锁骨下静脉血栓形成被称为"用力性血栓形成"（effort thrombosis）。这种血栓形成发生在中轻年健康个体的优势上肢。通常在用力后立即发生，但起病可能在数小时之后。

锁骨下静脉远心段和腋静脉可有效地利用主要诊断标准来进行诊断（图 53-4-13 和图 53-4-14）。但是，由于锁骨下静脉近心段、中段和无名静脉常常不能有效的应用压迫试验，故多普勒超声对这些静脉血栓的评价起着更为重要的作用。慢性血栓回声增强，与周围组织回声相似，导致灰阶超声不易辨别栓塞的静脉。正常腋静脉、锁骨下静脉和颈内静脉较下肢深静脉具有更明显的波动波形。这样，双侧对比分析这些静脉波形的变化可较好地推断有无同侧锁骨下静脉或无名静脉的梗阻。另外，周围侧支血管也有助于提示静脉梗阻。

（九）四肢静脉血栓的鉴别诊断

1. 急性四肢静脉血栓与慢性四肢静脉血栓的鉴别　详见表 53-4-2。

2. 将正常四肢静脉误认为静脉血栓　由于仪器调节不当、图像质量差、静脉被压瘪的效果不好以及缺乏自发性血流信号等原因造成，见于髂静脉、收肌管裂孔处股浅静脉、腘静脉以及小腿深部静脉。

3. 四肢静脉血栓与外压性静脉狭窄的鉴别　手术后、肿瘤压迫、左髂总静脉受压综合征及胸

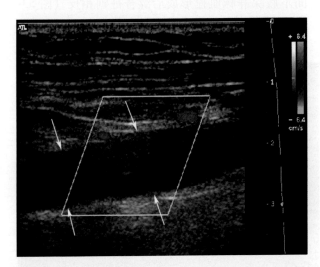

图 53-4-13　急性腋静脉血栓

腋静脉明显扩张，管腔内充满低回声（箭头所指）

表 53-4-2　急性与慢性四肢静脉血栓的鉴别要点

鉴别点	急性四肢静脉血栓	慢性四肢静脉血栓
血栓回声	无或低回声，均匀	中强回声，不均匀
血栓边界	平整	不规则
血栓漂浮征	可有	无
管壁黏附性	弱	强
血流信号	无或少量	再通后较多
静脉管径	扩张	缩小
静脉内壁	平整	不规则

廓出口综合征等均可导致静脉回流障碍而引起肢体肿胀。虽然两者临床表现有相似之处，但治疗方法却截然不同。必须注意，外压性静脉狭窄与血栓引起的静脉回流受阻所引起的远心段静脉血流频谱具有类似改变。采用灰阶超声观察梗阻处静脉及其周围结构是正确鉴别的关键。

4. 四肢静脉血栓与静脉血流缓慢的鉴别 当静脉管腔内血液流动缓慢或使用较高频率探头时，血液可表现为云雾状似血栓样回声，采用压迫试验可很好地鉴别。而且，血栓一般不移动，仅新鲜血栓可随肢体挤压而漂动。

5. 四肢静脉血栓与四肢淋巴水肿的鉴别 淋巴水肿是指淋巴液流通受阻或淋巴液反流所引起的浅层组织内体液积聚及继而产生的纤维增生、脂肪硬化、筋膜增厚及整个患肢变粗的病理状态。早期淋巴水肿与四肢静脉血栓形成的临床表现有相似之处，应注意鉴别。晚期淋巴水肿的临床表现比较特别，表现为患肢极度增粗与典型的橡皮样改变，与四肢静脉血栓较易鉴别。两者鉴别的关键是静脉血流的通畅与否。

6. 四肢静脉血栓与动脉血栓形成的鉴别 详见表53-4-3。

表53-4-3　四肢静脉血栓与动脉血栓形成的鉴别

鉴别点	四肢静脉血栓	四肢动脉血栓
连接关系	与静脉相连	与动脉相连
血栓位置	静脉内	动脉内
血流频谱	静脉频谱	动脉频谱，远端血流频谱为狭窄下游改变
血管壁	无三层结构、无钙化斑块	三层结构、钙化斑块
临床表现	肢体水肿、皮温升高、脉搏存在	肢体瘪缩、皮温降低、脉搏消失

三、下肢深静脉瓣膜功能不全

下肢深静脉瓣膜功能不全（deep venous valvular incompetence）分为原发性与继发性两类。前者病因尚未完全阐明，可能与胚胎发育缺陷及瓣膜结构变性等因素有关；后者是继发血栓形成后的后遗症，故又称下肢深静脉血栓形成后综合征（postphlebitic syndrome）。两者的临床表现均为下肢深静脉功能不全所引起的一系列症状，包括下肢胀痛、肿胀、浅静脉曲张、足靴区皮肤出现营养性变化、色素沉着、湿疹和溃疡。

（一）声像图表现

1. 原发性下肢深静脉瓣膜功能不全表现为静脉内膜光滑、不增厚，管腔内无实性回声，探头加压后管腔能被压瘪以及瓣膜纤细、活动良好；而下肢深静脉血栓形成后综合征则相反（图53-4-15）。

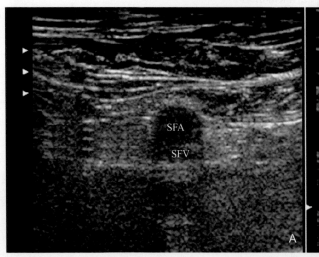

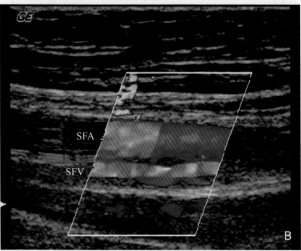

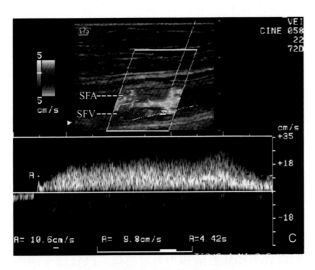

图 53-4-15　下肢深静脉血栓形成后综合征

A 图显示探头挤压后股浅动脉（SFA）后方的股浅静脉（SFV）管腔不能被完全压瘪　B 图为彩色多普勒显示管腔内血流束明显变细　C 图为乏氏试验时见明显反流（基线上方），持续反流时间大于 4.4s

2. 不管是原发性还是继发性下肢深静脉瓣膜功能不全，均表现为挤压远端肢体放松后或作乏氏动作时管腔内血液反流（图 53-4-16）。

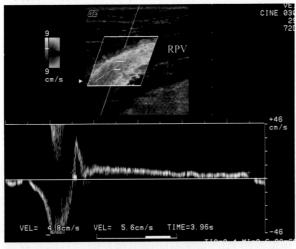

图 53-4-16　原发性腘静脉瓣膜功能不全

基线上方为反流频谱，持续反流时间为 3.96s

3. 利用多普勒频谱可测量静脉反流的持续时间，从而对瓣膜功能不全的程度进行判断。据文献报道和笔者的临床观察，建议以反流持续时间来判断静脉反流程度：轻度反流持续时间为 1 ～ 2s；中度反流持续时间 2 ～ 3s；重度反流持续时间大于 3s。

国内唐杰制定了一项较粗略的判定下肢静脉反流程度的方案。

（1）轻度反流。很用力的 Valsalva 动作后出现反流，应与正常下肢深静脉的短暂反流区分。

（2）中度反流。轻度用力的 Valsalva 动作后出现反流。

（3）重度反流。不需 Valsalva 动作就可自发出现反流。

（二）鉴别诊断

1.下肢深静脉瓣膜功能不全与正常下肢深静脉的鉴别　在许多无下肢深静脉瓣膜功能不全症状的受试者中，经常可发现挤压远端肢体放松后或乏氏动作时有短暂反流，但持续时间一般在 0.5s 以内。而有明显此症状的受试者中，一般持续反流时间大于 1s。当持续反流时间介于 0.5 ～ 1s 之间，则可疑下肢深静脉瓣膜功能不全。

2.原发性与继发性下肢深静脉瓣膜功能不全的鉴别　若发现静脉腔内有明显的血栓或患者有血栓史，一般认为这种瓣膜功能不全是继发性的。但是，深静脉血栓后血流完全或绝大部分再通后所致瓣膜功能不全与原发性的鉴别却存在一定的困难，然而只要仔细检查，还是可以辨别的。鉴别依据见表 53-4-4。

表 53-4-4 原发性与继发性下肢深静脉瓣膜功能不全的鉴别

鉴别点	原发性下肢深静脉瓣膜功能不全	继发性下肢深静脉瓣膜功能不全
病史	大都长期站立或强体力劳动者	多有血栓史
浅静脉曲张	局限于下肢	范围广泛、可涉及下腹壁
内膜	平整	既毛糙又增厚
瓣膜	活动正常	不但增厚而且活动僵硬甚至固定
管腔内血栓	无血栓	可有残存细小血栓
挤压后管腔改变	消失	血栓处不消失

（三）临床意义

彩色多普勒超声能够提供下肢深静脉的解剖及功能信息，可以观察深静脉开放的情况和血栓后异常的范围，以及反流的分布和程度。

第5节
四肢动脉疾病

下肢动脉疾病比较常见，在四肢缺血性疾病中，下肢约占95%。四肢动脉疾病主要有动脉硬化闭塞症、血栓闭塞性脉管炎、动脉栓塞、多发性大动脉炎和动脉瘤等。虽然血管造影已被公认为诊断四肢动脉疾病的"金标准"，但有创、昂贵、不宜重复检查和长期追踪观察。另外，血管造影提供的只是解剖形态方面的信息，不能提供血液动力学方面的信息。彩色多普勒超声能够同时提供解剖和血流动力学方面的信息，且具有方便、价廉、准确性高和可重复性等特点，已成为四肢动脉疾病首选影像学检查方法。

一、锁骨下动脉盗血综合征

锁骨下动脉盗血综合征（subclavian steal syndrome）是指一些病因引起椎动脉血液逆流，导致椎基底动脉供血不足所产生的症候群。常见病因为锁骨下动脉近心段或无名动脉狭窄或闭塞，常由动脉粥样硬化或多发性大动脉炎引起；少见病因为主动脉缩窄、主动脉弓离断或上肢较大动、静脉之间的动静脉瘘。左侧锁骨下动脉盗血综合征较右侧多见。

（一）临床表现

患者可无明显症状，当合并其他颅外血管系统病变时更容易出现临床症状。主要表现为椎-基底动脉供血不足和患肢缺血。前者表现为头晕、头痛、耳鸣、视物模糊、共济失调。通常为一过性或反复发作，特别是患肢用力时容易出现。后者表现为患侧上肢运动不灵活、麻木、乏力、发冷；桡动脉搏动减弱或消失；血压较健侧低2.67 kPa（20mmHg）以上。多数患者在锁骨上窝闻及血管杂音。为了更好地理解本综合征，首先介绍

束臂试验的机理和临床意义。

（二）束臂试验

1.束臂试验的方法及其机理 用止血带完全阻断肱动脉血供或用血压计袖带加压充气至高于收缩压后，嘱患者可疑病变侧上肢反复用力握拳屈肘持续3～5min，然后松开止血带或迅速放气减压。在整个试验过程中，连续观察同侧椎动脉血流频谱的变化。当松开止血带和迅速放气减压时，上肢动脉血流压力突然下降，若锁骨下动脉近心段或无名动脉存在狭窄，此时，其狭窄远端的锁骨下动脉血流压力可足够低，以致低于同侧椎动脉血流压力，从而引起椎动脉血液部分或全部逆流（图53-5-1和图53-5-2）。另外，笔者等观察了20名正常人（男女各10名），发现束臂试验前后同侧椎动脉血流方向和多普勒频谱无明显变化。

2.临床意义 椎动脉反向血流是诊断锁骨下动脉盗血综合征的重要依据。有时椎动脉反向血流仅在束臂试验时才出现。束臂试验可使椎动脉部分反向血流转为完全性反向血流。束臂试验能够使本病的诊断变得更容易。

（三）声像图表现

1.病因的声像图表现

（1）显示无名动脉或锁骨下动脉于椎动脉发出前狭窄或闭塞（图53-5-2），引起同侧锁骨下动脉盗血综合征。必须注意，盗血可抑制狭窄处射流，从而导致其血流速度与狭窄程度不呈正比。

（2）显示主动脉缩窄或主动脉弓离断，依据其发生阻塞的部位不同而引起左侧、右侧或双侧锁骨下动脉盗血综合征。

（3）显示上肢动静脉瘘。发生于较大动、静脉之间的动静脉瘘可以引起同侧锁骨下动脉盗血综合征，而上肢前臂人工桡动脉与头静脉瘘常不引起本病。

2.椎动脉血流改变

（1）患侧椎动脉血流频谱随病变程度加重而变化。病变较轻者表现为收缩早期血流频谱上升过程中突然下降形成切迹，第一波峰上升陡直，第二波峰圆钝；随着盗血加重，血液动力学改变更显著，表现为收缩期切迹加深，第二

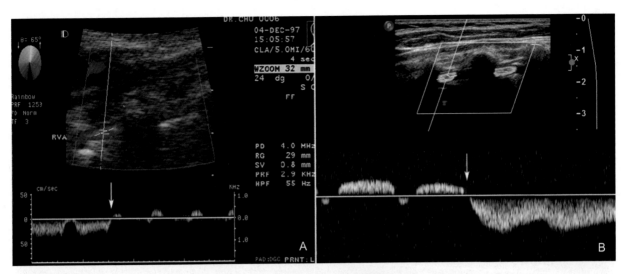

图 53-5-1　锁骨下动脉盗血综合征患者束臂试验对患侧椎动脉血流的影响

A 图为部分逆流，箭头左侧为束臂试验前无明显逆流，箭头右侧为束臂试验后收缩期出现逆流　B 图为完全逆流，箭头左侧为束臂试验前收缩期血流逆转（基线下方），箭头右侧为束臂试验后收缩期及舒张期血流均逆转

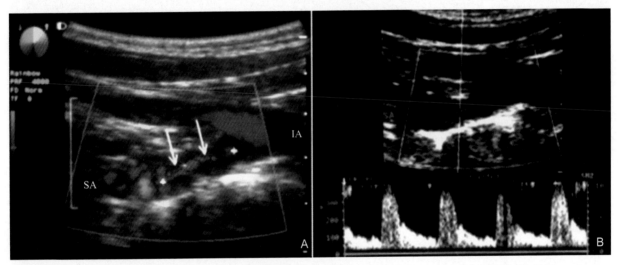

图 53-5-2　右锁骨下动脉盗血综合征（锁骨下动脉近心段狭窄所致）

A 图为彩色多普勒显示右锁骨下动脉近心段血流束明显变细（箭头所指）　B 图为脉冲多普勒取样狭窄处峰值流速达 385cm/s（IA- 无名动脉　SA- 锁骨下动脉）

波峰逐渐减小，渐渐地该切迹抵达基线，并进而转变为反向血流；病变严重者整个心动周期血流方向逆转。

（2）患侧椎动脉血流频谱分型。参考国外文献报道，患侧椎动脉血流频谱形态改变可分为两类 4 型（图 53-5-3）。束臂试验常常导致盗血程度加重从而使椎动脉波形改变向更高分型发展。随着引起本病动脉狭窄程度的加重，椎动脉波形改变亦向更高分型发展。

①部分盗血。分为 3 型，常由锁骨下动脉近心段或无名动脉狭窄所致。

Ⅰ型　收缩期切迹最低流速大于舒张末期流速。此型也可见于正常人群。如果受检者束臂试验后从Ⅰ型转为Ⅱ或Ⅲ型，则是病理性的。

Ⅱ型　收缩期切迹最低血流速度低于舒张末期血流速度，但未逆转越过基线。

Ⅲ型　收缩期血流逆转越过基线，但舒张期血流仍为正向。

②完全盗血（Ⅳ型）。整个心动周期血流方向逆转。常见于锁骨下动脉近心段或无名动脉闭塞。

（3）健侧椎动脉流速代偿性升高。

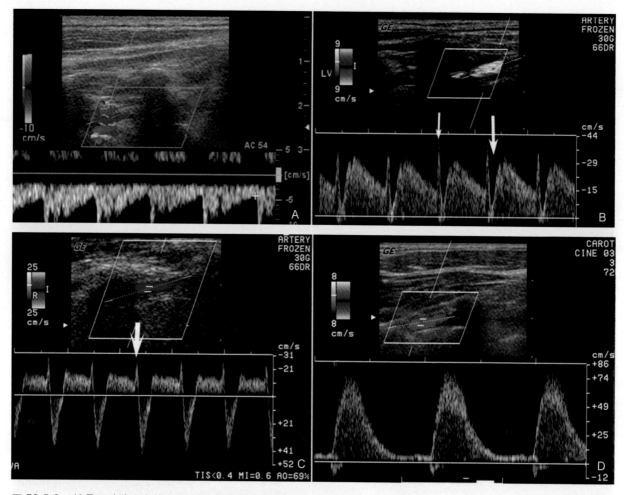

图 53-5-3 锁骨下动脉盗血综合征患侧椎动脉血流频谱分型

A 图为 I 型，收缩期切迹最低血流速度（箭头所指）大于舒张末期血流速度 B 图为 II 型，在收缩期顶峰处（小箭头所指）开始逆流形成较深的收缩期切迹（大箭头所指），其最低血流速度低于舒张末期血流速度 C 图为 III 型，箭头指向收缩期频谱最高峰，收缩期血流逆转越过基线，舒张期血流仍为正向 D 图为 IV 型，整个心动周期血流方向逆转，均位于基线上方

3. 上肢动脉血流改变 由于无名动脉或锁骨下动脉近心段狭窄或闭塞，尽管同侧椎动脉血液逆流入锁骨下动脉供给上肢动脉，但患侧锁骨下动脉远心段及上肢其他动脉均表现为血流速度减低，舒张期反向血流消失（图 53-5-4）。必须注意，有的锁骨下动脉盗血综合征患者的患侧上肢动脉仍可见反向波，可能是由于近端动脉狭窄程度不严重所致。

（四）锁骨下动脉盗血综合征的形成条件

1. 必要条件 椎动脉开口前锁骨下动脉或无名动脉狭窄或闭塞、主动脉缩窄、主动脉弓离断或上肢动静脉瘘可引起单侧或双侧锁骨下动脉压力下降，从而引起受累侧的椎动脉血液逆流。

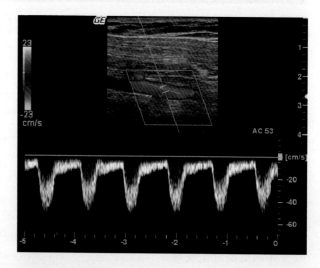

图 53-5-4 锁骨下动脉盗血综合征（锁骨下动脉远心段血流频谱改变）

锁骨下动脉近端狭窄患者，其远心段血流为低速低阻型

2．相关条件

（1）健侧椎动脉粗细和是否有病变。

（2）Willis 环的解剖状态。

（3）供应患肢的其他动脉（尤其是甲状颈干和肋颈干）的侧支循环状况。

（4）其他颅外血管疾病。

临床上有的患者虽具有上述必要条件，但不发生明显的椎动脉血流方向逆转，可能与这些相关条件有关。

（五）鉴别诊断

1. 锁骨下动脉盗血综合征与锁骨下动脉椎动脉开口后狭窄的鉴别　前者为锁骨下动脉椎动脉开口前狭窄或无名动脉狭窄，并可引起同侧椎动脉逆流，健侧椎动脉血流速度代偿性升高（图 53-5-5），而后者锁骨下动脉狭窄部位位于椎动脉开口后，不管狭窄程度多么严重，都不引起椎动脉逆流。

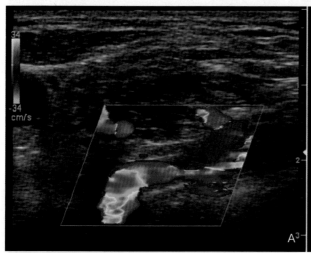

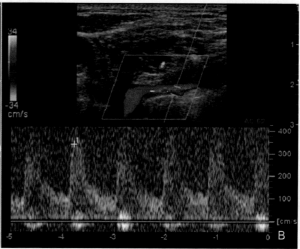

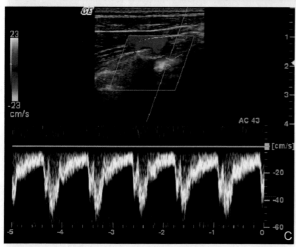

图 53-5-5 椎动脉开口后锁骨下动脉狭窄

A. 图示左锁骨下动脉中段狭窄处，血流束变细　B 图为脉冲多普勒取样狭窄处峰值血流速度 341cm/s　C 图为同侧椎动脉血流频谱基本正常，未见明显反向血流

2. 锁骨下动脉盗血综合征与胸廓出口综合征累及锁骨下动脉的鉴别　后者在上肢过度外展的情况下，锁骨下动脉压迫处峰值流速大于或等于自然状态下的 2 倍或管腔内无血流信号；也可同时合并同侧锁骨下静脉内无血流信号，或波型失

去随心脏搏动及呼吸而改变的现象。

3. 右锁骨下动脉起始部与右颈总动脉起始部或无名动脉狭窄的鉴别　由于无名动脉分出右颈总动脉和右锁骨下动脉这一解剖关系，分叉处也可位于胸骨后给探查带来困难，如不注意，可将这三者的定位引起混淆。若同时在右颈总动脉和右锁骨下动脉内探及射流和紊乱血流，则一般是无名动脉狭窄（图 53-5-6）；若右上肢动脉呈现狭窄下游血流改变，同时发现同侧椎动脉逆向血流，而右颈总动脉血流正常，则是右锁骨下动脉起始段狭窄；右颈总动脉狭窄不影响右锁骨下动脉血流。

4. 锁骨下动脉盗血综合征与椎动脉循环阻力增大出现反向波的鉴别　锁骨下动脉盗血综合征患者，部分盗血表现为椎动脉收缩期出现逆流，完全性盗血可表现为收缩期和舒张期均出现反向血流；而后者是由于椎动脉血液循环阻力增大所致，反向波出现在舒张早期，而且持续时间很短（图 53-5-7）。

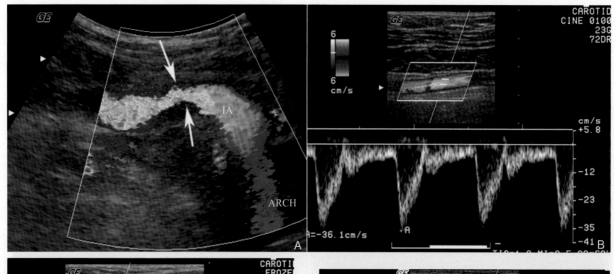

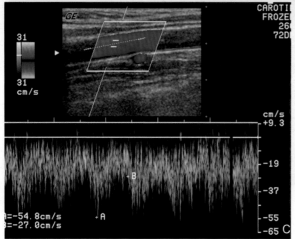

图 53-5-6　右锁骨下动脉盗血综合征（无名动脉狭窄所致）
A 图示无名动脉狭窄段（箭头所指）　B 图为同侧锁骨下动脉远心段血流呈狭窄下游改变（低速低阻型）　C 图为同侧颈总动脉血流也为狭窄下游改变（低速低阻型）（ARCH- 主动脉弓　IA-无名动脉）

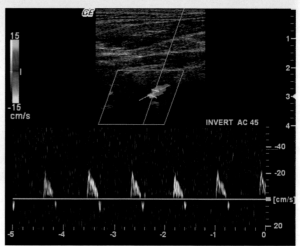

图 53-5-7　椎动脉血液循环阻力增大
图示椎动脉舒张早期反向血流（基线下方）

二、四肢动脉硬化闭塞症

在四肢动脉疾患中，动脉狭窄、闭塞性病变绝大部分都是由四肢动脉硬化闭塞症所致。其主要病理变化是动脉内膜或中层发生退行性变和增生过程，最后导致动脉失去弹性，管壁增厚变硬，管腔狭窄。四肢动脉硬化闭塞症真正的发病原因至今未明，可导致四肢供血发生障碍，临床表现为发冷、麻木、疼痛、间歇性跛行，以及趾或足发生溃疡或坏疽。

（一）声像图表现

1. 动脉内膜增厚、毛糙，动脉内壁可见大小不等、形态各异的强回声斑块（图 53-5-8），

有的后方伴声影，有的患者管腔内见低回声血栓。

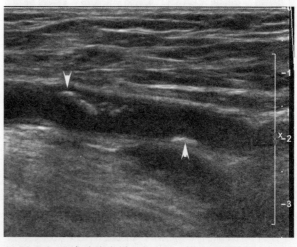

图 53-5-8　股浅动脉粥样硬化斑块（箭头所指）

2. 彩色多普勒显示管腔内血流束变细，狭窄处和靠近其下游呈现五彩镶嵌血流信号（图53-5-9）。若为闭塞，则管腔内无血流信号。狭窄或闭塞的动脉周围可见侧支血管。狭窄或闭塞病变常呈节段性，好发于动脉分叉处，一处或多处动脉主干弯曲区域。

3. 狭窄处流速加快，频带增宽，舒张期反向波峰速降低或消失（图53-5-9）。闭塞段动脉管腔内不能引出多普勒频谱。狭窄或闭塞远端动脉变为低阻血流，表现为收缩期加速时间延长，加速度减小。

（二）狭窄程度的判断

上肢动脉硬化闭塞症远比下肢动脉发病率低。有关锁骨下动脉狭窄已在锁骨下动脉盗血综合征部分做了介绍。这里主要介绍下肢动脉狭窄程度的判断。单凭彩色血流成像对下肢动脉狭窄程度的判断不太可靠。许多作者倾向于依据脉冲多普勒频谱变化的特点来判断动脉狭窄的程度。下肢动脉狭窄分级的判断标准见表53-5-1。

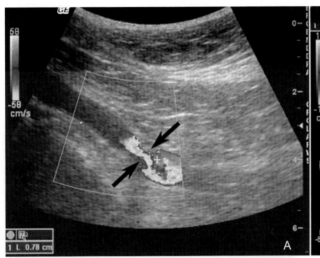

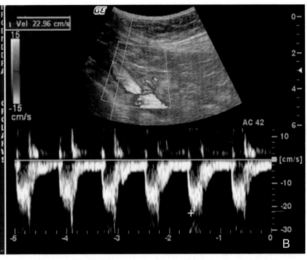

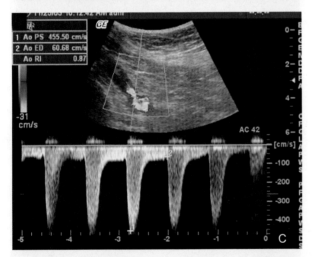

图53-5-9 髂外动脉狭窄

A 图显示狭窄段血流束明显变细，狭窄段及下游血流，表现为杂色血流信号（箭头所指） B 图显示狭窄上端正常髂动脉峰值流速为23cm/s C 图显示狭窄处频谱反向波消失，峰值血流速度为456cm/s，峰值血流速度比值为20

表53-5-1 下肢动脉狭窄分级的血流速度判断标准

狭窄程度	峰值血流速度 (m/s)	峰值血流速度比率[*]
正常	< 1.5	< 1.5 : 1
0 ~ 49%	1.5 ~ 2.0	1.5 : 1 ~ 2 : 1
50% ~ 74%	2.0 ~ 4.0	2 : 1 ~ 4 : 1
75% ~ 99%	> 4.0	> 4:1
闭塞	—	—

[*] 狭窄处峰值流速与靠近其上端 1 ~ 2cm 处正常动脉的峰值流速之比

（三）鉴别诊断

1. 四肢动脉硬化闭塞症与多发性大动脉炎的鉴别 前者老年人多见，累及四肢大、中型动脉的中层和内膜，多处管壁可见钙化斑块；而后者青年女性多见，主要侵犯主动脉及其分支的起始部，很少累及髂、股动脉。早期是动脉周围炎及动脉外膜炎，以后向血管中层及内膜发展。因而疾病的后期表现为整个管壁弥漫性增厚，但很少出现钙化斑块。另外，病变活动期有低热和血沉增高等表现。

2. 四肢动脉硬化闭塞症与血栓闭塞性脉管炎的鉴别　血栓闭塞性脉管炎是一种发展缓慢的动脉和静脉节段性炎症病变，其与四肢动脉硬化闭塞症的鉴别，见表53-5-2。

表53-5-2　四肢动脉硬化闭塞症与血栓闭塞性脉管炎的鉴别要点

鉴别点	四肢动脉硬化闭塞症	血栓闭塞性脉管炎
发病年龄	老年人多见	青壮年多见
血栓性浅静脉炎	无	发病早期或发病过程中常存在
冠心病	常伴有	无
血脂	常升高	大都不升高
受累血管	大、中型动脉	中、小型动静脉
其他动脉硬化	常有	无
钙化斑块	病变后期常有	无
管壁	内、中膜增厚	全层增厚、外膜模糊
管腔	广泛不规则狭窄和节段性闭塞，硬化动脉常扩张、扭曲	节段性狭窄或闭塞，病变上、下段血管内壁平整

（四）检查注意事项

1. 除了壁滤波、彩色速度范围等可影响管腔内血流信号的显示以外，探头频率选择不当，也可将正常下肢动脉误判为闭塞，尤其是位置深在的胫、腓动脉。

2. 四肢动脉慢性闭塞后血管可变细，结构难以辨认（图53-5-10），可以伴随静脉、动脉两端的连接关系、动脉壁钙化和动脉壁三层结构来帮助确认动脉位置。如股浅动脉闭塞时，应慎防将代偿性增粗的股深动脉误认为股浅动脉。仔细观察股动脉分叉和股动、静脉解剖关系有助于闭塞的股浅动脉的辨认（图53-5-11）。另外，其下游腘、胫、腓动脉应具有相应的狭窄下游血流频谱改变。

3. 当下肢动脉存在多水平狭窄、狭窄后形成丰富侧支循环或极重度狭窄时，狭窄处峰值血流速度与狭窄程度可不呈正比。此时，结合形态学指标方能较好地判断其狭窄程度。

4. 一般来说，下肢动脉狭窄程度 >50% 时，其远端动脉血流反向波消失。但有的患者下肢动脉存在明显狭窄，其狭窄远端血流仍存在反向波，可能为丰富的侧支循环所致。所以，远端动脉为类似的正常波形（如有反向波），并不能可靠地排除其上端动脉狭窄。

5. 在侧支血管血液注入狭窄或闭塞的远心端处，可引出高速血流信号。

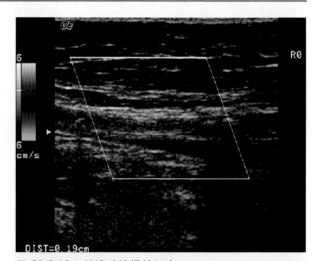

图 53-5-10　股浅动脉慢性闭塞
图示股浅动脉变细（0.19cm），管壁结构难以辨认

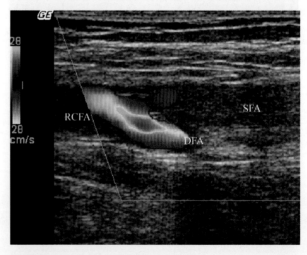

图 53-5-11　股浅动脉血栓形成并闭塞
根据股动脉分叉处动脉的连接关系有助于判断股浅动脉闭塞
（DFA- 股深动脉　SFA- 股浅动脉　RCFA- 右侧股总动脉）

三、四肢动脉栓塞

动脉栓塞是指源于心脏或近侧动脉的血栓或粥样硬化斑块脱落，或外源性栓子进入动脉，被血流冲向远侧，造成远端动脉管腔堵塞，四肢、脏器、组织等缺血的病理过程。由于直接关系着四肢的存活，故本病的诊断和治疗必须及时而有效。

（一）病理特点和临床表现

四肢动脉栓塞占所有病例70%～80%，下肢动脉栓塞5倍于上肢动脉栓塞。急性动脉栓塞易发生于动脉分叉部，股动脉分叉最常见，腘动脉分叉处次之。上肢动脉的发病顺序为肱动脉、腋动脉和锁骨下动脉。脱落的栓子引起动脉阻塞而产生肢体急性缺血性疼痛和坏死。栓塞后引起动脉痉挛、动脉退行性变以及继发性血栓形成等改变。

急性动脉栓塞的临床表现很大程度上取决于动脉栓塞的部位、局部侧支循环的情况。其典型临床表现为：无脉、苍白、疼痛、肢体发冷、感觉障碍和运动障碍。正常肢端脉搏突然消失提示急性动脉栓塞而非动脉硬化基础上急性血栓形成。

（二）声像图表现

1. 栓塞处动脉的回声取决于脱落的栓子、有无继发血栓形成以及动脉原有病变等。多数脱落的栓子呈中强回声，若合并血栓形成，则在栓子周围可探及低回声（图53-5-12）。栓塞处动脉搏动减弱或消失。

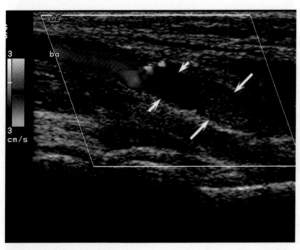

图53-5-12 肱动脉栓塞
长箭头指向栓子，呈中强回声；短箭头指向血栓

2. 若为不完全栓塞，则栓子与动脉壁之间可探及高速血流信号，靠近栓子的远端呈杂色血流信号，远离栓子的远端动脉血流反向波消失，血流速度明显减低。若栓塞严重导致管腔全闭塞时，则栓塞处管腔内无明显血流信号，远端管腔内血流信号微弱或消失。

3. 栓塞的动脉周围无明显侧支血管。

（三）鉴别诊断

本病应与四肢动脉血栓形成进行鉴别。后者是在原有动脉病变（如动脉硬化、动脉炎、动脉瘤等）基础上发展而来，故超声除显示动脉血栓外，还可发现动脉的原有病变；另外，以前有慢性肢体缺血的症状，如肢体麻木、发凉、间歇性跛行等，起病也不如动脉栓塞急骤。

（四）临床意义

四肢动脉急性栓塞的治疗迟早与肢体存活有密切关系。通常，采用的有效治疗方法为取栓术。超声可以明确栓子的部位，了解栓子的形态、大小以及有无继发血栓形成，为手术取栓提供重要依据。

四、四肢动脉瘤

四肢动脉瘤（extremital aneurysms）包括四肢真性动脉瘤（true aneurysm）、假性动脉瘤（false aneurysm）和夹层动脉瘤（dissecting aneurysm）。动脉瘤可发生于股动脉、腘动脉、髂动脉、锁骨下动脉、腋动脉等部位。其中以股动脉和腘动脉为好发部位。四肢动脉瘤常为单发性，但也可发于双侧肢体，或同时伴有其他部位（如主动脉等）呈多发性。发病原因主要为外伤性，其次为动脉粥样硬化、医源性吻合口动脉瘤及感染性等。

最主要的临床症状是发现进行性增大的肿块，多伴有搏动。其次是疼痛，为胀痛或跳痛。肢体远端可出现缺血症状，如间歇性跛行。检查时，在四肢动脉的行径部位可扪及膨胀性搏动性肿块，有时有震颤和收缩期杂音。压迫动脉瘤近侧动脉时，肿块可缩小，搏动、震颤及杂音等均减轻或消失。

（一）真性动脉瘤

1.声像图表现

（1）二维图像显示病变的动脉段呈梭形或囊状膨大的无回声区，瘤壁仍表现为动脉壁的各层结构，两端壁与未扩张的四肢动脉壁相连续（图53-5-13）。据文献报道，扩张的动脉段内径大于2倍以上的近端或远端正常动脉内径，才诊断为动脉瘤。当动脉瘤合并血栓时，瘤体大小的测量应是从瘤体的外壁至外壁，而不是瘤腔的大小。

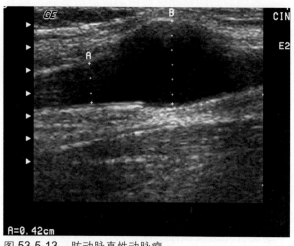

图53-5-13　肱动脉真性动脉瘤
肱动脉局限性膨大，膨大最明显处前后径0.91cm，其上端正常动脉段内径0.42cm

（2）瘤壁及周身动脉可伴有粥样硬化，表现为内膜增厚、毛糙，内壁可见强回声斑块后方伴声影，有的瘤腔可见附壁血栓。

（3）彩色多普勒和脉冲多普勒于扩张的动脉内探及紊乱血流信号，紊乱程度与动脉扩张大小呈正比，在明显扩张的动脉瘤中，还可见到涡流。

压迫动脉瘤近侧动脉时，瘤体可缩小，瘤体的搏动性也减弱。

2.临床意义
若超声发现扩张的动脉内径大于2倍以上的近端或远端正常动脉内径，可明确诊断本病。超声还能发现瘤腔内附壁血栓，评价动脉瘤累及的分支及远端动脉栓塞的情况。

（二）假性动脉瘤

外伤或感染导致动脉壁破裂，并在周围软组织内形成局限性血肿，其内血流通过破裂口与动脉相通，由此而形成假性动脉瘤。笔者等报道了13例假性动脉瘤患者的彩超检测结果，分别为股总动脉3例，股浅动脉2例，腘动脉、胫后动脉、肱动脉、颈总动脉、颈外动脉和胃十二指肠动脉各1例，腹主动脉夹层动脉瘤破裂1例，肾血管平滑肌脂肪瘤1例。

1.声像图表现

（1）二维图像显示动脉旁无回声或混合性回声区，实性部分为附壁血栓，它可脱落造成远端动脉栓塞。

（2）瘤壁缺乏动脉壁的三层结构，因为其由动脉内膜或周围纤维组织构成。

（3）瘤腔内血流缓慢，或呈涡流；或呈旋转的血流信号，表现为一半为红色而另一半为蓝色。若能清晰显示瘤颈部或破裂口，可见收缩期血液从来源动脉进入瘤体内，舒张期则瘤体内血液通过瘤颈部返回来源动脉（图53-5-14）。瘤颈长短不一。有时，假性动脉瘤可引起其来源动脉狭窄。

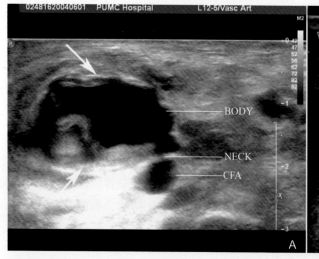

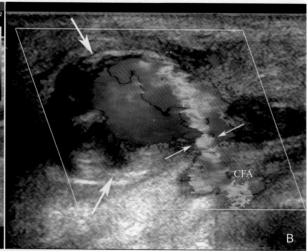

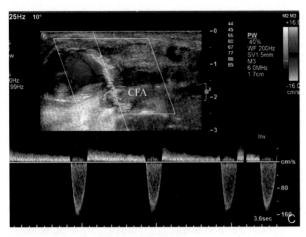

图 53-5-14 股总动脉假性动脉瘤

A 图为二维超声显示假性动脉瘤（箭头所指）的瘤体、瘤颈 B 图为彩色多普勒显示假性动脉瘤，大箭头指向瘤体，小箭头指向瘤颈部 C 图为脉冲多普勒在瘤颈部引出典型的"双期双向"频谱，基线上方为舒张期的低速血流，基线下方为收缩期的高速血流（CFA- 股总动脉 BODY- 瘤体 NECK- 瘤颈）

（4）在破裂口或瘤颈部常能探及特征性血流频谱，称为"双期双向"征，这种"双期双向"频谱也可出现于靠近破裂口处的供血动脉（图 53-5-15）。它具有以下 3 个特点：

①双向为同一心动周期的正、反向血流。

②双期是指正、反向血流分别持续于整个收缩期和舒张期。

③收缩期血流速度明显高于舒张期血流速度。

（5）压迫瘤体近侧来源动脉时，瘤体可缩小，瘤体的搏动性也明显减弱，瘤颈部和瘤腔内血液血流速度减低。

2. **定位诊断** 多数病例彩色多普勒能正确地判断来源动脉，瘤颈部较长者、动脉瘤位置深在或来源动脉细小者相对不易分辨来源动脉。判断来源动脉的方法有 2 种：

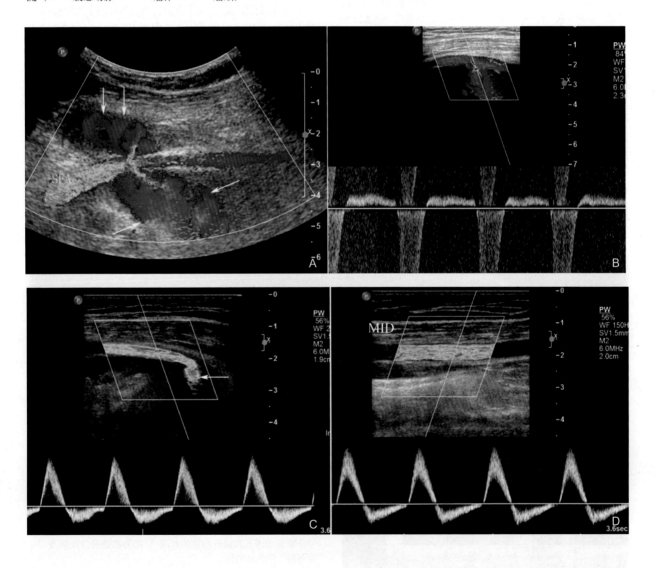

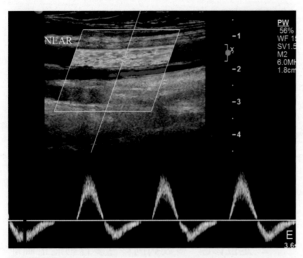

图 53-5-15　股浅动脉多发假性动脉瘤

A 图为发生于股浅动脉（SFA）的两个假性动脉瘤（箭头所指）B 图为一个假性动脉瘤破裂口处的"双期双向"频谱 C 图为脉冲多普勒在靠近破裂口处的假性动脉瘤的供血动脉（股浅动脉）探及"双期双向"征 D 图为脉冲多普勒在同侧股浅动脉中段仍可见"双期双向"征 E 图为脉冲多普勒在同侧股浅动脉近段未能探及"双期双向"征，反向血流未持续整个舒张期

（1）观察肿块内血流信号与邻近动脉直接交通的情况（图 53-5-16）。

（2）根据肿块内高速血流信号的追踪观察来判断。血流速度越高的部位为越接近瘤颈部或破裂口处，在该处可引出"双期双向"频谱。

3.鉴别诊断

（1）假性动脉瘤与真性动脉瘤相的鉴别。两者均表现为搏动性肿块，可触及震颤并闻及杂音，临床上可对两者引起混淆，但彩色多普勒超声对两者的鉴别很有帮助，详见表 53-5-3。

（2）假性动脉瘤与位于动脉上的肿瘤或紧贴动脉壁的脓肿、血肿和肿瘤的鉴别：前者为囊性或囊实性肿物，内可见涡流或漩流，并与动脉相通；而后者为实性或囊实性肿物，内部无血流信号或具有肿瘤的血供，两者很好鉴别。

4.临床意义　彩超能很好地诊断假性动脉瘤，但有时对来源动脉的判断不甚满意。对于彩超未

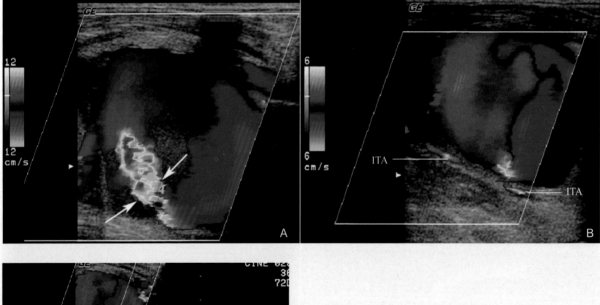

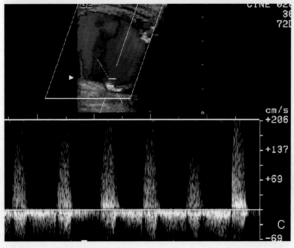

图 53-5-16　甲状腺下动脉假性动脉瘤

A 图为脉冲多普勒在瘤腔内寻找到高速射流信号（箭头所指），其来源处可能为破裂口 B 图为用彩色多普勒发现瘤体内血流来源于甲状腺下动脉（ITA），瘤体内见漩流，红色和蓝色血流信号分别表示进入和离开瘤腔的血流 C 图为在破裂口处探及"双期双相"的血流频谱

表53-5-3 四肢真性动脉瘤与假性动脉瘤的鉴别

鉴别点	真性动脉瘤	假性动脉瘤
病因	动脉硬化、感染	多为外伤
肿块部位	沿动脉纵向分布	位于动脉的一侧或前后
瘤壁结构	可分辨动脉壁三层结构、常有钙化斑块	无动脉壁三层结构、常无钙化斑块
瘤壁破裂口	无	有
进、出口	进、出口分开	同一通道
"双期双向征"	无	有

能显示破裂口或不能很好地判断来源动脉的病例，术前应行血管造影检查。而对于彩色多普勒超声能很好地判断来源动脉和观察瘤体结构的病例，术前没有必要行血管造影检查。

（三）夹层动脉瘤

1. 声像图表现

（1）直接征象。受累动脉内膜分离，分离的内膜呈线状弱回声，将血管分隔成真、假两腔（图53-5-17）。急性期常见分离的内膜随心动周期不停地摆动，收缩期向外摆动的方向指示假腔所在位置，而慢性期分离的内膜固定。仔细寻找可探及分离内膜的破裂口，破裂口处血流紊乱，血流速度明显升高（图53-5-18）。上端动脉内膜破裂口为夹层血流的入口，而下端动脉内膜破裂口为夹层血流的出口。

（2）间接征象。

①管腔内血流分隔现象。这是指在彩色血流成像上同一条动脉管腔内血流（实为真腔与假腔内血流）被分离的内膜和血栓隔开。当分离的内

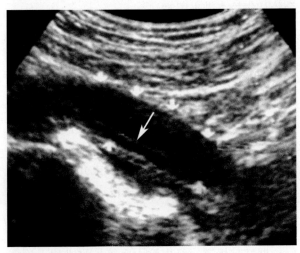

图 53-5-17　右髂总动脉内膜夹层分离
图示分离的内膜（箭头所指）

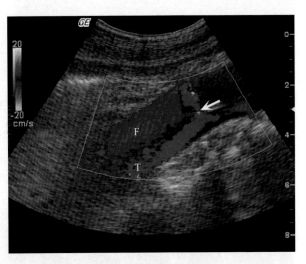

图 53-5-18　夹层动脉瘤的破裂口
图示分离内膜的破裂口（箭头所指），血流从真腔（T）流向假腔（F）

膜无破裂口时，则无此现象。如果病变较轻，真腔血流表现正常或轻度紊乱。病变严重时，假腔内较多血流通过和较大范围血栓导致真腔狭窄甚至完全闭塞。

②同一条动脉同一水平存在两种不同性质的血流。实际上，这两种不同性质的血流分别代表真、假腔血流，可在多普勒频谱上反映出来（图53-5-19）。

③动脉壁缺少内膜层。

④夹层段动脉扩张。

⑤假腔内血栓。

⑥真腔狭窄。

2. 超声诊断依据

（1）动脉内膜分离是本病最确切的诊断依据。依据动脉壁缺少内膜层可间接推断存在内膜分离，但位置深在的动脉不易清晰显示动脉壁的三层结构，故一般根据管腔内分离的内膜而不是动脉壁缺少内膜层来诊断本病。

（2）当不能清晰显示分离的内膜时，血流分

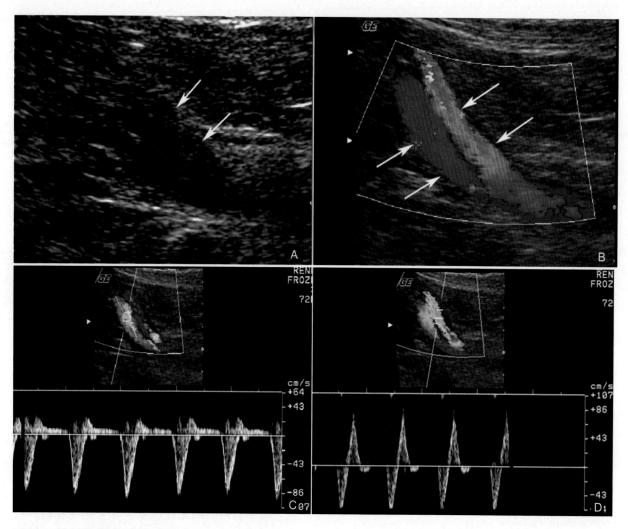

图 53-5-19　髂动脉夹层动脉瘤

A 图为二维超声显示髂动脉（箭头所指），二维超声对管壁结构显示不清，也不能分辨分离的内膜　B 图为彩色多普勒发现髂动脉似可见血流分隔现象（箭头所指）　C 图为假腔内的血流频谱　D 图为真腔内血流频谱，酷似原正常动脉频谱。比较图 C 和图 D，可见真腔和假腔内血流频谱性质完全不同

隔现象或同一条动脉同一水平存在两种不同性质的血流有助于诊断本病。

（3）当发现动脉扩张、一侧管腔血栓或偏心性狭窄，应注意鉴别有无本病。

3.注意事项　为了清晰显示和正确辨认分离的内膜，应注意以下方面：

（1）由于内膜菲薄，回声较弱，故应适当提高黑白增益，并尽量使声束与分离的内膜垂直。

（2）当假腔内充满大量血栓使真腔变窄，导致分离的内膜与对侧壁相隔很近时，可引起误诊，需仔细观察。

（3）当分离的内膜无破裂口时，往往假腔内充满血栓而无血流信号，可误诊为真性动脉瘤。

（4）当夹层动脉瘤破裂形成假性动脉瘤时，

会给超声检查带来困难。

五、四肢动脉狭窄或闭塞手术和介入治疗的彩超监测

四肢动脉狭窄或闭塞的介入和手术治疗方法包括经皮腔内血管扩张术、动脉支架置入术、介入溶栓术、内膜剥脱术和动脉搭桥术等。彩色多普勒超声是对四肢动脉疾病手术或介入治疗后进行监测的最常用和最普及的手段之一。

（一）经皮腔内血管扩张术

据文献报道。经皮腔内血管扩张术用于治疗股、腘动脉狭窄的成功率大于 90%，治疗股、腘

动脉闭塞的成功率大于80%。扩张局部血管可出现夹层、假性动脉瘤。该方法面临的最大问题是再狭窄，其常见的原因为血管内膜增生、血栓形成和弹性回缩。彩色多普勒超声可用于监测经皮腔内血管扩张术的并发症，判断再狭窄的原因、部位、范围和程度。

（二）动脉支架植入术

根据靶动脉的部位、管腔直径、迂曲程度、病变性质和长度等选择不同类型的支架。支架再狭窄或闭塞的原因包括血管内膜增生、支架回缩和血栓形成等。有作者报道颈动脉支架第一年再狭窄率为8%，随后每年为6%。并指出支架再狭窄的发生率与支架类型无关，而与支架变形或受压有关。Tetteroo等报道髂动脉支架2年开放率

为71%。彩色多普勒超声可用于观察支架形态及其血流通畅情况（图53-5-20至图53-5-22），及时发现支架狭窄以及判断狭窄的程度和原因（图53-5-23）。

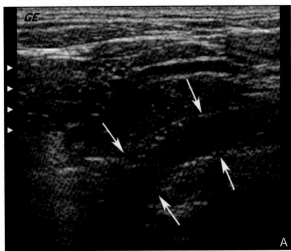

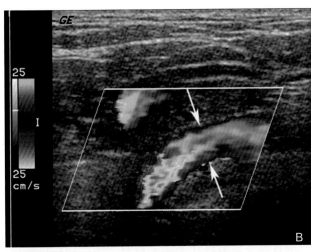

图 53-5-20　左锁骨下动脉正常支架

A 图显示支架壁（箭头所指）　B 图显示支架内血流通畅（箭头所指）　C 图显示支架内血流频谱为正常的三相波形

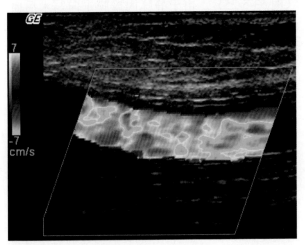

图 53-5-21　左股浅动脉上段正常支架

支架内血流通畅

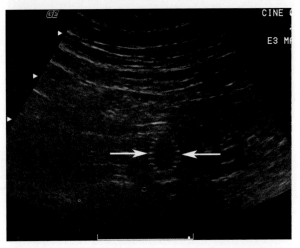

图 53-5-22　左髂动脉支架二维超声表现（箭头所指）

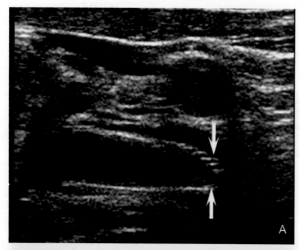

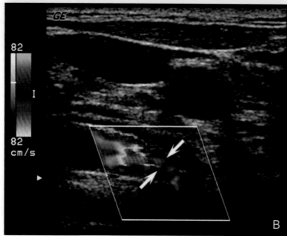

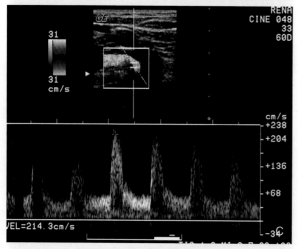

图 53-5-23　右锁骨下动脉支架狭窄

A 图显示近端支架回缩导致管腔狭窄（箭头所指）　B 图显示近端支架内血流束明显变细且血流紊乱（箭头所指）　C 图显示狭窄处流速明显加快，峰值血流速度达 214cm/s

（三）内膜剥脱术

内膜剥脱术是将动脉内膜及斑块剥脱切除，保持自身原来的管腔，而且，不会破坏动脉分支和侧支循环。主要用于较短的动脉狭窄或闭塞的治疗，例如用于治疗颈内动脉起始段的狭窄。如果手术成功，彩色多普勒超声可发现手术处管壁无内膜，管腔内斑块已被切除，血流通畅，无明显狭窄。

（四）动脉搭桥术

1. 常用手术方法

（1）颈总动脉与锁骨下动脉搭桥术。对于锁骨下动脉近段狭窄或闭塞所致的锁骨下动脉盗血综合征患者，在颈总动脉与锁骨下动脉远段架起一条人工血管，能够恢复椎动脉的正常血供（图53-5-24）。

（2）主 - 髂（股）动脉旁路移植术。主要适用于腹主动脉分叉部及髂总动脉闭塞者。

（3）解剖外腋 - 双股动脉旁路移植术。腹主动脉或双髂动脉闭塞，远端流出道良好时，可采用主 - 双髂或双股动脉旁路移植术和解剖外腋 - 双股动脉旁路移植术，后者是采用解剖外旁路移植术，手术径路不需经腹，适合于全身状况较差者。

（4）股 - 腘动脉旁路移植术。包括股 - 腘动脉自体大隐静脉移植术（原位大隐静脉移植术、倒置大隐静脉移植术）和股 - 腘动脉人工血管移植术。适合于股浅动脉长段狭窄或闭塞，其流入道和流出道动脉基本通畅。

①原位大隐静脉移植术。这种搭桥手术是采用自身大隐静脉作为手术材料。大隐静脉仍保留在体内，不用从体内取出，其走向也不加以改变（图 53-5-25）。由于静脉内瓣膜走向与术后血流方向正好相反，因此，必须将静脉内所有瓣膜清除。这样可以确保术后动脉血流在大隐静脉内不会受到瓣膜的截流。此外，必须将大隐静脉的分支进行结扎，以防止动静脉瘘形成。

②倒置大隐静脉移植术。与原位大隐静脉移植术不同的是，所需大隐静脉要从体内取出，并结扎分支，然后再植入体内。由于瓣膜走向与术后血流方向一致，因此不会引起严重的血流阻滞。但是，有些外科医师仍会选择将静脉瓣清除。其缺点是：大隐静脉从体内游离出来，使静脉营养结构受到破坏；大隐静脉倒置后与近端动脉吻合的口径不匹配。

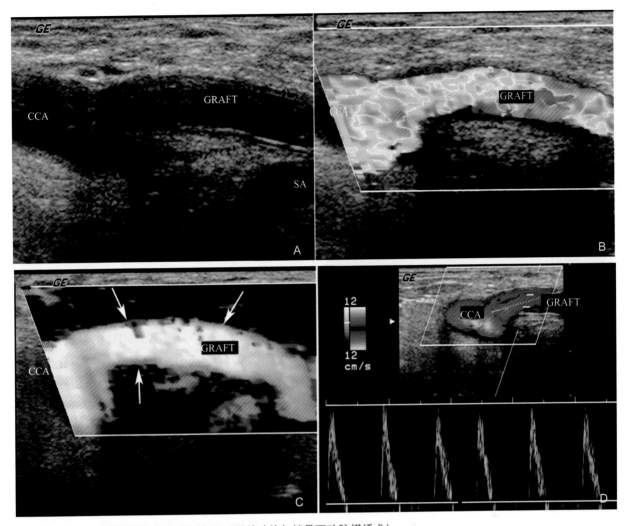

图 53-5-24 左侧锁骨下动脉盗血综合征（颈总动脉与锁骨下动脉搭桥术）

A 图显示左颈总动脉（CCA）与锁骨下动脉远心端（SA）之间见一架桥血管（GRAFT） B 图为彩色多普勒显示架桥血管血流通畅 C 图为能量多普勒显示架桥血管血流通畅（箭头所指） D 图为架桥血管频谱类似正常上肢动脉血流频谱

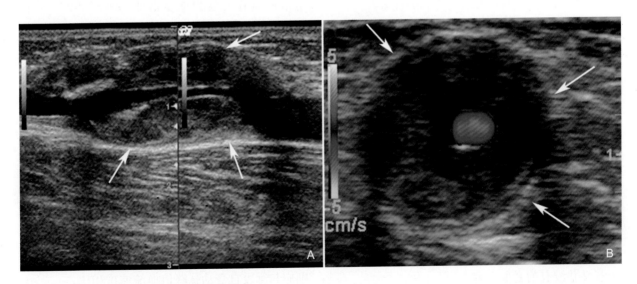

图 53-5-25 股 - 腘动脉原位大隐静脉移植术

A 图显示瓣膜窦处血栓形成致使管腔狭窄（箭头所指） B 图显示横切瓣膜窦处见环形血栓（箭头所指），管腔血流束明显变细

③股-腘动脉人工血管移植术。有时，这种人工血管周围也会加上支撑环以防止外力的压缩。人工血管管壁表现为回声很强的平行线（图53-5-26）。

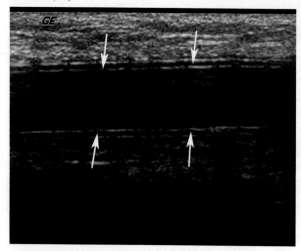

图53-5-26　股-腘动脉人工血管壁（箭头所指）

2. 动脉搭桥手术失败的原因　搭桥手术早期失败的主要原因是由于技术上的失误或患者自身血液凝固性过高所致，大约10%的失败出现在这段时期。血管内膜增生是术后两年内搭桥血管失败的主要原因。而逐渐发展的动脉粥样硬化是术后两年以后失败的主要原因。对于究竟采用哪一种血管搭桥最为有效，目前还有争议。但绝大多数学者认为，自身静脉移植的搭桥手术要比人工血管具有更高的短期和长期成功率，尤其是对小腿血管的搭桥，自身静脉具有更强的优势。

3. 动脉搭桥移植手术超声监测方案和注意事项

（1）了解手术方式和搭桥血管的种类、长度和内径。

（2）监测时间。对于自身静脉搭桥移植的术后监测方案是第1年每3个月一次，第2年每6个月一次，之后每年1次。但是，如果病人出现缺血征兆，或者腿部血压明显降低的情况下，尽快进行超声检查很有必要。而人工血管的生物学特点与自身静脉不同，多数病例局部栓塞不会发生由轻微到严重的过程，而是突发性的。因此，于人工血管的移植手术来说，以上监测方案的临床意义并没有前者那么大。

（3）监测部位。具体的监测部位视搭桥血管的长度而定，一般包括以下几个部位：流入道动脉、近端吻合口、近段搭桥血管、中段搭桥血管、远段搭桥血管、流出道动脉。

（4）注意寻找不正常征象。血流紊乱或狭窄处、瘤样扩张、假性动脉瘤、动静脉瘘、残留的瓣膜、瓣膜窦处的扩张、搭桥血管周围积液。

（5）监测内容。将二维超声、彩色多普勒和脉冲多普勒三者结合起来运用。可先用二维超声对搭桥血管的结构进行初步观察，然后用彩色多普勒寻找阻塞的部位，最后用脉冲多普勒来观察波形的形态，测量血流速度和阻力指数等，以确定阻塞的程度。

（6）技术注意事项。

①探头频率。大多数搭桥移植手术的超声监测采用5.0～7.5MHz的线阵探头。位置较深的搭桥动脉可以使用3.0～3.5MHz的探头。

②声束与血流方向的夹角。为了取得精确的血流速度，在可能的情况下，使用同一的角度（Doppler angle）来完成一个病例的检查，通常将此夹角固定在60°，但也有学者认为此夹角<60°即可，不必固定在某一角度。取样容积的大小约为1.5mm。经研究显示，将彩色血流成像与血流速度结合起来分析，可以达到高于95%的敏感性和90%的特异性。

4. 搭桥移植手术并发症的诊断

（1）搭桥血管再狭窄。多发生于吻合口。

①有研究表明，搭桥血流速度低于45cm/s是搭桥血管失败的重要指征（图53-5-27），但不能单凭血流速度的绝对值来判断手术的成功与否，还应考虑管径大小的影响。一般来说，人工血管管径常常明显大于正常血管，因此血流速度相对较低。在实际工作中，亦会遇到管径较大的自身搭桥静脉，其血流速度也会比较慢。

②峰值流速比值是血管狭窄处峰值血流速度除以狭窄前区正常段血管峰值血流速度（图53-5-28）。它是一项重要的诊断指标。目前采用峰值流速比值≥3作为内径减少≥60%的搭桥动脉狭窄的诊断标准。当局部阻塞发生在近端吻合口或流出道动脉时，该指标的计算方法有所不同。前者应与搭桥血管的峰值血流速度相比，而后者则应与远段自身动脉峰值血流速度相比。

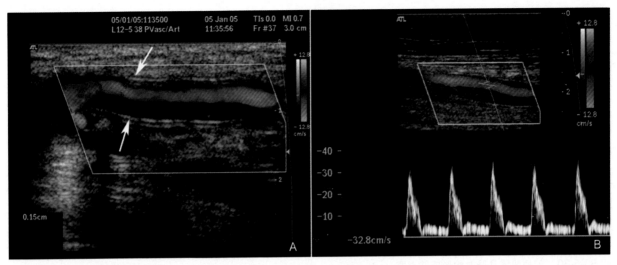

图 53-5-27 架桥股浅动脉狭窄

A 图显示架桥股浅动脉（箭头所指）血流束明显变细，最窄处残留管腔内径为 0.15cm B 图显示狭窄段峰值血流速度减低（约 33cm/s），低于 45cm/s

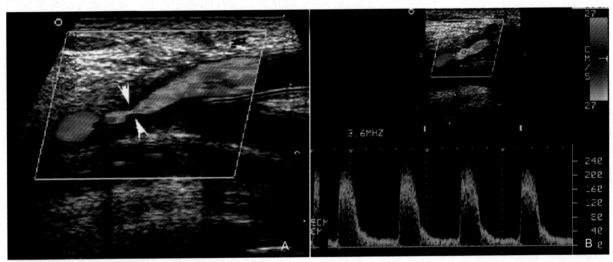

图 53-5-28 搭桥血管近侧吻合口再狭窄

A 图显示架桥股浅动脉近侧吻合口血流束明显变细（箭头所指）血管峰值血流速度比值为 3.4　　B 图显示该处峰值血流速度加快，达 240cm/s，其与狭窄前区正常段

　　③波形的改变。一般来说，如果收缩期频谱上升延迟（加速时间延长）和阻力减低，可以预测阻塞是在其近心段动脉。而如果舒张期血流速度降低而收缩期频谱上升不延迟（加速时间不延长），可以预测阻塞是位于其远心段动脉。

　　（2）搭桥血管闭塞。搭桥血管内充满低或中强回声，管腔内无明显血流信号（图 53-5-29 和图 53-5-30）。

　　（3）吻合口处的假性动脉瘤、动静脉瘘。

　　（4）血肿。表现为低回声或无回声区，边界清晰，内部无血流信号。

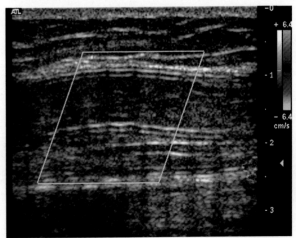

图 53-5-29 架桥股浅动脉血栓形成并闭塞

术后 1 天发现架桥动脉内充满低回声，其内无明显血流信号

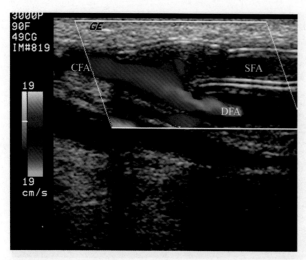

图 53-5-30　架桥股浅动脉血栓形成并闭塞
架桥股浅动脉管腔内无明显血流信号（CFA- 股总动脉　DFA- 股深动脉　SFA- 股浅动脉）

第 6 节
其他四肢动静脉疾病

一、血管损伤

血管损伤尤其是大血管损伤，起病急骤、病情发展快，可危及生命和肢体致残。随着城市交通的迅速发展，血管损伤日趋增多，血管造影和外科手术等医源性因素也增加了血管损伤的机会。对于四肢血管损伤，有时仅凭彩超即可作出明确诊断，可替代血管造影检查，从而赢得外科手术时机。另外，与血管造影检查相比，彩超除了具有价廉、无痛、无创伤性和可重复性以外，还具有方便易行的特点，可在床旁和手术室进行。

（一）病因和分类

1. 锐性损伤　刀刺伤、弹片和玻璃瓶爆炸等直接暴力作用于血管。

2. 钝性损伤　高处坠落、车祸挤压或石膏包扎过紧等致使血管过度伸展、扭曲、撕裂。

3. 医源性损伤

（二）临床表现

1. 出血　出血量取决于损伤血管的大小和损伤类型，动脉部分断裂出血不易停止。搏动性或喷射性鲜血提示动脉损伤，持续暗红色涌出提示静脉损伤。血液可流入组织间隙形成血肿，也可流入胸腔、腹腔或腹膜后间隙导致失血性休克。

2. 休克　主要是失血性休克，创伤和疼痛加重休克。

3. 血肿　血液流入组织间隙形成血肿。

4. 震颤和杂音　可由假性动脉瘤、动静脉瘘和动脉狭窄所致。

5. 损伤动脉的缺血表现

6. 合并神经、骨骼和脏器等损伤　出现相应的组织器官受损的表现。

（三）常见血管损伤

1. 动脉完全断裂　由穿通伤引起，多由刀、子弹或手术器具引起动脉完全断裂。动脉断端明显收缩并退缩入邻近组织，常使两断端出现较大的距离。血栓向远端扩展，直到侧支循环形成、血流恢复为止。由于血管收缩形成的止血带效应，以及两断端血栓形成，出血常可自行停止。大动脉完全断裂所致缺血后影响程度与损伤动脉的部位、侧支血管建立情况以及血供受阻的组织器官的需血状况相关。如颈动脉完全断裂可在几分钟内发生不可逆转的大脑半球功能损害，而发生于大腿上部的股浅动脉完全断裂可引起间歇性跛行或肢端坏疽。虽然动脉完全断裂大多可自行止血，但也有例外发生。某些动脉（如肋间动脉和髂动脉）的邻近组织使动脉断端不能退缩，又不能对断端进行有效的压迫；动脉硬化患者的血管通常不能进行有效的收缩；有凝血障碍的患者无血凝块形成或形成后自行溶解；以上这些情况均可造成严重出血或反复出血。本病具有急性动脉闭塞的声像图表现，具体表现为：

（1）由于动脉断端明显收缩并退缩入邻近组织，故损伤处不能探及动脉管壁结构，表现为一段动脉壁缺损，动静脉解剖结构紊乱。

（2）损伤处常常可探及血肿回声。

（3）损伤处断裂的两端动脉内充满低回声，其内无明显血流信号。

（4）断裂处远端动脉血流频谱呈狭窄下游改变，为低速低阻型，具有较动脉粥样硬化闭塞症更显著的改变。

（5）断裂处近段动脉阻力增大，血流速度减低。

（6）损伤处伴随静脉可产生外压性狭窄，导致远端静脉血液流动缓慢，不要误认为血栓。

2. 动脉部分断裂 常为穿通伤所致。有时，闭合性损伤也可导致动脉部分性断裂，通常是骨折导致邻近动脉壁部分撕裂的结果。此类损伤的失血量较大，可引起较快的贫血。在许多重要方面，动脉部分断裂与完全断裂有很大不同。完好

的动脉壁收缩可使动脉裂口闭合。小的损伤可以自愈。受损的动脉内膜在受损的几小时内可发生夹层，导致后期动脉闭塞。如果动脉损伤严重或反复出血，后期也可形成假性动脉瘤。其声像图表现为（图53-6-1）：

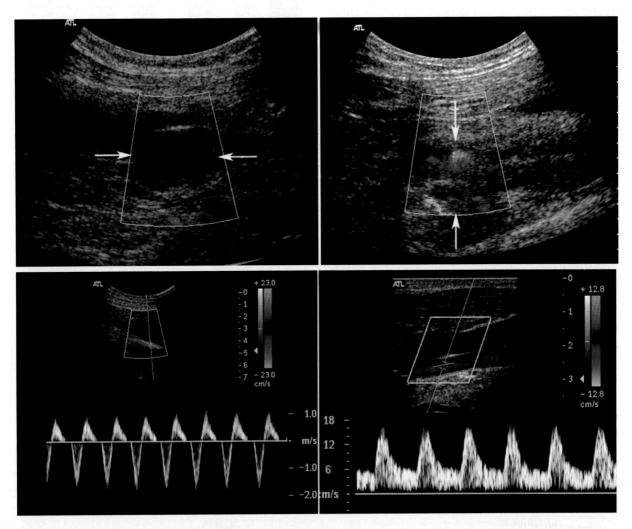

图 53-6-1 股浅动脉部分断裂（刀刺伤所致）

A 图显示大腿外伤处血肿（箭头所指） B 图为彩色多普勒于外伤处未能显示正常股动、静脉血流信号，仅见不规则血流信号（箭头所指）
C 图显示外伤处近心端股浅动脉血流频谱为高阻型 D 图显示外伤处远端股动脉血流频谱为低速低阻型，提示上游动脉存在狭窄

（1）声像图表现因病程、病变程度及并发症而异。

（2）仔细观察可发现损伤处动脉壁失常，不能显示正常的三层结构。

（3）多数病例表现为狭窄，少数治疗不及时可出现动脉闭塞，呈现相应的声像图表现。

（4）可合并假性动脉瘤、夹层动脉瘤和动静脉瘘。

3. 动脉挫伤 常见于动脉壁受到钝性暴力或过度牵拉。其特点是流经动脉的血流减少或消失，但无血管外出血。钝性损伤病人在开始体检时常常正常，但缺血体征和脉搏消失可在一段时间后出现。这种动脉延迟阻塞可能为以下原因：粗糙或撕裂的动脉内膜吸附血小板、纤维蛋白和红细胞，引起创伤性血栓形成；撕裂内膜形成夹层阻塞血管腔。具有狭窄、闭塞或夹层的声像图表现。

4. 动脉痉挛 为钝性暴力刺激血管壁致使血管中层平滑肌持续强烈收缩所致，通常无血管器质性改变。长时间严重痉挛也可导致肢体缺血、坏疽。声像图表现为：

（1）如损伤动脉不是很细且距体表较近、能够获取高分辨率图像时，可显示病变处动脉管壁局限性增厚，但无明显斑块回声，且能分辨动脉壁的三层结构。

（2）彩色多普勒显示管腔内血流束变细，血流速度加快，远端动脉血流频谱常无明显变化。

5. 损伤性动静脉瘘 声像图表现同后天性动静脉瘘。

6. 损伤性夹层动脉瘤 钝性损伤可使动脉内膜撕裂而形成夹层，因为内膜是动脉壁各层中弹性最小的一层。

（四）检查注意事项

1. 掌握各种血管损伤的声像图特点，对于病情凶险的患者，在作出合理的诊断提示的同时，尽可能减少检查时间。

2. 应注意伴随动、静脉同时受累和各种病变（动脉断裂、假性动脉瘤、夹层动脉瘤和动静脉瘘）的混合存在。

3. 假性动脉瘤、夹层动脉瘤和动静脉瘘具有各自特征性声像图表现，彩色多普勒能较好的鉴别。但对于动脉完全断裂和部分断裂，则主要依靠二维超声进行鉴别。有时，超声并不能确切地对两者进行鉴别，仅能提示狭窄程度或有无闭塞。

二、动静脉瘘

动静脉瘘（arteriovenous fistula，AVF）是指动脉和静脉之间存在的异常通道，有先天性和后天性两种。

（一）后天性动静脉瘘

1. 病因和病理分型 后天性动静脉瘘在大、中、小的动、静脉均可发生，瘘一般是单发的。损伤是酿成后天性动静脉瘘最常见的原因，大都是穿透性损伤，其次是医源性血管损伤（如肱动、静脉和股动、静脉穿刺或插管）。后天性动静脉瘘

多发生于四肢，有 1/2 ～ 2/3 在下肢，其次是肱、颈总和锁骨下动、静脉等。分为 3 种基本类型（图 53-6-2）：

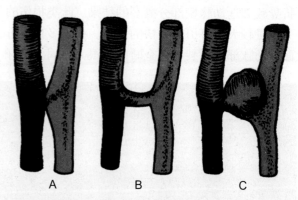

图 53-6-2　后天性动静脉瘘的 3 种基本类型
A. 裂孔型 B. 导管型 C. 囊瘤型

（1）裂孔型。即受伤的动、静脉紧密粘连，通过瘘而直接交通。

（2）导管型。动、静脉之间形成一条管道。

（3）囊瘤型。即在瘘口部位伴有外伤性动脉瘤。

2. 临床表现 因瘘口大小、部位和存在时间而异。常见的症状有患肢肿胀、疼痛、麻木、乏力，严重者可有心力衰竭的表现。在瘘口部位可扪及明显的持续性震颤和听到粗糙的"机器滚动样"杂音。

3. 声像图表现 一旦动静脉瘘形成，瘘口或瘘道的两端产生较大的压力阶差，从而对动静脉瘘局部、周围循环和全身循环造成不同程度的影响。在声像图上表现为受累血管形态学和血流动力学方面的改变（图 53-6-3）。

（1）供血动脉。

①供血动脉最突出的改变是瘘近心端动脉血流阻力降低，血流速度常增快。

②较大的动静脉瘘患者，瘘近心端动脉内径增宽或呈瘤样扩张，而瘘远心端动脉变细。而较小的动静脉瘘患者，瘘近心端和远心端动脉内径无明显变化。

③多数动静脉瘘患者，瘘远心端动脉血流方向正常，频谱形态呈三相波或二相波，少数病人血流方向逆转，也参与瘘的血液供应。

（2）引流静脉。

①动脉血流通过瘘口直接分流到静脉内，导

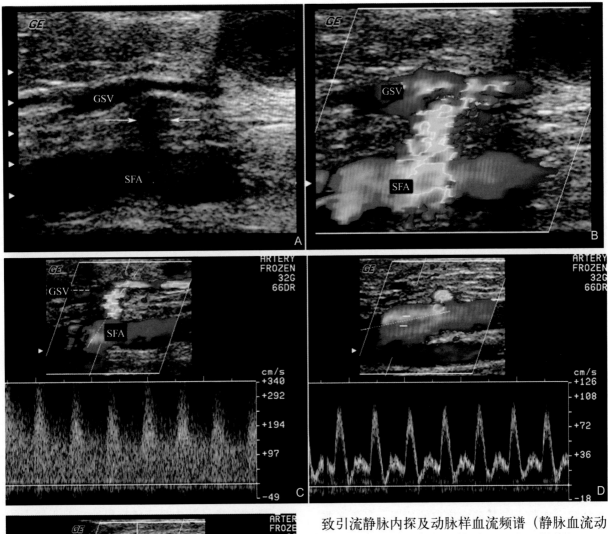

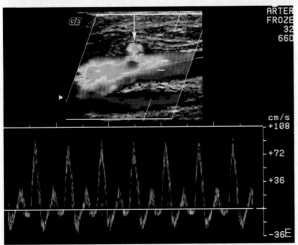

图 53-6-3 股浅动脉大隐静脉瘘

A 图为二维超声显示股浅动脉（SFA）与大隐静脉（GSV）之间可见一管状低回声区（箭头所指），似为动静脉瘘 B 图为彩色多普勒显示管状低回声区内有血流通过，血流方向为从股浅动脉（SFA）流向大隐静脉（GSV） C 图为频谱多普勒进一步证实动静脉之间交通的血流为高速低阻型动脉样血流频谱 D 图显示瘘口近心端动脉血流频谱为低阻型（箭头所指） E 图显示瘘口远心端动脉血流频谱为高阻型，为正常下肢动脉频谱（箭头所指）

致引流静脉内探及动脉样血流频谱（静脉血流动脉化），这是后天性动静脉瘘的特征性表现之一。压迫瘘近心端供血动脉，引流静脉内动脉样血流速度减低。

②高速血流的冲击造成引流静脉扩张、有搏动性、血流紊乱和静脉功能损害，有的病人引流静脉呈瘤样扩张。

③有时引流静脉内可探及血栓，呈低回声或中强回声。

（3）瘘口或瘘道。

①二维图像显示供血动脉与引流静脉之间有一无回声管道结构（导管型）和裂孔（裂孔型），有时瘘道呈瘤样扩张。二维图像可能遗漏裂孔型动静脉瘘。彩色多普勒显示血流方向从动脉流向静脉，并可大致测量瘘的大小。

②瘘口或瘘道处血流为高速低阻型动脉样频谱。

③瘘口或瘘道周围组织振动产生五彩镶嵌的彩色血流信号。

（4）合并假性动脉瘤。假性动脉瘤可逐渐粘连、腐蚀最后穿破伴行的静脉形成动静脉瘘。外伤也可造成假性动脉瘤与动静脉瘘合并存在。

笔者曾遇见一例受枪伤的病人，形成假性股浅动脉瘤与股浅动静脉瘘（图53-6-4）。彩色多普勒超声检查时，应注意两者的同时存在。

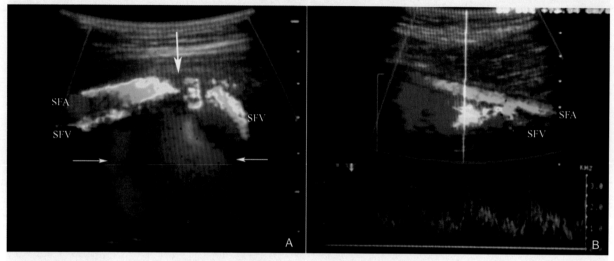

图 53-6-4　股浅动静脉瘘合并股浅动脉假性动脉瘤
A 图显示假性动脉瘤（小箭头所指）和瘘口（大箭头所指）　B 图显示股浅静脉扩张，其内并探及动脉样血流频谱（SFA- 股浅动脉 SFV- 股浅静脉）

（5）乏氏试验观察瘘分流量。乏氏试验时，瘘口远端静脉内高速血流信号消失证明分流量较小，而瘘口远端静脉仍存在持续的高速血流信号则证明分流量较大。

4．瘘口的定位　确定哪两条血管之间形成动静脉瘘，实际上就是确定瘘口的位置。彩色多普勒和二维超声都不是判定瘘口的良好方法，频谱多普勒对瘘口定位准确、可靠。将主要方法与次要方法有效结合，有助于快速而准确地定位瘘口。

（1）瘘口定位的主要方法。

①静脉内高速动脉样血流频谱，在静脉内寻找动脉样血流频谱，血流速度越高的部位，往往是越接近瘘口处。

②同一条动脉低、高阻血流频谱交界处，对于四肢动静脉瘘，瘘口近侧供血动脉血流阻力明显降低，反向波消失，而远侧动脉血流仍为高阻型，阻力指数＞1。这种低、高阻血流频谱的交界处即为瘘口所在位置。此种变化正好与常见的肢体动脉狭窄性疾病相反。

③瘘口处高速湍流频谱。

（2）瘘口定位的次要方法。

①直接显示瘘口。采用二维超声或彩色多普勒对可疑存在动静脉瘘的动脉与静脉进行横切或斜切扫查，观察这两条血管之间有无直接交通。值得注意的是，彩色多普勒和二维超声均可出现假阳性或假阴性，特别是动脉和静脉紧密相邻时。所以，应采用频谱多普勒进一步证实（图53-6-5）。

②同一条动脉内径变化交界处。对于较大的动静脉瘘，瘘口近端动脉内径增宽，而远端动脉内径变细，这种内径变化的交界处有助于瘘口位置的判断。笔者等报道将瘘口近端动脉内径大于远端1.2mm以上定为阳性。动静脉瘘患者供血动脉的粗细有明显改变，与正常动脉渐进性变细不同。需注意动脉较大分支处，也可出现动脉内径的明显变化。另外，小的动静脉瘘供血动脉内径变化不甚明显。

③动、静脉相邻处（瘘处）五彩镶嵌血流信号。

④静脉扩张最明显处。

⑤静脉周围组织震颤所引起的彩色伪像。

5．检查注意事项

（1）如何避免假阳性。假阳性可发生于靠近心脏的紧密相邻的大血管之间（如颈动脉与颈内静脉之间），产生原因常常为靠近心脏的大静脉血流紊乱且频谱似动脉样，只注意观察血管形态而忽视观察血流动力学改变。鉴别是否具有动静

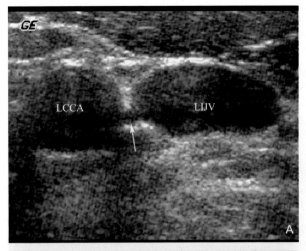

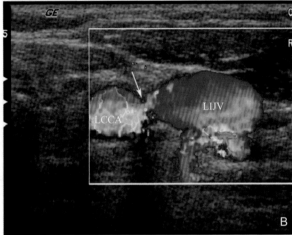

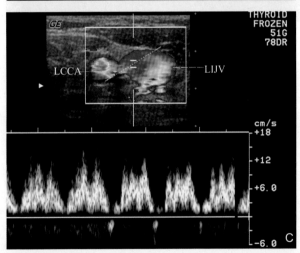

图 53-6-5　正常颈部血管

患者无颈部外伤史，颈部亦未触及震颤。A 图为在二维超声图像上，左颈总动脉与颈内静脉之间似可见一较窄的无回声通道（箭头所指），实为假像　B 图为彩色多普勒显示左颈总动脉与颈内静脉之间似可见一较窄的血流信号交通（箭头所指），此也为假像　C 图为在此两条血管似交通处的远端（实为颈内静脉）探及静脉频谱，未能探及高速动脉样血流频谱，据此可以排除动静脉瘘的存在

脉瘘的血流动力学改变能够避免误诊。

（2）如何避免误诊和漏诊。以下情况如不注意，可出现误诊和漏诊：

①临床上没有提示观察有无动静脉瘘。

②仅申请检查动脉。

③小的动静脉瘘（血流动力学和形态学改变不明显）。

④引流静脉呈囊状扩张。解决方法为：询问病情和进行体格检查，如有无外伤史，局部能否扪及持续性震颤或闻到双期杂音，有无肢体肿胀或心力衰竭的表现。重视寻找动静脉相邻处和静脉内五彩镶嵌血流信号，许多动静脉瘘患者往往首先出现这种征象（图 53-6-6 和图 53-6-7）。如该处又能扪及持续性震颤，则很可能为动静脉瘘，再进一步追踪观察，即能明确诊断。

（3）在所查动脉的最近心端获取频谱，观察有无高速低阻型血流频谱，因为对于较小动静脉瘘，彩色多普勒和二维超声均不易发现供血动脉或引流静脉的异常改变。

（4）重视观察血管形态的变化和静脉内动脉样血流频谱。

（5）脏器和肢体的囊性或囊实性结构，应常规行彩色多普勒超声检查，以避免将动静脉瘘患者扩张的引流静脉误诊为囊肿、管道扩张和其他疾病。

6. 鉴别诊断

（1）四肢动静脉瘘与动脉瘤的鉴别。临床上症状不明显的损伤性动静脉瘘易与动脉瘤相混淆，应予以鉴别，详见表 53-6-1。

（2）四肢动静脉瘘与血栓性深静脉炎的鉴别。由于动静脉瘘患者肢体肿胀和静脉曲张，有时需与血栓性深静脉炎鉴别。血栓性深静脉炎患者一般肢体静脉曲张比较轻，局部没有震颤和杂音，动静脉之间无异常通道，静脉内无动脉样血流信号，邻近动脉也无高速低阻血流。应该说，应用彩色多普勒超声，两者很容易鉴别。

7. 临床意义　对于四肢后天性动静脉瘘，大多数患者彩色多普勒超声可作出肯定性结论，并对瘘准确地定位，将瘘的位置在体表标记出来，这能避免术前的血管造影检查，指导手术时寻找瘘口。但有的患者发现静脉内有动脉样血流频谱和其他动静脉瘘超声征象，而未能判断瘘的具体

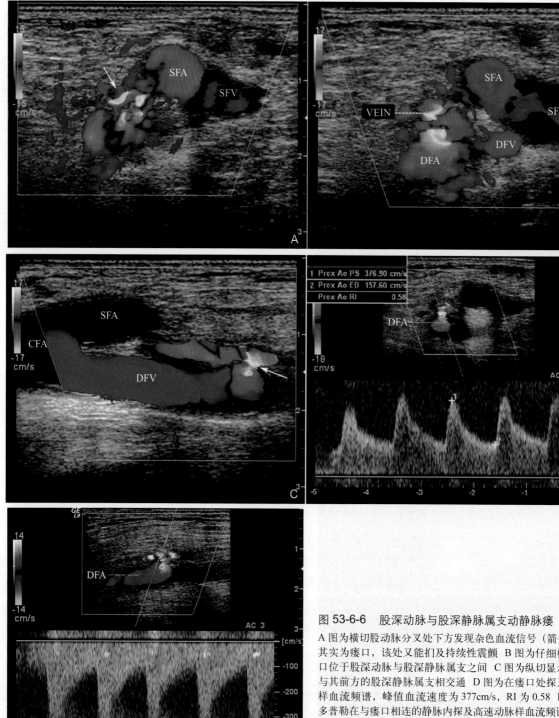

图 53-6-6　股深动脉与股深静脉属支动静脉瘘

A 图为横切股动脉分叉处下方发现杂色血流信号（箭头所指），其实为瘘口，该处又能扪及持续性震颤　B 图为仔细检查发现瘘口位于股深动脉与股深静脉属支之间　C 图为纵切显示股深动脉与其前方的股深静脉属支相交通　D 图为在瘘口处探及高速动脉样血流频谱，峰值血流速度为 377cm/s，RI 为 0.58　E 图为脉冲多普勒在与瘘口相连的静脉内探及高速动脉样血流频谱

（CFA- 股总动脉　DFA- 股深动脉　DFV- 股深静脉　SFA- 股浅动脉　SFV- 股浅静脉　VEIN- 股深静脉的属支）

位置时，则可作出推断性结论。在作出这种结论时，应注意有的患者瘘口处射流可引起数条深静脉或 / 和浅静脉同时探及动脉样血流信号。因此，某静脉内探及动脉样血流频谱，并不意味着它直接参与动静脉瘘的构成。必要时，应建议进一步行血管造影检查，以明确瘘口的具体位置。

（二）先天性动静脉瘘

1. 病因和病理特点　先天性动静脉瘘是由于胚胎原基在演变过程中，动静脉之间形成的异常交通所致。瘘口众多且细小，仅有单个瘘孔者极为罕见，不易确定瘘口的位置。可以发生于人体任何部位，

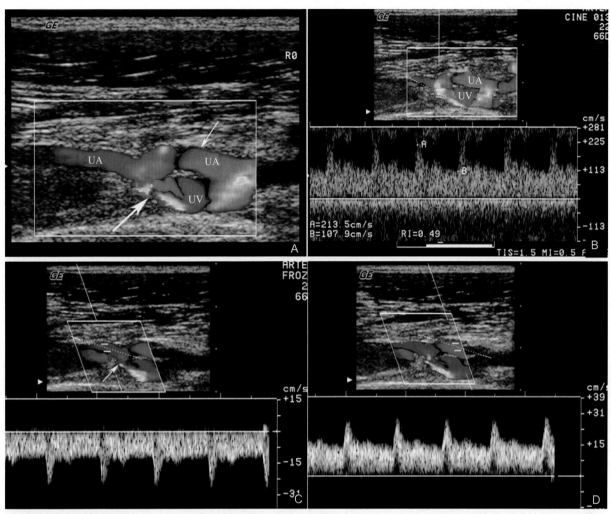

图 53-6-7 尺动静脉瘘

A 图显示尺动脉（UA）和尺静脉（UV）之间的瘘口（大箭头所指），另可见瘘口远心段尺动脉血流方向逆转（小箭头所指） B 图为脉冲多普勒在瘘口处探及高速低阻动脉样血流频谱，峰值血流速度为 214cm/s，RI 为 0.49 C 图为瘘口（箭头所指）近心端尺动脉的低阻型血流频谱 D 图显示瘘口远心端尺动脉亦为低阻型血流频谱

表 53-6-1 四肢动静脉瘘与动脉瘤的鉴别

鉴别点	动静脉瘘	动脉瘤
搏动性肿块	较小、搏动不明显	最常见
杂音	持续性、收缩期增强	收缩期
局部浅静脉	明显曲张	无变化或轻度曲张
远侧动脉压	可减低	无变化或减低
脉压	增大	无变化
心脏	可扩大	无变化
动静脉之间	有异常通道，为高速动脉样血流信号	无异常通道
受累动脉	瘘口近端动脉高速低阻血流，很少合并瘤样扩张，瘘口远端动脉血流频谱基本正常	局限性明显扩张或通过瘤颈部与邻近的搏动性肿物血流交通
受累静脉	扩张、血栓形成和血流动脉化	一般不累及静脉
动脉造影	动静脉之间有异常通道	无异常通道

最常见于下肢，特别是踝部。在上肢瘘管常起源于尺动脉的分支、手掌动脉和手指动脉。

2.临床表现 患肢增粗，皮温较健侧高，静脉曲张、溃疡和坏疽等。

3.声像图表现

（1）受累部位可见许多散在的管状和圆形无

回声区，呈蜂窝样改变（图53-6-8）。

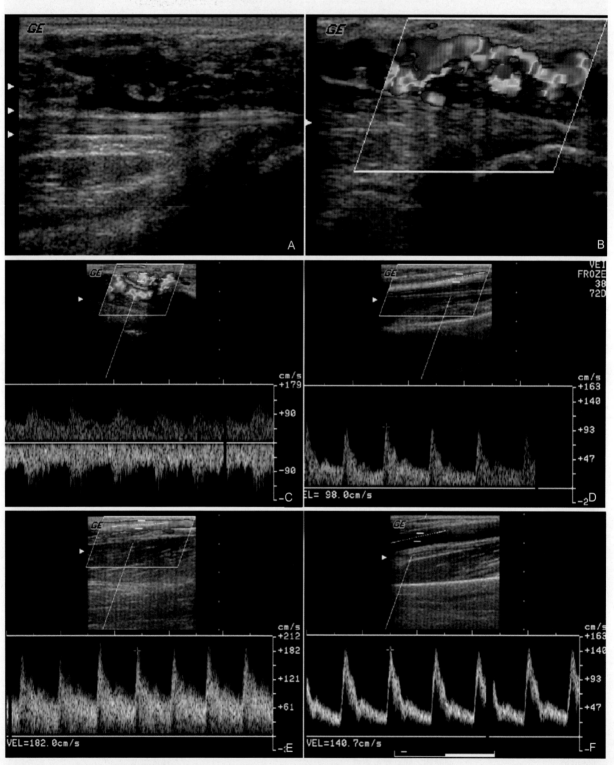

图53-6-8 手部先天性动静脉瘘

血管超影证实由桡、尺动脉供血，以桡动脉为著。A图显示大鱼际处呈蜂窝样结构（箭头所指） B图显示该蜂窝样结构内部探及许多走行迂曲扩张的动、静脉 C图显示该蜂窝样结构内的静脉血流为动脉样血流频谱 D图显示同侧尺动脉（瘘口近心端）血流频谱为高速低阻型，峰值血流速度约98cm/s E图显示同侧桡动脉（瘘口近心端）血流频谱为高速低阻型，峰值血流速度为182cm/s，明显高于同侧尺动脉，这是由于该动静脉瘘主要由桡动脉供血所致 F图显示同侧肱动脉（瘘口近心端）血流频谱亦为高速低阻型，峰值血流速度为141cm/s

（2）彩色多普勒显示无回声区内充满血流信号，并可见散在分布的色彩明亮的五彩镶嵌血流信号。

（3）病变部位动脉血流频谱为高速低阻型。仔细观察病变处可探及许多扩张的静脉，有的内部显示动脉样血流频谱。

（4）在病变近心端参与瘘血供的动脉常增宽，走行弯曲，甚至呈瘤样扩张，血流频谱为高速低阻型（图53-6-9）。

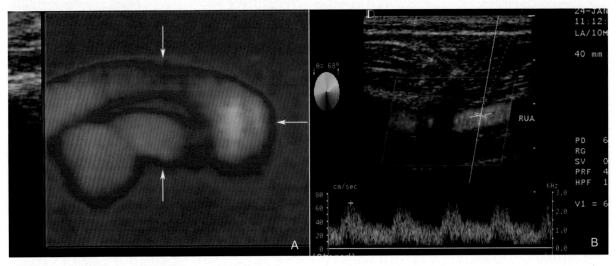

图53-6-9　前臂先天性动静脉瘘
A图显示供应动静脉瘘的尺动脉明显增宽，走行弯曲（箭头所指）　B图显示供应瘘口的尺动脉为高速低阻型频谱，峰值血流速度为67cm/s

4.临床意义　彩色多普勒超声能较好地诊断四肢先天性动静脉瘘，但如与先天性血管瘤并存于同一部位，则不易鉴别。由于本病常发生于细小的动、静脉之间，且瘘口众多、细小，不如后天性动静脉瘘那样容易判断瘘口的具体部位。瘘口处五彩镶嵌血流信号有助于提示瘘口的位置。另外，彩色多普勒超声还可以判断参与瘘口血供的动脉。

三、人工动静脉内瘘

建立和维持良好的长期血管通路是慢性血液透析的先决条件。血管外科手术在自身动静脉之间，形成有功能的动静脉血管通路，称为人工动静脉内瘘。彩色多普勒超声是一种安全、方便、可靠的检测手段，已取得与血管造影相似的准确性，在术前可协助选择合适的血管，如血管的位置、管径、管腔通畅度及供血情况，避免在不理想的血管上建立内瘘，有助于提高人工动静脉瘘的成功率；在术后可以定期监测人工动静脉瘘的功能，及时发现并发症，如瘘口狭窄、血栓形成、静脉瘤等，有利于加强对内瘘功能的维护，延长使用寿命。

（一）人工动静脉内瘘类型

1.自身动静脉内瘘　早在1966年Brescia和Cimino等首次将桡动脉和头静脉在皮下吻合，建立了安全、有效的动静脉通路，术后静脉扩张肥厚（静脉动脉化），可以反复穿刺，进行长期透析，称为自体动静脉内瘘。国内大多数医院采用这种方法。内瘘部位选择原则为浅表邻近的动静脉，先上肢后下肢，先远端后近端。首选标准内瘘为非惯用侧前臂腕部头静脉与桡动脉吻合；其次为贵要静脉与尺动脉。吻合方式有3种：①端侧吻合，大多采用；②侧侧吻合，适用于静脉纤细者；③端端吻合，已很少采用。理想血管通路的要求：①内瘘的血流量要达到透析要求，最好在200～300ml/min；②管径要达透析要求，否则影响内瘘预后；③长期保持通畅，并发症少。

2.移植血管内瘘　使用替代血管建立动静脉之间的通路，国外使用较多。搭桥最常用部位是前臂掌侧，其次是上臂和大腿。准备搭桥的动脉口径应≥3.0mm，静脉流出道内径应≥4.0mm，以减少回流阻力，保证近心端血流通畅。搭桥的方式有3种：直线型吻合、U型吻合和间插或跳跃型吻合。

（二）正常人工动静脉瘘

1.临床表现　人工动静脉内瘘术后在吻合口静脉侧容易触及搏动、明显的持续性震颤，听到粗糙的"机器滚动样"血管杂音，表示内瘘通畅和血流量充分。如果只能触到搏动，震颤与杂音消失，表示流出道梗阻，原因可能是静脉近端狭窄或血栓形成。

2. 声像图表现 与后天性动静脉瘘相似（图53-6-10）。

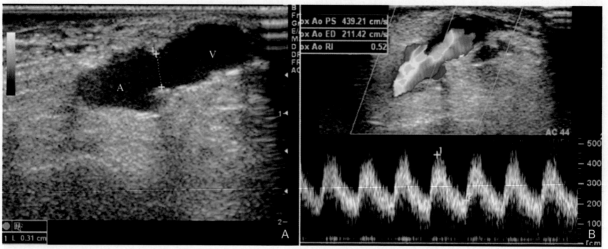

图 53-6-10 前臂正常人工动静脉内瘘

A 图显示桡动脉（A）与浅表静脉（V）之间可见一瘘道，内径为 0.31cm B 图显示瘘道处血流频谱为高速低阻型，峰值血流速度为 439cm/s，阻力指数为 0.52

（三）人工内瘘的并发症

1. 狭窄 自身动静脉内瘘狭窄最常发生于吻合口，其次为引流静脉。移植血管内瘘则好发于静脉侧吻合口（图53-6-11）及引流静脉内膜增生导致的进行性狭窄（图53-6-12）。有学者报道当吻合口内径小于 2.5mm，且血流速度明显升高时，可认为存在狭窄。吻合口狭窄可导致血流量减少，引起瘘口近心端动脉血流阻力升高，趋向变为正常动脉血流频谱。

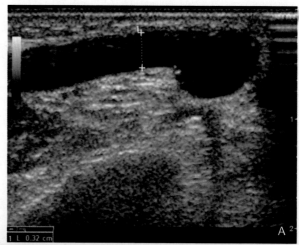

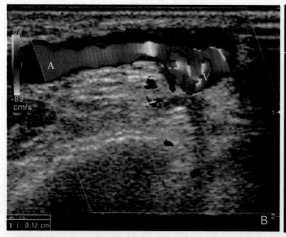

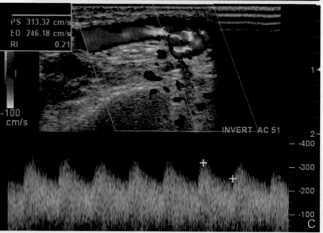

图 53-6-11 前臂人工内瘘吻合口狭窄

A 图为在灰阶超声上测量瘘口内径为 0.32cm，测值不准确，应借助彩色血流成像来帮助辨认管腔内缘 B 图为彩色多普勒显示瘘口最窄处血流束宽仅 0.12cm，为管腔内血栓所致 C 图显示瘘口处峰值血流速度为 313cm/s（A- 供血动脉桡动脉 V- 引流静脉头静脉）

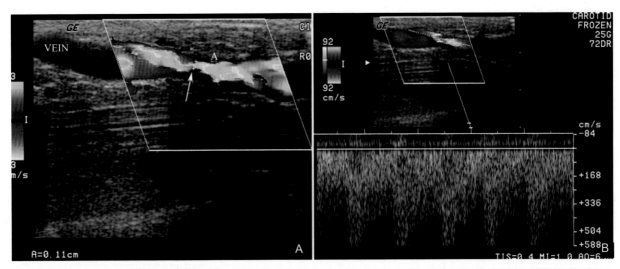

图 53-6-12　前臂人工内瘘引流静脉狭窄

A 图显示处引流静脉（头静脉）血流束较细（箭头所指），最窄处内径约 0.11cm　B 图显示引流静脉狭窄段血流速度明显增高，峰值血流速度大于 600cm/s（A- 供血动脉　VEIN- 引流静脉）

2. 血栓形成　可发生于引流静脉、吻合口、　　　供血动脉（图 53-6-13 至图 53-6-15），尤以前两

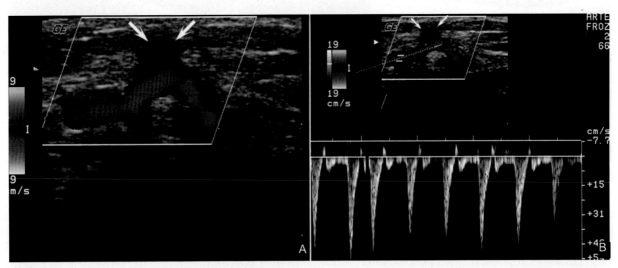

图 53-6-13　前臂人工内瘘吻合口血栓形成并闭塞

A 图显示瘘口处无血流信号（箭头所指）　B 图显示与瘘口相连的近端桡动脉血流频谱恢复正常的三相波型

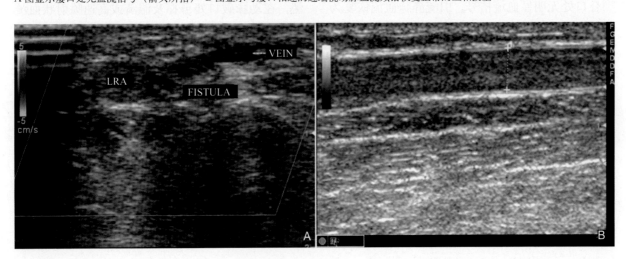

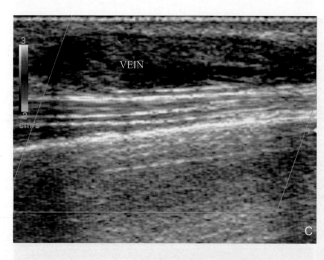

图 53-6-14　前臂人工内瘘广泛血栓形成
A 图显示瘘口处（Fistula）与瘘口相连的桡动脉（LRA）和浅静脉（VEIN）均充满低回声，无明显血流信号　B 图显示与瘘口相连的桡动脉管腔内充满低回声　C 图显示与瘘口相连的浅静脉管腔内充满低回声，无明显血流信号

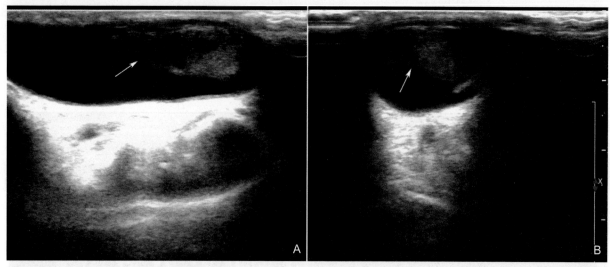

图 53-6-15　前臂人工内瘘静脉血栓形成
A 图纵切显示与瘘口相连的浅静脉内见低回声血栓（箭头所指）　B 图横切显示与瘘口相连的浅静脉内可见低回声血栓（箭头所指）

者好发，而且可以多发。二维超声可显示管腔内被实性低回声至中等回声部分或全部充填。彩色多普勒呈狭窄或闭塞的表现。当吻合口闭塞时，吻合口处无明显血流信号，引流静脉血流恢复为连续性带状频谱，瘘口近心端供血动脉血流恢复为正常的三相波型。

3.**静脉瘤样扩张**　是最常见的并发症之一，好发于瘘口附近或距瘘口数厘米处的主干静脉上，常多发。常因内瘘使用过早（小于三周）；其次为同一部位反复静脉穿刺；或者与瘘口紊乱血流冲击有关。引流静脉管径局部显著增宽，即静脉动脉瘤样扩张（图 53-6-16），瘤体内可有血栓形成的声像图改变，导致管腔狭窄。轻度狭窄时血流速度增高，重度狭窄时血流速度减低，导致静脉回流障碍。

4.**假性动脉瘤**　常发生在反复穿刺部位。二维超声显示动脉周围有一液性暗区，常位于动脉的一侧，彩色多普勒显示暗区内血流呈旋流或湍流，在动脉破口处可探及湍流或高速喷射状血流频谱（图 53-6-17）。

5.**盗血综合征**　当动静脉内瘘压力很低或桡动脉近心端狭窄、闭塞时，彩色多普勒可显示瘘口远端桡动脉内出现反向血流，呈向心性进入吻合口（图 53-6-18）。

（四）人工动静脉内瘘流量的测定

根据公式血流量＝血管截面积 × 平均血流速度来计算人工动静脉内瘘流量，有以下几种方法。值得注意的是，彩色多普勒超声测量内瘘血流量重复性较差，对操作者技术依赖性强，临床

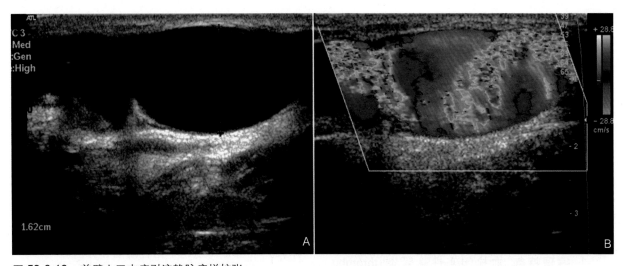

图 53-6-16　前臂人工内瘘引流静脉瘤样扩张

A 图为二维超声显示引流静脉瘤样扩张，最宽处前后径 1.62cm　B 图为彩色多普勒显示引流静脉瘤样扩张，其内血流速度加快

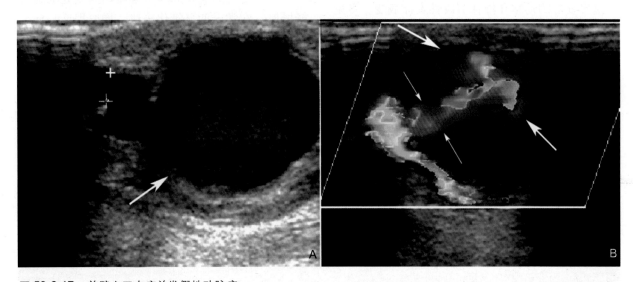

图 53-6-17　前臂人工内瘘并发假性动脉瘤

A 图为二维超声显示假性动脉瘤（箭头所指）　B 图为彩色多普勒显示假性动脉瘤的瘤颈部（小箭头所指）和瘤体部（大箭头所指），其内血流呈旋流

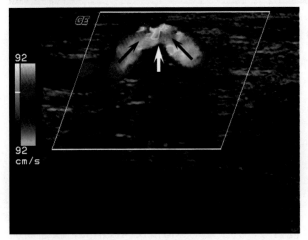

图 53-6-18　盗血综合征

白色箭头指向瘘口，黑色箭头表示近端和远端桡动脉血流均流向瘘口

应用受到一定限制。

1. 直接测量瘘口口径（面积）及平均血流速度　计算公式为：

$$血流量（Q）=\overline{V} \times A \times T$$

式中：$\overline{V}$ 为平均血流速度，A 为管腔横截面积，T 为时间。

2. 内瘘平均血流量＝瘘口近端动脉平均流量－远端动脉平均流量（当有盗血综合征时不宜使用）。

3. 引流静脉血流量即为内瘘流量，常在距吻合口 4cm 处测量瘘口近心端静脉管径（面积）、平均血流速度。此方法用以瘘口血流量均流经引流静脉的测量处。当引流静脉出现逆流或测量处瘘口近心端引流静脉有未结扎的静脉属支时，则内瘘血流量测值不可靠。

4. **流速剖面显示**是测定血流量的新技术，由仪器在 10ms 间的流速剖面谱上分区截取流速数据，乘以相应的管腔内环面积，得到分区环流量，全部环流量之和为瞬时血流量。即：瞬时血流量 $\triangle V = \Sigma VnAn$（乘以 100 为每秒血流量，再乘以 60 为每分钟血流量）。这是目前比较准确的方法。移植血管则选替代血管平直段测量。

四、血栓闭塞性脉管炎

1. **病理特点** 血栓闭塞性脉管炎 (thrombo-arteritis obliterans，TOA)，又称 Buerger 病，是一种缓慢发展的动脉和静脉节段性炎症病变。多见于 20 ~ 40 岁的吸烟男性患者。

（1）病变主要发生于中、小型动脉及其伴随静脉，下肢多见，常发生于膝以下的血管。

（2）病变特点为受累血管全层非化脓性血管炎，先是管壁增厚，继而管腔内血栓形成，以至血管完全闭塞。

（3）血管壁的病理改变呈节段性，病变段管壁之间有正常管壁。

2. **临床表现** 患肢发凉，足小腿疼痛，疼痛常是剧烈的，有典型的间歇性跛行，病情吸烟加剧而戒烟后缓解。肢体缺血导致皮肤苍白，营养障碍。足背和胫后动脉搏动减弱或消失。约 50%的患者早期或整个病程中可反复出现游走性浅静脉炎。严重者脚趾和小腿有溃疡和坏疽。

3. **声像图表现**

（1）受累的浅表动脉可观察到病变处动脉管壁增厚，常常无明显钙化斑块，增厚程度与病变程度有关（图 53-6-19）。严重者整个管壁增厚，管腔内合并血栓。

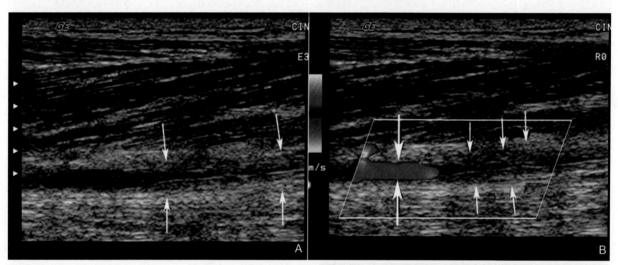

图 53-6-19　血栓闭塞性脉管炎
A 图显示胫后动脉中段管壁明显增厚（箭头所指），正常与异常部分界线分明　B 图显示胫后动脉正常段（大箭头所指）和病变段（小箭头所指）

（2）病变与正常部分界线分明。

（3）受累动脉为节段性狭窄或闭塞。

五、胸廓出口综合征

胸廓出口综合征 (thoracic outlet syndrome，TOS) 是指支配和供养上肢的神经血管在通过胸廓出口处被压迫而产生的上肢神经血管临床综合征，并影响上肢的功能。根据神经血管受压后产生的临床主要症状分为神经型、动脉型、静脉型

及混合型。许多报道认为动脉型占多数。彩色多普勒超声仅能观察本病动脉与静脉的受累情况。

Longley 报告了本病的超声诊断。其彩色多普勒超声表现为（图 53-6-20）：

1. 在上肢过度外展的情况下，锁骨下动脉受压处的峰值血流速度大于或等于自然状态下的 2 倍；严重压迫者，受压处的锁骨下动脉内无血流信号，其下端动脉血流反向波消失，收缩期加速度减小。

2. 在上肢过度外展的情况下，锁骨下静脉

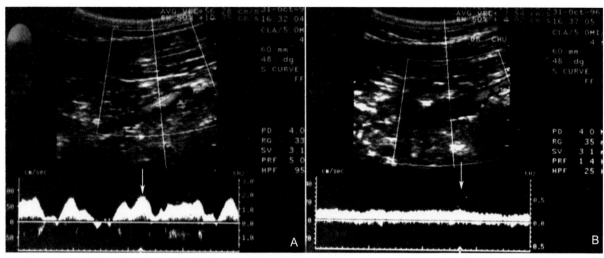

图 53-6-20 胸廓出口综合征

A 图为自然状态下，右锁骨下静脉为正常波形 B 图为患者右上肢过外展，右锁骨下静脉频谱不随心房压力和呼吸而改变

内无血流信号，或波型失去随心脏舒缩及呼吸运动变化而改变的现象。

3. 有的胸廓出口综合征可发现锁骨下静脉、腋静脉或头静脉血栓。

4. 上述表现并不是胸廓出口综合征所特有的，有些正常人和其他上肢疾患也可出现。

（李建初）

第54章

骨骼肌、骨骼和关节疾病

第1节
骨骼肌、骨骼和关节解剖概要

一、肌肉

肌肉（muscle）按其构造、分布和功能不同可分为骨骼肌（skeletal muscle）、平滑肌（smooth muscle）和心肌（cardiac muscle）。骨骼肌为运动系统的动力部分，附着于骨骼，在人体内分布广泛，约有600多块，占人体体重的40%。每块骨骼肌都有一定的形态、构造、位置和辅助装置，并执行一定的功能。因此，每块骨骼肌均可视为一个器官。

（一）骨骼肌的形态和构造

1. **构造** 每一块骨骼肌均由肌性部和腱性部构成。肌性部即肌腹（muscle belly），由肌纤维组成，具有收缩功能；腱性部即肌腱（tendon），由平行致密的胶原纤维束构成，位于肌性部的两端，白色坚韧，无收缩能力，是骨骼肌附着于骨骼的装置。宽扁阔肌的腱性部呈膜状，称为腱膜（aponeurosis）。

2. **形态** 骨骼肌形态多样，按外形大致分为长肌（long muscle）、短肌（short muscle）、阔肌（flat muscle）和轮匝肌（obicular muscle）。有些长肌的起端有2个或2个以上的头，分别称为二头肌、三头肌和四头肌；或有两个肌腹，中间被腱膜分开，称为二腹肌。

3. **分类** 根据肌束走向与肌长轴的关系分为梭形肌、菱形肌、半羽状肌、羽状肌和斜方肌。

（二）骨骼肌的起止、配布和作用

1. **起止** 起点为近躯体正中面或四肢的近端的附着点，也称定点。止点即动点，与起点相反。但骨骼肌的起止点在一定条件下可以互换。

2. **配布** 骨骼肌在关节周围的配布方式与关节的运动轴有关，一个运动轴通常配布运动方向完全相反的两组肌肉。分为拮抗肌、协同肌、原动肌和固定肌。

3. **作用** 牵引骨骼产生运动。

（三）骨骼肌的命名

骨骼肌主要按其形状、大小、位置、起止点、作用和肌纤维方向等命名。例如：三角肌是按其形状命名；腹外斜肌是按其位置和纤维方向命名；胸大肌是按其位置和大小命名。

（四）骨骼肌的辅助装置

1. **筋膜** 筋膜（fascia）遍布全身，依其位置分为浅筋膜（superficial fascia）和深筋膜。浅筋膜又称为皮下组织，由疏松结缔组织构成，富含脂肪、浅血管、皮神经和淋巴管等。深筋膜（deep fascia）由致密结缔组织构成，位于浅筋膜的深面，包被骨骼肌、血管和神经等，并形成肌间隔、血管神经鞘等结构。

2. **滑膜囊** 滑膜囊（synovial bursa）为封闭的结缔组织囊，壁薄，内含滑液，多位于肌腱与骨之间，以减少两者之间的摩擦。位于关节周围

的滑膜囊与关节腔相通。

3.**腱鞘** 腱鞘（tendinous sheath）存在于四肢等活动度较大的部位，是包绕在肌腱外面的鞘管。腱鞘分为内外两层，腱纤维鞘（fibrous sheath of tendon），位于外层，为深筋膜增厚形成；腱滑膜鞘（synovial sheath of tendon），位于纤维鞘内，由滑膜构成。

（五）骨骼肌的血管、淋巴和神经

1.**骨骼肌的血供** 骨骼肌代谢旺盛，血供丰富，对缺血较为敏感，其耐受时间较短。每块骨骼肌的血供都是多源性的，它们至少有两组血管，每块肌肉的血管束多与神经伴行，沿肌间隔、筋膜间隙行走。肌腱的血供较少，一般来自肌腹，但较长的肌腱可在其中段或终止端进入。

2.**骨骼肌的淋巴回流** 骨骼肌的淋巴回流始于肌的毛细淋巴管，它们位于肌外膜和肌束膜内，不穿入到肌内膜。离肌后沿途伴随静脉回流，并汇入较大的淋巴管中。

3.**骨骼肌的神经支配** 进入骨骼肌的神经肌支可以是一条，也可以是多条。每块骨骼肌的神经肌支大多与主要的血管束伴行，入肌部位基本一致。分布到肌的神经通常含有运动和感觉神经纤维。

二、骨骼

骨骼（bone）是一种器官，主要包括骨细胞、胶原纤维和基质构成，具有一定的形态和构造，外有骨膜，内含骨髓，含有丰富的血管、淋巴管和神经，不断进行新陈代谢和生长发育，并有修复、再生和改建的能力。

（一）骨的分类

成人有206块骨，分为颅骨、躯干骨和四肢骨三部分，颅骨和躯干骨统称中轴骨。按骨骼的形态可分为4类。

1.**长骨** 长骨（long bone）呈长管状，分布于四肢，分一体两端。体又称为骨干，内有骨髓腔（medullary cavity），两端膨大称为骨骺（epiphysis），骨干与骨骺的相邻部分称为干骺端（metaphysis）。幼年时干骺端为软骨，称

为骺软骨，成年骺软骨骨化为骺线（epiphysial line）。

2.**短骨** 短骨（short bone）呈立方形，往往成群连结在一起，分布于连接牢固且稍灵活的部位，有弹性、耐压，如腕骨、跗骨。

3.**扁骨** 扁骨（flat bone）呈板状，主要构成颅腔、胸腔和盆腔的壁，对腔内器官起保护作用，如颅盖骨和肋骨。

4.**不规则骨** 不规则骨（irregular bone）形状不规则，如椎骨。有些不规则骨内有腔隙，称含气骨（Pneumatic bone），如上颌骨。

（二）骨的构造与功能

1.**骨质** 分为骨密质和骨松质。骨密质（compact bone）既致密又坚硬，较耐压，类似象牙。骨松质（spongy bone）由互相交叉成网的骨小梁构成，近似海绵，弹性较大。不同形态的骨，其密质和松质的配布不同。长骨的密质大部分集中在骨干部，形成厚的骨管壁，内有骨髓腔。长骨的两端和短骨的表面也有一薄层密质，其内部则为松质。颅盖骨由内外两层密质板（内板和外板）和中间的松质构成。内外板之间的松质特称为板障（diploe）。

2.**骨膜** 除关节面的一部分外，新鲜骨的表面都覆有骨膜。骨膜是紧贴在骨表面的一层纤维结缔组织，含有丰富的血管、神经。骨膜分内、外两层，外层含有致密的胶原纤维，内层含有不同功能的成骨细胞和破骨细胞，分别具有产生新骨质和破坏骨质的作用。骨膜具有保护、营养、再生和感觉等功能，对骨折的愈合和形成新骨有重要的作用。

3.**骨髓** 骨髓（bone marrow）充填于骨髓腔和松质间隙内的疏松结缔组织，具有造血功能。骨髓分为红骨髓和黄骨髓。红骨髓是指胎儿和幼儿的骨髓腔内含有不同发育阶段血细胞的骨髓。黄骨髓则由5岁以后长骨骨髓腔内的红骨髓逐渐被脂肪组织代替而成。在失血过多的情况下，黄骨髓可转化为红骨髓。

（三）骨的血管和神经

长骨的动脉来自滋养动脉、干骺端动脉、骺动脉和骨膜动脉。不规则骨、短骨和扁骨的动脉

来自骨膜动脉或滋养动脉。骨的神经由内脏传出神经分布血管，躯体传入神经分布骨膜。

三、关节

（一）骨连结概述

骨连结是指骨与骨之间借纤维结缔组织、软骨或骨相连而形成。骨连结分直接连接和间接连接。

1. 直接连结 是指骨与骨之间借纤维结缔组织或软骨直接连结，骨与骨之间无间隙，连结较牢固，不活动或少许活动。直接连结分纤维连结（fibrous joint）、软骨连结（cartilaginous joint）和骨性连结（synosteosis）。

（1）纤维连结。指骨与骨之间借纤维结缔组织相连结。分韧带连结（syndesmosis）和缝（suture）。

（2）软骨连结。指两骨之间以软骨相连结，分透明软骨连结（synchondrosis）和纤维软骨连结（synphysis）。透明软骨连结的特点为常见于幼年时期，成年后骨化形成骨性连结。纤维软骨连结的特点为终身不骨化。

（3）骨性连结。指骨与骨之间借骨组织相连结。通常由纤维连结和透明软骨连结骨化而形成。

2. 间接连结 间接连结又称关节（articulation）或滑膜。关节是骨连结的最高分化形式，其特点为：相对骨面间存在含滑液的腔隙；仅借周围纤维结缔组织相连结；具有较大的活动性。

（1）关节的基本结构。关节的基本结构是指每一个关节所必须具备的结构，缺一不可，它主要包括关节面（articular surface）、关节囊（articular capsule）和关节腔（articular cavity）。

①关节面。是指参与构成关节的骨的接触面，每一关节至少有两个关节面，多为一凹一凸，前者称为关节窝，后者称为关节头。在关节面上还覆盖着一层关节软骨（articular cartilage）。关节软骨多由透明软骨构成，少数为纤维软骨，它不仅使粗糙不平的关节面变光滑，也使关节在运动时减少关节面的摩擦、缓冲振荡和冲击。

②关节囊。由纤维结缔组织膜构成，附着于关节的周围，与骨膜相延续。外层为纤维层，即纤维膜（fibrous membrane），厚而坚韧，富含血管和神经，其厚薄通常与关节的功能有关。内层为滑膜（synovial membrane），由薄而柔软的疏松结缔组织膜构成，衬于纤维层内面，富含血管。滑膜由滑膜皱襞（synovial fold）、滑膜囊（synovial bursa）和滑膜绒毛（synovial villi）构成，能产生滑液、内含脂肪形成脂肪垫、滑膜囊充填于肌腱和骨面之间，以减少两者之间的摩擦。

③关节腔。由关节囊滑膜层和关节面的关节软骨构成。特点为密闭的腔隙呈负压状态，内含少量滑液，对维持关节稳固有一定的作用。

（2）关节的辅助结构。关节除具备基本结构外，为了适应其功能需要，还形成一些辅助结构，这些辅助结构对增加关节的稳定性和运动的灵活性具有重要的作用。关节的辅助结构主要包括韧带、关节盘、关节唇、滑膜皱襞和滑膜囊。

①韧带（ligament）。指连于相邻两骨之间的致密结缔组织束，分囊外韧带（extracapsular lig）和囊内韧带（lntracapsular lig），它能加强关节的稳定性和限制关节过度运动。

②关节盘和关节唇。关节盘（articular disc）是指位于两关节面之间的纤维软骨盘，将关节腔分为上、下两部分。其作用是调整关节面的适应性，缓冲冲击和震荡，增加关节的运动形式和范围。当关节盘呈半月形时，则称为半月板（menisci）。关节唇（articular labrum）是指附着于关节窝周缘的纤维软骨环，其作用是加深关节窝、增大关节面和增加关节稳定性。

③滑膜皱襞和滑膜囊。滑膜皱襞（synovial fold）由关节囊滑膜层向关节腔内突入并重叠卷折而形成。如皱襞内含脂肪即形成滑膜脂垫。其作用是扩大滑膜面积，有利于滑液的分泌和吸收。滑膜囊（synovial bursa）由滑膜从关节囊纤维层薄弱处向外突出而形成，多位于关节周围的肌腱与骨之间，其作用是减少肌肉与骨之间的摩擦。

（3）关节的运动。关节的运动方式取决于关节面的形状、运动轴的数量和位置。关节的运动方式有屈伸、展收、旋转和环转。屈和伸指沿冠状轴进行的运动；展和收指沿矢状轴进行的运动；旋转指沿垂直轴进行的运动；环转指移动。

（4）关节的分类。关节通常根据关节面的形状和运动轴的数目分为3大类：单轴关节（如屈戌关节和车轴关节）、双轴关节（如椭圆关节和鞍状关节）、多轴关节（如球窝关节和平面关节）。

①肘关节（elbow joint）。属复合关节，由肱尺关节、肱桡关节及桡尺近侧关节构成。肱桡关节由肱骨小头和桡骨头的关节凹组成；肱尺关节由肱骨滑车与尺骨滑车切迹组成；桡尺近侧关节由桡骨头环状关节面与尺骨的桡切迹组成。其特点为：关节囊后和前壁宽松，因此屈伸肘幅度大得多；关节囊内外侧有桡侧副韧带和尺侧副韧带加强，因此内收与外展运动极小；桡骨环状韧带环绕桡骨环状关节面，可发生桡骨小头半脱位，多见于幼儿；桡尺近侧关节与远侧关节及肱桡关节共同完成旋前、旋后功能。此外，在屈肘时，肱骨内上髁、鹰嘴、肱骨外上髁三点呈现等腰三角形；伸肘时三点呈一直线。

②膝关节（knee joint）。是人体最大、最复杂的关节，由股骨两侧髁、胫骨两侧髁及髌骨组成，而腓骨未参加此关节。其特点为：关节面不适合；胫侧和腓侧副韧带；前交叉韧带伸膝时紧张，后交叉韧带屈膝时最紧张；半月板内 C 形、外 O 形，半月板损伤及交叉韧带损伤较常见；膝关节富含滑液囊，各种损伤及疾病常常累及滑液囊。由于膝关节周围有肌肉加强，因此膝关节很少发生脱位。

第2节
超声检查基础

一、仪器与方法

（一）肌肉、肌腱、外周神经等检查技术

1. **仪器与方法** 中高档彩色超声仪，具有较好的浅表器官分辨率，同时又具有一定的穿透率。使用线振探头频率 7 ~ 10MHz，必要时辅以 3.5MHz 扇扫探头。

2. **检查方法** 一般采用直接扫查法，即将探头直接置于涂有耦合剂的探查部位，对于特别表浅者应用间接扫查法（即加用水囊）。

目前有两种新技术应用于肌骨超声，三维超声和宽景成像技术。三维超声与三维 MRI 和 CT 无太大的区别。一系列图像堆叠存储，并可以进行立体重建。宽景成像是用超声来显示肌肉肌腱的最好方法，它能更容易地被初学者接受，并且可以与非专业人士交流（图 54-2-1 和图 54-2-2）。对于表浅部位检查时需要一个分隔衬垫，这可以使浅器官的筋膜和肌肉肌腱连接处显示最佳，否则筋膜的缺陷、肌疝和肌肉表面的撕裂可能会漏诊。

与胸疼和腹疼不同，由于肌肉损伤引起的疼痛常定位明确，所以检查首先应寻找疼痛最明显的部位或有外伤区域，这个技术称超声触诊。患者可以直接指出疼痛的部位或提醒医生在皮肤上标记出疼痛区，然后用探头以一般的压力对标记区进行系统检查。检查过程中用力的程度应尽可能一致。

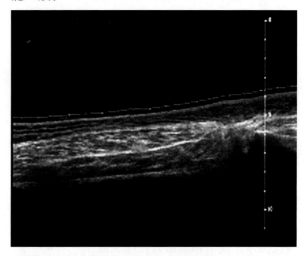

图 54-2-1 正常股四头肌长轴宽景成像

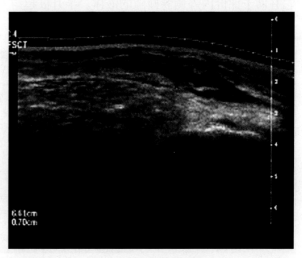

图 54-2-2 股四头肌浅层血肿宽景成像

肌肉、肌腱是动态结构，所以不能只进行静态显像检查，超声能进行动态条件下的肌肉、肌腱检查。肌肉的辨别是根据位置起点、附着点和功能，这些在超声检查中很容易确定。根据相应肌肉与其相沿续的肌腱来判断所属肌腱，如与肱三头肌肉相沿续的是肱三头肌腱，与股四头肌肉相连续的是股四头肌腱等。

检查开始时探头放置与肌肉长轴一致进行超声触诊，确定异常区域后，在肌肉放松和等容收缩时分别成像，然后探头转动90°横切，重复上述过程，对比观察无症状侧使异常部位的检查更容易。

（二）膝关节超声检查手法及正常声像图

1. 患者体位

（1）患者平卧位或坐位，膝关节屈曲呈30°～60°，适当屈髋。检查髌上囊、半月板前角及侧副韧带。

（2）患者俯卧位伸膝，适宜检查后叉韧带、半月板后角、腘窝及侧副韧带。

（3）患者平卧位或坐位，膝关节屈曲至少60°并屈髋，用于检查前叉韧带。

2. 检查方法
膝前侧探头首先在膝部从内向外或者从外向内，在髌上囊区股四头肌腱的长轴及横切图像可以显示。髌上囊间隙从一侧到另一侧被显示（图54-2-3）。在正常情况下，髌上囊间隙前后径一般不超过2mm厚度，可有少量生理性液体。关节积液最好在膝屈曲30°～45°时显示，另外还应检查各个角度时膝屈曲的情况，它有助于评价内外侧髁间隙的液体。半月板超声表现为膝关节内倒置的三角形低回声，三角形尖端指向关节间隙，底部朝向皮肤。另外膝关节积液使半月板、关节内游离体及滑膜厚度也可清晰显示。在横切位置时可显示股骨近端软骨厚度，软骨表现为低回声带状结构，平行附着于股远端关节面，显示软骨的最佳位置是膝屈曲90°（图54-2-4）。髌腱在屈曲30°～45°时显示最佳，髌内外侧支持带起自髌韧带边缘。二者均表现为带状纤维样结构（图54-2-5）。

膝屈曲60°时，探头置于髌腱外侧矢状斜位，可观察前交叉韧带（anterior cruciate ligament，ACL）。患者继续平卧位，膝轻微屈曲，同时屈髋并外旋或者外侧卧位，可观察内侧副韧带（medial collateral ligament，MCL）长轴（图54-2-6），应注意与对侧相对比。MCL超声表现为带状束样结构，股骨侧较宽大，胫骨侧变窄，可分为深浅两层，两层间隔以低回声结缔组织。于胫骨下方或后方可见三个肌腱，它们分别是缝匠肌腱、股薄肌腱和半膜肌腱。膝内侧还可观察内侧股胫关节间隙和内侧半月板前角。对膝外侧的评价可使患者平卧位内旋或者外侧卧位，外侧副韧带（lateral collateral ligament，LCL）和股二头肌腱被显示（图54-2-7），髂胫束位置稍靠前，可完全显示并止于胫骨结节，外侧半月板前角和外侧关节间隙被显示。LCL超声表现与MCL类似，但较MCL薄，回声稍强。然后患者俯卧位，内外侧半月板后角以及腘窝被显示。低频扇扫或线阵探头常用于此区域的扫查，尤其对于肥胖者。腘血管、腓肠肌内侧头、半膜肌滑囊常可显示。膝伸直位时，常用于评价髁间区和后交叉韧带（posterior cruciate ligament，PCL），评价PCL时，探头需置于矢状斜位，斜向内侧约30°。

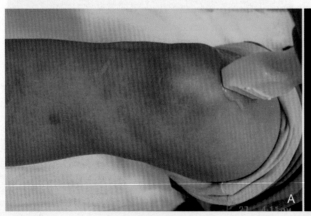
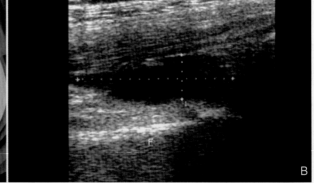

图54-2-3　髌上囊间隙的扫查方法

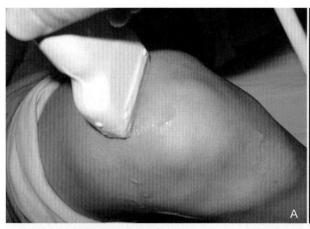
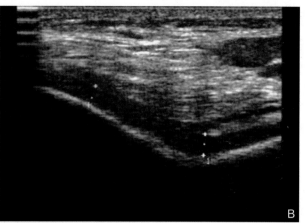

图 54-2-4　股骨近端软骨的扫查方法

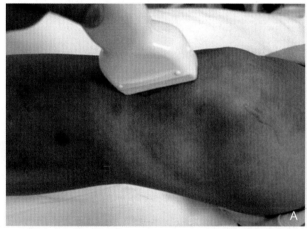
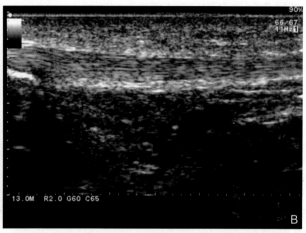

图 54-2-5　髌腱的扫查方法

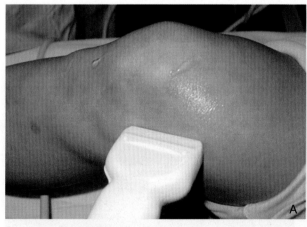
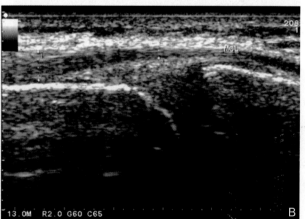

图 54-2-6　内侧副韧带的扫查方法

二、正常声像图表现

（一）肌肉的正常声像图表现

各个骨骼肌的纤维都由肌内膜包裹，肌肉纤维聚集成束装，被肌束膜包裹，肌内膜、肌束膜是由结缔组织血管神经和脂肪组织组成的，整块肌肉周围致密的结缔组织鞘称为肌外膜，室筋膜可以把单块的肌肉或肌肉群分开。这些结构在超声上很容易观察到，肌束表现为低回声，肌束膜

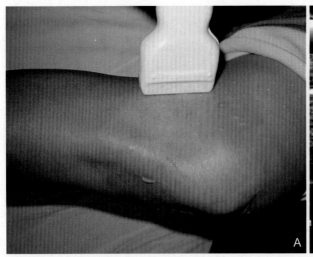

图 54-2-7　外侧副韧带的扫查方法

纤维脂肪隔强回声线把肌束分开。肌外膜、神经、筋膜、肌腱和脂肪相对于肌束显示为强回声，这些结构使肌肉的翼状结构更容易辨认。肌肉之间的脂肪层，有助于肌肉的分开，在长轴翼状结构很易辨认，在横切面上，肌肉表现为斑点状结构（图 54-2-8）。

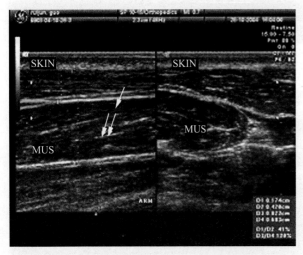

图 54-2-8　正常的声像图表现
单箭头为肌纤维，双箭头为筋膜（SKIN- 皮肤　MUS- 肌肉）

（二）肌腱的正常声像图表现

肌腱由大量平行走行的胶原纤维肌束组成，胶原纤维肌束互相交织连接。因而肌腱超声长轴表现为线样强回声与低回声间杂的束状结构（图54-2-9）。肌腱周围是滑囊鞘（即腱鞘），腱鞘周围有一层稀薄的液体作为润滑剂，滑囊鞘的厚度通常不超过 2mm。正常的滑囊鞘内有稀薄的液体超声表现为低回声的暗晕围绕着肌腱，在长轴切面上，表现为肌腱两侧线状无回声。没有滑囊鞘（腱鞘）的肌腱，有一厚的结缔组织层紧紧围绕肌腱，结缔组织纤维透过肌束使腱旁组织附着于肌腱上，血管和神经沿着这些纤维进入肌腱、疏松结缔组织，腱旁组织组成了腱纤维鞘，在声像图上，腱纤维鞘呈围绕肌腱的强反射线。肌腱的横断面是圆形（肱二头长头肌腱）、椭圆形（跟腱）或矩形（髌腱）。肌腱横断面轮廓经运动训练后可以改变，圆形的跟腱见于未训练的人，运动员的跟腱则趋于椭圆形。窄带状的纤维软骨把肌腱与骨连接在一起，即所谓肌腱附着，超声表现为在肌腱远端的易于分辨的低回声区，在长轴观

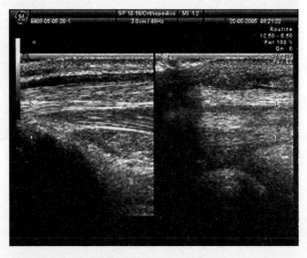

图 54-2-9　腕部肌腱的正常声像图表现

察是三角形的，纤维软骨附着的低回声与体内其他部位软骨的超声表现类似。

正常神经纵切显示为内有纤维样回声束样结构，横切表现为圆形或椭圆形低回声，内见点状强回声。实时超声显示肢体运动时肌腱为主动水平滑动，神经为被动牵拉滚动（图54-2-10和图54-2-11）。

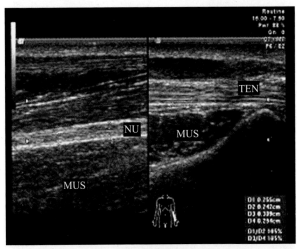

图54-2-10　正常肌腱与神经的长轴切面
左图显示正常正中神经的长轴，右图显示正常肌腱的长轴（MUS-肌肉　NU-神经　TEN-肌腱）

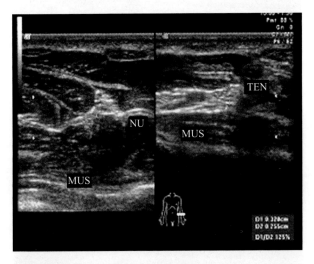

图54-2-11　正常肌腱与神经的短轴切面
左图显示正常正中神经的短轴，右图显示正常肌腱的短轴（MUS-肌肉　NU-神经　TEN-肌腱）

正常骨超声纵切显示为平直、光滑强回声，后方伴声影，横切表现为弧形或半月形强回声，伴声影。

第3节
骨骼肌、骨骼和关节疾病

一、肌肉损伤与血肿

（一）肌肉内损伤

1. 肌肉断裂　肌肉断裂的原因有挤压（直接损伤）和拉伤（间接损伤）。肌肉被间接外力突然挤压到骨骼上，这种类型的损伤常发生在体育运动及交通事故时，使肌肉纤维和与之相关的血管受挤压或折断，大量静脉窦破裂形成血肿。

声像图表现：受累肌肉较健侧局限性或弥漫性肿大，厚度增加，急性期受累的肌纤维回声减低，部分可见连续性中断。若合并血肿则可见边界粗糙的不规则腔，新鲜出血为粗大点状回声，内可见细点状中强回声，在48～72小时变为无回声。追踪观察，可见中低回声组织从外周向中心延续，继而瘢痕组织形成，声像图表现为不规则中强回声，有声影出现者应考虑骨化性肌炎。

2. 肌肉拉伤　肌肉拉伤是由于内在或外在的力量突然肌肉收缩造成肌纤维撕裂。拉伤分为3种类型：伸长撕裂、部分撕裂和完全撕裂。

声像图表现：伸长撕裂发生在肌肉伸长超过其弹性限度时，但损伤不超过肌肉实质的5%。超声显示在肌腹内由于出血或积液有小的菱形低回声（图54-3-1和图54-3-2）。损伤两周后随访，可发现恢复正常肌肉组织。

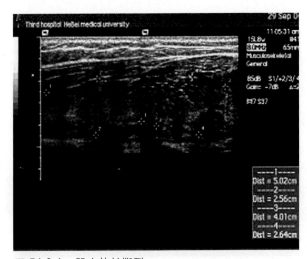

图54-3-1　肌肉伸长撕裂
外伤1小时股二头肌伸长撕裂

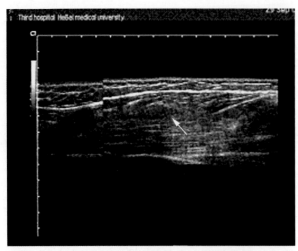
图 54-3-2　肌肉伸长撕裂的宽景成像（箭头所指）

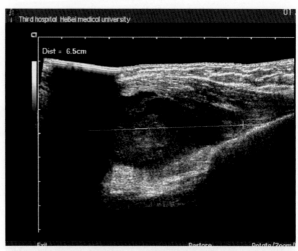
图 54-3-4　肱二头肌肌肉断裂的宽景成像

　　部分性撕裂是范围更大的撕裂，肌肉伸长超过了它的弹性限度更多，撕裂大于肌肉实质的 5%，但小于肌肉的完全断裂。患者常感到突然的噼啪声，伴随局部的剧痛。急性期，肌肉结构完全消失，与伸长撕裂不同的是局部压痛和肿胀。如果肌肉位置表浅，则可出现瘀癍，特异性表现为肌纤维的连续性中断及纤维膜的断裂（图 54-3-3 和图 54-3-4），形成低回声腔和强回声回缩的肌肉断端，呈所谓"挂铃征"（bell clapper sign）。

　　完全性撕裂较伸长撕裂和部分性撕裂都少见，起初的临床表现与部分撕裂类似，也有报道说可伴昏厥。声像图表现为损伤肌肉完全分离并回缩，回缩的远端聚集成团，类似软组织肿物，血肿充填了回缩肌肉末端（图 54-3-5 和图 54-3-6）。

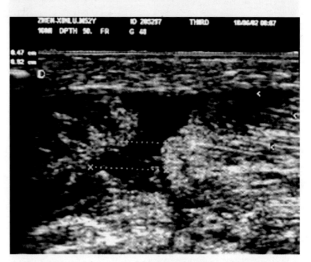
图 54-3-5　肱二头肌完全断裂断端回缩

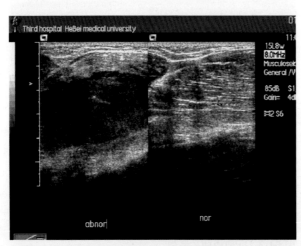
图 54-3-3　肌肉部分性撕裂
左图肱二头肌断端可见呈低回声的血肿，右图为正常肱二头肌

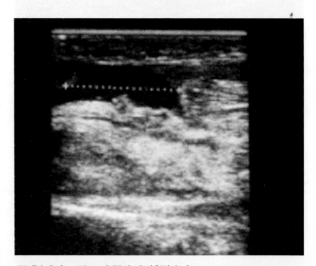
图 54-3-6　肱二头肌完全断裂出血

　　3. 肌肉断裂愈合　用超声来评价肌肉断裂愈合的目的有 3 点：一是估计损伤的范围，测量

伤口处肌肉分开的距离；二是确定愈合的进展，随着愈合的进展，血肿壁逐渐增厚，直到整个腔都被充满，几个星期之后，这个部位将进一步重组可以看到更多的正常的肌肉结构和纤维脂肪组织，连续随访检查对确定何时能进行一些有限的关节活动是非常有用的，损伤已被瘢痕组织填满，但进一步的重建还不明显时恢复训练，再次发生损伤的概率极高，过早的关节活动会延长愈合时间，增加瘢痕形成，对运动员本身是极大的损害；三是估计瘢痕形成的大小及数目。一种不常见的肌肉撕裂的愈合是肌肉囊肿的形成，小腿是肌肉囊肿常见的部位，其超声表现可能与单纯性囊肿有轻微差别，肌肉囊肿声像图表现为一个很薄的壁伴有结节性增厚区。

（二）肌肉边缘损伤

1. 肌肉腱膜撕裂 超声显示线性撕裂处充满血液并沿腱膜延伸，肌肉腱膜撕裂的特征是长轴显像时腱膜两侧纤维脂肪垫方位的改变（图54-3-7）。

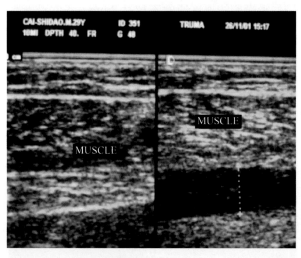

图 54-3-7 肌肉腱膜撕裂

左图为健侧，右图为患侧肌腱膜撕裂 (MUSCLE- 肌肉)

2. 肌疝 超声检查可以发现筋膜缺陷及肌疝的范围，肌疝的最常见部位是小腿的下 1/3 处。在急性期形成的疝，由于肌肉纤维脂肪垫的聚集，表现为强回声。但是，如果肌疝持续存在，则由于受累肌肉水肿甚至坏疽，表现为低回声。当肌肉被修复组织代替后，损害将保持低回声，如果怀疑肌疝，不应用探头施加太大的压力。

3. 跑步膝 跑步膝（runner's knee）是一种外

伤性筋膜损害，训练后筋膜肿胀，在声像图上表现为回声减低，某些水肿特别明显的病例，表现为含液的囊性改变，没有滑膜增厚改变。

4. 跖筋膜炎及撕裂 这种疾病的肿胀常发生于跖筋膜的起始处，肿胀最明显处在跟骨结节处，因为这种疾病常为双侧对称，所以双侧对比观察无太大意义。正常跖筋膜起始段不会增厚，厚度一致。跖筋膜炎患者筋膜的起始段与其中远段相比，回声减低，并且明显增厚，超声还可以显示与跖筋膜平行的筋膜之间增厚的纺锤状损害。

（三）血肿

血肿（hematoma）形成是肌肉损伤和或骨折后的常见并发症，血肿的大小通常可指出损伤的范围。直接损伤将导致富含血管的纤维脂肪层挫伤，声像图表现为纤维脂肪层较健侧增厚。肌外膜的血管断裂形成肌间血肿，表现为肌肉筋膜间的积血，声像图表现为圆形或椭圆形异常回声，常平行于肌束。位于肌腹之间者，多呈纺锤形或包绕肌腹周围（图54-3-8）。广泛的挫伤将导致肌肉间液体聚集，肌肉体积增大（包括肌纤维和肌间隔），回声增强。在完全性断裂时液体的聚集可以达到100ml，超过筋膜。大的血肿可以表现出占位效应（mass effect），引起室筋膜综合征，进一步影响周围肌肉和神经（图54-3-9）。

血肿的吸收主要依靠其周围的新生血管旁细胞分化成大量吞噬细胞。血肿吸收后形成软骨、骨和纤维称为血肿机化。组织学观察，骨折后第三天，血肿边缘的软组织内毛细血管，特别是肌

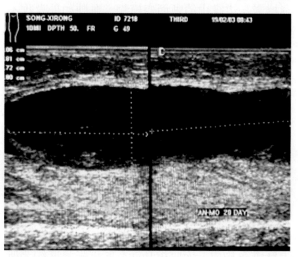

图 54-3-8 下肢肌间血肿

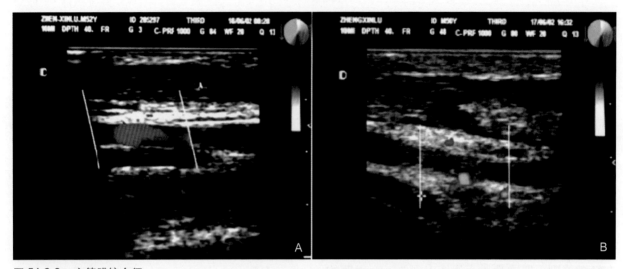

图 54-3-9　室筋膜综合征
A 图为正常肱动脉　B 图为肱二头肌断裂血肿导致室筋膜综合征，肱动脉内未见血流信号

纤维束间的毛细血管弯曲扩张，形成血管芽。继续生长形成非常密集的平行血管（即毛刷状血管）伸入血肿内。一方面在新生血管的顶端由毛细血管旁细胞分化为大量组织细胞吸收血肿；另一方面在新生血管之间的血管旁细胞分化为大量软骨细胞形成软骨，而后软骨内成骨形成骨痂，其结果是血肿吸收机化后形成骨痂和骨折周围的骨痂连接起来使骨折愈合。

超声可以较为准确显示血肿的演化过程：新鲜或活动性出血表现为细点状强回声，有流动感，数小时内出血类似于低回声，而后血液内细胞成分及纤维析出，可出现液性暗区，几天之后积液进一步变成均匀的无回声区。积液在几个星期内可以慢慢地被吸收。吸收过程中，血肿壁回声逐渐增强，边缘由清晰而变模糊。血肿如果吸收不良，血肿周边可见骨化的强回声，后方声影逐渐明显。大的血肿可在超声引导下穿刺引流，有诊断和治疗意义。

二、肌腱、韧带损伤

（一）肌腱超声解剖

韧带（ligament）是连于相邻两骨之间的致密纤维结缔组织束，有稳固关节和限制其过度运动的作用。肌腱（tendon）主要由平行致密的胶原纤维束构成、无收缩功能，其抗张强度约为肌肉的 112～233 倍，故骨骼肌受暴力时，通常是肌腹断裂或是肌腹与肌腱移行处撕裂，而不是肌腱断裂。

肌腱的超声长轴表现为线样强回声与低回声间杂的束状结构（图 54-3-10）。肌腱周围或者是滑囊鞘、或者是厚厚的一层结缔组织，称为腱鞘，滑囊鞘的厚度通常不超过 2mm。正常滑囊鞘内有稀薄的液体，超声表现为无回声暗晕围绕着肌腱。在长轴切面上，表现为肌腱两侧线状无回声。没有滑囊鞘（腱鞘）的肌腱，有一厚的结缔组织层紧紧围绕肌腱，结缔组织纤维透过肌束使腱旁组织附着于肌腱上，血管和神经沿着这些纤维进入肌腱，疏松结缔组织和腱旁组织组成了腱纤维鞘，在声像图上，腱纤维鞘看起来象围绕肌

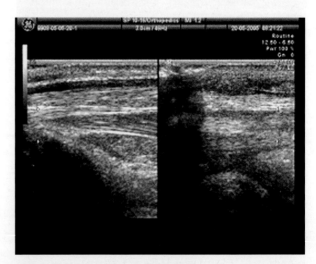

图 54-3-10　正常肌腱声像图表现
左图为正常肌腱，右图为肌腱炎并腱鞘炎

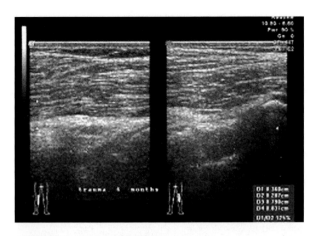

图 54-3-17　交叉韧带损伤

外伤后 6 个月，交叉韧带损伤

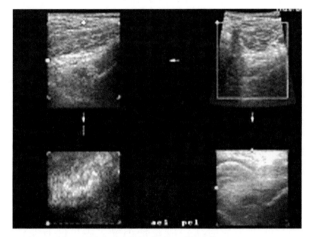

图 54-3-18　后交叉韧带损伤的三维成像

三、肌炎

（一）病理特点

肌炎（muscle inflammation）属于软组织炎症的范畴。软组织炎症可因软组织本身各种感染所致，也可因骨、关节感染而引起，也见于结缔组织病（如皮肌炎、多发性肌炎等）。病理上为组织炎症充血、水肿、渗出，可以呈局限性，也可呈弥漫性。

（二）临床表现

典型的临床表现为高热、寒战，局部受累部位皮肤发红、肿胀、皮温升高，可有压痛，脓肿形成后波动感。实验室检查中性粒细胞增多，血沉加快。

（三）声像图表现

肌肉感染的病原菌类型和脓肿形成的阶段决定了声像图特点，一般脓肿显示为无回声区或混合性回声，通常呈椭圆形，大多数边界不清楚或不规则。当临床征象不典型时，超声对早期诊断细菌感染是非常有益的，受累肌肉与正常肌肉的超声表现正好相反，受累肌纤维回声增强，纤维脂肪层肿胀、回声减低，可伴有感染性渗出液，与无症状侧对比发现受累肌肉厚度增加，随时间的发展损害将发展为中心坏疽的肿胀，并有脓性物质形成（图 54-3-19 和图 54-3-20）。脓性低回声液体的积聚并可见有回声的碎片，产气杆菌感染引起的脓肿，可出现液气平面，一个切面上可能仅表现出强回声反射，而不能显示脓肿无回声区。在某些病例可以见到液平面。超声引导下脓肿穿刺引流，可明确病原菌类型，并可注射敏感抗生素起到积极治疗的作用。

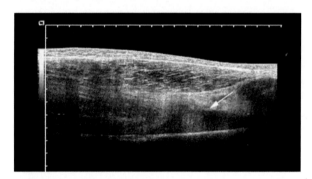

图 54-3-19　肌炎的宽景成像

受累肌肉增厚，肌纤维走行紊乱，可见脓肿形成（箭头所指）

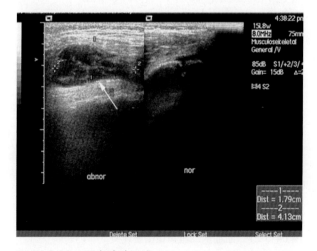

图 54-3-20　肌炎脓肿形成

双侧对比探查，患侧脓肿内回声不均，其内可见分隔回声（箭头所指）

（四）鉴别诊断

由化脓性肌炎发展而来的脓肿需与骨髓炎鉴别，化脓性肌炎所导致的脓肿位于肌肉中央，而骨髓炎形成的脓肿可见到脓性物质沿骨的轮廓形成窦道，并可见到骨膜抬高和液体使骨膜与骨皮质分离。此外，肌肉脓肿应与横纹肌溶解症、血肿等相鉴别。

四、肌疝

肌疝（myocele）是指肌肉突破肌膜或筋膜向外疝出，于皮下出现软组织肿块，大多具有可复性。与肌疝形成有关的筋膜缺陷是不常见的损害，但肌疝也可见于外伤和手术后。肌疝常常只发生于剧烈运动时并在休息后恢复。所以检查应在剧烈运动引起疼痛之后立即进行。

超声检查可以发现筋膜的缺陷及肌疝的范围，肌疝最常见部位是小腿的下 1/3 处。肌肉疝出时，可见筋膜外椭圆形软组织回声，与筋膜下肌肉相连续，常为体位疝出，改变体位后大多数可复位。在急性期形成疝的肌肉由于纤维脂肪垫的聚集，表现为强回声，但是，如果肌疝持续存在，由于受累肌肉水肿甚至坏疽，表现为低回声（图54-3-21和图54-3-22）。当肌肉被修复组织代替后，损害将保持低回声，如果怀疑肌疝，不应该用探头施加太大的压力。

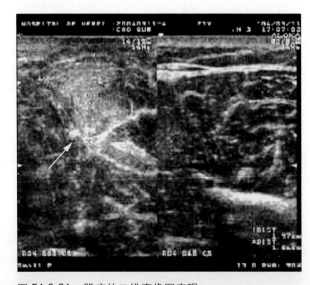

图 54-3-21　肌疝的二维声像图表现

左图为患侧，肌肉回声增强（箭头所指），右图为健侧，肌纤维走行正常

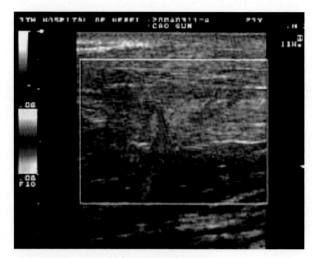

图 54-3-22　肌疝的彩色多普勒表现

彩色多普勒显示肌疝局部血流信号增多

五、局限性骨化性肌炎

局限性骨化性肌炎（myositis ossificans）又称为局限性非肿瘤骨软骨形成。根据有无外伤史可分为外伤性骨化性肌炎和非外伤性骨化性肌炎。外伤性常见。

（一）病理特点

典型病例肿块呈灰白色、表面光滑，包膜完整，切缘为放射状较成熟骨小梁，中央区有交错排列的成骨细胞和成纤维细胞，中间区为稀少的骨样组织和新生不规则网状骨小梁，有较丰富的成纤维细胞。

（二）临床表现

常见于运动员和经常锻炼的人，60%与外伤有关，可发生于肌肉内、肌腱及筋膜，好发于肘、肩、大腿和臀部等处。早期局部关节肿胀、关节活动受限。后期关节局部症状消失，但活动范围明显受限，可触及骨性块状物。

（三）声像图表现

超声能早期发现病变，较好地显示病变的大小、范围及与邻近组织的关系。用超声很容易追踪骨化性肌炎的进展，而且可以在一定程度上反映病变组织的病理改变。急性期（损伤3周内），可显示损伤处类似非肿瘤性软组织肿物，内部结构紊乱不均质，与软组织肿瘤很难鉴别，在临床上则把损害当作肌层内可触及的坚硬肿块，软组织周边可见水肿，彩色多普勒显示肿块周边血流信号丰富。亚急性期（损伤后 3 ~ 4 周），其周边骨小梁形成并发生钙化，早期的钙化伴随肌肉的羽毛样结构，钙化呈不典型的中强回声，后方

伴"彗星尾征"，彩色多普勒显示肿块周边血流信号丰富（图 54-3-23 和图 54-3-24）。钙化主要分布于病变的外周，此为骨化性肌炎的特点。慢性期肿块不再增大，外周可见致密层状钙化强回声，表面凹凸不平，在病变进展过程中，声影逐渐明显。

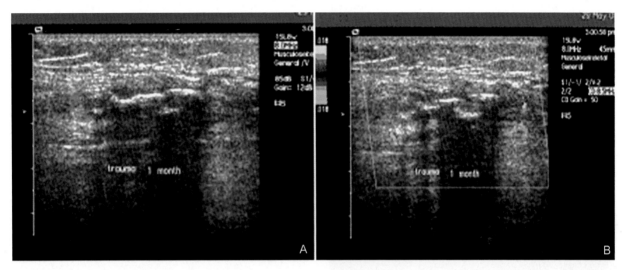

图 54-3-23 局限性骨化性肌炎（外伤后 1 月）
A 图为二维超声显示周边骨小梁形成并钙化 B 图为彩色多普勒显示患处血流信号增多

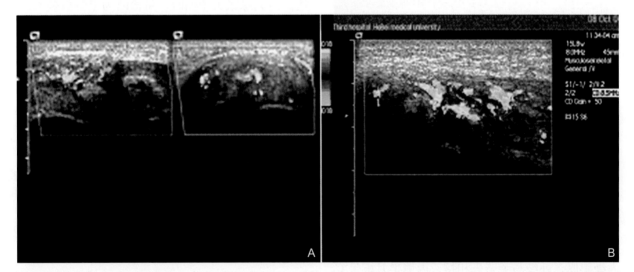

图 54-3-24 局限性骨化性肌炎（外伤后 1.5 月）
A 图显示肌层内强回声伴声影 B 图显示患处血流信号明显增多

六、膝半月板囊肿

（一）病理特点

膝半月板囊肿（meniscal cysts）归属于腱鞘囊肿，发生于半月板内及半月板周边，男性多见，

多位于外侧半月板中 1/3。有学者认为是退行性变，与外伤有关；也有学者认为乃先天性所致，为滑膜样内皮所包绕的囊肿。半月板水平撕裂，滑液在损伤处聚集，可能形成囊肿；损伤后的炎症反应性刺激滑膜增生，也可能形成囊肿。

（二）声像图表现

典型半月板囊肿表现为圆形或椭圆形无回声，单房或多房，囊肿壁回声稍强，内部回声均匀，有时可见细点状或碎屑状中强回声，后方回声增强，并与半月板关系密切。半月板囊肿分为3型：半月板内囊肿、半月板旁囊肿和滑膜囊肿。半月板内囊位于在膝关节囊中半月板内，典型声像图表现为半月板楔形低回声内有边界清晰的无回声，后方回声增强（图54-3-25）。半月板旁囊肿多处于膝关节囊与深筋膜之间，多与半月板有蒂相连。大的囊肿可在胫侧附韧带之后穿过关节囊，在膝关节屈曲位时，向腘窝伸展。

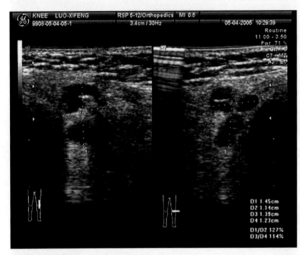

图 54-3-25 半月板囊肿
半月板内见无回声区，后方回声增强

七、膝关节半月板损伤

（一）病理特点

半月板为半月形的纤维软骨盘，切面呈三角形，半月板主要成分为含有大量弹性纤维的致密胶原纤维，表面为薄层纤维软骨。半月板外缘较内缘肥厚，外缘与关节囊相接。内侧半月板呈C形，前角薄而尖，后角较前角宽大，前角在髁间隆起之前紧密附于胫骨及前交叉韧带，后角在后交叉韧带前方附于髁间隆起的后方，边缘肥厚，中心薄，与关节囊紧密相连，基于上述特点内侧半月板在外伤时更易破裂。外侧半月板近似"O"形，前角向内附于胫骨髁间隆起之前，后角附于髁间隆起之后，并在内侧半月板后角附着之前，外侧半月板与关节囊之间隔以腘肌腱，活动度较内侧半月板大。

半月板损伤以撕裂为主，组织学上表现为纤维软骨分离断裂，沿胶原纤维的方向形成水平状的离断层。半月板损伤主要是因为：股四头肌萎缩易使半月板损伤；当膝关节处于内旋或外旋状态时，膝关节同时屈曲，半月板活动减少，被固定于胫骨上，同时受到股骨和胫骨的挤压与研磨，使半月板易损伤；剧烈运动时或某些体位（如蹲位、盘腿坐位等）使半月板易损伤。

（二）临床表现

半月板损伤主要体征是弹响、交锁及关节间隙压痛，有时合并膝关节周围肌肉萎缩，McMarry试验阳性。

（三）声像图表现

正常半月板为膝关节内倒置的三角形低回声。三角形尖端指向关节间隙，底部朝向皮肤。另外膝关节积液使半月板、关节内游离体及滑膜也可清晰显示。

在声像图上，当半月板内出现线样低回声到达其游离缘或关节面时，可诊断为半月板撕裂。正确判断半月板撕裂的部位、形态，对于半月板手术方案的制定有重要的意义。根据半月板撕裂大致可以分为以下几种类型：

1. **纵向撕裂型** 纵向撕裂型（longitudinal tear）是指撕裂方向与半月板长轴平行，最常见的是半月板后角的损伤，以纵形破裂为主，表现为膝关节轴位上，半月板回声不均，若裂隙较小时可见散在的低回声区或呈线状。若断裂间隙较宽时，则见两强回声的断端之间可见带状低回声，或三角形尖端消失，其内见长条状低回声（图54-3-26）。三维超声重建可以明确诊断纵向撕裂的范围和形态及其与周围结构的关系。

2. **水平撕裂型** 水平撕裂型（horizontal tear）又称横向撕裂，表现为半月板内异常低回声与胫骨长轴平行，达一侧关节面或至其游离缘，声像图表现与纵向撕裂类似（图54-3-27和图54-3-28）。半月板囊肿常常继发水平位撕裂。

3. **斜行撕裂** 斜行撕裂（oblique tear）是指矢状位半月板撕裂的低回声可达关节面的上缘或下缘。斜行撕裂易于在冠状位显示。斜行撕裂与

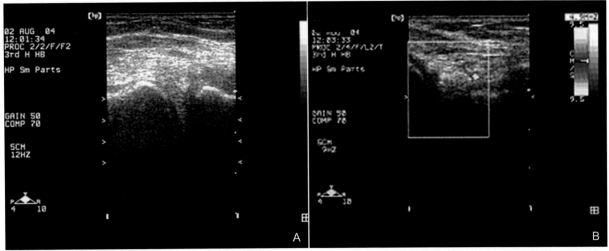

图 54-3-26　半月板纵向撕裂

A 图为正常半月板　B 图为半月板损伤，回声明显增强

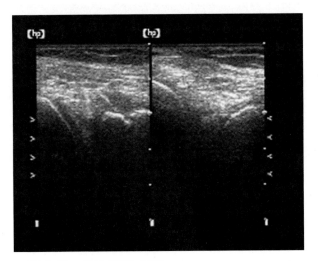

图 54-3-27　半月板横向撕裂

左图为正常半月板，右图为半月板损伤

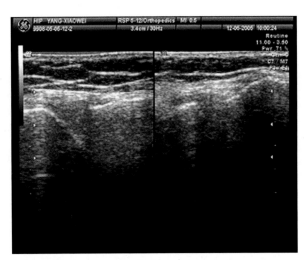

图 54-3-28　半月板横向撕裂

左图为正常半月板，右图为半月板损伤

纵向撕裂在二维声像图上不易区分，但三维超声可以明确区别两者。

4. 垂直撕裂　垂直撕裂（vertical tear）表现为矢状位半月板内出现与其长轴垂直的线状低回声，以外侧半月板的内 1/3 多见。

5. 伴随病变　半月板撕裂常常伴有膝关节积液或积血、腘窝囊肿、半月板囊肿、滑膜损伤、侧副韧带或交叉韧带损伤、关节内游离体、关节软骨损伤等。

6. 手术后改变　手术后的半月板声像图改变因手术方式不同而有所差异。半月板手术方式包括半月板缝合、次全切除和全切除。一般而言，单纯边缘性撕裂可通过缝合的方式治疗，因其靠近关节囊，可有血供，声像图上可见肉芽组织回声，彩色多普勒可见较丰富血流信号，一段时间后可见瘢痕组织形成。手术后患者症状消失，但较长时间内半月板仍可见低回声，如果在随访中发现有新变化，不排除再次撕裂的可能。半月板全切术后，半月板回声消失，代之以强回声钙化的关节软骨，关节腔呈真空现象，也可见软骨囊变、硬化等表现。

（四）鉴别诊断

由于半月板处于复杂的膝关节内，周边结构繁多，各种肌腱、韧带交错，故半月板的损伤要与腘肌腱损伤、交叉韧带损伤、膝横韧带损伤及周围滑膜组织损伤等相鉴别。

八、腱病

（一）病理特点

腱病（tendinosis）是指由于肌肉纤维过度使用，反复强烈牵拉而引起肌腱胶原纤维退行性病变。以往诊断的肌腱炎（tendinitis），事实上并非单一的炎症，大多数情况下，常合并受累肌腱胶原组织变性。腱病标本外观灰暗、微棕黄色变性、腱实质变软。腱病胶原连续性中断，胶原结构松散，出现玻璃样变，病变组织中腱基质、成纤维细胞和成肌纤维细胞增加，几乎无炎症细胞浸润。

（二）临床表现

腱病主要表现为局部疼痛、压痛，肌腱增粗，局部运动功能障碍。

（三）声像图表现

1. 有滑囊鞘的肌腱 急性期表现为肌腱增厚，回声减低或者增强，腱鞘明显增厚，并伴有滑囊鞘内液体增多。滑囊鞘积液在横切面观察为环绕肌腱的无回声。亚急性期可见肌腱增厚，最常见的是肱二头肌长头肌腱，有些患者可以看到肌腱脱位（图 54-3-29 和图 54-3-30）。慢性期在超声最常见的是肌腱本身增厚，通常滑膜内液体不增多，常常伴有纤维化及钙化（图 54-3-31）。与

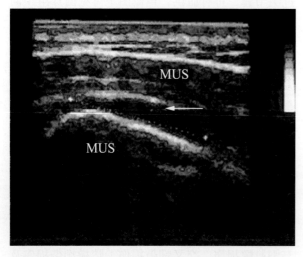

图 54-3-29　肱二头肌长头腱腱鞘积液（箭头所指）

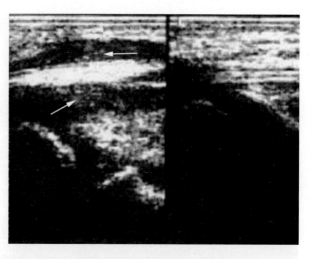

图 54-3-30　腕部肌腱炎并腱鞘炎
左图为患侧肌腱炎（箭头所指），右图为健侧

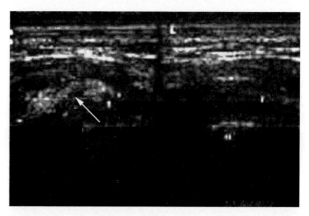

图 54-3-31　肩部钙化性肌腱炎
左图为患侧（箭头所指），右图为健侧

健侧对比观察是诊断的基础。但需要与风湿性疾病相鉴别，后者超声可发现滑膜内层不规则增厚，另外由于滑膜内富含淋巴管和毛细血管，彩色多普勒和能量多普勒可显示其内血流信号增多。

2. 没有滑囊鞘的肌腱 髌腱腱病多见于运动员，在声像图上表现为局部或总体的肌腱增厚，增厚肌腱内局部可见低回声或者强回声区（图 54-3-32）。增厚部位在近端接近髌尖处，远端常伴有胫骨表面不平整。

九、胫骨结节骨软骨病

（一）病理特点

胫骨结节骨软骨病（osteochondrosis of tibial tuberosity）又称为胫骨结节骨骺炎、骨软骨炎、

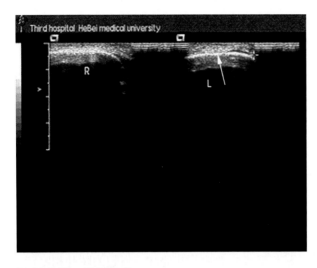

图 54-3-32 髌腱腱病
髌腱增厚伴回声减低（箭头所指）

无菌性坏死、牵引性骨骺炎。最先由 Osgood 和 Schlatter 报道，故又名 Osgood-Schlatter 病。本病好发于 10～15 岁好运动的男性，单侧多见，双侧亦不少见，本病有自愈倾向。胫骨上端骨骺呈舌形向前下方延伸为胫骨结节骨骺，髌韧带止于此，使它经常承受牵引张力。18 岁以前的青少年，骨骺未愈合，该结节与胫骨主干以软骨相联系，软骨下方的新生骨比较脆弱。胫骨结节的血供主要来自髌韧带。股四头肌肌肉收缩使髌韧带附着处张力增高并肿胀，从而引起胫骨结节骨软骨炎。外伤或剧烈运动可导致胫骨结节疲劳性损伤，甚至撕脱骨折，血供中断，进而引起骨骺缺血性坏死。髌韧带的牵拉使胫骨结节处的成骨细胞活动活跃，使髌韧带及附近的软组织骨化，并形成新生的小骨，新生骨在组织学上与骨化性肌炎的骨化组织类似。胫骨近端骨骺可早期融合，导致高位髌骨和膝反屈等并发症。

（二）临床表现

膝痛，胫骨结节隆起，髌韧带附着处增厚和肿胀伴压痛，有时可见高位髌骨。

（三）声像图表现

早期受累侧髌韧带明显增厚，回声减低，纤维走行不规则，髌韧带下可见多个强回声小骨片；周围软组织水肿、增厚，回声不均，血流信号增多。随着病程进展，增厚的髌韧带内可见游离的

圆形或椭圆形强回声钙化灶，胫骨结节较健侧增大，形态不规则，粗糙不平，有时可见骨赘形成。病变后期，髌韧带内的钙化灶，呈强回声，表面凹凸不平，在成熟过程中，声影逐渐明显。钙化灶逐渐与胫骨结节相融合，可形成较大的强回声突起。探头加压，胫骨结节处可有压痛，变换膝关节位置后，可见钙化来源于髌韧带下方，与胫骨结节关系密切。彩色多普勒和能量多普勒可显示其内有低速血流信号（图 54-3-33 至图 54-3-36）。X 线和 CT 可显示胫骨结节骨骺不规则增大，有时可见骨质破坏，髌韧带内高密度钙化为之特征性改变。

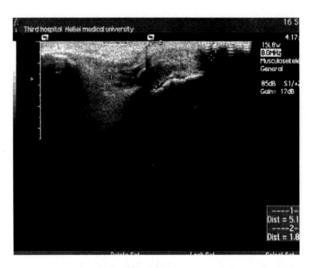

图 54-3-33 胫骨结节骨软骨病
左图为患侧，右图为健侧

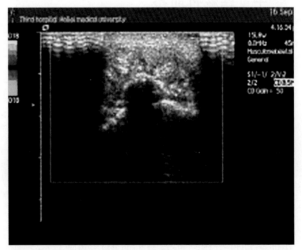

图 54-3-34 胫骨结节骨软骨病骨表面不平

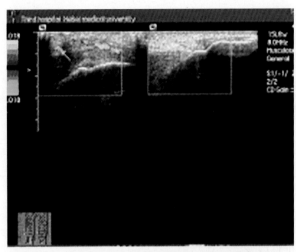

图 54-3-35　胫骨结节骨软骨病的彩色多普勒表现
左图为彩色多普勒显示患处血流信号增多，右图为健侧

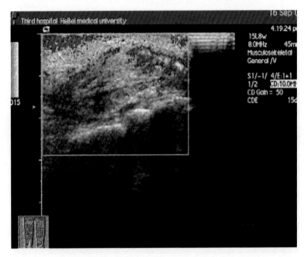

图 54-3-36　胫骨结节骨软骨病的能量多普勒表现
能量多普勒显示患处血流信号较丰富

十、结核性肌炎

结核性肌炎（tuberculous pyomyositis）应归类于化脓性肌炎，但由于其致病菌较为特殊，临床表现也与其他细菌引起的脓肿有所不同，故单独描述。

（一）临床表现

横纹肌受累，且多累及臀部及大腿肌肉，可单发也可多发。病史长，持续1月至数月，局部可触及无痛性肿物，无红、肿、热、痛等典型炎症表现，类似于冷脓肿，但无全身中毒症状，无其他活动性结核。实验室检查淋巴细胞升高，血沉增快。

（二）声像图表现

受累肌肉结构紊乱，层次不清，肌纤维较健侧模糊。受累肌肉较健侧回声减低，中央呈低回声，提示脓肿腔形成，低回声内部有时可见分隔，脓肿边缘与周边肌纤维分界不清，毛糙，偶见稍强回声脓壁。皮下组织水肿，有时可合并蜂窝组织炎。彩色多普勒于脓肿周边可见较丰富的血流信号。

（三）鉴别诊断

超声引导下脓肿穿刺有确诊和治疗的意义。结核性肌炎主要应与其他细菌引起的脓肿相鉴别，结核性肌炎炎症反应较其他脓肿轻，以慢性炎症为主要表现，彩色多普勒有一定的诊断意义，结核性肌炎脓肿周边的血流信号较其他类型脓肿少。

十一、肋软骨炎

肋软骨炎（chondritis）又称为Tietze病，是一种自限性非化脓性软骨炎。以第2～4肋软骨发病为多见，受累肋软骨局部肿大，压痛。肋骨受牵拉时，疼痛加剧。声像图表现为肋软骨与骨移形处肿大，局部回声减低，内部回声可见不均匀的点状回声，受累肋软骨局部透声较键侧增强，高频探头可显示增厚的软骨膜，骨质无破坏，连续性好，周边无液性暗区。肋骨和胸骨无异常回声。肋软骨炎主要与胸骨肿瘤或肋骨肿瘤相鉴别，肿瘤主要有骨质的破坏，表现为骨质连续性中断及有异常血流信号的出现。

十二、盘状半月板

（一）病理特点

盘状半月板（discoid menisci）又称盘状软骨，以外侧半月板多见。国内发生率比国外高，好发于双侧。盘状半月板的发病机制尚不明确。不少学者认为，半月板在胚胎早期皆为盘状，在发育过程中，软骨受股骨髁的挤压而逐渐吸收成半月状。另有学者认为，盘状半月板是肥厚增生的结果。Smillie将盘状半月板分为：原始型、幼儿型和中间型3型。

1. 原始型　完全呈盘状，中央最厚。其中央部分几乎与边缘部分厚度一样。胫骨髁与股骨髁的相对关节面不直接接触，完全被增厚的软骨盘分开。

2. 幼儿型　近似正常婴儿的半月板，仅半月板中间部分增厚，前、后角并不增宽。

3. 中间型　呈肾型，中央部薄，游离缘有切迹。前、后角较正常增厚。

（二）临床表现

由于盘状半月板与胫骨股骨关节不匹配，故容易导致半月板的损伤和退行性改变。盘状半月板撕裂以水平撕裂和复合撕裂为主。外侧盘状半月板常合并小腿腓侧畸形。过度活动的盘状半月板在 McMarry 试验时，半月板可膨出关节间隙。患者在膝关节伸展时，可闻及高调弹响，系由胫股关节挤压盘状半月板而引起。

（三）声像图表现

盘状半月板较正常半月板厚、大、宽，半月板弥漫性增厚，但以中央部、半月板前角增厚为明显。正常半月板倒置的三角形低回声结构消失，代之以梯形或长条状低回声（图54-3-37）。盘状半月板中央最薄处，厚度 >3mm；外侧游离缘明显较健侧增厚。由于半月板增厚（图54-3-38），股骨与胫骨关节面不相接触。盘状半月板内部回声不均，似呈分层状，若合并撕裂内可见散在的点状或线状低回声区。若断裂间隙较宽时，可见两强回声的断端。半月板退行性改变时，可出现囊肿。

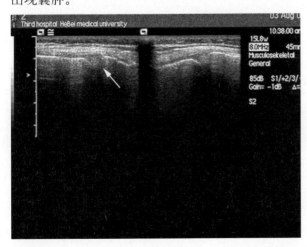

图 54-3-37　盘状半月板（箭头所指）

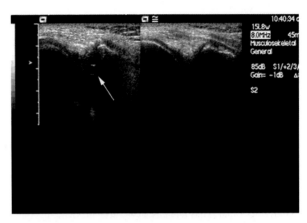

图 54-3-38　盘状半月板增厚（箭头所指）

十三、臀肌挛缩症

（一）临床表现及分型

典型临床表现为臀部触及疼痛性条索状肿块，局部臀部皮肤可见凹陷，多伴髋关节功能障碍。临床分为3型：

1. 轻型　髋关节内收受限，同时屈髋屈膝90°时，强力内收，双膝可并拢。

2. 中型　髋关节活动被限于外展位，同时屈膝屈髋90°，双膝无法并拢。

3. 重型　髋关节被限于外展位呈蛙式腿。

（二）声像图表现及分型

臀部肌群部分筋膜增厚，回声增强，常与注射部位有关。受累肌肉均有不同程度萎缩，肌纤维排列紊乱，内可见多数中强回声结节，结节散在分布，边界不清，探头触之较硬。患侧较对侧相应部位肌肉组织变薄。

1. 局限型　挛缩组织分布较为局限，不超出臀大肌和臀中肌。

2. 深部型　挛缩组织呈大片块状，位置较深，超出臀大肌和臀中肌，部分可达髋关节囊。

3. 广泛型　挛缩区域广泛，深部可达髋关节囊后上方，向外累及阔筋膜张肌、髂胫束等。

十四、先天性肌性斜颈

（一）病理特点

先天性肌性斜颈是先天性斜颈的一种，其真

正的原因至今不明，大多见于左侧。胸锁乳突肌挛缩后的组织主要是变性的纤维组织。部分患者肌纤维完全破坏消失，细胞核大部分溶解，出现再生的横纹肌、新生的毛细血管及成纤维细胞。

（二）临床表现

一般在出生 3 个月内可触及胸锁乳突肌内的梭形肿物，质地硬，无压痛，6 个月后消失；患者头斜向患侧，并随年龄增加斜颈明显；五官不对称，表现患侧胸锁乳突肌收缩体征等。

（三）声像图表现

患者双侧胸锁乳突肌不对称，患侧偶可探及胸锁乳突肌内的低回声结节，内部回声类似肌肉回声；患侧胸锁乳头肌内部回声增强，正常的肌纤维结构消失，代之出现纤维成分，回声增强，内部结构紊乱，回声不均，肌外膜连续，彩色多普勒显示低回声结节周边及内部无异常血流信号。

十五、横纹肌溶解症

横纹肌溶解症（rhabdomyolysis）是指横纹肌细胞由于各种原因发生坏死溶解、释放肌红蛋白等毒性产物入血所引起的一组临床综合征。

（一）病因

1. 直接肌肉创伤。
2. 血管闭塞，肌肉缺血。
3. 代谢性疾病，如糖尿病酮症酸中毒、低血钾症。
4. 感染性疾病。
5. 药物滥用，如乙醇中毒和海洛因滥用。
6. 中毒，如毒蛇咬伤后。

（二）临床表现

多数患者发热均在 39 ℃以上，局部肌肉剧烈疼痛、压痛和收缩无力，并出现肿胀。可出现肌红蛋白尿。部分患者如伴有严重脱水等可致急性肾功能衰竭。

（三）声像图表现

横纹肌溶解的部位表现为肌肉深层呈均匀的低回声或无回声，周边回声较强，病灶周围正常肌肉纹理正常，可以见到多处肌肉弥漫性肿大，药物成瘾者及癫痫症患者的臀肌最易受累，横纹肌溶解的特点是多处损伤及位置深在。根据超声特征可以区分横纹肌溶解及离断性损伤。但这些损害与脓肿很相似。当诊断不清时进行损害部位的穿刺将有指导意义，横纹肌溶解症病灶处穿刺可抽出无血无菌液体，借此可与外伤性血肿及脓肿鉴别。CT 表现为肌肉肿胀，密度减低。MRI 表现为 T_1WI 呈均匀性低信号，T_2WI 呈高信号，轻度强化，虽然 MRI 对横纹肌溶解症敏感性好，但特异性较差。

十六、腕管综合征

腕管是一条骨性纤维隧道，正中神经在通过这个骨性管道时可能受压而引起手指麻木、疼痛或鱼际肌麻痹，称为腕管综合征（carpal tunnel syndrome）。高频超声横切面显示腕管近似椭圆形，前壁腕横韧带呈线性平行稍强回声，其余壁为强回声，骨皮质内层覆以筋膜，呈线性稍强回声。腕管内可见管状强回声的肌腱影及回声类似但较低的正中神经声像图。正中神经可以因为各种原因受到压迫，表现为神经走行弯曲，但神经外膜清晰可见或受压区线性回声部分消失、中断，受累神经可表现为压迫点近端水肿。豌豆骨平面正中神经横切面积增大，最有意义。

十七、梨状肌综合征

（一）病理特点

梨状肌综合征（pyriformis syndrome）是坐骨神经盆腔出口狭窄症的原因之一，它是指由梨状肌充血、炎症、水肿、肥厚及周围滑液囊肿形成等刺激或压迫坐骨神经所引起的臀部和坐骨神经痛的总称。

梨状肌大部分起自第 2～4 骶椎前面孔外侧，内宽外窄，出骨盆后，尚有起自骶髂关节囊、骶棘韧带和骶结节韧带的附加纤维加入，几乎充满坐骨大孔。梨状肌将坐骨大孔分为梨状肌上孔和梨状肌下孔。梨状肌上孔有臀上动脉、臀上静脉及臀上神经穿出，下孔有臀下动脉、臀下神经、坐骨神经、阴部神经及股后侧皮神经等结构穿出。梨状肌下缘的体表投影：自尾骨尖至髂后上棘连线中点至大转子尖的连线。

其发病机制为真正因梨状肌本身肥厚或瘢痕组织压迫坐骨神经干者少见，多是因挛缩的梨状肌构成坐骨神经盆腔出口狭窄，以致坐骨神经等被嵌于此狭窄出口之中而引起的一系列的症状。

（二）临床表现

坐骨神经放射痛及其支配区的运动、感觉障碍；坐骨神经盆腔出口处明显压痛；下肢试验阳性；屈颈试验阳性等。

（三）声像图表现

正常梨状肌轮廓清楚，肌外膜平滑，肌腹横断面呈半圆形或三角形，内部呈细小的均匀点状回声，上缘或外上方与臀中肌相邻，浅层为臀大肌。梨状肌下孔为不整形低回声带，其间可见坐骨神经呈束状强回声。

梨状肌综合征时，声像图表现患侧梨状肌较对侧增大、增厚，肿大的梨状肌内部呈低回声，或虽不肿大但包膜增厚不光滑，内部回声不均或呈弥漫性稍强回声。部分患者因梨状肌肿大，梨状肌下孔相应变窄，坐骨神经受压呈凹弧状或坐骨神经走行较对侧明显变异。梨状肌有滑囊形成压迫坐骨神经。

十八、髌骨先天性畸形

髌骨先天性畸形包括先天性髌骨缺如和髌骨外侧脱位。先天性髌骨缺如时无髌骨或只有很小的髌骨，常合并拇指甲异常，称甲髌综合征。髌骨外侧脱位为出生时髌骨已移位于股骨髁的外侧，不能自行复位，常累及双侧及合并股四头肌发育异常。

十九、骨包虫病

（一）病理特点

由细粒棘球蚴在骨内寄生引起。棘球蚴被血流带至骨骼，病变从松质骨或骨髓腔开始，骨内形成小包囊，沿骨髓腔或骨质薄弱区发展，并逐渐增大。骨皮质受压萎缩变薄，髓腔变宽，最后突破骨皮质形成软组织包囊，可继发病理性骨折。

（二）临床表现

好发部位以骨盆最为多见，其次为脊柱。临床表现为局部疼痛、包块及病理性骨折。实验室检查 Casoni 试验或包囊虫补体结合试验阳性。

（三）声像图表现

骨皮质变薄，骨内可见包囊，呈大小不等的圆形或椭圆形无回声区，囊腔内可见分隔回声，无骨膜反应性增厚。本病应结合流行病史及实验室检查，如果超声同时发现有其他内脏包虫病灶，即可确诊。

（四）鉴别诊断

骨包虫病应与溶骨性肿瘤、骨囊肿、动脉瘤样骨囊肿、骨转移瘤等相鉴别。

第 4 节
软组织肿瘤

软组织肿瘤来自间叶及神经外胚叶的各种组织，即从神经纤维、脂肪、横纹肌、平滑肌、血管、淋巴管、间皮、滑膜及组织细胞发生的肿瘤。对于软组织肿瘤，超声有助于诊断有无肿瘤、是哪一种肿瘤、准确的定位、测量大小、观察形态及其与周围组织关系等。

一、脂肪瘤

（一）病理特点

脂肪瘤（lipoma）外观呈球形、结节状或分叶状，表面有菲薄的包膜，切面为黄色或淡灰色，质地软，常被纤细的纤维组织分隔为大小不一的小叶。镜下可见脂肪瘤由成熟的脂肪细胞构成，尽管脂肪瘤富含血管，但由于血管被扩大的脂肪细胞所挤压，难以显示。

（二）临床表现

脂肪瘤是最常见的间胚叶肿瘤，可发生于

任何年龄及任何有脂肪存在的部位。最常发生于皮下脂肪组织，其次是四肢及躯干腰背部。典型的脂肪瘤表现为缓慢生长的无痛性肿块，位于体表的脂肪瘤质地软，可推动，边界清楚，无压痛，位于深部脂肪瘤触诊较困难，一般无压痛。

（三）声像图表现

体表脂肪瘤常是椭圆形，长轴与皮肤平行。多数内部回声比脂肪回声强，少数回声低，一般有包膜（图54-4-1），彩色多普勒显示肿瘤内多无血流信号（图54-4-2）。肌间脂肪瘤位置深，回声同前，若超声难以明确诊断时，尤其彩色多普勒显示病灶内有血流时需借助磁共振成像。

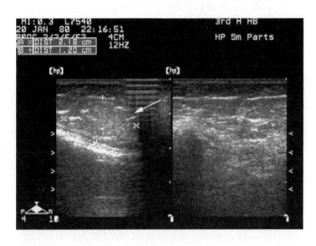

图54-4-1　脂肪瘤的二维声像图表现
小腿脂肪瘤呈椭圆形强回声，无包膜（箭头所指）

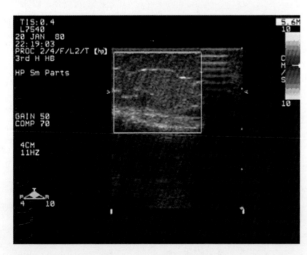

图54-4-2　脂肪瘤的彩色多普勒表现
彩色多普勒显示肿瘤内无血流信号

（四）鉴别诊断

脂肪瘤需与软组织陈旧血肿机化相鉴别。后者有外伤史，声像图上可有液性暗区，后方回声增强比软组织脂肪瘤明显。

（五）临床意义

超声诊断软组织脂肪瘤，明显优于X线，比CT及磁共振成像廉价、快速、简便，应作为此病诊断的首选方法。

二、脂肪肉瘤

（一）病理特点

脂肪肉瘤（liposarcoma）起源于间叶细胞，形态复杂，可以由近似成熟的脂肪组织直至很原始的梭形或圆形间叶细胞构成。脂肪肉瘤可分为5种组织学类型：高分化型、黏液型、圆细胞型、多形型和去分化型脂肪肉瘤。

（二）临床表现

脂肪肉瘤在所有软组织肉瘤中居第2位，占所有恶性软组织肿瘤的10%～18%。脂肪肉瘤常发生于男性（55%～61%），最好发病于50～70岁，儿童极少见。脂肪肉瘤通常表现为边界清楚的无痛性肿块，位于四肢深部结构内，特别是大腿。病程为几个月或几年。肿瘤可非常巨大，晚期可出现疼痛及功能障碍。

（三）声像图表现

多表现为低回声，可呈分叶状，部分边界清晰，由于生长迅速可见完整假包膜，内部回声不均，常可见坏死液化或钙化（图54-4-3和图54-4-4），肿瘤后方回声可以衰减也可以增强。彩色多普勒显示较丰富动静脉血流信号，以树枝状和片状多见（图54-4-5）。多普勒取样为高速高阻血流，有时也可出现低速低阻血流。

（四）鉴别诊断

脂肪肉瘤应与脂肪瘤鉴别，详见表54-4-1。脂肪肉瘤还需与纤维肉瘤、滑膜肉瘤、横纹肌肉瘤、恶性纤维组织细胞瘤等鉴别。这些肿瘤的声像图表现均无特异性，而且图像表现十分相似，鉴别相当困难，确诊需依靠超声引导下穿刺活检。

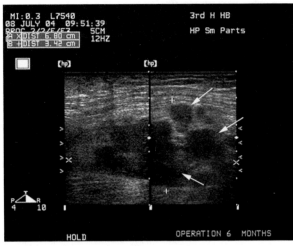

图 54-4-3 脂肪肉瘤的二维声像图表现
肿瘤呈低回声，分叶状，其内可见片状液性暗区（箭头所指）

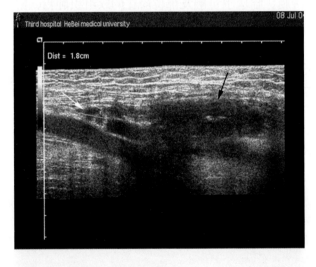

图 54-4-4 脂肪肉瘤的宽景成像
宽景成像显示肿瘤位于股血管旁（黑箭头所指），其上方可见跳跃式转移灶（白箭头所指）

（五）临床意义

大多数脂肪肉瘤仅呈局部浸润生长，局部切除后复发率较高。超声不但对手术前确定手术方式、切除范围有指导意义，而且可以作为手术后随访的重要手段。

三、纤维肉瘤

（一）病理特点

纤维肉瘤（fibrosarcoma）是原发的纤维母细胞恶性肿瘤，不向其他细胞分化，可发生转移和复发。镜下可见纤维肉瘤排列均匀一致或簇状生长，并由梭形细胞构成。

（二）临床表现

临床上纤维肉瘤表现为生长缓慢的孤立性肿块，直径 3～8cm，多侵犯肌肉，可深达骨骼，

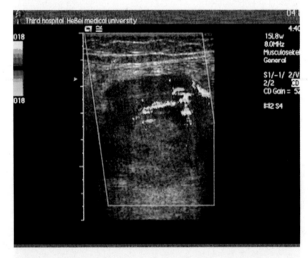

图 54-4-5 脂肪肉瘤的彩色多普勒表现
彩色多普勒显示肿瘤内条状、树枝状较丰富血流信号

表 54-4-1 脂肪瘤与脂肪肉瘤的鉴别

鉴别点	脂肪肉瘤	脂肪瘤
病理特征	近似成熟的脂肪组织直至原始的梭形或圆形间叶细胞构成	成熟的脂肪细胞
临床表现	老年多见，质地韧，晚期可疼痛或引起功能障碍。生长较快。复发多见，可见转移	任何年龄组，质地软，无症状。生长缓慢，无复发，无转移
声像图表现	分叶状低回声，可有假包膜，可有液化及钙化。多有较丰富血流信号。引流区域可见肿大淋巴结	长轴与皮肤相平行的中等稍强回声，内可见纤维样强回声，多无血流信号

肿块生长巨大时才引起症状。大腿和膝部是最常见的发病部位，其次是躯干、小腿远端和前臂。

（三）声像图表现

肿瘤边界清晰，内部回声呈较均匀的低回声（图54-4-6），有时侵犯骨骼，可见骨质破坏。彩色多普勒显示肿瘤内有点状血流信号（图54-4-7）。

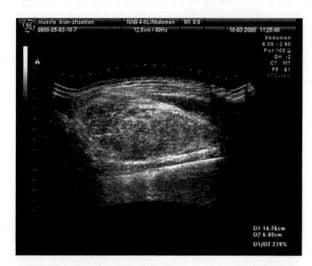

图54-4-6　纤维肉瘤的宽景成像
宽景成像显示纤维肉瘤的全貌，边界较清楚

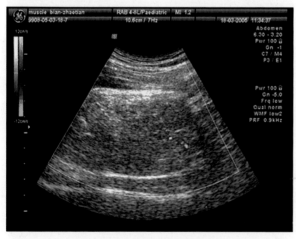

图54-4-7　纤维肉瘤的彩色多普勒表现
彩色多普勒显示纤维肉瘤内见点状血流信号

（四）鉴别诊断

组织学、免疫组织化学和超微结构检查是诊断纤维肉瘤以及与结节性筋膜炎、黏液型纤维肉瘤、肌肉筋膜纤维瘤病和其他肉瘤相鉴别的重要手段。超声引导下肿瘤穿刺，进行病理组织的检查，可以确诊。

四、滑膜肉瘤

（一）病理特点

滑膜肉瘤（synoviosarcoma）是起源于滑膜组织的恶性肿瘤，多数滑膜肉瘤位于关节附近。与其他肉瘤不同，滑膜肉瘤由两种形态学不同的细胞组成（与癌细胞相似的上皮细胞和与纤维肉瘤相似的梭形细胞），形成特征性的双时相模式。

（二）临床表现

滑膜肉瘤在软组织恶性肿瘤中居第五位，多发生于青壮年，易发生于关节、滑囊和腱鞘等的滑膜。临床上可触及部位深在的软组织肿物，常伴有疼痛、压痛和毗邻关节的功能障碍。

（三）声像图表现

肿瘤边界清楚，呈分叶状低回声，内可见散在的强回声斑，后方回声不衰减（图54-4-8）。有时侵犯骨骼，可见骨质破坏。彩色多普勒可见少量血流信号，频谱多普勒取样为高速高阻血流信号（图54-4-9和图54-4-10）。

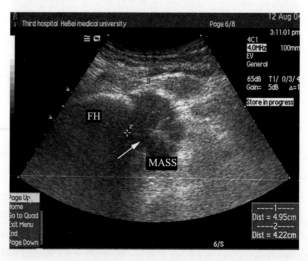

图54-4-8　滑膜肉瘤的二维声像图表现（箭头所指）
肿瘤边界清楚，呈分叶状低回声，后方回声不衰减，侵犯股骨头
(FH-股骨头　MASS-滑膜肉瘤)

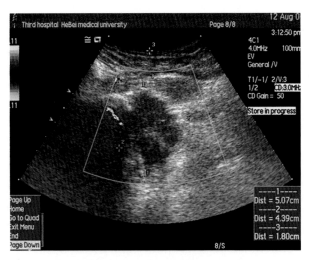

图 54-4-9　滑膜肉瘤的彩色多普勒表现
彩色多普勒显示滑膜肉瘤内有少量血流信号

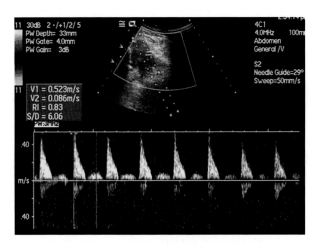

图 54-4-10　滑膜肉瘤的频谱多普勒表现
滑膜肉瘤内血流频谱多普勒取样为高速高阻血流

（四）鉴别诊断

应与其他软组织恶性肿瘤相鉴别，确诊应靠活检。

五、横纹肌肉瘤

（一）病理特点

横纹肌肉瘤（rhabdomyosarcoma）是起源于横纹肌的恶性肿瘤，组织学上横纹肌肉瘤分为胚胎型、葡萄型、腺泡型和多形型。胚胎型横纹肌肉瘤占所有横纹肌肉瘤的 50%～60%，好发于 15 岁以下的儿童和青少年，好发于头颈部、眼眶、泌尿生殖系等；葡萄型横纹肌肉瘤多发生于被覆黏膜上皮的器官，如阴道和膀胱；腺泡型横纹肌肉瘤占所有横纹肌肉瘤的 20%，发病年龄多为 10～25 岁，多位于四肢深部组织；多形型横纹肌肉瘤发病年龄多在 40 岁以上，好发于股部。

（二）临床表现

临床上，横纹肌肉瘤生长速度快，有明显侵袭性，预后差。当肿瘤体积较大时，可引起疼痛和神经压迫症状。

（三）声像图表现

横纹肌肉瘤为软组织内的椭圆形低回声，边界较清晰，包膜完整，内部回声不均匀，可见斑片状强回声及由出血、坏死和变性所致的不规则无回声区，后方回声不衰减。彩色多普勒显示肿瘤周边及内部有较丰富的血流信号。

（四）鉴别诊断

需与其他软组织恶性肿瘤相鉴别，确诊应靠活检。

（五）临床意义

超声作为一种廉价、快速的检查技术，已成为显示软组织肿块大小和内部特征的常规检查方法。超声引导下经皮穿刺活检可确诊。

六、韧带样纤维瘤

（一）病理特点

韧带样纤维瘤（desmoid fibroma）由高度分化的胶原纤维组织构成。

（二）临床表现

常发生于腹壁、大腿、上臂、肩部及臀部等部位。肿块生长缓慢，呈浸润性生长，易复发，但不发生转移，可数年不出现症状。

（三）声像图表现

多数边界不清，少数边界清，内部回声均匀或不均匀，沿肌纤维方向生长的椭圆形或不规则形实性低回声，无明显包膜，与周围正常组织分界不清，肿瘤后方回声不衰减。部分肿瘤包绕肌腱或神经生长，肿瘤内可出现条状较强回声。彩色多普勒显示肿瘤周边可有较多血流信号显示。

（四）鉴别诊断

应与软组织纤维瘤等相鉴别，确诊需依靠超声引导下穿刺病理检查。

七、恶性纤维组织细胞瘤

（一）病理特点

由类组织细胞和类纤维母细胞混合而成。根据肿瘤内各种组织含量的多少，分为组织细胞型、纤维细胞型和黄瘤型3种亚型。近年来越来越多的证据表明恶性纤维组织细胞瘤不是一种确定的纤维组织细胞肿瘤，而是各种分化不良性肿瘤所共有的形态学表现，主要发生在肢体、皮下或其他软组织内。

（二）声像图表现

肿瘤边界较清楚，内部呈较均匀的低回声，常混有点状或片状强回声，后方回声不衰减（图54-4-11）。彩色多普勒显示肿瘤内血流信号较丰富，频谱多普勒取样为高阻动脉频谱（图54-4-12和图54-4-13）。

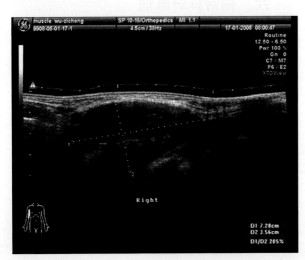

图54-4-11　腋窝恶性纤维组织细胞瘤的全景成像
肿瘤边界较清楚，内部呈较均匀低回声，常混有点片状强回声，后方回声不衰减

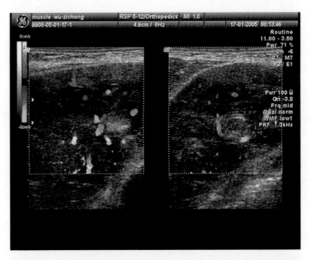

图54-4-12　腋窝恶性纤维组织细胞瘤的彩色多普勒表现
彩色多普勒显示肿瘤内血流信号较丰富

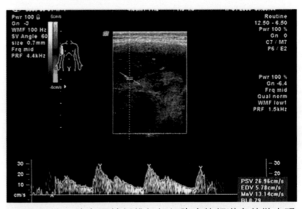

图54-4-13　腋窝恶性纤维组织细胞瘤的频谱多普勒表现
频谱多普勒取样为高阻动脉频谱

（三）鉴别诊断

常与肌肉内黏液瘤、黏液性脂肪肉瘤难鉴别，确诊应靠活检。

八、囊状淋巴管瘤

（一）病理特点

又称囊状水瘤，呈多房状，由胶原纤维和平滑肌包被的淋巴腔隙组成，其内为大量淡黄色的淋巴液。

（二）临床表现

多发生于头颈部及腋窝部。临床表现为锁骨上窝、颈后三角或腋窝分叶状、波动性、无痛性肿块，不与皮肤粘连。

（三）声像图表现

肿瘤呈圆形或椭圆形，边界清楚，内呈以无回声为主的多房性囊性肿块。囊腔相互交通，有厚度不等的线样间隔。肿瘤并发出血、感染时，肿块呈高回声或液性暗区内有细点状回声，可随体位改变而移动或漂浮。彩色多普勒显示肿瘤周边及内部未见血流信号。

（四）鉴别诊断

应与腱鞘囊肿、血管瘤和淋巴结结核等相鉴别。

九、血管瘤

（一）病理特点

血管瘤（hemangioma）由大量新生血管构成。血管瘤多属先天性，出生后或出生后不久便可见到。血管瘤中最常见的为海绵状血管瘤和毛细血管瘤。蔓状血管瘤多发生于四肢，常由口径较大、壁厚、扭曲的血管构成较特殊的蔓藤状或蚯蚓状突起；其内的血管可为静脉，也可为动脉，管壁薄厚不一。血管内血流缓慢，常伴有血栓形成及机化、钙化。

（二）临床表现

血管瘤约占良性肿瘤的7%，位于皮下组织和肌肉之间或者肌肉内。血管瘤生长缓慢，边界不清，质地柔软，可有压缩性。患者多因局部疼痛、肿胀就诊。较小的血管瘤可无疼痛。

（三）声像图表现

多表现为边界不清的混合回声，内部回声不均匀。扩张的血管或血窦为形态、大小不一的液性暗区，典型者呈蜂窝状回声（图54-4-14）。扩张的血管或血窦内血流缓慢，可见血栓形成和钙化（即静脉石），呈强回声，后方伴声影。肿物大者可有压缩性。彩色多普勒显示肿物内有丰富的动静脉血流（图54-4-15）。值得注意的是，当压迫肿物时或者当患者体位改变时，肿物的回声可以增强，可以增大，血流信号可以增多（图54-4-16）。

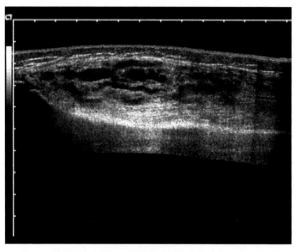

图 54-4-14 肌间血管瘤的宽景成像

宽景成像可清晰地显示肿瘤全貌，肿瘤边界不清，内部回声呈蜂窝状

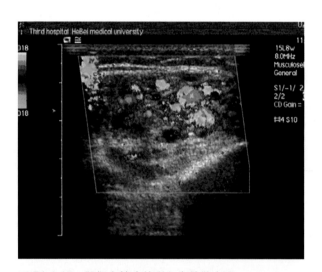

图 54-4-15 肌间血管瘤的彩色多普勒表现

血管瘤内见较丰富的血流信号

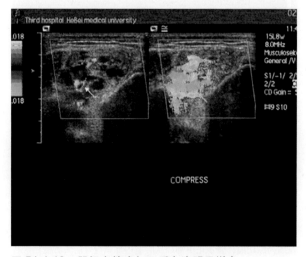

图 54-4-16 肌间血管瘤加压后血流明显增多

（四）鉴别诊断

应与囊状淋巴管瘤、淋巴结结核等相鉴别。

十、神经鞘瘤

（一）病理特点

神经鞘瘤（neurilemoma）是一种起源于神经髓鞘的良性肿瘤，生长缓慢，由雪旺细胞和周围胶原基质组成。肿瘤质地硬，边界清楚，有包膜。瘤体较大者可有黄色区及囊变区。

（二）临床表现

神经鞘瘤多发生于头、颈部及肢体的神经主干，其次是四肢的屈侧，尤其是靠近肘、腕和膝关节处。生长缓慢，常表现为无痛性软组织肿块，压迫神经时可引起相应的症状和体征。

（三）声像图表现

外周神经鞘瘤多为低回声，常为椭圆形或梭形，边界清晰，包膜完整，后方回声增强。神经鞘瘤内无纤维结构（图54-4-17）。若能明确肿物与两端正常神经相连即可确诊为神经源性肿瘤（图54-4-18和图54-4-19）。彩色多普勒显示肿瘤内有少许血流信号（图54-4-20）。

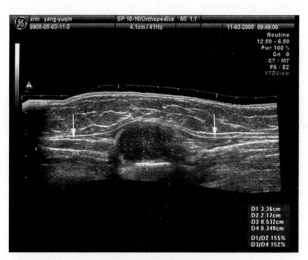

图54-4-18　上臂神经鞘瘤的宽影成像

宽景成像显示肿瘤近端和远端均与桡神经相连（箭头所指）

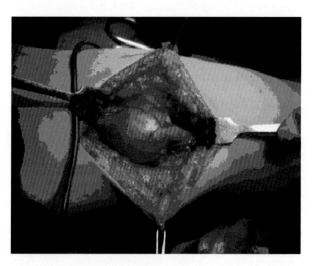

图54-4-19　臂神经鞘瘤的术中所见

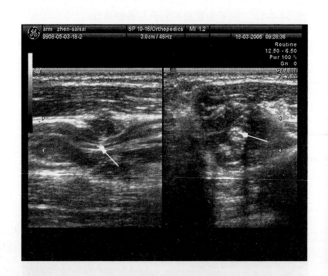

图54-4-17　上臂神经鞘瘤的二维声像图表现

左图为纵切面，显示正中神经从肿瘤内部穿行（箭头所指）；右图为横切面，显示肿瘤内部可见正中神经短轴切面（箭头所指）

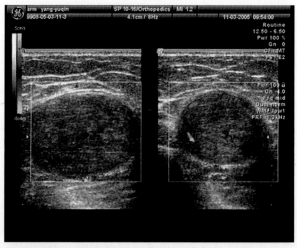

图54-4-20　上臂神经鞘瘤的彩色多普勒表现

彩色多普勒显示肿瘤内有少许血流信号

（四）鉴别诊断

与神经纤维瘤难以鉴别，声像图很相似，确诊应靠活检。

十一、神经纤维瘤

（一）病理特点

多数神经纤维瘤中央区由紧密排列的嗜酸性纤维（内富含细胞）和疏松的非纤维基质（如黏液样物质）组成。与神经鞘瘤相反，大多数神经纤维瘤为实性肿块，囊性变、细胞稀疏区和黄色瘤样物质少见，钙化和骨化多见。

（二）临床表现

神经纤维瘤是一种生长缓慢的神经源性良性肿瘤，可单发或多发。临床表现为皮下软组织无痛性肿块，沿神经长轴分布，质地略韧，有弹性，可移动。肿瘤压迫神经时可引起相应的症状、体征。

（三）声像图表现

肿瘤内部呈均匀低回声，边界清楚，包膜完整，后方回声增强（图54-4-21）。高频超声可显示肿瘤与神经之间的连接。彩色多普勒可探及少量血流信号（图54-4-22）。

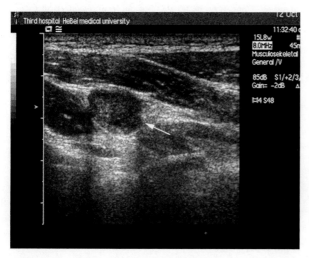

图54-4-21　神经纤维瘤的二维声像图表现

神经纤维瘤内部呈均匀低回声，边界清楚，包膜完整，后方回声增强（箭头所指）

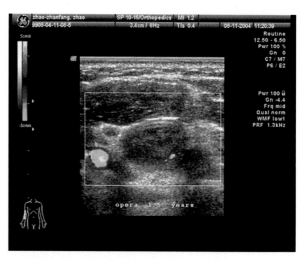

图54-4-22　神经纤维瘤的彩色多普勒表现

彩色多普勒于肿瘤内探及少量血流信号

（四）鉴别诊断

超声诊断神经纤维瘤时应与神经鞘瘤相鉴别。神经鞘瘤推移神经束，呈偏心性生长表现；神经纤维瘤包绕神经束，呈中心性生长表现。神经鞘瘤内常见囊变、坏死、出血，而神经纤维瘤内少见。

十二、血管球瘤

（一）病理特点

血管球瘤（glomus tumor）由类似正常血管球体平滑肌细胞构成的肿瘤。正常球体是一种动静脉吻合，位于指（趾）甲下区、指（趾）和手掌，在体温调节中起重要作用。血管球瘤既含肌纤维又含有上皮样球细胞。

（二）临床表现

血管球瘤较少见，最常见的发病部位是手指甲下组织，也可见于手掌、腕部、前臂和足部。临床表现为特征性的蓝色结节，温度的变化常可诱发病变部位的放射性疼痛。

（三）声像图表现

表现为均匀低回声或无回声结节，肿瘤平均大小6mm。发生于指尖的血管球瘤表现为甲下间隙内的明显低回声或无回声。而正常甲下间隙厚度仅为 1 ~ 2mm 。若肿瘤位于甲床侧方或掌指软组织中，则形态多为椭圆形或同心圆形。

十三、软组织转移瘤

（一）病理特点及临床表现

软组织转移瘤较原发性恶性肿瘤少见，可发生于黑色素瘤、肺癌、恶性淋巴瘤、软组织肉瘤、乳腺癌、结肠癌、肾癌、前列腺癌、睾丸癌、卵巢癌等。当肌肉内出现肿块时，应首先考虑为原发性肿瘤，其次为转移瘤。大多数转移瘤可找到原发病灶，极少数转移瘤找不到原发病灶。

（二）声像图表现

转移病灶发生于皮下或肌肉内，边界清楚或不清楚，形态规则或呈分叶状，内部回声多为低回声，均匀或不均匀，后方回声衰减或增强（图54-4-23）。彩色多普勒显示多数肿瘤内部有较丰富的血流信号，频谱多普勒取样为高阻血流（图54-4-24 和图 54-4-25）。

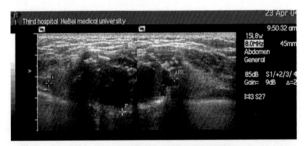

图 54-4-23　软组织转移瘤的二维声像图表现
转移瘤边界不清楚，呈分叶状，内部回声多为低回声，不均匀，后方回声稍增强

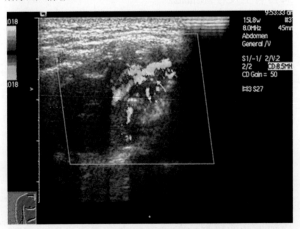

图 54-4-24　软组织转移瘤的彩色多普勒表现
彩色多普勒显示多数肿瘤内部有较丰富的血流信号

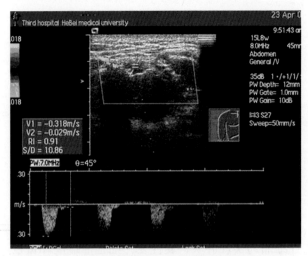

图 54-4-25　软组织转移瘤的频谱多普勒表现
频谱多普勒取样为高阻血流

（三）鉴别诊断

应与原发性软组织肿瘤相鉴别。前者可找到原发病灶，确诊应靠活检。

第 5 节
骨肿瘤和瘤样变

一、骨软骨瘤

（一）病理特点

骨软骨瘤 (osteochondroma) 的顶端为透明软骨覆盖，形成软骨帽盖。软骨下为软骨化骨区，是肿瘤的主体，为含有黄骨髓的松骨质与骨干相连。

（二）临床表现

骨软骨瘤是常见的良性骨肿瘤，可单发，也可多发，是附着于干骺端的骨性突起，因基底形状不同可分为带蒂和广基两种类型，均与骨干相连。可发生于任何软骨内化骨的骨骼上，多见于长骨的干骺端，最多见于股骨和肱骨，其次是肩和骨盆。骨软骨瘤本身无症状，但可压迫周围组织而导致不适。

（三）声像图表现

表现为自干骺端向外突出的骨性突起。肿瘤

的基底部为正常骨组织，可以有长蒂或基底较宽。骨皮质与正常骨皮质相连续，后方伴声影。骨软骨瘤表面的骨软骨帽声像图表现为低回声，覆盖于肿瘤表面，边界清楚。骨软骨瘤表面与软组织摩擦形成滑囊。当滑囊积液扩张时，声像图表现为在软骨帽周围出现无回声暗区，使软骨帽的表面界限更清楚。彩色多普勒显示肿瘤本身无血流信号。骨软骨瘤的 X 线图像很典型，结合 X 线平片可以确诊。

二、骨巨细胞瘤

（一）病理特点

骨巨细胞瘤（giant cell tumor）起源于骨髓结缔组织的间充质细胞，是由单核基质细胞和多核巨细胞构成的一种肿瘤。肿瘤组织质地松脆，血供丰富，常有出血、坏死和囊性变。

（二）临床表现

绝大多数骨巨细胞瘤患者的发病年龄在 20～40 岁，好发于四肢长骨的骨端。最常见的症状为疼痛，可持续数月，活动后疼痛加重，休息后缓解。其次为局部肿胀和关节活动受限。

（三）声像图表现

骨巨细胞瘤好发于股骨远端、胫骨近端和桡骨远端。肿瘤在骨端呈局限性骨性膨隆，多为偏心性生长。肿瘤区呈较均匀低回声或中等回声；肿瘤坏死、出血时，内部回声不均匀，可见液性暗区。骨皮质破坏、变薄或连续性中断。肿瘤与正常骨质之间界限清楚，接近肿瘤的一侧骨皮质明显变薄。肿瘤透声性良好，其对侧边缘回声不减弱或增强。肿瘤穿破骨皮质后形成软组织肿块，边界清楚，内部回声均匀，包膜完整（图 54-5-1 和图 54-5-2）。除了继发病理性骨折，巨细胞瘤一般不产生反应性骨膜增厚。彩色多普勒可显示肿瘤内较丰富血流信号（图 54-5-3 和图 54-5-4）。

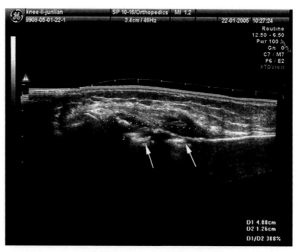

图 54-5-1　胫骨巨细胞瘤的二维声像图表现
肿瘤区呈较均匀低回声或中等回声，可见骨皮质破坏（箭头所指）

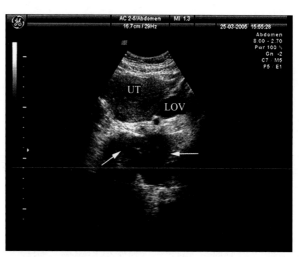

图 54-5-2　骶骨巨细胞瘤的二维声像图表现
肿瘤呈低回声，形态不规则（箭头所指）(LOV- 左侧卵巢　UT-子宫）

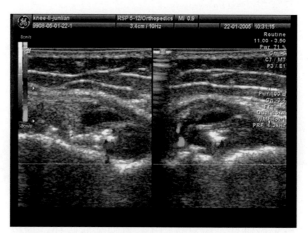

图 54-5-3　胫骨巨细胞瘤的彩色多普勒表现

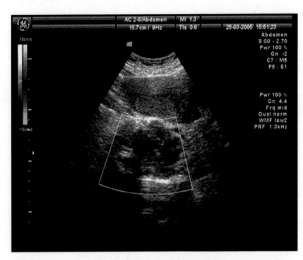

图 54-5-4 骶骨巨细胞瘤的彩色多普勒表现

三、软骨瘤

（一）病理特点

软骨瘤（chondroma）由透明软骨组织构成，发生于髓腔者称为内生软骨瘤，发生于皮质骨或骨膜下者称为外生软骨瘤。

（二）临床表现

软骨瘤为良性肿瘤，发病率仅次于骨软骨瘤。手足短骨最为常见，偶见于四肢长骨、骨盆、脊柱、锁骨、肩胛骨、肋骨等。肿瘤生长缓慢，病程长达数年、十数年。患者症状不明显，或是在局部形成肿块，质地较硬，常无压痛或有轻度至中度的间歇性疼痛。

（三）声像图表现

内生软骨瘤在骨内呈膨胀性生长，声像图表现为骨皮质变薄，肿瘤区边缘不规则但边界清楚，内部为较均匀的低回声，常伴有钙化，表现为肿瘤内部出现散在的强回声斑。当肿瘤黏液变性或出血时，可出现无回声暗区。发生病理性骨折时，可见骨皮质回声中断和位移。

内生软骨瘤的 X 线平片很典型，基本 X 线征象为膨胀性骨破坏，边界清楚；多数软骨瘤内可见砂砾样、斑点状钙化；骨质膨胀破坏，周边骨壳变薄。一般结合 X 线平片可以确诊。

四、骨肉瘤

（一）病理特点

骨肉瘤（osteosarcoma）由肿瘤性梭形间质细胞、软骨样组织和肿瘤骨组成，三种成分的比例和分布在每个病例中都不尽相同，因而每个标本的致密程度不一。肿瘤可呈粉红色、灰色、灰白色"鱼肉样"改变。肿瘤破坏骨质并刺激骨膜产生骨膜反应增厚，穿破骨皮质侵及软组织形成软组织肿块。肿瘤内血供丰富，易出血、坏死、囊性变。

（二）临床表现

骨肉瘤是骨原发性恶性骨肿瘤中发病率最高、恶性程度最大的肿瘤，好发于青少年长骨的干骺端、股骨远端、胫骨和肱骨近端。骨肉瘤的典型症状是疼痛，开始时较轻，以后变得严重而持续。患者可触及肿块，且迅速增大，病程发展快，关节活动受限。表浅皮下组织可见静脉怒张。

（三）声像图表现

1. **骨质破坏** 病变骨表面粗糙不平整，回声增强，连续性中断，不同程度的骨缺损，导致骨表面凹凸不平，呈蚕蚀状，并向髓腔内发展（图54-5-5）。骨破坏的基础上有不同程度肿瘤骨形成，表现为斑块状或斑点状强回声（图 54-5-6）。骨破坏与肿瘤骨一起恰似"珊瑚"状。

2. **骨膜反应** 常见的有骨膜增厚，回声增强。

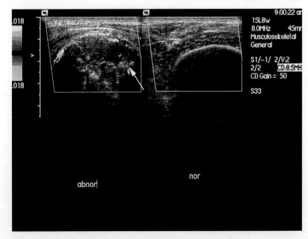

图 54-5-5 髋骨骨肉瘤骨质破坏并软组织肿物
左图显示髋骨骨肉瘤（箭头所指），右图为健侧对照

在肿瘤骨与正常骨交界处可见骨膜抬高，且向肿瘤包绕，形成三角形结构，与放射影像学描述的Codman 三角一致（图 54-5-7）。在沿骨长轴做横切扫查时，可见与骨皮质表面垂直的放射状强回声排列成栅状，基底部骨皮质中断，与 X 线描述的日光样骨膜反应相符。

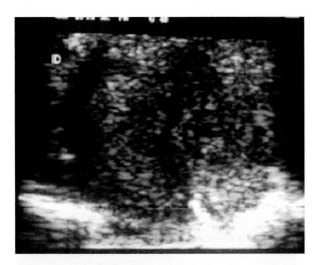

图 54-5-6　骨肉瘤肿瘤骨形成

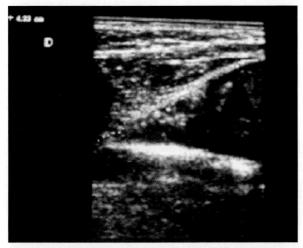

图 54-5-7　骨肉瘤骨膜反应形成 Codman 三角

3. 骨破坏周围的软组织肿物　多表现为包绕强回声肿瘤骨及新生肿瘤骨的软组织肿物，好像"珊瑚"在水中之感，范围较大，边界不清，无包膜。软组织肿块中常有环状、斑片状或斑点状新生肿瘤骨。软组织肿物范围无论肿瘤近、远端均远大于病变骨，常呈浸润性生长。较大的肿瘤内发生出血和坏死时，可出现无回声区，使肿瘤内部回声更加不均匀。

4. 彩色多普勒表现　骨肉瘤肿瘤血管较粗大，

互相交通，分布密集，血流极丰富，内部或边缘均可探及动、静脉血流，以动脉血流为主（图54-5-8 至图 54-5-10）。在骨皮质中断处常常见到小动脉穿行进入髓腔内。肿瘤血管多为浅层优势，即肿瘤浅层或肿瘤边缘处血管多见，而肿瘤深层或中心部血管相对较少或消失。

（四）鉴别诊断

诊断骨肉瘤应与骨巨细胞瘤、软骨肉瘤及转移性骨肿瘤等相鉴别。骨巨细胞瘤好发于20 ～ 40 岁青壮年，好发部位为长骨骨端，肿瘤区呈较均匀低回声或中等回声，骨皮质变薄，无骨膜反应。软骨肉瘤多见于成年人，肿瘤内部回声不均匀，可见大量强回声斑，后方伴声影。转

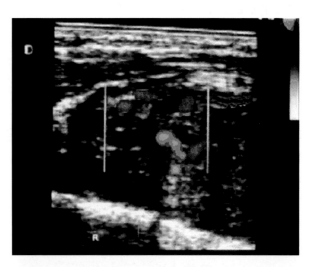

图 54-5-8　骨肉瘤的彩色多普勒表现
骨肉瘤肿瘤血管较粗大，互相交通，分布密集，血流极丰富

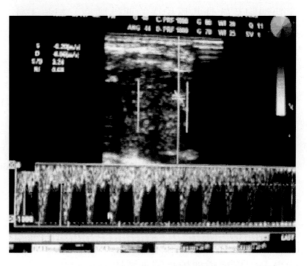

图 54-5-9　骨肉瘤内高速高阻动脉血流频谱

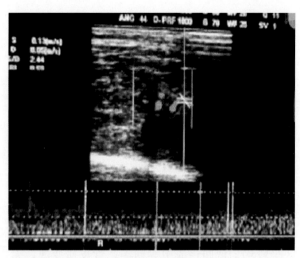

图 54-5-10　骨肉瘤内静脉血流频谱

移性骨肿瘤多见于老年人，多有原发病史，根据发病年龄、部位、肿瘤的回声特点等可与骨肉瘤相鉴别。

（五）临床意义

超声可判定肿瘤的大小及其对周围血管、腔隙的影响，可对病灶动态观察，监测术后复发、化疗及放疗的疗效。超声引导下进行肿瘤穿刺活检，可避开邻近大血管及肿瘤的坏死区。

五、软骨肉瘤

（一）病理特点

软骨肉瘤（chondrosarcoma）是由肉瘤性成软骨细胞及软骨基质构成的恶性肿瘤，起源于软骨或成软骨结缔组织，也可由软骨瘤、骨软骨瘤恶化而来。根据肿瘤发生部位分为中心型和边缘型 2 种，发生于骨髓间叶组织和由内生软骨瘤恶变者为中心型，起源于骨膜或由外生软骨瘤恶变者为边缘型。

（二）临床表现

软骨肉瘤多发于 30 ～ 60 岁成年人，平均年龄 40 ～ 45 岁，男性多于女性。约 45% 的病例侵犯长管状骨，其次是髂骨（25%）和肋骨（8%）。主要和最常见的症状是持续性局部疼痛，约 5% 的患者因出现病理性骨折来就诊。

（三）声像图表现

中央型软骨肉瘤发生于骨的干骺端；边缘型软骨肉瘤多继发于骨软骨瘤或软骨瘤，发生于干骺端骨皮质外。局部骨皮质破坏被肿瘤所代替，肿瘤内部呈不均匀低回声。肿瘤的主要成分是分化程度不同的瘤软骨细胞，其中常有钙化和瘤骨，故钙化是突出的征象，表现为肿瘤中心可见大量不规则强回声，后方伴声影。肿瘤穿破骨皮质，使肿瘤边缘回声不清楚，在软组织内形成不均匀低回声肿块。软骨肉瘤一般无骨膜反应，有病理性骨折或侵犯骨膜时，可出现局限性骨膜增厚。软骨肉瘤合并黏液变性和坏死时，肿瘤内出现大小不等的液性暗区（图 54-5-11）。彩色多普勒显示肿瘤内可见散在血流信号，脉冲多普勒取样为高阻动脉血流频谱（图 54-5-12 和图 54-5-13）。

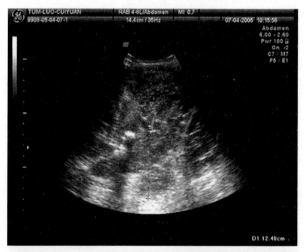

图 54-5-11　软骨肉瘤的二维声像图表现

软骨肉瘤形态不规则，内部回声不均匀，局部骨皮质破坏

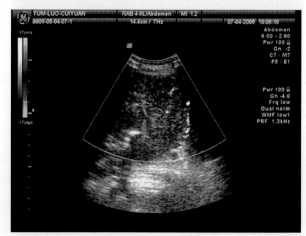

图 54-5-12　软骨肉瘤的彩色多普勒表现

彩色多普勒显示肿瘤内可见散在血流信号

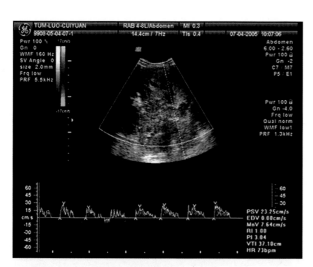

图 54-5-13 软骨肉瘤的频谱多普勒表现
脉冲多普勒取样为高阻动脉血流频谱

X 线表现软骨的钙化不仅为单纯性环形、半环形，还可出现团块状，多环状和斑片状等形态，均系环状钙化聚集后的重叠影，是诊断软骨肉瘤的可靠征象。确诊需依靠手术和活组织检查。

六、纤维肉瘤

（一）病理特点

纤维肉瘤（fibrosarcoma）来源于恶性成纤维细胞，是原发性恶性骨肿瘤中较少的一种，多发生于四肢长骨干骺端。肿瘤组织周围可有假包膜，质地软，均匀湿润，呈鱼肉状。较大肿瘤切面可见水肿、坏死、出血、囊腔形成。多数为原发恶性，也可继发于骨纤维结构不良、畸形性骨炎、放射损伤或慢性感染。中央型者病变开始于髓腔，先引起溶骨性破坏，而后穿过骨皮质，形成软组织肿块，但不发生钙化和骨化。周围型者病变开始于骨膜，与骨皮质紧密相连，多向外生长，也可侵蚀附着的骨皮质或侵犯髓腔。

（二）声像图表现

早期骨髓腔内出现较均匀的低回声，边界清楚，肿瘤后方回声不衰减，局部骨皮质破坏、变薄。当肿瘤穿过骨皮质，形成软组织肿块，呈均匀低回声，不发生钙化和骨化，一般无反应性骨膜增厚。骨外膜发生的纤维肉瘤，主要产生附着于骨旁的软组织肿块，呈均匀性低回声，边缘回声清

晰。肿瘤侵犯邻近骨质，可见局限性骨破坏，回声中断，骨皮质不规则变薄（图 54-5-14）。彩色多普勒于肿瘤内可见散在的血流信号（图 54-5-15）。

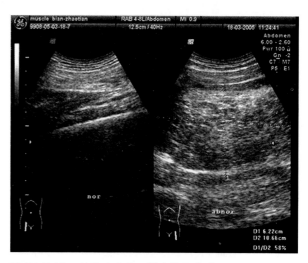

图 54-5-14 纤维肉瘤的二维声像图表现
左图为健侧对照，右图显示较均匀的低回声，边界清楚，内部未见钙化，后方回声不衰减

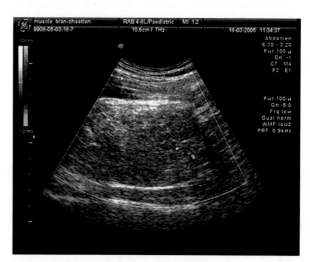

图 54-5-15 纤维肉瘤的彩色多普勒表现
彩色多普勒显示纤维肉瘤内见散在的彩色血流信号

七、骶尾部脊索瘤

（一）病理特点

骶尾部脊索瘤是来源于异位胚胎性脊索的一种较少见的低度恶性肿瘤。脊索组织在胚胎发育过程中大部退化，仅在蝶枕骨连接处的颅底部、骶骨前面和椎间盘的髓核内有少许残留，故肿瘤常发生于骶尾部及蝶枕部。肿瘤质地较软，有不

完整包膜，呈分叶状，部分组织呈半透明胶冻样，常为纤维组织分隔成小叶状。病灶易出血、坏死及囊性变。

（二）临床表现

骶尾部脊索瘤较少见，生长缓慢，可持续生长数年，对局部组织浸润性强，破坏较广泛。临床上早期症状很轻，一般不引起注意，持续性疼痛往往是最早出现的症状。

（三）声像图表现

早期骶尾椎骨呈局限性破坏缺损，肿瘤边界清楚，内部为不均质低回声，常可见不规则无回声区及点片状强回声，后方伴声影。当肿瘤穿破骨质时，可在骶前、直肠后探及肿瘤，后方回声多不衰减。彩色多普勒显示肿瘤内有较丰富的血流信号。

X线表现主要是溶骨性变化，骶尾部脊索瘤早期在侧位片上可见骶骨的膨胀，随后发生溶骨性破坏。肿瘤生长到软组织时，可见边界较清楚的肿块，其内可见钙化。

八、转移性骨肿瘤

（一）病理特点

转移性骨肿瘤（metastatic tumors of bone）大部分为癌，极少数为肉瘤，容易发生骨转移的恶性肿瘤有乳腺癌、前列腺癌、肺癌、肾癌、子宫癌、胃癌、甲状腺癌、神经母细胞瘤、结肠癌、恶性黑色素瘤等。骨转移瘤多数为灰白色或暗红色，可出血或坏死。溶骨型质地脆弱，成骨型质地硬。

（二）临床表现

转移性骨肿瘤多见于中老年，最常见发病部位为骨盆、股骨、脊柱、肋骨、肱骨、肩胛骨、胫骨等。患者有原发器官肿瘤病史，若无原发器官肿瘤病史，则容易误诊。最常见症状为疼痛，可触及包块，出现压迫症状及全身症状。

（三）声像图表现

转移性骨肿瘤表现为局限性骨破坏，骨皮质

连续性中断。来源于肾癌、甲状腺癌、神经母细胞瘤、结肠癌、肺癌者，肿瘤内部回声多为较均匀低回声；来源于前列腺癌、乳腺癌、子宫癌、胃癌者，肿瘤内部回声不均匀较强回声。晚期肿瘤穿破骨皮质后，在软组织内出现局限性肿块，多无完整包膜（图54-5-16）。转移性骨肿瘤一般无骨膜反应。病理性骨折时，可见骨端移位。彩色多普勒可见肿瘤血管迂曲扩张，互相交通成片状或树枝状血流信号（图54-5-17）。

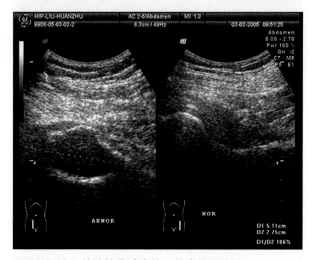

图54-5-16 转移性骨肿瘤的二维声像图表现
左图显示骨破坏及肿物，呈不规则的低回声，右图为健侧对照

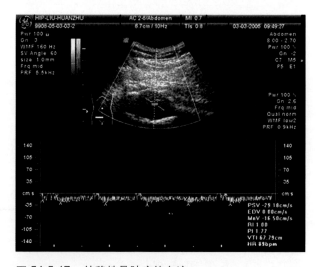

图54-5-17 转移性骨肿瘤的血流

（四）临床意义

对于确诊患有原发器官肿瘤患者发生骨转移，诊断较容易，对于无原发肿瘤病史及体征，首发症状即为转移病灶的患者，诊断转移性骨肿瘤较

困难。但超声可对病灶进行动态观察，确定转移病灶的部位、大小、形态及与周围神经血管的关系。超声引导下穿刺活检，可确定其原发肿瘤。

九、孤立性骨囊肿

（一）病理特点

孤立性骨囊肿（solitary bone cyst）在病理上没有真正的肿瘤组织，常被认为是骨髓出血液化而形成的囊肿。骨膨胀破坏，皮质变薄，易发生病理性骨折。囊腔内壁覆以薄层纤维组织，内含黄色透明液体。

（二）临床表现

孤立性骨囊肿是一种常见的良性骨瘤样病变，常见于青少年，好发于儿童四肢长骨干骺端松质骨，特别常见于肱骨干。孤立性骨囊肿在其发展过程中，很少产生自觉症状，都因外伤引起骨折后发现。少数患者局部有隐痛、酸痛及轻压痛。

（三）声像图表现

孤立性骨囊肿显示为局限性骨质破坏，骨皮质变薄，在骨内可探及一圆形或椭圆形无回声区。肿瘤壁光滑完整，透声性好，后壁回声无衰减，无骨膜反应性增厚及软组织肿块。发生病理性骨折时，可见骨折端移位、重叠。彩色多普勒肿瘤内未见血流信号。

X线表现为长骨干或干骺端囊状膨胀性骨破坏，骨壳薄而光滑，囊腔沿骨髓腔长轴发展。

十、动脉瘤样骨囊肿

（一）病理特点

动脉瘤样骨囊肿（aneurysmal bone cyst）由扩张的海绵状血管囊腔所构成，外观有较薄骨样组织，其内呈海绵状结构，充满不凝固的血液、血浆和血液分层。镜下见血窦内充满红细胞，窦壁间隙由纤维结缔组织构成，薄厚不一。

（二）临床表现

动脉瘤样骨囊肿是一种良性肿瘤样病变，多见于30岁以下的青少年，全身各骨骼均可发病，多发生于长骨，以股骨和胫骨为多。病史较长，临床上表现为局部疼痛和肿块，逐渐长大，局部有波动感。

（三）声像图表现

病骨表现为囊状膨胀性破坏，骨皮质变薄，正常骨组织被破坏，呈蜂窝状无回声，可见液-液分层现象（图54-5-18）。肿瘤与正常骨组织间界限较清楚，但不规则，其内透声性良好，后方回声不衰减（图54-5-19）。一般无骨膜反应和软组织肿块。发生病理性骨折时，可见断端重叠、移位，局部骨膜可有反应性增厚。彩色多普勒显示肿瘤周边可见条状血流信号，囊内未见明显血流信号，脉冲多普勒显示动脉瘤样骨囊肿周边可见动脉血流频谱。（图54-5-20和图54-5-21）。

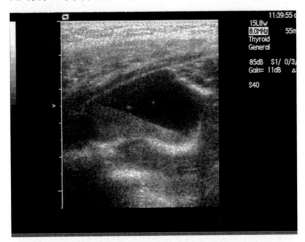

图54-5-18　动脉瘤样骨囊肿的液-液分层现象

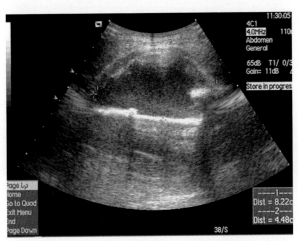

图54-5-19　动脉瘤样骨囊肿的二维声像图表现
肿瘤与正常骨组织间界限较清楚，但不规则，其内透声性良好，后方回声不衰减

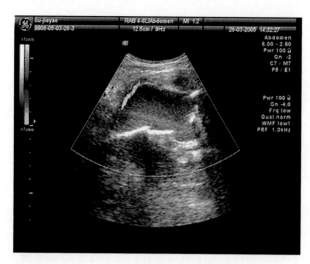

图 54-5-20 动脉瘤样骨囊肿的彩色多普勒表现
彩色多普勒显示肿瘤周边可见条状的血流信号，囊内未见明显血流信号

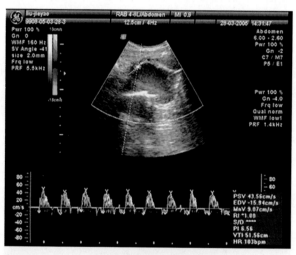

图 54-5-21 动脉瘤样骨囊肿的频谱多普勒表现
动脉瘤样骨囊肿周边可见动脉血流频谱

X 线表现为病骨呈囊状膨胀性破坏，骨质呈大片致密硬化，其内有大小不等的囊状透光区，外板显著膨出，板障增厚。CT 在病变区可见液 - 液平面，Hertzann 认为这是本病特有的征象，说明囊腔内含有流动缓慢的血液或血性液体和不同成分分离的结果。因此，结合 X 线和 CT 对鉴别诊断很有帮助。

十一、骨纤维异样增殖症

（一）病理特点

骨纤维异样增殖症（fibrous dysplasia of bone）

又称为骨纤维结构不良，系正常骨组织逐渐为增生的纤维组织所代替的一种骨病。标本纵切面显示局部骨干膨胀，皮质变薄，正常的骨组织由白色纤维组织所代替，其中可见囊性变和出血。本病在组织学上的表现并非一致，有些区域含纤维和胶原较多；有些区域含骨性组织较多而有硬化的特征；有些纤维基质中则含有玻璃样软骨岛或囊肿。

（二）临床表现

本病多见于青少年和中年，好发于四肢骨干骺端或骨干，其中又以负重的下肢占多数。由于病变进展缓慢又无疼痛，直到青年时期，病变使骨骼发生了畸形或合并病理骨折时才被发现。病变晚期常导致肢体畸形和跛行。骨纤维异常增殖症可恶变为骨肉瘤或纤维肉瘤，恶变率为 2% ～ 3%。手术治疗不彻底，恶变率更高。

（三）声像图表现

病变骨有不同程度的粗大变形，正常骨结构消失，回声模糊不清。病变所含病理组织的不同，可有不同的超声表现。病灶内有较多的骨小梁组织者，则病变区回声较强，在不规则回声增强区内出现散在的虫蚀样较低回声。病灶以纤维组织增生为主，骨小梁成分少，又有囊性变者，声像图表现为边缘较清楚，形态不规则，较均匀的低回声区，后方回声不衰减。一般无骨膜反应，可出现病理性骨折，表现为局部骨皮质回声缺损中断、重叠移位等改变。

X 线主要表现为囊状膨胀性改变、磨玻璃样改变、丝瓜络样改变或虫蚀样改变。CT 主要有 2 种表现：囊型和硬化型。囊型主要见于四肢骨，表现为囊状透明区，皮质变薄，骨干可有膨胀，内有磨玻璃样钙化。硬化型多见于颅面骨和颅底骨，表现为不一致性密度增高，在硬化区内有散在的颗粒状透亮区。

十二、组织细胞增殖症

（一）病理特点

组织细胞增殖症是网织细胞增生性疾病，为

嗜酸性肉芽肿、慢性特发性黄色瘤病及非类脂组织细胞增多症3组疾病的总称。

（二）临床表现

好发于儿童和青年，好发部位以颅骨、肋骨、骨盆及脊柱多见，其次为股骨和胫骨。病灶多位于骨髓腔，向皮质扩散或破坏骨皮质，可侵犯软组织。常有全身症状，例如肝脾肿大、尿崩症及突眼等。

（三）声像图表现

嗜酸性肉芽肿多为单骨发生病变，表现为病变区骨质破坏，呈实质性低回声区，边缘较清楚，内部回声不均匀，病灶内残留骨质或死骨呈散在强回声，部分可向骨外生长，无骨膜反应。慢性特发性黄色瘤病常为多骨发生病变，声像图表现为骨质破坏缺损，呈较均匀的低回声，边缘较清楚，边界不规整。

（郭瑞军　梁晓宁）

第55章

介入超声

第1节
穿刺探头

一、穿刺探头的种类

（一）专用线阵扫描穿刺探头

1. **中央槽沟式** 此型探头的中央为"V"字形引导槽，其尖端的晶片缺如，在图像上出现垂直暗带，利用此暗带进行定位，适宜穿刺较表浅的目标，并以较小的角度和较短的距离进入目标。

2. **侧进式** 侧进式穿刺探头将"V"字形引导槽移至偏离中心的位置，并加辅助晶片，改善了探头中心的分辨力，引导槽上还可增加具有角度调节装置的导向器。

3. **附加导向器的穿刺用探头** 将导向器安装在普通探头长轴的一端或侧方，引导穿刺针进入目标，这种方法可应用于多种探头。穿刺时将导向器安装在探头扫描平面相平行的一侧，荧光屏上只显示皮下的针体，并可以根据穿刺目标选择最佳的穿刺角度。其缺点是在荧光屏上只能见到部分针体，在穿刺针到达扫描平面之前有一段盲区。

4. **腔内穿刺探头** 腔内穿刺探头呈管状，扫描平面位于探头前端或顶端，图像呈扇形或长方形，与管状探头呈一定的角度，导向器的长轴与探头柄平行，进针角度不可调，常用于前列腺穿刺。

（二）导向器

在探头上附加导向器，可保证穿刺针沿着预定的角度进入目标，并可实时监视穿刺的全过程，从而提高了穿刺的准确性。导向器必须具备下列条件：

（1）针槽长度大于3.0cm，以保证穿刺针不偏移。

（2）针槽的口径必须能适合不同规格的穿刺针，穿刺针移动时不能有晃动或阻力感。

（3）角度可调节。

二、穿刺探头的消毒和灭菌

穿刺探头的消毒有液体浸泡、包裹隔离与气体熏蒸3种方法。导向器应从探头上卸下消毒，金属导向器可用高压消毒，塑料导向器可用消毒液浸泡。

1. **液体消毒法** 消毒液有洗必太、乙醇、新洁尔灭、2%戊二醛溶液等。浸泡前必须确认探头能防水，而且液体不会损伤探头表面。应当注意的是，目前仅有少数特制探头允许浸泡，必须严格遵守说明书的规定。浸泡后用消毒纱布擦试干净备用。

2. **包裹隔离法** 某些探头不能浸泡，可以利用消毒好的塑料袋、塑料薄膜或外科手套将穿刺探头包裹密封，在探头的探查面与包裹物之间涂以耦合剂。

3. **气体熏蒸消毒法** 将探头连同导线置于密封器皿中，用环氧乙烷或甲醛气体在常温常压下

薰蒸 12 ~ 14 小时。

第2节
针 具

一、穿刺针的规格

1.外径和内径 国产穿刺针以号数表示外径，如 6 号表示针管外径为 0.6mm，12 号表示针管外径为 1.2mm。国际通用规格的穿刺针管外径以 Gauge(G) 表示，其前冠以数码，如 23G、18G 等。国际通用规格与国内规格的号数相反，G 的数码愈大，针管外径愈细。为便于查阅，现将国产针管外径与国际通用规格的关系列于表 55-2-1。

2.长径 为适应不同的临床需要，穿刺针的长度规格也不相同。常用的短针长度为 7 ~ 10cm 或更短些，长针有 15cm、17cm、20cm 或更长。一般根据位置深浅及需要选用穿刺针。

表 55-2-1 穿刺针的直径

国内规格	6 号	7 号	8 号	9 号	10 号	12 号	14 号	16 号	20 号
国际规格	23G	22G	21G	20G	19G	18G	17G	16G	14G
外径 (mm)	0.6	0.7	0.8	0.9	1.0	1.2	1.4	1.6	2.0
内径 (mm)	0.4	0.5	0.6	0.7	0.8	1.0	1.2	1.4	1.8

注：表中内径为国际规格的穿刺针管内径。国产针管壁稍厚，故内径略小 0.1mm

二、针型

穿刺针的类型，包括普通穿刺针、多孔穿刺针、导管针和组织活检针。

1.普通穿刺针 (PTC 针) 穿刺针管与针芯等长，两者配合并在远端共同组成斜面形针尖。这是临床上最常用的穿刺针，由于针尖呈斜面，进针阻力较小，使用方便。PTC 针可用于内脏肿物的穿刺细胞学检查，对囊肿、脓肿、血肿和浆膜腔进行穿刺抽液，还可进行药物注射造影或治疗。原则上，细胞学活检宜采用 6 ~ 8 号（21 ~ 23G）细针，液体抽吸引流选用 9 ~ 14 号（17 ~ 20G）或更粗的穿刺针。

2.多孔穿刺针 其外形与普通穿刺针相同，只是在针管远端有 2 ~ 4 个侧孔，便于抽吸引流。一般选用 9 ~ 16 号（16 ~ 20G）斜面穿刺针。多孔穿刺针抽液最大的优点是抽液效率较相同针号的普通针显著提高，抽液引流中断、阻塞的机会很少，有利于大量抽液和灌洗。另有一种多孔穿刺针管，尖端为平顶形，针芯的尖端呈矛刺状露出针管末端，此型多孔针更加安全，无穿破液腔后壁、刺伤重要器官的顾虑，适合胸腹腔大量抽液。

3.导管针 由导管和穿刺针两部分组成。穿刺针为 9 号、12 号等普通穿刺针，附有相应的针芯，导管为聚乙烯或聚四氟乙烯塑料制成。导管针主要用于各种腔隙包括脓腔的抽吸、引流和灌洗。由于导管质地软，可留置在腔隙内，引流充分，比金属针管更为安全。导管针还可用于经皮血管穿刺（如锁骨下静脉穿刺和股静脉穿刺），无需侧孔。

4.组织活检针 又称为组织切割针。凡外径在 1.0mm 以上者称粗切割针，常用的有 Trucut 活检针及 Greene 氏活检针。

第3节
超声引导穿刺的技术原则

一、穿刺探头的调试

附加导向器引导穿刺者，必须进行水槽实验，观察定位是否准确，并且可以作为训练新手穿刺的模型。具体方法是：将一个小水桶盛满水，操作者手持探头在水面扫查，移动探头位置，使荧屏上的穿刺引导线穿过目标中心，调整穿刺针角度使穿刺针沿引导器刺入水中的目标，固定导向器角度，即可进行穿刺。

二、穿刺途径的选择

1. 选择最短途径

2. 上腹部穿刺与胸膜腔 上腹部及肋间穿刺时要注意避免损伤肺或胸膜腔，避免污染胸膜腔。

3. 腹部穿刺与消化道 腹部穿刺时要避免污染腹膜腔。特别是腹膜后脓肿，要从侧面穿刺，避免损伤或污染腹膜腔。胃肠道本身的肿瘤或病变，用细针穿刺是安全的，不会引起局部感染或腹膜炎等并发症。

4. 腹膜后穿刺 腹膜后病变的穿刺途径原则上避开腹膜腔，近中线的腹膜后肿块，因受脊柱影响，腹后壁入路往往较困难，可用细针经腹前壁穿刺。穿刺针贯穿腹腔时，有可能穿过胃、肠及膀胱等脏器。大量临床实践证明，只要用细针，且无梗阻、瘀血、肿胀等，仍然是安全的。对腹膜后各种脓肿的穿刺或置管引流，要避免污染腹膜腔。

三、影响穿刺准确性的因素

1. 导向器或引导针的配置不当 将导向器正确安装于穿刺探头上，术前做水槽穿刺实验校正。

2. 呼吸造成移动 穿刺前应对患者作控制呼吸的训练，穿刺过程中要求患者平静呼吸，禁止作深呼吸。有咳嗽的患者术前用镇咳药。

3. 穿刺造成的移动 当穿刺针接触到靶器官时，病变或器官会有退让，使用锋利的穿刺细针可以减小这一影响。

四、细针穿刺活检的并发症

细针经皮穿刺活检在临床广泛应用。由于进针过程中，针尖显示清晰，一般不会发生误伤情况。穿刺活检对组织的损伤程度，与穿刺针的直径有关。用细针穿刺的并发症比粗针小得多。常见的并发症有：

1. 出血和血肿 细针穿刺后引起出血的发生率很低。在 Smith 统计的 63108 例中发生 27 例，占 0.04%，在 Tito Livraghi 统计的 11700 例中发生 6 例，占 0.05%。

2. 胆汁漏及胆汁性腹膜炎 目前在超声引导下的细针穿刺中已很少发生。

3. 胰腺炎 Tito Livraghi 统计的 11700 例细针穿刺中并发胰腺炎者 3 例，Smith 所调查的 63108 例中仅有 1 例，因此总体发生率较低。

4. 感染 细针穿刺活检后引起感染或感染扩散的病例极罕见。在 Tito Livraghi 统计的 11700 例中，仅有 1 例系脓肿穿刺后发生腹膜炎。在 Smith 所调查的 63108 例中，有 16 例感染，仅占 0.025%。北京市肿瘤防治研究所在 1000 余例细针活检中，无 1 例发生感染。因此，对于感染问题可以不必过分疑虑。当然，在细针穿刺活检中，无菌概念仍然是重要的。

5. 肿瘤的扩散 转移癌瘤的形成是以机体的免疫机制为中心诸多因素的综合结果，国内外对大量细针穿刺活检病例的随访研究证明，针吸活检引起肿瘤的播散或种植的发生率极低。不会影响患者的预后。

第4节
超声引导穿刺诊断

一、胸部肿块细针活检

1. 适应证 凡是超声能够显示的肺部、胸膜、纵隔占位性病变，均可进行超声引导穿刺活检。

（1）肺外周型肿块，行纤维支气管镜活检阴性或检查失败者。

（2）肺部肿块患者，有远处转移或合并其他疾病，不宜手术治疗，临床选择化疗或放疗方案需明确病理者。

（3）原发部位不明的肺转移癌，穿刺活检了解转移癌的病理类型。

2. 禁忌证

（1）有严重出血倾向者。

（2）近期内严重咯血、呼吸困难、剧烈咳嗽或患者不能合作者。

3. 操作方法 根据不同部位的病变取仰卧、侧卧位或俯卧位，充分展开肋间隙，显示病灶穿刺区域。常规消毒后，铺无菌巾，换上无菌的穿刺探头，再次确定穿刺目标，局部用 2% 普鲁卡因作浸润麻醉。因穿刺活检针类型不一，操作方法也略有差别。

（1）针吸细胞学检查。在超声引导下将穿刺针沿探头孔槽或导向器刺入目标，拔去针芯，接上20ml注射器，在保持负压状态下使针尖在病灶内小幅度来回提插2～3次，然后去掉负压拔针，迅速将抽吸物推置于玻片上，用拉片方法涂片后，立即用95%酒精固定，送细胞室检查。

（2）细针切割组织活检。用21G针切割活检时，在超声引导下将切割细针穿刺到肿块边缘即停针，再提拉针栓并锁住于负压状态，然后把穿刺针一边推入肿块内一边旋转以离断组织芯。出针后将所取的组织芯推置于一小块消毒纸片上，置于中性福尔马林液中固定，脱水后送病理检查。应用自动活检方法更加简单和安全。

4.注意事项和并发症 术后嘱患者平卧休息半小时，重点观察有无咯血、气急或呼吸困难。如果患者穿刺后即有憋气等症状，应立即作X线透视检查。气胸严重的患者，应及时对症处理。为避免气胸、出血等并发症发生，尽可能选用细针，并尽量减少穿刺次数，细针一般以穿刺3针为限。粗针活检原则上只要获得足够的组织块则不进行第2针活检，第1针不满意时也以2针为限。当针尖显示不清时、切忌盲目进针，此时可稍调整探头角度，在针尖显示清晰后再穿刺。进针与拔针宜在平静呼吸中自然屏气状态进行，穿刺要取样于肿瘤实质性区域才能获得满意的结果。较坚硬的肿块，应注意反复提插，但抽吸负压不宜过大，否则抽吸血量过多冲淡细胞，影响读片。涂片要薄而均匀，范围不宜涂得过大，相当于玻片范围的2/3，每例涂片4～6张。如果涂片采用HE或巴氏染色法，应立即将湿片放入95%酒精中固定，以保证良好的涂片质量，观察时能清楚地显示细胞的微细结构。

5.临床意义 超声引导穿刺活检对肺部肿块的病理诊断较过去主要依据痰细胞、纤维支气管镜活检以及X线透视下活检有很大的优越性。主要优点是：

（1）声像图与X线一样直观。

（2）超声引导经皮肺穿刺是在荧光屏上连续显示穿刺针的行径和针尖到达的位置，一般不会损伤肺组织而造成气胸等严重并发症。

（3）对于肿瘤合并大量胸水、肺不张患者，超声容易鉴别，并可见针尖及针道。

二、肝脏病变的穿刺活检

1.适应证 肝内局限性或弥漫性实质性占位病变，需要明确病理诊断者；囊性病变如肝囊肿、血肿或脓肿。

2.禁忌证

（1）出凝血时间明显异常，有明显出血倾向。

（2）大量腹水。

（3）位于肝脏表面或边缘处的肿块宜慎重。如必须穿刺者，应尽量使穿刺针能通过一段正常肝组织后再进入病变。

3.操作方法 根据病灶所在的部位，选取仰卧位或侧卧位等体位。选择穿刺点时，应使穿刺针经过一小段正常肝组织；在确定肋间穿刺点时，还应避免穿过肺组织、胸膜腔和胆囊。以下操作细针穿刺同肺部穿刺，粗针穿刺同肾脏活检。

4.临床意义 超声引导细针活检对于肝脏肿瘤的诊断敏感性达90%以上，为临床怀疑肝癌的患者提供了一种安全、有效的确诊方法。细针活检尚存在局限性。一是假阴性问题，即细胞学阴性结果并不能完全排除恶性肿瘤的可能。发生假阴性主要有3个原因：穿刺针未能刺中目标；穿刺次数过少或取样不足；组织取自肿块的非恶性部分或液化坏死区。另一局限性是难以作出组织学诊断，对肿瘤的分类、分级较困难，对非典型增生肝细胞、肝腺瘤与高分化肝细胞癌的鉴别诊断有时较困难。此外，对良性病变仅能报告"未见恶性细胞"，难以作出确切的病理诊断。因此，应用组织学检查是进一步提高肝脏活检诊断水平的有效方法，但粗针活检并发症的发生率略高于细针活检，应权衡利弊。

三、肾穿刺活检

1.适应证

（1）急性肾功能衰竭原因不明者。

（2）肾炎、肾病的鉴别和分型。

（3）高血压伴有肾功能损害原因不明者。

（4）累及肾脏的系统性疾病（如红斑狼疮、结节性动脉周围炎等）的鉴别诊断。

（5）肾脏实质性占位病变。

2.禁忌证

（1）凝血障碍。各种原因的凝血机制障碍均属禁忌，必须纠正后才可施行肾穿刺活检，以免术后出血不止。

（2）高血压。高血压是肾炎和肾病的常见症状，在肾活检前必须加以控制。

（3）萎缩性小肾脏。由于肾组织萎缩，结构不清，活检不易作出鉴别，而且对一个萎缩性肾脏进行活检，肾皮质甚薄，不易取得所要的组织。

3. 穿刺方法 通常采用切割法

（1）穿刺用器械。外径 2.0mm 的 Tru-cut 针一支，尖刀片一把，2ml 针筒一副。

（2）穿刺过程。患者俯卧，腹部垫一枕头，经背部进针，常规麻醉，操作在患者屏气状态下进行。穿刺时，先把针推进到肾表面，嘱患者屏气，先推入针芯，再推进针鞘，然后把针鞘连同针芯一并拔出。这种方法获得的组织块较整齐，有利于病理检查。使用自动活检装置（即活检枪）穿刺，活检时间短，取材满意，并发症少，是目前较先进的方法。

4. 注意事项 穿刺部位的选择与穿刺成功率和并发症的发生率有密切的关系。正确的穿刺点应选择在肾下极无肾窦回声部位，该处为肾皮质部，有较多的肾小球，容易取得合格的标本。如果穿刺点位置太高，选择在有肾窦回声处，则得到的标本长度不够，含髓质多而皮质少，且容易损伤肾盏而发生大量血尿或持续血尿。术后观察至关重要，如发现异常，应及时采取措施。

5. 并发症 主要的并发症为血尿。绝大多数为一过性血尿，可自行停止，其次的并发症为肾周围血肿。并发症的发生率与术者的经验和患者的良好配合有关。

第 5 节
超声引导穿刺治疗

一、肝肾囊肿的穿刺治疗

1. 适应证

（1）有症状的、大于 4cm 的单发或多发的单纯性肝肾囊肿。

（2）肝肾囊肿合并感染。

（3）不适合手术的肝肾囊肿、多囊肝和多囊肾，但患者有症状，迫切要求治疗的。

（4）肝包虫病。

2. 禁忌证

（1）有严重出血倾向。

（2）酒精过敏者。

（3）囊肿与胆道或肾盂相通者，或囊肿位于穿刺不易到位的部位，或穿刺途径难免损伤邻近脏器、大血管或胆管者。

3. 器具 诊断性肝肾囊肿穿刺选用 20 ～ 23G 细针，治疗性穿刺用的穿刺针外径可略大，一般选用 18 ～ 20G 针。硬化治疗肝肾囊肿时，最常用 99% 的酒精作硬化剂。

4. 操作方法 前期操作同穿刺诊断。当穿刺针到达囊腔中心时，拔出针芯接上注射器抽液，将最先吸出的一部分囊液留作常规、生化、细胞学和细菌学检查。如仅是诊断性穿刺，抽液后即可拔针。需对囊肿进行硬化治疗，则继续抽吸，若囊肿巨大则在囊腔内置入引流管，抽尽囊液后，再缓慢注入 99% 无水酒精，注入量为抽出囊液量的 1/4 ～ 1/5。若无水酒精注入量超过 100ml，则应酌减或分次治疗。对合并感染的囊肿，还应在囊腔内注入抗生素，怀疑厌氧菌感染时，可同时注入灭滴灵。无水酒精保留 5 分钟后，应尽量全部抽出，若抽出的无水酒精明显多于注入量，则提示原来的囊液未能全部抽出，需重复操作 1 次。最后将少量无水酒精留置在囊肿内。退针前再向囊腔内注入少量 2% 利多卡因以推净穿刺针管内残留的无水酒精，防止无水酒精沿穿刺针道漏入腹腔，造成剧烈腹痛。若需进行囊肿 X 线造影者，则不注入无水酒精，直接注入能同时起硬化剂和造影剂作用的 40% 碘化油（注入量与无水酒精相同）。

5. 注意事项 在穿刺进针、拔针或改变针尖位置时，应嘱患者屏气不动，以免因呼吸动作而划破脏器，其余时间可平静呼吸。穿刺抽液时，若持续有血液抽出，应暂停抽吸，重新观察针尖，此时可能针尖已接触到囊壁，需适当改变针尖位置再抽吸。向囊内注入无水酒精或造影剂前，必须再次在监视屏上确认针尖在囊腔内。为了确保针尖位于囊腔内不致脱出，穿刺针可先刺向囊肿深部，防止抽液后期囊肿缩瘪，针尖脱离囊腔。抽吸快结束时，留少许囊液在囊腔内，便于清楚

地显示针尖位置，避免将高浓度无水酒精注到囊腔外面，破坏周围脏器组织。应严格掌握无水酒精的注入量，防止发生无水酒精过量的不良作用，或因囊腔内压力过高，无水酒精渗漏入腹腔，引起腹膜炎等并发症。治疗大的肝囊肿可分次无水酒精硬化治疗。穿刺结束后患者应静卧半小时，注意观察腹部情况、血压和脉搏等。3 个月后复诊。

6. 并发症 本疗法有轻度副作用和并发症。无水酒精治疗拔针时，可出现剧烈的上腹痛、局部发热感、术后发热、术后谷草转氨酶轻度增高等。

7. 临床意义 浓度为 95% 以上的无水酒精注入囊肿内 1 ～ 3 分钟后，囊肿内壁上皮细胞即被凝固，失去分泌功能。无水酒精治疗后显微镜下发现内壁上皮细胞消失，但其周围组织仍正常，注入无水酒精量为囊肿容量的 12% 时，就足以阻止再形成囊肿。注入量以囊肿容量的 25%，既能使无水酒精与囊壁上皮细胞全部接触，又不致因囊肿内压力过高而使无水酒精外溢。超声引导下经皮穿刺无水酒精硬化治疗肝肾囊肿简便、经济、有效，对肝肾功能无影响，不良反应不大。目前硬化治疗囊肿的药物除无水酒精外，还有 50% 葡萄糖、磷酸铋、鱼肝油酸钠等，其中以无水酒精最为理想。

二、胰腺囊肿穿刺治疗

有穿刺引流术、穿刺置管外引流术、经皮胃造瘘术和经胃引流术等方法。这里主要介绍穿刺引流术。

1. 适应证 急慢性胰腺炎的假性囊肿、脓肿、感染性囊肿。

2. 针具和术前准备 一般使用 22G 或 23G 穿刺针，脓肿穿刺使用 18G 或更粗的穿刺针。术前准备包括查出凝血时间、普鲁卡因皮试、造影者作碘过敏试验、穿刺前禁食 8 小时。

3. 操作方法 体位的选择和消毒麻醉方法同前。选择能清晰显示囊肿、又较接近皮肤的穿刺点，穿刺径路可经胃或不经胃。沿引导线将穿刺针穿入囊内，拔出针芯，接上 10ml 注射器，抽出囊液，留约 30ml 作常规、生化、细菌学及细胞学检查。需进一步作囊肿造影者，再经穿刺针注入造影剂。

4. 注意事项

（1）尽量避开胰腺实质。

（2）注入造影剂前，应抽吸囊液减压，再注入造影剂，避免直接注入导致囊压增高而使囊液外溢。

（3）术后卧床休息半小时，测量血压、脉搏。

5. 并发症 可能的并发症有出血、感染、内瘘等。

6. 临床意义 自 1976 年 Hancke 和 Pederson 首次开展超声引导下胰腺囊肿穿刺后，超声引导下经皮穿刺已作为胰腺囊肿和脓肿的常规诊断和治疗方法。经穿刺吸取囊液，供常规、生化、细菌学及病理学检查，可为诊断及鉴别诊断提供可靠的依据。囊液内的淀粉酶活性增高，可确定囊肿是否来自胰腺，也是诊断胰腺假性囊肿的重要依据。真性囊肿中的先天性囊肿，囊液内的胰酶活性不高；假性囊肿内的囊液，有时因渗出物时间久，也不呈胰酶反应，此时低淀粉酶活性也不能除外胰腺囊肿；脓肿的淀粉酶活性也较低。囊液细菌学检查，可鉴别囊肿和脓肿。虽然急慢性胰腺假性囊肿经穿刺引流后部分可痊愈，但总的复发率相对较高。对那些易复发的、体积较大的、伴感染的囊肿及较大的胰腺脓肿，可行穿刺置管外引流术。

三、腹部脓肿的穿刺与治疗

1. 细菌性脓肿的穿刺抽吸和置管引流

（1）适应证。腹部无论是膈下、盆腔、肠祥间、脏器内还是腹膜后脓肿等，无明显禁忌证者均可穿刺。

（2）禁忌证。有严重出血倾向者；有大量腹水者；穿刺针道无法避开大血管及重要脏器者；脓肿早期毒血症症状严重，脓腔尚未液化，以实性炎症为主者。

（3）针具。使用 7 号和 9 号针作脓肿抽吸诊断、注射造影剂作脓腔造影或注入药物用。使用 12 号至 20 号针用于穿刺抽吸或置管。应根据脓肿内液体的黏稠程度选用相应内径的穿刺针和引流管。

（4）操作方法。通常取仰卧位或侧卧位，必要时采用俯卧位。常规皮肤消毒、铺巾，用 2% 普鲁卡因行局部浸润麻醉。选用 12 ～ 20 号粗针一次抽吸干净，再注入无菌生理盐水冲洗抽净，最后注入抗生素治疗。三天后超声复查，必要时可重复上述穿刺，一般1~3次即可收到较好的治疗效果。当脓肿腔较大或经抽吸后未能治愈者可行超声引导置管引流术。其方法有2种：

①套管法。将导管仔细地套在穿刺粗针上，消毒皮肤，局麻后用小尖刀在局部皮肤切一小口，然后将穿刺针连同套管一并穿刺进入脓腔内，拔去针芯，脓液流出后便继续推进导管，同时缓慢退出穿刺针，导管的前端自然弯曲于脓腔内，露出皮肤表面的导管用缝线固定，末端连接于引流瓶或闭式引流袋或吸引装置。

②导丝法。即Seldinger插管法。准备工作同前。先用14号穿刺针沿引导方向刺入脓腔，拔去针芯见有脓液流出，抽出部分脓液后即可将导丝从穿刺针孔插入脓腔后再拔去穿刺针，保留导丝。顺着导丝插入扩张导管数次，以扩张通道，然后再将引流管套在导丝上，沿导丝将导管插入脓腔，随后缓缓退出导丝，同时再稍推进导管。如脓液经导管流出通畅，证实置管成功，最后将导管缝扎固定于皮肤上。

留置导管期间，每天用生理盐水冲洗脓腔2~3次，以保持导管通畅，减低脓液黏稠度，使坏死物、碎屑随冲洗液流出。冲洗时注射液体要轻缓以免细菌扩散。冲洗液体量视脓腔大小而定，冲洗时经常会遇到由于脓肿黏稠堵塞产生活瓣作用，使盐水容易注入而不易抽出，故冲洗时必须记录出入量，避免入量大于出量，使脓腔内压力过大，造成脓液外溢，甚至脓肿破裂。随着病情好转，冲洗次数可逐渐减少。充分引流后，脓腔逐渐缩小，1至2周后，视脓腔的大小、引流通畅程度及全身情况决定拔管时间。

（5）注意事项。选择最佳穿刺点和穿刺路径是穿刺成功关键。理想的穿刺和插管路径应该是直接的最短途径，并避开重要脏器。穿刺针或导管进入脓腔的部位一般选在脓腔的中央。因脓腔多呈圆形或椭圆形，并有一定张力，随着脓液抽出，脓腔周围组织内陷，脓腔向中央回缩，故放在脓腔中心的穿刺针不需要经常变换深度。若脓腔较大，则应在脓腔偏下的部位穿刺或置管，便于充分抽液和引流。行脓腔细针穿刺诊断或治疗禁止贯穿任何非感染器官，若无法避开则应作外

科手术引流，切忌强行穿刺置管。腹膜后脓肿不应从前腹壁插管，宜从侧腰部或背部插管，以免污染腹膜腔。膈下脓肿和位于膈顶部或肝左外叶近心缘处的肝脓肿穿刺时，要注意避开膈肌、心包、肺和胸膜腔，以防引起脓胸或气胸以及化脓性心包炎等。位于肝表面脓肿，应避开从裸露于肝表面的脓肿处穿刺，否则易引起脓液外漏污染腹腔。盆腔脓肿大多与直肠、膀胱和子宫关系密切，在膀胱适当充盈时，超声可以清晰显示脓肿与肛查时手指的关系。然后在超声监视和手指引导下将套管针准确插入脓腔中，完成经直肠置管引流。女性患者也可在超声监测下经阴道后穹窿穿刺抽脓。如果同一患者并存多发、多部位脓肿或脓肿由多个囊腔构成，则需相应插入多根导管，使每个脓腔都能充分引流；也可分次置管，先选择最大脓腔进行。较大的脓肿也可置双管提高疗效，一管持续滴注抗生素和盐水，另一管引流。脓肿的早期（即急性感染期）及非液化性坏死阶段，液性暗区不明显时，不宜进行穿刺，应采用有效的抗生素和全身支持疗法，待脓肿成熟液性暗区出现后再行穿刺置管引流。对长期引流不愈者，则应及时手术治疗。

（6）并发症。

①菌血症。穿刺插管有可能使感染扩散，病原菌大量进入血液循环引起菌血症，患者出现寒战、高热等症状。

②出血。穿刺误伤血管会引起腹腔内出血，虽然超声引导下穿刺损伤大血管很少见，但必须高度警惕。

③气胸或脓胸。膈下脓肿穿刺插管引流时，可能误伤胸膜或肺而引起气胸或脓胸。因此，超声引导下穿刺必须避开肺组织和膈肌，进针点不宜过高。

④其他。肠瘘、腹膜炎以及针道周围感染等较为罕见。

（7）临床意义。超声引导下穿刺抽脓和引流对腹部脓肿的诊断和治疗价值已得到公认，超声复查可了解脓肿是否闭合，必要时向脓腔内注入造影剂作X线摄片观察脓肿的消长情况。超声引导下经皮穿刺抽脓和置管引流使患者免去外科手术，尤其是对术后及年老体弱危重患者更具有特殊的价值，不仅减轻了患者的痛苦，并且减少了

再次手术而带来的危险。但是，在少数情况下，如脓肿太小、位置深在、受肺和胃肠内气体干扰、过度肥胖而使脓肿显示不清时，其应用受到限制。此外，弥散的多发性小脓肿、脓肿有多个分隔或合并有窦道、瘘管等，采用单纯置管引流效果不佳，仍应手术治疗。

2. 阿米巴性肝脓肿的穿刺诊断与治疗 阿米巴性肝脓肿是肠阿米巴病最常见的并发症。阿米巴由结肠经门静脉系统到达肝脏形成脓肿。阿米巴性肝脓肿患者有不规则长期发热、肝脏肿大、肝区疼痛、全身逐渐消耗和消瘦等特点，声像图呈无回声区，内有均匀的细小回声，壁清晰，大多位于肝周边部位，难以与细菌性肝脓肿鉴别。由于细菌性肝脓肿以控制感染和手术治疗为主，因而在选择治疗方案以前必须明确诊断。超声引导下细针穿刺术，对于这2种肝脓肿的鉴别可提供客观的依据。

（1）适应证。

①超声显示肝内有无回声区，但性质不明者。

②疑为脓肿，需获得诊断依据以指导治疗者。

③病情较重的患者，为避免外科手术而作脓腔治疗。

④为改善患者情况，作为选择性手术的准备措施。

⑤不宜手术的患者。

（2）禁忌证。

①有出血倾向、凝血机制障碍者。

②早期脓肿尚未液化、蜂窝状小脓肿未融合和症状较轻的小脓肿。

③特殊部位的小脓肿不便穿刺者。

④中毒症状较重且脓液黏稠者。

⑤经抗阿米巴药物治疗及反得穿刺抽脓后高热不退或具多个脓腔者。

⑥脓肿伴有细菌感染，经综合治疗不能控制感染者。

⑦脓肿穿入胸腔或腹腔，并发脓胸、心包炎、腹膜炎、胆道出血、梗阻性黄疸和转移性脓肿等。

⑧肝左外叶脓肿或肝下缘脓肿，抗阿米巴治疗无效，穿刺易损伤腹腔脏器或污染腹腔者。

⑨脓肿性质不明，同时合并肝癌、肝硬变者。

（3）操作步骤。与超声引导穿刺细菌性肝脓肿相同。

（4）并发症。

①气胸或脓胸。阿米巴性肝脓肿80%位于肝右叶膈顶部，高位穿刺可并发气胸或脓胸。为了避免形成气胸或脓胸，穿刺点应尽量靠足侧，以绕过肋膈角。

②脓液渗漏。由于肠道阿米巴原虫随门静脉血流入肝后在门静脉小支内繁殖，故阿米巴性肝脓肿多在肝周边，较大的脓肿可直接位于肝包膜下，因而穿刺抽脓时有可能引起脓液渗漏，甚至并发腹膜炎。为了避免脓液渗漏，穿刺径路的选择较重要，应取脓腔前方有肝组织的部位穿刺，并尽量将脓液抽尽。

③肝内出血。穿刺径路选择错误或操作粗暴刺伤重要血管和胆管都可引起肝内出血。操作者动作要轻柔。

（5）临床意义。阿米巴性肝脓肿的超声引导下穿刺可以达到以下4个目的。

①穿刺活检。由于脓液阿米巴滋养体阳性率为3%～4%，而在脓腔壁上较易发现阿米巴原虫，故穿刺活检时穿刺针抵达脓腔壁即可抽吸取材，寻找阿米巴滋养体。

②穿刺抽脓。既可确诊也可治疗该病。

③穿刺造影。可用于穿刺抽脓后效果不好、脓腔也不缩小，为了解有无多发瘘道者。造影不能鉴别脓腔性质，多发脓肿和小脓肿不宜行穿刺造影。

④穿刺注药。阿米巴性肝脓肿的治疗，原则上尽量采用药物治疗及在超声引导下穿刺抽脓，一般不采用脓腔注射药物治疗。但是，慢性脓肿常导致细菌感染，穿刺尽可能抽尽脓液后，再注入无菌生理盐水冲洗抽净，最后可于脓腔内注入抗生素。

四、肝癌的介入治疗

（一）经皮穿刺局部注射治疗

局部注射治疗是在超声引导下将注射剂注入瘤体内，通过化学效应或物理效应使瘤细胞坏死。目前使用的注射剂包括无水酒精、乙酸溶液、热盐水、化疗药物和放射性同位素等。其中以前3种应用最广泛。无论是用无水酒精、乙酸溶液，还是热盐水，其适应证、操作方法及注意事项基本相同。

1. 经皮瘤内无水酒精注射治疗

（1）适应证。

①肝癌病灶较小而不宜手术切除术者。

②大肝癌具备以下一项条件者。肝内大血管无明显癌栓存在以及肝外无转移者；与其他非手术疗法（如肝动脉插管栓塞、抗癌剂肝动脉或门静脉灌注、放射治疗等）联合使用；因种种原因，不适宜放射治疗、全身化疗和肝动脉灌注化疗者。

（2）禁忌证。一般而言，经皮注射无水酒精治疗肝癌几乎没有绝对的禁忌证。但具有以下情况的病例，一般认为已经失去治疗机会。此外，有肠道溃疡的患者应慎重。

①患者一般情况差，具有明显恶液质或肝脏萎缩；重度黄疸；中等量以上腹水、特别是有肝前腹水，提示有肝功能衰竭倾向者；凝血机制差，出血时间、凝血时间和凝血酶原时间明显延长者。

②肝癌巨大或肿瘤数目众多。

③肝癌病灶位于某些特殊部位（如肝右叶膈顶部、细针穿刺将难以击中目标、可能损伤肺组织引起气胸等），或者其他影像检查发现肝癌病灶，但超声显示肿瘤不清楚者。

④肝内、外大血管（如门静脉、肝静脉、下腔静脉等）有癌栓或全身多处有转移者。

⑤其他各种原因造成的不适宜细针穿刺检查者。

（3）器具和术前准备。同超声引导细针穿刺注射无水酒精治疗肝囊肿。

（4）穿刺注射无水酒精。在超声引导下将穿刺针插向肝内肿瘤。当针尖抵达预设穿刺注药区时，即将穿刺针的针芯拔出，接上 20ml 注射器，开始注射无水酒精。肿瘤内注入无水酒精的区域回声迅速增强。注射无水酒精的方法主要有以下几种：

①单点注射。取一个点穿刺注射，常规用于小肝癌（肿瘤最大径 2cm 左右）。

②多点注射。在同一平面上，如胸前区的数个肋间，分别取数点穿刺注射。

③多平面注射。在不同平面，如分别在锁骨中线和腋中线，取点穿刺注射。

④多向注射。在同一进针点附近，取不同的角度进行穿刺注射，穿刺进针方向呈扇形分布。

⑤旋转注射。注射过程中体外不断旋转穿刺针，通过改变针尖斜面的方向来调节无水酒精的注入方向，以利于无水酒精在肿块内均匀注入。

⑥延迟注射。注射无水酒精的速度不宜过快，注射过程中应有一定的短暂停止注射时间，使无水酒精有充分时间向注射点远处的肿瘤组织弥散，有利于注入足量的无水酒精。

⑦由深及浅注射。注射无水酒精首先将穿刺针插向肿瘤深部开始注射，逐渐退至肿瘤浅部注射。这是因为注射无水酒精后针尖周围肿瘤组织回声增强，会混淆针尖的显示。在此情况下进一步向肿瘤深部穿刺注射，具有极大的盲目性；反之，针尖由深部向浅部移动，术者易于控制针尖的位置，保证注射无水酒精部位的准确性。

一般而言，肿瘤在肝内占据着一个立体的空间，特别是直径在 5cm 以上的肿瘤及因肿瘤组织结构致密无水酒精不易在瘤内均匀弥散的肝癌，均应综合使用上述无水酒精的注射方法。

注射无水酒精以后，整个小肝癌瘤区回声均匀增强；大肝癌各区域普遍出现斑块状强回声时，再继续注射适量无水酒精，直到穿刺注射各区域内部达到一定压力后，结束注射。

在注射过程中出现下面情况时，应随时结束无水酒精注射：腹痛剧烈，暂停注射后不缓解者；注入肿瘤内的无水酒精迅速向周围血管或正常肝组织渗漏；注射无水酒精后，患者晕厥或烦躁不安。

（5）无水酒精注射的剂量。经皮注射无水酒精治疗肝癌的疗效，与无水酒精是否均匀浸润整个肿瘤及无水酒精注射量是否足够有关。然而，由于患者肝功能的损害情况和肿瘤细胞分化程度的不同以及患者对无水酒精耐受性的差异等诸多因素的影响，目前尚未制定无水酒精治疗剂量的统一标准。以下仅供参考。

①无水酒精注射量。小肝癌（肿瘤直径 3cm 以下）注射无水酒精量可按肿瘤最大径进行估算。例如，肿瘤最大径为 2cm，注射无水酒精 20ml；最大径为 3cm，注射无水酒精 30ml。大肝癌（肿瘤直径 5cm 以上）注射无水酒精注射量应根据病情具体掌握。大肝癌治疗期间 1 ~ 2 个疗程的无水酒精注射总量应控制在 150ml 左右。

②无水酒精注射一次量。关于无水酒精注射一次量，文献报道比较一致。小肝癌每次注射无水酒精 2～5ml，大肝癌每次注射无水酒精量在 30ml 以下。但也有一次注射无水酒精达到 50ml 而未引起不良反应的报道。

③无水酒精注射间隔时间和疗程。无水酒精注射间隔时间和疗程取决于肿瘤的体积、患者注射无水酒精后不良反应的严重程度及患者全身情况等。一般地说，无水酒精注射的间隔时间为 3～10 天，如果肿瘤较小，患者全身情况较好，可每周注射 2～3 次，每注射 4～6 次为一疗程。在以后的随访中，若发现肿瘤增大或再次血管造影检查显示肿瘤染色未消失时，则追加无水酒精注射量，继续进行注射治疗。

(6) 术后处理。退针时，为了预防和减轻无水酒精沿穿刺针道外溢刺激腹膜引起退针后剧烈腹痛，一边推注 1%～2% 普鲁卡因或利多卡因 1～2ml，一边将穿刺针退出。退针所用的局麻剂主要推注在肝包膜外。术后门诊观察半小时，如无异常，患者可回家休息。如肿瘤巨大，注射的无水酒精量较多，患者一般情况欠佳以及首次接受治疗患者，可留院观察 1～3 天。

(7) 效果评价。出现以下现象提示治疗有效。

①肿瘤体积缩小、内部回声增强、肿瘤边缘回声增高及肿瘤周边有缩瘪样改变。

②穿刺感觉肿瘤质地变硬，注射无水酒精阻力增大，提示肿瘤组织有机化改变。

③甲胎蛋白增高的病例，治疗后开始持续下降或降至正常水平。

④对肿瘤的再次活组织检查，癌细胞溶解、变性、肿块组织中重度出血、坏死和纤维化等。

(8) 并发症。

①腹痛。最常见，发生于注射无水酒精时或退针后，主要原因是注入无水酒精使局部压力增加以及无水酒精沿针道外溢刺激腹膜而引起。疼痛持续的时间长短不一，多数发生在术后几分钟或数小时内，此后逐渐缓解乃至消失。预防的办法是减慢注射无水酒精的速度，如果注入的无水酒精沿针鞘急速外溢，术者应立即停止注射；退针时，边退针边注入 2% 普鲁卡因。

②面部灼热感。发生的原因是针尖位置不恰当地接近甚至已脱离肿瘤边缘，或者针尖刺中瘤

内血管，使无水酒精迅速通过肝血窦等进入体循环。预防的措施是不对肿瘤内血管持续注射无水酒精。对肿瘤边缘穿刺注药时，需多方位、多切面仔细观察，只有确认针尖位于瘤内才注射。若发生面部灼热感，术者应调整针尖位置，在负压抽吸无很多回血时再注药。

③发热。约半数患者出现发热，多见于肿瘤巨大注入无水酒精量较多者，体温一般在 39℃ 以下，常发生于术后 1～3 天，持续 3～7 天。一般可不作特殊处理。

④晕厥。少见，多是由于患者对无水酒精耐受性差或恐惧等引起。

⑤腹腔内出血。

(9) 临床意义。超声引导经皮注射无水酒精治疗肝癌，具有灭活效果好、毒副作用小、方法简便实用、价廉等优点。经典的治疗以直径小于 3cm、数目不超过 3 个的小肝癌为对象，每次注射剂量根据肿瘤的大小而定，每周注射 2 次，直至达到治疗目的。对直径大于 3cm 的肝癌也能治疗，但效果较差。因此，主要适用于不能手术切除的小肝癌。由于难以阻止肝脏其他部位的复发，要提高远期疗效，只有采取综合治疗，尤其应注意与肝动脉栓塞和大剂量抗癌药灌注化疗联合应用。有关远期疗效，文献报道一年存活率均在 90% 以上，椎秀名一郎等报道以根治性治疗为目的的无水酒精治疗的 327 例肝癌患者，1 年、3 年和 5 年存活率分别是 93%、65% 和 45%，10 年存活率也有 25%，1 年、3 年和 5 年复发率分别为 27%、63% 和 76%，其中 79% 为异位复发，21% 为治疗区局部复发。这一结果和手术切除的疗效相当，治疗后的复发情况也十分接近，而且优于肝动脉栓塞化疗。该方法的缺点是对于较大的非均质瘤难以达到彻底灭活，同时需要多次注射，大量无水酒精渗入肝实质可造成累及性肝损害。另外，注射过程中局部疼痛也会影响治疗的效果。

2. 经皮瘤体内乙酸注射疗法 由于高浓度乙酸溶液具有很强的溶解脂质和胶原的能力，在组织中有较强的扩散能力和损伤细胞的作用。因此，乙酸也是一种较为理想的注射剂。治疗对象仍以小于 3cm 的小肝癌为主。研究表明，高浓度溶液（40%～50%）与低浓度溶液（13%～30%）相

比，在达到相同治疗效果的情况下，可以减少注射次数，因此应选用高浓度溶液。初步的临床治疗结果表明，对小于3cm的小肝癌，与注射无水酒精比较，治疗效果好，短期存活率高，肿瘤的复发率低，相同体积的肿瘤只需要较少的注射次数。这是因为乙酸具有更强的损伤细胞能力，而且大剂量注射乙酸较少引起肝功能损害，因此可提高对较大肝癌的疗效。

3. 经皮瘤体内热盐水注射疗法 将生理盐水加热到沸点，注入瘤体内，利用其热效应杀伤肿瘤细胞。但毕竟瘤体内的温度升高受推注速度的影响，当推注一定剂量后，瘤体内压力升高，液体注射速度明显减慢，因此治疗效果逊于前二者。

（二）肝癌的其他介入治疗

1. 经皮射频电凝治疗 (RF) RF消融治疗肝脏肿瘤的原理是利用工作状态电极非绝缘部分的交流电进入组织，造成离子振荡摩擦产热，并向周围组织传导而引起热消融效应，利用高温凝固破坏组织引起坏死。对直径小于3cm的肝癌结节，可使肿瘤灭活。1998年Rossi报道了采用单电极或双电极法对50例原发性和继发性肝癌进行消融的结果，其中原发性肝癌1、2、3、4、5年的生存率分别为94%、86%、68%和40%。而继发性肝癌疗效较差，约50%在1年内出现肿瘤复发。影响射频凝固范围的因素包括裸露针尖的温度、作用的时间、针的直径和裸露的长度等。

2. 激光凝固治疗 (ILP) 超声引导下植入式激光凝固治疗所采用的光源主要是 ND：YAG 激光，波长为1064um，研究表明这一波长的激光，具有最大的组织穿透力和良好的能量分布均一性。Matthewson 等提出，1.5W×500s 能产生最佳凝固效果，能产生最大横径为1.6cm的椭球体。目前临床单次治疗的剂量通常采用2W×500S（1000J）。ILP的缺陷是光波在组织中传导有限，而且治疗中光纤周围组织产生碳化，进一步阻止了光能量的传出，因此其凝固范围有限。在临床治疗中，对于直径≥3cm的病灶，常采用多根光纤多点同时作用。

3. 经皮微波凝固治疗 (PMCT) 1994年Sekit报道了超声引导下经皮微波凝固治疗小肝癌的经验，对直径≤2cm肝癌18例，随访期为1～13

个月，17例存活，无局部复发，无严重并发症发生。1995年日本学者 Murakami 等报道了超声引导下经皮微波治疗肝癌的经验，共治疗9例患者，肿瘤直径3.5～6.7cm，治疗方法采取多次进针，组合覆盖肿瘤，随访期为4～9个月，5例肿瘤达到完全性坏死，4例肿瘤局部复发。1996年董宝玮等在国内首先报道了超声引导下经皮微波治疗肝癌的实验研究及临床应用，发现当天线与组织匹配好时，能量可高效率传输，最大程度作用于组织中，形成类球体凝固。近几年来，在微波凝固治疗肝癌领域中，不但在技术上发展了多源多导，并且已实现了对肝组织中微波热场的有效监控。无疑，这将把微波治疗肝癌推进到更有效、更实用的阶段。此外，术前认真选择病例是十分必要的。目前的经验表明，对肝癌直径小于6cm，尤其是直径≤3cm的单发结节且无门静脉广泛侵犯的病例，只要位置得当，在超声引导下完成局部肿块灭活治疗，一般不困难，疗效也较好；相反，肿块较大，尤其大于7～8cm或者多发病变（多于3个）或者肿瘤的边界不明确，则难以实施满意的局部肿瘤灭活治疗，也难以获得明确的疗效。特别是在一些晚期病例，常合并严重肝硬化、大量腹水、门静脉高压等，介入性穿刺也应视为禁忌。

第6节
肾盂穿刺造影和置管引流

一、肾盂穿刺造影

1. 适应证
（1）经超声显像、静脉肾盂造影和逆行肾盂造影，肾积水原因仍不明者。

（2）经超声显像，疑有肾盂或输尿管疾病，因碘过敏、逆行插管失败或其他种种原因，不能进行静脉、逆行尿路造影者。

（3）肾盂测压。

2. 禁忌证 除了出、凝血机制不良者外，几乎无禁忌。

3. 术前准备 术前查出凝血时间，对全身情况不佳者，除常规术前准备外，无须特殊准备。

4. 操作方法 肾盂穿刺造影虽有插导管法和不插导管法2种，但目前多数采用后一种方法。穿刺用7号或9号细针，取侧卧位或俯卧位，常规消毒铺巾局麻后，用细针按常规在超声引导下穿入肾盂，抽去一部分肾盂内液体后，注入造影剂（60%泛影葡胺），并立即行X线摄片。抽出的尿液量和注入造影剂的剂量根据肾盂积水的容量决定。原则上以注入造影剂与肾盂内残存的尿液混和稀释3～4倍为宜。巨大的肾盂积水，应多抽去一些尿液，然后注入造影剂，使造影剂在稀释后能达到一定的浓度。如需了解肾盂病变，造影剂浓度应更稀（低于4倍稀释）；对输尿管病变的造影，则要求造影剂的浓度不低于3倍稀释。注入的造影剂不必抽出。

5. 注意事项

（1）肾盂壁较坚韧，穿刺时会退让，穿刺深度应稍深些。对肾盂分离不多的病例，如果分离为1cm或以下，穿刺深度可定在对侧肾盂壁或超过之，宁愿穿透对侧肾盂壁后再退回肾盂内，也不要穿得太浅而未进入肾盂。此外，对分离少的肾盂穿刺时，宜垫高腰部，减少肾的退让。

（2）造影剂应一次注入足够的量，以免在X线透视转动体位时穿刺针滑脱，使再次注药困难。

但一次注药量不能超过抽出的尿液量，不然会发生造影剂反流。

二、肾盂穿刺置管引流

1. 适应证

（1）急性上尿路梗阻造成的尿闭，肾盂穿刺置管引流是一种有效的应急措施。

（2）肾盂积水或肾盂积脓，由于感染严重，暂时不宜行彻底的手术治疗，需要先引流，控制感染者。

（3）输尿管被误扎，引起肾盂积水，因种种原因不宜立即行重建手术者，为使肾功能免受损害，超声引导下肾盂穿刺置管引流是首选的方法。

（4）输尿管损伤出现尿外渗，需临时性肾盂造瘘转移尿流方向者。

（5）晚期肿瘤因肿瘤本身或转移灶压迫上尿路导致尿闭者，可作为姑息性治疗方法。

2. 禁忌证 除出、凝血机制不良之外，无其他特殊禁忌。

3. 操作方法和注意事项 同肾盂穿刺造影。

（罗福成）

参考文献

1 Abbruzzese PA, et al. Intraoperative transesophageal echocardiography and periprosthetic leaks. J Thorac Cardiovasc Surg, 1991, 101 : 556

2 Abu Rahma AF, et al. Effect of contralateral severe stenosis or carotid occlusion on duplex xriteria of ipsilateral stenosis: comparative study of various duplex paremeters. J Vasc Surg, 1995, 22 : 751

3 Adu-Yousef MM, et al. The "to-and-fro" sign: duples Doppler evidence of femoral artery pseudoaneurysm.Am J Roentgenol, 1988, 150 : 632 ~ 634

4 Ajit Raisinghani, et al. Physical principles of microbubble ultrasound contrast agents. Am J Cardiol, 2002, 90(suppl) : 31-71

5 Alam M, et al. Doppler and echocardiographic features of normal and dysfunctioning bioprosthetic valves. J Am Coll Cardiol, 1987, 10 : 851

6 Alberecht T., et al. Prolongation and optimization of Doppler enhancement with a microbubbles US contrast agent by using continuous infusion: preliminary experience. Radiology, 1998, 207 : 339

7 Alexandra von Herbay, et al. Real-time imaging with sonographic contrast agent SonoVue.J Ultrasound Med, 2004, 23 : 1557 ~ 1568

8 Allard L, et al. Limitations of ultrasonic duplex scanning for diagnosing lower limb arterial stenosis in the presence of adjacent segment disease. J Vasc Surg, 1994, 19 : 650

9 Anderson RH, et al. Morphologic aspects of complete transposition. Cardiol Young, 1991, 1: 41

10 Apfel HD, et al. Usefulness of preoperative echocardiography in predicting left ventricular outflow obstruction after primary repair of interrupted aortic arch with ventricular septal defect. Am J Cardiol, 1998, 82 : 470 ~ 473

11 Argalia G, et al. Ultrasonographic contrast agent:evaluation of time-intensity curves in the characterization of solitary thyroid nodules. Radiol Med, 2002, 103 : 407 ~ 413

12 Arthure E,Weyman, M.D. Cross-Sectional ECHO-CARDIOGRAPHY. Printed in The United States. 1982 : 327-328, 469 ~ 470

13 Asakura T, et al. Transesophageal echocardiography as an early postoperative monitoring patients after cardiovascular surgery: analysis of 500 consecutive patients. Kyobu Geka, 1996, 49 : 261 ~ 266

14 Ascah KJ, et al. A Doppler-two-dimensional echocardiographic method for quantitation of mitral regurgitation. Circulation, 1985, 72 : 377

15 Barbier P, et al. Acute effects of dynamic cardiomyoplasty on ventricular geometry and left ventricular filling detected by transesophageal Doppler echocardiography. Am J Cardiol, 1996, 77 : 783 ~ 787

16 Barry B Goldberg, et al. Ultrasound contrast agents: a review. Ultrasound in Med. & Biol, 1994, 20 : 319 ~ 333

17 Barry B. Goldberg, et al. Galactose-based intravenous sonographic contrast agent: experimental studies. J Ultrasound Med, 1993, 12 : 463 ~ 470

18 Bash SE, et al. Hypoplastic left heart syndrome: is echocardiography accurate enough to guide surgical

palliation? J Am Coll Cardiol, 1986, 7: 610

19 Bass JL, et al. Flow in the aorta and patent ductus arteriosus in infants with aortic atresia or aortic stenosis: a pulsed Doppler ultrasound study. Circulation, 1986, 74: 315

20 Baumgartner H, et al. Discrepancies between Doppler and catheter gradients in aortic prosthetic valves in vitro: a manifestation of localized gradients and pressure recovery. Circulation, 1990, 82: 1467 ~ 1475

21 Baumgartner H, et al. Effect of stenosis geometry on the Doppler-catheter gradient relation in vitro: a manifestation of pressure recovery. J Am Coll Cardiol, 1993, 21: 1018 ~ 1025

22 Baxter BT, et al. Noninvasive evaluation of the upper extremity. Surgical Clinics of North America, 1990, 70 : 87

23 Baxter GM, et al. Color Doppler ultrasound in deep venous thrombosis: a comparison with venography. Clinical Radiology, 1990, 42: 32

24 Bayraktar Y, Balkanci F, Ozenc A, et al. Am J Gastroenterol, 1995, 90 : 2015 ~ 2019

25 Becher H, et al. Relation of perfusion defects observed with myocardial contrast echocardiography to the severity of coronary stenosis: correlation with thallium SPECT. J Am Coll Cardiol, 1992, 19: 1343 ~ 1349

26 Belohlavek M, et al. Three- dimensional ultrasound imaging of the atrial septum: normal and pathologic anatomy. J Am Coll Cardiol, 1993, 22 : 1673 ~ 1678

27 Benson LN, et al. Left ventricular geometry and function in adults with Ebstein anomaly of the tricuspid valve. Circulation, 1987, 75: 353

28 Berghout A, et al. Determination of thyroid volume as measured by ultrasonogrphy in healthy adults in a non-iodine deficient area. Clin Endocrinol, 1987, 26 : 273

29 Berguer R, et al. Noninvasive diagonsis of reversal of vertebra-artery blood flow. New End J Med, 1980, 12 :1349

30 Berman SS, et al. Distinguishing carotid artery pseudo-occlusion with color flow Doppler. Stroke, 1995, 26 : 434

31 Bernard P, et al. Contrast-enhanced echo-cardiography: review and current role. Acta Cardiol, 1999, 54 :195 ~ 201

32 Berquist TH, et al. Miller and complications in relation to location and type of lesion. Mayo Clin Proc, 1980, 55 : 475 ~ 481

33 Berry JM, et al. Evaluation of coronary artery anatomy in patients with tetralogy of Fallot by two-dimensional echocardiography. Circulation, 1988, 78: 149

34 Bevilaqua M, et al. Double-inlet single left ventricle: echocardiographic anatomy with emphasis on the morphology of the atrioventricular valves and ventricular septal defect. J Am Coll Cardiol, 1991, 18: 559

35 Bhuvaneshwar GS, et al. Development of the Chitra tilting disc heart valve prothesis. J Heart Valve Dis, 1996, 5: 448 ~ 458

36 Blomley MJ, et al. Liver vascular transit time amalyzed with dynamic hepatic venography with bolus injection of US contrast agent:early experience in seven patients with metastases. Radiology,1998,209 : 862 ~ 866

37 Bolger AF, et al. Computer analysis of Doppler color flow mapping images for quantitative assessment of in vitro fluid jets. J Am Coll Cardiol, 1988, 12: 450

38 Braunwald NS, et al. Complete replacement of the mitral valve. J Thorac Cardiovasc Surg, 1960, 40 : 1

39 Breker SJ, et al. Anatomical definition of aortic root abscesses by transesophageal echocardiography : planning a surgical strategy using homograft valves. Clin Cardiol, 1995, 18 : 353 ~ 359

40 Brown HS, et al. Measurement of normal portal venous blood flow by Doppler Ultrasound. Gut, 1989, 30 : 503

41 Burns PN, et al. Intermittent US harmonic contrast enhanced imaging and Doppler improves sensitivity and longevity of small vessel detection. Radiology, 1996, 201: 159

42 Burstow DJ, et al. Continuous wave Doppler echocardiographic measurement of prosthetic valve gradients: a simultaneous Doppler-catheter study. Circulation, 1989, 80: 504 ~ 514

43 Buth J. et al. Color-flow duplex criteia for grading stenosis in infrainguinal Vein grafts. J Vasc Surg, 1991, 14 : 716

44 Carceller AM, et al. Wall thickness, cavity dimensions, and myocardial contractility of the left ventricle in patients with simple transposition of the great arteries: a multicenter study of patients from 10 to 20 years of age. Circulation, 1988, 73 : 622

45 Carpenter JP, et al. Determination of sixty percent of greater carotid artery stenosis by duplex Doppler ultrasonography. J Vasc Surg, 1995, 22 : 697

46 Celermajer DS, et al. Ebstein's anomaly: presentation and outcome from fetus to adult. J Am Coll Cardiol, 1994, 23: 170

47 Celermajer DS, et al. Morbid anatomy in neonates with Ebstein's anomaly of tricuspid valve: pathophysiologic and clinical implications. J Am Coll Cardiol, 1992, 19: 1049

48 Celermajer DS, et al. Outcome in neonates with Ebstein's anomaly. J Am Cardiol, 1992, 19: 1041

49 Chandrasekhar AJ, et al. Ultrasonically guided percutaneous biopsy of peripheral pulmonary masses. Chest, 1976, 70 : 627 ～ 630

50 Charles C. Church. Spontaneous homogeneous nucleation, inertial cavitation and the safety of diagnostic ultrasound. Ultrasound in Med. & Biol, 2002, 28 : 1349 ～ 1364

51 Chawla SK, et al. Mitral valve repair for mitral regurgitation utilizing intraoperative transesophageal echocardiography-late results. Conn Med, 1996, 60 : 455 ～ 460

52 Chen C, et al. Impact of impinging wall jet on color Doppler quantification of mitral regurgitation. Circulation, 1991, 84: 712

53 Chen CC, et al. Localiztion of femoral arteriovenous fistula by color Doppler imaging. J Cardiovasc TECH, 1991, 10 : 73

54 Chen M-F, et al. The solitary pulmonary nodule. J Formosan Med Assoc, 1981, 80 : 830 ～ 838

55 Christian G, et al. Splenic infarction: sonographic pattern, diagnosis follow-up, and complications. Radiology, 1990, 174 : 803 ～ 807

56 Christoph F. Dietrich. Characterisation of focal liver lesions with contrast enhanced ultrasonography. European Journal of Radiology, 2004, 51S : 9 ～ 17

57 Cicek S, et al．Left ventricular endoaneurysmorrhaphy : effect on left ventricular size, shape and function. Cardiology, 1997, 88 : 340 ～ 345

58 Cicek S, et al. Intraoperative echocardiography: techniques and current application. J Card Surg, 1993, 8: 678 ～ 692

59 Clark K, et al. Color Doppler sonography:anatomic and physiologic assessment of the thyroid.J Clin Ultrasound, 1995, 23 : 215

60 Cohen GI, et al. A comparison of flow convergence with other transthoracic echocardiographic indexes of prosthetic mitral regurgitation. J Am Soc Echocardiogr, 1992, 5: 620 ～ 627

61 Come PC. Pitfalls in the diagnosis of periprosthetic valvular regurgitation by pulsed Doppler echocardiography. J Am Coll Cardiol, 1987, 9: 1176 ～ 1179

62 Cook JW．Accurate adjustment of de Vega tricuspid annuloplasty using transesophageal echocardiography. Ann Thorac Surg, 1994, 58 : 570 ～ 572

63 Cortese DA, et al. Biopsy and brushing of peripheral lung cancer with fluoroscopic guidance. Chest, 1979, 75 : 141 ～ 145

64 Cosgrove DD, et al. Breast Disease: Color Doppler US in differential dignosis. Radiology, 1993, 189 : 99

65 Cossman DV, et al. Comparison of contrast arteriography to arterial mapping with color flow duplex imaging in the lower extremities. J Vasc Surg, 1989, 10 : 522

66 Cox GS, et al. Ultrasound-guided compression repair of postcatheterization pseudoaneurysm: results of treatment in one hundred cases. J Vasc surg, 1994, 19 : 683

67 Currie PJ, et al. Instantaneous pressure gradient: a simultaneous Doppler and dual catheter correlative study. JACC, 1986, 7 : 800 ～ 804

68 Currie PJ, et al. Continuous wave Doppler determination of right ventricular pressure: a simultaneous Doppler catheterization study in

127 patients. JACC, 1985, 6 :750 ～ 756

69　D.O. Cosgrove, et al. Eckersley,et al.Innovative contrast specific imaging with ultrasound. Electromedica, 2002,70 : 147-150

70　Dan M, et al. Value of transesophageal echocardiography during repair of congenital heart defect. Ann Thorac Surg, 1990, 50: 637

71　Danny M. Skyba, et al. Advances in microbubble technology. Coronary Artery Disease, 2000, 11 : 211-219

72　Dashefsky SM, et al. Total occlusion of the common carotid artery with patent internal carotid arteryidentification with color flow Doppler imaging. J Ultrasound Med, 1991, 10: 417

73　David TE, et al. Aortic valve replacement with the Toronto SPV bioprosthesis. J Heart Valve Dis, 1992, 1: 244 ～ 248

74　David TE, et al. Aortic valve replacement with stentless porcine bioprostheses. J Card Surg, 1988, 3: 501 ～ 505

75　David TE. Heart valve surgery in '90s: a surgeon's perspective. Can J Cardiol, 1990, 6: 175 ～ 179

76　Dawson DL, et al. The role of duplex scanning and arteriography before carotid endarterectomy: a prospective study. J Vasc Surg, 1993, 18 : 673

77　de la Cruz MV, et al. The infundibular interrelationships and the ventriculoarterial connection in double outlet right ventricle: clinical and surgical implication. Int J Cardiol, 1992, 35: 153

78　de Marchi A, et al. A preliminary experience in the study of soft tissue superficiall masses. Color-Doppler US and wash-in and wash-out curves with contrast media compared ti histological results. Radiol Med, 2002, 104 : 451 ～ 458

79　Deeg KH, et al. Diagnosis of subclavian steal in infant with coartation of the aorta and interruption of the aorticarch by color-coded Doppler sonography. J Ultraasound Med, 1993, 12 : 713

80　Deeg KH, et al. Diagnosis of subclavian steal in infants with coarctation of the aorta and interruption of the aortic arch by color-coded Doppler sonography. J Ultrasound Med, 1993, 12 : 713 ～ 718

81　DeSimone R, et al. Atrioventricular valve insufficiency and atrial geometry in orthotopic heart transplantation. Cardiologia, 1994, 39: 325 ～ 334

82　Disesa VJ, et al. Performance of a fabricated trileaflet porcine bioprosthesis: mid-term follow up of the Hancock modified-orifice valve. J Thorac Cardiovasc Surg, 1987, 94 : 220 ～ 224

83　Doust BD, et al. Ultrasonic evaluation of pleural opacities. Radiology, 1975, 114; 135 ～ 140

84　Dumesnil JG, et al. Validation and applications of index aortic prosthetic valve areas calculated by Doppler echocardiography. J Am Coll Cardiol, 1990, 16: 637 ～ 643

85　Durham JR, et al. Arterial injuries in the thoracic outlet syndrome. J Vasc Surg, 1995, 21: 57

86　Earl N. Silber Heart Disease. second edition. printed in the United States, 1987 : 1222 ～ 1223

87　Faletra F, et al. Multiplane transesophageal echocardiography : the experience with 250 patients. G Ital Cardiol, 1995, 25 : 315 ～ 325

88　Falk V, et al. Echocardiographic monitoring of minimally invasive mitral valve surgery using endoaortic clamp. J Heart Valve Dis, 1996, 5 : 630 ～ 637

89　Feldman F, et al. Arteriography of the breast. Radiology, 1967, 89 : 1053

90　Fink I, et al. CT-guided aspiration biopsy of the thorax. J Comput Assist Tomogr,1982, 6 : 958

91　Flachskampf FA, et al. Patterns of normal transvalvular regurgitation in mechanical valve prostheses. J Am Coll Cardiol, 1991, 18: 1493 ～ 1498

92　Flanagan MF, et al. Tetralogy of Fallot with obstruction of the ventricular septal defect: spectrum of echocardiographic findings. J Am Coll Cardiol, 1988, 11 : 386

93　Frates MC, et al. Can color Doppler sonography aid in the prediction of malignancy of thyroid nodules? J Ultrasound Med, 2003, 22 : 127 ～ 131

94　Freedom RM, et al. Subaortic stenosis, the univentricular heart and banding of the pulmonary artery: an analysis of the course of 43 patients with univentricular heart palliated by pulmonary artery banding. Circulation, 1986, 73 : 758

95　Geva T, et al. Echocardiographic predictors of left ventricular outflow tract obstruction after repair of interrupted aortic arch. J Am Coll Cardiol, 1993, 22 : 1953 ~ 1960

96　Gooding GAW, et al. Use of color Doppler imaging in the distinction between thyroid and parathyroid lesions. American J Surgery, 1992, 164 : 51

97　Grant EG, et al. Cerebrovas cular ultrasound imaging. Radiologic Clinics of North America, 1998, 26 : 1111

98　Grassi CT, et al. Axillary subclavian venous thrombosis: follow-up evaluation with color Doppler flow US and venography. Radiology, 1990, 175: 651

99　Guidelines for the use of contrast agents in ultrasound. EFSUMB Study Group, 2004, 11

100　H.P. Forman MD, et al. Hyperechoic renal cell carcinoma increase in xetection at us. Radiology, 1993, 188 : 431 ~ 434

101　Hancke S, Holm HH, Koch F. Ultrasonically guided percutaneous needle biopsy of pancreas. Surg Gynecol Obstet, 1975, 140 : 361 ~ 364

102　Hartman GS, et al. High reproducibility in the interpretation of intraoperative transesophageal echocardiographic evaluation of aortic atheromatous disease. Anesth Analg, 1996, 82 : 539 ~ 543

103　Hatsukami TS, et al. Color Doppler characteristics in normal lower extremity arteries. Ultrasound Med Biol, 1992, 18 : 167

104　Hegedus L, et al. The determination of thyroid volume by ultrasound and its relationship to body weight, age, and sex in normal subjects. J Clinical Endocrinology and Medicine, 1983, 56 : 260

105　Helmeke R, et al. Color Doppler assessment of mitral regurgitation with orthogonal planes. Circulation, 1987, 75 : 175

106　Helmut M.The Practice of Breast Ultrasound.

New York, Georg Thieme Verlag, 2000, 27 ~ 46

107　Helton JG, et al. Analysis of potential anatomic or physiologic determinants of outcome of palliative surgery for hypoplastic left heart syndrome. Circulation, 1986, 74: 170

108　Hidekazu Mukai, et al. Evaluation of endoscopic ultrasonography (EUS) in the diagnosis of cancer of the papilla of vater. Gastroenterol Endosc, 1990, 32 : 355

109　Hilborn MD, et al. Renal transplant evaluation with Power Doppler sonography. BX J Rodiol, 1997, 70 : 39

110　Hirsch JH, et al. Real-time sonography of pleural opacities. AJR, 1981, 136 : 297 ~ 301

111　Hodges TC, et al. Ultrasound determination of total arteral wall thickness. J Vasc Surg, 1994, 19 : 745

112　Hoit BD, et al. Sources of variability for Doppler color flow mapping of regurgitation jets in an animal model of mitral regurgitation. J Am Coll Cardiol, 1989, 13: 1631

113　Houston AB, et al. Doppler ultrasound in the estimation of severity of pulmonary infundibular stenosis in infants and children. Br Heart J, 1986, 55: 381

114　Hoyne RF. Ultrasonographic findings in a case of adventitial cystic disease of the popliteal artery with a review of the literature. J Cardiovasc Tech, 1991, 10 : 79

115　Huhta JC, et al. Two-dimensional echo-cardiographic spectrum of univentricular atrioventricular connection. J Am Coll Cardiol, 1985, 5 : 149

116　Hurwitz RA. Left ventricular function in infants and children with symptomatic Ebstein' s anomaly. Am J Cardiol, 1994, 73 : 716

117　Igidbashian, VN, et al. Iatrogenic femoral arteiovenous fistula: diagnosis with color Dopple imaging. Radiol, 1989, 170 :749

118　Ikemoto Y, et al. Double-outlet right ventricle with intact ventricular septum. Acta Paediatr Jpn, 1997, 39 : 233 ~ 236

119　Ikezoe J, et al. Sonographically guided needle biopsy of thoracic lesions . Semin Interv Radiol,

1991, 8 : 15

120 Ilbawi MN, et al. Advantages of early relief of subaortic stenosis in single ventricle equivalents. Annn Thorac Surg, 1991, 52: 842 ~ 849

121 Ismail S, et al. Detection of coronary stenosis and quantification of the degree and spatial extent of blood flow mismatch during coronary hypermia with myocardial contrast echocardiography. Circulation, 1995, 91: 821 ~ 830

122 Izumi s, et al. Ultrasonically guided aspiration needle biopsy in disease of chest. Am Rev Respir Dis, 1982, 125 : 460 ~ 464

123 Power J, et al. Ultra-sound contrast imaging research. Medica Mundi, 2000, 44 : 28 ~ 36

124 Jackson VP. The role of US in breast imaging. Radiology, 1990, 177 : 305

125 James Zhang. 超声造影剂 SonoVue. 中国医疗器械信息, 2004, 10 : 14 ~ 15

126 Jean-Michel C, et al. Ultrasound contrast agents: properties, principles of action, tolerance, and artifacts. Eur. Radiol, 2001, 11 : 1316 ~ 1328

127 Jineakim, et al. Small solid renal lesions: Usefulness of Power Doppler US. Radiology. 1998, 209 : 543 ~ 550

128 Jonas RA, et al. Outcomes in patients with interrupted aortic arch and ventricular septal defect. A multiinstitutional study. Congenital Heart Surgeons Society. J Thorac Cardiovasc Surgery, 1994, 107 : 1099 ~ 1109

129 Jones EL, et al. Ten-year experience with the porcine bioprosthetic valve: interrelationship of valve survival and patient survival in 1050 valve replacements. Ann Thorac Surg, 1990, 49: 370 ~ 383

130 Jones M, et al. Evaluation of prosthetic heart valves by Doppler flow imaging. Echocardiography, 1986, 3: 513

131 Kalman JM, et al. Evalua-tion of mitral valve repair by intraoperative transesophageal echocardiography. Aust N Z J Med, 1993, 23 : 463 ~ 469

132 Kangarloo H, et al. Ultrasonographic evaluation of juxtadiology. Chest, 1977, 125 : 785 ~ 787

133 Kanzlaric D, et al. Atypical sonographic findings in splenic infarction. JCU, 1986, 14 : 461 ~ 462

134 Kapur KK, et al. Doppler color flow mapping in the evaluation of prosthetic mitral and aortic valve function. J Am Coll Cardiol, 1989, 13: 1561 ~ 1571

135 Karalis DG, et al. Single-plane transesophageal echocard-iography for assessing function of mechanical or bioprosthetic valves in the aortic valve position. Am J Cardiol, 1992, 69: 1310 ~ 1315

136 Kasumi F. Identification of microcalcifications in breast cancers by ultrasound, Current Problems in Diagnostic Radiology. Eighth International Congress of the US Examination of the Breast Abstrcts Imaging, 1993, 9 : 27

137 Kato H, et al. Long-term consequences of Kawasaki Disease : A 10- to 21- year follow-up study of 594 patients. Circulation, 1996, 94: 1379~1385

138 Keiichi K. Endoscopic Ultrasonography in Gastr-. Tokyo : Jgaku-Shoin Ltd, 1994

139 Khandheria BK, et al. Value and limitation of transesophageal echocardiography in assessment of mitral valve prostheses. Circulation, 1991, 83 : 1956 ~ 1968

140 Khouri NF, et al. Transthoracic needle biopsy with a coaxially-placed 20-gauge automatesd cutting needle: Results in 122 patients. Radiology. 1996, 198 : 175

141 Kier R, et al. Renal masses: characterization with Doppler US. Radiology, 1990, 176 : 703 ~ 707

142 Kim EK, et al. New sonographic criteria for recommending fine-needle aspiration biopsy of nonpalpable solid nodules of the thyroid. AJR, 2002, 178 : 687 ~ 691

143 Kirsch TC, et al. Carotid artery occlusion: positive predictive value of duplex sonography compared with arteriography. J vasc Surg, 1994, 19 : 642

144 Klingelhofer J, et al. Transcranial Doppler ultrasonography of carotid–basilar collateral circulation in subclavian steal. Stroke, 1988, 19 : 1036

145 Knight WB. Hypoplastic right retro-oesophageal

aortic arch: similarities to interrupted aortic arch. Br Heart J, 1989, 62 : 477 ～ 481

146 Koh TW, et al. Coronary artery problems during homograft aortic valve replacement : role of transesophageal echocardiography. Ann Thorac Surg, 1997, 64 : 533 ～ 535

147 Koito H, et al. Prolonged survival in a patient with a single ventricle without pulmonary stenosis. Chest, 1994, 106 : 971 ～ 972

148 Konertz W, et al. Aortic valve replacement with stentless xenografts. J Heart Valve Dis, 1992, 1: 249 ～ 252

149 Korob Kin M. Ovrview of adrenal imaging adrenal CT urologic Radiology, 1989, 11 : 221

150 Kosslff G, et al. Pninciples and Classiffication of soft tissues by gney-scale echography. Ultrasound Med Bilo, 1976, 2 : 89

151 Kotval PS, et al. Doppler diagnosis of intermittment subclavian steal during systole caused by axillary-axillary bypass graft. J Ultrasound Med, 1988, 7 : 593

152 Kotval PS, et al. Doppler diagnosis of subclavian steal due to arteriovenous hemodialysis fistula in the ipsilateral arm. Jltrasound Med, 1989, 8 : 697

153 Kotval PS, et al. Doppler diagnosis of partial vertebral/subclavian steals convertible to full steals with physiologic Maneuvers. J Ultrasound Med, 1990, 9 : 207

154 Kristensen JK,et al. Ultrasonically guided percutaneous puncture of renal mass. Scand J Urol Nephrol, 1972, 6 suppl : 49 ～ 56

155 Kuo SH, et al. Primary lung caner in Taiwan. Part Ⅱ. The role of cytological study in the confirmatory diagnosis of lung cancer. J Formosan Med Assoc, 1977, 76 : 870 ～ 876

156 Labovitz AJ, et al. Assessment of prosthetic heart valve function by Doppler echocardiography: a decade of experience. Circulation, 1989, 80 : 707

157 Lavoie J, et al. Transesophageal echocardiography detects residual ductal flow during video assisted thora-coscopic patent ductus arteriosus interruption. Can J Anesth, 1994, 41 : 310 ～ 313

158 Leavitt JI, et al. Effects of exercise on transmitral gradient and pulmonary artery pressure in patients with mitral stenosis or prosthetic mitral valve : a Doppler echocardiographic study. J Am Coll Cardiol, 1991, 17 : 1520 ～ 1526

159 Lebowitz LE, et al. Intraoperative echo-cardiography: state of the art and future direction. Coron Aatery Dis, 1993, 4 : 407 ～ 412

160 Lee DH. Sonography and color Doppler imaging of Budd-Chiara syndrome of membranous obstruction of the inferior vena cava. JUM, 1994, 13 : 159

161 Li JC, et al. The characteristics of two-dimensional and color Doppler ultrasonography in Graves' diseases.Chinese Medical Sciences Journal, 1994, 9 : 104

162 Lin J-T, et al. Abdominal sonography and fine-needle aspiration cytology in the diagnosis of pancreas cancer. Chinese J. Gastroenterol, 1984, 1: 53 ～ 60

163 Lipscomb DJ, et al. Ultrasound in the diagnosis and management of pleural diseases. Br J Dis Chest, 1980, 74 : 353 ～ 361

164 Longley DG, et al. Thoracic outlet syndrome: evaluation of the subclavian vessels by color duplex sonography. ARJ, 1992, 158: 623

165 Lucet P, et al. Trilogy and tetralogy of Fallot in the infant. Rev Prat, 1973, 23 : 4547 ～ 4564

166 Madjor H, et al. Color Doppler flow criteria of breast lesions.Ultra Med Biol, 1994, 20: 849 ～ 857

167 ManritaK sidhu, et al. Power Doppler Imaging of Acute Renal Transplant Rejection. J C U, 1999, 27 : 174 ～ 175

168 Maresca G, et al. Sonographic patterns in splenic infarct. J clin ultrasound, 1986, 14 : 23 ～ 28

169 Martinez OA-S, et al. Double outlet right ventricle: an echocardiographic study. Cardiol Young, 1993, 3 : 124

170 Marwick, et al. Echo evaluation of immediate and late failed mitral valve repair. J Am Coll Cardiol, 1989, 13 : 114A

171 Marx GR, et al. Doppler echocardiographic estimation of systolic pulmonary artery pressure in patients with aortic-pulmonary Shunts. J Am Coll Cardiol, 1986, 7 : 880

172 Masiello P, et al. One leaflet immobilization after mitral valve replacement with a bileaflet prosthesis. J Heart Valve Dis, 1996, 5 : 114 ~ 116

173 Matsuo H, et al. Detection and visualization of regurgitation flow in valvular diseases by pulse Doppler technique. Jpn Circ J, 1982, 46 : 377

174 Mattos MM, et al. Color flow duplex scanning for the surveillance and diagnosis of acute deep venous thrombosis. J Vasc Surg, 1992, 15 : 366

175 Menahem S, et al. Severe subaortic stenosis in interrupted aortic arch in infancy and childhood. J Card Surg, 1991, 6 : 373 ~ 380

176 Michel CM, et al. Intraoperative transesophageal echocardiographic assessment of vascular anastomoses in lung transplantation: a report on 18 cases. Chest, 1997, 111 : 1229 ~ 1235

177 Michelle L, et al. Clinical experience with sonographic contrast agents.Seminars in Ultrasound, CT, and MRI, 1997, 18 : 3 ~ 12

178 Lu MD, et al. Quantitative Asse ssment of Power Doppler Mapping in the Detection of Renal Allograft Complications. J.C.U. 1999, 27 : 319 ~ 323

179 Mingoli A, et al. Concomitant subclavian and carotid arter disease: the need for a combined surgical correction. J Cardiovasc Surg, 1992, 33 : 593

180 Minich LL, et al. Abnormal Doppler pulmonary venous flow patterns in children after repaired total anomalous pulmonary venous connection. Am J Cardiol, 1995, 75 : 606

181 Minich LL, et al. Usefulness of echocardiography for detection of coronary artery thrombi in patients with Kawasaki Disease. Am J Cardiol, 1998, 82 : 1143 ~ 1146

182 Mitchell DG, et al.Femoral artery pseudoaneurysm:diagnosis with conventional duplex and color Doppler US. Radiology, 1987, 165 : 687 ~ 690

183 Miyake T, et al. Transposition of the great arteries with posterior aorta: detection by two-dimensional echocardiography. Pediatr Cardiol, 1990, 11 : 102

184 Miyatake K, et al. Intracardiac flow pattern in mitral regurgitation studied with combined use of the ultrasonic pulsed Doppler technique and cross-sectional echocardiography. Am J Cardiol, 1980, 45: 155

185 Morocutti G, et al. The usefulness of transesophageal echocardiography in the follow-up of patients operated on for replacement of the ascending aorta with a tubular-valvular prosthesis (Cabrol's intervention). G Ital Cardiol, 1995, 25 : 183 ~ 192

186 Musewe NN, et al. Echocardiographic evaluation of obstructive mechanism of Tetralogy of Fallot with restrictive ventricular septal defect. Am J Cardiol, 1988, 61 : 664

187 Myers KA, et al. Duplex Ultrasonography scanning for chronic venous disease: patterns of venous thrombosis. J Vasc Surg, 1995, 21 : 605

188 Naidich TP, et al. Neurovascular imaging. Radiologic Clinics of North America, 1995, 33 : 115

189 Nellessen U, et al. Transesophageal two-dimensional echocardiography and color Doppler flow velocity mapping in the evaluation of cardiac valve prostheses. Circulation, 1988, 78: 848 ~ 855

190 Nellssen U, et al. Mitral prosthesis malfunction: comparative Doppler echocardiographic studies of mitral prostheses before and after replacement. Circulation, 1989, 79 : 330 ~ 336

191 Newman JS, et al. Detection of soft-tissue hyperemia: value of power Doppler sonography. AJR, 1994, 163 : 385 ~ 389

192 Newman JS, et al. Power Doppler sonography of synovitis: assessment of therapeutic response-preliminary observation. Radiology, 1996, 198 : 582 ~ 584

193 Nicosia A, et al. Value of intraoperative transesophageal echocardiography during repair of thoracic aorta dissection. Cardiologia, 1995, 40 : 941 ~ 946

194 Nihoyannopoulos P, et al. Echocardiographic assessment of the right ventricle in Ebstein anomaly: relation to clinical outcome. J Am Coll Cardiol, 1986, 8 : 627

195 Ohmochi Y, et al. Color Doppler flow imaging

of two newborns with subclavian steal phenomenon of the interrupted aortic arch (type B). J Cardiol, 1994, 24 : 417 ~ 421

196　Ohto M, et al. Ultra-sonically guided percutaneous contrastmedium injection and aspiration biopsy using a real-time puncture transducer. Radiology, 1980, 136 : 171 ~ 176.

197　Ophir J, et al. Contrast agents in diagnostic ultrasound. Ultrasound Med Biol, 1989, 16 : 209

198　Orie JD, et al. Echocardiographic-Morphologic correlations in tricuspic atresia. JACC, 1995, 26 : 750

199　Orihashi K, et al. Pooled air in open heart operation examined by transesophageal echocardiography. Ann Thorac Surg, 1996, 61 : 1377 ~ 1380

200　Ottenkamp J, et al. Tricuspid atresia: morphology of the outlet chamber with special emphasis on surgical implications. J Thorac Cardiovasc, 1985, 89 : 597

201　Ozbek SS, et al. Image-directed color Doppler Ultrasonography in the evaluation of superficial solid tumors. J Clin Ultrasound, 1995, 23 : 233

202　Ozbek SS, et al. Image-directed color Doppler Ultrasonography in the evaluation of superficial solid tumors. J Clin Ultrasound, 1995, 23 : 233

203　Pandian NG, et al. Three-dimensional transesophageal echocardiographic imaging of the heart and aorta in humans using a computed tomographic imaging probe. Echocardiography, 1992, 9 : 677

204　Parson MK, et al. Echocardiographic estimation of critical left ventricular size in infants with isolated aortic valve stenosis. J Am Coll Cardiol, 1991, 18 : 1049

205　Pasquini L, et al. Conal anatomy in 119 patients with d-loop defect: an echocardiographic and pathologic study. J Am Coll Cardiol, 1993, 21: 1712

206　Pasquini L, et al. Diagnosis of coronary artery anatomy by two-dimensional echocardiography in patients with transposition of the great arteries. Circulation, 1987, 75 : 557

207　Pasquini L, et al. Diagnosis of intramural coronary artery in transposition of the great arteries using two-dimensional echocardiography. Circulation, 1993, 88 : 1136

208　Paulson EK, et al. Femormal artery pseudoaneurysms: Value of color Doppler sonography in predicting which ones will thrombose without treatment.AJR, 1992, 159 : 1077

209　Perier P, et al. Septal myectomy for left ventricular outflow tract obstruction after mitral valve repair. Ann Thorac Surg, 1994, 57 : 1328 ~ 1330

210　Peters E, et al. The use of color coded and Doppler Ultrasound in the differentation of benign and malignant breast lesions. Brittish J Can, 1995, 71 : 137

211　Phillips AO, et al. Evaluation of Doppler ultrasound in Primary non-function of renal transplants. Clin Transplant, 1994, 8 : 83 ~ 84

212　Pinheiro L, et al. Diagnosis of arteriovenous fistula between common iliac artery and vein by color Doppler flow imaging. Am Heart J, 1991, 122 : 592

213　Polak JF, et al. Arterial sonograthy: efficacy for the diagnosis of arterial disease of lower extremity. AJR, 1993, 161 : 235

214　Polak JF, et al. Deep veins of the calf: assessment with color Doppler flow imaging. Radiology, 1989, 171: 481

215　Polak JF, et al. Peripheral arterial disease: evaluation with color flow and duplex sonograthy. Radiologic Clinics of North America, 1995, 33 : 71

216　Porena M. Incidentally detected renal cell carcinoma: Role of ultrasonography. J Clin Ultrasound. 1992, 20 : 395.

217　Porter TR, et al. Effect of significant two-vessel versus one-vessel coronary artery stenosis on myocardial contrast defects observed with intermittent harmonic imaging after intravenous contrast injection during dobutamine stress echocardiography. J Am Coll Cardiol, 1997, 30 : 1399 ~ 1406

218　Porter TR, et al. Non-invasive identification

of acute myocardial ischemia and reperfusion with contrast ultrasound using intravenous perfluoropropane-exposed sonicated dextrose albumin. J Am Coll Cardiol, 1995, 26: 33

219 Porter TR, et al. Improved myocardial contrast with second harmonic transient ultrasound response imaging in humans using intravenous perfluorocarbon-exposed sonicated dextrose albumin. J Am Coll Cardiol, 1996, 27: 1497 ~ 1501

220 Porter TR, et al. Transient myocardial contrast after initial exposure to diagnostic ultrasound pressures with minute doses of intravenously injected microbubbles. Circulation, 1995, 92: 2391

221 Poterack KA. Who use transesophageal echocardiography in the operating room? Anesth Analg, 1995, 80 : 454 ~ 458

222 Prestigiacomo CJ, et al. Use of carotid ultrasound as a preoperative assessment of extracranial carotid artery blood flow and vascular anatomy. Neurosurgery Clinics of North America, 1996, 7 : 577

223 Proper RA, et al. The nonspecificity of the thyroid "halo" sign. J Clin Ultrasound, 1980, 8 : 129

224 Protopapas Z, et al. Tramsthoracic needle biopsy of mediastinal lymph nodes for staging. Lung and Other Cancers. Radiology, 1996, 199 : 489

225 Protopapas Z, et al. Transthoracic needles biopsy practices: Results of a nationwide survey. Radiology, 1996, 201 : 270

226 Ralls PW, et al. Color-flow Doppler sonography in Graves' disease:"thyroid inferno". Am J Roentgenel, 1988, 150 : 781

227 Chen RC, et al. Carbon Dioxide-enhanced ultrasonography of liver tumors. J Ultrasound Med, 1994, 13 : 81 ~ 86

228 Ranke C, et al. Duplex scanning of the peripheral arteries: correlation of the peak velocity ratio with angiographic diameter reduction. Ultrasound Med and Biol, 1992, 18 : 433

229 Rauschmeier H. Sonography-the most important study in the early detection of renal cell carcinoma. Urology A, 1986, 25 : 325-328

230 Ravin CE. Thoracentesis of loculated pleural effusions using gray scale ultrasonic guidance. Chest, 1977, 71 : 666 ~ 668

231 Reolandt J, et al. Transesophageal rotoplane echo-CT a novel approach to dynamic three-dimensional echocardiography. The Thoraxcentre J, 1994, 6 : 4

232 Riehl J, et al. Renal artery stenosis:evaluation with color duplex ultrasonography.Nephrol Dial Transplant, 1997, 12: 1608 ~ 1614

233 Roberson DA, et al. Ebstein's anomaly: echocardiographic and clinical features in the fetus and neonate. J Am Coll Cardiol, 1989, 14: 1300

234 Roelandt JR, et al. Multiplane echocardio-graphy latest evolution in an imaging revolution. J Am Soc Echocardiogr, 1992, 5: 361

235 Rose SC, et al. Symptomatic lower extremity deep venous thrombosis: acuracy, limitation, and role of color duplex flow imaging in diagnosis. Radiology, 1990, 175 : 639

236 Rosenbeerg ER. Ultrasound in the assessment of pleural densities. Chest, 1983, 84 : 283 ~ 285

237 Rothbart RM, et al. Determination of aortic valve area by two-dimensional and Doppler echocardiography in patients with normal and stenotic bioprosthetic valves. J Am Coll Cardiol, 1990, 15 : 817 ~ 824

238 Roubidou MA, et al. Color flow and image-directed Doppler ultrasound evaluation of iatrogenic disease. Radidogy, 1979, 130 : 179

239 Rubin CS, et al. Ultrasonic mammographic parenchymal patterns: reliminary report. Radiology, 1979, 130 : 515

240 Rusconni PG, et al. Morphologic echocardio-graphic correlates of Ebstein's malformation. Eur Heart J, 1991, 12 : 784

241 Saito A,et al. Two-dimensional echocardio-graphic findings of cor triatriatum: differential diagnosis from total anomalous pulmonary venous connection to thecoronary sinus. J Cardiol, 1989, 19 : 231 ~ 240

242 Saller B, et al. Role of conventional ultrasound

and color Doppler sonography in the diagnosis of medullary thyroid carcinoma. Exp Clin Endocrinol Diabetes, 2002, 110: 403 ~ 407

243 Satomi G, et al. Blood flow pattern of the interatrial communication in patients with complete transposition of the great arteries: a pulsed Doppler echocardiographic study. Circulation, 1986, 73 : 95

244 Schneider M, et al. BR1:a new ultrasonographic contrast agent based on sulfur hexafluoride-filled microbubbles. Invest Radiol, 1995, 30 : 451 ~ 457

245 Schoenberger SG, et al. Breast neoplasms: duplex sonographic imaging as an adjunct in diagnosis. Radiology, 1998, 168 : 665 ~ 668

246 Schrope BA, et al. Second harmonic ultrasonic blood perfusion measurement. Ultrasound Med Biol, 1993, 19 : 567 ~ 579

247 Schwartz AL, et al. Simulation of intra-operative visualization of cardiac structures and study of dynamic surgical anatomy with real-time three-dimensional echocardiography. AM J Cardiol, 1994, 37: 501 ~ 507

248 Seo JW, et al. Imperforate Ebstein's malformation in atrioventricular septal defect. Cardiol Young, 1991, 1: 152

249 Seward JB, et al. Mutiplane transesophageal echocard-iography: imaging orientation, examination technique, anatomic correlation, and clinical application. Mayo Clini Proc, 1993, 68: 523 ~ 551

250 Sheikh KH, et al. The utility of transesophageal echocardiography and Doppler color flow imaging in patients undergoing cardiac valve surgery. J Am Coll Cardiol, 1990, 15: 363

251 Sheu JC, et al. Ultrasono-graphy of small hepatic tumors using high resolution linear-array real-time instruments. Radiology, 1984, 150:797 ~ 802

252 Siegel C. L, et al. US differentiation of angiomyolipoma and renal cell carcinoma. Radiology, 1994, 193 : 255

253 Skarvan K. Perioperative transesophageal echocardiography in heart surgery. Schweiz Med Wochenschr, 1993, 123 : 2083 ~ 2089

254 Skyba DM, et al. Quantification of myocardial perfusion with myocardial contrast echocardiography during left atrial injection of contrast. Circulation, 1994, 90 : 1513 ~ 1521

255 Smallhorm JF,et al. Pulsed Doppler echocardiography in the preoperative evalua-tion of total anomalous pulmonary venous connection. Circulation, 1987, 76 : 298

256 Snider AR, et al. Echocardiography in Pediatric Heart Disease. Second Edition. Mosby-Year Book Inc, 1997

257 Solbiati L, et al. Ultrasound of thyroid, parathyroid glands and neck lymph nodes. Eur Radiol, 2001, 11 : 2411 ~ 2424

258 Spadone DP, et al. Contralateral internal carotid artery stenosis or occlusion: Pitfall of correct ipsilateral classification-a study performed with color flow imaging. J Vasc Surg, 1990, 11 : 642

259 Spain MG, et al. Quantitative assessment of mitral regurgitation by Doppler color flow imaging angiographic and hemodynamic correlations. J Am Coll Cardiol, 1989, 13: 585

260 Sreeram N, et al. Diagnosis of total anomalous pulmonary venous drainage by Doppler color flow imaging. J Am Coll Cardiol, 1992, 19: 1577

261 Stanley JH, et al.Ultrasound-guided core biopsy of thoracic tumor. An Rev Respir Dis, 1992, 146 : 763

262 Starr A, et al. Mitral replacement: clinical experience with a ball-cage prothesis. J Thorac Cardiovasc Surg, 1961, 154: 726

263 Stephanie R, et al. Harmonic hepatic US with microbubble contrast agent:initial experience showing improved characterization of hemangioma,hepatocellular carcinoma,and metastasis. Radiology, 2000, 215 : 153 ~ 161

264 Stewart SF, et al. Error in pressure gradient measurement by continuous wave Doppler ultrasound: type, size and age effects in bioprosthetic aortic valves. J Am Coll Cardiol, 1991, 18 : 769 ~ 779

265 Susan Mayer, et al. Myocardial contrast agents:recent advances and future derections.

Pregress in Cardiovascular Diseases, 2001, 44 : 33 ~ 44.

266 Suzuki A, et al. Further morphologic studies on tetralogy of Fallot, with particular emphasis on the prevalence and structure of the membranous flap. J Thorac Cardiovasc Surg, 1990, 99 : 528

267 Tanaka S, et al. Color Doppler flow imaging of liver tumors. AJR, 1990, 154 : 509 ~ 514

268 Taylor KJW, et al. Correlation of Doppler US tumor signals with neovascular morphologic features. Radiology, 1988, 166 : 57 ~ 62

269 Thia LT. Endosonography in Gastroen-terology. Berlis Heideberg : Springer Verlag, 1988

270 Thomas JD, et al. The impact of orifice geometry on the shape of jets: an in vitro Doppler color flow study. J Am Coll Cardiol, 1991, 17 : 901

271 Tiemann K, et al. Stimulated acoustic emission. Nonbackscatter contrast effect of microbubbles seen with harmonic power Doppler imaging. Echocardiography, 1997, 14 : 65 ~ 69

272 Trattnig S, et al. Color Doppler imaging of partial subclavian steal syndrome. Neuroradiology, 1993, 35 : 293

273 Treiman GS, et al. Spontaneous dissection of the internal carotid artery: a nineteen-year clinical experience. J Vasc Surg, 1996, 24 : 597

274 Turetschek K, et al. Power Doppler Versus color Doppler imaging in renal allograft evaluation. J ultrasound Med, 1996, 15 : 507

275 Uhlendorf V, et al. Imaging of spatial distribution and flow of microbubbles using nonlinear acoustic properties. Acoustical Imaging, 1996, 22 : 233 ~ 238

276 Ultrasound-guided tranthoracic biopsy of the chest, The radiological clinics of north America, 2000 march

277 van Praagh S, et al. Tricuspid atresia or severe stenosis with partial common atrioventricular canal: anatomic data, clinical profile and surgical consideration. J Am Coll Cardiol, 1991, 17 : 932

278 van Campenhout I, et al. Malignant microvasculature in abdominal tumors in children: detection with Doppler US. Radiology, 1992, 183 : 445 ~ 448

279 van den Brink RB, et al. Value of exercise Doppler echocardiography in patients with prosthetic or bioprosthetic cardiac valves. Am J Cardiol, 1992, 69: 367 ~ 372

280 van der Horst RC, et al. Pathologic measurements in aortic atresia. Am Heart J, 1983, 108 : 1411

281 van der Velde ME, et al. Two-dimensional echocardiography in the pre- and post-operative management of totally anomalous pulmonary venous connection. J Am Coll Cardiol, 1991, 18 : 1746

282 van der Velde ME, et al. Transesophageal echocardiographic guidance of transcatheter ventricular septum defect closure. J Am Coll Cardiol, 1994, 23 : 1660 ~ 1665

283 van Hare GF, et al. Color Doppler flow mapping in the ultrasound diagnosis of total anomalous pulmonary venous connection. J Am Soc Echo, 1988, 1 : 341

284 Vander B, et al. Comparison of transthoracic and transesophageal Doppler color flow imaging in patients with mechanical prostheses in the mitral valve position. Am J Cardiol, 1989, 63 : 1471

285 Vargas Barron J, et al. Two-dimensional echocardiographic study of right ventricular outflow and great artery anatomy in pulmonary atresia with ventricular septal defects and in truncus arteriosus. Am Heart J, 1983, 105 : 281 ~ 286

286 Vargas-Barron J, et al. Transesophageal echocardio-graphic study of Ebstein's anomaly. Echocardiography, 1995, 12 : 254

287 Vargas-Barron J, et al. Transesophageal echocardio-graphy in adults with congenital cardiopathies. Am Heart J, 1993, 126 : 426

288 Veyret C, et al. Pulsed Doppler echocardiographic indices for assessing mitral regurgitation. Br Heart J, 1984, 51: 130

289 Vick GW, et al. Pulmonary venous and systemic ventricular inflow obstruction in patients with congenital heart disease: detection by combined two-dimensional

and Doppler echocardiography. J Am Coll Cardiol, 1987, 9 : 580

290 Vitarelli A, et al. Holme`s heart in the adult: transesophageal echocardio-graphic findings and long-term natural survival. Int J Cardiol, 1996, 56 : 301 ～ 305

291 Vogel M, et al. Dynamic three-dimensional echocardiography with a computed tomography imaging probe: initial clinical experience with transthoracic application in infants and children with congenital heart defects. Br Heart J, 1994, 71 : 462 ～ 467

292 von Reutern GM, et al. Cardiac cycle-dependent alternating flow in vertebral arteries with subclavian artery stenoses. Stroke, 1978, 9 : 229

293 Wang CH, et al. Retrograde ascending aortic dissection diagnosed by intraoperative transeso-phageal echocardiography. Acta Anaesthesiol Sin, 1996, 34 : 157 ～ 162

294 Wang JK, et al. Obstructed total anomalous pulmonary venous connection. Ped Cardiol, 1993, 14: 28

295 Watanabe T, et al. Everting closure for interrupted aortic arch, ventricular septal defect, and severe subaortic stenosis. Thorac Cardiovasc surgery, 1998, 46 : 33 ～ 36

296 Watanabe T. Intraoperative evaluation of myocardial viability by nitroglycerin-induced inprovment in reginal left ventricular function assessed by transesophageal echocardiography. Jpn Heart J, 1995, 36 : 593 ～ 603

297 Wei K, et al. Quantification of myocardial blood flow with ultrasound induced destruction of microbubbles administered as a constant venous infusion. Circulation, 1998, 97 : 473 ～ 483

298 Wei K, et al. Interactions between microbubbles and ultrasound: In vitro and in vivo observations. J Am Coll Cardiol, 1997, 29 : 1081 ～ 1088

299 Weigraten MJ, et al. Sonography after splenic embolization: the wedge-shaped acute infart. AJR, 1984,141: 957 ～ 959

300 Wells PN. Tumor detection by ultrasonic Doppler blood flow signals. Ultrasonics, 1977, 15 : 231

301 Westaby S, et al. Time-related hemodynamic changes after aortic replacement with the freestyle stentless xenograft. Ann Thorac Surg, 1995, 60 : 1633 ～ 1638

302 Westocott JL. Direct percutaneous needle aspiration of localized pulmonary lesions: Results in 422 patients. Radiology, 1980, 137 : 31

303 Whelan JF. Color flow Doppler ultrasono-graphy: Comparison with periphearal arteriography for the investigation of peri-phearal vascular disease. J Clin Ultrasoiund, 1992, 20 : 369

304 Wild JJ, et al. Application of echo-ranging techniques to the determination of the structure of biological tissue. Sciences, 1952, 115 : 226

305 Wilkins GT, et al. Validation of continuous-wave Doppler echocardiographic measurements of mitral and tricuspid prosthetic valve gradients: a simultaneous Doppler-catheter study. Circulation, 1986, 74 : 786 ～ 795

306 Yamada T, et al. Minimal invasive technique for mitral valve repair-the importance of intraoperative transesophageal echocardiography. Masui, 1997, 46 : 842 ～ 845

307 Yamashita Y. Hyperechoic renal tumors: Anechoic rim and intratumoral cysts in us differentiation of renal cell Careinnoma from angiomyoli poma. Radiology, 1993, 188 : 179

308 Yang PC, Chang DB, Yu CJ, et al. Ultrasound-guided core biopsy of thoracic tumory. An Rev Respir Dis, 1992, 146 : 763

309 Yang PC, et al. Clinical application of real-time ultrasonography in pleural and subpleural lesions. J Formosan Med Assoc, 1984, 83 : 646 ～ 657

310 Yao FS, et al. Detection of aortic embli by transesophageal echocardiography during coronary artery bypass surgery. J Cardiothorac Vasc Anesth, 1996, 10 : 314 ～ 317

311 Yoshida K, et al. Value of acceleration flow signals proximal to the leaking orifice in assessing the severity of prosthetic mitral valve regurgitation. J Am Coll Cardiol, 1992, 19: 333 ～ 338

312 Zhang JX and Li JC. Application of Color Doppler flow imaging in the localization

of parathyroid adenomas. Chinese Medical Sciences Journal, 1994, 9 : 187

313 柏树令，段坤昌，陈金宝．人体解剖学彩色图谱．上海：科学技术出版社，2002

314 宾建平，刘伊丽，秦建新，等．经静脉左心声学造影改善内膜分辨．中国医学影像技术，1997，13(2)：113～115

315 卜丽萍，沈学东，戎卫海，等．体元模型三维重建超声显像定量二尖瓣脱垂部位、节段和范围．中国超声医学杂志，1998，14(3)：22～24

316 蔡用之．人造心脏瓣膜与瓣膜置换术．北京：人民卫生出版社，1986

317 曹海根，王金锐．实用腹部超声诊断学．第2版．北京：人民卫生出版社，2005

318 曹海根，王金税．实用腹部超声诊断学．北京：人民卫生出版社，1994

319 查道刚，刘伊丽．声学造影剂的制备方法．中国超声医学杂志，1997，13(1)：9～12

320 常泰杰，朱鸿良，薛慈，等．小儿先天性心脏病．合肥：安徽科技出版社，1982

321 陈灏珠，沈学东，施月芳，等．多平面经食管超声心动图：方法的建立和临床应用．上海医学影像杂志，1994，3：97～100

322 陈秀慧，刘其伟，吴晓艳．超声对肾盂癌的应用价值．中国医学影像技术，1997，13(4)：351～352

323 陈昭颉．肾上腺结核二例报告，第六届全军泌尿外科学术会议论文汇编，1996，250

324 单玉喜，张绍增，俞天麟．肾上腺囊肿的诊断与治疗．中华外科杂志，1991，29(4)：238

325 董磊，李新民，赵晓峰，等．彩色多普勒能量图诊断小肾癌价值．中国超声医学杂志，1999，15(6)：460～461

326 樊慧丽．B超诊断脾脏淋巴管瘤1例．中国超声医学杂志，1998，14(6)：73

327 方军初．早期肾脓肿的多普勒血流特征．中国超声医学杂志，1996，12(10)：54～55

328 付庆国．肾结核的超声显像与病理改变探讨．中国超声医学杂志，1996，12(1)：26～28

329 傅宁华．甲状腺疾病多普勒超声诊断．见：王炼主编．临床彩色多普勒超声诊断．北京：航空工业出版社，1996，115

330 高剑平．超声诊断副脾1例．中国超声医学杂志，1998，14(10)：70

331 高培华，范闽延，周桂枝，等．肝静脉交通支超声显像对Budd-Chiari综合征的诊断价值．中国超声医学杂志，1994，10(10)：50～51

332 龚渭水，李扬兴，郑韶先，等．二维——多普勒超声监测肾移植排异．中国物理医学杂志，1990，12(4)：211～213

333 龚渭水，郑韶先，孟林，等．移植肾的多普勒彩色血流显像类型．中华超声影像学杂志，1992，2(2)：70～72

334 龚渭水，郑韶先，秦建新．阻力指数——肾移植排异最敏感的超声诊断指标．中华物理医学杂志，1992，14(1)：22～24

335 龚新环，王枫钊，等．B型超声对肾上腺醛固酮瘤定位诊断研究——漏误诊原因分析．中华超声影像学杂志，1998，7(4)：223～225

336 古川刚，内藤靖夫．胰管内超音波检查法による胰の描出能．Gastroenterological Endoscopy, 1995, 37(8)：1630

337 谷振声，姜鸿刚．现代乳腺疾病诊断治疗学．北京：人民军医出版社，1997

338 郭瑞军，王克诚，王明花．彩色多普勒血流显像及彩色多普勒能量显示在肌骨系统疾病的应用．中华超声影像学杂志，1998，7(2)：122～124

339 郭瑞军，王克诚，张英泽，等．能量多普勒显示及彩色多普勒血流显像(10MHz)在肌骨系统肿瘤的应用．1998，7(4)：233～238

340 何银凤，徐智章．正常颈动脉和椎动脉彩色多普勒超声检测．中国超声医学杂志，1997，6(3)：169

341 赫芳之，杨兴季．实用儿科心脏病学．第一版．天津科学技术出版，1997，7，232～246

342 洪宝发，李炎唐．肾上腺神经母细胞瘤．临床泌尿外科杂志，1995，10(5)：270～271

343 华积德．肿瘤外科学．北京人民军医出版社，1995，2275～2277

344 黄澄如，等．小儿输尿管囊肿的实时超声图像观察．中华物理医学杂志，1990，11(2)：67～109

345 黄三菊，黄幼珍，陈汉荣，等．高频超声及彩色多普勒显像在甲状腺疾病诊断中的应用．中国医学影像技术，1994，10(2)：104

346 黄一宁，等．锁骨下动脉盗血综合征的经颅多普勒和血管造影分析．北京医学，1996，18(1)：7

347 吉川纯一.临床心 エコ 图学.东京文光堂，1991

348 姜楞，等.经食管彩色多普勒血流显像在心脏瓣膜手术中的应用价值.中华心血管病杂志，1990，18：194

349 姜楞，等.经食管彩色血流显像对房间隔病变的评价.中国医学影像技术，1990，6：17

350 姜楞，等.经食管超声心动图诊断二叶式肺动脉瓣.中国超声医学杂志，1991，7：128

351 姜玉新，张淑琴，张缙熙，等.B超测量甲状腺体积（重量）与核素显像对比研究.中国超声医学杂志，1997，13(4)：12

352 姜桢，苏子敏，谢国民，等.经胸超声心动图监测芬太尼对心瓣膜病人左心功能的影响.中华麻醉学杂志，1993，13：70

353 蒋小云.门静脉海绵样变性的诊疗进展.国外医学儿科学分册，1999，26(3)：128～131

354 金震东.腔内超声学.北京：北京科学出版社，1999

355 康春松，刘望彭.彩色多普勒超声在肾脏占位性病变中的应用价值.中华泌尿外科杂志，1995，16(10)：607～609

356 孔华实，连世海，汤洁.肾盂移行上皮细胞癌的声像图征象与分析.中国超声医学杂志，1988，4(4)：220～221

357 勒斌，谢峰，李澎，等.利用最佳间歇式二次谐波显像非损伤性评价心肌血流灌注.中国超声医学杂志，1998，14：3～7

358 李德芬，刘金耀，李志军，等.肾肿瘤影像学检查与病理对照（附27例分析）.中国超声医学杂志，1988，4(4)：222～223

359 李芳，刘同才，张善根，等.B超诊断肾损伤的价值.中华泌尿外科杂志，1995，16(8)：472～473

360 李洪章，王增远.脾血管瘤、淋巴瘤1例.中国超声医学杂志，1998，14(2)：11

361 李继学.肾损伤分型的B超诊断.中华超声影像学杂志，1993，2(2)：83～85

362 李建初，蔡胜，姜玉新，等.假性动脉瘤的彩色多普勒超声征象及其临床意义.中华超声影像学杂志，2001，10(8)：473～475

363 李建初，蔡胜，张缙熙，等.彩色多普勒超声显示甲状腺肿物中的高速血流信号产生机理与临床意义.中国超声医学杂志，1994，10(1)：21

364 李建初，蔡胜，张缙熙，等.二维及彩色多普勒超声对甲状腺良、恶性肿物的鉴别诊断.中国医学科学院学报，1994，16(2)：93

365 李建初，袁光华，柳文仪，周墨宽.血管和浅表器官彩色多普勒超声诊断学.北京：北京医科大学中国协和医科大学联合出版社，1999

366 李建初，张缙熙，白耀，等.毒性弥漫性甲状腺肿的二维及彩色多普勒超声特征.中国医学科学院学报，1994，16(3)：17024

367 李建初，张缙熙.超声对异位甲状旁腺肿瘤及增生的诊断价值.中国医学影像技术，1994，10(1)：23

368 李建初，张缙熙.彩色多普勒超声在甲状腺疾病中的初步应用.中国超声医学杂志，1993，9(3)：174

369 李建初.甲状腺彩色多普勒检查的现状及展望.中国超声医学杂志，1992，8(2)：42629

370 李建初.甲状腺疾病的超声诊断.见：李建初，袁光华，柳文仪主编.血管和浅表器官彩色多普勒超声诊断学.北京：北京医科大学中国协和医科大学联合出版社，1999，305～325

371 李建国，甘丽云，张颖，等.三维血管能量成像在甲状腺疾病中的应用.中国超声医学杂志，1998，14(12)：57

372 李杰，李传福.布—加综合征中副肝静脉的超声表现及意义.中华超声影像学杂志，2002，11(40)：213～214

373 李莉，万明习.超声造影剂研究进展.应用声学，1997，16(4)：37～42

374 李美英.心脏声学造影用维生素C注射液的研制.药学通报，1987，(10)：599～600

375 李青，康维强，韩彤亮，等.彩色多普勒超声在甲状腺疾病中的应用.中华超声影像学杂志，1995，4(1)：47

376 李泉水.彩色多普勒血流显像加下肢静脉声学造影诊断布加氏综合征.中国超声医学杂志，1993，9(6)：434～436

377 李松华.脾脓肿形成前后的B超诊断.中国超声医学杂志，1998，14(4)：54

378 李万镇.川崎病心血管并发症诊断和治疗进展.第九届全国小儿心血管专业会议论文摘要汇编，2000

379 李馨，高云华.床旁超声监测移植肾早期急性排异和急性肾小管坏死的临床研究.中国

超声医学杂志, 1998, 14(12): 52 ～ 56

380 李亚芯, 康花花, 李欣. 彩色多普勒超声心动图对川崎病不同病变及分期的心脏功能检查. 中国超声医学杂志, 1997, 13(7): 50 ～ 52

381 李振彩, 高云华. 肾脏彩色血流信号定量的新方法. 中国超声医学杂志, 1999, 15(10): 727 ～ 729

382 梁春香, 曲丽霞. 正常成人肾内动脉血流动力学的彩色多普勒研究. 中国超声医学杂志, 1995, 11(2): 103

383 梁春香, 杨德安, 易玉海. 彩色多普勒对肾血管病变诊断价值探讨. 中华泌尿外科杂志, 1995, 16(8): 477 ～ 479

384 梁文华, 刘伊丽, 谢晋国. 经静脉左心室腔声学造影剂的研究: 与 Albune 对比研究. 中国循环杂志, 1996, 11(10): 614 ～ 617

385 刘成国, 朱苏阳. 肾盂积水时超声多普勒对肾血流分析. 中国超声医学杂志, 1996, 12(6): 18 ～ 20

386 刘定益, 陈其智, 郑荣达, 等. 肾上腺影像学检查定位诊断价值的比较. 中华泌尿外科杂志, 1995, 16(3): 168 ～ 171

387 刘新华, 万峻, 谭跃萍. B超对肾肿瘤定性诊断的初步探讨 (附 118 例报告). 中华超声影像学杂志, 1996, 5(6): 271 ～ 273

388 刘延玲. 右心声学造影诊断房间隔缺损 230 例报道. 中国循环杂志, 1986, 2: 105 ～ 106

389 刘勇, 申东亮, 黄奋人, 等. 肾上腺囊肿的诊断与误诊原因分析. 临床误诊误治, 1995, 8 (5): 200

390 刘智明, 李德芬, 纪树荃, 等. 脾动脉栓塞术后脾声像图的改变及临床意义. 中国物理医学杂志, 1992, 4(2): 74 ～ 76

391 卢俊, 姜言明. 脾脏巨大皮样囊肿 1 例报告. 中华超声影像学杂志, 1998, (6): 377

392 陆恩祥, 任卫东. 血管超声诊断图谱. 沈阳: 辽宁科学技术出版社, 1999

393 陆兆麟, 等. 库欣综合征病因鉴别诊断中若干问题的探讨. 中华内科杂志, 1989, 28: 28

394 陆兆龄, 陈常佩. 新型超声对比造影剂和成像方法在心脏以外领域的应用. 中国医学影像技术, 2001, 17(9): 866 ～ 869

395 吕珂, 傅先水, 张缙熙. 浆细胞性乳腺炎的超声诊断. 中华超声影像学杂志, 2000, 9: 42 ～ 43

396 吕珂, 姜玉新, 张缙熙. 甲状腺结节的超声诊断研究. 中华超声影像学杂志, 2003, 12(5): 285 ～ 288

397 罗邦尧. 肾上腺疾病诊断与治疗学. 上海科技教育出版社, 1995, 112 ～ 120

398 罗福成, 施红. 彩色多普勒超声诊断学. 北京: 人民军医出版社, 2002

399 罗天荣, 权重禄, 李宊华, 等. 超声多普勒在肾脏疾病诊断中的应用. 中国医学影像学杂志, 1997, 5(4): 217 ～ 218, 231

400 毛焕元, 杨心田. 心脏病学. 人民卫生出版社, 1995, 5, 1149 ～ 1153, 1317 ～ 1319

401 潘文明, 沈学东, 施月芳, 等. 经食道超声心动图诊断主动脉夹层分离. 中华心血管病杂志, 1992, 20(6): 346

402 彭季芝, 杨通明, 唐不初, 等. 肾脏转移瘤的超声诊断. 中国临床医学影像杂志, 1999, 10(3): 224 ～ 225

403 蒲英英, 张锦华, 王善伯, 等. 隐蔽型神经母细胞瘤的影像学定位诊断. 中国医学影像学杂志, 1998, 6(2): 109 ～ 111

404 朴昌虎, 许龙男. B超诊断尿毒症肾的评价: 附 78 例分析. 中国超声医学杂志, 1998, 14(6): 68 ～ 70

405 齐文华, 泮子月, 王丽. 超声诊断脾恶性淋巴瘤 1 例. 中国超声医学杂志, 1998, 14(2)

406 钱蕴秋. 临床超声诊断学. 北京: 人民军医出版社, 1991

407 乔勇, 周永昌, 吴家骏. B超检查对肾癌诊断和分期的评价. 上海医学, 1996, 19(6): 341

408 邵剑波, 王承缘, 沈杰峰, 等. 新生儿肾上腺出血的影像学诊断. 临床放射学杂志, 1998, 18(5): 305 ～ 307

409 申明宇, 杨长海, 林毅, 等. 原发性醛固酮增多症的诊治: 附 120 例报告. 天津医药, 1999, 27(3): 149 ～ 151

410 沈理, 方超. 小乳腺癌的彩色多普勒超声诊断. 中国医学影像技术, 1997, 13: 447 ～ 449

411 沈学东, 施月芳, 何军, 等. 术中经食管彩色血流显像在二尖瓣手术决策中的应用. 中华心血管病杂志, 1993, 21(2): 96

412 施德明. 超声显像对制定肾结核治疗方案的价值. 中国超声医学杂志, 1998, 14(11): 51 ～ 53

413 施月芳, 沈学东, 何军, 等. 双平面经食管

超声心动图的标准切面及其临床应用.临床医学影像杂志,1993,4:112

414 施仲伟,等.正常老年人颈动脉壁厚度及超声多普勒血流参数测定.中国超声医学杂志,1995,11(10):737

415 石伟元,等.B超指导输尿管结石临床治疗探讨.中华泌尿外科杂志,1990,11(1):2~14

416 史启铎,田峰,赵霞,等.肾上腺疾病的超声诊断.中华泌尿外科杂志,1991,12(6):429~431

417 史启铎,等.输尿管疾病的超声诊断.中华泌尿外科杂志,1995,16(4):205~207

418 苏海,叶军.超声心动图鉴别诊断学.江西高校出版社,1994,12:65~67,160~161

419 孙锟,陈树宝,陈玲,等.大血管转位动脉转换术后二维及多普勒超声心动图.中国超声医学杂志,1994,10(2):5

420 孙秀英,赵玉华,吴云松,等.彩色多普勒血流图对100例正常甲状腺动脉血流分析.中国医学影像技术,1994,10(1):21

421 唐杰,董宝玮.腹部和外周血管彩色多普勒诊断学.北京:人民卫生出版社,1999

422 唐杰,刘明.腹部和外周血管彩色多普勒诊断学.北京:人民卫生出版社,1992

423 唐杰,等.彩色多普勒在输尿管结石中的应用.中华超声影像学杂志,1994,3(3):79

424 田晖,王春福.B超诊断脾硬塞1例.中国超声医学杂志,1998,14(10):50

425 田平,曹阳,郭振平.50例肾脏恶性肿瘤的超声分析.中国超声医学杂志,1996,12(6):14~17

426 万广生,吕明德,杨婉宜.彩色多普勒能量图、定量分析在移植肾应用的研究.中国超声医学杂志,1998,14(5):34~36

427 王彩荣,韩玫.小儿病毒性心肌炎的彩色多普勒超声心动图诊断.中国医学影像技术,1994,(2):95~98

428 王常林,等.小儿输尿管疾病的超声诊断.中华泌尿外科杂志,1996,17(12):728~730

429 王纯正,徐智章.超声诊断学.第2版.北京,人民卫生出版社,2001

430 王纯正.超声学.北京:人民卫生出版社,1993

431 王洁,马红霞,李卫勇,等.肾上腺皮质癌超声与病理相关性研究.中国医学影像技

术,1998,14(11):789~799

432 王烁,等.彩色多普勒血流图诊断下肢深静脉功能栓塞.中华物理医学杂志,1993,15(1):25

433 王玲,段开诚.实时超声显象诊断脾脏占位性病变(附15例分析).中华物理医学杂志,1994,4(4):226~227

434 王其雪.心脏声学造影对先心病伴右向左分流诊断价值探讨.中华物理医学杂志,1985,2:79~80

435 王琦,马桂英,沈全清,等.肾血管平滑肌脂肪瘤的超声表现.中国超声医学杂志,1990,6(1):46

436 王烁,杨斌,姚绍球.双功能彩色多普勒监测肾移植急性排异时PI、RI的价值.中华物理医学杂志,1992,14:208~209

437 王烁,姚绍球,杨斌.双功能彩色多普勒在肾移植中的应用.中华器官移植杂志,1992,13:33~34

438 王烁,姚绍球,杨斌,等.慢性肾病彩色多普勒血流图与肾皮质厚度及病理改变.中国超声医学杂志,1996,12(5):43~44

439 王新房,李治安.彩色多普勒诊断学.北京:人民卫生出版社,1991

440 王新房.双氧水心脏声学造影剂的操作方法.中国超声医学杂志,1982,(2):103~104

441 王新房.应用碳酸氢钠与盐酸产生二氧化碳进行心脏声学造影的研究.超声论文汇编,1983

442 王新房.超声心动图学.北京:人民卫生出版社,1999

443 王燕,刘明瑜,吴祥德,等.乳腺肿块超声显像与病理组织学的联系.中国超声医学杂志,1996,12:16~19

444 王怡,闻恽,唐天雪.甲状腺结节声像图特征.中国超声医学杂志,1998,14(11):18

445 王正滨,袁梅,范玉英,等.肾结核超声显像诊断与分型的进一步探讨.中华超声影像学杂志,1997,14(6):220~222

446 王正滨,张运琴,等.超声显像对肾上腺肿瘤的诊断评价.中国医学影像技术,1998,14(5):259~360

447 王正滨,等.实时超声显像对输尿管梗阻位置及病因诊断探讨.中华泌尿外科杂志,1990,11(1):9~11

448 王正滨，等．实时超声显像对先天性输尿管狭窄的诊断评价．中华超声影像学杂志，1994，3(2)：73

449 尾内善四朗．川崎病における动脉炎の发生机序．日本小儿科学会杂志，1990，94(6)：1325

450 闻根，沈学东，童步高，等．声学造影心肌灌注显像和多巴酚丁胺负荷超声心动图试验检测存活心肌的实验研究．中国超声医学杂志，1998，14(5)：5～7

451 闻悻，王怡，唐天雪．微小甲状腺癌超声诊断及局限性．中国超声医学杂志，1997，13(9)：25～26

452 吴恩惠．泌尿系统影像诊断学．北京：人民卫生出版社，1990，124

453 吴阶平．泌尿外科．济南：山东科学技术出版社，1993，950～1011

454 吴阶平，马永江．实用泌尿外科学．北京：人民军医出版社，1991

455 吴阶平主编．泌尿外科．济南：山东科学技术出版社，1993

456 吴瑞萍，胡亚美，江载芳．诸福棠实用儿科学．下册．第6版．人民卫生出版社，1997，5：1491～1504

457 吴毅，王俊德，马东白，等．隐匿性甲状腺癌．中华外科杂志，1993，31(10)：609

458 向莎利，王宏，等．超声显像对肾上腺肿瘤的诊断价值．中国超声医学杂志，1999，15(8)：603～605

459 肖竹影，李为民．左室假腱索的二维超声心动图与临床分析．中华心血管病杂志，1989，1：12～15

460 谢贤桂，朴雯雯．二维超声波彩色多普勒能量图在肾肿瘤中的应用评价．中国临床医学影像杂志，1999，10(3)：225～226

461 谢玉环，张雪峰，吴晓萍，等．多普勒超声对慢性肾损害肾功不全各期肾血流动力学改变的研究．中国医学影像技术，1997，13(4)：349～350

462 许良中．乳腺病理学．上海：上海医科大学出版社，1999

463 薛恩生，林礼务，叶真，等．彩色多普勒血流显像在甲状腺疾病诊断中的应用．中国超声医学杂志，1993，9(2)：90

464 阎小兵，李平，袁珍．彩色多普勒血流显

像在鉴别弥漫性甲状腺疾病中的应用（附67例病例分析）．中国医学影像技术，1994，10(3)：179

465 燕山．甲状腺和甲状旁腺疾病的诊断．见：周永昌，郭万学．超声医学．北京：科学技术文献出版社，1994，333

466 杨斌，王烁，傅宁华．急性肾功能衰竭的双功能多普勒评价．中华超声影像学杂志，1995，4(6)：271

467 杨长海，强万明，毕长富，等．肾上腺囊肿的诊断和治疗，附12例报告．天津医科大学学报，1999，5(1)：46～47

468 杨德安，等．原发性输尿管癌的术前诊断．临床泌尿外科杂志，1990，5(2)：73～74

469 杨凯华，龚新环，等．肾上腺髓样脂肪瘤声像图探讨（附12例报告）上海医学，1998，21(4)：201～202

470 杨凯华，龚新环，等．嗜铬细胞瘤不同声像图探析．中国超声医学杂志，1998，14(6)：55～57

471 杨思源．小儿心脏病学．第2版．北京：人民卫生出版社，1994

472 杨未晓，高云华．新型声学造影剂及相关技术在非心脏器官的应用研究进展．中华超声影像学杂志，2002，11(2)：114～116

473 杨佑成，崔秀珍．简明口腔科学．北京：人民卫生出版社，1998，431～434

474 姚绍球，等．超声诊断下肢深静脉功能不全初步探讨．中华物理医学杂志，1992，14(3)：137

475 姚峥，陈秉良，李永宗．慢性肾功能不全各期肾内血流的彩色多普勒超声评价．中国医学影像技术，1997，13(4)：348～349

476 一濑雅典，神津照雄．胆道镜下细径プロ-ブ超音波检查法．胆と膵，1993，14(12)：1449

477 尹瑞兴．我国心内膜心肌纤维化的诊断和治疗．中国循环杂志，1994(5)：367

478 尹瑞兴．心内膜心肌疾病的超声诊断进展．中国医学影像技术，1996(6)：439

479 于宪一，韩玉昆，朴英爱，等．川崎病心血管损伤检查的进展．国外医学：儿科医学分册，1996，23(6)：313

480 于新凯，张万发，刘立朱，等．巨脾坏死合并多发瘤样增生1例．中国超声医学杂志，1998，14(10)：74

481 俞天麟．现代泌尿外科．兰州：甘肃科学技

术出版社,1989,74~86

482 俞天麟.实用泌尿外科手册.北京:人民军医出版社,1995

483 俞雪娴,李平新,邹海枫,等.肾积水肾脏三级血管血流动力学测量分析.中国医学影像技术,1999,15(4):300~301

484 袁运桓,等,输尿管结石并发输尿管息肉.中华泌尿外科杂志,1991,12(3):209~210

485 袁珍,徐万鹏,卢仁羿,等.成骨肉瘤的超声诊断及彩色多普勒血流显像特征(附60例分析).中华放射医学杂志,1995,29(4):234~238

486 袁珍,徐万鹏.超声显像及彩色多普勒血流显像技术在骨及软组织血管瘤诊断中的价值.中国超声医学杂志,1997,13(1):47~48

487 张爱宏.双功能及彩色多普勒超声检测颈部及四肢血管疾病的研究.中国医学影像技术,1994,10(增刊):17

488 张国辉,沈学东,戎卫海,等.多普勒能量组织成像定量急性心肌梗死面积的实验研究.中国超声医学杂志,1998,14(3):6~8

489 张晖,陈敏华,严昆,等.超声对乳腺肿块微小钙化点的显示与临床意义.中国超声医学杂志,1997,13:53~55

490 张缙熙.彩色多普勒技术(CDF)考试大纲辅导教材.北京:科学技术文献出版社,1999

491 张缙熙,姜玉新主编.浅表器官及组织超声诊断学.北京:科学技术文献出版社,2000

492 张缙熙,李建初,蔡胜.B超及彩色多普勒超声:原发性甲状旁腺功能亢进的定位研究(附76例报告).中华医学杂志,1994,74(10):598

493 张缙熙,李建初.B超诊断多发性内分泌腺瘤(附5例报告).中国医学影像技术,1992,8(2):5

494 张缙熙.甲状腺疾病的超声诊断.中国超声诊断杂志,2002,2(3):77

495 张缙熙,等.灰阶超声显象对乳腺疾病的初步应用.中华外科杂志,1983,21(2):68

496 张镜河,冯荣光,孙长福,等.声像图诊断大动脉转位的探讨.中国超声医学杂志,1989,5(2):73~75

497 张歧山,郭应禄.泌尿系超声诊断治疗学.北京:科学技术文献出版社,2001

498 张琦,陆晓燕,等.肾上腺肿瘤的超声诊断与病理对照.临床医学影像杂志,1998,9(1):9~11

499 张青萍,李泉水.现代超声显像鉴别诊断学.南昌:江西科学技术出版社,1999

500 张青萍,史秋生.超声声学造影的原理、类型及其应用研究的现状.临床医学影像杂志,1998,6(3):142~146

501 张武,梁建平.甲状腺疾病超声诊断进展.中华超声影像学杂志,1998,7(1):55~57

502 张学文,于惠元.肾结核声像图和病理类型的关系.中国超声医学杂志,1988,4(1):11~12

503 张运.多普勒超声心动图学.青岛:青岛出版社,1987

504 赵博文,范妙英,寿金朵,等.术中经食管超声心动图对二尖瓣位St. Jude碟瓣的评估.中国超声医学杂志,1997,13(3):31~33

505 赵博文,王新房.声振微气泡右心声学造影20例报道.中国超声医学杂志,1995,11(2):95~99

506 赵桂英,沙蕴华.碳酸氢钠醋酸混合液心脏声学造影法在循环时间测定中应用.无锡医学,1985,(1):21

507 赵汉清.双氧水肝脏声学造影致严重肠出血1例.中国超声医学杂志,1995,11(1):59

508 赵红,邹艳秋.超声诊断马蹄肾2例.中国超声医学杂志,1998,14(9):61

509 赵萍.脾脏液性占位病变的超声诊断.中国超声医学杂志.1998,14(8):29

510 赵晓兰,裘佩春,刘保民,等.冠状动脉超声显像研究川崎病冠状动脉瘤:十二年回顾分析.中国超声医学杂志,1997,13(7):53

511 赵玉华,翁三川,陈宁宁,等.彩色多普勒超声检查门脉高压侧支循环的价值.中华超声影像学杂志,1996,5(4):148~151

512 赵玉华.彩色多普勒超声诊断门脉高压.中国超声医学杂志,1997,13(9):60~63

513 赵玉珍,刘明瑜.心肌炎的超声心动图改变.中国超声医学杂志,1991(3):211~213

514 郑玉凤,等.彩色多普勒超声对弥漫性甲状腺肿的诊断意义.中国超声医学杂志,1996,12(8):54

515 周华,杨燕,吴风林,等.门静脉海绵样变性的二维超声彩色多普勒血流显像的诊断.中国超声医学杂志,1998,14(7):31~34

516 周京敏，沈学东，蔡乃绳，等．先天性房室瓣畸形的动态三维超声显像及其临床应用．中国超声医学杂志，1997, 13：52

517 周京敏，沈学东，蔡乃绳，等．Voxel 模型超声三维重建定量房间隔缺损的实验研究和临床初步应用．中华超声影像学杂志，1997, 13(5)：179

518 周墨宽，等．多普勒超声诊断下肢动脉闭塞性疾病．中华外科杂志，1991, 29(3)：183

519 周欣，汪师贞．10 例心内膜弹力纤维增生症的超声与临床对照分析．中国超声医学杂志，1995,11(10): 749

520 周新建，刘世贞，周前．核素显像和 B 超测算甲状腺重量的对比研究．中华核医学杂志，1997, 17(30)：165

521 周旭，蔡至道，欧国成，等．闭合性肾损伤的 B 型超声诊断 (附 36 例分析). 中国超声医学杂志，1988, 4(4)：222 ～ 223

522 周旭．肾肿瘤的超声诊断．临床医学影像杂志，1994, 5(1)：11

523 周永昌，郭万学．超声医学．第 4 版．北京：科学技术文献出版社，2003

524 周永昌，郭万学．超声医学．第 3 版．北京：科学技术文献出版社，1998

525 周永昌，等．输尿管囊肿的实时超声图像观察．中华物理医学杂志，1984, 6(6)：193

526 朱刚，等．输尿管囊肿脱出嵌顿六侧报告．中华泌尿外科杂志，1992, 13(4)：282

527 朱慧君，沈学东，姜楞，等．彩色血流显像评价人工生物瓣功能不全．中国超声医学杂志，1993, 9(9)：10

528 朱世亮．乳腺超声诊断学．见：徐开主编．乳腺疾病影响诊断与治疗学．上海：上海教育出版社，1996, 181 ～ 207

529 朱世亮．唾液腺超声诊断．见：朱世亮，周永昌，徐智章主编．腹部疾病超声诊断．上海：上海医科大学出版社，1992, 371 ～ 373

530 竹本忠良，川井市．超音波内视镜诊断．东京：医学图书出版株式会社，1985

531 卓忠雄，杨浩，李峻梅．肾上腺嗜铬细胞声像图及病理结构研究．临床泌尿外科杂志 1997, 12(1)：15 ～ 16

532 邹贤华，张淑琴，刘伟，等．脾结核及脾肿瘤的超声像图表现．中华物理医学杂志，1994, 6(4)：201 ～ 202

533 邹艳秋，等．脉冲多普勒超声在锁骨下动脉窃血综合征诊断中的应用．中国医学影像技术，1994, 10(2)：106

534 邹兆菊．涎腺疾病影像学诊断．北京：北京医科大学中国协和医科大学联合出版，1990